MARTIN NEGWER Organisch-chemische Arzneimittel und ihre Synonyma

Organic-chemical drugs and their synonyms

# ORGANIC-CHEMICAL DRUGS AND THEIR SYNONYMS

*(an international survey)*

5th revised and enlarged edition

by

MARTIN NEGWER

Volume II

# ORGANISCH-CHEMISCHE ARZNEIMITTEL UND IHRE SYNONYMA

*(eine internationale Übersicht)*

5. neubearbeitete, stark erweiterte Auflage

von

MARTIN NEGWER

Band II

AKADEMIE-VERLAG · BERLIN
1978

Erschienen im Akademie-Verlag, 108 Berlin, Leipziger Straße 3—4

Lizenznummer: 202 · 100/537/78
Einband und Schutzumschlag: Karl Salzbrunn
Gesamtherstellung: VEB Druckhaus „Maxim Gorki", 74 Altenburg
Bestellnummer: 762 427 5 (5300) · LSV 2067
Printed in GDR
DDR 225,— M (für Band I—III)

*3436* (*2871*) $C_{17}H_{24}N_6O_2$

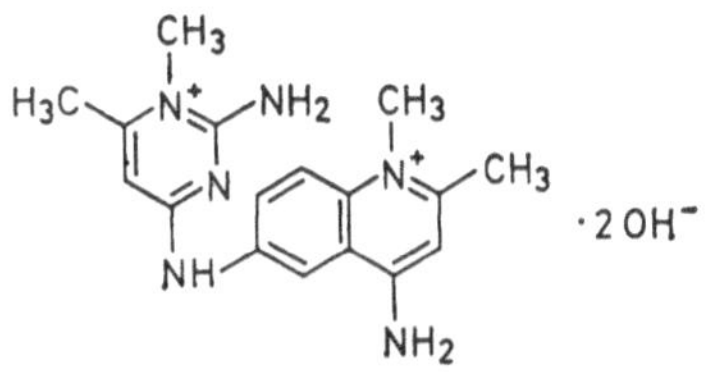

4-Amino-6-(2-amino-6-methyl-4-pyrimidinyl-amino)-chinaldin-1,1'-bis-methylhydroxid = 4-Amino-6-[(2-amino-1,6-dimethylpyrimidinium-4-yl)amino]-1,2-dimethylchinolinium-dihydroxid (●)

H Bis-methylsulfat (3270-78-8)

S Antrycid(e), *Chinapyramin*, M 7555, *Quinapyramine*

V Chemotherapeuticum gegen Trypanosomen-infektionen

*3436-01* (*2871a*) 12 650-36-1

H Dichlorid

S Pyraldin

V Chemotherapeuticum

---

*3437* (*2872*) $C_{17}H_{24}O_2$

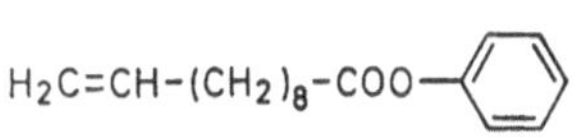

Phenylundec-10-enoat = Undecylensäurephenylester = 10-Undecensäurephenylester (●)

S Ederphyt-Wirkstoff

V Antimykoticum

---

*3438* (*2873*) $C_{17}H_{24}O_3$
456-59-7

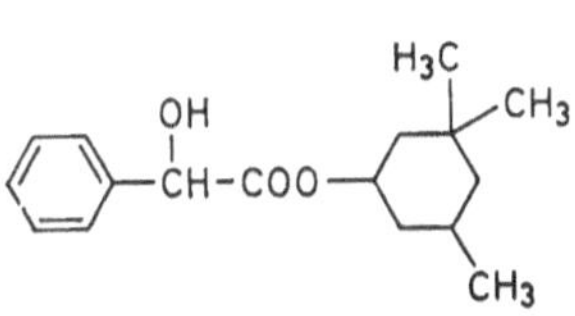

3,3,5-Trimethylcyclohexylmandelat = Mandelsäure-3,3,5-trimethylcyclohexylester = α-Hydroxybenzenessigsäure-3,3,5-trimethylcyclohexylester (●)

S Acyclin, Anaspast, Anavascular, Anticen, Aposelebin, Arachinol, Arto-Espasmol, B.S. 572, Capilan, Capistar, Ceaclan, Cepidan, Ciclol, Ciclospasmol, Circle-one, Circulat, Clandilon, Cyclan „Nichiiko; Ohta", Cyclandel, *Cyclandelat***, Cyclansato, Cycleat, Cyclolyt, Cyclomandol, Cycloplex, Cyclospasmol „Brocades", Cycralate, Dilatan „Isis-Portugal", Eparan, Farmapasmol, Hacosan, Hi-Cyclane, Leiopan, Lisospasm, Mandelic, Marucyclan, Mitalon, Newcellan, Perebral, Pericyclon, Saiclate, Sancyclan, Sepyron, Sikureat, Spadelate, Spasmione, Spasmocyclon(e), Syklandol, Tohcyclan, Vasodyl, Vasosyklan, Venala, Zirkulat

V Spasmolyticum, Vasodilatans

---

*3439* (*2874*) $C_{17}H_{24}O_3$
89-46-3

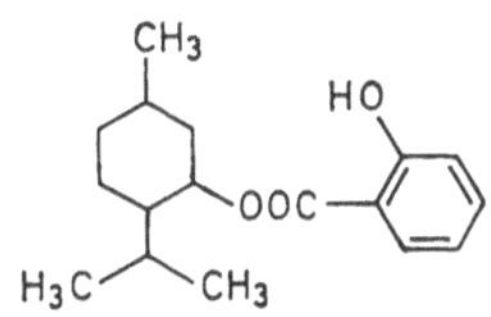

3-*p*-Menthylsalicylat = Salicylsäurementholester = (1α,2β,5α)-2-Hydroxybenzoesäure-5-methyl-2-(1-methylethyl)cyclohexylester (●)

S Salimenthol, Samol

V Antineuralgicum, Antirheumaticum

---

*3440* (*2875*) $C_{17}H_{24}O_4$
4682-50-2

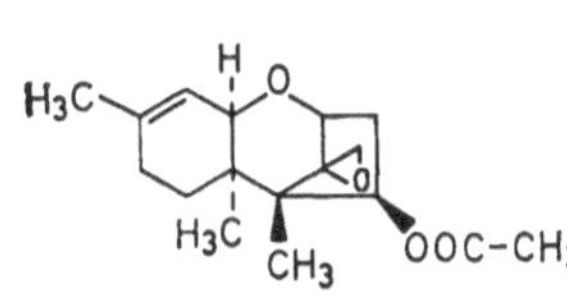

Trichodermolacetat = (4β)-12,13-Epoxytrichothec-9-en-4-olacetat (●)

S *Trichodermin*, WG 696

V fungicid u. cytostatisch wirksames Antibioticum aus Trichoderma viride

*3441* *(2876)* $C_{17}H_{24}O_5$
11 054-16-3

S *Naematolin, Nematolin*
V Antipolio-Virus, Coronarvasodilatans (Wirkstoff aus dem Pilz Naematoloma fasciculare)

---

*3442* *(2877)* $C_{17}H_{25}N$
77-10-1

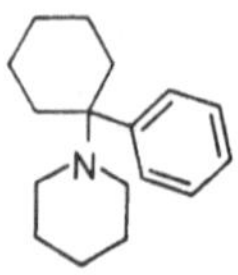

1-(1-Phenylcyclohexyl)piperidin (●)
H Hydrochlorid (956-90-1)
S CI-395, CN-25253-2, GP-121, NSC-40902, *Phencyclidinhydrochlorid***, Sernyl, Sernylan
V Analgeticum, Anästheticum

---

*3443* *(2878)* $C_{17}H_{25}NO$
22 232-64-0

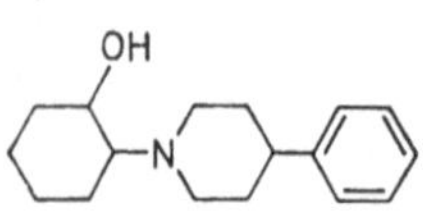


2-(4-Phenylpiperidino)-cyclohexanol = 2-(4-Phenyl-1-piperidinyl)cyclohexanol (●)
S AH 5183
V Muskelrelaxans

---

*3444* $C_{17}H_{25}NO$
27 507-45-5

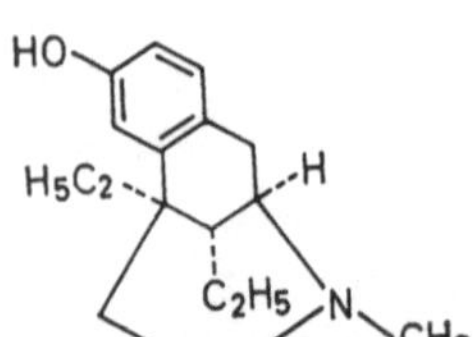


6,11α-Diethyl-1,2,3,4,5,6-hexahydro-3-methyl-2,6-methano-3-benzazocin-8-ol = (11α)-6,11-Diethyl-1,2,3,4,5,6-hexahydro-3-methyl-2,6-methano-3-benzazocin-8-ol (●)
H Hydrochlorid (10 286-45-0)
S GPA 2087
V Analgeticum

---

*3445* *(2879)* $C_{17}H_{25}NO_2$
3670-68-6

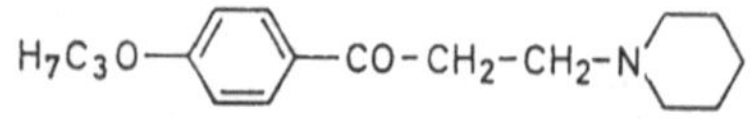


β-Piperidino-*p*-propoxypropiophenon = β-Piperidinoethyl-4-propoxyphenylketon = 3-(1-Piperidinyl)-1-(4-propoxyphenyl)-1-propanon (●)
H Hydrochlorid (1155-49-3)
S Anaesthesie-Spray „VEB Jenapharm", Exofalicain, Exotancain, Falicain (neue Form), Ophthafalicain, *Propipocainhydrochlorid***, *Propoxypiperocainum hydrochloricum*
V Lokalanästheticum

---

*3446* *(2880)* $C_{17}H_{25}NO_2$
3686-86-0

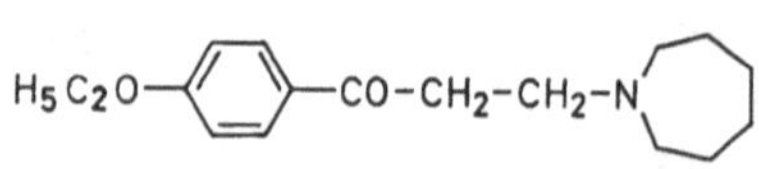


β-(Perhydroazepin-1-yl)-*p*-ethoxypropiophenon = β-Hexamethylenimino-*p*-ethoxypropiophenon = 1-(4-Ethoxyphenyl)-3-(hexahydro-1*H*-azepin-1-yl)-1-propanon (●)
H Hydrochlorid (18075-21-3)
S Etamin, Ethamine, TG-5
V Oberflächenanästheticum

---

*3447* $C_{17}H_{25}NO_2$
134-09-8

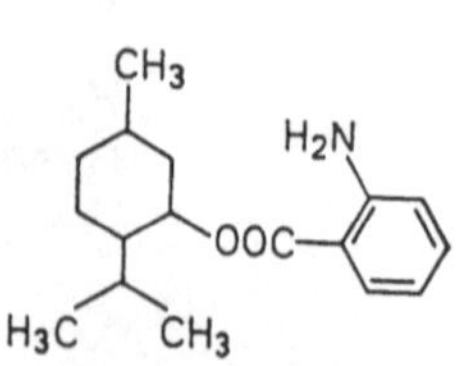


3-*p*-Menthylanthranilat = 2-Aminobenzoesäure-[1*R*-(1α,2β,5α)]-5-methyl-2-(1-methylethyl)cyclohexylester (●)
S A-Fil-Wirkstoff, *Menthylanthranilat*
V Lichtschutzmittel

*3448* *(2881)* $C_{17}H_{25}NO_2$
64-39-1

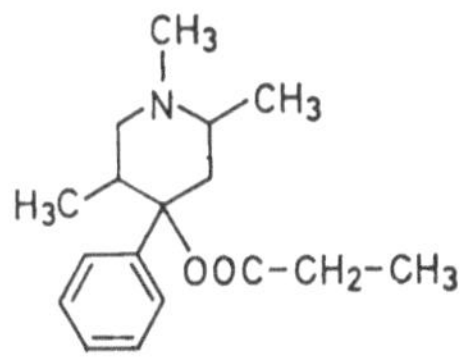

1,2,5-Trimethyl-4-phenyl-4-piperidylpropionat = 1,2,5-Trimethyl-4-phenyl-4-propionyloxypiperidin = 1,2,5-Trimethyl-4-phenyl-4-piperidinolpropanoat(ester) (●)

H Hydrochlorid (125-80-4)

S *Promedol(um), Trimeperidinhydrochlorid***

V Analgeticum

*3449* *(2882)* $C_{17}H_{25}NO_2$
468-51-9

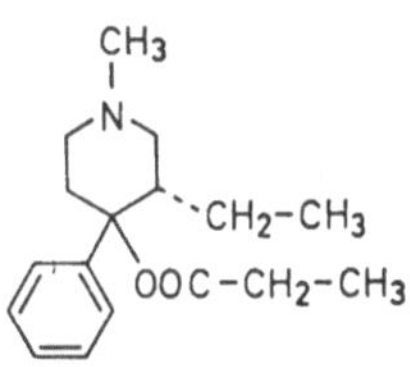

3α-Ethyl-1-methyl-4-phenyl-4α-piperidylpropionat = 3α-Ethyl-1-methyl-4-phenyl-4α-propionyloxypiperidin = *cis*-3-Ethyl-1-methyl-4-phenyl-4-piperidinolpropanoat(ester) (●)

S *Alfameprodin, Alphameprodin***

V Analgeticum

*3450* *(2883)* $C_{17}H_{25}NO_2$
468-50-8

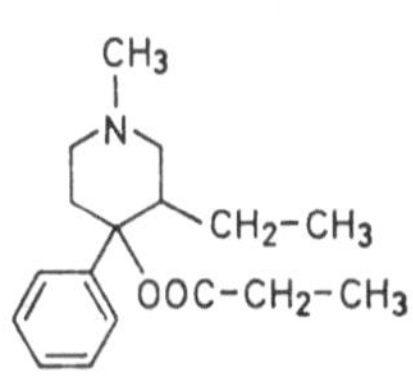

3β-Ethyl-1-methyl-4-phenyl-4α-piperidylpropionat = 3β-Ethyl-1-methyl-4-phenyl-4α-propionyloxypiperidin = *trans*-3-Ethyl-1-methyl-4-phenyl-4-piperidinolpropanoat(ester) (●)

S *Betameprodin***, Meprodine, Nu-1932

V Analgeticum

*3451* *(2884)* $C_{17}H_{25}NO_2$
509-84-2

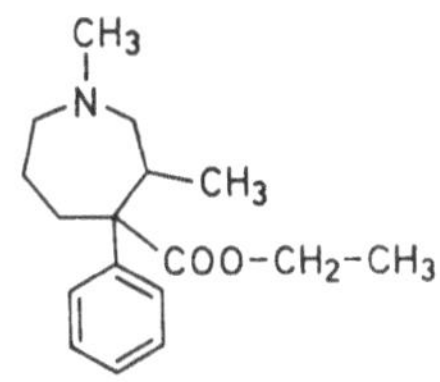

1,3-Dimethyl-4-phenylperhydroazepin-4-carbonsäureethylester = 1,3-Dimethyl-4-carbethoxy-4-phenylhexamethylenimin = Hexahydro-1,3-dimethyl-4-phenyl-1*H*-azepin-4-carbonsäureethylester (●)

S *Metethoheptazin***, Wy-535

V Analgeticum

*3452* *(2885)* $C_{17}H_{25}NO_2$
77-14-5

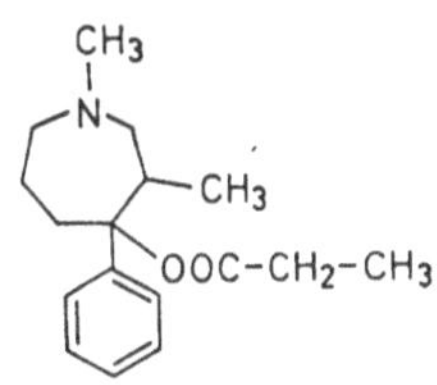

1,3-Dimethyl-4-phenylperhydroazepin-4-ylpropionat = 1,3-Dimethyl-4-phenyl-4-propionyloxyhexamethylenimin = Hexahydro-1,3-dimethyl-4-phenyl-1*H*-azepin-4-olpropanoat(ester) (●)

S *Diméphéprimine, Proeptazina, Proheptazin***, Wy-757

V Analgeticum

*3453* *(2886)* $C_{17}H_{25}NO_2S$
53230-07-2

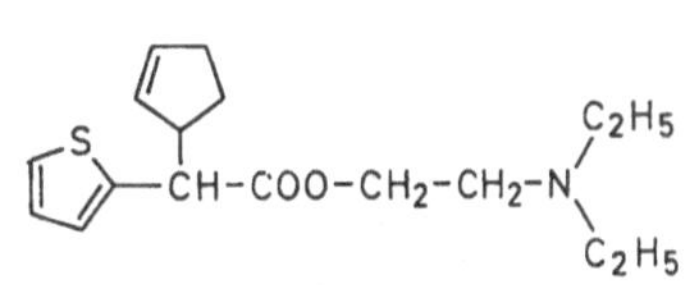

α-(2-Cyclopentenyl)-α-(2-thienyl)-essigsäure-β-diethylaminoethylester = α-2-Cyclopenten-1-yl-2-thiophenessigsäure-2-(diethylamino)ethylester (●)

H auch Hydrochlorid (7558-84-1)

S Neotropin „Warner Hudnut", W 290

V Spasmolyticum

*3454* *(2887)* $C_{17}H_{25}NO_3$
512-15-2

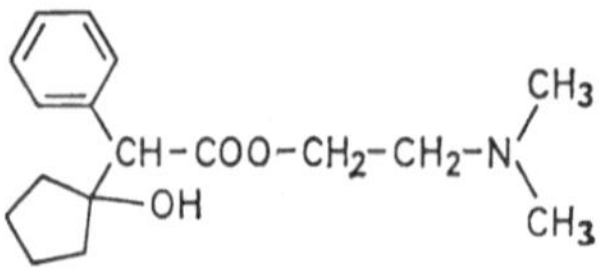

β-Dimethylaminoethyl-(1-hydroxycyclopentyl)-phenylacetat = α-(1-Hydroxycyclopentyl)-phenylessigsäure-β-dimethylaminoethylester = α-(1-Hydroxycyclopentyl)benzenessigsäure-2-(dimethylamino)ethylester (●)

H Hydrochlorid (5870-29-1)

S Ciclolux, Ciclopegic, Cicloplegicedol, Cicloplegico „Oculum", Cicloplegil, Colircusi cicloplejico, Cyclobar, Cyclogyl, Cyclopen „Irving", Cyclopentol, *Cyclopentolathydrochlorid*, Cyclopentylate, Cyplegin, G. T. 75, Mydplegic, Mydrax, Mydrilate, Nova-Cyclo, Oftan-syklo, Zyklolat

V Spasmolyticum, Mydriaticum

---

*3455* *(2888)* $C_{17}H_{25}NO_3$
100-91-4

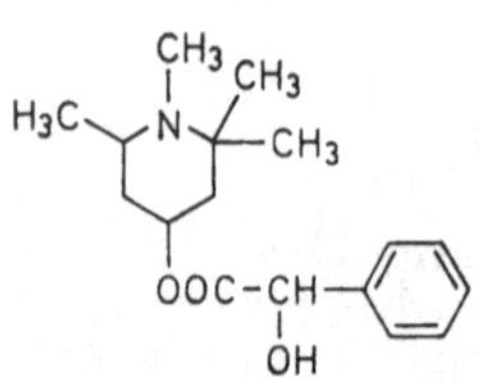

1,2,2,6-Tetramethyl-4-piperidylmandelat = 1,2,2,6-Tetramethyl-4-hydroxypiperidinphenylglykolat = α-Hydroxybenzenessigsäure-1,2,2,6-tetramethyl-4-piperidinylester (●)

H auch Hydrochlorid (536-93-6)

S *Eucatropin***, Euphthalmin

V Mydriaticum

---

*3456* *(2889)* $C_{17}H_{25}NO_3$
27591-01-1

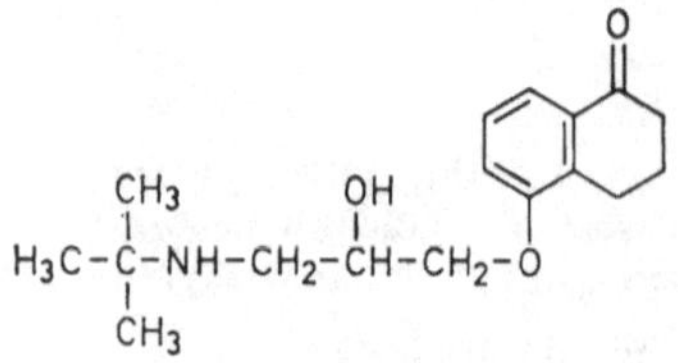

(±)-5-(3-*tert.*-Butylamino-2-hydroxypropoxy)-3,4-dihydro-1(2*H*)-naphthalinon = (±)-5-[3-[(1,1-Dimethylethyl)amino]-2-hydroxypropoxy]-3,4-dihydro-1(2*H*)-naphthalenon (●)

H auch Hydrochlorid (31969-05-8)

S *Bunolol***, W 6412 A

V adrenergischer β-Rezeptorenblocker

---

*3457* *(2890)* $C_{17}H_{25}NO_3$
19504-77-9

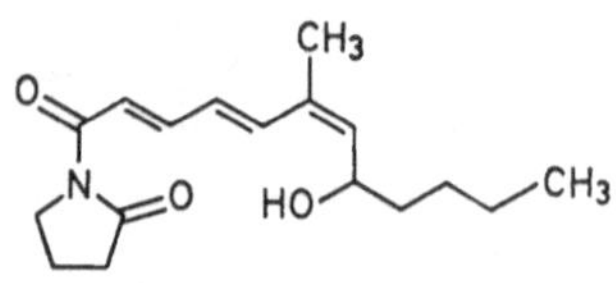

*N*-(8-Hydroxy-6-methyl-*trans,trans,cis*-dodeca-2,4,6-trienoyl)-pyrrolidin-2-on = [*R*-(*E,E,Z*)]-1-(8-Hydroxy-6-methyl-1-oxo-2,4,6-dodecatrienyl)-2-pyrrolidinon (●)

S Leofungine-Wirkstoff, *Pecilocin***, Supral, Variotin

V fungicides Antibioticum aus Paecilomyces varioti Bainier var. antibioticus

---

*3458* *(2891)* $C_{17}H_{25}NO_4$
14368-24-2

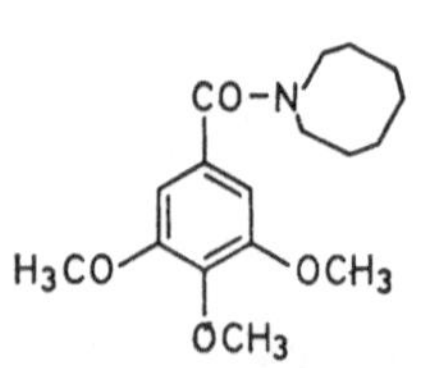

1-(3,4,5-Trimethoxybenzoyl)-perhydroazocin = *N*-(3,4,5-Trimethoxybenzoyl)-heptamethylenimin = Octahydro-1-(3,4,5-trimethoxybenzoyl)azocin (●)

S N-1157, Origen, *Trocimin**

V Antidepressivum

---

*3459* *(2892)* $C_{17}H_{25}NO_4$

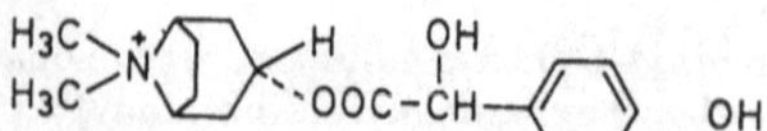

*N*-Methyl-*O*-DL-mandeloyl-α-tropiniumhydroxid = *endo*-(±)-3-[(Hydroxyphenylacetyl)oxy]-8,8-dimethyl-8-azabicyclo[3.2.1]octanhydroxid (●)

H Bromid **(80-49-9)**

S Arkitropin, Camatropin, Dallapasmo, Drimisol, Esopin, Helbratropin, Homapin, Homatrocel, Homatromide, Homatropil, *Homatropinmethylbromid***, *Homatropinum methylbromatum*, Homolone, Infraren, Malcotran, Mesopin, Methatropin, *Methylhomatropinbromid*, Nopar, Novatrin, Novatropin, Novatropit, Nutrop, Omnibel, Paratropina, Pasmolona, Sed-Tens, Sethyl, Spasex, Tropinal

V Anticholinergicum, Spasmolyticum

*3459-01* *(2892a)*

H Nitrat

S Atoxatrin, Atox-Atropin, *Homatropinum methylonitricum*, *Methylhomatropinnitrat*

V Anticholinergicum, Spasmolyticum

---

*3460* *(2893)* $C_{17}H_{25}NO_5$

**520-47-8**

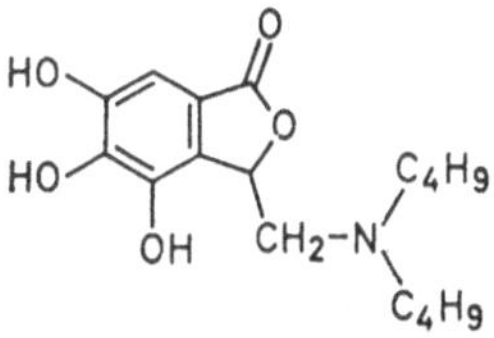

3-(Dibutylaminomethyl)-4,5,6-trihydroxyphthalid = 3-[(Dibutylamino)methyl]-4,5,6-trihydroxy-1(3*H*)-isobenzofuranon (●)

H Hydrochlorid **(5968-79-6)**

S Anthallan

V Antihistaminicum

---

*3461* *(2894)* $C_{17}H_{25}NO_6$

**3326-96-3**

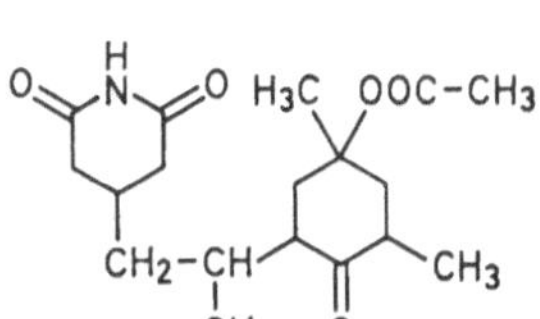

3-[2-(2,6-Dioxo-4-piperidyl)-1-hydroxyethyl]-1,5-dimethyl-4-oxocylohexylacetat = [3*S*-[1α(*S**)3β, 5β]]-4-[2-[5-(Acetyloxy)-3,5-dimethyl-2-oxocyclohexyl]-2-hydroxyethyl]--2,6-piperidindion (●)

S *Acetoxycycloheximide*, E 73, NSC-32743

V Cytostaticum

*3462* *(2895)* $C_{17}H_{25}N_3O$

**551-01-9**

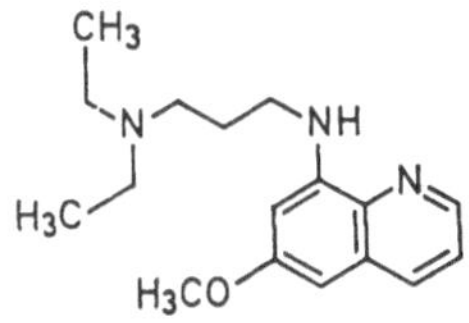

8-(3-Diethylaminopropylamino)-6-methoxychinolin = *N,N*-Diethyl-*N'*-(6-methoxy-8-chinolinyl)-1,3-propandiamin (●)

S Antimalarine, Fourneau 710, Plasmocid, Rhodochin, Rhodoquine, S. N. 3115

V Malariachemotherapeuticum

---

*3463* *(2896)* $C_{17}H_{25}N_3O$

**5696-09-3**

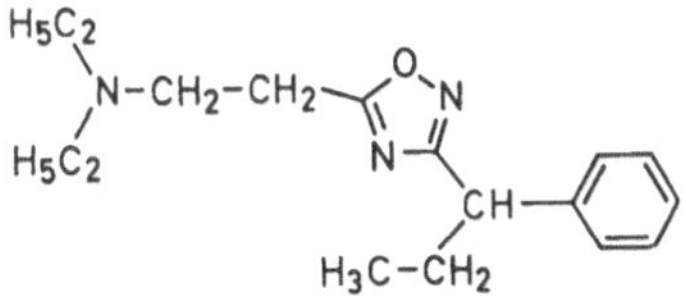

5-(2-Diethylaminoethyl)-3-(α-ethylbenzyl)-1,2,4-oxadiazol = *N,N*-Diethyl-3-(1-phenylpropyl)-1,2,4-oxadiazol-5-ethanamin (●)

H Citrat **(132-35-4)**

S Aerbron, AF 634, Bronchopront, Flou, Gastress, Mendozal, Nipodar, Pirecin, *Propaxolincitrat*, Proxal, *Proxazolcitrat***, PZ 17105, Recidol, Solacil, Toness

V Antitussivum, Spasmolyticum, Analgeticum, Antiphlogisticum

---

*3464* *(2897)* $C_{17}H_{25}N_5O_5$

**12712-75-3**

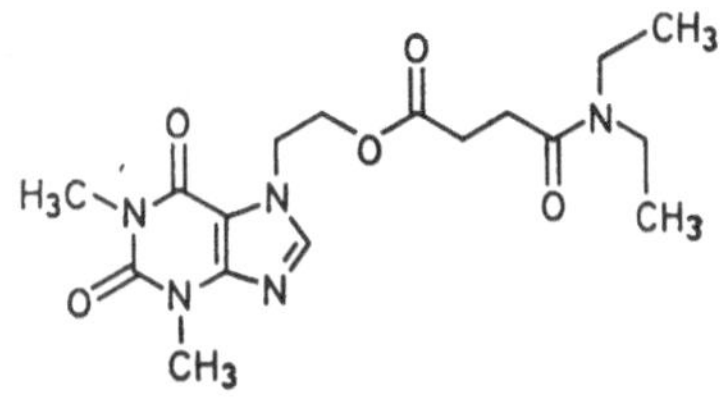

*N,N*-Diethylsuccinamidsäure-β-(1,3-dimethylxanthin-7-yl)-ethylester = 7-[2-(3-Diethylcarbamoylpropionyloxy)-ethyl]-theophyllin = 4-(Diethylamino)-4-oxobutansäure-2-(1,2,3,6-tetrahydro-1,3-dimethyl-2,6-dioxo-7*H*-purin-7-yl)ethylester (●)

S Argecor, Cardiodest, Marudin, Succiphylline, *Suxamidofyllinum*, Teosuccin

V Analepticum, Cardiacum

*3465* *(2898)* $C_{17}H_{26}N_2O$
129-83-9

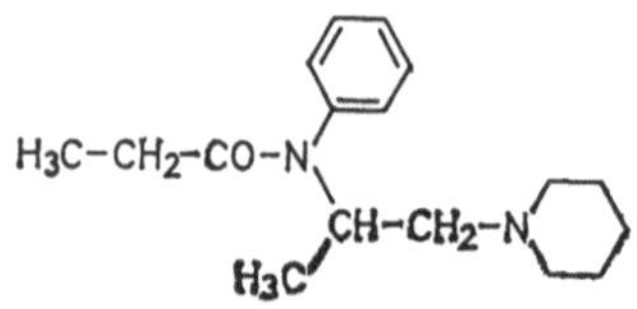

*N*-(1-Methyl-2-piperidinoethyl)-propionanilid = *N*-[1-Methyl-2-(1-piperidinyl)ethyl]-*N*-phenyl-propanamid (●)

S *Fenampromide, Phenampromid***

V Analgeticum

*3466* *(2899)* $C_{17}H_{26}N_2O_2$
7162-37-0

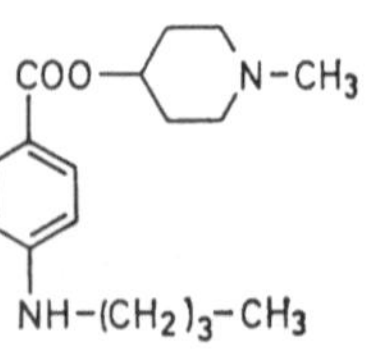

1-Methyl-4-piperidyl-*p*-butylaminobenzoat = *p*-Butylaminobenzoesäure-(1-methyl-4-piperidyl)-ester = 4-(Butylamino)benzoesäure(1-methyl-4-piperidinyl)ester (●)

S *Paridocain***

V Lokalanästheticum

*3467* *(2900)* $C_{17}H_{26}N_2O_3$
24353-45-5

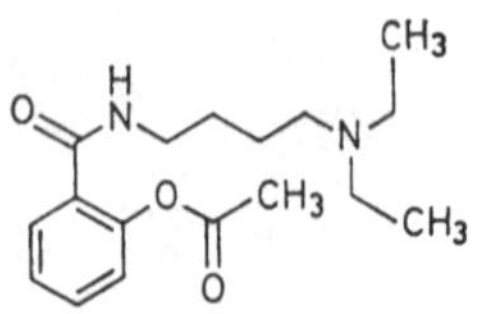

*O*-Acetyl-*N*-(4-diethylaminobutyl)-salicylamid = 2-(Acetyloxy)-*N*-[4-(diethylamino)butyl]benzamid (●)

H Citrat

S B. 862, Cenaldon, *Dibusadolcitrat***

V Analgeticum

*3468* $C_{17}H_{26}N_2O_4S$
53583-79-2

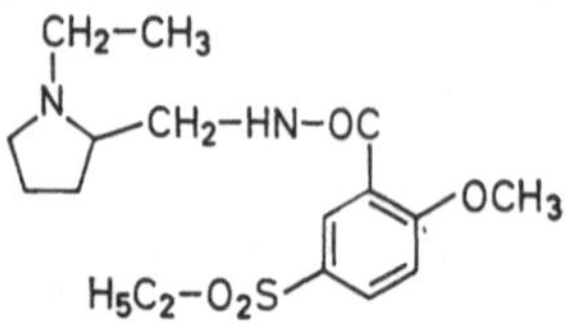

*N*-(1-Ethyl-2-pyrrolidinylmethyl)-5-(ethylsulfonyl)-*o*-anisamid = *N*-[(1-Ethyl-2-pyrrolidinyl)-methyl]-5-(ethylsulfonyl)-2-methoxybenzamid (●)

S Barnetil, LIN 1418, *Sultoprid***

V Psychotropicum, Antiemeticum

*3469* *(2901)* $C_{17}H_{26}N_4O_3S_2$
804-30-8

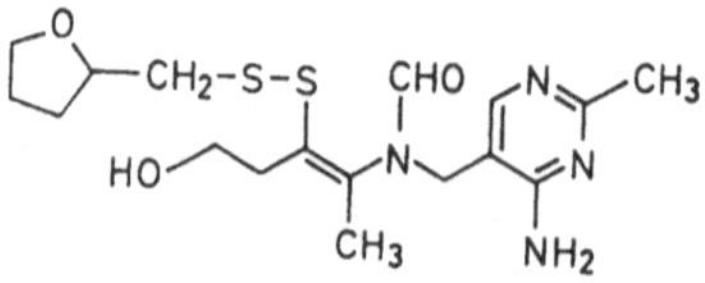

*N*-(4-Amino-2-methyl-5-pyrimidinylmethyl)-*N*-(4-hydroxy-1-methyl-2-tetrahydrofurfuryldithio-1-butenyl)-formamid = *N*-[(4-Amino-2-methyl-5-pyrimidinyl)methyl]-*N*-[4-hydroxy-1-methyl-2-[[(tetrahydro-2-furanyl)methyl]dithio]-1-buten-yl]formamid (●)

S Adventan, Alinamin-F, Alinamin-Odorless, Benlipoid, Bevitol-lipophil, Diteftin, 25 F, *Fursultiamin***, Judolor „ICN-Woelm“, Linamin, Retar-$B_1$, *Thiamintetrahydrofurfuryldisulfid*, TTFD

V neurotropes Analgeticum

*3470* *(142 N)* $C_{17}H_{26}N_4S_2$
29952-13-4

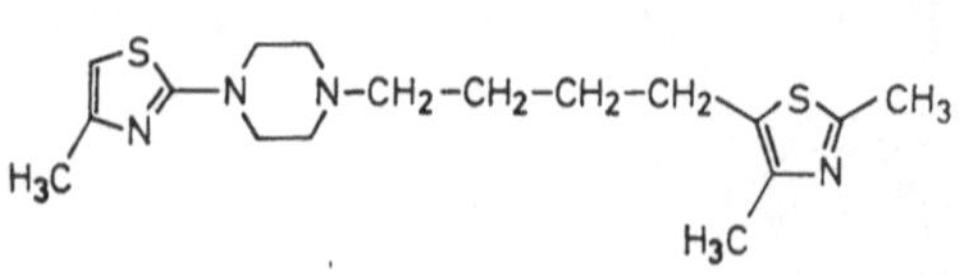

1-[4-(2,4-Dimethyl-5-thiazolyl)butyl]-4-(4-methyl-2-thiazolyl)piperazin (●)

H Maleat (1:2) (29953-55-7)

S EMD 19698, *Peratizolmaleat***

V Antihypertonicum

*3471* (2902) $C_{17}H_{27}N$
7273-99-6

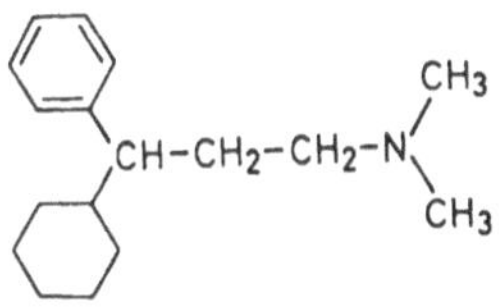

*N,N*-Dimethyl-3-cyclohexyl-3-phenylpropylamin = *N,N*-Dimethyl-γ-phenylcyclohexanpropylamin = *N,N*-Dimethyl-γ-phenylcyclohexanpropanamin (●)

S *Gamfexin***, Win 1344

V Antidepressivum

*3472* $C_{17}H_{27}NO$
24 622-72-8

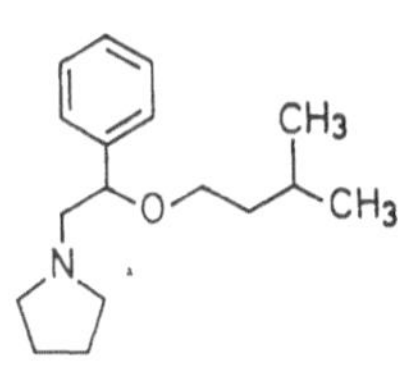

1-(β-Isopentyloxyphenethyl)-pyrrolidin = *N*-(2-Phenyl-2-isoamyloxyethyl)-pyrrolidin = 1-[2-(3-Methylbutoxy)-2-phenylethyl]pyrrolidin (●)

H Hydrochlorid (24 622-52-4)

S *Amixetrinhydrochlorid***, CERM 898, Somagest

V Anticholinergicum, Antidepressivum, Antiphlogisticum

*3473* (2903) $C_{17}H_{27}NO_2$
86-41-9

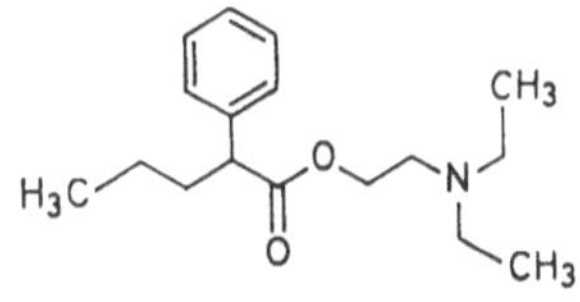

β-Diethylaminoethyl-2-phenylvalerat = 2-Phenylvaleriansäure-β-diethylaminoethylester = α-Propylbenzenessigsäure-2-(diethylamino)ethylester (●)

H Hydrochlorid (132-45-6)

S Episton, *Propivanhydrochlorid*, Prospasmin, 177 R.P., Tropiston

V Spasmolyticum

*3474* $C_{17}H_{27}NO_2$
21 245-02-3

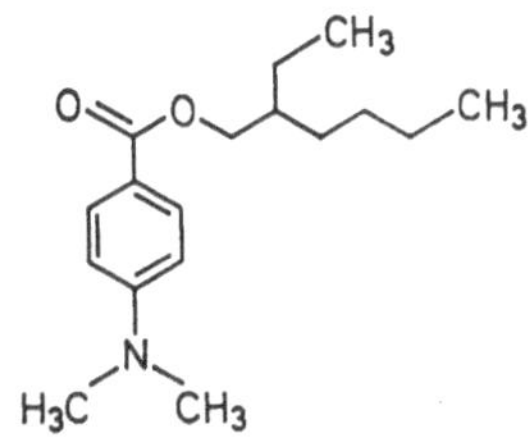

2-Ethylhexyl-*p*-(dimethylamino)-benzoat = 4-(Dimethylamino)benzoesäure-2-ethylhexylester (●)

S Escalol 507, *Padimate O*, Sundown

V Lichtschutzmittel

*3475* (2904) $C_{17}H_{27}NO_3$
140-65-8

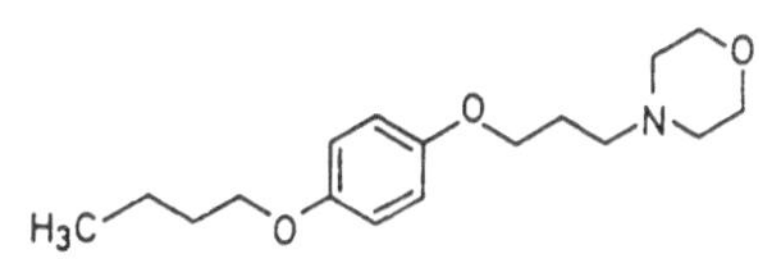

4-[3-(4-Butoxyphenoxy)propyl]morpholin (●) = 4-Butoxyphenyl-γ-morpholinopropyläther = 1-(3-Morpholinopropoxy)-4-butoxybenzol

H auch Hydrochlorid (637-58-1)

S Pallisan, *Pramocain***, *Pramoxin(e)*, Proctofoam, *Proxazocainhydrochlorid*, Tronotene, Tronothan(e)

V Lokalanästheticum

*3476* (2905) $C_{17}H_{27}NO_3$
3772-43-8

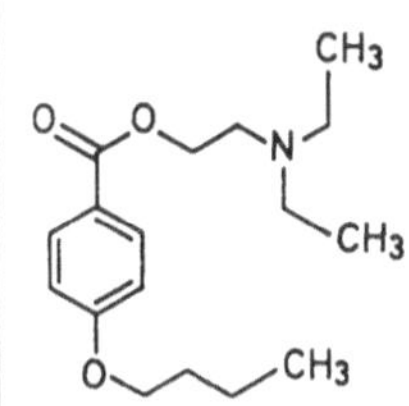

β-Diethylaminoethyl-*p*-butoxybenzoat = 4-Butoxybenzoesäure-2-(diethylamino)ethylester (●)

H Hydrochlorid (2350-32-5)

S Stadacain

V Lokalanästheticum

*3477* *(2906)* $C_{17}H_{27}NO_3$

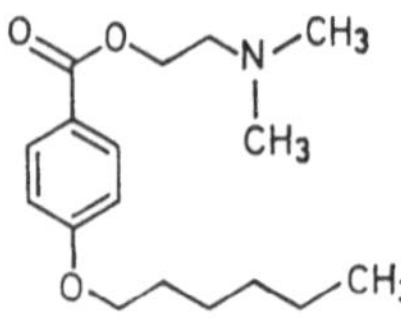

β-Dimethylaminoethyl-*p*-hexyloxybenzoat = 4-(Hexyloxy)benzoesäure-2-(dimethylamino)ethylester (●)

H Hydrochlorid

S Ricaine

V Lokalanästheticum

*3478* *(2907)* $C_{17}H_{27}NO_3$
2444-46-4

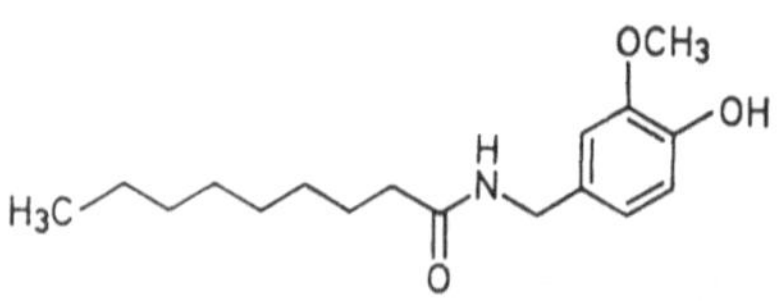

*N*-Vanillylnonanamid = Pelargonsäure-4-hydroxy-3-methoxybenzylamid = *N*-[(4-Hydroxy-3-methoxyphenyl)methyl]nonanamid (●)

S *Nonylvanillamid,* PSVA

V lokales Antirheumaticum

*3479* *(2908)* $C_{17}H_{27}NO_3$
15 687-14-6

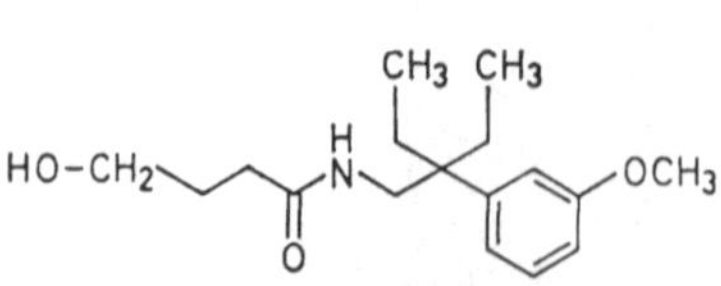

*N*-[2-Ethyl-2-(3-methoxyphenyl)-butyl]-4-hydroxybutyramid = *N*-(β,β-Diethyl-*m*-methoxyphenethyl)-4-hydroxybutyramid = *N*-[2-Ethyl-2-(3-methoxyphenyl)butyl]-4-hydroxybutanamid (●)

S *Embutramid***

V Narkoticum

*3480* *(2909)* $C_{17}H_{27}NO_4$
22 664-55-7

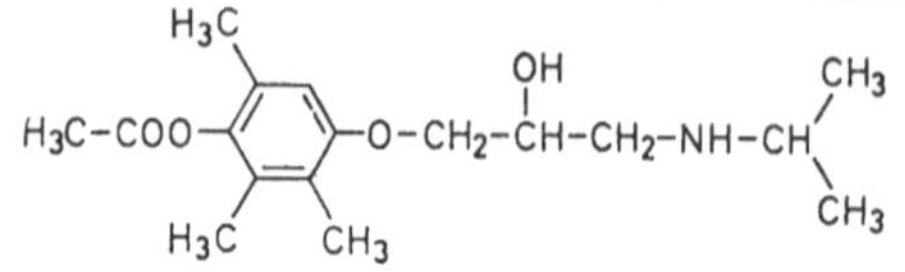

1-(4-Acetoxy-2,3,5-trimethylphenoxy)-3-isopropylamino-2-propanol = 4-[2-Hydroxy-3-(isopropylamino)propoxy]-2,3,6-trimethylphenylacetat = 4-[2-Hydroxy-3-[(1-methylethyl)amino]propoxy]-2,3,6-trimethylphenol-1-acetat (●)

H auch Hydrochlorid (36 592-77-5) oder Tartrat (55 806-16-1)

S Disorat, *Methypranol, Metipranolol**, TMP, Trimepranol, VÚFB-6453

V Antiarrhythmicum (adrenergischer β-Rezeptorenblocker)

*3481* *(2910)* $C_{17}H_{27}N_3O_2$

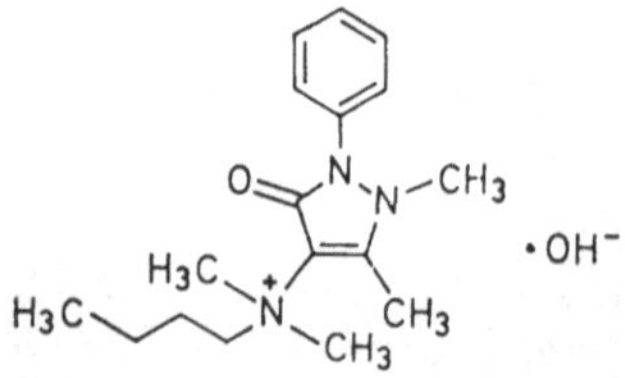

Butyldimethyl-(2,3-dimethyl-5-oxo-1-phenyl-3-pyrazolin-4-yl)-ammoniumhydroxid = *N*-Butyl-2,3-dihydro-*N*,*N*,1,5-tetramethyl-3-oxo-2-phenyl-1*H*-pyrazol-4-aminiumhydroxid (●)

H Jodid (7077-30-7)

S *Butopyrammoniumjodid***, Ralay 106, Raley 106

V Analgeticum, Antirheumaticum

*3482* *(2911)* $C_{17}H_{27}N_3O_2$

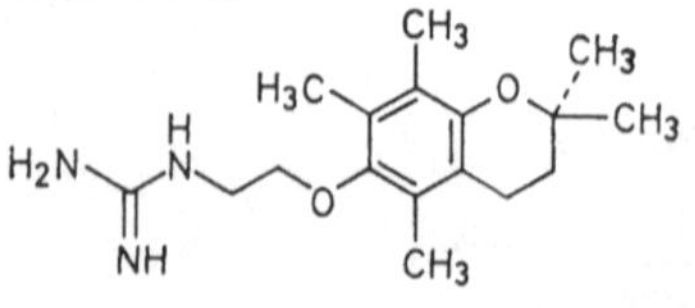

1-[2-(2,2,5,7,8-Pentamethylchroman-6-yloxy)-ethyl]-guanidin = 2,2,5,7,8-Pentamethyl-6-(2-guanidinoethoxy)-chroman = [2-[(3,4-Dihydro-2,2,5,7,8-pentamethyl-2*H*-1-benzofuran-6-yl)oxy]-ethyl]guanidin (●)

H Hydrogensulfat (29 396-70-1)

S *Cromanidin*

V Hypotensivum

*3483* $C_{17}H_{28}N_2O$
36 637-18-0

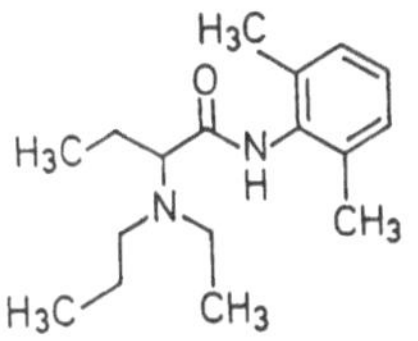

(±)-2-(*N*-Ethylpropylamino)-2′,6′-butyroxylidid = (±)-*N*-(2,6-Dimethylphenyl)-2-(ethylpropylamino)butanamid (●)

H auch Hydrochlorid (36 637-19-1)

S Duranest, *Etidocain***, W-19053

V Lokalanästheticum

*3484* (2912) $C_{17}H_{28}N_2O_2$
92-23-9

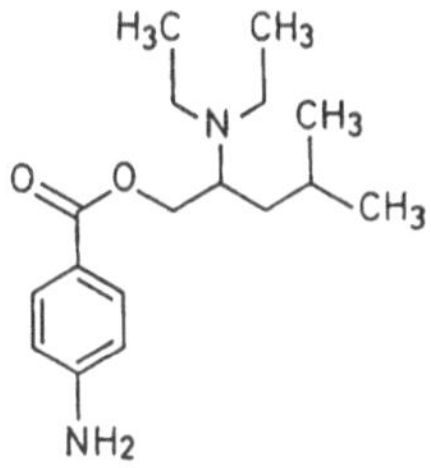

2-Diethylamino-4-methylpentyl-*p*-aminobenzoat = *p*-Aminobenzoesäure-*N*,*N*-diethylleucinolester = 2-(Diethylamino)-4-methyl-1-pentanol-4-aminobenzoat(ester) (●)

H Methansulfonat (135-44-4)

S *Leucinocainmesilat***, Panthesin

V Lokalanästheticum

*3485* (2913) $C_{17}H_{28}N_2O_2$
3772-42-7

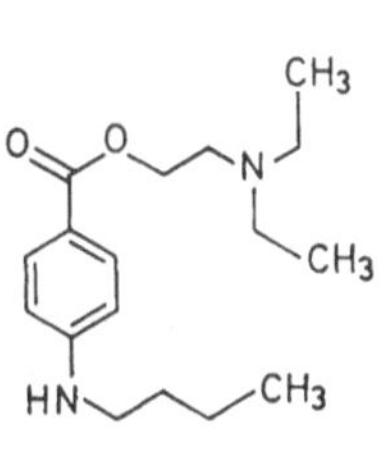

β-Diethylaminoethyl-*p*-butylaminobenzoat = 4-(Butylamino)benzoesäure-2-(diethylamino)ethylester (●)

H Hydrochlorid (16488-48-5)

S Depolipon, Farmocaina, Farmodent, Pharmocaine, T-cain, Teecaine

V Depotanästheticum

*3486* (2914) $C_{17}H_{28}N_2O_2$
519-88-0

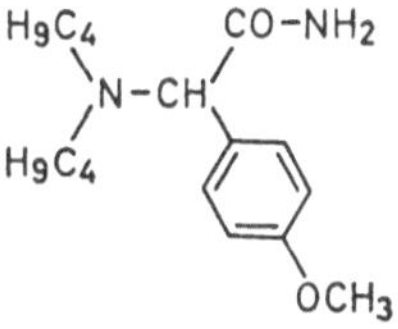

α-(Di-*n*-butylamino)-α-(*p*-methoxyphenyl)-acetamid = α-(Dibutylamino)-4-methoxybenzenacetamid (●)

S A 16, *Ambucetamid***, *Ambuzetamid*, Bersen, *Dibutamide*, Meritin, R 5

V Spasmolyticum

*3487* (2915) $C_{17}H_{28}N_2O_2$
4582-18-7

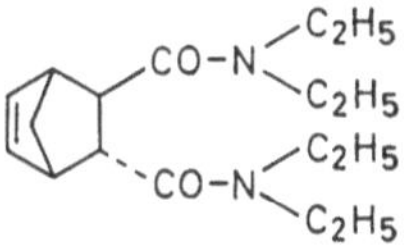

*trans*-*N*,*N*,*N'*,*N'*-Tetraethyl-5-norbornen-2,3-dicarboxamid = 1,4-Endomethylen-5-cyclohexen-2,3-*trans*-dicarbonsäure-bis-diethylamid = (*E*)-*N*,*N*,*N'*,*N'*-Tetraethylbicyclo[2.2.1]hept-5-en-2,3-dicarboxamid (●)

S *Endomid*, K-509

V Analepticum

*3488* (2916) $C_{17}H_{28}N_2O_3$
3624-87-1

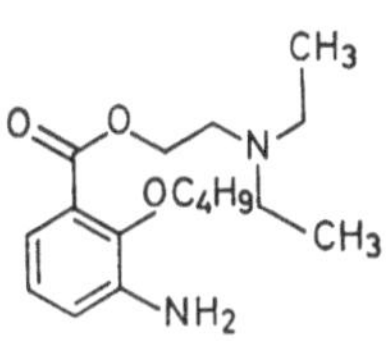

β-Diethylaminoethyl-3-amino-2-butoxybenzoat = 3-Amino-2-butoxybenzoesäure-2-(diethylamino)-ethylester (●)

H Hydrochlorid (550-01-6)

S *Metabutoxycaine*, Primacaine

V Lokalanästheticum

*3489* *(2917)* $C_{17}H_{28}N_2O_3$
119-29-9

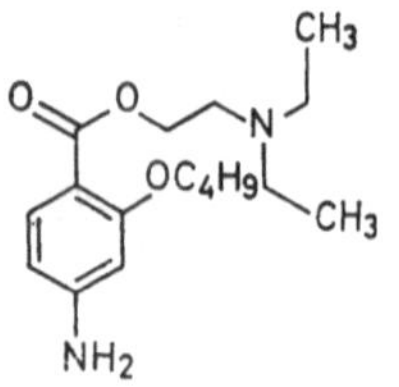

β-Diethylaminoethyl-4-amino-2-butoxybenzoat = 4-Amino-2-butoxybenzoesäure-2-(diethylamino)-ethylester (●)

H auch Hydrochlorid (15016-15-6)

S *Ambucain***, *Ambutoxate*, *2-Butoxyprocain*, Sympocain, Win 3706

V Lokalanästheticum

---

*3490* *(2918)* $C_{17}H_{28}N_2O_3$
99-43-4

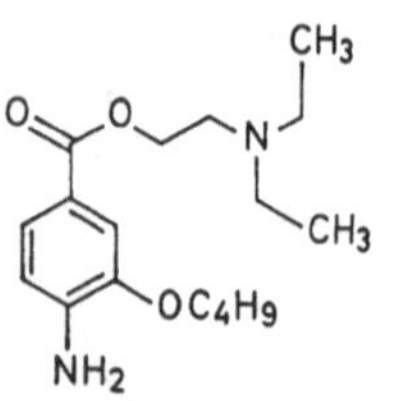

β-Diethylaminoethyl-4-amino-3-butoxybenzoat = 4-Amino-3-butoxybenzoesäure-2-(diethylamino)-ethylester (●)

H auch Hydrochlorid (5987-82-6)

S Anemixin-OP, Benocain, Benoxil, *Benoxinat(e)*, *3-Butoxyprocain*, Conjucain, Dorsacain(e), Lacrimin, Novesin(e), Novesinol, Oftalmocaina, *Oxibuprocainum*, *Oxybuprocain***, Poen-caina, Prescaina

V Lokalanästheticum

---

*3491* *(2919)* $C_{17}H_{28}N_2O_3$
3687-99-8

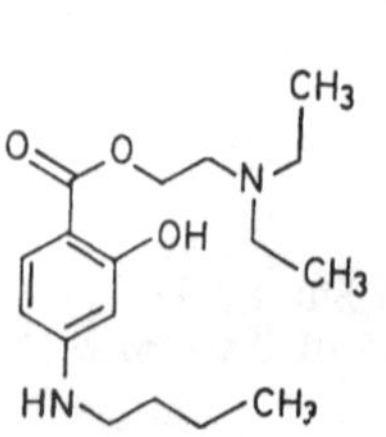

β-Diethylaminoethyl-4-butylaminosalicylat = 4-(Butylamino)-2-hydroxybenzoesäure-2-(diethylamino)ethylester (●)

H Hydrochlorid (528-97-2)

S Bronchiocain, Bronchocain, Paraesin, S 650, Wofacain A

V Lokalanästheticum

---

*3492* *(2920)* $C_{17-23}H_{28-40}N_2O_4$

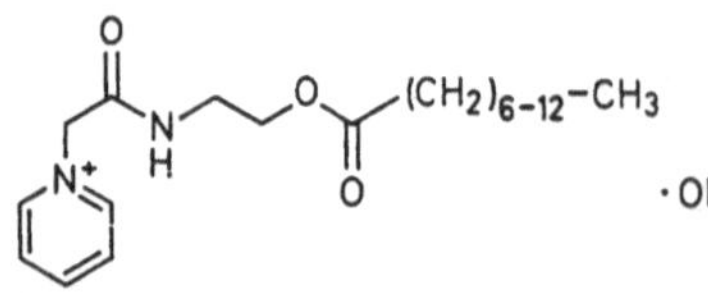

1-(Acylcolaminoformylmethyl)-pyridiniumhydroxid

H Chlorid (1337-59-3)

S *Undecoyliumchlorid*

V Antisepticum

*3492-01* *(2920a)* 1338-54-1

H Chlorid-Jodkomplex

S Virac

V Antisepticum

---

*3493* *(2921)* $C_{17}H_{28}N_2O_5$

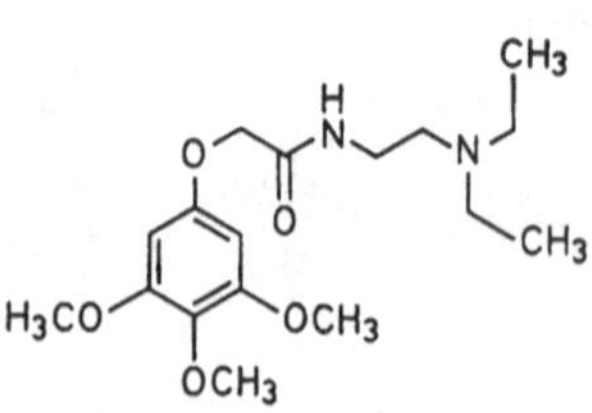

*N*-[2-(Diethylamino)ethyl]-2-(3,4,5-trimethoxyphenoxy)acetamid (●) = 3,4,5-Trimethoxyphenoxyessigsäure-2′-diethylaminoethylamid

H Hydrochlorid (24789-78-4)

S *Trimethophenoxamid*

V Antiarrhythmicum

*3494* *(2922)* $C_{17}H_{28}N_4O$
**299-48-9**

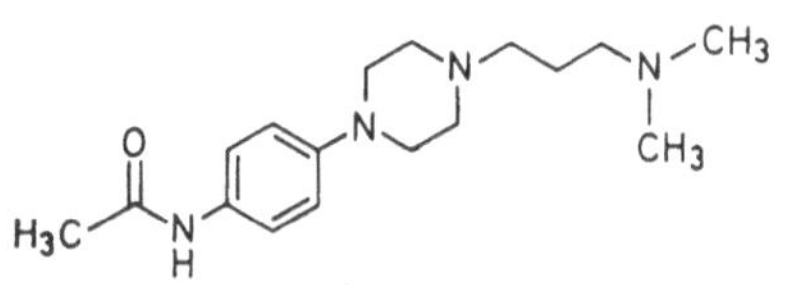

*p*-[4-(3-Dimethylaminopropyl)-1-piperazinyl]-acetanilid = *N*-[4-[4-[3-(Dimethylamino)propyl]-1-piperazinyl]phenyl]acetamid (●)

S Dimaleat **(1252-69-3)**

S CL 54131, *Piperamidmaleat***

V Parasiticid

---

*3495* *(2923)* $C_{17}H_{28}O_4$
**509-08-0**

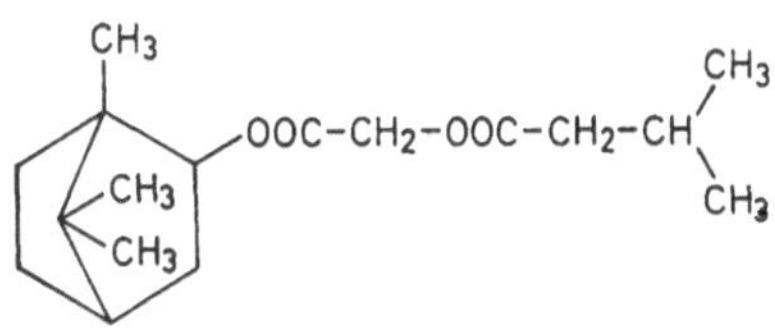

Isovaleryloxyessigsäure-2-bornylester = Borneolisovalerylglykolsäureester = *endo*-2-(3-Methyl-1-oxobutoxy)essigsäure-1,7,7-trimethylbicyclo-[2.2.1]hept-2-ylester (●)

S Neobornyval

V Sedativum, Analepticum

---

*3496* *(2924)* $C_{17}H_{29}Cl_2NO_2$

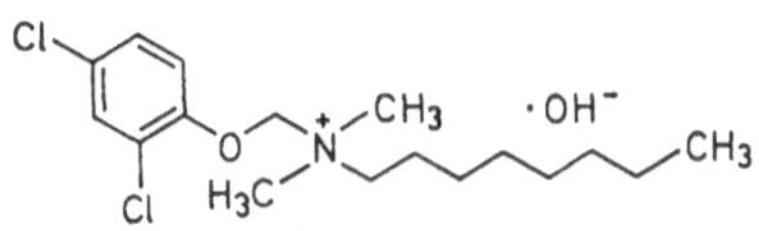

*N*-(2,4-Dichlorphenoxymethyl)-*N*,*N*-dimethyl-octylammoniumhydroxid = *N*-[(2,4-Dichlorphenoxy)methyl]-*N*,*N*-dimethyl-1-octanaminium-hydroxid (●)

H 4,4′-Diaminostilben-2,2′-disulfonat **(7168-18-5)**

S *Chlorphenoctiumamsonat***, *Chlorphenoctoni amsonas*

V Baktericid, Fungicid

---

*3497* *(2925)* $C_{17}H_{29}NO_8S$

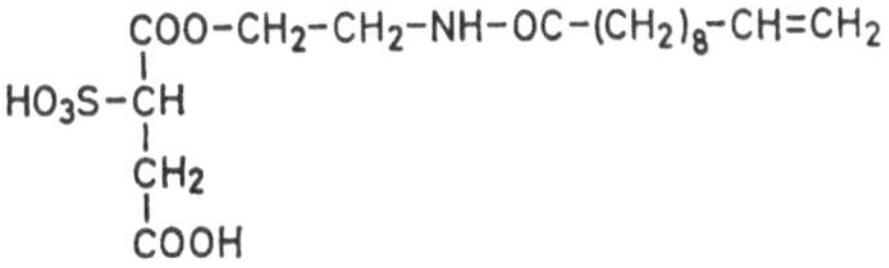

β-(10-Undecenamido)-ethyl-2-sulfohydrogensuccinat = Sulfobernsteinsäureester des Undecylensäuremonoethanolamids = 2-Sulfobutandisäure-mono[2-[(1-oxo-10-undecenyl)amino]ethyl]ester (●)

H Natriumsalz **(26650-05-5)**

S SBU 185, Steinamid, Steinazid

V oberflächenaktives Antimykoticum, Antiseborrhoicum, Antiallergicum

---

*3498* *(2926)* $C_{17}H_{29}N_3O_2$
**553-65-1**

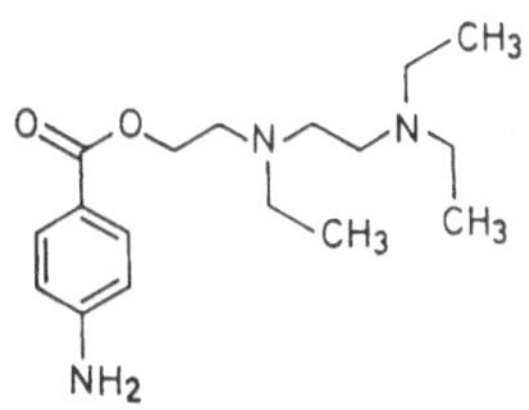

2-[*N*-(2-Diethylaminoethyl)-ethylamino]-ethyl-*p*-aminobenzoat = *p*-Aminobenzoat des *N*-β-Hydroxyethyl-*N*,*N′*,*N′*-triethylethylendiamins = 2-[[2-(Diethylamino)ethyl]ethylamino]ethanol-4-aminobenzoat(ester) (●)

H Hydrochlorid **(5953-97-9)**

S *Amoxecainhydrochlorid**, Locastine, 2856 R.P.

V Lokalanästheticum

---

*3499* $C_{17}H_{30}N_2$

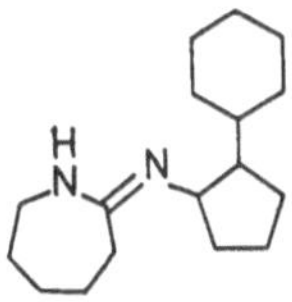

2-(*cis*-2-Cyclohexylcyclopentylimino)-hexahydroazepin = *cis*-2-Cyclohexyl-*N*-(hexahydro-2*H*-azepin-2-yliden)cyclopentanamin (●)

H Hydrochlorid **(40296-98-8)**

S RMI 11894

V Hypoglykämicum

*3500* *(2927)* $C_{17}H_{31}NO$

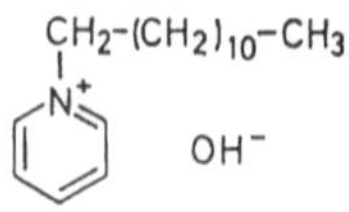

1-Dodecylpyridiniumhydroxid (●) = *N*-Laurylpyridiniumhydroxid

H Chlorid (104-74-5)

S Elprim, Invertol, Isothan Q 4

V Desinficiens, Netzmittel

---

*3501* *(2928)* $C_{17}H_{31}NO$

7712-50-7

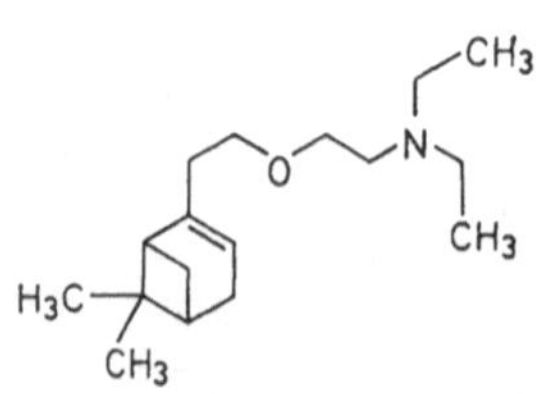

2-[2-(6,6-Dimethyl-2-norpinen-2-yl)-ethoxy]-triethylamin = 2-Homomyrtenyloxy-1-diethylaminoethan = 2-[2-(2-Diethylaminoethoxy)-ethyl]-6,6-dimethylbicyclo[3.1.1]hept-2-en = 2-[2-(6,6-Dimethylbicyclo[3.1.1]hept-2-en-2-yl)ethoxy]-*N*,*N*-diethylethanamin (●)

S *Myrtecain***, *Nopoxamine*

V Lokalanästheticum, Spasmolyticum

---

*3502* *(2929)* $C_{17}H_{32}N_2O_2$

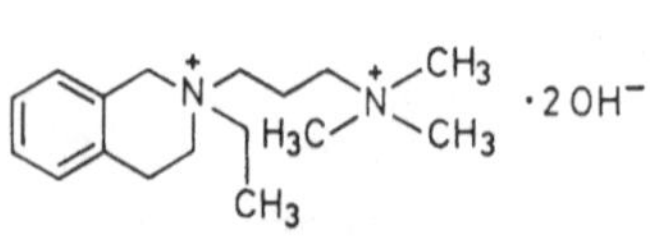

2-Ethyl-2-(3-trimethylammoniopropyl)-1,2,3,4-tetrahydroisochinoliniumdihydroxid = 2-Ethyl-1,2,3,4-tetrahydro-2-[3-(trimethylammonio)propyl]isochinolinium-dihydroxid (●)

H Dichlorid

S *Ethiquiniumchlorid*, IN 292

V Antihypertonicum

---

*3503* *(2930)* $C_{17}H_{33}N$

4432-75-1

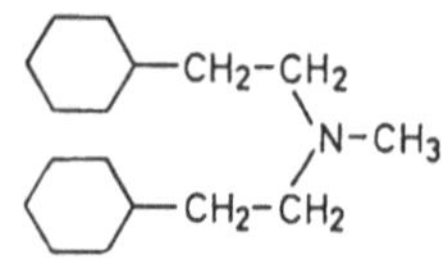

*N*,*N*-Bis-(2-cyclohexylethyl)-methylamin = *N*-(2-Cyclohexylethyl)-*N*-methylcyclohexanethanamin (●)

S Cyverine

V Sympathicolyticum

---

*3504* *(2931)* $C_{17}H_{33}NO_3$

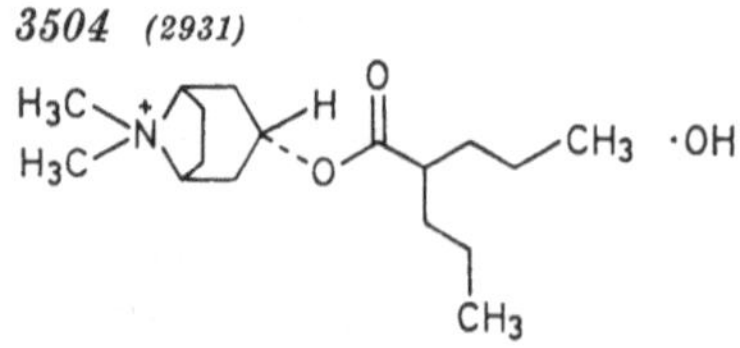

*N*-Methyl-*O*-(2-propylvaleryl)-tropiniumhydroxid = *endo*-8,8-Dimethyl-3-[(1-oxo-2-propylpentyl)-oxy]-8-azoniabicyclo[3.2.1]octanhydroxid (●)

H Bromid (80-50-2)

S *Anisotropinmethylbromid*, Endovalpin, Lytispasm, *Métoctatropiniumbromid*, *Octatropini methylbromidum***, *Octatroponum*, Valpin(e), Vapin

V Anticholinergicum, Spasmolyticum

---

*3505* $C_{17}H_{34}N_4O_{10}$

25 546-65-0

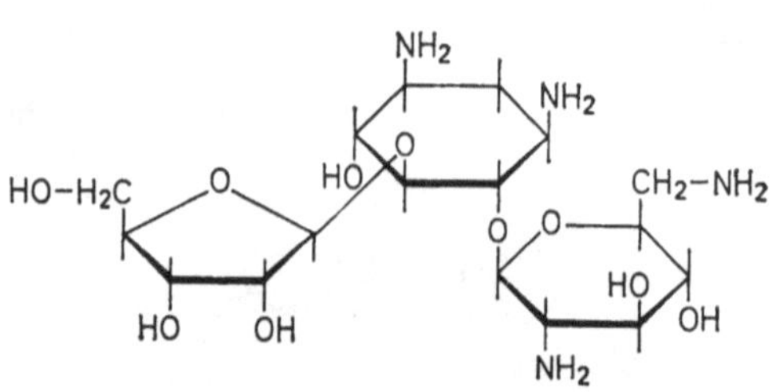

*O*-2,6-Diamino-2,6-dideoxy-α-D-glucopyranosyl-(1 → 4)-*O*-β-D-ribofuranosyl-(1 → 5)]-2-deoxy-D-streptamin (●)

H auch Sulfat (53 797-35-6)

S Biopalina, Ribastamin, *Ribostamin*, *Ribostamycin***, SF 733, Vistamycin „Meiji"

V Antibioticum aus Streptomyces ribosidificus nov. spec.

*3506* (2932) $C_{17}H_{38}N_2O_2$

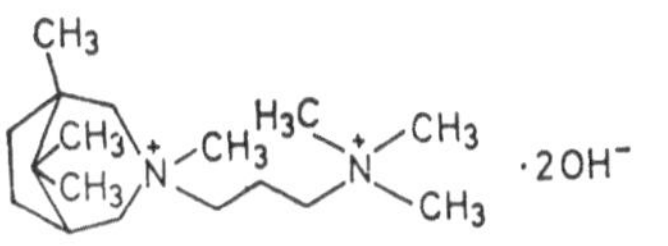

(+)-3-(3-Trimethylammoniopropyl)-1,3,8,8-tetramethyl-3-azoniabicyclo[3.2.1]octandihydroxid = *N*-(γ-Trimethylammoniopropyl)-*N*-methylcamphidiniumdihydroxid = (+)-1,3,8,8-Tetramethyl-3-[3-(trimethylammonio)propyl]-3-azoniabicyclo[3.2.1]octandihydroxid (●)

H Bis-methylsulfat (7009-82-7) [auch des Racemats (14149-43-0)]

S Baratol, Camphidonium, Euprex, HA 106, *Methocamphoni methylsulfas*, Ostensin, Ostensol, *Trimethidiniummethosulfat***, Wy-1395

V Ganglienblocker (zur Blutdrucksenkung)

*3506-01* (2932a) 58594-48-2

H Dijodid

S Camphonium, Kamphonium

V Ganglienblocker (zur Blutdrucksenkung)

*3507* (2933) $C_{17}H_{39}NO$

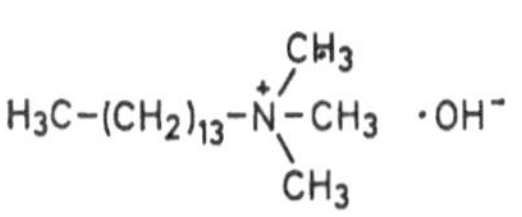

Trimethyltetradecylammoniumhydroxid = *N*,*N*,*N*-Trimethyl-1-tetradecanaminiumhydroxid (●)

H Bromid (1119-97-7)

S *Tetradoniumbromid***

V Antisepticum

*3507-01* (2933a)

H Mischung des Bromids mit Dodecyl- und Hexadecyltrimethylammoniumbromid

S *Detrimoniumbromid*

V Antisepticum

*3508* (2934) $C_{17}H_{40}N_2O_4$

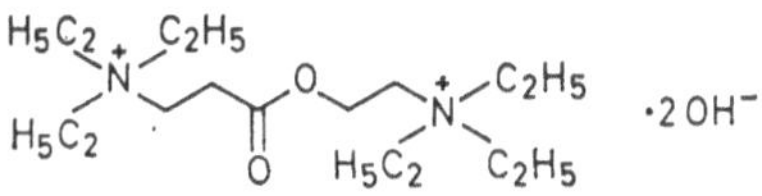

*N*,*N*,*N*-Triethyl-2-(β-triethylammoniopropionyloxy)-ethylammoniumdihydroxid = β-Triethylammonioethyl-β'-triethylammoniopropionatdihydroxid = *N*,*N*,*N*-Triethyl-3-oxo-3-[2-(triethylammonio)ethoxy]propanaminium-dihydroxid (●)

H Dibromid (78-25-1)

S Racet

V Ganglienblocker

*3509* (2935) $C_{18}H_{10}J_3NO_5$

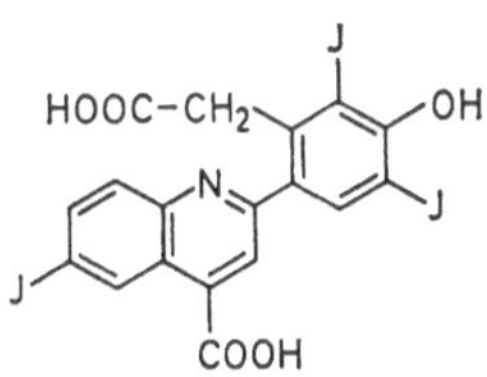

2-[2-(Carboxymethyl)-4-hydroxy-3,5-dijodphenyl]-6-jod-4-chinolincarbonsäure (●)

S Choleselectan

V Röntgenkontrastmittel

*3510* (2936) $C_{18}H_{10}J_6N_2O_7$
2618-25-9

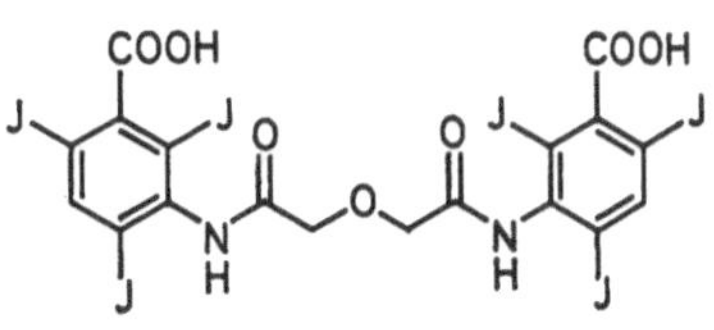

*N*,*N'*-Oxydiacetyl-bis-(3-amino-2,4,6-trijodbenzoesäure) = 3,3'-(Diglycoloyldiimino)-bis-(2,4,6-trijodbenzoesäure) = Diglykolsäure-bis-(3-carboxy-2,4,6-trijodanilid) = 3,3'-[Oxybis[(1-oxo-2,1-ethandiyl)imino]]bis[2,4,6-trijodbenzoesäure] (●)

S *Acidum ioglycamicum***, *Acidum joglycamicum*, BE 419, *Ioglycamic acid***, *Ioglycamid*, SH 419

V Röntgenkontrastmittel für die Gallenblase und die Gallenwege

*3510-01* *(2936a)* **8076-14-0**

H Gemisch des Natrium- und Methylglukaminsalzes

S Bilivistan

V Röntgenkontrastmittel für die Gallenblase und die Gallenwege

*3510-02* **14317-18-1**

H Methylglucaminsalz

S Biligram

V Röntgenkontrastmittel für die Cholecystocholangiographie

---

*3511* $C_{18}H_{12}ClN_3$

**55150-67-9**

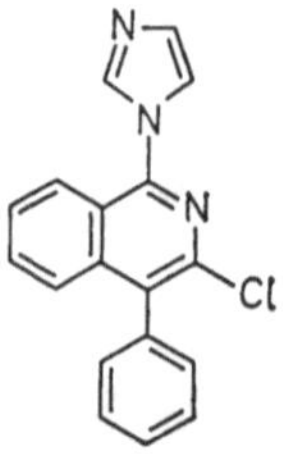

3-Chlor-1-(1-imidazolyl)-4-phenylisochinolin = 3-Chlor-1-(1*H*-imidazol-1-yl)-4-phenylisochinolin (●)

S *Climiqualin***

V Antilipidämicum

---

*3512* *(2938)* $C_{18}H_{12}CuN_2O_{14}S_4$

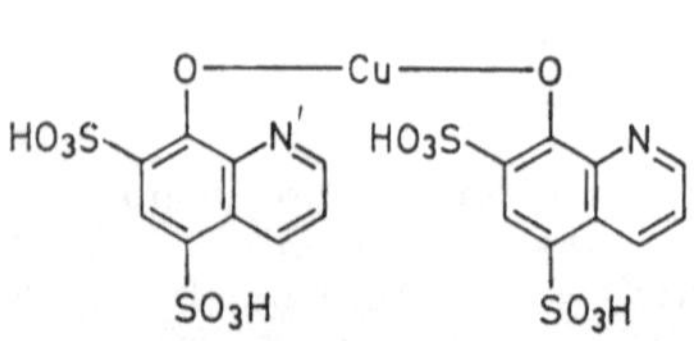

8,8′-Cupridioxy-bis-(chinolin-5,7-disulfonsäure)

H Tetrakis-diethylaminsalz (**13007-93-7**)

S Cuprimyl, *Cuproxilinum*, *Cuproxoline*, Dicuprene

V Antirheumaticum

*3513* *(2939)* $C_{18}H_{12}N_2O_2$

**580-74-5**

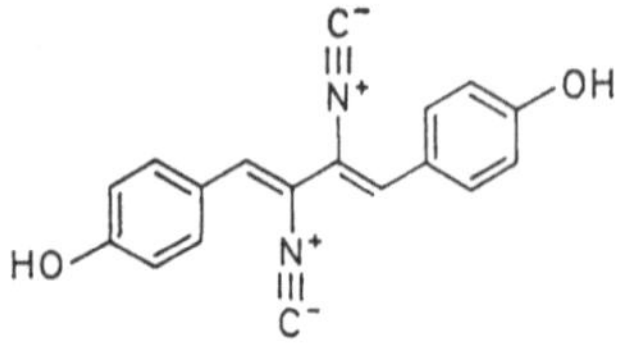

1,4-Bis-(*p*-hydroxyphenyl)-2,3-diisonitrilo-1,3-butadien = 1,2-Bis-(4-hydroxybenzyliden)-ethylendiisocyanid = 4,4′-(2,3-Diisocyano-1,3-butadien-1,4-diyl)bis[phenol] (●)

S Brevicid, Ophthocillin, Trianthil, *Xanthocillin* (-*X*), *Xantocillin***, Xantyrid

V Antibioticum aus einem Stamm von Penicillium notatum

---

*3514* *(2940)* $C_{18}H_{12}N_4O_6S_2$

**1790-56-3**

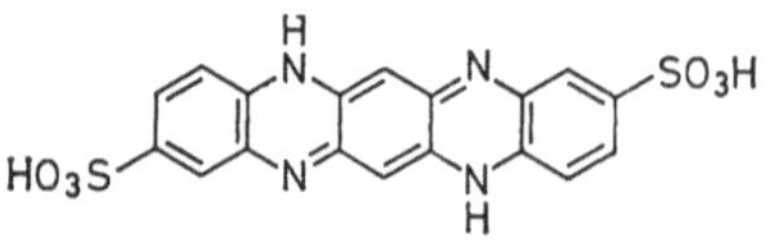

5,12-Dihydro-5,7,12,14-tetraazapentacen-2,9-disulfonsäure = 5,12-Dihydrochinoxalino[2,3-*b*]-phenazin-2,9-disulfonsäure (●)

H Dinatriumsalz

S Lutrax, Phacolin, Phacolysin

V Anticataracticum

---

*3515* *(2941)* $C_{18}H_{12}O_6$

**519-67-5**

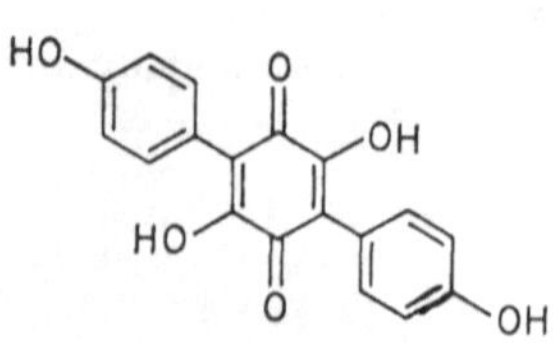

2,5-Dihydroxy-3,6-bis-(*p*-hydroxyphenyl)-*p*-benzochinon = 2,5-Dihydroxy-3,6-bis(4-hydroxyphenyl)-2,5-cyclohexadien-1,4-dion (●)

S *Atromentin*

V heparinartig wirkendes Antikoagulans aus dem höheren Pilz Hydnellum diabolus

*3516* $C_{18}H_{13}ClN_2O$
**52 463-83-9**

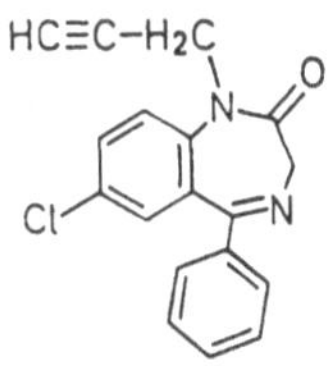

7-Chlor-1,3-dihydro-5-phenyl-1-(2-propinyl)-2*H*-1,4-benzodiazepin-2-on (●)

S Domar, *Pinazepam***, Z 905

V Tranquillizer

---

*3517* $C_{18}H_{13}Cl_2NO_3$
**33 466-16-9**

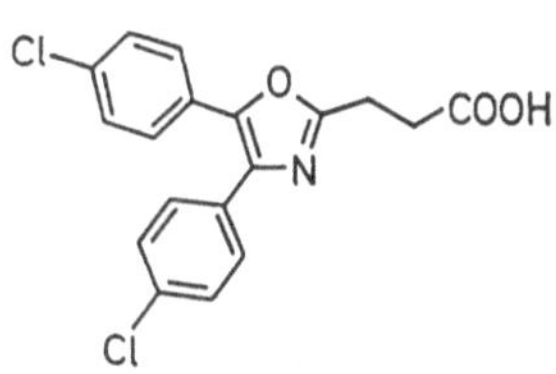

3-[4,5-Bis-(*p*-chlorphenyl)-oxazol-2-yl]-propionsäure = 4,5-Bis(4-chlorphenyl)-2-oxazolpropansäure (●)

S Wy-23205

V Antiphlogisticum

---

*3518* *(2942)* $C_{18}H_{13}N$
**2642-98-0**

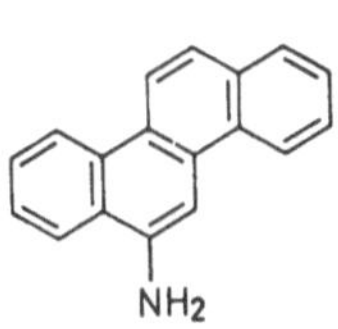

6-Chrysenylamin = 6-Aminochrysen = 6-Chrysenamin (●)

S Chrysenex, E.O.R.T.C. 116

V Cytostaticum

---

*3519* *(2943)* $C_{18}H_{13}NO_2$
**83-93-2**

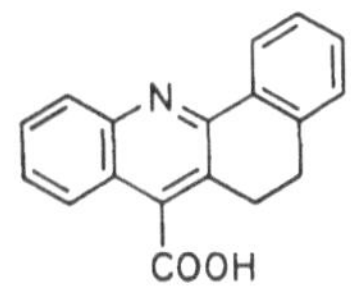

5,6-Dihydrobenz[*c*]acridin-7-carbonsäure (●) = 1,2-Dihydro-3,4-benzoacridin-9-carbonsäure

S Tetrofan, Tetrophan, Tetrophine

V neurotropes Reiztherapeuticum

---

*3520* *(2944)* $C_{18}H_{13}NO_4$

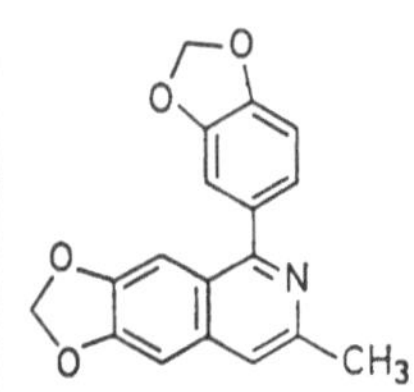

3-Methyl-6,7-methylendioxy-1-(3,4-methylendioxyphenyl)-isochinolin = 5-(1,3-Benzodioxol-5-yl)-7-methyl-1,3-dioxolo[4,5-*g*]isochinolin (●)

H auch Hydrochlorid **(20 225-98-3)**

S Neupaverin

V Spasmolyticum

---

*3521* *(2945)* $C_{18}H_{14}ClNO$
**3737-16-4**

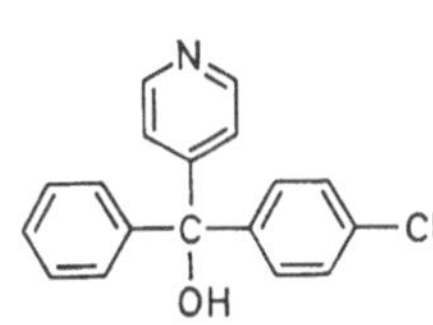

*p*-Chlor-α-(4-pyridyl)-diphenylmethanol = α-(*p*-Chlorphenyl)-α-phenyl-4-pyridincarbinol = α-(4-Chlorphenyl)-α-phenyl-4-pyridinmethanol (●)

S Cronaxil, M.G. 3062

V Stimulans

*3522* *(2946)* $C_{18}H_{14}Cl_4N_2O$
22916-47-8

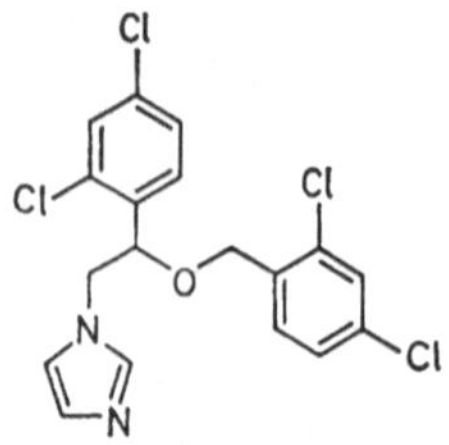

1-[2,4-Dichlor-β-(2,4-dichlorbenzyloxy)-phenethyl]-imidazol = 1-[2-(2,4-Dichlorphenyl)-2-[(2,4-dichlorphenyl)methoxy]ethyl]-1*H*-imidazol (●)

H Nitrat (22832-87-7)

S Albistat, Aloid, Brentan, Conofite, Daktar, Daktarin, Dermonistat, Epi-Monistat, Fungisdin, Gyno-Daktar(in), Gyno-Monistat, Micatin, *Miconazolnitrat***, Monistat, R 14889, Vodol,

V Fungicid

---

*3523* $C_{18}H_{14}Cl_4N_2O$
27523-40-6

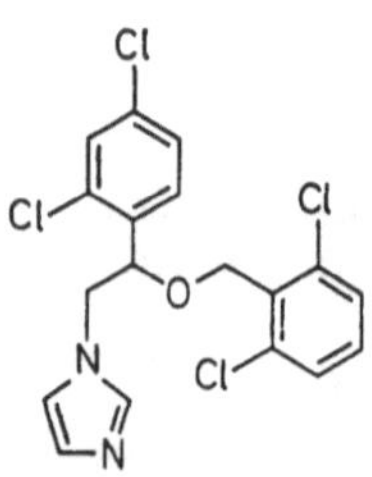

1-[2,4-Dichlor-β-(2,6-dichlorbenzyloxy)-phenethyl]-imidazol = 1-[2-(2,4-Dichlorphenyl)-2-[(2,6-dichlorphenyl)methoxy]ethyl]-1*H*-imidazol (●)

H Nitrat (40036-10-0)

S FF 149, *Isoconazolnitrat***, R 15454

V Fungicid, Bakterieid

---

*3524* $C_{18}H_{14}FeO_3$
1298-66-4

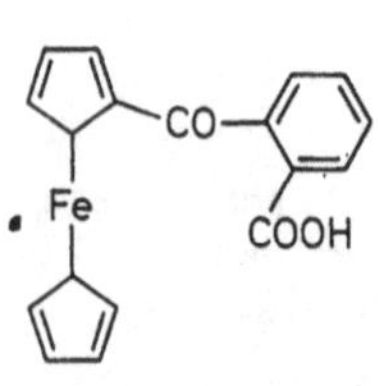

*o*-(Ferrocen-2-carbonyl)-benzoesäure = 2-(*o*-Carboxybenzoyl)-dicyclopentadienyleisen = (2-Carboxybenzoyl)ferrocen (●)

H Natriumsalz (35502-75-1)

S Ferroceron, Ferrotseron

V Eisentherapeuticum

---

*3525* $C_{18}H_{14}N_2O$
31785-60-1

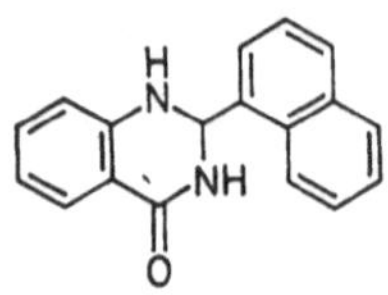

2,3-Dihydro-2-(1-naphthyl)-4(1*H*)-chinazolinon = 2,3-Dihydro-2-(1-naphthalenyl)-4(1*H*)-chinazolinon (●)

S NSC-145669, U-29409

V Spermatogenesehemmer, Cytostaticum

---

*3526* *(2947)* $C_{18}H_{14}N_2O_2$
3784-92-7

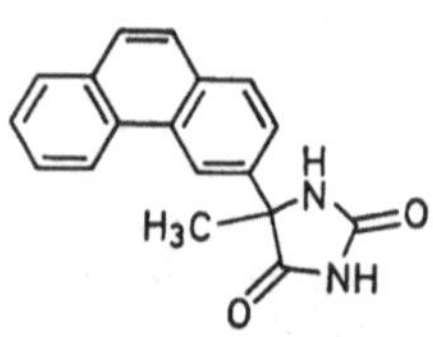

5-Methyl-5-(3-phenanthryl)-hydantoin = 5-Methyl-5-(3-phenanthrenyl)-2,4-imidazolidindion (●)

S Bagrosin

V Antiepilepticum

---

*3527* *(2948)* $C_{18}H_{14}N_4O_5S$
599-79-1

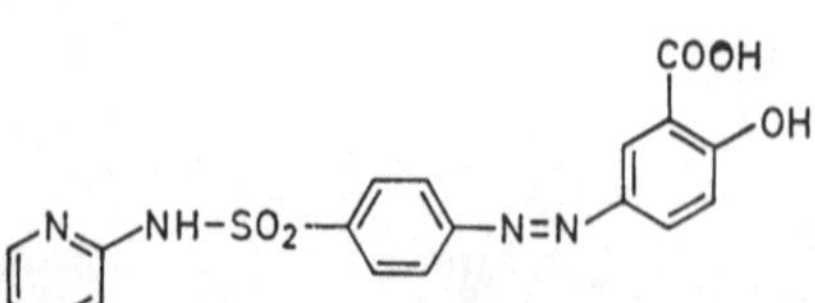

5-[*p*-(2-Pyridylsulfamoyl)-phenylazo]-salicylsäure = 4-Hydroxy-4′-(2-pyridylsulfamoyl)-azobenzol-3-carbonsäure = 2-Hydroxy-5-[[4-[(2-pyridinylamino)sulfonyl]phenyl]azo]benzoesäure (●)

S Accucol, Azopyrine, Azulfidine, Benzosulfa, Colo-Pleon, Colopyrin, Reupirin, Rorasul, Salazopirina, Salazopyridin, Salazopyrin, *Salazosulfapyridin**, *Salicylazosulfapyridin*, Salisulf, S.A.S.-500, Sulcolon, *Sulfasalazin*, *Sulphasalazine*, W-T SASP

V Chemotherapeuticum

---

*3528* *(2949)* $C_{18}H_{14}O_4$

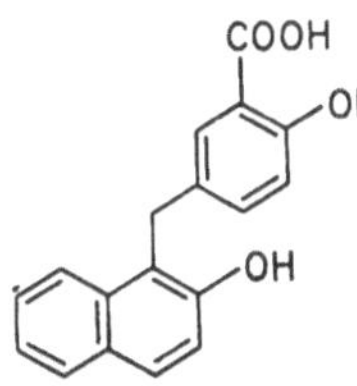


5-(2-Hydroxy-1-naphthylmethyl)-salicylsäure = 2-Hydroxy-1-(4-hydroxy-3-carboxybenzyl)-naphthalin = 2-Hydroxy-5-[(2-hydroxy-1-naphthalenyl)methyl]benzoesäure (●)

S Epicarin, Epinaphtin

V parasiticides Dermaticum

*3528-01* *(2949a)*

H Aluminiumsulfatkomplex

S Santoperonin

V Anthelminthicum

---

*3529* *(2950)* $C_{18}H_{14}O_7$
1466-82-6

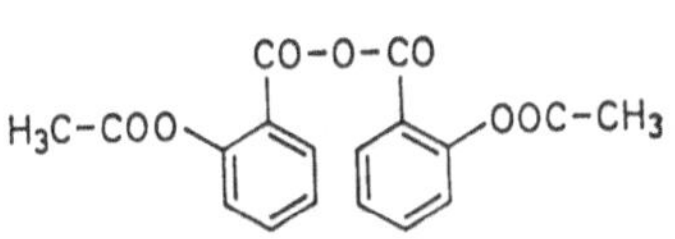


*O*-Acetylsalicylsäureanhydrid = 2-(Acetyloxy)benzoesäureanhydrid (●)

S Contraflu, Pircan „Zambeletti", Vigal

V Antirheumaticum, Antineuralgicum

---

*3530* *(2951)* $C_{18}H_{14}O_8$
578-19-8

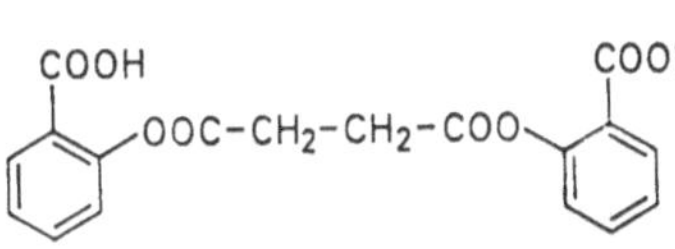


*O,O'*-Succinyldisalicylsäure = 2,2'-[1,4-Dioxo-1,4-butandiylbis(oxy)]bis[benzoesäure] (●)

S *Acidum disalicylsuccinicum*, Diaspirin, Salisuccyl

V Antipyreticum, Antirheumaticum, Analgeticum

---

*3531* $C_{18}H_{15}ClN_2O$
33 453-19-9

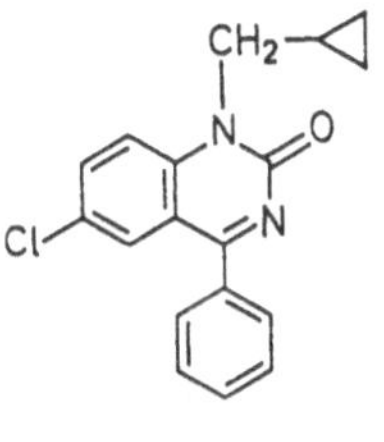


6-Chlor-1-(cyclopropylmethyl)-4-methyl-2(1*H*)-chinazolinon (●)

S SL-512

V Antiphlogisticum

---

*3532* $C_{18}H_{15}ClN_2O_3$
39 544-74-6

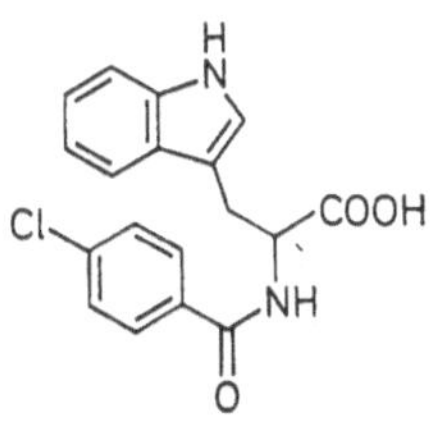


*N*-(4-Chlorbenzoyl)-L-tryptophan (●)

S *Benzotript**

V Ulcustherapeuticum

---

*3533* *(2952)* $C_{18}H_{15}ClO_3$
2728-02-1

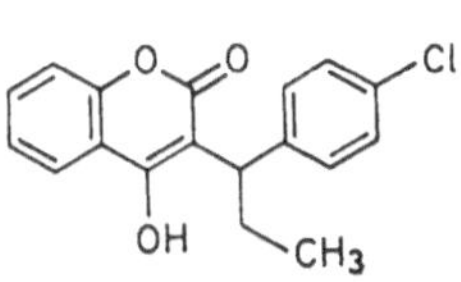


3-[1-(*p*-Chlorphenyl)-propyl]-4-hydroxycumarin = 3-[1-(4-Chlorphenyl)propyl]-4-hydroxy-2*H*-1-benzopyran-2-on (●)

S Enticide, *Oxycoumarin*, Ro 1-7627

V Rodenticid (Antikoagulans)

*3534* *(2953)* $C_{18}H_{15}ClO_7$
23363-64-6

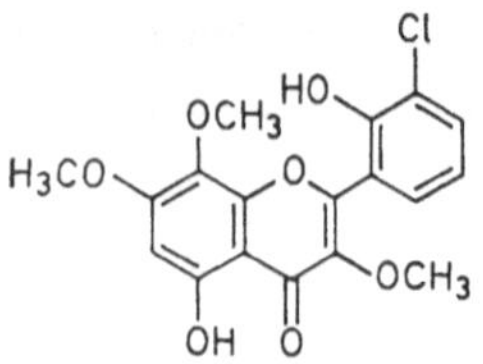


3'-Chlor-2',5-dihydroxy-3,7,8-trimethoxyflavon = 2-(3-Chlor-2-hydroxyphenyl)-5-hydroxy-3,7,8-trimethoxy-4*H*-1-benzopyran-4-on (●)

S *Chlorflavonin*

V fungicides Antibioticum aus Aspergillus candidus

---

*3535* $C_{18}H_{15}Cl_2N_3O$
28546-58-9

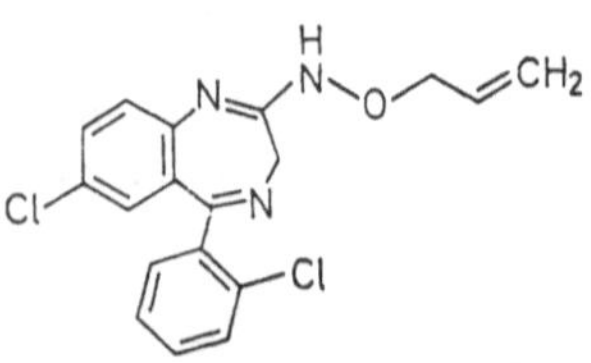


2-(Allyloxyamino)-7-chlor-5-(*o*-chlorphenyl)-3*H*-1,4-benzodiazepin = 7-Chlor-5-(2-chlorphenyl)-*N*-(2-propenyloxy)-3*H*-1,4-benzodiazepin-2-amin (●)

S U-31920, *Uldazepam***

V Tranquillizer

---

*3536* $C_{18}H_{15}Cl_3N_2O$
27220-47-9

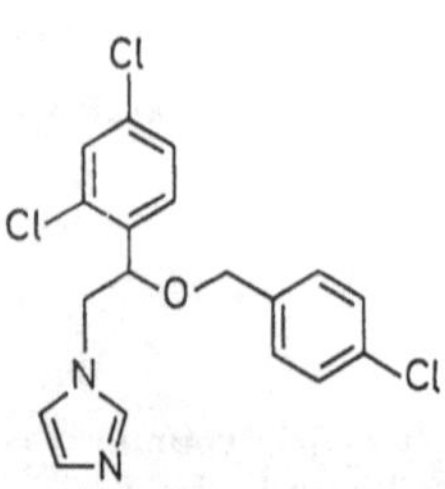


1-[2,4-Dichlor-β-(*p*-chlorbenzyloxy)-phenethyl]-imidazol = 1-[2-[(4-Chlorphenyl)methoxy]-2-(2,4-dichlorphenyl)ethyl]-1*H*-imidazol (●)

H Nitrat (24169-02-6)

S *Econazolnitrat***, Epi-Pevaryl, Gyno-Pevaryl, Pevaryl, R 14827, SQ 13050

V Fungicid

---

*3537* $C_{18}H_{15}F_3N_2O_2$
36740-73-5

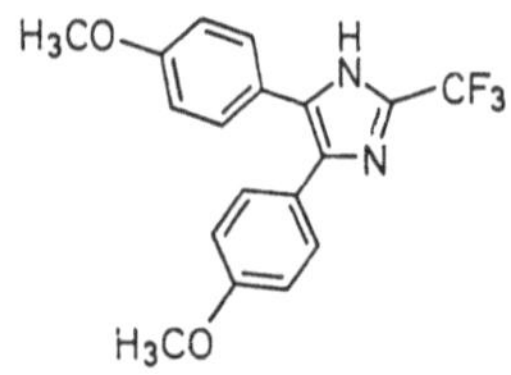


4,5-Bis-(*p*-methoxyphenyl)-2-(trifluormethyl)-imidazol = 4,5-Bis(4-methoxyphenyl)-2-(trifluormethyl)-1*H*-imidazol (●)

S CP-22665, *Flumizol***

V Antiphlogisticum, Thrombocytenaggregationshemmer

---

*3538* *(2954)* $C_{18}H_{15}NO_2$
4420-46-6

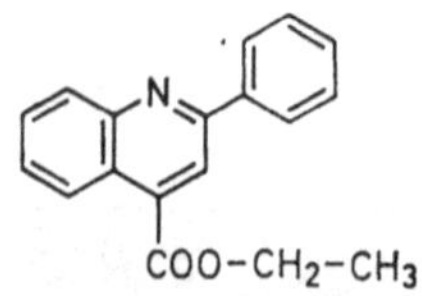


2-Phenyl-4-chinolincarbonsäureethylester (●)

S Acitrin, *Aethylcinchophen, Cinchophenäthylester*

V Antiarthriticum

---

*3539* $C_{18}H_{15}NO_3$
21256-18-8

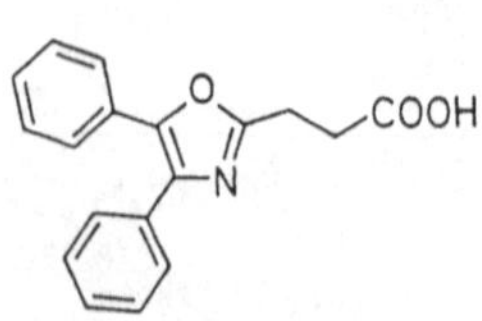


3-(4,5-Diphenyl-2-oxazolyl)-propionsäure = 4,5-Diphenyl-2-oxazolpropansäure (●)

S *Oxaprozin***, Wy-21743

V Antiphlogisticum

*3540* $C_{18}H_{15}NO_4$
**14748-94-8**

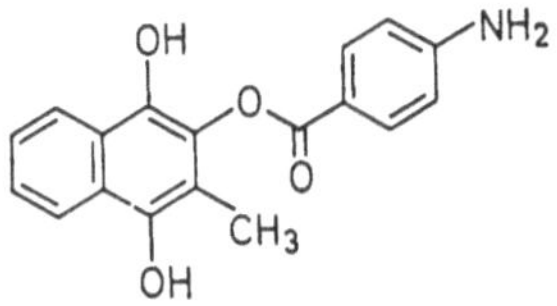

*p*-Aminobenzoesäure-1,4-dihydroxy-3-methyl-2-naphthylester = 2-Hydroxy-3-methyl-1,4-naphthohydrochinon-2-(*p*-aminobenzoat) = 3-Methyl-1,2,4-naphthalentriol-2-(4-aminobenzoat) (●)

S *Aminafton, Aminaphthone*, Capillarema

V Antihämorrhagicum

---

*3541* *(2955)* $C_{18}H_{15}NO_8S_2$

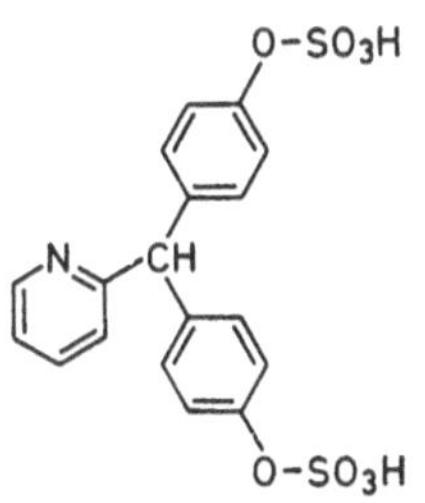

4,4′-(2-Pyridylmethylen)-bis-(phenylhydrogensulfat) = 4,4′-(2-Pyridinylmethylen)bis[phenol]-bis(hydrogensulfat)(ester) (●)

H Dinatriumsalz (10040-45-6)

S Anara, Contumax, DA 1773, Dibrolax, Evacuol, Gocce Lassativo Aicardi, Guttalax, La 391, Lasoberon, Laxidogol, Laxoberal, Laxoberon, *Natriipicosulfas***, Neopax, Picolax, *Picosulfol*, Rapilax, *Sodium picosulfate***, *Sodium picosulphate*, Suanel, Totalaxan, Trali

V Laxativum

---

*3542* *(2956)* $C_{18}H_{15}N_5O_6S$
**22933-72-8**

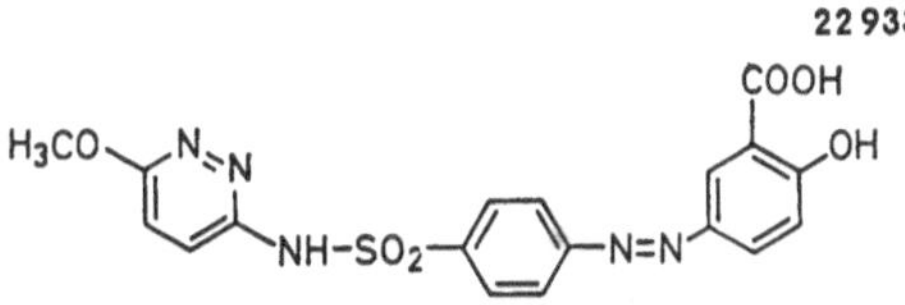

5-[*p*-(6-Methoxy-3-pyridazinylsulfamoyl)-phenylazo]-salicylsäure = 2-Hydroxy-5-[[4-[[(6-methoxy-3-pyridazinyl)amino]sulfonyl]phenyl]azo]benzoesäure (●)

S *Salazodin***, *Salazosulfapyridazin*

V Chemotherapeuticum

---

*3543* *(2957)* $C_{18}H_{15}SSb$
**3958-19-8**

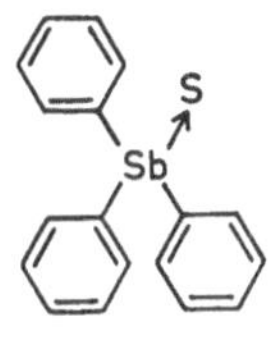

Triphenylstibinsulfid (●)

S Sulfoform

V parasiticides Dermaticum

---

*3544* $C_{18}H_{16}ClFN_2O_3$
**52829-30-8**

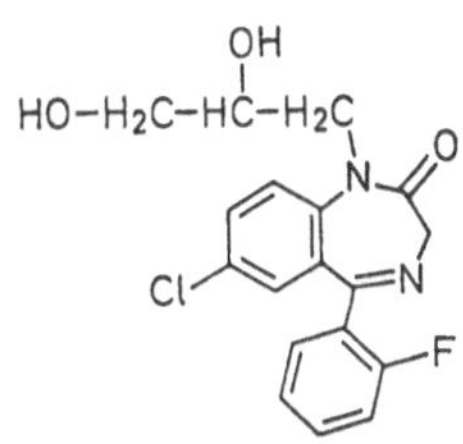

7-Chlor-1-(2,3-dihydroxypropyl)-5-(2-fluorphenyl)-1,3-dihydro-2*H*-1,4-benzodiazepin-2-on (●)

S *Proflazepam***

V Tranquillizer

---

*3545* $C_{18}H_{16}ClN_3O_2$
**2533-31-5**

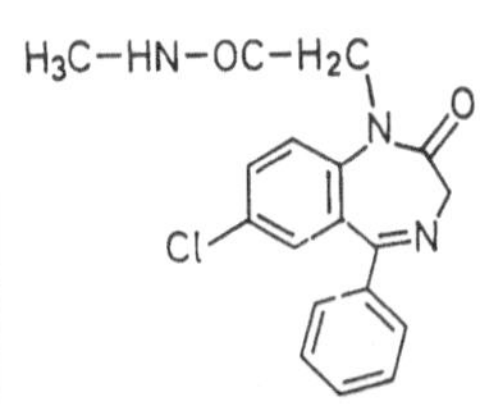

7-Chlor-2,3-dihydro-*N*-methyl-2-oxo-5-phenyl-1*H*-1,4-benzodiazepin-1-acetamid (●)

S Ro 5-5807

V Antikonvulsivum

*3546* *(2958)* $C_{18}H_{16}N_2O_2$
605-90-3

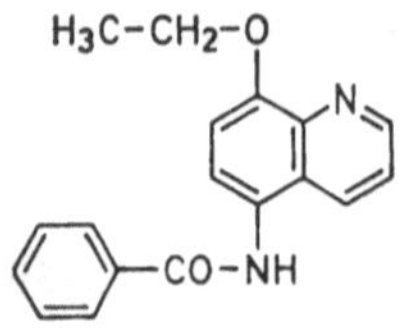

*N*-(8-Ethoxy-5-chinolyl)-benzamid = *o*-Ethoxy-*ana*-benzoylamidochinolin = *N*-(8-Ethoxy-5-chinolinyl)benzamid (●)

S Analgen, Benzanalgen, Chinalgen, Labordin, Quinalgen

V Analgeticum, Antipyreticum

---

*3547* *(2959)* $C_{18}H_{16}N_2O_3$
15180-02-6

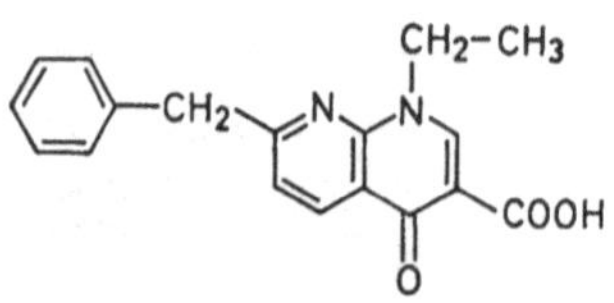

7-Benzyl-1-Ethyl-1,4-dihydro-4-oxo-1,8-naphthyridin-3-carbonsäure = 1-Ethyl-1,4-dihydro-4-oxo-7-(phenylmethyl)-1,8-naphthyridin-3-carbonsäure (●)

S *Acidum amfonelicum***, *Amfonelic acid***, NSC-100638, Win 25978

V CNS-Stimulans

---

*3548* *(2960)* $C_{18}H_{16}N_4O_6S$
1596-63-0

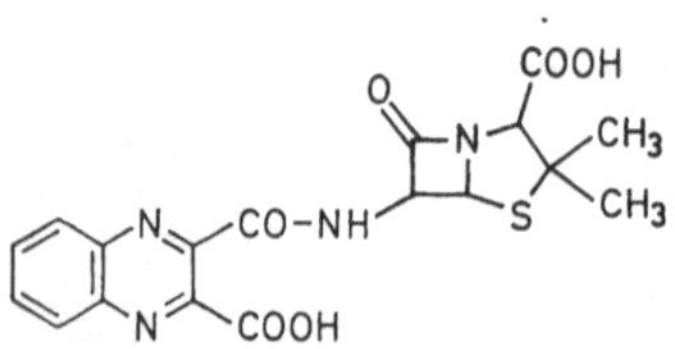

6-(3-Carboxychinoxalin-2-carboxamido)-3,3-dimethyl-7-oxo-4-thia-1-azabicyclo-[3.2.0]-heptan-2-carbonsäure = 6-(3-Carboxychinoxalin-2-carboxamido)-penicillansäure = 3-Carboxychinoxalin-2-ylpenicillin = [2*S*-(2α,5α,6β)]-6-[[(3-Carboxy-2-chinoxalinyl)carbonyl]amino]-3,3-dimethyl-7-oxo-4-thia-1-azabicyclo[3.2.0]heptan-2-carbonsäure (●)

S *Chinacillina*, *Quinacillin**, R.D. 13962

V Antibioticum

---

*3549* *(2961)* $C_{18}H_{16}N_4O_{10}S_3$
132-38-7

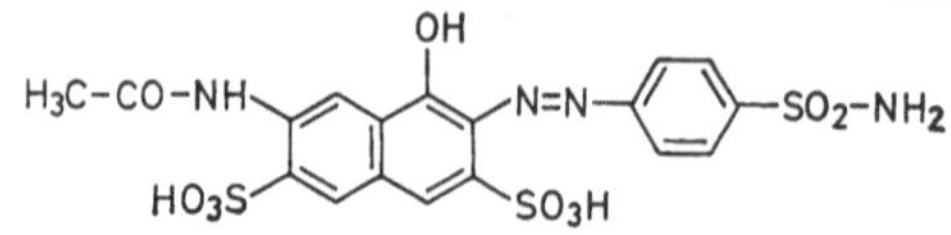

7-Acetylamino-1-hydroxy-2-(*p*-sulfamoylphenylazo)-naphthalin-3,6-disulfonsäure = 6-(Acetylamino)-3-[[4-(aminosulfonyl)phenyl]azo]-4-hydroxy-2,7-naphthalendisulfonsäure (●)

H Dinatriumsalz (133-60-8)

S *Azosulfanilamid*, Drometil, Neoprontosil, Prontosil pro injectione, Prontosil S, Prontosil solubile, Rubiazol injectable, Streptocidum rubrum solubile, Streptozon S, Urea-Sulphazide

V Chemotherapeuticum

---

*3550* *(2962)* $C_{18}H_{16}O_3$
435-97-2

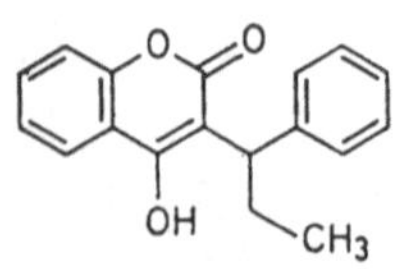

4-Hydroxy-3-(1-phenylpropyl)-cumarin = 3-(α-Ethylbenzyl)-4-hydroxycumarin = 4-Hydroxy-3-(1-phenylpropyl)-2*H*-1-benzopyran-2-on (●)

S Falithrom, Fencumar, Liquamar, Marcoumar, Marcumar, *Phenprocoumarol*, *Phenprocoumon***, *Phenylpropylhydroxycumarinum*, Ro 1-4849

V Antikoagulans

---

*3551* $C_{18}H_{16}O_3$
35212-22-7

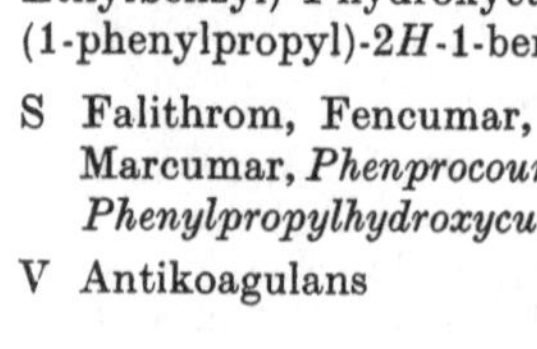

7-Isopropoxyisoflavon = 7-(1-Methylethoxy)-3-phenyl-4*H*-1-benzopyran-4-on (●)

S *Ipriflavon***, Yambolap

V veter. Anabolicum

3552 (2963) $C_{18}H_{16}O_7$
855-96-9

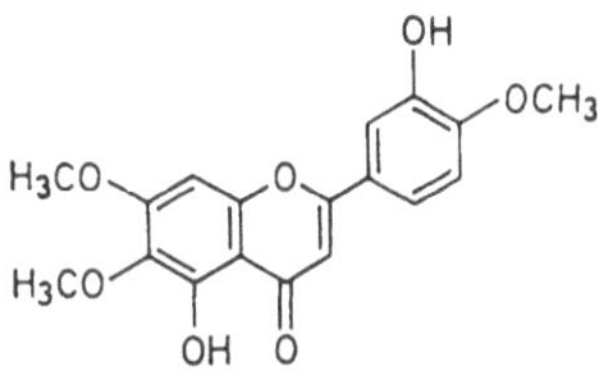

3′,5-Dihydroxy-4′,6,7-trimethoxyflavon = 5-Hydroxy-2-(3-hydroxy-4-methoxyphenyl)-6,7-dimethoxy-4*H*-1-benzopyran-4-on (●)

S *Eupatorin*

V Emeticum (Flavon aus Eupatorium semiserratum)

3553 (2964) $C_{18}H_{16}O_7$
125-46-2

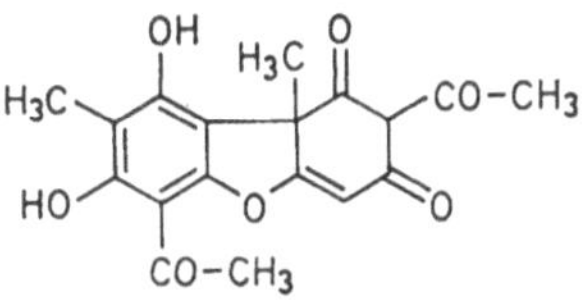

2,6-Diacetyl-7,9-dihydroxy-8,9b-dimethyl-1,2,3,9b-tetrahydrodibenzofuran-1,3-dion = 2,6-Diacetyl-7,9-dihydroxy-8,9b-dimethyl-1,3(2*H*, 9b*H*)-dibenzofurandion (●)

S Usnein, Usniacin, *Usnic acid*, *Usninsäure*

V Antibioticum aus Usnea barbata und anderen Flechten

3553-01 (2964a) 39012-86-7

H Natriumsalz

S BIN-7, Binan

V Antibioticum

3553-02 (2964b)

H Benzethoniumsalz (Nr. 5628)

S Usno

V Antibioticum, Baktericid

3554 (2966) $C_{18}H_{17}ClN_2O$
10171-69-4

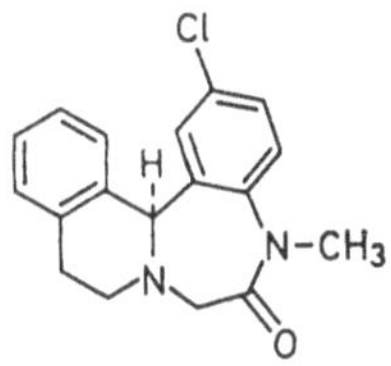

(+)-2-Chlor-5,9,10,14b-tetrahydro-5-methylisochino[2,1-*d*][1,4]benzodiazepin-6(7*H*)-on (●)

S *Clazolam***, *Isoquinazepon*, SaH-1123

V Antidepressivum, Tranquillizer

3555 (2967) $C_{18}H_{17}ClN_2O_2$
24143-17-7

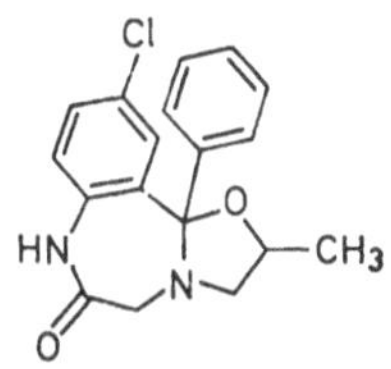

10-Chlor-2,3,7,11b-tetrahydro-2-methyl-11b-phenyloxazolo[3,2-*d*][1,4]benzodiazepin-6(5*H*)-on (●) = 10-Chlor-2,3,5,6,7,11b-hexahydro-2-methyl-11b-phenylbenzo[6,7]-1,4-diazepino[5,4-*b*]oxazol-6-on

S Convertal, CS 300, Hializan, *Oxazolam***, *Oxazolazepam*, Serenal „Sankyo"

V Psychosedativum

3556 $C_{18}H_{17}J_4NO_4$
17365-01-4

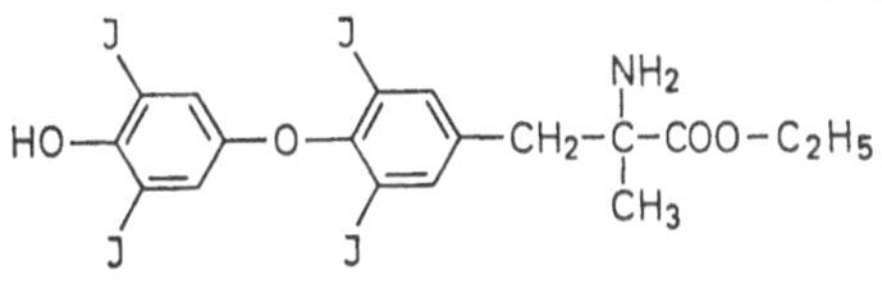

α-Methyl-DL-thyroxinethylester = DL-3-[4-(4-Hydroxy-3,5-dijodphenoxy)-3,5-dijodphenyl]-2-methylalaninethylester = 3,5-Dijod-α-methyl-*O*-(4-hydroxy-3,5-dijodphenyl)-DL-tyrosinethylester (●)

H Hydrochlorid (55327-22-5)

S CG 635, *Etiroxathydrochlorid***, Liponorm, Skleronorm

V Antilipämicum

*3557* $C_{18}H_{17}N$
443-30-1

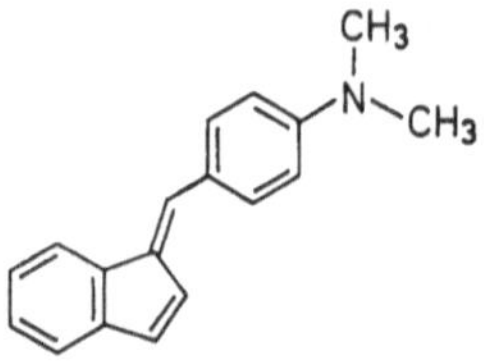

1-(4-Dimethylaminobenzyliden)-inden = 4-(1*H*-Inden-1-ylidenmethyl)-*N*,*N*-dimethylbenzenamin (●)

S DABI, 14 M 21, NSC-80087

V Cytostaticum

*3558* (2968) $C_{18}H_{17}N_3O_3$
5712-95-8

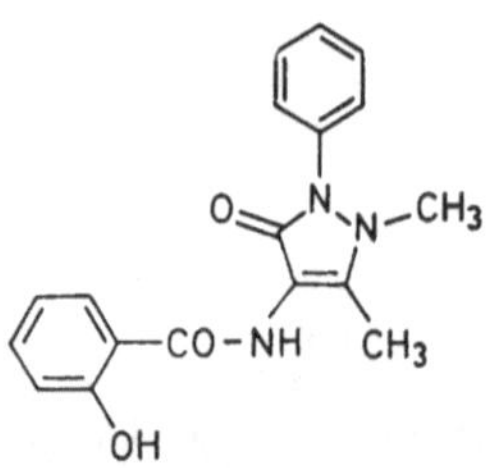

*N*-(2,3-Dimethyl-5-oxo-1-phenyl-3-pyrazolin-4-yl)-salicylamid = 2,3-Dimethyl-1-phenyl-4-salicylamido-5-pyrazolon = *N*-(2,3-Dihydro-1,5-dimethyl-3-oxo-2-phenyl-1*H*-pyrazol-4-yl)-2-hydroxybenzamid (●)

S Eupirone, Eupyron, *Salicylamidophenazon*

V Antipyreticum, Antirheumaticum

*3559* (2969) $C_{18}H_{17}N_7O_6$
4521-87-3

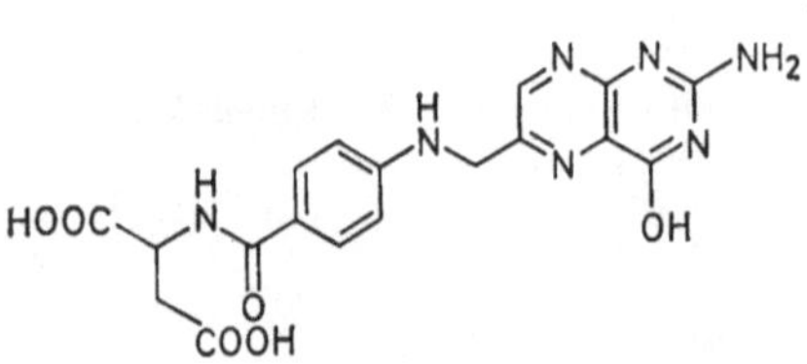

*N*-[*p*-(2-Amino-4-hydroxy-6-pteridinylmethylamino)-benzoyl]-asparaginsäure = Pteroyl-DL-asparaginsäure = *N*-[4-[[(2-Amino-1,4-dihydro-4-oxo-6-pteridinyl)methyl]amino]benzoyl]asparaginsäure (●)

S Anfol-R

V gegen Leukämie wirksames Cytostaticum

*3560* (2970) $C_{18}H_{17}N_7O_6$

Pteroyl-L-asparaginsäure = *N*-[4-[[(2-Amino-1,4-dihydro-4-oxo-6-pteridinyl)methyl]amino]benzoyl]-L-asparaginsäure (●)

S Anfol-A

V gegen Leukämie wirksames Cytostaticum

*3561* (2971) $C_{18}H_{18}As_2N_2O_6$

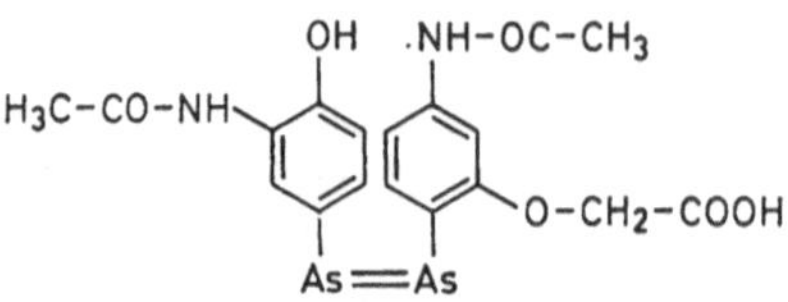

3-Acetylamino-4-hydroxybenzol-⟨arseno⟩-4′-acetylamino-2′-phenoxyessigsäure = [5-(Acetylamino)-2-[[3-(acetylamino)-4-hydroxyphenyl]diarsenyl]phenoxy]essigsäure (●)

H Natriumsalz

S *Acetylglycarsonobenzol*, *Soluarsphenamin*, Solu-Salvarsan

V Chemotherapeuticum

*3562* (143 N) $C_{18}H_{18}ClNO_4$
30544-61-7

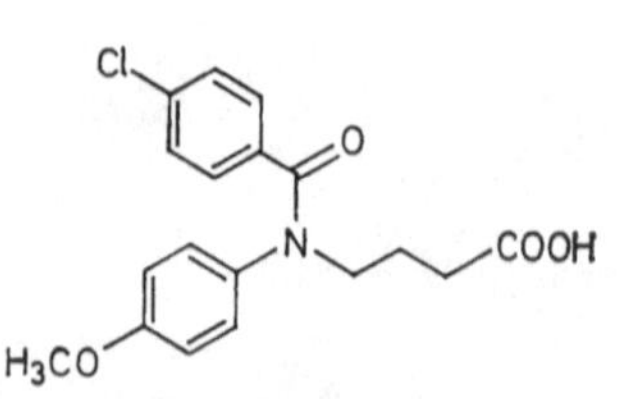

4-[*p*-Chlor-*N*-(*p*-methoxyphenyl)-benzamido]-buttersäure = 4-[(4-Chlorbenzoyl)(4-methoxyphenyl)amino]butansäure (●)

S B 6518, Bykahepar, *Clanobutin***

V Choleretícum

*3563* $C_{18}H_{18}ClNO_5$
**31 637-97-5**

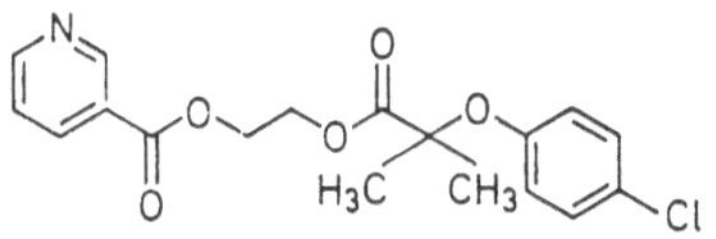

2-(*p*-Chlorphenoxy)-2-methylpropionseure-[2-(nicotinoyloxy)-ethyl]-ester = 2-Hydroxyethyl-nicotinat-2-(*p*-chlorphenoxy)-2-methylpropionat-(ester) = Nicotinsäure-2-[2-(*p*-chlorphenoxy)-2-methylpropionyloxy]-ethylester = 3-Pyridincarbonsäure-2-[2-(4-chlorphenoxy)-2-methyl-1-oxo-propoxy]ethylester (●)

S *Etofibrat***, Lipo „Merz"

V Hypolipämicum

---

*3564* (2972) $C_{18}H_{18}ClNS$
**113-59-7**

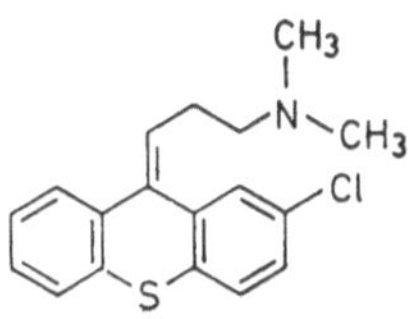

*cis*-2-Chlor-9-(3-dimethylaminopropyliden)-thio-xanthen = (*Z*)-3-(2-Chlor-9*H*-thioxanthen-9-yliden)-*N*,*N*-dimethyl-1-propanamin (●)

H Hydrochlorid **(6469-93-8)** [oder auch Acetat **(58 889-16-0)**]

S Chlothixen, *Chlorprothixenhydrochlorid***, *Clorprotisene cloridrato*, Minithixen, N 714, Paxyl, Psicodin, Quinlan, Rentovet, Ro 4-0403, Tactaran, Taractan, Taras(s)an, Tractylon, Traquilan, Trictal, Truxal(etten), Truxil, Vetacalm

V Neurolepticum

---

*3565* $C_{18}H_{18}ClN_2O_2P$
**35 322-07-7**

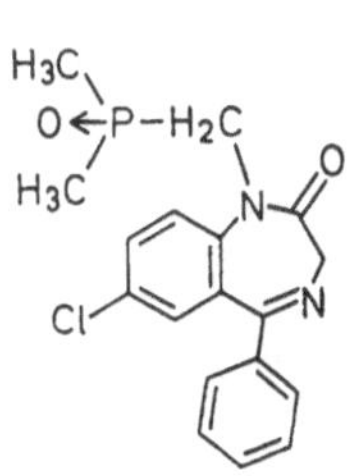

7-Chlor-1-[(dimethylphosphinyl)methyl]-1,3-dihydro-5-phenyl-2*H*-1,4-benzodiazepin-2-on (●)

S *Fosazepam***, HR 930

V Tranquillizer, Hypnoticum

---

*3566* (2973) $C_{18}H_{18}ClN_3O$
**1977-10-2**

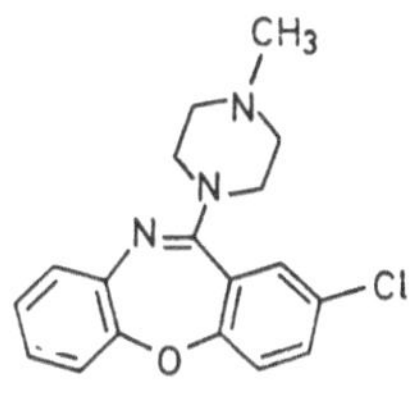

2-Chlor-11-(4-methyl-1-piperazinyl)dibenz[*b,f*]-[1,4]oxazepin (●)

S CL 62362, *Loxapin***, *Oxilapine*, S 805, SUM 3170

V Neurolepticum

*3566-01* (2973a) **27 833-64-3**

H Succinat

S CL 71563, Daxolin, Loxapac, *Loxapinsuccinat***, Loxitane

V Neurolepticum

---

*3567* (2974) $C_{18}H_{18}ClN_3S$
**2058-52-8**

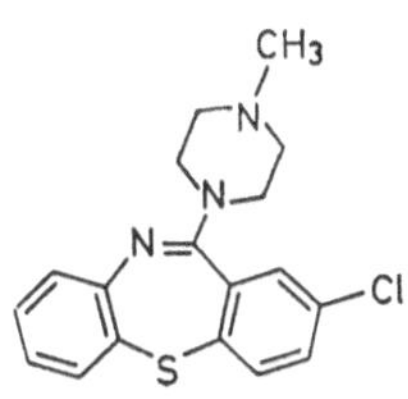

2-Chlor-11-(4-methyl-1-piperazinyl)dibenzo[*b,f*]-[1,4]thiazepin (●)

S *Clothiapine*, *Clotiapin***, Deliton, Entumin(e), Etumine, HF-2159, W 130

V Neurolepticum

*3568* $C_{18}H_{18}F_3NO_4$
30544-47-9

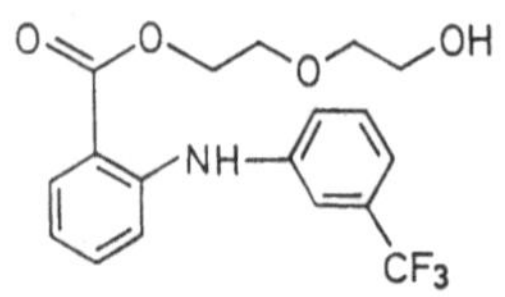


2-(2-Hydroxyethoxy)-ethyl-*N*-(α,α,α-trifluor-*m*-tolyl)-anthranilat = *N*-(*m*-Trifluormethylphenyl)-anthranilsäure-2-(2-hydroxyethoxy)-ethylester = 2-[[3-(Trifluormethyl)phenyl]amino]benzoesäure-2-(2-hydroxyethoxy)ethylester (●)

S B 577, *Etofenamat***, Rheumon, TV 485

V Antiphlogisticum, Analgeticum

---

*3569* *(2975)* $C_{18}H_{18}N_2$
15301-68-5

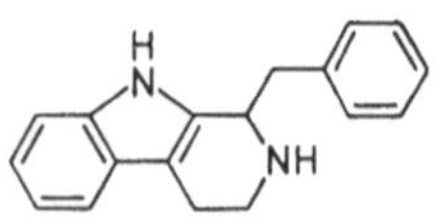


1-Benzyl-2,3,4,9-tetrahydro-1*H*-pyrid[3,4-*b*]indol = 1-Benzyl-1,2,3,4-tetrahydro-β-carbolin = 2,3,4,9-Tetrahydro-1-(phenylmethyl)-1*H*-pyrido-[3,4-*b*]indol (●)

S *Fenharman**, Fenoharman, Phenoharman*

V Tranquillizer

---

*3570* $C_{18}H_{18}N_2O$
37855-92-8

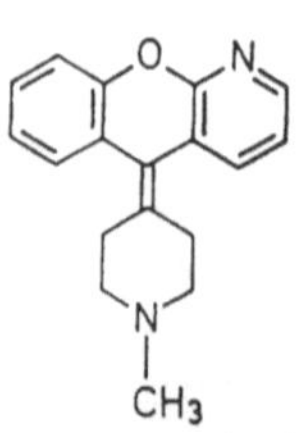


5-(1-Methyl-4-piperidinyliden)-5*H*-[1]benzopyrano[2,3-*b*]pyridin (●)

H Maleat (39624-65-2)

S *Azanatormaleat***, Sch 15280

V Bronchodilatans

*3571* $C_{18}H_{18}N_2O$
22760-18-5

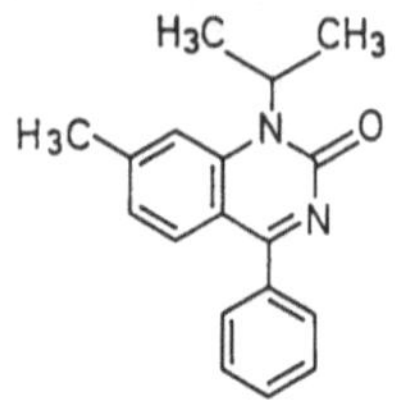


1-Isopropyl-7-methyl-4-phenyl-2(1*H*)-chinazolinon = 7-Methyl-1-(1-methylethyl)-4-phenyl-2(1*H*)-chinazolinon (●)

H Hydrochlorid

S 43-715, Biarison, *Proquazonhydrochlorid***

V Antiphlogisticum, Analgeticum

---

*3572* $C_{18}H_{18}N_2O_5S$
14079-08-4

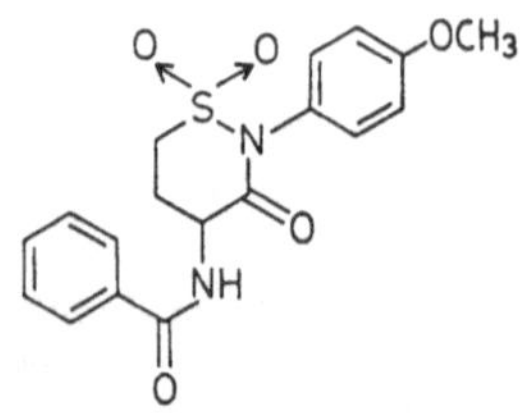


*N*-[Tetrahydro-2-(4-methoxyphenyl)-3-oxo-2*H*-1,2-thiazin-4-yl]-benzamid-*S*,*S*-dioxid (●)

S *Dibatod*

V Virustaticum

---

*3573* *(2976)* $C_{18}H_{18}N_2O_6S$
859-07-4

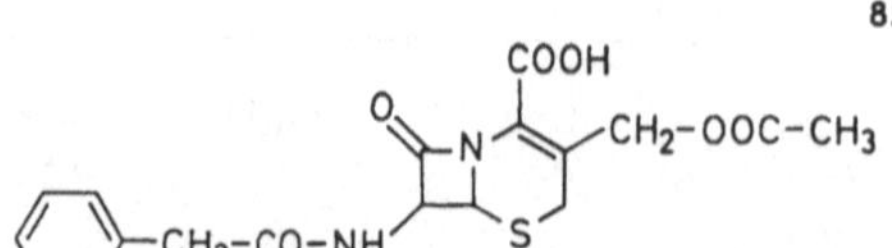


3-Acetoxymethyl-7-(phenylacetamido)-8-oxo-5-thia-1-azabicyclo[4.2.0]oct-2-en-2-carbonsäure = 7-Phenylacetamidocephalosporansäure = (6*R-trans*)-3-[(Acetyloxy)methyl]-8-oxo-7-[(phenylacetyl)-amino]-5-thia-1-azabicyclo[4.2.0]oct-2-en-2-carbonsäure (●)

S *Cefaloram*, Cepaloramum, Cephaloram*

V Antibioticum

*3574* *(2977)* $C_{18}H_{18}N_4O_2$
**24891-21-2**

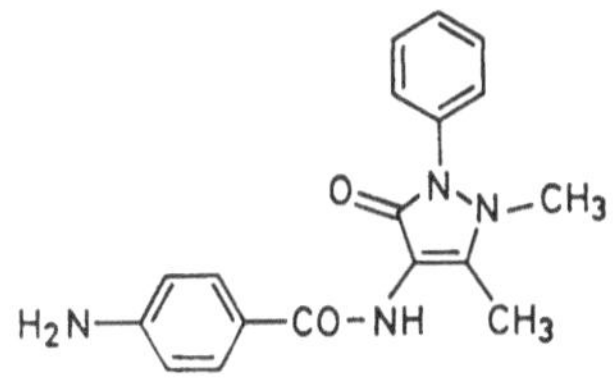

$N^1$-(2,3-Dimethyl-5-oxo-1-phenyl-3-pyrazolin-4-yl)-*p*-aminobenzamid = 4-(*p*-Aminobenzoyl-amino)-antipyrin = 4-Amino-*N*-(2,3-dihydro-1,5-dimethyl-3-oxo-2-phenyl-1*H*-pyrazol-4-yl)benzamid (●)

S *Aminobenzamidophenazon*, Benzapyrin

V Antiphlogisticum, Antipyreticum, Analgeticum

*3575* *(2978)* $C_{18}H_{18}N_4O_2$
**34760-49-1**

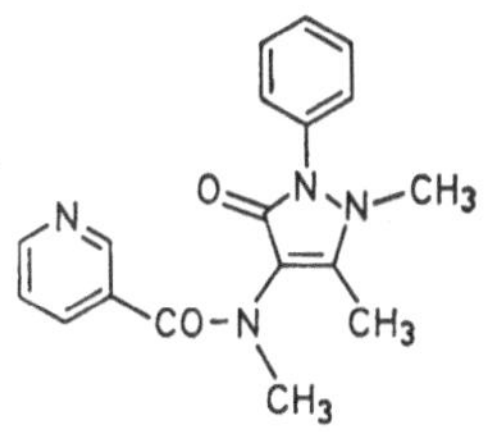

*N*-Methyl-*N*-(2,3-dimethyl-5-oxo-1-phenyl-3-pyrazolin-4-yl)-nicotinamid = *N*-Methyl-*N*-antipyrinylnicotinamid = *N*-(2,3-Dihydro-1,5-dimethyl-3-oxo-2-phenyl-1*H*-pyrazol-4-yl)-*N*-methyl-3-pyridincarboxamid (●)

S *Methylniphenazine, Metilnifenazina*

V Analgeticum, Antiphlogisticum

*3576* $C_{18}H_{18}N_4O_2$
**34262-84-5**

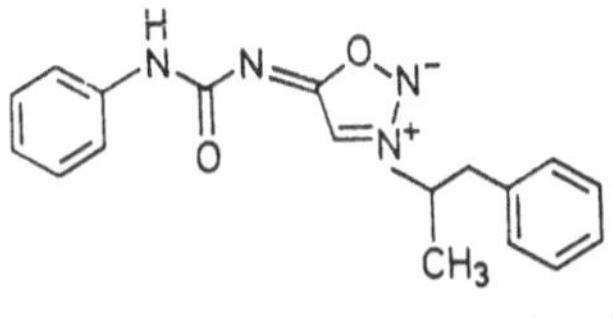

3-(α-Methylphenethyl)-*N*-(phenylcarbamoyl)-sydnonimin = 3-(1-Methyl-2-phenylethyl)-*N*-[(phenylamino)carbonyl]sydnonimin (●)

S *Mesocarb***, Sidnokarb, Sydnocarb

V Psychostimulans

*3577* $C_{18}H_{18}N_4O_4$
**34435-09-1**

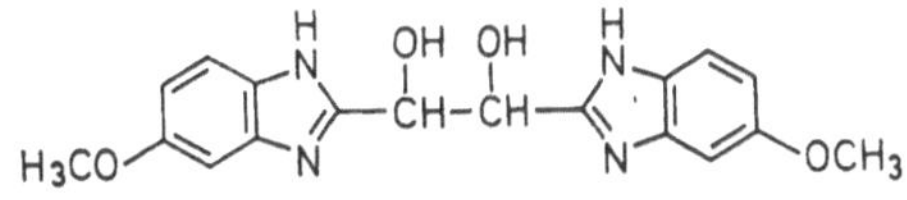

(*S*,*S*)-1,2-Bis-(5-methoxy-2-benzimidazolyl)-1,2-ethandiol = [*S*-(*R**,*R**)]-1,2-Bis(5-methoxy-1*H*-benzimidazol-2-yl)-1,2-ethandiol (●)

H auch Dihydrochlorid **(34435-11-5)**

S A-37536, Abbott-36683

V Virustaticum

*3578* *(2979)* $C_{18}H_{18}N_4S_2$
**2962-75-6**

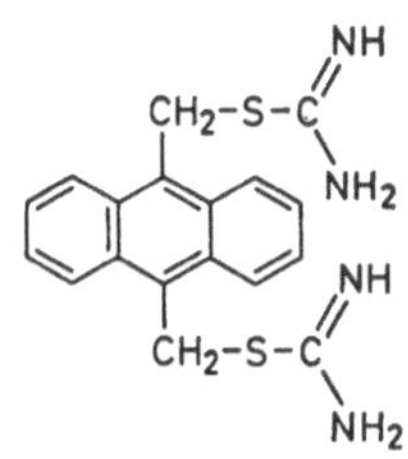

2,2′-(9,10-Anthrylendimethyl)-bis-(2-thiopseudoharnstoff) = Carbamimidothiosäure-9,10-anthracendiylbis(methylen)ester (●)

H Dihydrochloriddihydrat **(22993-25-5)**

S NSC-56054, „*Pseudourea*"

V Cytostaticum (gegen Leukämie wirksam)

*3579* *(2980)* $[C_{18}H_{18}N_6O_5]_x$

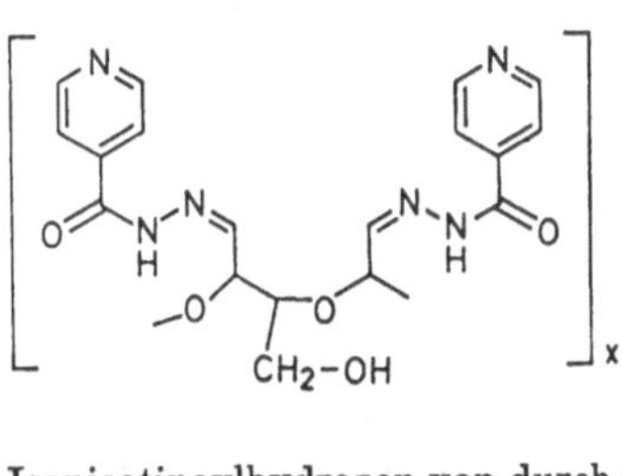

Isonicotinoylhydrazon von durch Stärkeoxydation erhaltenen Polysacchariden

S *Amyloniazide*, Isoniamyl

V Tuberkulostaticum

*3580* $C_{18}H_{18}N_6O_5S_2$

34444-01-4

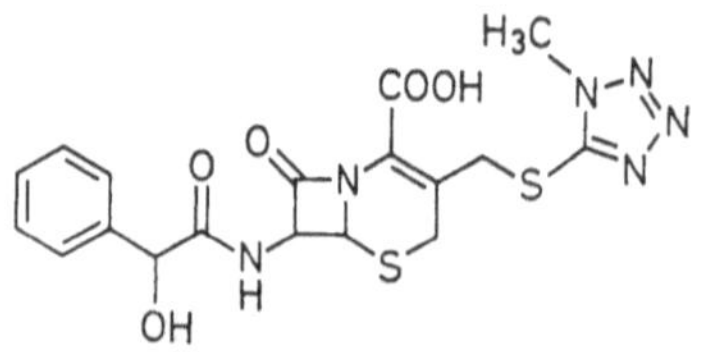

7-D-Mandelamido-3-(1-methyl-1*H*-tetrazol-5-ylthiomethyl)-8-oxo-5-thia-1-azabicyclo[4.2.0]oct-2-en-2-carbonsäure = 7-D-Mandelamido-3-(1-methyl-1*H*-tetrazol-5-ylthiomethyl)-3-cephem-4-carbonsäure = [6*R*-[6α,7β(*R**)]]-7-[(Hydroxyphenylacetyl)amino]-3-[[(1-methyl-1*H*-tetrazol-5-yl)-thio]methyl]-8-oxo-5-thia-1-azabicyclo[4.2.0]oct-2-en-2-carbonsäure (●)

H vgl. auch Nr. 6479

S *Cefamandol***, *Cephamandole*, CMT, Lilly 83405

V Antibioticum

---

*3581* *(2981)* $C_{18}H_{18}N_8O_5$

25312-31-6

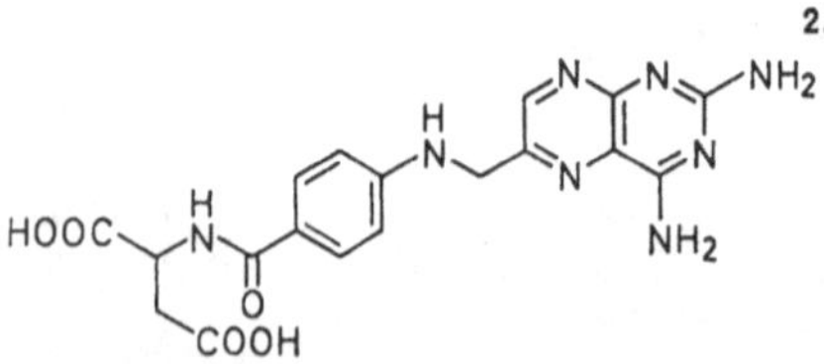

*N*-[4-[[(2,4-Diamino-6-pteridinyl)methyl]amino]-benzoyl]asparaginsäure (●) = 4-Aminopteroylasparaginsäure

S Amino-Anfol

V gegen Leukämie wirksames Cytostaticum

---

*3582* *(2982)* $C_{18}H_{18}O_2$

84-17-3

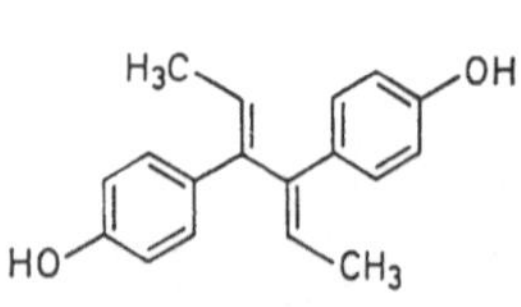

*p,p'*-(1,2-Diethylidenethylen)-diphenol = 3,4-Bis-(*p*-hydroxyphenyl)-2,4-hexadien = 4,4'-(1,2-Diethyliden-1,2-ethandiyl)bis[phenol] (●)

H vgl. auch Nrr. 3913, 4247, 4827

S Agaldog, Cycladiène, Denestrolin, *Dienestrol***, *Dienöstrol*, Dienol, Di-Estrone, Dinovex, DV, Estraguard, Estroral, Follidiene, Follormon, Fortostilbeen, Gynefollin, „Hexadien", Hormofemin, Kolpostrol, Menocrin, Oestrodiene, Oestrodienol, Oestroral liquidum, Paradien, Restrol, Sexadien, Synestrol „White", Synsteron, Teserene, Willnestrol

V synthetisches Östrogen

---

*3583* *(2983)* $C_{18}H_{18}O_2$

964-82-9

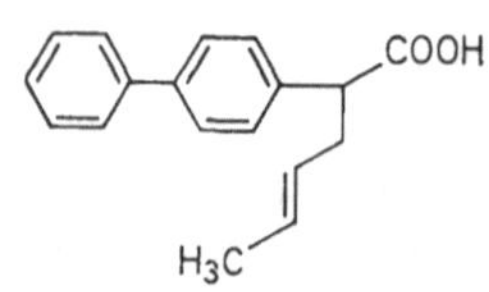

2-(4-Biphenylyl)-4-hexensäure = α-(2-Butenyl)-[1,1'-biphenyl]-4-essigsäure (●)

S *Acido seniesenico*, *Acidum dipheneseniсum*, *Acidum xenyhexenicum***, C.V. 57533, Darilin, Desenovis, Desenovister, *Xenyhexenic acid***

V Fettstoffwechselregulator (gegen Hypercholesterinämien und Hyperlipämien)

---

*3584* *(2984)* $C_{18}H_{18}O_2$

517-09-9

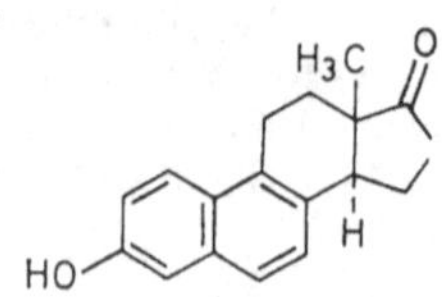

3-Hydroxy-1,3,5(10),6,8-östrapentaen-17-on = 3-Hydroxyöstra-1,3,5,7,9-pentaen-17-on (●)

S *Equilenin*

V Follikelhormon

---

*3585* *(2985)* $C_{18}H_{18}O_4$

18493-30-6

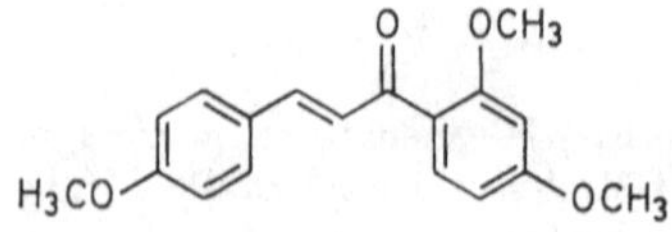

2',4,4'-Trimethoxychalkon = 1-(2,4-Dimethoxyphenyl)-3-(4-methoxyphenyl)-2-propen-1-on (●)

S Agobilex, Arcobil, Auxibilina, 1314 C.B., Chemicol, Cholesteril, Choligen „Ital Suisse“, Colazid, Colerex, Colidrenina, Gebyl, Lesidrin, Megalip, *Metochalcon***, Solvocolo, Spechol, Trimecolo, Trimepaton, Vesidril, Vésidryl

V Choleretieum, Cholagogum, Leberschutzstoff

---

*3586* *(2986)* $C_{18}H_{18}O_6$

10023-11-7

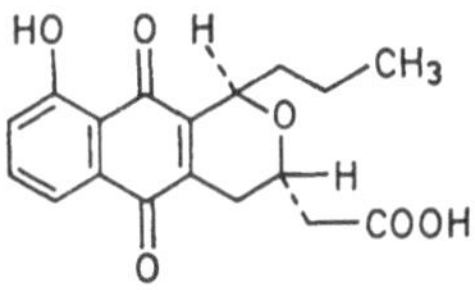


3β,4,5,10-Tetrahydro-9-hydroxy-5,10-dioxo-1β-propyl-1*H*-naphtho[2,3-*c*]pyran-3-essigsäure

S *Deoxyfrenolicin*

V insulinähnlich wirksames Antibioticum aus Streptomyces fradiae

---

*3587* *(2987)* $C_{18}H_{18}O_8$

20421-13-0

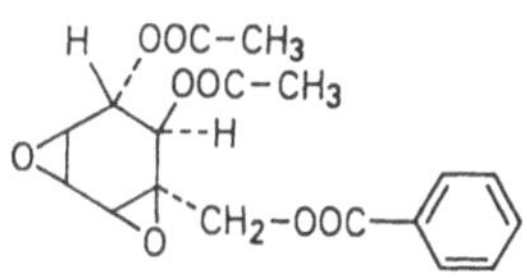


3,4:5,6-Diepoxy-3α-hydroxymethylcyclohexan-1α,2-diol-α-benzoat-1,2-diacetat = [1*R*-(1α,2α,4α,5β,6α,7α)]-4-[(Benzoyloxy)methyl]-3,8-dioxatricyclo[5.1.0.0$^{2,4}$]octan-5,6-dioldiacetat (●)

S *Crotepoxide*

V Cytostaticum aus Croton macrostachys

---

*3588* $C_{18}H_{19}Br_2N_5O_2$

55837-17-7

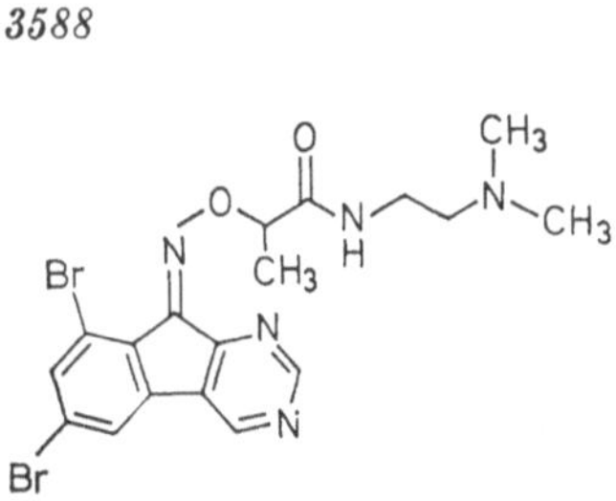


2-[[(6,8-Dibrom-9*H*-indeno[2,1-*d*]pyrimidin-9-yliden)amino]oxy]-*N*-[2-(dimethylamino)ethyl]propionamid = 2-[[(6,8-Dibrom-9*H*-indeno[2,1-*d*]pyrimidin-9-yliden)amino]oxy]-*N*-[2-(dimethyl-amino)ethyl]-propanamid (●)

S *Brindoxim***

V Malariachemotherapeuticum

---

*3589* *(2988)* $C_{18}H_{19}ClN_2$

47128-12-1

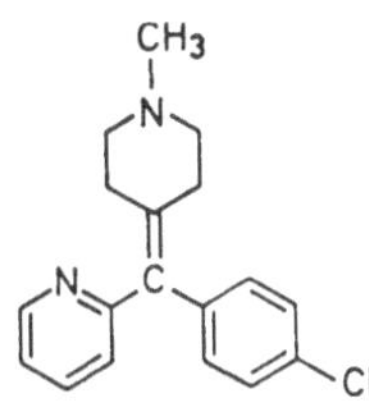


4-[*p*-Chlor-α-(2-pyridyl)-benzyliden]-1-methyl-piperidin = 2-[(4-Chlorphenyl)(1-methyl-4-piperidinyliden)methyl]pyridin (●)

H Maleat (5781-37-3)

S *Cycliraminmaleat***, Prolergic, Sch 2544

V Antihistaminicum

---

*3590* *(2989)* $C_{18}H_{19}ClN_2O_4S_2$

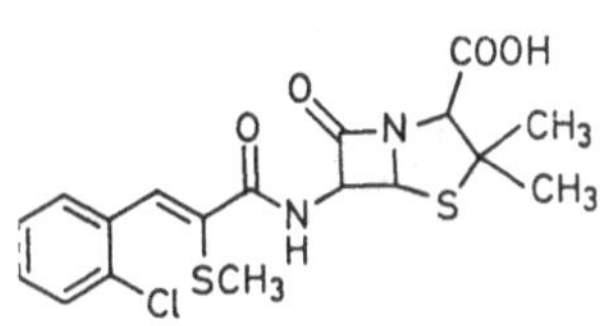


6-[*trans-o*-Chlor-α-(methylthio)-cinnamamido]-3,3-dimethyl-7-oxo-4-thia-1-azabicyclo[3.2.0]heptan-2-carbonsäure = [*trans-o*-Chlor-α-(methylthio)-styryl]-penicillin = [2*S*-[2α,5α,6β(*Z*)]]-6-[[3-(2-Chlorphenyl)-2-(methylthio)-1-oxo-2-propenyl]-amino]-3,3-dimethyl-7-oxo-4-thia-1-azabicyclo-[3.2.0]heptan-2-carbonsäure (●)

H Natriumsalz (4414-51-1)

S P-18(Na), Thiocillin

V Antibioticum

*3591* *(2990)* $C_{18}H_{19}ClN_4$
**5786-21-0**

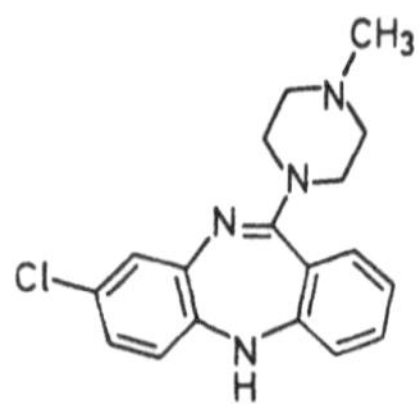

8-Chlor-11-(4-methyl-1-piperazinyl)-5*H*-dibenzo-[*b*,*e*][1,4]diazepin (●)

S *Clozapin***, HF-1854, Iprox, Lapenax, Leponex, LX 100-129, W-801

V Neurolepticum

---

*3592* *(2991)* $C_{18}H_{19}F_3N_2S$
**146-54-3**

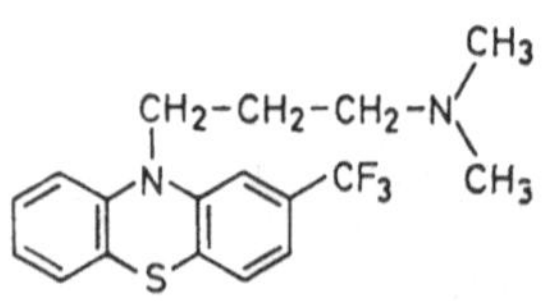

10-(3-Dimethylaminopropyl)-2-trifluormethyl-phenothiazin = *N*,*N*-Dimethyl-2-(trifluormethyl)-10*H*-phenothiazin-10-propanamin (●)

H Hydrochlorid (1098-60-8)

S Adazine, Amesin, Antansil, Aristofen, Emiquil, Flumazin, Fluomazina, *Fluopromazine hydrochloride*, Fluopromil, Fluorofen, Magactil, MC 4703, Neoprin, Neuro-Padil, Nivoman, Novotrane, Opikvil, Plegal, Psycol, Psyquil, Siquil, SKF 4648-A, S. Quill, Supravomin, Theraquil, Tranquil „La-Medica", Tranquilon, *Triflupromazinhydrochlorid***, Tripril, Ultrased, Vespral, Vesprin, Vetame, Vintral

V Neurolepticum, Antiemeticum

---

*3593* *(2992)* $C_{18}H_{19}N$
**17243-39-9**

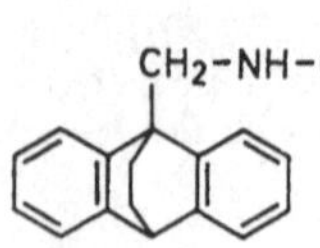

*N*-Methyl-9,10-ethanoanthracen-9(10*H*)-methylamin = 9,10-Ethano-9,10-dihydro-9-(methylaminomethyl)-anthracen = 1-(Methylaminomethyl)-dibenzo[*b*,*e*]bicyclo[2.2.2]octadien = *N*-Methyl-9,10-ethanoanthracen-9(10*H*)-methanamin (●)

H Hydrochlorid (10085-81-1)

S Ba-30803, *Benzoctaminhydrochlorid***, ME-910, Tacital, Tacitil, Tacitin(e), Tracitin

V Psychosedativum, Muskelrelaxans

---

*3594* $C_{18}H_{19}NOS$
**27877-51-6**

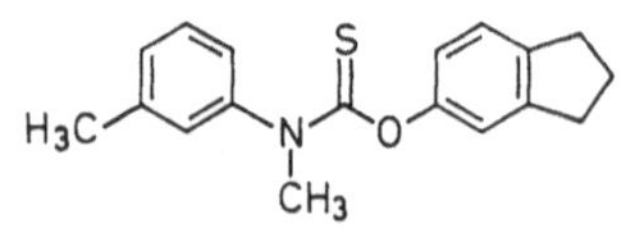

*O*-(5-Indanyl)-*m*,*N*-dimethylthiocarbanilat = Methyl(3-methylphenyl)carbamothiosäure-*O*-(2,3-dihydro-1*H*-inden-5-yl)ester (●)

S Dalnate, *Tolindat***

V Fungicid

---

*3595* $C_{18}H_{19}NO_3$
**17127-48-9**

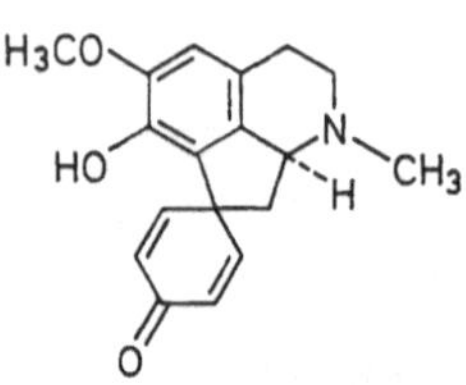

(±)-2′,3′,8′,8′a-Tetrahydro-6′-hydroxy-5′-methoxy-1′-methylspiro[2,5-cyclohexadien-1,7′(1′*H*)-cyclopent[*ij*]isochinolin]-4-on (●)

S Glazen, *Glaziovin***, *6-Methylcrotsparine*, PM 297, Suavedol

V Anxiolyticum (Alkaloid aus Ocotea glaziovii)

---

*3596* *(2993)* $C_{18}H_{19}NS$
**2622-24-4**

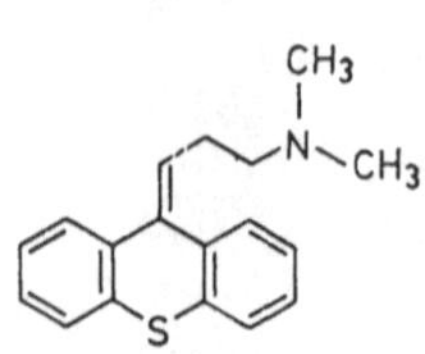

9-(3-Dimethylaminopropyliden)-thioxanthen =

*N,N*-Dimethyl-3-(9*H*-thioxanthen-9-yliden)-1-propanamin (●)

S *Prothixen***

V Psychotherapeuticum

*3597* *(2994)* $C_{18}H_{19}NS$ 1154-09-2

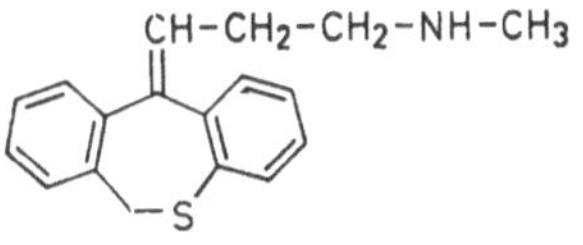

*N*-Methyl-3-(6*H*-dibenzo[*b,e*]thiepin-11-yliden)-propylamin = 11-(3-Methylaminopropyliden)-6,11-dihydrodibenzo[*b,e*]thiepin = 3-Dibenzo[*b,e*]thiepin-11(6*H*)-yliden-*N*-methyl-1-propanamin (●)

H Hydrochlorid (844-12-2)

S Northiaden

V Thymolepticum

*3598* *(2995)* $C_{18}H_{19}N_3O_2$ 83-63-6

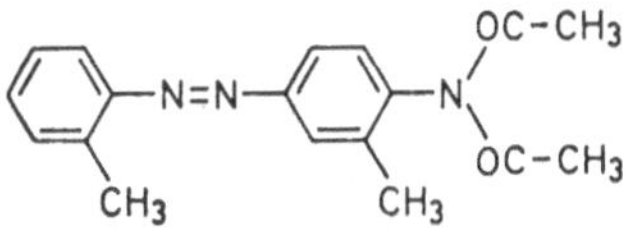

4-Diacetylamino-2′,3-dimethylazobenzol = *N,N*-Diacetyl-*p*-(*o*-tolylazo)-*o*-toluidin = 4-*o*-Tolylazo-*o*-diacetotoluidid = *N*-Acetyl-*N*-[2-methyl-4-[(2-methylphenyl)azo]phenyl]acetamid (●)

S Dermagan, Diacetazotol, Diacetotoluide, *Diacetylaminoazotoluol*, Diamazo, *Dimazenum*, Dimazon, Epidermol(o), Epidon, Epithelone, Granulin, Pellidol, *Peripherminum*, Pioderm

V Epithelisierungsmittel

*3599* *(2996)* $C_{18}H_{19}N_3O_6S$ 3577-01-3

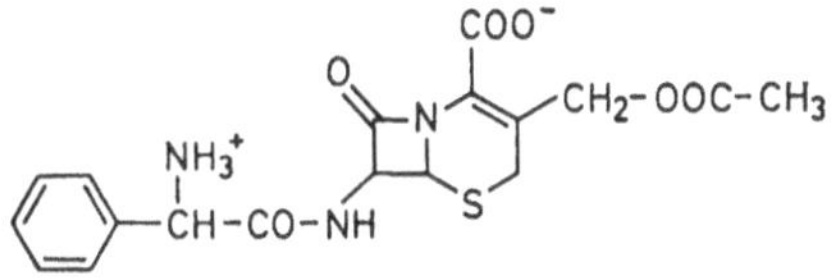

inneres Salz der 3-Acetoxymethyl-7-(2-amino-2-phenylacetamido)-8-oxo-5-thia-1-azabicyclo-[4.2.0]-2-octen-2-carbonsäure = 7-[D-α-Aminophenylacetamido]-cephalosporansäure = [6*R*-[6α,7β(*R**)]]-3-[(Acetyloxy)methyl]-7-[(aminophenylacetyl)amino]-8-oxo-5-thia-1-azabicyclo-[4.2.0]oct-2-en-2-carbonsäure (●)

H auch Dihydrat (22 202-75-1)

S *Cefaloglycin**, *Cephaloglycin*, Kafocin, Kefglicin, Kefglycin, Lilly 39435

V Antibioticum

*3600* *(2997)* $C_{18}H_{20}ClNO$ 7009-68-9

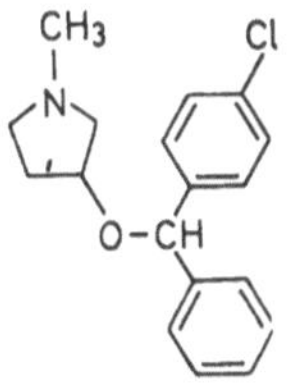

3-(*p*-Chlordiphenylmethoxy)-1-methylpyrrolidin = 3-[(4-Chlorphenyl)phenylmethoxy]-1-methylpyrrolidin (●)

H auch Maleat (5560-75-8)

S AHR-224, *Clopyroxinum*, *Pyroxamin***

V Antihistaminicum

*3601* *(2998)* $C_{18}H_{20}ClN_3O$ 4755-59-3

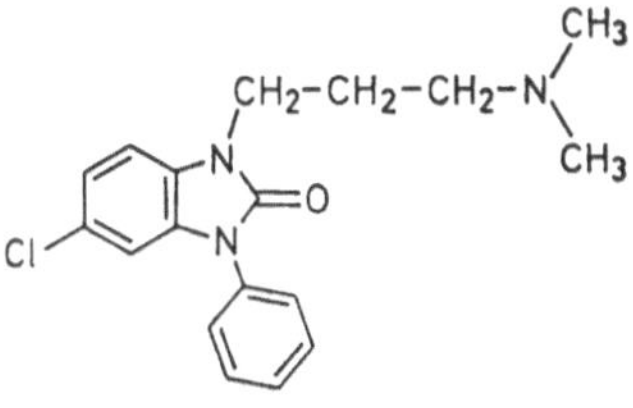

5-Chlor-1-(3-dimethylaminopropyl)-3-phenyl-2-benzimidazolinon = 5-Chlor-1-[3-(dimethylamino)-propyl]-1,3-dihydro-3-phenyl-2*H*-benzimidazol-2-on (●)

H Hydrochloridmonohydrat (31 959-88-3)

S AW 142446, *Clodazonhydrochlorid**, HUF 2446

V Antidepressivum

*3602* *(2999)* $C_{18}H_{20}N_2$

24219-97-4

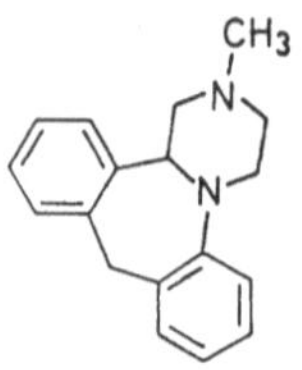

1,2,3,4,10,14b-Hexahydro-2-methyldibenzo[*c,f*]-pyrazino[1,2-*a*]azepin (●)

H Hydrochlorid (21535-47-7)

S Bolvidon, GB-94, *Mianserinhydrochlorid**, Norval, Org GB 94, Tolvin, Tolvon

V Antiserotonin, Antihistaminicum, Thymolepticum

---

*3603* $C_{18}H_{20}N_2$

33545-56-1

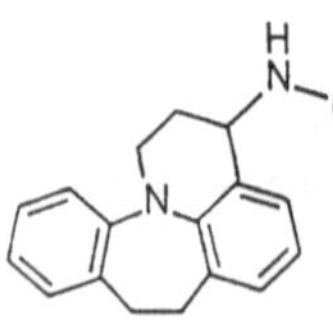

2,3,7,8-Tetrahydro-3-methylamino-1*H*-chino[1,8-*ab*]-1-benzazepin = 2,3,7,8-Tetrahydro-*N*-methyl-1*H*-chino[1,8-*ab*][1]benzazepin-3-amin (●)

S *Ciclopramin***

V Antidepressivum

---

*3604* *(3000)* $C_{18}H_{20}N_2O$

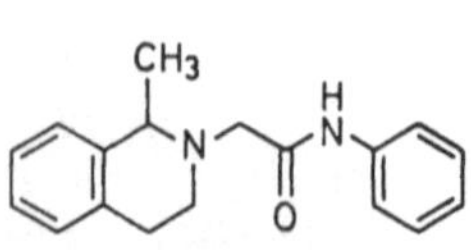

2-(1,2,3,4-Tetrahydro-1-methyl-2-isochinolyl)-acetanilid = 1,2,3,4-Tetrahydro-1-methyl-2-(phenylcarbamoylmethyl)-isochinolin = 1,2,3,4-Tetrahydro-1-methyl-*N*-phenyl-2-isochinolinacetamid (●)

H Hydrochlorid (22623-20-7)

S Su-7692

V Leprostaticum

---

*3605* *(3001)* $C_{18}H_{20}N_2O$

17692-37-4

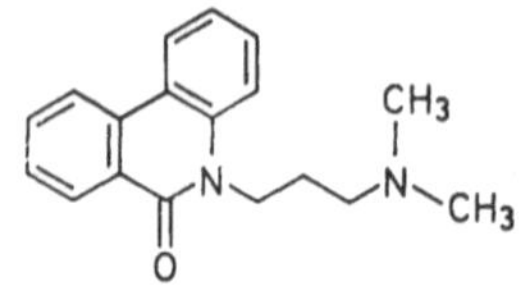

5-[3-(Dimethylamino)propyl]-6(5*H*)-phenanthridinon (●)

H Monohydrochloridmonohydrat (24390-12-3)

S AGN 616, *Fanthridonhydrochlorid, Fantridonhydrochlorid***

V Antidepressivum

---

*3606* *(3002)* $C_{18}H_{20}N_2OS$

641-33-8

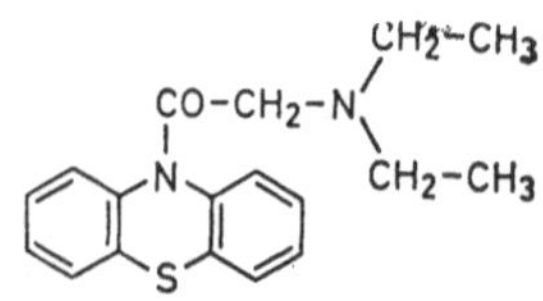

10-(Diethylaminoacetyl)-phenothiazin = 10-[(Diethylamino)acetyl]-10*H*-phenothiazin (●)

H Hydrochlorid (3476-72-0)

S *Diäthylglycylphenothiazinhydrochlorid*, Difasine, Diphasin, Diphazin, G-012

V Spasmolyticum, Lokalanästheticum, Antihistaminicum

---

*3607* *(3003)* $C_{18}H_{20}N_2S$

84-08-2

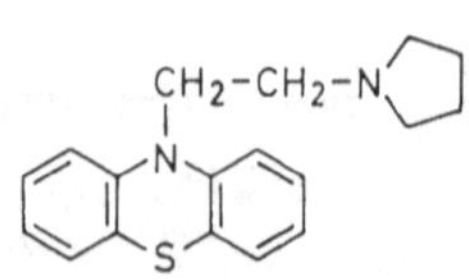

10-(β-Pyrrolidinoethyl)-phenothiazin = 10-[2-(1-Pyrrolidinyl)ethyl]-10*H*-phenothiazin (●)

H Hydrochlorid (522-25-8)

S *Parathiazinhydrochlorid**, *Pyrathiazine hydrochloride*, Pyrrolazot(e), Rolazote, 4270 R.P.

V Antihistaminicum

*3607-01* *(3003a)* **34717-26-5**

H 8-Chlortheophyllinat

S Médiamer, *Parathiazinteoclat**

V Antiemeticum

---

*3608* *(3004)* **$C_{18}H_{20}N_2S$**

**1982-37-2**

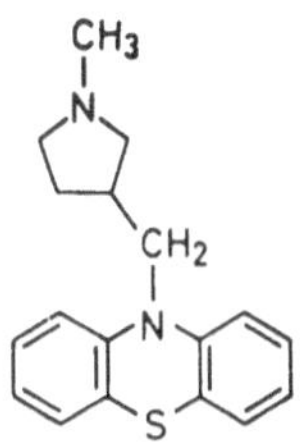

10-(1-Methyl-3-pyrrolidinylmethyl)-phenothiazin = 10-[(1-Methyl-3-pyrrolidinyl)methyl]-10*H*-phenothiazin (●)

H Hydrochlorid (1229-35-2)

S Bristaline „Bristol-Australia", Dilosyn, Disyncran, *Methdilazinhydrochlorid***, MJ 5022, Tacaryl, Tacryl

V Antiallergicum, Antihistaminicum

---

*3609* *(3005)* **$C_{18}H_{20}N_8O_4$**

**26188-15-8**

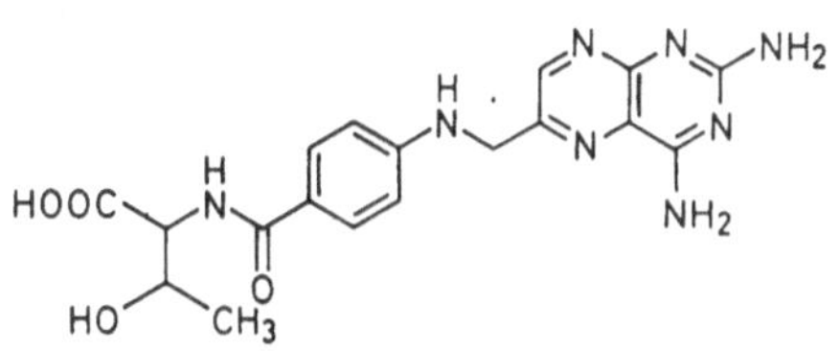

*N*-[4-[[(2,4-Diamino-6-pteridinyl)methyl]amino]-benzoyl]-L-threonin (●) = 4-Aminopteroyl-L-threonin

S Aminotreofol

V gegen Leukämie wirksames Cytostaticum

---

*3610* *(3006)* **$C_{18}H_{20}O_2$**

**56-53-1**

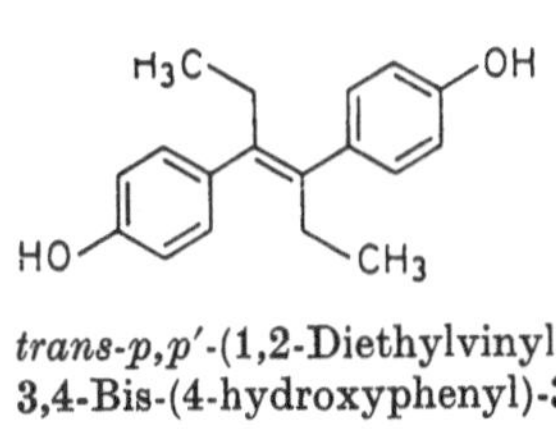

*trans-p,p'*-(1,2-Diethylvinylen)-diphenol = *trans*-3,4-Bis-(4-hydroxyphenyl)-3-hexen = *trans*-α,β-Diethylstilben-4,4'-diol = *trans*-4,4'-Dihydroxy-α,β-diethylstilben = (*E*)-4,4'-(1,2-Diethyl-1,2-ethendiyl)bis[phenol] (●)

H vgl. auch Nrr. 3612, 3675, 3976, 4312, 4850, 5252, 5384, 5645, 5867, 6045, 6114

S Acro-Estrol, Agostilben, Albestrol, Antigestil, Bio-des, Carnostrol, Cicloestrina, Clinestrol-Tabl., Clinoestrol, Comestrol, Cyren A, DAES, DES, Desma, Destrol, *Diäthylstilböstrol*, Diastyl, Dicorvin, Diestryl, Diethylex, *Diethylstilbestrol***, *Dietilstilbestrol(o)*, Distilbène, Domestrol, Dyestrol, Enboestrol, *Estilbestrol*, Estilbin, Estimon, Estrobene, Estrofix, Estromenin, Estromon, Estrosyn, Estrovena, Fonatol, Ginoxol, Grafestrol, Gynopharm, Hi-Bestrol, Hormostilboral, Implanetten, Implantin, Laboestrin, Makarol, Menosteroid, Menostilbeen, Mestralon, Metrokin, Metysil, Micrest, Microest, Mikarol, Milestrol, Neo-Foliculan-Pomada, Neo-Oestranol I, New-Estranol 1, Nomestrol, Normestrol, Normovagin, Novostilboestrol, NSC-3070, Nulabort, OeKolp, Oestrogen-Holzinger, Oestrogenin, Oestrol „Vetag", Östromenin, Oestromensyl, Oestromon, Ovendosyn, Pabestrol, Palestrol, Proestrin(a), Serral, Sexestrol, Sexocretin, Sexogen, Sibol, Stibilium, Stilbarol, Stilbenol, Stilbest-Oral, Stilbestrina, *Stilbestrol*, Stilbestrone, Stilbestrosan, Stilbetan C, Stilbetin, Stilbindon, Stilboefral, Stilboestroform, „*Stilböstrol*", Stilbofollin, *Stilbol(um)*, Stilboral, Stilestrate, Stilkap, Stilrol, Stils, Synestrin-Tabletten, Synthocrin, Synthoestrin, Syntofollin, Vagestrol

V synthetisches Östrogen

---

*3611* *(3007)* **$C_{18}H_{20}O_2$**

**474-86-2**

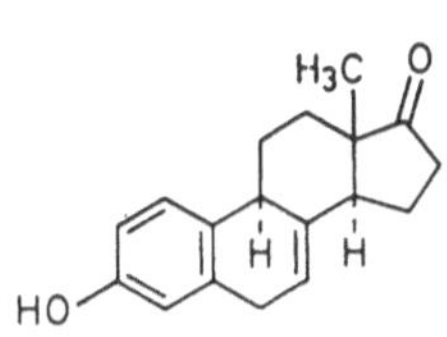

3-Hydroxyöstra-1,3,5(10),7-tetraen-17-on (●)

S *Equilin*

V Follikelhormon

*3612* (3008) $C_{18}H_{20}O_8S_2$

316-23-4

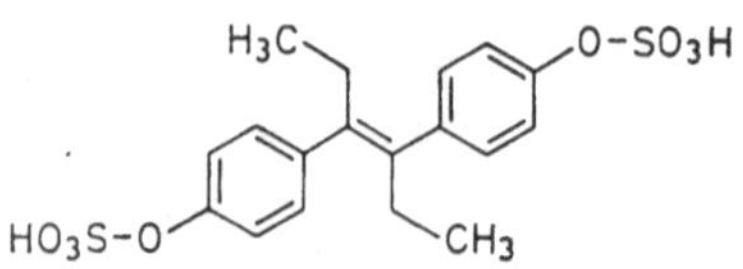

*trans-p,p'*-(1,2-Diethylvinylen)-bis-(phenylhydrogensulfat) = *trans*-α,β-Diethylstilben-4,4'-diol-bis-hydrogensulfat = 4,4'-Dihydroxy-α,β-diethylstilbendischwefelsäureester = (*E*)-4,4'-(1,2-Diethyl-1,2-ethendiyl)bis[phenol]bis(hydrogensulfat) (●)

H auch Natriumsalz (42583-92-6)

S *Diäthylstilböstroldisulfat*, Hydroestryl, Idroestril, M.G. 137

V synthetisches Östrogen, Cytostaticum

*3613* (3009) $C_{18}H_{21}ClN_2$

82-93-9

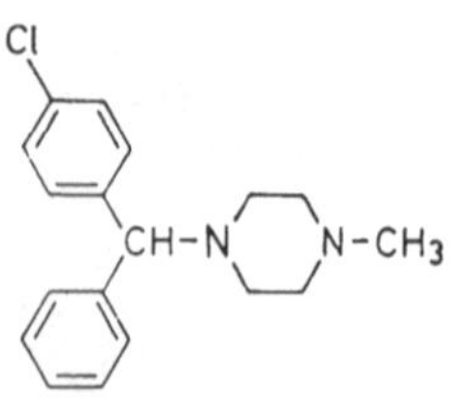

(±)-1-(*p*-Chlordiphenylmethyl)-4-methylpiperazin = 1-[(4-Chlorphenyl)phenylmethyl]-4-methylpiperazin (●)

H auch Hydrochlorid (1620-21-9)

S AH-289 HCl, Alergicide, Allergicid, *Chlorcyclizin***, *Chlorocyclizin(e)*, *Clorciclizina*, Di-Paralen(e), Getrihistan, *Histachlorazine*, Histantin „Bourroughs Wellcome", Mecalmil, Perazil, Perazyl, Tardamin, Trihistan

V Antihistaminicum

*3613-01* (3009a)

H Di-*tert.*-butylnaphthalinsulfonat (Nr. 3716)

S Bechitus, Bexedan, Licolen, *Naftoclizinum*, Tossitolu „R"

V Antitussivum

*3614* (3010) $C_{18}H_{21}ClN_2$

5310-55-4

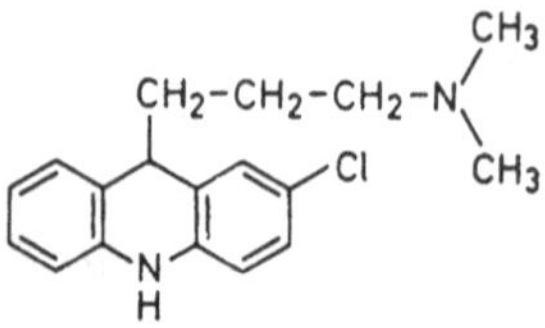

2-Chlor-9-(3-dimethylaminopropyl)-acridan = 2-Chlor-9,10-dihydro-*N,N*-dimethyl-9-acridinpropanamin (●) = *N,N*-Dimethyl-3-(2-chlor-9,10-dihydroacridin-9-yl)-propylamin

H Phosphat (22199-46-8)

S *Clomacranphosphat***, Develar, Devryl, SKF 14336

V Neurolepticum, Antipsychoticum

*3615* (3011) $C_{18}H_{21}ClN_2$

47135-88-6

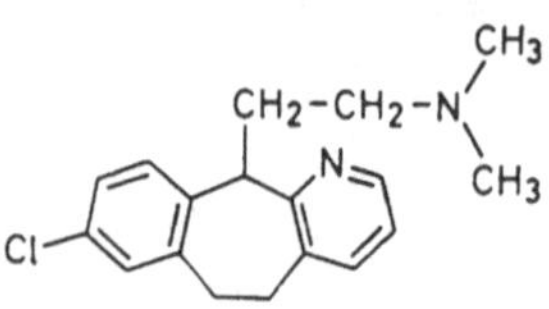

8-Chlor-11-(2-dimethylaminoethyl)-6,11-dihydro-5*H*-benzo[5,6]cyclohepta[1,2-*b*]pyridin = 8-Chlor-6,11-dihydro-*N,N*-dimethyl-5*H*-benzo[5,6]cyclohepta[1,2-*b*]pyridin-11-ethanamin (●)

H Verbindung mit *N*-Acetylglycin (23256-09-9)

S *Closiraminaceturat***, Sch 12169

V Antihistaminicum

*3616* (3012) $C_{18}H_{21}ClN_2S$

2095-22-9

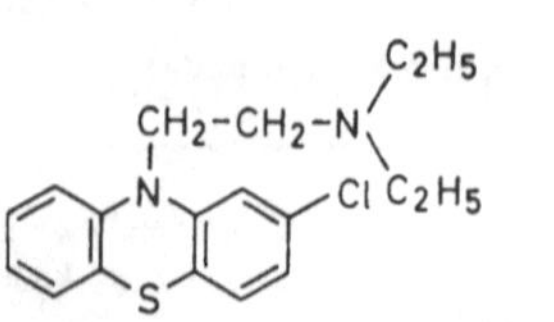

2-Chlor-10-(2-diethylaminoethyl)-phenothiazin = 2-Chlor-*N,N*-diethyl-10*H*-phenothiazin-10-ethanamin (●)

S Chlordinezin

V Spasmolyticum

*3617* *(3013)* $C_{18}H_{21}ClN_4$
**496-38-8**

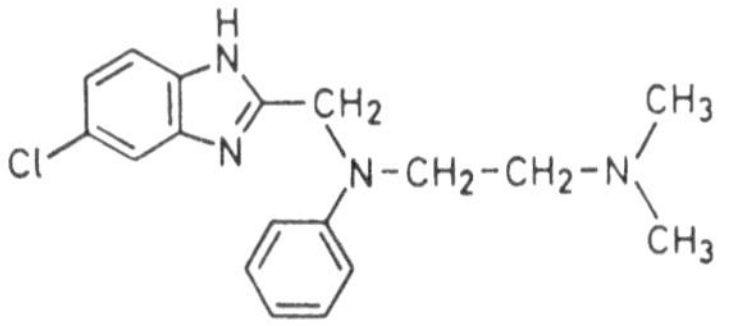

$N$-(5-Chlor-2-benzimidazolylmethyl)-$N$-phenyl-$N'$,$N'$-dimethylethylendiamin = $N$-[(5-Chlor-1$H$-benzimidazol-2-yl)methyl]-$N'$,$N'$-dimethyl-$N$-phenyl-1,2-ethandiamin (●)

S *Midacainum, Midamalin**

V Lokalanästheticum

---

*3618* *(3014)* $C_{18}H_{21}N$
**29869-90-7**

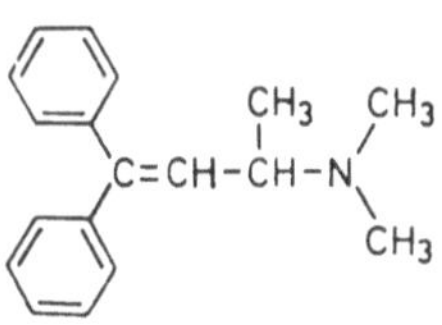

$N$,$N$,1-Trimethyl-3,3-diphenyl-2-propenylamin = 1,1-Diphenyl-3-dimethylamino-1-buten = $N$,$N$-Dimethyl-4,4-diphenyl-3-buten-2-amin (●)

S A 29 Lundbeck

V Spasmolyticum

---

*3619* *(3015)* $C_{18}H_{21}NO$
**467-60-7**

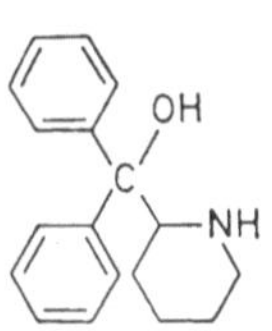

α,α-Diphenyl-α-(2-piperidyl)-methanol = α-(2-Piperidyl)-benzhydrol = α,α-Diphenyl-2-piperidinmethanol (●)

H Hydrochlorid **(71-78-3)**

S Alertol, Alertonic, Caropan, Detaril, Gadexyl (alte Form), Gerodyl, Leptidrol, Luxidin, Meratonic, Meratran, Meretran, Metadin, MRD-108, Pipradol, *Pipradrolhydrochlorid***, Pipral, Pipralon, Piridrol, Pyridrol, Stimolag

V zentrales Stimulans

---

*3620* *(3016)* $C_{18}H_{21}NO$
**115-46-8**

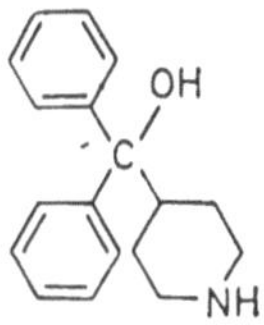

α,α-Diphenyl-α-(4-piperidyl)-methanol = α-(4-Piperidyl)-benzhydrol = α,α-Diphenyl-4-piperidinmethanol (●)

H Hydrochlorid **(1798-50-1)**

S Ataractan, *Azacyclonolhydrochlorid***, Calmeran, Frenoton, Frenquel, Mer-17, γ-*Pipradrol*, Psychosan

V Atarakticum

---

*3621* *(3017)* $C_{18}H_{21}NOS$

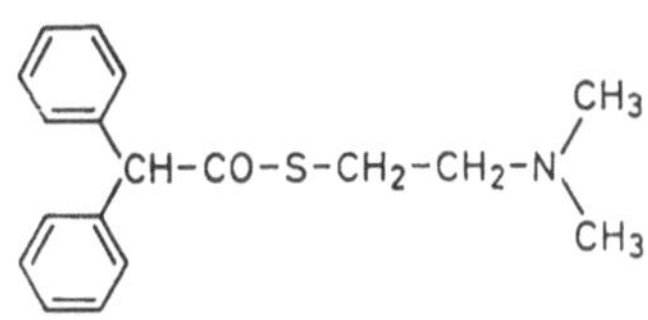

$S$-(β-Dimethylaminoethyl)-diphenylthioacetat = Diphenylthioessigsäure-2-dimethylaminoethylester = α-Phenylbenzenethanthiosäure-$S$-[2-(dimethylamino)ethyl]ester (●)

S Dimezin

V Spasmolyticum

---

*3622* *(3018)* $C_{18}H_{21}NOS$

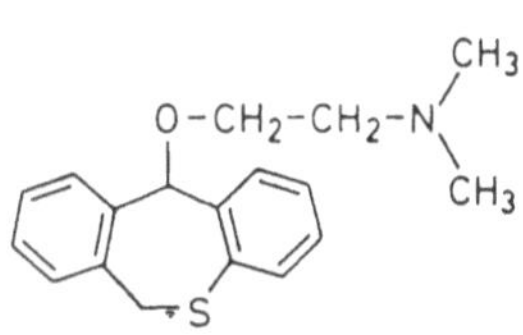

11-(2-Dimethylaminoethoxy)-6,11-dihydrodibenzo-[$b$,$e$]-thiepin = 2-[(6,11-Dihydrodibenzo-[$b$,$e$]thiepin-11-yl)oxy]-$N$,$N$-dimethylethanamin (●)

S *Amethobenzepin*

V Antihistaminicum

*3623* (144 N) $C_{18}H_{21}NO_2$
15 256-58-3

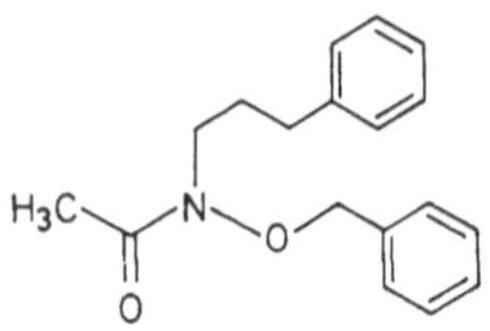

*N*-Benzyloxy-*N*-(3-phenylpropyl)-acetamid = *N*-(Phenylmethoxy)-*N*-(3-phenylpropyl)acetamid (●)

S *Beloxamid***, W 1372

V Anticholesterinämicum

*3624* (3019) $C_{18}H_{21}NO_2$
22 292-91-7

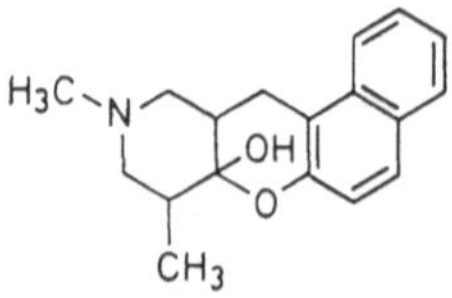

8,9,10,11,11a,12-Hexahydro-8,10-dimethyl-7a*H*-naphtho[1′,2′:5,6]pyrano[3,2-*c*]pyridin-7a-ol (●)

H Hydrochlorid (34 256-91-2)

S *Naranolhydrochlorid***, W 5494 A

V Tranquillizer

*3625* (3020) $C_{18}H_{21}NO_2$
16 008-36-9

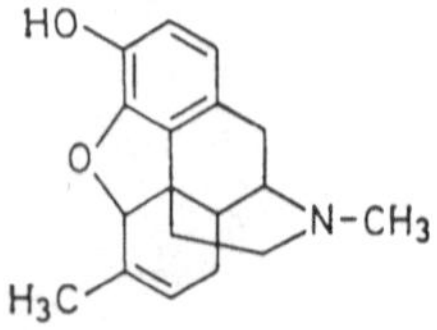

4,5-Epoxy-6,17-dimethylmorphin-6-en-3-ol = 3-Hydroxy-6,*N*-dimethyl-4,5-epoxymorphinen-(6) = 6-Methyl-$\Delta^6$-desoxymorphin = (5α)-6,7-Didehydro-4,5-epoxy-6,17-dimethylmorphinan-3-ol (●)

S *Methyldesomorphin*, *Methyldesorphin***, *Metildesorfina*, MK-57

V Analgeticum

*3626* (3021) $C_{18}H_{21}NO_3$
968-46-7

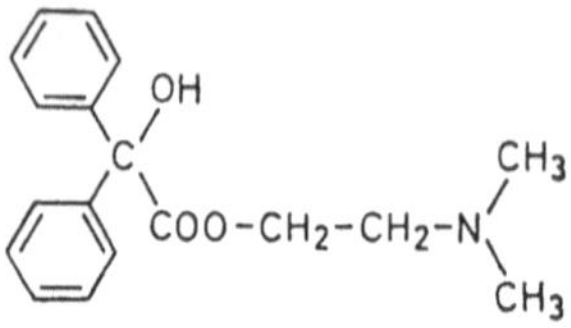

β-Dimethylaminoethyl-diphenylglykolat = α,α-Diphenyl-α-hydroxyessigsäure-2-dimethylaminoethylester = α-Hydroxy-α-phenylbenzenessigsäure-2-(dimethylamino)ethylester (●)

H Benzilat (4618-47-7) oder Hydrochlorid (71-79-4) [auch Gemisch beider Salze (8062-04-2)]

S Alin, Arinol, Asaletten, Aspamin M, *Benzacinum*, Benzazin, Cariolinas, Diphemin, Diphemin-Asaletten, Ifenti-Tabletten, Ipongin, Labotropin, Nuhaton, Parpon M, Sanetten-Tabletten, Simatropin, Tropalpin

V Antispasmodicum, Mydriaticum, Antirhiniticum

*3626-01* (3021a)

H Salicylat

S Antirhin, Anti-Rhinitis

V Antirhiniticum

*3627* (3022) $C_{18}H_{21}NO_3$
76-57-3

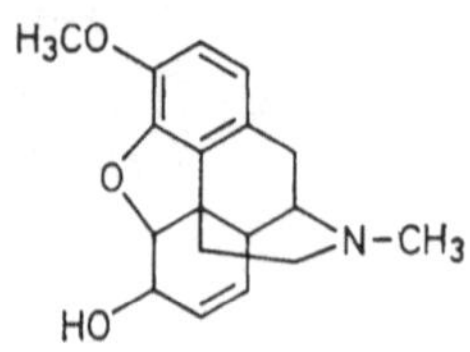

4,5-Epoxy-3-methoxy-17-methylmorphin-7-en-6-ol = 6-Hydroxy-3-methoxy-*N*-methyl-4,5-epoxymorphinen-(7) = (5α,6α)-7,8-Didehydro-4,5-epoxy-3-methoxy-17-methylmorphinan-6-ol (●)

S *Codein*, Coducept, *Kodein*, *Methylmorphin*

V Hustensedativum, Narkoticum, Analgeticum (Opium-Alkaloid)

*3627-01* (3022a) 125-25-7

H Hydrobromid

S Bromeine

V Hustensedativum

*3627-02* *(3022b)* **125-26-8**

H Hydrojodid

S Iodéine, Jodeine

V Hustensedativum

*3627-03* *(3022c)* **52-28-8**

H Phosphat (1:1) [auch Hemihydrat (**41 444-62-6**)]

S Bronchodine, Codeinfos, Codeinjuste, Codeisan, Codlin, Duraspan, Solcodein, Tricodein-Solco, Vixaton

V Hustensedativum

*3627-04* *(3022d)*

H Camphersulfonat

S Neo-Codion

V Hustensedativum

---

*3628* *(3023)* $C_{18}H_{21}NO_3$

**125-29-1**

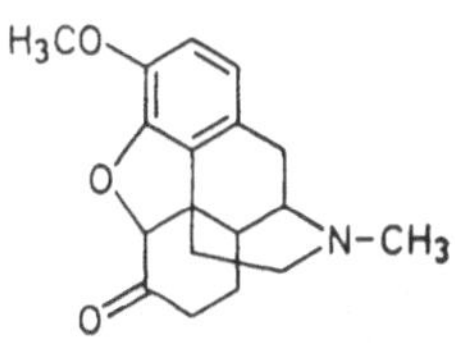


4,5-Epoxy-3-methoxy-17-methylmorphinan-6-on = 3-Methoxy-*N*-methyl-6-oxo-4,5-epoxymorphinan = (5α)-4,5-Epoxy-3-methoxy-17-methylmorphinan-6-on (●) = 7,8-Dihydro-$O^3$-methylmorphinon

H meist Bitartrathydrat (2:5) (**34195-34-1**) [oder Hydrochlorid (**25 968-91-6**)]

S Assicodid, Bekadid, Bi-Co-Tussin, Biocodone, Broncodid, Calmodid, Codinan, Codinon, Codinovo, Codone, Cofacodide, Corutol DH, Cotussate, Curadol, Dicodal, Dicodethal, Dicodid, Dicodinon, Dicodrine, Diconon, Dicosed, *Dihydrocodeinon(e)*, Dihydrokon, Dikodid, Dosicodid, Duodin, Hycodan, Hycomine-Wirkstoff, Hydrocodan, *Hydrocodeinonbitartrat*, *Hydrocodon***, *Hydrocon*, Hydrokodin, *Hydrokon*, *Idrocodone*, Kolikodal, Mercodinone, Multacodin, Neocode, Norgan, Novicodina, Nyodid, Orthoxycol, Padrina, Procodal, Robidone, Stodcodon, Supracodin, Synkonin, Tucodil, Tuscodin, Uquicodid, Ydrocod

V Hustensedativum

*3629* *(3024)* $C_{18}H_{21}NO_3$

**143-52-2**

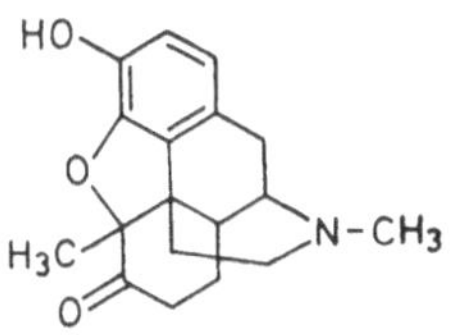


4,5-Epoxy-3-hydroxy-5,17-dimethylmorphinan-6-on = 5,*N*-Dimethyl-3-hydroxy-6-oxo-4,5-epoxymorphinan = Methyldihydromorphinon = (5α)-4,5-Epoxy-3-hydroxy-5,17-dimethylmorphinan-6-on (●)

S *Methyldihydromorphinon*, *Metopon**

V Analgeticum

---

*3630* *(3025)* $C_{18}H_{21}NO_3$

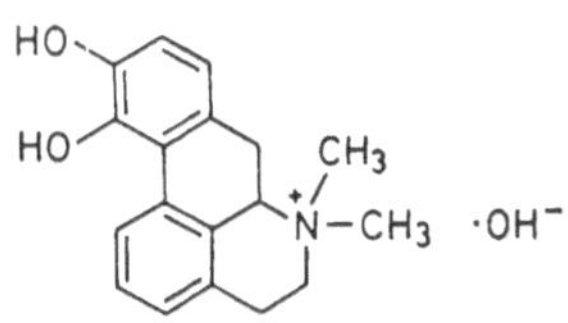


3,4-Dihydroxy-*N*-methylaporphiniumhydroxid = 10,11-Dihydroxy-6-methyl-6aβ-aporphinium-hydroxid = (*R*)-5,6,6a,7-Tetrahydro-10,11-dihydroxy-6,6-dimethyl-4*H*-dibenzo[*de,g*]chinolinium-hydroxid (●)

H Bromid (**602-81-3**)

S *Apomorphinmethylbromid*, Bromophin, Euporphin

V Expectorans

---

*3631* *(3026)* $C_{18}H_{21}NO_4$

**76-42-6**

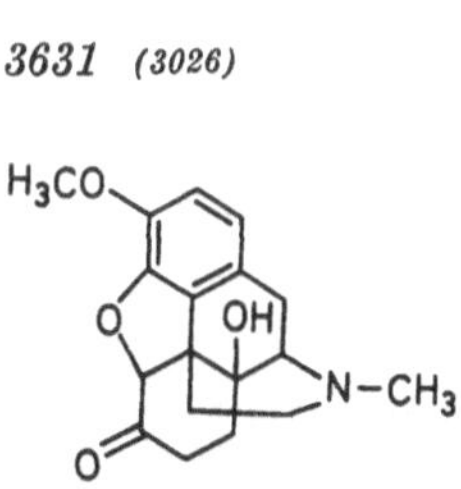


4,5-Epoxy-14-hydroxy-3-methoxy-17-methylmorphinan-6-on = 14-Hydroxy-3-methoxy-*N*-methyl-6-oxo-4,5-epoxymorphinan = Dihydrohydroxycodeinon = (5α)-4,5-Epoxy-14-hydroxy-3-methoxy-17-methylmorphinan-6-on (●)

H Hydrochlorid (124-90-3)

S Bionine, Bionone, Boncodal, Cardanon, Codeinona „Higiene", Codenon, Cofacodal, *Dihydrohydroxycodeinonhydrochlorid*, Dihydrone, Dinarkon, Dolodorm, Ducodal, Edusan Compr., Eubine, Eucodale, Eucodamine, Eucosan, Eudin, Eudol, Eukdin, Eukodal, Eukodan, Eumorphal, Eutagen, Hydrocodal, *Hydrooxycodeinona*, Ludonal, Medicodal, Mictoben, Narcobasina, Narcodal, Narcosin, Nargenol, NSC-19043, Nucodan, Opton, *Ossicodone*, Oxanest, *Oxiconum*, *Oxikon*, *Oxycodeinonhydrochlorid*, *Oxycodonhydrochlorid***, Oxycodyl, Oxykodal, Oxykon, Pancodine, Pavinal, Percodal, Percodan, Pronarcin, Pulmoluy-S, Sintiodal, Stupenal, Stupénone, Supeudol, Tebodal, Tekodin, *Thecodin(um)*, Valbine

V Analgeticum

*3631-01* (3026a)

H Bitartrat

S Hydrolaudin

V Analgeticum, Sedativum

*3631-02* (3026b) 9007-53-8

H Pectat

S Pancodone „Retard", Proladone

V Analgeticum

*3632* (3027) $C_{18}H_{21}NO_4$
3688-65-1

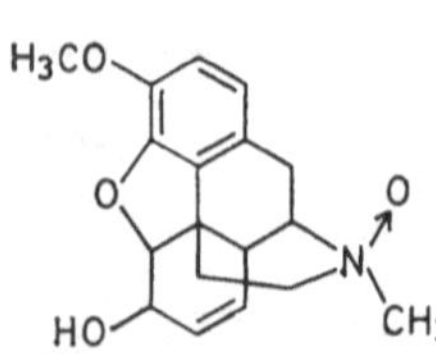


4,5-Epoxy-6-hydroxy-3-methoxy-*N*-methylmorphin-7-en-*N*-oxid = (5α,6α)-7,8-Didehydro-4,5-epoxy-3-methoxy-17-methylmorphinan-6-ol-17-oxid (●)

S Codéigène, *Codeinaminoxyd*, Genocodein, *Kodein-N-oxyd*

V Narcoticum

*3633* (3028) $C_{18}H_{21}NO_5$
4439-67-2

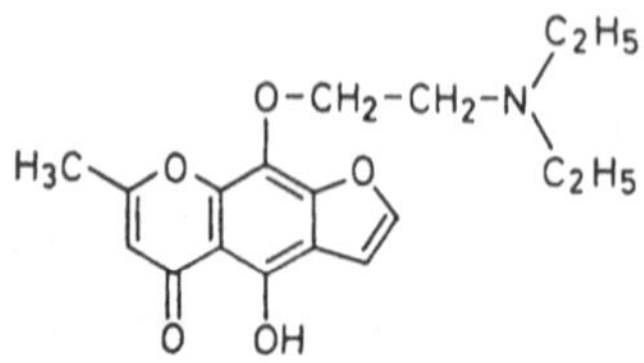


9-[2-(Diethylamino)ethoxy]-4-hydroxy-7-methyl-5*H*-furo[3,2-*g*][1]benzopyran-5-on (●) = 8-(β-Diethylaminoethoxy)-5-hydroxy-2-methylfuro-[4',5':6,7]-chromon

H Hydrochlorid (40709-23-7)

S *Amikhelline*, F 19, Kellidrina, Neokellina, Nokhel

V Coronarvasodilatans, Spasmolyticum

*3634* (3029) $C_{18}H_{21}NO_5$
136-70-9

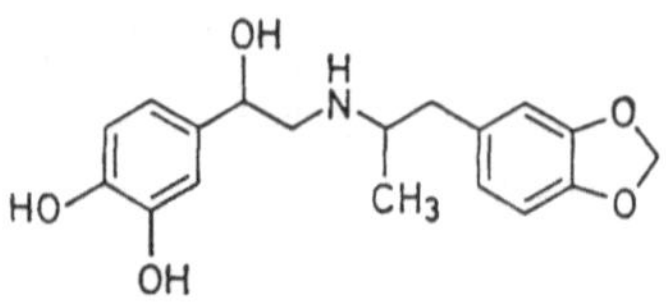


1-(3,4-Dihydroxyphenyl)-2-(α-methyl-3,4-methylendioxyphenethylamino)-ethanol = *N*-[β-(3,4-Methylendioxyphenyl)-isopropyl]-β,3,4-trihydroxyphenethylamin = α-[(α-Methyl-3,4-methylendioxyphenethylamino)-methyl]-protocatechualkohol = 4-[2-[[2-(1,3-Benzodioxol-5-yl)-1-methylethyl]amino]-1-hydroxyethyl]-1,2-benzendiol (●)

H Hydrochlorid (136-69-6)

S 1031-A.N., Asmetil, atmasanol (Dosieraerosol + Inhalationslösung), Beres, Caytine, JB-251, Palison, Protokyl, *Protokylolhydrochlorid***, Tocatyl, Ventaire „Marion"

V Sympathicomimeticum, Broncholyticum

*3635* (3030) $C_{18}H_{21}NS$
14942-31-5

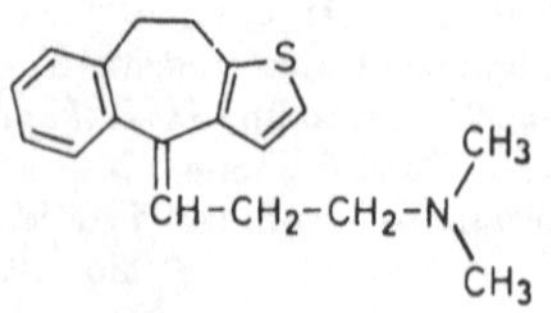


4-(3-Dimethylaminopropyliden)-9,10-dihydro-4*H*-benzo[4,5]cyclohepta[1,2-*b*]thiophen = 3-(9,10-Dihydro-4*H*-benzo[4,5]cyclohepta[1,2-*b*]thien-4-yliden)-*N*,*N*-dimethyl-1-propanamin (●)

S IB 503

V Antidepressivum

---

*3636* *(3031)* $C_{18}H_{21}N_3O$

**17692-35-2**

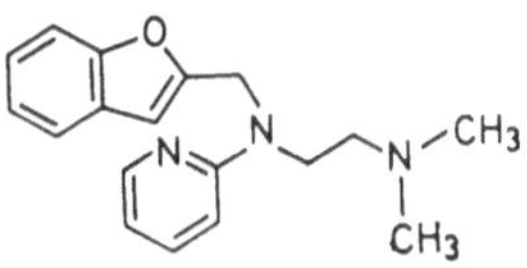

*N*-(Benzofuran-2-ylmethyl)-*N*-(2-pyridyl)-*N'*,*N'*-dimethylethylendiamin = *N*-(2-Benzofuranyl-methyl)-*N'*,*N'*-dimethyl-*N*-2-pyridinyl-1,2-ethan-diamin (●)

S *Etofuradin***

V Antitussivum

---

*3637* *(3032)* $C_{18}H_{21}N_3O$

**16485-05-5**

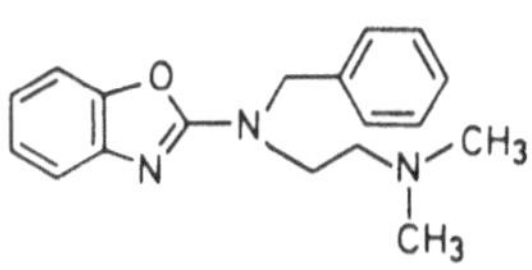

2-[Benzyl-(2-dimethylaminoethyl)-amino)-benz-oxazol = *N*-(2-Benzoxazolyl)-*N*-benzyl-*N'*,*N'*-di-methylethylendiamin = *N*-2-Benzoxazolyl-*N'*,*N'*-dimethyl-*N*-(phenylmethyl)-1,2-ethandiamin (●)

S *Oxadimedin***

V Antihistaminicum

---

*3638* *(3033)* $C_{18}H_{21}N_3O$

**4498-32-2**

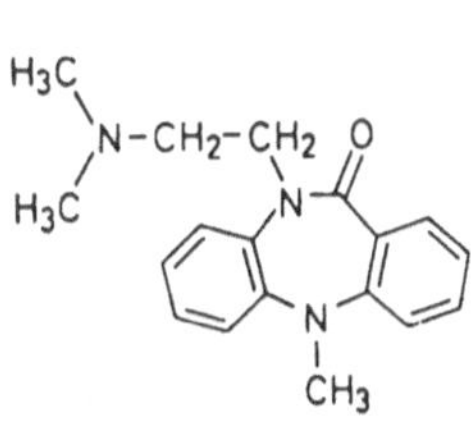

10-(2-Dimethylaminoethyl)-10,11-dihydro-5-methyl-5*H*-dibenzo-[*b*,*e*]-1,4-diazepin-11-on = 10-[2-(Dimethylamino)ethyl]-5,10-dihydro-5-methyl-11*H*-dibenzo[*b*,*e*][1,4]diazepin-11-on (●)

H Hydrochlorid **(315-80-0)**

S Ansiopax, Deprex „Novo", *Dibenzepinhydro-chlorid***, Ecatril, HF-1927, L.W. 1927, Neo-dalit, Neodit, Neodil, Noveril

V Antidepressivum

---

*3639* *(3034)* $C_{18}H_{21}N_3O$

**478-99-9**

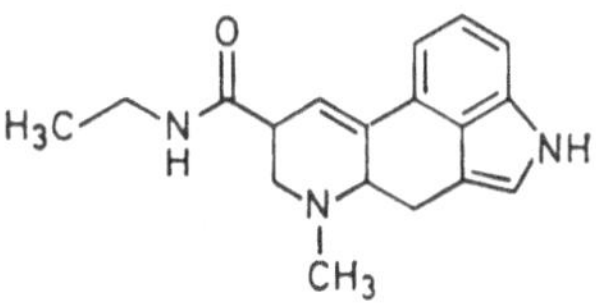

*N*-Ethyllysergamid = Lysergsäureethylamid = (8β)-9,10-Didehydro-*N*-ethyl-6-methylergolin-8-carboxamid (●)

S LAE

V sedativ wirkendes Psychotonicum

---

*3640* *(145 N)* $C_{18}H_{21}N_5O_4$

**23707-33-7**

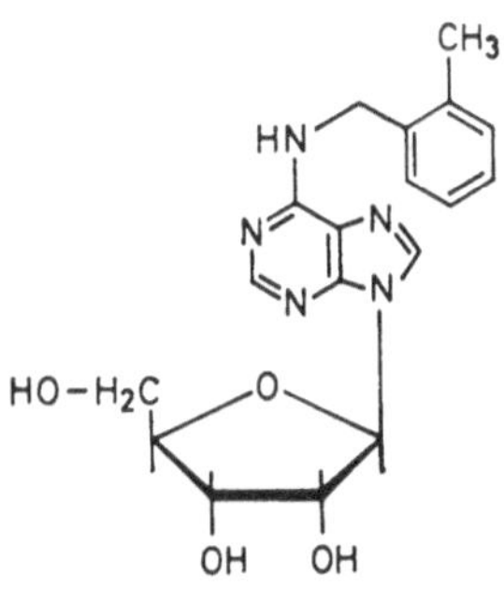

6-(*o*-Methylbenzylamino)-9-β-D-ribofuranosyl-9*H*-purin = $N^6$-(*o*-Methylbenzyl)-adenosin = *N*-[(2-Methylphenyl)methyl]adenosin (●)

S *Metrifudil***, Th 322

V Coronarvasodilatans

*3641* *(3035)* $C_{18}H_{22}BrNO$
3565-72-8

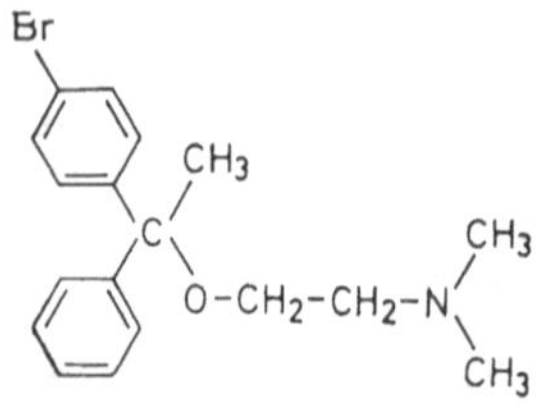

*N,N*-Dimethyl-2-(*p*-brom-1,1-diphenylethoxy)-ethylamin = β-Dimethylaminoethyl-(*p*-brom-α-methylbenzhydryl)-äther = 2-[1-(4-Bromphenyl)-1-phenylethoxy]-*N,N*-dimethylethanamin (●)

H Hydrochlorid (13977-28-1)

S Bromadryl, *Embraminhydrochlorid***, *Mebrophenhydraminhydrochlorid*, Mebryl „SKF"

V Antihistaminicum

*3641-01* *(3035a)* 21 661-63-2

H 8-Chlortheophyllinat

S *Embraminteoclat***, *Mebrophenhydrinat*, Medrin „Spofa"

V Antiemeticum

---

*3642* *(3036)* $C_{18}H_{22}ClNO$
77-38-3

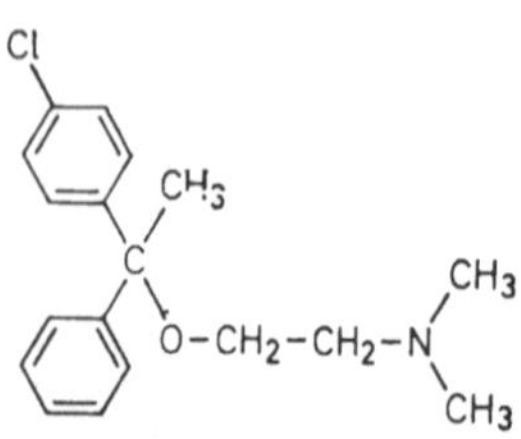

*N,N*-Dimethyl-2-(*p*-chlor-1,1-diphenylethoxy)-ethylamin = β-Dimethylaminoethyl-(*p*-chlor-α-methylbenzhydryl)-äther = 2-[1-(4-Chlorphenyl)-1-phenylethoxy]-*N,N*-dimethylethanamin (●)

H Hydrochlorid (562-09-4)

S *Chlorphenoxaminhydrochlorid***, Clorevan, *Clorfenossamina cloridrato*, Contristamine, Histol „Horner", Phenoxene, Phenoxine, Systral

V Antihistaminicum, Antiparkinsonmittel

*3643* *(3037)* $C_{18}H_{22}ClNO$
59-96-1

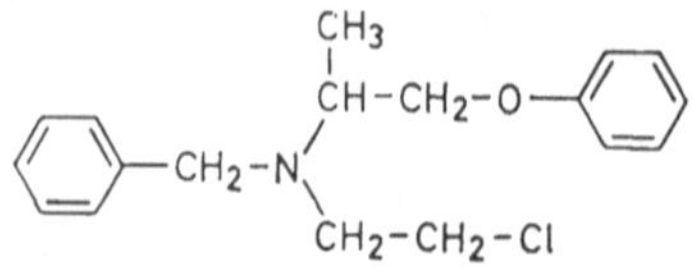

*N*-(β-Chlorethyl)-*N*-(1-methyl-2-phenoxyethyl)-benzylamin = *N*-(2-Chlorethyl)-*N*-(1-methyl-2-phenoxyethyl)benzenmethanamin (●)

H Hydrochlorid (63-92-3)

S 688 A, *Bensylytum*, Blocadren „Benzon", Dibencilina, Dibenyline, Dibenzylin(e), Dibenzyran, *Phenoxybenzaminhydrochlorid***, SKF 688-A

V Vasodilatans, Antihypertonicum (α-Rezeptorenblocker)

---

*3644* *(3038)* $C_{18}H_{22}Cl_2N_4O_2S$
553-31-1

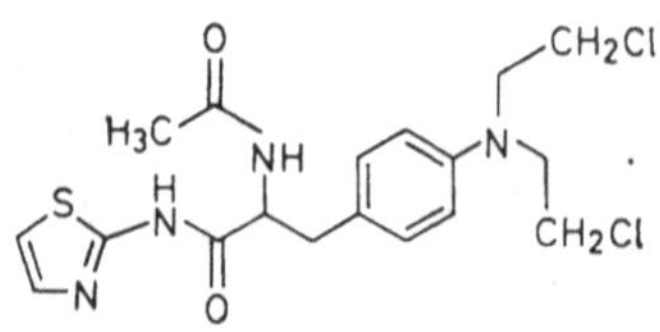

α-Acetamido-*p*-[bis-(2-chlorethyl)-amino]-*N*-(2-thiazolyl)-hydrocinnamamid = 2-Thiazolylamid-*N*-acetylsarcolysin = α-(Acetylamino)-4-[bis(2-chlorethyl)amino]-*N*-2-thiazolylbenzenpropanamid (●)

S Asazol

V Cytostaticum

---

*3645* *(3039)* $C_{18}H_{22}FNO$
793-52-2

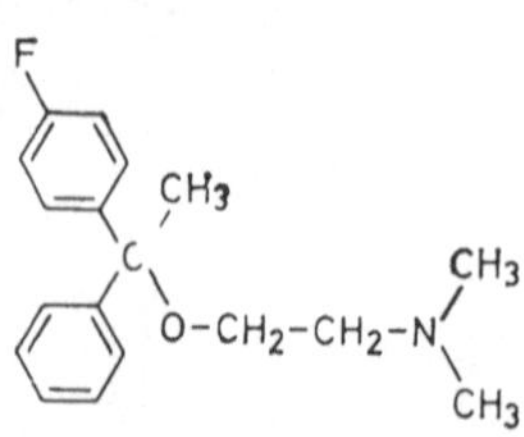

*N,N*-Dimethyl-2-(*p*-fluor-1,1-diphenylethoxy)-ethylamin = β-Dimethylaminoethyl-(*p*-fluor-α-methylbenzhydryl)-äther = 2-[1-(4-Fluorphenyl)-1-phenylethoxy]-*N*,*N*-dimethylethanamin (●)

H Hydrochlorid

S Fluodryl, *Meflophenhydraminhydrochlorid*

V Antihistaminicum

---

*3646* $C_{18}H_{22}J_3N_3O_8$

**31112-62-6**

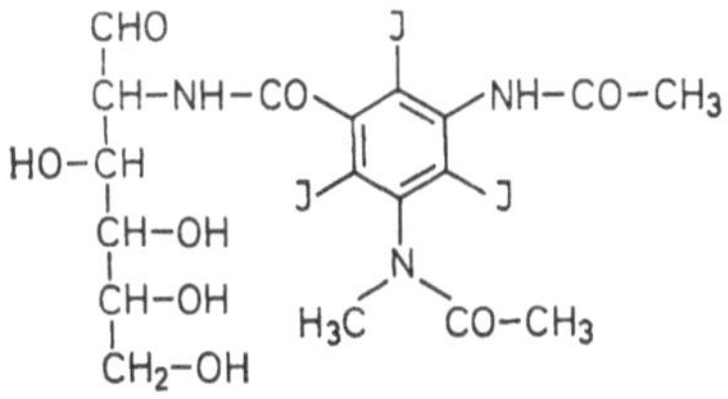


2-[3-Acetamido-2,4,6-trijod-5-(*N*-methylacetamido)-benzamido]-2-desoxy-D-glucose = 2-[[3-(Acetylamino)-5-(acetylmethylamino)-2,4,6-trijodbenzoyl]amino]-2-deoxy-D-glucose (●)

H nach anderen Angaben Verbindung mit Glucopyranosestruktur **(55134-11-7)**

S Amipaque, *Metrizamid***, Win 39103

V Röntgenkontrastmittel

---

*3647* *(3040)* $C_{18}H_{22}N_2$

**82-92-8**

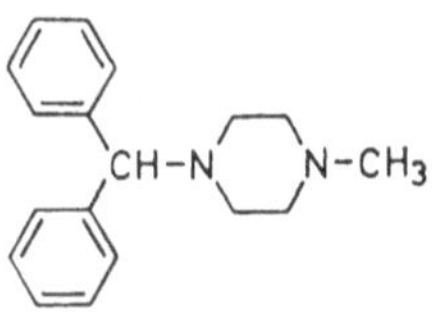


1-(Diphenylmethyl)-4-methylpiperazin (●) = 1-Benzhydryl-4-methylpiperazin

H Monohydrochlorid **(303-25-3)** [oder auch Lactat **(5897-19-8)**]

S Clamin, *Cyclizinhydrochlorid***, Echnatol, Erozine, Fortravel, Maremal, Marezine, Marzine, Motozina, Nautazine, Neo-Devomit „Noury", Reis-fit, Sereen, Valoid, Wellcome 47-83

V Antihistaminicum, Antiemeticum

---

*3648* *(3041)* $C_{18}H_{22}N_2$

**27432-00-4**

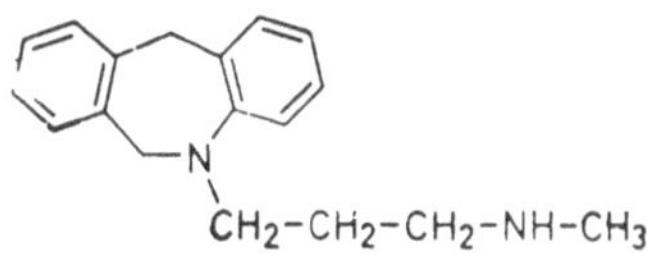


5,6-Dihydro-5-(3-methylaminopropyl)-11*H*-dibenz[*b*,*e*]azepin = 6,11-Dihydro-*N*-methyl-5*H*-dibenz[*b*,*e*]azepin-5-propanamin (●)

S *Mezepin***

V Antidepressivum

---

*3649* *(3042)* $C_{18}H_{22}N_2$

**50-47-5**

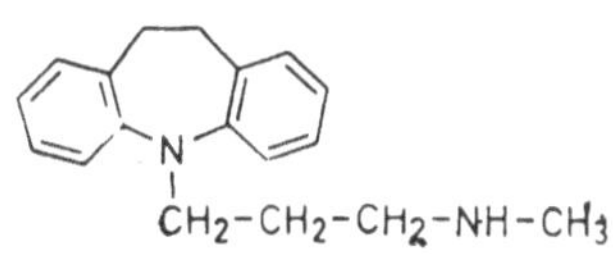


10,11-Dihydro-5-(3-methylaminopropyl)-5*H*-dibenz[*b*,*f*]azepin = *N*-(3-Methylaminopropyl)-iminodibenzyl = 10,11-Dihydro-*N*-methyl-5*H*-dibenz[*b*,*f*]azepin-5-propanamin (●)

H Hydrochlorid **(58-28-6)**

S Depramine „Propan", *Desipraminhydrochlorid***, *Desmethylimipraminhydrochlorid*, DMI, Ex 4355, G 35020, Irene, JB-8181, Majoliser, Nebril, Norpolake, Norpramin, Norpran, Nortimil, Notranyl, Pertofran, Pertofren, Pertofrina, Petylyl, Sertofren

V Thymolepticum

*3649-01*

H 2,6-Di-*tert*.-butylnaphthalin-1,5-disulfonat

S *Desipramindibudinat***, Nebril-Caps.

V Thymolepticum

---

*3650* *(3043)* $C_{18}H_{22}N_2OS$

**61-01-8**

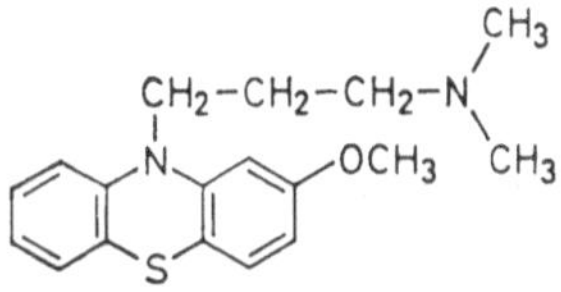


2-Methoxy-10-(3-dimethylaminopropyl)-phenothiazin = 2-Methoxy-*N*,*N*-dimethyl-10*H*-phenothiazin-10-propanamin (●)

H auch Maleat (3403-42-7)
S F.I. 5631, *Methopromazin***, Methopropazine, *Methoxypromazine*, Mopazine, Neoproma, 4632 R.P., Tentone, Vetamozine, Vetomazin
V Neurolepticum

*3651* *(3044)* $C_{18}H_{22}N_2O_2$
31 416-65-6

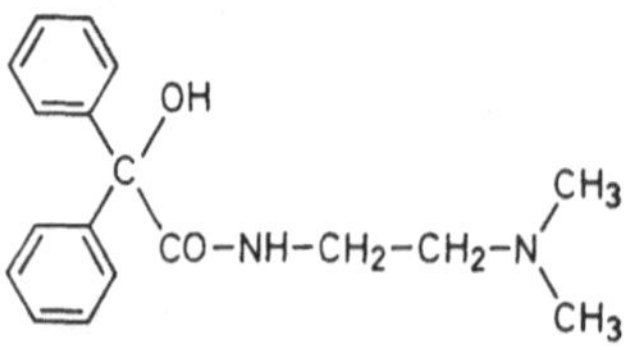

*N*-(β-Dimethylaminoethyl)-benzilamid = *N*-[2-(Dimethylamino)ethyl]-α-hydroxy-α-phenylbenzenacetamid (●)
H Hydrochlorid
S Aspamin A, Parpon A, Parpon M
V Spasmolyticum

*3652* *(3045)* $C_{18}H_{22}N_2O_2$
101-93-9

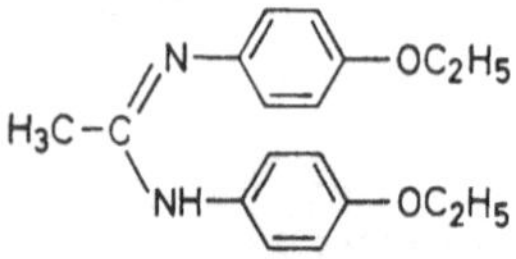

*N,N'*-Bis-(4-ethoxyphenyl)-acetamidin = *N,N'*-Bis(4-ethoxyphenyl)ethanimidamid (●)
S *Fenacaine*, Holocain(e), *Phenacain**, *Tanicaine*
V Lokalanästheticum

*3653* *(3046)* $C_{18}H_{22}N_2O_2S$
3689-50-7

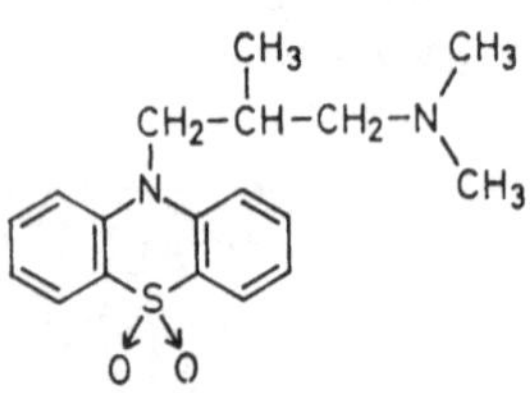

10-(3-Dimethylamino-2-methylpropyl)-phenothiazin-5,5-dioxid = *N,N*,β-Trimethyl-10*H*-phenothiazin-10-propanamin-5,5-dioxid (●)
H auch Hydrochlorid (4784-40-1)
S Doxergan, Dysedon, Imakol, *Oxomemazin***, 6847 R.P.
V Sedativum, Antitussivum, Antiallergicum, Antipruriginosum

*3654* *(3047)* $C_{18}H_{22}N_2O_2S$

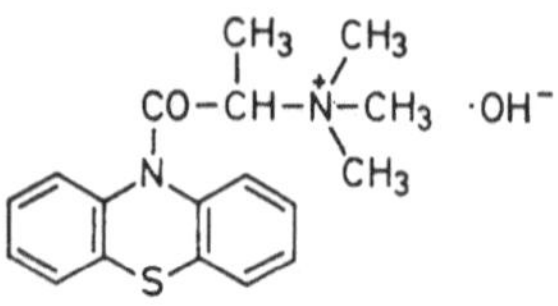

*N,N,N*-Trimethyl-1-(10-phenothiazinylcarbonyl)-ethylammoniumhydroxid = 10-(2-Trimethylammoniopropionyl)-phenothiazin = *N,N,N*,α-Tetramethyl-β-oxo-10*H*-phenothiazin-10-ethanaminiumhydroxid (●)
H Bromid (298-48-6)
S Astra 1470, *Phenthimentoniumbromid*, Secergan
V Parasympathicolyticum (zur Ulcustherapie)

*3655* $C_{18}H_{22}N_2O_4$

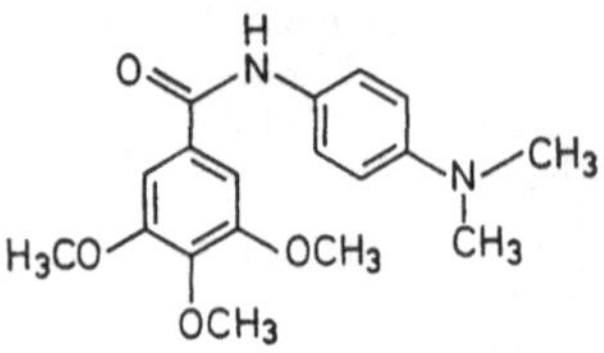

4'-Dimethylamino-3,4,5-trimethoxybenzanilid = *N*-[4-(Dimethylamino)phenyl]-3,4,5-trimethoxybenzamid (●)
S BL-M 188, *Methonalide*
V Neurolepticum

*3656* *(3048)* $C_{18}H_{22}N_2O_4$
7279-57-4

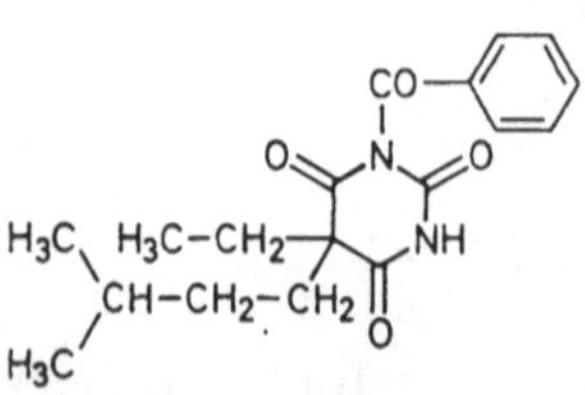

1-Benzoyl-5-ethyl-5-isopentylbarbitursäure = 1-Benzoyl-5-ethyl-5-(3-methylbutyl)-2,4,6(1*H*,3*H*,5*H*)-pyrimidintrion (●)
S Benzamyl, Benzobamil, Benzoylbarbamyl
V Antiepilepticum

*3657* $C_{18}H_{22}N_2O_4S$

**36148-38-6**

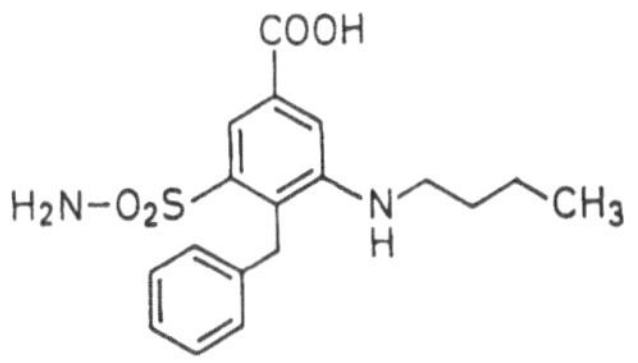

4-Benzyl-3-butylamino-5-sulfamoylbenzoesäure = 3-(Butylamino)-α-phenyl-5-sulfamoyl-*p*-toluesäure = 3-(Aminosulfonyl)-5-(butylamino)-4-(phenylmethyl)benzoesäure (●)

S *Besunid**

V Diureticum

---

*3658* *(3049)* $C_{18}H_{22}N_2O_5S$

**551-27-9**

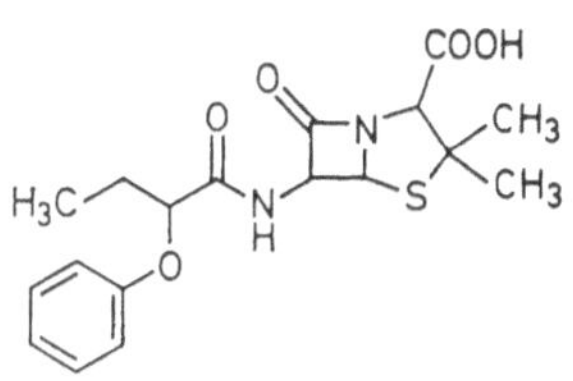

3,3-Dimethyl-7-oxo-6-(α-phenoxybutyramido)-4-thia-1-azabicyclo-[3.2.0]-heptan-2-carbonsäure = 6-(α-Phenoxybutyramido)-penicillansäure = α-Phenoxypropylpenicillin = [2*S*-(2α,5α,6β)]-3,3-Dimethyl-7-oxo-6-[(1-oxo-2-phenoxybutyl)amino]-4-thia-1-azabicyclo[3.2.0]heptan-2-carbonsäure (●)

H Kaliumsalz **(1245-44-9)** (möglicherweise zum Teil auch Nr. 3659)

S Baycilina, Baycillin, Bayer 5395, Bayercilina, Bayercillin, BRL 284, Brocillin(e), Celtacillin, Cetacillin, Cilinex, Delprosyn, Domocilline, Oracillin „Takeda", Oricillin (neue Form), *Phenoxypropylpenicillin-Kalium*, Pluscillin, Prevepen, *Propicillin-Kalium**, Synthepen P, Trescillin, Ultrapen

V oral wirksames Antibioticum

---

*3659* *(3050)* $C_{18}H_{22}N_2O_5S$

**3736-12-7**

6-(L-α-Phenoxybutyramido)-penicillansäure = [2*S*-[2α,5α,6β(*R**)]]-3,3-Dimethyl-7-oxo-6-[(1-oxo-2-phenoxybutyl)amino]-4-thia-1-azabicyclo[3.2.0]-heptan-2-carbonsäure (●)

H Kaliumsalz **(4803-44-5)**

S *Levopropicillin-Kalium***, *Levopropylcillin Potassium*, P-248, *Potassium Levopropylcillin*

V oral wirksames Antibioticum

---

*3660* *(3051)* $C_{18}H_{22}N_2O_5S$

**4780-24-9**

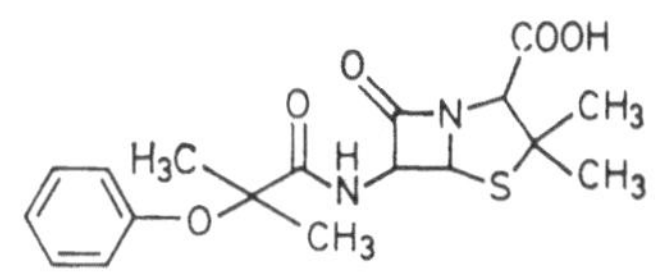

3,3-Dimethyl-6-(2-methyl-2-phenoxypropionamido)-7-oxo-4-thia-1-azabicyclo-[3.2.0]-heptan-2-carbonsäure = 6-(2-Methyl-2-phenoxypropionamido)-penicillansäure = 1-Methyl-1-phenoxyethylpenicillin = [2*S*-(2α,5α,6β)]-3,3-Dimethyl-6-[(2-methyl-1-oxo-2-phenoxypropyl)amino]-7-oxo-4-thia-1-azabicyclo[3.2.0]heptan-2-carbonsäure (●)

S *Isopropicillin***, Lilly 33332

V Antibioticum

---

*3661* *(3052)* $C_{18}H_{22}N_2S$

**60-91-3**

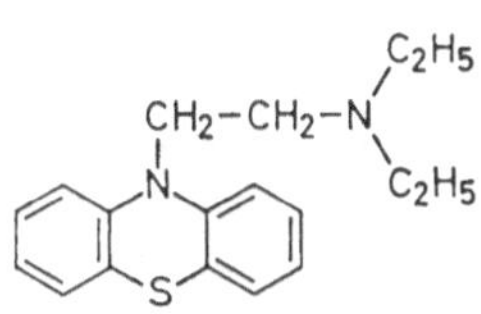

10-(2-Diethylaminoethyl)-phenothiazin = *N,N*-Diethyl-10*H*-phenothiazin-10-ethanamin (●)

H Hydrochlorid **(341-70-8)**

S Antipar, Aparkazin, Casantin, Deparkin, *Diäthazin*, *Diethazinhydrochlorid**, Dinezin, Diparcol, Diparkol, *Eazaminum*, Ethylemin, Latibon, Parkazin, 2987 R.P., Thiantan, Thiantetten, Thiontan

V Antihistaminicum, Antiallergicum, Antiparkinsonmittel

*3662* (3053) $C_{18}H_{22}N_2S$
84-96-8

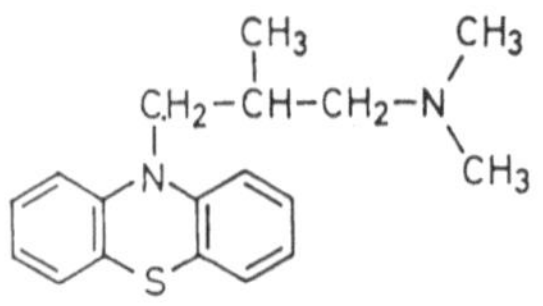

10-(3-Dimethylamino-2-methylpropyl)-phenothiazin = *N*,*N*,β-Trimethyl-10H-phenothiazin-10-propanamin (●)

H auch Tartrat (4330-99-8)

S *Alimemazin***, Alimezine, Bayer 1219, *Isobutrazine, Methylpromazine,* Nedeltran, Normaln A, Palpex, Panectyl, Repeltin, 6549 R. P., SKF 5277, Temaril, Teralene, Theralen, Théralène, *Trimeprazine,* Vallergan, Vanectyl, Variargil

V Antihistaminicum, Psychosedativum

*3663* (3054) $C_{18}H_{22}N_2S$
20977-53-1

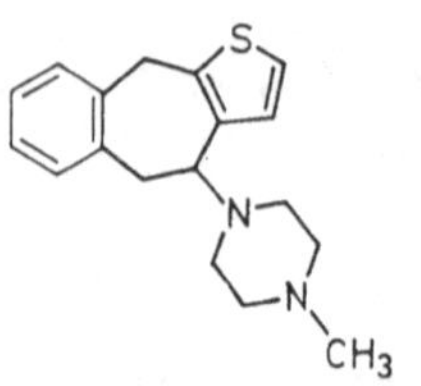

4-(4-Methyl-1-piperazinyl)-5,10-dihydro-4*H*-benzo[4,5]cyclohepta[2,1-*b*]thiophen = 1-(5,10-Dihydro-4*H*-benzo[5,6]cyclohepta[1,2-*b*]thien-4-yl)-4-methylpiperazin (●)

S *Perathiapten*

V Psychosedativum

*3664* (3055) $C_{18}H_{22}N_4O_7$
5735-19-3

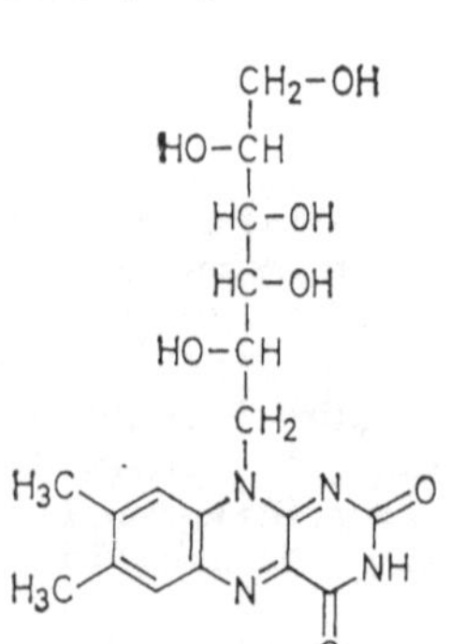

6,7-Dimethyl-9-(D-*galacto*-2,3,4,5,6-pentahydroxyhexyl)-isoalloxazin = 7,8-Dimethyl-10-(D-1′-dulcityl)-isoalloxazin = 1-Deoxy-1-(3,4-dihydro-7,8-dimethyl-2,4-dioxobenzo[*g*]pteridin-10(2*H*)-yl)-D-galactitol (●)

S *Galactoflavin*

V Riboflavinantagonist

*3665* (3056) $C_{18}H_{22}N_4O_7$
8002-52-6

x-Hydroxymethylriboflavin

S Hyflavin, *Methylolriboflavin*

*3666* (3057) $C_{18}H_{22}O$
53-45-2

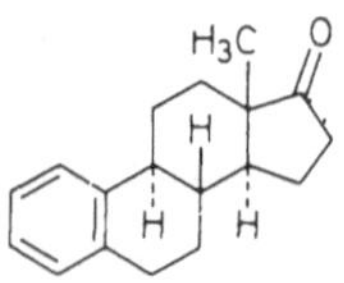

Östra-1,3,5(10)-trien-17-on (●)

S Adopron, Agrestin, *Desoxyestrone, Desoxyöstron*

V Anabolicum, Antihypercholesterinämicum

*3667* (3058) $C_{18}H_{22}O_2$
5635-50-7

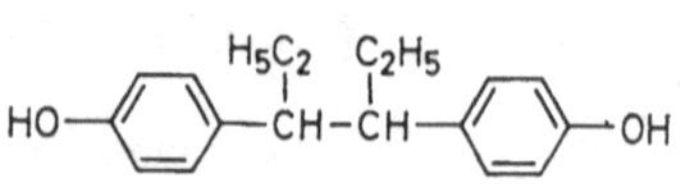

*p*,*p*′-(1,2-Diethylethylen)-diphenol = *p*,*p*′-Dihydroxy-3,4-diphenylhexan = 4,4′-(1,2-Diethyl-1,2-ethandiyl)bis[phenol] (●)

H auch die *meso*-Verb. [*R**,*S**] (●) (84-16-2)
vgl. auch Nrr. 3717, 4884, 5276, 5835, 5932

S Celum, Cycloestrol, *Dihydrodiäthylstilböstrol, Dihydrostilböstrol, Esestrolo,* Estra-Plex, Estrene, Estrifar, Estrogenolo, Estronal, Femirogen, Folliplex, *Hexanestrol, Hexanöstrol,* Hexestrofen, *Hexestrol***, Hexital, *Hexoestrol,* Hexron, Hextrol, Hexypheen, Hormoestrol, *Mesohexöstrol,* Novostrol, NSC-9894, Retalon-Salbe, Robal DP, Synestrol, *Synoestrol(um),* Syntex, Synthovo, Vitestrol

V synthetisches Östrogen

*3668* (3059) $C_{18}H_{22}O_2$
**53-16-7**

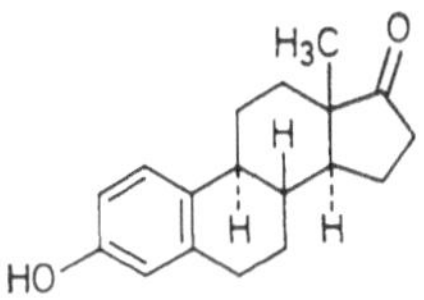


3-Hydroxyöstra-1,3,5(10)-trien-17-on (●)

H vgl. auch Nrr. 3673, 3932, 4037, 4314, 5878

S Almescon, Amniotin, Aquacrine, Aqua-Est, Caestrone, Conestron, Crinovaryl, Cristallovar, Crystogen, Destrone, Estrenol, Estrogen forte tabl., Estrol, Estromed, Estromone „Endo“, *Estron***, Estronol, Estropon, Estrovarin, Estrugenone, Estrusol, Femestrone, Femidyn, Femogen „Stickley“, *Foliculina*, Folikrin, Folimona-Ovulos, Folipex, Folisan, Follestrine, Follestrol, Follicolina, Follicormone „Sodia“, *Folliculine*, Follicunodis, Follidrin forte, *α-Follikelhormon*, *Follikulin*, Ginezid, Glandubolin, Hiestrone, Hormofollin, Hormovarine, Kestrone, Ketodestrin, *Ketohydroxyestrin*, *Ketooxyoestrin*, Kolpon, Konogen, Livifollin, Menagen, Menfacid, Menformon-Dragees, Mestronaq, Mestrone, Natestrin, Natrogen, Oestrobion, Oestroform-Tablets, Oestroglandol, Oestrogynon, *Östron*, *Östron b*, Oestropur, Oestrosalve, Ondena (alte Form), Ovaria Ormon „Farbio“, Ovasterol, Ovex Leo, Ovifollin, Ovormol-B-Tabl., Perlatan, Propagon-S, Solestrin, Spargan, Theelin, Thelestrin, Thelykinin, Tokokin, Unden, Urestrin, Wynestrone

V Follikelhormon

---

*3669* (146 N) $C_{18}H_{22}O_2$
**10161-33-8**

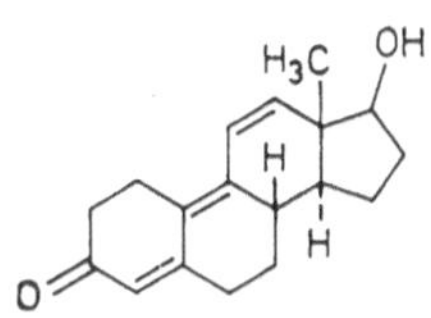


17β-Hydroxy-4,9,11-östratrien-3-on = (17β)-17-Hydroxyöstra-4,9,11-trien-3-on (●)

H auch Hexahydrobenzylcarbonat (23454-33-3) vgl. auch Nr 4315

S Hexabolan, R 2580, *Trenbolon***, *Trienbolone*

V Anabolicum

---

*3670* (3060) $C_{18}H_{22}O_3$
**566-76-7**

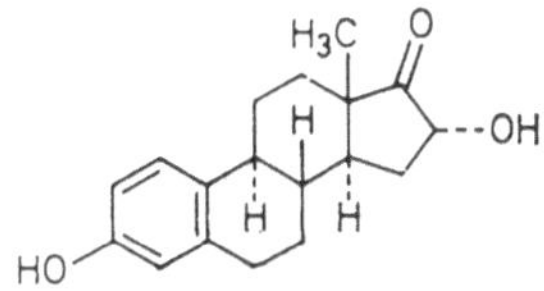


3,16α-Dihydroxy-1,3,5(10)-östratrien-17-on = 16α-Hydroxyöstron = (16α)-3,16-Dihydroxyöstra-1,3,5(10)-trien-17-on (●)

H vgl. auch Nr. 4885

S Hormocervix, *Hydroxyöstron*

V Östrogen

---

*3671* (3061) $C_{18}H_{22}O_3$
**517-18-0**

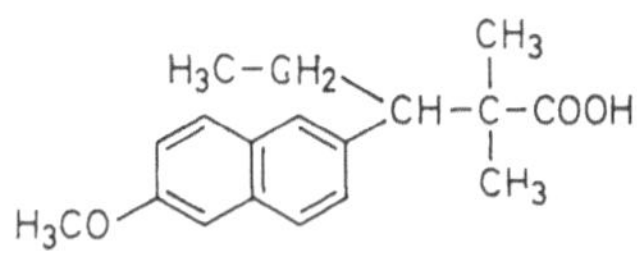


2,2-Dimethyl-3-(6-methoxy-2-naphthyl)-valeriansäure = α,α-Dimethyl-β-ethyl-β-(6-methoxy-2-naphthyl)-propionsäure = β-Ethyl-6-methoxy-α,α-dimethyl-2-naphthalenpropansäure (●)

S Cur-men, Ercostrol, Geklimon, *Methallenestril***, *Methallenoestril*, *Methallenoestrol*, Novestrine, Vallestril

V Östrogen

---

*3672* (3062) $C_{18}H_{22}O_5$
**17924-92-4**

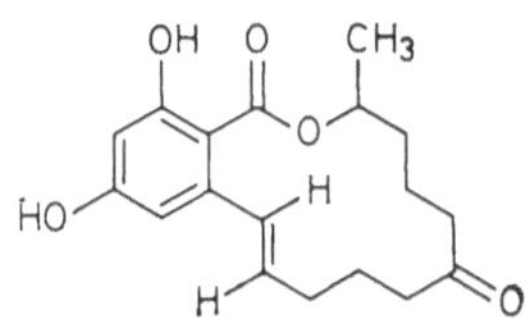


6-(10-Hydroxy-6-oxo-*trans*-1-undecenyl)-β-resorcylsäurelacton = [*S*-(*E*)]-3,4,5,6,9,10-Hexahydro-14,16-dihydroxy-3-methyl-1*H*-2-benzoxacyclotetradecin-1,7(8*H*)-dion (●)

S F 2, FES, RAL, *Zearalenone*

V Anabolicum, Uterotrophicum (Wirkstoff aus Gibberella zeae)

*3673* (3063) $C_{18}H_{22}O_5S$
481-97-0

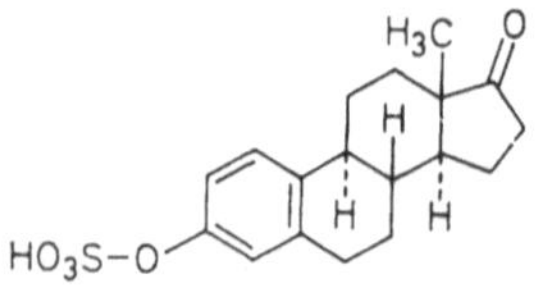

17-Oxo-1,3,5(10)-östratrien-3-ylhydrogensulfat = Östron-3-monosulfat = 3-(Sulfooxy)östra-1,3,5(10)-trien-17-on (●)

H Natriumsalz (438-67-5)

S Conestoral, Estronal „Orion", Estrosan, Evex, Morestin, *Natriumöstronsulfat*, *Sodium estrone sulfate*

V Östrogen

*3673-01* (3063a) 7280-37-7

H Piperazinsalz

S Estropin, Harmogen, Ogen, *Piperazine Estrone Sulfate*, *Piperazinöstronsulfat*, Sulestrex Piperazine, Sultrex

V Östrogen

*3674* (3064) $C_{18}H_{22}O_6S_2$
60 252-39-3

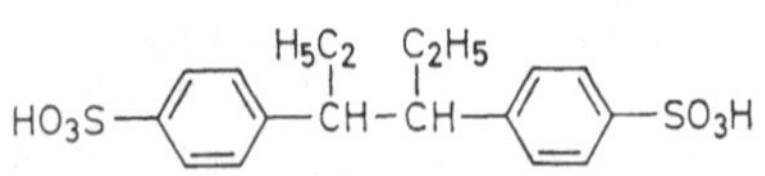

*meso-p,p'*-(1,2-Diethylethylen)-bis-benzolsulfonsäure = *meso*-3,4-Bis-(*p*-sulfophenyl)-hexan = (*R**, *S**)-4,4'-(1,2-Diethyl-1,2-ethandiyl)bis[benzensulfonsäure] (●)

H Dikaliumsalz (3563-47-1)

S Sigetin, Sygethin

V wasserlösliches Östrogenderivat gegen fetale Asphyxie

*3675* (3065) $C_{18}H_{22}O_8P_2$
522-40-7

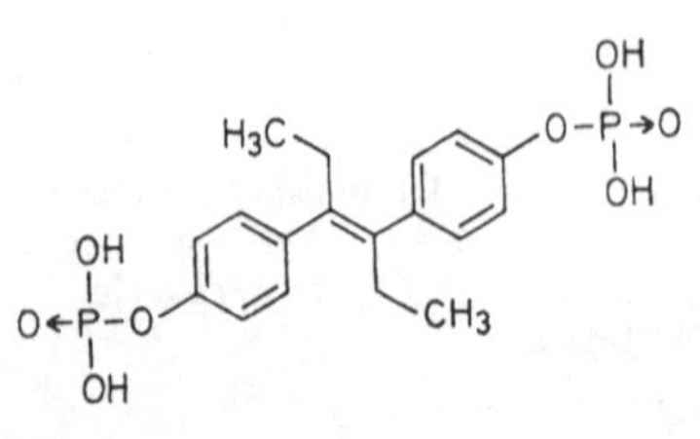

*trans*-α,α'-Diethylstilben-4,4'-diol-bis-(dihydrogenphosphat) = *p,p'*-(1,2-Diethylvinylen)-bis-phenyldihydrogenphosphat = 4,4'-Dihydroxy-α,β-diethylstilbendiphosphat = Diethylstilböstroldiphosphat = (*E*)-4,4'-(1,2-Diethyl-1,2-ethendiyl)-bis[phenol]bis(dihydrogenphosphat) (●)

H meist Tetranatriumsalz (23 519-26-8)

S Cytonal, *Diaethylstilboestroli phosphas*, Difostilben, Diphostilben, *Fosfestrol***, Fosfostilben, Fostrolin, Honvan, Honvol, NSC-10481, *Phosphestrol*, *Phosphoestrolum*, St 52-Asta, St 52 Lucien, *Stilböstroldiphosphat*, Stilbostatin, Stilphostrol

V Cytostaticum (Östrogenderivat)

*3676* (3066) $C_{18}H_{23}N$
13 957-55-6

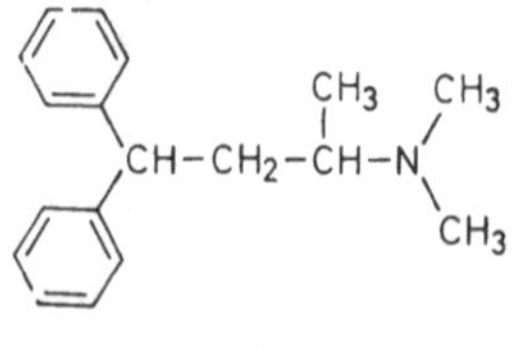

*N,N*,1-Trimethyl-3,3-diphenylpropylamin = 4,4-Diphenyl-2-dimethylaminobutan = *N,N*,α-Trimethyl-γ-phenylbenzenpropanamin (●)

H Hydrochlorid (22 173-83-7)

S Recipavrin

V Spasmolyticum

*3677* (3067) $C_{18}H_{23}N$
5632-44-0

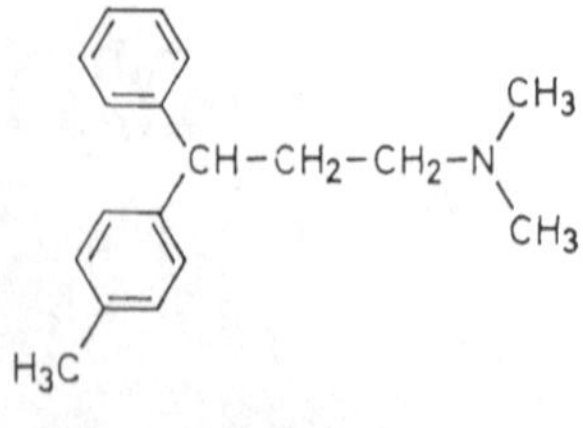

*N,N*-Dimethyl-3-phenyl-3-(*p*-tolyl)-propylamin = 1-Phenyl-1-(*p*-tolyl)-3-dimethylaminopropan = *N,N*,4-Trimethyl-γ-phenylbenzenpropanamin (●)

H Hydrochlorid (3339-11-5)

S Pragman, Pratalgin, *Tolpropaminhydrochlorid***, Tylagel

V Antihistaminicum, Antiallergicum

*3678* *(3068)* $C_{18}H_{23}NO$
**22 232-57-1**

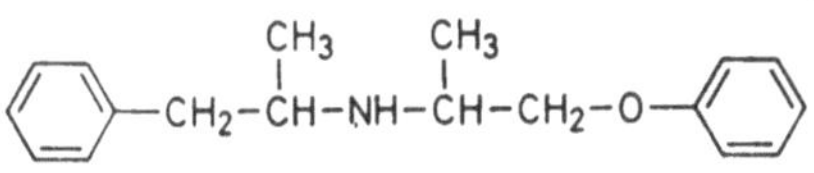

(±)-α-Methyl-*N*-(1-methyl-2-phenoxyethyl)-phenethylamin = DL-*threo*-3,5-Dimethyl-1,6-diphenyl-1-oxa-4-azahexan = (*R**, *R**)-(±)-α-Methyl-*N*-(1-methyl-2-phenoxyethyl)benzenethanamin (●)

H auch Hydrogenfumarat **(1590-35-8)**

S 3697 C.B., Dismalgina, Dysmalgine, Evalgin, *Racefemin***

V Spasmolyticum, Myorelaxans, Uterusrelaxans

---

*3679* *(3069)* $C_{18}H_{23}NO$
**15 687-08-8**

(+)-α-Methyl-*N*-(1-methyl-2-phenoxyethyl)-phenethylamin = (+)-α-Methyl-*N*-(1-methyl-2-phenoxyethyl)benzenethanamin (●)

S *Dextrofemin**, Dysmalgine injectable

V Myorelaxans, Uterusrelaxans

---

*3680* *(3070)* $C_{18}H_{23}NO$
**3572-74-5**

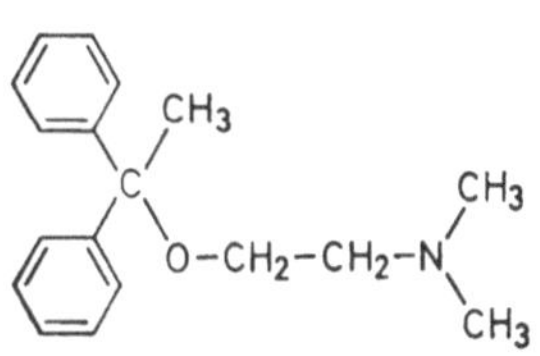

*N*,*N*-Dimethyl-2-(1,1-diphenylethoxy)-ethylamin = β-Dimethylaminoethyl-α′-methylbenzhydryläther = 2-(1,1-Diphenylethoxy)-*N*,*N*-dimethylethanamin (●)

H Hydrochlorid **(4747-24-4)**

S Alfadryl „Spofa“, *Mefenhydraminhydrochlorid*, *Mephenhydramin*, *α-Methyldiphenhydraminhydrochlorid*, *Moxastinhydrochlorid***, Spofa 325

V Antihistaminicum

*3680-01* *(3070a)* **21 661-62-1**

H 8-Chlortheophyllinat

S Kinedryl-Wirkstoff, *Mephenhydraminteoclat*, *Mephenhydrinat*, *Moxastinteoclat***, Tedral, Theadryl(ettae)

V Antiemeticum

---

*3681* *(3071)* $C_{18}H_{23}NO$
**83-98-7**

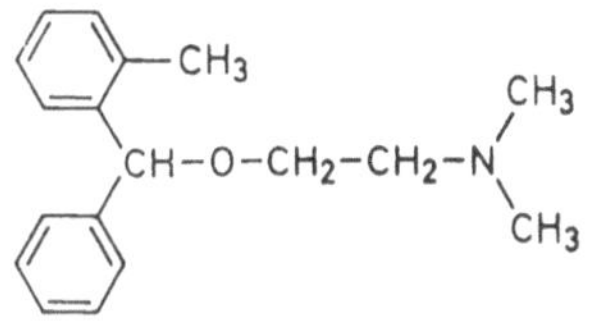

*N*,*N*-Dimethyl-2-[α-(*o*-tolyl)-benzyloxy]-ethylamin = β-Dimethylaminoethyl-*o*-methylbenzhydryläther = *N*,*N*-Dimethyl-2-[(2-methylphenyl)-phenylmethoxy]ethanamin (●)

H Hydrochlorid **(341-69-5)**

S Brocadisipal, Brocasipal, B.S. 5930, Disipal, Distalene „Paylos“, Lysantin, Mebedrol, Mefenamina, Mephenamin(e), *o-Methyldiphenhydraminhydrochlorid*, Orfen, Orfenadin, *Orphenadini chloridum*, *Orphenadrinhydrochlorid***, Parekin, Ventromil

V Antiparkinsonmittel

*3681-01* *(3071a)* **4682-36-4**

H Citrat

S Bio-Flex, Neocyten, Norflex, Plenactol, Ro-Orphena, Tega-Flex, X-Otag

V Muskelrelaxans

---

*3682* *(3072)* $C_{18}H_{23}NO$
**19 804-27-4**

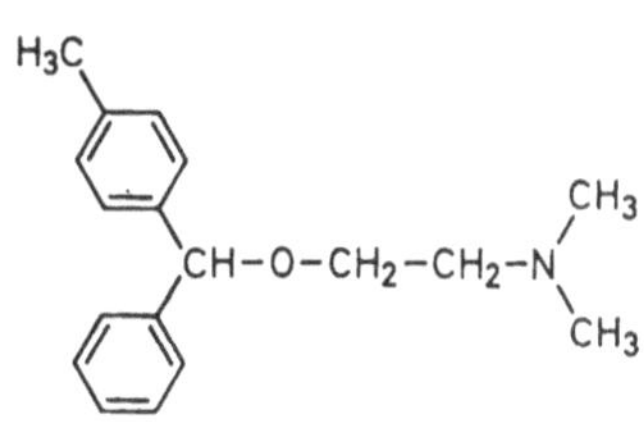

*N*,*N*-Dimethyl-2-[α-(*p*-tolyl)-benzyloxy]-ethylamin = β-Dimethylaminoethyl-*p*-methylbenzhydryläther = *N*,*N*-Dimethyl-2-[(4-methylphenyl)-phenylmethoxy]ethanamin (●)

H Hydrochlorid **(4024-34-4)**

S AH 853, B.S. 556, *p-Methyldiphenhydraminhydrochlorid*, Neo-Benodine, Toladryl

V Antihistaminicum

*3683* *(3073)* $C_{18}H_{23}NO$

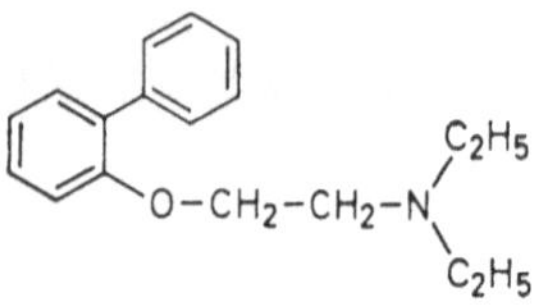

*N,N*-Diethyl-2-(*o*-biphenylyloxy)-ethylamin = 2-(β-Diethylaminoethoxy)-biphenyl = 2-[([1,1'-Biphenyl]-2-yl)oxy]-*N,N*-diethylethanamin (●)

H Hydrochlorid (1734-91-4)

S Coronaril, Dacorène, 1262 F

V Coronarvasodilatans

*3683-01* *(3073a)*

H Monocitrat

S Pectol

V Coronarvasodilatans

---

*3684* $C_{18}H_{23}NO_2$
27 689-69-6

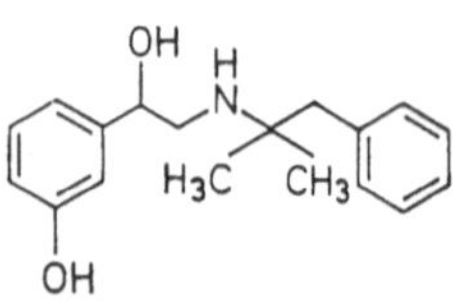

1-(3-Hydroxyphenyl)-2-(α,α-dimethylphenethylamino)-ethanol = α-(α,α-Dimethylphenethylaminomethyl)-*m*-hydroxybenzylalkohol = α-[[(1,1-Dimethyl-2-phenylethyl)amino]methyl]-3-hydroxybenzenmethanol (●)

H *p*-Aminobenzoat (27689-70-9)

S TV 399

V Sympathicomimeticum

---

*3685* *(3074)* $C_{18}H_{23}NO_2$
524-99-2

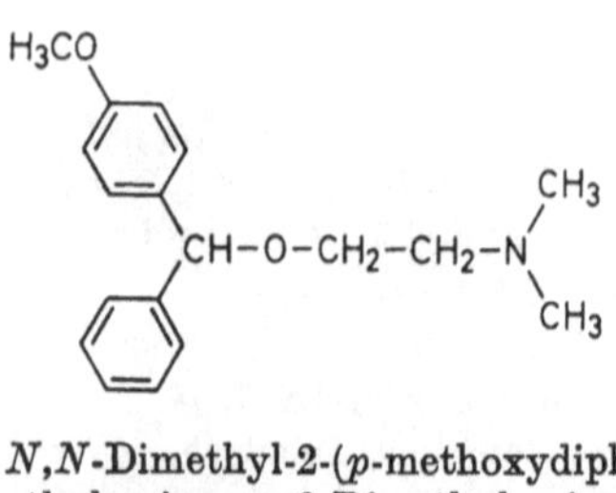

*N,N*-Dimethyl-2-(*p*-methoxydiphenylmethoxy)-ethylamin = β-Dimethylaminoethyl-*p*-methoxybenzhydryläther = 2-[(4-Methoxyphenyl)phenylmethoxy]-*N,N*-dimethylethanamin (●)

H auch Hydrochlorid (6027-00-5)

S Aphilan, Histaphene, Istafene, *Medrylamin***, 4-Methoxybenadryl, Plivistin, Postafen-Salbe, Stopcold, U.C.B. 502

V Antihistaminicum

---

*3686* *(3075)* $C_{18}H_{23}NO_2S$

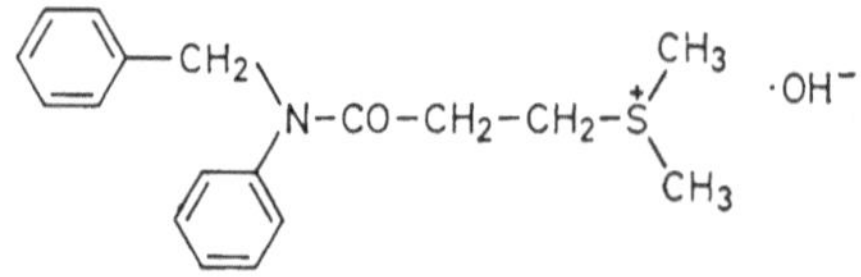

*S,S*-Dimethyl-2-(*N*-benzylphenylcarbamoyl)-ethylsulfoniumhydroxid = *N*-(β-Methylthiopropionyl)-*N*-benzylanilin-*S*-methylhydroxid = *S,S*-Dimethyl-3-oxo-3-[phenyl(phenylmethyl)amino]-propansulfoniumhydroxid (●)

H Jodid

S *Benzamsulfoniumjodid*

V Spasmolyticum

---

*3687* *(3076)* $C_{18}H_{23}NO_3$
395-28-8

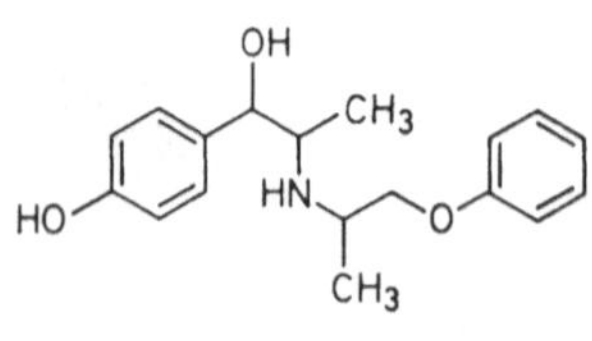

1-(*p*-Hydroxyphenyl)-2-(1-methyl-2-phenoxyethylamino)-propan-1-ol = *p*-Hydroxy-*N*-(1-methyl-2-phenoxyethyl)-norephedrin = *p*-Hydroxy-α-[1-(1-methyl-2-phenoxyethylamino)-ethyl]-benzylalkohol = 4-Hydroxy-α-[1-[(1-methyl-2-phenoxyethyl)amino]ethyl]benzenmethanol (●)

H Hydrochlorid (579-56-6)

S Caa 40, Cardilan „Ferrosan; Philips-Duphar", Defencin, Dilator, Dilavase, Dilum, Duvadilan, Efanol, *Isoxsuprinhydrochlorid***, Suprine, Vadosilan, Vascuprin, Vasodilan, Vasodilene, Vasoplex „Lappe", Vasotran, Vasuprina-Ilfi, Xuprin

V Vasodilatans

*3687-01* 58 379-21-8

H Lactat

S Duphaspasmin (vet.), Partospamin

V Spasmolyticum

*3687-02*

H Harzkomplex

S Defencin, Duvadilan Retard, Fenam, Suprilent

V Vasodilatans

*3687-03* 60 640-79-1

H Theophyllin-7-acetat

S Angiclan, *Teasuprina*

V Vasodilatans

---

*3688* $C_{18}H_{23}NO_3$

34 368-04-2

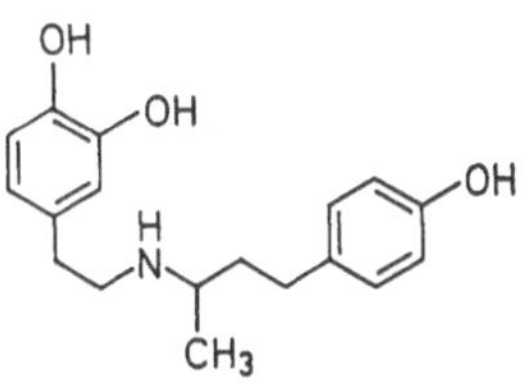


(±)-4-{2-[3-(*p*-Hydroxyphenyl)-1-methylpropyl-amino]-ethyl}-brenzcatechin = (±)-4-[2-[[3-(4-Hydroxyphenyl)-1-methylpropyl]amino]ethyl]-1,2-benzendiol (●)

H Hydrochlorid (52 663-81-7) •

S *Dobutaminhydrochlorid***, Dobutrex, Inotrex, Lilly 46236

V Cardiotonicum

---

*3689* *(3077)* $C_{18}H_{23}NO_3$

19 022-40-3

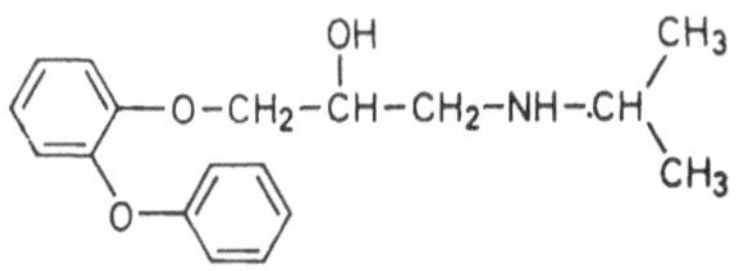


1-Isopropylamino-3-(*o*-phenoxyphenoxy)-2-propanol = 1-[(1-Methylethyl)amino]-3-(2-phenoxyphenoxy)-2-propanol (●)

H Hydrochlorid (6078-90-6)

S PHQA 33

V adrenergischer β-Rezeptorenblocker

*3690* *(3079)* $C_{18}H_{23}NO_3$

509-56-8

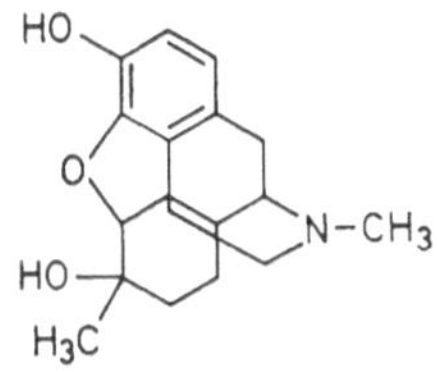


4,5-Epoxy-6,17-dimethylmorphinan-3,6-diol = 3,6-Dihydroxy-6,*N*-dimethyl-4,5-epoxymorphinan = (5α)-4,5-Epoxy-6,17-dimethylmorphinan-3,6-diol (●)

S Methydromorphine, *Methyldihydromorphin***, *Metildiidromorfina*

V Analgeticum

---

*3691* *(3080)* $C_{18}H_{23}NO_3$

125-28-0

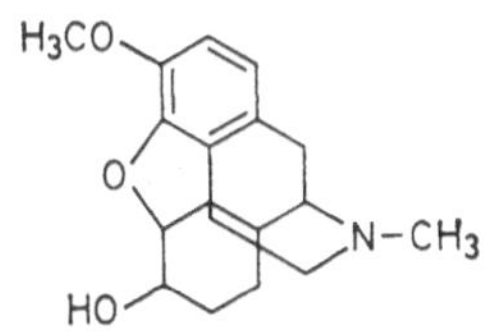


4,5-Epoxy-3-methoxy-17-methylmorphinan-6-ol = 6-Hydroxy-3-methoxy-*N*-methyl-4,5-epoxymorphinan = (5α,6α)-4,5-Epoxy-3-methoxy-17-methylmorphinan-6-ol (●)

H meist Bitartrat (5965-13-9)

S Bicodein „Uquifa", Codhydrine, Dehacodin, DF 118, DH-codeine, Dico, Didrate, Dihydrin, *Dihydrocodein***, Dihydroneopine, Drocode, Fortuss, *Hydrocodein(a)*, Hydrocodin, Nadeine, Novicodin, Paracodein, Paracodin, Parzone, Rapacodin, Rikodeine, Tuscodin

V Hustensedativum

*3691-01* *(3080a)*

H Hydrorhodanid

S Lucodina-Gotas, Paracodin-Tropfen

V Hustensedativum

*3691-02*

H Resinat

S Remedecan

V Hustensedativum

*3692* *(3081)* $C_{18}H_{23}NO_4$

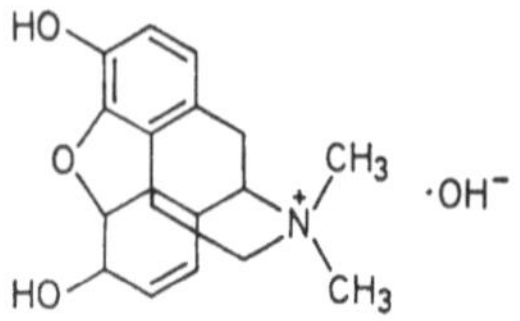

4,5-Epoxy-3,6-dihydroxy-17,17-dimethyl-7-morphineniumhydroxid = (5α,6α)-7,8-Didehydro-4,5-epoxy-3,6-dihydroxy-17,17-dimethylmorphinaniumhydroxid (●)

H Bromid (125-23-5)

S *Morphinmethylbromid*, Morphosan

V Analgeticum

---

*3693* *(3082)* $C_{18}H_{23}NO_4$
529-38-4

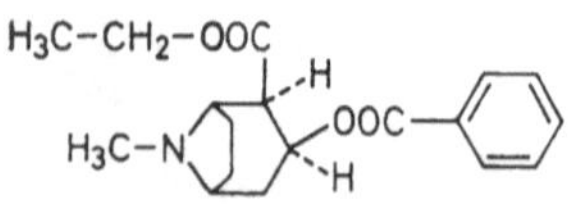

3β-Benzoyloxytropan-2β-carbonsäureethylester = Benzoylekgoninethylester = 3β-Benzoyloxy-2β-ethoxycarbonyltropan = [1*R*-(*exo,exo*)]-3-(Benzoyloxy)-8-methyl-8-azabicyclo[3.2.1]octan-2-carbonsäureethylester (●)

S *Benzoyläthylecgonin*, *Cocäthylin*, Homocaine, *Homococain*

V Lokalanästheticum

---

*3694* *(3083)* $C_{18}H_{23}NO_4S$

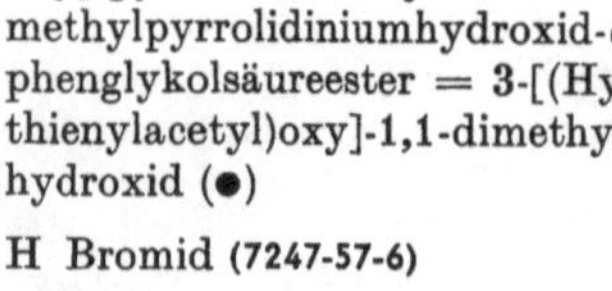

1,1-Dimethyl-3-[α-phenyl-α-(2-thienyl)-glykoloyloxy]-pyrrolidiniumhydroxid = 3-Hydroxy-1,1-dimethylpyrrolidiniumhydroxid-α-phenyl-2-thiophenglykolsäureester = 3-[(Hydroxyphenyl-2-thienylacetyl)oxy]-1,1-dimethylpyrrolidiniumhydroxid (●)

H Bromid (7247-57-6)

S *Heteroniumbromid***, Hetrum bromide, Lilly 31814

V Anticholinergicum

---

*3695* *(3084)* $C_{18}H_{23}NO_6$

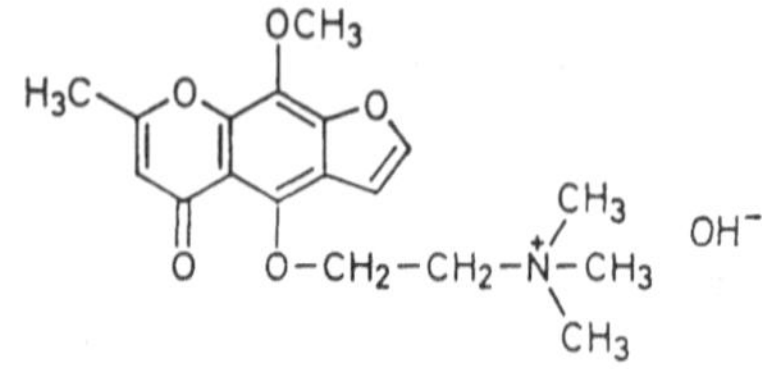

2-(9-Methoxy-7-methyl-5-oxo-5*H*-furo[3,2-*g*]benzopyran-4-yloxy)-ethyltrimethylammoniumhydroxid = 2-[(9-Methoxy-7-methyl-5-oxo-5*H*-furo-[3,2-*g*][1]benzopyran-4-yl)oxy]-*N,N,N*-trimethylethanaminiumhydroxid (●)

H Theophyllinverbindung (17243-56-0)

S *Kellofyllin*, K.C.T., *Visnafyllin***

V Coronarvasodilatans

---

*3696* *(3085)* $C_{18}H_{23}N_3O$
16231-75-7

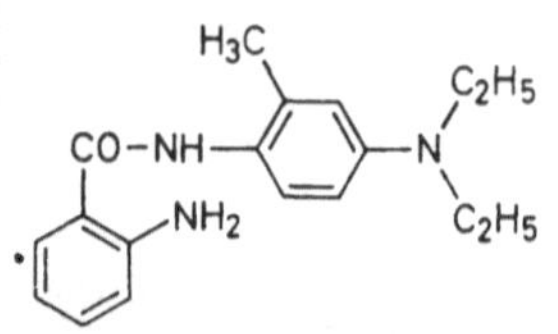

2-Amino-4′-diethylamino-*o*-benzotoluidid = 2-Amino-*N*-[4-(diethylamino)-2-methylphenyl]benzamid (●)

S *Atolid***, Gö 1213, W 5733

V Antikonvulsivum

---

*3697* *(3086)* $C_{18}H_{23}N_3O$
3031-48-9

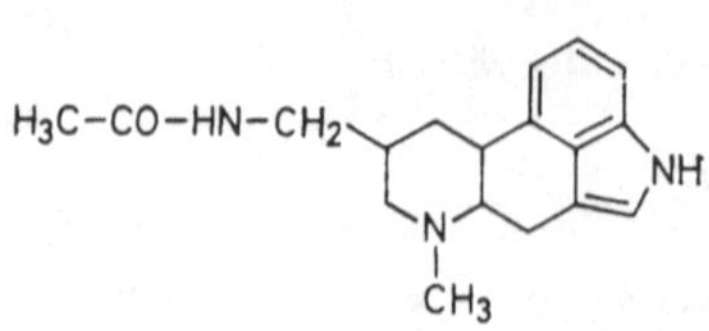

(+)-*N*-Acetyl-9,10-dihydrolysergamin = (+)-*N*-[[(8β)-6-Methylergolin-8-yl]methyl]acetamid (●)

S *Acetergamin***

V Oxytocicum

*3698* *(3087)* $C_{18}H_{23}N_3O$

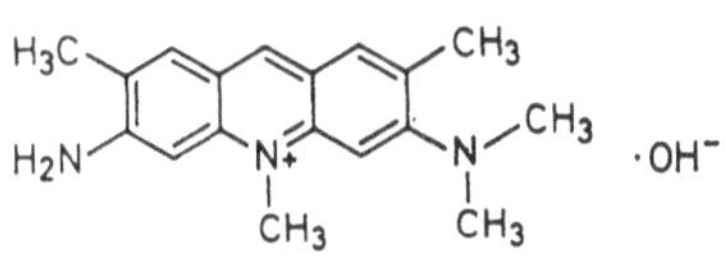

6-Amino-3-(dimethylamino)-2,7,10-trimethylacridiniumhydroxid (●)

H Chlorid (525-12-2)

S Flavicid, *Tetramethylacriflavin*

V Antisepticum

*3699* *(3088)* $C_{18}H_{23}N_3O_2S$
13409-53-5

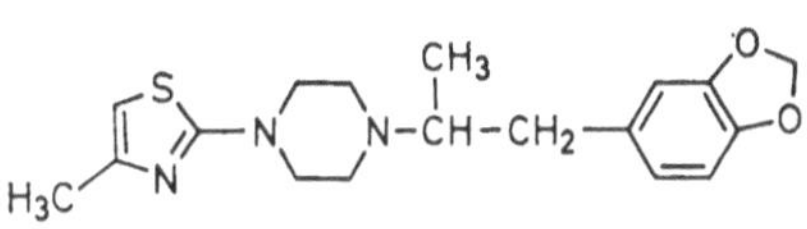

1-(α-Methyl-3,4-methylendioxyphenethyl)-4-(4-methyl-2-thiazolyl)-piperazin = 1-[2-(1,3-Benzodioxol-5-yl)-1-methylethyl]-4-(4-methyl-2-thiazolyl)piperazin (●)

S *Podilfen***

V Hypotensivum

*3700* $C_{18}H_{23}N_5O$
30194-63-9

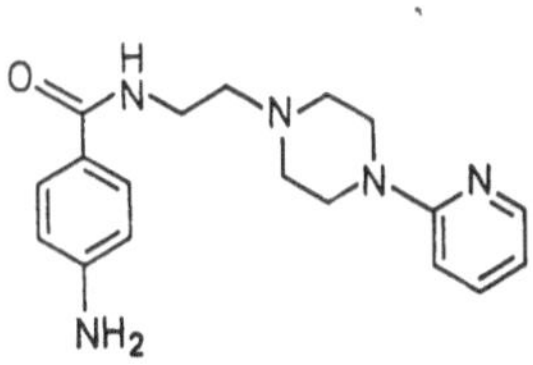

4-Amino-*N*-[2-[4-(2-pyridinyl)-1-piperazinyl]-ethyl]benzamid (●)

S S 1688

V Antiasthmaticum

*3701* *(3089)* $C_{18}H_{23}N_5O_2$
3736-08-1

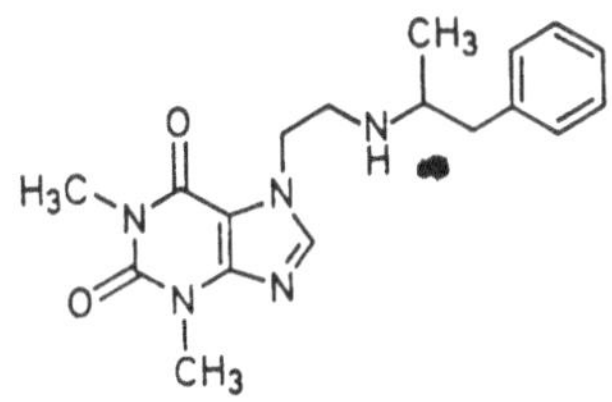

7-[2-(α-Methylphenethylamino)-ethyl]-theophyllin = 3,7-Dihydro-1,3-dimethyl-7-[2-[(1-methyl-2-phenylethyl)amino]ethyl]-1*H*-purin-2,6-dion (●)

H meist Hydrochlorid (1892-80-4)

S *7-Äthyltheophyllin-Amphetamin*, *Amfetylinhydrochlorid*, Captagon, *Fenethyllinhydrochlorid*, *Fenetylini chloridum*, *Fenetyllinhydrochlorid***, H 814, *Theophyllinäthylamphetamin*

V Psychotonicum

*3702* *(3090)* $C_{18}H_{23}N_5O_3$
58166-83-9

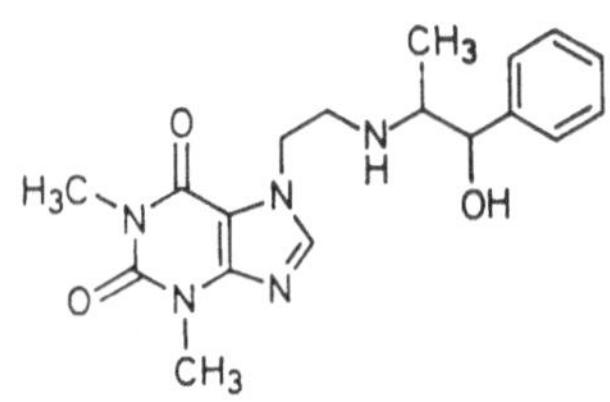

L-7-[2-(β-Hydroxy-α-methylphenethylamino)-ethyl]-theophyllin = [*R*-(*R**,*S**)]-3,7-Dihydro-7-[2-[(2-hydroxy-1-methyl-2-phenylethyl)amino]-ethyl]-1,3-dimethyl-1*H*-purin-2,6-dion (●)

H auch Hydrochlorid (3039-97-2)

S Akrinor-Substanz I, *Cafedrin**, Decrinor-Substanz I, Eufenor-Substancia I, H 835,1, *Kafedrin*, NET, *Norephedrinoäthyltheophyllin*, Praxinor-Substance I

V Kreislaufanalepticum

*3703* $C_{18}H_{23}N_5O_5$
54063-54-6

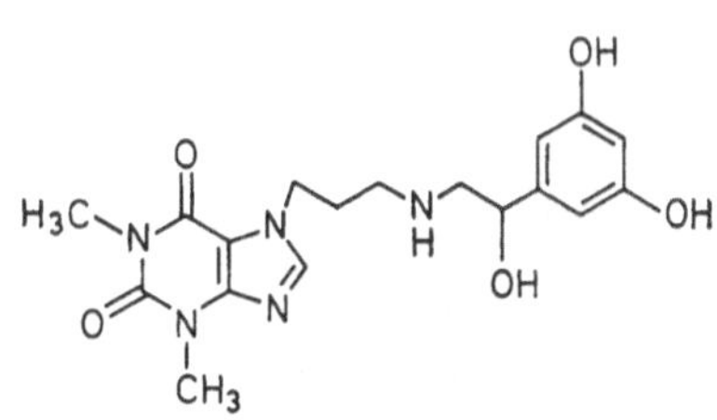

7-[3-(β,3,5-Trihydroxyphenethylamino)-propyl]-theophyllin = 7-[3-[[2-(3,5-Dihydroxyphenyl)-2

hydroxyethyl]amino]propyl]-3,7-dihydro-1,3-dimethyl-1*H*-purin-2,6-dion (●)

H Hydrochlorid (13055-82-8)

S Bronchospasmin, D 1959, *Reproterolhydrochlorid***, W 2946-M

V Bronchodilatans

---

*3704* (*147 N*) $C_{18}H_{24}ClNO_2$

18966-32-0

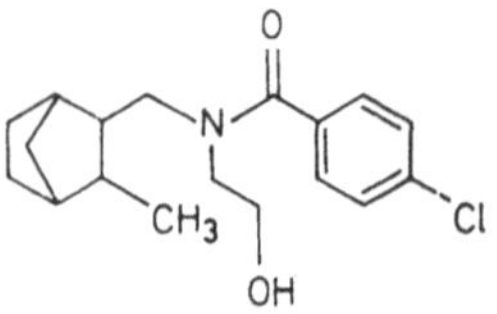

*p*-Chlor-*N*-(2-hydroxyethyl)-*N*-(3-methylnorborn-2-ylmethyl)-benzamid = *N*-(*p*-Chlorbenzoyl)-2-(2-hydroxyethylaminomethyl)-3-methylnorbornan = 4-Chlor-*N*-(2-hydroxyethyl)-*N*-[(3-methylbicyclo[2.2.1]hept-2-yl)methyl]benzamid (●)

S *Chlorocamphamide*, Clamiren, *Clocanfamid***, *Clorocanfamide*

V Ulcustherapeuticum

---

*3705* $C_{18}H_{24}ClN_3O_5S$

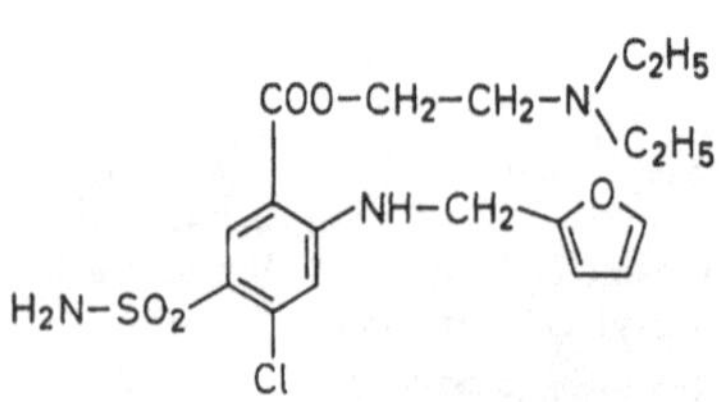

4-Chlor-*N*-(2-furylmethyl)-5-sulfamoylanthranilsäure-β-diethylaminoethylester = 5-(Aminosulfonyl)-4-chlor-2-[(2-furanylmethyl)amino]benzoesäure-2-(diethylamino)ethylester (●)

S *Furosemid-β-diethylaminoethylester*, Nuriban

V Diureticum

---

*3706* (*3091*) $C_{18}H_{24}J_3NO_8$

16024-67-2

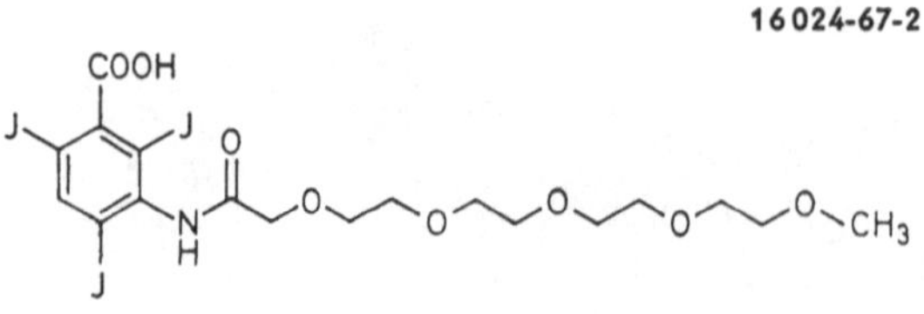

2,4,6-Trijod-3-(3,6,9,12,15-pentaoxahexadecanamido)-benzoesäure = 2,4,6-Trijod-3-[[2-[2-[2-[2-(2-methoxyethoxy)ethoxy]ethoxy]ethoxy]acetyl]-amino]benzoesäure = 2,4,6-Trijod-3-[(1-oxo-3,6,9,12,15-pentaoxahexadec-1-yl)amino]benzoesäure (●)

S *Acidum iotrizoicum***, *Iotrizoic acid***, *Acidum jotrizoicum*

V Röntgenkontrastmittel

---

*3707* (*40 E*) $C_{18}H_{24}N_2O$

448-34-0

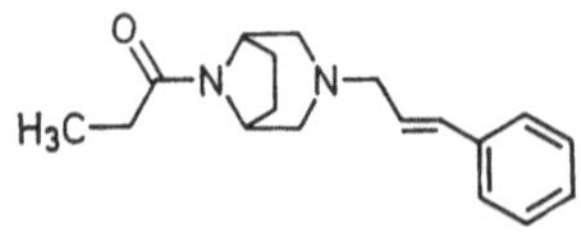

3-Cinnamyl-8-propionyl-3,8-diazabicyclo[3.2.1]-octan = 8-(1-Oxopropyl)-3-(3-phenyl-2-propenyl)-3,8-diazabicyclo[3.2.1]octan (●)

S *Azaprocin***

V parenterales Analgeticum

---

*3708* (*3092*) $C_{18}H_{24}N_2O$

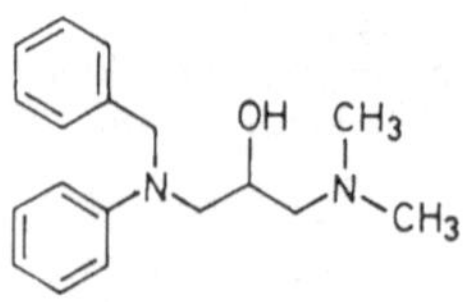

*N*-Benzyl-*N*-phenyl-*N'*,*N'*-dimethyl-1,3-diaminopropan-2-ol = 1-(Dimethylamino)-3-[phenyl(phenylmethyl)amino]-2-propanol (●)

S $AH_1$, Migyl

V Antihistaminicum

---

*3709* (*3093*) $C_{18}H_{24}N_2OS$

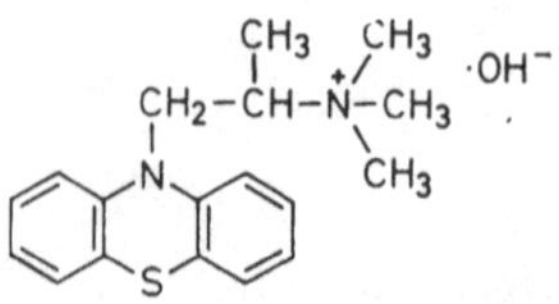

*N*,*N*,*N*,1-Tetramethyl-2-(10-phenothiazinyl)-ethylammoniumhydroxid = *N*-(2-Trimethylammoniopropyl)-phenothiazinhydroxid = *N*,*N*,*N*,α-

Tetramethyl-10*H*-phenothiazin-10-ethanaminium-hydroxid (●)

H Methylsulfat (58-34-4)

S *Methylpromethazinium methylsulfuricum*, Multergan, Multezin, Padisal, 3554 R.P., *Thiazinamiummetilsulfat***, *Thiazinamon*, *Thiozinamin*, Valan

V Antihistaminicum, vagotropes Spasmolyticum

---

*3710* $C_{18}H_{24}N_4OS$
25 827-12-7

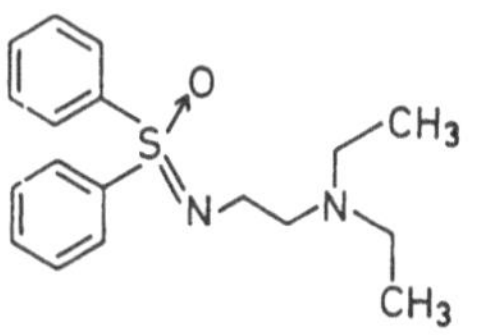

*N*-(2-Diethylaminoethyl)-*S*,*S*-diphenylsulfoximid = *N*-[2-(Diethylamino)ethyl]-*S*,*S*-diphenylsulfoximin (●)

H Oxalat (25 827-13-8)

S Gö 1733, *Suloxifenoxalat***, W 6439 A

V Bronchospasmolyticum

---

*3711* (3094) $C_{18}H_{24}N_2O_3$
17 230-85-2

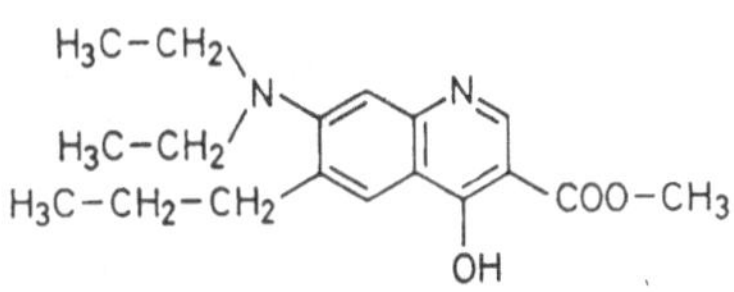

7-(Diethylamino)-4-hydroxy-6-propyl-3-chinolincarbonsäuremethylester (●)

S *Amquinat***, *Amquinolate*

V Malariachemotherapeuticum, Coccidiostaticum

---

*3712* $C_{18}H_{24}N_2O_6$
54 063-23-9

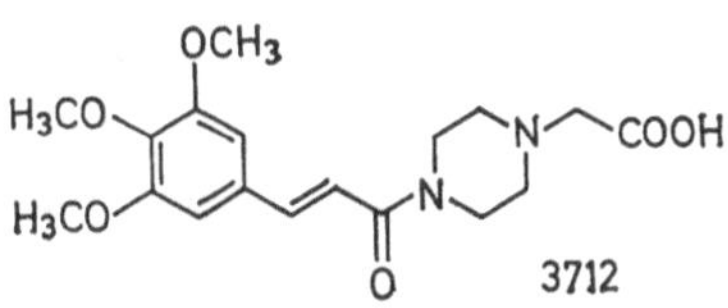

4-(3,4,5-Trimethoxycinnamoyl)-1-piperazinessigsäure = 4-[1-Oxo-3-(3,4,5-trimethoxyphenyl)-2-propenyl]-1-piperazinessigsäure (●)

H vgl. auch Nr. 4403

S *Acide cinépazique***, *Acidum cinepazicum***, *Cinepazic acid***

V Coronarvasodilatans

---

*3713* (3095) $C_{18}H_{24}O_2$
50-28-2

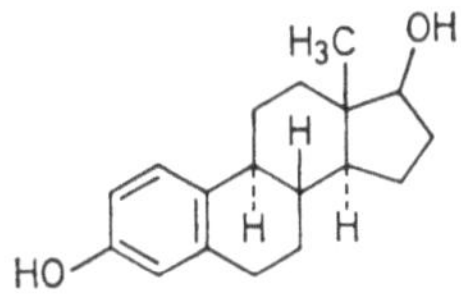

1,3,5(10)-Östratrien-3,17β-diol = (17β)-Östra-1,3,5(10)-trien-3,17-diol (●)

H vgl. auch Nrr. 4066, 4313, 4700, 5097, 5173, 5182, 5183, 5258, 5312, 5390, 5435, 5440, 5529, 5603, 5814, 5885, 5938, 5976, 6017

S Almediol, Almestrone, Altrad, Aquadiol, Aquagen, Aquiol, Bardiol, Corpagen, *Dihydro-α-Follikelhormon*, *Dihydrofollikulin*, Dihydromenformon, *Dihydro-Östron*, Dihydrotheelin, *Dihydroxyestrin*, Dimenformon, Diogyn(ets), Diolets, *Dioxyoestrin*, Endofollicolina, Esprorone, Estrace, *Estradiol***, Estraldine, Estrogil, Estroglan, Estrogyne, Estrol „Hartford", Estrolan-Micropelets, Estrovite, Eutocol-200, Fasigyn (alte Form), Femestral, Femogen Aqueous, Femovolin, Folanyl, Folimona-Pomada, Follicormon „Erba", Follicyclin, Ginosedol, Gynergon, Gynoestrol, Gynoestryl, Intragen, Lamdiol, Lip-Oid, Longevan, Macrodiol, Menformon, Met-estrin, Microdiol, Naga-Hormo-F, Nordiol, Oestergon, *Östradiol*, *β-Östradiol*, Oestroform-Pellets, Oestrogel, Ormogamma, Ovahormon, Ovigon-perlingual, Ovociclina, Ovocyclin, Ovocylin, Pangene, Perlatanol, Primofol, Primogyn, Profoliol, Progynon, Propagon-E, Senalid, Syndiol

V Follikelhormon

*3713-01* (3095a) 28 014-46-2

H polymerer Phosphorsäureester

S Estradurin, Leo 114, PEP, *Polyestradiol Phosphate***, *Polyöstradiolphosphat*

V Depot-Östrogen (gegen Prostata-Karzinom)

*3714* *(3096)* $C_{18}H_{24}O_3$
50-27-1

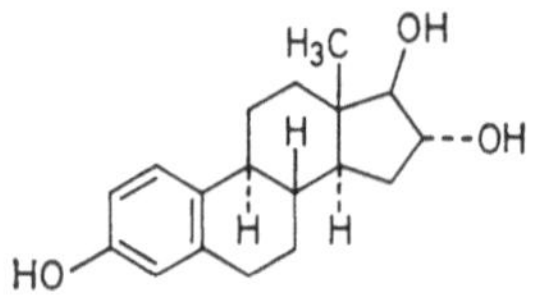


1,3,5(10)-Östradien-3,16α,17β-triol = (16α,17β)-Östra-1,3,5(10)-trien-3,16,17-triol (●)

H vgl. auch Nrr. 5184, 5507, 5605, 5732

S Aacifemine, Biestrol, Climatol, Destriol, Deuslon-A, Estriel, *Estriol*, *α-Follikelhormonhydrat*, Ginovormon, Holin, Hormomed, Klimoral, Leostrin, Leostriol, Liestriol, NSC-12169, *Östriol*, Orgestriol, Ovapause, Ovesterin, Ovestin, Ovestinon, Ovestrion, Season, Theelol, Tridestrin, *Trihydroxyestrin*, Triovex, *Trioxyoestrin*

V Follikelhormon

*3714-01* *(3096a)* 37452-43-0

H polymerer Phosphorsäureester

S Klimadurin, *Polyestriol Phosphate*, *Polyöstriolphosphat*, Triodurin

V Depot-Östrogen

---

*3715* *(3097)* $C_{18}H_{24}O_3$
547-81-9

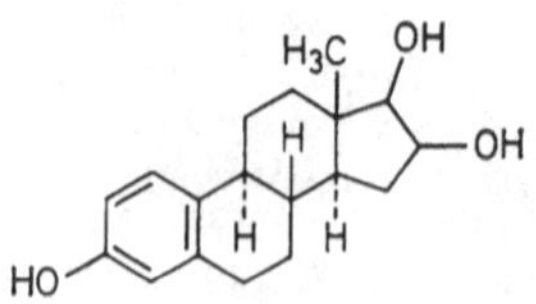


1,3,5(10)-Östratrien-3,16β,17β-triol = 16-Epiöstriol = (16β,17β)-Östra-1,3,5(10)-trien-3,16,17-triol (●)

S Actriol, *Epiestriol***, *Epioestriol*

V Follikelhormon zur Anwendung gegen Akne

---

*3716* *(3098)* $C_{18}H_{24}O_3S$
25377-92-8

Di-*tert.*-Butylnaphthalinsulfonsäure = Bis(1,1-dimethylethyl)naphthalensulfonsäure (●)

H Isomerengemisch
vgl. auch Nrr. 815-04, 2040-03, 3129-02, 3613-01, 3727-03, 4322-02, 4418

S *Acide dibunique*, *Acidum dibunicum*

V Broncholyticum, Antitussivum

*3716-01* 39315-52-1

H Natriumsalz des Isomerengemisches

S Aducin, Becantal, Becantex, Becantyl, Bechisan, Bunaftil, Cantobel, Cautemine S, Centapect, Codexine, Cof, *Dibunate Sodium*, Ferinal, Grotux, Kalmo, Keuten, L 1633, Linctussal, Mugol, *Natrii dibunas***, Nekal (BX), Neo-Ascron, Neo-Gadital Pascopon, Pectoro, Pnol, Sepan „Yamanouchi" *Sodium dibunate***, Zaral, Zenusin

V Broncholyticum, Antitussivum

---

*3717* *(3100)* $C_{18}H_{24}O_8P_2$
24809-02-7

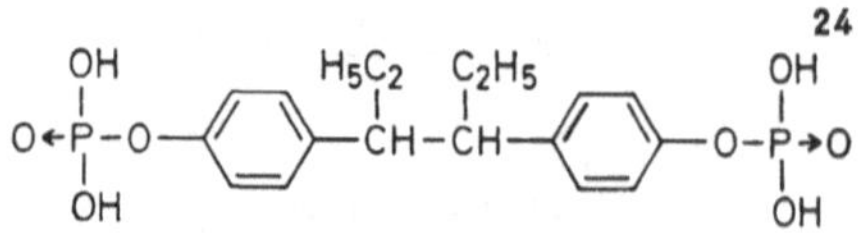


*p,p'*-(1,2-Diethylethylen)-bis-phenyldihydrogenphosphat = 3,4-Bis-(*p*-hydroxyphenyl)-hexandiphosphat = (*R**,*S**)-4,4'-(1,2-Diethyl-1,2-ethandiyl)bis[phenol]bis(dihydrogenphosphat) (●)

H auch Tetranatriumsalz

S Citostasina, Cytostasin, *Hexöstroldiphosphat*, NSC-35752, Pharmestrin, Retalon aquosum

V Cytostaticum, Östrogen

---

*3718* $C_{18}H_{25}ClN_2O$
38821-80-6

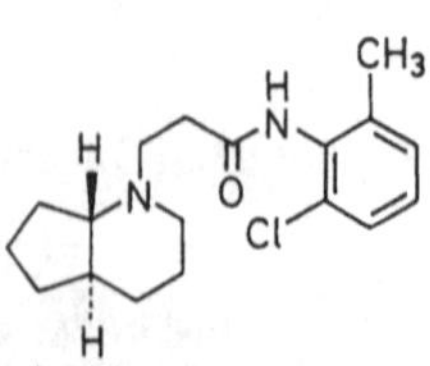


*trans*-6'-Chlor-2,3,4,4a,5,6,7,7a-oktahydro-1*H*-pyrindin-1-propiono-*o*-toluidid = 3-(Perhydropyrindin-1-yl)-propiono-(6-chlor-*o*-toluidid) = *N*-(2-Chlor-6-methylphenyl)octahydro-1*H*-pyrindin-1-propanamid (●)

S R 19317, *Rodocain**

V Lokalanästheticum

3719 (3101) $C_{18}H_{25}ClO_2$
13583-21-6

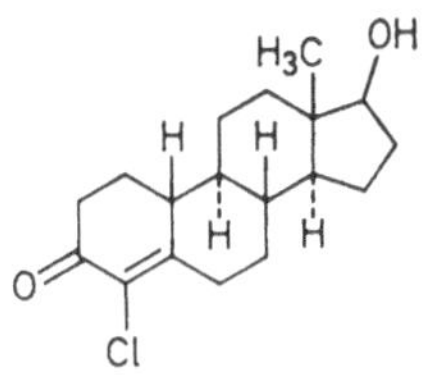

4-Chlor-17β-hydroxy-4-östren-3-on = 4-Chlor-19-nortestosteron = (17β)-4-Chlor-17-hydroxyöstr-4-en-3-on (●)

S Anabol-4-19, Lentabol, *Norclostebol***

V Anabolicum

---

3720 (3102) $C_{18}H_{25}N$
54063-48-8

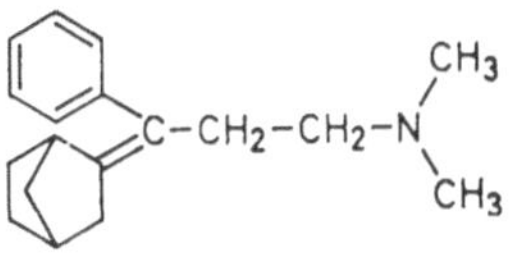

*N*,*N*-Dimethyl-γ-phenyl-$\Delta^{2,\gamma}$-norbornanpropylamin = 2-(3-Dimethylamino-1-phenylpropyliden)-norbornan = γ-Bicyclo[2.2.1]hept-2-yliden-*N*,*N*-dimethylbenzenpropanamin (●)

S *Heptaverin***

V Spasmolyticum

---

3721 (3103) $C_{18}H_{25}N$
15686-68-7

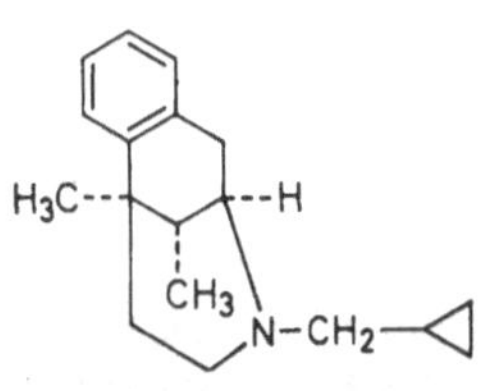

*cis*-3-(Cyclopropylmethyl)-1,2,3,4,5,6-hexahydro-6,11-dimethyl-2,6-methano-3-benzazocin (●)

S *Volazocin***, Win 23200

V Analgeticum

3722 $C_{18}H_{25}N$
36309-01-0

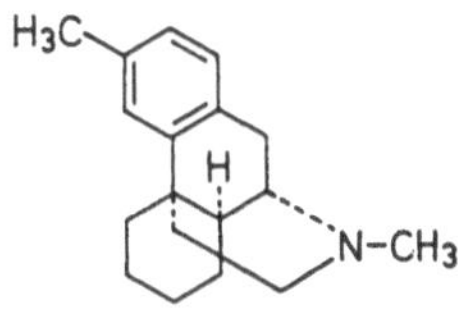

(+)-3,17-Dimethylmorphinan = (9α,13α,14α)-3,17-Dimethylmorphinan (●)

H Phosphat (40678-33-9)

S Astomin, AT-17, *Dimemorfanphosphat***

V Antitussivum

---

3723 (3104) $C_{18}H_{25}NO$
510-53-2

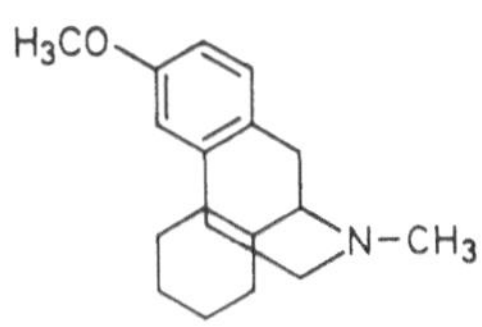

(±)-3-Methoxy-*N*-methylmorphinan = (±)-3-Methoxy-17-methylmorphinan (●)

S *Methorphan*, *Racemethorphan***, *Racemetorfano*, Ro 1-5470, Romilan

V Analgeticum

---

3724 (3105) $C_{18}H_{25}NO$
125-71-3

(+)-3-Methoxy-*N*-methylmorphinan = (9α,13α,14α)-3-Methoxy-17-methylmorphinan (●)

H meist Hydrobromid (125-69-9) [auch als Monohydrat (6700-34-1)]

S Antisep, Arrestol, Athos, Balminil-Syr., Contratuss „Eri“, Cosylan, Coughcon, Decofan, Demorphan, *Destrometorfano*, *Dextromethorphan**, *D-Methorphan*, Dormethan, Hihustan-M, Husmedin, Hustep, Hycorphan, Kibon S,

Medicon, Medituss, Methorcon, Methorate, d-3-Methyldromoran, Neo-Ulcoid, Pectobron-Gotas, Protan, Ro 1-5470/5, Romilar, Sacophan, Sedatuss, Sedional-DM, Sedotus, Silentium, Sisaal, Supotusil infantil, Supressin, Tancolin, Tartrina, Testamin, Thorexin, Torfan, Tusilan, Tussade, Tussin, Val-Atux, Wick-Hustenstiller

V Antitussivum

---

*3725* *(3106)* $C_{18}H_{25}NO$
125-70-2

(−)-3-Methoxy-*N*-methylmorphinan = 3-Methoxy-17-methylmorphinan (●)

S *Levomethorphan***, Ro-1-5470/6

V Analgeticum

---

*3726* *(3107)* $C_{18}H_{25}NO$
3572-80-3

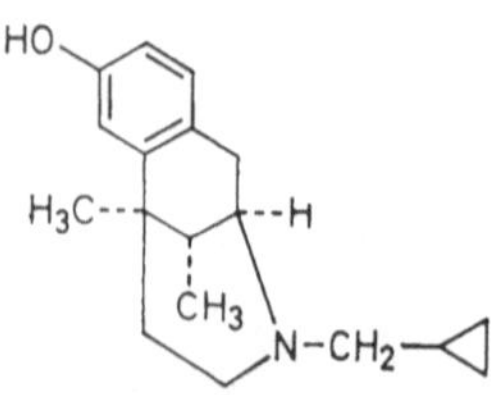


3-(Cyclopropylmethyl)-1,2,3,4,5,6-hexahydro-6,11-dimethyl-2,6-methano-3-benzazocin-8-ol (●) = 2-Cyclopropylmethyl-2′-hydroxy-5,9-dimethyl-6,7-benzomorphan

S *Cyclazocin***, Win 20740, *Cyclozine*

V Analgeticum, Morphinantagonist

---

*3727* *(3108)* $C_{18}H_{25}NO_2$
59745-27-6

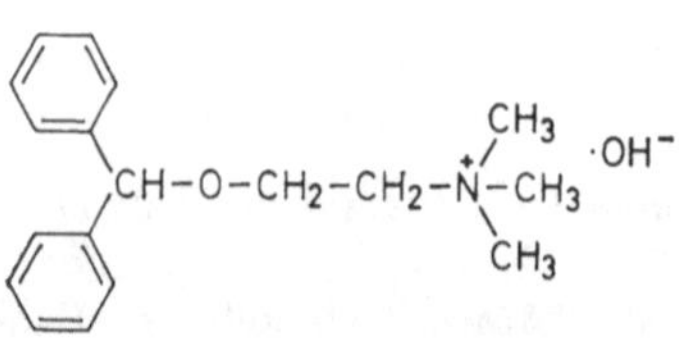


2-(Diphenylmethoxy)-ethyltrimethylammoniumhydroxid = 2-(Diphenylmethoxy)-*N*,*N*,*N*-trimethylethanaminiumhydroxid (●)

H Bromid (31065-89-1)

S *Diphenhydraminmethylbromid*, Dylamon, Monadyl, Paradryl

V Antihistaminicum, Antitussivum

*3727-01* *(3108a)* 14177-81-2

H Jodid

S Teldrin „Ralay"

V Antihistaminicum, Antiemeticum

*3727-02* *(3108b)* 4858-60-0

H Methylsulfat

S Alerga, Allerga

V Antihistaminicum

*3727-03* *(3108c)*

H Di-*tert.*-butylnaphthalinsulfonat (Nr. 3716)

S Bechistop

V Antitussivum

---

*3728* *(3109)* $C_{18}H_{25}NO_2$
4939-34-8

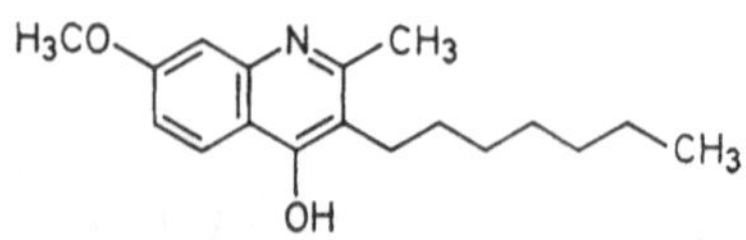


3-Heptyl-7-methoxy-2-methyl-4-chinolinol (●) = 2-Methyl-3-heptyl-4-hydroxy-7-methoxychinolin

S Endochin, S.N. 13421

V Malariachemotherapeuticum

---

*3729* *(3110)* $C_{18}H_{25}NO_2$
25384-17-2

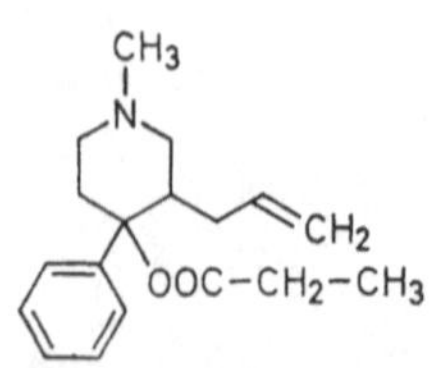


3-Allyl-1-methyl-4-phenyl-4-piperidylpropionat = 3-Allyl-1-methyl-4-phenyl-4-propionyloxypiperidin = 1-Methyl-4-phenyl-3-(2-propenyl)-4-piperidinol-propionat(ester) (●)

S *Allilprodina*, *Allylprodin***, Alperidine, NIH 7440, Ro 2-7113

V Analgeticum

*3730* (3111) $C_{18}H_{25}NO_3$
428-07-9

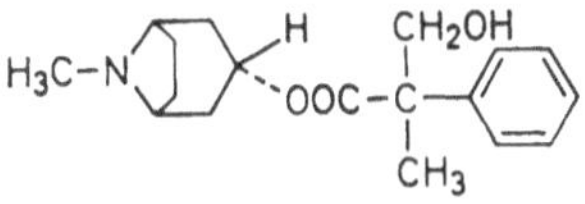

(−)-3α-Tropanyl-(2-methyl-2-phenylhydracrylat) = Tropin-(−)-α-methyltropat = [3(*S*)-*endo*]-α-(Hydroxymethyl)-α-methylbenzenessigsäure-8-methyl-8-azabicyclo[3.2.1]oct-3-ylester (●)

S Analgispan, *Atromepin***, Dispan, *Levomepate*, Normospas, TMT

V Anticholinergicum

---

*3731* (3112) $C_{18}H_{25}NO_3S$

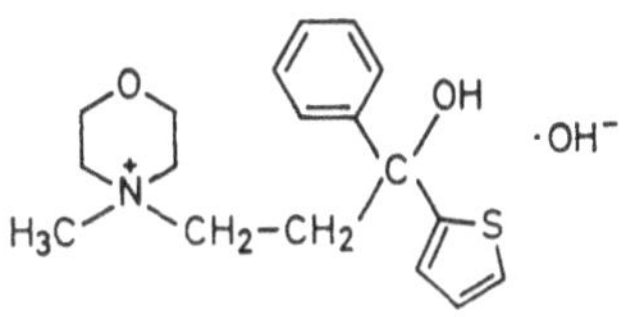

4-[3-Hydroxy-3-phenyl-3-(2-thienyl)propyl]-4-methylmorpholiniumhydroxid (●)

H Jodid (144-12-7)

S Bort simple, CERFA 114, TE 114, *Tiemoniumjodid***, Tiemozyl, Visceralgin, Viscéralgine

V Spasmolyticum, Analgeticum

---

*3732* (3113) $C_{18}H_{25}NO_5$

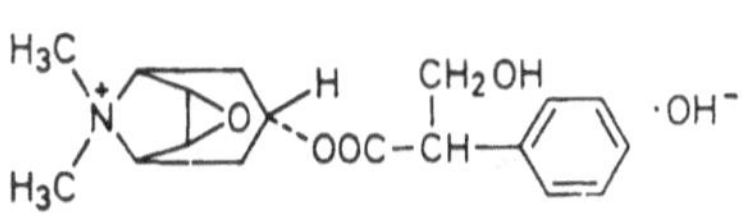

(8*r*)-6β,7β-Epoxy-3α-hydroxy-8-methyl-1α*H*,5α*H*-tropaniumhydroxid-(−)-tropat = *N*-Methyl-*O*-tropoylscopiniumhydroxid = 6,7-Epoxytropin-tropatmethylhydroxid = [7(*S*)-(1α,2β,4β,5α,7β)]-7-(3-Hydroxy-1-oxo-2-phenylpropoxy)-9,9-dimethyl-3-oxa-9-azoniatricyclo[3.3.1.0$^{2,4}$]nonanhydroxid (●)

H Bromid (155-41-9)

S Ace, Ampyrox, Blocan, Broscomide, Compaver, Diopal, Epoxine, *Epoxymethamine bromide*, Epoxymid, Holopane, Holopon, *Hyoscinmethylbromid*, Lescopine Bromide, Mescomine, Mescopil, Methscopal, *Methscopolamine Bromide*, *Methylscopolaminbromid*, Neo-Avagal, Normopina-Amp., Pamin(e), Parantin, Paraspan, Proscomide, Restropin, Roxytropyl, Scoline „Westerfield", *Scopolaminmethobromid*, *Scopolaminum methylobromatum*, Scopomin, Scordin, Secrepina, Tropane, U-0382

V Parasympathicolyticum, Spasmolyticum

*3732-01* (3113a) 6106-46-3

H Nitrat

S Mesconit, *Methscopolamine Nitrate*, *Methylscopolaminnitrat*, Paraspan, Pylorpine, Sconitran, *Scopolaminum methylonitricum*, Scopolin, Scopyl, Scotrate, Skopal, Skopolat(e), Skopyl, Spasmyl, Viscope

V Parasympathicolyticum, Spasmolyticum

*3732-02* (3113b) 18067-13-5

H Methylsulfat

S CERM 1290, Daipin, DD-234, Drix „Riom", Eprolin „Vitória", *Methscopolamini metosulfas*, Methylhyoscin „Diabetylin", Sandrix, Sibro, Simaran, Ulix

V Parasympathicolyticum, Spasmolyticum

---

*3733* (3114) $C_{18}H_{25}N_3O_3$
1164-33-6

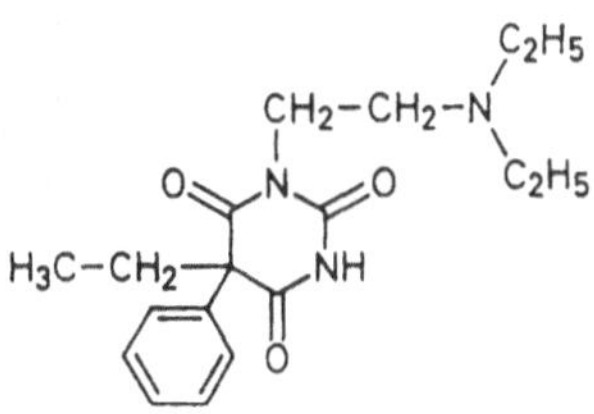

1-(2-Diethylaminoethyl)-5-ethyl-5-phenylbarbitursäure = 5-Ethyl-1-(β-diethylaminoethyl)-5-phenylhexahydropyrimidin-2,4,6-trion = 1-[2-(Diethylamino)ethyl]-5-ethyl-5-phenyl-2,4,6(1*H*,3*H*,5*H*)-pyrimidintrion (●)

S AF 242, F 156, Hexamid „Nordmark", Rexamid

V Antiarrhythmicum

*3734* (*148 N*) $C_{18}H_{25}N_7O_5S$
23374-45-0

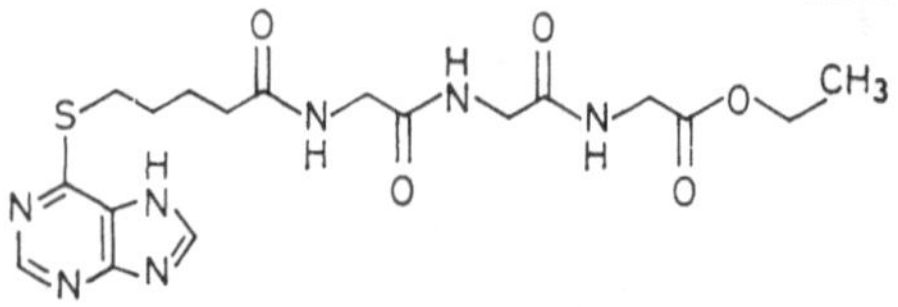

*N*-[*N*-{*N*-[5-(6-Purinylthio)-valeryl]-glycyl}-glycyl]-glycinethylester = *N*-[*N*-[*N*-[1-Oxo-5-(1*H*-purin-6-ylthio)pentyl]glycyl]glycyl]glycinethylester (●)

S *Butotricin*

V Cytostaticum

---

*3735* (*3116*) $C_{18}H_{26}As_2N_4O_7S_2$

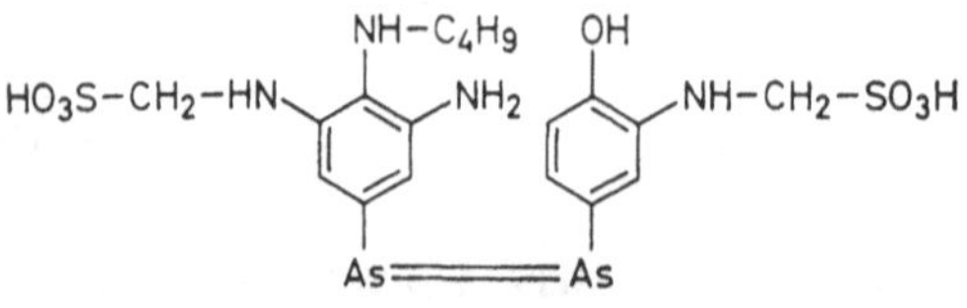

3,3′,5-Triamino-4-butylamino-4′-hydroxyarsenobenzol-$N^3$,$N^{3'}$-bis-(methylensulfonsäure) = [[3-Amino-2-(butylamino)-5-[[4-hydroxy-3-[(sulfomethyl)amino]phenyl]diarsenyl]phenyl]amino]-methansulfonsäure (●)

H Dinatriumsalz

S Arsutyl, Hoechst 8452

V Chemotherapeuticum

---

*3736* (*3117*) $C_{18}H_{26}ClN_3$
54-05-7

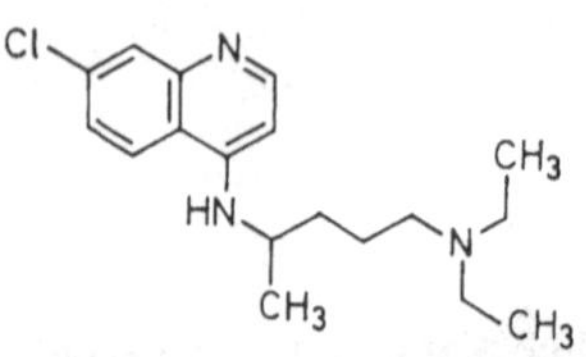

4-(4-Diethylamino-1-methylbutylamino)-7-chlorchinolin = $N^4$-(7-Chlor-4-chinolinyl)-$N^1$,$N^1$-diethyl-1,4-pentandiamin (●)

H Diphosphat (50-63-5) [oder auch Sulfat (132-73-0)]

S Amokin, Amraquin, Aralen, Arechin, Arthrochin, Artrichin, Avloclor, Bemaphate, Bemasulph, Benaquin, Bipiquin, Bita-Quine, Cadiquin, Chemochin, *Chingamin(um)*, *Chlorochinphosphat*, Chlorokin, *Chloroquinphosphat***, Chlorquin, Cidanchin, *Clorochina bifosfato*, *Cloroquina*, Cocartrit, Delagil, Dichinalex, Gontochin, Heliopar, Ifiquin, Imagon, Indiaquin, Iroquine, *Klorokin*, Malaquin, Malaren, Malarex, Mesylith, Miniquine, Neochin, Nivachine, Nivaquine (B), Nuquin, Quinachlor, Quingamin, Quinilon, Quinoscan, Repal, Resochen, Resochin, Resoquina, Reumachlor, Reumaquin, Roquine, 3377 R. P., Sanoquin, Silbesan „Atmos", Siragan, S.N. 7618, Solprina, Sopaquin, Tanakan, Tresochin, Trochin, Truxquine, Vinoquin, W 7618, Win 244

V Malariachemotherapeuticum, Antiarthriticum, Antiasthmaticum

*3736-01* (*3117a*) 16510-14-8

H 2,5-Dihydroxybenzoat (Gentisat)

S Quinercyl, 502-R

V Antiarthriticum, Malariachemotherapeuticum

*3736-02* (*3117b*) 7270-12-4

H 8-Hydroxy-7-jodchinolin-5-sulfonat

S Albatrol, *Chlochinat*, *Chloquinate*, *Clochinatum*, *Cloquinat***, Resotren

V intestinal und extraintestinal aktives Chemotherapeuticum

*3736-03* (*3117c*) 16301-30-7

H Diorotat

S Kidola, Kidora

V Antiallergicum

*3736-04* (*3117d*)

H Silikat

S Resochen S

V Malariachemotherapeuticum

---

*3737* (*3118*) $C_{18}H_{26}ClN_3O$
118-42-3

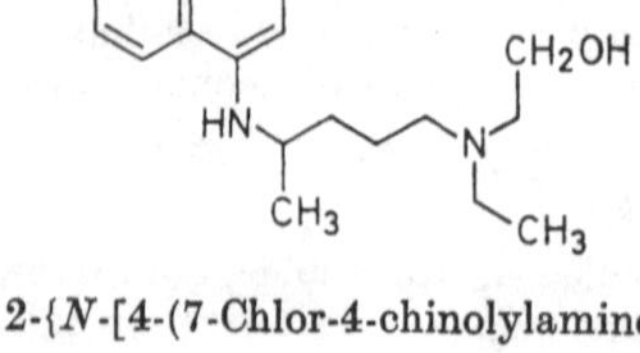

2-{*N*-[4-(7-Chlor-4-chinolylamino)-pentyl]-*N*-ethylamino}-ethanol = 4-[4-(*N*-Ethyl-*N*-β-hydroxy-ethylamino)-1-methylbutylamino]-7-chlorchinolin = 2-[[4-[(7-Chlor-4-chinolinyl)amino]pentyl]ethyl-amino]ethanol (●)

H auch Sulfat (747-36-4) oder Phosphat (6168-85-0)

S Chloquin, Ercoquin, *Hydroxychlorochin*, *Hydroxychloroquin***, *Oxichlorochinum*, Oxiklorin, *Oxychlorochin*, *Oxychloroquine*, Plaquenil, Plaquinol, Quensyl, Reumoide, Toremonil, Win 1258-2

V Malariachemotherapeuticum, Antiarthriticum

---

*3738* $C_{18}H_{26}N_2O_2$

41 018-28-4

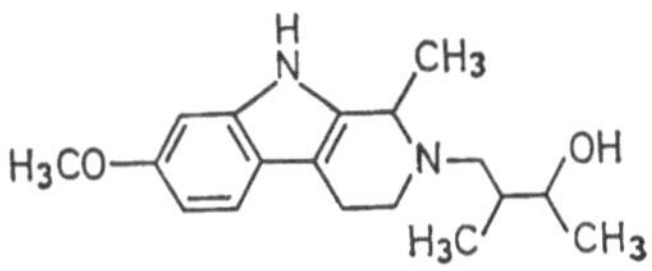

2-(3-Hydroxy-2-methylbutyl)-1,2,3,4-tetrahydro-harmin = 1,3,4,9-Tetrahydro-7-methoxy-α,β,1-trimethyl-2*H*-pyrido[3,4-*b*]indol-2-propanol (●)

H Hydrochlorid (40583-13-9)

S $AR_{13}$, Reseran 13

V Tranquillizer

---

*3739* *(3119)* $C_{18}H_{26}N_2O_4$

6620-60-6

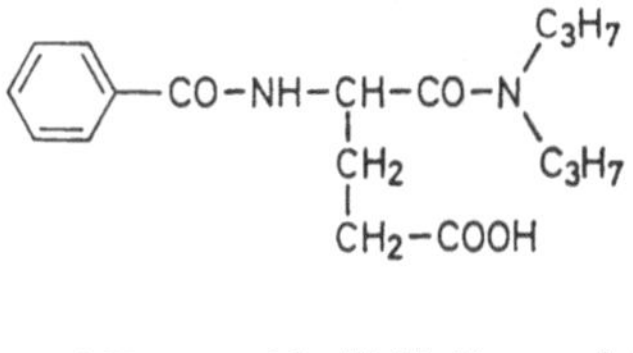

DL-4-Benzamido-*N*,*N*-dipropylglutaramidsäure = *N*-Benzoyl-$N^1$,$N^1$-di-*n*-propyl-DL-isoglutamin = (±)-4-(Benzoylamino)-5-(dipropylamino)-5-oxo-pentansäure (●)

S CR 242, Binoside-Wirkstoff, Gastridine, Gastrotopic, KXM, Midelid, Milid(e), Nulsa, *Proglumid***, Proxylide, Snol, Triulco, Ulcutin, W 5219, *Xilamida*, Xyde, *Xylamide*

V Ulcustherapeuticum

---

*3740* *(3120)* $C_{18}H_{26}N_2O_4S$

26944-48-9

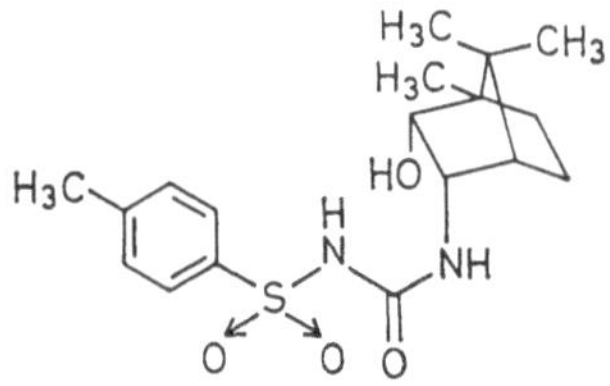

1-[(1*R*)-2-*endo*-Hydroxy-3-*endo*-bornyl)]-3-(*p*-tolyl-sulfonyl)-harnstoff = [1*S*-(*endo*,*endo*)]-*N*-[[(3-Hydroxy-4,7,7-trimethylbicyclo[2.2.1]hept-2-yl)-amino]carbonyl]-4-methylbenzensulfonamid (●)

S *Glibornurid***, Glitrim, Gluborid, Glutrid, Glutril, Glytril, Glytrim, Ro 6-4563

V Antidiabeticum

---

*3741* $C_{18}H_{26}N_2S$

42408-80-0

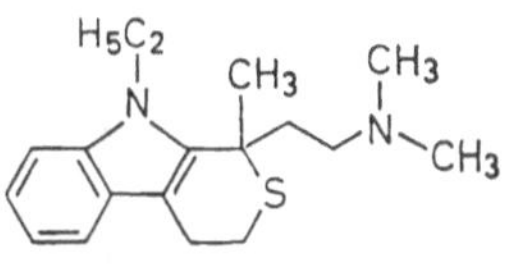

1-[2-(Dimethylamino)-ethyl]-9-ethyl-1,3,4,9-tetrahydro-1-methylthiopyrano[3,4-*b*]indol = 9-Ethyl-1,3,4,9-tetrahydro-*N*,*N*,1-trimethylthio-pyrano[3,4-*b*]indol-1-ethanamin (●)

H Monohydrochlorid (58167-78-5)

S Ay-23946, *Tandaminhydrochlorid**

V Antidepressivum

---

*3742* *(3121)* $C_{18}H_{26}N_4OS$

4553-10-0

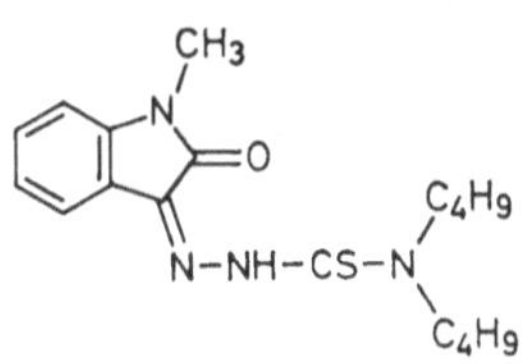

1-Methylindol-2,3-dion-3-(4,4-dibutylthiosemicarb-azon) = *N*-Methylisatin-β-4′,4′-dibutylthiosemi-carbazon = *N*,*N*-Dibutyl-2-(1,2-dihydro-1-methyl-2-oxo-3*H*-indol-3-yliden)hydrazincarbothio-amid (●)

S *Busatin*

V Virustaticum

*3743* *(3122)* $C_{18}H_{26}N_4O_6S$
137-76-8

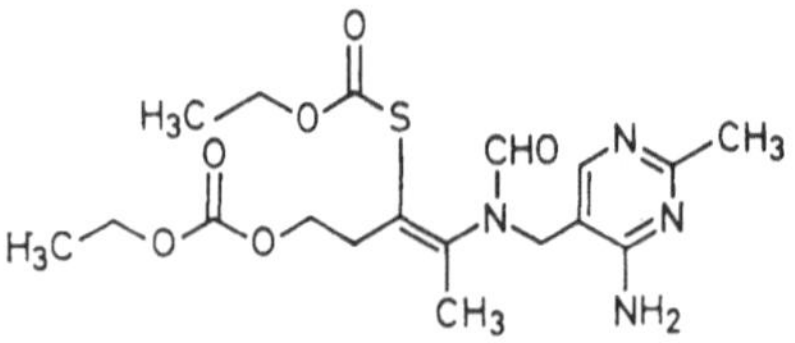

*N*-(4-Amino-2-methyl-5-pyrimidinylmethyl)-*N*-(4-hydroxy-2-mercapto-1-methyl-1-butenyl)-formamid-*O,S*-bis-ethylcarbonat = *O,S*-Bis-(ethoxycarbonyl)-thiamin = Kohlensäure-4-[[(4-amino-2-methyl-5-pyrimidinyl)methyl]formylamino]-3-[(ethoxycarbonyl)thio]-3-pentenyl-ethylester (●)

H Hydrochloridmonohydrat (616-96-6)

S *Cetotiaminhydrochlorid***, DCET, Dicetamin, *Dicethiaminhydrochlorid*

V neurotropes Analgeticum

---

*3744* *(3123)* $C_{18}H_{26}N_{10}O_3$
554-32-5

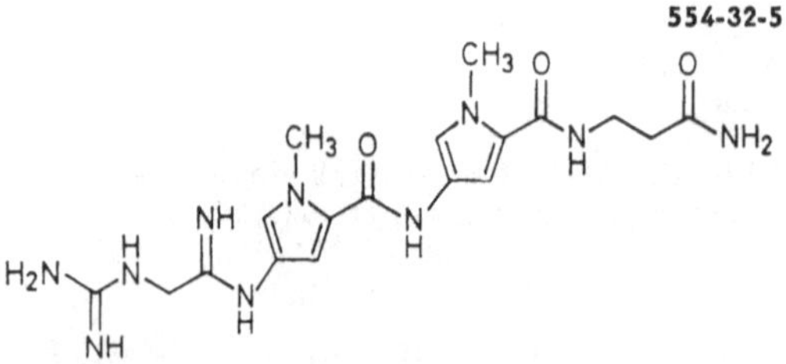

β-[4-(4-Guanidinoacetamidino-1-methylpyrrol-2-carboxamido)-1-methylpyrrol-2-carboxamido]-propionamid = 4-[[2-[(Aminoiminomethyl)amino]-1-iminoethyl]amino]-*N*-[5-[[(3-amino-3-oxopropyl)amino]carbonyl]-1-methyl-1*H*-pyrrol-3-yl]-1-methyl-1*H*-pyrrol-2-carboxamid (●)

S *Congocidine*, Netropsin, Sinanomycin, T-1384

V Antibioticum aus Streptomyces netropsis

---

*3745* *(3124)* $C_{18}H_{26}O$
13741-18-9

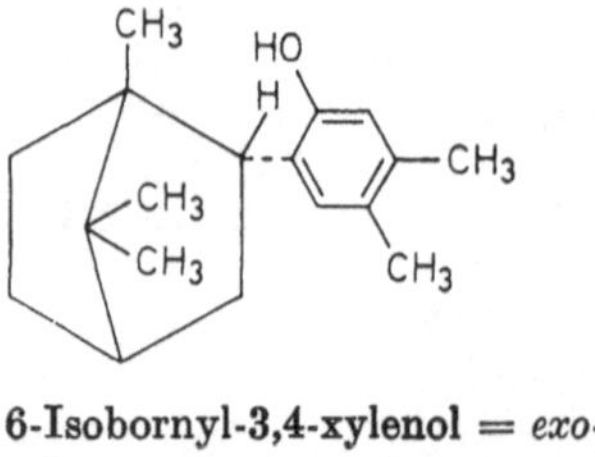

6-Isobornyl-3,4-xylenol = *exo*-4,5-Dimethyl-2-(1,7,7-trimethylbicyclo[2.2.1]hept-2-yl)phenol (●)

S Bactacine, Nanbacine, *Xibornol***

V Bronchochemotherapeuticum

---

*3746* *(3125)* $C_{18}H_{26}O_2$
434-22-0

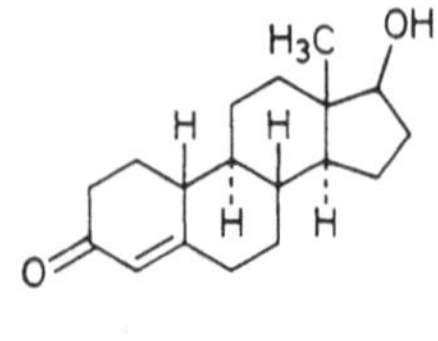

17β-Hydroxy-4-östren-3-on = 17β-Hydroxy-19-nor-4-androsten-3-on = (17β)-17-Hydroxyöstr-4-en-3-on (●)

H vgl. auch Nrr. 4740, 4989, 5349, 5421, 5441, 5539, 5596, 5617, 5687, 5711, 5762, 5785, 5837, 5903

S *Nandrolon**, *Norandrostenolon*, Nortestonate, *Nortestosteron*, *Oestrenolon*

V Anabolicum

---

*3747* *(3126)* $C_{18}H_{26}O_3$
31 221-85-9

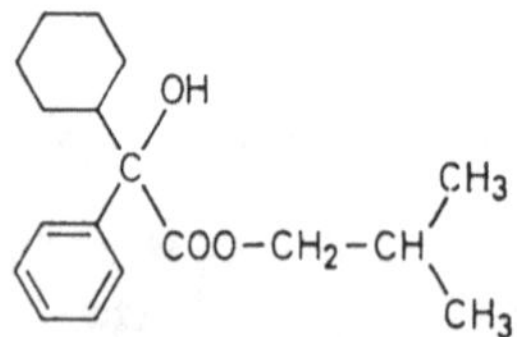

α-Cyclohexyl-α-phenylglycolsäureisobutylester = α-Cyclohexyl-α-hydroxybenzenessigsäure(2-methylpropyl)ester (●)

S B.S. 6321, *Ibuverin***

V Spasmolyticum

---

*3748* *(41 E)* $C_{18}H_{26}O_3$
5466-77-3

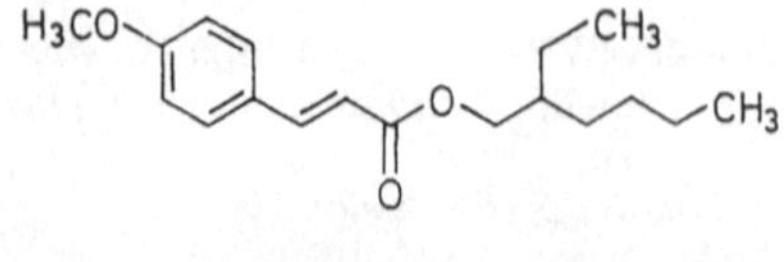

*p*-Methoxyzimtsäure-2-ethylhexylester = 3-(4-

Methoxyphenyl)-2-propensäure-2-ethylhexylester (●)

S Solarstat

V Lichtschutzmittel

---

*3749* *(3127)* $C_{18}H_{26}O_5$

**26 538-44-3**

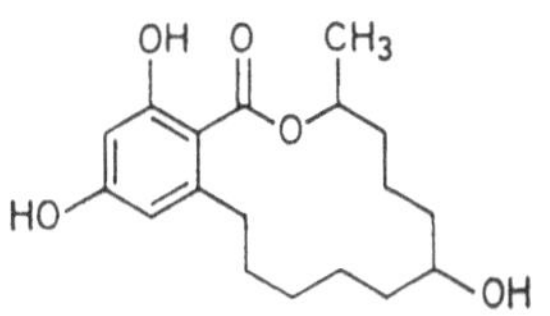

(3*S*,7*R*)-3,4,5,6,7,8,9,10,11,12-Dekahydro-7,14,16-trihydroxy-3-methyl-1*H*-2-benzoxacyclotetradecin-1-on = (6*R*,10*S*)-6-(6,10-Dihydroxyundecyl)-β-resorcylsäure-μ-lacton = **[3*S*-(3*R**,7*S**)]-3,4,5,6,7,8,9,10,11,12-Decahydro-7,14,16-trihydroxy-3-methyl-1*H*-2-benzoxacyclotetradecin-1-on** (●)

S Frideron, MK-188, P-1496, Ralabol, Ralgro, Ralone, THFES (HM), *Zearalanol*, Zerano, *Zeranol***

V Östrogen, Anabolicum

---

*3750* $C_{18}H_{26}O_5$

**42 422-68-4**

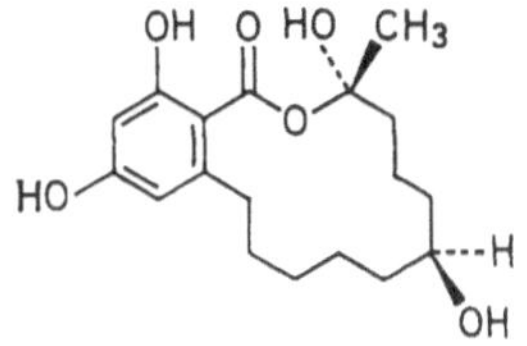

**(3*S*,7*S*)-3,4,5,6,7,8,9,10,11,12-Decahydro-7,14,16-trihydroxy-3-methyl-1*H*-2-benzoxacyclotetradecin-1-on = [3*S*-(3*R**,7*R**)]-3,4,5,6,7,8,9,10,11,12-Decahydro-7,14,16-trihydroxy-3-methyl-1*H*-2-benzoxacyclotetradecin-1-on** (●) = (6*S*,10*S*)-6-(6,10-Dihydroxyundecyl)-β-resorcylsäure-μ-lacton

S P-1560, *Taleranol***

V Gonadotropininhibitor

---

*3751* *(3128)* $C_{18}H_{27}NO_2$

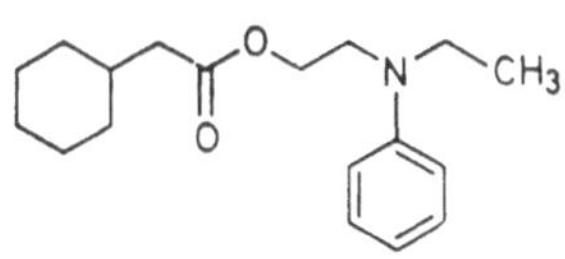

Cyclohexylessigsäure-2-(*N*-ethylanilino)-ethylester = Cyclohexanessigsäure-2-(ethylphenylamino)ethylester (●)

S Eunesine

V Spasmolyticum

---

*3752* *(3129)* $C_{18}H_{27}NO_2$

**7009-54-3**

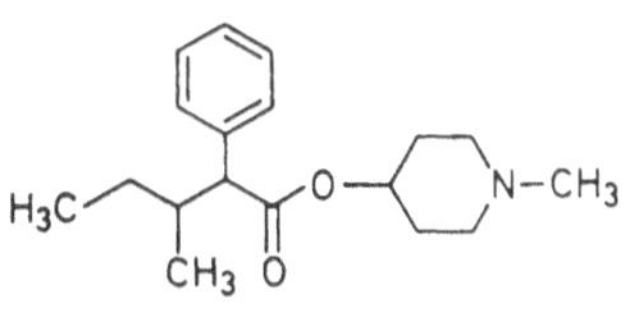

(1-Methyl-4-piperidyl)-3-methyl-2-phenylvalerat = **3-Methyl-2-phenylpentansäure-(1-methyl-4-piperidyl)-ester** = α-(1-Methylpropyl)benzenessigsäure-(1-methyl-4-piperidinylester (●)

H vgl. auch Nr. 4125
Hydrogenfumarat **(635-32-5)**

S Ċ 4675, Lyspafen (alte Form), *Pentapiperidhydrogenfumarat***

V Anticholinergicum, Spasmolyticum

---

*3753* *(3130)* $C_{18}H_{27}NO_2$

**55 837-14-4**

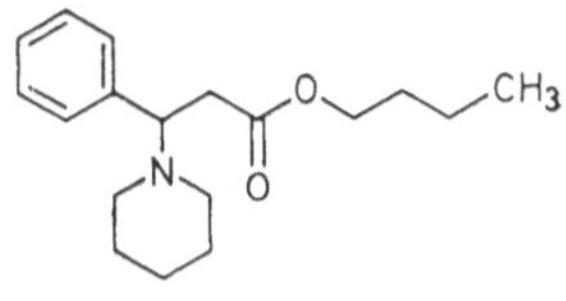

**Butyl-3-phenyl-3-piperidinopropionat = 3-Phenyl-3-piperidinopropionsäurebutylester = β-Phenyl-1-piperidinpropansäurebutylester** (●)

H auch Hydrochlorid **(17 824-89-4)**

S *Butamivérine*, *Butaverin***, Espasmo-Gemora, Espasmopax, Gémora

V Spasmolyticum

*3754* (*3131*) $C_{18}H_{27}NO_2$
77-22-5

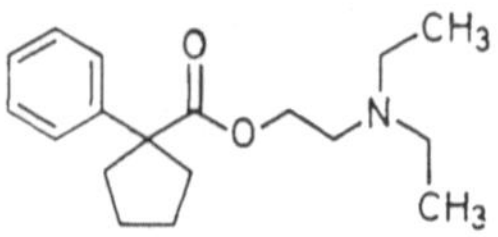

1-Phenylcyclopentancarbonsäure-2-(diethylamino)ethylester (●)

H Hydrochlorid (125-85-9)

S *Caramiphen*, *Caramipheniumchlorid***, G 2747, Panparnit, Parpanit, Pentafen, Pentaphen

V Spasmolyticum

*3754-01* (*3131a*) 125-86-0

H Ethandisulfonat

S Alcopon, *Caramiphenedisilat***, Parenton, SKF 769-$J_2$, Taoryl, Toryn, Tosivia, Tussoryl

V Antitussivum

---

*3755* (*3132*) $C_{18}H_{27}NO_2$
5959-44-4

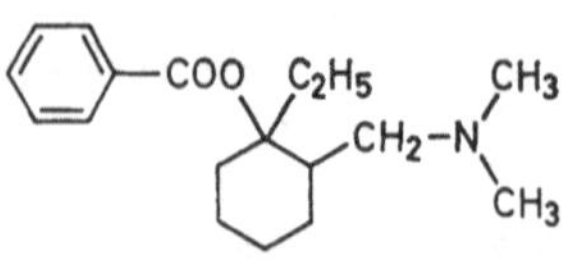

1-Ethyl-2-(dimethylaminomethyl)-cyclohexylbenzoat = Benzoesäure-1-ethyl-2-dimethylaminomethylcyclohexylester = 2-[(Dimethylamino)methyl]-1-ethylcyclohexanolbenzoat(ester) (●)

H Hydrochlorid (5959-45-5)

S *Aminohexan*

V Analgeticum

---

*3756* $C_{18}H_{27}NO_2$
32 386-39-3

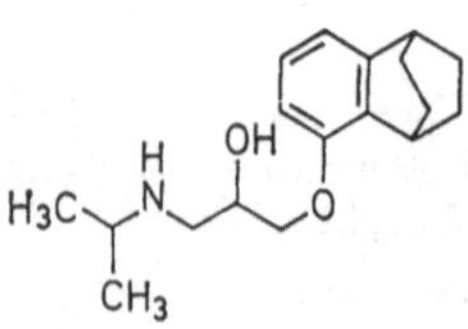

1-Isopropylamino-3-(1,4-ethano-1,2,3,4-tetrahydro-5-naphthyloxy)-propan-2-ol = 1-[(1-Methylethyl)amino]-3-[(1,2,3,4-tetrahydro-1,4-ethanonaphthalen-5-yl)oxy]-2-propanol (●)

H Hydrochlorid (36 804-75-8)

S K 4423

V adrenergischer β-Rezeptorenblocker

---

*3757* (*3133*) $C_{18}H_{27}NO_2$
586-60-7

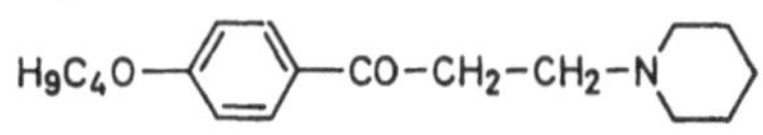

*p*-Butoxy-β-piperidinopropiophenon = 1-(4-Butoxyphenyl)-4-(1-piperidinyl)-1-propanon (●)

H Hydrochlorid (536-43-6)

S Diclonina, *Dyclocainum*, Dyclone, *Dycloninhydrochlorid***, Dyclothane, Tanaclone

V Lokalanästheticum, Antiarrhythmicum

---

*3758* $C_{18}H_{27}NO_2$
16 689-12-6

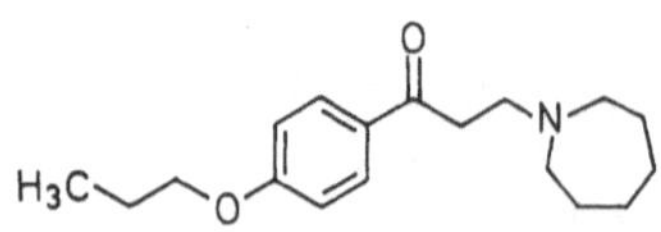

β-(Perhydroazepin-1-yl)-*p*-propoxypropiophenon = 3-(Hexahydro-1*H*-azepin-1-yl)-1-(4-propoxyphenyl)-1-propanon (●)

H auch Hydrochlorid (3670-67-5)

S Hexacaine, TG-16

V Antiarrhythmicum

---

*3759* (*3134*) $C_{18}H_{27}NO_2S_2$

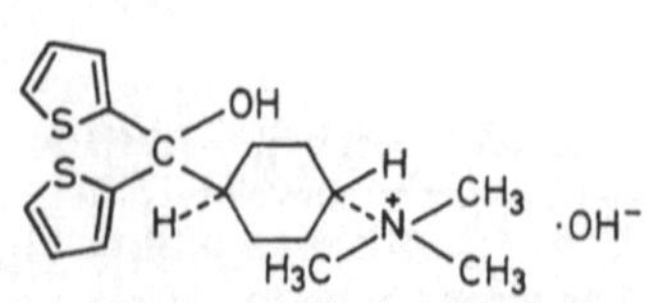

*trans*-*N*,*N*,*N*-Trimethyl-4-[hydroxydi-(2-thienyl)-methyl]-cyclohexylammoniumhydroxid = *trans*-α,α-Di-(2-thienyl)-(4-dimethylaminocyclohexyl)-carbinolmethylhydroxid = (*E*)-4-(Hydroxydi-2-

thienylmethyl)-*N*,*N*,*N*-trimethylcyclohexan-1-aminiumhydroxid (●)

H Bromid (7219-91-2)

S Entoquel, *Thihexinolmethylbromid***, *Thihexinoloni bromidum*

V Antidiarrhoicum

*3760* $C_{18}H_{27}NO_3$

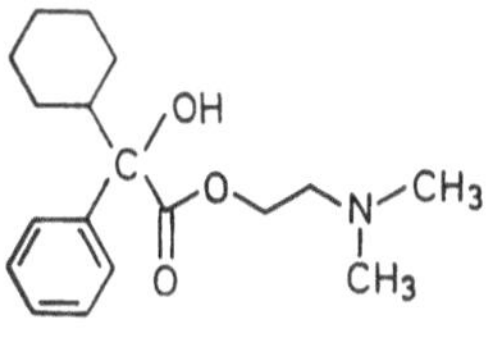


α-Cyclohexyl-α-phenylglycolsäure-2-dimethylaminoethylester = α-Cyclohexyl-α-hydroxybenzenessigsäure-2-(dimethylamino)ethylester (●)

H Hydrochlorid (6834-29-3)

S Amedin

V Parkinsontherapeuticum

*3761* *(3135)* $C_{18}H_{27}NO_3$
13 877-99-1

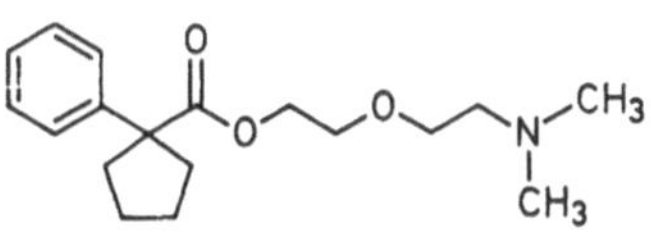


1-Phenylcyclopentancarbonsäure-2-[2-(dimethylamino)ethoxy]ethylester (●)

S *Minepentat***, U.C.B. 1549

V Parkinsontherapeuticum

*3762* *(3136)* $C_{18}H_{27}NO_3$
404-86-4

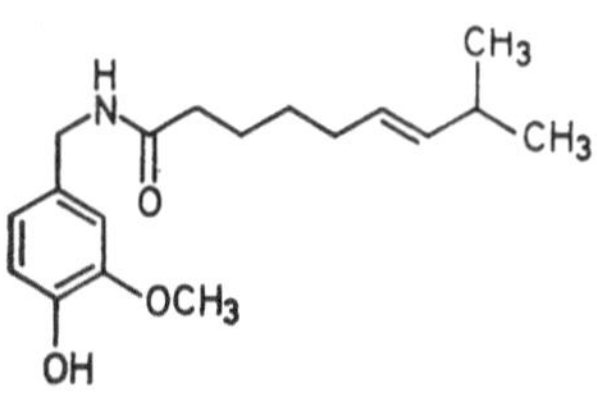


*trans*-8-Methyl-*N*-vanillyl-6-nonenamid = *N*-(4-Hydroxy-3-methoxybenzyl)-8-methyl-*trans*-6-nonensäureamid = (*E*)-*N*-[(4-Hydroxy-3-methoxyphenyl)methyl]-8-methyl-6-nonenamid (●)

S *Capsaicin*

V Hyperämicum (Wirkstoff aus den Früchten von Capsicum annuum)

*3763* $C_{18}H_{27}NO_3$

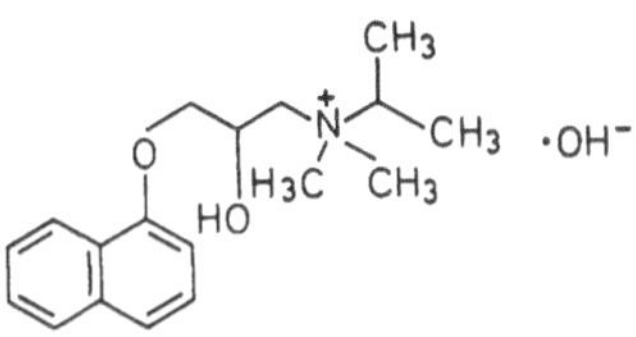


[2-Hydroxy-3-(1-naphthyloxy)-propyl]-isopropyldimethylammoniumhydroxid = 2-Hydroxy-*N*,*N*-dimethyl-*N*-(1-methylethyl)-3-(1-naphthalenyloxy)-1-propanaminiumhydroxid (●)

H Chlorid (42 879-47-0)

S *Pranoliumchlorid***, SC-27 761

V Antiarrhythmicum

*3764* *(3137)* $C_{18}H_{27}NO_3$
15 599-26-5

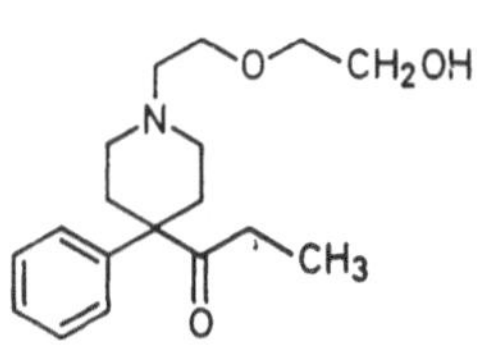


1-{1-[2-(2-Hydroxyethoxy)-ethyl]-4-phenyl-4-piperidyl}-1-propanon = 1-[2-(2-Hydroxyethoxy)-ethyl]-4-phenyl-4-propionylpiperidin = 1-[1-[2-(2-Hydroxyethoxy)ethyl]-4-phenyl-4-piperidinyl]-1-propanon (●)

S *Droxipropinum*, *Droxypropin***

V Antitussivum, Analgeticum

*3765* *(3138)* $C_{18}H_{27}NO_4$
469-82-9

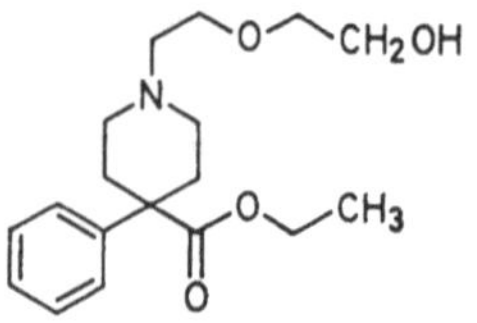

1-[2-(2-Hydroxyethoxy)ethyl]-4-phenyl-4-piperidincarbonsäureethylester (●)

S Atenorax, Atenos, Carbetidine, *Etosseridina*, *Etoxeridin***, U.C.B. 2073, Wy-2039

V Analgeticum

---

*3766* *(3139)* $C_{18}H_{27}NO_4$

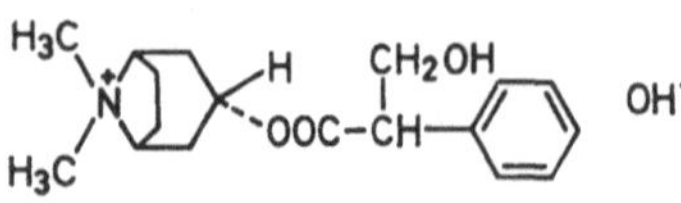

(±)-8-Methyl-3-tropoyloxytropaniumhydroxid = *endo*-(±)-3-(3-Hydroxy-1-oxo-2-phenylpropoxy)-8,8-dimethyl-8-azoniabicyclo[3.2.1]octanhydroxid (●)

H Nitrat (52-88-0)

S *Atropinmethonitrat***, Ekomine, Eumidrina, Eumydrin, Europen, Harvatrate, Metanite, *Methylatropinnitrat*, Methylon, Metropine, Mydrindon, Pylostropin, Tridium

V Anticholinergicum, Mydriaticum, Spasmolyticum

*3766-01* *(3139a)* 2870-71-5

H Bromid

S *Atropinmethylbromid*, *Methylatropinbromid*, Mintussin, Mydriasin, Tropin „Takeda"

V Anticholinergicum, Mydriaticum, Spasmolyticum

---

*3767* $C_{18}H_{27}NO_4$

L-8-Methyl-3-tropoyloxytropaniumhydroxid = [3(*S*)-*endo*]-3-(3-Hydroxy-1-oxo-2-phenylpropoxy)-8,8-dimethyl-8-azoniabicyclo[3.2.1]octanhydroxid (●)

H Bromid

S *Hyoscyaminmethylbromid*, Hyosmide

V Anticholinergicum, Spasmolyticum

*3768* *(3140)* $C_{18}H_{27}NO_5$
1421-14-3

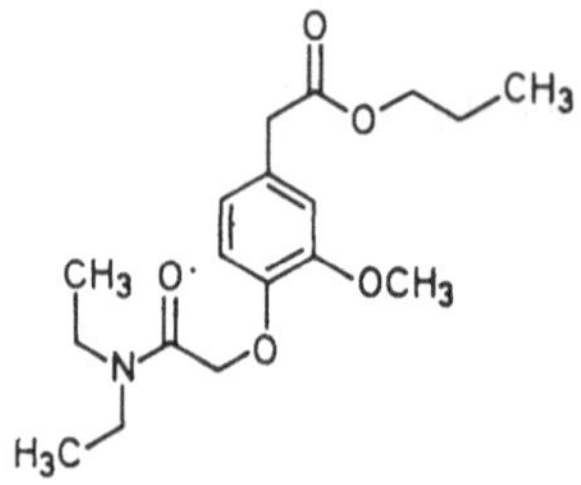

4-(Diethylcarbamoylmethoxy)-3-methoxyphenylessigsäurepropylester = 4-[2-(Diethylamino)-2-oxoethoxy]-3-methoxybenzenessigsäurepropylester (●)

S Bayer 1420, Epontol, Fabantol, Fabontal, FBA 1420, *Propanidid***, Propantan, 13245 R.P., Sombrevin, 2180 TH, WH 5668

V Anästheticum

---

*3769* *(3141)* $C_{18}H_{27}NO_5$
2492-09-3

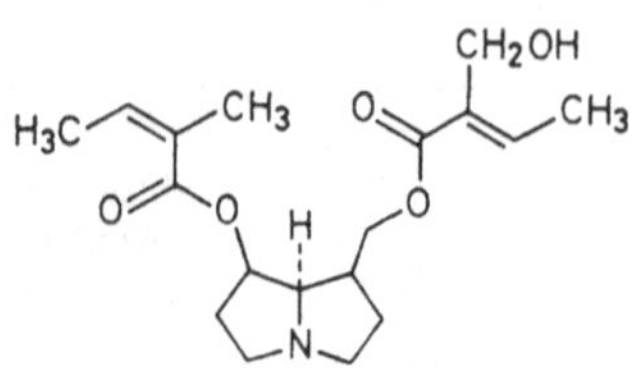

Diester des Platynecins mit Angelicasäure und Sarracinsäure = 2-(Hydroxymethyl)-2-butensäure-[1*S*-[1α(*Z*),7α(*Z*),7aβ]]-[hexahydro-7-[(2-methyl-1-oxo-2-butenyl)oxy]-1*H*-pyrrolizin-1-yl]-methylester (●)

S *Sarracin*, *Sarratsin*

V Spasmolyticum (Alkaloid aus Senecio-Arten)

---

*3770* *(3142)* $C_{18}H_{27}NO_5$
480-78-4

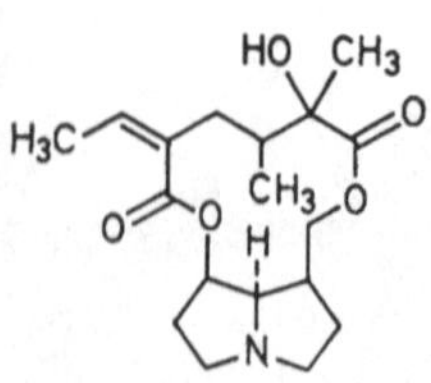

3-Ethyliden-6-hydroxy-5,6-dimethylperhydro-1,8-

dioxacyclododeka[2,3,4-*gh*]pyrrolizin-2,7-dion = (1α)-1,2-Dihydro-12-hydroxysenecionan-11,16-dion (●)

S *Platifillin, Platyphyllin*

V Spasmolyticum, Mydriaticum (Senecio platyphyllus-Alkaloid)

---

*3771* $C_{18}H_{27}NO_6$

**47 420-28-0**

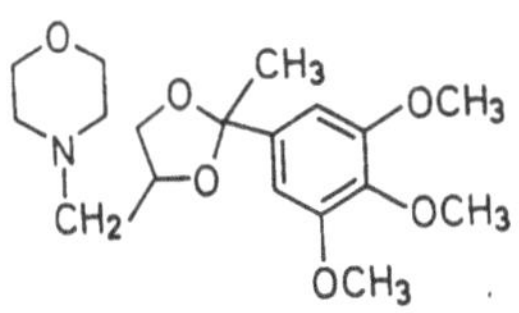


4-[[2-Methyl-2-(3,4,5-trimethoxyphenyl)-1,3-dioxolan-4-yl]methyl]morpholin (●)

S *Trixolan***

V Spasmolyticum, Choleretlcum

---

*3772* *(3143)* $C_{18}H_{27}N_3O$

**86-78-2**

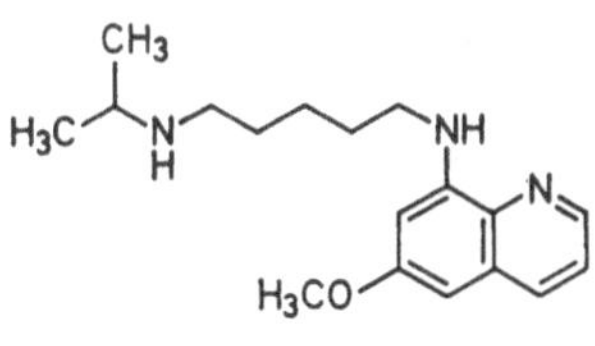


8-(5-Isopropylaminopentylamino)-6-methoxychinolin = *N*-(6-Methoxy-8-chinolinyl)-*N*′-(1-methylethyl)-1,5-pentandiamin (●)

H auch Phosphat **(5428-64-8)**

S *Pentachin, Pentaquin***, S.N. 13276

V Malariachemotherapeuticum

---

*3773* *(3144)* $C_{18}H_{27}N_3O$

**529-73-7**

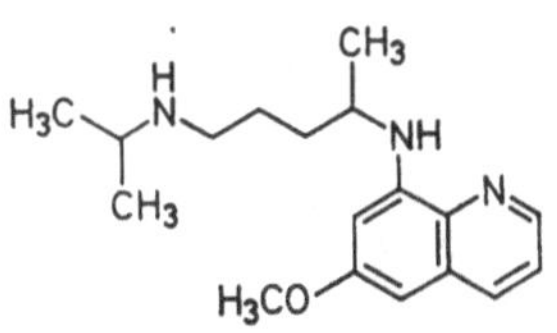


8-(4-Isopropylamino-1-methylbutylamino)-6-methoxychinolin = $N^4$-(6-Methoxy-8-chinolinyl)-$N^1$-(1-methylethyl)-1,4-pentandiamin (●)

H auch Phosphat **(34 938-99-3)**

S *Isopentachin, Isopentaquin,* S.N. 13274

V Malariachemotherapeuticum

---

*3774* *(3145)* $C_{18}H_{28}ClNO$

**5632-52-0**

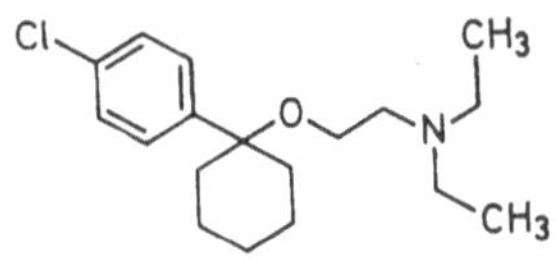


2-[1-(*p*-Chlorphenyl)-cyclohexyloxy]-triethylamin = *N,N*-Diethyl-2-(1-*p*-chlorphenylcyclohexyloxy)-ethylamin = 1-(*p*-Chlorphenyl)-cyclohexyl-(β-diethylaminoethyl)-äther = 2-[[1-(4-Chlorphenyl)cyclohexyl]oxy]-*N,N*-diethylethanamin (●)

H Hydrochlorid **(13 352-70-0)**

S *Chlorphencyclanhydrochlorid, Clofenciclanhydrochlorid***, KSW 788

V zentrales Stimulans

---

*3775* *(3146)* $C_{18}H_{28}N_2O$

**2180-92-9**

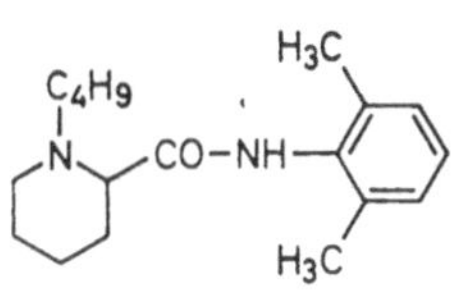


1-Butyl-2′,6′-dimethylpiperidin-2-carboxanilid = 1-Butyl-2′,6′-pipecoloxylidid = 1-Butyl-*N*-(2,6-dimethylphenyl)-2-piperidincarboxamid (●)

H Hydrochlorid **(18 010-40-7)**

S AH 2250, *Bupivacainhydrochlorid***, Carbostesin, Duracaine „Astra", LAC-43, Marcain(a), Marcaine, Meaverin-ultra, Narcain, Svedocain, Win 11 318

V Lokalanästheticum

*3776* (*42 E*) $C_{18}H_{28}N_2O$
30103-44-7

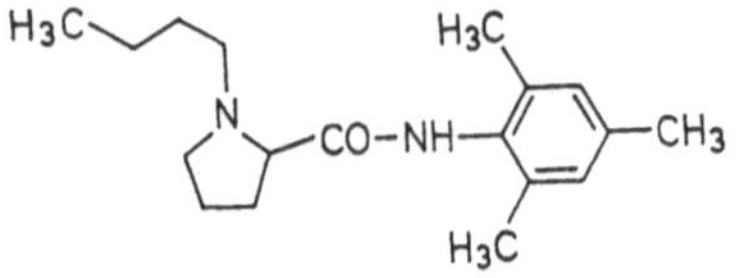

1-Butyl-2',4',6'-trimethyl-2-pyrrolidincarboxanilid = 1-Butyl-*N*-(2,4,6-trimethylphenyl)-2-pyrrolidincarboxamid (●)

H Hydrochlorid (19089-24-8)

S *Bumecainhydrochlorid**, Pirromekain, Pyrromecain

V Lokalanästheticum

---

*3777* $C_{18}H_{28}N_2O_4$
37517-30-9

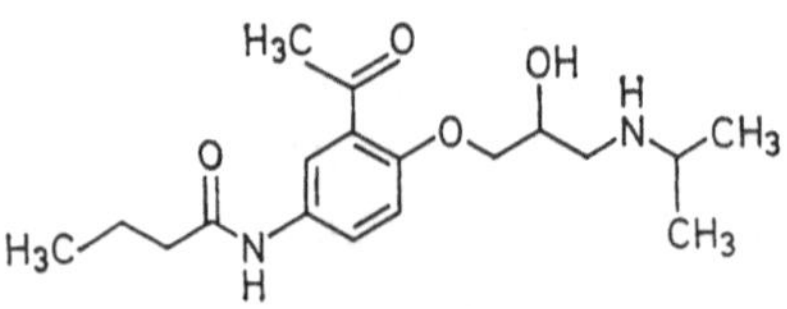

(±)-3'-Acetyl-4'-(2-hydroxy-3-isopropylamino-propoxy)-butyranilid = (±)-1-(2-Acetyl-4-butyr-amidophenoxy)-3-isopropylaminopropan-2-ol = (±)-*N*-[3-Acetyl-4-[2-hydroxy-3-[(1-methyl-ethyl)amino]propoxy]phenyl]butanamid (●)

H Hydrochlorid (34381-68-5)

S *Acebutololhydrochlorid***, IL-17803 A, M. & B. 17803 A, Prent, 21823 R.P., Sectral

V adrenergischer β-Rezeptorenblocker

---

*3778* (*3147*) $C_{18}H_{28}N_2O_7$

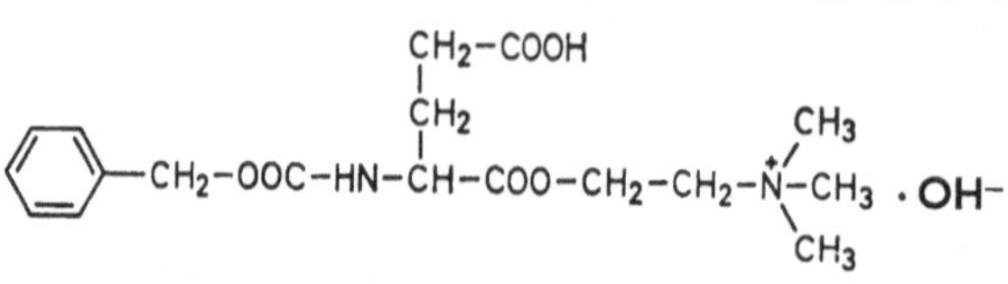

*N*-Benzyloxycarbonyl-L-glutamylcholin = 2-[4-Carboxy-1-oxo-2-[[(phenylmethoxy)carbonyl]-amino]butoxy]-*N*,*N*,*N*-trimethylethanaminium-hydroxid (●)

H Chlorid

S Glucin-Inj.

V Therapeuticum gegen Myoparalyse bei Poliomyelitis

---

*3779* (*3148*) $C_{18}H_{28}N_2O_{12}S$
56046-38-9

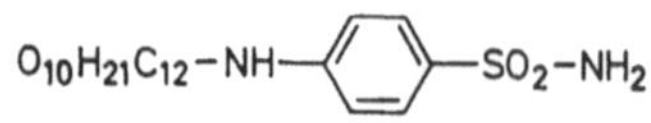

*N*[4]-Lactosidosulfanilamid = 4-[(4-*O*-β-D-Galactopyranosyl-β-D-glucopyranosyl)amino]benzensulfonamid (●)

S Antistreptin solubile, *Lactosylsulfanilamid*

V Chemotherapeuticum

---

*3780* (*3149*) $C_{18}H_{28}N_4O$
22131-35-7

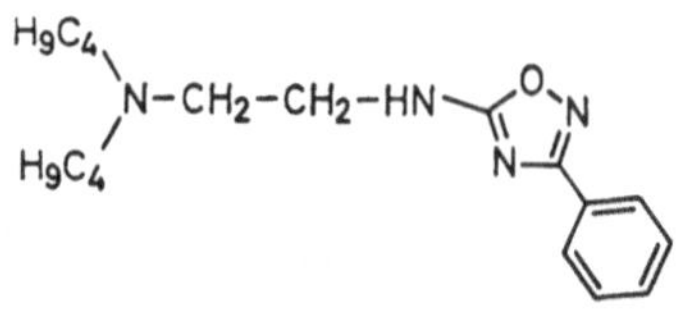

5-(2-Dibutylaminoethylamino)-3-phenyl-1,2,4-oxadiazol = *N*,*N*-Dibutyl-*N'*-(3-phenyl-1,2,4-oxa-diazol-5-yl)-1,2-ethandiamin (●)

H Hydrochlorid (28875-47-0)

S Adrevil, *Butalaminhydrochlorid**, *Dibutylimol-aminhydrochlorid*, Hemetrope, LA 1221, Surem, Surhème

V Vasodilatans

---

*3781* (*3150*) $C_{18}H_{28}O_3S$

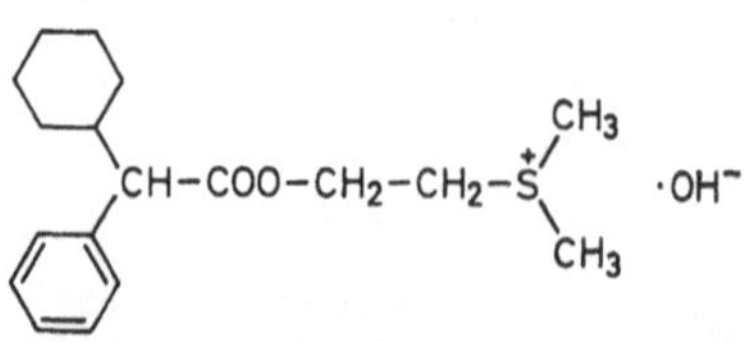

*S*,*S*-Dimethyl-2-(α-cyclohexylphenylacetoxy)-ethylsulfoniumhydroxid = 2-[(Cyclohexylphenyl-acetyl)oxy]-*S*,*S*-dimethylethansulfoniumhydroxid (●)

H Jodid (3569-59-3)

S III-1216, *Hexadiphensulfoniumjodid*, *Hexasoniumjodid***, Thiospasmin

V Parasympathicolyticum, Anticholinergicum, Spasmolyticum

*3782* *(3099)* $C_{18}H_{28}O_4$
25 129-91-3

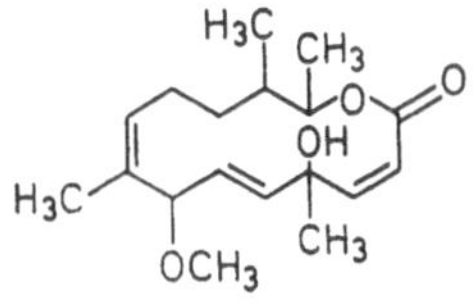

5-Hydroxy-8-methoxy-5,9,13,14-tetramethyloxa-cyclodeca-3,6,9-trien-2-on (●)

S Albocyclin, TA-2407

V Antibioticum aus Streptomyces bruneogriseus nov. sp. MCRL-0129

*3783* *(3151)* $C_{18}H_{28}O_4S$

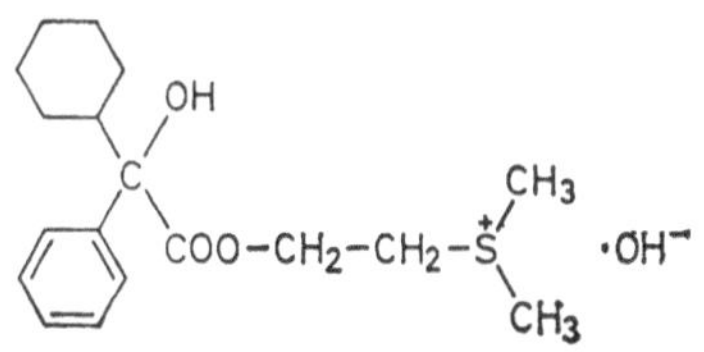

*S,S*-Dimethyl-2-(α-cyclohexylphenylglykoloyl-oxy)-ethylsulfoniumhydroxid = 2-[(Cyclohexyl-hydroxyphenylacetyl)oxy]-*S,S*-dimethylethan-sulfoniumhydroxid (●)

H Jodid (3569-58-2)

S *Oxisoni jodidum, Oxyfensulfoniumjodid, Oxy-hexadiphensulfoniumjodid, Oxysoniumjodid***, Oxythiospasmin, Thiospasmin-inj.

V Parasympathicolyticum, Anticholinergicum, Spasmolyticum

*3784* *(3152)* $C_{18}H_{29}NO$
90-23-3

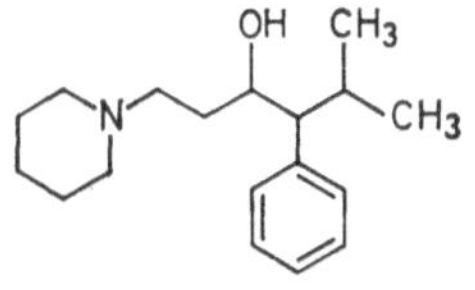

5-Methyl-4-phenyl-1-piperidinohexan-3-ol = 1-(3-Hydroxy-5-methyl-4-phenylhexyl)-piperidin = α-(2-Methyl-1-phenylpropyl)-1-piperidinpropanol (●)

H Hydrochlorid (6091-56-1)

S *Piperphenidolhydrochlorid*, Reltine

V Anticholinergicum

*3785* *(3153)* $C_{18}H_{29}NO_2$
1092-46-2

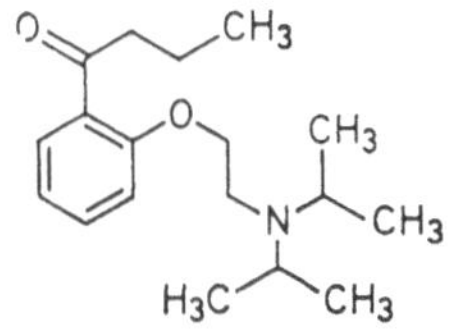

2'-(2-Diisopropylaminoethoxy)-butyrophenon = 1-[2-[2-[Bis(1-methylethyl)amino]ethoxy]phenyl]-1-butanon (●)

H auch Hydrochlorid (1092-47-3)

S *Chetocaina, Ketocain***, Rec 7/0518

V Lokalanästheticum

*3786* $C_{18}H_{29}NO_2$
41 144-17-6

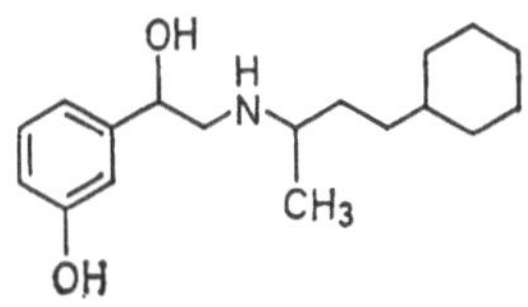

1-(3-Hydroxyphenyl)-2-(1-methyl-2-cyclohexyl-propylamino)-ethanol = α-(3-Cyclohexyl-1-me-thylpropylaminomethyl)-*m*-hydroxybenzylalkohol = α-[[(3-Cyclohexyl-1-methylpropyl)amino]me-thyl]-3-hydroxybenzenmethanol (●)

H *p*-Aminobenzoat (34 300-25-9)

S D 935

V Sympathicomimeticum, Bronchospasmolyticum

*3787* $C_{18}H_{29}NO_2$
55 837-19-9

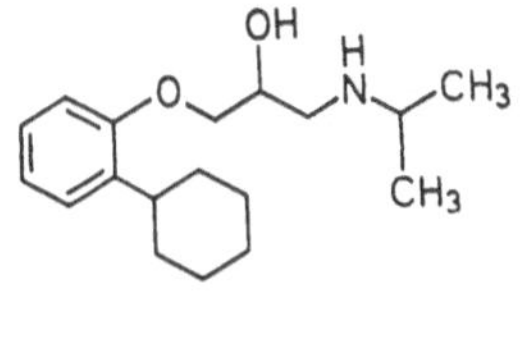

1-(*o*-Cyclohexylphenoxy)-3-(isopropylamino)-2-propanol = 1-(2-Cyclohexylphenoxy)-3-[(1-me-thylethyl)amino]-2-propanol (●)

H Hydrochlorid (59 333-90-3)

S *Exaprololhydrochlorid***, M.G. 8823

V adrenergischer β-Rezeptorenblocker

*3788* (*43 E*) $C_{18}H_{29}NO_2$
38 363-40-5

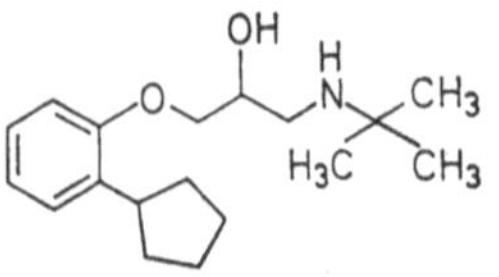

(—)-1-(*tert.*-Butylamino)-3-(*o*-cyclopentylphenoxy)-2-propanol = (—)-1-(2-Cyclopentylphenoxy)-3-[(1,1-dimethylethyl)amino]-2-propanol (●)

S Hoechst 893d, *Penbutolol***, *Terbuclomine*

V adrenergischer β-Rezeptorenblocker

---

*3789* $C_{18}H_{29}NO_2$
52 304-85-5

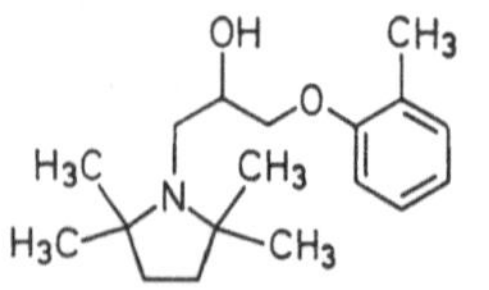

1-(2,2,5,5-Tetramethyl-1-pyrrolidinyl)-3-(*o*-tolyloxy)-propan-2-ol = 2,2,5,5-Tetramethyl-α-(*o*-tolyloxymethyl)-1-pyrrolidinethanol = 2,2,5,5-Tetramethyl-α-[(2-methylphenoxy)methyl]-1-pyrrolidinethanol (●)

H Hydrochlorid (23 875-59-4)

S Bledocaina, *Lotucainhydrochlorid***, MY 33-7, *Tolcainhydrochlorid*

V Lokalanästheticum

---

*3790* (*3154*) $C_{18}H_{29}NO_3$
18 109-80-3

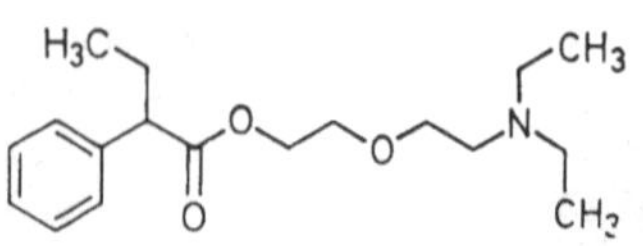

2-Phenylbuttersäure-2-(2-diethylaminoethoxy)-ethylester = α-Ethylbenzenessigsäure-2-[2-(diethylamino)ethoxy]ethylester

H Citrat (18 109-81-4)

S Abbott-36 581, Acodeen, Brospamin, *Butamiratcitrat**, *Butamyratcitrat*, Codesin, HH 197, Sincodeen, Sincodin, Sincodix, Sinecod „Hommel"

V Antitussivum

*3791* (*3155*) $C_{18}H_{29}NO_3$
148-32-3

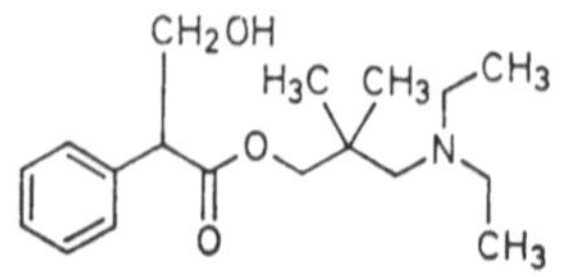

Tropasäure-3-diethylamino-2,2-dimethylpropylester = α-(Hydroxymethyl)benzenessigsäure-3-(diethylamino)-2,2-dimethylpropylester (●)

H Phosphat (134-53-2)

S *Amprotropinphosphat*, AP 407, Syntropan

V Spasmolyticum, Anticholinergicum

---

*3792* (*3156*) $C_{18}H_{29}NO_4$
852-42-6

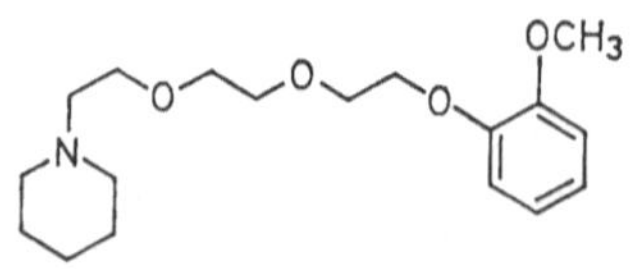

1-[2-[2-[2-(2-Methoxyphenoxy)ethoxy]ethoxy]-ethyl]piperidin (●) = 1-(2-Methoxyphenoxy)-3,6-dioxa-8-piperidinooctan

H auch Citrat oder Acetat

S *Guaiapat***, Klamar, M.G. 5454, *Piperoctane*

V Antitussivum

---

*3793* $C_{18}H_{29}NO_4$
53 684-49-4

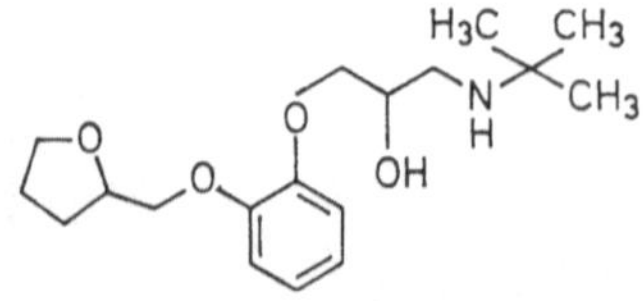

1-*tert.*-Butylamino-3-[*o*-(tetrahydrofurfuryloxy)-phenoxy]-2-propanol = 1-[(1,1-Dimethylethyl)-amino]-3-[2-[(tetrahydro-2-furanyl)methoxy]phenoxy]-2-propanol (●)

H Hydrochlorid (35 108-88-4)

S Adobiol, *Bufetololhydrochlorid***, *Bufuronolhydrochlorid*, Y-6124

V adrenergischer β-Rezeptorenblocker

*3794* (*3157*) $C_{18}H_{29}NO_6$

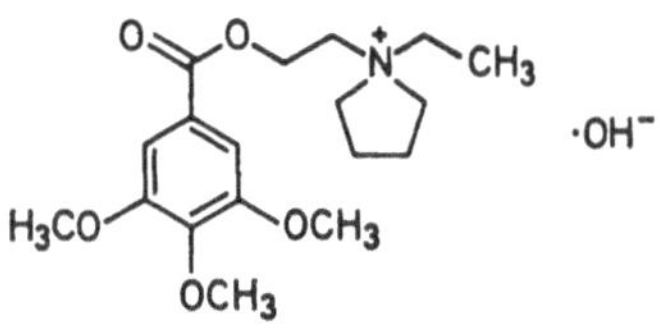

1-Ethyl-1-[2-[(3,4,5-trimethoxybenzoyl)oxy]-ethyl]pyrrolidiniumhydroxid (●)

H Tosylat (3612-98-4)

S FWH 399, *Troxypyrrole*, *Troxypyrroliumtosilat***

V Antihypertensivum

---

*3795* (*3158*) $C_{18}H_{30}N_2OS$
13 977-90-7

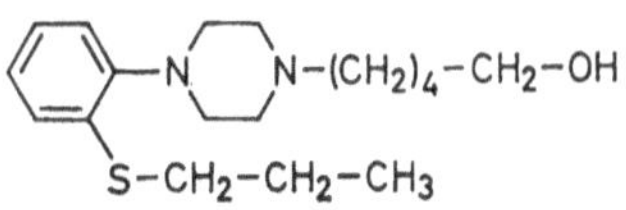

5-[4-(*o*-Propylthiophenyl)-1-piperazinyl]-pentanol = 4-[2-(Propylthio)phenyl]-1-piperazinpentanol (●)

S „*Piperazinepentanol*"

V Tranquillizer

---

*3796* (*3159*) $C_{18}H_{30}N_2O_2$
149-16-6

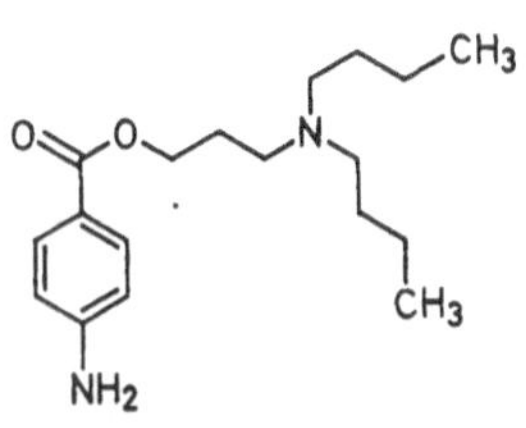

3-Dibutylaminopropyl-*p*-aminobenzoat = *p*-Aminobenzoesäure-γ-dibutylaminopropylester = 3-(Dibutylamino)-1-propanol-4-aminobenzoat-(ester) (●)

H meist Hydrochlorid (5892-15-9) oder Sulfat (149-15-5)

S Amolyn, Bucainol, *Butacain**, *Butaprobenz*, Butelline, Butilcaina, Butine, *Butocaina*, Butyn „Abbott", Elycaine, Optyn

V Lokalanästheticum

*3797* (*3160*) $C_{18}H_{30}N_2O_2$

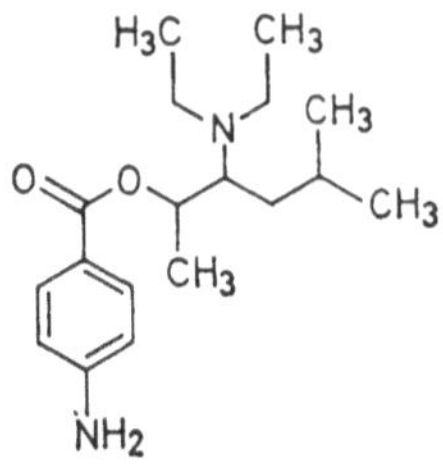

*p*-Aminobenzoesäure-(2-diethylamino-1,4-dimethylpentyl)-ester = 5-Methyl-3-diethylaminohexanol-(2)-*p*-aminobenzoat = 3-(Diethylamino)-5-methyl-2-hexanol-4-aminobenzoat(ester) (●)

H Sulfamat

S Calocain

V Lokalanästheticum

---

*3798* (*3161*) $C_{18}H_{30}N_2O_4$

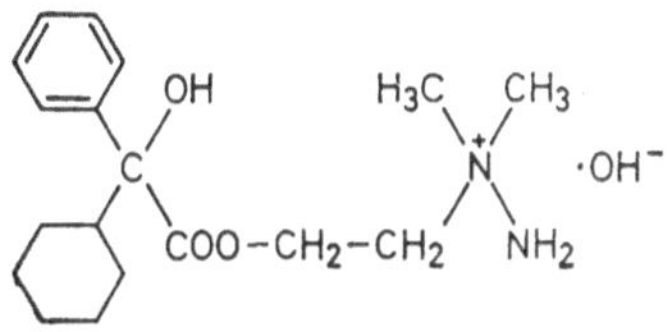

*N*-[2-(Hexahydrobenziloyloxy)-ethyl]-*N*,*N*-dimethylhydraziniumhydroxid = 2-[(Cyclohexylhydroxyphenylacetyl)oxy]-*N*,*N*-dimethylethanhydraziniumhydroxid (●)

H Bromid (7638-50-8)

S *Oxyphenhydrazoniumbromid*, VÚFB-3113

V Anticholinergicum, Spasmolyticum

---

*3799* (*3162*) $C_{18}H_{30}N_4O_2$
23 724-96-1

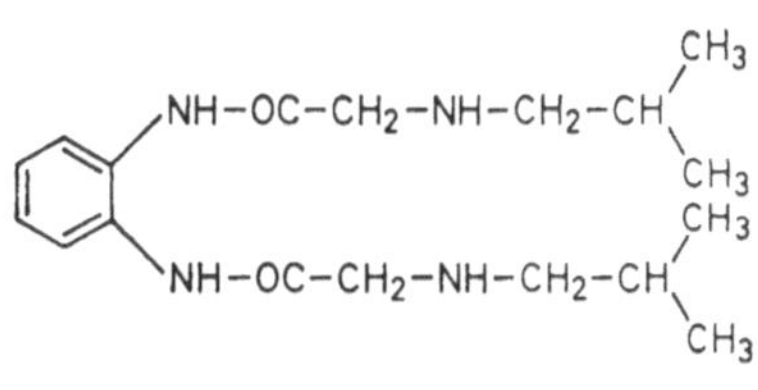

*N*,*N'*-(*o*-Phenylen)-bis-(isobutylaminoacetamid) = *N*,*N'*-Bis-(isobutylaminoacetyl)-*o*-phenylendiamin = *N*,*N'*-1,2-Phenylenbis[2-[(2-methylpropyl)-amino]acetamid] (●)

S Ambrostasin

V Lokalanästheticum

*3800* *(3163)* $C_{18}H_{30}O_2$
506-26-3

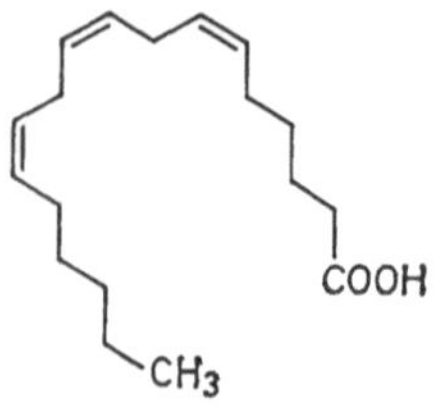

*cis,cis,cis*-Octadeca-6,9,12-triensäure = (*Z,Z,Z*)-6,9,12-Octadecatriensäure (●)

S *Acidum gamolenicum***, *Gamolenic acid***

V Antihypercholesterinämicum

*3801* *(3164)* $C_{18}H_{30}O_2$
23142-02-1

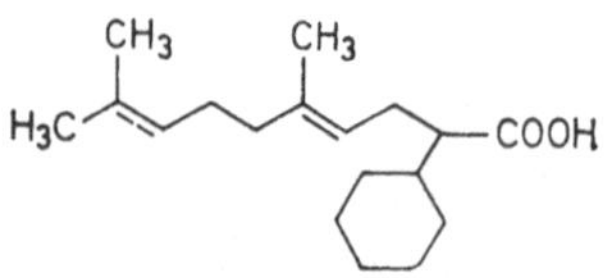

2-Cyclohexyl-5,9-dimethyl-4,8-decadiensäure (●) = Cyclohexylgeranyl-essigsäure

S Cigerol, Cygerol

V Epithelisierungsmittel, Strahlenschutzmittel

*3802* $C_{18}H_{31}NO_2$
7488-92-8

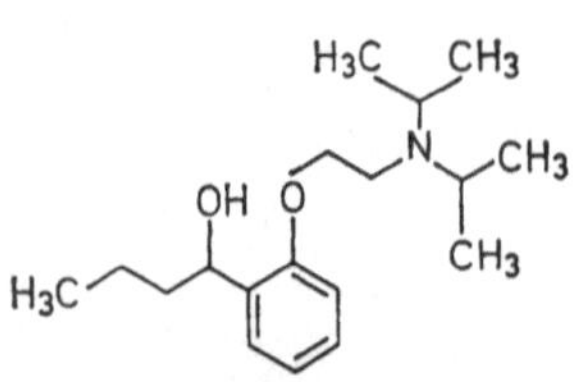

1-{2-[2-(Diisopropylamino)-ethoxy]-phenyl}-1-butanol = *o*-[2-(Diisopropylamino)-ethoxy]-α-propylbenzylalkohol = 2-[2-[Bis(1-methylethyl)-amino]ethoxy]-α-propylbenzenmethanol (●)

S *Ketocainol***, Rec 7/0544

V Antiarrhythmicum

*3803* *(3166)* $C_{18}H_{31}NO_4S$

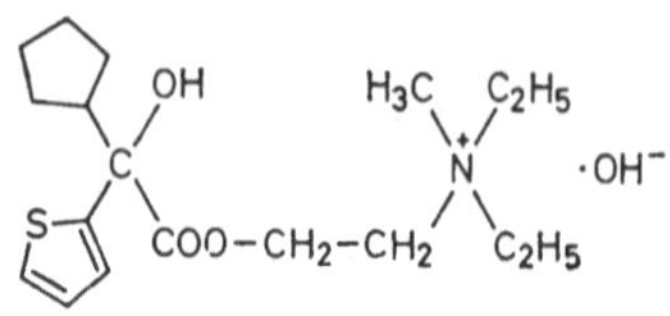

*N,N*-Diethyl-*N*-methyl-2-[α-cyclopentyl-α-(2-thienyl)-glykoloyloxy]-ethylammoniumhydroxid = 2-Diethylaminoethyl-α-cyclopentyl-α-(2-thienyl)-α-hydroxyacetatmethylhydroxid = 2-[(Cyclopentylhydroxy-2-thienylacetyl)oxy]-*N,N*-diethyl-*N*-methylethanaminiumhydroxid (●)

H Bromid (60-44-6)

S Dorico, Monodral, *Penthienate (metho)bromide*, Win 4369

V Spasmolyticum

*3804* *(3167)* $C_{18}H_{31}NO_6$

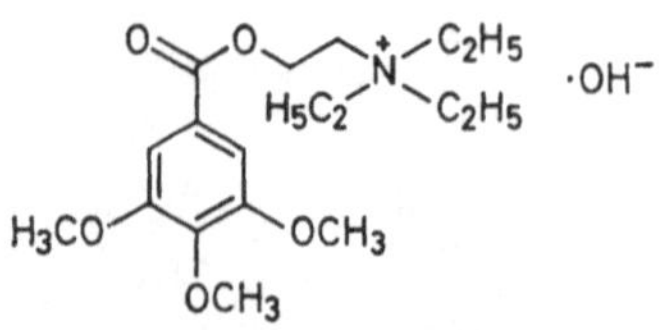

*N,N,N*-Triethyl-2-(3,4,5-trimethoxybenzoyloxy)-ethylammoniumhydroxid = *N,N,N*-Triethyl-2-[(3,4,5-trimethoxybenzoyl)oxy]ethanaminiumhydroxid (●)

H Tosylat (391-70-8)

S FWH 429, Troxone, *Troxoniumtosilat***

V Antihypertensivum

*3805* *(3168)* $C_{18}H_{32}J_2O_2$
533-86-8

$$H_3C-(CH_2)_{10}-\overset{J}{C}=\overset{J}{C}-(CH_2)_4-COOH$$

6,7-Dijod-6-octadecensäure (●) = Taririnsäuredijodid

S Jodostarin

V Jodtherapeuticum

*3806* *(3169)* $C_{18}H_{32}J_2O_3$
**53586-99-5**

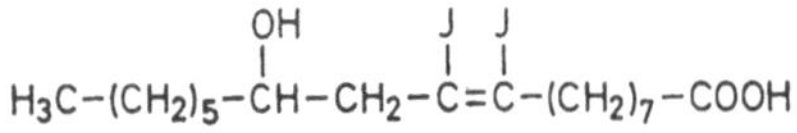

12-Hydroxy-9,10-dijod-9-octadecensäure (●) = Dijodricinstearolsäure

S Dijodyl, Joristen, Periodyl

V Jodtherapeuticum

*3807* *(3170)* $C_{18}H_{32}N_2O_2$

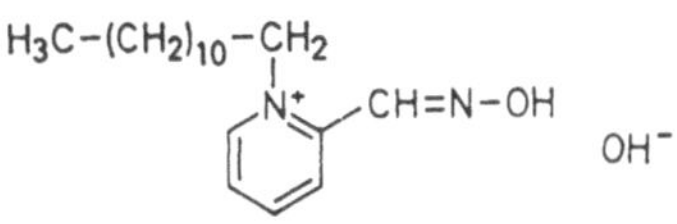

1-Dodecyl-2-[(hydroxyimino)methyl]pyridinium-hydroxid (●) = 2-Pyridinaldoximdodecylhydroxid

H Jodid **(3150-38-7)**

S PAD

V Antidot (Cholinesterasereaktivator)

*3808* *(3171)* $C_{18}H_{32}O_2$
**60-33-3**

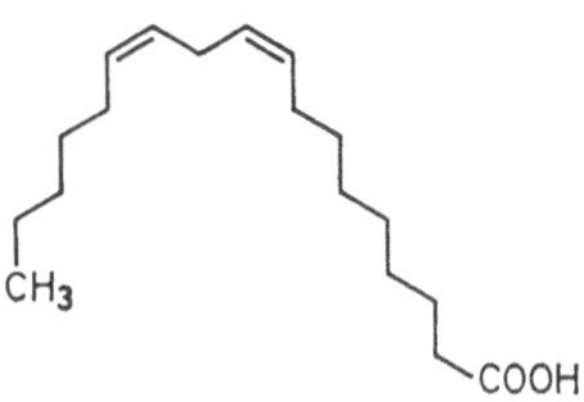

*cis,cis*-Octadeca-9,12-diensäure = (*Z,Z*)-9,12-Octadecadiensäure (●) = Linolsäure

H Calciumsalz **(19704-83-7)**

S Linocalcium

V Antipruriginosum

*3809* *(3172)* $C_{18}H_{32}O_2$
**3552-12-3**

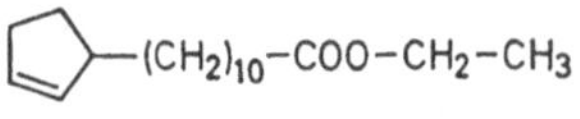

11-(2-Cyclopentenyl)-undecansäureethylester = 2-Cyclopenten-1-undecansäureethylester (●) = Hydnocarpussäureethylester

H vgl. Nr. 4481

V Therapeuticum gegen Tuberkulose und Lepra

*3810* *(3173)* $C_{18}H_{32}O_2$
**502-30-7**

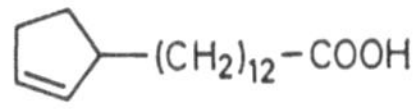

D-13-(2-Cyclopentenyl)-tridecansäure = (*S*)-2-Cyclopenten-1-tridecansäure (●) = Chaulmoograsäure

H Natriumsalz

S Chaulmoogrina

V Lepratherapeuticum

*3811* *(3174)* $C_{18}H_{33}BrO_2$

Monobromölsäure

H Natriumsalz

S Multibrol

V Sedativum

*3812* *(3175)* $C_{18}H_{33}ClN_2O_5S$
**18323-44-9**

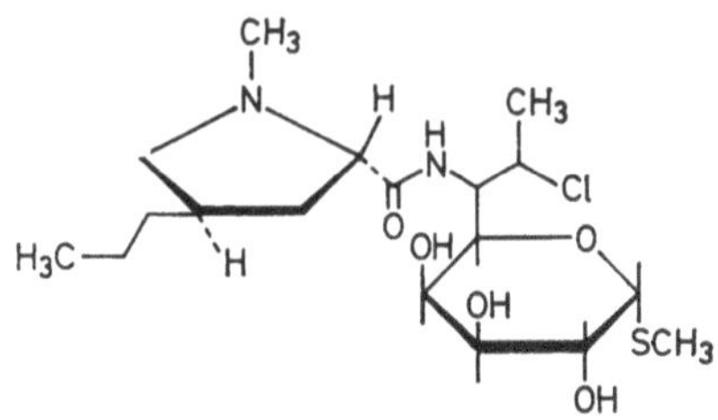

Methyl-[7-chlor-6,7,8-tridesoxy-6-*trans*-(1-methyl-4-propyl-L-2-pyrrolidincarboxamido)-1-thio-L-*threo*-α-D-*galacto*-octopyranosid] = 7-Chlor-7-desoxylincomycin = (2*S*-*trans*)-Methyl-7-chlor-6,7,8-trideoxy-6-[[(1-methyl-4-propyl-2-pyrrolidinyl)-carbonyl]amino]-1-thio-L-*threo*-α-D-*galacto*-octopyranosid (●)

H vgl. auch Nrr. 3813, 5942
auch Hydrochlorid **(21462-39-5)**

S 7-CDL, *Chlorodeoxylincomycin*, Cleocin, *Clindamicina*, *Clindamycin***, *Clinimycin*, Dalacin(e), Dalacin C, *Klindamycin*, Sobelin, U-21251

V Antibioticum

*3813* $C_{18}H_{34}ClN_2O_8PS$

24729-96-2

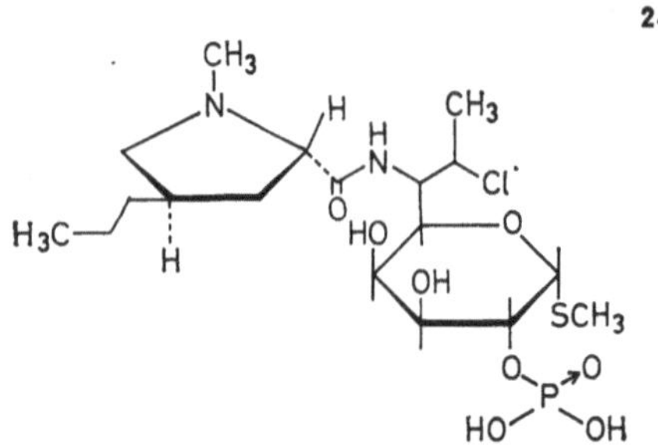

7-Chlor-7-desoxylincomycin-2′-dihydrogenphosphat = (2*S*-*trans*)-Methyl-7-chlor-6,7,8-trideoxy-6-[[(1-methyl-4-propyl-2-pyrrolidinyl)carbonyl]-amino]-1-thio-L-*threo*-α-D-*galacto*-octopyranosid-2-(dihydrogenphosphat) (●)

S Cleocin Phosphate, *Clindamycinphosphat*, Dalacin C Phosphate, Sobelin Solubile, U-28 508

V Antibioticum

---

*3814* *(3176)* $C_{18}H_{34}J_2O_2$

Dijodstearinsäure = Dijodoctadecansäure (●)

H Calciumsalz

S Mikol

V Ophthalmologicum (gegen Retinitis, Glaskörpertrübung)

---

*3815* *(3177)* $C_{18}H_{34}N_2O_6S$

154-21-2

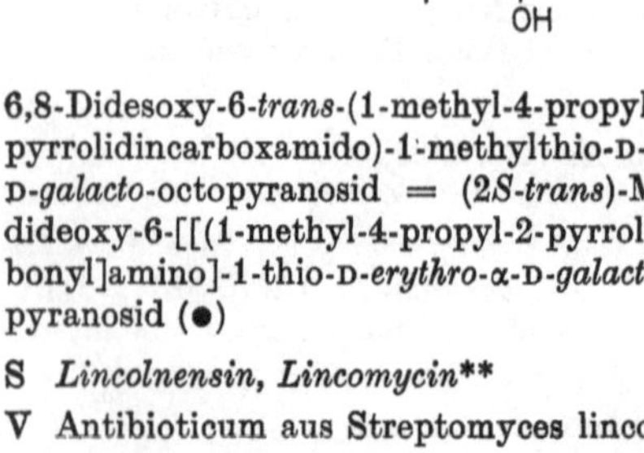

6,8-Didesoxy-6-*trans*-(1-methyl-4-propyl-L-2-pyrrolidincarboxamido)-1-methylthio-D-*erythro*-α-D-*galacto*-octopyranosid = (2*S*-*trans*)-Methyl-6,8-dideoxy-6-[[(1-methyl-4-propyl-2-pyrrolidinyl)carbonyl]amino]-1-thio-D-*erythro*-α-D-*galacto*-octopyranosid (●)

S *Lincolnensin, Lincomycin***

V Antibioticum aus Streptomyces lincolnensis

*3815-01* *(3177a)* 859-18-7

H Hydrochlorid [auch Monohydrat (7179-49-9)]

S Albiotic, Cillimicina, Cillimycin, Frademicina, Lincocin(e), Lincolcina, Lincolcipan, Lincomix, Linkomyzin, Lioĉin, Mycivin, Pura-Ject 100, U-10149 A, Waynecomycin

V Antibioticum

---

*3816* *(3178)* $C_{18}H_{34}O_2$

112-80-1

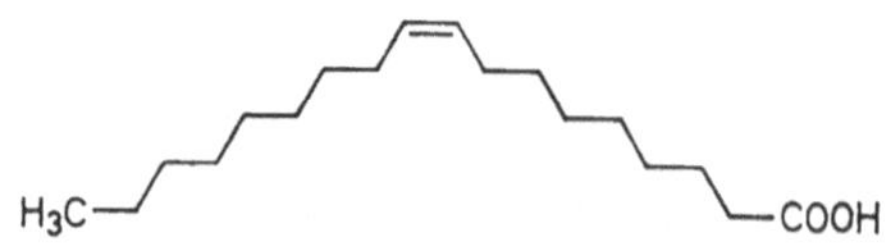

*cis*-Octadec-9-ensäure = (*Z*)-9-Octadecensäure (●) = Ölsäure

H Magnesiumsalz (1555-53-9)

S Cholomagnol

V Cholagogum

*3816-01* *(3178a)* 1191-80-6

H Quecksilbersalz

S Hermesol

V Germicid, Fungicid

*3816-02* *(3178b)* 39 664-27-2

H Ethylaminsalz

S Etalate

V zur Varizenverödung

*3816-03* *(3178c)* 2272-11-9

H 2-Aminoethanolsalz (Monoethanolaminsalz)

S *Aethaminolum*, Antivariz, Esclerosina, Etamolin, Ethaminol, Ethamolin, Etholate, Etolein, Monethan, *Monoäthanolaminoleat, Monoethanolamine oleate***, Monolate, Moramin, Neosclérol, Neo-Varicane, Phlebocid, Thanomin, Tindanol, Varex, Varicetin, Varistab

V zur Varizenverödung

*3817* *(3179)* $C_{18}H_{35}NO_2$
**28 815-27-2**

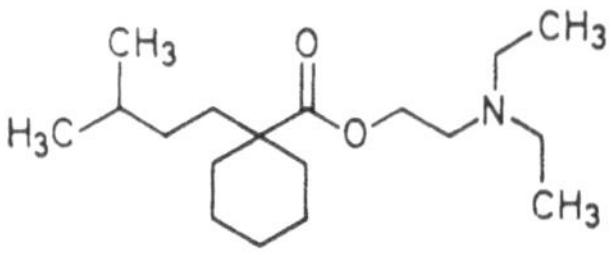

1-Isopentylcyclohexancarbonsäure-2-diethylaminoethylester = 1-(3-Methylbutyl)cyclohexancarbonsäure-2-(diethylamino)ethylester (●)

H Hydrochlorid **(24 357-98-0)**

S A-Plus, *Isomilaminhydrochlorid*, *Isomylaminhydrochlorid*, Neurylan

V Spasmolyticum

*3818* *(3180)* $C_{18}H_{36}N_2O_5S$

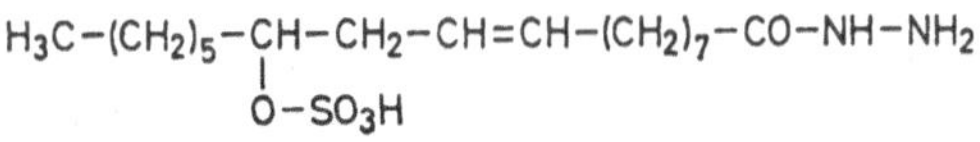

12-(Sulfooxy)-9-octadecensäurehydrazid (●) = Sulforicinhydrazid

H Natriumsalz

S SRH

V Chemotherapeuticum gegen Staupe

*3819* *(3181)* $C_{18}H_{36}N_4O_{11}$
**59-01-8**

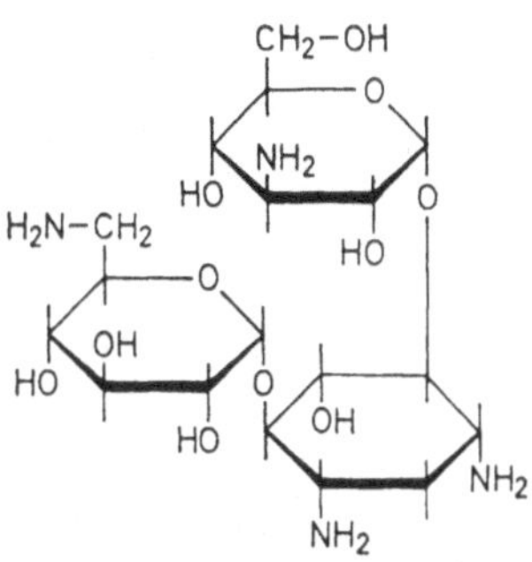

4(6)-[3-Desoxy-3-amino-α-D-glucopyranosyl]-6(4)-[6-desoxy-6-amino-α-D-glucopyranosyl]-1,2,3-tridesoxy-1,3-diaminoscyllitol = *O*-3-Amino-3-deoxy-α-D-glucopyranosyl-(1→6)-*O*-[6-amino-6-deoxy-α-D-glucopyranosyl-(1→4)]-2-deoxy-D-streptamin (●)

H Sulfat (1:1) **(25 389-94-0)**

S Archimicina, Cantrex, Carmicina, Chanamyn, Cristalomicina, Daljkan, Delkacina, Enterokan, Enterokanacin, Gilor, Kamaxin, Kamycine, Kamynex, Kanabiol, Kanabiot, Kanabiotic, Kanabristol, Kanacedin, Kanacet, Kanacetic, Kanacillina, Kanacidin, Kanacin, Kanacol, Kanacyl, Kanacyn, Kanadesan, Kanafil, Kanafosal, Kanahidro, Kana-In, Kanalaif, Kanalux, *Kanamicin(a)*, Kanamine, Kanamorgens, *Kanamycin A-sulfat*, *Kanamycinsulfat***, Kanamytrex, Kananova, Kanapert, Kanapiam, Kanaqua, Kanasene, Kanasig, Kanasirux, Kanatol, Kanavina, Kancin, Kanecidin, Kanescin, Kanexin, Kanfar, Kanicin, Kanicortem, Kanmy, Kannasyn, Kano, Kanoxin, Kantrex, Kantrim, Kantrox, Kanycin, Kappaxan, Keimicina, K-Micina, Koptin, Negakan, Ophtalmokalixan, Orokanamicil, Otokalixan, Resistomycin „Bayer", Rezistomicin, Rhinokalixan, Roseocin, Tokomicina, Visiokan, Yapamicin

V Antibioticum aus Streptomyces kanamyceticus

*3819-01* **18 851-52-0**

H Salz mit Ampicillin (Nr. 3097)

S Amplibiot

V Antibioticum

*3820* $C_{18}H_{37}N$
**1838-19-3**

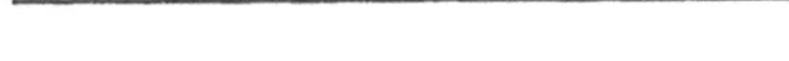

9-Octadecenylamin = 9-Octadecen-1-amin (●)

H Hydrofluorid **(36 505-83-6)**

S *Dectaflur***, SKF 38094

V Kariesprophylakticum

*3821* *(3182)* $C_{18}H_{37}NO_2$
**544-31-0**

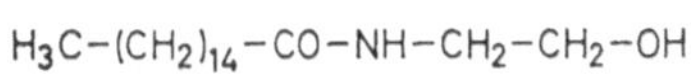

*N*-(2-Hydroxyethyl)-palmitamid = *N*-(2-Hydroxyethyl)hexadecanamid (●)

S Impulsin, *Palmidrol***, PEA

V Antiphlogisticum, Therapeuticum zur unspezifischen Resistenzerhöhung gegenüber Infektionen

*3822* *(3183)*

$C_{18}H_{37}NO_3$

14058-38-9

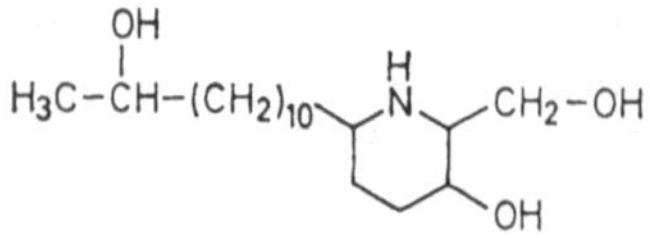

6-(11-Hydroxydodecyl)-2-(hydroxymethyl)-piperidin-3-ol = [2*R*-[2α(*S**),5α,6β]]-5-Hydroxy-6-(hydroxymethyl)-α-methyl-2-piperidinundecanol (●)

S *Prosopin*

V Lokalanästheticum, Antiphlogisticum, Fungicid (Alkaloid aus Prosopis africana)

---

*3823*

$C_{18}H_{37}N_5O_8$

34493-98-6

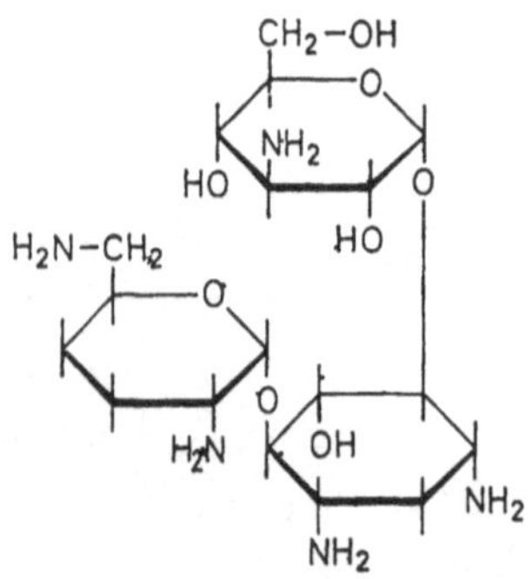

*O*-3-Amino-3-deoxy-α-D-glucopyranosyl-(1→4)-*O*-[2,6-diamino-2,3,4,6-tetradeoxy-α-D-*erythro*-hexopyranosyl-(1→6)]-2-deoxy-L-streptamin = *O*-3-Amino-3-deoxy-α-D-glucopyranosyl-(1→6)-*O*-[2,6-diamino-2,3,4,6-tetradeoxy-α-D-*erythro*-hexopyranosyl-(1→4)]-2-deoxy-D-streptamin (●) = 3′,4′-Dideoxykanamycin B

H auch Sulfat (60594-69-6)

S *Dibekacin***, *Didesoxykanamycin B*, DKB, Panimycin

V Antibioticum

*3824*

$C_{18}H_{37}N_5O_9$

32986-56-4

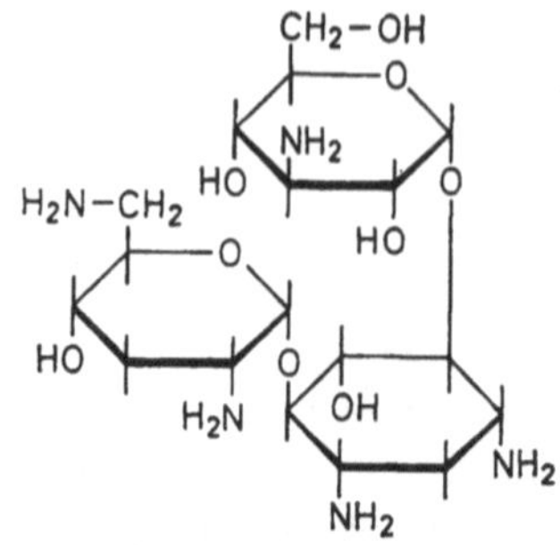

*O*-3-Amino-3-deoxy-α-D-glucopyranosyl-(1→6)-*O*-[2,6-diamino-2,3,6-trideoxy-α-D-*ribo*-hexopyranosyl-(1 → 4)]-2-deoxy-D-streptamin (●)

H auch Sulfat (49842-07-1)

S Distobram, Gernebcin, Lilly 47663, Nebcin(e), Nebicina, *Nebramycin-Faktor 6*, Obracin, Tobra, Tobradistin, *Tobramycin***, Tobrasix

V Breitspektrumantibioticum aus Streptomyces tenebrarius

---

*3825* *(3184)*

$C_{18}H_{37}N_5O_{10}$

4696-76-8

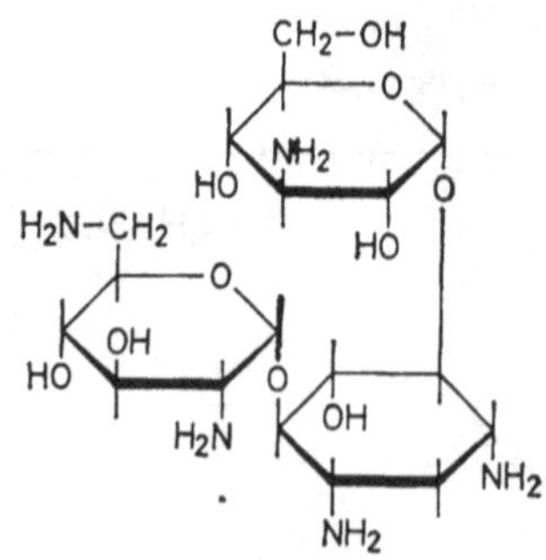

L-*O*-3-Amino-3-desoxy-α-D-glucopyranosyl-(1→4)-*O*-[2,6-diamino-2,6-didesoxy-α-D-glucopyranosyl-(1→6)]-2-desoxystreptamin = *O*-3-Amino-3-deoxy-α-D-glucopyranosyl-(1→6)-*O*-[2,6-diamino-2,6-dideoxy-α-D-glucopyranosyl-(1→4)]-2-deoxy-D-streptamin (●) = 2′-Amino-2′-desoxykanamycin

H auch Sulfat (29701-07-3)

S *Aminodeoxykanamycin*, Bekanacyn, *Bekanamycin***, Coltericin, *Kanamycin B*, Kanendomicina, Kanendomycin, KDM, *Nebramycin-Faktor 5*, Nekacin, NK 1006, Racomex, Rakomex

V Breitspektrum-Antibioticum aus Streptomyces kanamyceticus

*3826* *(3185)* $C_{18}H_{38}Cl_2N_4O_4$

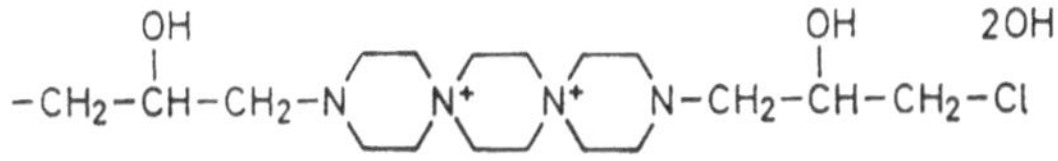

3,12-Bis(3-chlor-2-hydroxypropyl)-3,12-diaza-6,9-diazoniadispiro[5.2.5.2]hexadecandihydroxid (●) = *N*,*N*‴-Bis-(γ-chlor-β-hydroxypropyl-)*N*′,*N*″-dispirotripiperaziniumdihydroxid

H Dichlorid **(23476-83-7)**

S Prospidin, *Prospidiumchlorid***

V Cytostaticum

*3827* *(3186)* $C_{18}H_{38}N_4O_5$

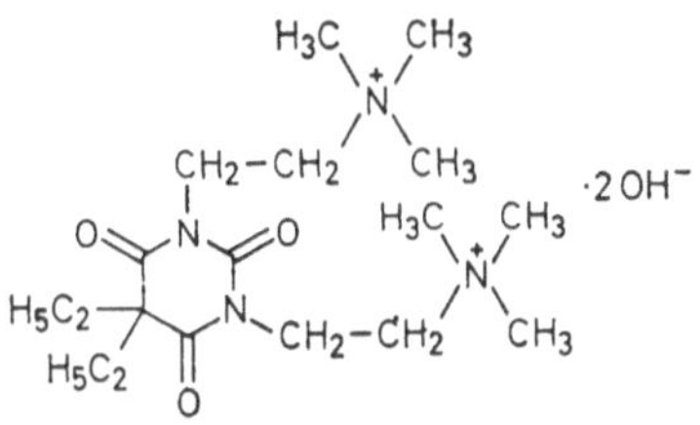

2,2′-(5,5-Diethyl-2,4,6-trioxohexahydropyrimidin-1,3-ylen)-bis-(ethyltrimethylammoniumhydroxid) = 1,3-Bis-(β-trimethylammonioethyl)-5,5-diethylbarbitursäure = 2,2′-(5,5-Diethylhexahydro-2,4,6-trioxo-1,3-pyrimidindiyl)bis(*N*,*N*,*N*-trimethylethanaminiumhydroxid) (●)

H Dijodid

S *Barbismetylii iodidum*, C.S. 23, Planium

V Therapeuticum gegen arteriellen Hochdruck und Eklampsie

*3828* *(3187)* $C_{18}H_{38}O_5$
**7736-71-2**

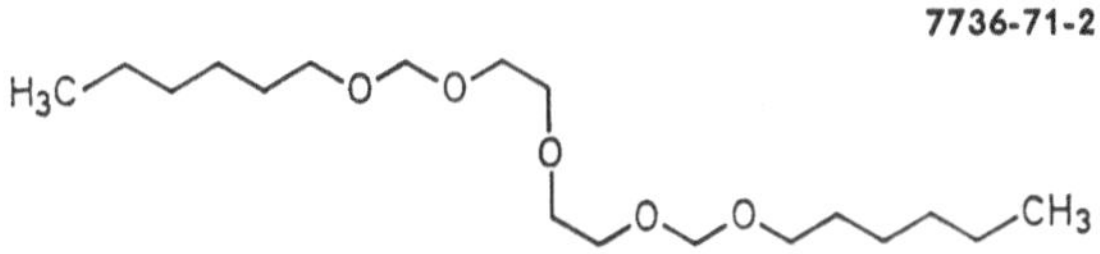

Bis-[2-hexyloxymethoxy)-ethyl]-äther = Dihexoxydimethyldiethylenglykoläther = 7,9,12,15,17-Pentaoxatricosan (●)

S Efiran-583

V Lokalanästheticum

*3829* *(3188)* $C_{18}H_{39}N_3O_2$
**6843-97-6**

$H_3C-(CH_2)_{11}-(NH-CH_2-CH_2)_2-NH-CH_2-COOH$

2,5,8-Triazaeikosan-1-carbonsäure = Docecylbis-(2-aminoethyl)-glycin = *N*-[2-[[2-(Dodecylamino)-ethyl]amino]ethyl]glycin (●)

H auch Natriumsalz **(59079-49-1)** und Hydrochlorid **(18205-85-1)**

S Dodicin, Lebon 15, Tego 103 S, Tego-Spray

V Hautdesinficiens

*3830* *(3189)* $C_{18}H_{40}N_2O_6$

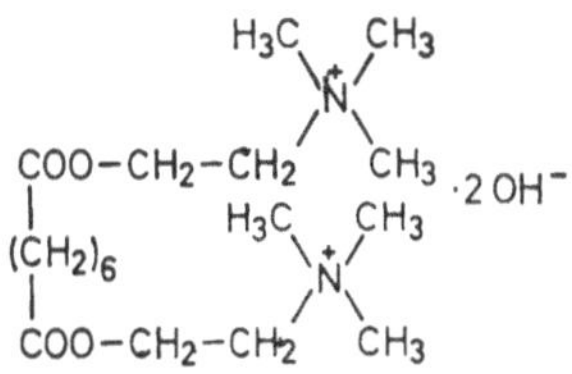

*N*,*N*′-[2,2′-(Suberoyldioxy)-diethyl]-bis-trimethylammoniumhydroxid = Korksäure-bis-cholinester = 2,2′-[(1,8-Dioxo-1,8-octandiyl)bis(oxy)]bis-[*N*,*N*,*N*-trimethylethanaminiumhydroxid] (●)

H Dijodid **(3810-71-7)**

S Corkonium, *Dicholinsuberat-dijodid*, Korkonium, *Subecholin*

V Respirationsstimulans

*3831* *(44 E)* $C_{18}H_{40}N_2O_6$

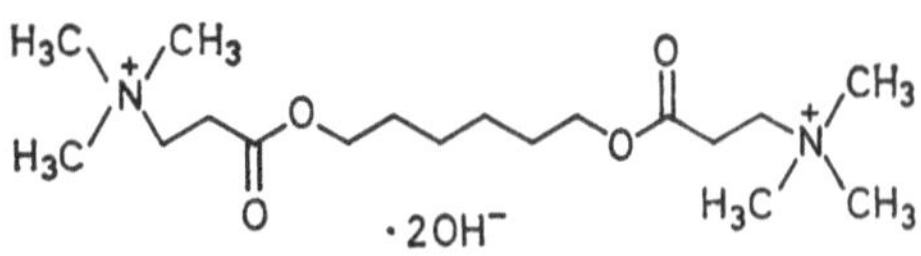

Hexamethylen-bis-(β-dimethylaminopropionat)-bis-methylhydroxid = 3,3′-[1,6-Hexandiyl-bis(oxy)]bis[*N*,*N*,*N*-trimethyl-3-oxo-1-propanaminiumhydroxid] (●)

H Dijodid **(25238-82-8)**

S Hexatolin

V Muskelrelaxans

*3832* *(3190)* $C_{18}H_{42}N_4O_6$

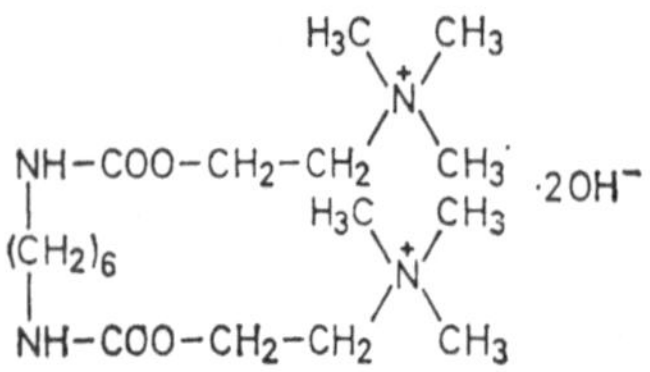

*N,N'*-Hexamethylenbis-[2-(carbamoyloxy)-ethyl-trimethylammoniumhydroxid] = Hexamethylen-bis-carbamoylcholin = 2,2'-[1,6-Hexandiylbis-(iminocarbonyloxy)]bis[*N,N,N*-trimethylethan-aminiumhydroxid] (●)

H Dibromid (306-41-2)

S BC 16, Calbogen, *Carboloniumbromid, Hexabis-carbacholine, Hexcarbacholinbromid***, Imbre-til

V Muskelrelaxans

*3832-01* *(3190a)* 2001-72-1

H Dijodid

S LBC. 131, Synrex

V Muskelrelaxans

---

*3833* *(3191)* $C_{19}H_{10}HgJ_2O_7S$

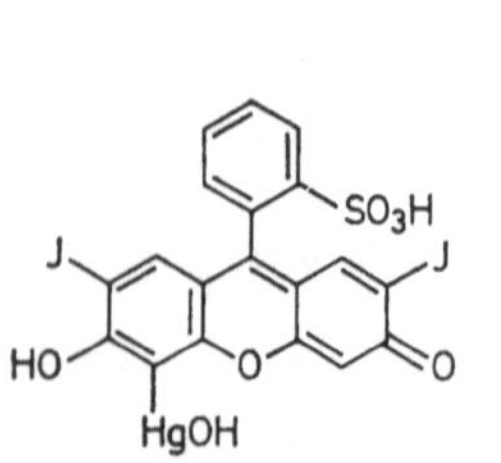

*o*-(6-Hydroxy-5-hydroxymercuri-2,7-dijod-3-oxo-3*H*-xanthen-9-yl)-benzolsulfonsäure = 2,7-Dijod-4-hydroxymercuriresorcinsulfonphthalein = (3',6'-Dihydroxy-α',7'-dijodspiro[3*H*-2,1-benzoxathiol-3,9'-[9*H*]xanthen]-5'-yl)hydroxyquecksilber-*S,S*-dioxid (●)

H Natriumsalz (4386-35-0)

S *Meraleinum natricum***, Mercurex, Merodicein, *Sodium meralein***

V Antisepticum

---

*3834* *(149 N)* $C_{19}H_{11}Cl_2J_2NO_3$
22 662-39-1

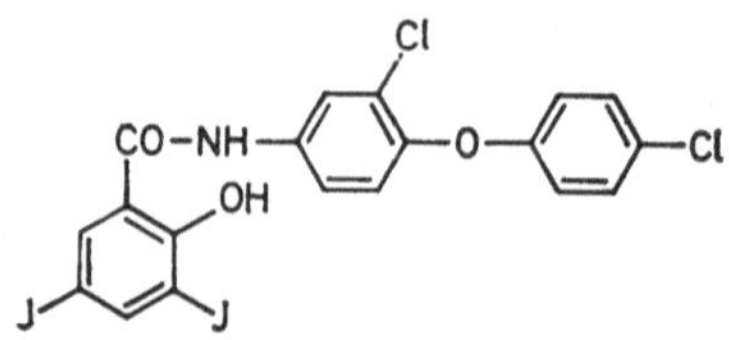

3'-Chlor-4'-(*p*-chlorphenoxy)-3,5-dijodsalicylanilid = *N*-[3-Chlor-4-(4-chlorphenoxy)phenyl]-2-hydro-xy-3,5-dijodbenzamid (●)

S Disalan, Flukanide, MK-990, Novazole, *Rafo-xanid***, Ranide

V Veterinär-Anthelminthicum (Fasciolocid)

*3834-01* 50 933-50-1

H Gemisch mit Tiabendazol (Nr. 1173)

S *Ranizole*

V Anthelminthicum

---

*3835* *(45 E)* $C_{19}H_{12}F_6N_2O_7$
30 533-89-2

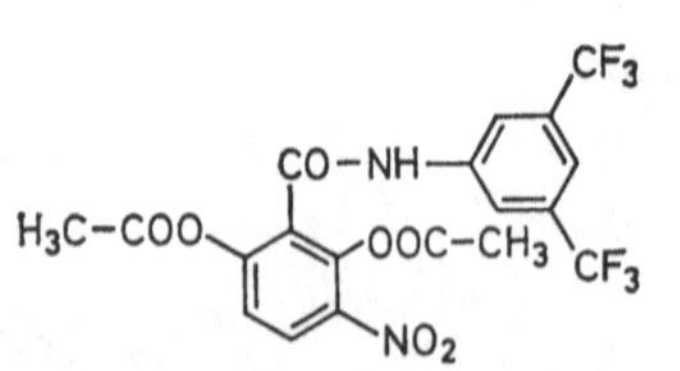

2,6-Diacetoxy-3-nitro-3',5'-bis-(trifluormethyl)-benzanilid = 2,6-Bis(acetyloxy)-*N*-[3,5-bis(tri-fluormethyl)phenyl]-3-nitrobenzamid (●)

S *Flurantel***

V Anthelminthicum (Fasciolocid)

*3836* *(3192)* $C_{19}H_{12}O_2$
1786-03-4

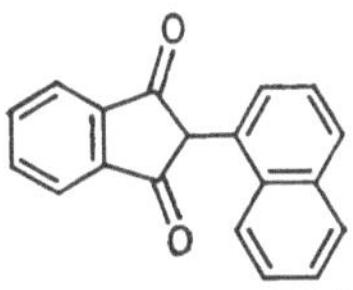

2-(1-Naphthyl)-1,3-indandion = 2-(1-Naphthalenyl)-1*H*-inden-1,3(2*H*)-dion (●)

S Naphthylin

V Antikoagulans

---

*3837* *(3193)* $C_{19}H_{12}O_3$
39 923-41-6

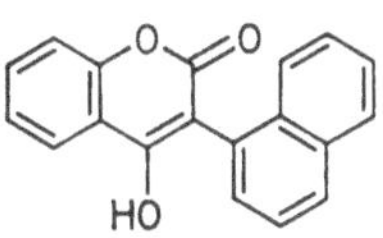

3-(1-Naphthyl)-4-hydroxycumarin = 4-Hydroxy-3-(1-naphthalenyl)-2*H*-1-benzopyran-2-on (●)

S N.H.C.

V Antikoagulans

---

*3838* *(3194)* $C_{19}H_{12}O_6$
66-76-2

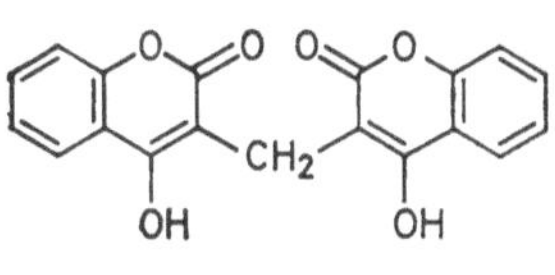

3,3'-Methylen-bis-(4-hydroxycumarin) = 3,3'-Methylenbis[4-hydroxy-2*H*-1-benzopyran-2-on] (●)

S Acavyl, Antiprotrombin A.L., Antitrombosin, AP, Baracoumin, *Biscumarol*, *Bishydroxycoumarin*, Cuma, Cumarene, Cumid, Dicoumal, *Dicoumarin*, *Dicoumarol***, Dicuman, *Dicumarin*, *Dicumarol*, Dicumol, Dufalone, *Dikumarol*, Kumoran, Medicumarin, *Melitoxin*, Symparin, Temparin, Trombolisina, Trombosan

V Antikoagulans (aus Melilotus officinalis)

*3838-01* *(3194a)*

H Lithiumsalz

S Anathrombase

V Antikoagulans

---

*3839* $C_{19}H_{14}N_2OS_2$
28 820-28-2

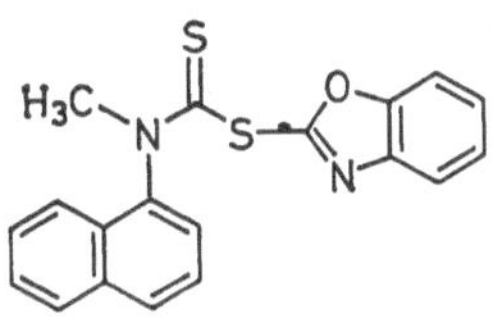

2-Benzoxazolyl-*N*-methyldithio-1-naphthalincarbamat = Methyl-(1-naphthyl)-dithiocarbamidsäure-2-benzoxazolylester = Methyl-1-naphthalenylcarbamodithiosäure-2-benzoxazolylester (●)

S KF-224, *Naftoxat***

V Fungicid

---

*3840* $C_{19}H_{14}O_5$
52 156-73-7

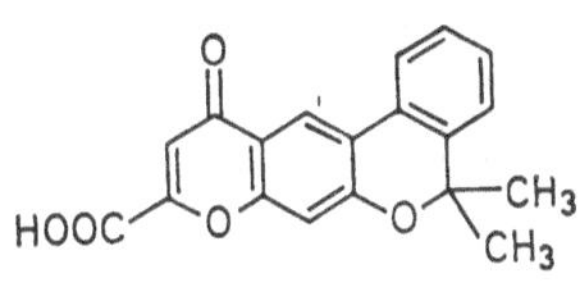

5,5-Dimethyl-11-oxo-5*H*,11*H*-[2]benzopyrano-[4,3-*g*][1]benzopyran-9-carbonsäure (●)

H 2-Aminoethanolsalz (57 165-39-6)

S PR-D 92 EA

V Antiallergicum

*3841* *(3195)* $C_{19}H_{14}O_5S$
143-74-8

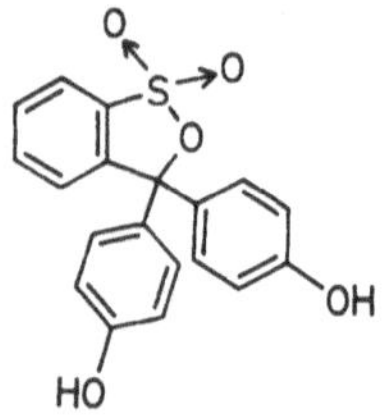


3,3-Bis-(4-hydroxyphenyl)-2,1-3*H*-benzoxathiol-1,1-dioxid = α-Hydroxy-α,α-bis-(*p*-hydroxyphenyl)-*o*-toluolsulfonsäure-γ-sulton = 4,4'-(3*H*-2,1-Benzoxathiol-3-yliden)bis[phenol]-*S*,*S*-dioxid (●)

S Fenolipuna, *Phenol red*, *Phenolrot*, *Phenolsulfonphthalein*, *Phenolsulfophthaleinum*, P.S.P., *Rouge de Phénol*, Sulfonphthal, Sulphental, Sulphonthal, Test P.S.P.

V Farbstoff, Indikator, Diagnosticum zur Nierenfunktionsprüfung

---

*3842* *(3196)* $C_{19}H_{14}O_8$
37 470-13-6

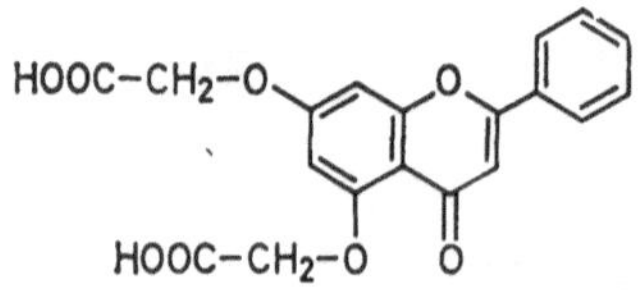


4-Oxo-2-phenyl-4*H*-1-benzopyran-5,7-diyldioxydiessigsäure = 5,7-Bis-(carboxymethoxy)-flavon = 2,2'-[(4-Oxo-2-phenyl-4*H*-1-benzopyran-5,7-diyl)bis(oxy)]bis[essigsäure] (●)

S *Acide flavodique***, *Acidum flavodicum***, *Flavodic acid***

V Kapillartherapeuticum

*3842-01* *(3196a)* 13 358-62-8

H Dinatriumsalz

S Comparison, *Dinatriumflavodat*, *Disodium flavodate*, Intercyton, Pericel

V Kapillartherapeuticum

*3843* *(3197)* $C_{19}H_{15}ClN_2O_5$
4700-56-5

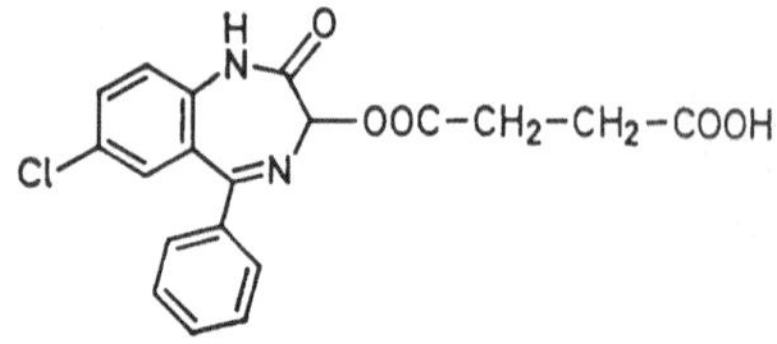


7-Chlor-2,3-dihydro-2-oxo-5-phenyl-1*H*-1,4-benzodiazepin-3-ylhydrogensuccinat = 7-Chlor-1,3-dihydro-3-hemisuccinyloxy-5-phenyl-2*H*-1,4-benzodiazepin-2-on = Butandisäuremono[7-chlor-2,3-dihydro-2-oxo-5-phenyl-1*H*-1,4-benzodiazepin-3-yl]ester (●)

H Natriumsalz (3693-18-3)

S Ansielix, Aplakil „Vitoria", Empracil, Nulans, *Oxazepamnatriumsuccinat*, SAS 538

V Psychosedativum

*3843-01* *(3197a)* 16 327-90-5

H 2-Dimethylaminoethanolsalz

S SAS 546

V Psychosedativum

---

*3844* *(3198)* $C_{19}H_{15}ClO_4$
81-82-3

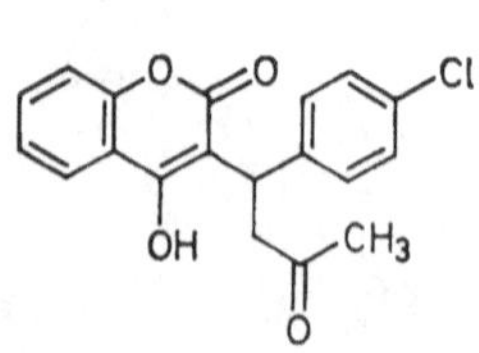


3-[1-(*p*-Chlorphenyl)-3-oxobutyl]-4-hydroxycumarin = 3-(α-Acetonyl-*p*-chlorbenzyl)-4-hydroxycumarin = 3-[1-(4-Chlorphenyl)-3-oxobutyl]-4-hydroxy-2*H*-1-benzopyran-2-on (●)

S *Coumachlore*, *Cumachlorum*, Tomorin

V Antikoagulans, Rodenticid

*3845* *(3199)* $C_{19}H_{15}JO_4$
5543-62-4

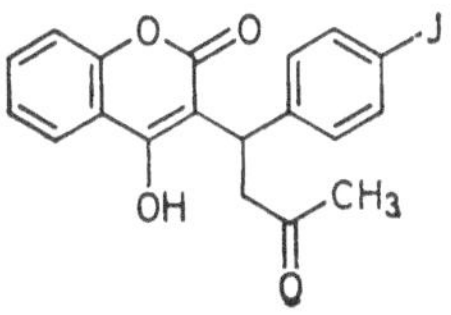

3-[1-(*p*-Jodphenyl)-3-oxobutyl]-4-hydroxycumarin = 3-(α-Acetonyl-*p*-jodbenzyl)-4-hydroxycumarin = 4-Hydroxy-3-[1-(4-jodphenyl)-3-oxobutyl]-2*H*-1-benzopyran-2-on (●)

S Diocoumine
V Antikoagulans

*3846* *(3200)* $C_{19}H_{15}NO_2$
524-34-5

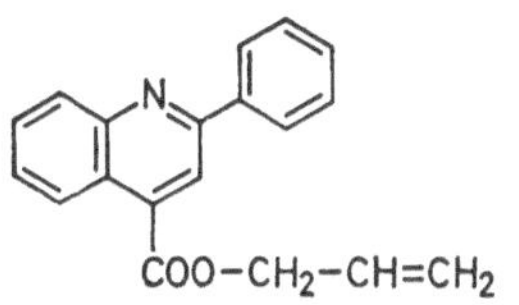

2-Phenylchinolin-4-carbonsäureallylester = 2-Phenyl-4-chinolincarbonsäure-2-propenylester (●)

S *Allylcinchophen*, Atochinol, Atoquinol, *Cinchophenallylester*
V Antiarthriticum, Analgeticum, Antiphlogisticum

*3847* *(3201)* $C_{19}H_{15}NO_4$
550-73-2

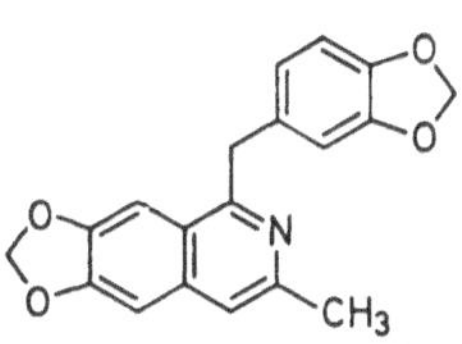

3-Methyl-6,7-methylendioxy-1-(3,4-methylendioxybenzyl)-isochinolin = 5-[(1,3-Benzodioxol-5-yl)methyl]-7-methyl-1,3-dioxolo[4,5-*g*]isochinolin (●)

S Eupaverin (alte Form), Syntaverin (alte Form)
V Spasmolyticum

*3848* *(3202)* $C_{19}H_{15}NO_6$
152-72-7

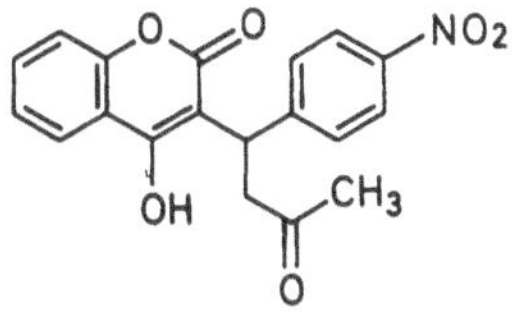

3-[1-(*p*-Nitrophenyl)-3-oxobutyl]-4-hydroxycumarin = 3-[α-Acetonyl-*p*-nitrobenzyl]-4-hydroxycumarin = 4-Hydroxy-3-[1-(4-nitrophenyl)-3-oxobutyl]-2*H*-1-benzopyran-2-on (●)

S *Acenocumarin*, *Acenocoumarol***, Ascumar, G 23350, Neo-Sintrom, *Nicoumalone*, Sincoumar, Sinthrome, Sintrom(a), Syncoumar, Syncumar, Synthrom, Trombostop, Zotil
V Antikoagulans

*3849* $C_{19}H_{16}ClNO_4$
25 803-14-9

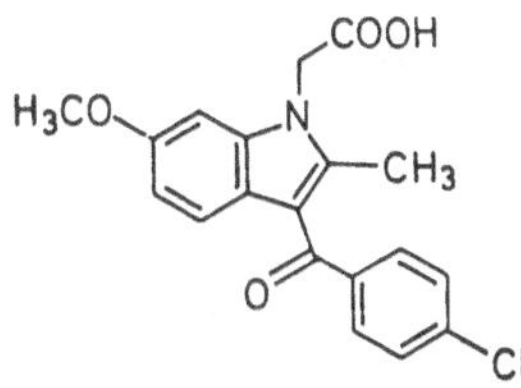

3-(*p*-Chlorbenzoyl)-6-methoxy-2-methylindol-1-yl-essigsäure = 3-(4-Chlorbenzoyl)-6-methoxy-2-methyl-1*H*-indol-1-essigsäure (●)

S C 1656, *Clometacin***, Duperan, *Mindolic acid*, R 3959, RU 3959
V Antiphlogisticum, peripheres Analgeticum

*3850* *(3203)* $C_{19}H_{16}ClNO_4$
53-86-1

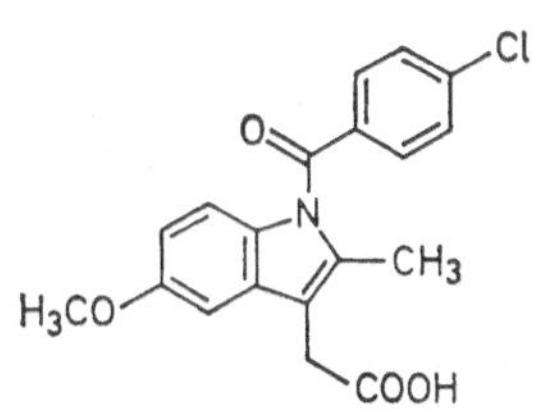

1-(*p*-Chlorbenzoyl)-5-methoxy-2-methylindol-3-yl-essigsäure = 1-(4-Chlorbenzoyl)-5-methoxy-2-methyl-1*H*-indol-3-essigsäure (●)

H vgl. auch Nr. 5386

S Afardin, Algometacin, Amuno, Aristopone, Articin, Artrinovo, Artrivia, Artrizinal, Artrobase, Artrocid, Bavilon, Bonatol, Boutycin, Bresanil, Cidalgon, Cinodocin, Confortid, Cosmocalm, Doctucid, Dolopas, Dolovin, Droindomet, Duracaps, Enipox, Etivolax, Flem, Fortathrin, GM 60, Ifimethacin, I.M. 75, Imbrilon, Imet, Inacid, Indacin, Inderapollon, Indium, Indo-Arcana, Indocap, Indochem, Indocid, Indocin, Indofar, Indolene, Indoman, Indomecol, Indomed, Indomee, *Indometacin***, Indometan, *Indomethacin*, Indomethine, Indomethol, Indometin, Indomin, Indomon, Indopal, Indo-Rectolmin, Indostine, Indosule, Indotur, Indren, Indumet, Infrocin, Inmetsin, Inteban, Inthacin, Intomin, Kadomethan, Klevapon, Malival, Maroselis, Melitex, Metacen, Metaril, Metartril, Methacid, Methazine, Metindol, Mezolin, MK-615, Myorestan, Myozytal, Nectamethacid, Neo-Arthropen, Nuricon, Peralgon, Phenotacin, Reocolp, Reumacid(e), Reumadolor, Reumatin, Rheumafar, Sadoreum, Valicent, Vellopan, Yamaben

V Antirheumaticum, Antiphlogisticum, Antipyreticum

*3850-01* 36 218-19-6

H L-Argininsalz (Nr. 483)

S *Indoarginina*

V Antiphlogisticum

*3850-02* 36 798-16-0

H Megluminsalz (Nr. 685)

S Liometacen, Liometacina

V Antiphlogisticum

---

*3851* *(3204)* $C_{19}H_{16}Cl_2N_2O_8$

32 307-90-7

Chloramphenicolphthalat = 1,2-Benzendicarbonsäuremono[[*R*-(*R**,*R**)]-2-[(dichloracetyl)amino]-3-hydroxy-3-(4-nitrophenyl)propyl]ester (●)

H Natriumsalz

S Neo-Typhusan

V Antibioticum

*3852* *(3205)* $C_{19}H_{16}N_2$

6882-99-1

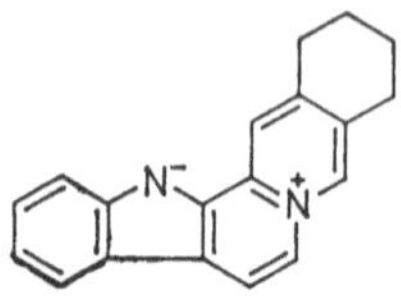


3,4,5,6,14,15,20,21-Octadehydroyohimbanium = 2,3,4,13-Tetrahydro-1*H*-benz[*g*]indolo[2,3-*a*]chinolizin-6-ium (●)

S *Sempervirene, Sempervirin*

V Alkaloid aus den Wurzeln von Gelsemium sempervirens

---

*3853* *(3206)* $C_{19}H_{16}N_2O_3$

606-36-0

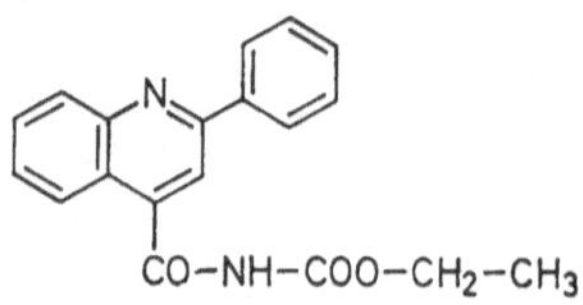


Ethyl-*N*-(2-phenylcinchonoyl)-carbamat = *N*-(2-Phenylcinchonoyl)-ethylurethan = [(2-Phenyl-4-chinolinyl)carbonyl]carbamidsäureethylester (●)

S Anotal, Fantan

V Antiarthriticum, Antirheumaticum

---

*3854* *(3207)* $C_{19}H_{16}N_2O_4$

744-80-9

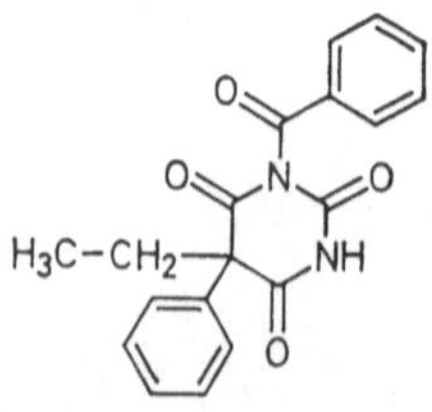


1-Benzoyl-5-ethyl-5-phenylbarbitursäure = 1-Benzoyl-5-ethyl-5-phenyl-2,4,6(1*H*,3*H*,5*H*)-pyrimidintrion (●)

S *Benzobarbital***, *Benzonal(um)*, Benzoylluminal

V Antiepilepticum

*3855* (3208) $C_{19}H_{16}N_4O$

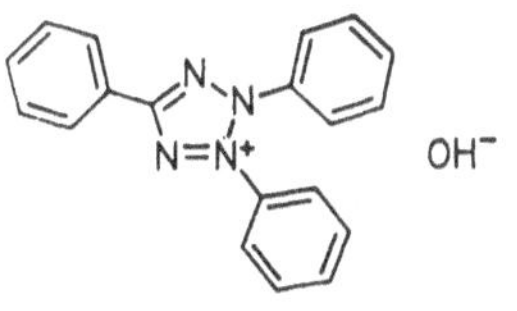

2,3,5-Triphenyl-2*H*-tetrazoliumhydroxid (●)

H Chlorid (298-96-4)

S *Red tetrazolium*, *Triphenyltetrazoliumchlorid*, TPTZ, TTC, Urocheck, Uroscreen, VitaStain

V Diagnosticum zur Feststellung von Infektionen der Harnwege

*3856* (3209) $C_{19}H_{16}N_4O_6S$
13010-46-3

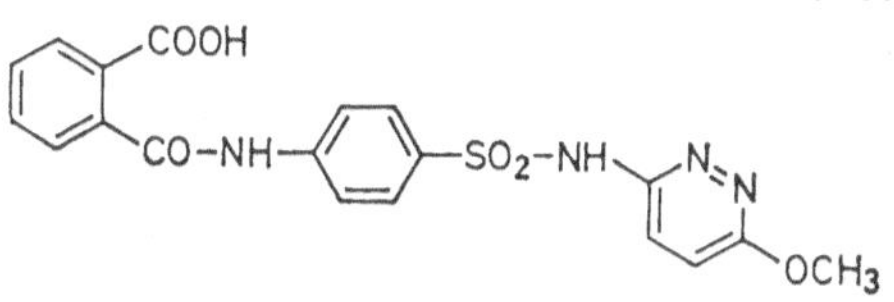

*p'*-(6-Methoxy-3-pyridazinylsulfamoyl)-phthalanilsäure = 3-Methoxy-6-($N^4$-phthaloylsulfanilamido)-pyridazin = 2-[[[4-[[(6-Methoxy-3-pyridazinyl)amino]sulfonyl]phenyl]amino]carbonyl]benzoesäure (●)

S *Phthalylsulfapyridazin*, Phthazin

V darmwirksames Chemotherapeuticum

*3857* (3210) $C_{19}H_{16}O_4$
81-81-2

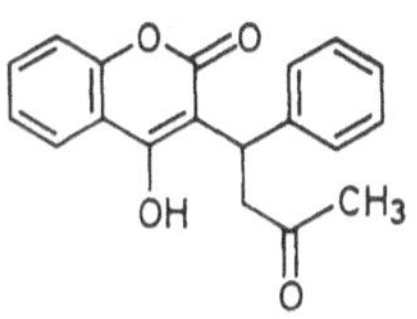

3-(3-Oxo-1-phenylbutyl)-4-hydroxycumarin = 3-(α-Acetonylbenzyl)-4-hydroxycumarin = 4-Hydroxy-3-(3-oxo-1-phenylbutyl)-2*H*-1-benzopyran-2-on (●)

H auch Natriumsalz (129-06-6)

S Actosin, Aldocumar, Athrombin, Bliz, Compound 42, Coumadin(e), Cumaribys, Dicusat, Farpol-C, Hemofluid, Link's Compound No. 42, Marevan, Muriton, Nawarin, NSC-59813, Panwarfin, Prothromadin, Ramy, Raticida, Ratiso, Ratmaster, Tintorane, Turagil, Uni-Warfin, Varfan, Varfine, Waran, Warcoumin, Warfalest, *Warfarin***, WARF compd. 42, Warfilone, Warnerin

V Antikoagulans, Rodenticid

*3857-01* (3210a) 3324-63-8

H β-Dimethylaminoethanol-Salz

S Adoisine, 6134 MD

V Antikoagulans

*3858* (3211) $C_{19}H_{16}O_5$
119-41-5

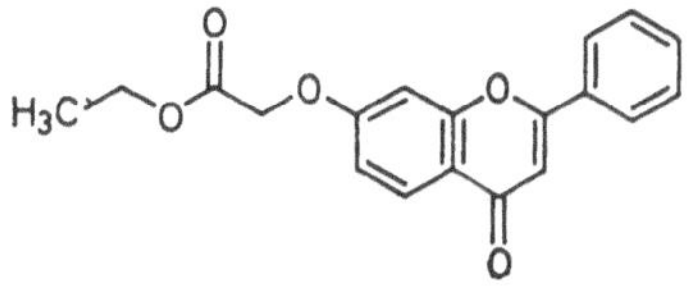

[(4-Oxo-2-phenyl-4*H*-1-benzopyran-7-yl)oxy]essigsäureethylester (●) = 7-(Carbethoxymethoxy)-flavon

S Angorlisin, Coril, Corosanin, Dilatan Kore, Domucor, Eflocor, *Efloxat***, Oxiflavil, Rec 1/0185, Recordil

V Coronarvasodilatans

*3859* (3212) $C_{19}H_{17}ClFN_3O_5S$
5250-39-5

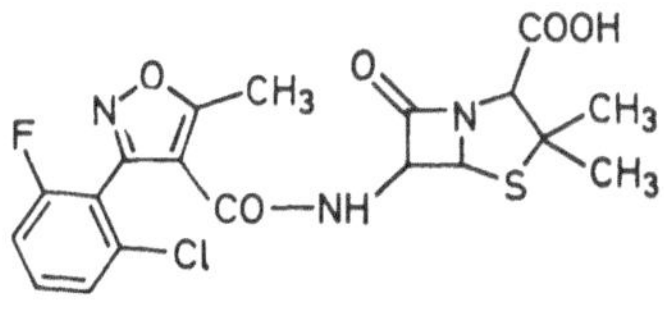

6-[3-(2-Chlor-6-fluorphenyl)-5-methylisoxazol-4-carboxamido]-3,3-dimethyl-7-oxo-4-thia-1-azabicyclo[3.2.0]heptan-2-carbonsäure = 6-[3-(2-Chlor-6-fluorphenyl)-5-methylisoxazol-4-carboxamido]-penicillansäure = 3-(2-Chlor-6-fluorphenyl)-5-methyl-4-isoxazolylpenicillin = [2*S*-(2α,5α,6β)]-6-[[[3-(2-Chlor-6-fluorphenyl)-5-methyl-4-isoxazolyl]carbonyl]amino]-3,3-dimethyl-7-oxo-4-thia-1-azabicyclo[3.2.0]heptan-2-carbonsäure (●)

H auch Natriumsalz (1847-24-1)

S BRL 2039, Culpen, Dumpikal, FK 900, *Floxacillin*, Floxapen, *Flucloxacillin***, Heracillin, Staphylex

V Antibioticum

3860 (3213) $C_{19}H_{17}ClF_3NO_4$
26718-25-2

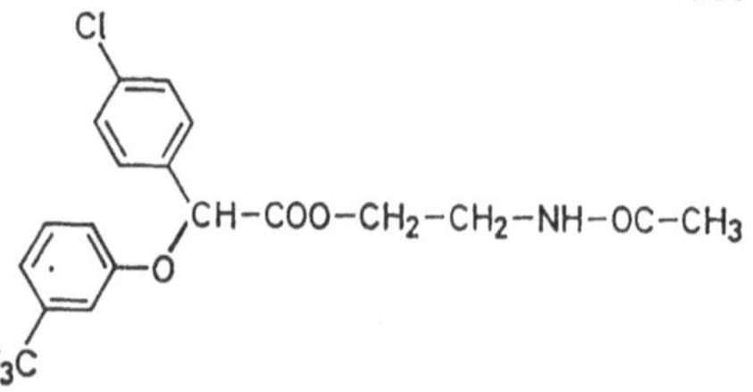

2-(*p*-Chlorphenyl)-2-(α,α,α-trifluor-*m*-tolyloxy)-essigsäure-β-acetylaminoethylester = 4-Chlor-α-[3-(trifluormethyl)phenoxy]benzenessigsäure-2-(acetylamino)ethylester (●)

S *Halofenat***, Livipas, MK-185

V Antihypercholesterinämicum

3861 (3214) $C_{19}H_{17}ClN_2O$
2955-38-6

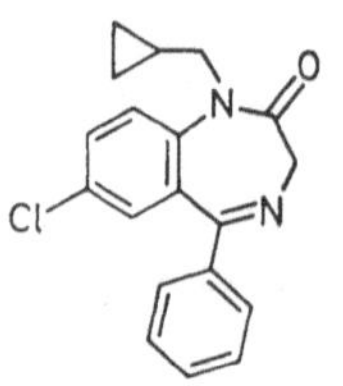

7-Chlor-1-(cyclopropylmethyl)-1,3-dihydro-5-phenyl-2*H*-1,4-benzodiazepin-2-on (●)

S Demetrin, Equipax „Parke, Davis", *Prazepam***, Quipax, Reapam, Tenzepam, Verstran, W 4020

V Psychosedativum, Muskelrelaxans

3862 (3215) $C_{19}H_{17}ClN_2O_4$
3820-67-5

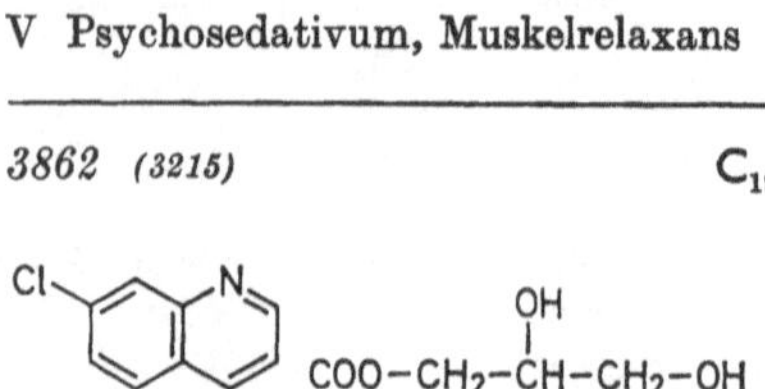

*N*-(7-Chlor-4-chinolyl)-anthranilsäure-(2,3-dihydroxypropyl)-ester = 2-[(7-Chlor-4-chinolinyl)-amino]benzoesäure-2,3-dihydroxypropylester (●)

S Alcidon, Dolnovon, Dolomate, *Glafenin***, *Glaphénine*, Glaquil, Glicafan, Glifan, Glifanan, Glifanar, *Glycerylaminophenaquine*, R 1707

V Analgeticum, Antiphlogisticum

3863 (3216) $C_{19}H_{17}Cl_2N_3O_5S$
3116-76-5

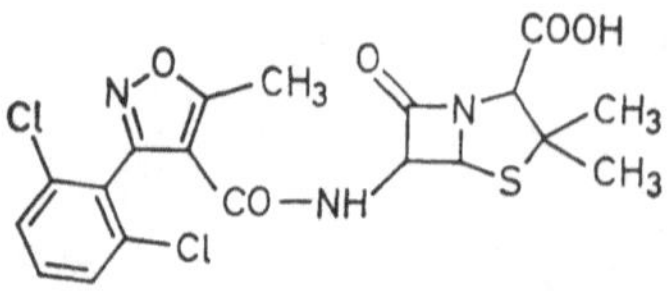

6-[3-(2,6-Dichlorphenyl)-5-methylisoxazol-4-carboxamido]-3,3-dimethyl-7-oxo-4-thia-1-azabicyclo-[3.2.0]heptan-2-carbonsäure = 6-[3-(2,6-Dichlorphenyl)-5-methylisoxazol-4-carboxamido]-penicillansäure = 3-(2,6-Dichlorphenyl)-5-methyl-4-isoxazolylpenicillin = [2*S*-(2α,5α,6β)]-6-[[[3-(2,6-Dichlorphenyl)-5-methyl-4-isoxazolyl]carbonyl]-amino]-3,3-dimethyl-7-oxo-4-thia-1-azabicyclo-[3.2.0]heptan-2-carbonsäure (●)

H Natriumsalzmonohydrat (13412-64-1)

S Bactopen D, Bayer 5488, Biocloxin, Brispen, BRL 1702, Clocil, Cloxi-Cortem, Constaphyl, Dichlor-Stapenor, Diclex, Diclo', Diclocil(a), Diclocilina, Diclocillin, Diclomax, Dicloro-Stapenor, Diclophen, Diclosil, *Dicloxacillin-Natrium***, Dicloxapen, Dicloxin, Dicloxypen, Diflor, Digloxilline, Dinapen, Dycill, Dynapen, Maclicine, Noxabén, Omnipen „Norma", P-1011, Pathocil, Pen-Sint, Posipen, R-13423, *Sodium dicloxacillin***, Soldak, Stafopenin, Stampen, Stapenor-DC, Staphcillin A, Veracilina, Veracillin

V penicillinasefestes Antibioticum

3864 (3217) $C_{19}H_{17}NOS$
2398-96-1

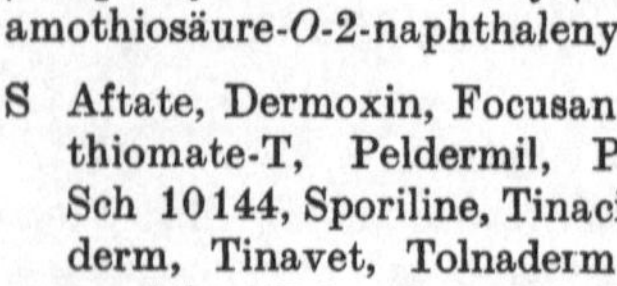

*m*,*N*-Dimethylcarbanilsäure-*O*-2-naphthylester = *O*-(2-Naphthyl)-*N*-methyl-*N*-(3-tolyl)-thiocarbamat=*N*-Methyl-*N*-(*m*-tolyl)-thionocarbamidsäure-β-naphthylester = Methyl(3-methylphenyl)carbamothiosäure-*O*-2-naphthalenylester (●)

S Aftate, Dermoxin, Focusan, Macoderm, Naphthiomate-T, Peldermil, Phytoderm, Pitrex, Sch 10144, Sporiline, Tinacidin, Tinactin, Tinaderm, Tinavet, Tolnaderm, *Tolnaftat***, *Tolnaphthat*, Tolnaphyt, Tolsanil, Tonoftal

V Fungicid

*3865* *(3218)* $C_{19}H_{17}NO_2$
53555-73-0

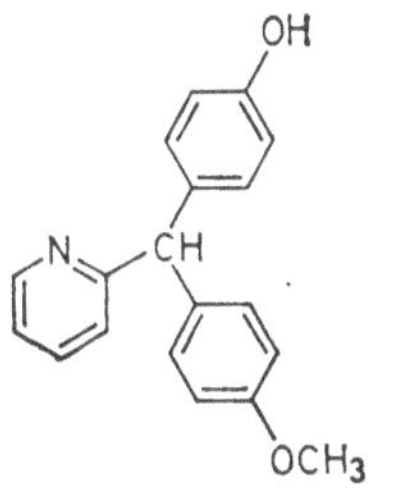

*p*-[*p*-Methoxy-α-(2-pyridyl)-benzyl]-phenol = (4-Hydroxy-4'-methoxydiphenyl)-(2-pyridyl)-methan = 4-[(4-Methoxyphenyl)-(2-pyridinylmethyl]-phenol (●)

S Laxilal

V Laxativum

---

*3866* *(3219)* $C_{19}H_{17}NO_2$
485-34-7

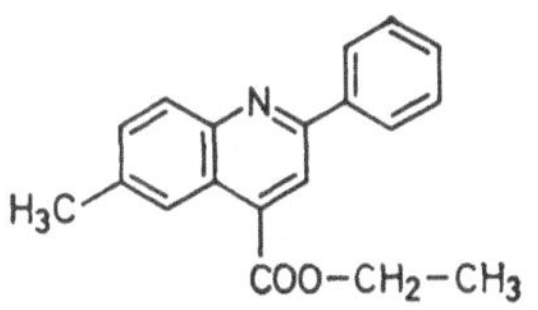

6-Methyl-2-phenyl-4-chinolincarbonsäureethylester (●)

S Neoatophan, *Neocinchophen**, Neomagnephen, Neophan, Neoquinophan, Neu-Nylofanol, Novatophan, Novo-Rheumatophin, Tolysin

V Antiarthriticum, Antirheumaticum

---

*3867* *(3220)* $C_{19}H_{17}N_3O_4S_2$
50-59-9

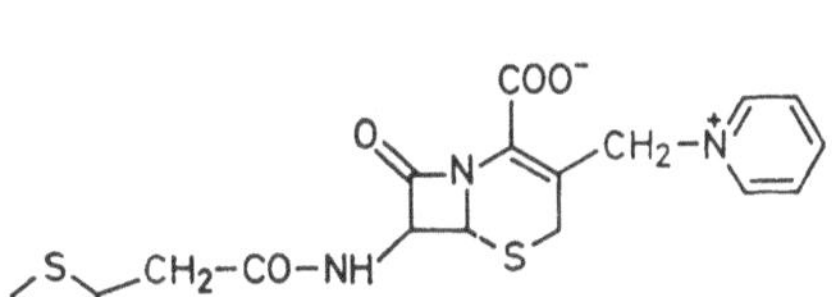

inneres Salz des 1-{[2-Carboxy-8-oxo-7-(2-thienylacetamido)-5-thia-1-azabicyclo[4.2.0]oct-2-en-3-yl]-methyl)}-pyridiniumhydroxids = 7-(2-Thienylacetamido)-3-(1-pyridylmethyl)-3-cephem-4-carbonsäurebetain = (6*R-trans*)-1-[[2-Carboxy-8-oxo-7-[(2-thienylacetyl)amino]-5-thia-1-azabicyclo-[4.2.0]oct-2-en-3-yl]methyl]pyridiniumhydroxid (inneres Salz) (●)

S Aliporina, Ampligram, Balcloridina, Basporidina, Cefabiot-Inyect., Cefalescord-Susp., Cefalisan, Cefalobiotic, Cefalogobens-Inyect., *Cefaloridin**, Ceflorin, Cepaloridin, Cepalorin, Ceph 87/4, Cephalomycine, *Cephaloridine*, Ceporan, Ceporin, Céporine, Cer, Cilifor, Cinorin, Coridine, Cusisporina, Dinasint, Eldia, Endosporol, Enebiotico, Filoklin, Gencefal, Glaxoridin, Glucoferal-Inyect., Henina, Huberlexina-Inyect., Intrasporin, Keflodin(a), Keflordin, Kefspor, Latorex, Lauridin, Libesporina, Liexina, Lilly 40602, Lloncefal, Loridine, Prinderin, Sasperin, Sch 11527, Sefacin, Sintoridyn, Talinsul-Inyect., Tapiola, Totalmicina

V Antibioticum

---

*3868* *(3221)* $C_{19}H_{17}N_5O_5S$
2315-08-4

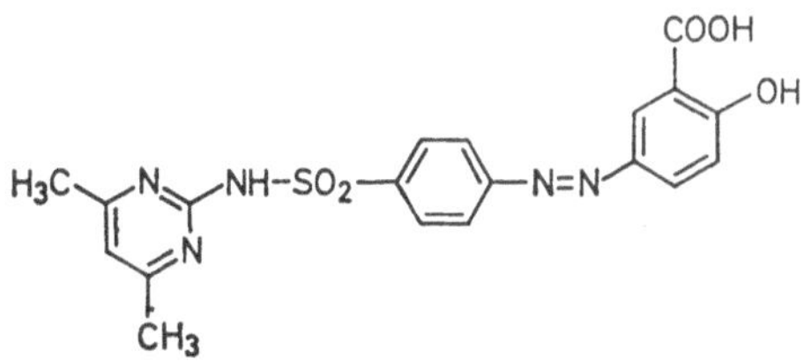

5-[*p*-(4,6-Dimethyl-2-pyrimidinylsulfamoyl)-phenylazo]-salicylsäure = 4'-(4,6-Dimethylpyrimidin-2-ylsulfamoyl)-4-hydroxyazobenzol-3-carbonsäure = 5-[[4-[[(4,6-Dimethyl-2-pyrimidinyl)amino]sulfonyl]phenyl]azo]-2-hydroxybenzoesäure (●)

S Azudimidine, Salazodimidine, *Salazosulfadimidin***, *Salazosulphadimidine*, *Salicylazosulfadimidin*, *Salicylazosulfamethazin*

V Chemotherapeuticum

---

*3869* $C_{19}H_{18}BrF_3N_2O_4$
41113-86-4

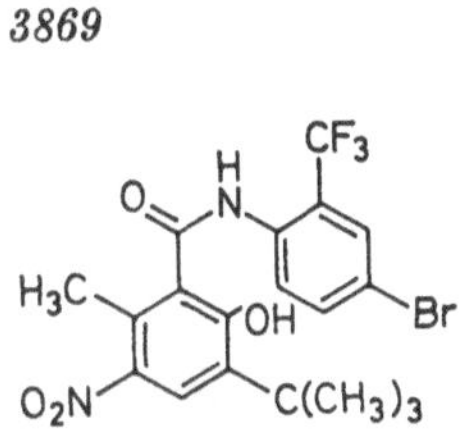

4'-Brom-3-*tert.*-butyl-6-methyl-5-nitro-2'-(trifluormethyl)-salicylanilid = 4'-Brom-3-*tert.*-butyl-α',α',α'-trifluor-5-nitro-2,6-cresoto-*o*-toluidid = *N*-[4-Brom-2-(trifluormethyl)phenyl]-3-(1,1-dimethylethyl)-2-hydroxy-6-methyl-5-nitrobenzamid (●)

S *Bromoxanid***, SKF 61636

V Anthelminthicum

*3870* $C_{19}H_{18}ClFN_2O_3$

27 060-91-9

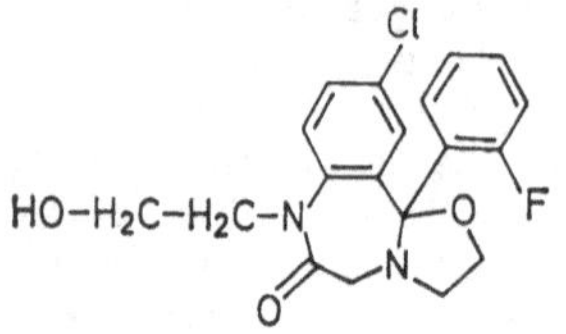

10-Chlor-11b-(2-fluorphenyl)-2,3,7,11b-tetrahydro-7-(2-hydroxyethyl)oxazolo[3,2-*d*][1,4]benzodiazepin-6(5*H*)-on (●)

S *Flutazolam***, MS 4101, Ro 7-6102

V Tranquillizer

*3871* *(3222)* $C_{19}H_{18}ClN_3O$

15 687-07-7

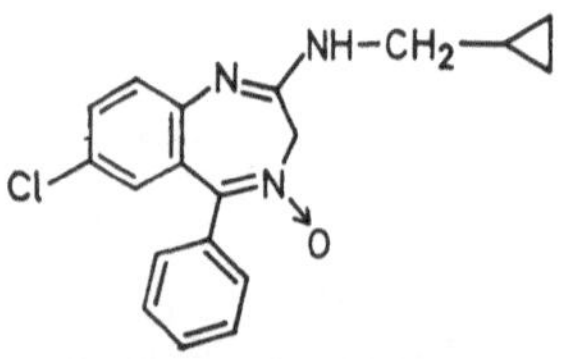

7-Chlor-2-(cyclopropylmethylamino)-5-phenyl-3*H*-1,4-benzodiazepin-4-oxid = 7-Chlor-*N*-(cyclopropylmethyl)-5-phenyl-3*H*-1,4-benzodiazepin-2-amin-*N*-oxid (●)

S *Ciprazepam, Cyprazepam***, W 3623

V Psychosedativum

*3872* $C_{19}H_{18}ClN_3O_3$

36 104-80-0

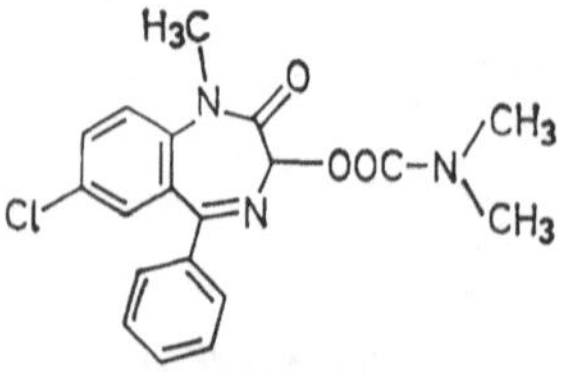

7-Chlor-1,3-dihydro-3-hydroxy-1-methyl-5-phenyl-2*H*-1,4-benzodiazepin-2-on-dimethylcarbamat = Dimethylcarbamidsäure-7-chlor-2,3-dihydro-1-methyl-2-oxo-5-phenyl-1*H*-1,4-benzodiazepin-3-ylester (●)

S Albego, *Camazepam***, Nebolam, SB 5833

V Sedativum, Tranquillizer

*3873* *(3223)* $C_{19}H_{18}ClN_3O_5S$

61-72-3

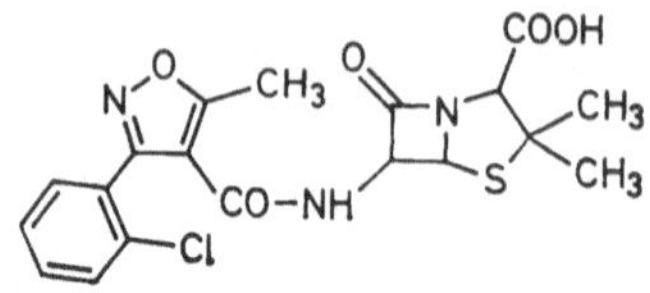

6-[3-(*o*-Chlorphenyl)-5-methylisoxazol-4-carboxamido]-3,3-dimethyl-7-oxo-4-thia-1-azabicyclo-[3.2.0]-heptan-2-carbonsäure = 6-[3-(*o*-Chlorphenyl)-5-methylisoxazol-4-carboxamido]-penicillansäure = 3-(*o*-Chlorphenyl)-5-methyl-4-isoxazolylpenicillin = [2*S*-(2α,5α,6β)]-6-[[[3-(2-Chlorphenyl)-5-methyl-4-isoxazolyl]carbonyl]amino]-3,3-dimethyl-7-oxo-4-thia-1-azabicyclo[3.2.0]heptan-2-carbonsäure (●)

H Natriumsalz (642-78-4)
[oder Natriumsalzmonohydrat (7081-44-9)]

S Ankerbin „Ankerfarm", Austrastaph, Bactopen, Biocloxil, Bristapen, BRL 1621, Clocillin, *Cloxacillin-Natrium***, *Cloxacillin-Sodium***, cf-Cloxamin, Cloxapen, Cloxipen, Cloxipenil, Cloxypen, Diner, Ekvacillin, Ellecid, Equacillin, Gelstaph, Gertemin, Klox, Landerclox, Lutrexin, Methocillin S., Novocloxin, Orbenin, P-25, Penstapho N (Penstaphon), Prevencilina P, Prostaphilin A, Prostaphlin A, Semicillina, *Sodium Cloxacillin,* Staphobristol, Staphybiotic, Staphyclox, Syntarpen, Tegopen, Ubracillin

V gegen Staphylokokken wirksames Antibioticum

*3873-01* 32 222-55-2

H Salz mit *N,N'*-Dibenzylethylendiamin

S *Benzathin-Cloxacillin,* Dry-Clox

V Depot-Antibioticum

*3874* $C_{19}H_{18}Cl_2N_4O_4S$

15 949-72-1

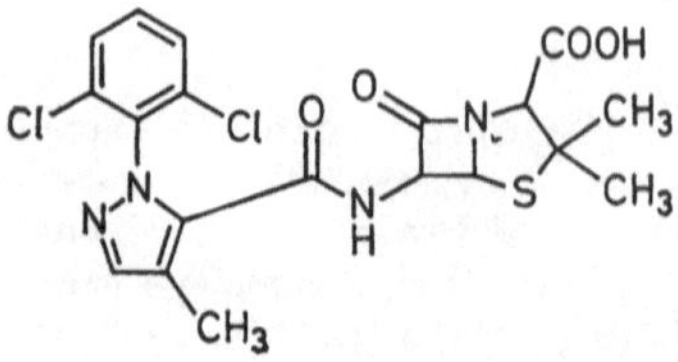

6-[1-(2,6-Dichlorphenyl)-4-methylpyrazol-5-carboxamido]-3,3-dimethyl-7-oxo-4-thia-1-azabicyclo[3.2.0]heptan-2-carbonsäure = 6-[1-(2,6-Dichlorphenyl)-4-methylpyrazol-5-carboxamido]-penicillansäure = 1-(2,6-Dichlorphenyl)-4-methyl-5-pyrazolylpenicillin = [2*S*-(2α,5α,6β)]-6-[[[1-(2,6-Dichlorphenyl)-4-methyl-1*H*-pyrazol-5-yl]carbonyl]amino]-3,3-dimethyl-7-oxo-4-thia-1-azabicyclo[3.2.0]heptan-2-carbonsäure (●)

H auch Natriumsalz (15 949-69-6)

S *Pirazocillin*, *Prazocillin***, *Pyrazocillin*

V Antibioticum

---

*3875* $C_{19}H_{18}N_2O_2$

33 453-23-5

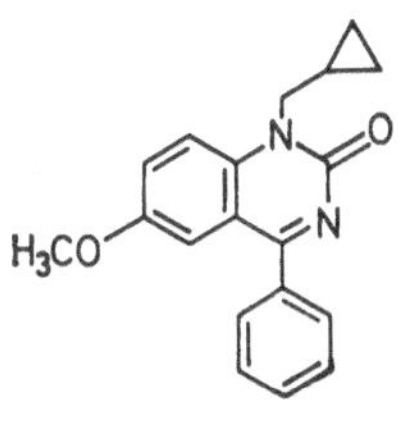

1-(Cyclopropylmethyl)-6-methoxy-4-phenyl-2(1*H*)-chinazolinon (●)

S *Ciproquazone*, SL-573

V Antiphlogisticum, Antirheumaticum

---

*3876* (3224) $C_{19}H_{18}N_2O_3$

853-34-9

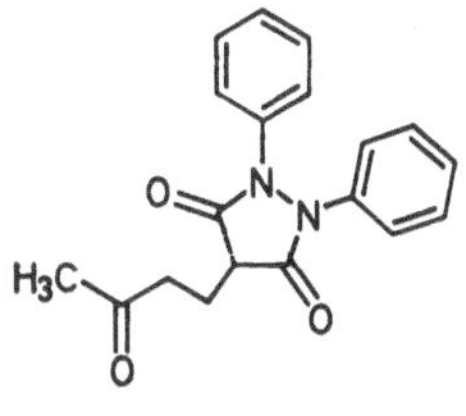

4-(3-Oxobutyl)-1,2-diphenylpyrazolidin-3,5-dion (●)

S Audominen, Chebutan, Chepirol, Chetazol, Chetazolidin, Chetil, *Chetofenilbutazone*, Chetopir, Chetosol, Copirene, Ejor, Gammachetone, Hichillos, Isolidin, *Kebuzon**, Kentan-S, Ketazon(e), Ketobutane, Ketobutazon(e), Ketofen, *Ketophenylbutazonum*, Ketophezon, Neo-Panalgyl, Neufenil, Neuphenyl, Pecnon, Recheton, Reuchetal, Reumo-Campil, Rheumalgin, Trixidol, Vintop, Zenmasal

V Antirheumaticum, Antiphlogisticum

---

*3877* (3225) $C_{19}H_{18}O_7$

3447-95-8

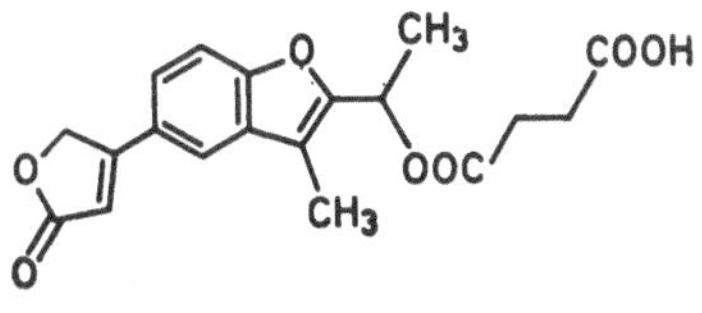

1-[3-Methyl-5-(2,5-dihydro-5-oxo-3-furyl)-benzofuran-2-yl]-ethylhydrogensuccinat = 2-(1-Hydroxyethyl)-β-(hydroxymethyl)-3-methyl-5-benzofuranacrylsäure-γ-lacton-hydrogensuccinat = Butandisäuremono[1-[5-(2,5-dihydro-5-oxo-3-furanyl)-3-methyl-2-benzofuranyl]ethyl]ester (●)

S *Benfurodilhemisuccinat***, *Benfurodili succinas*, 4091 C.B., Clinodilat, Eucilat, Eudilat

V Cardiotonicum, Vasodilatans

---

*3878* (3226) $C_{19}H_{18}O_7$

118-27-4

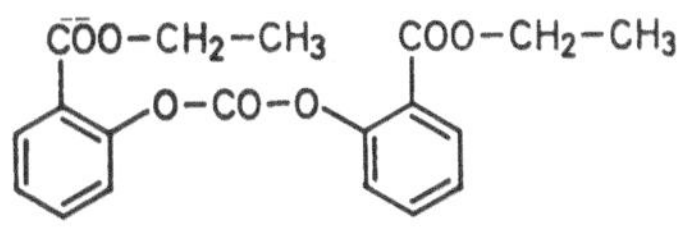

*O,O'*-Carbonyl-bis-ethylsalicylat = Bis-ethylsalicylat-kohlensäureester = 2,2'-[Carbonylbis(oxy)]-bis[benzoesäureethylester] (●)

H vgl. auch Nr. 2266-19

S *Carbethyl Salicylate*, Sal-Ethyl Carbonate

V Analgeticum, Antipyreticum

---

*3879* (3227) $C_{19}H_{18}O_8$

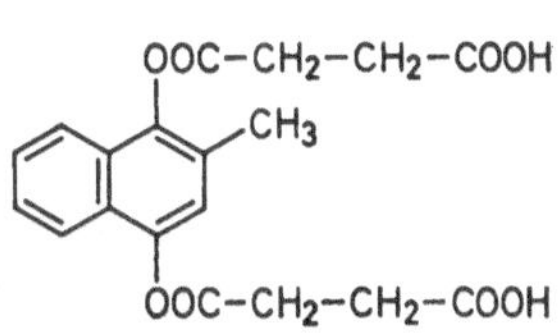

2-Methyl-1,4-naphthylen-bis-hydrogensuccinat = 2-Methyl-1,4-disuccinylnaphthohydrochinon = Butandisäuremono(2-methyl-1,4-naphthalendiyl)-ester (●)

S Kapathrom, *Menadioldisuccinat*

V Antihämorrhagicum

*3880* *(3228)* $C_{19}H_{18}O_8$
479-20-9

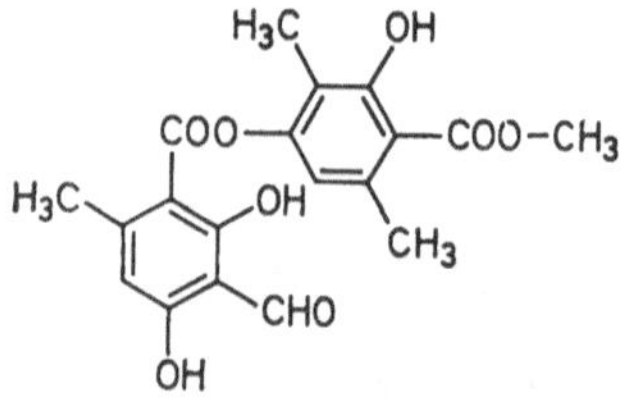

3-Formyl-2,4-dihydroxy-6-methylbenzoesäure-3-hydroxy-4-(methoxycarbonyl)-2,5-dimethylphenylester (●)

S *Atranorin, Atranorsäure,* Parmelin, Usnarin

V Antibioticum aus Flechten

---

*3881* $C_{19}H_{19}ClN_2$
39 051-50-8

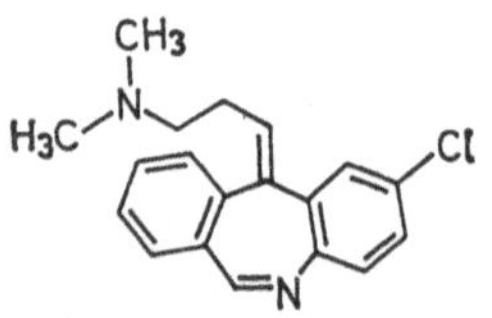

2-Chlor-11-(3-dimethylaminopropyliden)-11*H*-dibenz[*b,e*]azepin = 2-Chlor-11-(3-dimethylaminopropyliden)-morphanthridin = 3-(2-Chlor-11*H*-dibenz[*b,e*]]azepin-11-yliden)-*N,N*-dimethyl-1-propanamin (●)

S EX 11582 A

V Hypotensivum, ZNS-Depressivum

---

*3882* $C_{19}H_{19}ClN_2S$
22 431-21-6

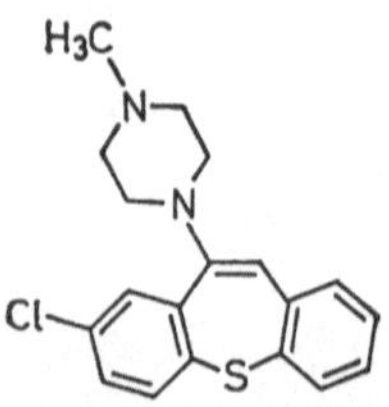

8-Chlor-10-(4-methyl-1-piperazinyl)-dibenzo[*b,f*]-thiepin = 1-(8-Chlordibenzo[*b,f*]thiepin-10-yl)-4-methylpiperazin (●)

S *Dehydroclothepin*

V Neurolepticum

---

*3883* *(3229)* $C_{19}H_{19}ClO_3$
13 878-10-9

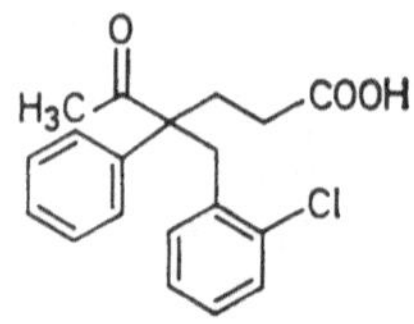

L-4-(*o*-Chlorbenzyl)-4-phenyl-5-oxocapronsäure = (—)-γ-Acetyl-2-chlor-γ-phenyl-benzenpentansäure (●)

H Natriumsalz

S *Caprochlorone*

V Chemotherapeuticum gegen Virusinfektionen

---

*3884* $C_{19}H_{19}FO_4$
52 995-24-1

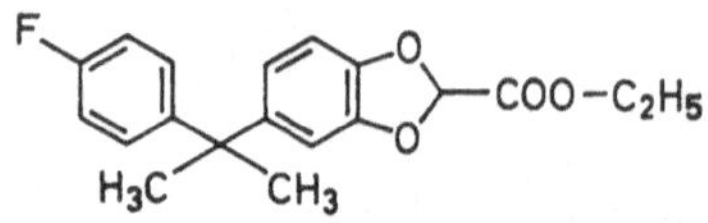

5-(4-Fluor-α,α-dimethylbenzyl)-1,3-benzodioxol-2-carbonsäureethylester = 5-[1-(4-Fluorphenyl)-1-methylethyl]-1,3-benzodioxol-2-carbonsäure-ethylester (●)

S RMI 14676

V Hypolipämicum

---

*3885* $C_{19}H_{19}F_2NO_2$
21 221-18-1

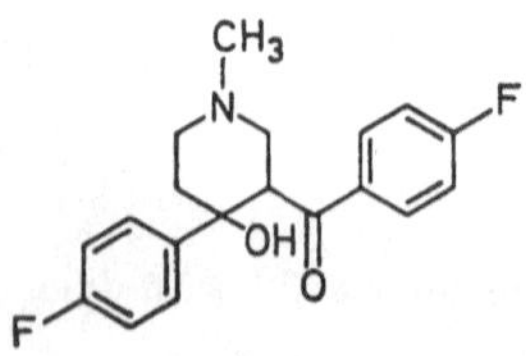

*p*-Fluorphenyl-[4-(*p*-fluorphenyl)-4-hydroxy-1-methyl-3-piperidyl]-keton = 3-(4-Fluorbenzoyl)-4-(4-fluorphenyl)-1-methylpiperidin-4-ol = (4-Fluorphenyl)[4-(4-fluorphenyl)-4-hydroxy-1-methyl-3-piperidinyl]methanon (●)

H Hydrochlorid (34 039-01-5)

S *Flazalonhydrochlorid*, Flumefenine,* R 760, Riker 760

V Antiphlogisticum

*3886* *(3230)* $C_{19}H_{19}HgN_5O_5$
**20 619-89-0**

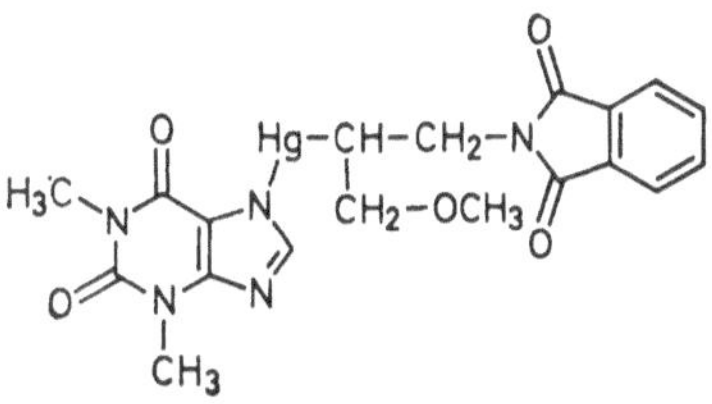

*N*-[3-Methoxy-2-(7-theophyllinylmercuri)-propyl]-phthalimid = (3,7-Dihydro-1,3-dimethyl-1*H*-purin-2,6-dionato-*N*[7])[2-(1,3-dihydro-1,3-dioxo-2*H*-isoindol-2-yl)-1-(methoxymethyl)ethyl]quecksilber (●)

N Natriumsalz

S Merphtallyl, Poliurene, Polyurene

V Diureticum

---

*3887* *(3231)* $C_{19}H_{19}N$
**82-88-2**

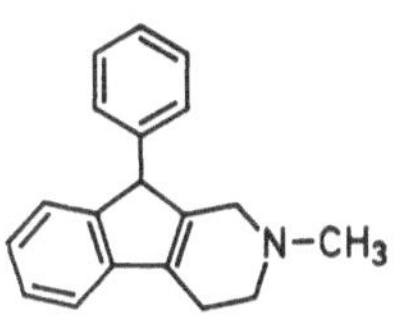

2,3,4,9-Tetrahydro-2-methyl-9-phenyl-1*H*-indeno-[2,1-*c*]pyridin (●) = 2-Methyl-9-phenyl-2,3,4,9-tetrahydro-1*H*-pyridinden = 1,2,3,4-Tetrahydro-2-methyl-9-phenyl-1-azafluoren

H Tartrat **(569-59-5)**

S Nu 1504, Pernovin, *Phenindamintartrat***, PM 254, Teforin(a), Theophorin, Thephorin

V Antiallergicum, Antihistaminicum

---

*3888* $C_{19}H_{19}NO_2$
**30 011-11-1**

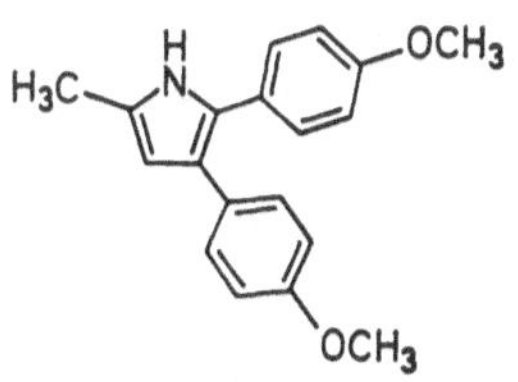

2,3-Bis-(*p*-methoxyphenyl)-5-methylpyrrol = 2,3-Bis(4-methoxyphenyl)-5-methyl-1*H*-pyrrol (●)

S *Bimetopyrol*

V Antiphlogisticum

---

*3889* *(3232)* $C_{19}H_{19}NO_3$

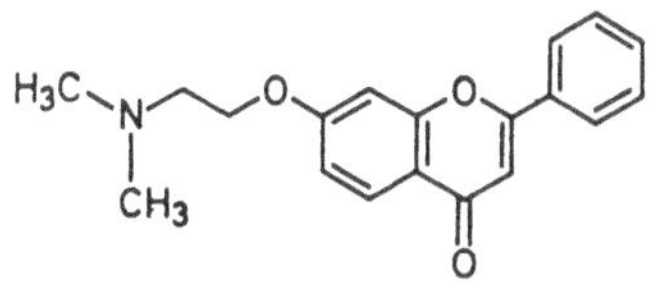

7-[2-(Dimethylamino)ethoxy]-2-phenyl-4*H*-1-benzopyran-4-on (●) = 7-(β-Dimethylaminoethoxy)-flavon

H Theophyllinacetat **(1715-55-5)**

S Aperflavon, Laoflavon, Perflavon

V Coronarvasodilatans

---

*3890* *(3233)* $C_{19}H_{19}NO_4$
**15 547-50-9**

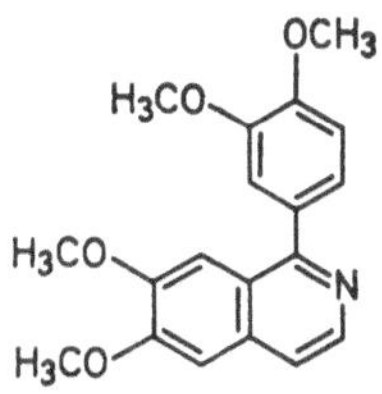

1-(3,4-Dimethoxyphenyl)-6,7-dimethoxyisochinolin (●)

S Chinoparin, Quinoparine

V Spasmolyticum

---

*3891* *(3234)* $C_{19}H_{19}NO_4$
**298-45-3**

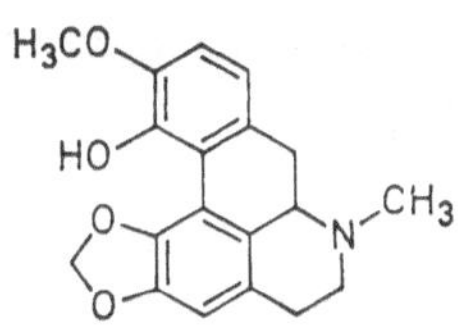

3-Methoxy-5,6-methylendioxyaporphin-4-ol = 10-Methoxy-1,2-methylendioxy-6aα-aporphin-1-ol = (*S*)-6,7,7a,8-Tetrahydro-11-methoxy-7-methyl-5*H*-benzo[*g*]-1,3-benzodioxolo[6,5,4-*de*]chinolin-12-ol (●)

S *Bulbocapnin*

V Therapeuticum gegen Tremorerscheinungen (Alkaloid aus Corydalis cava)

*3892* (3235) $C_{19}H_{19}NS$
314-03-4

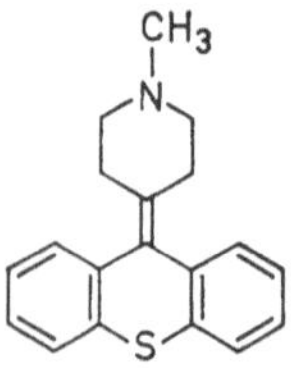

1-Methyl-4-(thioxanthen-9-yliden)-piperidin = 1-Methyl-4-(9*H*-thioxanthen-9-yliden)piperidin (●) = 9-(1-Methyl-4-piperidyliden)-thioxanthen

S BP 400, Calmixen, LC 115, Metixopan, Muricalm, *Pimethixen***, *Pimétixène*, Sedosil, Zaditen

V Antihistaminicum, Bronchospasmolyticum, Sedativum

*3892-01*

H 7-Theophyllinacetat

S *Acefyllin-Pimethixen*, Restoren

V Appetitstimulans

---

*3893* (3236) $C_{19}H_{19}N_3$

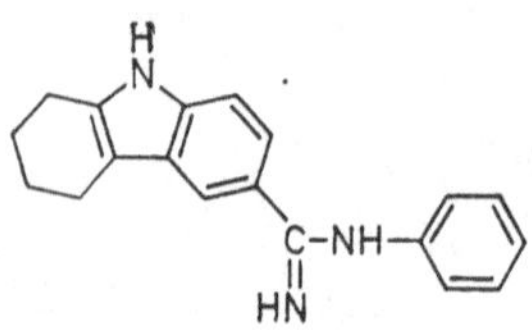

$N^1$-Phenyl-5,6,7,8-tetrahydrocarbazol-3-carboxamidin = 6-($N^1$-Phenylamidino)-1,2,3,4-tetrahydrocarbazol = 5,6,7,8-Tetrahydro-*N*-phenyl-9*H*-carbazol-3-carboximidamid (●)

S Pathcole

V Serotoninantagonist

---

*3894* (3237) $C_{19}H_{19}N_3O$
467-62-9

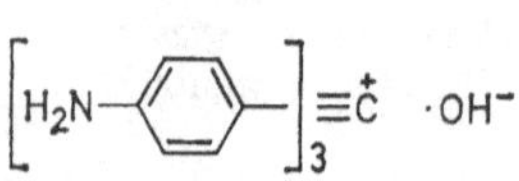

Tris-(*p*-aminophenyl)-methyliumhydroxid = 4-Amino-α,α-bis(4-aminophenyl)benzenmethanol (●)

H Hemi-[4,4′-methylen-bis-(3-hydroxy-2-naphthoat)]-hydrat (7232-51-1)

S CI-403 A, CN-15573-23 A, *Pararosanilini embonas***, *Pararosanilinpamoat*, PS-1286

V Chemotherapeuticum gegen Schistosomeninfektionen

---

*3895* $C_{19}H_{19}N_3O_4$
40915-84-2

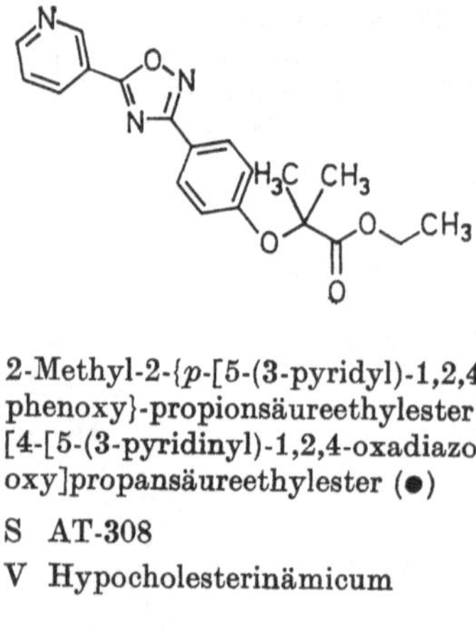

2-Methyl-2-{*p*-[5-(3-pyridyl)-1,2,4-oxadiazol-3-yl]-phenoxy}-propionsäureethylester = 2-Methyl-2-[4-[5-(3-pyridinyl)-1,2,4-oxadiazol-3-yl]phenoxy]propansäureethylester (●)

S AT-308

V Hypocholesterinämicum

---

*3896* (3238) $C_{19}H_{19}N_3O_5S$
66-79-5

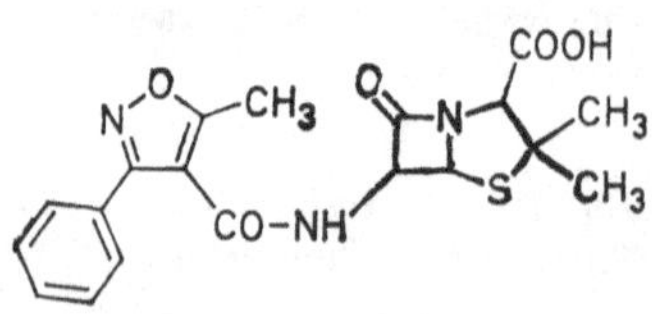

3,3-Dimethyl-6-(5-methyl-3-phenylisoxazol-4-carboxamido)-7-oxo-4-thia-1-azabicyclo-[3.2.0]-heptan-2-carbonsäure = 6-(5-Methyl-3-phenylisoxazol-4-carboxamido)-penicillansäure = 5-Methyl-3-phenyl-4-isoxazolylpenicillin = [2*S*-(2α,5α,6β)]-3,3-Dimethyl-6-[[(5-methyl-3-phenyl-4-isoxazolyl)-carbonyl]amino]-7-oxo-4-thia-1-azabicyclo[3.2.0]-heptan-2-carbonsäure (●)

H Natriumsalzmonohydrat (7240-38-2)

S AB 1400, Bactocill, Bristopen, BRL 1400, Cryptocillin, Micropenin, Oxabel, Oxacilin, *Oxacillin-Natrium**, *Oxacillin-Sodium**, Oxazina „Made-Lisboa", *Oxazocilline(-Sodium)*, Oxilin, P-12, Penicillin P-12, Penistafil, Penstapho, Penstaphocid, Prostafilina, Prostaphcillin, Prostaphlin, Resistopen „Bristol; Squibb", *Sodium Oxacillin*, SQ 16423, Stafcilin „V", Staficilin-N, Stapenor, Staphcillin V, Viostatin

V gegen Staphylokokken wirksames Antibioticum

---

*3897* *(3239)* $C_{19}H_{19}N_5O_3$

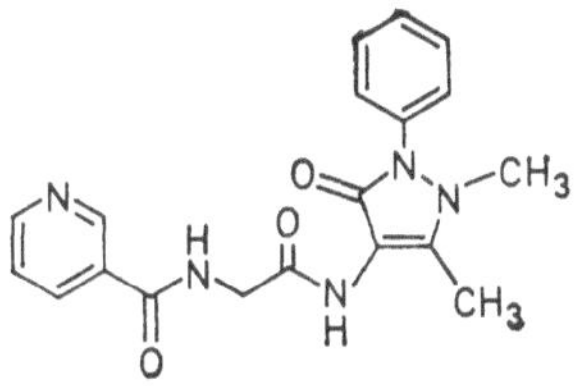

*N*-(2,3-Dimethyl-5-oxo-1-phenyl-3-pyrazolin-4-yl)-α-nicotinamidoacetamid = 2,3-Dimethyl-4-(nicotinamidoacetamido)-1-phenyl-5-pyrazolon = *N*-[[(2,3-Dihydro-1,5-dimethyl-3-oxo-2-phenyl-1*H*-pyrazol-4-yl)amino]acetyl]-3-pyridincarboxamid (●)

H Hydrochlorid

S Nicopyron ad injectionum, Nicozone-I

V Antineuralgicum, Antirheumaticum

---

*3898* $C_{19}H_{19}N_5O_5S_3$

51 627-20-4

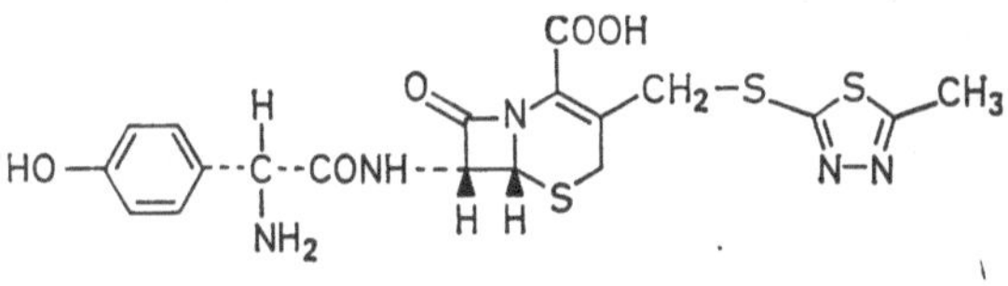

(6*R*,7*R*)-7-[(*R*)-2-Amino-2-(*p*-hydroxyphenyl)-acetamido]-3-[[(5-methyl-1,3,4-thiadiazol-2-yl)-thio]-methyl]-8-oxo-5-thia-1-azabicyclo[4.2.0]oct-2-en-2-carbonsäure = [6*R*-[6α,7β(*R**)]]-7-[[Amino(4-hydroxyphenyl)acetyl]amino]-3-[[(5-methyl-1,3,4-thiadiazol-2-yl)thio]methyl]-8-oxo-5-thia-1-azabicyclo[4.2.0]oct-2-en-2-carbonsäure (●)

S *Cefaparol**, Lilly 110264

V Antibioticum

---

*3899* *(3240)* $C_{19}H_{19}N_7O_6$

59-30-3

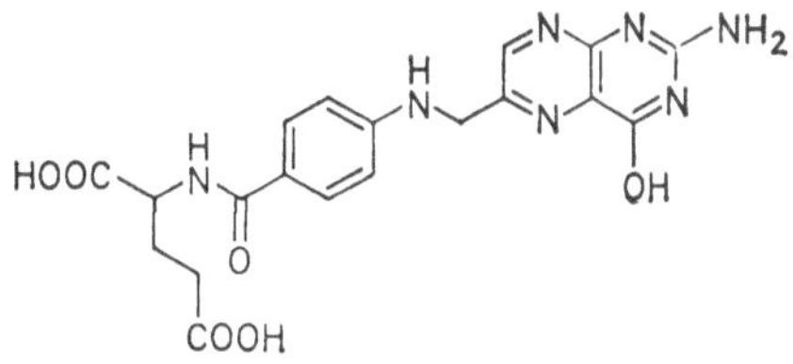

*N*-[*p*-(2-Amino-4-hydroxy-6-pteridinylmethyl-amino)-benzoyl-L(+)-glutaminsäure = *N*-[4-[[(2-Amino-1,4-dihydro-4-oxo-6-pteridinyl)methyl]-amino]benzoyl]-L-glutaminsäure (●)

H auch Natriumsalz (6484-89-5)

S .Acfol, *Acide folique***, *Acidum folicum***, *Acidum pteroylglutaminicum*, Acifolic, Bipifol, Clonfolic, Cytofol, Elfolin, Facid, Filicine, Folacid, Folacin, Folämin, Folasic, Folbal, Folcidin, Foldine, Folecina, Folettes, Foliamin, Folical, Folicil, Folicindon, Folico-Cidan, Folico „Taricco", Folicum, Folijuste, Folillon, Folina, Folinor, Folinsyra ACO, Folipac, Folivin, Folmac, *Folsäure***, Folsan, Folsav, Folvite, Iberfolico, Incafolic, *Lactobacillus casei-Faktor*, Millafol, Novofolacid, NSC-3073, PGA, Piofolin, *Pteroylglutaminsäure*, Terofolin, Vibefol, *Vitamin* $B_{11}$, *Vitamin* $B_c$, *Vitamin M*, *Witamina* $B_c$, *Witamina M*

V Antianämicum, Wuchsfaktor

---

*3900* *(3241)* $C_{19}H_{20}ClN_3$

442-52-4

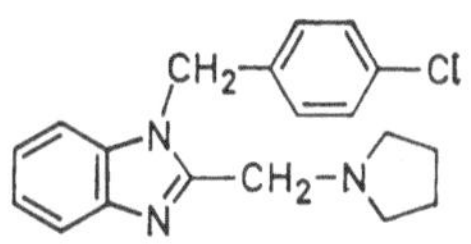

1-(*p*-Chlorbenzyl)-2-(1-pyrrolidinylmethyl)-benzimidazol = 1-[(4-Chlorphenyl)methyl]-2-(1-pyrrolidinylmethyl)-1*H*-benzimidazol (●)

H Hydrochlorid (1163-36-6)
vgl. auch Nrr. 3066-09, 3069-04

S Alercur, Allercur, Allercurol, Allerpant, Benmidina, Betistin, *Clemizolhydrochlorid***, Desensibil, Hérol, Histacur, Histacuran, Klemidox, Pan-Allerg, Reactrol, Sanall-Vi

V Antihistaminicum, Antiallergicum

*3901* *(3242)* $C_{19}H_{20}Cl_2N_2O_5$
25 287-60-9

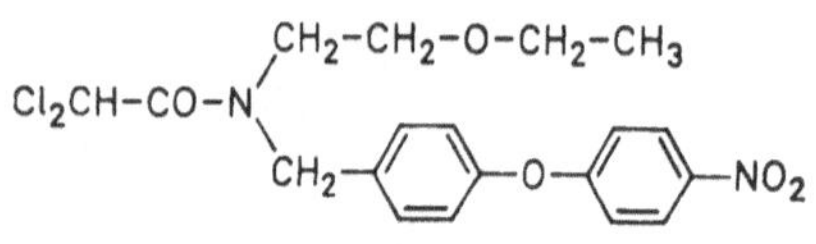

*N*-(2-Ethoxyethyl)-*N*-[*p*-(*p*-nitrophenoxy)-benzyl]-dichloracetamid = 2,2-Dichlor-*N*-(2-ethoxyethyl)-*N*-[[4-(4-nitrophenoxy)phenyl]methyl]acetamid (●)

S *Ethychlordiphene, Eticlordifene, Etofamid***, K-430, Kitnos, Kitnosil

V Amoebicid

---

*3902* *(3243)* $C_{19}H_{20}F_3NO$
10 355-14-3

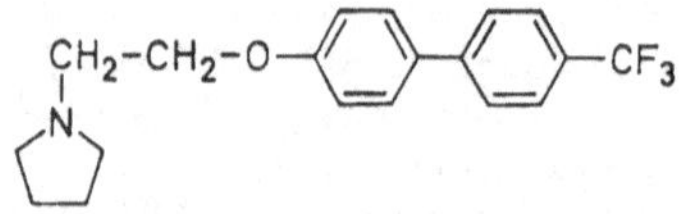

1-[2-(4'-Trifluormethyl-4-biphenylyloxy)-ethyl]-pyrrolidin = 1-[2-[[4'-(Trifluormethyl)[1,1'-biphenyl]-4-yl]oxy]ethyl]pyrrolidin (●)

S *Boxidin**, CL 65205

V Antihypercholesterinämicum

---

*3903* *(46 E)* $C_{19}H_{20}F_3NO_2$
23 602-78-0

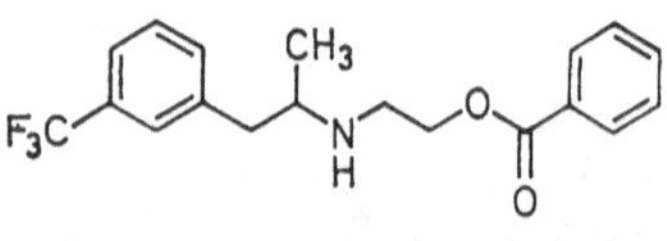

2-[α-Methyl-*m*-(trifluormethyl)-phenethylamino]-ethylbenzoat = *N*-(2-Benzoyloxyethyl)-norfenfluramin = 2-[[1-Methyl-2-[3-(trifluormethyl)-phenyl]ethyl]amino]ethanolbenzoat(ester) (●)

H auch Hydrochlorid (23642-66-2)

S *Benfluorex**, Mediator, SE 780

V Hypolipämicum, Appetitzügler

*3904* $C_{19}H_{20}F_3N_3O_3$

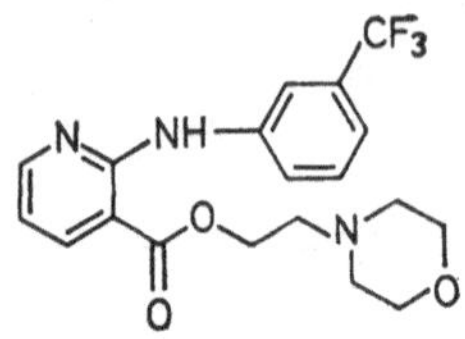

2-(α,α,α-Trifluor-*m*-toluidino)-nicotinsäure-2-morpholinoethylester = 2-[[3-(Trifluormethyl)-phenyl]amino]-3-pyridincarbonsäure-2-(4-morpholinyl)ethylester (●)

S Nifluril-Suppos.

V Antiphlogisticum

---

*3905* *(3244)* $C_{19}H_{20}N_2$
524-81-2

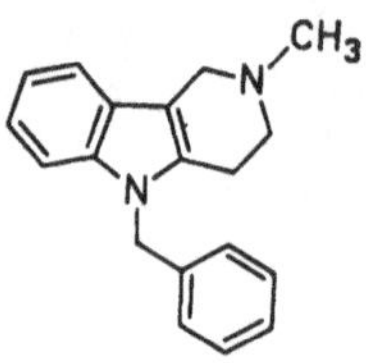

5-Benzyl-2,3,4,5-tetrahydro-2-methyl-1*H*-pyrid[4,3-*b*]indol = 9-Benzyl-1,2,3,4-tetrahydro-3-methyl-γ-carbolin = 2,3,4,5-Tetrahydro-2-methyl-5-(phenylmethyl)-1*H*-pyrido[4,3-*b*]indol (●)

H auch Naphthalin-1,5-disulfonat (6153-33-9)

S Diasolin, *Diazolin(um)*, Fabahistin, Incidal, Incidan, Insidal, *Mebhydrolin***, Omeril

V Antihistaminicum

---

*3906* *(3245)* $C_{19}H_{20}N_2O_2$
50-33-9

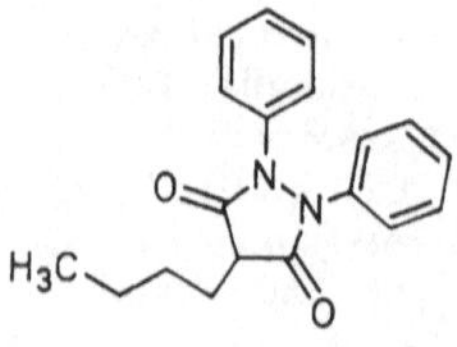

4-Butyl-1,2-diphenyl-3,5-pyrazolidindion (●) = 3,5-Dioxo-1,2-diphenyl-4-*n*-butylpyrazolidin

H vgl. auch Nrr. 2605-01, 3150-01, 5728
auch Natriumenolat (129-18-0)

S Acrizeal, Algoverine, Alindor, Alkabutazona, Amrazoladin, Antadol, Anuspiramin, Arkazolidine, Arthril, Arthrizon, Artrizin, Artrizone, Artropan, Azobutil, Azolid, Benzone, Betazed, Bipizolidin, Bizolin, B.T.Z., Bufenil, Buffazone-Wirkstoff, Bulentan, Busone, Butacal, Butacompren, Butacote, *Butadion(um)*, Butadiona, Butadyne, Butagesic, Butalan, Butalgin, Butalgina „Esteve", Butalidon, Butaluy, Buta-Phen, Butaphen „Marois; Prosana", Butaphen „Wiedenmann"-Salbe, Butapirazol, Butaran, Butarecbon, Butarex, Butartril, Butartrina, Butazina, Butazolidin(e), Butazona, Butazone, Butidiona, Butina, Butiwas-simple, Butofar, Butone, Butoroid, Butosal, Butoz, Butozone, Butrex, Butylpyrin, Buvetzone, Buzon, Chembutazone, Chillos-P, Chrobutazon, Clonbute, Colbutan, Curozoladin, Delbutan, Deltabutanyl, Dibutone, Digibutina, Diossidione, Diozol, Diphebuzol, *Diphenylbutazon*, Ecobutazone, Elmedal, Equi-Bute, Equipalazone, Eributazone, Erobutal, Febuzina, Fenibutasan, Fenibutol, *Fenilbutazona*, Fenilbutina, Fenilidina, Fenotone, *Fenylbutazon*, Flexazone, G 13871, Ia-but, Imphabutazone, Intrabutazone, Ipsoflame, Jagozolidine, Kadol, Lingel, Malgesic, Mephabutazon, Merizone, Nadozone, Neo-Algolaz, Neo-Zoline, Neuplus, Novophenyl, Panazone, Phebutan, Phebuzine, Phenatone, Phen-Buta-Vet, Phenbutazol, Phenbutazone, Phenopyrine, Phenylbetazone, *Phenylbutazon***, Phenyl-Mobuzon, Pilazon, Pirarreumol-B, Praecirheumin-Drag., Rectofasa, Reudo(x), Reumaphen, Reumasyl, Reumazin, Reumazol, Reumune, Reumuzol, Reupolar, Rheumal, Rhomatoryl, Robizone-V, Rubatone, Salyren, Scanbutazone, Schmergen, Sedazole, Shigrodin, Silalidin, Spondyril, Tazone, Tetnor, Tevcodyne, Therazone, Thilozone, Ticinil „de Angeli", Tisatin, Todalgil, Tokugen, Umezolina, Uzone, Wescozone, Zolaphen, Zolidinum

V Antirheumaticum, Antiphlogisticum

*3906-01* (*3245a*)

H Calciumsalz

S Butazona Cálcica, Neo Ticinil Calcium, Pyrazon „Un.Am.Ph.", Siobutazone, Ticinil Calcico

V Antirheumaticum, Antiphlogisticum

*3906-02* (*3245b*)

H Gentisat

S Azogen

V Antirheumaticum, Antiarthriticum

*3906-03* (*3245c*) 4985-25-5

H Piperazinsalz

S Aflamina, Carudol, Carudolin, Clavezona, Crucium, Dartranol, Doriol, Ischialzid, *Phénylbutazone-Pipérazine*, Pirzon, *Pyrasanonum*, *Pyrazinobutazon*, Ranorac

V Antiphlogisticum

*3906-04* (*3245d*) 34 427-79-7

H Verbindung mit Dextropropoxyphen (Nr. 4958)

S *Fenoxipirazofenona*, *Phenoxypyrazophenon*, *Proxifezon***, *Prozodiona*

V Antiphlogisticum, Analgeticum

*3906-05* 34 214-49-8

H Verbindung (1:1) des Natriumenolats mit Glycerin

S G 26872, *Phenbutazone Sodium Glycerate*

V Antiphlogisticum

*3906-06* 54 749-86-9

H Salz mit 2-Thiazolin-2-amin [4,5-Dihydro-2-thiazolamin (●)]

S Fordonal, LAS 11871, *Thiazolinobutazon*

V Antiphlogisticum, Antirheumaticum

*3906-07* 37 598-92-8

H Verbindung des 5-Enolats mit Benzydamin (Nr. 4004)

S *Butazidamina*, Butial

V Antirheumaticum, Antiphlogisticum

---

*3907* (*3246*) $C_{19}H_{20}N_2O_3$
129-20-4

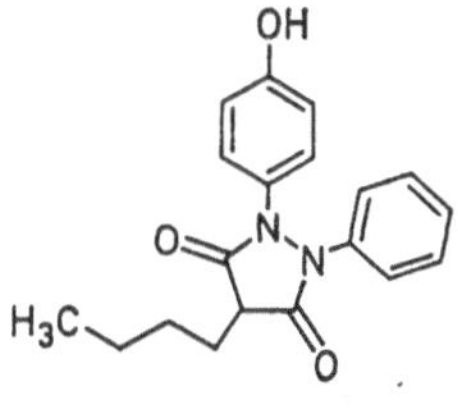


4-*n*-Butyl-1-(*p*-hydroxyphenyl)-2-phenylpyrazolidin-3,5-dion = 4-Butyl-1-(4-hydroxyphenyl)-2-phenyl-3,5-pyrazolidindion (●)

H auch Monohydrat (7081-38-1)

S Aflamox, Altodol, Amsafenil, Arkaril, Artroflog, Breis, Butaflogin, Butanova, Butapirone, Butilene, Cinophan-N, Crovaril, Delilidin, Eroxyzone, Etrozolidina, Fedezona, Fendril, Finaril, Flamaril, Flammryl, Flegmostam, Flogal, Floghene, Flogistin, Flogitolo, Flogodin, Flogoril, Flogostop, Flopirina, Frabel, G 27202, Genal, *Hydroxyphenylbutazon*, Idrobutazina, Imbun, Inflamil, Inflammil, Inflanil, Ipebutona, Iridil, Isobutil, Jagril, Ladryl, Medoxyl, Naleran, Neo-Farmadol, Neofen, Offitril, Ophen, Oxalid, Oxazolidin-Geigy, Oxibutol, *Oxifenbutazona*, Oxi-Fenibutol, *Oxiphenbutazonum*, Oxi-Pirabutal, Oxitazona, Oxybutazone, Oxyfenibutol, Oxygesic, Oxyphen, *Oxyphenbutazon***, Oxzan, Phenderil, Phlogase-Suppos., Phlogistol, Phlogont, Pirabutina, Piraflogin, Poliflogil, Prolin „Mercury", Rapostan, Reducin, Remazin, Reumabutal, Reumox, Rheumapax, Rhuemazone, Ronderil, Rumapax, Rumoxil, Tandacote, Tandearil, Tanderal, Tanderil, Telidal, Trifazin, Validil, Visubutina

V Antirheumaticum, Antiphlogisticum

*3907-01* *(3246a)* 25146-18-3

H Salz mit Fenyramidol (Nr. 2197)

S Anabutol, Butofen, Butolfen, Clandilon, Febutol(o), *Fenbutamidolum*, *Fenhidroxibutol*, Fepirina, Litial, Reumatex

V Antiphlogisticum

---

*3908* *(3247)* $C_{19}H_{20}N_2O_3$

18471-20-0

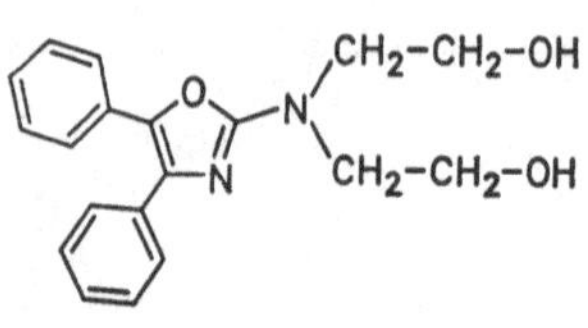


2,2'-(4,5-Diphenyl-2-oxazolylimino)-diethanol = 2,2'-[(4,5-Diphenyl-2-oxazolyl)imino]bis[ethanol] (●)

S Ageroplas, *Diethamphenazole*, *Ditazol***, S 222

V Antiphlogisticum, Vasoprotektor

*3909* *(3248)* $C_{19}H_{20}N_2O_3$

1673-06-9

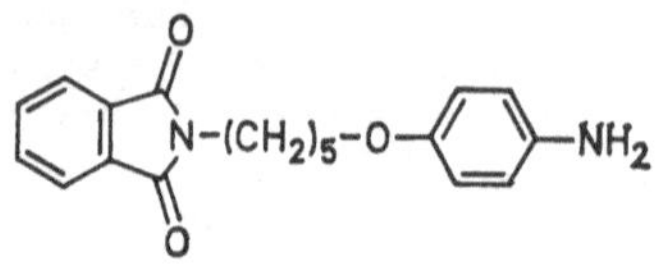


*N*-[5-(*p*-Aminophenoxy)-pentyl]-phthalimid = 2-[5-(4-Aminophenoxy)pentyl]-1*H*-isoindol-1,3(2*H*)-dion (●)

S *Amphotalid***, M. & B. 1948 A, 6171 R.P. Schistomide

V Chemotherapeuticum gegen Schistosomeninfektionen

---

*3910* *(3249)* $C_{19}H_{20}N_2O_3S$

34316-48-8

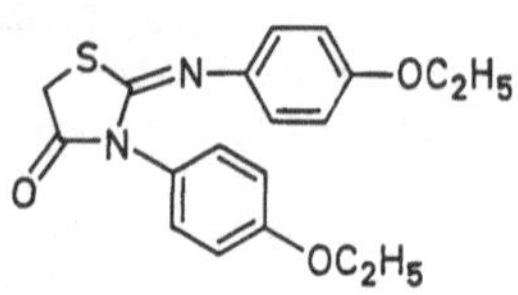


3-(4-Ethoxyphenyl)-2-[(4-ethoxyphenyl)imino]-4 thiazolidinon (●) = 2',3-Bis-(*p*-ethoxyphenyl)-pseudothiohydantoin

S Ditofen, Ditophen

V Tuberkulostaticum

---

*3911* *(3250)* $C_{19}H_{20}N_6O$

27885-92-3

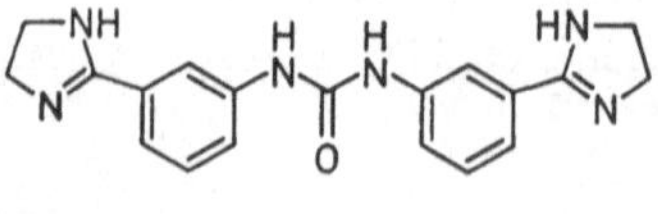


3,3'-Di-(2-imidazolin-2-yl)-carbanilid = *N*,*N'*-Bis-[3-(4,5-dihydro-1*H*-imidazol-2-yl)phenyl]harnstoff (●)

H Hydrochlorid (5318-76-3)

S 4 A 65, *Imidocarbhydrochlorid***

V Babesicid

*3912* (3251) $C_{19}H_{20}N_8O_5$

54-62-6

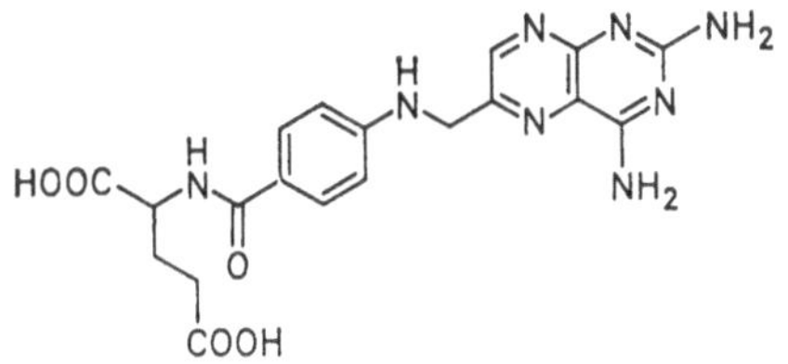

*N*-[*p*-(2,4-Diamino-6-pteridinylmethylamino)-benzoyl]-L(+)-glutaminsäure = *N*-[4-[[(2,4-Diamino-6-pteridinyl)methyl]amino]benzoyl]-L-glutaminsäure (●)

H auch Dinatriumsalz (58602-66-7)

S *4-Aminofolsäure, 4-Amino-PGA, Aminopterin**, 4-Aminopteroylgutaminsäure, Antifolsäure,* APGA, NSC-739, Pteramina

V gegen Leukämie wirksames Cytostaticum

---

*3913* (3252) $C_{19}H_{20}O_2$

6033-98-3

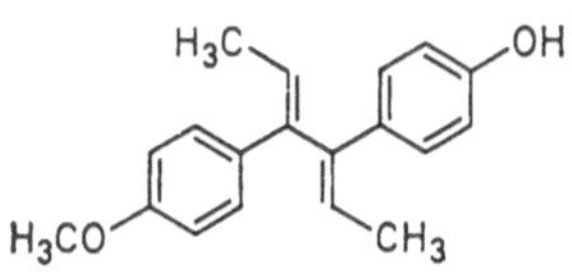

*p*-[1,2-Diethyliden-2-(*p*-methoxyphenyl)-ethyl]-phenol = 3,4-Bis-(*p*-hydroxyphenyl)-2,4-hexadienmonomethyläther = 4-[1-Ethyliden-2-(4-methoxyphenyl)-2-butenyl]phenol (●)

S Depot-Dienol forte, *Dienöstrolmonomethyläther*

V synthetisches Östrogen

---

*3914* (3253) $C_{19}H_{20}O_5$

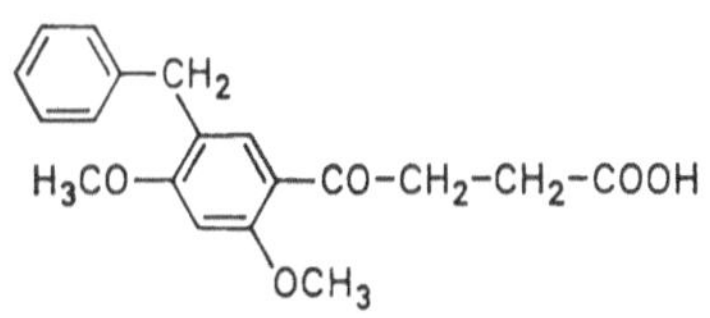

4-(5-Benzyl-2,4-dimethoxyphenyl)-4-oxobuttersäure = 3-(5-Benzyl-2,4-dimethoxybenzoyl)-propionsäure = 2,4-Dimethoxy-γ-oxo-5-(phenylmethyl)benzenbutansäure (●)

S Diphébyl

V Choleretícum

---

*3915* $C_{19}H_{20}O_7$

13017-11-3

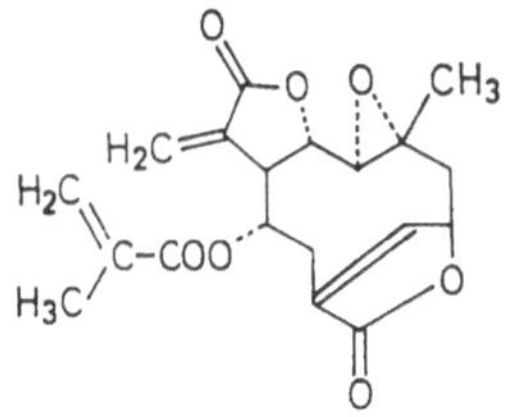

2-Methyl-2-propensäure-[1a*R*-(1a*R**,3*R**8*S**8a*R**,11a*S**,11b*S**)]-1a,2,3,7,8,8a,9,10,11a,11b-decahydro-1a-methyl-9-methylen-5,10-dioxo-5*H*-3,6-metheno[2,3-*f*]oxireno[*d*]oxacycloundecin-8-yl-ester (●)

S *Elephantopin*

V Cytostaticum (Sesquiterpen)

---

*3916* (3254) $C_{19}H_{20}O_8$

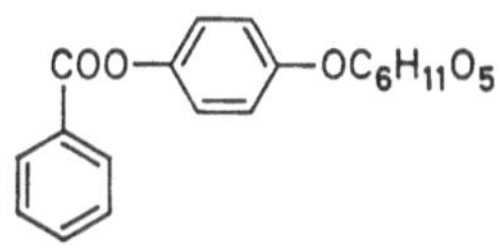

*p*-Glucosyloxyphenylbenzoat = Hydrochinon-β-D-glucopyranosidbenzoat = Monobenzoylarbutin = Benzoesäure-4-(β-D-glucopyranosyloxy)phenylester (●)

S Cellotropin

V Therapeuticum gegen Infektionskrankheiten, Tuberkulose und Scrofulose

---

*3917* (3255) $C_{19}H_{20}O_9$

18700-78-2

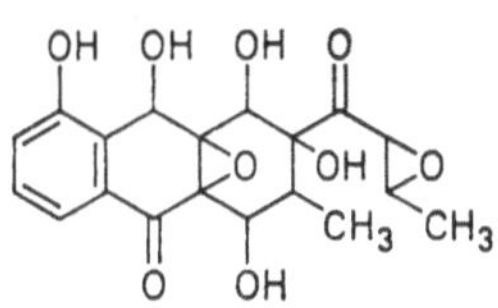

4a,9a-Epoxy-3-(2,3-epoxybutyryl)-1,2,3,4,4a,9a-hexahydro-1,3,4,5,10-pentahydroxy-2-methyl-anthron = 1,2,3,4-Tetrahydro-1,3,4,5,10-pentahydroxy-2-methyl-3-[(3-methyloxiranyl)carbonyl]-4a,9a-epoxyanthracen-9(10*H*)-on (●)

S *Cervicarcin*

V cytostatisch wirksames Antibioticum aus Streptomyces ogaensis

3918 (3256) $C_{19}H_{20}O_{10}$
17 226-75-4

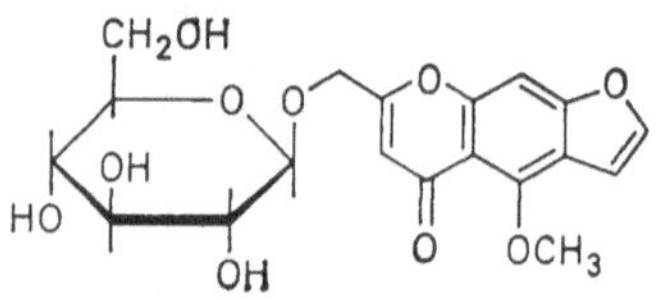

7-Hydroxymethyl-4-methoxy-5*H*-furo[3,2-*g*]benzopyran-5-onglucosid = 5-Methoxy-2-hydroxymethylfuro[3,2-*g*]chromon-β-D-glucosid = 7-[(β-D-Glucopyranosyloxy)methyl]-4-methoxy-5*H*-furo-[3,2-*g*][1]benzopyran-5-on (●)

S *Khellinin, Khellolglucosid, Khellosid***

V Coronarvasodilatans

---

3919 (3257) $C_{19}H_{21}ClN_2OS$
15 599-36-7

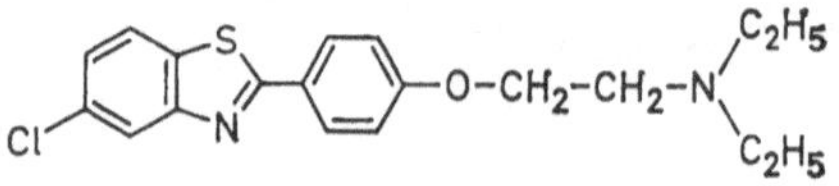

5-Chlor-2-[*p*-(β-diethylaminoethoxy)-phenyl]-benzothiazol = 2-[4-(5-Chlor-2-benzothiazolyl)-phenoxy]-*N*,*N*-diethylethanamin (●)

H auch Hydrochlorid

S Episol, *Haletazol***, *Halethazole*

V Antisepticum

---

3920 (3258) $C_{19}H_{21}ClN_2OS$
800-22-6

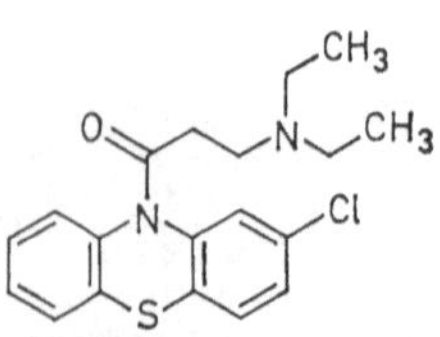

2-Chlor-10-(3-diethylaminopropionyl)-phenothiazin = 2-Chlor-10-[3-(diethylamino)-1-oxopropyl]-10*H*-phenothiazin (●)

H auch Hydrochlorid (1045-82-5)

S *Chloracizin, Chloracyzin***, *Chlorazisin*, G-020

V Spasmolyticum, Coronarvasodilatans

---

3921 (3259) $C_{19}H_{21}ClN_2S$
13448-22-1

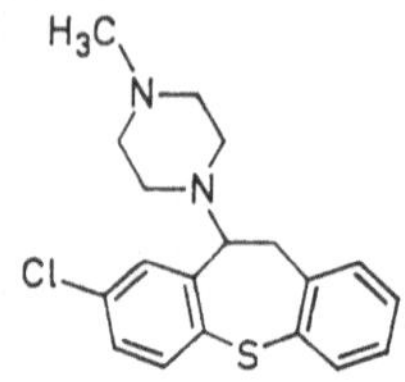

1-(8-Chlor-10,11-dihydrodibenzo[*b*,*f*]thiepin-10-yl)-4-methylpiperazin (●) = 8-Chlor-10-(4-methyl-1-piperazinyl)-10,11-dihydrodibenzo[*b*,*f*]thiepin

H Maleat (26791-18-4)

S Clopiben, *Clorotepinmaleat**, Clotepin, Clothepin, *Octoclothepinmaleat*, VÚFB-6281

V Neurolepticum

---

3922 (3260) $C_{19}H_{21}F_3N_2S$
2622-37-9

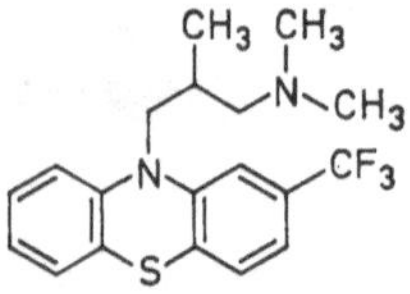

10-(3-Dimethylamino-2-methylpropyl)-2-trifluormethylphenothiazin = *N*,*N*,β-Trimethyl-2-(trifluormethyl)-10*H*-phenothiazin-10-propanamin (●)

H auch Maleat

S Nortan, Nortran, SKF 5354-A, *Trifluomeprazin***, *Triflutrimeprazin*

V Neurolepticum

---

3923 (3261) $C_{19}H_{21}N$
7395-90-6

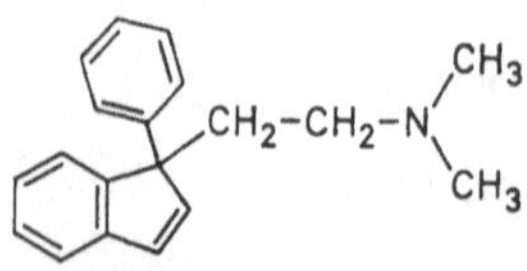

*N*,*N*-Dimethyl-2-(1-phenyl-1-indenyl)-ethylamin = 1-(2-Dimethylaminoethyl)-1-phenylinden = *N*,*N*-Dimethyl-1-phenyl-1*H*-inden-1-ethanamin (●)

H Hydrochlorid (2988-32-1)

S *Indrilinhydrochlorid***, Lu 3-083, MJ 1986

V CNS-Stimulans

*3924* *(3262)* $C_{19}H_{21}N$
72-69-5

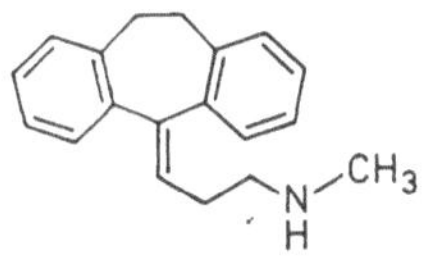

*N*-Methyl-3-(dibenzo[*a,d*]-1,4-cycloheptadien-5-yliden)-propylamin = 5-(3-Methylaminopropyliden)-dibenzo[*a,d*]-1,4-cycloheptadien = 3-(10,11-Dihydro-5*H*-dibenzo[*a,d*]cyclohepten-5-yliden)-*N*-methyl-1-propanamin (●)

S *Desitriptyline, Desmethylamitriptylin, Nortriptilina, Nortriptylin***

V Antidepressivum

*3924-01* *(3262a)* 894-71-3

H Hydrochlorid

S Acetexa, Allegron, Altilev, Ateben, Avantyl, Aventyl, E.L.F. 101, Kareon „Ima“, Lilly 38489, Martimil, N 7048, Noritren, Nortab(s), Nortrilen, Nortrilin, Nortrix, Nortyl, Nortylin, Norzepine, Paxtibi, Psychostyl, Sensaval, Sensival, Sintyben, Vividyl

V Antidepressivum

---

*3925* *(3263)* $C_{19}H_{21}N$
438-60-8

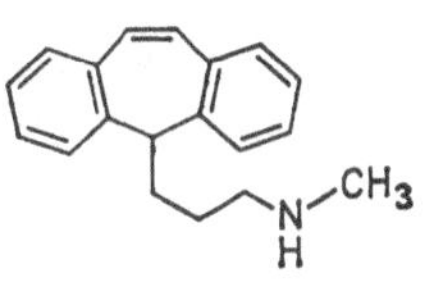

*N*-Methyl-3-(5*H*-dibenzo[*a,d*]cyclohepten-5-yl)-propylamin = 5-(3-Methylaminopropyl)-5*H*-dibenzo[*a,d*]cyclohepten = *N*-Methyl-5*H*-dibenzo-[*a,d*]cyclohepten-5-propanamin (●)

H Hydrochlorid (1225-55-4)

S *Amimethylinhydrochlorid*, Anelun, Concordin, Maximed, MK-240, *Protriptylinhydrochlorid***, Triptil, Vivactil „M. S. + D.“

V Antidepressivum

*3926* *(3264)* $C_{19}H_{21}NO$
1668-19-5

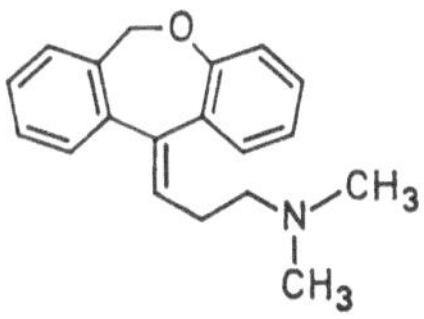

*N,N*-Dimethyl-3-(6*H*-dibenz[*b,e*]oxepin-11-yliden)-propylamin = 3-Dibenz[*b,e*]oxepin-11(6*H*)-yliden-*N,N*-dimethyl-1-propanamin (●)

H Hydrochlorid des *cis-trans*-Gemischs (ca. 1:5) (1229-29-4)

S Adapin, Aponal, Curatin, Doxal, Doxedyn, *Doxepinhydrochlorid***, MF 10, Novoxapin, P-3693 A, Quitaxon, Sinequan, Sinquan, Toruan

V Antidepressivum, Tranquillizer, Antipruriginosum

---

*3927* *(3265)* $C_{19}H_{21}NO$
3607-18-9

*N,N*-Dimethyl-3-(6*H*-dibenz[*b,e*]oxepin-11-yliden)-*cis*-propylamin = (*Z*)-3-Dibenz[*b,e*]oxepin-11(6*H*)-yliden-*N,N*-dimethyl-1-propanamin (●)

H Hydrochlorid (25127-31-5)

S *Cidoxepinhydrochlorid***, P-4599

V Antidepressivum, Tranquillizer

---

*3928* *(3266)* $C_{19}H_{21}NO_2$
6538-22-3

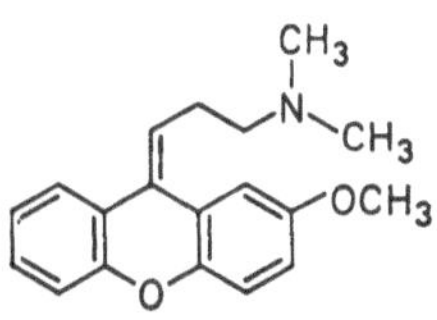

9-(3-Dimethylaminopropyliden)-2-methoxyxanthen = 3-(2-Methoxy-9*H*-xanthen-9-yliden)-*N,N*-dimethyl-1-propanamin (●)

S *Dimeprozan***, *Dimeprozinum*

V Psychosedativum

3929 (3267) $C_{19}H_{21}NO_2$
29 541-85-3

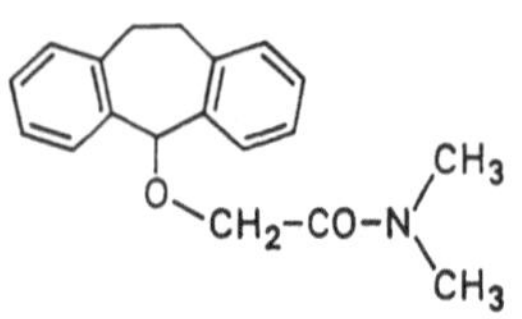

2-[(10,11-Dihydro-5*H*-dibenzo[*a,d*]cyclohepten-5-yl)oxy]-*N,N*-dimethylacetamid (●)

S B.S. 7679, *Oxitriptylin***

V Antikonvulsivum

---

3930 $C_{19}H_{21}NO_2$
39 787-47-8

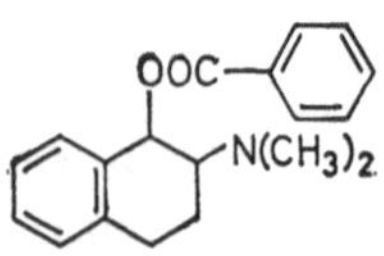

*cis*-2-Dimethylamino-1,2,3,4-tetrahydro-1-naphthylbenzoat = *cis*-1-Benzoyloxy-2-dimethylamino-1,2,3,4-tetrahydronaphthalin = *cis*-2-(Dimethylamino)-1,2,3,4-tetrahydro-1-naphthalenol-benzoat(ester) (●)

S *Benamocaine*, YAU-17

V Anästheticum

---

3931 $C_{19}H_{21}NO_2$
40 077-13-2

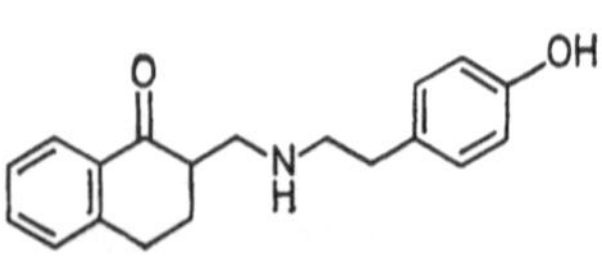

2-[β-(4-Hydroxyphenyl)-ethylaminomethyl]-tetralon = 3,4-Dihydro-2-[[[2-(4-hydroxyphenyl)-ethyl]amino]methyl]-1(2*H*)-naphthalenon (●)

S BE 2254, HEAT

V α-Rezeptorenblocker, Hypothermicum

---

3932 $C_{19}H_{21}NO_2$
23 623-36-1

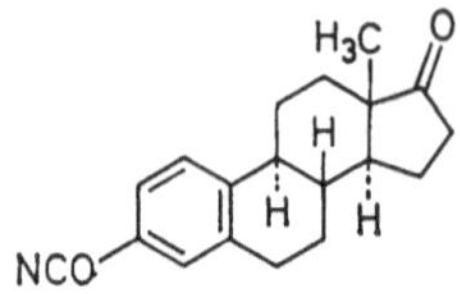

3-Cyanatoöstra-1,3,5(10)-trien-17-on (●)

S *Östroncyanat*

V Östrogen

---

3933 $C_{19}H_{21}NO_3$
47 254-05-7

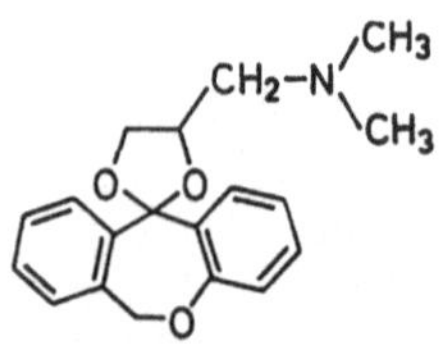

*N,N*-Dimethylspiro[dibenz[*b,e*]oxepin-11(6*H*),2'-[1,3]dioxolan]-4'-methylamin = *N,N*-Dimethyl-spiro[dibenz[*b,e*]oxepin-11(6*H*),2'-[1,3]dioxolan]-4'-methanamin (●)

S *Spiroxepin***

V Antidepressivum

---

3934 (3268) $C_{19}H_{21}NO_3$
115-37-7

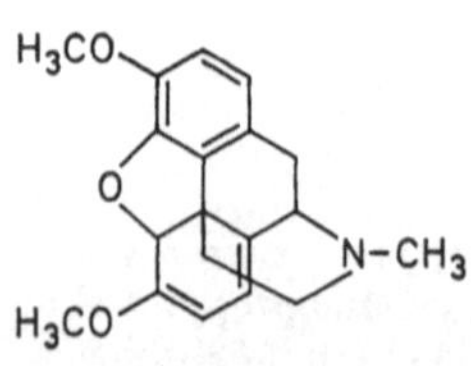

4,5-Epoxy-3,6-dimethoxy-*N*-methyl-6,8-morphinadien = (5α)-6,7,8,14-Tetradehydro-4,5-epoxy-3,6-dimethoxy-17-methylmorphinan (●)

S *Paramorphin, Tebaina, Thebain*

V Opiumalkaloid

*3935* *(3269)* $C_{19}H_{21}NO_3$
**62-67-9**

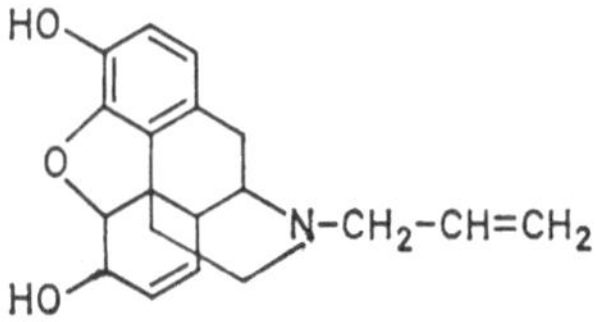

17-Allyl-4,5-epoxymorphin-7-en-3,6-diol = *N*-Allyl-3,6-dihydroxy-4,5-epoxymorphinen-(7) = *N*-Allylnormorphin = (5α,6α)-7,8-Didehydro-4,5-epoxy-17-(2-propenyl)morphinan-3,6-diol (●)

H auch Hydrochlorid (**57-29-4**) oder Hydrobromid (**1041-90-3**)
vgl. auch Nr. 5845

S Acetorphin, Allorphine, *Allylnormorphin*, Anarcon, Antorfin, Antorphin, Lethidrone, Lithidrone, Miromorfalil, Nallin(e), *Nalorfin(a)*, *Nalorphin***, Norfin

V Morphinantagonist

---

*3936* *(3270)* $C_{19}H_{21}NO_4$
**465-65-6**

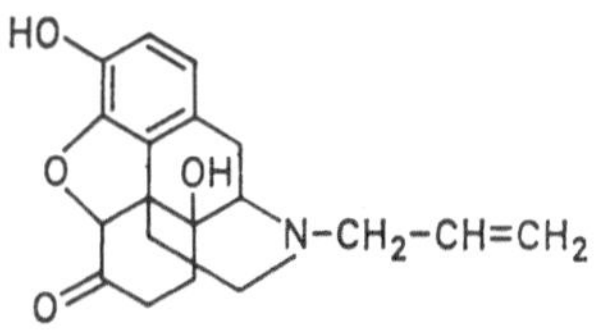

L-17-Allyl-4,5-epoxy-3,14-dihydroxymorphinan-6-on = L-*N*-Allyl-14-hydroxynordihydromorphinon = L-12-Allyl-7,7a,8,9-tetrahydro-3,7a-dihydroxy-4a*H*-8,9c-iminoethanophenanthro-[4,5-*b*,*c*,*d*]-furan-5(6*H*)-on = (5α)-4,5-Epoxy-3,14-dihydroxy-17-(2-propenyl)morphinan-6-on (●)

H Hydrochlorid (**357-08-4**)

S EN-1530, EN-15304, Nalone, *Naloxonhydrochlorid***, Narcan, Narcanti

V Narkoticaantagonist

---

*3937* *(3271)* $C_{19}H_{21}NO_4$
**476-70-0**

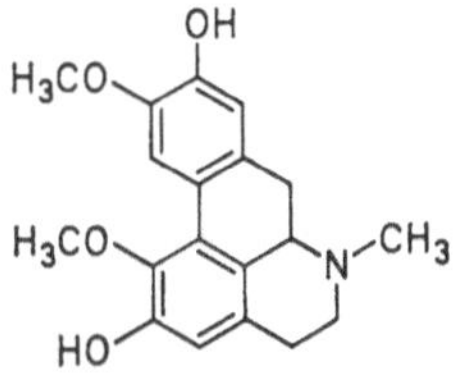

3,5-Dimethoxyaporphin-2,6-diol = 1,10-Dimethoxy-6aα-aporphin-2,9-diol = (*S*)-5,6,6a,7-Tetrahydro-1,10-dimethoxy-6-methyl-4*H*-dibenzo-[*de*,*g*]chinolin-2,9-diol (●)

H vgl. auch Nr. 5381-01

S Boldicina, *Boldin(e)*, Uniboldina

V Choleretioum, Laxativum (Alkaloid aus Peumus boldus)

---

*3938* *(3272)* $C_{19}H_{21}NS$
**113-53-1**

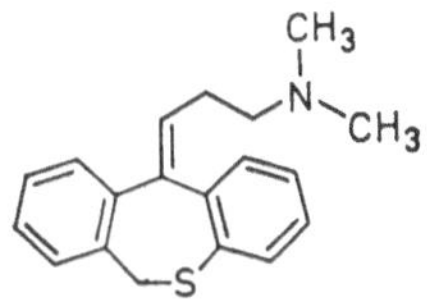

*N*,*N*-Dimethyl-3-(6*H*-dibenzo[*b*,*e*]thiepin-11-yliden)-propylamin = 5-(3-Dimethylaminopropyliden)-10,11-dihydro-11-thiadibenzo[*a*,*c*]cyclohepten = 3-Dibenzo[*b*,*e*]thiepin-11(6*H*)-yliden-*N*,*N*-dimethyl-1-propanamin (●)

H Hydrochlorid (**897-15-4**)

S *Dosulepinhydrochlorid**, *Dothiepinhydrochlorid*, Prothiaden

V Thymolepticum, Antidepressivum

---

*3939* *(3273)* $C_{19}H_{21}NS$
**15574-96-6**

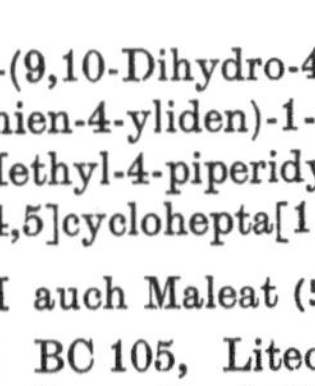

4-(9,10-Dihydro-4*H*-benzo[4,5]cyclohepta[1,2-*b*]-thien-4-yliden)-1-methylpiperidin (●) = 4-(1-Methyl-4-piperidyliden)-9,10-dihydro-4*H*-benzo-[4,5]cyclohepta[1,2-*b*]thiophen

H auch Maleat (**5189-11-7**)

S BC 105, Litec, Mosegor, *Pizotifen***, *Pizotyline*, Sandolitec, Sandomigran, Sandomigrin, Sanmigran, Sanomigran, Trilitec

V Migränetherapeuticum, Appetitstimulans

*3940* *(150 N)* $C_{19}H_{21}N_3$ 1977-11-3

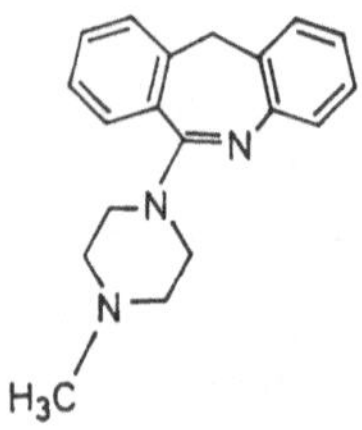


6-(4-Methyl-1-piperazinyl)-11*H*-dibenz[*b,e*]azepin (●) = 6-(4-Methyl-1-piperazinyl)-morphanthridin

S AW-142333, HF-2333, Hypnodin(e), *Perlapin***

V Hypnoticum

---

*3941* $C_{19}H_{21}N_3O$

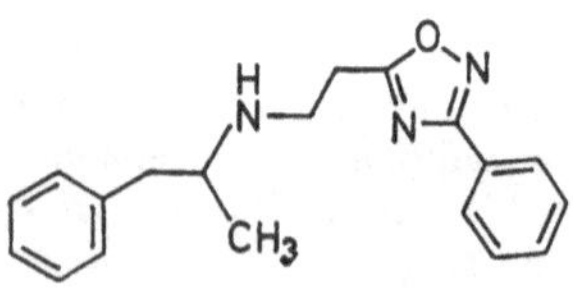


5-[2-(α-Methylphenethylamino)-ethyl]-3-phenyl-1,2,4-oxadiazol = *N*-(1-Methyl-2-phenylethyl)-3-phenyl-1,2,4-oxadiazol-5-ethanamin (●)

H Hydrochlorid (49561-54-8)

S Wd 67/2

V Appetitzügler

---

*3942* *(3274)* $C_{19}H_{21}N_3O$ 16188-61-7

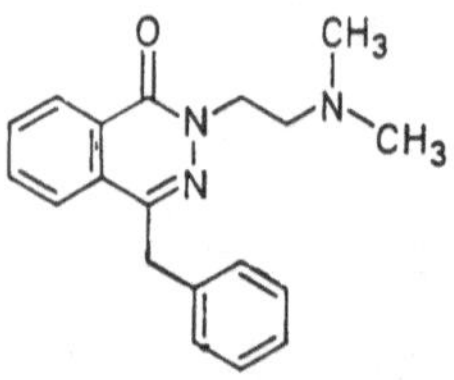


4-Benzyl-2-(2-dimethylaminoethyl)-phthalazin-1(2*H*)-on = 2-[2-(Dimethylamino)ethyl]-4-(phenylmethyl)-1(2*H*)-phthalazinon (●)

H Hydrochlorid (16188-76-4)

S Ahanon, *Benzylphthalazonhydrochlorid*, HL 2186, *Talastinhydrochlorid***

V Antihistaminicum, Antiallergicum

---

*3943* $C_{19}H_{21}N_3O_3$ 36179-23-4

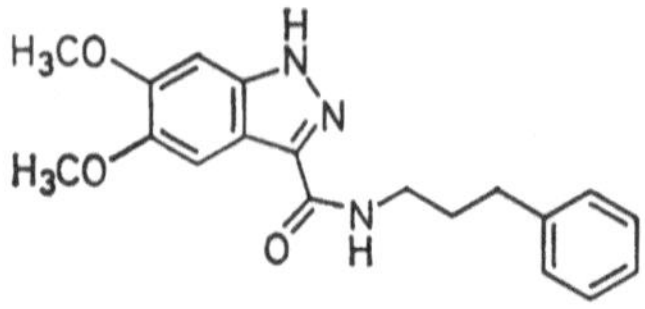


5,6-Dimethoxy-*N*-(3-phenylpropyl)-1*H*-indazol-3-carboxamid (●)

S Egyt-1331

V Analgeticum

---

*3944* *(3275)* $C_{19}H_{21}N_3S$ 3546-03-0

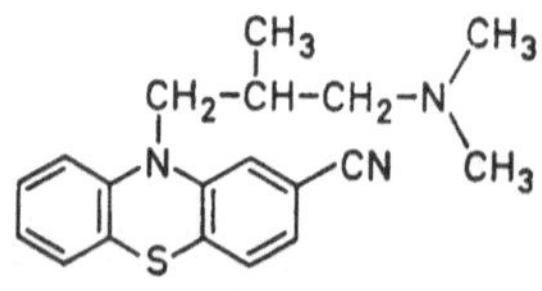


10-(3-Dimethylamino-2-methylpropyl)-phenothiazin-2-carbonitril = 2-Cyano-10-(3-dimethylamino-2-methylpropyl)-phenothiazin = 10-[3-(Dimethylamino)-2-methylpropyl]-10*H*-phenothiazin-2-carbonitril (●)

S Cianatil, *Cyamemazin**, *Cyamepromazine*, F.I. 6229, *Kyamepromazin*, 7204 R.P., Tercian, 2602 TH

V Neurolepticum, Antihistaminicum

---

*3945* *(3276)* $C_{19}H_{21}N_3S$ 5800-19-1

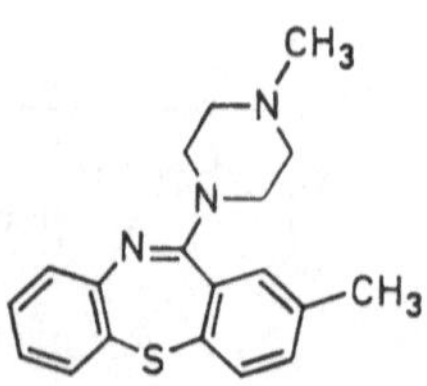


2-Methyl-11-(4-methyl-1-piperazinyl)dibenzo[*b,f*]-[1,4]thiazepin (●)

S *Metiapin***

V Psychotherapeuticum

*3946* $C_{19}H_{21}N_5O_2$
**28 797-61-7**

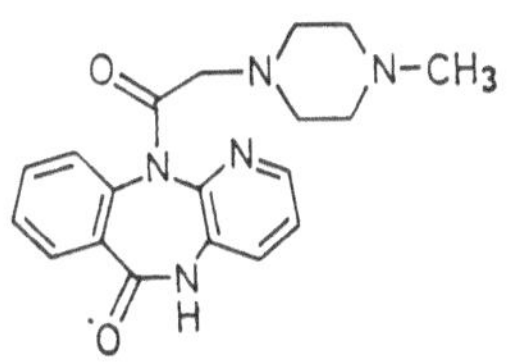

5,11-Dihydro-11-[(4-methyl-1-piperazinyl)acetyl]-6*H*-pyrido[2,3-*b*][1,4]benzodiazepin-6-on (●)

H Dihydrochlorid **(29 868-97-1)**

S Gastrozepin, L-S 519, *Pirenzepindihydrochlorid***

V Ulcustherapeuticum, Antiemeticum

---

*3947* *(3277)* $C_{19}H_{21}N_5O_4$
**19 216-56-9**

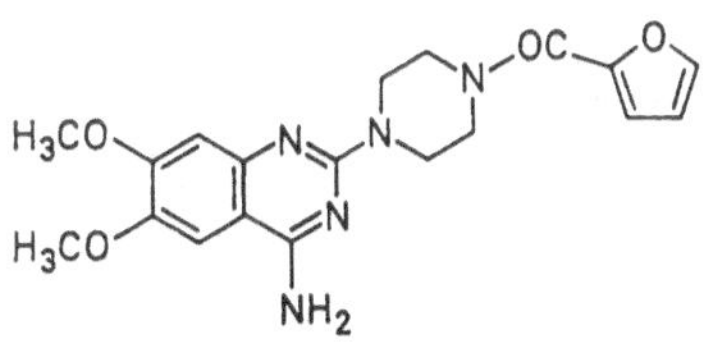

1-(4-Amino-6,7-dimethoxy-2-chinazolinyl)-4-(2-furoyl)-piperazin = 1-(4-Amino-6,7-dimethoxy-2-chinazolinyl)-4-(2-furanylcarbonyl)piperazin (●)

H Hydrochlorid **(19 237-84-4)**

S CP-12299-1, *Furazosinhydrochlorid*, Hypovase, Minipres, Minipress, *Prazosinhydrochlorid***, Sinetens

V Antihypertonicum

---

*3948* *(3278)* $C_{19}H_{22}ClNO_2$
**494-14-4**

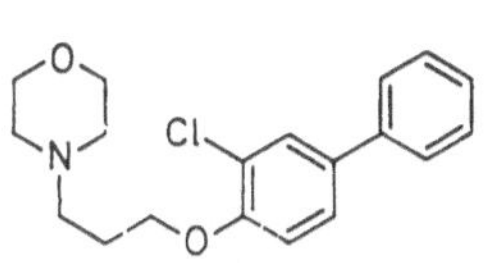

4-[3-(2-Chlor-4-biphenylyloxy)-propyl]-morpholin = 4-(γ-Morpholinopropoxy)-3-chlorbiphenyl = 4-[2-[(2-Chlor[1,1'-biphenyl]-4-yl)oxy]ethyl]morpholin (●)

S *Chlordimorin***

V Analgeticum

---

*3949* *(3279)* $C_{19}H_{22}ClNO_2$
**5617-26-5**

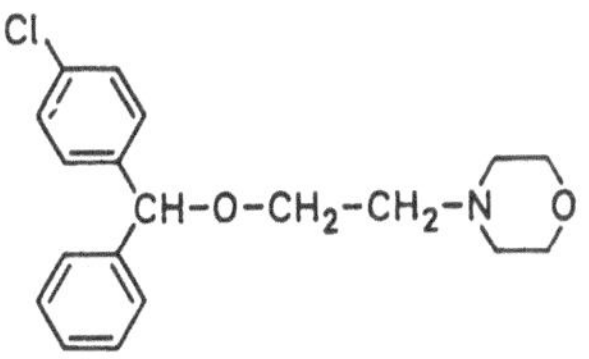

4-[2-(*p*-Chlordiphenylmethoxy)-ethyl]-morpholin = 4-[2-(*p*-Chlor-α-phenylbenzyloxy]-ethyl]-morpholin = 1-Phenyl-1-(*p*-chlorphenyl)-1-(β-morpholinoethoxy)-methan = 4-[2-[(4-Chlorphenyl)-phenylmethoxy]ethyl]morpholin (●)

H meist Hydrochlorid **(1798-49-8)**

S *Difencloxazin***, *Diphenchloxazine*, L.D. 2630, Olympax

V Psychosedativum

---

*3950* *(3280)* $C_{19}H_{22}ClN_5O$
**19 794-93-5**

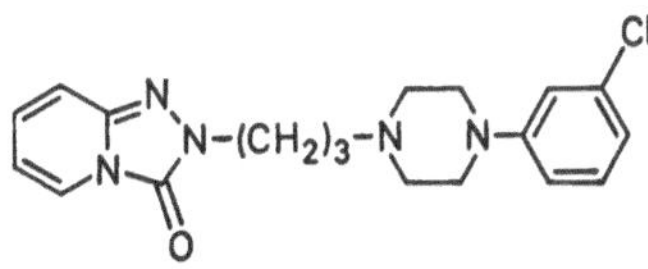

2-[3-[4-(3-Chlorphenyl)-1-piperazinyl]propyl]-1,2,4-triazolo[4,3-*a*]pyridin-3(2*H*)-on (●)

H Hydrochlorid **(25 332-39-2)**

S AF 1161, Manegan, *Trazodonhydrochlorid***, Tombran, Tresin, Trittico

V Antidepressivum, Anxiolyticum, Anästhesie-adjuvans

---

*3951* *(3281)* $C_{19}H_{22}Cl_2N_2O_3$
**857-95-4**

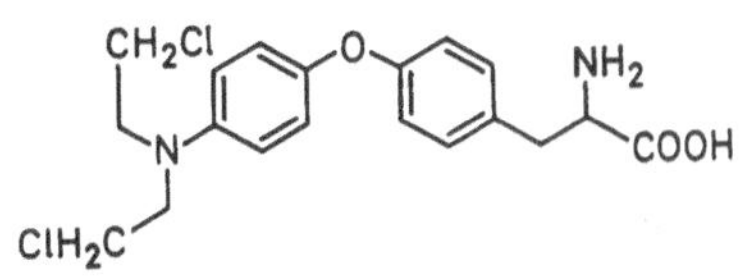

DL-2-Amino-3-{*p*-[*p*-bis-(β-chlorethyl)-aminophenoxy]-phenyl}-propionsäure = *O*-[4-[Bis(2-chlorethyl)amino]phenyl]-DL-tyrosin (●)

H Hydrochlorid **(56 348-18-6)**

S Fentirin, Phentyrin

V Cytostaticum, Immunosuppressivum

*3952* *(3282)* $C_{19}H_{22}FN_3O$
1649-18-9

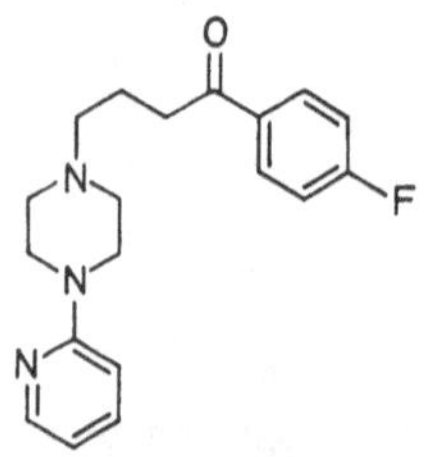

4′-Fluor-4-[4-(2-pyridyl)-1-piperazinyl]-butyrophenon = 1-(4-Fluorphenyl)-4-[4-(2-pyridinyl)-1-piperazinyl]-1-butanon (●)

S Afiperon, *Azaperon***, R 1929, Sedaperone, Stresnil, Suicalm

V Neurolepticum, Hypnosedativum

---

*3953* *(3283)* $C_{19}H_{22}N_2$
6293-01-2

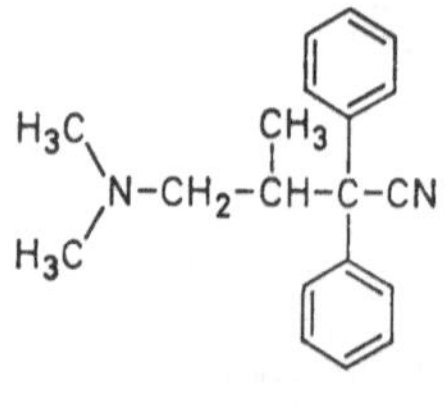

4-Dimethylamino-3-methyl-2,2-diphenylbutyronitril = α-[2-(Dimethylamino)-1-methylethyl]-α-phenylbenzenacetonitril (●)

H Salicylat

S ATE-15, Bronco-Blandin, Tuso-Blandin

V Antitussivum

---

*3954* *(3284)* $C_{19}H_{22}N_2$
125-79-1

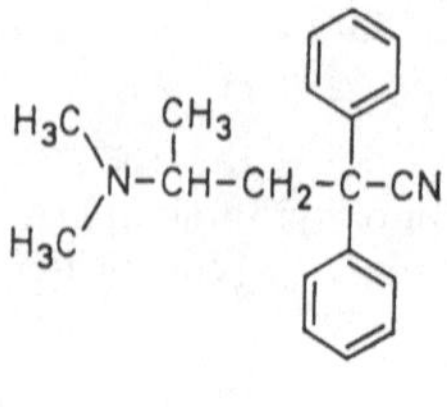

4-Dimethylamino-2,2-diphenylvaleronitril = 3-Dimethylamino-1,1-diphenyl-1-cyanobutan = α-[2-(Dimethylamino)propyl]-α-phenylbenzenacetonitril (●)

S *Methadone intermediate*, *Methadon-Zwischenprodukt*, *Pre-Methadone*

V Analgeticum

---

*3955* $C_{19}H_{22}N_2$
303-54-8

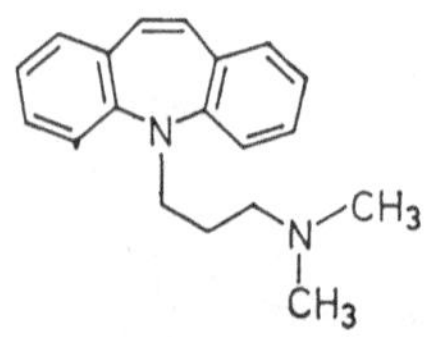

5-(3-Dimethylaminopropyl)-5*H*-dibenz[*b*,*f*]azepin = *N*,*N*-Dimethyl-5*H*-dibenz[*b*,*f*]azepin-5-propanamin (●)

S *Balipramine*, *Dehydroimipramin*, *Depramin**, GP 31 406

V Parkinsontherapeuticum

---

*3956* *(3285)* $C_{19}H_{22}N_2$
486-12-4

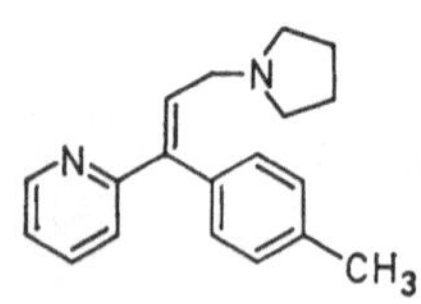

*trans*-2-[3-(1-Pyrrolidinyl)-1-(*p*-tolyl)-1-propenyl]-pyridin = *trans*-1-(2-Pyridyl)-3-pyrrolidino-1-(*p*-tolyl)-1-propen = (*E*)-2-[1-(4-Methylphenyl)-3-(1-pyrrolidinyl)-1-propenyl]pyridin (●)

H Hydrochlorid (550-70-9)

S Actidil, Actidilon, Actiphyll, 295 C 51, Entra, Pro-Actidil, Pro-Actidilon, Pro-Entra, *Triprolidinhydrochlorid***

V Antihistaminicum

---

*3957* *(3286)* $C_{19}H_{22}N_2O$
441-91-8

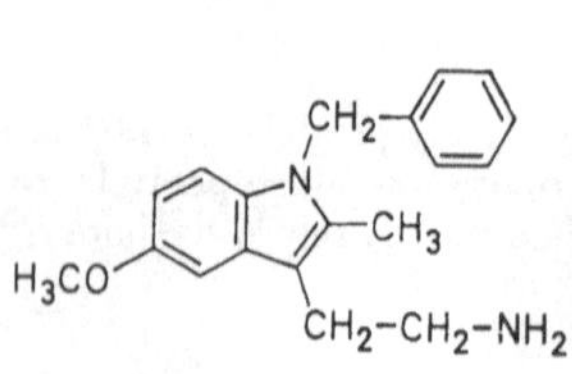

3-(β-Aminoethyl)-1-benzyl-5-methoxy-2-methylindol = 5-Methoxy-2-methyl-1-(phenylmethyl)-1*H*-indol-3-ethanamin (●)

H Hydrochlorid **(525-02-0)**

S BAS, *Benanserinhydrochlorid*, *Benzylantiserotonin*, Woolley's Antiserotonin

V Serotoninantagonist

---

*3958* *(151 N)* $C_{19}H_{22}N_2O$

**22136-26-1**

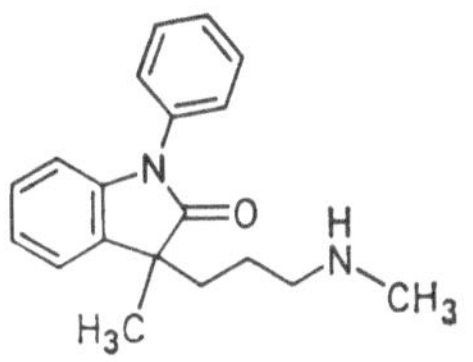

3-Methyl-3-(3-methylaminopropyl)-1-phenylindolin-2-on = 1,3-Dihydro-3-methyl-3-[3-(methylamino)propyl]-1-phenyl-2*H*-indol-2-on (●)

H Monohydrochlorid **(22232-73-1)**

S *Amedalinhydrochlorid***, UK 3540-1

V Antidepressivum

---

*3959* *(3287)* $C_{19}H_{22}N_2O$

**796-29-2**

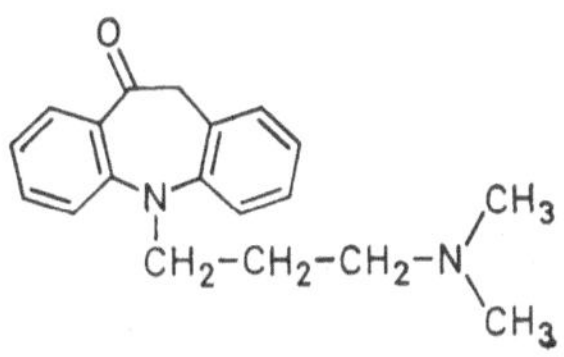

5-[3-(Dimethylamino)propyl]-5,11-dihydro-10*H*-benz[*b,f*]azepin-10-on (●)

H auch Fumarat **(17243-32-2)**

S G 35259, *Ketimipramin***, *Ketipramine*

V Antidepressivum

---

*3960* *(3288)* $C_{19}H_{22}N_2O$

**3362-45-6**

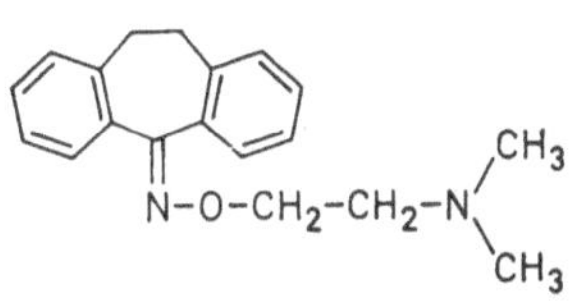

5-(2-Dimethylaminoethyloximino)-5*H*-dibenzo[*a,d*]-cyclohepta-1,4-dien = 10,11-Dihydro-5*H*-dibenzo[*a,d*]cyclohepten-5-on-*O*-[2-(dimethylamino)ethyl]oxim (●)

H Hydrochlorid **(4985-15-3)**

S Agedal, Bayer 1521, CD 37 B, *Dibenzoxin*, Elronon, *Noxiptilinhydrochlorid***, *Noxiptylinhydrochlorid*, Sipcar

V Antidepressivum

---

*3961* $C_{19}H_{22}N_2O$

**118-10-5**

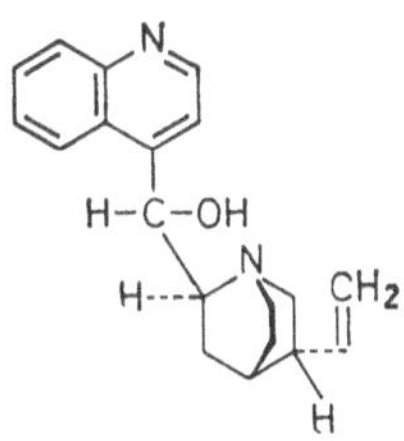

(5-Vinyl-2-chinuclidinyl)-(4-chinolyl)-methanol = (9*S*)-Cinchonan-9-ol (●)

S *Cinchonin*

V Malariachemotherapeuticum, Reagens (Chinarindenalkaloid)

---

*3962* *(3289)* $C_{19}H_{22}N_2OS$

**61-00-7**

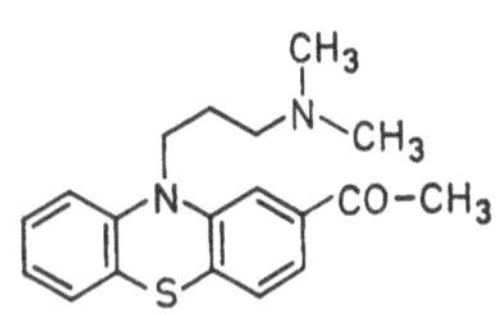

2-Acetyl-10-(3-dimethylaminopropyl)-phenothiazin = 1-[10-[3-(Dimethylamino)propyl]-10*H*-phenothiazin-2-yl]ethanon (●)

H auch Hydrochlorid oder Maleat **(3598-37-6)**

S *Acepromazin***, Acetacin, Acetazin, *Acetopromazine*, *Acetylpromazine*, Anatran, Atravet, 1522 C. B., Notensil, Plegicil, Plegicin, Plegicyl, Plivaphen, Soprontin, Vétranquil

V Neurolepticum, Antiemeticum

3963 (3290) $C_{19}H_{22}N_2OS$
13461-01-3

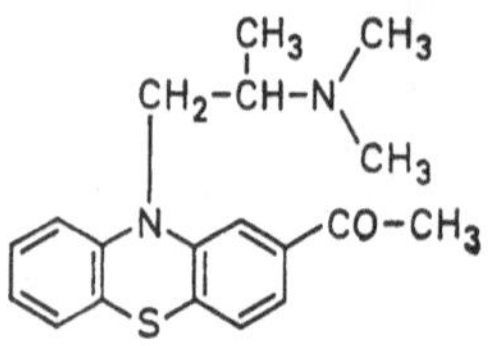

2-Acetyl-10-(2-dimethylaminopropyl)-phenothiazin = 10-(2-Dimethylaminopropyl)-2-phenothiazinylmethylketon = 1-[10-[2-(Dimethylamino)propyl]-10*H*-phenothiazin-2-yl]ethanon (●)

S *Aceprometazin***, 1664 C.B.

V Neurolepticum, Antitussivum

---

3964 (3291) $C_{19}H_{22}N_2OS$
5845-26-1

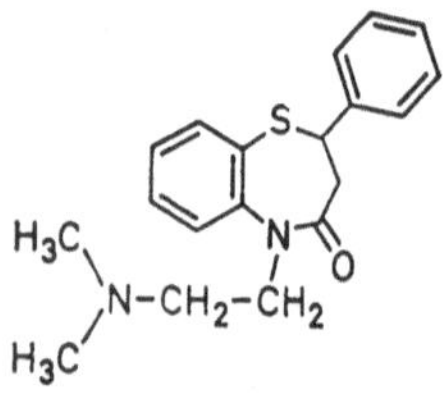

5-[2-(Dimethylamino)ethyl]-2,3-dihydro-2-phenyl-1,5-benzothiazepin-4(5*H*)-on (●)

H Hydrochlorid (3122-01-8)

S Altinil, SQ 10496, *Thiazenone*, *Thiazesimhydrochlorid*, *Tiazesimhydrochlorid***

V Antidepressivum

---

3965 (3292) $C_{19}H_{22}N_2O_2$

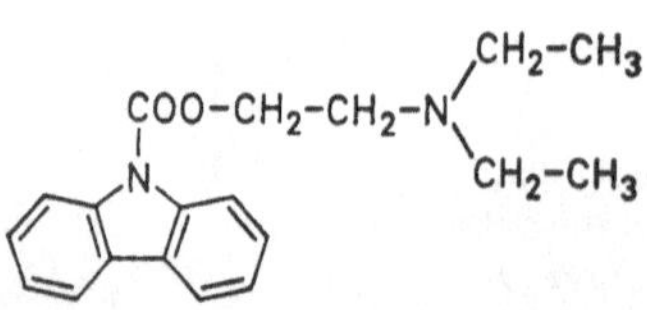

Carbazol-9-carbonsäure-β-diethylaminoethylester = 9*H*-Carbazol-9-carbonsäure-2-(diethylamino)-ethylester (●)

S Carbacain

V Lokalanästheticum

---

3966 (3293) $C_{19}H_{22}N_2O_2$
7008-15-3

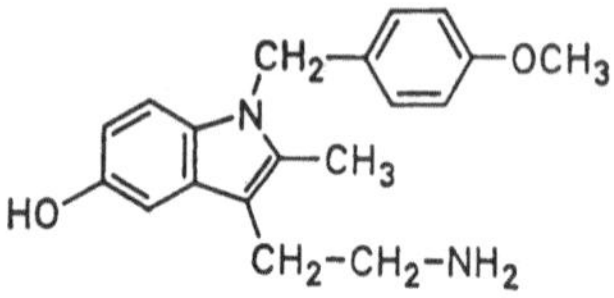

3-(2-Aminoethyl)-1-(*p*-methoxybenzyl)-2-methylindol-5-ol = 5-Hydroxy-1-(*p*-methoxybenzyl)-2-methyltryptamin = 3-(2-Aminoethyl)-1-[(4-methoxyphenyl)methyl]-2-methyl-1*H*-indol-5-ol (●)

H auch Hydrochlorid (24353-32-0)

S *Hydroxindasol***, *Oxindasolum*, Presid

V Stimulans, Serotoninantagonist

---

3967 (3294) $C_{19}H_{22}N_2O_2$
482-68-8

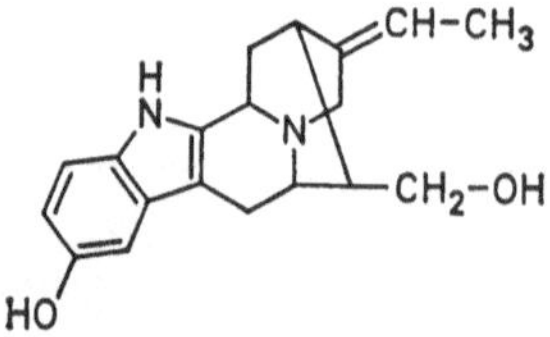

Sarpagan-10,11-diol (●)

S *Raupin*, *Sarpagin*

V Antihypertonicum (Rauwolfiaalkaloid)

---

3968 (3295) $C_{19}H_{22}N_2O_2S$
82-00-8

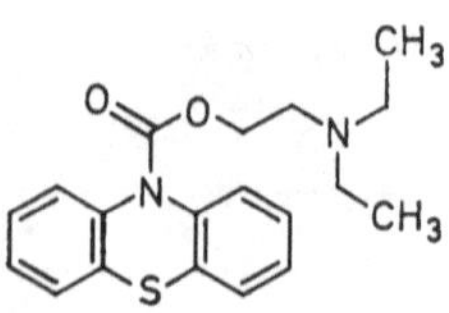

Phenothiazin-10-carbonsäure-β-diethylamino-ethylester = 10*H*-Phenothiazin-10-carbonsäure-2-(diethylamino)ethylester (●)

H Hydrochlorid (298-51-1)

S Novazin, Transergan

V Spasmolyticum

3969 (152 N) $C_{19}H_{22}N_2O_3$
3583-64-0

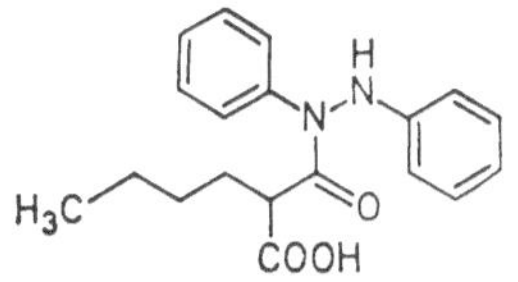

Butylmalonsäuremono-(1,2-diphenylhydrazid) = Butylpropandisäuremono(1,2-diphenylhydrazid) (●)

H Calciumsalzsemihydrat (34461-73-9)

S B 64114-Ca, *Bumadizon-Calcium***, Dibilan, Eumotol, Imotol, Rheumatol

V Antiphlogisticum, Antipyreticum

---

3970 $C_{19}H_{22}N_2O_3S$
49858-38-0

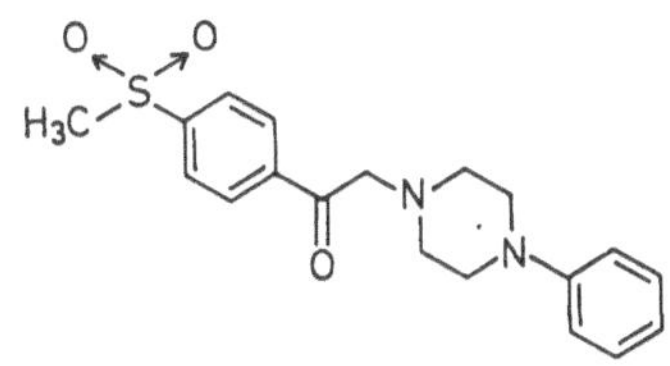

1-(4-Methylsulfonylphenacyl)-4-phenylpiperazin = 1-[4-(Methylsulfonyl)phenyl]-2-(4-phenyl-1-piperazinyl)ethanon (●)

H Maleinat (50648-51-6)

S *Mesylphenacyrazine*, VÚFB-8752

V Tranquillizer

---

3971 (3296) $C_{19}H_{22}N_2O_3S$
477-93-0

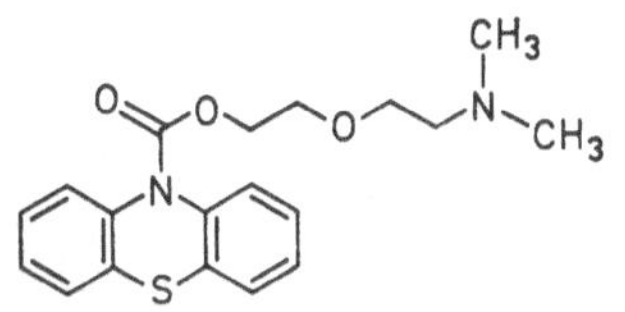

Phenothiazin-10-carbonsäure-2-(2-dimethylamino-ethoxy)-ethylester = 10*H*-Phenothiazin-10-carbonsäure-2-[2-(dimethylamino)ethoxy]ethylester (●)

H Hydrochlorid (518-63-8)

S Atuss, Cothera, Cotrane, *Dimethoxanathydrochlorid***, Egotux, Metaxan „Faro", Perlatos, Toa, Toxanon, Tussidin, Tussizid

V Antitussivum

---

3972 (3297) $C_{19}H_{22}N_2O_6S$
983-85-7

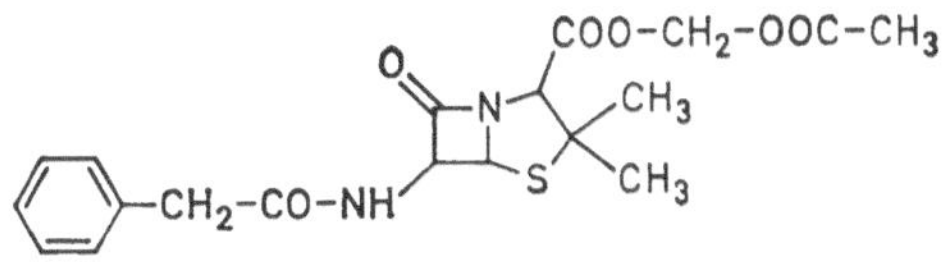

3,3-Dimethyl-7-oxo-6-(phenylacetamido)-4-thia-1-azabicyclo[3.2.0]heptan-2-carbonsäure-(acetoxymethyl)-ester = 6-Phenylacetamidopenicillansäure-(acetoxymethyl)-ester = Benzylpenicillin-(acetoxymethyl)-ester = [2*S*-(2α,5α,6β)]-3,3-Dimethyl-7-oxo-6-[(phenylacetyl)amino]-4-thia-1-azabicyclo[3.2.0]heptan-2-carbonsäure(acetyloxy)-methylester (●)

S Havapen, Maripen, *Penamecillin***, Wy-20788

V Antibioticum

---

3973 (3298) $C_{19}H_{22}N_2S$
60-89-9

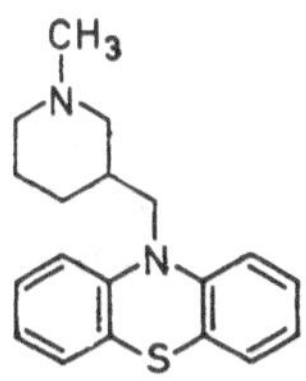

10-[(1-Methyl-3-piperidyl)-methyl]-phenothiazin = 10-[(1-Methyl-3-piperidinyl)methyl]-10*H*-phenothiazin (●)

H auch Hydrochlorid (2975-36-2) oder Acetat (24360-97-2)

S III-2318, Lacumin, *Mepasin*, *Mepazine*, MPMP, Nothiazine, P 391, Pacatal, Pacatol, Pactal, Papital, Paxital, *Pecazin**, *Pekazin*, Ravenil, Seral „Cresci", W 1224

V Neurolepticum

*3974* (3299) $C_{19}H_{22}N_2S$

15302-12-2

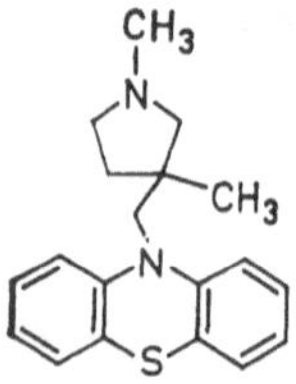


10-[(1,3-Dimethyl-3-pyrrolidinyl)-methyl]-phenothiazin = 10-[(1,3-Dimethyl-3-pyrrolidinyl)methyl]-10*H*-phenothiazin (●)

H auch Hydrochlorid

S Centrophène, *Dimelazin***, *Diprothazinum*, *Mepyrrotazinum*

V Psychosedativum

*3975* (3300) $C_{19}H_{22}N_2S$

1526-83-6

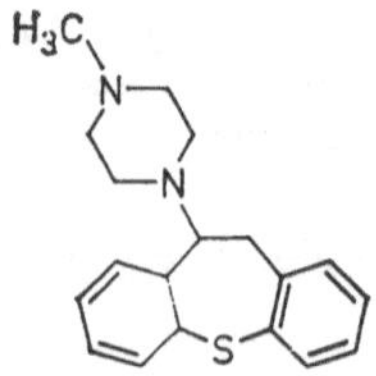


1-(10,11-Dihydrodibenzo[*b,f*]thiepin-10-yl)-4-methylpiperazin (●) = 10-(4-Methyl-1-piperazinyl)-10,11-dihydrodibenzo-[*b,f*]-thiepin

H Maleat (6746-45-8)

S Perathiepin

V Neurolepticum

*3976* (3301) $C_{19}H_{22}O_2$

18839-90-2

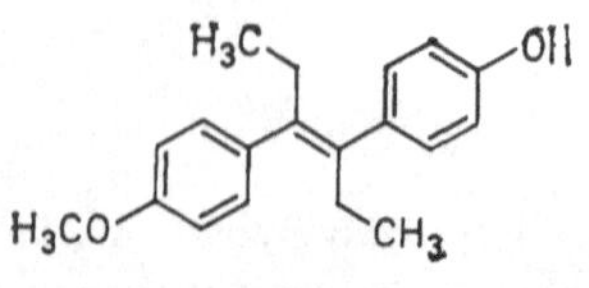


*trans-p*-[1,2-Diethyl-2-(*p*-methoxyphenyl)-vinyl]-phenol = *trans-p,p'*-(1,2-Diethylvinylen)-diphenolmonomethyläther = *trans*-4-Hydroxy-4'-methoxy-α,β-diethylstilben = (*E*)-4-[1-Ethyl-2-(4-methoxyphenyl)-1-butenyl]phenol (●)

S *Diäthylstilböstrolmonomethyläther*, Mestilbol, Monomestrol

V synthetisches Östrogen

*3977* (3302) $C_{19}H_{22}O_3$

15372-34-6

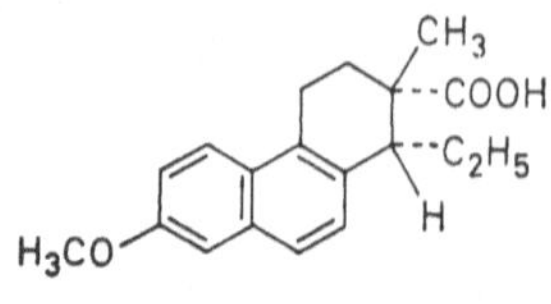


DL-*cis*-1-Ethyl-7-methoxy-2-methyl-1,2,3,4-tetrahydrophenanthren-2-carbonsäure = 7-Methyl-bisdehydrodoisynolsäure = *cis*-(±)-1-Ethyl-1,2,3,4-tetrahydro-7-methoxy-2-methyl-2-phenanthrencarbonsäure (●)

S BDDA-ME, *Doisynestrol*, *Doisynoestrol*, Fenociclina, Fenocyclin, Fenocylin, Phenocyclin, RS-2874, Surestrine, Surestryl

V Östrogen

*3978* $C_{19}H_{22}O_3$

2012-73-9

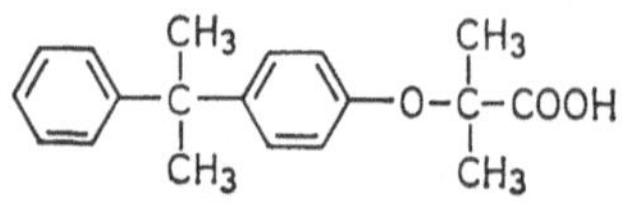


2-[4-(α,α-Dimethylbenzyl)-phenoxy]-2-methylpropionsäure = 2-Methyl-2-[4-(1-methyl-1-phenylethyl)phenoxy]propansäure (●)

S ICI 53072, Su-13314

V Hypolipämicum

*3979* (3303) $C_{19}H_{22}O_4$

53370-44-8

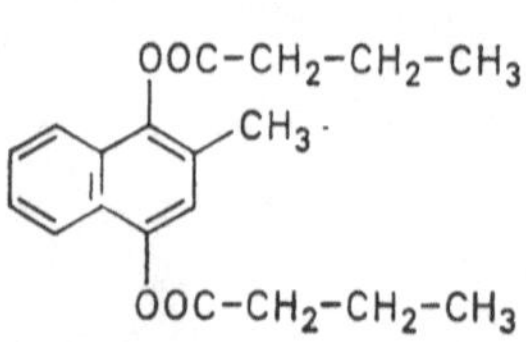


2-Methyl-1,4-naphthohydrochinondibutyrat = Butansaure-2-methyl-1,4-naphthalendiylester (●)

S Karan, Karanum, *Menadioldibutyrat*

V Antihämorrhagicum

*3980* $C_{19}H_{22}O_5$

**35413-70-8**

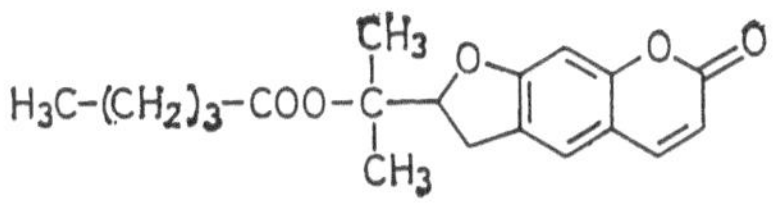

α,α-Dimethyl-6,7-dihydrofuro[4′,5′:6,7]cumarin-7-ylmethylvalerianat = Pentansäure-1-(2,3-dihydro-7-oxo-7*H*-furo[3,2-*g*][1]benzopyran-2-yl)-1-methylethylester (●)

S *Marmesinvalerianat*

V Spasmolyticum

---

*3981* *(3304)* $C_{19}H_{23}ClN_2$

**848-53-3**

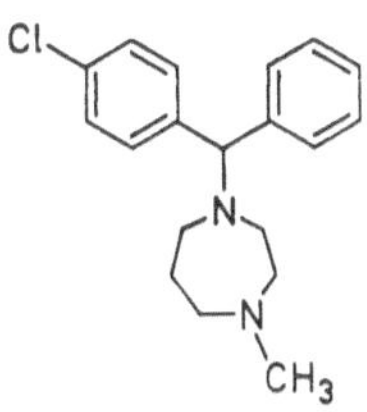

1-(*p*-Chlordiphenylmethyl)-4-methyl-1,4-perhydrodiazepin = 1-(*p*-Chlordiphenylmethyl)-4-methyl-1,4-diazacycloheptan = 1-[(4-Chlorphenyl)phenylmethyl]hexahydro-4-methyl-1*H*-1,4-diazepin (●)

H auch Dihydrochlorid **(1982-36-1)**

S Attackmin, Curosajin, Homadamon, Homochlo, Homochlogyl, *Homochlorcyclizin***, Homoclicin, Homoclomin, Homocolzine, Homoginin, Homomallermin, Homoradin, Homorestar, Lysilan, Noikohis, Palphard, Rimskin, SA-97, Sacronal, Sankumin, Wicron, Zenchlomin

V Antiallergicum

---

*3982* *(3305)* $C_{19}H_{23}ClN_2$

**303-49-1**

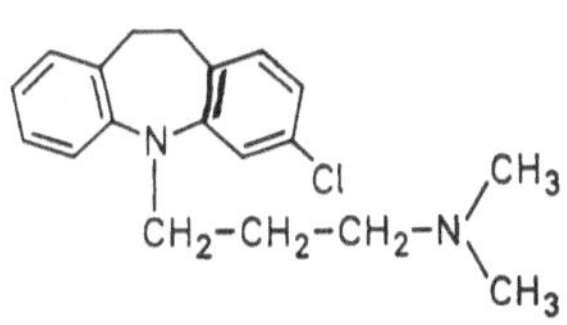

3-Chlor-5-(3-dimethylaminopropyl)-10,11-dihydro-5*H*-dibenz[*b,f*]azepin = 3-Chlor-10,11-dihydro-*N,N*-dimethyl-5*H*-dibenz[*b,f*]azepin-5-propanamin (●)

H Hydrochlorid **(17321-77-6)**

S Anafranil, *Chlorimipraminhydrochlorid, Clomipraminhydrochlorid***, G 34586, *Monochlorimipraminhydrochlorid*

V Antidepressivum

---

*3983* *(3306)* $C_{19}H_{23}ClN_2S$

**84-01-5**

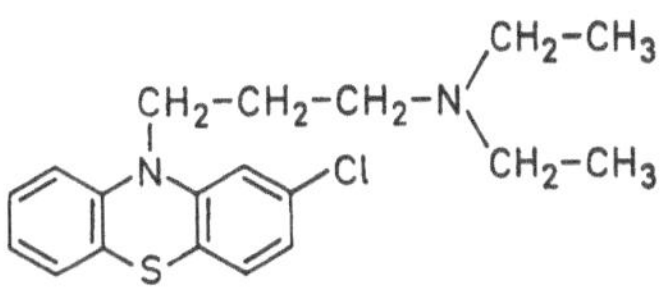

2-Chlor-10-(3-diethylaminopropyl)-phenothiazin = 2-Chlor-*N,N*-diethyl-10*H*-phenothiazin-10-propanamin (●)

H auch Hydrochlorid **(4611-02-3)**

S *Chlorproethazin***, Neuriplege, 4909 R.P.

V Neurolepticum, Spasmolyticum

---

*3984* *(3307)* $C_{19}H_{23}ClO_2$

**4091-75-2**

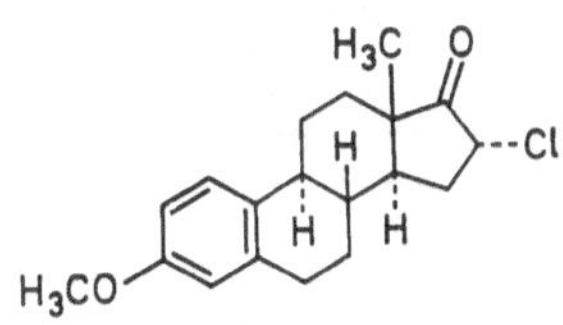

16α-Chlor-3-methoxy-1,3,5(10)-östratrien-17-on = 16α-Chlorÿstronmethyläther = (16α)-16-Chlor-3-methoxyöstra-1,3,5(10)-trien-17-on (●)

S Arteriosterol, Arterolo, Athéran-N, *Chlorÿstronmethyläther, Clomestronum*, Colesterel, Iposclerone, Lesterol „Scharper“, Liprotene, *Methoxychloroestrone*, Metilalfa, Ormovas, Persclerol, SC-8246, Sclerokin, Sincolestrol, Steroclazina

V Therapeuticum gegen Hypercholesterinämie

3985 (3308) $C_{19}H_{23}FN_2O_3$

2804-00-4

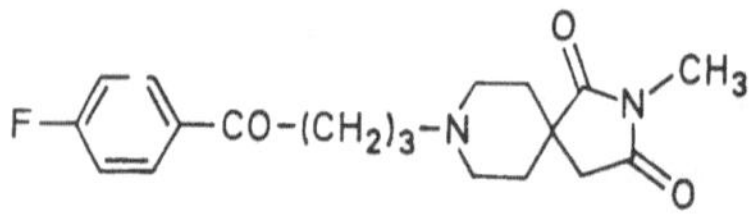

8-[3-(p-Fluorbenzoyl)-propyl]-2-methyl-2,8-diazaspiro[4.5]decan-1,3-dion = 8-[4-(4-Fluorphenyl)-4-oxobutyl]-2-methyl-2,8-diazaspiro[4.5]decan-1,3-dion (●)

S *Roxoperon***

V Neurolepticum

---

3986 (153 N) $C_{19}H_{23}J_2NO_2$

22103-14-6

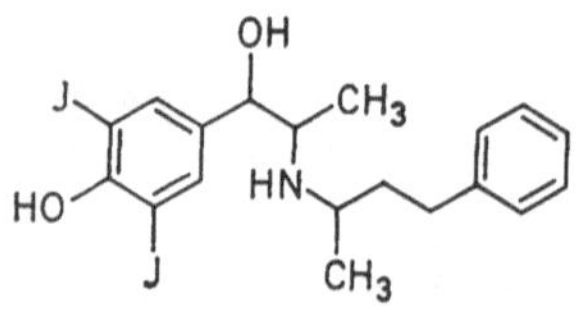

1-(4-Hydroxy-3,5-dijodphenyl)-2-(1-methyl-3-phenylpropylamino)-propan-1-ol = 4-Hydroxy-3,5-dijod-α-[1-(1-methyl-3-phenylpropylamino)-ethyl]-benzylalkohol = 4-Hydroxy-3,5-dijod-α-[1-[(1-methyl-3-phenylpropyl)amino]ethyl]benzenmethanol (●)

S *Bufeniod***, *Dijodobuphenin*, 241-HF, Proclival

V Vasodilatans, Antihypertonicum

---

3987 (3309) $C_{19}H_{23}N$

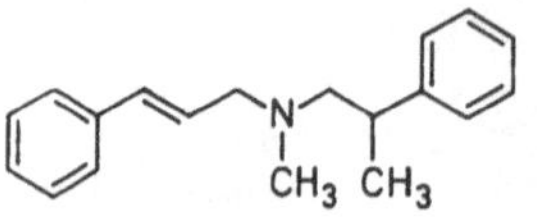

*N*-Methyl-*N*-(2-phenylpropyl)-cinnamylamin = 1-(*N*-Cinnamylmethylamino)-2-phenylpropan = *N*,β-Dimethyl-*N*-(3-phenyl-2-propenyl)benzenethanamin (●)

S Filocor, Vasoflex

V Coronarvasodilatans

3988 (3310) $C_{19}H_{23}NO$

90-86-8

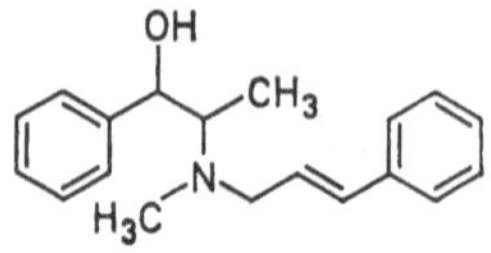

2-(*N*-Cinnamylmethylamino)-1-phenylpropan-1-ol = α-[1-(*N*-Cinnamylmethylamino)-ethyl]-benzylalkohol = α-[1-[Methyl(3-phenyl-2-propenyl)-amino]ethyl]benzenmethanol (●)

S *Cinnamedrin***, *Cinnamylephedrin*

V Spasmolyticum, Analgeticum

---

3989 (3311) $C_{19}H_{23}NO$

147-20-6

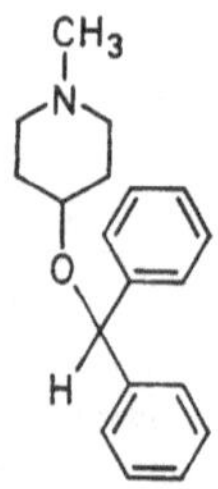

4-(Diphenylmethoxy)-1-methylpiperidin (●) = 1-Methyl-4-piperidylbenzhydryläther

H Hydrochlorid (132-18-3)

S Aerogastol, Allergen, Allergie S, Allerzine, Anti-H 10, Antihistamin „Linz“, Antihist Retard, Antivom, Atinal, Belfene, Cupertin, Dayfen, Diafen, Difenpir, Difrin, Diphenine „Maney“, *Diphenylpyralinhydrochlorid***, *Diphenylpyrilenhydrochlorid*, Dorahist, Eskayol, Hispril, Histalert, Histargan, Histrol, Histryl, Histyn, Hystamin, Hystryl, Kolton-Gelee, Lergoban, Lyssipoll, Mepiben, Neargal, Neo-Kohis, Neo-Lergic, P 253, Phenypyra, Pyrahist, Sumadil

V Antihistaminicum, Antiallergicum

3989-01 (3311a) 606-90-6

H 8-Chlortheophyllinat

S Agiell, Colton, Kolton, Koltonal, Mepedyl, P 284, *Piprinhydrinat***, Plokon, Sea Legs (in Canada)

V Antihistaminicum, Antiemeticum, Antirhiniticum

*3989-02* *(3311b)*

H Theophyllinacetat

S Disergan

V Antihistaminicum, Antiemeticum

---

*3990* $C_{19}H_{23}NO_2$

**56030-50-3**

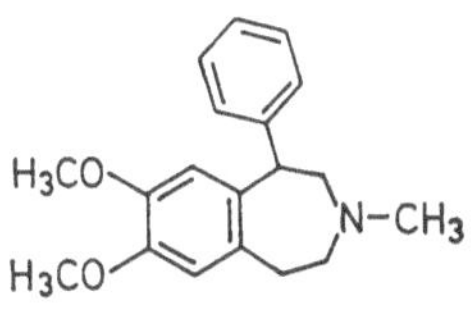


(+)-2,3,4,5-Tetrahydro-7,8-dimethoxy-3-methyl-1-phenyl-1*H*-3-benzazepin (●)

H Maleat (1:1) **(39624-66-3)**

S Sch 12679, *Trimopammaleat, Trepipammaleat**

V Antipsychoticum

---

*3991* $C_{19}H_{23}NO_2$

**25314-87-8**

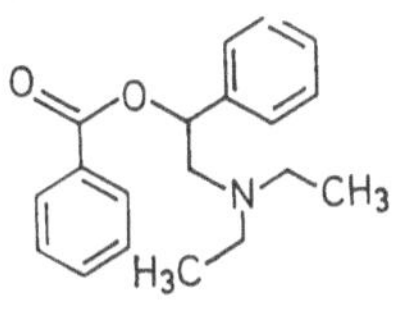


Benzoesäure-α-(diethylaminomethyl)-benzylester = α-(Diethylaminomethyl)-benzylalkoholbenzoat(ester) = α-[(Diethylamino)methyl]benzenmethanolbenzoat(ester) (●)

S *Elucain**

V Lokalanästheticum, Magensekretioninhibitor

---

*3992* *(3312)* $C_{19}H_{23}NO_2$

**525-01-9**

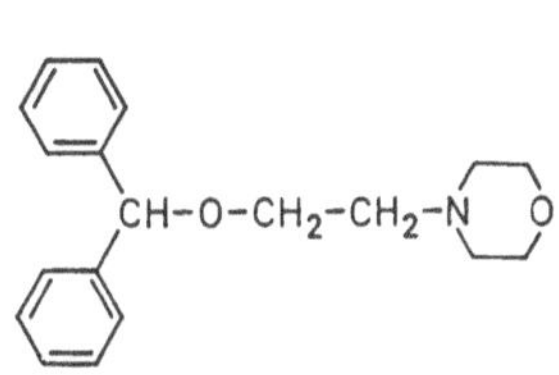


4-[2-(Diphenylmethoxy)ethyl]morpholin (●) = β-Morpholinoethylbenzhydryläther

S A-446, Linadryl

V Antihistaminicum

---

*3993* *(3313)* $C_{19}H_{23}NO_2S$

**4295-63-0**

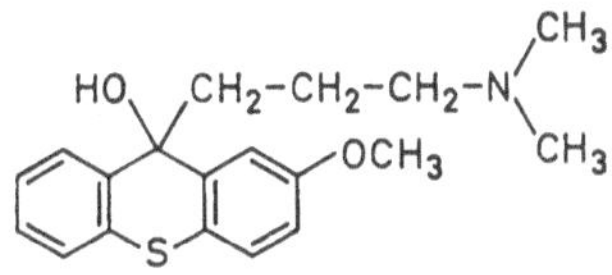


9-(3-Dimethylaminopropyl)-2-methoxythioxanthen-9-ol = 9-[3-(Dimethylamino)propyl]-2-methoxy-9*H*-thioxanthen-9-ol (●)

S *Meprothixol, Meprotixol***, N 7020

V Antitussivum, Neurolepticum, Antiphlogisticum

---

*3994* *(3314)* $C_{19}H_{23}NO_3$

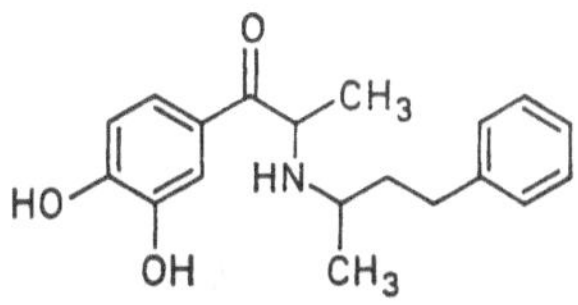


1-(3,4-Dihydroxyphenyl)-2-[(1-methyl-3-phenylpropyl)amino]-1-propanon (●) = 3,4-Dihydroxy-α-(1-methyl-2-phenylpropylamino)-propiophenon

H Hydrochlorid **(3810-85-3)**

S Asthma-Keton 11, Asthma-Tropon

V Antiasthmaticum

---

*3995* *(3315)* $C_{19}H_{23}NO_3$

**15687-41-9**

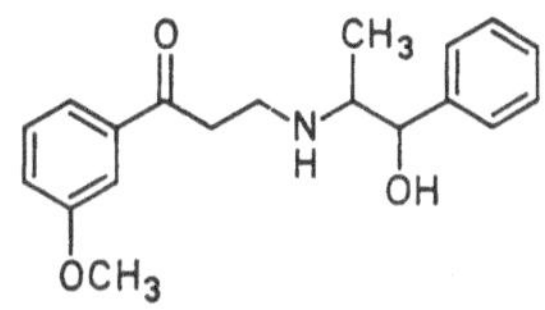


L-3-(β-Hydroxy-α-methylphenethylamino)-3'-methoxypropiophenon = L-3-Methoxy-ω-(1-hydroxy-1-phenylisopropylamino)-propiophenon = [*R*-(*R**,*S**)]-3-[(2-Hydroxy-1-methyl-2-phenylethyl)amino]-1-(3-methoxyphenyl)-1-propanon (●)

H Hydrochlorid **(16777-42-7)**

S D 563, Ildamen, Modacor „I.S.H.", *Oxifedrini chloridum, Oxyfedrinhydrochlorid***

V cardioenergetisches Coronartherapeuticum

*3996* $C_{19}H_{23}NO_3$
21 071-51-2

DL-3-(β-Hydroxy-α-methylphenethylamino)-3′-methoxypropiophenon = (*R**,*S**)-(±)-3-[(2-Hydroxy-1-methyl-2-phenylethyl)amino]-1-(3-methoxyphenyl)-1-propanon (●)

H Hydrochlorid (14 223-94-0)

S Myofedrin, DL-*Oxyfedrinhydrochlorid***, DL-*Oxyphedrinum hydrochloricum*

V cardioenergetisches Coronartherapeuticum

---

*3997* *(3316)* $C_{19}H_{23}NO_3$
6037-21-4

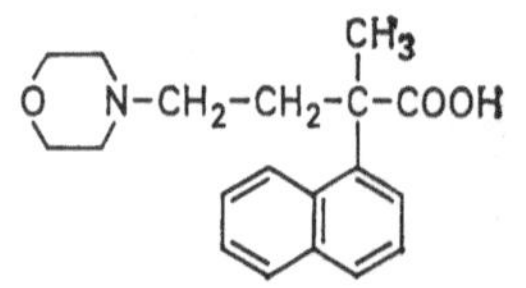

α-Methyl-α-(2-morpholinoethyl)-1-naphthylessigsäure = α-Methyl-α-(1-naphthyl)-4-morpholinbuttersäure = α-Methyl-α-1-naphthalenyl-4-morpholinbutansäure (●)

H Hydrochlorid (6680-44-0)

S DA 1627

V Choleretioum

---

*3998* *(3317)* $C_{19}H_{23}NO_3$
3572-52-9

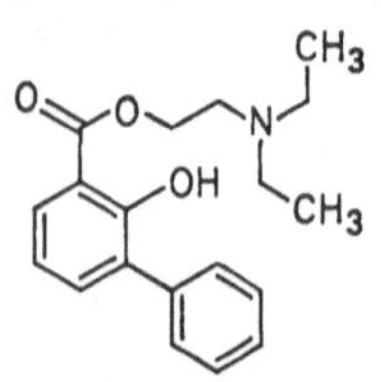

(2-Diethylaminoethyl)-3-phenylsalicylat = 3-Phenylsalicylsäure-β-diethylaminoethylester = 2-Hydroxy[1,1′-biphenyl]-3-carbonsäure-2-(diethylamino)ethylester (●)

H Hydrochlorid (5560-62-3)

S Alvinine-Wirkstoff, *Biphenaminhydrochlorid*, Melsaphine, Sebaclen, Sébaklen, *Xenysalathydrochlorid***

V Antiseborrhoicum

---

*3999* *(3318)* $C_{19}H_{23}NO_3$
76-58-4

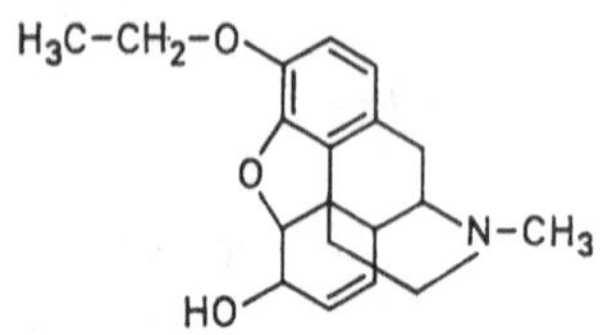

4,5-Epoxy-3-ethoxy-17-methylmorphin-7-en-6-ol = 3-Ethoxy-6-hydroxy-*N*-methyl-4,5-epoxymorphinen-(7) = (5α,6α)-7,8-Didehydro-4,5-epoxy-3-ethoxy-17-methylmorphinan-6-ol (●) = Ethylmorphin

H Hydrochlorid (125-30-4)

S *Aethomorphinum*, *Äthylmorphinhydrochlorid*, Chloromyl, *Codéthyline*, *Codetilina*, Cosylan (alte Form), Diocil, Diolan, Dionin, Dionjuste, Diosan, *Ethomorphine*, *Ethylmorphine hydrochloride*, Etyfin, Syropon, Tionidel

V Hustensedativum, Analgeticum, resorptionsförderndes Mittel bei Augenkrankheiten

---

*4000* *(3319)* $C_{19}H_{23}NO_4$
115-53-7

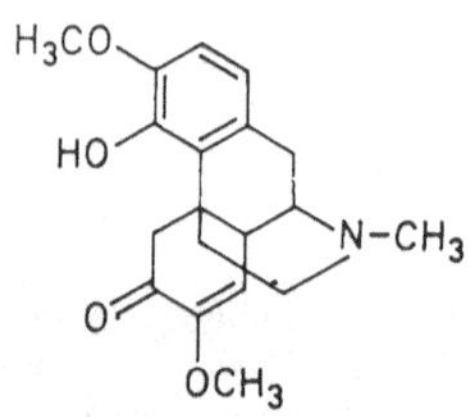

4-Hydroxy-3,7-dimethoxy-17-methylmorphin-7-en-6-on = (9α,13α,14α)-7,8-Didehydro-4-hydroxy-3,7-dimethoxy-17-methylmorphinan-6-on (●)

S *Coculin*, *Kukoline*, *Sinomenin*

V Antirheumaticum, Antineuralgicum (Menispermaceenalkaloid)

---

*4001* *(3320)* $C_{19}H_{23}NO_4$

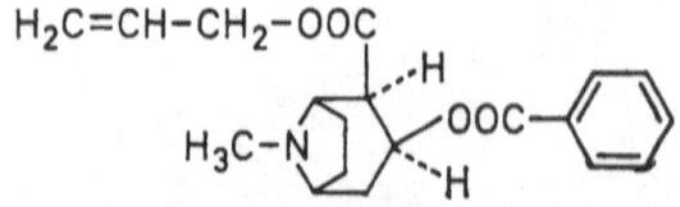

3β-Benzoyloxytropan-2β-carbonsäureallylester = Benzoylekgoninallylester = 3β-Benzoyloxy-2β-allyloxycarbonyltropan = (*exo*,*exo*)-3-(Benzoyloxy)-8-methyl-8-azabicyclo[3.2.1]octan-2-carbonsäure-2-propenylester (●)

H Hydrochlorid
S *Benzoylallylecgonin*, Nycain
V Anästheticum

*4002* *(3321)* $C_{19}H_{23}NO_5$
30418-38-3

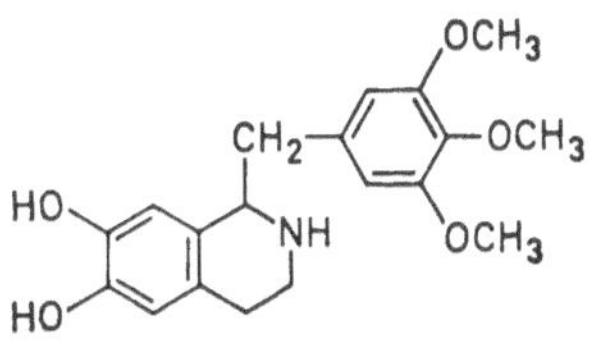

L-1,2,3,4-Tetrahydro-1-(3,4,5-trimethoxybenzyl)-6,7-isochinolindiol = (−)-1,2,3,4-Tetrahydro-1-[(3,4,5-trimethoxyphenyl)methyl]-6,7-isochinolindiol (●)

H Hydrochlorid (18559-59-6)
S AQL 208, Inolin, Pneumobenzil, *Tretoquinolhydrochlorid**, *Trimethoquinolhydrochlorid*
V Bronchodilatans, Antiasthmaticum

*4003* *(3322)* $C_{19}H_{23}NS$
1886-45-9

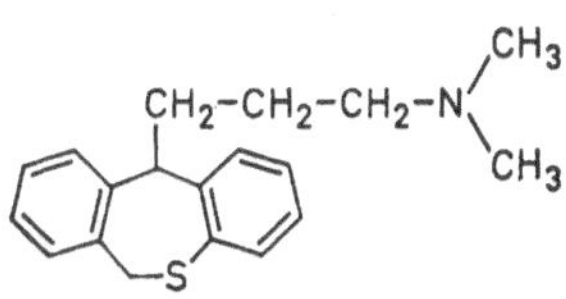

11-(3-Dimethylaminopropyl)-6,11-dihydrodibenzo-[*b,e*]thiepin = 6,11-Dihydro-*N,N*-dimethyldibenzo-[*b,e*]thiepin-11-propanamin (●)

H Hydrochlorid (846-54-8)
S Hydrothiaden
V Thymolepticum

*4004* *(3323)* $C_{19}H_{23}N_3O$
642-72-8

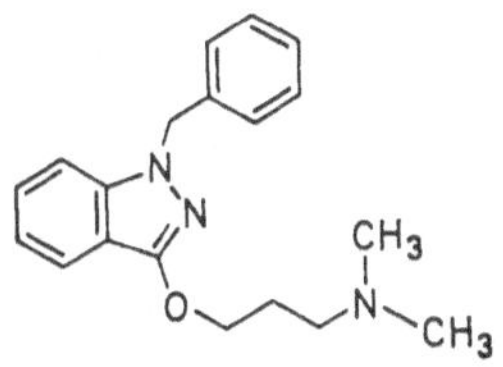

1-Benzyl-3-(3-dimethylaminopropoxy)-1*H*-indazol = *N,N*-Dimethyl-3-[[1-(phenylmethyl)-1*H*-indazol-3-yl]oxy]-1-propanamin (●)

H Hydrochlorid (132-69-4)
vgl. auch Nr. 3906-07
S AF-864, Afloben, Alcidol, Algiflog, Algiflogue, Antol, A-Termadol, Azutan, Benalgin, Benciflam, Bendaminol, Benflogin, *Benzidammina (cloridrato di)*, Benzidan, *Benzindamina*, *Benzydaminhydrochlorid***, Benzyrin, Benzyta, Dorinamin, Epirotin, Flogaton, I.M. 25, Imotryl, Indolin, Lilizin, Limbron, Multum „Lampugnani", Oxinazin, Panxin, Reutissome, Riripen, Salyzoron, Sanal, Tamas, Tantum, Verax
V Analgeticum, Antipyreticum, Antiphlogisticum

*4004-01*

H Salicylat
S Fulgium
V Antiphlogisticum, Analgeticum

*4005* *(3324)* $C_{19}H_{23}N_3O_2$
60-79-7

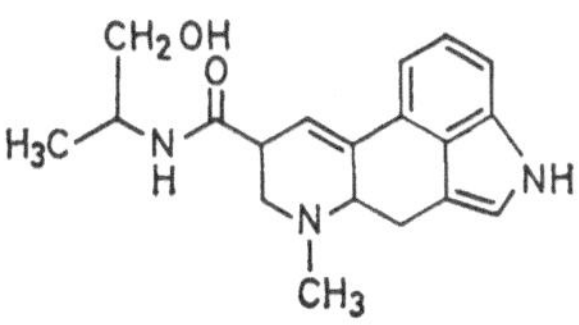

*N*-(2-Hydroxy-1-methylethyl)-D(+)-lysergamid = D(+)-Lysergsäure-β-hydroxyisopropylamid = [8β(*S*)]-9,10-Didehydro-*N*-(2-hydroxy-1-methylethyl)-6-methylergolin-8-carboxamid (●)

S *Ergobasin*, Ergoklinine, *Ergometrin***, *Ergonovin*, Ergostetrin, *Ergotocin*
V wehenerregendes Mutterkornalkaloid

*4005-01* *(3324a)* 129-51-1

H Maleat
S Arconovina, Cornocentin, Ergomal, Ergomed, Ergomet, Ergomine, Ergostabil, Ergoton-B, Ergotrate Maleate, Ermalate, Ermetrin, Hemogen, Margonovine, Metrisanol, Novergo, Panergal, Secometrin, Takimetrin, Uteron
V wehenerregendes Mittel

*4005-02* *(3324b)* 129-50-0

H Tartrat
S Basergin, Ergomar „Nordson", Neofemergen
V wehenerregendes Mittel

*4006* (3325) $C_{19}H_{23}N_3O_3$

13 424-56-1

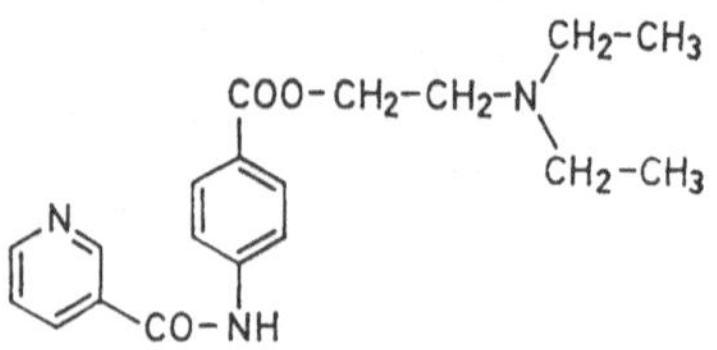

2-Diethylaminoethyl-*p*-nicotinamidobenzoat = *p*-Nicotinoylaminobenzoesäure-β-diethylamino-ethylester = 4-[(3-Pyridinylcarbonyl)amino]benzoesäure-2-(diethylamino)ethylester (●)

S Atheroplex-Wirkstoff, D 348, *Nicotinoyl-Procain*

V Lokalanästheticum, Atmungskatalysator

---

*4007* (3326) $C_{19}H_{23}N_3O_4S$

3511-16-8

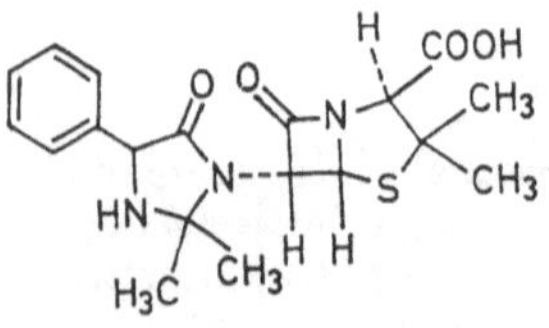

6β-(2,2-Dimethyl-5-oxo-4-phenyl-1-imidazolidinyl)-3,3-dimethyl-7-oxo-4-thia-1-azabicyclo[3.2.0]-heptan-2-carbonsäure = 6β-(2,2-Dimethyl-5-oxo-4-phenyl-1-imidazolidinyl)-penicillansäure = [2*S*-[2α,5α,6β(*S**)]]-6-(2,2-Dimethyl-5-oxo-4-phenyl-1-imidazolidinyl)-3,3-dimethyl-7-oxo-4-thia-1-azabicyclo[3.2.0]heptan-2-carbonsäure (●)

H auch Kaliumsalz (5321-32-4)
vgl. auch Nr. 6542

S Ambiopen, Amfogram, Amplipen, Anfalin, BL-P 804, BRL 804, Emyfarcilina, Etaciland, *Etacillina*, Etasepti, Heciline, Hetabiotic, *Hetacillin**, Hetacin-K, Hetacycline, Hetadoce, Hetamcisina, Natacillin, Nepopen, Penplenum, Pentalina, *Phenazacillin*, Uropen, Versapen, Versatrex, Viderbiotic, Vimocilin, Viobretine

V Antibioticum

*4008* (3327) $C_{19}H_{23}N_3O_4S$

18 715-92-9

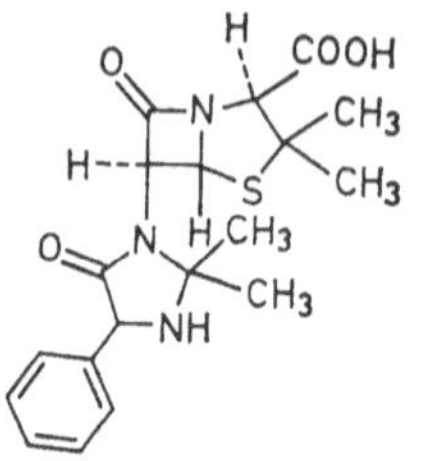

6α-(2,2-Dimethyl-5-oxo-4-phenyl-1-imidazolidinyl)-3,3-dimethyl-7-oxo-4-thia-1-azabicyclo[3.2.0]-heptan-2-carbonsäure = 6α-(2,2-Dimethyl-5-oxo-4 phenyl-1-imidazolidinyl)-penicillansäure = [2*S*-(2α,5α,6α)]-6-(2,2-Dimethyl-5-oxo-4-phenyl-1-imidazolidinyl)-3,3-dimethyl-7-oxo-4-thia-1-azabicyclo[3.2.0]heptan-2-carbonsäure (●)

S *Epihetacillin*

V Antibioticum

---

*4009* $C_{19}H_{23}N_3O_5S$

53 861-02-2

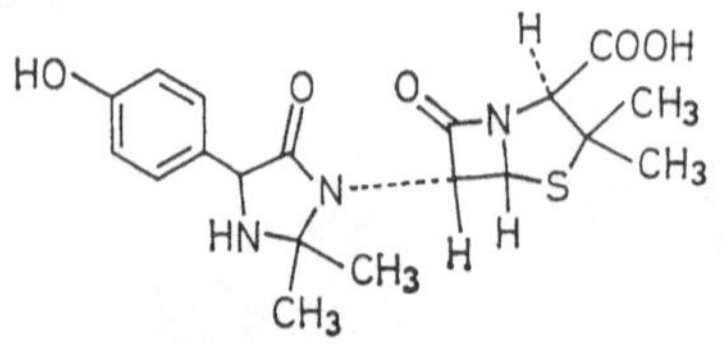

(2*S*,5*R*,6*R*)-6-[(*R*)-[4-(*p*-Hydroxyphenyl)-2,2-dimethyl-5-oxo-1-imidazolidinyl]]-3,3-dimethyl-7-oxo-4-thia-1-azabicyclo[3.2.0]heptan-2-carbonsäure = [2*S*-[2α,5α,6β(*S**)]]-6-[4-(4-Hydroxyphenyl)-2,2-dimethyl-5-oxo-1-imidazolidinyl]-3,3-dimethyl-7-oxo-4-thia-1-azabicyclo[3.2.0]heptan-2-carbonsäure (●)

S *Oxetacillin***

V Antibioticum

---

*4010* (3328) $C_{19}H_{23}N_4O_6PS$

22 457-89-2

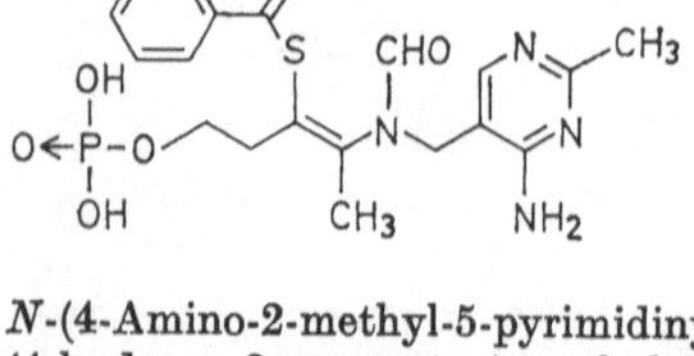

*N*-(4-Amino-2-methyl-5-pyrimidinylmethyl)-*N*-(4-hydroxy-2-mercapto-1-methyl-1-butenyl)-formamid-*S*-benzoat-*O*-phosphat = Benzencarbothiosäure-*S*-[2-[[(4-amino-2-methyl-5-pyrimidinyl)methyl]formylamino]-1-[2-(phosphonooxy)-ethyl]-1-propenyl]ester (●)

S *Benfotiamin***, *Benzoylthiaminmonophosphat*, Berdi, Betivina, Bietamine, Biotamin, BTMP, 8088 C.P., Neurostop, Tabiomyl, Vitanévril

V neurotropes Analgeticum

---

*4011* *(3329)* $C_{19}H_{24}ClNO$

5668-06-4

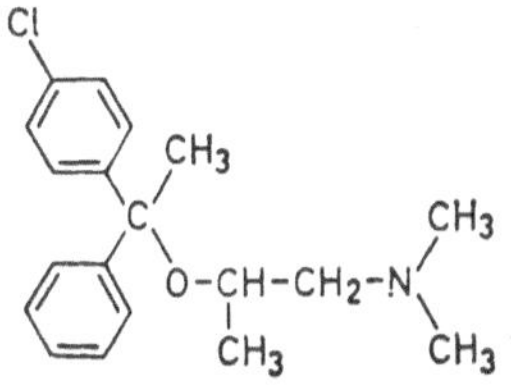

2-(*p*-Chlor-α-methyl-α-phenylbenzyloxy)-*N*,*N*-dimethylpropylamin = β-Dimethylaminoisopropyl-(4-chlor-α-methylbenzhydryl)-äther = 2-[1-(4-Chlorphenyl)-1-phenylethoxy]-*N*,*N*-dimethyl-1-propanamin (●)

H Citrat (5964-37-4)

S Isopropyl-Systral, *Mecloxamincitrat***, *Prophenoxamincitrat*

V Anticholinergicum

---

*4012* *(154 N)* $C_{19}H_{24}ClNO_4$

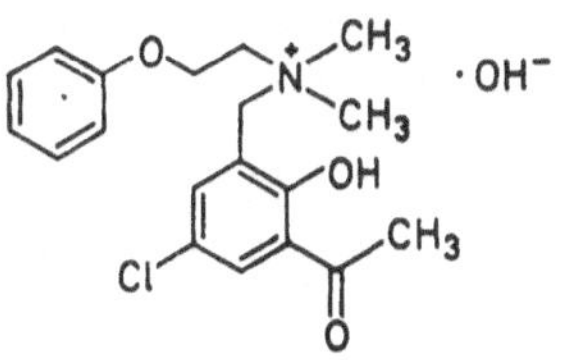

*N*-(3-Acetyl-5-chlor-2-hydroxybenzyl)-*N*,*N*-dimethyl-*N*-(β-phenoxyethyl)-ammoniumhydroxid = 3-Acetyl-5-chlor-2-hydroxy-*N*,*N*-dimethyl-*N*-(2-phenoxyethyl)benzenmethanaminiumhydroxid (●)

H 3-Hydroxy-2-naphthoat (34987-38-7)

S Difezil, Diphezyl, G-472-b

Anthelminthicum

---

*4013* $C_{19}H_{24}Cl_2N_4O_3$

2764-56-9

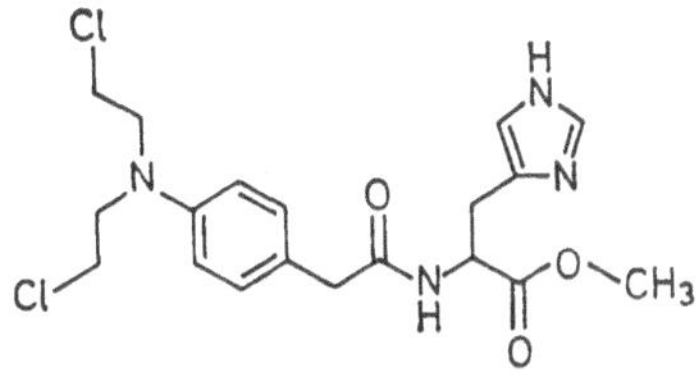

*N*-[*p*-Bis-(2-chlorethyl)-aminophenylacetyl]-3-(4-imidazolyl)-alaninmethylester = *N*-[[4-[Bis(2-chlorethyl)amino]phenyl]acetyl]-L-histidinmethylester (●)

H auch Dihydrochlorid (2792-04-3)

S Hisfen, Hisphen, MD 2

V Cytostaticum

---

*4014* *(3330)* $C_{19}H_{24}N_2$

493-80-1

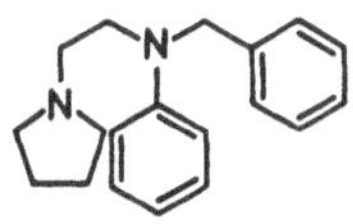

*N*-Phenyl-*N*-(2-pyrrolidinoethyl)-benzylamin = 1-[2-(*N*-Benzylanilino)-ethyl]-pyrrolidin = *N*-Phenyl-*N*-(phenylmethyl)-1-pyrrolidinethanamin (●)

H Hydrochlorid (6113-17-3)

S Domistan, *Histapyrrodinhydrochlorid***, Luvistin

V Antihistaminicum, Antiallergicum

---

*4015* *(3331)* $C_{19}H_{24}N_2$

4945-47-5

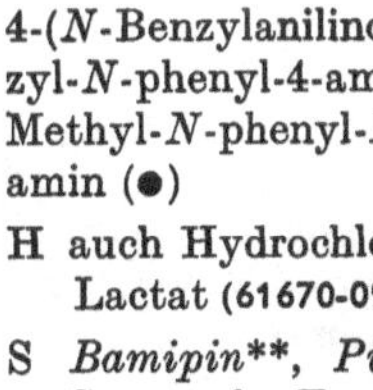

4-(*N*-Benzylanilino)-1-methylpiperidin = *N*-Benzyl-*N*-phenyl-4-amino-1-methylpiperidin = 1-Methyl-*N*-phenyl-*N*-(phenylmethyl)-4-piperidinamin (●)

H auch Hydrochlorid (1229-69-2) oder Lactat (61670-09-5)

S *Bamipin***, *Piperamine*, Soventilo, Soventol, Soventolo, Taumidrine, Tomindrina

V Antihistaminicum

*4016* (3332) $C_{19}H_{24}N_2$
22136-27-2

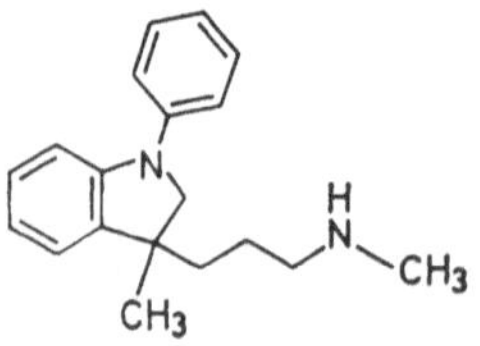

3-Methyl-3-(3-methylaminopropyl)-1-phenylindolin = 2,3-Dihydro-*N*,3-dimethyl-1-phenyl-1*H*-indol-3-propanamin (●)

H *p*-Toluolsulfonat (23226-37-1)

S *Daledalintosilat***, UK 3557

V Antidepressivum

*4017* (3333) $C_{19}H_{24}N_2$
4757-49-7

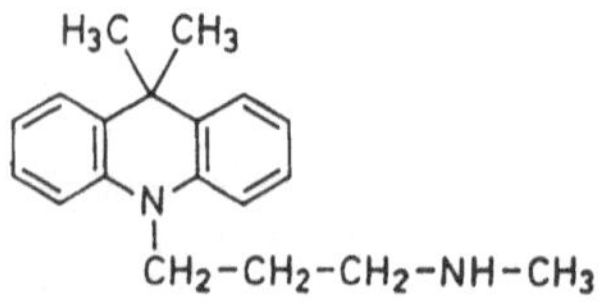

9,9-Dimethyl-10-(3-methylaminopropyl)-acridan = *N*,9,9-Trimethyl-10(9*H*)-acridinpropanamin (●)

S *Monometacrin***

V Antidepressivum

*4018* (3334) $C_{19}H_{24}N_2$
73-07-4

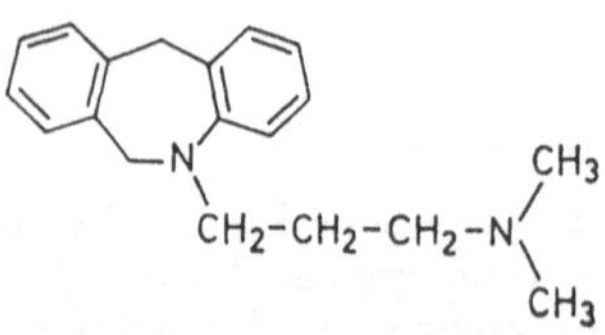

5,6-Dihydro-5-(3-dimethylaminopropyl)-11*H*-dibenz[*b,e*]azepin = 6,11-Dihydro-*N,N*-dimethyl-5*H*-dibenz[*b,e*]azepin-5-propanamin (●)

S *Prazepin**, *Propazepin*

V Antidepressivum

*4019* (3335) $C_{19}H_{24}N_2$
50-49-7

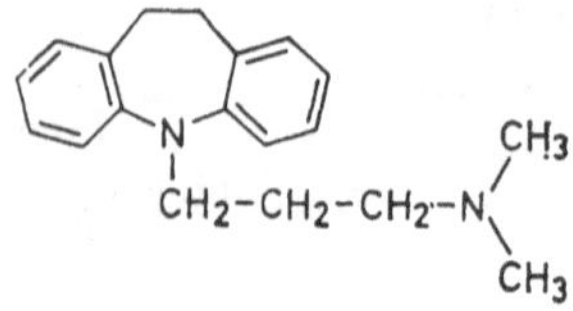

5-(3-Dimethylaminopropyl)-10,11-dihydro-5*H*-dibenz[*b,f*]azepin = *N*-(3-Dimethylaminopropyl)-iminodibenzyl = 10,11-Dihydro-*N,N*-dimethyl-5*H*-dibenz[*b,f*]azepin-5-propanamin (●)

H meist Hydrochlorid (113-52-0)

S Antideprin, Berkomine, Censtim, Chemipramine, Chrytemin, Clonimip, Depramine „Adelco“, Depranil, Deprenil „Polfa“, Depress, Deprimin, Deprinol, Dimipressin, Dynaprin, Dyna-Zina, Efuranol, Emprime, Eupramin, Feinalmin, G 22355, Ia-pram, Imavate, *Imidobenzyle*, Imilanyle, Iminil, Imipranil, *Imipramin***, Imiprin, *Imizin(um)*, Impamin*(e)*, Impram, Impranil, Imprasine, Impratab, Impratone, Impril, Iprogen, Iramil, Irmin, Janimine, Melipramin, Mepramin, Meripramin, Norpramine „Norton“, Novopramine, Panpramine, Pramin, Praminil, Presamine, Prodepress, Promiben, Pryleugan, Psicopramin, Psychoforin, SK-Pramine, Smeralium, Somipra, Surplix, Talpramin, Thymopramin(e), Timolet, Tofranil, Venefon, Vionyl

V Psychoanalepticum

*4019-01* 10075-24-8

H Embonat (Pamoat)

S Tofranil-PM

V Antidepressivum

*4020* (3336) $C_{19}H_{24}N_2O$
6829-98-7

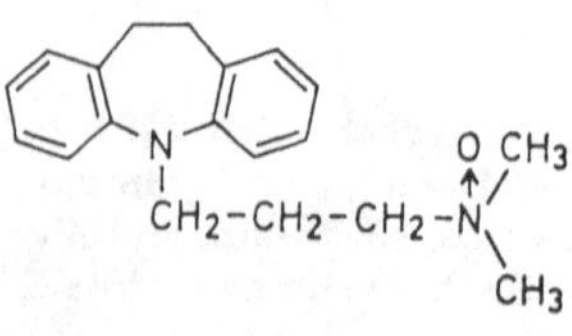

5-(3-Dimethylaminopropyl)-10,11-dihydro-5*H*-dibenz[*b,f*]azepin-5-(3-*N*-oxid) = 10,11-Dihydro-*N,N*-dimethyl-5*H*-dibenz[*b,f*]azepin-5-propan-amin-*N*-oxid (●)

H auch Hydrochlorid

S Diamifan, Ditisan, Elepsin, *Imipramin-N-oxid*, *Imipraminoxid***, Imiprex, Nediol

V Antidepressivum

---

*4021* *(3337)* $C_{19}H_{24}N_2O$

13931-73-2

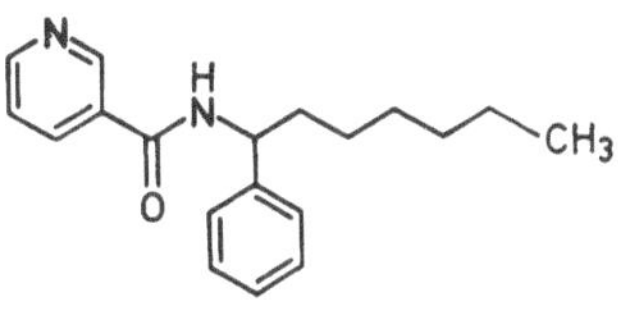

*N*-(1-Phenylheptyl)-nicotinamid = *N*-(1-Phenylheptyl)-3-pyridincarboxamid (●)

S Lytosin

V Spasmolyticum

---

*4022* *(3338)* $C_{19}H_{24}N_2O$

60-46-8

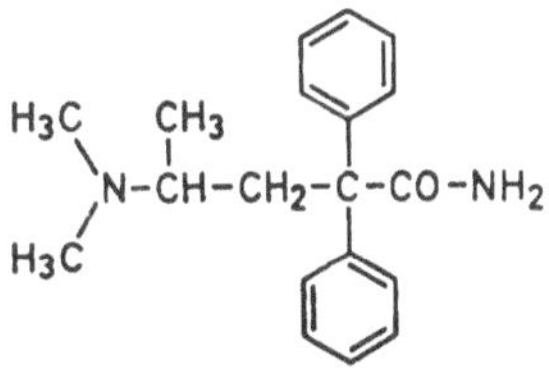

4-Dimethylamino-2,2-diphenylvaleramid = α-[2-(Dimethylamino)propyl]-α-phenylbenzenacetamid (●)

H Sulfat (29620-30-2)

S *Aminopentamidsulfat*, BL 139, Centrin(e), Compound 3 K 1358, *Dimevamidsulfat***, Estomida, Pentamyl, Valeramide-OM, Valerylamide

V Parasympathicolyticum

---

*4023* *(3339)* $C_{19}H_{24}N_2OS$

3735-90-8

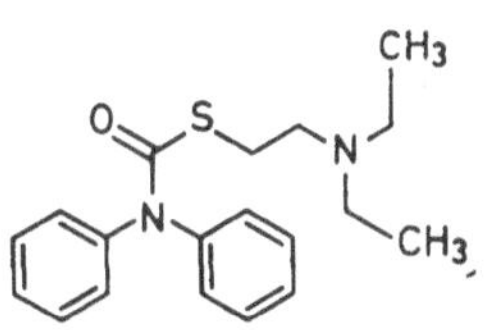

*S*-(2-Diethylaminoethyl)-diphenylthiocarbamat = Diphenylcarbamidsäure-(2-diethylaminoethyl)-thioester = Diphenylcarbamothiosäure-*S*-[2-(diethylamino)ethyl]ester (●)

S Bayer 1355, *Diphencarbamid*, Escorpal, *Fencarbamid***, *Fenocarbamida*, *Phencarbamid(e)*, Rispasulf

V Spasmolyticum (besonders für die Geburtshilfe)

---

*4024* *(3340)* $C_{19}H_{24}N_2OS$

60-99-1

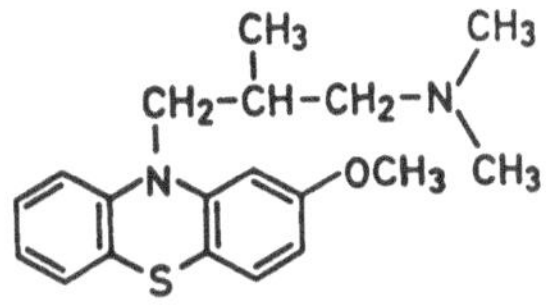

(−)-2-Methoxy-10-(3-dimethylamino-2-methylpropyl)-phenothiazin = (−)-2-Methoxy-*N*,*N*,β-trimethyl-10*H*-phenothiazin-10-propanamin (●)

H meist Maleinat (7104-38-3) oder Hydrochlorid (1236-99-3)

S Bayer 1213, CL 36467, Dedoran, Hirnamin, *Laevomepromazin*, *Levomeprazine*, *Levomepromazin***, Levomezine, Levopromazin „Spofa", Levoprome, Levotomin, *Methotrimeprazine*, Milezin, Minozinan, Neozine, Neuractil, Neurocil, Nirvan, Nozinan, 7044 R.P., Sinogan, SKF 5116, Sofmin, Tisercin, Veractil

V Neurolepticum

*4024-01*

H Embonat (Pamoat)

S Nozinan Embonate, Specia 246

V Neurolepticum

---

*4025* *(3341)* $C_{19}H_{24}N_2O_2$

15585-88-3

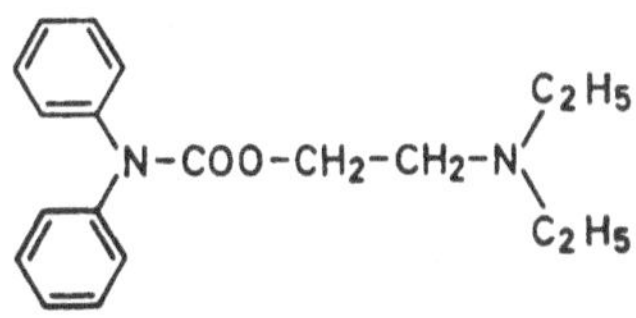

(2-Diethylaminoethyl)-*N*,*N*-diphenylcarbamat = Diphenylcarbamidsäure-2-(diethylamino)ethylester (●)

H Hydrochlorid (668-37-1)

S *Dicarfenhydrochlorid***, SD 25, Sipasyl

V Lokalanästheticum, Cholinolyticum, Parkinsontherapeuticum

*4026* *(3342)* $C_{19}H_{24}N_2O_2$
6376-26-7

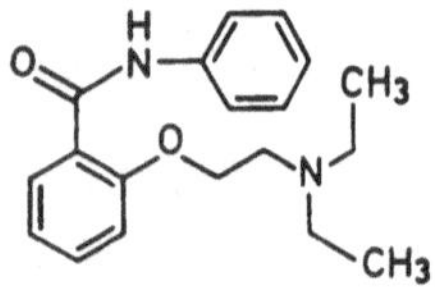

*o*-(2-Diethylaminoethoxy)-benzanilid = 2-[2-(Diethylamino)ethoxy]-*N*-phenylbenzamid (●)

H auch Hydrochlorid

S Ajucin simplex, Ajurac, Biospal, M 811, *Salverin***

V Spasmolyticum

*4027* *(3343)* $C_{19}H_{24}N_2O_2$

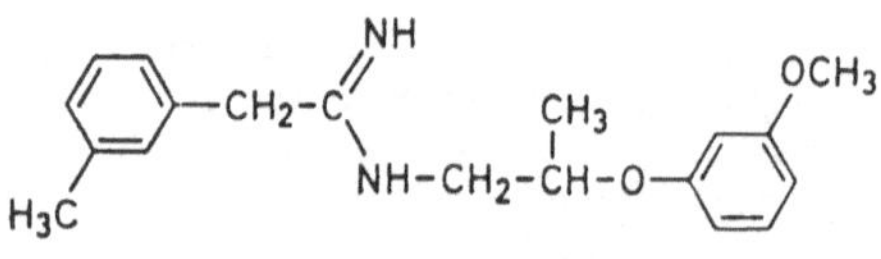

*N*-[2-(3-Methoxyphenoxy)-propyl]-*m*-tolylacetamidin = *N*-[2-(3-Methoxyphenoxy)propyl]-3-methylbenzenethanimidamid

H *p*-Toluolsulfonat (6443-40-9)

S B.W. 545-C-64, *Xylamidintosilat**

V Serotoninantagonist

*4028* *(3344)* $C_{19}H_{24}N_2O_2S$

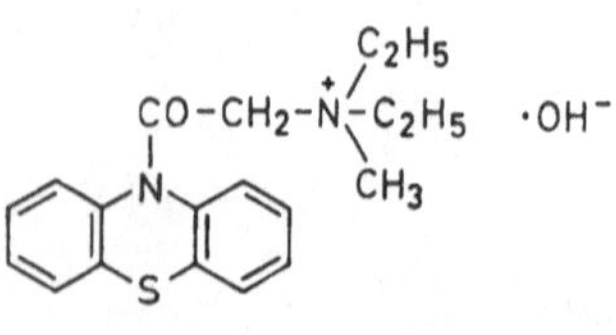

*N,N*-Diethyl-*N*-methyl-(10-phenothiazinylcarbonyl)-methylammoniumhydroxid = 10-(Diethylaminoacetyl)-phenothiazinmethylhydroxid = *N,N*-Diethyl-*N*-methyl-β-oxo-10*H*-phenothiazin-10-ethanaminiumhydroxid (●)

H Methylsulfat (6249-68-9)

S Mefazine, Mephasine, Mephazin

V Spasmolyticum

*4029* $C_{19}H_{24}N_2O_3$
36 894-69-6

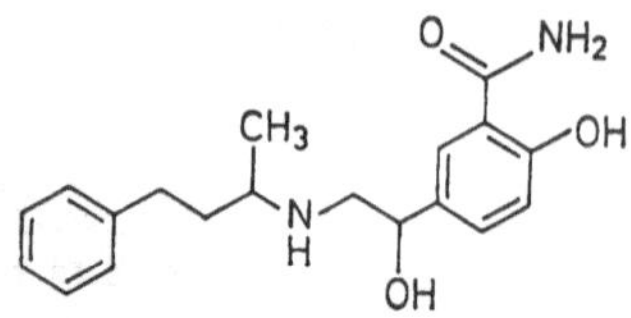

5-[1-Hydroxy-2-[(1-methyl-3-phenylpropyl)-amino]-ethyl]-salicylamid = 2-Hydroxy-5-[1-hydroxy-2-[(1-methyl-3-phenylpropyl)amino]-ethyl]benzamid (●)

H auch Hydrochlorid (32 780-64-6)

S AH 5158 A, *Ibidomide, Labetalol***, Sch 15 719 W Trandate

V Vasodilatans, Antihypertonicum (α- und β-Rezeptorenblocker)

*4030* $C_{19}H_{24}N_2O_4$
38 103-61-6

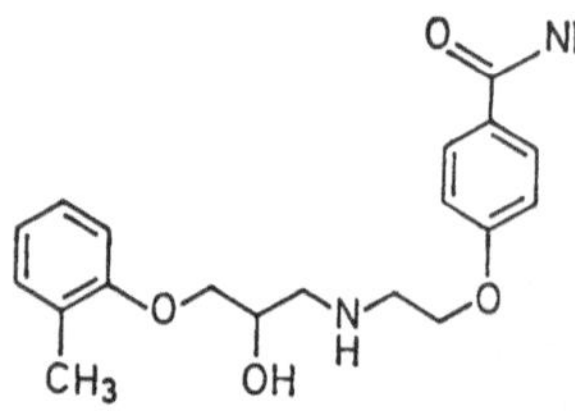

p-{2-[2-Hydroxy-3-(*o*-tolyloxy)-propylamino]-ethoxy}-benzamid = 1-[2-(4-Carbamoylphenoxy)-ethylamino]-3-(2-methylphenoxy)-propan-2-ol = 4-[2-[[2-Hydroxy-3-(2-methylphenoxy)propyl]-amino]ethoxy]benzamid (●)

H Hydrochlorid (51 599-37-2)

S Coptin, *Tolamololhydrochlorid***, UK 6558-01

V adrenergischer β-Rezeptorenblocker

*4031* *(3345)* $C_{19}H_{24}N_2O_4$
15 534-05-1

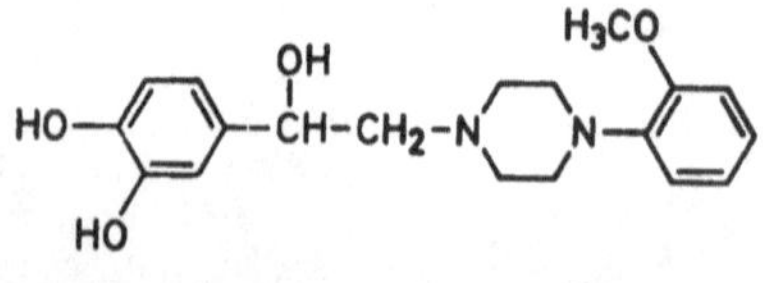

α-(3,4-Dihydroxyphenyl)-4-(2-methoxyphenyl)-1-piperazinethanol (●) = 3,4-Dihydroxy-α-[4-(2-methoxyphenyl)-1-piperazinylmethyl]-benzylalkohol

S *Pipratecol***, S 4216, 711 SE

V Vasodilatans

*4032* $C_{19}H_{24}N_2O_7S$
54340-65-7

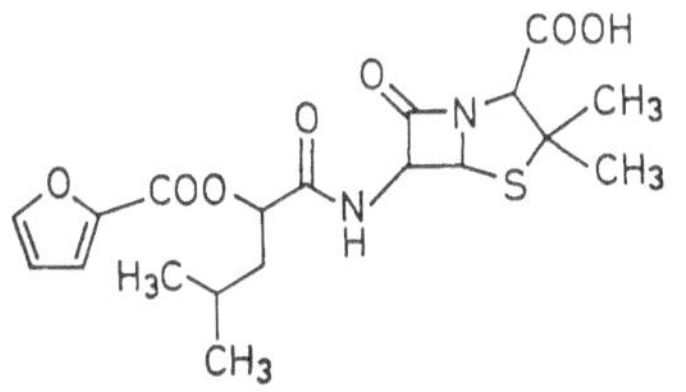

6-[(*R*)-2-Hydroxy-4-methylvaleramido]-3,3-dimethyl-7-oxo-4-thia-1-azabicyclo[3.2.0]heptan-2-carbonsäure-2-furoat(ester) = 6-[(*R*)-2-Furoyloxy-4-methylvaleramido]-penicillansäure = [2*S*-[2α,5α,6β(*R**)]]-6-[[2-[(2-Furanylcarbonyl)oxy]-4-methyl-1-oxopentyl]amino]-3,3-dimethyl-7-oxo-4-thia-1-azabicyclo[3.2.0]heptan-2-carbonsäure (●)

S *Furbucillin***

V Antibioticum

*4033* *(3346)* $C_{19}H_{24}N_2S$
522-00-9

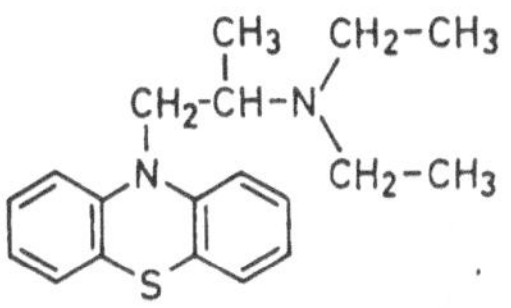

10-(2-Diethylaminopropyl)-phenothiazin = *N,N*-Diethyl-α-methyl-10*H*-phenothiazin-10-ethanamin (●)

H Hydrochlorid (1094-08-2)

S *Äthopropazin*, Dibutil, *Ethopropazine*, *Isothazine*, *Isothiazin*, Lysivane, Parcidol, Pardisol, Parfezin, Parkin, Parkisol, Parphezein, Parsidol, Parsitan, Parsotil, Phenopropazin, *Profenaminhydrochlorid***, *Prophenaminum*, Rochipel, Rodipal, 3356 R.P., W-483

V Neurolepticum, Antiparkinsonmittel

*4034* *(3347)* $C_{19}H_{24}N_2S_2$
7009-43-0

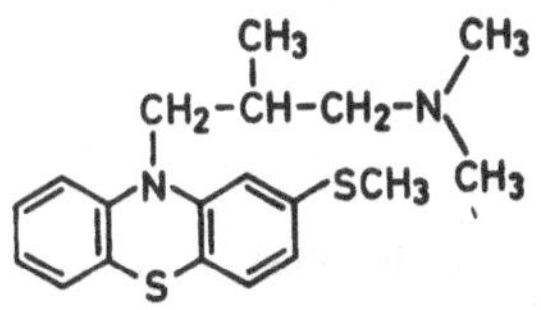

(±)-10-(3-Dimethylamino-2-methylpropyl)-2-(methylthio)-phenothiazin = (±)-*N,N*,β-Trimethyl-2-(methylthio)-10*H*-phenothiazin-10-propanamin (●)

S *Methiomeprazin**, SKF 6270

V Neurolepticum, Antiemeticum

*4035* *(3348)* $C_{19}H_{24}N_2S_2$
1759-09-7

(−)-10-(3-Dimethylamino-2-methylpropyl)-2-(methylthio)-phenothiazin = (−)-*N,N*,β-Trimethyl-2-(methylthio)-10*H*-phenothiazin-10-propanamin (●)

S *Levomethiomeprazinum*, *Levometiomeprazin***, Phenaceda

V Neurolepticum, Antiemeticum

*4036* *(3349)* $C_{19}H_{24}N_4O_2$
100-33-4

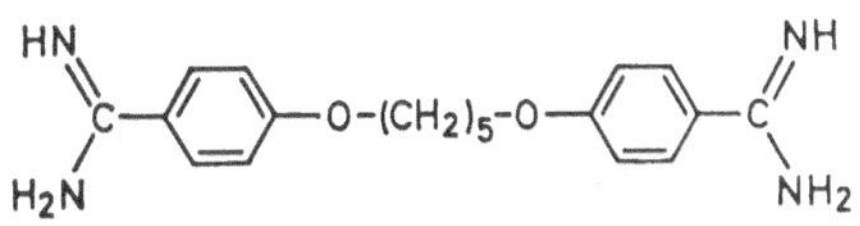

*p,p'*-(Pentamethylendioxy)-bis-benzamidin = *p,p'*-Diamidino-1,5-diphenoxypentan = 4,4'-[1,5-Pentandiylbis(oxy)]bis[benzencarboximidamid] (●)

S *Pentamidin***

V Chemotherapeuticum gegen Protozoeninfektionen

*4036-01* *(3349a)* 140-64-7

H Diisäthionat

S Diamidine, Lomidine, M. & B. 800, 2512 R.P.

V Chemotherapeuticum gegen Protozoeninfektionen

*4036-02* *(3349b)*

H Suraminsalz (Nr. 6116)

S 4891 R.P.

V Chemotherapeuticum

*4037* *(155 N)* $C_{19}H_{24}O_2$
10 448-96-1

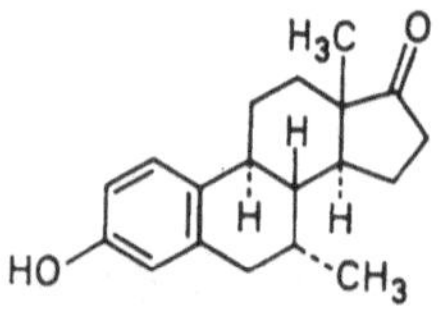

3-Hydroxy-7α-methyl-1,3,5(10)-östratrien-17-on
(7α)-3-Hydroxy-7-methylöstra-1,3,5(10)-trien-17-on
(●)

S *Almestron***, Ba-38 372, *7α-Methylöstron*
V Östrogen

---

*4038* *(3350)* $C_{19}H_{24}O_2$
965-93-5

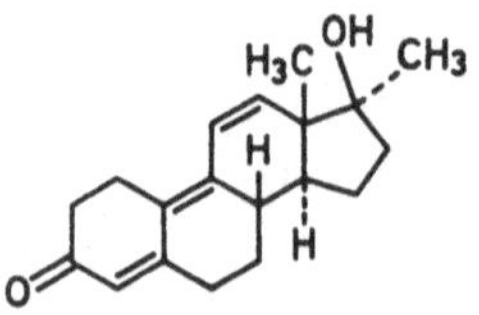

17β-Hydroxy-17α-methyl-4,9,11-östratrien-3-on = (17β)-17-Hydroxy-17-methylöstra-4,9,11-trien-3-on (●)

S *Methyltrienolone, Metribolon***, R 1881, RU 1881
V Anabolicum

---

*4039* *(3351)* $C_{19}H_{24}O_3$
968-93-4

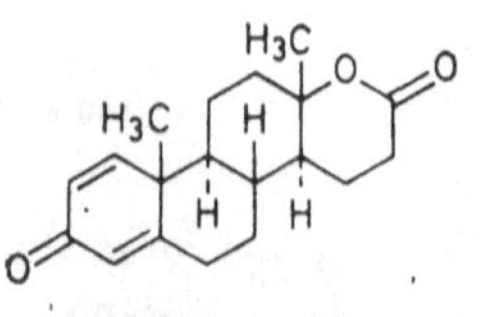

*D*-Homo-17a-oxaandrosta-1,4-dien-3,17-dion (●) = Δ¹-Testololacton = 1,2,3,4,4a,4b,7,9,10,10a-Dekahydro-2-hydroxy-2,4b-dimethyl-7-oxo-1-phenanthrenpropionsäure-δ-lacton

S Fludestrin, NSC-23 759, SQ 9538, Teolit, Teslac, Teslak, *Testolacton***
V Antineoplasticum

---

*4040* *(3352)* $C_{19}H_{24}O_5$
6379-69-7

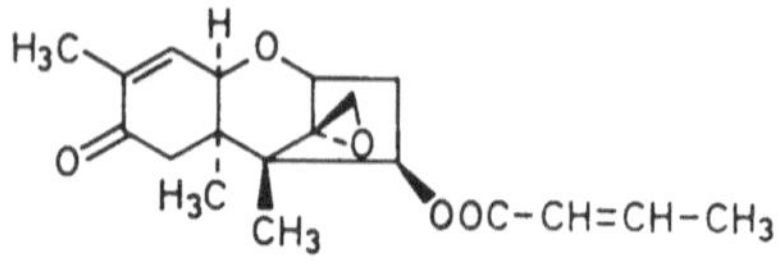

(4β)-12,13-Epoxy-4-[(1-oxo-2-butenyl)oxy]trichothec-9-en-8-on (●)

S *Trichothecin*
V Antibioticum aus Trichothecium roseum

---

*4041* *(3353)* $C_{19}H_{25}NO$
15 599-37-8

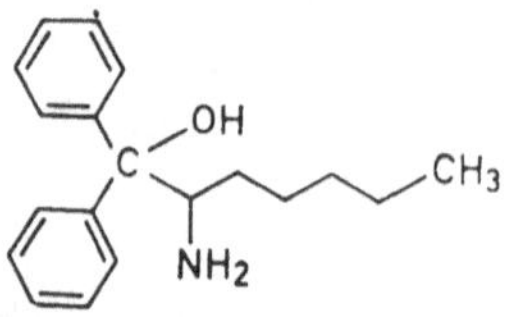

α-(1-Aminohexyl)-benzhydrol = 2-Amino-1,1-diphenylheptan-1-ol = α-(1-Aminohexyl)-α-phenylbenzenmethanol (●)

S *Hexapradol***
V Psychoanalepticum

---

*4042* $C_{19}H_{25}NO$

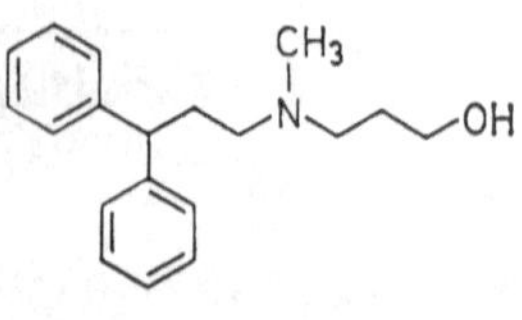

3-[(3,3-Diphenylpropyl)methylamino]-1-propanol (●)

H Hydrochlorid (23 903-11-9)
S PF-82
V Antidepressivum

*4043* *(3354)* $C_{19}H_{25}NO$
642-58-0

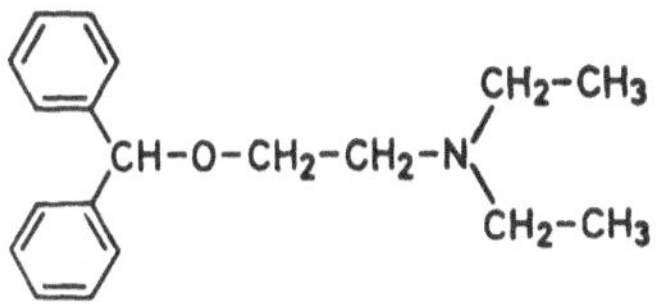

2-(Benzhydryloxy)-triethylamin = *N,N*-Diethyl-2-(diphenylmethoxy)-ethylamin = β-Diethylaminoethylbenzhydryläther = 2-(Diphenylmethoxy)-*N,N*-diethylethanamin (●)

H Hydrochlorid (86-24-8)

S *Äthylbenzhydraminhydrochlorid*, Antiparkin, PKM-Tabletten, Rigidyl, S-45

V Antiparkinsonmittel, Antiallergicum

*4044* *(3355)* $C_{19}H_{25}NO$
1157-87-5

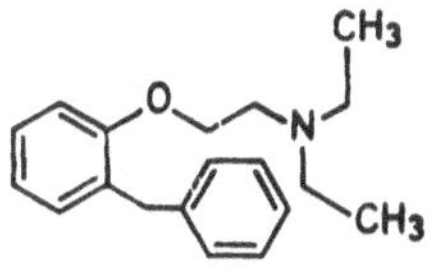

*N,N*-Diethyl-2-(*o*-benzylphenoxy)-ethylamin = β-Diethylaminoethyl-(2-benzylphenyl)-äther = 2-(α-Phenyl-*o*-tolyloxy)-triethylamin = *N,N*-Diethyl-2-[2-(phenylmethyl)phenoxy]ethanamin (●)

H Hydrochlorid (2087-37-8)

S AH 3, *Diaethylaminoaethoxydiphenylmethanum hydrochloricum*, *Etoloxaminhydrochlorid***

V Antihistaminicum

*4045* *(3356)* $C_{19}H_{25}NO$
152-02-3

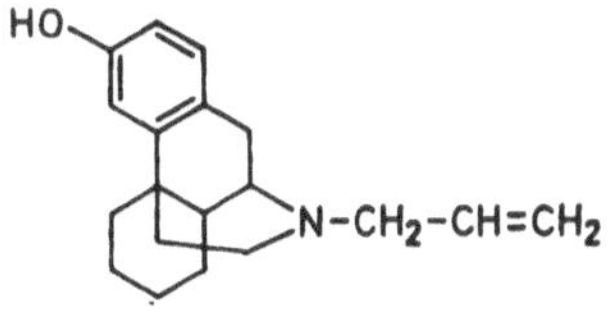

L-17-Allylmorphinan-3-ol = L-3-Hydroxy-*N*-allylmorphinan = 17-(2-Propenyl)morphinan-3-ol (●)

S *Lävallorphan*, *Levallorphan***, *Naloxifan*, *Naloxiphan*

V Morphinantagonist

*4045-01* *(3356a)* 71-82-9

H Tartrat

S Lorfan, Ro-1-7700

V Morphinantagonist

*4046* *(3357)* $C_{19}H_{25}NO_2$
447-41-6

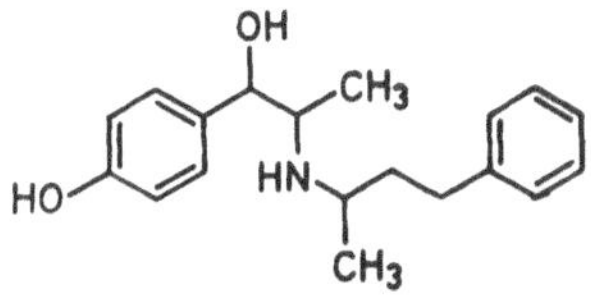

1-(*p*-Hydroxyphenyl)-2-(1-methyl-3-phenylpropylamino)-propan-1-ol = *p*-Hydroxy-α-[1-(1-methyl-3-phenylpropylamino)-ethyl]-benzylalkohol = 4-Hydroxy-α-[1-[(1-methyl-3-phenylpropyl)amino]-ethyl]benzenmethanol (●)

H Hydrochlorid (849-55-8)

S Agyrax, Arlibide, Arlidin, Belidrin, Bufedon, Buphedrin, *Bupheninhydrochlorid***, Certadyn, Circovenil, CS/6712, Dilatal, Dilatol, Dilatropin, Dilatropon, Dilatyl, Dilydrin, Flumil, Mefeprol, Nalide, Nilvitam, Nyderal, *Nylidrinhydrochlorid*, Nylin, Opino „Bayropharm", Perdilat, Perdilatal, Pervadil, Pharmadil, Rinard, Rudilin, Rydrin, Shatorn, SKF 1700-A, Tocodrin, Vasiten, Verina „Fujisawa"

V Sympathicomimeticum, Vasodilatans

*4047* *(3358)* $C_{19}H_{25}NO_2$
3811-53-8

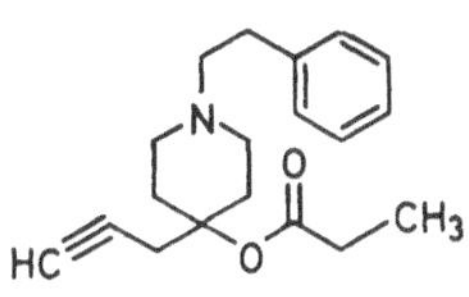

1-Phenethyl-4-(2-propinyl)-4-piperidylpropionat = 1-(2-Phenylethyl)-4-propargyl-4-propionyloxy-piperidin = 1-(2-Phenylethyl)-4-(2-propinyl)-4-piperidinolpropanoat(ester) (●)

S L. 2909, Labazyl (neue Form), *Propinetidin***

V Antitussivum

*4048* *(3359)* $C_{19}H_{25}NO_3$
73-54-1

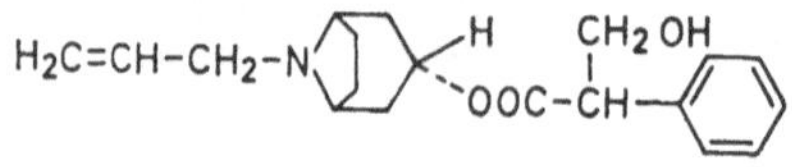


Tropasäure-8-allyl-3α-nortropylester = *N*-Allyl-nortropin = *endo*-α-(Hydroxymethyl)benzenessigsäure-8-(2-propenyl)-8-azabicyclo[3.2.1]oct-3-ylester (●)

S N-728, *Naltropin*

V Anticholinergicum

---

*4049* $C_{19}H_{25}NO_3$
39907-68-1

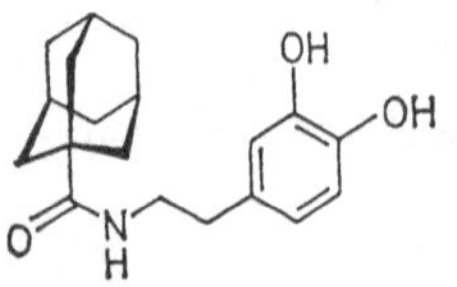


*N*-(3,4-Dihydroxyphenethyl)-1-adamantancarboxamid = *N*-[2-(3,4-Dihydroxyphenyl)ethyl]tricyclo[3.3.1.1$^{3,7}$]decan-1-carboxamid (●)

S *Dopamantin***, Sch 15507

V Parkinsontherapeuticum

---

*4050* *(3360)* $C_{19}H_{25}NO_4$

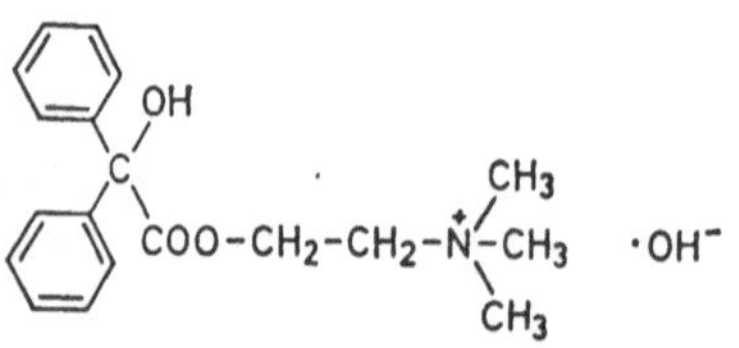


*N,N,N*-Trimethyl-2-(benziloyloxy)-ethylammoniumhydroxid = Diphenylhydroxyessigsäure-β-dimethylaminoethylestermethylhydroxid = 2-[(Hydroxydiphenylacetyl)oxy]-*N,N,N*-trimethylethanaminiumhydroxid (●)

H Bromid (55019-64-2)

S *Benzilylcholinbromid*, Hypaventral

V Parasympathicolyticum, Spasmolyticum

*4050-01* 2424-71-7

H Jodid

S Metacin, *Methacin(um)*, Methoxin, *Metociniumjodid**

V Parasympathicolyticum, Spasmolyticum

---

*4051* *(3361)* $C_{19}H_{25}NO_4$

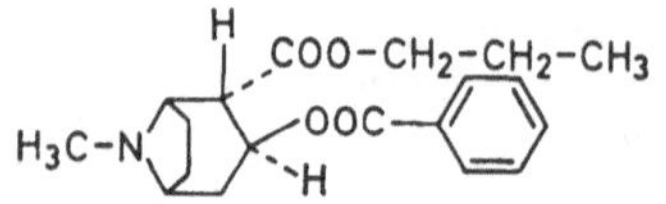


*O*-Benzoyl-D-pseudotropin-2-carbonsäure-*n*-propylester = (2-*endo*,3-*exo*)-3-(Benzoyloxy)-8-methyl-8-azabicyclo[3.2.1]octan-2-carbonsäurepropylester (●)

S Neopsicaine, Psicain-Neu

V Lokalanästheticum

---

*4052* *(3362)* $C_{19}H_{25}NO_4$
18910-65-1

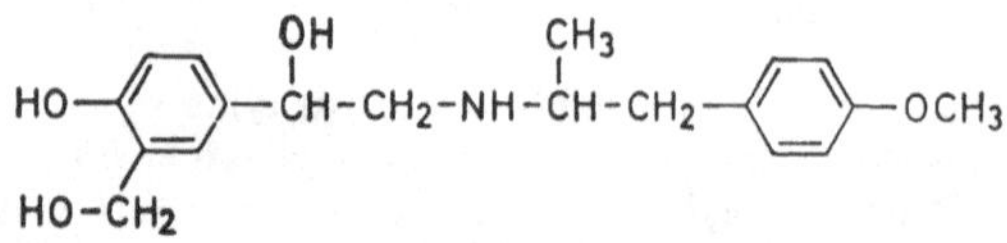


1-[4-Hydroxy-3-(hydroxymethyl)-phenyl]-2-(4-methoxy-α-methylphenethylamino)-ethanol = 4-Hydroxy-α-(4-methoxy-α-methylphenethylaminomethyl)-*m*-xylol-α,α'-diol = 4-Hydroxy-α$^1$-[[[2-(4-methoxyphenyl)-1-methylethyl]amino]methyl]-1,3-benzendimethanol (●)

S AH 3923, *Salmefamol***

V Bronchodilatans

---

*4053* *(3363)* $C_{19}H_{25}NO_4$

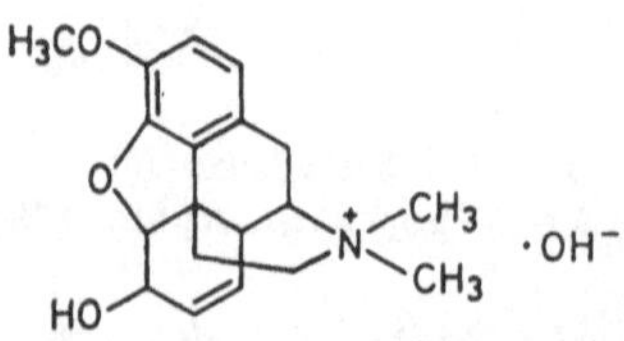


4,5-Epoxy-6-hydroxy-3-methoxy-*N,N*-dimethylmorphin-7-eniumhydroxid = Kodeinmethylhydroxid = (5α,6α)-7,8-Didehydro-4,5-epoxy-6-hydroxy-3-methoxy-17,17-dimethylmorphinaniumhydroxid (●)

H Bromid (125-27-9)

S Eucodin

V Expectorans, Sedativum

*4054* *(3364)* $C_{19}H_{25}N_3$

21 755-66-8

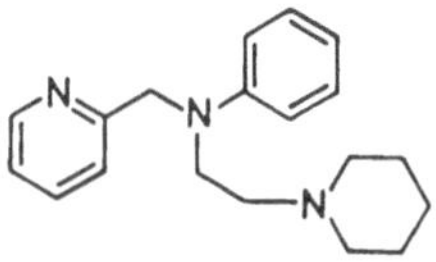

1-[2-[*N*-(2-Pyridylmethyl)-anilino]-ethyl]-piperidin = *N*-(2-Picolyl)-*N*-phenyl-*N*-(2-piperidinoethyl)-amin = *N*-Phenyl-*N*-[2-(1-piperidinyl)-ethyl]-2-pyridinmethanamin (●)

H auch Hydrochlorid (24 699-40-9) oder Tripalmitat (24 656-22-2)

S Coben, *Picoperidamine, Picoperin***, TAT-3

V Antitussivum

*4055* *(47 E)* $C_{19}H_{25}N_3O$

54 063-58-0

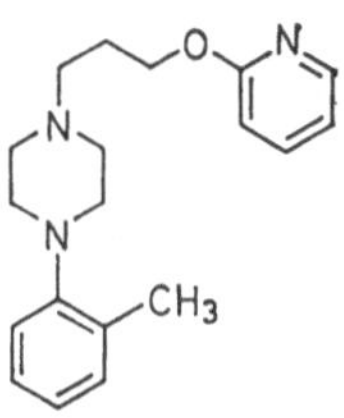

1-[3-(2-Pyridyloxy)-propyl]-4-(*o*-tolyl)-piperazin = 1-(2-Methylphenyl)-4-[3-(2-pyridinyloxy)propyl]piperazin (●)

H Hydrochlorid (37 816-49-2)

S Hoechst 757, *Toprilidinhydrochlorid***

V peripheres Vasodilatans, Sedativum

*4056* *(3365)* $C_{19}H_{25}N_3OS$

500-89-0

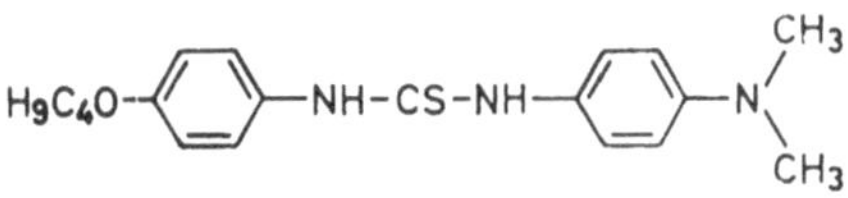

1-(*p*-Butoxyphenyl)-3-(*p*-dimethylaminophenyl)-thioharnstoff = *p*-Butoxy-*p'*-(dimethylamino)-thiocarbanilid = *N*-(4-Butoxyphenyl)-*N'*-[4-(dimethylamino)phenyl]thioharnstoff (●)

S Ciba 1906, *Thiambutosin***, Su-1906

V Chemotherapeuticum gegen Lepra

*4057* *(3366)* $C_{19}H_{25}N_3O_2S_2$

7456-24-8

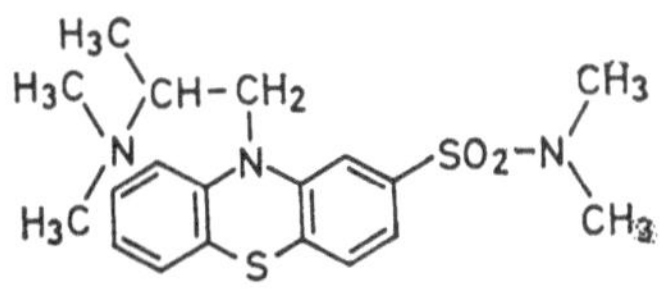

10-(2-Dimethylaminopropyl)-*N*,*N*-dimethylphenothiazin-2-sulfonamid = 10-(2-Dimethylaminopropyl)-2-dimethylsulfamoylphenothiazin = 10-[2-(Dimethylamino)propyl]-*N*,*N*-dimethyl-10*H*-phenothiazin-2-sulfonamid (●)

H auch Methansulfonat (Mesilat) (7455-39-2)

S Alius, Banistyl, Bayer 1483, *Dimethothiazine, Dimétiotazine, Dimetotiazin***, *Fonazine mesylate*, Fusaban, IL-6302, Migristène, Promaquid, 8599 R.P.

V Antiserotonin, Antihistaminicum, Antianaphylakticum

*4058* *(3367)* $C_{19}H_{25}N_3S$

58-37-7

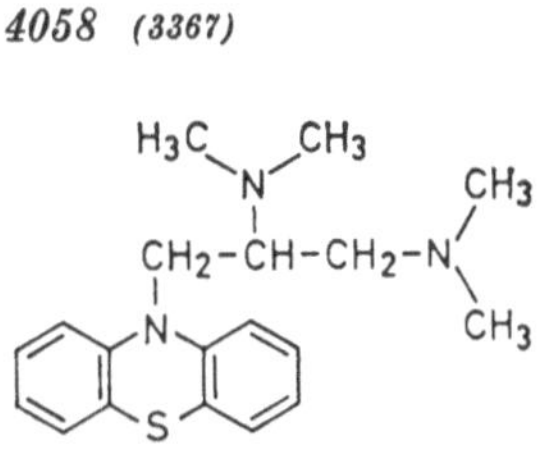

10-[2,3-Bis-(dimethylamino)-propyl]-phenothiazin = *N*,*N*,*N'*,*N'*-Tetramethyl-3-(10*H*-phenothiazin-10-yl)-1,2-propandiamin (●)

H Fumarat (3688-62-8)

S *Aminopromazinfumarat***, Bayer A 124, Jenotone, Lispamol, Lorusil, Myspamol, *Proquamezinfumarat*, 3828 R.P., Spamol, *Tetraméprozine*

V Spasmolyticum

---

*4059* *(3368)* $C_{19}H_{26}N_2$

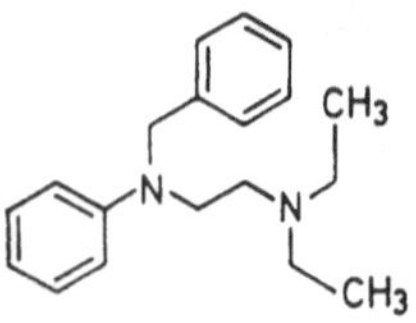

*N*-Benzyl-*N*-(β-diethylaminoethyl)-anilin = *N*-Benzyl-*N'*,*N'*-diethyl-*N*-phenylethylendiamin = *N*,*N*-Diethyl-*N'*-phenyl-*N'*-(phenylmethyl)-1,2-ethandiamin (●)

H Dihydrochlorid oder Maleinat

S Rodismin

V Antihistaminicum, Antiallergicum

---

*4060* *(3369)* $C_{19}H_{26}N_2O$
1505-95-9

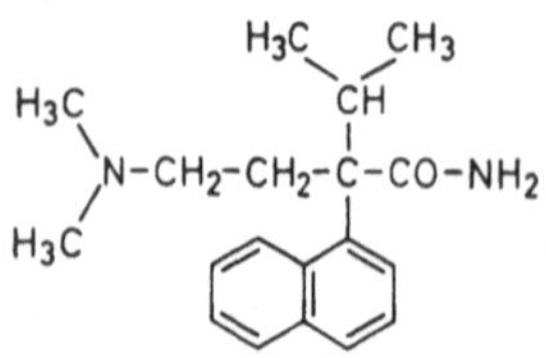

4-Dimethylamino-2-isopropyl-2-(1-naphthyl)-butyramid = α-(2-Dimethylaminoethyl)-α-isopropyl-1-naphthylacetamid = α-[2-(Dimethylamino)ethyl]-α-(1-methylethyl)-1-naphthalenacetamid (●)

S DA 992, *Naftipramide*, *Naftypramid***, *Naphthypramide*

V Antiphlogisticum

*4061* *(3370)* $C_{19}H_{26}N_2O_2S$

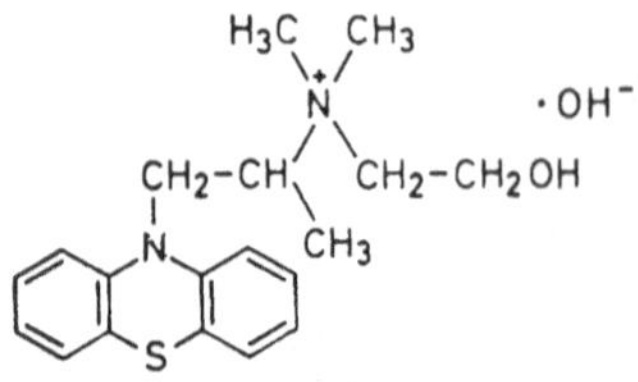

*N*-(2-Hydroxyethyl)-*N*,*N*-dimethyl-*N*-[1-methyl-2-(10-phenothiazinyl)-ethyl]-ammoniumhydroxid = *N*-(2-Hydroxyethyl)-*N*,*N*,α-trimethyl-10*H*-phenothiazin-10-ethanaminiumhydroxid (●)

H Chlorid (2090-54-2)

S Aprobit, *Hydroxyäthylpromethazin*, Lergobit, *Promethazinhydroxyethylchlorid*

V Antihistaminicum, Anticholinergicum

---

*4062* *(3371)* $C_{19}H_{26}N_2O_5S$
7541-30-2

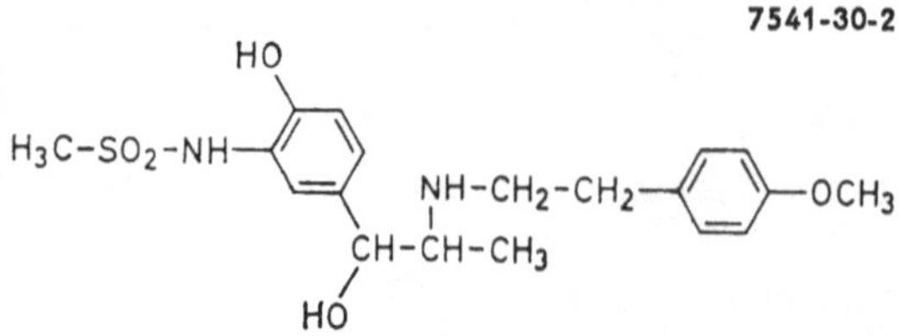

2'-Hydroxy-5'-[1-hydroxy-2-(*p*-methoxyphenethylamino)-propyl]-methansulfonanilid = *N*-[2-Hydroxy-5-[1-hydroxy-2-[[2-(4-methoxyphenyl)-ethyl]amino]propyl]phenyl]methansulfonamid (●)

H Hydrochlorid (7660-71-1)

S *Mesuprinhydrochlorid**, MJ 1987

V Vasodilatans, Uterusrelaxans

---

*4063* *(3372)* $C_{19}H_{26}N_4O_4$
21 560-58-7

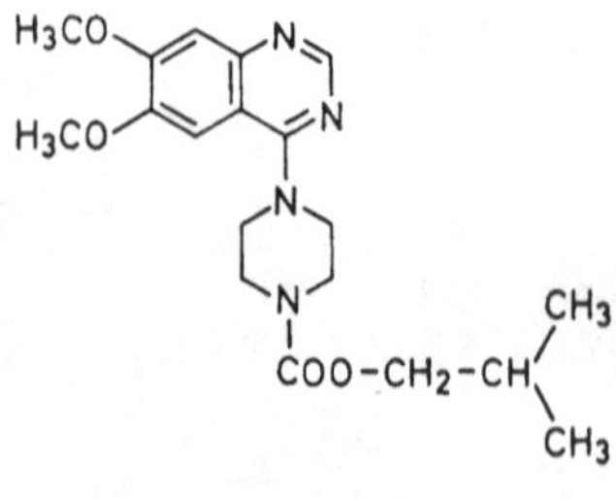

4-(6,7-Dimethoxy-4-chinazolinyl)-piperazin-1-carbonsäureisobutylester = 4-(6,7-Dimethoxy-4-

chinazolinyl)-1-piperazincarbonsäure-2-methylpropylester (●)

H Hydrochlorid (23256-26-0)

S CP 12521-1, *Piquizilhydrochlorid***

V Bronchodilatans

*4064* *(3373)* $C_{19}H_{26}N_4O_5$

21560-59-8

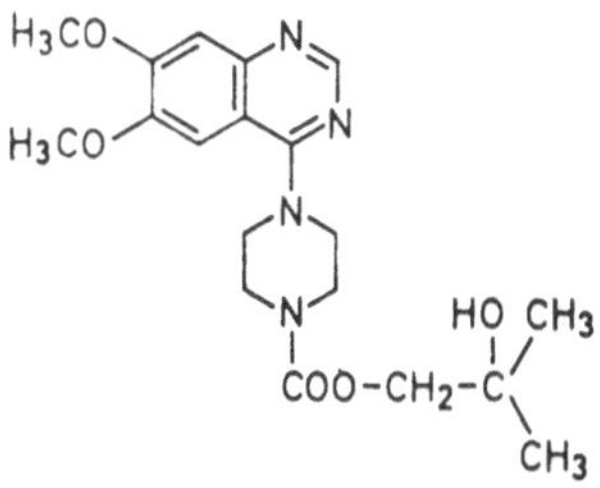

4-(6,7-Dimethoxy-4-chinazolinyl)-1-piperazincarbonsäure-2-hydroxy-2-methylpropylester (●)

H Hydrochlorid (23256-28-2)

S CP 14185-1, *Hoquizilhydrochlorid***

V Bronchodilatans

*4065* *(3374)* $C_{19}H_{26}O_2$

846-48-0

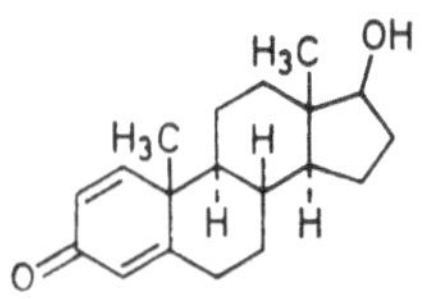

17β-Hydroxyandrosta-1,4-dien-3-on = (17β)-17-Hydroxyandrost-1,4-dien-3-on (●)

S *Boldenon***, *1-Dehydrotestosteron*

V Anabolicum

*4066* *(3375)* $C_{19}H_{26}O_2$

302-76-1

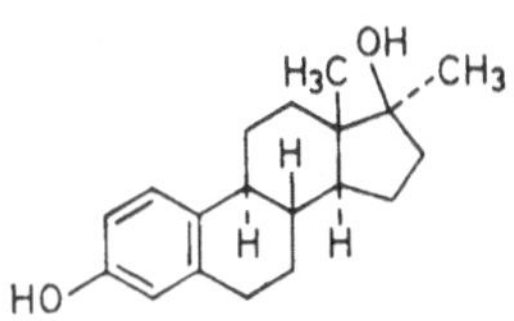

17α-Methyl-1,3,5(10)-östratrien-3,17β-diol = (17β)-17-Methylöstra-1,3,5(10)-trien-3,17-diol (●) = 17α-Methylöstradiol

S Follikosid-Tabletten, *Methylöstradiol*

V Östrogen

*4067* *(3376)* $C_{19}H_{26}O_3$

7004-98-0

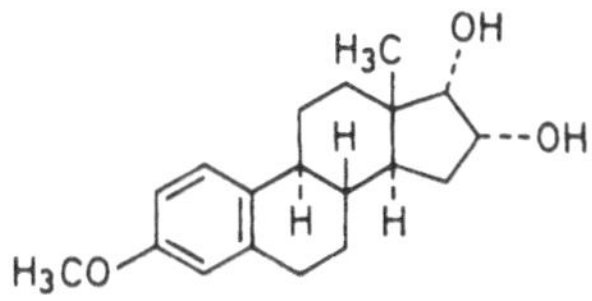

3-Methoxy-1,3,5(10)-östratrien-16α,17α-diol = (16α,17α)-3-Methoxyöstra-1,3,5(10)-trien-16,17-diol (●)

S *Epimestrol***, NSC-55975, Org 817, Stimovul

V Ovulationsstimulans

*4068* *(3377)* $C_{19}H_{26}O_4$

115-66-2

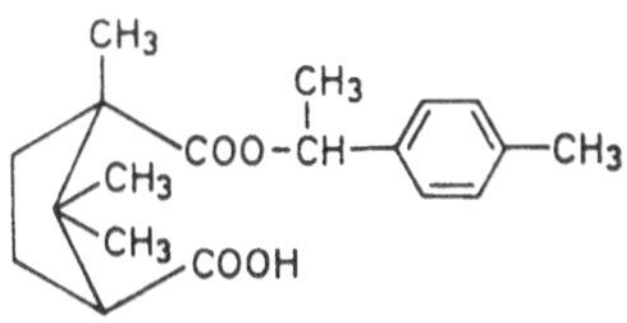

1-(*p*,α-Dimethylbenzyl)-hydrogencamphorat = Mono-D-camphersäureester des *p*-Tolylmethylcarbinols = 1,2,2-Trimethyl-1,3-cyclopentandicarbonsäure-1-[1-(4-methylphenyl)ethyl]ester (●)

H vgl. auch Nr. 1063
2,2′-Iminodiethanolsalz (5634-42-4)

S Bilagen, Biliphorin, Gallogen, Hepasynthyl, Hepatoxane, Licarbin, Lymethol, Syncuma, Syntabil, Synthobilin, *Tocamphyl***

V Choleretieum

*4069* *(3378)* $C_{19}H_{26}O_4$

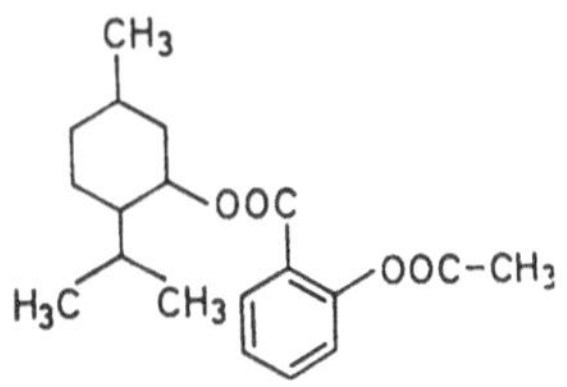

3-*p*-Menthylacetylsalicylat = Acetylsalicylsäurementholester = 2-(Acetyloxy)benzoesäure-[1*R*-(1α,2β,5α)]-5-methyl-2-(1-methylethyl)cyclohexylester (●)

S Menthospirin

V Therapeuticum gegen Laryngitis, Pharyngitis und Rhinitis

*4070* (3379) $C_{19}H_{26}O_7$
25 662-95-7

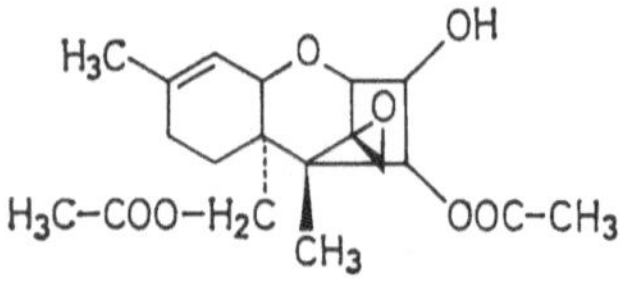


5a-[(Acetyloxy)methyl]-2,3,4,5,5a,6,7,9a-octahydro-5,8-dimethylspiro[2,5-methano-1-benzoxepin-10,2′-oxiran]-3,4-diol-4-acetat (●)

S ANG-66, *Anguidin*, *Diacetoxyscirpenol*, NSC-141537

V Virustaticum, Immunosuppressivum, Cytostaticum (Wirkstoff aus Fusarium-Arten)

---

*4071* (3380) $C_{19}H_{27}ClO_2$
1093-58-9

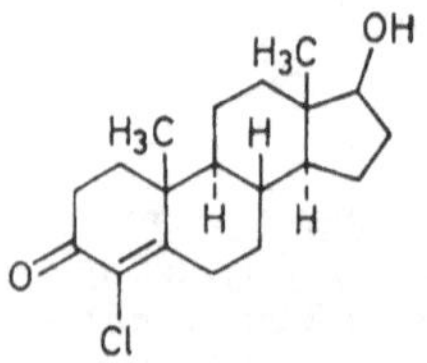


4-Chlor-17β-hydroxyandrost-4-en-3-on = 4-Chlortestosteron = (17β)-4-Chlor-17-hydroxyandrost-4-en-3-on (●)

H vgl. auch Nrr. 4708, 4994, 5447

S *Chlortestosteron*, *Clostebol***

V Anabolicum

---

*4072* (3381) $C_{19}H_{27}ClO_2$

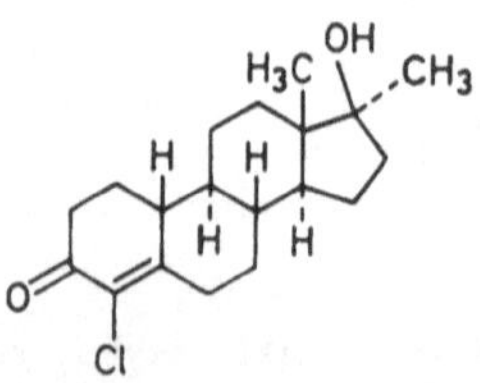


4-Chlor-17β-hydroxy-17α-methyl-4-östren-3-on = 4-Chlor-17α-methyl-19-nortestosteron = (17β)-4-Chlor-17-hydroxy-17-methylöstr-4-en-3-on (●)

S *Chlordrolone*, *Clordrolone*, SKF 6612

V Anabolicum

*4073* (3382) $C_{19}H_{27}FN_2O_3$
20977-50-8

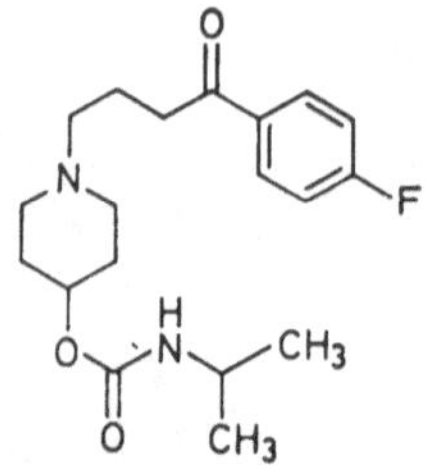


1-[3-(4-Fluorbenzoyl)-propyl]-4-piperidyl-*N*-isopropylcarbamat = Isopropylcarbamidsäureester mit 4′-Fluor-4-(4-hydroxypiperidino)-butyrophenon = (1-Methylethyl)carbamidsäure-1-[4-(4-fluorphenyl)-4-oxobutyl]-4-piperidinylester (●)

S AL-1021, *Carperon***

V Antipsychoticum, Antiemeticum

---

*4074* (3383) $C_{19}H_{27}NO$
359-83-1

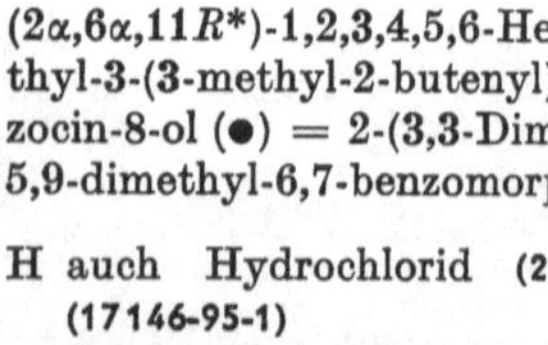


(2α,6α,11*R**)-1,2,3,4,5,6-Hexahydro-6,11-dimethyl-3-(3-methyl-2-butenyl)-2,6-methano-3-benzazocin-8-ol (●) = 2-(3,3-Dimethylallyl)-2′-hydroxy-5,9-dimethyl-6,7-benzomorphan

H auch Hydrochlorid (2276-52-0) oder Lactat (17146-95-1)

S Basta, CS 350, Dolapent, Dolofortin, Fortal, Fortalgesic, Fortral, Fortralin, Liticon, NIH 7958, Peltazon, Pentacina, Pentafen, Pentafort „Coli", Pentagin, Pentalgina, *Pentazocin***, Penzin, Sosegon, Sosenyl, Sosigon, Sossegon, Talwin, Talwinsup, Talwintab, Win 20228

V Analgeticum

*4075* *(3384)* $C_{19}H_{27}NO_2$

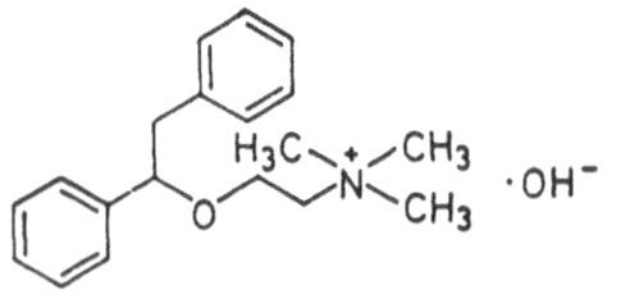


*N,N,N*-Trimethyl-2-(1,2-diphenylethoxy)-ethyl-ammoniumhydroxid = *N,N,N*-Trimethyl-2-(1,2-diphenylethoxy)ethanaminiumhydroxid (●)

H Bromid (15585-70-3)

S *Bibenzoniumbromid***, Bractos, ES 132, Lisibex, LOM-tussis, Lysbex, Lysibex, Lysobex, Medipectol, OM-tussic, OM-tussis, Rea-tos, Sedobex, Thoragol, Tussibex, Tussis-OM

V Antitussivum

---

*4076* *(3385)* $C_{19}H_{27}NO_3$
58-46-8

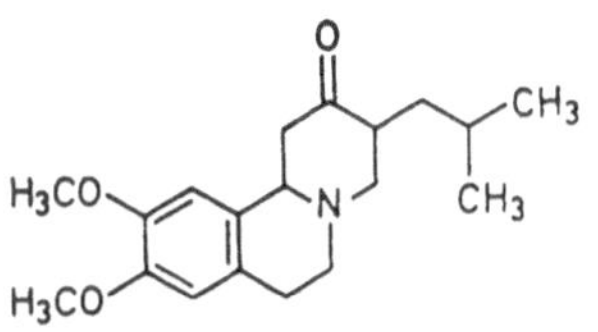


1,2,3,4,6,7-Hexahydro-3-isobutyl-9,10-dimethoxy-11b*H*-benzo[*a*]chinolizin-2-on = 1,3,4,6,7,11b-Hexahydro-9,10-dimethoxy-3-(2-methylpropyl)-2*H*-benzo[*a*]chinolizin-2-on (●)

H Methansulfonat (804-53-5)

S Nitoman, Regulin „Takeda", Ro 1-9569, Rubigen, *Tetrabenazinmesilat***

V Antipsychoticum, Neurolepticum

---

*4077* $C_{19}H_{27}NO_4$
28598-08-5

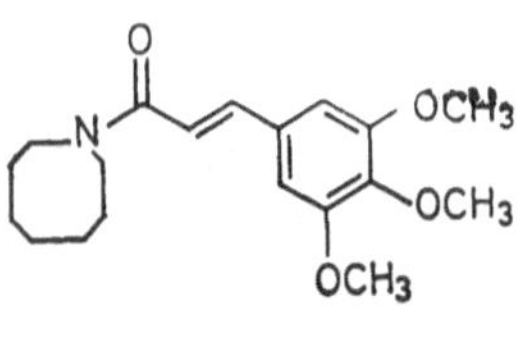


Octahydro-1-(3,4,5-trimethoxycinnamoyl)-azocin = Octahydro-1-[1-oxo-3-(3,4,5-trimethoxyphenyl)-2-propenyl]azocin (●)

S *Cinoctramid***

V Tranquillizer

*4078* *(156 N)* $C_{19}H_{27}NO_4$
3176-03-2

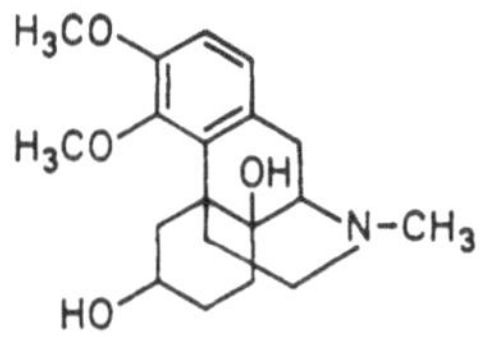


3,4-Dimethoxy-17-methylmorphinan-6β,14-diol = 14-Hydroxydihydro-6β-thebainol-4-methyläther = (6β)-3,4-Dimethoxy-17-methylmorphinan-6,14-diol (●)

S *Drotebanol***, Metebanyl, Methebanyl, *Oxymethebanol*, RAM 327

V Antitussivum, Analgeticum

---

*4079* *(3386)* $C_{19}H_{27}NO_4$
470-68-8

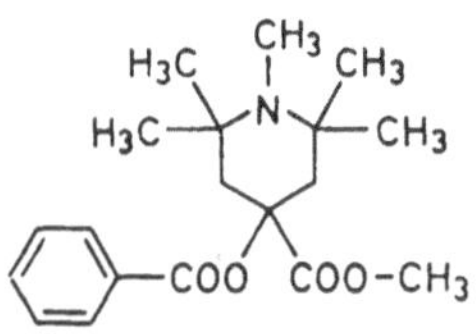


4-(Benzoyloxy)-1,2,2,6,6-pentamethyl-4-piperidincarbonsäuremethylester (●)

H Hydrochlorid

S Alphacain, α-Eucain, Eucain (A)

V Lokalanästheticum

---

*4080* *(3387)* $C_{19}H_{27}NO_4S$

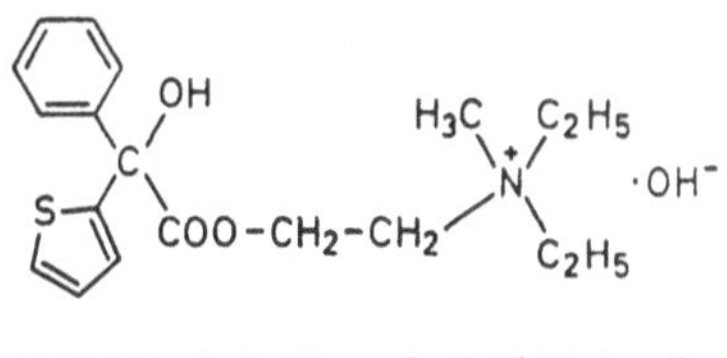


*N,N*-Diethyl-*N*-methyl-*N*-[2-(α-phenyl-2-thiophenglycoloyloxy)-ethyl]-ammoniumhydroxid = *N,N*-Diethyl-2-[(hydroxyphenyl-2-thienylacetyl)oxy]-*N*-methylethanaminiumhydroxid (●)

H Bromid (17692-63-6)

S Nibitor, *Oxitefoniumbromid***, *Oxytéfoniumbromid*

V Spasmolyticum

*4081* *(3388)* $C_{19}H_{27}N_3O_4S$
10004-67-8

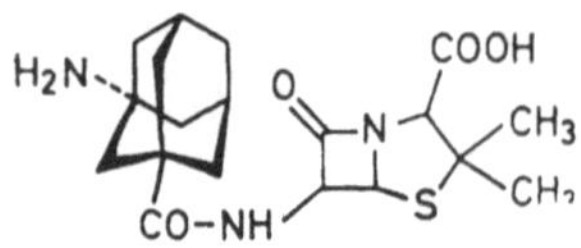

6-(3-Amino-1-adamantancarboxamido)-3,3-dimethyl-7-oxo-4-thia-1-azabicyclo[3.2.0]heptan-2-carbonsäure = 6-(3-Amino-1-adamantancarboxamido)-penicillansäure = [2*S*-(2α,5α,6β)]-6-[(3-Aminotricyclo[3.3.1.1$^{3,7}$]dec-1-ylcarbonyl)amino]-3,3-dimethyl-7-oxo-4-thia-1-azabicyclo[3.2.0]heptan-2-carbonsäure (●)

S *Amantocillin***

V Antibioticum

---

*4082* *(3389)* $C_{19}H_{28}ClN_3$
85-10-9

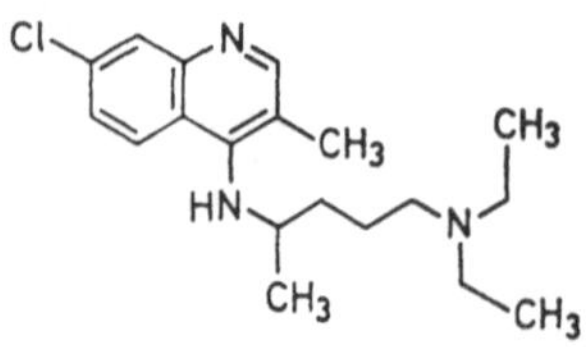

7-Chlor-4-(4-diethylamino-1-methylbutylamino)-3-methylchinolin = *N*⁴-(7-Chlor-3-methyl-4-chinolinyl)-*N*¹,*N*¹-diethyl-1,4-pentandiamin (●)

S *Methylchloroquin*, Nivaquine C, 3038 R.P., Santochin, Santoquine, S.N. 6911, Sontochin, Sontoquine

V Malariachemotherapeuticum

---

*4083* *(3390)* $C_{19}H_{28}Cl_2N_2O_3$
3568-16-9

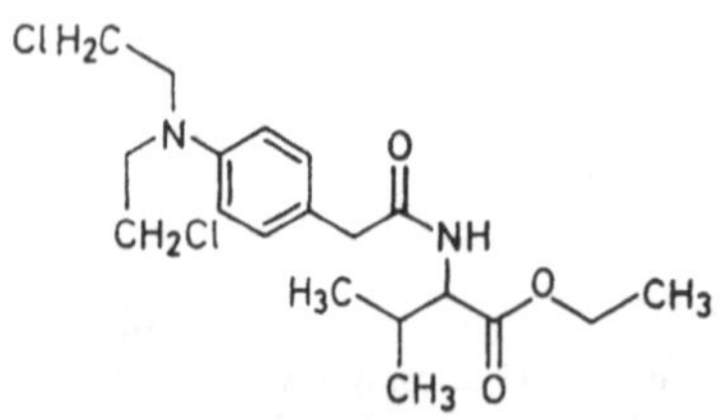

*N*-[*p*-Bis-(β-chlorethyl)-aminophenylacetyl]-valinethylester = *N*-[[4-[Bis(2-chlorethyl)amino]phenyl]acetyl]valinethylester (●)

S Phenaline

V Cytostaticum

---

*4084* *(3391)* $C_{19}H_{28}Cl_2N_2O_3S$
3819-34-9

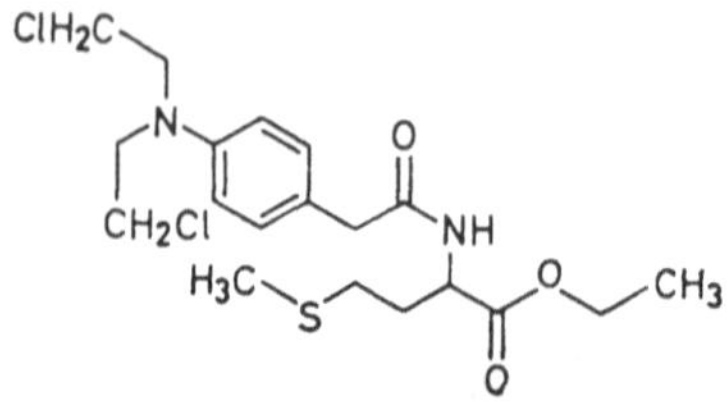

*N*-[*p*-Bis-(β-chlorethyl)-aminophenylacetyl]-methioninethylester = *N*-[[4-[Bis(2-chlorethyl)-amino]phenyl]acetyl]-L-methioninethylester (●)

S Fenamet, Phenamet

V Cytostaticum

---

*4085* *(3392)* $C_{19}H_{28}N_2$
1228-02-0

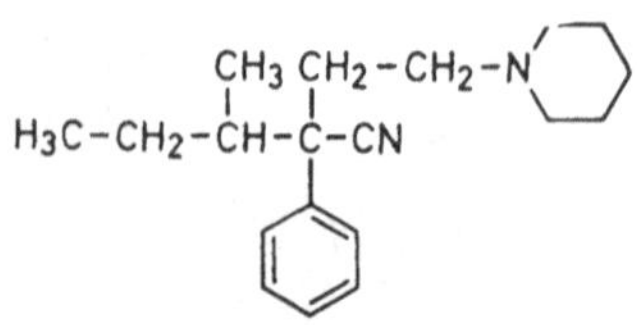

3-Methyl-2-phenyl-2-(2-piperidinoethyl)-valeronitril = α-*sek*.-Butyl-α-phenyl-4-piperidinobutyronitril = α-(1-Methylpropyl)-α-phenyl-1-piperidinbutannitril (●)

H Hydrochlorid (53198-87-1)

S Eurazyl, R 154

V Analgeticum, Spasmolyticum

---

*4086* *(3393)* $C_{19}H_{28}N_2$
5560-72-5

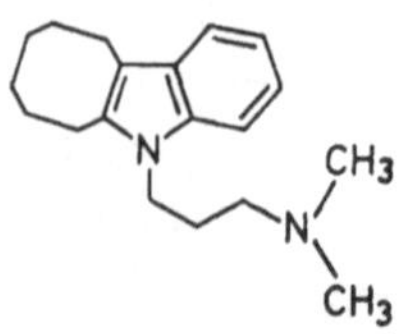

5-(3-Dimethylaminopropyl)-6,7,8,9,10,11-hexahydro-5*H*-cyclooct[*b*]indol = 6,7,8,9,10,11-Hexahydro-*N*,*N*-dimethyl-5*H*-cyclooct[*b*]indol-5-propanamin (●)

H Hydrochlorid (20432-64-8)

S E-330, Galatur, *Iprindolhydrochlorid***, *Pramindolhydrochlorid*, Prindol, Prondol, Sprindol, Tertran, Wy-3263-HCl

V Antidepressivum

*4087* *(3394)* $C_{19}H_{28}N_2O$

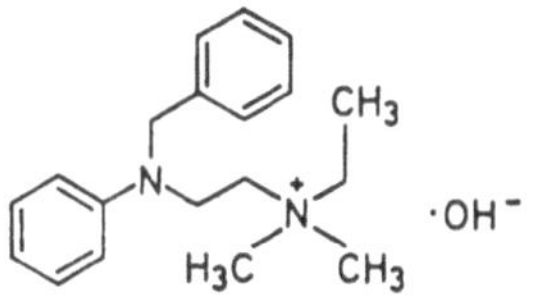


*N*-Ethyl-*N*,*N*-dimethyl-2-(*N*-benzylanilino)-ethylammoniumhydroxid = *N*-Benzyl-*N*-(β-dimethylaminoethyl)-anilinethylhydroxid = *N*-Ethyl-*N*,*N*-dimethyl-2-[phenyl(phenylmethyl)amino]ethanaminiumhydroxid (●)

H Bromid (13928-80-8)

S Dispasmol

V Spasmolyticum

---

*4088* $C_{19}H_{28}N_2O_3$
25331-92-4

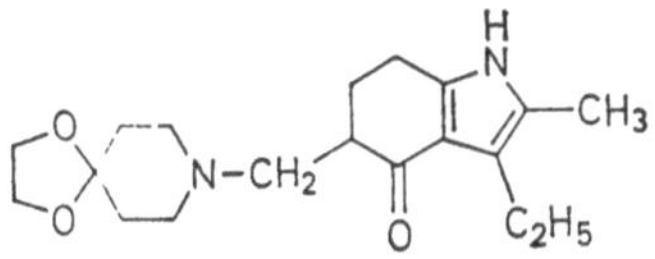


5-[(1,4-Dioxa-8-azaspiro[4.5]dec-8-yl)methyl]-3-ethyl-6,7-dihydro-2-methyl-1*H*-indol-4(5*H*)-on (●) = 3-Ethyl-6,7-dihydro-2-methyl-5-(4,4-ethylendioxypiperidinomethyl)-indol-4(5*H*)-on

S AL-1612

V Antipsychoticum, Antiemeticum

---

*4089* *(3395)* $C_{19}H_{28}O_2$
58-22-0

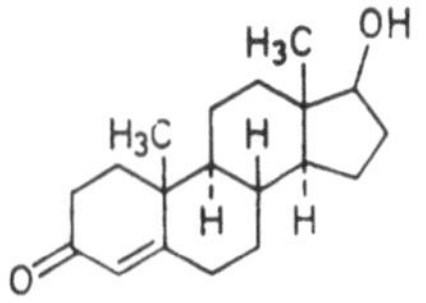


17β-Hydroxy-4-androsten-3-on = $\Delta^4$-Androsten-17β-ol-3-on = (17β)-17-Hydroxyandrost-4-en-3-on (●)

H vgl. auch Nrr. 4109, 4442, 4738, 5014, 5160, 5198, 5278, 5406, 5538, 5547, 5595, 5616, 5619, 5674, 5705, 5860, 5931, 6010

S Androgen, Androlan aqueous, Androlin, Andronaq, Androtest, Andrusol, Aqua-Testerone, Aquaviron, Cristaviron, Dep-Androle, Depotest „Hyrex", Enarmon, Harvogen, Homogene-S, Homosteron, Hydrotest, Malerone, Malestrone, Malogen aqueous inj., Malotrone, Mertestate, Naga-Hormo-M, Nendron, Neo-Hombreol F, Neotestis, NSC-9700, Oreton F, Orquisteron, Pan-Test, Perandren, Primoniat T, Primotest T, Primoteston T, Proviron T, Rektandron, Stérandryl, Sterotate, Strong-Lar, Synandrets, Synandrol F, Synandrulin, Telipex-Lösung, Tesamone, Tes-Hol „Z", Teslen, Tesone, Testadenos, Testahomen T, Testandrone, Testaqua, Testeplex Aq. inj., *Testikelhormon*, Testoban, Testobase Aqueous, Testodrin-lösning, Testopropon, Testoral „Organon", Testorona-Tropfen, Testosir, Testosteroid, *Testosteron***, Testovena, Testoviron T, Testraq, Testro-Med, Testrone, Testryl, Virex, Virormone, Virosterone, Virotest Mariatherma

V Testishormon

---

*4090* *(3396)* $C_{19}H_{28}O_2$
53-43-0

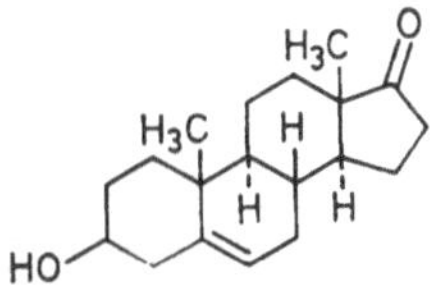


3β-Hydroxy-5-androsten-17-on = $\Delta^5$-Androsten-3β-ol-17-on = *trans*-Dehydroandrosteron = (3β)-3-Hydroxyandrost-5-en-17-on (●)

H auch Ester
vgl. auch Nr. 5548

S Astenile, Cetovister, 17-Chetovis, Deandros, *Dehydroandrosteron*, *Dehydroepiandrosteron*, *Dehydroisoandrosteron*, DHA, DHEA, Diandron, Hormobagó, 17-Hormoforin, 17-Ketovis, Mentalormon, *Prasteron**, Psicosterone

V Psychotropicum (physiologische Vorstufe der Sexualhormone)

*4091* (3397) $C_{19}H_{28}O_2$
514-61-4

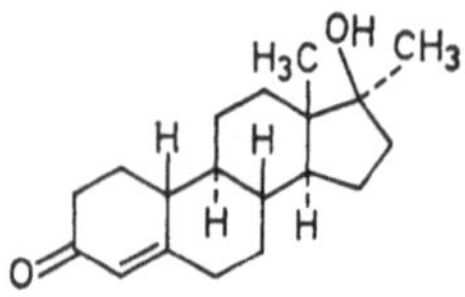

17β-Hydroxy-17α-methyl-4-östren-3-on = 17α-Methyl-17β-hydroxy-3-oxo-4-östren = (17β)-17-Hydroxy-17-methylöstr-4-en-3-on (●)

S Lutenin, Matronal, Metalutin, Methalutin, *Methylnortestosteron*, *Methyloestrenolon*, *Normethandrolone*, *Normethandrone*, *Normethisterone*, Orgasteron, Orosteron

V Gestagen

---

*4092* (3398) $C_{19}H_{28}O_2$
3570-10-3

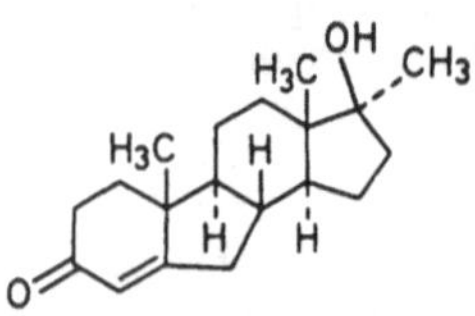

17β-Hydroxy-17α-methyl-B-nor-4-androsten-3-on = 17α-Methyl-B-nortestosteron = (17β)-17-Hydroxy-17-methyl-*B*-norandrost-4-en-3-on (●)

S *Benorteron***, FC-612, SKF 7690

V Antiandrogen

---

*4093* (3399) $C_{19}H_{29}JO_2$
99-79-6

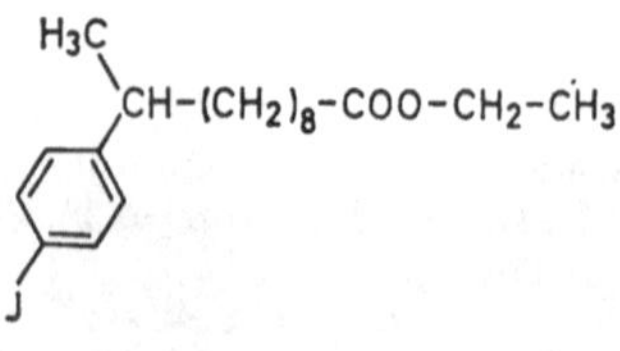

Ethyl-10-(*p*-jodphenyl)-undecanoat = 10-(*p*-Jodphenyl)-undecansäureethylester = 4-Jod-ι-methylbenzendecansäureethylester (●)

H auch Mischung mit Isomeren (1320-11-2)

S Ethiodan, *Iofendylat***, *Iophendylate*, *Jofendylatum*, Mulsopaque, Myelodil, Myodil, Neurotrast, Pantopaque

V Röntgenkontrastmittel zur Myelographie

---

*4094* (3400) $C_{19}H_{29}NO$
77-39-4

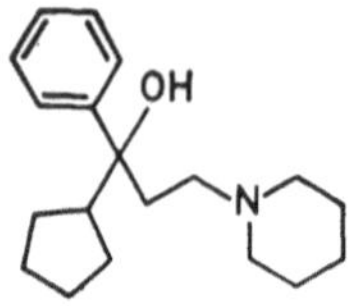

1-Cyclopentyl-1-phenyl-3-piperidinopropan-1-ol = α-Cyclopentyl-α-phenyl-1-piperidinpropanol (●)

H Hydrochlorid (126-02-3)

S *Cicrimin*, *Cycriminhydrochlorid***, Pagitane, Verbindung 08958

V Antiparkinsonmittel

---

*4095* (3401) $C_{19}H_{29}NO$
77-37-2

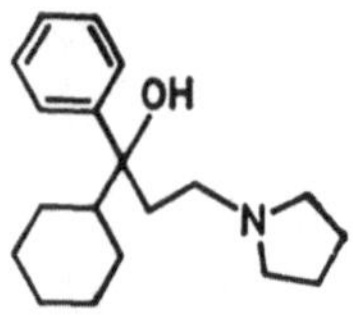

1-Cyclohexyl-1-phenyl-3-pyrrolidinopropan-1-ol = α-Cyclohexyl-α-phenyl-1-pyrrolidinpropanol (●)

H Hydrochlorid (1508-76-5)

S Kemadren, Kemadrin, Metanin, Osnervan, *Prociclidina*, Procyclid, *Procyclidinhydrochlorid***

V Antiparkinsonmittel

---

*4096* (3402) $C_{19}H_{29}NO_2$
5662-89-5

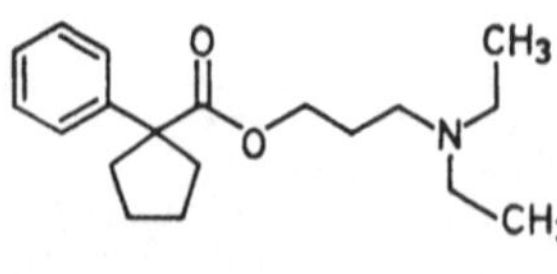

1-Phenylcyclopentancarbonsäure-3-(diethylamino)propylester (●)

H Hydrochlorid (3613-69-2)

S Cipenam, Cypenam, ITOX 3808, Tsipenam

V Antikonvulsivum

*4097* $C_{19}H_{29}NO_2$
3670-69-7

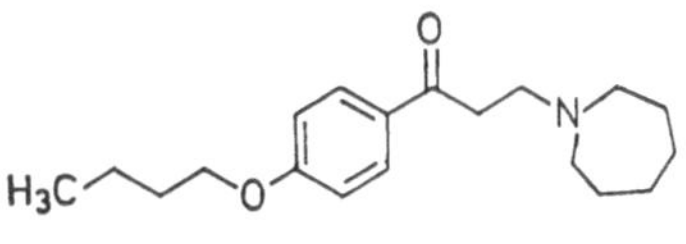

β-(Perhydroazepin-1-yl)-*p*-butoxypropiophenon = β-*N*-Hexamethylenimino-*p*-butoxypropiophenon = 1-(4-Butoxyphenyl)-3-(hexahydro-1*H*-azepin-1-yl)-1-propanon (●)

S TG-17

V Antiarrhythmicum

---

*4098* *(3403)* $C_{19}H_{29}NO_3$
52 109-93-0

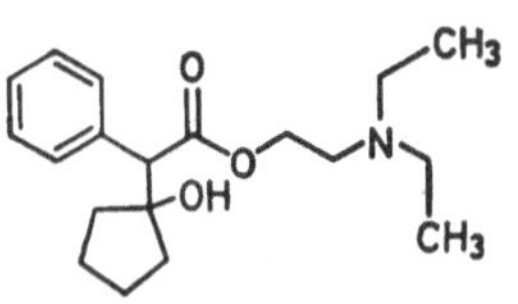

α-(1-Hydroxycyclopentyl)-phenylessigsäure-β-diethylaminoethylester = α-(1-Hydroxycyclopentyl)-benzenessigsäure-2-(diethylamino)ethylester (●)

H Hydrochlorid

S *Cyclodrinum hydrochloricum*, Cyclopent, G.T. 92, *Zyklodrinhydrochlorid*

V Spasmolyticum, Mydriaticum

---

*4099* *(3404)* $C_{19}H_{29}NO_3$
55 837-15-5

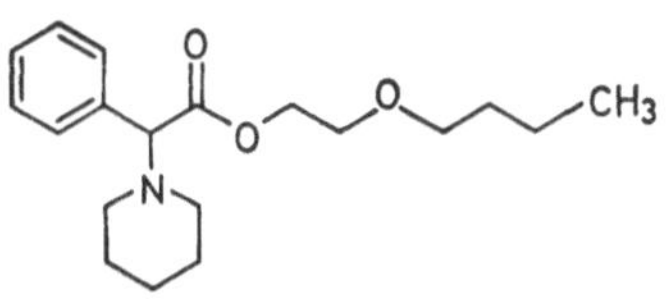

2-Phenyl-2-piperidinoessigsäure-β-butoxyethylester = α-Phenyl-1-piperidinessigsäure-2-butoxyethylester (●)

H Hydrobromid

S *Butopiprinhydrobromid***, Laucalon, LD 2351, Rutacel, Taci-Bex

V Antitussivum

---

*4100* *(3405)* $C_{19}H_{29}NO_4$

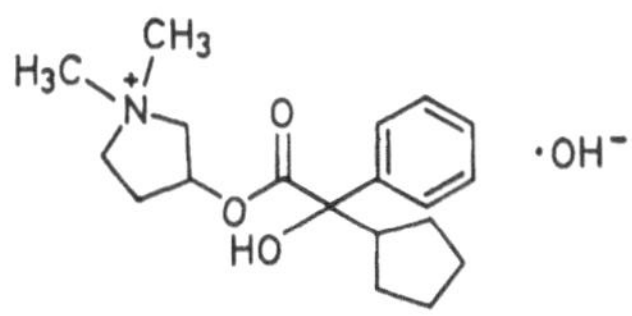

3-(α-Cyclopentylmandeloyloxy)-1,1-dimethylpyrrolidiniumhydroxid = 1,1-Dimethyl-3-hydroxypyrrolidiniumhydroxid-α-cyclopentylmandelat = 3-[(Cyclopentylhydroxyphenylacetyl)oxy]-1,1-dimethylpyrrolidiniumhydroxid (●)

H Bromid (596-51-0)

S AHR-504, Asecryl, Gastrodyn, *Glycopyrrolate*, *Glycopyrroniumbromid***, Nodapton, Robanul, Robinal, Robinul, Tarodyl, Tarodyn

V Anticholinergicum

---

*4101* $C_{19}H_{29}NO_4$

*erythro*-3-Hydroxy-1,1-dimethylpyrrolidiniumhydroxid-α-cyclopentylmandelat = (*R**,*S**)-3-[(Cyclopentylhydroxyphenylacetyl)oxy]-1,1-dimethylpyrrolidiniumhydroxid (●)

H Bromid (53 808-86-9)

S *Ritropyrroniumbromid***

V Anticholinergicum

---

*4102* *(3406)* $C_{19}H_{29}NO_4$
35 507-03-0

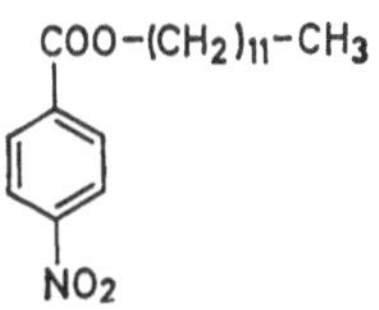

Dodecyl-*p*-nitrobenzoat = 4-Nitrobenzoesäuredodecylester (●)

S Amonal

V Chemotherapeuticum

*4103* *(3407)* $C_{19}H_{29}NO_4$
14436-50-1

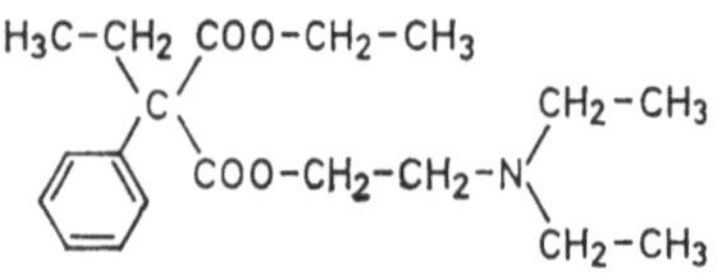

Ethyl-(2-diethylaminoethyl)-2-ethyl-2-phenylmalonat = 2-Ethyl-2-phenylmalonsäuremonoethylmono-(2-diethylaminoethyl)-ester = Ethylphenylpropandisäure-2-(diethylamino)ethylethylester (●)

S PHEM

V anti-Tremorin-wirksam

---

*4104* $C_{19}H_{29}NO_5$
36121-13-8

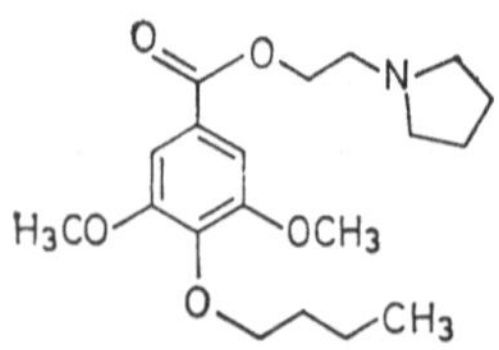

4-Butoxy-3,5-dimethoxybenzoesäure-2-(1-pyrrolidinyl)ethylester (●)

S *Burodilin**, Vasopentol

V Spasmolyticum

---

*4105* $C_{19}H_{29}NO_5$
52365-63-6

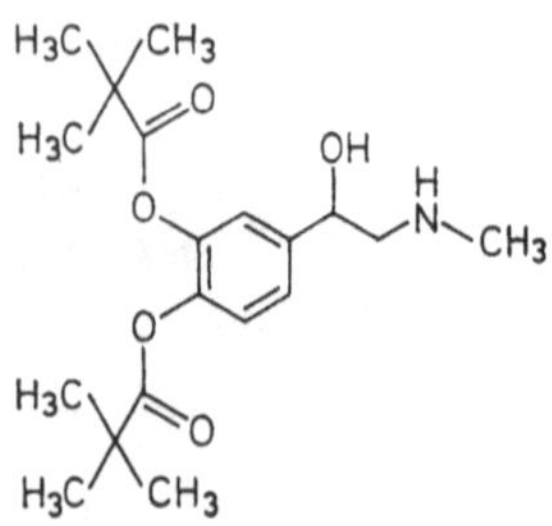

4-(1-Hydroxy-2-methylamino)-*o*-phenylendipivalat = (±)-2,2-Dimethylpropansäure-4-[1-hydroxy-2-(methylamino)ethyl]-1,2-phenylenester (●)

S *Adrenalindipivalat*, DPE, *Pro-Epinephrin*

V Sympathicomimeticum

*4106* *(3408)* $C_{19}H_{29}N_3O$
491-92-9

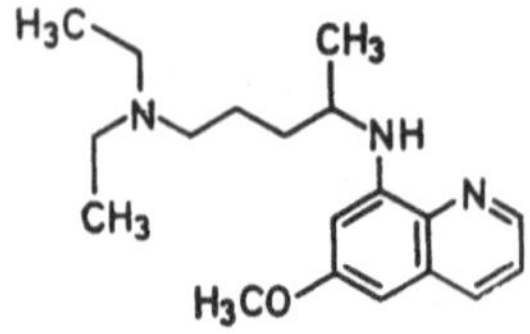

8-(4-Diethylamino-1-methylbutylamino)-6-methoxychinolin = $N^1$,$N^1$-Diethyl-$N^4$-(6-methoxy-8-chinolinyl)-1,4-pentandiamin (●)

H Salz der 1,1'-Methylenbis-(2-hydroxy-3-naphthoesäure) = Embonat (635-05-2)

S Aminoquin, Beprochin, Gamefar, Gametocid, Oxypentyl simplex, *Pamachin*, *Pamaquin***, Plasmochin, Plasmokin, Plasmoquin, Praequine, Prequine, Proechin, Quipenyl, S. N. 971, Trobochine

V Malariachemotherapeuticum

---

*4107* $C_{19}H_{29}N_3O_2$
31386-24-0

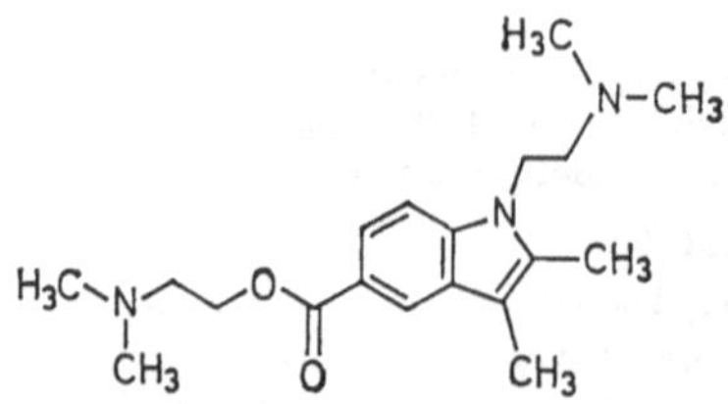

2-(Dimethylamino)-ethyl-{1-[2-(dimethylamino)-ethyl]-2,3-dimethylindol-5-carboxylat} = 1-[2-(Dimethylamino)ethyl]-2,3-dimethyl-1*H*-indol-5-carbonsäure-2-(dimethylamino)ethylester (●)

S *Amindocat***, Diamind

V Serotoninantagonist

---

*4108* *(3409)* $C_{19}H_{29}N_3O_4$

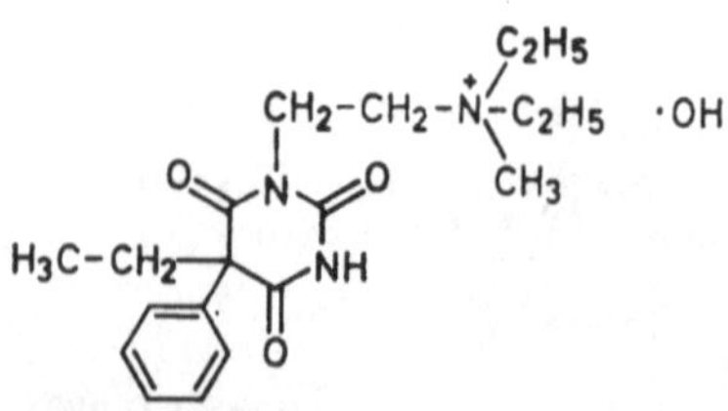

*N*,*N*-Diethyl-*N*-methyl-2-(5-ethyl-2,4,6-trioxo-5-phenylhexahydropyrimidin-1-yl)-ethylammoniumhydroxid = 1-(β-Diethylaminoethyl)-5-ethyl-5-phenylbarbitursäure-*N'*-methylhydroxid = *N*,*N*,5-Triethylhexahydro-*N*-methyl-2,4,6-trioxo-5-phenyl-1-pyrimidinethanaminiumhydroxid (●)

H Jodid **(6191-48-6)**

S *Barbetonii iodidum*, CS 11, Defenale

V Anticholinergicum (gegen Ulcus pepticum)

---

*4109* *(3410)* $C_{19}H_{29}O_5P$

**1242-14-4**

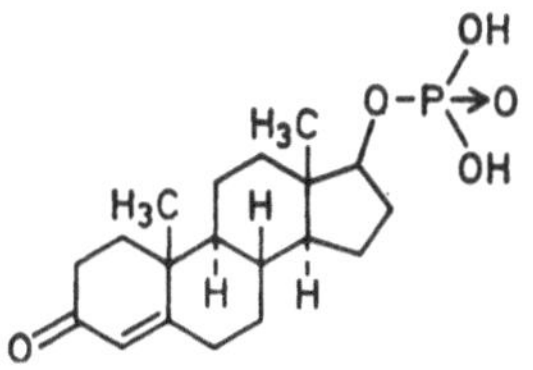

3-Oxo-4-androsten-17β-yldihydrogenphosphat = 17β-Hydroxy-4-androsten-3-on-17-dihydrogenphosphat = (17β)-17-(Phosphonooxy)androst-4-en-3-on (●)

S Telipex aquosum, *Testosteronphosphat*

V Androgen

---

*4110* *(3411)* $C_{19}H_{30}N_2O_2$

**479-81-2**

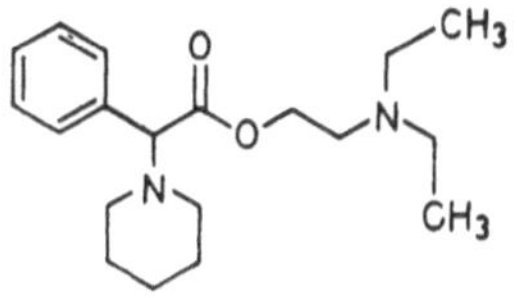

α-Phenylpiperidinoessigsäure-β-diethylaminoethylester = α-Phenyl-1-piperidinessigsäure-2-(diethylamino)ethylester (●)

H auch Dihydrochlorid **(2691-46-5)**

S *Bietamiverin***, *Diétamiverine*, Fine-Dol, Novosparol, Paparid, Sparine „Tokyo Tanabe", Spasmaparid, Spasmisolvina, Spasmo-Paparid, Tripaverin

V Spasmolyticum

*4111* $C_{19}H_{30}N_2O_2$

**24671-26-9**

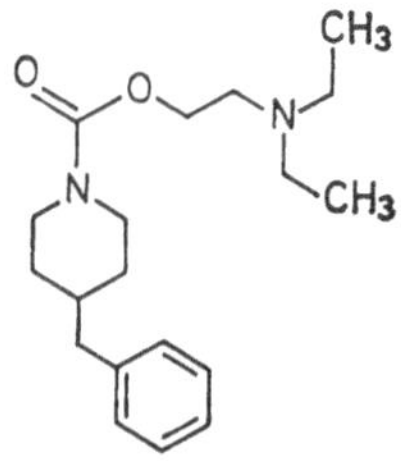

4-Benzyl-1-piperidincarbonsäure-2-diethylaminoethylester = 4-(Phenylmethyl)-1-piperidincarbonsäure-2-(diethylamino)ethylester (●)

S *Benrixat***

V Antiarrhythmicum

---

*4112* *(3412)* $C_{19}H_{30}N_2O_2$

**54063-28-4**

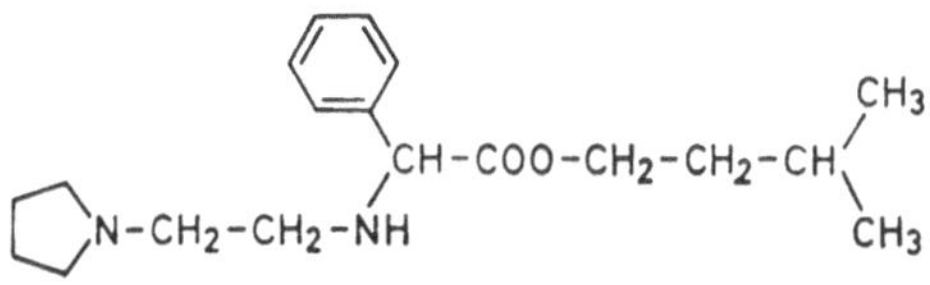

α-Phenyl-α-[2-(1-pyrrolidinyl)-ethylamino]-essigsäureisopentylester = α-[[2-(1-Pyrrolidinyl)ethyl]-amino]benzenessigsäure-3-methylbutylester (●)

S *Camiverin***, Sanaspasmina

V Spasmolyticum

---

*4113* *(3413)* $C_{19}H_{30}N_2O_3$

**4551-59-1**

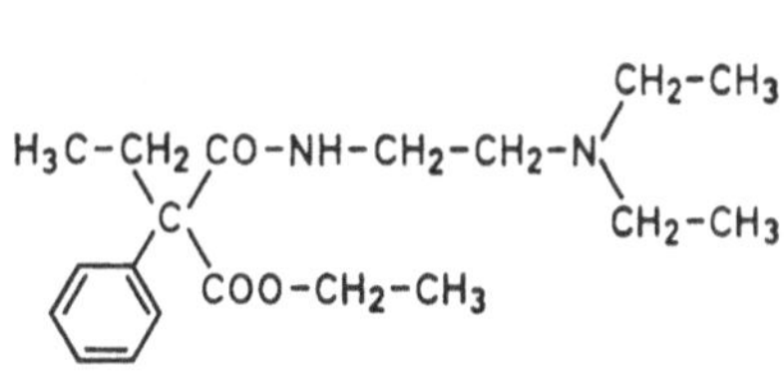

*N*-(2-Diethylaminoethyl)-2-ethyl-2-phenylmalonamidsäureethylester = Phenylethylmalonsäure-monoethylester-mono-β-diethylaminoethylamid = α-[[[2-(Diethylamino)ethyl]amino]carbonyl]-α-ethylbenzenessigsäureethylester (●)

S *Fenalamid**, *Phemamid*, SH 30858, Spasmamide (semplice)

V Spasmolyticum

*4114* $C_{19}H_{30}N_2O_4S$
50 656-94-5

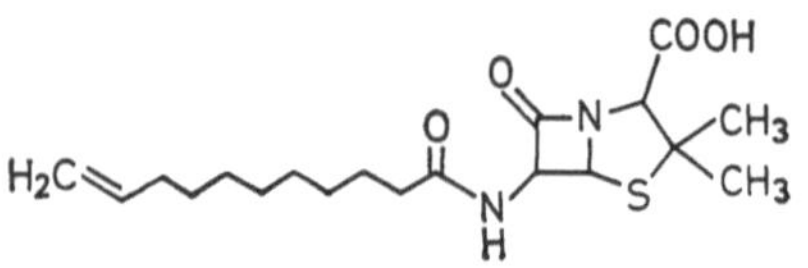

3,3-Dimethyl-7-oxo-6-(10-undecenamido)-4-thia-1-azabicyclo[3.2.0]heptan-2-carbonsäure = 6-(10-Undecenamido)-penicillansäure = [2*S*-(2α,5α,6β)]-3,3-Dimethyl-7-oxo-6-[(1-oxo-10-undecenyl)-amino]-4-thia-1-azabicyclo[3.2.0]heptan-2-carbonsäure (●)

S *Undecillin*

V Antibioticum

---

*4115* $C_{19}H_{30}N_2O_6S$
35 423-51-9

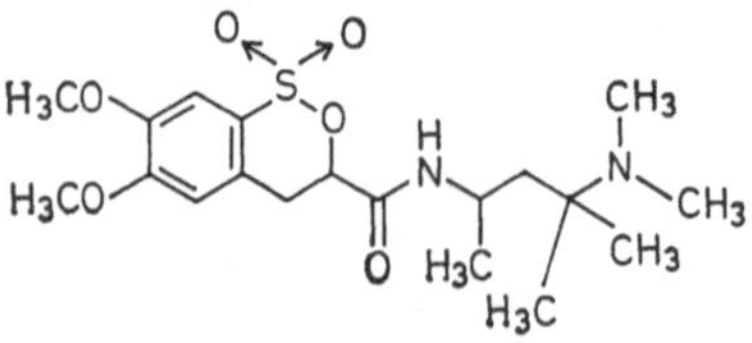

*N*-[3-(Dimethylamino)-1,3-dimethylbutyl]-6,7-dimethoxy-2,1-benzoxathian-3-carboxamid-1,1-dioxid = *N*-[3-(Dimethylamino)-1,3-dimethylbutyl]-3,4-dihydro-6,7-dimethoxy-2,1-benzoxathiin-3-carboxamid-1,1-dioxid (●)

S Impavido, *Tisocromid***

V Antidepressivum

---

*4116* (3414) $C_{19}H_{30}N_4O_3$

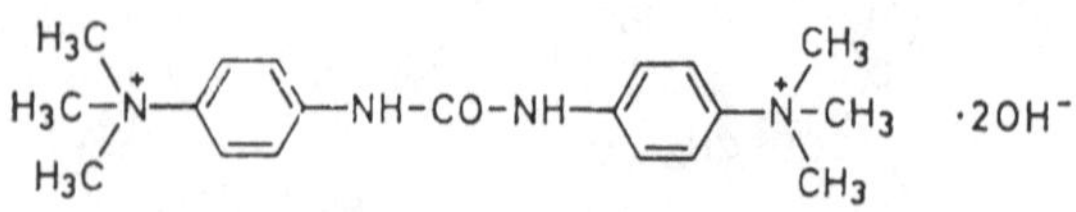

*p,p'*-Ureylen-bis-(phenyltrimethylammonium-hydroxid) = *N,N'*-Bis-(4-dimethylaminophenyl)-harnstoff-bis-methylhydroxid = 4,4'-(Carbonyl-diimino)bis[*N,N,N*-trimethylbenzenaminiumhydroxid] (●)

H Bis-methylsulfat (26 271-84-1)

S Hämosporidin, Hemosporidin, LP 2

V Chemotherapeuticum

---

*4117* (3415) $C_{19}H_{30}OS$
2363-58-8

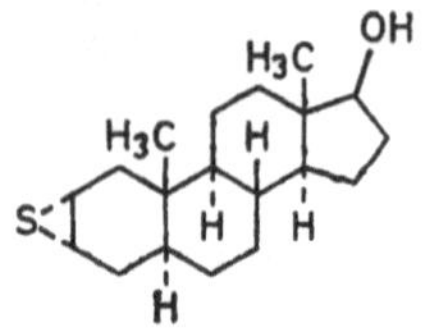

2α,3α-Epithio-5α-androstan-17β-ol = (2α,3α,5α,17β)-2,3-Epithioandrostan-17-ol (●)

S *Epithioandrostanol, Epitiostanol***, 10 275-S, Thiodrol „Shionogi“

V Antiöstrogen, Cytostaticum, Androgen

---

*4118* (3416) $C_{19}H_{30}O_2$
3642-89-5

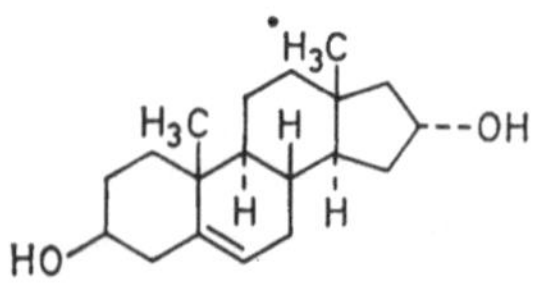

5-Androsten-3β,16α-diol = (3β,16α)-Androst-5-en-3,16-diol (●)

S Cetadiol

V Tranquillizer (zur Behandlung des Alkoholismus)

---

*4119* (3417) $C_{19}H_{30}O_2$
53-41-8

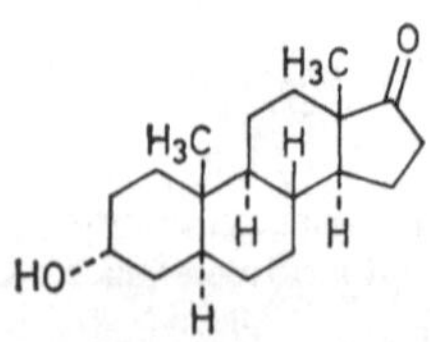

3α-Hydroxy-5α-androstan-17-on = Androstan-3α-ol-17-on = (3α,5α)-3-Hydroxyandrostan-17-on (●)

S Androkinine, Androtine, *Androsteron*

V Testishormon

*4120* *(3418)* $C_{19}H_{30}O_2$

**521-18-6**

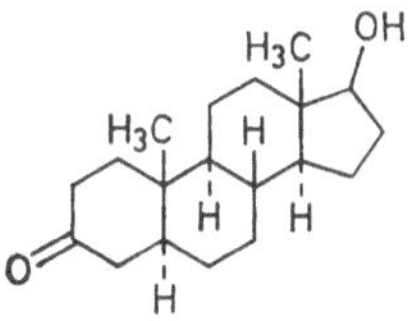

17β-Hydroxy-5α-androstan-3-on = Androstan-17β-ol-3-on = (5α,17β)-17-Hydroxyandrostan-3-on (●)

H vgl. auch Nrr. 5028, 5355, 5517, 5553

S Anabol-Tablinen, Anaboleen, Anabolex „Lloyd-Hamol", Anaprotin, *Androstanolon***, Apeton, Cristerona-MB, *Dihydrotestosteron*, L.G. 152, Neodrol, Pesomax, Protéina, Protona, Stanaprol, *Stanolone*, Stanorone

V Anabolicum (Testishormon)

---

*4121* *(3419)* $C_{19}H_{30}O_3$

**53-39-4**

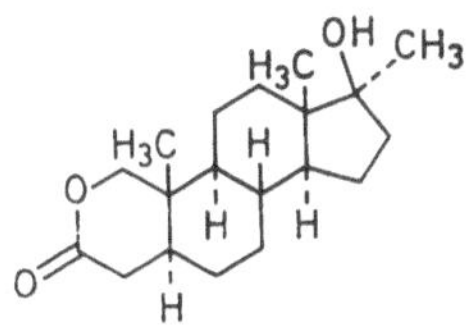

17β-Hydroxy-17α-methyl-2-oxa-5α-androstan-3-on = Dodekahydro-3-hydroxy-6-hydroxmethyl-3,3a,6-trimethyl-1*H*-benz[*e*]inden-7-essigsäure-δ-lacton = (5α,17β)-17-Hydroxy-17-methyl-2-oxa-androstan-3-on (●)

S Anavar, Antitriol, 8075 C.B., Lipidex, Lonavar, Lonovar, *Oxandrolon***, Protivar, SC-11585, Vasorome-Kowa

V Antilipämicum, Anabolicum

---

*4122* $C_{19}H_{30}O_5$

**51-03-6**

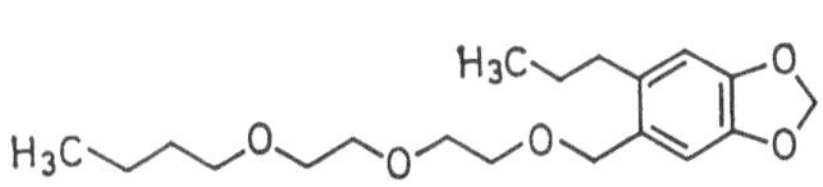

5-[[2-(2-Butoxyethoxy)ethoxy]methyl]-6-propyl-1,3-benzodioxol (●) = α-[2-(2-Butoxyethoxy)-ethoxy]-4,5-methylendioxy-2-propyltoluol = *O*-(4,5-Methylendioxy-2-propylbenzyl)-*O'*-butyldiethylenglykoläther

S Butacide, *Piperonyl Butoxide*

V Acaricid, Insekticid

*4123* *(3420)* $C_{19}H_{31}NO$

**2179-37-5**

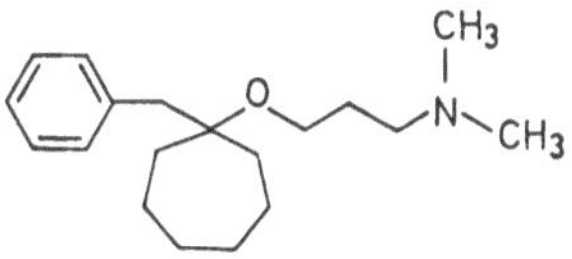

*N*,*N*-Dimethyl-3-(1-benzylcycloheptyloxy)-propylamin = 1-Benzyl-1-(3-dimethylaminopropoxy)-cycloheptan = *N*,*N*-Dimethyl-3-[[1-(phenylmethyl)cycloheptyl]oxy]-1-propanamin (●)

H Fumarat (1:1) **(14286-84-1)**

S Angiociclan, *Bencyclanfumarat***, DAN-991, Desoblit, Dilangio, Egyt-201, Fludilat, Flussema, Fluxema, Halidor, Ludilat, Vasodarkey

V Therapeuticum gegen Durchblutungsstörungen, Spasmolyticum, Ulcustherapeuticum

---

*4124* *(3421)* $C_{19}H_{31}NO_3$

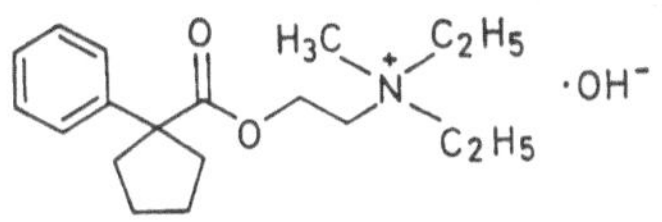

*N*,*N*-Diethyl-*N*-methyl-2-(1-phenylcyclopentancarbonyloxy)-ethylammoniumhydroxid = 1-Phenylcyclopentancarbonsäure-β-diethylaminoethylestermethylhydroxid = *N*,*N*-Diethyl-*N*-methyl-2-[[(1-phenylcyclopentyl)carbonyl]oxy]ethanaminiumhydroxid (●)

H Methylsulfat **(3690-66-2)**

S *Caramiphenmethylsulfomethylat*, Mepanit, Merpanit

V Cholinolyticum

---

*4125* *(3422)* $C_{19}H_{31}NO_3$

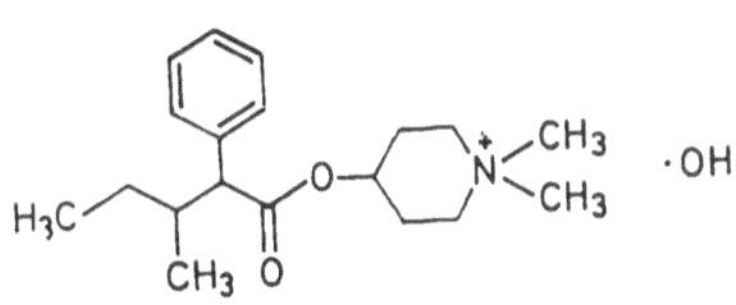

1,1-Dimethyl-4-(3-methyl-2-phenylvaleroyloxy)-piperidiniumhydroxid = (1-Methyl-4-piperidyl)-3-methyl-2-phenylvalerat-*N*-methylhydroxid = 1,1-

Dimethyl-4-[(3-methyl-1-oxo-2-phenylpentyl)oxy]-piperidiniumhydroxid (●)

H Methylsulfat (7681-80-3)

S AY-5810, Crilin, Crylène, Hycholin, *Pentapiperidmetilsulfat*, *Pentapiperiummetilsulfat***, Perium, Quilene, *Valpipamatmethylsulfat*

V Anticholinergicum, Spasmolyticum

---

*4126* *(157 N)* $C_{19}H_{31}NO_4$

14817-09-5

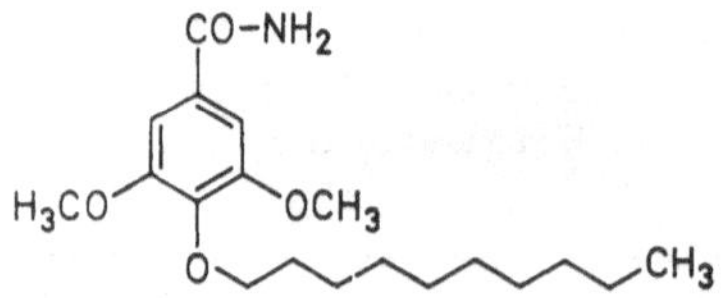

4-(Decyloxy)-3,5-dimethoxybenzamid (●)

S *Decimemid***, Denegyt, Egyt-1050, V-285

V Antiepilepticum, Spasmolyticum

---

*4127* *(3423)* $C_{19}H_{32}N_2O_2$

54-30-8

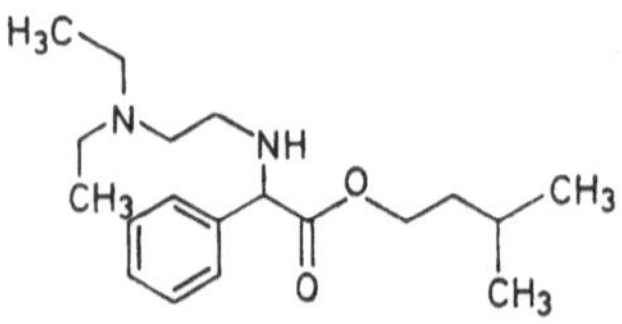

*N*-(2-Diethylaminoethyl)-phenylglycinisopentylester = α-[*N*-(β-Diethylaminoethyl)-amino]-phenylessigsäureisoamylester = α-[[2-(Diethylamino)-ethyl]amino]benzenessigsäure-3-methylbutylester (●)

H Hydrochlorid (5892-41-1)

S *Acamylophenin*, Adopon, Avacan, Avadyl, Belosin, *Camylofinhydrochlorid***, Fisiozim, Licosin, Navadyl, Novospasmina, Rugo, Sintespasmil, Spasmocan, Tospasmol

V Spasmolyticum

---

*4128* *(3424)* $C_{19}H_{32}N_2O_2S$

13957-60-3

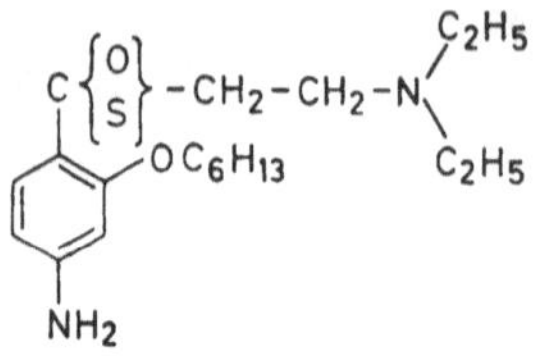

4-Amino-2-hexyloxythiobenzoesäure-β-diethylaminoethylester = 4-Amino-2-(hexyloxy)benzencarbothiosäure-*O*-[2-(diethylamino)ethylester] (●)

S *Hexothiocaine*, Largacaine, Mocaton, Onocaine

V Lokalanästheticum, Antipruriginosum

---

*4129* *(3425)* $C_{19}H_{32}N_2O_3$

53352-75-3

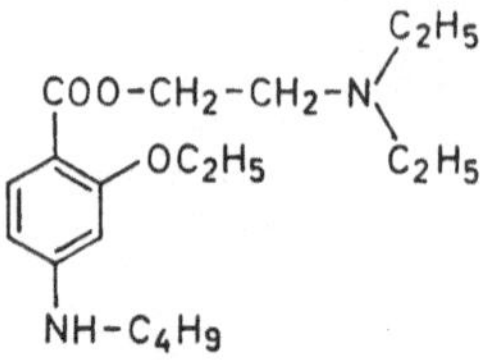

4-(Butylamino)-2-ethoxybenzoesäure-2-(diethylamino)ethylester (●)

H Hydrochlorid

S Gynodal, Prusocain

V Schleimhautanästheticum

---

*4130* *(3426)* $C_{19}H_{32}N_2O_3$

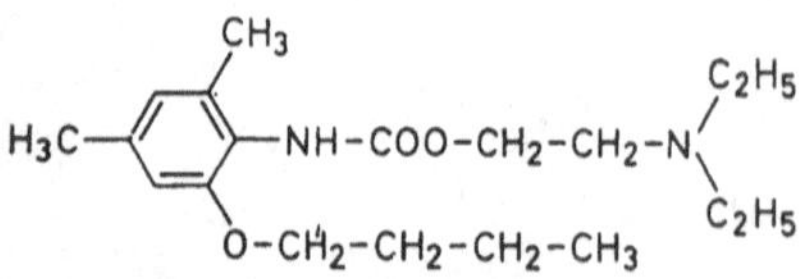

2-*n*-Butoxy-4,6-dimethylcarbanilsäure-β-diethylaminoethylester = (2-Butoxy-4,6-dimethylphenyl)carbamidsäure-2-(diethylamino)ethylester (●)

H Hydrochlorid

S LAC-18

V Lokalanästheticum

*4131* (3427) $C_{19}H_{32}N_2O_4$

3818-62-0

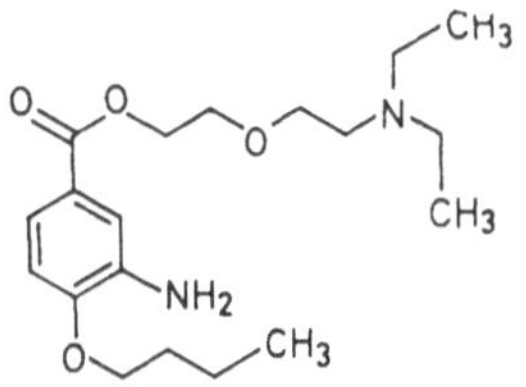

3-Amino-4-butoxybenzoesäure-2-[2-(diethylamino)ethoxy]ethylester (●)

H Hydrochlorid (5003-47-4)

S *Betoxicaini chloridum, Betoxycainhydrochlorid***, Millicaine, Posicaine

V Lokalanästheticum

*4132* (3428) $C_{19}H_{32}O_2$

1852-53-5

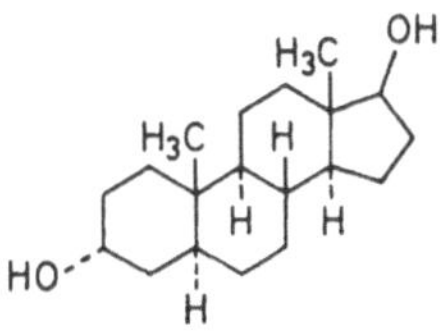

5α-Androstan-3α,17β-diol = (3α,5α,17β)-Androstan-3,17-diol (●)

S Adiol, *Androstandiol, Dihydroandrosteron*, Hombreol

V Androgen

*4133* (3429) $C_{19}H_{33}N$

3626-67-3

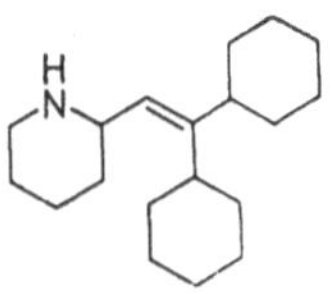

2-(2,2-Dicyclohexylvinyl)-piperidin = 2-(2,2-Dicyclohexylethenyl)piperidin (●)

S *Hexadilin***, *Hexadylamin*, MRL-38

V Coronarvasodilatans

*4134* (158 N) $C_{19}H_{33}NO_2$

18966-39-7

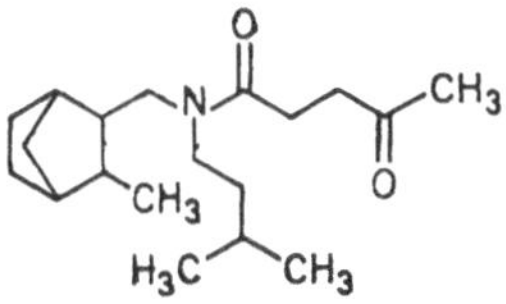

*N*-(3-Methylbutyl)-*N*-(3-methylnorborn-2-ylmethyl)-lävulinamid = *N*-[(3-Methylbicyclo[2.2.1]-hept-2-yl)methyl]-*N*-(3-methylbutyl)-4-oxopentanamid (●)

S Bornamid, *Pentanobornamid*, SIR 93

V Spasmolyticum

*4135* (3430) $C_{19}H_{33}NO_2$

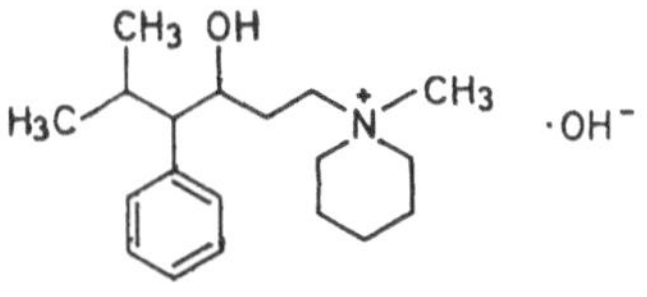

1-(3-Hydroxy-5-methyl-4-phenylhexyl)-1-methylpiperidiniumhydroxid (●) = 5-Methyl-4-phenyl-1-piperidinohexanol-(3)-methylhydroxid

H Bromid (520-20-7)

S Compound 1575, Darstin(e), *Mepiperphenidol*, Mepiperphenidyl, Piperphenamine, *Piperphenidolmethylbromid*

V Anticholinergicum

*4136* (3431) $C_{19}H_{33}NO_3$

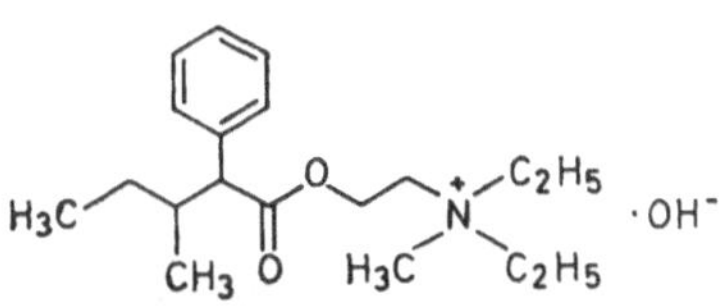

*N,N*-Diethyl-*N*-methyl-2-(3-methyl-2-phenylvaleryloxy)-ethylammoniumhydroxid = α-Phenyl-β-methylvaleriansäure-β′-diethylaminoethylestermethylhydroxid = *N,N*-Diethyl-*N*-methyl-2-[(3-methyl-1-oxo-2-phenylpentyl)oxy]ethanaminiumhydroxid (●)

H Bromid (90-22-2)

S Barespan, Baretaval, Beruhgen, Cranfupan, Elist, Epidosan, Epidosin, Funapan V, Kaichyl, Letamate, Murel, Panmate, Pastan, Release-V, Resitan, S 78, Shikitan, Spantrin, Study, Ulban-Q, Valate, Valemate, Valemeton, Valethalin, *Valethamatbromid*, Valethamin, Velamate

V Spasmolyticum

---

*4137* *(3432)* $C_{19}H_{33}NO_3$

799-25-7

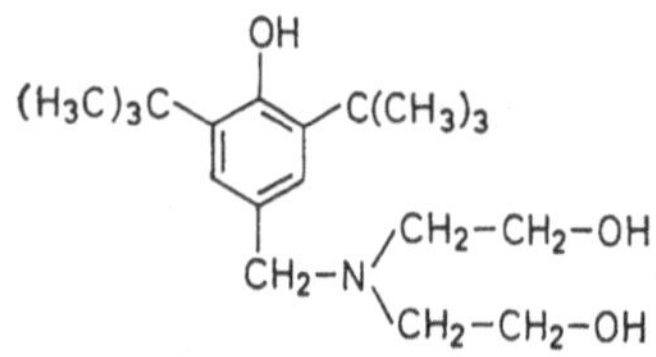

4-[*N*-Bis-(β-hydroxyethyl)-aminomethyl]-2,6-di-*tert.*-butylphenol = 2,2′-(3,5-Di-*tert.*-butyl-4-hydroxybenzylimino)-diethanol = 4-[[Bis(2-hydroxyethyl)amino]methyl]-2,6-bis(1,1-dimethylethyl)phenol (●)

H Hydrochlorid (2226-97-3)

S Ambunol

V Cytostaticum, Antisepticum

---

*4138* $C_{19}H_{34}N_4OS$

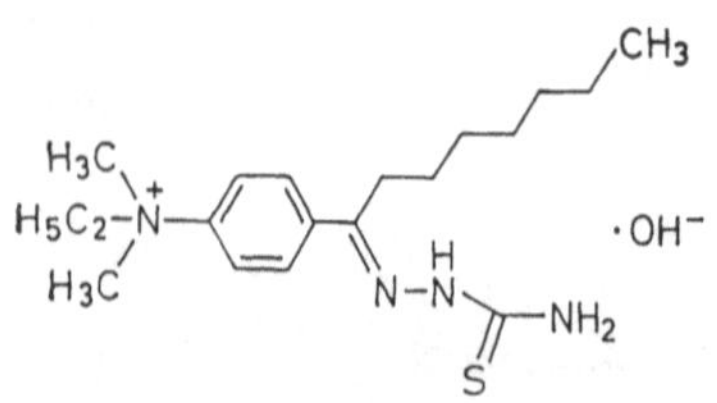

(*p*-Dimethylaminophenyl)-heptylketonthiosemicarbazonethylhydroxid = 4-[1-[(Aminothioxomethyl)hydrazono]octyl]-*N*-ethyl-*N*,*N*-dimethylbenzenaminiumhydroxid (●)

H Jodid (26673-60-9)

S M. & B. 15944

V Muskelrelaxans

*4139* $C_{19}H_{34}N_8O_8$

3808-42-2

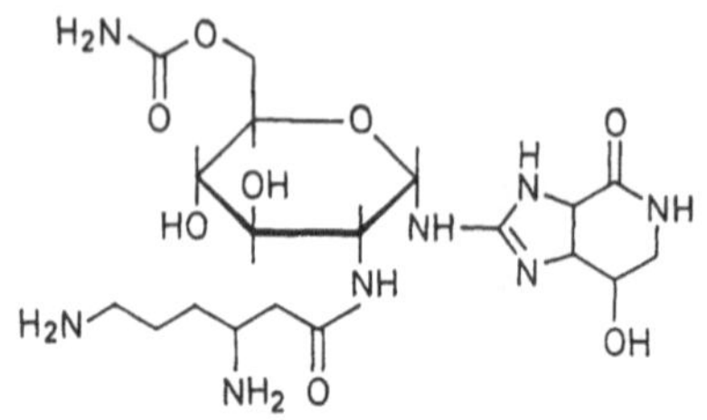

2-[6-*O*-Carbamoyl-2-desoxy-2-lysylamino-β-D-gulopyranosylamino]-3,3a,5,6,7,7a-hexahydro-7-hydroxy-4*H*-imidazo[4,5-*c*]pyridin-4-on = stereo-isomeres2-[[6-*O*-(Aminocarbonyl)-2-deoxy-2-[(2,6-diamino-1-oxohexyl)amino]-β-D-gulopyranosyl]amino]-3,3a,5,6,7,7a-hexahydro-7-hydroxy-4*H*-imidazo[4,5-*c*]pyridin-4-on (●)

S *Streptothricin F*

V Antibioticum aus Actinomyces lavendulae

---

*4140* $C_{19}H_{35}ClN_2O_5S$

31 101-25-4

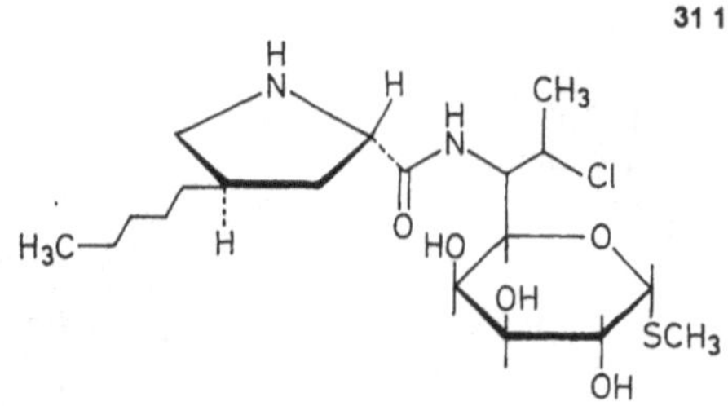

Methyl-7-chlor-6,7,8-tridesoxy-6-(4-pentyl-L-2-pyrrolidincarboxamido)-1-thio-L-*threo*-α-D-*galacto*-octopyranosid (*cis-trans*-Gemisch) = 7-Chlor-*N*-demethyl-7-deoxy-3′-depropyl-3′-pentyllincomycin (●)

H Hydrochlorid (8063-91-0)

S *Mirincamycinhydrochlorid***, U-24729 A

V Antibioticum

---

*4141* *(3433)* $C_{19}H_{35}N$

6621-47-2

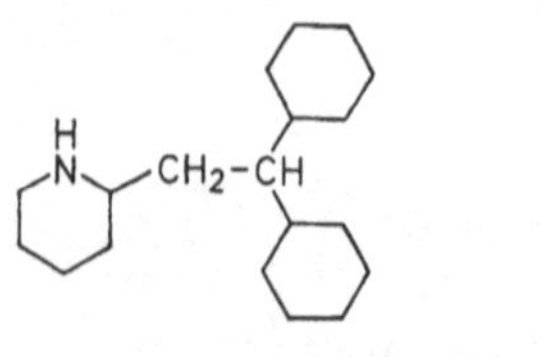

2-(2,2-Dicylohexylethyl)piperidin (●)

H Maleat (6724-53-4)

S Corzepin, *Perhexilinmaleat***, Nodixil, Pexid, WSM 3978 G

V Coronarvasodilatans

---

*4142* *(3434)* $C_{19}H_{35}NO_2$

77-19-0

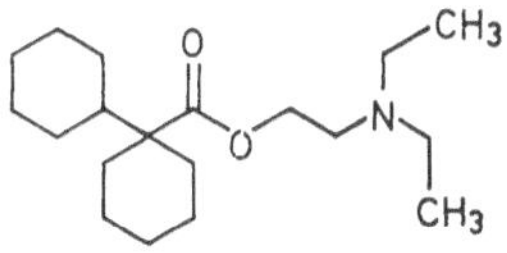

β-Diethylaminoethyl-1-cylohexylcyclohexancarboxylat = 1-Cyclohexylcyclohexancarbonsäure-β-diethylaminoethylester = [1,1'-Bicyclohexyl]-1-carbonsäure-2-(diethylamino)ethylester (●)

H Hydrochlorid (67-92-5)

S Ametil, Atumin, Babypasmil, Bentomine, Bentyl, Bentylol, Clomin, Coloplex, Cyclobec, DCC, Dici-Gotas, Diciclomina, Diclomin, *Dicyclominhydrochlorid*, *Dicycloverinhydrochlorid***, Dicycol, Diocyl, Di-Syntramine, Dycimina, Dyspas, Esentil, Incron, Isospasmex, J.L. 998, Kolantyl, M 33536, Mamiesan, Menospasm, Merbantal, Merbentyl, Nomocramp, Optimal, OR-Tyl, Panakiron, Procyclomin, Reparal, Sawamin, Spascol, Viscerol, Wyovin

V Spasmolyticum, Anticholinergicum

---

*4143* *(3435)* $C_{19}H_{37}NO_4$

$H_3C-(CH_2)_{10}-COO-C_3H_6-NH-C_3H_6-COOH$

Lauroyloxypropylaminobuttersäure = 4-[[3-[(1-Oxododecyl)oxy]propyl]amino]butansäure (●)

S T 59

V Antisepticum, Fungicid

---

*4144* *(159 N)* $C_{19}H_{37}N_5O_7$

32 385-11-8

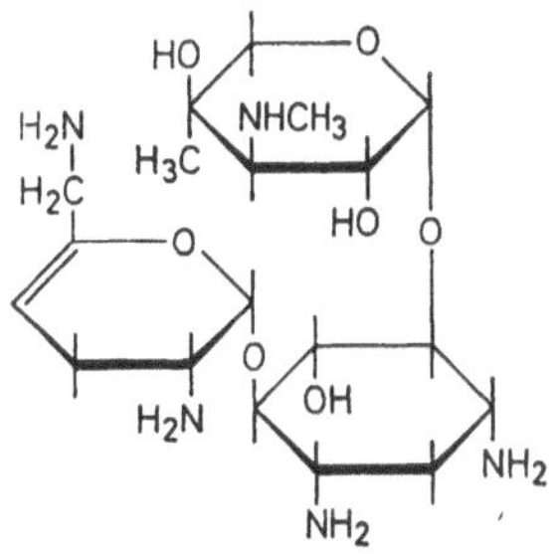

*O*-[2,6-Diamino-2,3,4,6-tetradeoxy-α-D-*glycero*-hex-4-enopyranosyl-(1 → 4)]-*O*-[3-deoxy-4-*C*-methyl-3-methylamino-β-L-arabinopyranosyl-(1 → 6)]-2-deoxy-D-streptamin = (2*S*-*cis*)-4-*O*-[3-Amino-6-(aminomethyl)-3,4-dihydro-2*H*-pyran-2-yl]-2-deoxy-6-*O*-[3-deoxy-4-*C*-methyl-3-(methylamino)-β-L-arabinopyranosyl]-D-streptamin (●)

H auch Sulfat (2 : 5) (53179-09-2)

S *Antibioticum 6640*, Bay c 8990, Extramycin, Pathomycin, *Rickamycin*, Sch 13475, Sch Bay 13475, Siseptin, *Sisomicin***, Sisomin(a)

V Antibioticum aus Micromonospora purpurea

---

*4145* $C_{19}H_{38}N_4O_{10}$

36 889-15-3

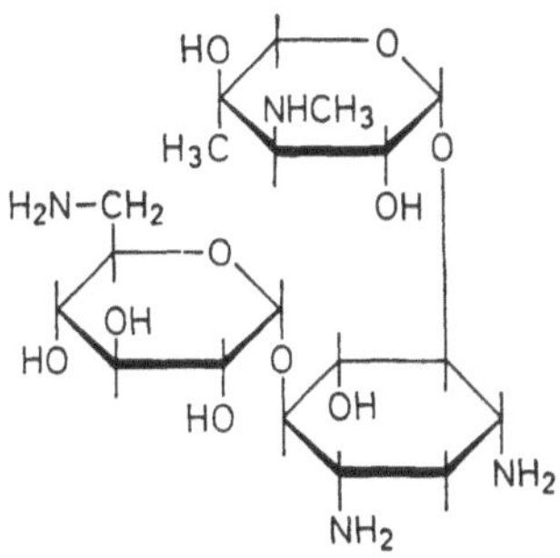

*O*-6-Amino-6-deoxy-α-D-glucopyranosyl-(1 → 4)-*O*-[3-deoxy-4-*C*-methyl-3-(methylamino)-β-L-arabinopyranosyl-(1 → 6)]-2-deoxy-D-streptamin (●)

H Sulfat (43169-50-2)

S *Betamicinsulfat**, *Gentamicin B-sulfat*, Sch 14342

V Antibioticum

*4146* *(3436)* $C_{19}H_{40}N_2O_2$

6582-31-6

$H_3C-(CH_2)_{11}-NH-C_3H_6-NH-C_3H_6-COOH$

**3-[3-(Dodecylamino)-propylamino]-buttersäure = 3-[[3-(Dodecylamino)propyl]amino]butansäure (●)**

S PS 620

V Antisepticum

---

*4147* *(3437)* $C_{19}H_{42}N_2O_2$

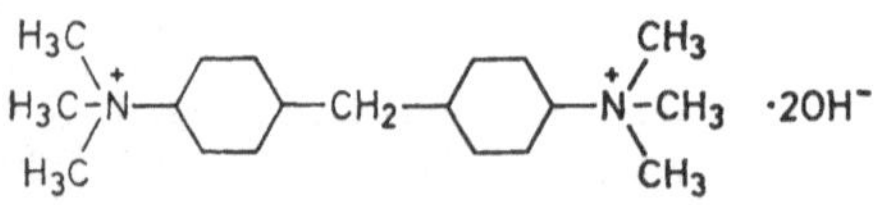

**4,4'-Methylenbis-(cyclohexyltrimethylammonium-hydroxid) = (Methylendi-1,4-cyclohexylen)-bis-(trimethylammoniumhydroxid) = 4,4'-Methylen-bis[*N*,*N*,*N*-trimethylcyclohexanaminiumhydroxid] (●)**

H Dijodid (7681-78-9)

S *Mebezoniumjodid***

V Muskelrelaxans

---

*4148* *(3438)* $C_{19}H_{43}NO$

505-86-2

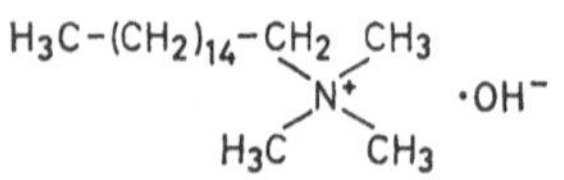

Hexadecyltrimethylammoniumhydroxid = Cetyltrimethylammoniumhydroxid = *N*,*N*,*N*-Trimethyl-1-hexadecanaminiumhydroxid (●)

H Bromid (enthält bis zu 20% andere Alkyltrimethylammoniumbromide) (57-09-0)
vgl. auch Nr. 3507-01

S Biocetab, Bromat, *Cemetrimoni bromidum*, Cetab, Cetabrom, Cetamium, Cetavlex, Cetavlon, Cetril, Cetrimex, *Cetrimide*, *Cetriminium*, *Cetrimoniumbromid***, Cetylamine, Cirrasol-OD, CTAB, Dermanatal, Gomaxine, Lissolamine, Micol, Quamonium, Savlon-Cream, Seboderm, Septol „Hemofarm"

V Antisepticum, Invertseife

*4148-01* 138-32-9

H *p*-Toluolsulfonat

S *Cetrimonii tosilas***, Intol

V Antisepticum

*4148-02* 87-76-3

H Pentachlorphenolat

S T.S.P.

V Hautantisepticum

---

*4149* *(3439)* $C_{20}H_4Cl_4{}^{131}J_4O_5$

42352-53-4

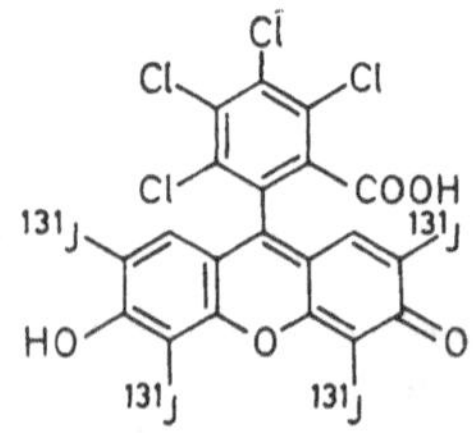

4,5,6,7-Tetrachlor-2',4',5',7'-tetra-$^{131}$jodfluorescein = 4,5,6,7-Tetrachlor-3',6'-dihydroxy-2',4',5',7'-tetra(jod-$^{131}$J)spiro[isobenzofuran-1(3*H*),9'-[9*H*]-xanthen]-3-on (●)

H Dinatriumsalz (15251-14-6) (mit Spiroisobenzofuranstruktur: 50291-21-9)

S *Bengalrosa-$^{131}$J*, *Radio-Rose-Bengal-I-131*, Robengatope, *Rose bengal I 131*, *Rose bengal sodium ($^{131}$I)***, *Roseum bengalense natricum ($^{131}$I)***

V Gelbsuchtdiagnosticum

---

*4150* *(160 N)* $C_{20}H_8Br_4O_5$

152-75-0

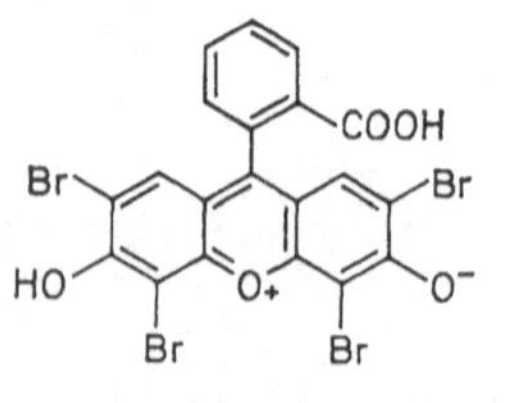

2',4',5',7'-Tetrabromfluorescein = 2',4',5',7'-Tetrabrom-3',6'-dihydroxyspiro[isobenzofuran-1(3*H*),9'-[9*H*]xanthen]-3-on (●)

H Dinatriumsalz (17372-87-1)

S *Bromeosin*, C.I. 45380, C.I. Acid Red 87, *Eosin (gelblich-yellowish)*, Eosinal

V Farbstoff, Reagenz, Dermaticum

*4151* *(3440)* $C_{20}H_8J_4O_5$

15905-32-5

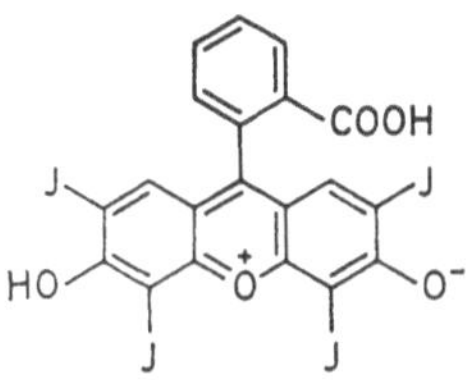


2′,4′,5′,7′-Tetrajodfluorescein = 3′,6′-Dihydroxy-2′,4′,5′,7′-tetrajodspiro[isobenzofuran-1(3*H*),9′-[9*H*]xanthen]-3-on (●)

H Dinatriumsalz (16423-68-0) [auch Monohydrat (49746-10-3)]

S Butler Red-Cote, Ceplac, *Erythrosin*, FD & C Red No. 3, Felumin, *Iodeosin*, *Jodeosin*, Plaquefärbetabletten, Trace

V Gallenblasenröntgenkontrastmittel, Farbstoff (Indikator, orthochromatischer Sensibilisator)

---

*4152* *(3441)* $C_{20}H_{10}Br_2HgO_6$

145-53-9

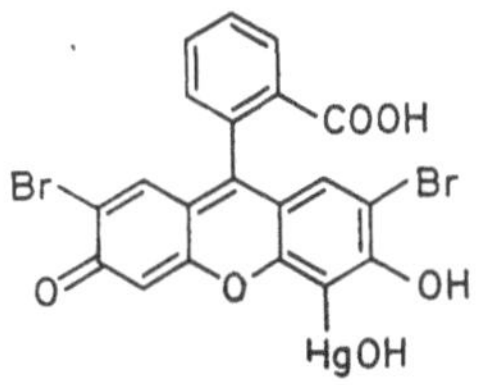


2,7-Dibrom-4-hydroxymercurifluorescein = [2,7-Dibrom-9-(2-carboxyphenyl)-6-hydroxy-3-oxo-3*H*-xanthen-5-yl]hydroxyquecksilber (●)

H Dinatriumsalz (129-16-8)

S Aseptichrome, Badyl a la Mercuresceine, Biocrom, Brocasept, Bromochrom(e), Chibromercurobrome, Chromagyre, Chromine, Cinfacromin, Colluchromine, Curichrome, Curocromo, Cynochrome, Davurcrom, D.O.M.F., Ekachrome, Emcerol, Flavurol, Flurochrom, Gallochrome, Glubelcromo, Gynochrome, Histochrome, Lapicromo, Lafircrom, Lupurol, *Merbromin***, *Merbromine sodique*, Mercromina, Mercromsal, Mercrotona, Mercroverk, Mercuranine, Mercuranum DAK., Mercurasept, *Mercurescéine*, Mercurin „Monik", Mercurio rojo „Ideal Tide", *Mercurobromfluorescein*, Mercurocéine, *Mercurochrom(e)*, Mercurocil, *Mercurocromo*, Mercurocol, Mercuro-Fluoren, Mercurome, Mercurophage, Neostyl a la Mercuresceine, No. 220 soluble, Osmobrom, Pintacrom, Planochrome, Septichrome, Soluchrome, Stellachrome, Stickrome, Super-Cromer-orto, Stylochrome, Tube Chauvin Dermochrome, Tube P.O.S. Chromercure, Veriscrom, Yocrom

V Antisepticum

---

*4153* *(3442)* $C_{20}H_{10}Br_4O_4$

76-62-0

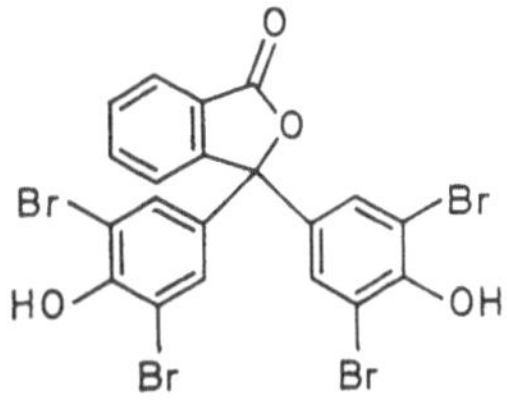


3,3-Bis-(3,5-dibrom-4-hydroxyphenyl)-phthalid = 3′,5′,3″,5″-Tetrabromphenolphthalein = 3,3-Bis-(3,5-dibrom-4-hydroxyphenyl)-1(3*H*)-isobenzofuranon (●)

H Dinatriumsalz

S *Bromophthalein-Natrium*, Brom-Tetragnost, *Tetbrothalein-Sodium*, Tetrabrom

V Gallenblasenröntgenkontrastmittel

---

*4154* *(3443)* $C_{20}H_{10}Br_4O_{10}S_2$

297-83-6

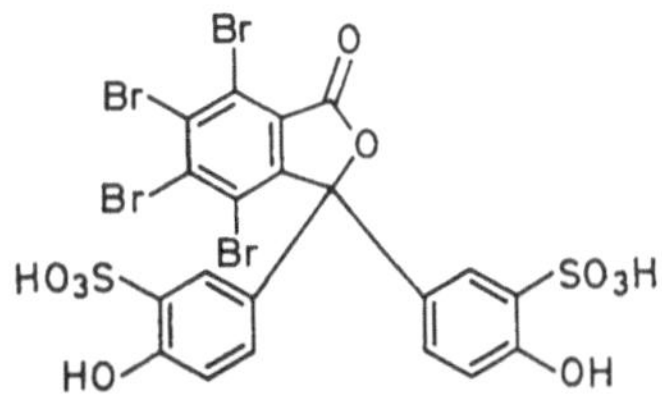


5,5′-(4,5,6,7-Tetrabromphthalidyliden)-bis-(2-hydroxybenzolsulfonsäure) = 4,5,6,7-Tetrabromphenolphthalein-3′,3″-disulfonsäure = 3,3′-(4,5,6,7-Tetrabrom-3-oxo-1(3*H*)-isobenzofuranyliden)bis-[6-hydroxybenzensulfonsäure] (●)

H Dinatriumsalz (71-67-0)

S Bromotaleina, *Bromsulfalein*, Bromsulfan, *Bromsulfophthalein*, *Bromsulphalein*, *Bromsulphthalein*, Bromthalein, B.S.F. Simes, BSP, Hepartest „Cassella", Hepatestabrome, Hepatosulfalein, Hepatotestbrom, *Sulfobromophthalein-Sodium*, *Sulfobromphthalein*

V Diagnosticum (zur Leberfunktionsprüfung)

*4155* *(3444)* $C_{20}H_{10}Cl_4O_4$

81-89-0

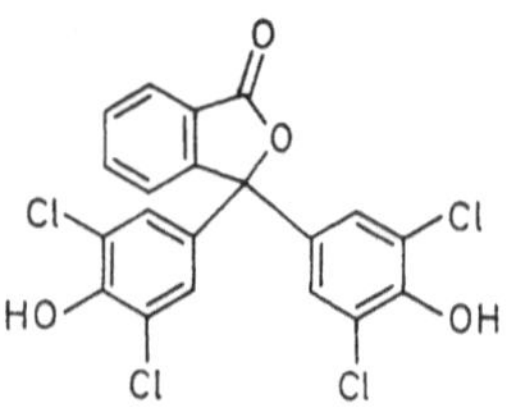

3,3-Bis-(3,5-dichlor-4-hydroxyphenyl)-phthalid = 3′,5′,3″,5″-Tetrachlorphenolphthalein = 3,3-Bis-(3,5-dichlor-4-hydroxyphenyl)-1(3*H*)-isobenzofuranon (●)

H Dinatriumsalz

S *Chlorophthalein-Natrium*, Chlor-Tetragnost, Cholegnostyl

V Röntgenkontrastmittel

*4156* *(3445)* $C_{20}H_{10}J_4O_4$

81-36-7

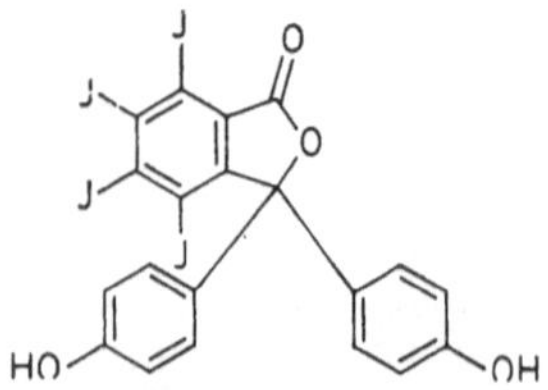

3,3-Bis-(*p*-hydroxyphenyl)-4,5,6,7-tetrajodphthalid = 4,5,6,7-Tetrajodphenolphthalein = 3,3-Bis-(4-hydroxyphenyl)-4,5,6,7-tetrajod-1(3*H*)-isobenzofuranon (●)

H Dinatriumsalz (128-72-3)

S Iso-Iodeikon, *Phentetiothalein-Sodium*

V Röntgenkontrastmittel

*4157* *(3446)* $C_{20}H_{10}J_4O_4$

386-17-4

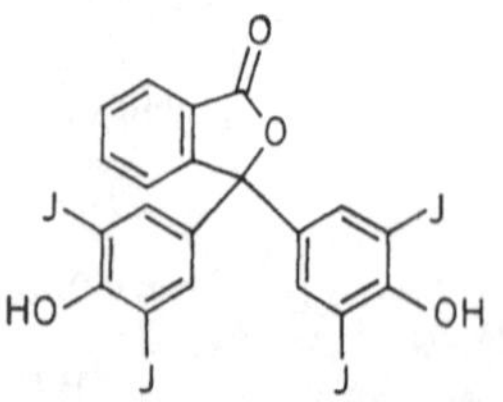

3,3-Bis-(3,5-dijod-4-hydroxyphenyl)-phthalid = 3′,5′,3″,5″-Tetrajodphenolphthalein = 3,3-Bis(4-hydroxy-3,5-dijodphenyl)-1(3*H*)-isobenzofuranon (●)

H meist Dinatriumsalz (632-73-5)

S Antinosine, Bilagnost, Bilicontrast, Bilitrast, Cholagnost, Cholepulvis, Cholotrast, Cholumbral, Cholumbrin, Cistopac, Cystopac, Foriod, Galisol, Iodeikon, *Iodognost(um)*, Iodophene, *Iodophthalein Natrium***, Iodo-Ray, Iodoray-oral, Jodafen, Jod-Cholumbral, Jodognost, Jodophen, *Jodophthalein*, *Jodphthalein*, Jod-Tetragnost, Keraphen, Kontrastol G, Nosophen, Opacin(e), Opacol, Oral-Tetragnost, Oro-Bilopac, Photobiline, Piliophen, Protistène, Radiotétrane, Shadocol, Sombrachol, Stipolac, Syntagnost, Tetiothalein, Tetra-Contrast, Tetraiode, *Tetraiodophthalein-Natrium*, Tetrajod, Tetrajod-Contrast, Tetrothalein, TIP, T.I.P.P.S., Videophel

V Gallenblasenröntgenkontrastmittel, Antisepticum

*4157-01* *(3446a)*

H Quecksilbersalz

S Apallagin

V Antisepticum

*4157-02* *(3446b)*

H Wismutsalz

S Eudoxin

V Magen- und Darmdesinficiens

*4158* $C_{20}H_{11}Cl_2J_2NO_3$

36093-47-7

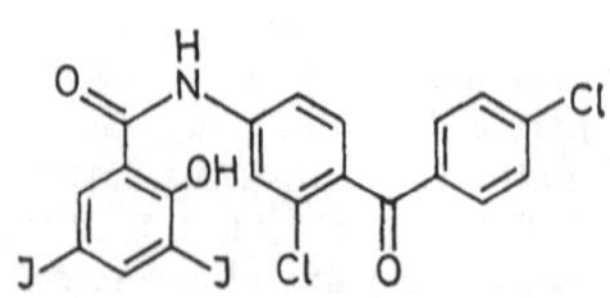

3′-Chlor-4′-(*p*-chlorbenzoyl)-3,5-dijodsalicylanilid = *N*-[3-Chlor-4-(4-chlorbenzoyl)phenyl]-2-hydroxy-3,5-dijodbenzamid (●)

S R 23050, *Salantel***

V Fasciolocid

*4159* (3447) $C_{20}H_{12}O_5$
2321-07-5

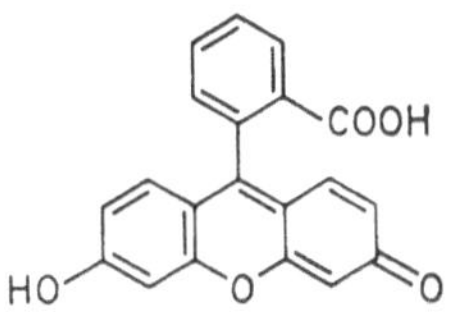


*o*-(6-Hydroxy-3-oxoisoxanthen-9-yl)-benzoesäure = 4''-Hydroxy-2,2'-epoxyfuchson-2-carbonsäure = 3',6'-Fluorandiol = 3',6'-Dihydroxyspiro[isobenzofuran-1(3*H*),9'-[9*H*]xanthen]-3-on (●)

H Dinatriumsalz (518-47-8)

S C.I. 45350, C.I. Acid Yellow 73, *Dioxyfluran sodium*, Fluo-rectal, *Fluoresceinnatrium*, Fluorescite, Fluoreseptic, Fluorin, Fluor-I-Strip, Ful-Glo, Funduscein, Obiturine, Opulets, *Resorcinphthalein-Natrium*, Uranin, Vectidan-inyectable

V Diagnosticum, Therapeuticum gegen Erytheme, Indikator

*4159-01* (3447a) 25931-86-6

H Silbersalz

S Collogène d'Argent fort

V Chemotherapeuticum

*4159-02* (3447b)

H basisches Wismutsalz

S *Bismuti subfluoresceinas*, Bis-Oralin, Bi-Steril „Bouty", Collogène de Bismuth

V Chemotherapeuticum gegen Infektionen des Rachenraumes

---

*4160* (3448) $C_{20}H_{14}J_6N_2O_6$
606-17-7

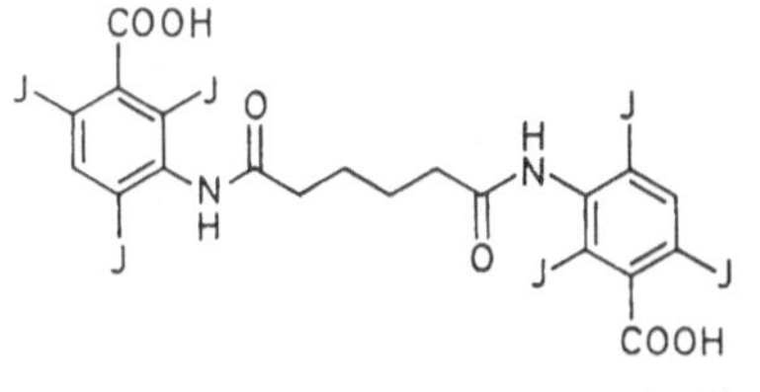


*N,N'*-Adipoylbis-(3-amino-2,4,6-trijodbenzoesäure) = Adipinsäure-bis-(3-carboxy-2,4,6-trijodanilid) = 3,3'-[(1,6-Dioxo-1,6-hexandiyl)diimino]-bis[2,4,6-trijodbenzoesäure] (●)

H auch Dinatriumsalz (2618-26-0) oder Methylglucaminsalz (3521-84-4)

S *Adipiodon***, BE 426, Bilgrafin, *Bilignost(um)*, Biligrafin, Biligran, Bilipolinum, Bilispect, Cavumbren, Cholografin, Cholospekt, Endocistobil, Endografin, Intrabilix, *Iodipamide*, *Jodipamid*, Kontrastmittel SH 216, Pobilan, Radiosélectan biliaire fort, SH 216, Sinografin, *Sodium iodipamide*, Transbilix, Ultrabil

V Röntgenkontrastmittel

*4160-01* (3448a)

H Lithiumsalz

S SH 243

V Röntgenkontrastmittel

---

*4161* (3449) $C_{20}H_{14}{}^{131}J_6N_2O_6$
42028-09-1

$^{131}$J-Adipiodone = 3,3'-[(1,6-Dioxo-1,6-hexandiyl)-diimino]bis[2,4,6-tri(jod-$^{131}$J)benzoesäure] (●)

H Natriumsalz (24360-85-8)

S Radio-Cholografin

V Röntgenkontrastmittel

---

*4162* (3450) $C_{20}H_{14}O_3$
519-95-9

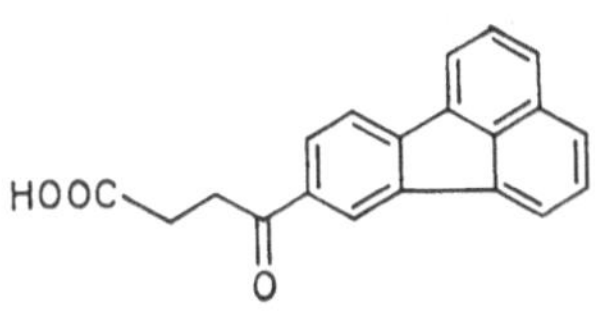


4-(8-Fluoranthenyl)-4-oxobuttersäure = γ-Oxo-8-fluoranthenbutansäure (●)

S Bilyn, Cistoplex, *Florantiron*, *Florantyron***, Fluochol, Idrobil, Idroepar, SC-1674, Zanchol

V Hydrocholereticum

*4163* *(3451)* $C_{20}H_{14}O_4$
77-09-8

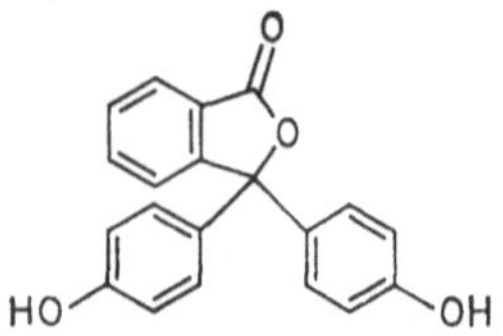


3,3-Bis-(*p*-hydroxyphenyl)-phthalid = 3-Oxo-1,1-bis-(4-hydroxyphenyl)-phthalan = 3,3-Bis(4-hydroxyphenyl)-1(3*H*)-isobenzofuranon (●)

S Arkalax, Becalax, Bitalax, Bonomint, Brooklax, Castivlax, Castoline, Castroline Laxative, Chocolaxine, Ciocolax, Cocolax, Darmol, Darolax, *Dihydroxyphthalophenon*, Egmol (neue Form), Egmolax, Espotabs, Euchessina, Ex-Lax, Fedolax, Feen-A-Mint, Fenolax, *Fenolftalein*, Fentalax, Flatax-Orange, Fructines-Vichy, Gastol, Healax, Huxol, Imphalax, Jaglax, Julabin, Koprol, Laxal, Laxane, Laxante „Pyre", Laxa-Tabs, Laxeine-N, Laxen-Busto, Laxicaps, Laxil, Laxiline, Laxin, Laxogen, Laxol, Lilo, Merilax, Metalax „Bombay Drug House", Natlex, Nectalax, Novopuren, Opilax, Phenaloin, Phenolax, Phenolaxan, Phenolaxol, *Phenolphthalein*, Phthalimetten, Prulet, Purex, Purga, Purgalon, Purganol-Daguin, Purgarol, Purgativ, Purgatol, Purgax-Zazzera, Purgen, Purgophen, Purgyl, Reguletts, Rilaxan, Rowol-lax, Spulmako-lax, Stanlax, Superlax, Syntholax, Thalinol, Thiolax, Trilax, Vaculax, Wa-fer-lax

V Laxativum, Indikator

*4163-01* *(3451a)* 37721-39-4

H Gemisch äquivalenter Mengen des Essigsäure- und Isobaldriansäureesters (Acetat + Isovalerat)

S Eval, Laxatol, *Phenovalin*

V Laxativum

---

*4164* *(3452)* $C_{20}H_{14}O_6$
1821-16-5

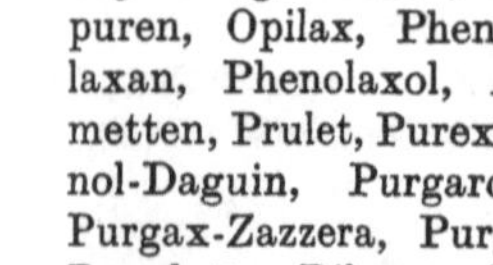


3,3'-Ethyliden-bis-4-hydroxycumarin = 3,3'-Ethylidenbis[4-hydroxy-2*H*-1-benzopyran-2-on] (●)

S E.D.C., *Ethylidene Dicoumarin*, *Ethylidenedicoumarol*, Pertrombon, Thrombaton

V Antikoagulans

---

*4165* *(3453)* $C_{20}H_{15}Br$
1607-57-4

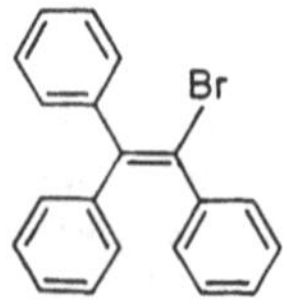


1-Brom-1,2,2-triphenylethen = Triphenylbromethylen = Phenylstilbenbromid = 1,1',1''-(1-Brom-1-ethenyl-2-yliden)tris[benzen] (●)

S Bromylène, Oestronyl, *Phenylstilbenbromid*, Prostilban, Tribenorm

V synthetisches Östrogen

---

*4166* *(3454)* $C_{20}H_{15}Cl$
18084-97-4

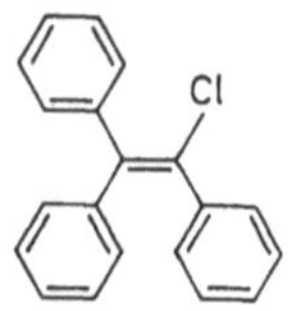


1-Chlor-1,2,2-triphenylethen = Triphenylchlorethylen = Phenylstilbenchlorid = 1,1',1''-(1-Chlor-1-ethenyl-2-yliden)tris[benzen] (●)

S Gynosone, Oestrogyl, *Phenylstilbenchlorid*

V synthetisches Östrogen

---

*4167* *(3455)* $C_{20}H_{15}Cl_3O_3$
6642-07-5

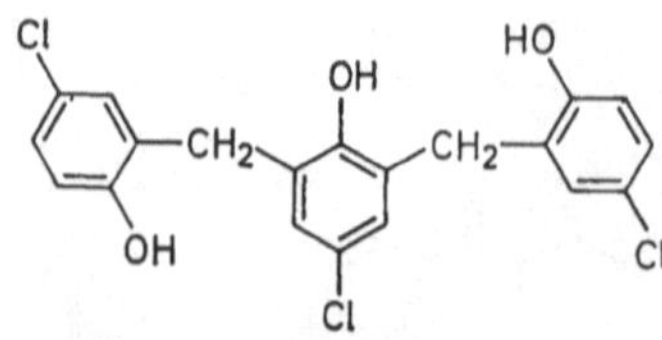


2,6-Bis-(5-chlor-2-hydroxybenzyl)-4-chlorphenol = 4-Chlor-2,6-bis[(5-chlor-2-hydroxyphenyl)methyl]phenol (●)

S G-610, Trichlorophen

V Anthelminthicum

*4168* (3456) $C_{20}H_{15}JN_2O_5S$

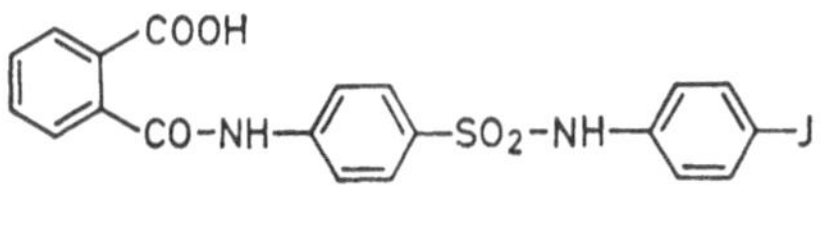

p'-(4-Jodphenylsulfamoyl)-phthalanilsäure = $N^1$-(4-Jodphenyl)-$N^4$-phthaloylsulfanilamid = 2-[[[4-[[(4-Jodphenyl)amino]sulfonyl]phenyl]amino]carbonyl]benzoesäure (●)

S Ftalil-Medeyol

V darmwirksames Chemotherapeuticum

---

*4169* (3457) $C_{20}H_{15}NO_3$
125-13-3

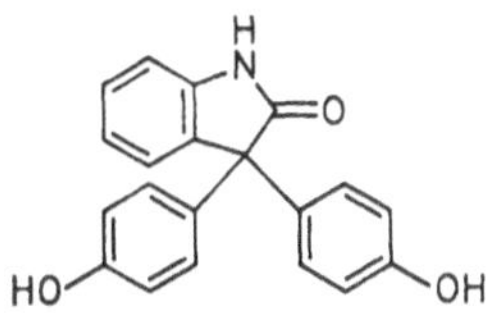

3,3-Bis-(p-hydroxyphenyl)-indol-2(3H)-on = 3,3-Bis-(4-hydroxyphenyl)-oxindol = 3,3-Bis-p-phenolisatin = 1,3-Dihydro-3,3-bis(4-hydroxyphenyl)-2H-indol-2-on (●)

H vgl. auch Nrr. 5216, 5470, 6150

S Critex, *Dioxyphenylisatin*, Hoscolax, Isolax, Lavema, Med-Laxan-Suppos., Neodrast, Normalax, *Oxiphenisatinum*, *Oxyphenisatin***, PCL 243, *Phenolisatin*, Propellax-„R", Recolon, Veripaque

V Laxans, Adjuvans in der röntgenologischen Dickdarmdiagnostik

---

*4170* (3458) $C_{20}H_{15}NO_5$
117-00-0

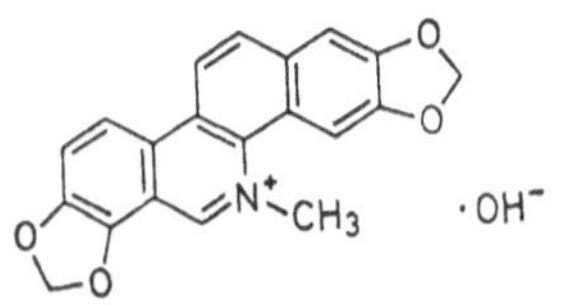

13-Methyl[1,3]benzodioxolo[5,6-c]-1,3-dioxolo-[4,5-i]phenanthridiniumhydroxid (●)

S *Pseudochelerythrin*, *Sanguinarin*

V bakterizides Alkaloid aus Sanguinaria canadensis und anderen Papaveraceen

---

*4171* (3459) $C_{20}H_{15}N_3O_2$

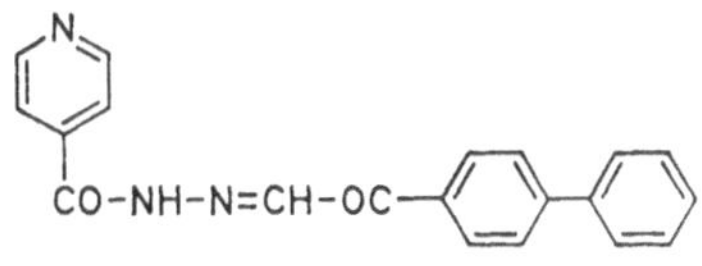

$N^2$-(p-Phenylphenacyliden)-isonicotinhydrazid = 4-Biphenylylglyoxalisonicotinoylhydrazon = 4-Pyridincarbonsäure[2-([1,1'-biphenyl]-4-yl)-2-oxo-ethyliden]hydrazid (●)

S C.V. 58858, *Xenalazone*

V Virustaticum

---

*4172* (3460) $C_{20}H_{16}N_2O$
7689-03-4

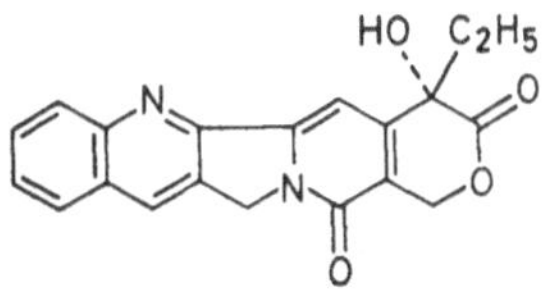

(S)-4-Ethyl-4-hydroxy-1H-pyrano[3',4':6,7]indolizino[1,2-b]chinolin-3,14(4H,12H)-dion (●)

S *Camptothecin*, NSC-94600

V cytostatisch wirksames Alkaloid aus Camptotheca acuminata

---

*4173* (3461) $C_{20}H_{16}O_6$
16203-97-7

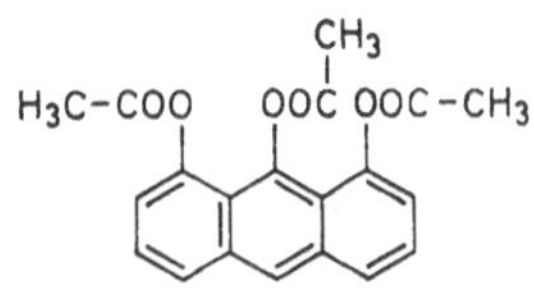

1,8,9-Anthratriyltriacetat = 1,8,9-Triacetoxyanthracen = 1,8,9-Anthracentrioltriacetat (●)

S Exolan, Psoralex, *Triacetoxyanthracen*

V Antipsoriaticum

*4174* *(48 E)* $C_{20}H_{17}ClN_2O_3$
27223-35-4

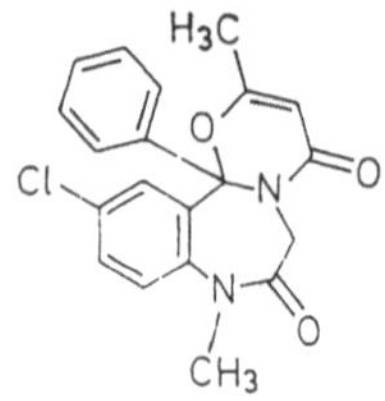


11-Chlor-8,12b-dihydro-2,8-dimethyl-12b-phenyl-4*H*-[1,3]oxazino[3,2-*d*][1,4]benzodiazepin-4,7(6*H*)-dion (●)

S *Ketazolam***, U-28774

V Tranquillizer

*4175* *(3462)* $C_{20}H_{17}Cl_3O_5$
1329-04-0

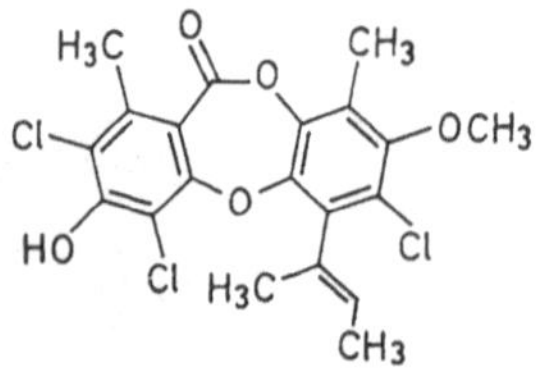


2,4,7-Trichlor-3-hydroxy-8-methoxy-1,9-dimethyl-6-(1-methyl-1-propenyl)dibenzo[*b,e*][1,4]-dioxepin-11-on (●)

S Methylustin, *Nidulin*

V antimykotisch wirksames Antibioticum aus Aspergillus nidulans

*4176* $C_{20}H_{17}FO_3S$
38194-50-2

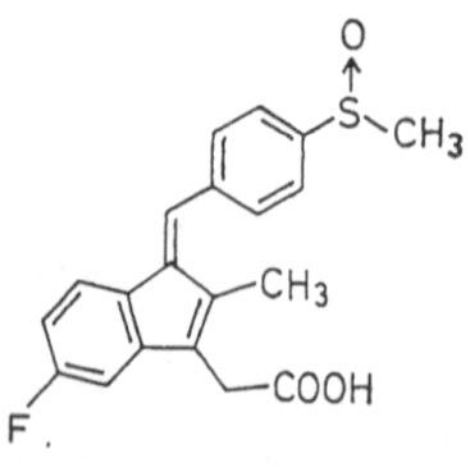


(*Z*)-5-Fluor-2-methyl-1-[*p*-(methylsulfinyl)-benzyliden]-inden-3-essigsäure = (*Z*)-5-Fluor-2-methyl-1-[[4-(methylsulfinyl)phenyl]methylen]-1*H*-inden-3-essigsäure (●)

S Arthrocine, Artribid, Artrobid, Clinoril, Imbaral, Klinoril, MK-231, *Sulindac***

V Antiphlogisticum, Antipyreticum, Analgeticum

*4177* *(161 N)* $C_{20}H_{17}F_3N_2O_4$
23779-99-9

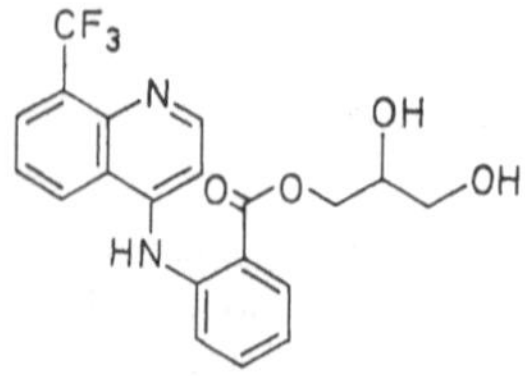


*N*-(8-Trifluormethyl-4-chinolyl)-anthranilsäure-2,3-dihydroxypropylester = 2-[[8-(Trifluormethyl)-4-chinolinyl]amino]benzoesäure-2,3-dihydroxypropylester (●)

S Diralgan, Duralgin, *Floctafenin***, Idarac, Novodolan, R 4318, RU 15750

V Analgeticum

*4178* *(3463)* $C_{20}H_{17}NO_2$

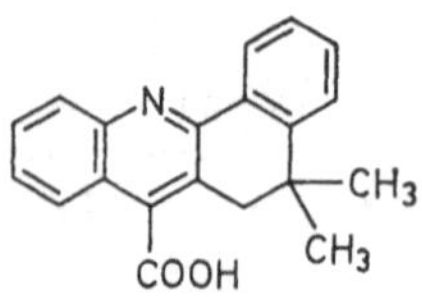


5,6-Dihydro-5,5-dimethylbenz[*c*]acridin-7-carbonsäure (●)

S „*Benzacridine*“

V Antiarrhythmicum

*4179* *(3464)* $C_{20}H_{17}NO_6$
21722-66-7

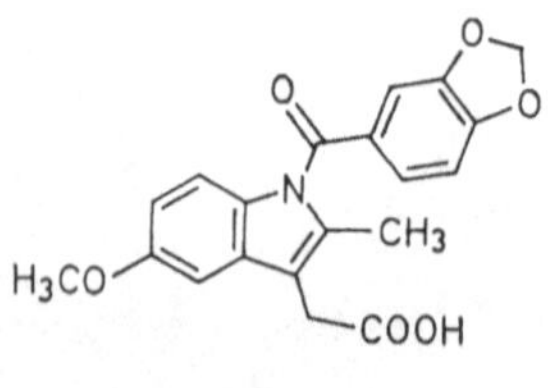


5-Methoxy-2-methyl-1-(3,4-methylendioxybenzoyl)-indol-3-ylessigsäure = 1-[(1,3-Benzodioxol-5-yl)carbonyl]-5-methoxy-2-methyl-1*H*-indol-3-essigsäure (●)

S ID-955

V Antiphlogisticum

*4180* *(3465)* $C_{20}H_{17}NO_6$
17298-36-1

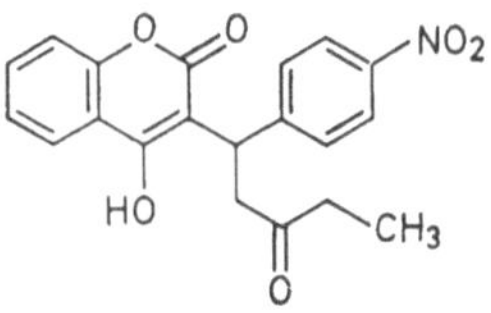

4-Hydroxy-3-[1-(*p*-nitrophenyl)-3-oxopentyl]-cumarin = 3-[α-(*p*-Nitrophenyl)-β-propionyl-ethyl]-4-hydroxycumarin = 4-Hydroxy-3-[1-(4-nitrophenyl)-3-oxopentyl]-2*H*-1-benzopyran-2-on (●)

S Nitrofarin, Nitropharin

V Antikoagulans

*4181* *(3466)* $C_{20}H_{18}Cl_2N_2O_6$
14399-14-5

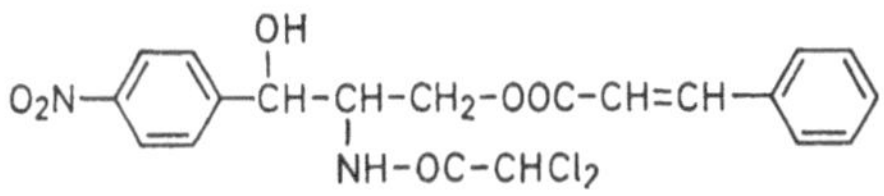

(—)-*threo*-1-(*p*-Nitrophenyl)-2-dichloracetamido-1,3-propandiol-3-cinnamat = 3-Phenyl-3-propensäure[*R*-(*R**,*R**)]-2-[(dichloracetyl)amino]-3-hydroxy-3-(4-nitrophenyl)propylester (●)

S Biclomicil Jarabe, *Chloramphenicolmonocinnamat*, Cloromilen, Farmicetina Sciroppo, Ismicetina Cinnamato, Tramina liquida

V Antibioticum

*4182* *(3467)* $C_{20}H_{18}N_2O$
553-06-0

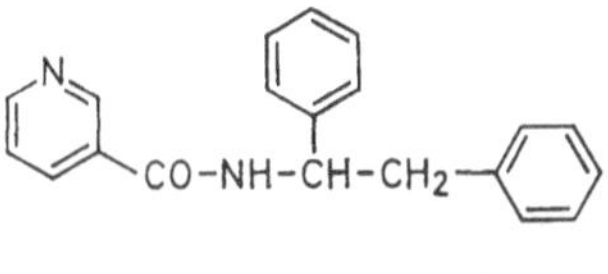

*N*-(1,2-Diphenylethyl)-nicotinamid = Nicotinsäure-1,2-diphenylethylamid = *N*-(1,2-Diphenylethyl)-3-pyridincarboxamid (●)

S C 1065, *Diphénéthyl-nicotinamide*, Lispamina, Lyspamin

V Spasmolyticum

*4183* *(3468)* $C_{20}H_{18}N_2O$
17019-04-4

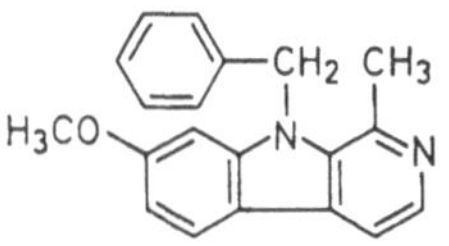

9-Benzyl-7-methoxy-1-methyl-β-carbolin = 7-Methoxy-1-methyl-9-(phenylmethyl)-9*H*-pyrido-[3,4-*b*]indol (●)

H Hydrochlorid (1679-77-2)

S *Benzylharmin*

V Spasmolyticum, Vasodilatans (Peganum harmala-Alkaloid)

*4184* *(3469)* $C_{20}H_{18}N_2O_3$
477-80-5

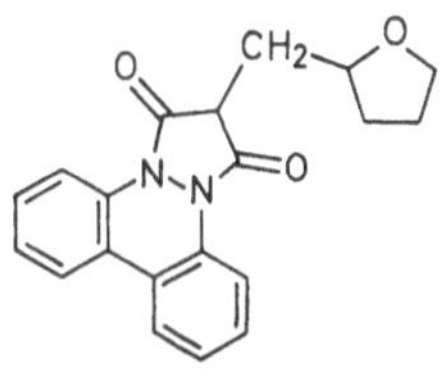

2-Tetrahydrofurfuryl-1*H*-benzo[*c*]pyrazolo[1,2-*a*]-cinnolin-1,3(2*H*)-dion = 4-Tetrahydrofurfuryl-1,2-(benzo[*c*]cinnolino)-pyrazolidin-3,5-dion = 1,2-Dihydro-1,2-(2-tetrahydrofurfuryl-1,3-dioxotrimethylen)-benzo[*c*]cinnolin = 2-[(Tetrahydro-2-furanyl)methyl]-1*H*-benzo[*c*]pyrazolo[1,2-*a*]cinnolin-1,3(2*H*)-dion (●)

S *Cinnofuradion***, *Cinnofuronum*

V Analgeticum

*4185* *(162 N)* $C_{20}H_{18}N_2O_5$

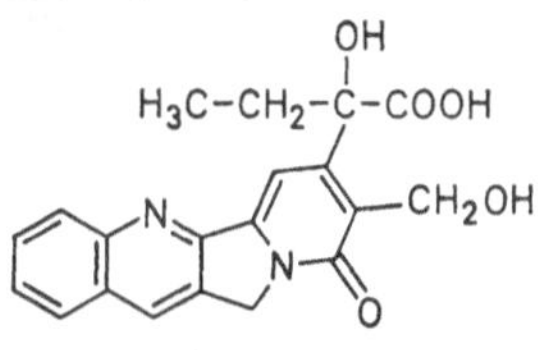

(*S*)-α-Ethyl-9,11-dihydro-α-hydroxy-8-(hydroxymethyl)-9-oxoindolizino[1,2-*b*]chinolin-7-essigsäure (●) = 21,22-Secocamtothecin-21-säure

H Natriumsalz (25387-67-1)

S *Camptothecin-Natrium*, NSC-100880

V Cytostaticum (Alkaloid aus Camptotheca acuminata)

*4186* (3470) $C_{20}H_{18}N_2O_7S_2$
19 885-51-9

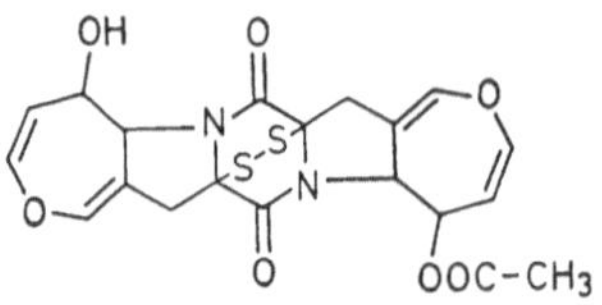

[5*S*-(5α,5aα,7aβ,13α,13aα,15aβ)]-5-(Acetyloxy)-5,5a,13,13a-tetrahydro-13-hydroxy-8*H*,16*H*-7a,15a-epidithio-7*H*,15*H*-bisoxepino[3',4':4,5]-pyrrolo[1,2-*a*:1',2'-*d*]pyrazin-7,15-dion (●)

S *Aranotin***

V Virustaticum aus Arachniotus aureus

---

*4187* (3471) $C_{20}H_{18}N_4O_5S_2$
5575-21-3

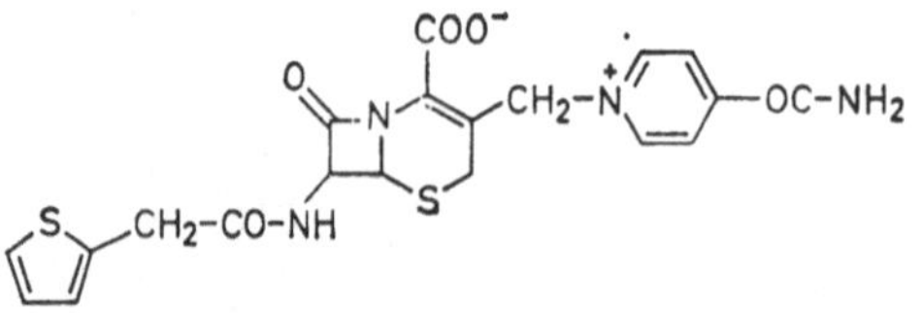

3-(4-Carbamoylpyridiniomethyl)-8-oxo-7-(2-thienylacetamido)-5-thia-1-azabicyclo[4.2.0]oct-2-en-2-carbonsäure = 7-(2-Thienylacetamido)-3-(4-carbamoyl-1-pyridylmethyl)-3-cephem-4-carbonsäure-betain = (6*R*-*trans*)-4-(Aminocarbonyl)-1-[[2-carboxy-8-oxo-7-[(2-thienylacetyl)amino]-5-thia-1-azabicyclo[4.2.0]oct-2-en-3-yl]methyl]pyridinium-hydroxid (inneres Salz) (●)

S *Cefalonium**, *Cefalonum*, *Cepalonium*, *Cephalonium*, Cepravin

V Antibioticum

---

*4188* (3472) $C_{20}H_{18}O_3$
81-92-5

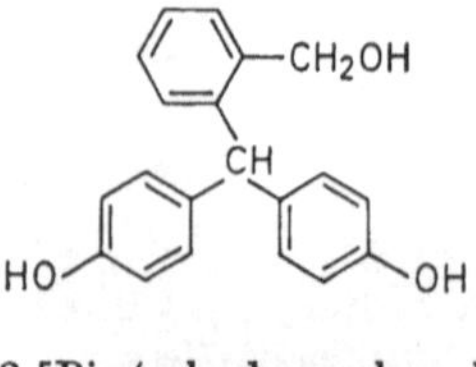

2-[Bis-(*p*-hydroxyphenyl)-methyl]-benzylalkohol = 2-[Bis(4-hydroxyphenyl)methyl]benzenmethanol (●)

S Bical, Egmol, Normolax, snэroll, *Phenolphthalol*, Regmolax, Velaxin

V Laxans

---

*4189* (3473) $C_{20}H_{18}O_4$
15 620-34-5

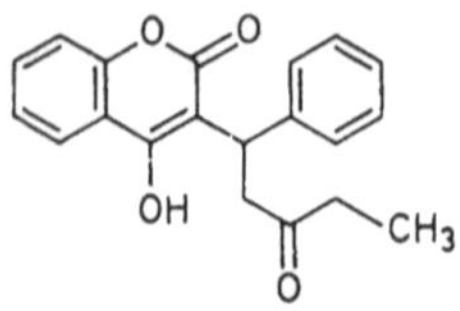

4-Hydroxy-3-(3-oxo-1-phenylpentyl)-cumarin = 4-Hydroxy-3-(3-oxo-1-phenylpentyl)-2*H*-1-benzopyran-2-on (●)

H auch Natriumsalz (5058-39-9)

S Fepromaron, Nafarin, Napharin, Phepromaron

V Antikoagulans

---

*4190* (3474) $C_{20}H_{18}O_4$
518-20-7

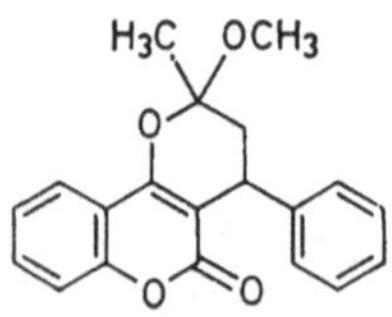

3,4-Dihydro-2-methoxy-2-methyl-4-phenyl-2*H*,5*H*-pyrano[3,2-*c*][1]benzopyran-5-on (●) = 3,4-(2-Methyl-2-methoxy-4-phenyl)-dihydropyranocumarin

S Anticoagulans 63, BL-5, Cumopyran, Cumopyrin, *Cyclocoumarol*, *Cyclocumarol*, Link's Compound No. 63, Methanopyranorin, Methopyranorin

V Antikoagulans

---

*4191* (3475) $C_{20}H_{19}ClN_2OS$

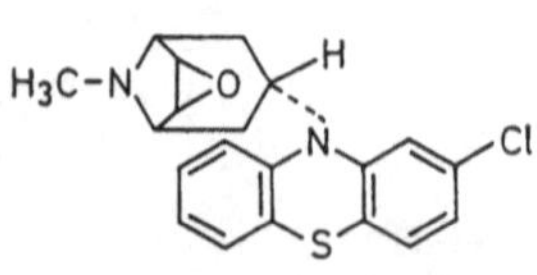

2-Chlor-10-(6,7-epoxy-3-tropyl)-phenothiazin = 3-(2-Chlor-10-phenothiazinyl)-scopin = [7(*S*)-(1α,2β,4β,5α,7β)]-7-(2-chlor-10*H*-phenothiazin-10-yl)-9-methyl-3-oxa-9-azatricyclo[3.3.1.$0^{2,4}$]nonan (●)

S *Chlorophenothiazinylscopin*, *Clorofenotiazinylscopina*

V Antiemeticum, Tranquillizer, Spasmolyticum

*4192* $C_{20}H_{19}ClN_6O_5$
18921-73-8

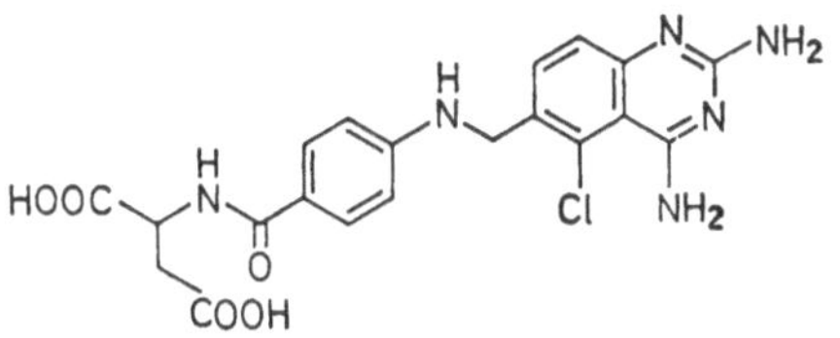

*N*-[4-[[(2,4-Diamino-5-chlor-6-chinazolinyl)methyl]amino]benzoyl]-L-asparaginsäure (●)

H Dihydrat

S *Chlorasquin*, NSC-529861

V Antineoplasticum

---

*4193* (3476) $C_{20}H_{19}Cl_2NO_3$
148-07-2

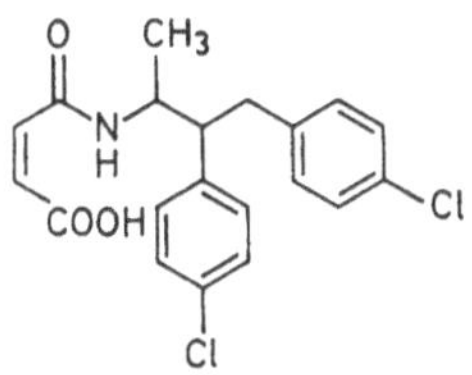

α-*N*-[2,3-Bis-(*p*-chlorphenyl)-1-methylpropyl]-maleamsäure = 4-[[2,3-Bis(4-chlorphenyl)-1-methylpropyl]amino]-4-oxo-2-butensäure (●)

S *Benzmalacene*, *Benzmalecen***, MK-135

V Antihistaminicum

---

*4194* (163 N) $C_{20}H_{19}NO_3$
27591-42-0

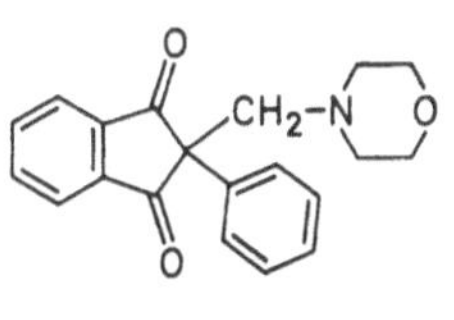

2-(Morpholinomethyl)-2-phenyl-1,3-indandion = 2-(4-Morpholinylmethyl)-2-phenyl-1*H*-inden-1,3(2*H*)-dion (●)

S Amplidione, L.D. 4610, *Mofedion*, *Oxazidion***, Transidione

V Antikoagulans

*4195* (3477) $C_{20}H_{19}NO_3$
7008-42-6

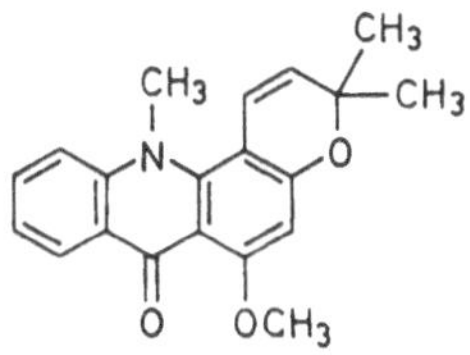

3,12-Dihydro-6-methoxy-3,3,12-trimethyl-7*H*-pyrano[2,3-*c*]acridin-7-on (●)

S *Acronin***, *Acronycin*, Compound 42339, NSC-403169

V Antineoplasticum (Acronychia Baueri-Alkaloid)

---

*4196* (3478) $C_{20}H_{19}NO_5$
117-74-8

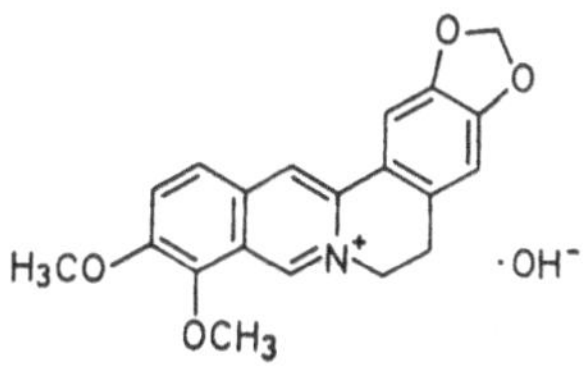

5,6-Dihydro-9,10-dimethoxybenzo[*g*]-1,3-benzodioxolo[5,6-*a*]chinoliziniumhydroxid (●)

S *Berberin*, *Umbellatin*

V Stomachicum, Tonicum (Berberidaceen-Alkaloid)

*4196-01* (3478a) 633-65-8

H Hydrochlorid

S Dirin, Phelloberin, Wakamatu, T-Up

V Antidiarrhoicum, Stomachicum

*4196-02* (3478b) 316-41-6

H Sulfat

S Berberal, Berisol, Stogerin-Amp.

V Antidiarrhoicum, Stomachicum

*4196-03* (3478c)

H Citrat

S Enterin „Kyoto"

V Antidiarrhoicum, Stomachicum

*4196-04* *(3478d)*

H Tannat

S Erben-Powd., Tanberin

V Antidiarrhoicum

---

*4197* *(3479)* $C_{20}H_{19}NO_5$

476-32-4

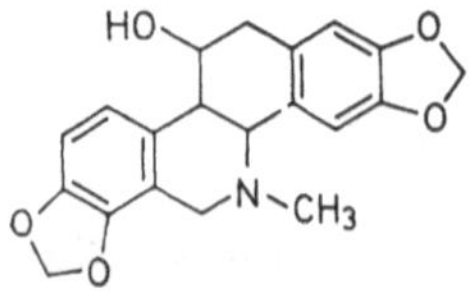


[5*bS*-(5bα,6β,12bα)]-5b,6,7,12b,13,14-Hexahydro-13-methyl[1,3]benzodioxolo[5,6-*c*]-1,3-dioxolo-[4,5-*i*]phenanthridin-6-ol (●)

S *Chelidonin, Stylophorin*

V Spasmolyticum (Chelidonium-Alkaloid)

---

*4198* $C_{20}H_{19}NO_5$

25 771-23-7

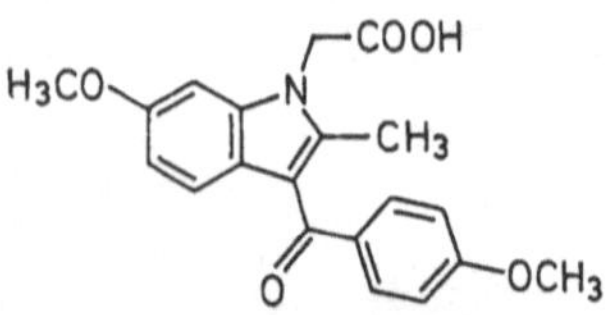


3-(*p*-Anisoyl)-6-methoxy-2-methylindol-1-ylessigsäure = 6-Methoxy-3-(4-methoxybenzoyl)-2-methyl-1*H*-indol-1-essigsäure (●)

S *Duometacin***, R 4444

V Analgeticum, Antiphlogisticum

---

*4199* *(3480)* $C_{20}H_{19}N_3O$

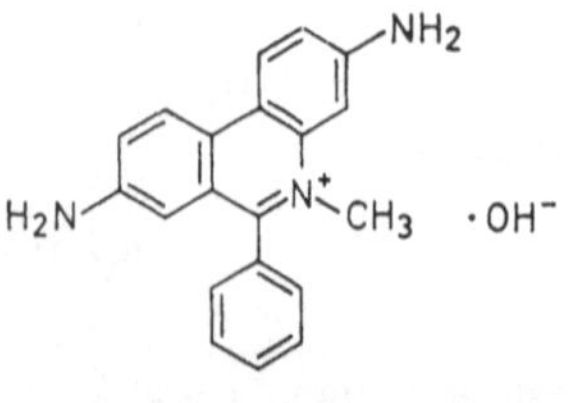


3,8-Diamino-5-methyl-6-phenylphenanthridiniumhydroxid (●)

H Bromid (518-67-2)

S *Dimidiumbromid*, Phenanthridinium 1553, Trypadine

V trypanocid wirkendes Chemotherapeuticum

---

*4200* $C_{20}H_{20}Br_2O_2$

32 953-81-4

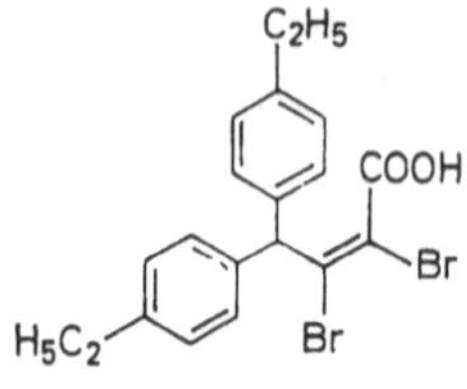


4,4-Bis-(4-ethylphenyl)-2,3-dibromisocrotonsäure = (*Z*)-2,3-Dibrom-4,4-bis(4-ethylphenyl)-2 butensäure (●)

S Edikron, EFBK, VÚFB-6688

V Cytostaticum

---

*4201* *(3481)* $C_{20}H_{20}ClN_3O$

550-81-2

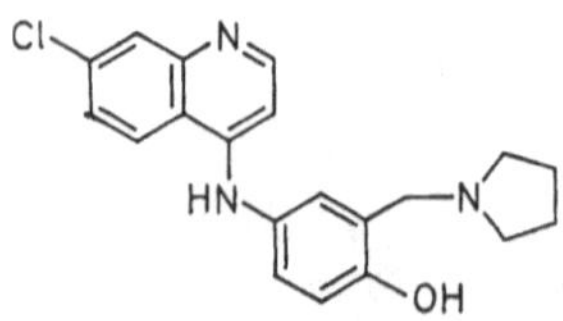


4-(7-Chlor-4-chinolylamino)-α-(1-pyrrolidinyl)-*o*-kresol = 7-Chlor-4-(4-hydroxy-3-pyrrolidinomethylanilino)-chinolin = 4-[(7-Chlor-4-chinolinyl)-amino]-2-(1-pyrrolidinylmethyl)phenol (●)

H auch Dihydrochlorid (10 350-81-9)

S *Amopyrochinum*, *Amopyroquin***, PAM-780, Propoquin

V Malariachemotherapeuticum

---

*4202* $C_{20}H_{20}N_2$

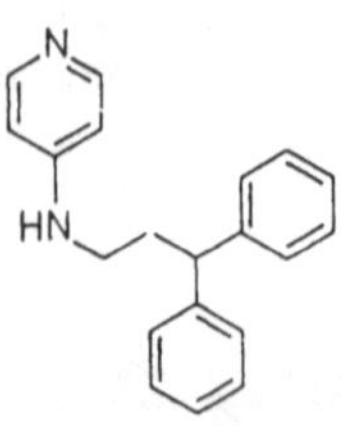


*N*-(4-Pyridyl)-3,3-diphenylpropylamin = *N*-(3,3-Diphenylpropyl)-4-pyridinamin (●)

H Hydrochlorid (29 769-70-8)

S *Fenpyraminhydrochlorid*, Miospasm

V Spasmolyticum

*4203* $C_{20}H_{20}N_2O_2$
30748-29-9

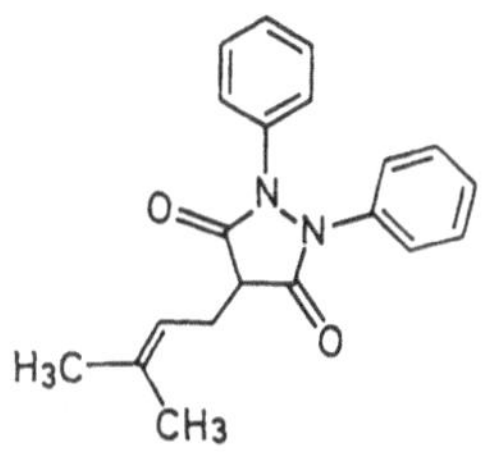

4-(3-Methyl-2-butenyl)-1,2-diphenyl-3,5-pyrazolidindion (●) = 4-Prenyl-1,2-diphenylpyrazolidin-3,5-dion

S Brotazona, DA 2370, Danfenona, *Fenilprenazona*, *Feprazon***, Grisona, Naloven, Nilatin, *Phenylprenazone*, *Prenazone*, Represil, Tabrien, Zepelin

V Antiphlogisticum, Analgeticum

---

*4204* *(164 N)* $C_{20}H_{20}N_2O_3$
42438-73-3

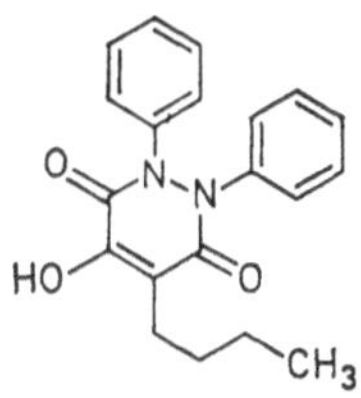

4-Butyl-1,2-dihydro-5-hydroxy-1,2-diphenyl-3,6-pyridazindion (●)

S *Denpidazon***

V Muskelrelaxans

---

*4205* *(3482)* $C_{20}H_{20}N_2O_4$
10351-50-5

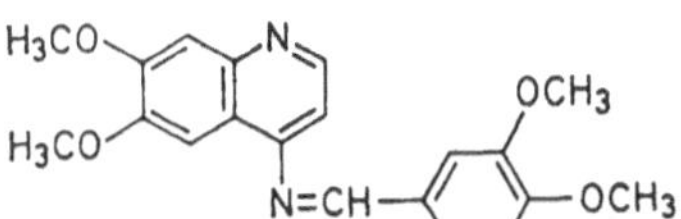

6,7-Dimethoxy-4-(veratrylidenamino)-chinolin = *N*-[(3,4-Dimethoxyphenyl)methylen]-6,7-dimethoxy-4-chinolinamin (●)

S EU-1085, *Leniquinsin***, U-1085

V Antihypertonicum

---

*4206* $C_{20}H_{20}N_4O$
39038-32-9

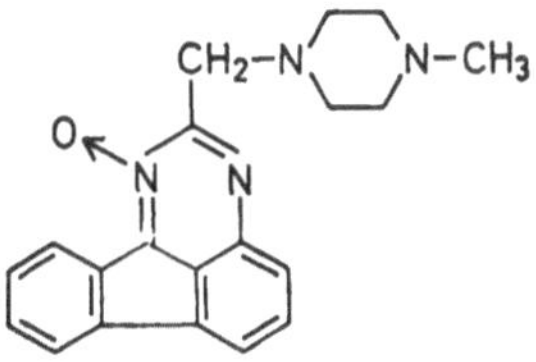

2-(4-Methylpiperazinomethyl)-1,3-diazafluoranthen-1-oxid = 2-[(4-Methyl-1-piperazinyl)methyl]-indeno[1,2,3-*de*]chinazolin-1-oxid (●)

S AC 3579, NSC-170561

V Tranquillizer, Cytostaticum

---

*4207* $C_{20}H_{20}N_6O_5$
18921-65-8

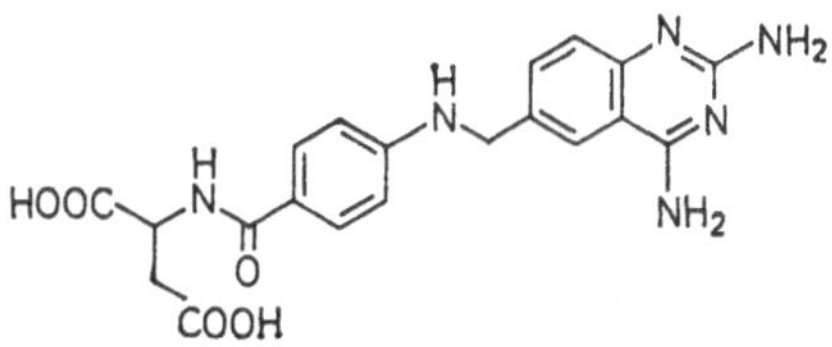

*N*-[4-[[(2,4-Diamino-6-chinazolinyl)methyl]amino]-benzoyl]-L-asparaginsäure (●)

S NSC-112846, *Quinaspar*

V Antineoplasticum

---

*4208* *(3483)* $C_{20}H_{21}ClN_2O_4$
34161-24-5

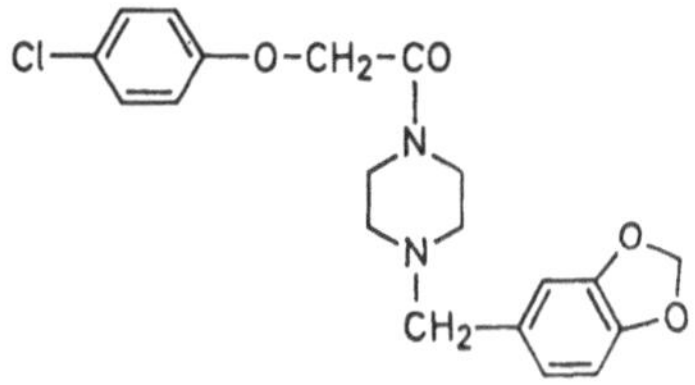

1-(*p*-Chlorphenoxyacetyl)-4-piperonylpiperazin = 1-[(1,3-Benzodioxol-5-yl)methyl]-4-[(4-chlorphenoxy)acetyl]piperazin (●)

H Hydrochlorid (34161-23-4)

S *Fipexidhydrochlorid***, Vigilor

V Antidepressivum, Psychotonicum

*4209* *(3484)* $C_{20}H_{21}Cl_2NO_4$
22 204-91-7

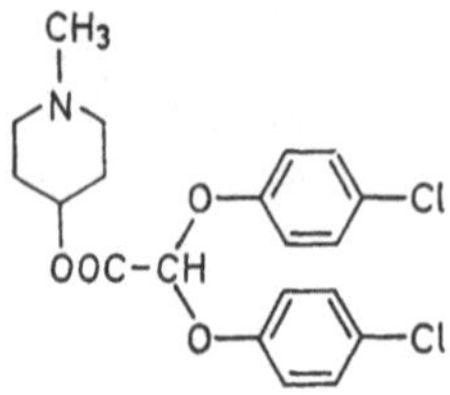

1-Methyl-4-piperidyl-bis-(*p*-chlorphenoxy)-acetat = 1-Methyl-4-piperidylglyoxalat-2-[bis-(*p*-chlorphenyl)-acetal] = Bis(4-chlorphenoxy)essigsäure-1-methyl-4-piperidinylester (●)

S *Lifibrat***, MPCA, SaH-2348

V Hypolipämicum

*4210* $C_{20}H_{21}Cl_2NO_4$
54 063-27-3

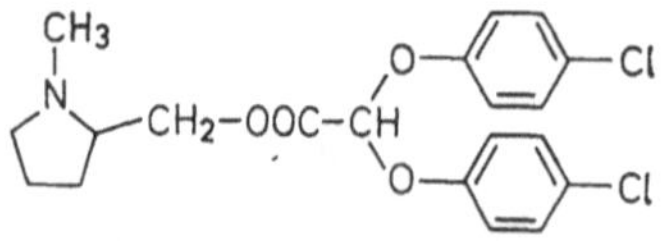

Bis(4-chlorphenoxy)essigsäure(1-methyl-2-pyrrolidinyl)methylester (●) = 1-Methyl-2-pyrrolidinylmethylbis-(*p*-chlorphenoxy)-acetat

S *Biclofibrat***

V Hypolipämicum

*4211* *(165 N)* $C_{20}H_{21}F_3N_2OS$
30 223-48-4

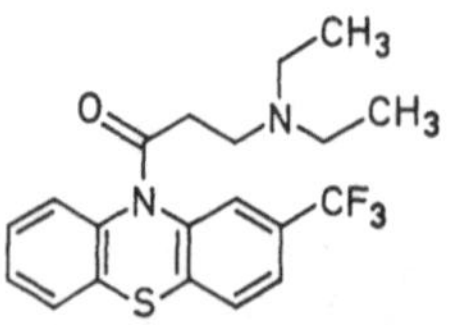

10-(3-Diethylaminopropionyl)-2-trifluormethylphenothiazin = 10-[3-(Diethylamino)-1-oxopropyl]-2-(trifluormethyl)-10*H*-phenothiazin (●)

H auch Monohydrochlorid (27 312-93-2)

S *Fluacizin***, *Fluoracizin*, Ftoracizin, Phthoracizin, Phtorazisin

V Antidepressivum

*4212* $C_{20}H_{21}F_3N_2O_3$
40 256-99-3

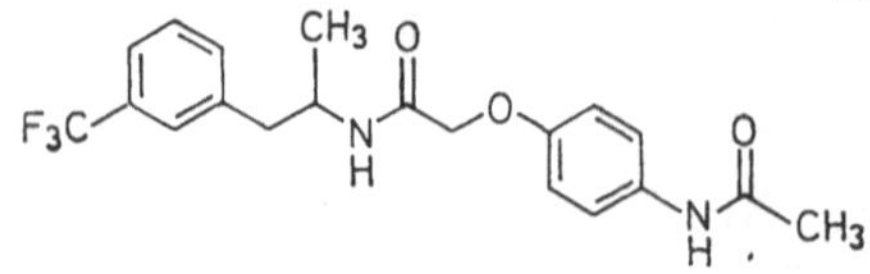

2-(*p*-Acetamidophenoxy)-*N*-[α-methyl-*m*-(trifluormethyl)-phenethyl]-acetamid = α-{[α-Methyl-*m*-(trifluormethyl)-phenethyl]-carbamoyl}-*p*-acetanisidid = 2-[4-(Acetylamino)phenoxy]-*N*-[1-methyl-2-[3-(trifluormethyl)phenyl]ethyl]acetamid (●)

S *Flucetorex***, PM 3944

V Appetitzügler

*4213* *(166 N)* $C_{20}H_{21}F_3N_2S$
24 495-62-3

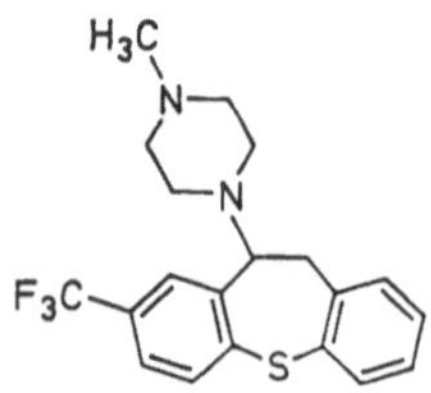

10-(4-Methylpiperazin-1-yl)-8-trifluormethyl-10,11-dihydrodibenzo[*b,f*]thiepin = 1-[10,11-Dihydro-8-(trifluormethyl)dibenzo[*b,f*]thiepin-10-yl]-4-methylpiperazin (●)

S *Trifluthepin*

V Neurolepticum

*4214* $C_{20}H_{21}N$
47 166-67-6

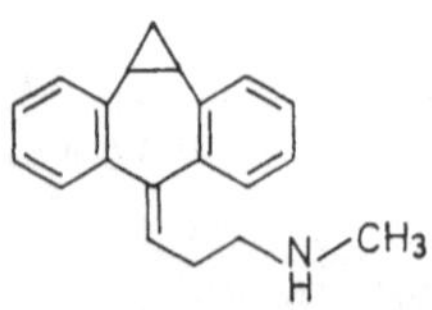

1a,10b-Dihydro-*N*-methyldibenzo[*a,e*]cyclopropa-[*c*]cyclohepten-$\Delta^{6(1H),\gamma}$-propylamin = 3-(1a,10b-Dihydrodibenzo[*a,e*]cyclopropa[*c*]cyclohepten-6(1*H*)-yliden)-*N*-methyl-1-propanamin (●)

H Phosphat (51 481-67-5)

S *Octriptylinphosphat***, SC-27 123

V Antidepressivum

*4215* *(3485)* $C_{20}H_{21}N$
**303-53-7**

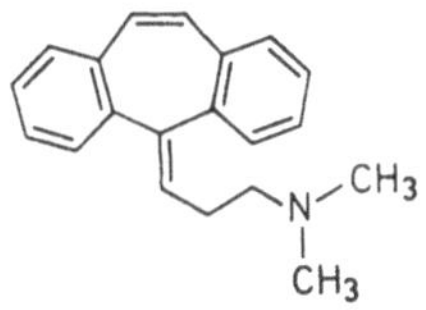

*N*li*N*-Dimethyl-3-(dibenzo[*a,d*]cyclohepten-5-yliden)-propylamin = 5-(3-Dimethylaminopropy-bden)-dibenzo[*a,d*]cycloheptatrien = 3-(5*H*-Di-penzo[*a,d*]cyclohepten-5-yliden)-*N*,*N*-dimethyl-1-Propanamin (●)

H auch Hydrochlorid **(6202-23-9)**

S *Cyclobenzaprin***, Lisseril, MK-130, Prohepta-trien, 9715 R.P.

V Psychosedativum, Muskelrelaxans

*4216* $C_{20}H_{21}NO$
**31 232-26-5**

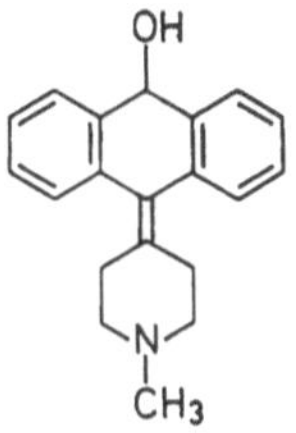

9,10-Dihydro-10-(1-methyl-4-piperidyliden)-9-anthrol = 9,10-Dihydro-10-(1-methyl-4-piperidi-nyliden)-9-anthracenol (●)

S *Danitracen***, WA 335-BS

V Antidepressivum, Serotoninantagonist, Sexual-stimulans

*4217* *(3486)* $C_{20}H_{21}NO$
**968-63-8**

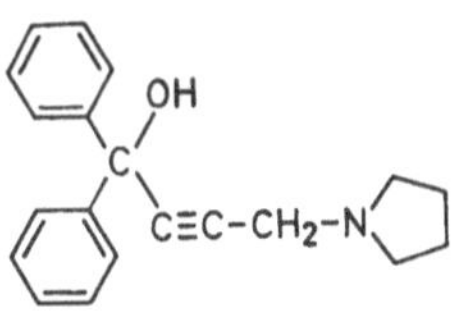

1,1-Diphenyl-4-pyrrolidino-2-butin-1-ol = α-Phe-nyl-α-[3-(1-pyrrolidinyl)-1-propinyl]benzenmetha-nol (●)

H Phosphat (1:1) **(54118-66-0)**

S Azulon comp. (spasmolyt. Komponente), *Bu-tinolinphosphat***, Homburg 811, Spasmo-Ner-vogastrol (spasmolyt. Komponente)

V Anticholinergicum, Spasmolyticum

*4218* $C_{20}H_{21}NO$
**34 662-67-4**

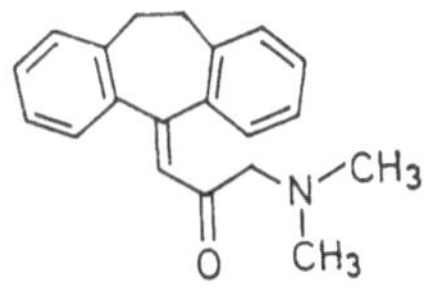

1-Dimethylamino-3-(10,11-dihydro-5*H*-dibenzo-[*a,d*]cyclohepten-5-yliden)-2-propanon = 1-(10,11-Dihydro-5*H*-dibenzo[*a,d*]cyclohepten-5-yliden)-3-(dimethylamino)-2-propanon (●)

S *Cotriptylin***

V Antidepressivum

*4219* $C_{20}H_{21}NOS$
**50 838-36-3**

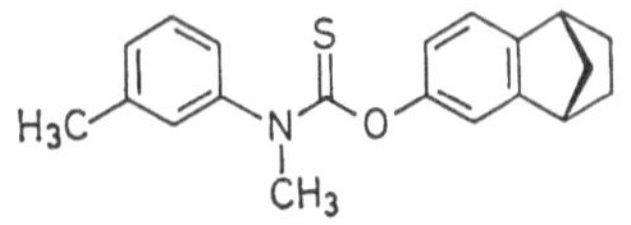

*O*-(1,2,3,4-Tetrahydro-1,4-methanonaphthalen-6-yl)-*m*,*N*-dimethylthiocarbanilat = Methyl(3-me-thylphenyl)carbamothiosäure-*O*-(1,2,3,4-tetra-hydro-1,4-methanonaphthalen-6-yl)ester (●)

S KC 9147 *Tolciclat***

V Fungicid

*4220* $C_{20}H_{21}NOS_2$
**36 702-83-7**

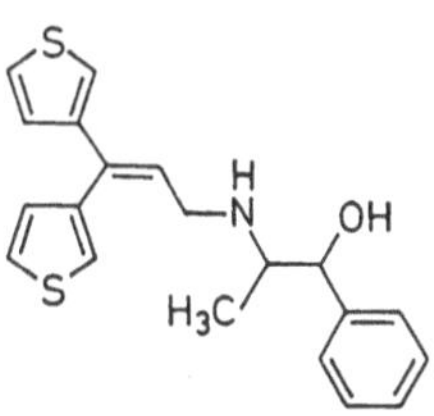

α-[1-[(3,3-Di-3-thienylallyl)-amino]-ethyl]-benzyl-alkohol = 2-[3,3-Di-(3-thienyl)-allylamino]-1-phenyl-1-propanol = α-[1-[(3,3-Di-3-thienyl-2-pro-penyl)amino]ethyl]benzenmethanol (●)

S *Tinofedrin***

V cerebrales Vasodilatans

*4221* (3487) $C_{20}H_{21}NO_2$
10539-19-2

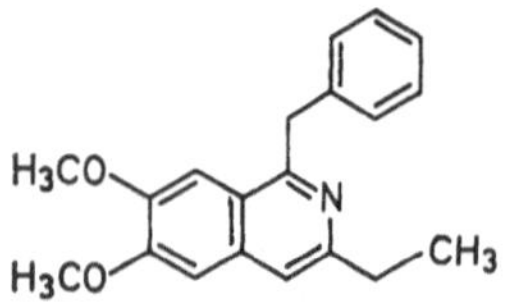

1-Benzyl-3-ethyl-6,7-dimethoxyisochinolin = 3-Ethyl-6,7-dimethoxy-1-(phenylmethyl)isochinolin (●)

H Hydrochlorid (1163-37-7)

S BEN, Eupaverin(a), Kollateral-150, *Meteverinhydrochlorid*, *Moxaverinhydrochlorid***, Paverin „Bracco“

V Spasmolyticum

*4222* (3488) $C_{20}H_{21}NO_3$
1165-48-6

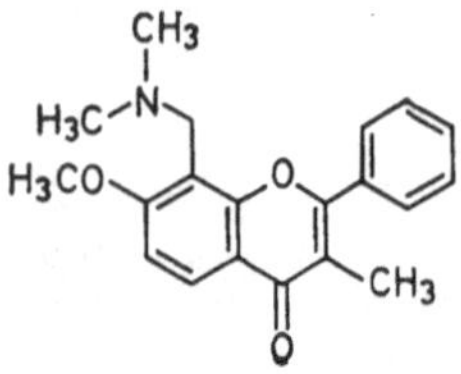

8-Dimethylaminomethyl-7-methoxy-3-methylflavon = 8-(Dimethylaminomethyl)-7-methoxy-3-methyl-2-phenylbenzo-γ-pyron = 8-[(Dimethylamino)methyl]-7-methoxy-3-methyl-2-phenyl-4*H*-1-benzopyran-4-on (●)

H Hydrochlorid (2740-04-7)

S Demefline, *Dimeflinhydrochlorid***, DW-62, Rec 7/0267, Reanimil, Remeflin

V Atmungsanalepticum

*4223* (3489) $C_{20}H_{21}NO_4$
58-74-2

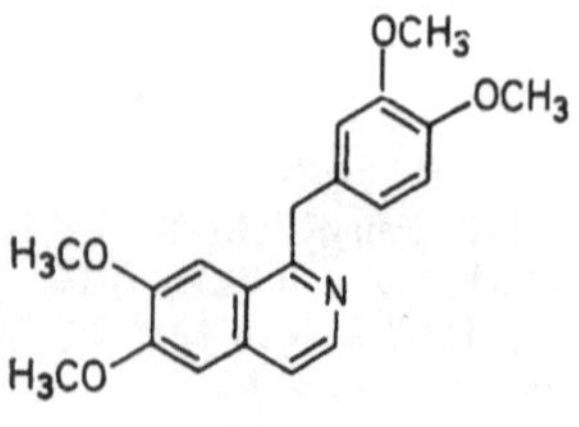

1-(3,4-Dimethoxybenzyl)-6,7-dimethoxyisochinolin = 6,7-Dimethoxy-1-veratrylisochinolin = Papaverolintetramethyläther = 1-[(3,4-Dimethoxyphenyl)methyl]-6,7-dimethoxyisochinolin (●)

H auch Hydrochlorid (61-25-6)

S Agmapav, Alapav, Amapol, Angioverin, Blupav, C „USV“, Cardiospan, Cardoverina, Cerebid, Cerespan, Cervaspan, Delapav, Dilaspan, Dilaverin, Dilaves, Dipav, Dispamil, Drapavel, Durapav, Dylate „Elder“, Dynovas, Eupavéryl, Forpavin, Isquespan, Kavrin, K-Pava, Lapav Graduals, Lemobid, Lempav, Myobid, NSC-35443, Panergon, Padoverin, Pameion, Panpav TP, Papacon, Papalease, Papaveril, *Papaverin*, Papaverlumin fuerte, Papaversan, Papavéryl, Papital T.R., Pap-Kaps, P-A-V, Pava, PAVA-2, Pavabid, Pavacap, Pavacels, Pavacen, Pavaclar, Pavaco, Pavacot, Pavadel, Pavadyl, Pavagen, Pavagrant, Pavakey, Pava-Lyn, Pava-Mead, Pava-Par, Pava-RX, Pavased, Pavasil, Pavaspan, Pavasule, Pavatest, Pavatime, Pavatran, Paverine, Paver-Med, Paverolan, Paveron, Pavnell, Pavosal, 3 P-Pav, Promtpaverin, Qua-Bid, Ro-Papav, S-M-R, Spasmone, Sustaverine, Sy-Pav T.D., Tempav, Vasal, Vaso-Pav, Vasospan

V Spasmolyticum, Vasodilatans (Opium-Alkaloid)

*4223-01* (3489a) 132-40-1

H Nitrit

S Panitrin

V Spasmolyticum

*4223-02* (3489b)

H Nicotinat

S Nicopavin, Nipavina, Paniverin

V Vasodilatans

*4223-03* (3489c) 5949-36-0

H Phenylethylbarbiturat

S Barberine, Pavemal

V Vasodilatans

*4223-04* (3489d) 6591-59-9

H Phenylglykolat (Mandelat)

S Endoverine

V Spasmolyticum

*4223-05* *(3489e)* 2053-26-1

H Sulfat
S Maspaver inyectable, Synpaverine
V Spasmolyticum

*4223-06* *(3489f)* 16960-31-9

H 3-(7-Theophyllinyl)-propansulfonat
S Kaldil, LBC 319, *Papaverinteprosilat*
V Spasmolyticum, Coronarvasodilatans

*4223-07* 34317-37-8

H Codecarboxylat (Nr. 782)
S Albatran, PCDC
V Vasodilatans

*4223-08* 39024-96-9

H Adenosinphosphat (Nr. 1376)
S CERM 3209, Dicertan, *Padefosum*
V Vasodilatans

*4223-09* 19524-64-2

H 6,7-Dihydroxycumarin-4-methansulfonat [6,7-Dihydroxy-2-oxo-2*H*-1-benzopyran-4-methansulfonat (●)]
S *Papaverincromesilat*, Permavérine
V Vasoprotektor

*4224* *(3490)* $C_{20}H_{21}NS$
1447-70-7

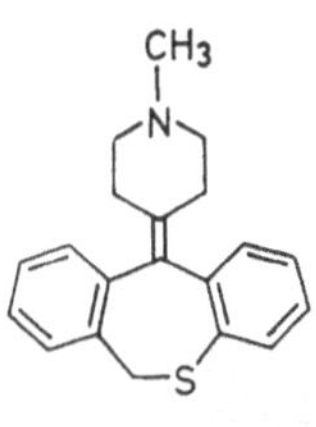

11-(1-Methyl-4-piperidyliden)-6,11-dihydrodibenzo[*b*,*e*]thiepin = 4-Dibenzo[*b*,*e*]thiepin-11(6*H*)-yliden-1-methylpiperidin (●)

H Hydrochlorid
S Perithiaden
V Thymolepticum

*4225* *(3491)* $C_{20}H_{21}N_3O_3$
19395-58-5

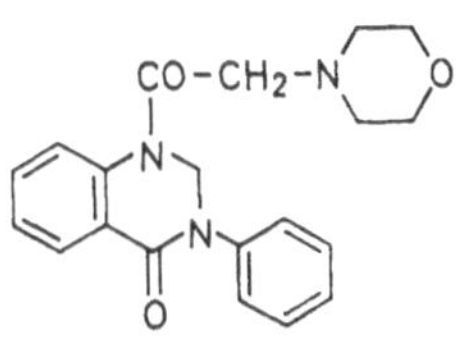

2,3-Dihydro-1-(4-morpholinylacetyl)-3-phenyl-4(1*H*)-chinazolinon (●)

H auch Hydrochlorid (19395-78-9)
S *Acemoquinazone*, *Moquizon**, Peristil, Rec 14/0127, Recobilina
V Choleretieum, Antihypercholesterinämicum

*4226* *(3492)* $C_{20}H_{21}N_3O_4$
38964-88-4

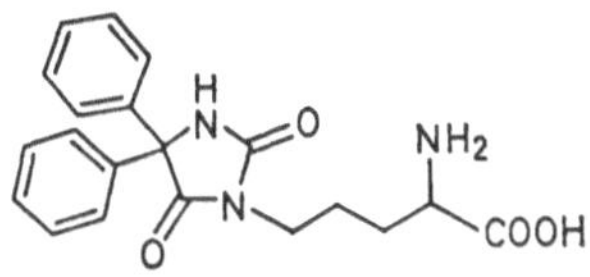

5-(5,5-Diphenyl-3-hydantoinyl)-norvalin = α-Amino-δ-diphenylhydantoylvaleriansäure = α-Amino-2,5-dioxo-4,4-diphenyl-1-imidazolidinpentansäure (●)

S Citrullamon V, Neo-Citrullamon, *Phenytoin-3-norvalin*
V Antiepilepticum

*4227* *(3493)* $C_{20}H_{21}N_3O_8S_3$

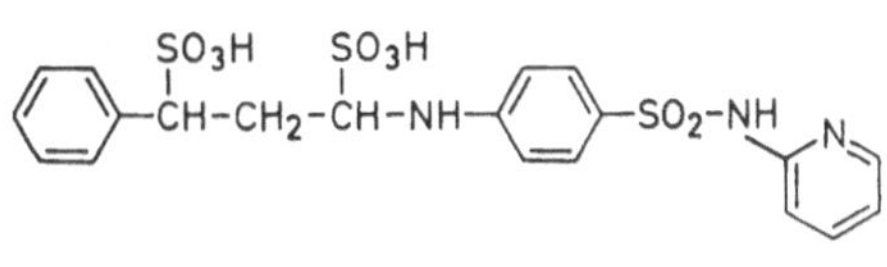

1-Phenyl-3-[*p*-(2-pyridylsulfamoyl)-anilino]-propan-1,3-disulfonsäure = 2-[*p*-(γ-Phenylpropylamino)-benzolsulfonamido]-pyridin-α,γ-disulfonsäure = 1-Phenyl-3-[[4-[(2-pyridinylamino)sulfonyl]phenyl]amino]-1,3-propandisulfonsäure (●)

H Dinatriumsalz (53778-51-1)
S *Solupyridine*, *Sulfapyridine Neutral Soluble*
V Chemotherapeuticum

*4228* (167 N) $C_{20}H_{21}N_3S$
24579-08-6

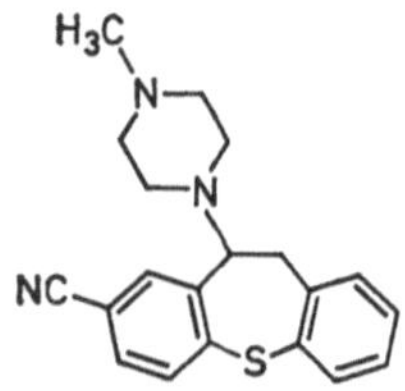


8-Cyano-10-(4-methylpiperazin-1-yl)-10,11-dihydrodibenzo[*b,f*]thiepin = 10,11-Dihydro-11-(4-methyl-1-piperazinyl)dibenzo[*b,f*]thiepin-2-carbonitril (●)

S *Cyanothepin*

V Neurolepticum

---

*4229* (3494) $C_{20}H_{21}N_7O_6$
2179-16-0

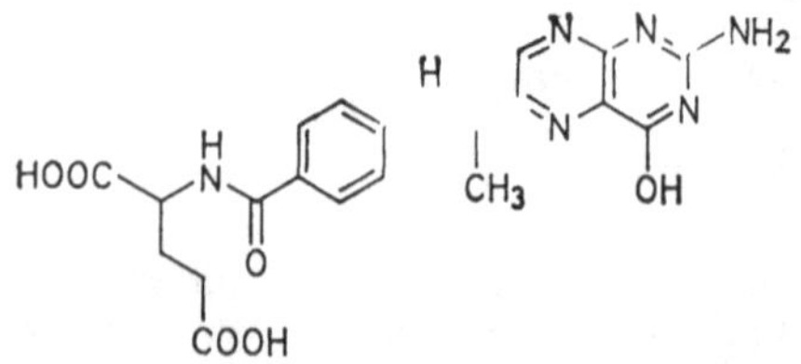


*N*-{*p*-[1-(2-Amino-4-hydroxy-6-pteridinyl)-ethylamino]-benzoyl}-glutaminsäure = 9-Methylpteroylglutaminsäure = *N*-[4-[[1-(2-Amino-1,4-dihydro-4-oxo-6-pteridinyl)ethyl]amino]benzoyl]-L-glutaminsäure (●)

S Bremfol, Ninopterin

V gegen Leukämie wirksames Cytostaticum (Folsäureantagonist)

---

*4230* (3495) $C_{20}H_{21}N_7O_6$
7171-00-8

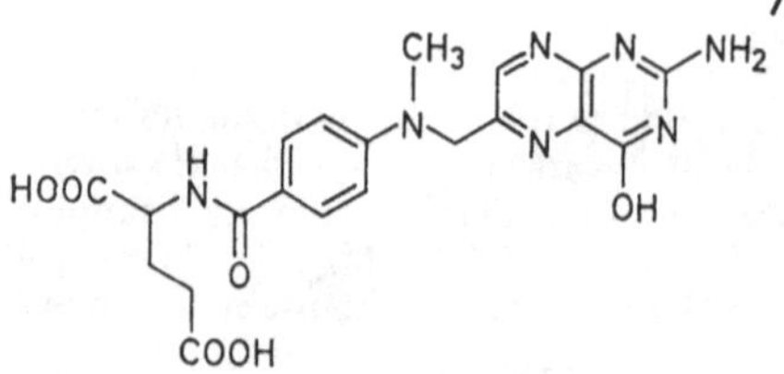


*N*-{*p*-[*N*-(2-Amino-4-hydroxy-6-pteridinylmethyl)-methylamino]-benzoyl}-glutaminsäure = $N^{10}$-Methylpteroylglutaminsäure = *N*-[4-[[(2-Amino-1,4-dihydro-4-oxo-6-pteridinyl)methyl]methylamino]benzoyl]-L-glutaminsäure (●)

S Methopterine

V Gegen Leukämie wirksames Cytostaticum (Folsäureantagonist)

---

*4231* (3496) $C_{20}H_{22}ClN$
91-82-7

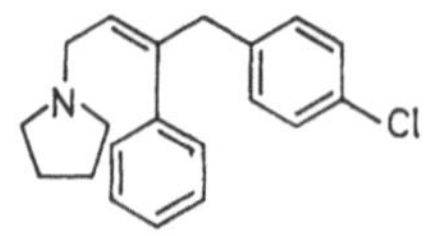


1-[4-(4-Chlorphenyl)-3-phenyl-2-butenyl]pyrrolidin (●) = 1-(*p*-Chlorphenyl)-2-phenyl-4-pyrrolidino-2-buten

H auch Phosphat (135-31-9)

S *Pirrobutamina*, Proladyl, Pyronil, *Pyrrobutamine*

V Antihistaminicum

---

*4232* $C_{20}H_{22}ClN_3$
14169-54-1

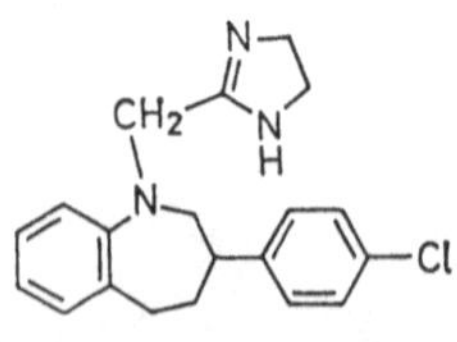


3-(*p*-Chlorphenyl)-1-(2-imidazolin-2-ylmethyl)-2,3,4,5-tetrahydro-1*H*-1-benzazepin = 3-(4-Chlorphenyl)-1-[(4,5-dihydro-1*H*-imidazol-2-yl)-methyl]-2,3,4,5-tetrahydro-1*H*-1-benzazepin (●)

H Hydrochlorid (12379-49-6)

S Su-13197

V Antiarrhythmicum

*4233* (*168 N*) $C_{20}H_{22}ClN_3$
21 228-13-7

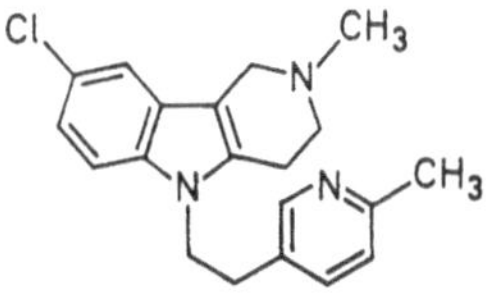

8-Chlor-2,3,4,5-tetrahydro-2-methyl-5-[2-(6-methyl-3-pyridinyl)ethyl]-1*H*-pyrido[4,3-*b*]indol (●)

H Hydrochlorid (21 228-28-4)

S *Dorastinhydrochlorid**, Ro 5-9110/1

V Antihistaminicum

---

*4234* (*3497*) $C_{20}H_{22}ClN_3O$
86-42-0

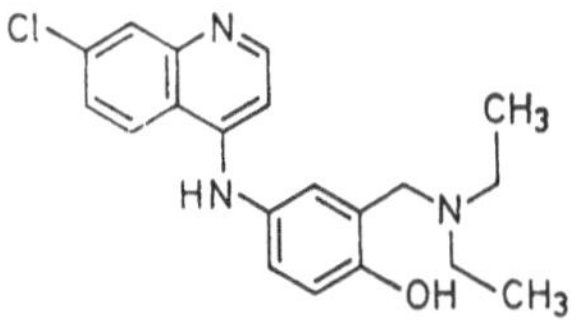

4-(7-Chlor-4-chinolylamino)-α-diethylamino-*o*-kresol = 7-Chlor-4-(3-diethylaminomethyl-4-hydroxyanilino)-chinolin = 4-[(7-Chlor-4-chinolinyl)amino]-2-[(diethylamino)methyl]phenol (●)

H Dihydrochloriddihydrat (69-44-3)

S *Amodiachinhydrochlorid, Amodiaquinhydrochlorid***, CAM-AQI, Camochin, Camoquin(e), Camoquinal, Flavoquine, Miaquin, S.N. 10751

V Malariachemotherapeuticum

---

*4235* $C_{20}H_{22}F_3NO_4$
23191-75-5

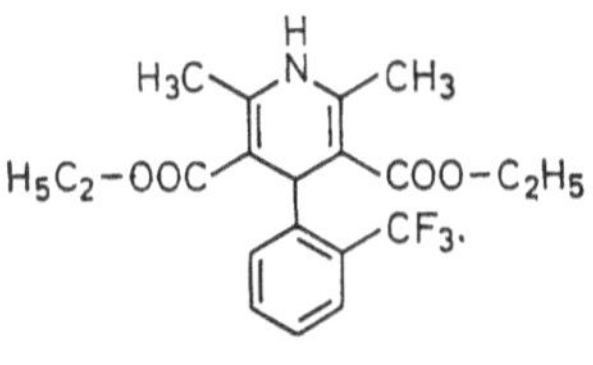

2,6-Dimethyl-4-(2-trifluormethylphenyl)-1,4-dihydropyridin-3,5-dicarbonsäurediethylester = 1,4-Dihydro-2,6-dimethyl-4-[2-(trifluormethyl)-phenyl]-3,5-pyridindicarbonsäurediethylester (●)

S Ftorin, SKF 24260

V Hypotensivum, Vasodilatans

---

*4236* (*3498*) $C_{20}H_{22}N_2$
3964-81-6

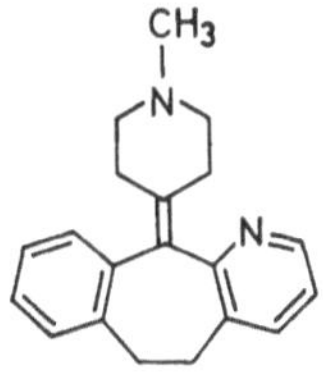

6,11-Dihydro-11-(1-methyl-4-piperidinyliden)-5*H*-benzo[5,6]cyclohepta[1,2-*b*]pyridin (●)

H Dimaleat (3978-86-7)

S *Azatadindimaleat***, Idulamina, Idulian, Optimine, Sch 10649, Zadine

V Antihistaminicum, Antipruriginosum

---

*4237* (*3499*) $C_{20}H_{22}N_2O_2$

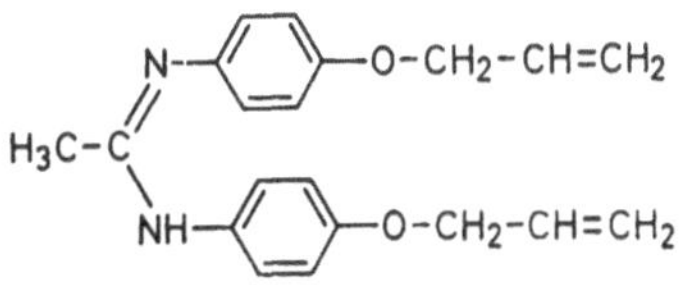

*N,N'*-Bis-(*p*-allyloxyphenyl)-acetamidin = *N,N'*-Bis[4-(2-propenyloxy)phenyl]ethanimidamid (●)

H Hydrochlorid (537-76-8)

S Diocain

V Lokalanästheticum

---

*4238* $C_{20}H_{22}N_2O_2$
22013-23-6

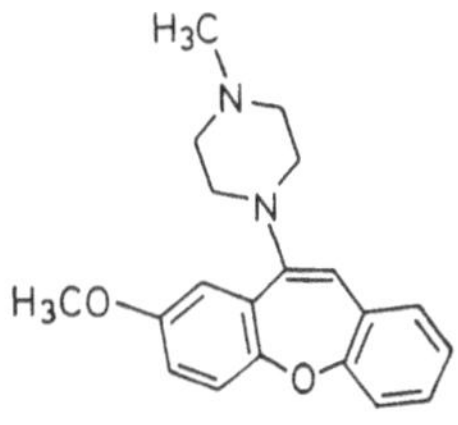

1-(8-Methoxydibenz[*b,f*]oxepin-10-yl)-4-methyl-piperazin (●)

S *Metoxepin***

V Neurolepticum, Antihistaminicum, Antiemeticum

*4239* *(3500)* $C_{20}H_{22}N_2O_2$
509-15-9

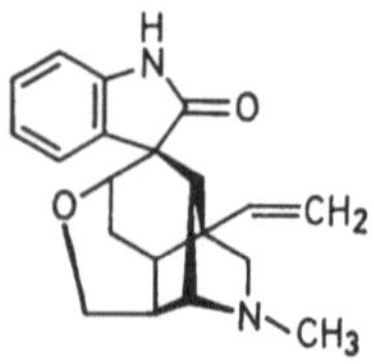

stereoisomeres 5-Ethenyl-3,4,4a,5,6,7,8,8a-octahydro-7-methylspiro[3,5,8-ethanylyliden-1*H*-pyrano[3,4-*c*]pyridin-10,3'-[3*H*]indol]-2'(1'*H*)-on (●)

S *Gelsemin*

V Antineuralgicum (Alkaloid aus den Wurzeln von Gelsemium sempervirens)

---

*4240* $C_{20}H_{22}N_2O_2S$

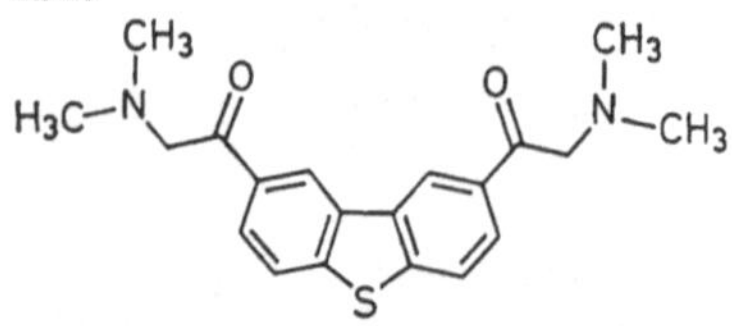

2,8-Bis-(2-dimethylaminoacetyl)-dibenzothiophen = 1,1'-(2,8-Dibenzothiophendiyl)bis[2-(dimethylamino)ethanon] (●)

H Dihydrochlorid (35 556-06-0)

S RMI 11 877 DA

V Virustaticum

---

*4241* $C_{20}H_{22}N_2O_3$
1963-86-6

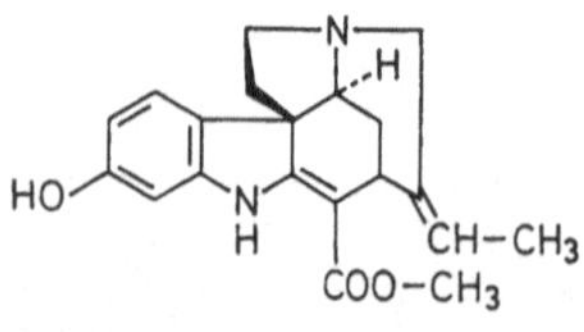

12-Ethyliden-1,2,3a,4,5,7-hexahydro-9-hydroxy-3,5-ethano-3*H*-pyrrolo[2,3-*d*]carbazol-6-carbonsäuremethylester = (19*Z*)-2,16,19,20-Tetradehydro-11-hydroxycuran-17-säuremethylester (●)

S *Vinervin*

V Antineoplasticum (Alkaloid aus Vinca erecta)

---

*4242* $C_{20}H_{22}N_2S$
29 216-28-2

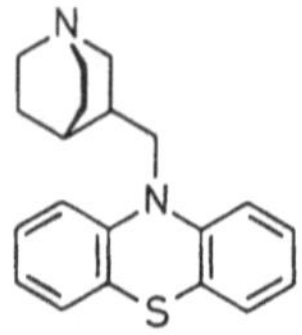

10-(3-Chinuclidinylmethyl)-phenothiazin = 10-(1-Azabicyclo[2.2.2]oct-3-ylmethyl)-10*H*-phenothiazin (●)

S LM 209, *Mequitazin**, Metaplexan, Mircol, Primalan, Vigigan

V Antihistaminicum, Sedativum, Antitussivum, Antidepressivum

---

*4243* *(3501)* $C_{20}H_{22}N_4O$
20 170-20-1

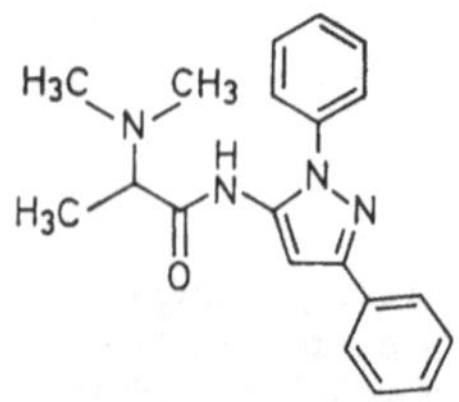

2-Dimethylamino-*N*-(1,3-diphenylpyrazol-5-yl)-propionamid = 1,3-Diphenyl-5-(2-dimethylaminopropionamido)-pyrazol = 2-(Dimethylamino)-*N*-(1,3-diphenyl-1*H*-pyrazol-5-yl)propanamid (●)

S AP-14, *Difamizol, Difenamizol***, Pasalin

V Analgeticum

---

*4244* *(3502)* $C_{20}H_{22}N_4O_6S_2$
119-85-7

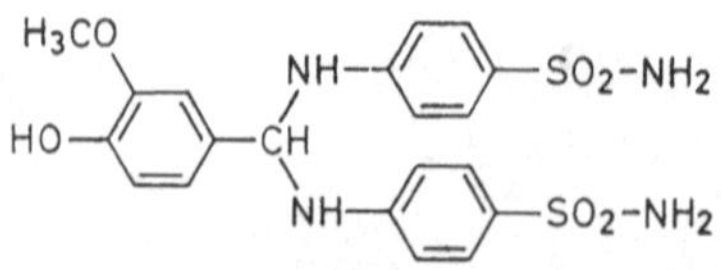

*N*⁴,*N*⁴'-Vanillyliden-bis-sulfanilamid = *N*,*N*'-Bis-(4-sulfamoylphenyl)-vanillylidendiamin = 4,4'-[(4-Hydroxy-3-methoxyphenyl)methylendiimino]-bis[benzensulfonamid] (●)

S Argolamide-Wirkstoff, *Vanyldisulfamid***, *Vanyldisulfanilamid*

V Chemotherapeuticum

*4245* *(3503)* $C_{20}H_{22}N_8O_5$
59-05-2

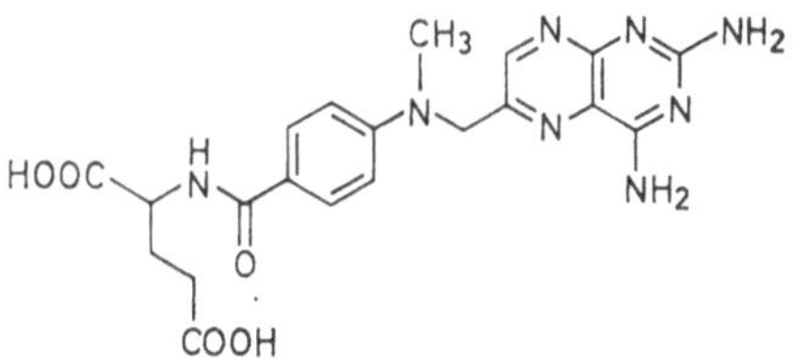

*N*-{*p*-[*N*-(2,4-Diamino-6-pteridinylmethyl)-methylamino]-benzoyl}-glutaminsäure = 4-Desoxy-4-amino-$N^{10}$-methylfolsäure = *N*-[4-[[(2,4-Diamino-6-pteridinyl)methyl]methylamino]benzoyl]-L-glutaminsäure (●)

S A-methopterin, CL 14377, Ledertrexate, *Methotrexat***, *Methylaminopterinum*, MTX, NSC-740, R 9985

V gegen Leukämie wirksames Cytostaticum (Folsäureantagonist)

*4246* *(3504)* $C_{20}H_{22}N_8O_5$
751-19-9

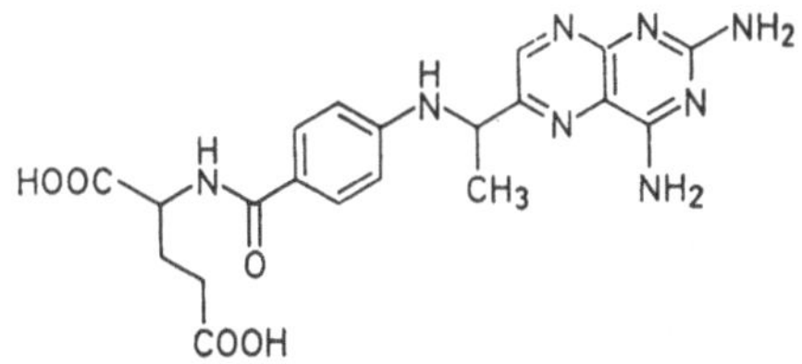

*N*-{*p*-[1-(2,4-Diamino-6-pteridinyl)-ethylamino]-benzoyl}-glutaminsäure = 4-Desoxy-4-amino-9-methylfolsäure = *N*-[4-[[1-(2,4-Diamino-6-pteridinyl)ethyl]amino]benzoyl]-L-glutaminsäure (●)

S A-ninopterin

V gegen Leukämie wirksames Cytostaticum (Folsäureantagonist)

*4247* *(3505)* $C_{20}H_{22}O_2$
6033-99-4

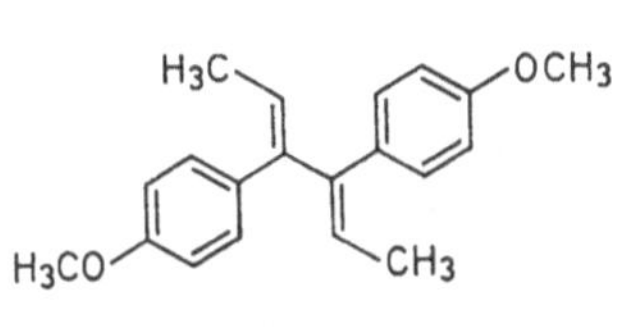

3,4-Bis-(*p*-methoxyphenyl)-2,4-hexadien = 1,1′-(1,2-Diethyliden-1,2-ethandiyl)bis[4-methoxybenzen] (●)

S *Dienöstroldimethyläther*

V synthetisches Östrogen

*4248* *(3506)* $C_{20}H_{22}O_2$
848-21-5

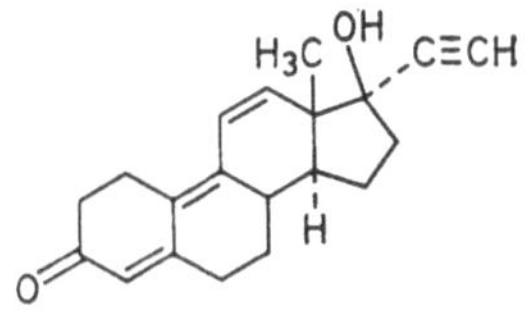

17β-Hydroxy-19-nor-17α-pregna-4,9,11-trien-20-in-3-on = 17α-Ethinyl-17β-hydroxy-4,9,11-östratrien-3-on = (17α)-17-Hydroxy-19-norpregna-4,9,11-trien-20-in-3-on (●)

S A 301, *Norgestrienon***, Ogyline

V Gestagen

*4249* *(3507)* $C_{20}H_{22}O_3$
3771-19-5

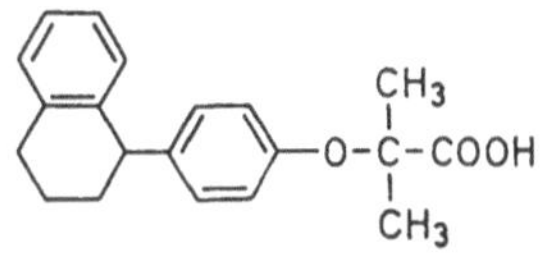

2-Methyl-2-[*p*-(1,2,3,4-tetrahydro-1-naphthyl)-phenoxy]-propionsäure = 2-Methyl-2-[4-(1,2,3,4-tetrahydro-1-naphthalenyl)phenoxy]propansäure (●)

S CH 13437, Melipan (neue Form), *Nafenoic acid*, *Nafenopin***, Su-13437, TPIA

V Hypolipämicum

*4250* *(3508)* $C_{20}H_{22}O_6$
546-97-4

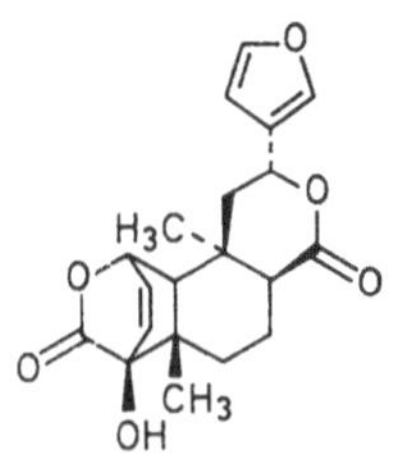

[1*R*-(1α,4β,4aα,6aβ,9β,10aβ,10bα)]-9-(3-Furanyl)decahydro-4-hydroxy-4a,10a-dimethyl-1,4-etheno-3*H*,7*H*-benzo[1,2-*c*:3,4-*c*′]dipyran-3,7-dion (●)

S *Columbin*

V Bitterstoff aus Jatrorrhiza palmata

*4251* *(3509)* $C_{20}H_{23}ClN_2O_2$

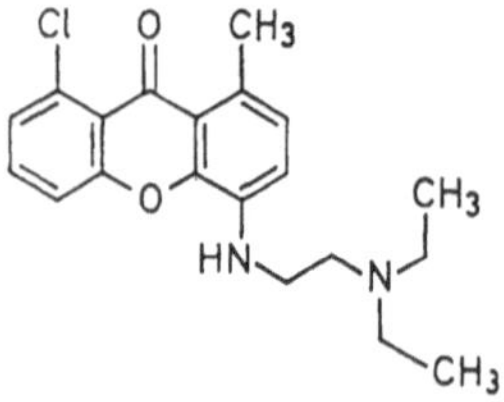

8-Chlor-4-(2-diethylaminoethylamino)-1-methyl-9-xanthon = 8-Chlor-4-[[2-(diethylamino)ethyl]-amino]-1-methyl-9*H*-xanthen-9-on (●)

S Miracil B

V Chemotherapeuticum (Schistosomicid)

---

*4252* *(3510)* $C_{20}H_{23}ClN_4O_2$
3861-76-5

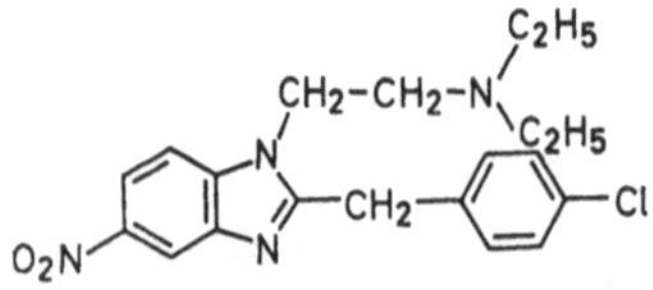

2-(*p*-Chlorbenzyl)-1-(β-diethylaminoethyl)-5-nitrobenzimidazol = 2-[(4-Chlorphenyl)methyl]-*N*,*N*-diethyl-5-nitro-1*H*-benzimidazol-1-ethanamin (●)

S C-193901, *Clobedolum*, *Clonitazen***, *Clonitazinum*

V Analgeticum

---

*4253* *(3511)* $C_{20}H_{23}ClO_2$
3124-93-4

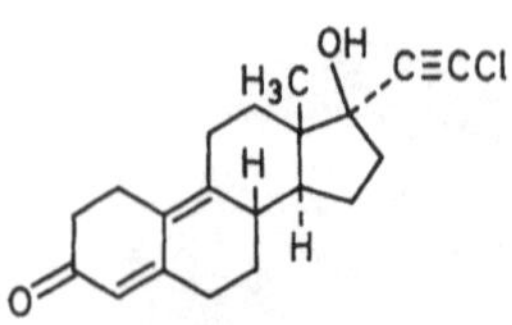

21-Chlor-17β-hydroxy-19-nor-17α-pregna-4,9-dien-20-in-3-on = 17α-(2-Chlorethinyl)-17β-hydroxy-4,9-östradien-3-on = (17α)-21-Chlor-17-hydroxy-19-norpregna-4,9-dien-20-in-3-on (●)

S *Ethyneron***, MK-665

V Progestativum

*4254* *(3512)* $C_{20}H_{23}Cl_2N_3O_4$

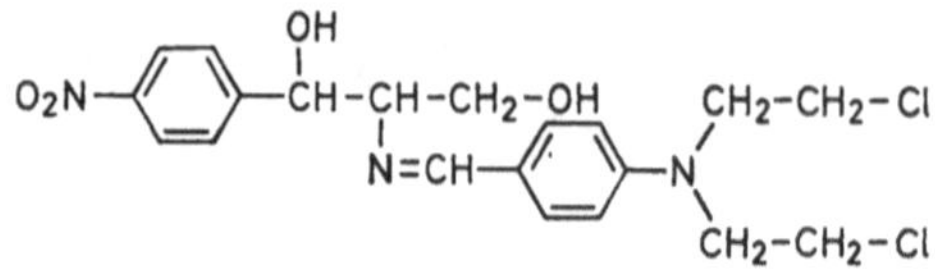

2-[*p*-Bis-(2-chlorethyl)-aminobenzylidenamino]-1-[*p*-nitrophenyl]-propan-1,3-diol = 2-[[[4-[Bis(2-chlorethyl)amino]phenyl]methylen]amino]-1-(4-nitrophenyl)-1,3-propandiol (●)

S AT-16

V Cytostaticum

---

*4255* *(3513)* $C_{20}H_{23}FN_2O$
2354-61-2

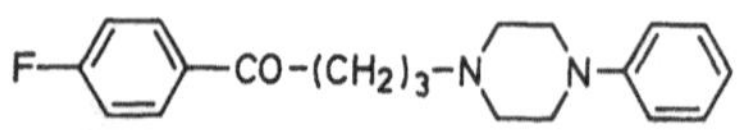

*p*-Fluor-4-(4-phenyl-1-piperazinyl)-butyrophenon = 1-(3-*p*-Fluorbenzoylpropyl)-4-phenylpiperazin = 1-(4-Fluorphenyl)-4-(4-phenyl-1-piperazinyl)-1-butanon (●)

S *Butropipazone*, R 1892

V Neurolepticum

---

*4256* *(3514)* $C_{20}H_{23}N$
50-48-6

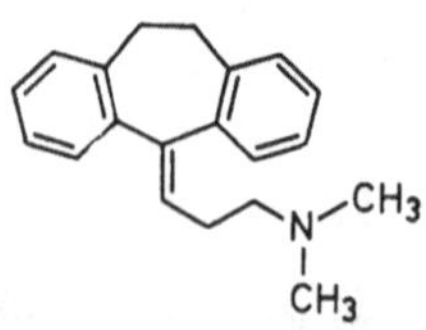

*N*,*N*-Dimethyl-3-(dibenzo-[*a*,*d*]-1,4-cycloheptadien-5-yliden)-propylamin = 5-(3-Dimethylaminopropyliden)-dibenz-[*a*,*d*]-1,4-cycloheptadien = 3-(10,11-Dihydro-5*H*-dibenzo[*a*,*d*]cyclohepten-5-yliden)-*N*,*N*-dimethyl-1-propanamin (●)

H Hydrochlorid (549-18-8)

S Adepress, Adepril „Lepetit", ADT-„Zimaia", Ami-Anelun, Amilent, Amilit, Amiprin, Amiptanol, *Amitriptilina (cloridrato di)*, *Amitriptylinhydrochlorid***, Amtrip, Annolytin, Atryptal, Belpax, Damilen, Daprimen, Deprex „M & M", Domical, Elatrol, Elavil, Endep, Lantron,

Laroxal, Laroxyl, Larozyl, Lentizol, Levate, Loraxyl, Mareline, Mitaptyline, MK-230, N 750, Normaln, Novotriptyn, Oasil-M „Gap“, Polysal, Prosaldon, Proheptadien, Psycolin, Redomex, Ro 4-1575, Saroten(a), Sarotex, Schuvel, Teperin, Thymontil, Triptanol, Triptizol, Triptyl, Tryptac Tryptanol, Tryptizol, Uxenap,

V Antidepressivum

---

*4257* *(169 N)* $C_{20}H_{23}N$
10262-69-8

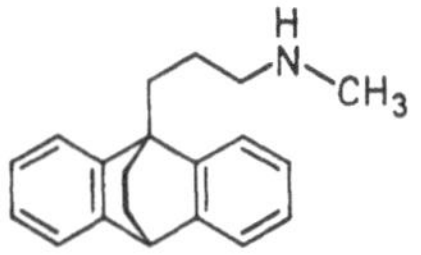

*N*-Methyl-9,10-ethanoanthracen-9(10*H*)-propylamin = 9,10-Ethano-9,10-dihydro-9-(3-methylaminopropyl)-anthracen = 1-(3-Methylaminopropyl)-dibenzo[*b,e*]bicyclo[2.2.2]octadien = *N*-Methyl-9,10-ethanoanthracen-9(10*H*)-propanamin (•)

H Hydrochlorid (10347-81-6)

S Ba-34276, Ladiomil, Ludiomil, Ludionil *Maprotilinhydrochlorid***

V Antidepressivum

---

*4258* *(3515)* $C_{20}H_{23}N$
5118-30-9

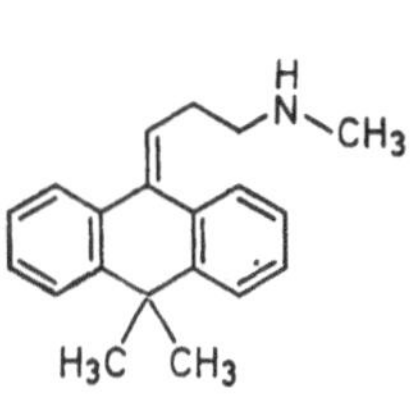

*N*-Methyl-3-(9,10-dihydro-10,10-dimethylanthracen-9-yliden)-propylamin = 9-(3-Methylaminopropyliden)-10,10-dimethyl-9,10-dihydroanthracen = 3-(10,10-Dimethyl-9(10*H*)-anthracenyliden)-*N*-methyl-1-propanamin (•)

S *Litracen**, N 7049

V Antidepressivum

---

*4259* *(3516)* $C_{20}H_{23}NO_2$
76-65-3

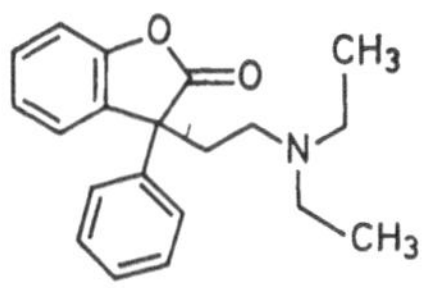

3-[2-(Diethylamino)ethyl]-3-phenyl-2(3*H*)-benzofuranon (•)

H auch Hydrochlorid (6009-67-2)

S Amethone, *Amocainum*, *Amolanon**, AP-43

V Lokalanästheticum

---

*4260* *(3517)* $C_{20}H_{23}NO_2$
6495-46-1

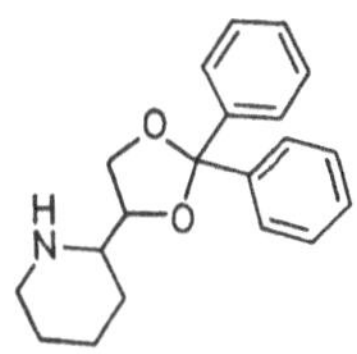

± )-2-(2,2-Diphenyl-1,3-dioxolan-4-yl)piperidin •)

H auch Hydrochlorid (3666-69-1)

S CL-639 C, *Dioxadrol***, *Oxadrolum*, Rydar

V Psychotherapeuticum

---

*4261* *(3518)* $C_{20}H_{23}NO_2$
4741-41-7

(+)-2-(2,2-Diphenyl-1,3-dioxolan-4-yl)piperidin (•)

H auch Hydrochlorid (631-06-1)

S CL-911 C, *Dexoxadrol***, Relane, U-22559 A

V Psychotherapeuticum

---

*4262* *(3519)* $C_{20}H_{23}NO_2$
4792-18-1

(—)-2-(2,2-Diphenyl-1,3-dioxolan-4-yl)piperidin (•)

H auch Hydrochlorid (23257-58-1)

S CL-912 C, *Levoxadrol***, Levoxan

V Psychotherapeuticum

*4263* $C_{20}H_{23}NO_2$
34753-46-3

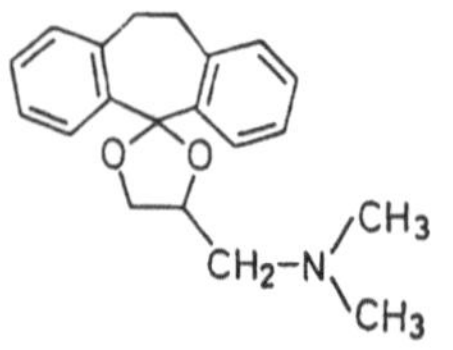


10,11-Dihydro-*N*,*N*-dimethylspiro-[5*H*-dibenzo-[*a*,*d*]cyclohepten-5,2'-[1,3]dioxolan]-4'-methylamin = 10,11-Dihydro-*N*,*N*-dimethylspiro[5*H*-dibenzo[*a*,*d*]cyclohepten-5,2'-[1,3]dioxolan]-4'-methanamin (●)

S *Ciheptolan***

V Analgeticum, Hypotensivum

---

*4264* (3520) $C_{20}H_{23}NO_2$
4425-78-9

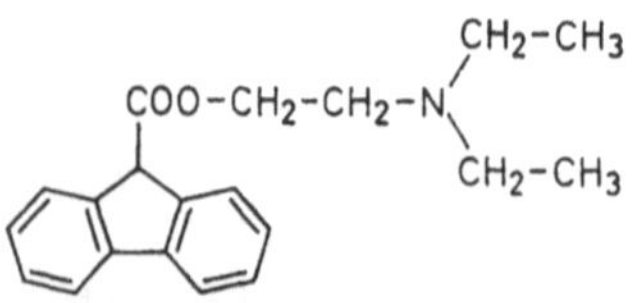


Fluoren-9-carbonsäure-β-diethylaminoethylester = 9*H*-Fluoren-9-carbonsäure-2-(diethylamino)-ethylester (●)

H Hydrochlorid (548-65-2)

S *Aminocarbofluorene*, Pavatrin(e), Robitrin, Spasmadrina

V Spasmolyticum

---

*4265* (3521) $C_{20}H_{23}NO_3$
7009-76-9

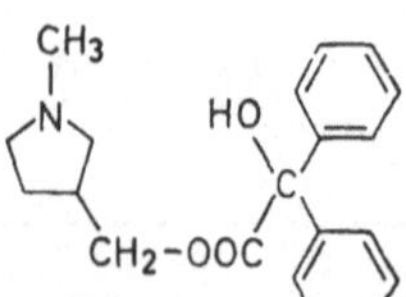


1-Methyl-3-pyrrolidinylmethylbenzilat = Diphenylhydroxyessigsäure-(1-methyl-3-pyrrolidinyl)-methylester = α-Hydroxy-α-phenylbenzenessigsäure(1-methyl-3-pyrrolidinyl)methylester (●)

S *Triclazat***, *Tricylatate*

V Anticholinergicum

---

*4266* (3522) $C_{20}H_{23}NO_3$
17720-33-1

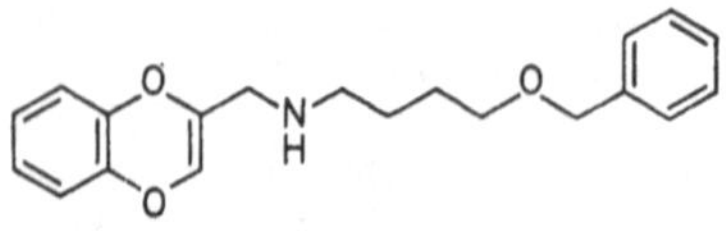


2-[4-(Benzyloxy)-butylaminomethyl]-benzo-1,4-dioxin = *N*-[4-(Phenylmethoxy)butyl]-1,4-benzodioxin-2-methanamin (●)

S WB 4130

V Konvulsivum

---

*4267* (3523) $C_{20}H_{23}NO_3$

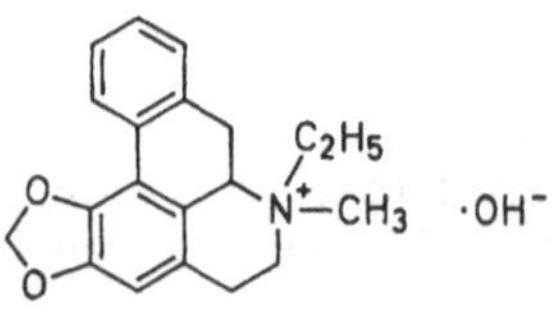


6-Ethyl-1,2-methylendioxy-6aβ-aporphiniumhydroxid = (*R*)-7-Ethyl-6,7,7a,8-tetrahydro-7-methyl-5*H*-benzo[*g*]-1,3-benzodioxolo[6,5,4-*de*]-chinoliniumhydroxid (●) = Remerinethylhydroxid

H Chlorid (21178-62-1)

S Remaxan

V curareartig wirkendes Muskelrelaxans

---

*4268* (3524) $C_{20}H_{23}NO_4$

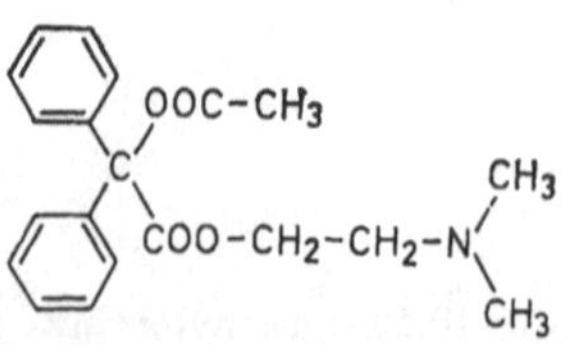


*O*-Acetylbenzilsäure-β-dimethylaminoethylester = α-(Acetyloxy)-α-phenylbenzenessigsäure-2-(dimethylamino)ethylester (●)

S Acetyldiphemin

V Neurotonicum, Antirheumaticum

*4269* *(3525)* $C_{20}H_{23}NO_4$
6957-27-3

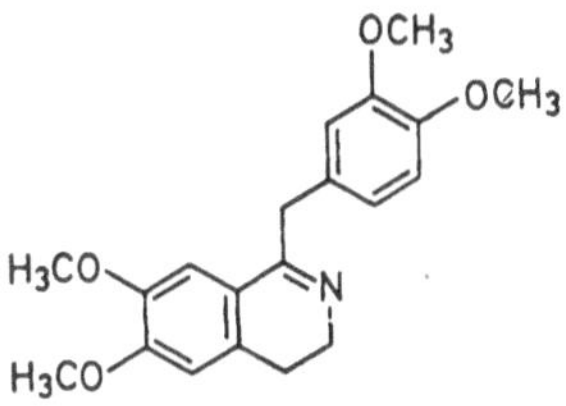

1-(3,4-Dimethoxybenzyl)-6,7-dimethoxy-3,4-dihydroisochinolin = 3,4-Dihydro-6,7-dimethoxy-1-veratrylisochinolin = 1-[(3,4-Dimethoxyphenyl)-methyl]-3,4-dihydro-6,7-dimethoxyisochinolin (●)

S *Dihydropapaverin*, Paverin
V Spasmolyticum

*4270* *(3526)* $C_{20}H_{23}NO_4$
466-90-0

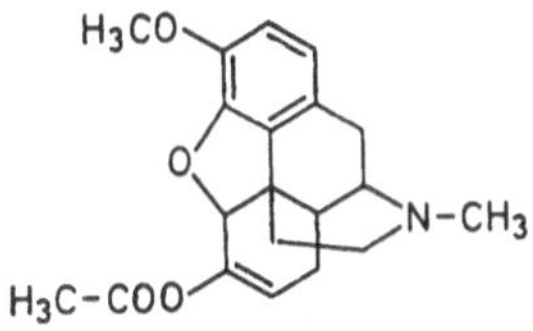

4,5-Epoxy-3-methoxy-17-methylmorphin-6-en-6-ylacetat = 3-Methoxy-6-acetoxy-*N*-methyl-4,5-epoxymorphinen-(6) = Acetyldihydrocodeinon = (5α)-6,7-Didehydro-4,5-epoxy-3-methoxy-17-methylmorphinan-6-olacetat(ester) (●)

H auch Hydrochlorid (20236-82-2)
S Acedicon, *Acethydrocodone*, Cofadicon, Diacodon, Negadol, Novocodon, *Tebacone*, *Tebakon*, Thebacetyl, Thebacodon, *Thebacon**
V Narkoticum, Analgeticum

*4271* $C_{20}H_{23}NO_4$
16590-41-3

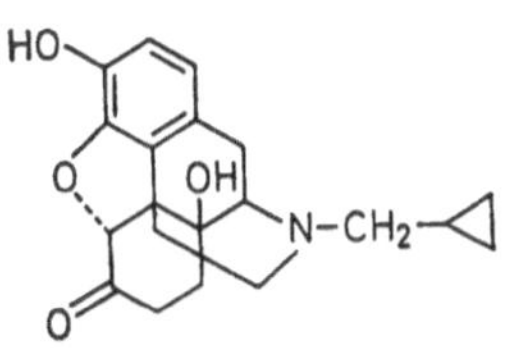

(−)-17-(Cyclopropylmethyl)-4,5α-epoxy-3,14-dihydroxymorphinan-6-on = (5α)-17-(Cyclopropylmethyl)-4,5-epoxy-3,14-dihydroxymorphinan-6-on (●)

H Hydrochlorid (16676-29-2)
S EN-1639 A, *Naltrexonhydrochlorid***, UM 792
V Narkoticaantagonist

*4272* *(3527)* $C_{20}H_{23}NO_4S$
2731-16-0

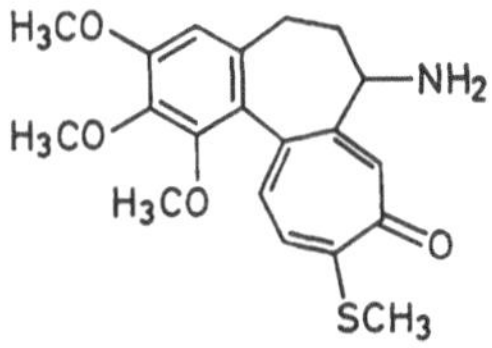

*N*-Desacetylthiocolchicin = (*S*)-7-Amino-6,7-dihydro-1,2,3-trimethoxy-10-(methylthio)benzo[*a*]-heptalen-9(5*H*)-on (●)

H Hydrochlorid (16665-61-5)
S Corps R. 261, Thio-Colciran, Tio-Colciran
V Antimitoticum

*4273* *(3528)* $C_{20}H_{23}NO_5$
3476-50-4

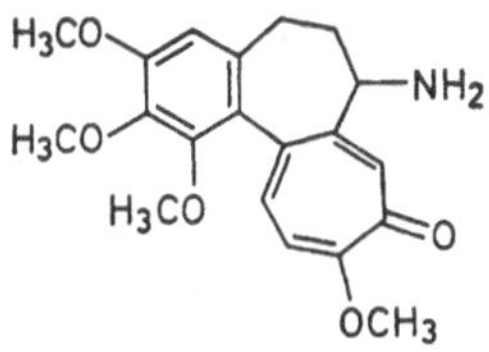

*N*-Desacetylcolchicin = Trimethylcolchicinsäuremethyläther = (*S*)-7-Amino-6,7-dihydro-1,2,3,10-tetramethoxybenzo[*a*]heptalen-9(5*H*)-on (●)

H Tartrat (27963-65-1)
S Citostal, TMCA
V Cytostaticum

*4274* *(3529)* $C_{20}H_{23}NO_5$
19485-08-6

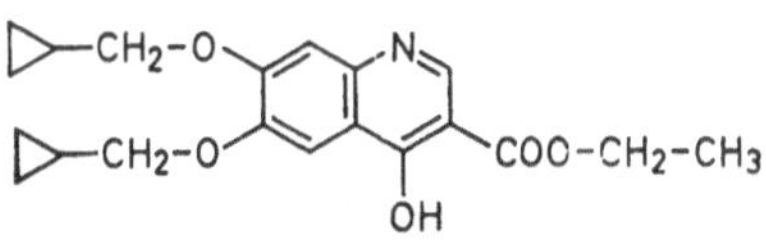

6,7-Bis(cyclopropylmethoxy)-4-hydroxy-3-chinolincarbonsäureethylester (●)

S *Ciproquinat***, Coxytrol, *Cyproquinate*, *Cyproxyquine*, Su-18137
V Coccidiostaticum

*4275* (3530) $C_{20}H_{23}NS$
4969-02-2

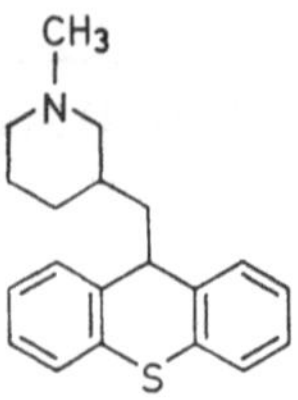

1-Methyl-3-(9-thioxanthenylmethyl)-piperidin = 9-(1-Methyl-3-piperidylmethyl)-thioxanthen = 1-Methyl-3-[(9*H*-thioxanthen-9-yl)methyl]piperidin (●)

H Hydrochlorid (1553-34-0) oder Hydrochlorid-monohydrat (7081-40-5)

S Atosil „Teisan", Cholinfall, Dalpan, Methixart, *Methixenhydrochlorid*, Methyloxan, *Metixenhydrochlorid***, 6 O/SJ 1977, PT 432, Raunans, SJ 1977, Thioperkin, Tremaril, Tremarit, Tremilor, Tremonil, Tremoquil, Trest

V Therapeuticum gegen Parkinson und senilen Tremor, Spasmolyticum

---

*4276* (3531) $C_{20}H_{23}NS$
13448-33-4

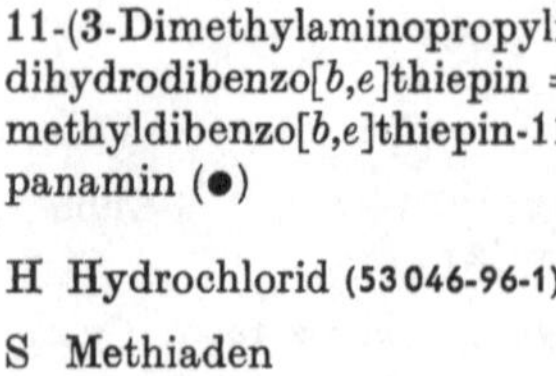

11-(3-Dimethylaminopropyliden)-2-methyl-6,11-dihydrodibenzo[*b,e*]thiepin = *N,N*-Dimethyl-3-[2-methyldibenzo[*b,e*]thiepin-11(6*H*)-yliden]-1-propanamin (●)

H Hydrochlorid (53046-96-1)

S Methiaden

V Antihistaminicum

*4277* $C_{20}H_{23}N_3OS$
23492-69-5

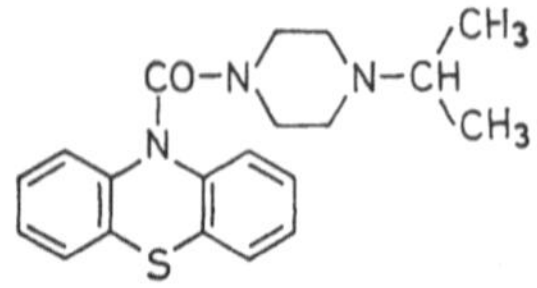

10-(4-Isopropyl-1-piperazinylcarbonyl)-phenothiazin = 10-[[4-(1-Methylethyl)-1-piperazinyl]-carbonyl]-10*H*-phenothiazin (●)

S *Sopitazin***

V Parasympathicolyticum

---

*4278* $C_{20}H_{23}N_3O_2$
5322-53-2

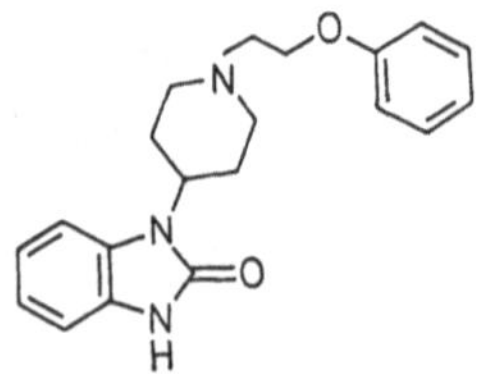

1-[1-(2-Phenoxyethyl)-4-piperidinyl]-2-benzimidazolinon = 1,3-Dihydro-1-[1-(2-phenoxyethyl)-4-piperidinyl]-2*H*-benzimidazol-2-on (●)

S *Oxiperomid***, *Peromide*, R 4714

V Neurolepticum, Antipsychoticum

---

*4279* $C_{20}H_{23}N_3O_4S$
26785-16-0

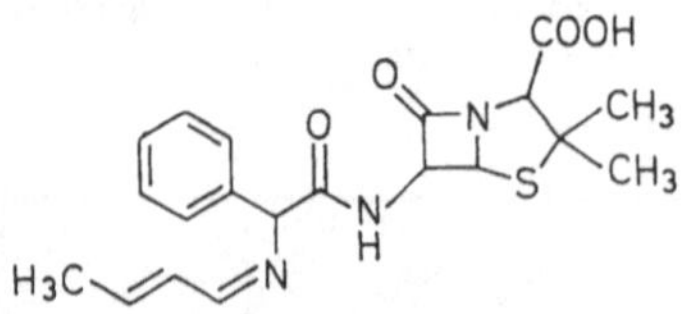

6-[α-(2-Butenylidenamino)-phenylacetamido]-3,3-dimethyl-7-oxo-4-thia-1-azabicyclo[3.2.0]heptan-2-carbonsäure = 6-[α-(2-Butenylidenamino)-phenylacetamido]-penicillansäure = [2*S*-(2α,5α,6β)]-6-[[(2-Butenylidenamino)phenylacetyl]amino]-3,3-dimethyl-7-oxo-4-thia-1-azabicyclo[3.2.0]heptan-2-carbonsäure (●)

H Natriumsalz

S *Butampicillin*

V Antibioticum (Breitspektrumpenicillin)

*4280* (3532) $C_{20}H_{23}N_7O_7$
58-05-9

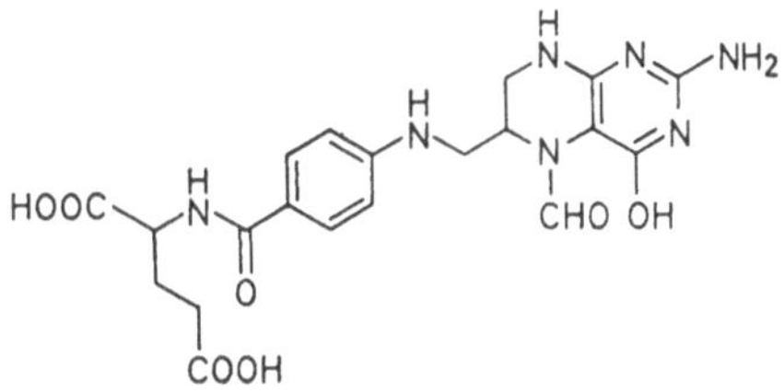

*N*-[*p*-(2-Amino-5-formyl-5,6,7,8-tetrahydro-4-hydroxy-6-pteridinylmethylamino)-benzoyl]-glutaminsäure = 5-Formyl-5,6,7,8-tetrahydropteroylglutaminsäure = *N*-[4-[[(2-Amino-5-formyl-1,4,5,6,7,8-hexahydro-4-oxo-6-pteridinyl)methyl]-amino]benzoyl]-L-glutaminsäure (●)

S *Acidum folinicum**, CF, *Citrovorin*, *Citrovorumfaktor*, *Factor citrovorum*, *Folinsäure*, *Formyltetrahydrofolsäure*, *Leuconostoc-citrovorum-Faktor*, Leucal

V Wachstumsfaktor, Antianämicum

*4280-01* (3532a) 1492-18-8

H Calciumsalz [auch Pentahydrat (41927-89-3)]

S *Calciumfolinat***, Calcium-Leucovorin, Lederfoline, Ledervorin-Calcium, Leucovorin, NSC-3590

V Antidot bei Überdosierung von Folsäureantagonisten, Antianämicum

*4281* $C_{20}H_{24}BrN_3O$
478-84-2

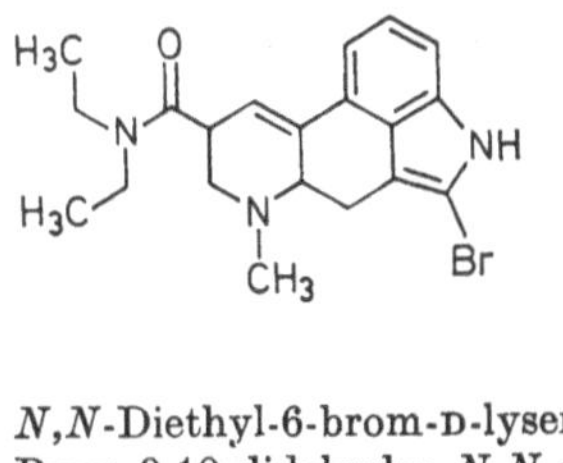

*N*,*N*-Diethyl-6-brom-D-lysergamid = (8β)-2-Brom-9,10-didehydro-*N*,*N*-diethyl-6-methylergolin-8-carboxamid (●)

S BOL 148, 2-Brom-LSD

V Sympathicolyticum

*4282* (3533) $C_{20}H_{24}ClNO$
3703-76-2

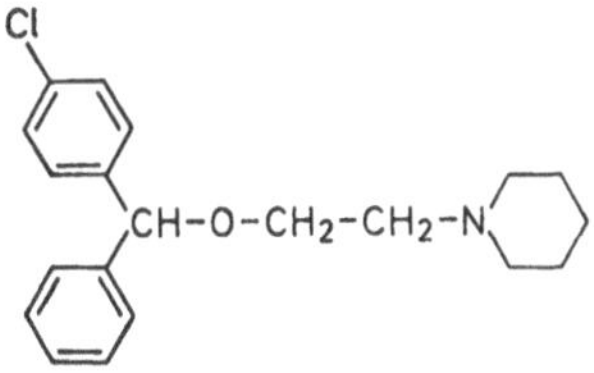

1-[2-(4-Chlor-α-phenylbenzyloxy)-ethyl]-piperidin = β-Piperidinoethyl-*p*-chlorbenzhydryläther = 1-[2-[(4-Chlorphenyl)phenylmethoxy]ethyl]piperidin (●)

H auch Hydrochlorid (14984-68-0) oder 2-[4-(2-Hydroxyphenyl)-benzoyl]-benzoat

S *Cloperastin**, HT-11, Hustazol

V Antitussivum

*4283* (3534) $C_{20}H_{24}ClNO_2$
2154-02-1

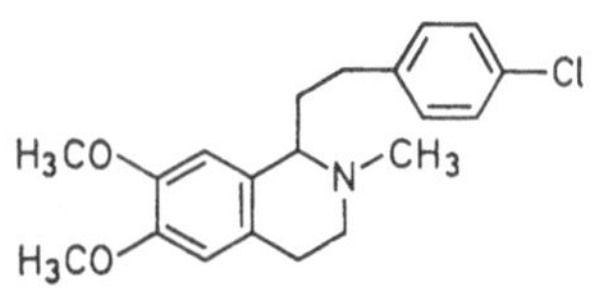

1-(*p*-Chlorphenethyl)-6,7-dimethoxy-2-methyl-1,2,3,4-tetrahydroisochinolin = 1-[2-(4-Chlorphenyl)ethyl]-1,2,3,4-tetrahydro-6,7-dimethoxy-2-methylisochinolin (●)

S ARC 1-K-1, NIH 7672, *Methopholine*, *Metofolin**, Ro 4-1778/1, Versidyne

V nicht narkotisch wirkendes Analgeticum

*4284* (3535) $C_{20}H_{24}ClNO_2$
6699-38-3

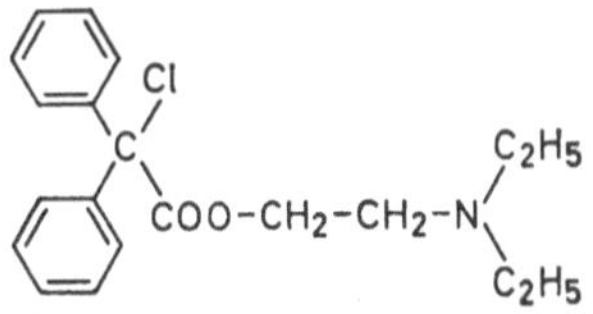

Diphenylchloressigsäure-β-diethylaminoethylester = α-Chlor-α-phenylbenzenessigsäure-2-(diethylamino)ethylester (●)

H Hydrochlorid (902-83-0)

S Diamifen, Diamiphene, Diaphen

V Anticholinergicum, Antihistaminicum, Tranquillizer

*4285* $C_{20}H_{24}ClN_3O_2$
55 905-53-8

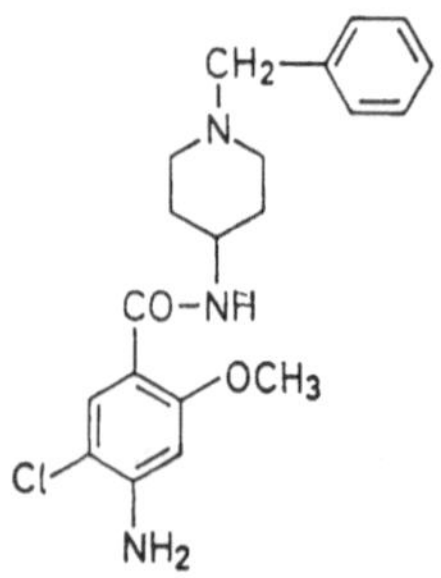

4-Amino-*N*-(1-benzyl-4-piperidyl)-5-chlor-*o*-anisamid = 4-Amino-5-chlor-2-methoxy-*N*-[1-(phenylmethyl)-4-piperidinyl]benzamid (●)

S *Clebroprid***

V Antiemeticum

---

*4286* *(3536)* $C_{20}H_{24}ClN_3S$
58-38-8

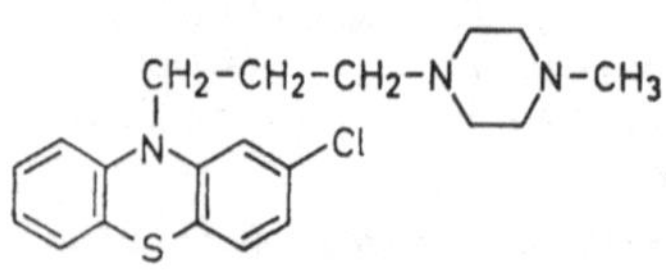

2-Chlor-10-[3-(4-methyl-1-piperazinyl)-propyl]-phenothiazin = 1-[3-(2-Chlor-10-phenothiazinyl)-propyl]-4-methylpiperazin = 2-Chlor-10-[3-(4-methyl-1-piperazinyl)propyl]-10*H*-phenothiazin (●)

H auch Salze [besonders Maleat (84-02-6), Methansulfonat (5132-55-8) und Ethandisulfonat (1257-78-9)]

S Anti-Naus, Bayer A 173, Capazine, *Chlormeprazine,* Chlorperazin, Chloropernazinum, Compazine, Depafen, Dicopal, Emelent, Emetiral, Gastrectil, Klometil, Kronocin, Mentil, Meterazin, Nipodal, Novamin „Shionogi", Pasotomin, *Prochlorpémazine, Prochlorperazin***, *Proclorperazina,* Propizin, 6140 R.P., Sedovomin, SKF 4657, Stemetil, Stemmetil, Témentil, Temetil, Vertigon

V Antiemeticum, Neurolepticum

---

*4287* *(3537)* $C_{20}H_{24}Cl_2N_{10}$
5636-92-0

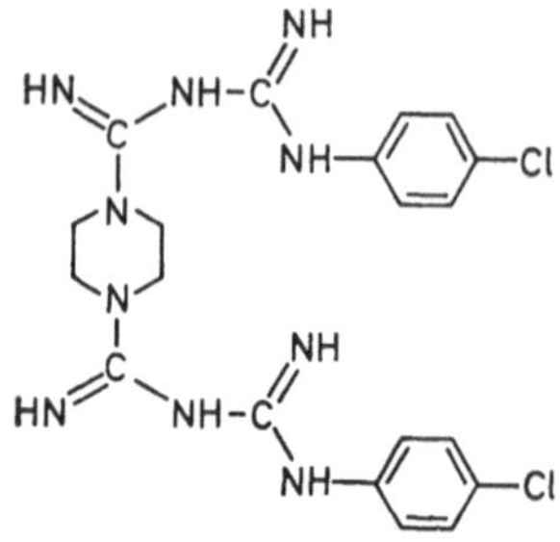

1,1′-[1,4-Piperazindiylbis-(imidocarbonyl)]-bis-[3-(*p*-chlorphenyl)-guanidin] = 1,4-Bis-[3-*p*-chlorphenyl)-guanidinoformimidoyl]-piperazin = 1,1′-Diethylenbis-[5-(*p*-chlorphenyl)-biguanid] = *N,N″*-Bis-[[(4-chlorphenyl)amino]iminomethyl]-1,4-piperazindicarboximidamid (●)

S *Picloxydin***

V Bakteriostaticum

---

*4288* $C_{20}H_{24}FN_3O_2$
21 686-10-2

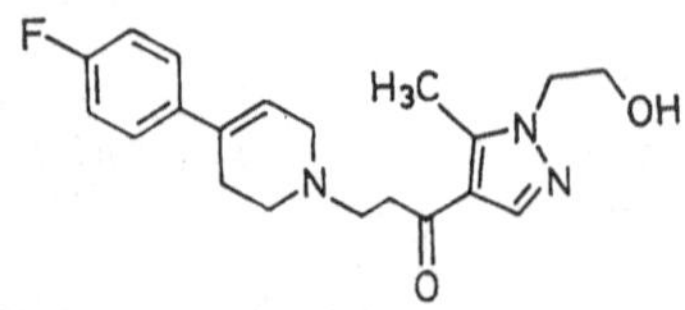

3-[4-(*p*-Fluorphenyl)-3,6-dihydro-1(2*H*)-pyridyl]-1-[1-(2-hydroxyethyl)-5-methylpyrazol-4-yl]-1-propanon = 3-[4-(4-Fluorphenyl)-3,6-dihydro-1(2*H*)-pyridinyl]-1-[1-(2-hydroxyethyl)-5-methyl-1*H*-pyrazol-4-yl]-1-propanon (●)

S *Flupranon***, Go 1507

V Antihypertonicum

---

*4289* *(170 N)* $C_{20}H_{24}F_3N_3OS_2$
10 202-40-1

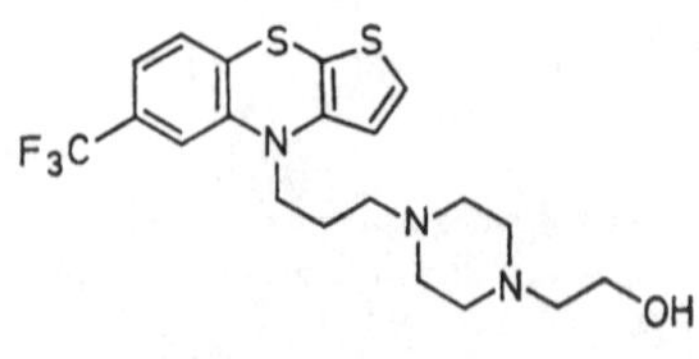

4-[3-[6-(Trifluormethyl)-4*H*-thieno[2,3-*b*][1,4]-benzothiazin-4-yl]propyl]-1-piperazinethanol (●)

= 4-[3-(4-β-Hydroxyethylpiperazin-1-yl)-propyl]-6-trifluormethyl-4*H*-thieno[2,3-*b*]-1,4-benzothiazin

S *Flutizenol***, NR 286

V Neurolepticum

---

*4290*˙ *(3538)* $C_{20}H_{24}J_2O_2$

552-22-7

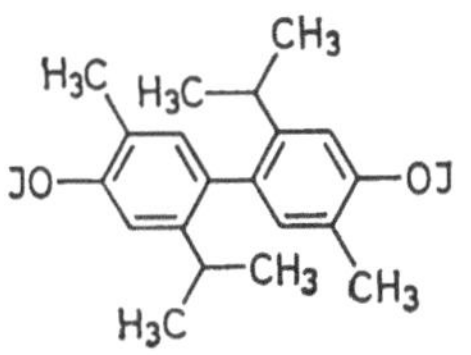

5,5′-Diisopropyl-4,4′-bis-(jodoxy)-2,2′-dimethyl-1,1′-biphenyl = 4,4′-Bis(jodoxy)-2,2′-dimethyl-5,5′-bis(1-methylethyl)-1,1′-biphenyl (●) = Dijoddithymol

H Gemisch mit Isomeren

S Annidalin, Aristol, *Diiodothymol*, *Dithymoldijodid*, Iodistol, Iodohydromol, Iodosol, *Iodothymol*, Iosol, Iothymol, Thymiode, Thymiodol, Thymodin, *Thymol iodide*, Thymotol

V Wundantisepticum

---

*4291* *(3539)* $C_{20}H_{24}N_2$

5636-83-9

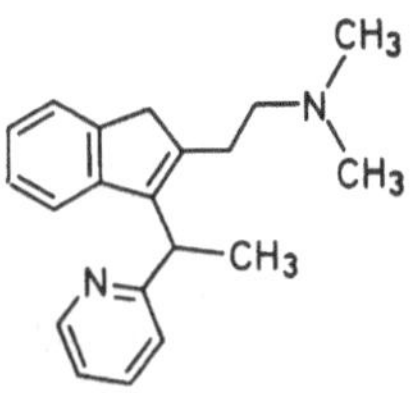

2-{1-[2-(2-Dimethylaminoethyl)-inden-3-yl]-ethyl}-pyridin = 2-[β-Dimethylaminoethyl]-3-[1-(2-pyridyl)-ethyl]-inden = *N*,*N*-Dimethyl-3-[1-(2-pyridinyl)ethyl]-1*H*-inden-2-ethanamin (●)

H Maleat (3614-69-5)

S *Dimethindenmaleat*, *Dimethpyrindenmaleat*, *Dimethylpyrindenmaleat*, *Dimetindenmaleat***, Fenestil, Fenistil, Fenostil, Forhistal, Foristal, Su-6518, Triten

V Antihistaminicum, Antiallergicum, Antipruriginosum

---

*4292* *(3540)* $C_{20}H_{24}N_2$

4855-95-2

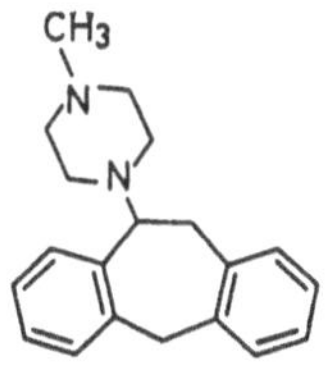

1-(10,11-Dihydro-5*H*-dibenzo[*a*,*d*]cyclohepten-10-yl)-4-methylpiperazin (●)

S *Perapten*

V Psychosedativum

---

*4293* $C_{20}H_{24}N_2$

47 206-15-5

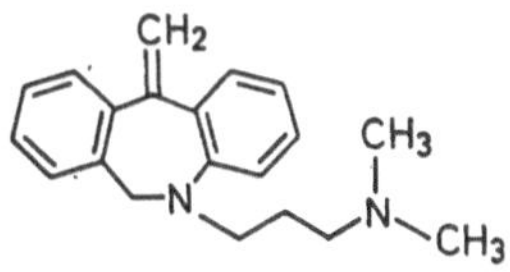

5-(3-Dimethylaminopropyl)-5,6-dihydro-11-methylen-11*H*-dibenz[*b*,*e*]azepin = 5-(3-Dimethylaminopropyl)-5,6-dihydro-11-methylenmorphanthridin = 6,11-Dihydro-*N*,*N*-dimethyl-11-methylen-5*H*-dibenz[*b*,*e*]azepin-5-propanamin (●)

S *Enprazepin***

V Antidepressivum

---

*4294* $C_{20}H_{24}N_2$

1232-85-5

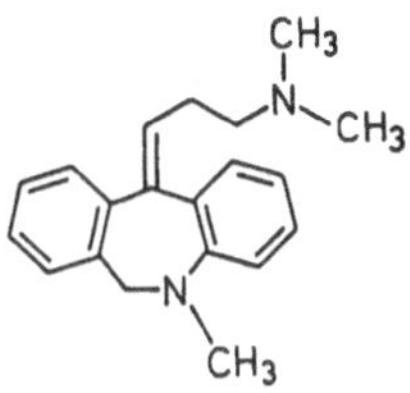

11-(3-Dimethylaminopropyliden)-5,6-dihydro-5-methyl-11*H*-dibenz[*b*,*e*]azepin = 11-(3-Dimethylaminopropyliden)-5,6-dihydro-5-methylmorphanthridin = 3-(5,6-Dihydro-5-methyl-11*H*-dibenz-[*b*,*e*]azepin-11-yliden)-*N*,*N*-dimethyl-1-propanamin (●)

H auch Dicyclamat (1443-91-0)

S *Elantrin**, EX 10-029, Fantrine

V Parkinsontherapeuticum

*4295* *(171 N)* $C_{20}H_{24}N_2O$

26070-78-0

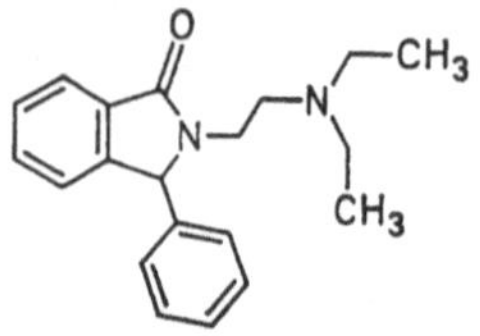

2-(2-Diethylaminoethyl)-3-phenylphthalimidin = 2-[2-(Diethylamino)ethyl]-2,3-dihydro-3-phenyl-1*H*-isoindol-1-on (●)

H Phosphat (26070-68-8)

S Bu-232, Gitan, *Ubisindinphosphat***

V Antiarrhythmicum, Antitussivum

---

*4296* $C_{20}H_{24}N_2OS$

4774-53-2

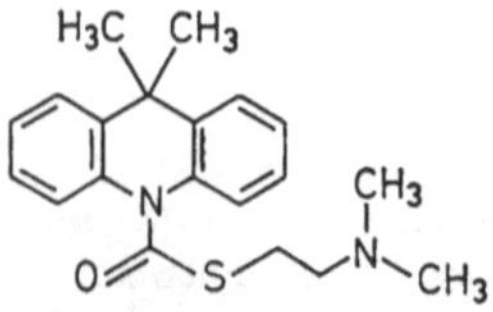

*S*-(2-Dimethylaminoethyl)-9,9-dimethyl-10-acridancarbothioat = 9,9-Dimethyl-10(9*H*)-acridincarbothiosäure-*S*-[2-(dimethylamino)ethyl]ester (●)

S *Botiacrin***

V Parkinsontherapeuticum

---

*4297* *(3541)* $C_{20}H_{24}N_2OS$

1166-34-3

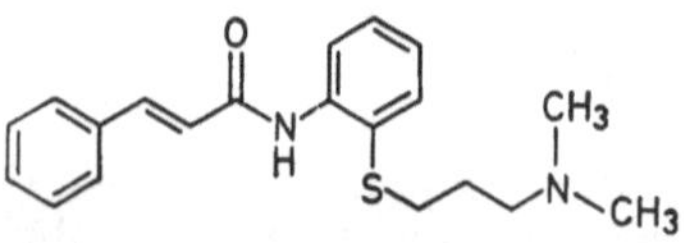

2′-(3-Dimethylaminopropylthio)-cinnamanilid = *N*-[2-[[3-(Dimethylamino)propyl]thio]phenyl]-3-phenyl-2-propenamid (●)

H Hydrochlorid (54-84-2)

S *Cinanserinhydrochlorid***, SQ 10643

V Serotoninantagonist

*4298* *(3542)* $C_{20}H_{24}N_2OS$

479-50-5

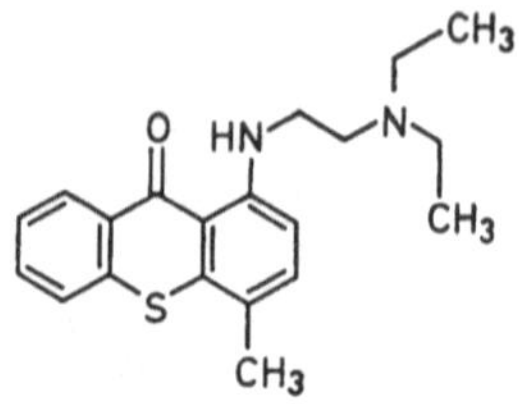

1-(2-Diethylaminoethylamino)-4-methylthioxanthen-9-on = 1-[[2-(Diethylamino)ethyl]amino]-4-methyl-9*H*-thioxanthen-9-on (●)

H Hydrochlorid (548-57-2)

S B.W. 57-233, *Lucanthonhydrochlorid***, Miracil D, Miracol, Ms. 752, Nilodin, NSC-14574, 3735 R.P., Scapuren, 79 T 61, *Thioxanthone*, *Tixantone*

V Chemotherapeuticum (Schistosomicid)

---

*4299* *(3543)* $C_{20}H_{24}N_2OS$

3568-24-9

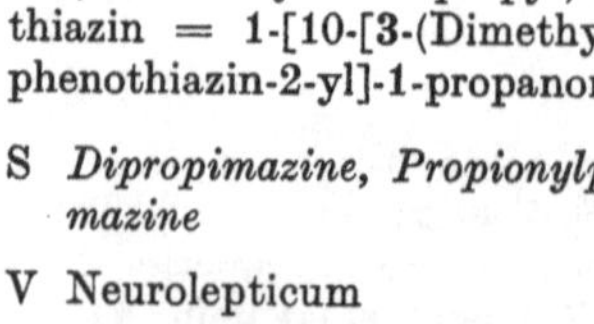

10-(3-Dimethylaminopropyl)-2-propionylphenothiazin = 1-[10-[3-(Dimethylamino)propyl]-10*H*-phenothiazin-2-yl]-1-propanon (●)

S *Dipropimazine*, *Propionylpromazin*, *Propiopromazine*

V Neurolepticum

*4299-01* *(3543a)* 14796-43-1

H Phosphat

S 1497 C.B., Combelen, Combilen, Tranvet

V Neurolepticum

*4300* (3544) $C_{20}H_{24}N_2OS$
362-29-8

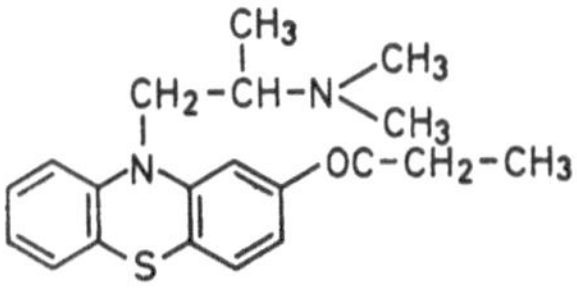

10-(2-Dimethylaminopropyl)-2-propionylphenothiazin = 1-[10-(2-Dimethylaminopropyl)-phenothiazin-2-yl]-1-propanon = 1-[10-[2-(Dimethylamino)propyl]-10*H*-phenothiazin-2-yl]-1-propanon (●)

S *Propiomazin***

V Hypnoticum, Sedativum

*4300-01* (3544a) 1240-15-9

H Hydrochlorid

S Largon

V Hypnoticum, Sedativum

*4300-02* (3544b) 3568-23-8

H Hydrogenmaleat

S 1678 C.B., Dorevan, Dorévane, Indorm, Phenoctyl, Propavan, Propial, Wy-1359

V Hypnoticum, Sedativum

---

*4301* (3545) $C_{20}H_{24}N_2O_2$
130-95-0

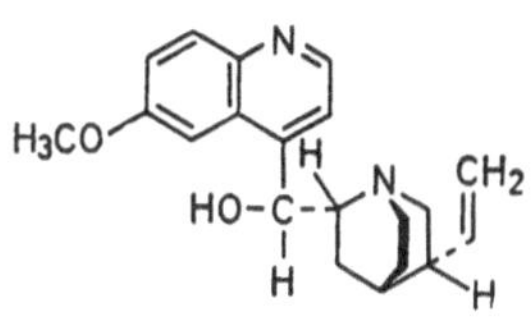

(5-Vinyl-2-chinuclidinyl)-(6-methoxy-4-chinolyl)-methanol = 6-Methoxycinchonin = (8α,9*R*)-6'-Methoxycinchonan-9-ol (●)

H vgl. auch Nr. 775-08, 3066-03

S *Chinin, Kinin, Methylcuprein, Quinin*

V universales Protoplasmagift, Chemotherapeuticum, Antipyreticum, Tonicum (Chinarindenalkaloid)

*4301* (3545a) 7549-43-1

H Hydrochlorid

S Chinimetten

V Grippeprophylakticum

*4301-02* (3545b) 549-48-4

H Dihydrojodid

S Reducto (alte Form)

V Grippeprophylakticum

*4301-03* (3545c) 549-56-4

H Sulfat

S Aflukin „A.C.F.", Adaquin, Bi-Quin, Coco-Quinine, Quinamin, Quinbisan, Quinsan, Quirin

V Grippeprophylakticum

*4301-04* (3545d) 1337-18-4

H Jodowismutat

S Angino-Bismutho, Bijochinol, Bijogadol, Bismiochinina, Bismos, Bismosalvan, Bismugalol, Bismuxel, Hepabismol, Iodobismuto „Pons", Jobichin, Quimutol, Quinby, Quinimutol, Quiniobine, Quiniobismuth, Quinostab, Recto-Klari, Rubyl, Suquinabis, Trepoquinol

V Antisyphiliticum

*4301-05* (3545e) 130-93-8

H Acetylsalicylat

S Chinacetyl, Chinasprin, Xaxaquin

V Antipyreticum, Analgeticum, inneres Antisepticum

*4301-06* (3545f) 146-40-7

H Ascorbat

S Combatin

V Antipyreticum, Grippeprophylakticum

*4301-07* (3545g) 117-72-6

H Bisalicylosalicylat

S Quinisal, Quinisan

V Analgeticum, Antipyreticum

*4301-08* (3545h) 6151-67-3

H Diethylbarbiturat

S Chineonal

V Antipyreticum, Uterotonicum

*4301-09* *(3545i)* **130-90-5**

H Formiat

S Quinaform, Quinoform

V Chemotherapeuticum

*4301-10* *(3545j)*

H Gentisat

S Gentochin

V Grippeprophylakticum

*4301-11* *(3545k)* **146-39-4**

H Glycerophosphat

S Kineurine

V Tonicum

*4301-12* *(3545l)*

H Guajacolsalicylat

S Ermerol

V Grippetherapeuticum

*4301-13* *(3545m)*

H 2-Hydroxyisophthalat (3-Carboxysalicylat)

S Hivernine

V Antirheumaticum, Antipyreticum, Analgeticum

*4301-14* *(3545n)*

H Phenylchinolincarboxylat

S Chinin „Byk", Chininett, Chinin „Lüdi", Chinin „Weil", Chiniphen, Diplochin, Fenilbichina

V Grippeprophylakticum

*4301-15* *(3545o)* **16846-31-4**

H Thymolat

S Neotimolo, Quinothymol, Quinotimol, Tilakin, Timochin, Timolkina

V Bronchotherapeuticum

*4301-16*

H Goldthiosulfat

S Orosanil B

V Goldtherapeuticum

*4302* *(3546)* **$C_{20}H_{24}N_2O_2$** **56-54-2**

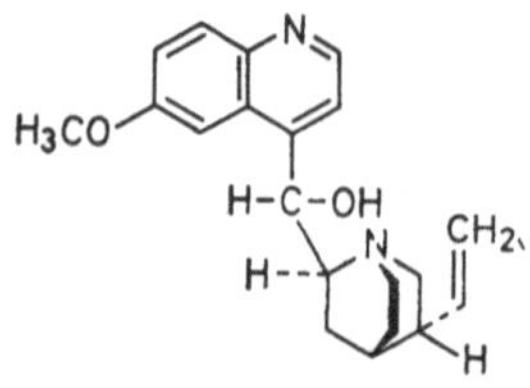


stereoisomeres (5-Vinyl-2-chinuclidinyl)-(6-methoxy-4-chinolyl)-methanol = (9*S*)-6′-Methoxycinchonan-9-ol (●)

H vgl. auch Nr. 1845-12

S *Chinidin, β-Chinin, Chinotin, Cinchotin, Conchinin, Conquinine, Kinidin, Pitayin, Quinidin, β-Quinin*

V Antiarrhythmicum (Chinarindenalkaloid)

*4302-01* *(3546a)* **50-54-4**

H Sulfat (oder Bisulfat)

S Auriquin, Cardoquin, Cin-Quin, Clinadol, Cordichin, Keyquin, Kinichron, Kiniduron, Kinilentin, Kinilong, Kinitard, Novoquinidin, Optochinidin retard, Proquin, Quinicardine, Quinidate, Quinidex, Quinidoxine, Quiniduran, Quinidurule, Quini-Durules, Quinilent, Quinitex, Quinoctal, Quinora, Sincroquina, Systodin, Vanquin „Vangard"

V Antiarrhythmicum

*4302-02* *(3546b)*

H Camphersulfonat

S Canfochinid, Rhythmidine-Amp.

V Cardiotonicum

*4302-03* *(3546c)*

H Desoxyribonucleinat

S Nuclinid

V Antiarrhythmicum

*4302-04* *(3546d)* **7054-25-3**

H Gluconat

S Depo-Kinidin, Durakinid, Dura-Tab, Gluquinate, Gluquine, Quinaglute, Quinate

V Antiarrhythmicum

*4302-05* *(3546e)* **58829-32-6**

H Polygalakturonat

S Cardioquin, Galactoquin, Galatturil-Chinidina, Naticardina, Neochinidin, Quinilac, Ritmocor Sineflutter

V Cardiotonicum

*4302-06* *(3546f)* **49558-34-1**

H Theophyllinacetat

S Chinteina

V Cardiotonicum (gegen Tachycardie)

*4302-07* **54692-74-9**

H Arabogalactansulfat

S Longacor

V Antiarrhythmicum

*4303* *(172 N)* $C_{20}H_{24}N_2O_2$ **84-55-9**

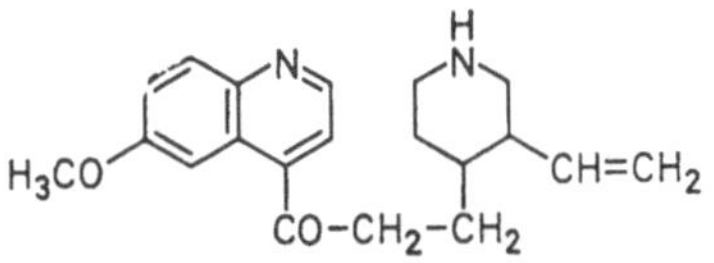


(3*R*,4*S*)-1-(6-Methoxy-4-chinolyl)-3-(3-vinyl-4-piperidyl)-propan-1-on = 6-Methoxy-4-[β-(3-vinyl-4-piperidyl)-propionyl]-chinolin = (3*R-cis*)-3-(3-Ethenyl-4-piperidinyl)-1-(6-methoxy-4-chinolinyl)-1-propanon (●)

H auch Hydrochlorid **(36342-92-4)**

S Desclidium, LM 192, *Mequiverine*, *Quinicine*, Vasexeten, *Viquidil***

V Vasodilatans

*4304* *(3547)* $C_{20}H_{24}N_2O_2$ **481-80-1**

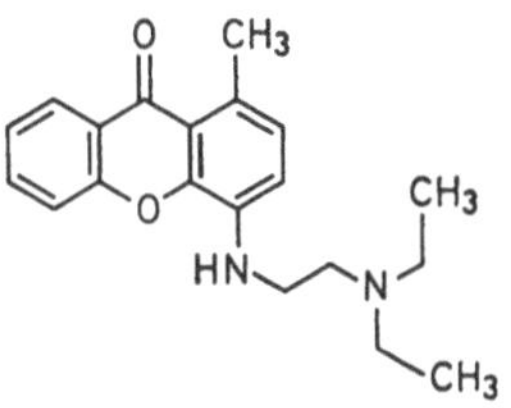


4-(2-Diethylaminoethylamino)-1-methyl-9-xanthon = 4-[[2-(Diethylamino)ethyl]amino]-1-methyl-9*H*-xanthen-9-on (●)

H Hydrochlorid

S Miracil A

V Chemotherapeuticum (Schistosomicid)

*4305* *(3548)* $C_{20}H_{24}N_2O_2S$ **3105-97-3**

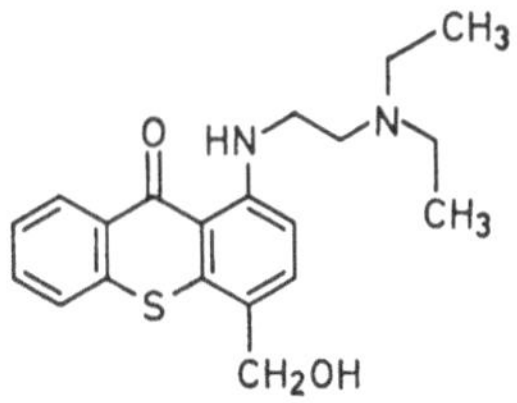


1-(2-Diethylaminoethylamino)-4-(hydroxymethyl)-thioxanthen-9-on = 1-[[2-(Diethylamino)ethyl]amino]-4-(hydroxymethyl)-9*H*-thioxanthen-9-on (●)

H auch Methansulfonat (Mesilat) **(23255-93-8)**

S Etrenol, *Hycanthon***, *Lucanthon-Metabolit*, Win 24933

V Schistosomicid

*4306* *(3549)* $C_{20}H_{24}N_2O_2S$

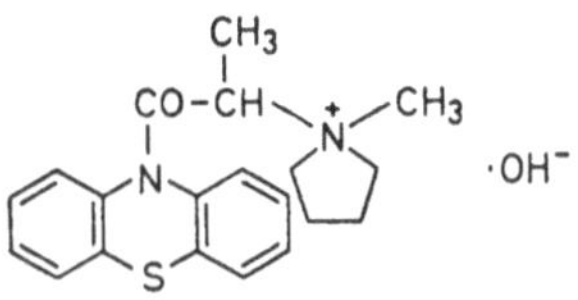


1-Methyl-1-[1-(phenothiazin-10-carbonyl)-ethyl]-pyrrolidiniumhydroxid = 10-(α-Pyrrolidinopropionyl)-phenothiazinmethylhydroxid = 1-Methyl-1-[1-methyl-2-oxo-2-(10*H*-phenothiazin-10-yl)-ethyl]pyrrolidiniumhydroxid (●)

H Bromid **(145-54-0)**

S Diaspasmyl, LD 335, *Propyromazinbromid***, SD 104.19

V Spasmolyticum

*4307* *(3550)* $C_{20}H_{24}N_2O_3$
522 87-2

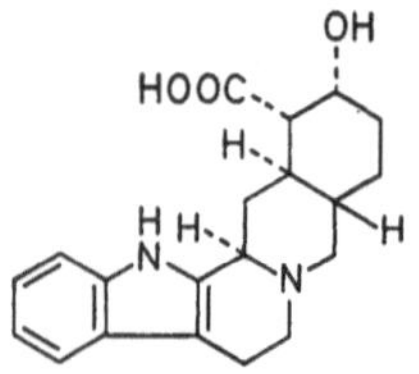

2α-Hydroxyyohimban-1α-carbonsäure = (16α,17α)-17-Hydroxyyohimban-16-carbonsäure (●)

S *Acidum yohimbicum***, *Yohimbic acid***, *Yohimboasäure*

V Sympathicolyticum

*4308* $C_{20}H_{24}N_2O_5$
36 141-82-9

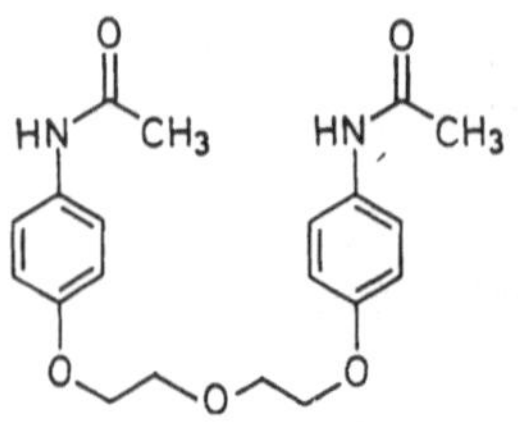

β,β'-Oxybis-(*p*-acetophenetidid) = 2,2'-Bis-(*p*-acetylaminophenoxy)-diethyläther = *N,N'*-[Oxybis(2,1-ethandiyloxy-4,1-phenylen)]bis[acetamid] (●)

S Coriban, *Diamfenetid***, *Diamphenethide*

V Anthelminthicum (Fasciolocid)

*4309* *(3551)* $C_{20}H_{24}N_2O_5$
7125-76-0

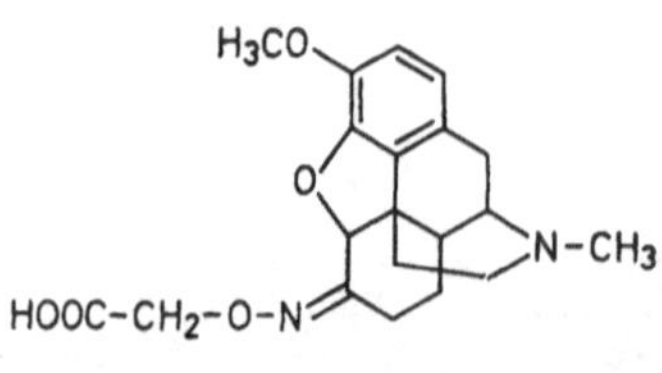

*N*-(4,5-Epoxy-3-methoxy-17-methylmorphinan-6-yliden)-aminooxyessigsäure = Dihydrocodeinon-*O*-(carboxymethyl)-oxim = (5α)-[[(4,5-Epoxy-3-methoxy-17-methylmorphinan-6-yliden)amino]-oxy]essigsäure (●)

S *Codossima*, *Codoxim***

V Antitussivum

*4310* *(3552)* $C_{20}H_{24}N_2S$
32 367-75-2

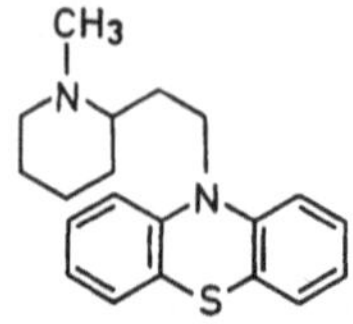

10-[2-(1-Methyl-2-piperidyl)-ethyl]-phenothiazin = 10-[2-(1-Methyl-2-piperidinyl)ethyl]-10*H*-phenothiazin (●)

S *Ridazine*

V Neurolepticum

*4311* *(3553)* $C_{20}H_{24}N_2S_2$
20 229-30-5

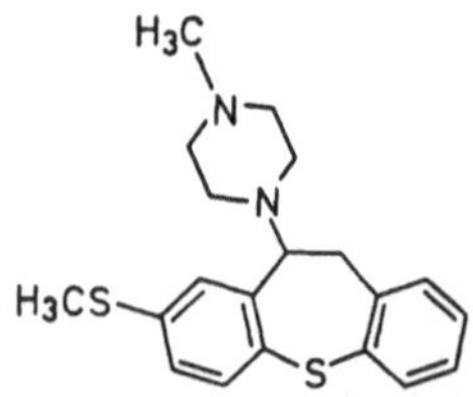

8-Methylthio-10-(4-methyl-1-piperazinyl)-10,11-dihydrodibenzo[*b,f*]thiepin = 1-[10,11-Dihydro-8-(methylthio)dibenzo[*b,f*]thiepin-10-yl]-4-methylpiperazin (●)

H auch Maleat (19728-88-2)

S *Methiothepin*, *Metitepin**

V Neurolepticum

*4312* *(3554)* $C_{20}H_{24}O_2$
130-79-0

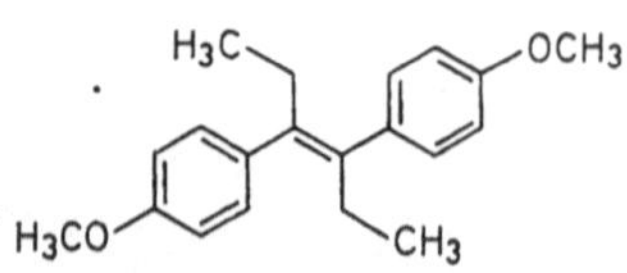

*trans*-4,4'-Dimethoxy-α,β-diethylstilben = (*E*)-1,1'-(1,2-Diethyl-1,2-ethendiyl)bis[4-methoxybenzen] (●)

S Depoestron, Depot-Cyren, Depot-Östromenin, Depot-Östromon, *Diäthylstilböstroldimethyläther*, *Dianisylhexen*, Dimestrol, Dimethyl-Oestrogen, Dimoestrol, Estromenin-Deposito, Östrastilben (D), Oestromenine-Depot, *Stilböstroldimethyläther*, Synthila

V synthetisches Östrogen

*4313* *(3555)* $C_{20}H_{24}O_2$

57-63-6

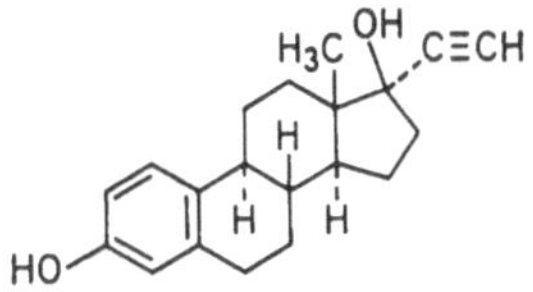

17α-Ethinyl-1,3,5(10)-östratrien-3,17β-diol = 17α-Ethinylöstradiol-(3,17β) = (17α)-19-Norpregna-1,3,5(10)-trien-20-in-3,17-diol (●)

H vgl. auch Nr. 5419

S Aconormon, *Aethinylöstradiol*, BP 12, Chee-O-Gen, Diogyn-E, Diolyn, Duramen, Dyloform, Edrol, Ertonyl, Esteed, Estigyn, Estinil, Estinyl, Eston-E, Estoral „Orion", Estrasal, Estrine-forte, Estroid, Estrolan-E, Estronex-Tabl., Estroral „Pabyrn", Ethidol, Ethinestryl, Ethin-Oestryl, Ethinoral, *Ethinylestradiol***, *Ethinyl-oestradiol*, Ethistradon, Éthy 11, Eticiclina, Eticyclin, Eticyclol, Eticylol, Etifollin, Etinestrol, Etinestryl, *Etinilestradiolo*, Etinil-Ovigon, Etinoestryl, *Etinylestradiol*, Etistradiol, Etivex, Feminone, Fodinyl, Follicoral, Follikoral, Furiginone, Ginestrene, Ginormon-Compr., Gynan-Rub, Gynoral, Gynolett, Hewoestrol, Inestra, Kolpolyn, Linoral, Lynestoral, Lynoral, Menolyn, Metrociclina, Metroval, Mikrofollin, Nadestryl, Naphaestrone-Tabl., Neo-Estrone, Norma-1, Norma-oestren, Norquentiel A, Novestrol, NSC-10973, Nylestrin, Oestralyn, Oestroperos, Oradiol, Orestralyn, Ostral, Ovahormon-Strong, Palonyl, Perovex, Primogyn C, Primogyn M, Progynon C, Progynon M, Roldiol, Spanestrin, Tradinol, Ugenol, Ylestrol, Zetzurin-B

V Östrogen (Follikelhormonderivat)

---

*4314* *(3556)* $C_{20}H_{24}O_3$

901-93-9

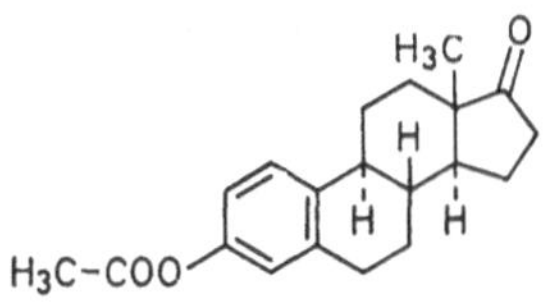

3-Hydroxy-1,3,5(10)-östratrien-17-on-3-acetat = 3-(Acetyloxy)östra-1,3,5(10)-trien-17-on (●)

S Hogival, *Östronacetat*

V Östrogen (Follikelhormonderivat)

---

*4315* $C_{20}H_{24}O_3$

10161-34-9

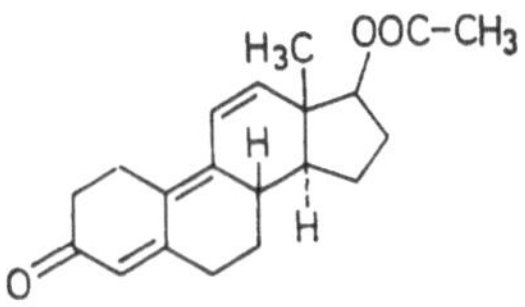

17β-Hydroxy-4,9,11-östratrien-3-on-17-acetat = (17β)-17-(Acetyloxy)östra-4,9,11-trien-3-on (●)

S Finaject, Finaplix, *Trenbolonacetat***, *Trienbolone acetate*

V Anabolicum

---

*4316* *(3557)* $C_{20}H_{25}ClN_2O_2$

1243-33-0

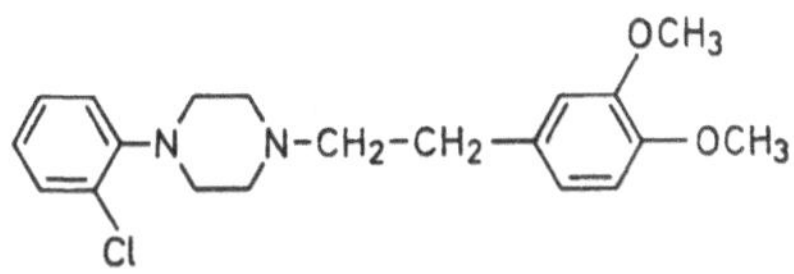

1-(*o*-Chlorphenyl)-4-(3,4-dimethoxyphenethyl)-piperazin = 1-(4-Chlorphenyl)-4-[2-(3,4-dimethoxyphenyl)ethyl]piperazin (●)

S *Mefeclorazin***, *Méphéchlorazine*, SD 218-06

V Psychosedativum

---

*4317* *(3558)* $C_{20}H_{25}ClN_4OS$

15311-77-0

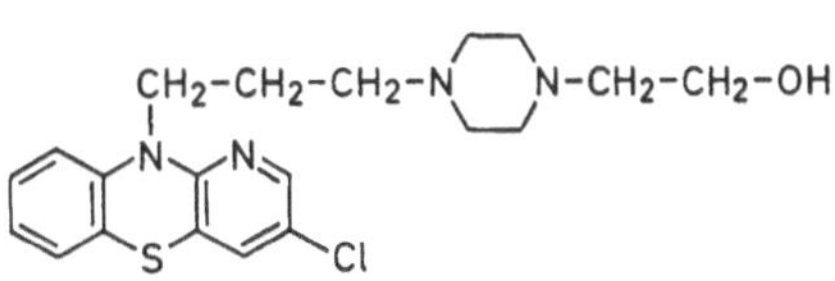

2-{4-[3-(3-Chlor-10*H*-pyrido[3,2-*b*]-1,4-benzothiazin-10-yl)-propyl]-1-piperazinyl}-ethanol = 3-Chlor-10-{3-[4-(2-hydroxyethyl)-1-piperazinyl]-propyl}-1-azaphenothiazin = 4-[3-(3-Chlor-10*H*-pyrido[3,2-*b*][1,4]benzothiazin-10-yl)propyl]-1-piperazinethanol (●)

S *Cloxypendyl**, D 1262

V Neurolepticum

*4318* (173 N) $C_{20}H_{25}FN_4O$

27367-90-4

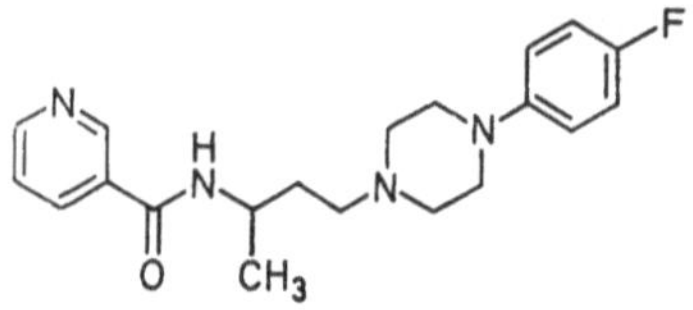

*N*-{3-[4-(*p*-Fluorphenyl)-1-piperazinyl]-1-methylpropyl}-nicotinamid = *N*-[3-[4-(4-Fluorphenyl)-1-piperazinyl]-1-methylpropyl]-3-pyridincarboxamid (●)

S CERM 1709, *Niaprazin***, Nopron

V Sedativum, Antiallergicum, Bronchospasmolyticum

*4319* (3559) $C_{20}H_{25}JN_4O_2$

53230-08-3

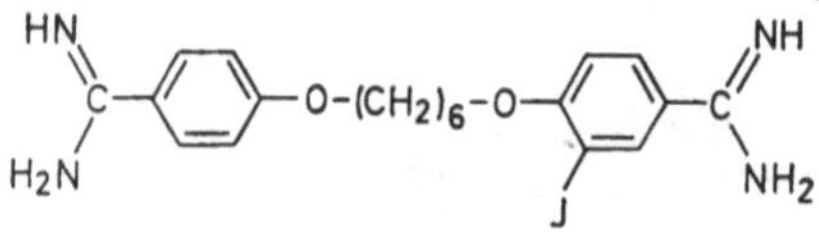

*m*-Jod-*p,p'*-(hexamethylendioxy)-bis-benzamidin = *p,p'*-Diamidino-*o*-jod-1,6-diphenoxyhexan = 4-[[6-[4-(Aminoiminomethyl)phenoxy]hexyl]oxy]-3-jodbenzencarboximidamid (●)

S *Iodohexamidine, Jodhexamidin*, M. & B. 1314

V Chemotherapeuticum gegen Protozoeninfektionen

*4320* (3560) $C_{20}H_{25}N$

3540-95-2

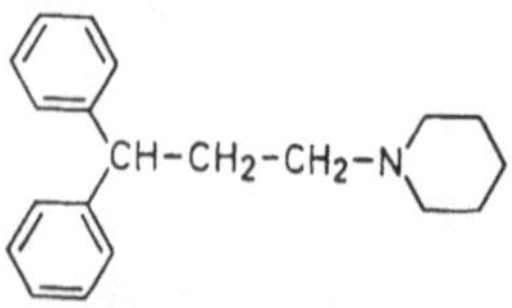

1-(3,3-Diphenylpropyl)piperidin (●) = 1,1-Diphenyl-3-piperidinopropan

H Hydrochlorid (3329-14-4)

S Asipol-Wirkstoff, Aspasan-Wirkstoff, Aspen-Wirkstoff, *Fenpipranhydrochlorid***, Hoechst 10116

V Antiasthmaticum, Antiallergicum, Spasmolyticum

*4321* $C_{20}H_{25}N$

31314-38-2

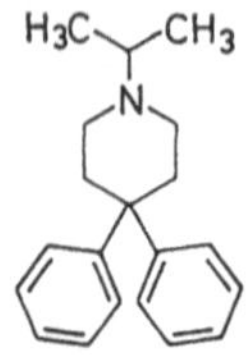

1-Isopropyl-4,4-diphenylpiperidin = 1-(1-Methylethyl)-4,4-diphenylpiperidin (●)

S *Prodipin***

V Parkinsontherapeuticum

*4322* (3561) $C_{20}H_{25}NO$

467-85-6

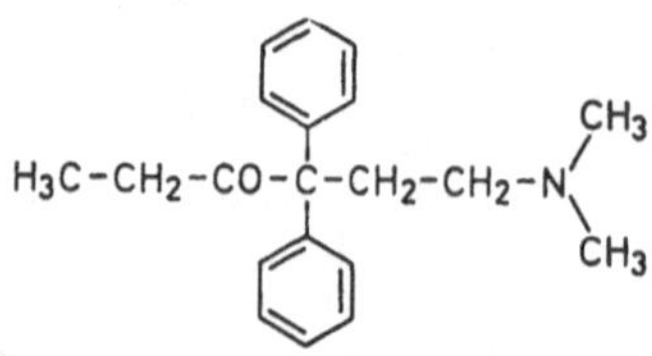

6-(Dimethylamino)-4,4-diphenyl-3-hexanon (●)

H auch Hydrochlorid (847-84-7)

S *Desmethylmethadon*, Eucopon-Wirkstoff, Hoechst 10582, Mepidon, *Noramidon*, Normedon, *Normetadone, Normethadon***, NSC-10039, *Phenyldimazone*

V Analgeticum, Antitussivum

*4322-01* (3561a)

H Präparate mit Zusatz von Methylsynephrin (Nr. 1395)

S Cophylac, Dacartil, Ralopar, Ticarda

V Antitussivum

*4322-02* (3561b)

H 2,6-Di-*tert.*-butylnaphthalindisulfonat (Nr. 3716)

S Extussin, Tinafon

V Antitussivum

*4323* *(174 N)* $C_{20}H_{25}NO$
7182-51-6

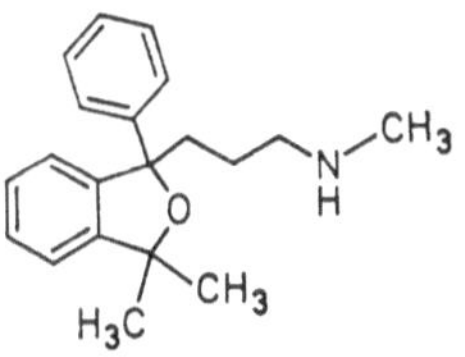

3,3-Dimethyl-1-(3-methylaminopropyl)-1-phenylphthalan = 1,3-Dihydro-*N*,3,3-trimethyl-1-phenyl-1-isobenzofuranpropanamin (●)

H Hydrochlorid (7013-41-4)

S AY-21554, Lu 3-010, *Phtalapromine*, *Talopramhydrochlorid**

V Antidepressivum (Catecholaminpotentiator), Ophthalmologicum

---

*4324* *(3562)* $C_{20}H_{25}NO$
510-07-6

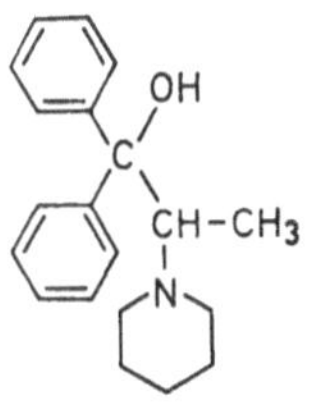

1,1-Diphenyl-2-piperidinopropan-1-ol = β-Methyl-α,α-diphenyl-1-piperidinethanol (●)

H auch Hydrochlorid (6159-39-3) oder Salicylat (1059-28-5)

S *Diphépanol*, Hoechst 10682, Tus(s)ukal-Wirkstoff, Tusucal-Wirkstoff

V Antitussivum

*4324-01* *(3562a)* 55668-48-9

H Guajacolsulfonat

S Viatussin

V Antitussivum

*4325* *(3563)* $C_{20}H_{25}NO$
13862-07-2

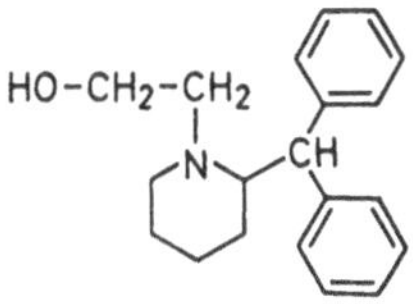

2-[2-(Benzhydryl)-piperidino]-ethanol = 1-(2-Hydroxyethyl)-2-(diphenylmethyl)-piperidin = 2-(Diphenylmethyl)-1-piperidinethanol (●)

H Hydrochlorid (20269-19-6)

S Ba-18189, Cléofil, *Diphemethoxidinhydrochlorid*

V Appetitzügler

---

*4326* *(3564)* $C_{20}H_{25}NO$
511-45-5

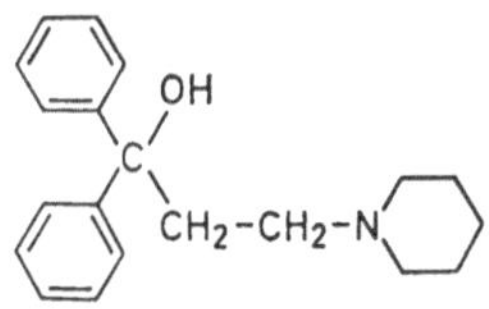

1,1-Diphenyl-3-piperidinopropan-1-ol = α-(2-Piperidinoethyl)-benzhydrol = α,α-Diphenyl-1-piperidinpropanol (●)

H Hydrochlorid (968-58-1)

S 238 C, Parks, Par KS 12-Hommel, *Pridinolhydrochlorid***, Ridinol

V Anticholinergicum, Antiparkinsonmittel

*4326-01* *(3564a)* 6856-31-1

H Methansulfonat

S Flacid, HH 212, Konlax „Nippon Shinyaku", Loxeen, Lyseen, Miolibran, Mitanoline, Nonplesin, Poluraxin, *Pridinolmesilat***, Tirashizin, Trilax

V Spasmolyticum, Relaxans

*4327* (3565) $C_{20}H_{25}NO$
4960-10-5

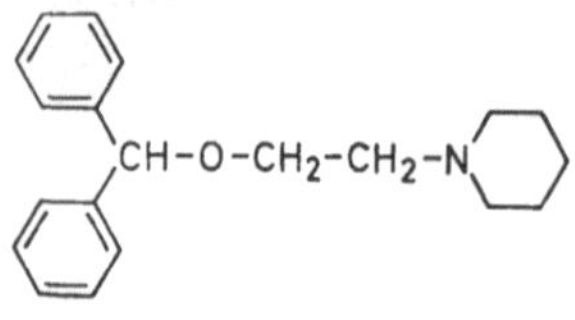

1-[2-(Diphenylmethoxy)ethyl]piperidin (•) = Benzhydryl-β-piperidinoethyläther

H Hydrochlorid (3626-66-2)

S Antihistamin Spofa, *Benzperidinhydrochlorid*, *Perastinhydrochlorid**, Spofa III/101

V Antihistaminicum

*4328* (3566) $C_{20}H_{25}NO$
479-72-1

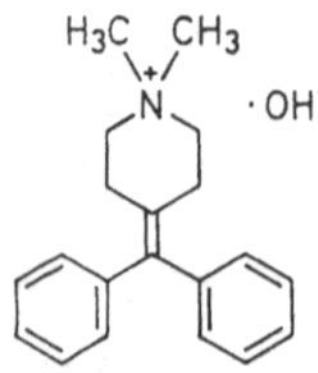

4-(Diphenylmethylen)-1,1-dimethylpiperidinium-hydroxid (•)

H Methylsulfat (62-97-5)

S Demotil, *Diphemanilmetilsulfat***, Diphenatil, *Diphenmethanilmethylsulfat*, Nivelon, Prantal, Prantil, Prentol, Talpran, *Vagophemanilmethylsulfat*, Variton

V Anticholinergicum

*4329* (3568) $C_{20}H_{25}NOS$
82-99-5

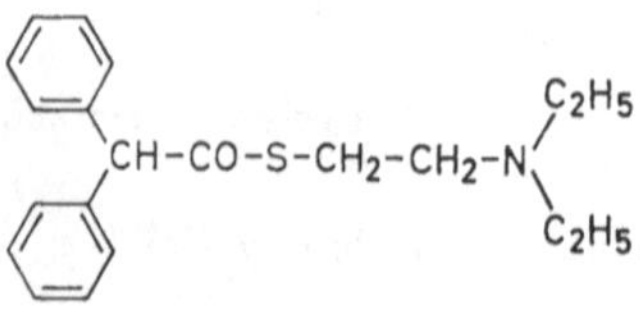

*S*-(2-Diethylaminoethyl)-diphenylthioacetat = Diphenylthiolessigsäure-β-diethylaminoethylester = α-Phenylbenzenethanthiosäure-*S*-[2-(diethylamino)ethyl]ester (•)

H Hydrochlorid (548-68-5)

S B-23, *Thiphen(um)*, *Thiphenamilhydrochlorid*, Tifen, *Tifenamilhydrochlorid***, Tiphen, Trocinate

V Spasmolyticum

*4330* (3569) $C_{20}H_{25}NO_2$
64-95-9

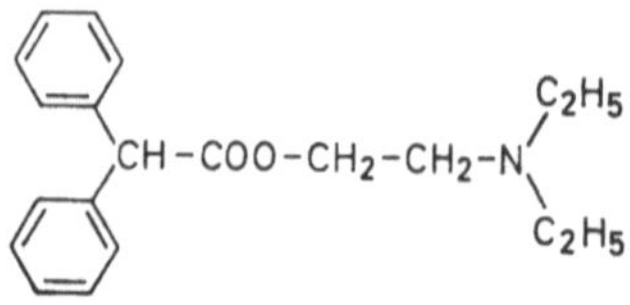

(2-Diethylaminoethyl)-diphenylacetat = Diphenylessigsäure-β-diethylaminoethylester = α-Phenylbenzenessigsäure-2-(diethylamino)ethylester (•)

H meist Hydrochlorid (50-42-0)
vgl. auch Nr. 4450

S Adiphen, *Adiphenin***, Anfosentin-Grageas, Difacil, Diphacil, NSC-129224, Patrovina-Wirkstoff, Paxil „Frosst“, Rophene, Sentiv, Solvamin AB, Spasmolytin, Trasentin, Vagospasmyl, Vegantil, Vegantin

V Spasmolyticum

*4331* (3570) $C_{20}H_{25}NO_2$
493-76-5

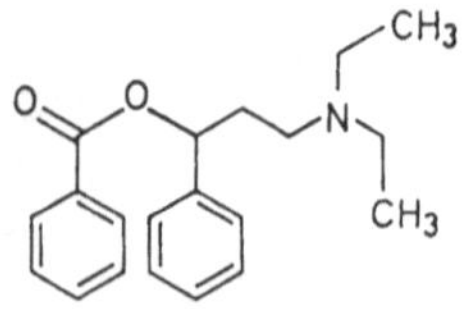

3-Diethylamino-1-phenylpropylbenzoat = Benzoesäure-3-diethylamino-1-phenylpropylester = α-[2-(Diethylamino)ethyl]benzenmethanolbenzoat(ester) (•)

H auch Hydrochlorid (1679-79-4)

S 467 $D_3$, Detraine, *Propanocain***

V Lokalanästheticum

*4332* (3571) $C_{20}H_{25}NO_2$
3562-48-9

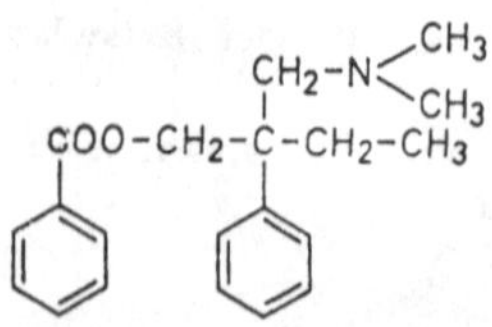

2-(Dimethylaminomethyl)-2-phenylbutylbenzoat = *N*-(2-Benzoyloxymethyl-2-phenylbutyl)-*N*,*N*-dimethylamin = β-[(Dimethylamino)methyl]-β-ethylbenzenethanolbenzoat(ester) (•)

S Benzobutamin

V Lokalanästheticum, Antitussivum

*4333* (3572) $C_{20}H_{25}NO_2$
17692-39-6

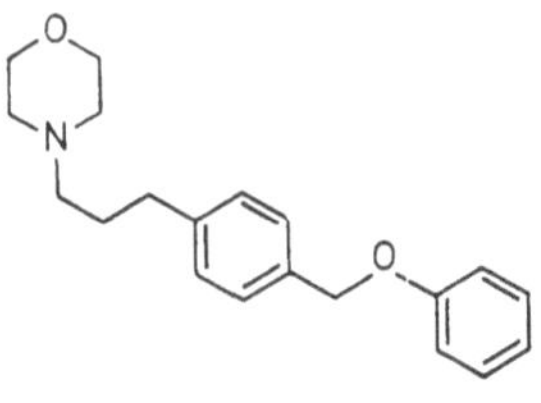

4-[3-[4-(Phenoxymethyl)phenyl]propyl]morpholin (•) = 4-(3-Morpholinopropyl)-benzylphenyläther

S Erbocain, *Fomocain**, Panacain
V Oberflächenanästheticum

*4334* (3573) $C_{20}H_{25}NO_2$
5941-36-6

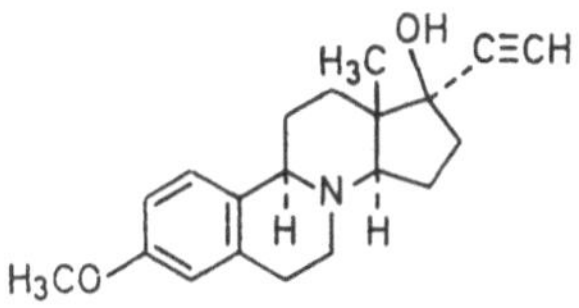

DL-3-Methoxy-8-aza-19-nor-17α-pregna-1,3,5(10)-trien-20-in-17β-ol = (17α)-(±)-3-Methoxy-8-aza-19-norpregna-1,3,5(10)-trien-20-in-17-ol (•)

H Hydrobromid (15179-97-2)
S *Estrazinolhydrobromid***, W 4454 A
V Östrogen

*4335* (3574) $C_{20}H_{25}NO_3$
302-40-9

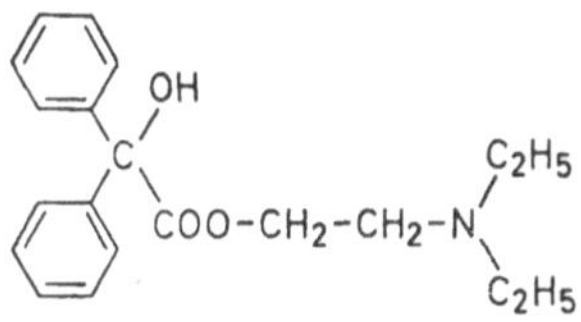

2-Diethylaminoethylbenzilat = Benzilsäure-β-diethylaminoethylester = α-Hydroxy-α-phenylbenzenessigsäure-2-(diethylamino)ethylester (•)

H Hydrochlorid (57-37-4)
S Actozine, Amicil, Amikon, Amisyl, Amitacon, Amizil, Amizylum, Angustil, Arcadin, Aspamin, AY-5406, Beatilina, Benactina, Benactizan, Benactizin, Benactone, *Benactyzinhydrochlorid***, Benetrank, Cafron, Cedad, Cevanol, Destendo, Diazil (sowjet. Präp.), Ester 22, Fobex, Fortran, Ibiotyzil, Karmazine, Lucidex, Lucidil, Megasedan, Mokapon-Inj., Morcain, Nervacton, Nervatil, Neurobenzile, Neuroleptone, NFN, Noicetin, Nutinal, Parasan „Medicinalco", Paratil, Parpon, Phobex, Procalm, Savitil, Sedansina, Stoikon, Suavitil, Svavitil, Tranquillactin, Tranquilline T.E.V. A., Valladan, Weisen, Win 5606
V Tranquillizer, Anticholinergicum

*4336* (3575) $C_{20}H_{25}NO_3$
3477-97-2

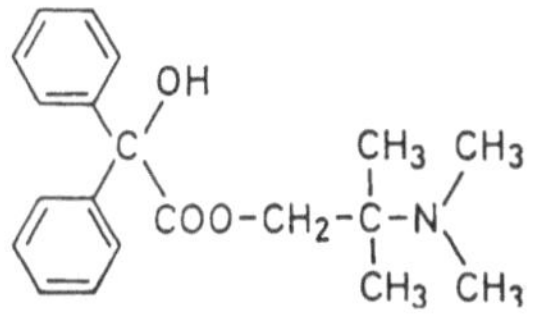

2-Dimethylamino-2-methylpropylbenzilat = Diphenylglykolsäure-2-dimethylamino-2-methylpropylester = α-Hydroxy-α-phenylbenzenessigsäure-2-(dimethylamino)-2-methylpropylester (•)

H Hydrochlorid
S *Difemerinhydrochlorid***, Luostyl, UP 57
V Anticholinergicum, Spasmolyticum

*4337* (3576) $C_{20}H_{25}NO_3$
509-78-4

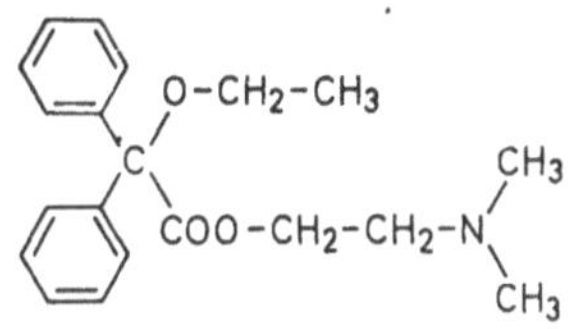

(2-Dimethylaminoethyl)-1-ethoxy-1,1-diphenylacetat = α-Ethoxy-α,α-diphenylessigsäure-β'-dimethylaminoethylester = α-Ethoxy-α-phenylbenzenessigsäure-2-(dimethylamino)ethylester (•)

H Hydrochlorid (2424-75-1)
S Aestocin, *Dimenossadolo cloridrato*, *Dimenoxadolhydrochlorid***, Estocin, Lokarin, Propalgyl
V Analgeticum, Spasmolyticum

4338 (3577) $C_{20}H_{25}NO_4$
550-92-5

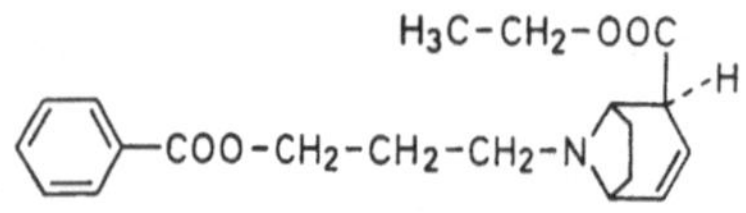


8-(3-Benzoyloxypropyl)-nortrop-3-en-2β-carbonsäureethylester = *N*-[γ-(Benzoyloxy)-propyl]-noranhydroekgoninethylester = 8-[3-(Benzoyloxy)-propyl]-8-azabicyclo[3.2.1]oct-3-en-2-carbonsäureethylester (●)

H Hydrochlorid (5796-28-1)

S Eccain, Ekkain

V Lokalanästheticum

---

4339 (3578) $C_{20}H_{25}NO_4$

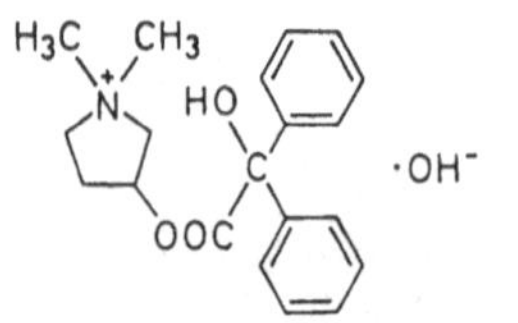


3-Benziloyloxy-1,1-dimethylpyrrolidiniumhydroxid = 1,1-Dimethyl-3-hydroxypyrrolidiniumhydroxidbenzilat = 3-[(Hydroxydiphenylacetyl)-oxy]-1,1-dimethylpyrrolidiniumhydroxid (●)

H Bromid (13696-15-6)

S *Benzopyrroniumbromid***

V Anticholinergicum

---

4340 (3579) $C_{20}H_{25}NO_4$
3861-72-1

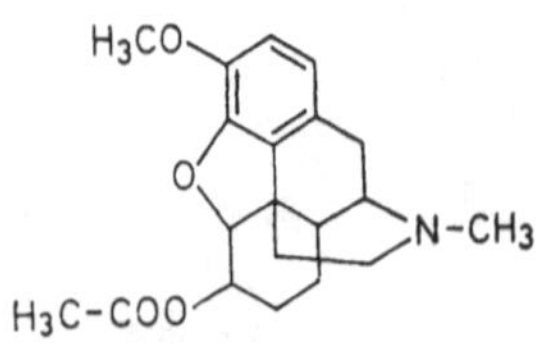


4,5-Epoxy-3-methoxy-17-methylmorphinan-6-ylacetat = 3-Methoxy-6-acetoxy-*N*-methyl-4,5-epoxymorphinan = (5α,6α)-4,5-Epoxy-3-methoxy-17-methylmorphinan-6-olacetat(ester) (●)

S Acetylcodon, *Acetyldihydrocodein*

V Analgeticum

---

4341 (3580) $C_{20}H_{25}NO_5$
585-14-8

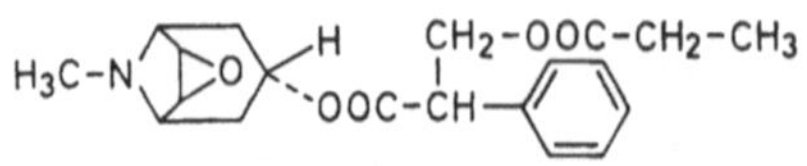


6,7-Epoxytropin-*O*-propionyltropat = 3-[2-Phenyl-2-(propionyloxymethyl)-acetoxy]-6,7-epoxytropan = Propionylhyoscin = [7(*S*)-(1α,2β,4β,5α,7β)]-α-[(1-Oxopropoxy)methyl]benzenessigsäure-9-methyl-3-oxa-9-azatricyclo[3.3.1.0^{2,4}]non-7-yl-ester (●)

H Hydrobromid (2089-54-5)

S *Poskinhydrobromid***, *Propionylscopolaminhydrobromid*, Proscopine

V Parasympathicolyticum, Therapeuticum gegen Reisekrankheiten

---

4342 $C_{20}H_{25}NS$
40550-32-1

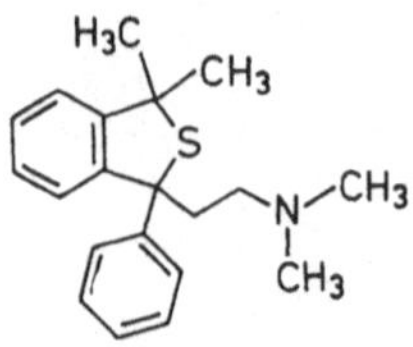


1,1-Dimethyl-3-(2-dimethylaminoethyl)-3-phenyl-2,3-dihydro-1*H*-benzo[*c*]thiophen = 3,3-Dimethyl-1-(2-dimethylaminoethyl)-1-phenylthiophthalan = 1,3-Dihydro-*N*,*N*,3,3-tetramethyl-1-phenylbenzo[*c*]thiophen-1-ethanamin (●)

S Lu 6-062

V Analgeticum (Antinoceptivum)

---

4343 (3581) $C_{20}H_{25}NS$
21489-20-3

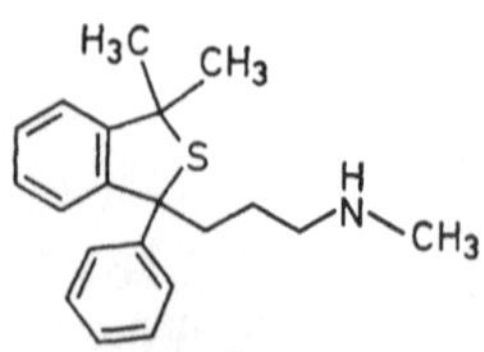


1,1-Dimethyl-3-(3-methylaminopropyl)-3-phenyl-2,3-dihydro-1*H*-benzo[*c*]thiophen = 3,3-Dimethyl-1-(3-methylaminopropyl)-1-phenylthiophthalan = 1,3-Dihydro-*N*,3,3-trimethyl-1-phenylbenzo[*c*]-thiophen-1-propanamin (●)

S Lu 5-003, *Talsupram***, „*Thiophtalane*"

V Antidepressivum

4344 $C_{20}H_{25}N$
20 069-03-8

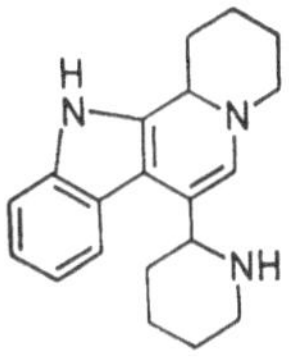

stereoisomeres 1,2,3,4,12,12b-Hexahydro-7-(2-piperidinyl)indolo[2,3-*a*]chinolizin (●)

S *Nitrarin*

V Spasmolyticum, Hypotensivum (Alkaloid aus Nitraria schoberi)

---

4345 (3582) $C_{20}H_{25}N_3O$
82-89-3

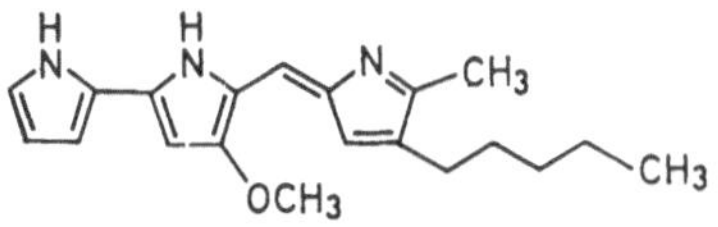

4-Methoxy-5-(5-methyl-4-pentyl-2-pyrrolyliden-methyl)-2,2′-bipyrrol = 4-Methoxy-5-[(5-methyl-4-pentyl-2*H*-pyrrol-2-yliden)methyl]-2,2′-bi-1*H*-pyrrol (●)

S *Prodigiosin*

V Antibioticum auch Chromobacterium prodigiosum

---

4346 (3583) $C_{20}H_{25}N_3O$
50-37-3

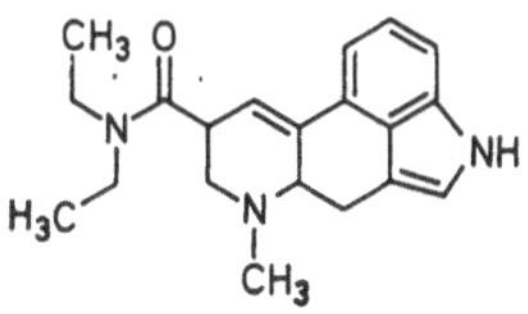

*N*,*N*-Diethyl-D-lysergamid = D-Lysergsäurediethylamid = D-7-Methyl-4,6,6a,7,8,9-hexahydro-indolo-[4,3-*f*,*g*]chinolin-9-carbonsäurediethylamid = (8β)-9,10-Didehydro-*N*,*N*-diethyl-6-methyl-ergolin-8-carboxamid (●)

H auch D-Tartrat (17 676-08-3)

S Delysid, *Lisergide*, LSD, LSD-25, Lysergamid „Spofa", *Lysergid***

V Sympathicolyticum, Psychotomimeticum

4347 (3584) $C_{20}H_{25}N_3O_2$
113-42-8

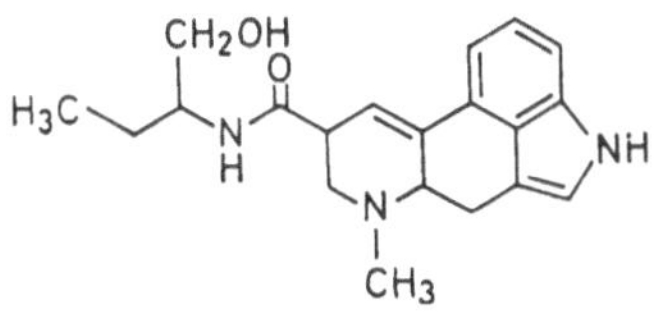

*N*-[α-(Hydroxymethyl)-propyl]-D-lysergamid = D-Lysergsäure-(+)-butanolamid-(2) = [8β(*S*)]-9,10-Didehydro-*N*-[1-(hydroxymethyl)propyl]-6-methylergolin-8-carboxamid (●)

S *Methylergobasin*, *Methylergobrevin*, *Methylergometrin***, *Methylergonovin*

V Uterotonicum, Wehenmittel

4347-01 (3584a) 7054-07-1

H Maleinat [oder Tartrat (6209-37-6)]

S Basofortina, Demergin, Elamidon, Ergobacin, Ergopartin, Ergotyl, Ergovit-Amp., Levospan, Metenarin, Methergen, Methergin, Mitrabagin-C, Mitrosystal, Mitrotan, Partergin, Ryegonovin, Santargot, Secotyl, Takimetrin-M, Utergine

V Uterotonicum, Wehenmittel

---

4348 (3585) $C_{20}H_{25}N_3S$
84-97-9

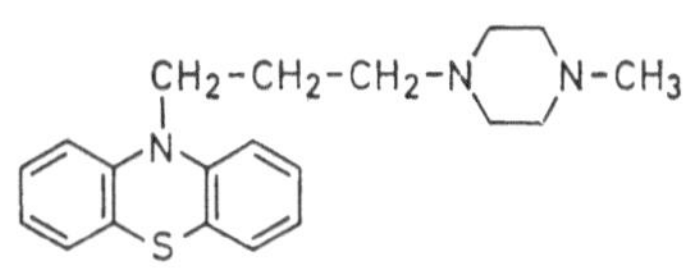

10-[3-(4-Methyl-1-piperazinyl)-propyl]-phenothiazin = 10-[3-(4-Methyl-1-piperazinyl)propyl]-10*H*-phenothiazin (●)

H auch Dimalonat (14 777-25-4)

S P 725, *Perazin*, Pernazinum, Psytomin, Taxilan

V Psychosedativum

*4349* (3586) $C_{20}H_{26}ClNO$
511-46-6

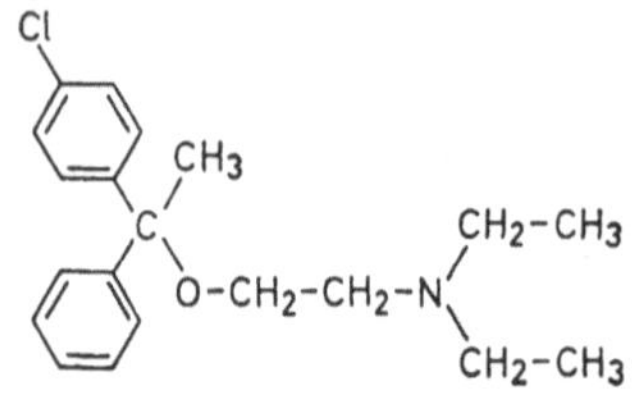

*N*,*N*-Diethyl-2-(*p*-chlor-1,1-diphenylethoxy)-ethylamin = 2-(*p*-Chlor-α-methyl-α-phenylbenzyl-oxy)-triethylamin = β-Diethylaminoethyl-(*p*-chlor-α-methylbenzhydryl)-äther = 2-[1-(4-Chlor-phenyl)-1-phenylethoxy]-*N*,*N*-diethylethanamin (●)

H Hydrochlorid (2019-16-1)

S *Clofenetaminhydrochlorid***, Kaithon, Keithon, KT 5, *Phénoxéthamine*

V Parkinsontherapeuticum

---

*4350* (3587) $C_{20}H_{26}ClN_3O_2$
55 837-13-3

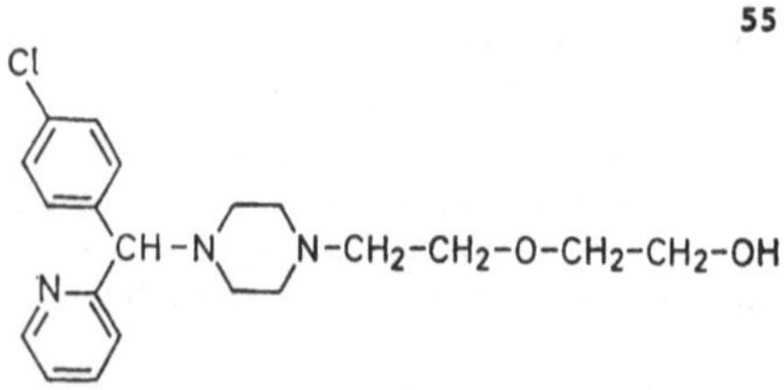

2-{2-[4-(*p*-Chlor-α-2-pyridylbenzyl)-1-piperazinyl]-ethoxy}-ethanol = 2-[2-[4-[(4-Chlorphenyl)-2-py-ridinylmethyl]-1-piperazinyl]ethoxy]ethanol (●)

S *Piclopastin***

V Antihistaminicum

---

*4351* $C_{20}H_{26}Cl_2N_2O$
33189-65-0

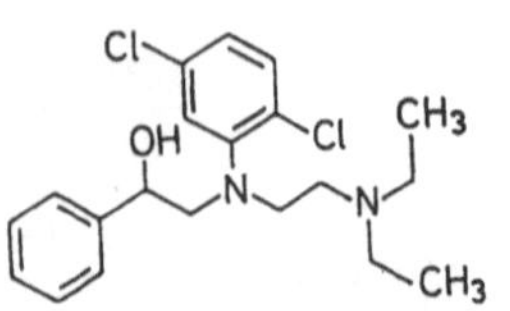

α-[*N*-(2,5-Dichlorphenyl)-2-(diethylamino)-ethyl-aminomethyl]-benzylalkohol = α-[[(2,5-Dichlor-phenyl)[2-(diethylamino)ethyl]amino]methyl]-benzenmethanol (●)

S AN 162, RMI 6792

V Antithromboticum

---

*4352* (3588) $C_{20}H_{26}N_2$

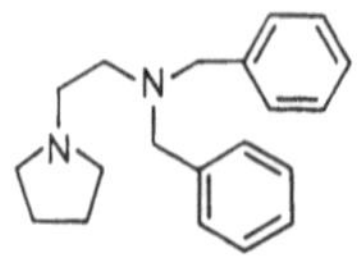

1-(2-Dibenzylaminoethyl)-pyrrolidin = *N*,*N*-Di-benzyl-*N*-(β-pyrrolidinoethyl)-amin = *N*,*N*-Bis-(phenylmethyl)-1-pyrrolidinethanamin (●)

H Hydrochlorid

S Myostimin

V Antihistaminicum

---

*4353* (3589) $C_{20}H_{26}N_2$
3626-71-9

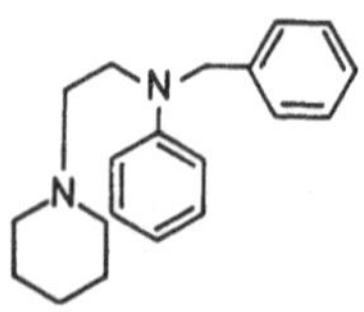

1-[2-(*N*-Benzylanilino)-ethyl]-piperidin = *N*-[β-(Benzylphenylamino)-ethyl]-piperidin = *N*-Phe-nyl-*N*-(phenylmethyl)-1-piperidinethanamin (●)

H Hydrochlorid

S Allantan, *Histapiperidinhydrochlorid*

V Antihistaminicum

---

*4354* (3590) $C_{20}H_{26}N_2$
4757-55-5

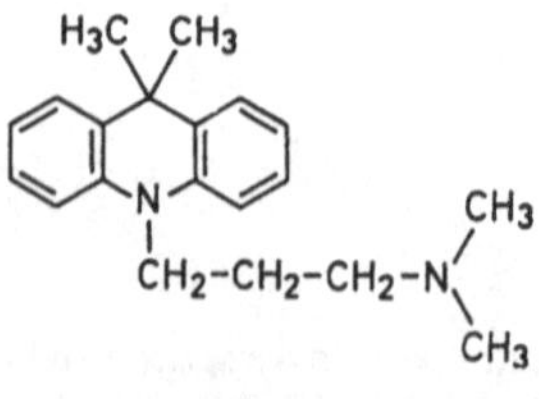

10-(3-Dimethylaminopropyl)-9,9-dimethylacridan = *N*,*N*,9,9-Tetramethyl-10(9*H*)-acridinpropan-amin (●)

H Tartrat (3759-07-7)

S *Dimetacrintartrat***, *Dimethacrintartrat*, Istonil, Linostil, Miroistonil, SD 709

V Antidepressivum, Thymolepticum

*4355* *(3591)* $C_{20}H_{26}N_2$
739-71-9

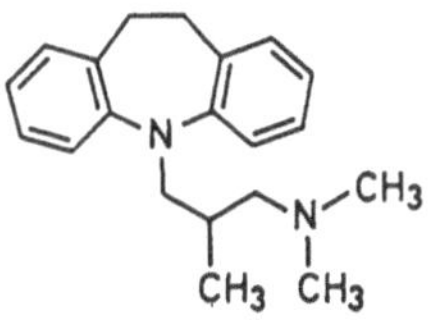

5-(3-Dimethylamino-2-methylpropyl)-10,11-dihydro-5*H*-dibenz[*b,f*]azepin = *N*-(3-Dimethylamino-2-methylpropyl)-iminodibenzyl = 10,11-Dihydro-*N*,*N*,β-trimethyl-5*H*-dibenz[*b,f*]azepin-5-propanamin (●)

H auch Methansulfonat (25332-13-2) oder Maleat (521-78-8)

S F.I. 6120, IL-6001, 7162 R.P., Sapilent, Stangyl, Sulmontil, Surmontil, *Triméprimine*, *Trimepropiminum*, *Trimipramin**

V Antidepressivum

---

*4356* *(3592)* $C_{20}H_{26}N_2$
3277-59-6

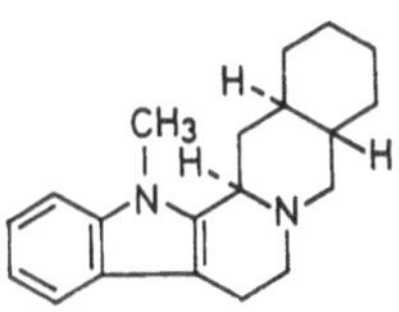

1,2,3,4,4a,5,7,8,13,13b,14,14a-Dodekahydro-13-methylbenz[*g*]indolo[2,3-*a*]chinolizin = 1-Methylyohimban (●)

H Hydrochlorid (5560-73-6)

S *Mimbanhydrochlorid***, W 2291 A

V Analgeticum

---

*4357* *(3593)* $C_{20}H_{26}N_2O_2$
522-66-7

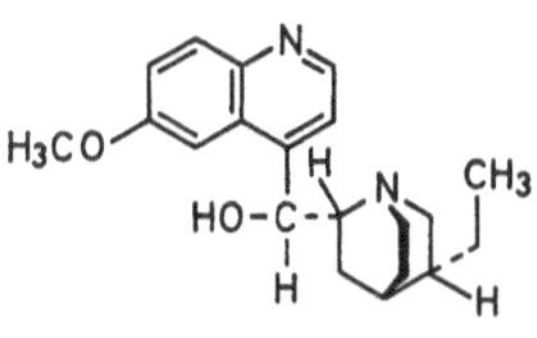

(5-Ethyl-2-chinuclidinyl)-(6-methoxy-4-chinolyl)-methanol = (8α,9*R*)-10,11-Dihydro-6′-methoxycinchonan-9-ol (●)

S *Dihydrochinin*, *Dihydroquinine*, *Hydrochinin*, *Hydroquinine*, *Methylhydrocuprein*

V Malariachemotherapeuticum

---

*4358* *(3594)* $C_{20}H_{26}N_2O_2$
1435-55-8

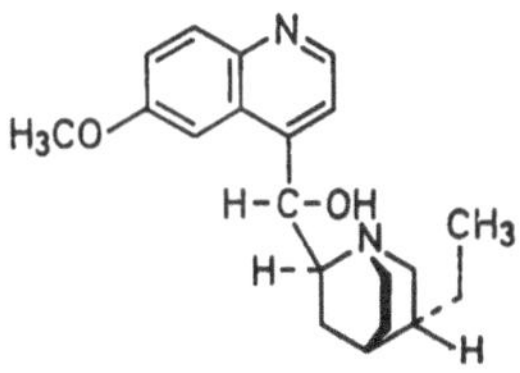

stereoisomeres (5-Ethyl-2-chinuclidinyl)-(6-methoxy-4-chinolyl)-methanol = (9*S*)-10,11-Dihydro-6′-methoxycinchonan-9-ol (●)

H auch Gluconat (21666-86-4)
vgl. auch Nrr. 1767-02, 1845-13

S *Dihydrochinidin*, *Dihydroconchinin*, *Dihydroquinidine*, *Hydrochinidin*, *Hydroquine*, *Hydroquinidine*, *Idrochinidina*, Lentoquine

V Antiarrhythmicum

---

*4359* *(3595)* $C_{20}H_{26}N_2O_2$

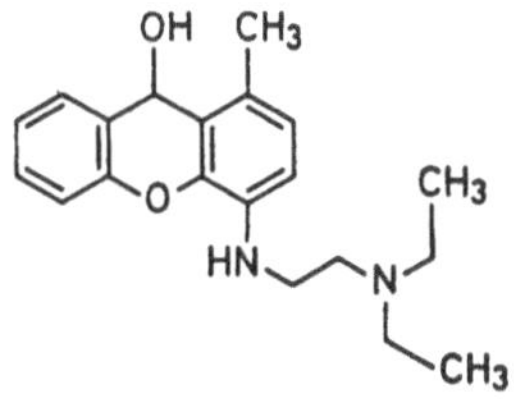

4-(2-Diethylaminoethylamino)-1-methylxanthen-9-ol = 1-Methyl-4-(β-diethylaminoethylamino)-xanthydrol = 4-[[2-(Diethylamino)ethyl]amino]-1-methyl-9*H*-xanthen-9-ol (●)

S Miracil C

V Chemotherapeuticum (Schistosomicid)

---

*4360* *(3596)* $C_{20}H_{26}N_2O_2$
4360-12-7

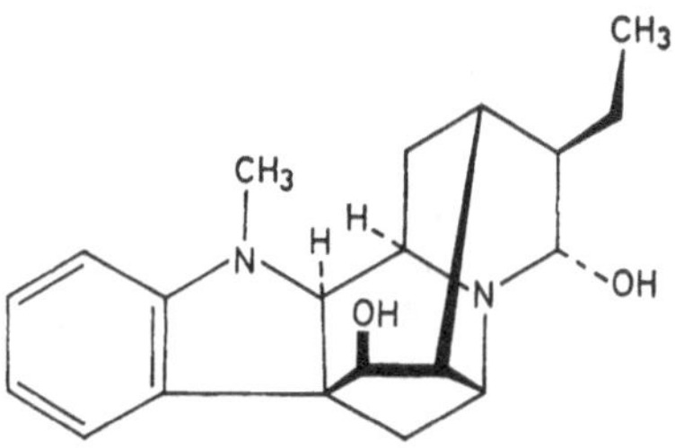

3-Ethyl-4,13-dihydroxy-12-methyl-1,2,3,4,6,7,12a,12b-oktahydro-12*H*-7a,2,6-ethanylylidenindolo-[2,3-*a*]chinolizin = (17*R*,21α)-Ajmalan-17,21-diol (●)

H auch Hydrochlorid (4410-48-4) oder Phosphat

S Ajimaline, Ajma, *Ajmalin*, Ajmalulin, Aritmina, Arytmal, Cardia-Tab., Cardiorythmine, Cartagine, Coeur-Maline, Crossperin, Giluryt-mal, Hanemaline, Ignazin, Merabitol, Nichimaline, Pulsline, Rauforin, *Rauwolfin*, Rhythmaton, Ritmos, Rytmalin, Tachmalin, Tajmalin, Takycor

V Antiarrhythmicum (Rauwolfiaalkaloid)

---

*4361* (3597) $C_{20}H_{26}N_2S$

523-54-6

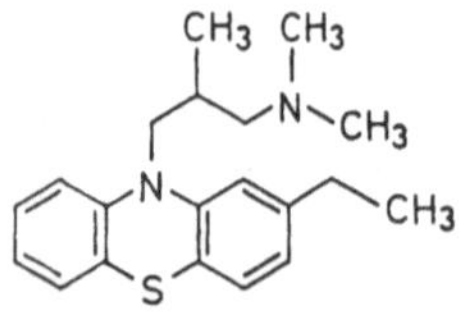

10-(3-Dimethylamino-2-methylpropyl)-2-ethyl-phenothiazin = 2-Ethyl-*N*,*N*,β-trimethyl-10*H*-phenothiazin-10-propanamin (●)

H auch Hydrochlorid (3737-33-5)

S *Äthylisobutrazin*, Diquel, *Ethotrimeprazine*, *Ethylisobutrazine*, *Etymemazin***, Nuital, 6484 R. P., Sergetyl

V Antihistaminicum, Hypnoticum, Tranquillizer

---

*4362* (3598) $C_{20}H_{26}N_4O$

18016-80-3

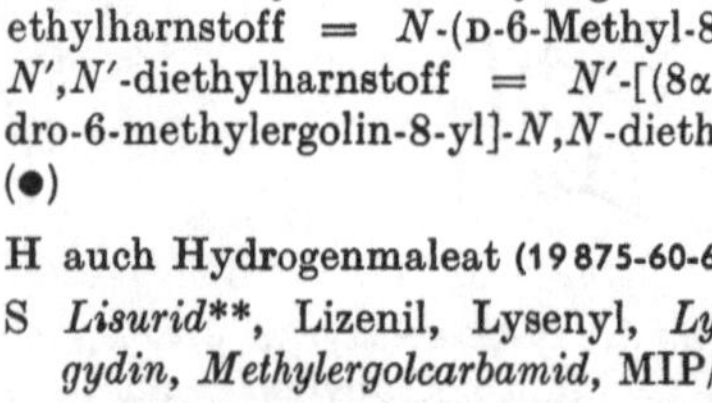

3-(9,10-Didehydro-6-methylergolin-8α-yl)-1,1-diethylharnstoff = *N*-(D-6-Methyl-8-isoergolenyl)-*N'*,*N'*-diethylharnstoff = *N'*-[(8α)-9,10-Didehydro-6-methylergolin-8-yl]-*N*,*N*-diethylharnstoff (●)

H auch Hydrogenmaleat (19875-60-6)

S *Lisurid***, Lizenil, Lysenyl, *Lysurid*, *Mesorgydin*, *Methylergolcarbamid*, MIP/2204

V Antiallergicum, Migränetherapeuticum, Antiserotonin

*4363* (3599) $C_{20}H_{26}N_4OS$

5585-93-3

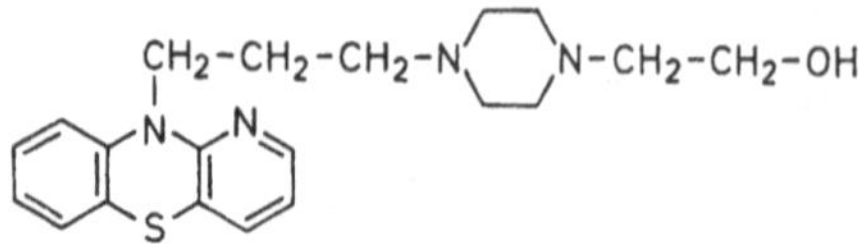

2-{4-[3-(1-Aza-10-phenothiazinyl)-propyl]-1-piperazinyl}-ethanol = 4-[3-(10*H*-Pyrido[3,2-*b*][1,4]-benzothiazin-10-yl)propyl]-1-piperazinethanol (●) =10-[3-(1-β-Hydroxyethyl-4-piperazinyl)-propyl]-thiophenylpyridylamin

H Dihydrochlorid (17297-82-4)

S D 706 E, *Oxipendyli chloridum*, *Oxypendyldihydrochlorid***, *Perthipendyldihydrochlorid*, Pervetral

V Antiemeticum

---

*4364* (3600) $C_{20}H_{26}N_4O_2$

3811-75-4

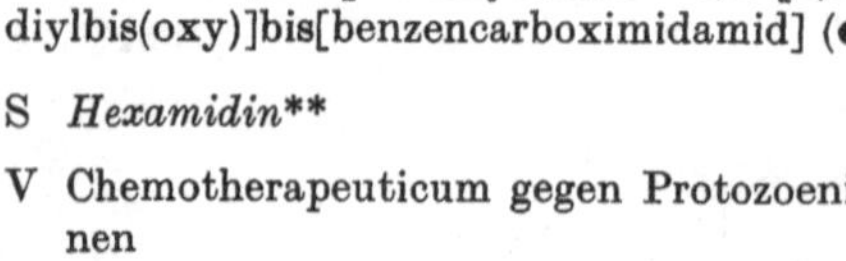

*p*,*p'*-(Hexamethylendioxy)-bis-benzamidin = *p*,*p'*-Diamidino-1,6-diphenoxyhexan = 4,4'-[1,6-Hexandiylbis(oxy)]bis[benzencarboximidamid] (●)

S *Hexamidin***

V Chemotherapeuticum gegen Protozoeninfektionen

*4364-01* (3600a) 659-40-5

H Diisäthionat

S Désomédine, Esomedina, Hexomedine, Ophtamedine, 2535 R.P.

V Chemotherapeuticum, Antisepticum

*4365* (3601) $C_{20}H_{26}O_2$
130-73-4

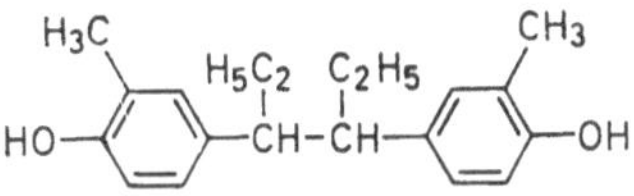

4,4'-(1,2-Diethylethylen)-di-*o*-kresol = 3,4-Bis-(4-hydroxy-3-methylphenyl)-hexan = 4,4'-(1,2-Diethyl-1,2-ethandiyl)bis[2-methylphenol]

H vgl. auch Nr. 5518

S *Dimethylhexöstrol*, Meprane, *Methestrol***, *Methoestrolum*, *Promethestrol*

V synthetisches Östrogen

*4366* (3602) $C_{20}H_{26}O_2$
85-95-0

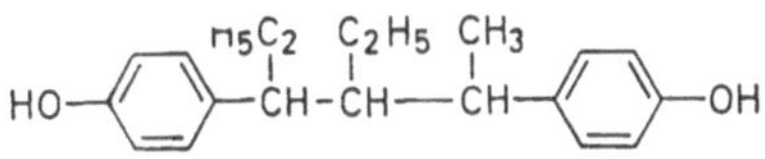

*p,p'*-(1,2-Diethyl-3-methyltrimethylen)-diphenol = 2,4-Bis-(*p*-hydroxyphenyl)-3-ethylhexan = 4,4'-(1,2-Diethyl-3-methyl-1,3-propandiyl)bis-[phenol] (●)

S *Benzestrol***, *Benzöstrol*, Chemestrogen, Ocestrol, Octestrol, *Octoestrol(um)*, Octofollin

V synthetisches Östrogen

*4367* (3603) $C_{20}H_{26}O_2$
68-22-4

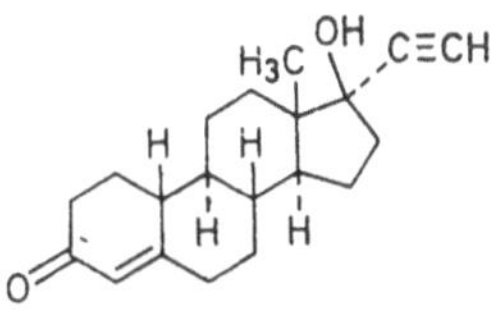

17α-Ethinyl-17β-hydroxy-4-östren-3-on = 17α-Ethinyl-19-nortestosteron = Anhydrohydroxy-norprogesteron = (17α)-17-Hydroxy-19-norpregn-4-en-20-in-3-on (●)

H vgl. auch Nrr. 4935, 5612

S *Äthinylnortestosteron*, Anovule, Anzolan, Conludag, Dianor, *Ethinylnortestosterone*, Fortilut, Gestest, Hormoluton, Kysteron, LG 202, Limitin, Micronett, Micronor, Micronovum, Mini-Pe, Mini-Pill, Neo-Hemagol, *Norāthisteron*, Noralutin, Norcolut, *Norethindrone*, *Norethisteron**, *Noretisterone*, Norfor, Norgestin, Noriday, Noridei, Norluten, Norlutin, Norluton, *Norpregneninolon*, Norprogen, Nor-Q.D., NSC-9564, Primolut N, Progela, Proluteasi, Santalut

V oral wirksames Gestagen

*4368* (3604) $C_{20}H_{26}O_2$
68-23-5

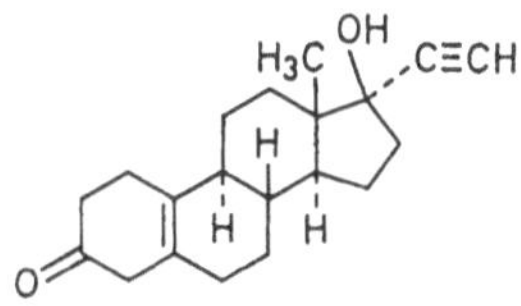

17α-Ethinyl-17β-hydroxy-5(10)-östren-3-on = 17β-Hydroxy-19-nor-17α-pregn-5(10)-en-20-in-3-on = (17α)-17-Hydroxy-19-norpregn-5(10)-en-20-in-3-on (●)

S 8023 C. B., Conovid, Enavid-Wirkstoff, Enidrel-Wirkstoff, Enovid-Wirkstoff, *5(10)-Norāthisteron*, *Norāthynodrel*, *Norethynodrel*, *Noretinodrel*, *Noretynodrel***, NSC-15432, Rodilen

V oral wirksames Gestagen

*4369* (3605) $C_{20}H_{26}O_3$
14340-01-3

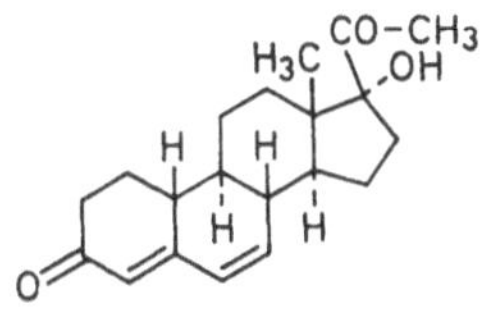

17α-Hydroxy-19-norpregna-4,6-dien-3,20-dion = 17-Hydroxy-19-norpregna-4,6-dien-3,20-dion (●)

S *Gestadienol***

V Progestativum

*4370* (3606) $C_{20}H_{26}O_6$
25644-08-0

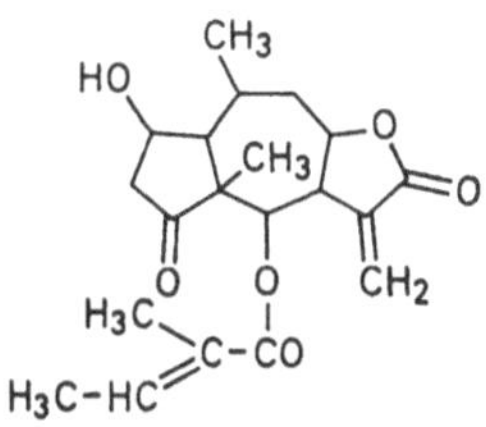

(*E*)-2,6α,8β-Trihydroxy-4-oxoambros-11(13)-en-12-säure-12,8-lacton-6-(2-methylcrotonat) = 2-Methyl-2-butensäuredodecahydro-7-hydroxy-4a,8-

dimethyl-3-methylen-2,5-dioxoazuleno[6,5-*b*]-furan-4-ylester (●)

S *Arnifolin*

V Hämostypticum (Wirkstoff aus Arnica folliosa und Arnica montana)

---

*4371* *(3607)* $C_{20}H_{26}O_7$

24394-09-0

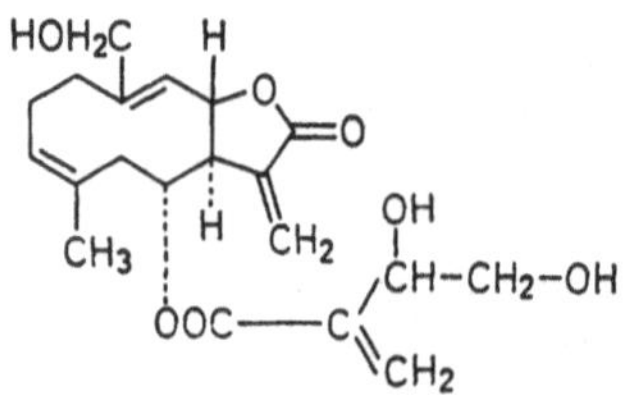

[3a*R*-(3aα,4α,11aβ)]-3,4-Dihydroxy-2-methylen-butansäure-2,3,3a,4,5,8,9,11a-octahydro-10-(hydroxymethyl)-6-methyl-3-methylen-2-oxocyclodeca[*b*]furan-4-ylester (●)

S *Centaurin, Cnicin, Cynisin*

V Bitterstoff aus Cnicus benedictus

---

*4372* *(3608)* $C_{20}H_{27}ClO_2$

2446-23-3

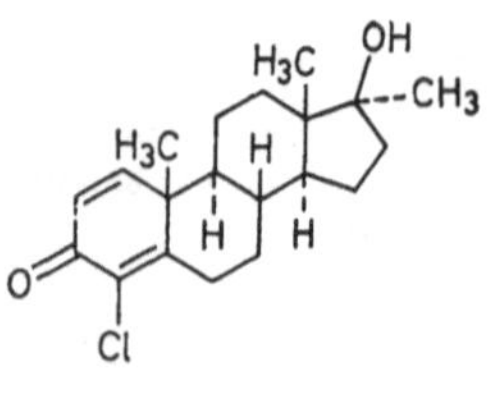

4-Chlor-17β-hydroxy-17α-methyl-1,4-androstadien-3-on = 4-Chlor-1-dehydromethyltestosteron = (17β)-4-Chlor-17-hydroxy-17-methylandrosta-1,4-dien-3-on (●)

S *Dehydrochlormethyltestosteron*, Oral-Turinabol

V Anabolicum

*4373* *(3609)* $C_{20}H_{27}ClO_3$

2614-57-5

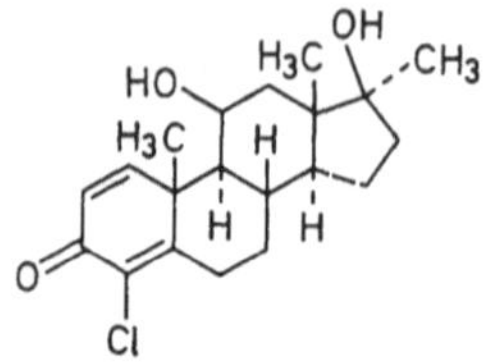

4-Chlor-11β,17β-dihydroxy-17α-methyl-1,4-androstadien-3-on = 4-Chlor-1-dehydro-11β-hydroxy-17α-methyltestosteron = (11β,17β)-4-Chlor-11,17-dihydroxy-17-methylandrosta-1,4-dien-3-on (●)

S *Chloroxydienon*

V Anabolicum

---

*4374* $C_{20}H_{27}FN_2O_3$

54063-29-5

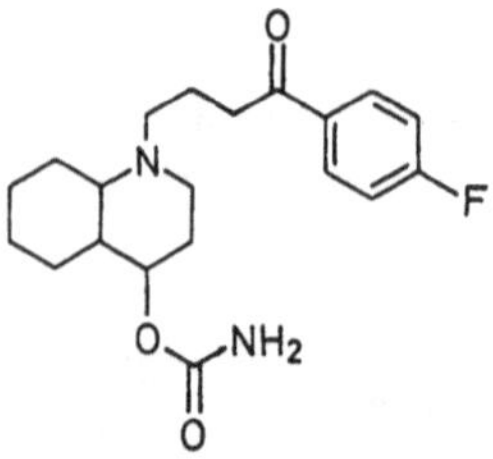

1-[4-(*p*-Fluorphenyl)-4-oxobutyl]-perhydro-4-chinolylcarbamat = 4′-Fluor-4-[octahydro-4-hydroxy-1(2*H*)-chinolyl)-butyrophenon-carbamat-(ester) = 4-[4-[(Aminocarbonyl)oxy]octahydro-1(2*H*)-chinolinyl]-1-(4-fluorphenyl)-1-butanon (●)

H Hydrochlorid (50656-93-4)

S *Cicarperonhydrochlorid***, L 7810

V Antidiarrhoicum

---

*4375* *(3610)* $C_{20}H_{27}HgN_5O_5$

117-20-4

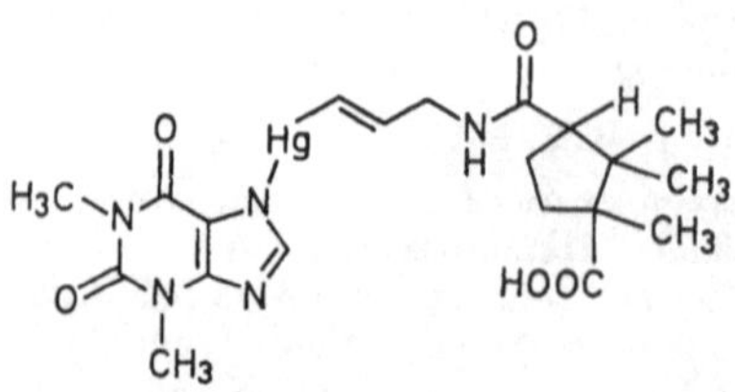

1,2,2-Trimethyl-3-[3-(7-theophyllinylmercuri)-2-propenylcarbamoy-cyl]clopentancarbonsäure = 7-

[3-(3-Carboxy-2,2,3-trimethylcyclopentancarboxamido)-propenylmercuri]-theophyllin = [3-[[(3-Carboxy-2,2,3-trimethylcyclopentyl)carbonyl]-amino]-1-propenyl](1,2,3,6-tetrahydro-1,3-dimethyl-2,6-dioxo-7*H*-purin-7-yl)quecksilber (●)

H Natriumsalz **(6416-03-1)**

S Tachidrolo, Tachydrol

V Diureticum

---

*4376* *(3611)* $C_{20}H_{27}N$

**15793-40-5**

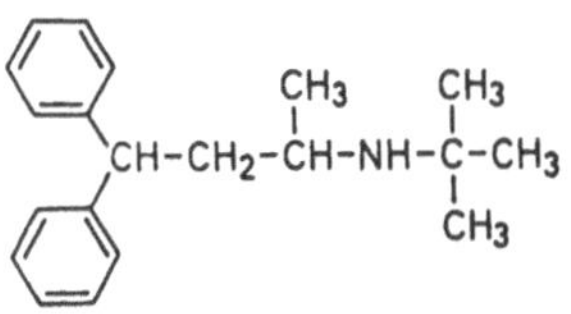


*N-tert.*-Butyl-1-methyl-3,3-diphenylpropylamin = *N*-(1,1-Dimethylethyl)-α-methyl-γ-phenylbenzenpropanamin (●)

H Hydrochlorid **(7082-21-5)**

S Bicor, *Terodilinhydrochlorid***

V Coronarvasodilatans

---

*4377* *(3612)* $C_{20}H_{27}N$

**150-59-4**

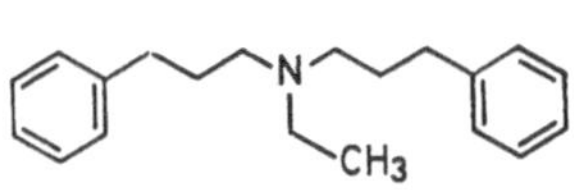


*N*,*N*-Bis-(3-phenylpropyl)-ethylamin = *N*-Ethyl-3,3'-diphenyldipropylamin = *N*-Ethyl-*N*-(3-phenylpropyl)benzenpropanamin (●)

H auch Citrat **(5560-59-8)**

S *Alverincitrat**, Antispasmin, Calmabel, *Dipropyline*, Espastik-Supos., *Fenpropamin*, Fujipaverin, Gamatran, Kalmadol, Phenopropyl, *Phenpropaminum*, Praeformin, Profenil, Profenine, Prophelan, Sedogamma, Sestron, Spacolin, Spasmocol, Spasmaverine, Supavan

V Spasmolyticum

*4378* *(3613)* $C_{20}H_{27}NO$

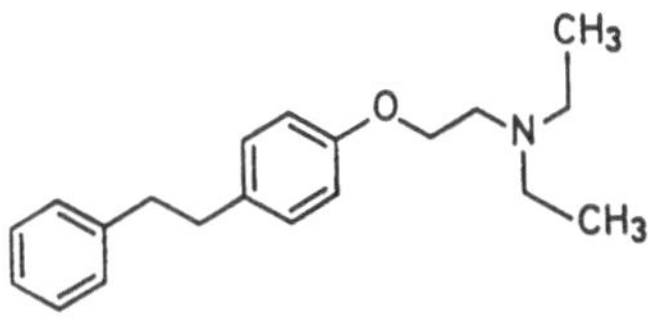


2-[*p*-(Phenethyl)-phenoxy]-triethylamin = 4-(β-Diethylaminoethoxy)-diphenylethylen = *N*,*N*-Diethyl-2-[4-(2-phenylethyl)phenoxy]ethanamin (●)

H Hydrochlorid

S M. G. 346, Neo-Coronaril

V Cardiotonicum, Spasmolyticum

---

*4379* *(3614)* $C_{20}H_{27}NO$

**4163-15-9**

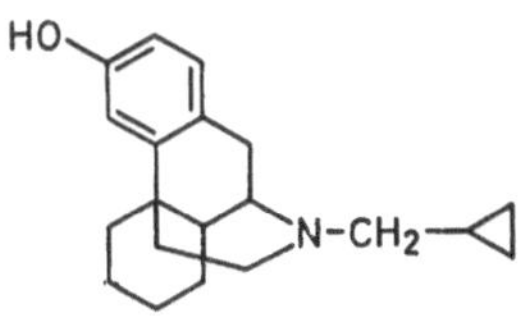


17-(Cyclopropylmethyl)morphinan-3-ol (●)

S *Cyclorphan*

V Analgeticum, Narkoticaantagonist

---

*4380* *(3615)* $C_{20}H_{27}NO_2$

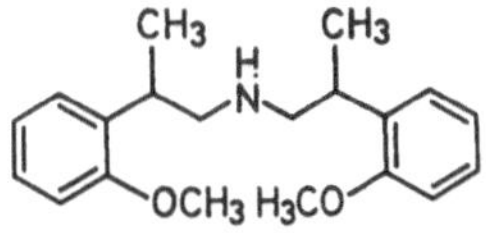


Bis-(*o*-methoxy-β-methylphenethyl)-amin = 2-Methoxy-*N*-[2-(2-methoxyphenyl)propyl]-β-methylbenzenethanamin (●)

H Lactat **(24407-55-4)**

S *Bimethoxycainlactat*, Isocaine „Upjohn"

V Lokalanästheticum

*4381* *(3616)* $C_{20}H_{27}NO_2$

3735-45-3

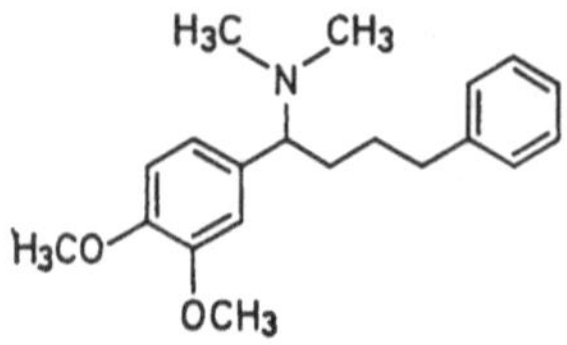

*N,N*-Dimethyl-1-(3,4-dimethoxyphenyl)-4-phenylbutylamin = 1-(3,4-Dimethoxyphenyl)-1-dimethylamino-4-phenylbutan = *N,N*-Dimethyl-α-(3-phenylpropyl)-veratrylamin = α-(3,4-Dimethoxyphenyl)-*N,N*-dimethylbenzenbutanamin (●)

H Hydrochlorid (5974-09-4)

S Monzal, Monzaldon, *Profenveraminhydrochlorid*, *Revatrinhydrochlorid*, Sp 281, *Vetrabutinhydrochlorid***

V Uterusrelaxans

---

*4382* $C_{20}H_{27}NO_2$

34616-39-2

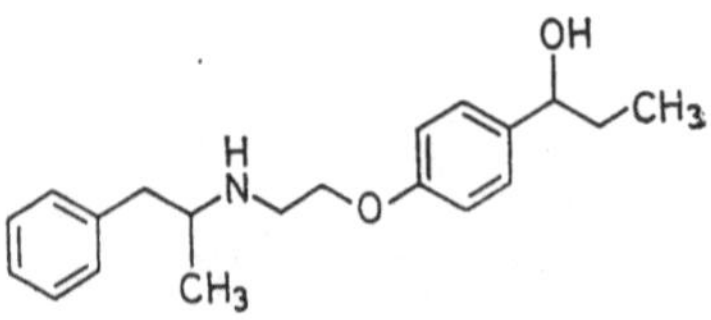

α-Ethyl-*p*-[2-(α-methylphenethylamino)-ethoxy]-benzylalkohol = 1-[*p*-[2-(α-methylphenethylamino)-ethoxy]-phenyl]-1-propanol = α-Ethyl-4-[2-[(1-methyl-2-phenylethyl)amino]ethoxy]benzenmethanol (●)

H Hydrochlorid (34535-83-6)

S Cordoxène, *Fenalcominhydrochlorid***

V Coronartherapeuticum

---

*4383* $C_{20}H_{27}NO_2$

42281-59-4

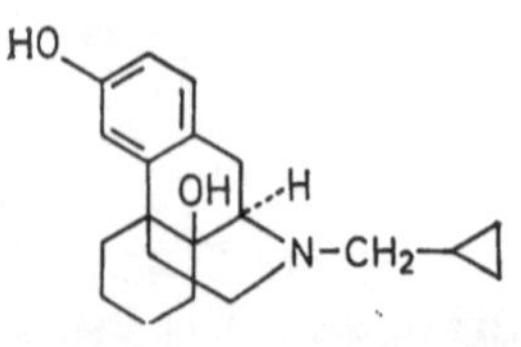

(−)-17-(Cyclopropylmethyl)morphinan-3,14-diol = 17-(Cyclopropylmethyl)morphinan-3,14-diol (●)

S levo-BC-2605, *Oxilorphan***

V Narkoticaantagonist

*4384* *(3617)* $C_{20}H_{27}NO_2$

3570-06-7

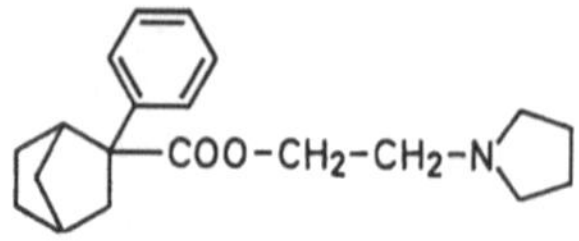

2-Phenyl-2-norbornancarbonsäure-β-pyrrolidinoethylester = 2-Phenylbicyclo[2.2.1]heptan-2-carbonsäure-2-(1-pyrrolidinyl)ethylester (●)

S Bicyclophenamin

V Spasmolyticum

---

*4385* *(3618)* $C_{20}H_{27}NO_2$

40796-85-8

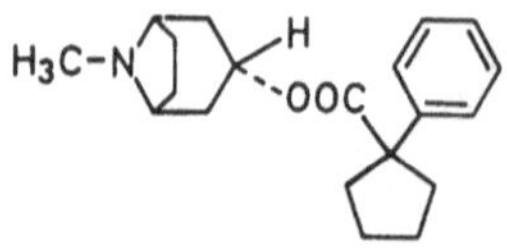

1-Phenylcyclopentancarbonsäuretropinester = *endo*-1-Phenylcyclopentancarbonsäure-8-methyl-8-azabicyclo[3.2.1]oct-3-ylester (●)

H Hydrochlorid

S Tropentan

V Spasmolyticum

---

*4386* *(3619)* $C_{20}H_{27}NO_2S$

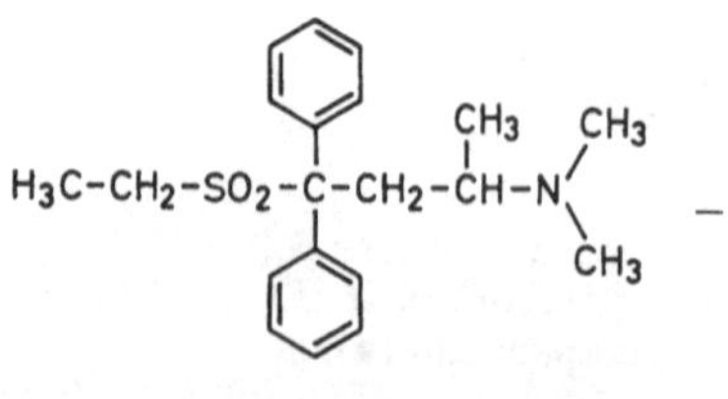

D-3-Ethylsulfonyl-*N,N*,1-trimethyl-3,3-diphenylpropylamin = D-3-Dimethylamino-1,1-diphenylbutylethylsulfon = (+)-γ-(Ethylsulfonyl)-*N,N*,α-trimethyl-γ-phenylbenzenpropanamin (●)

H Hydrochlorid

S I-C 26, *Methadone-S*, Win 1161-3

V Antitussivum, Narkoticum

*4387* *(3620)* $C_{20}H_{27}NO_4$

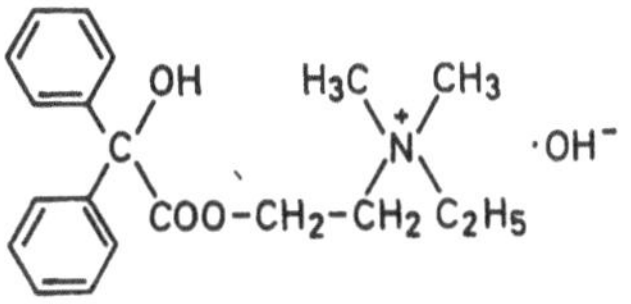

*N*-Ethyl-*N*,*N*-dimethyl-2-(benziloyloxy)-ethyl-ammoniumhydroxid = Benzilsäure-β-dimethyl-aminoethylesterethylhydroxid = *N*-Ethyl-2-[(hydroxydiphenylacetyl)oxy]-*N*,*N*-dimethylethan-aminiumhydroxid (●)

H Chlorid **(1164-38-1)**

S $E_3$, Lachesin, Laxesin

V Mydriaticum

---

*4388* *(3621)* $C_{20}H_{27}NO_4$

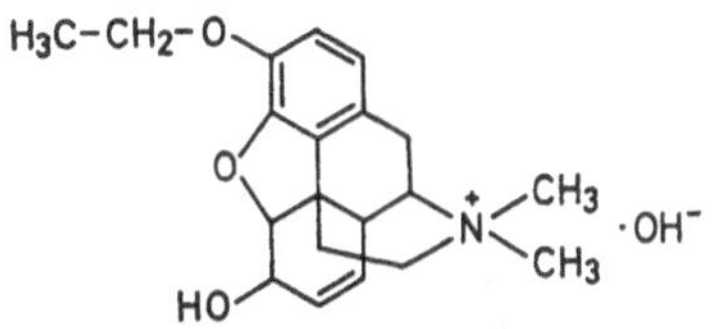

3-Ethoxy-4,5-epoxy-6-hydroxy-*N*,*N*-dimethyl-morphin-7-eniumhydroxid = Ethylmorphin-*N*-methylhydroxid = (5α,6α)-7,8-Didehydro-4,5-epoxy-3-ethoxy-6-hydroxy-17,17-dimethylmorphinaniumhydroxid (●)

H Jodid **(6696-59-9)**

S *Äthylmorphinmethyljodid*, *Codéthyline iodomethylate*, Trachyl

V Analgeticum, Antitussivum

---

*4389* *(3622)* $C_{20}H_{27}NO_5$
**804-10-4**

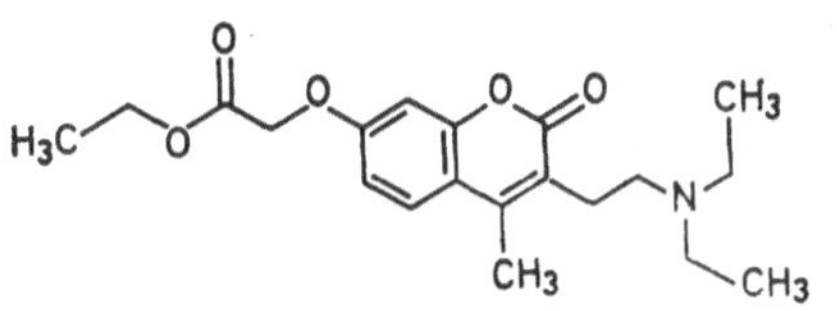

[[3-[2-(Diethylamino)ethyl]-4-methyl-2-oxo-2*H*-1-benzopyran-7-yl]oxy]essigsäureethylester (●) = 3-(β-Diethylaminoethyl)-4-methyl-7-(carbethoxy-methoxy)-2-oxo-(1,2-chromen)

H auch Hydrochlorid **(655-35-6)**

S A-27053, AG-3, Antiangor, *Carbochromen*, *Carbocromen***, Cardiocap, Cassella 4489, *Chromonar*, Cromene, Intercordin, Intensacrom, Intensain

V Coronarvasodilatans

---

*4390* *(3623)* $C_{20}H_{27}NO_5$
**5486-03-3**

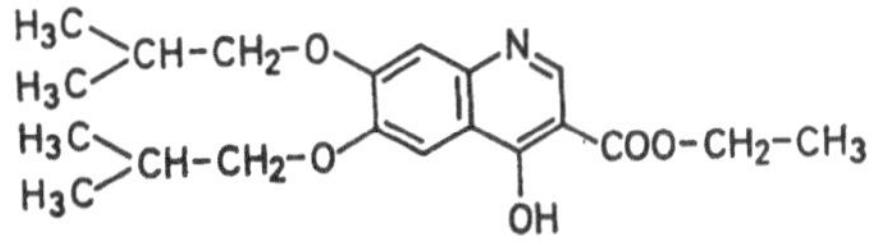

4-Hydroxy-6,7-diisobutoxychinolin-3-carbon-säureethylester = 4-Hydroxy-6,7-bis(2-methyl-propoxy)-3-chinolincarbonsäureethylester (●)

S Bonaid, *Buchinolatum*, *Buquinolat***, Butoril, EU-1093, VÚFB-4824, U-1093

V Coccidiostaticum

---

*4391* $C_{20}H_{27}NO_{11}$
**29883-15-6**

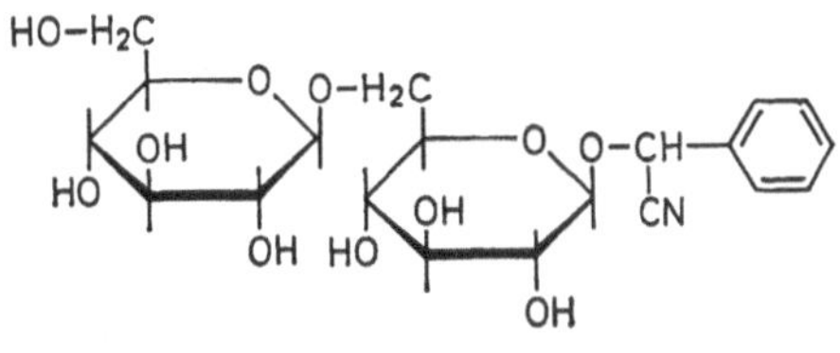

Mandelnitril-β-gentiobiosid = D-Mandelnitril-β-D-glucosido-6-β-D-glucosid = *(R)*-α-[(6-*O*-β-D-Glucopyranosyl-β-D-glucopyranosyl)oxy]benzenacetonitril (●)

S *Amygdalin*, *Amygdalosid*, NSC-15780, *Vitamin* $B_{17}$

V Cytostaticum (Glykosid aus den Samen von Rosaceen)

*4392* *(3624)* $C_{20}H_{27}N_3O_6$
13246-02-1

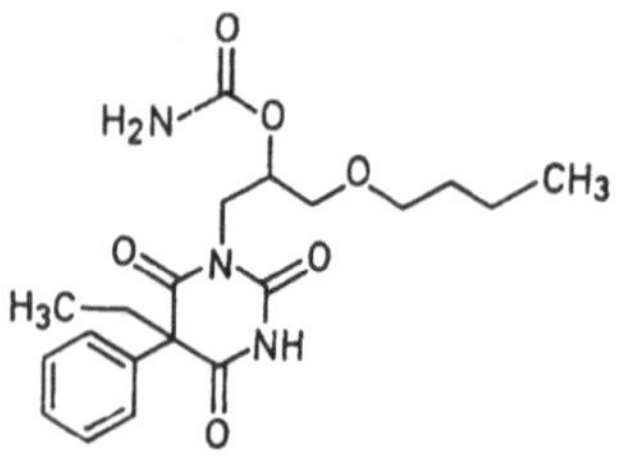

1-(3-Butoxy-2-carbamoyloxypropyl)-5-ethyl-5-phenylbarbitursäure = 1-[2-[(Aminocarbonyl)oxy]-3-butoxypropyl]-5-ethyl-5-phenyl-2,4,6(1*H*,3*H*,-5*H*)-pyrimidintrion (●)

S *Febarbamat***, Getril, Go-560, G-Tril, *Phenobamate*, Solium „Lirca"

V Sedativum, Relaxans, Antitremormittel

---

*4393* *(175 N)* $C_{20}H_{27}N_3O_6$
23113-01-1

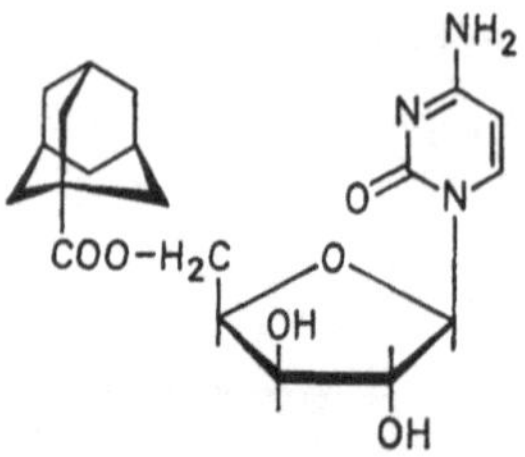

1-β-D-Arabinofuranosylcytosin-5′-(1-adamantancarboxylat) = Tricyclo[3.3.1.1$^{3,7}$]decan-1-carbonsäure-5′-ester mit 4-Amino-1-β-D-arabinofuranosyl-2(1*H*)-pyrimidinon (●)

S *Adamantoylcytarabin*, Adam CA, U-26516

V Immunosuppressivum

---

*4394* *(3625)* $C_{20}H_{27}N_5O_3$
2016-63-9

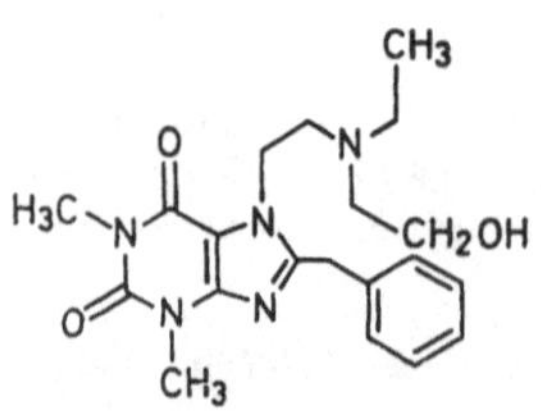

7-[2-(*N*-Ethyl-β-hydroxyethylamino)-ethyl]-8-benzyltheophyllin = 7-[2-[Ethyl(2-hydroxyethyl)-amino]ethyl]-3,7-dihydro-1,3-dimethyl-8-(phenylmethyl)-1*H*-purin-2,6-dion (●)

H Monohydrochlorid (20684-06-4)

S AC 3810, *Bamifyllinhydrochlorid***, *Bamiphyllinhydrochlorid*, BAX 2739 Z, *Benzétamophylline*, 8102 C. B., Stofilin, Trentadil

V Coronarvasodilatans, Bronchodilatans

---

*4395* *(176 N)* $C_{20}H_{27}N_5O_5S$
25046-79-1

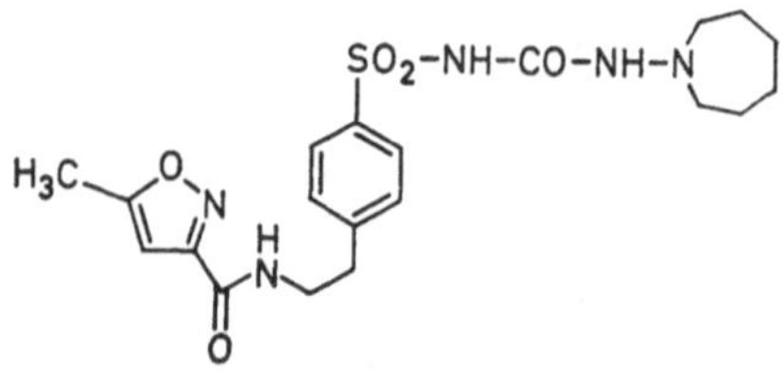

1-(Hexahydro-1*H*-azepin-1-yl)-3-{*p*-[2-(5-methyl-3-isoxazolcarboxamido)-ethyl]-phenylsulfonyl}-harnstoff = 4-{4-[β-(5-Methylisoxazol-3-carboxamido)-ethyl]-phenylsulfonyl}-1,1-hexamethylensemicarbazid = *N*-[2-[4-[[[[(Hexahydro-1*H*-azepin-1-yl)amino]carbonyl]amino]sulfonyl]phenyl]-ethyl]-5-methyl-3-isoxazolcarboxamid (●)

S Bay b 4231, BS 4231, FB b 4231, *Glisoxepid***, Pro-Diaban, 22410 R. P.

V Antidiabeticum

---

*4396* *(3626)* $C_{20}H_{27}O_4P$
1241-94-7

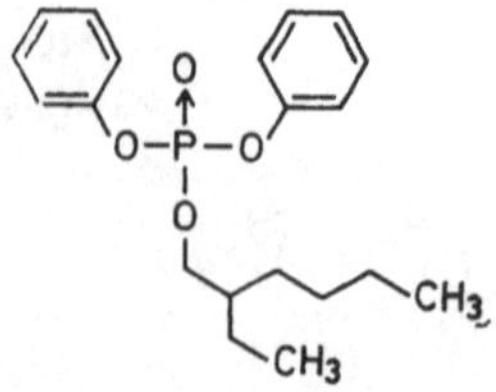

(2-Ethylhexyl)-diphenylphosphat = Phosphorsäure(2-ethylhexyl)diphenylester (●)

S *Octicizer*, Santicizer 141

V Plastificans (zur Anwendung in Wundsprays)

*4397* *(3627)* $C_{20}H_{28}Cl_4N_2O_4$
5560-78-1

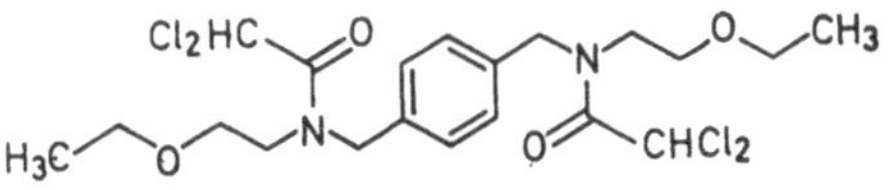

*N,N'*-(*p*-Phenylendimethylen)-bis-[2,2-dichlor-*N*-(2-ethoxyethyl)-acetamid] = *N,N'*-[1,4-Phenylen-bis(methylen)]bis[2,2'-dichlor-*N*-(2-ethoxyethyl)-acetamid] (●)

S Falmonox, *Teclozan***, *Teclozine*, Win 13146

V Amöbicid

*4398* *(3628)* $C_{20}H_{28}N_2O$
15301-88-9

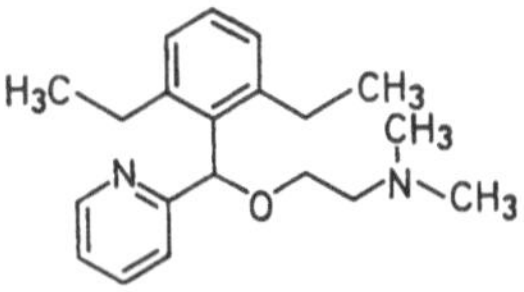

2-[α-(2-Dimethylaminoethoxy)-2,6-diethylbenzyl]-pyridin = 2-[(2,6-Diethylphenyl)-2-pyridinyl-methoxy]-*N,N*-dimethylethanamin (●)

H Hydrochlorid (641-35-0)

S B.S. 7161-D, *Pytaminhydrochlorid**

V Diureticum

*4399* *(3629)* $C_{20}H_{28}N_2O_2$

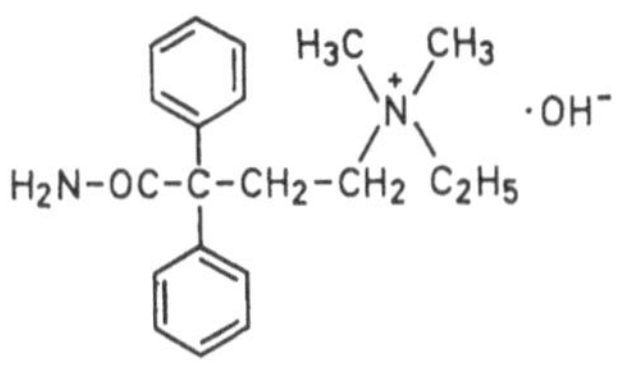

*N*-Ethyl-*N,N*-dimethyl-3-carbamoyl-3,3-diphenylpropylammoniumhydroxid = α,α-Diphenyl-γ-dimethylaminobutyramidethylhydroxid = γ-(Aminocarbonyl)-*N*-ethyl-*N,N*-dimethyl-γ-phenylbenzenpropanaminiumhydroxid (●)

H Bromid (115-51-5)

S *Ambutoniumbromid*, BL 700 B, R 100

V Anticholinergicum

*4400* *(3630)* $C_{20}H_{28}N_2O_3$
125-53-1

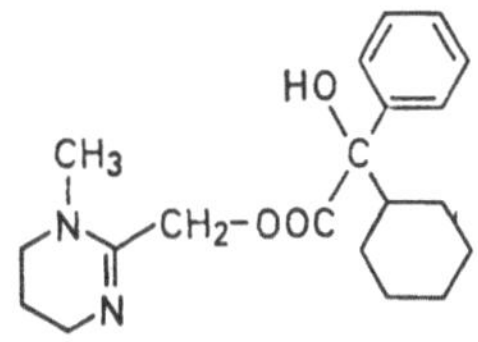

1-Methyl-1,4,5,6-tetrahydro-2-pyrimidinylmethyl-α-cyclohexylphenylglykolat = α-Cyclohexylphenylglykolsäure-(1-methyl-1,4,5,6-tetrahydro-2-pyrimidinylmethyl)-ester = α-Cyclohexyl-α-hydroxybenzenessigsäure(1,4,5,6-tetrahydro-1-methyl-2-pyrimidinyl)methylester (●)

H Hydrochlorid (125-52-0)

S Acolergic, Antulcus, Caridan, Cycmin, Daricol, Daricon, Dominil, Enterex, Gastrix, Gastrovitória, Inomaru-S, Lictine, Madil, Manir, Naridan, Norman, Oximin, *Oxiphencyclimini chloridum*, *Oxyphencycliminhydrochlorid***, Protropin, Quaternil, Rotropin, Roxifen „Sigurtà", S 1-1236, Sedomucol, Setrol, Spazamin, Syklifen, Ulcociclinina, Vagogastrin, Vio-Thene, W-T Anticholinergic, Zamanil

V Anticholinergicum

*4401* *(177 N)* $C_{20}H_{28}N_2O_3S$

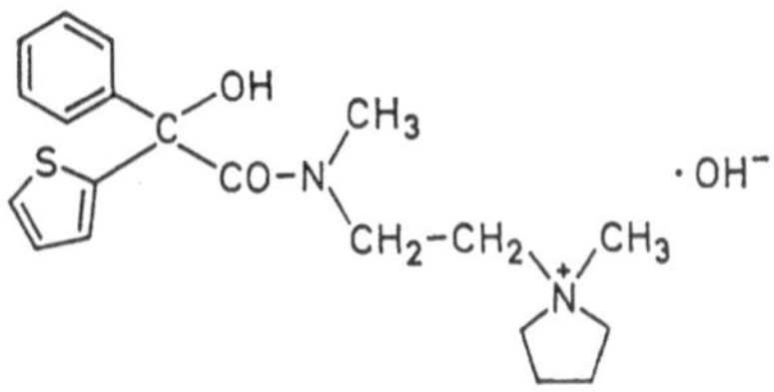

1-Methyl-1-[2-(*N*-methyl-α-2-thienylmandelamido)-ethyl]-pyrrolidiniumhydroxid = 1-[2-[(Hydroxyphenyl-2-thienylacetyl)methylamino]-ethyl]-1-methylpyrrolidiniumhydroxid (●)

H Bromid (26058-50-4)

S *Dotefoniumbromid***, H 4132

V Spasmolyticum

*4402* $C_{20}H_{28}N_2O_4$
18174-89-5

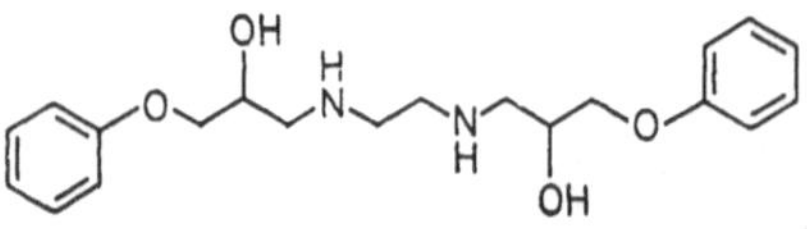

1,1'-(Ethylendiamino)-bis-(3-phenoxypropan-2-ol) = *N*,*N'*-Bis-(2-hydroxy-3-phenoxypropyl)-ethylendiamin = 1,1'-(1,2-Ethandiyldiimino)bis-[3-phenoxy-2-propanol] (●)

H Dihydrochlorid (35 607-13-7)

S IF ROM-203, ROM-203

V adrenergischer β-Rezeptorenblocker

*4403* *(49 E)* $C_{20}H_{28}N_2O_6$
23 887-41-4

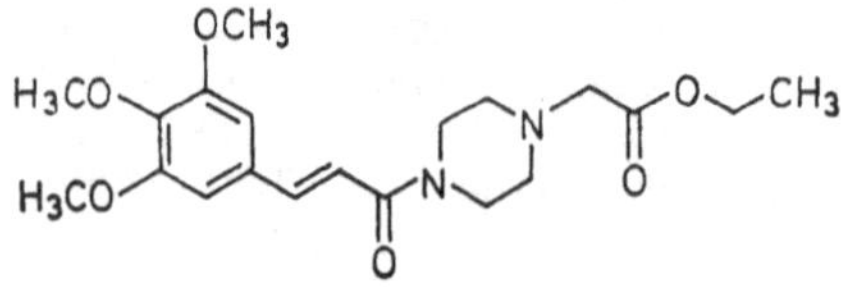

2-[4-(3,4,5-Trimethoxycinnamoyl)-1-piperazinyl]-essigsäureethylester = 4-[1-Oxo-3-(3,4,5-trimethoxyphenyl)-2-propenyl]-1-piperazinessigsäure-ethylester (●)

H auch Maleat (1 : 1) (50 679-07-7)

S *Äthylcinepazat*, *Cinepazet**, 6753 MD, Vascoril

V Coronarvasodilatans

*4404* $C_{20}H_{28}N_4O$
37 686-84-3

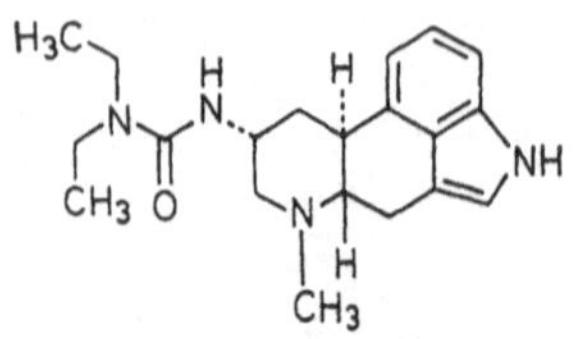

*N*-(D-6-Methyl-8-isoergolin-*I*-yl)-*N'*,*N'*-diethylharnstoff = *N*,*N*-Diethyl-*N'*-[(8α)-6-methylergolin-8-yl]harnstoff (●)

H Hydrogenmaleinat (37 686-85-4)

S Dironyl, VÚFB-6638

V Prolaktininhibitor

*4405* *(3631)* $C_{20}H_{28}N_4O_2$
7543-69-3

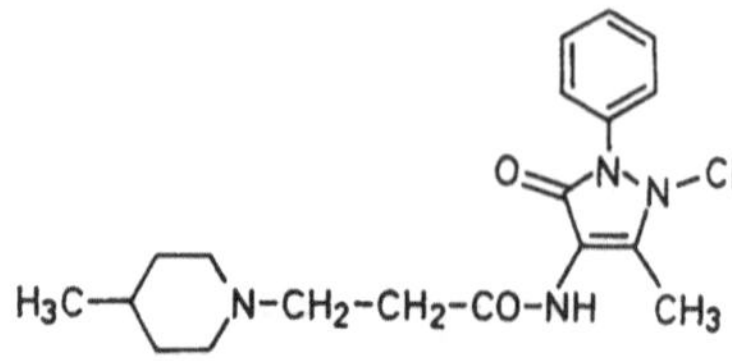

1-Phenyl-2,3-dimethyl-4-[3-(4-methylpiperidino)-propionylamino]-pyrazol-5-on = *N*-(2,3-Dihydro-1,5-dimethyl-3-oxo-2-phenyl-1*H*-pyrazol-4-yl)-4-methyl-1-piperidinpropanamid (●)

H Salicylat (18 429-62-4)

S HM 187, *Promepiazon*

V Antiphlogisticum, Antirheumaticum

*4406* *(3632)* $C_{20}H_{28}N_6O_2$
28 947-50-4

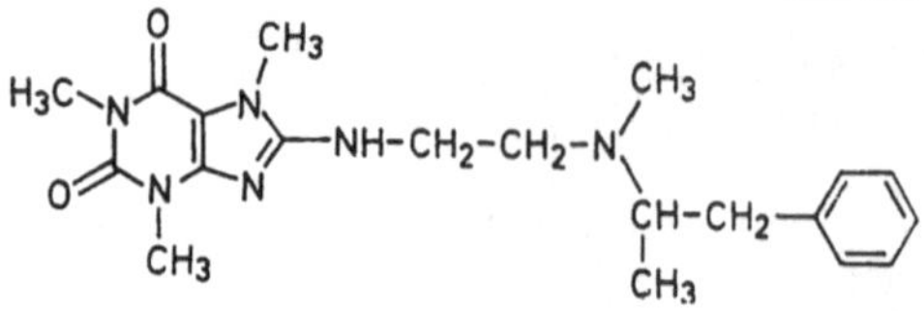

DL-8-[2-(*N*,α-Dimethylphenethylamino)-ethylamino]-coffein = 1-(1,3,7-Trimethyl-2,6-dioxopurin-8-yl)-4-methyl-4-(α-methylphenethyl)ethylendiamin = 3,7-Dihydro-1,3,7-trimethyl-8-[[2-[methyl(1-methyl-2-phenylethyl)amino]ethyl]-amino]-1*H*-purin-2,6-dion (●)

H Hydrochlorid (33 246-03-6)

S Altimina, *Fencaminahydrochlorid*, *Phencaminhydrochlorid*, Sicoclor, ST-374

V Psychotonicum

*4407* *(3633)* $C_{20}H_{28}O$
79-80-1

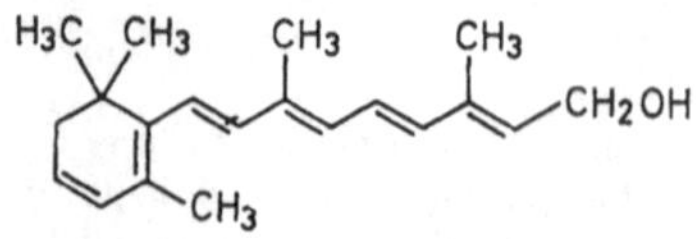

3,7-Dimethyl-9-(2,6,6-trimethyl-1,3-cyclohexadienyl)-2,4,6,8-nonatetraen-1-ol = 3,4-Didehydroretinol (●)

S *Dehydroretinol*, *Vitamin $A_2$*

V Epithelschutzvitamin

*4408* *(3634)* $C_{20}H_{28}O$

52-76-6

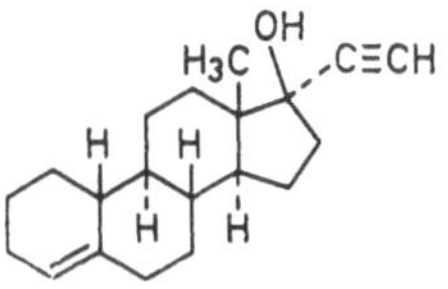

19-Nor-17α-pregn-4-en-20-in-17β-ol = 17α-Ethinyl-4-östren-17β-ol = (17α)-19-Norpregn-4-en-20-in-17-ol (●)

S *Äthinylöstrenol, Ethinylestrenol,* Exlutena, Exlution, Exluton(a), *Linestrenol(o), Lynestrenol**, Lynoestrenol,* NSC-37725, Orgametil, Orgametril, Orgametrol

V Progestativum

---

*4409* *(3635)* $C_{20}H_{28}O$

16915-71-2

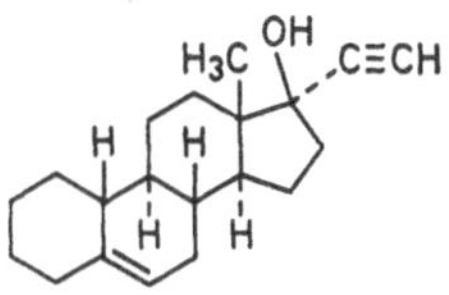

19-Nor-17α-pregn-5-en-20-in-17β-ol = 17α-Ethinyl-5-östren-17β-ol = (17α)-19-Norpregn-5-en-20-in-17-ol (●)

S *Cingestol***

V Progestagen

---

*4410* *(3636)* $C_{20}H_{28}O$

896-71-9

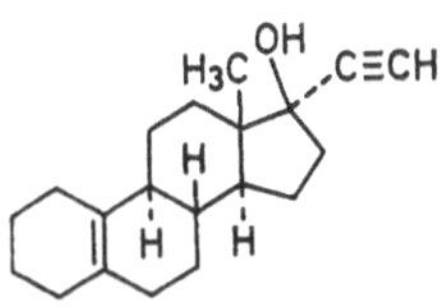

19-Nor-17α-pregn-5(10)-en-20-in-17β-ol = 17α-Ethinyl-5(10)-östren-17β-ol = (17α)-19-Norpregn-5(10)-en-20-in-17-ol (●)

S *Tigestol***

V Progestagen

*4411* *(178 N)* $C_{20}H_{28}O_2$

302-79-4

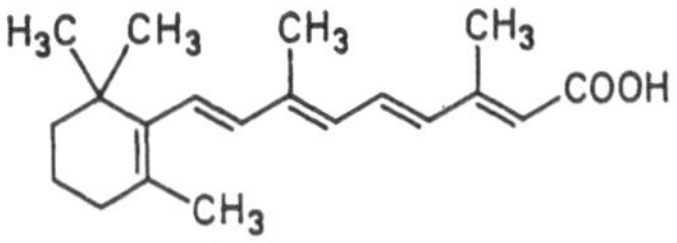

*all-trans*-3,7-Dimethyl-9-(2,6,6-trimethyl-1-cyclohexenyl)-2,4,6,8-nonatetraensäure = (*all-E*)-3,7-Dimethyl-9-(2,6,6-trimethyl-1-cyclohexen-1-yl)-2,4,6,8-nonatetraensäure (●)

S A-Acido, Abarel, Aberel(a), Accutane, Acid-A-Vit, Acnavit, Acnelyse, Airoderm, Airol, Aknebon, Avitcit, Dermairol, Dermojuventus, Dumin, Effederm, Epi-Aberel, Eudyna, NSC-122758, Retin A, *Retinoesäure, Retinoic acid, Tretinoin**,* Vit-A-Acid, *Vitamin A-säure*

V Aknetherapeuticum, Keratolyticum

---

*4412* $C_{20}H_{28}O_2$

33122-60-0

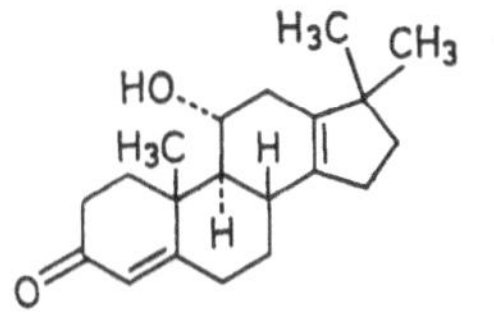

11α-Hydroxy-17,17-dimethyl-18-norandrosta-4,13-dien-3-on = (11α)-11-Hydroxy-17,17-dimethyl-18-norandrosta-4,13-dien-3-on (●)

S *Nordinon***

V Antiandrogen

---

*4413* *(3637)* $C_{20}H_{28}O_2$

13563-60-5

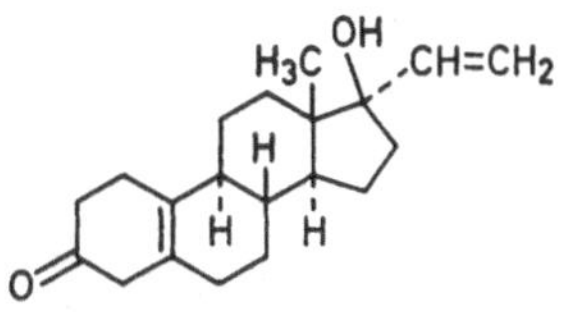

17β-Hydroxy-17α-vinyl-5(10)-östren-3-on = 17β-Hydroxy-19-nor-17α-pregna-5(10),20-dien-3-on =

(17α)-17-Hydroxy-19-norpregna-5(10),20-dien-3-on (●)

S *Norgesteron*, Norvinodrel, Vinilestrenolone*
V Progestativum

---

*4414* (3638)  $C_{20}H_{28}O_2$
6795-60-4

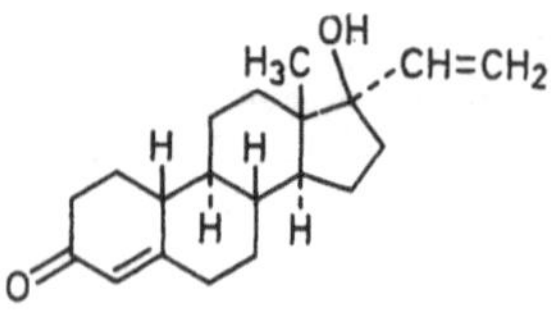


17β-Hydroxy-17α-vinyl-4-östren-3-on = 17β-Hydroxy-19-nor-17α-pregna-4,20-dien-3-on = 17α-Vinyl-19-nortestosteron = (17α)-17-Hydroxy-19-norpregna-4,20-dien-3-on (●)

S Neoprogestin, Nor-progestelea, *Norvinisteron**, Vinylnortestosteron*
V Progestativum

---

*4415* (3639)  $C_{20}H_{28}O_2$
72-63-9

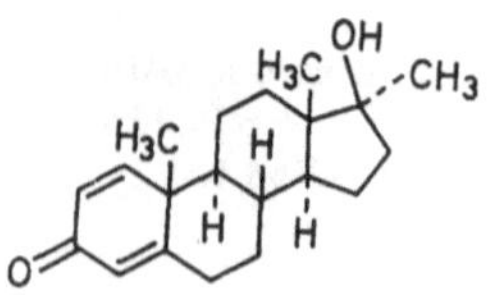


17β-Hydroxy-17α-methyl-1,4-androstadien-3-on = 1-Dehydro-17α-methyltestosteron = (17β)-17-Hydroxy-17-methylandrosta-1,4-dien-3-on (●)

S Abirol, Anabol „Piam", Anabolex „CIPLA", Anabolin „Gea; Medica", Anaboral, Bionabol, Ciba 17309-Ba, Crein, Danabol, *Dehydromethyltestosteron*, Dianabol, Distranorm, Geabol, Lanabolin, Metabolina, Metanabol, *Metandienon**, *Metandrostenolon*, Metastenol, *Methandienone*, *Methandrostenolone*, Methastenon, Methbolin, Nabolin, Naposim, Nerobol(ettes), Novabol, NSC-42722, Perabol, Perbolin, Protobolin, Stenolon, TMV-17, Tonobolin-Tabl., Vanabol
V Anabolicum

*4416* (3640)  $C_{20}H_{28}O_3$
2320-86-7

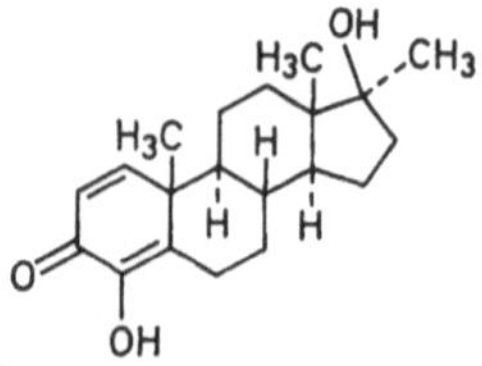


4,17β-Dihydroxy-17α-methyl-1,4-androstadien-3-on = (17β)-4,17-Dihydroxy-17-methylandrosta-1,4-dien-3-on (●)

S *Enestebol***
V Anabolicum

---

*4417* (3641)  $C_{20}H_{28}O_3$
5108-94-1

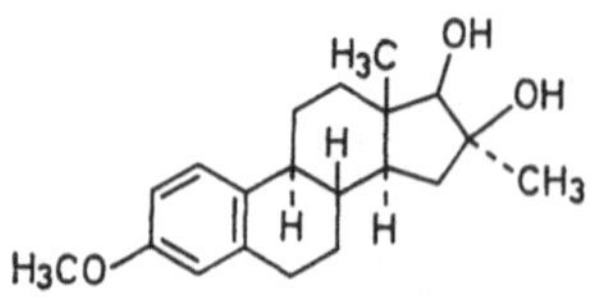


3-Methoxy-16α-methyl-1,3,5(10)-östratrien-16β,17β-diol = (16β,17β)-3-Methoxy-16-methyl-östra-1,3,5(10)-trien-16,17-diol (●)

S Anvene, Manvene, *Mytatrienediol*, SC-6924
V Steroidtherapeuticum gegen Atherosklerose

---

*4418* (3642)  $C_{20}H_{28}O_3S$
5560-69-0

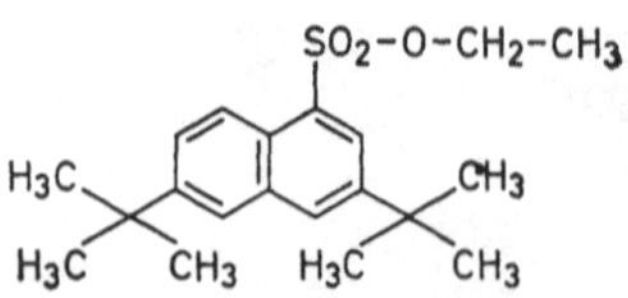


3,6-Di-*tert.*-butylnaphthalin-1-sulfonsäureethylester = 3,6-Bis(1,1-dimethylethyl)-1-naphthalensulfonsäureethylester (●)

S *Aethyli dibunas, Ethylis dibunas***, NDR 304, Neodyne, Tussets
V Antitussivum

*4419* *(3643)* $C_{20}H_{28}O_6$
17 673-25-5

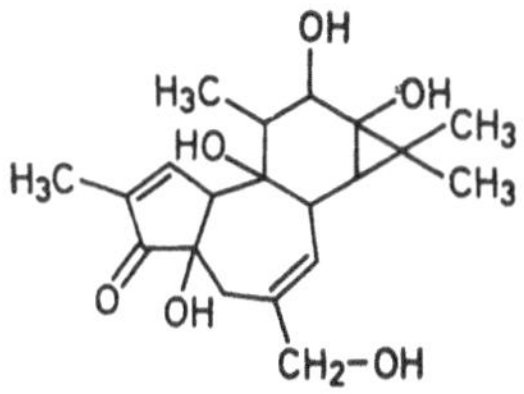

[1a*R*-(1aα,1bβ,4aβ,7aα,7bα,8α,9β,9aα)]-1,1a,1b,4,4a,7a,7b,8,9,9a-Decahydro-4a,7b,9,9a-tetrahydroxy-3-(hydroxymethyl)-1,1,6,8-tetramethyl-5*H*-cyclopropa[3,4]benz[1,2-*e*]azulen-5-on (●)

S *Phorbol*

V starkes Laxans (Wirkstoff aus den Samen von Croton tiglium)

---

*4420* *(3644)* $C_{20}H_{29}ClO_3$
10 392-52-6

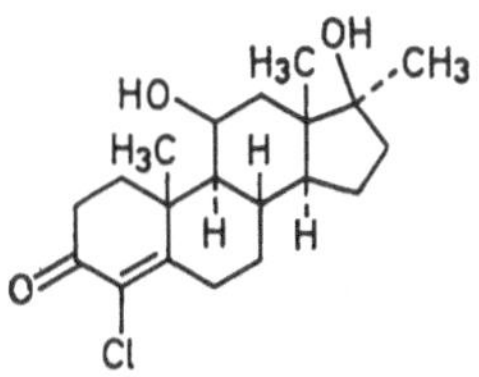

4-Chlor-11β,17β-dihydroxy-17α-methyl-4-androsten-3-on = 4-Chlor-11β-hydroxy-17α-methyltestosteron = (11β,17β)-4-Chlor-11,17-dihydroxy-17-methylandrost-4-en-3-on (●)

S *Chloroxymesteron*

V Anabolicum

---

*4421* *(3645)* $C_{20}H_{29}FO_3$
76-43-7

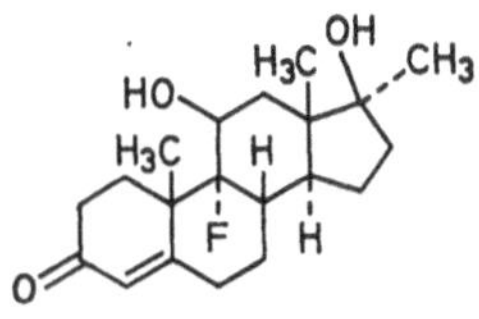

9α-Fluor-11β,17β-dihydroxy-17α-methyl-4-androsten-3-on = 9α-Fluor-11β-hydroxy-17α-methyltestosteron = (11β,17β)-9-Fluor-11,17-dihydroxy-17-methylandrost-4-en-3-on (●)

S Afluteston, Androfluorone, Androsterolo, Ferona „Sidus", *Fluossimesterone*, Fluotestin, *Fluoximesteronum*, *Fluoxymesteron***, Flusteron, Flutestos, Halotestin, Neo-Ormonal, NSC-12165, Oralsterone, Oratestin, Ora-Testryl, Testoral „Farmit", U-6040, Ultandren

V Androgen (oral wirksames Testosteronderivat)

---

*4422* *(3646)* $C_{20}H_{29}NO$

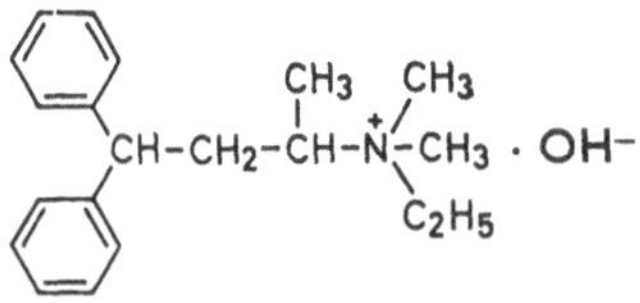

*N*-Ethyl-*N*,*N*,1-trimethyl-3,3-diphenylpropylammoniumhydroxid = Dimethylethyl-(β-benzhydrylisopropyl)-ammoniumhydroxid = *N*-Ethyl-*N*,*N*,α-trimethyl-γ-phenylbenzenpropanaminiumhydroxid (●)

H Bromid (3614-30-0)

S Cetiprin, Detrulisin, *Emeproniumbromid***, Hexanium „Fides", Restenacht

V Anticholinergicum, Spasmolyticum

---

*4423* $C_{20}H_{29}NO$
54 063-47-7

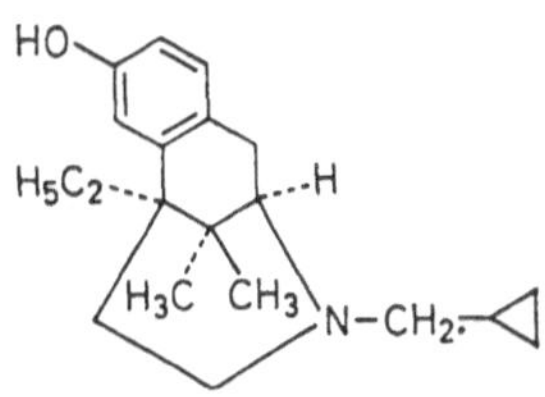

3-(Cyclopropylmethyl)-6-ethyl-1,2,3,4,5,6-hexahydro-11,11-dimethyl-2,6-methano-3-benzazocin-8-ol (●)

S Cyclogemine, *Gemazocin***

V Narkoticaantagonist

*4424* *(3647)* $C_{20}H_{29}NO_2$

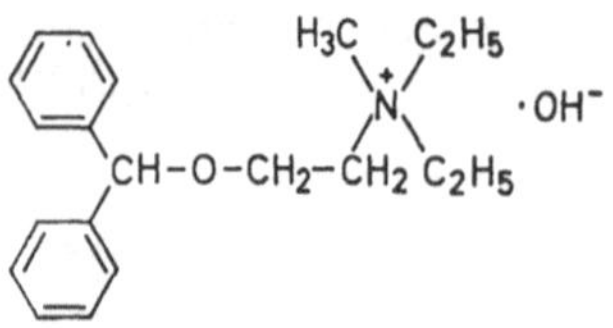


*N*,*N*-Diethyl-*N*-methyl-2-(diphenylmethoxy)-ethylammoniumhydroxid = 2-(Diphenylmethoxy)-*N*,*N*-diethyl-*N*-methylethanaminiumhydroxid (●)

H Bromid oder Jodid **(5982-52-5)**

S Esyntin, Metropin

V Parasympathicolyticum, Spasmolyticum

---

*4425* *(3648)* $C_{20}H_{29}NO_3$

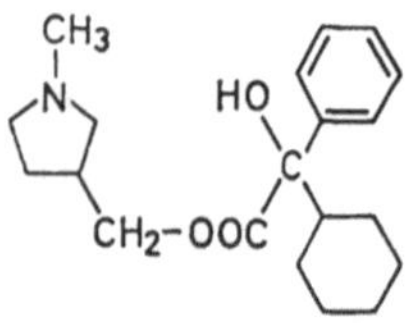


1-Methyl-3-pyrrolidinylmethyl-α-phenylcyclohexylglykolat = α-Phenylcyclohexylglykolsäure-(1-methyl-3-pyrrolidinylmethyl)-ester = α-Cyclohexyl-α-hydroxybenzenessigsäure(1-methyl-3-pyrrolidinyl)methylester (●)

S Promandeline-263

V Anticholinergicum

---

*4426* *(3649)* $C_{20}H_{29}NO_3$
**4354-45-4**

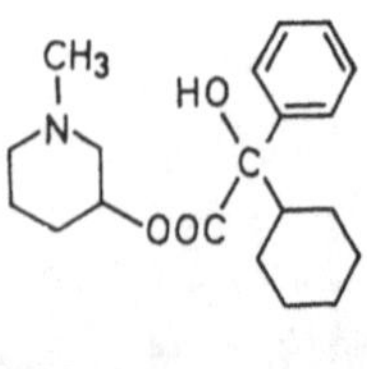


1-Methyl-3-piperidyl-α-phenylcyclohexylglykolat = α-Phenylcyclohexylglykolsäure-(1-methyl-3-piperidyl)-ester = α-Cyclohexyl-α-hydroxybenzenessigsäure-1-methyl-3-piperidinylester (●)

H auch Hydrochlorid **(1420-03-7)**

S Delinal, JB-840, NDR 263, *Oxiclipinum*, *Oxyclipin***, *Propenzolate*

V Anticholinergicum

---

*4427* *(3650)* $C_{20}H_{29}NO_3$
**7199-05-5**

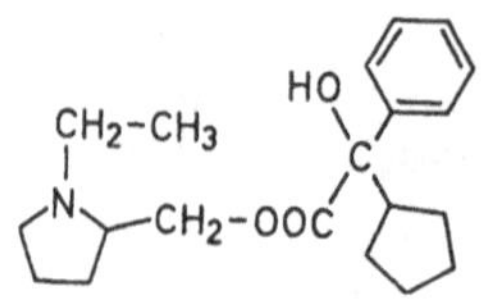


1-Ethyl-2-pyrrolidinylmethyl-α-phenylcyclopentylglykolat = α-Cyclopentyl-α-hydroxybenzenessigsäure(1-ethyl-2-pyrrolidinyl)methylester (●)

H Gemisch des Hydrochlorids mit 30% 1-Ethyl-3-piperidyl-α-phenylcyclopentylglykolathydrochlorid **(8015-54-1)**

S Ditran, JB-329

V Antidepressivum

---

*4428* *(3651)* $C_{20}H_{29}NO_4$

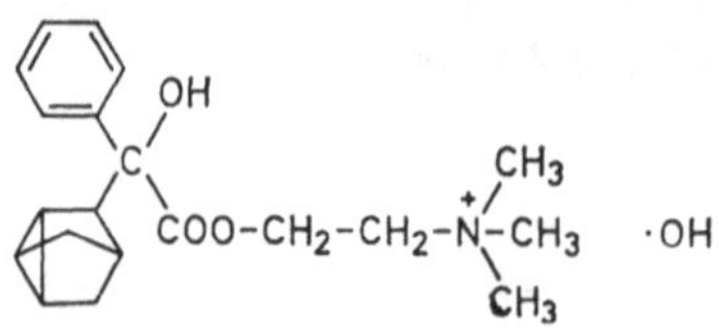


*N*-{2-[2-Hydroxy-2-phenyl-2-(tricyclo[2.2.1.$0^{2,6}$]-hept-3-yl)-acetoxy]-ethyl}-trimethylammoniumhydroxid = Tricyclo[2.2.1.$0^{2,6}$]hept-3-ylphenylhydroxyessigsäure-β-trimethylammonioethylester = 2-[[Hydroxyphenyl(tricyclo[2.2.1.$0^{2,6}$]hept-3-yl)acetyl]oxy]-*N*,*N*,*N*-trimethylethanaminiumhydroxid (●)

H Bromid mit 10% Gehalt einer isomeren Verbindung (Dehydronorbornyl- statt Tricycloheptylrest) **(8058-76-2)**

S *Endobenzylinbromid*, PC-1238, Ulcyn

V Anticholinergicum

*4429* *(3652)* $C_{20}H_{29}NO_4$
23 271-74-1

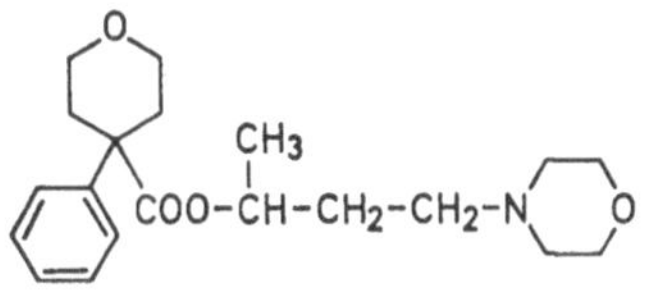

4-Phenylperhydropyran-4-carbonsäure-(1-methyl-3-morpholinopropyl)-ester = Tetrahydro-4-phenyl-2*H*-pyran-4-carbonsäure-1-methyl-3-(4-morpholinyl)propylester (●)

H Maleat

S *Fedrilatmaleat***, *Phenhydropyxylate*, Tussapax, Tussefane, U.C.B. 3928

V Antitussivum

---

*4430* *(3653)* $C_{20}H_{29}NO_4S$
25 442-88-0

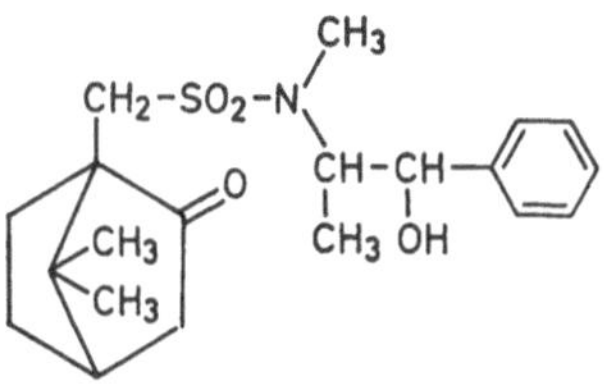

*N*-(β-Hydroxy-α-methylphenethyl)-*N*-methyl-2-oxobornan-10-sulfonamid = Campher-10-sulfonsäure-*N*-(2-hydroxy-2-phenyl-1-methylethyl)-*N*-methylamid = *N*-(2-Hydroxy-1-methyl-2-phenylethyl)-*N*,7,7-trimethyl-2-oxobicyclo[2.2.1]heptan-1-methansulfonamid (●)

S Camphotone, *Camphamédrine*, Cardenyl

V Analepticum

---

*4431* *(3654)* $C_{20}H_{29}NO_6S$
15 130-91-3

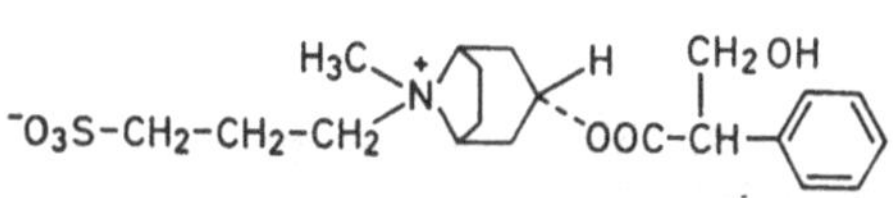

inneres Salz von 8-(3-Sulfopropyl)-atropinium-hydroxid = 3-[3-(3-Hydroxy-2-phenylpropionyl-oxy)-8-methyl-8-tropanio]-propansulfonat = *endo*-(±)-3-(3-Hydroxy-1-oxo-2-phenylpropoxy)-8-methyl-8-(3-sulfopropyl)-8-azoniabicyclo[3.2.1]-octanhydroxid (inneres Salz) (●)

S A 118, Sultropan, *Sultroponium***, *Sultroponum*

V Anticholinergicum, Spasmolyticum

---

*4432* *(3655)* $C_{20}H_{29}N_3O_2$
85-79-0

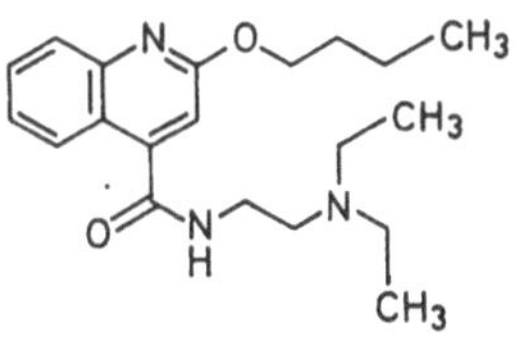

*N*-(2-Diethylaminoethyl)-2-butoxycinchoninamid = 2-Butoxychinolin-4-carbonsäure-β-diethyl-aminoethylamid = 2-Butoxy-*N*-[2-(diethyl-amino)ethyl]-4-chinolincarboxamid (●)

H Hydrochlorid (61-12-1)

S Afko-Dibucaine, Benzolin, Butylcaine, *Cincaini chloridum*, *Cinchocainiumchlorid***, *Cinkain*, Dermacaine, *Dibucain(e)*, Lar, Nupercain, Nupercainal, Nuperlone, Nuporals, Optokain, Percain(e), Percamin, Quinocaine, *Sovcain(um)*, *Zinchokainhydrochlorid*

V Lokalanästheticum

---

*4433* $C_{20}H_{29}N_5O_3$
34 661-75-1

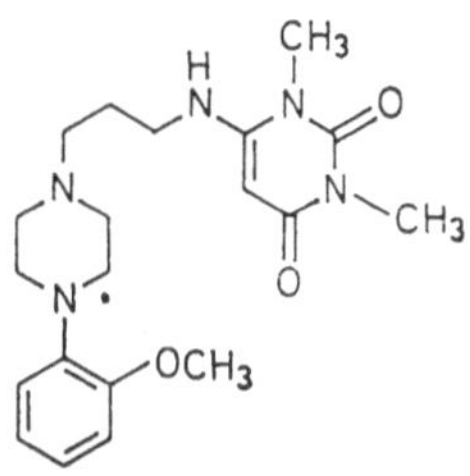

6-{3-[4-(*o*-Methoxyphenyl)-1-piperazinyl]-propyl-amino}-1,3-dimethyluracil = 6-[[3-[4-(2-Methoxy-phenyl)-1-piperazinyl]propyl]amino]-1,3-dimethyl-2,4(1*H*,3*H*)-pyrimidindion (●)

S B 66256, Ebrantil, *Urapidil***

V Hypotensivum

*4434* $C_{20}H_{29}N_5O_6$
35 795-16-5

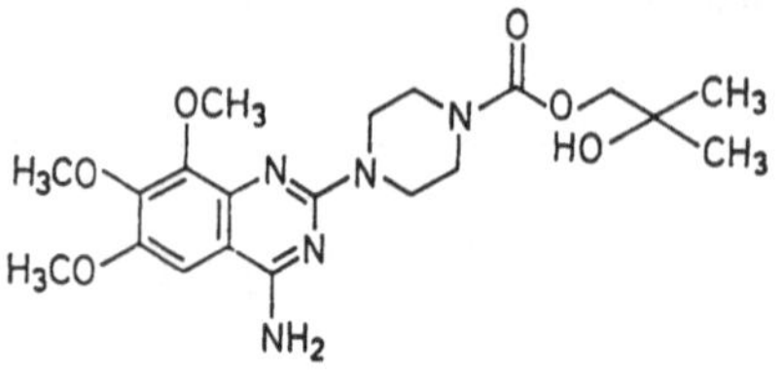

4-(4-Amino-6,7,8-trimethoxy-2-chinazolinyl)-1-piperazincarbonsäure-2-hydroxy-2-methylpropylester (●)

H Monohydrochloridmonohydrat (53 746-46-6)

S CP-19 106-1, *Trimazosimhydrochlorid***

V Antihypertonicum

---

*4435* (50 E) $C_{20}H_{30}N_2O$
30 099-00-4

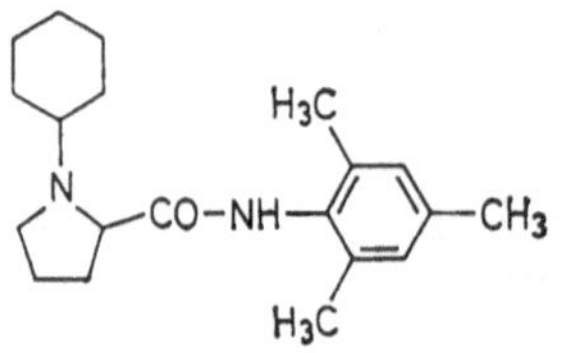

1-Cyclohexyl-2′,4′,6′-trimethyl-2-pyrrolidincarboxanilid = 1-Cyclohexyl-*N*-(2,4,6-trimethylphenyl)-2-pyrrolidincarboxamid (●)

H Hydrochlorid (19 089-27-1)

S Cyclomecain, Tsiklomekain

V Lokalanästheticum

---

*4436* (3656) $C_{20}H_{30}N_2O_2$
117-30-6

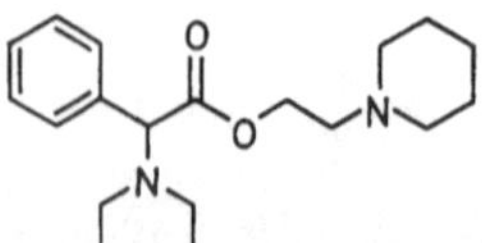

2-Piperidinoethyl-α-phenyl-α-piperidinoacetat = α-Phenyl-α-piperidinoessigsäure-β′-piperidinoethylester = α-Phenyl-1-piperidinessigsäure-2-(1-piperidinyl)ethylester (●)

H auch Dihydrochlorid (2404-18-4)

S *Dipiproverin***, L.D. 935, Lévospasme, Levospasmol, Spasmo-Kalipsina, Spasmonal „VEB-AWD“

V Spasmolyticum

---

*4437* (3657) $C_{20}H_{30}N_2O_2$
1239-29-8

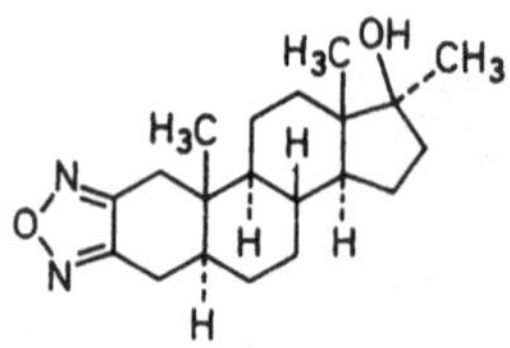

17α-Methyl-5α-androstano[2,3-*c*]furazan-17β-ol = (5α,17β)-17-Methylandrostano[2,3-*c*][1,2,5]oxadiazol-17-ol (●)

S *Androfurazanol*, DH 245, Frazalon, Frazobol, *Furazabol**, Miotolon

V Anabolicum, Hypolipämicum

---

*4438* (3658) $C_{20}H_{30}N_2O_3$
469-81-8

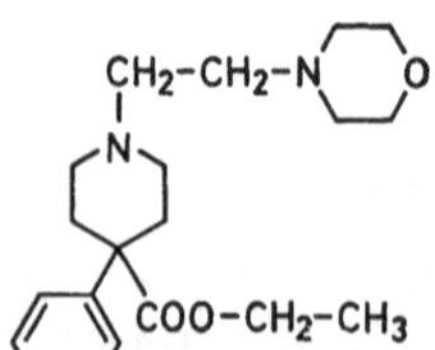

1-(2-Morpholinoethyl)-4-phenylpiperidin-4-carbonsäureethylester = 1-[2-(4-Morpholinyl)ethyl]-4-phenyl-4-piperidincarbonsäureethylester (●)

H auch Dihydrochlorid

S *Morferidina*, *Morpheridin***, *Morpholinoäthylnorpethidin*, TA 1

V Analgeticum

*4439* (3659) $C_{20}H_{30}O$ 68-26-8

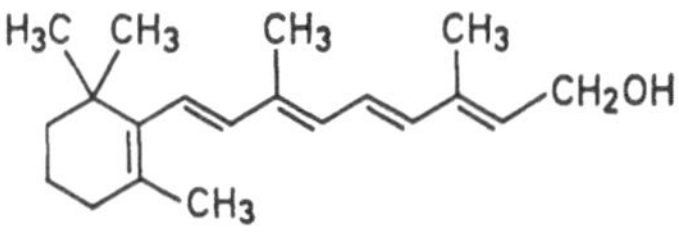

3,7-Dimethyl-9-(2,6,6-trimethyl-1-cyclohexenyl)-2,4,6,8-nonatetraen-1-ol = (*all-E*)-3,7-Dimethyl-9-(2,6,6-trimethyl-1-cyclohexen-1-yl)-2,4,6,8-nonatetraen-1-ol (●)

H vgl. auch Nrr. 5007, 5196, 5977

S „A 313", A-Caps, A-Cidan, Acon, Acrisina, Actifral A, Adatone, Afaxin, Afebo, AFI-A, Afilina, Agiolan, Agoncal, A-Kairon, Alcovit A, Alfadelta A, Alfaergin, Alfamin, Alfa-Monovit, Alfa-Sir, Alfasole, Alfasterolo, Alfatar, Alfavena, Alfavitina, Alfene, Alphalin, Alphasterol, Alphavit, Amravit, A-Mulsal, A-Mulsin, Amulvit, Amunine, Anatola, Anavit, A-Om, Aoral, Apexol, A-Pharma, Aquacaps, Aquasol A, Asol, Asteril, Atav, Aterapion, A-Tiber, Atin, Ativina, Auxina A, Avax, Avibon, Avimin, A-Vi-Pel, Avipur, A-Visol, A-Vit, Avita, Avitabiol, A-Vitadit, Avital, Avitaminum-Kolin, Avitan, Avitana, Avitil, Avitina, Avitol, Avitpal, Avogina, Avoleum, Axerodina, *Axeroftolo*, Axerol, *Axerophthol*, *Axerophthylium*, Axerovit, Bagovit A, Bentavit A, Bioanabee, Biobarc-A, Biominol „A", Biosterol, Bio-Tan, Capi A, Carofral, Catavin A, Crystal, Cytobiase, Dagravit A, Davitamon A, Daxeron, Del-VI-A, Derm-A-Caps, Dermosan, Dextamina A, Difvitamin A, Dohyfral-A, Dolce-A, Duphafral A, Egavit A, Endo A, Epiteliol, Essogen, Euvit A, Euvitol „Zambeletti", Evitex A, Farmobion A, Fiviton A, Fletase, *Gadol*, Halivitan, Helgovit A, Hi-A-Vita, Hidro-A, IDO-A, Idratene, Idrurto A, Ingavit A, Inovitan A, Lagarmin-A, Larmavita A, Ledovit A, Massive-A, Meditalfa, Miluyvit A, Mulsal A, Neo-Axil, Neominas A, Oleovit A, *Oleovitamin A*, Ophthalamin, Plivit A, Prepalin, Preparato A Glaxo, Primavit, Purvit A, Radiosa A, Recalferol A, Resistovites, *Retinol***, Rexamin A, Ro-A-Vit, Romedat A forte, Seamvita A, Solaneed, Solu-A, Solvisyn-A, Solvitan A, Somavit A, Stabil A, Sterogyl A, Super A, Supervit A, Testavol, Ucemine A, Ursovit A, Vaconex, Vaflol, Veroftal, Viacaps, Viadenin, Vi-alpha, Viamit, Vicelpas A, Virgin, Vita-A, Vitadral, Vitalfa, Vitalen A, Vitama, *Vitamin A*, *Vitamin $A_1$*, Vit A-N, Vitaplex A, Vitapur A, Vitasan A, Vitavel A, Vitavex, Vitpex, Vitwas A, Vogan, Wandervit A, Xeroftal, *Xerophthol*

V Epithelschutzvitamin

---

*4440* (3660) $C_{20}H_{30}O_2$ 514-10-3

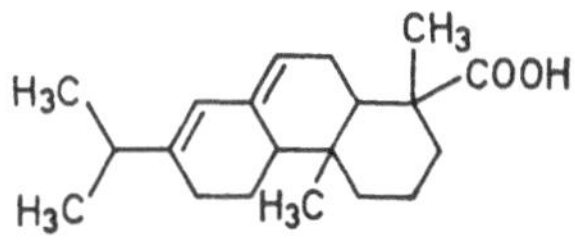

1,4a-Dimethyl-7-isopropyl-1,2,3,4,4a,4b,5,6,10,10a-dekahydrophenanthren-1-carbonsäure = Abietinsäure = [1*R*-(1α,4aβ,4bα,10aα)]-1,2,3,4,4a,4b,5,6,10,10a-Decahydro-1,4a-dimethyl-7-(1-methylethyl)-1-phenanthrencarbonsäure (●)

H Mangansalz (54675-76-2)

S Abietal, Manganol

V Antiallergicum

---

*4441* (3661) $C_{20}H_{30}O_2$ 5197-58-0

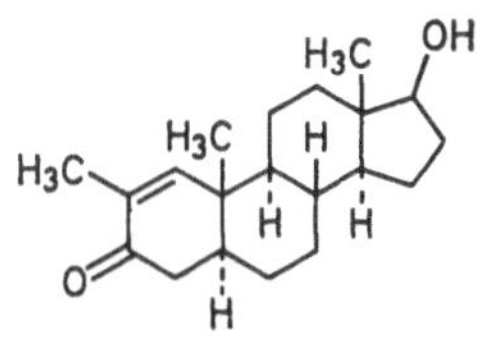

17β-Hydroxy-2-methyl-5α-androst-1-en-3-on = (5α,17β)-17-Hydroxy-2-methylandrost-1-en-3-on (●)

S *Stenbolon***

V Anabolicum

---

*4442* (3662) $C_{20}H_{30}O_2$ 58-18-4

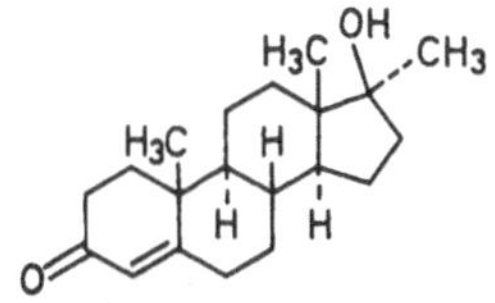

17β-Hydroxy-17α-methyl-4-androsten-3-on = 17α-Methyl-4-androsten-17β-ol-3-on = (17β)-17-Hydroxy-17-methylandrost-4-en-3-on (●)

H vgl. auch Nr. 5552

S Agovirin-Dragees, Andrest-Tabl., Andrhormone-Tabl., Andrifar-Compr., Android-5 (-10, -25), Andrometh, Andronex-Tabl., Androral, Androsan-Tabl., Androsten, Androteston-Tabl., Androxil-oral, Anertan perlingual, Arcosterone, Biolmon-Cap., Enarmon-Tabl., Entestil-M, Gastasterone, Glosso-Stérandryl, Homan, Homandren-Tabl., Hormale, Hormondrine-Tabl., Hormoneta, Malestrone-Tabl., Malogen, Masenone, Mastestona, Mesteron, Metandren, Metestine, Metestone, *Metiltestosterone*, Metrone, Metexterona, Methylets, *Methyltestosteron***, Nadosterone, Neo-Hombreol-M, Neoviron-Tabl., NSC-9701, Nu-Man, Opotestan-perlingual, Oraviron, Orchisteron-Lingualtabl., Orchisterone-M, Oreton-M, Oreton Methyl, Pantestin-oral, Perandren-Linguetten, Perandrone-Linguettes, Primoteston-Tabl., Steronyl, Sublings, Suprasteron-Tabl., Synandrotabs, Syndren-Tabl., Telipex-Tabl., Testaform-Tabl., Testahomen-Tabl., Testeplex-Tabl., Testhormona, Testin-Tabl., Testipron, Testobase, Testogenina, Testomet, Teston-Tabl., Testonorpon-Tabl., Testora, Testoral „Leo", Testorex, Testormon-Tabl., Testosid-Tabl., Testostelets, Testosterona Dexter Compr., Testosteron Großmann-Tabl., Testosteron-Lingualtabl., Testosteron lingvalete, Testosteron resoribl. „Orion", Testosteron-Tabl. „Jenapharm", Testosterone-Vifor, Testoviron-Tabl., Testovis Compr., Testoxyl perlinguale, Testral, Testred, Tostrina-M, Tylandril, Vi-Andro, Virex-oral, Virormolo-compr., Virormone-oral

V oral wirksames Testishormonderivat

---

*4443* $C_{20}H_{30}O_2$
3704-09-4

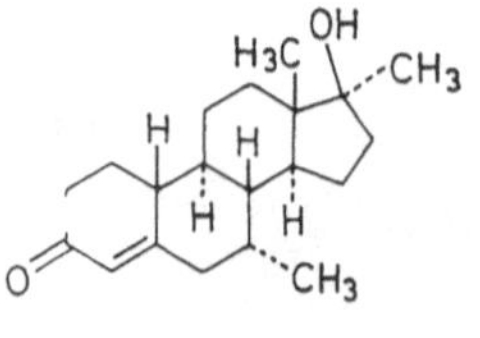

17β-Hydroxy-7α,17-dimethyl-4-östren-3-on = (7α,17β)-17-Hydroxy-7,17-dimethylöstr-4-en-3-on (●)

S *Miboleron***, U-10997

V Androgen, Anabolicum

---

*4444* $C_{20}H_{30}O_2$
52279-58-0

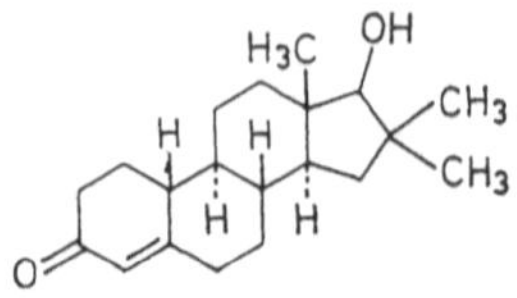

17β-Hydroxy-16,16-dimethyl-4-östren-3-on = (17β)-17-Hydroxy-16,16-dimethylöstr-4-en-3-on (●)

S *Metogest***, SC-14 207

V Aknetherapeuticum

---

*4445* (3663) $C_{20}H_{30}O_2$
52-78-8

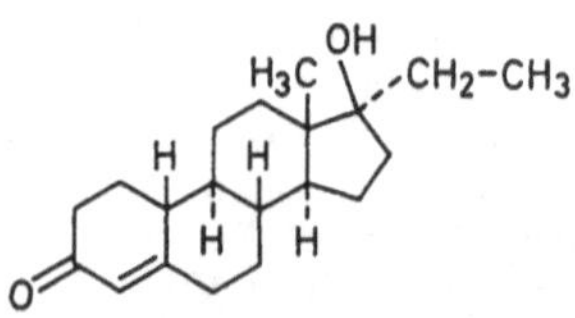

17α-Ethyl-17β-hydroxy-4-östren-3-on = 17α-Ethyl-17β-hydroxy-19-nor-4-androsten-3-on = 17β-Hydroxy-19-nor-17α-pregn-4-en-3-on = (17α)-17-Hydroxy-19-norpregn-4-en-3-on (●)

S *Äthylnortestosteron*, *Äthyloestrenolon*, 8022 C.B., 17-ENT, Nilevar, *Noräthandrolon*, *Noretandrolone*, *Norethandrolon***, Pronabol

V Anabolicum

---

*4446* (3664) $C_{20}H_{30}O_2$
3643-00-3

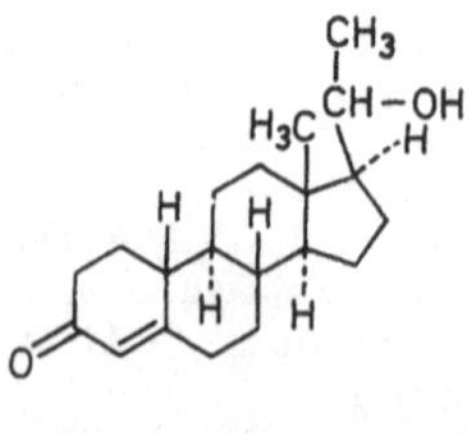

20-Hydroxy-19-nor-4-pregnen-3-on = 20-Hydroxy-19-norpregn-4-en-3-on (●)

S *Oxogeston***

V Gestagen

*4447* *(3665)* $C_{20}H_{30}O_3$
145-12-0

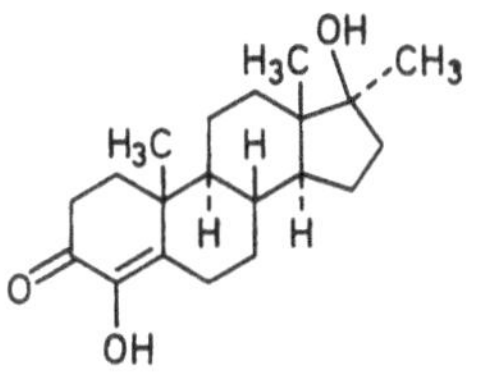

4,17β-Dihydroxy-17α-methyl-4-androsten-3-on = 4-Hydroxy-17α-methyltestosteron = (17β)-4,17-Dihydroxy-17-methylandrost-4-en-3-on (●)

S Anamidol, Balnimax, *Hydroxymethyltestosteron*, *Methandrostenediolone*, Oranabol, *Ossimesterone*, *Oximesteronum*, *Oxymesteron***, *Oxymestrone*, Sanaboral, Théranabol, Tubil

V Anabolicum

---

*4448* *(3666)* $C_{20}H_{31}Cl_2N_3O_3$
31 661-12-8

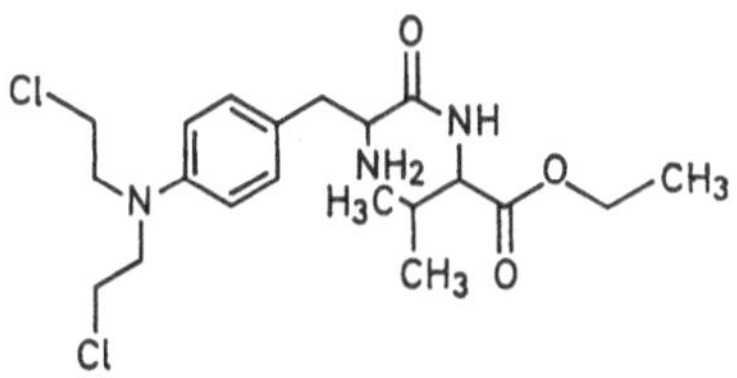

Sarkolysyl-α-valinethylester = *N*-[4-[Bis(2-chlorethyl)amino]-DL-phenylalanyl]-DL-valinethylester (●)

H Hydrochlorid (30 632-01-0)

S Salin, Salyne

V Cytotoxicum

---

*4449* *(3667)* $C_{20}H_{31}NO$
144-11-6

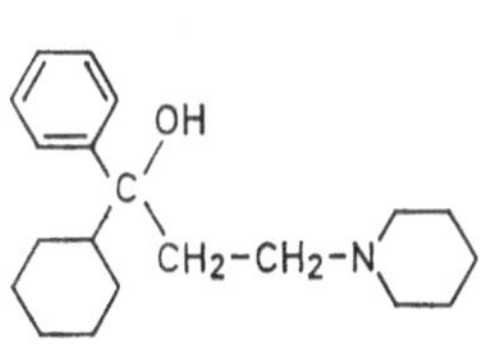

1-Cyclohexyl-1-phenyl-3-piperidinopropan-1-ol = α-Cyclohexyl-α-phenyl-1-piperidinpropanol (●)

H Hydrochlorid (52-49-3)

S Anti-Spas, Antitrem, Aparkan(e), Artane, *Benzhexolhydrochlorid*, Ciklodol, *Cyclodol(um)*, Novohexidyl, Pacitane, Paralest, Pargitan, Parkan, Parkidyl, Parkinane retard, Parkinsan, Parkisan, Parkopan, Partigan, Peragit, Pipanol, Placidyl „La-Medica", Pyramistin, Rodenal, Romparkin, Sedrena, Tremin, Trems, *Triesifenidile*, Trihexane, Trihexin, Trihexy, *Trihexyphenidylhydrochlorid***, Triphedinon, Triphenidyl, Trixyl, Win 511

V Spasmolyticum, Antiparkinsonmittel

---

*4450* *(3668)* $C_{20}H_{31}NO_2$
1679-76-1

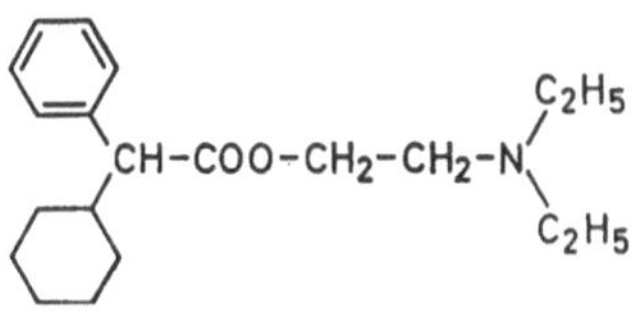

(2-Diethylaminoethyl)-α-phenylcyclohexylacetat = α-Phenylcyclohexylessigsäure-β-diethylaminoethylester = α-Cyclohexylbenzenessigsäure-2-(diethylamino)ethylester (●)

H Hydrochlorid (548-66-3)

S Anfosentin-Amp., *Drofeninhydrochlorid**, *Hexahydroadiphenin*, Trasentine-A, Trasentin H

V Spasmolyticum

---

*4451* *(3669)* $C_{20}H_{31}NO_2$
561-79-5

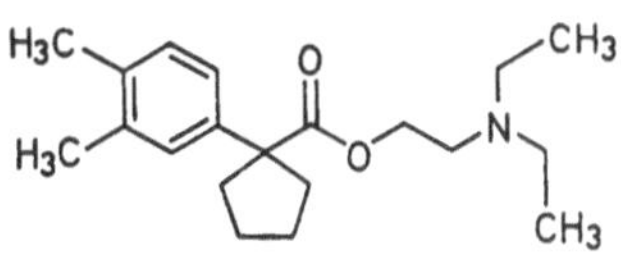

β-Diethylaminoethyl-1-(3,4-xylyl)-cyclopentancarboxylat = 1-(3,4-Dimethylphenyl)-cyclopentancarbonsäure-β-diethylaminoethylester = 1-(3,4-Dimethylphenyl)cyclopentancarbonsäure-2-(diethylamino)ethylester (●)

H Hydrochlorid (1950-31-8)

S *Dimethylcaramiphen*, 3012 G, *Metacaraphen*, *Metcaraphen*, Netrin, Parnetil, Vanetril(a), Vanetrilla

V Spasmolyticum

*4452* $C_{20}H_{31}NO_2S$
14176-10-4

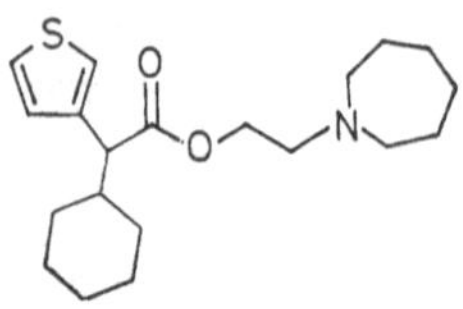

α-Cyclohexyl-3-thiophenessigsäure-2-(hexahydro-1*H*-azepin-1-yl)ethylester (●)

H Citrat (16286-69-4)

S *Cetiedilcitrat***, INO 502, Stratene

V Vasodilatans

---

*4453* *(3670)* $C_{20}H_{31}NO_3$
77-23-6

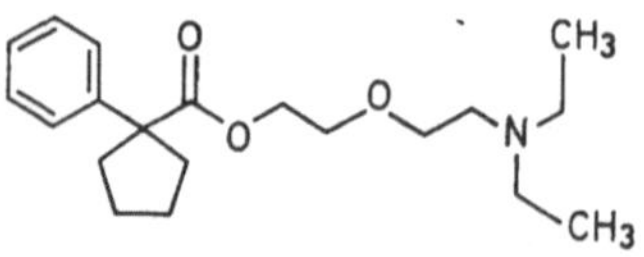

1-Phenylcyclopentancarbonsäure-2-[2-(diethylamino)ethoxy]ethylester (●)

H Citrat (1:1) (23142-01-0)

S Antees, Aslos, Atussil, Bestfull, Caldan, Calnathal, *Carbapentancitrat*, Carbetan(e), *Carbetapentane Citrate*, Carbeten, *Carbetopentancitrat*, Carbex, Cartpenta, Cossym, Culten, Elmocar, Fuscardin, Fustpentane, Germapect, Kaibohl, Loucarbate, Milysted, Miroclase, Pencal, Pencarbil, *Pentoxiverini citras*, *Pentoxyverincitrat***, Sedotussin, Takabetane, Toclase, Tosnone, Tossedin, Tossex, Tuclase, Tusolven, U.C.B. 2543

V Antitussivum

---

*4454* *(3671)* $C_{20}H_{31}NO_3$

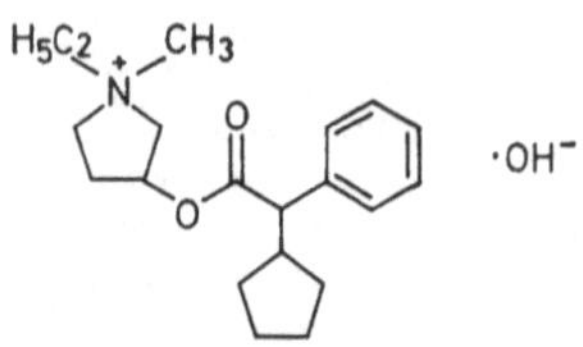

1-Ethyl-1-methyl-3-(α-cyclopentylphenylacetoxy)-pyrrolidiniumhydroxid = 1-Ethyl-1-methyl-3-hydroxypyrrolidiniumhydroxid-α-cyclopentylphenylacetat = 3-[(Cyclopentylphenylacetyl)oxy]-1-ethyl-1-methylpyrrolidiniumhydroxid (●)

H Bromid (15599-22-1)

S *Cyclopyrroniumbromid***

V Anticholinergicum

---

*4455* $C_{20}H_{31}NO_4$

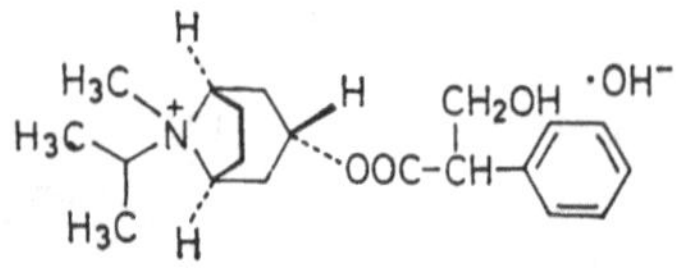

8-Isopropyl-3α-DL-tropoyloxy-1α*H*,5α*H*-tropaniumhydroxid = (8*r*)-3α-Hydroxy-8-isopropyl-1α*H*,5α*H*-tropaniumhydroxid-(±)-tropat = *N*-Isopropylatropiniumhydroxid = *endo*-(±)-3-(3-Hydroxy-1-oxo-2-phenylpropoxy)-8-methyl-8-(1-methylethyl)-8-azoniabicyclo[3.2.1]octanhydroxid (●)

H Bromid (22254-24-6)

S Atrovent, *Ipratropiumbromid***, Normosecretol, Norsecrolo, Sch 1000

V Spasmolyticum

---

*4456* *(3672)* $C_{20}H_{31}NO_4$

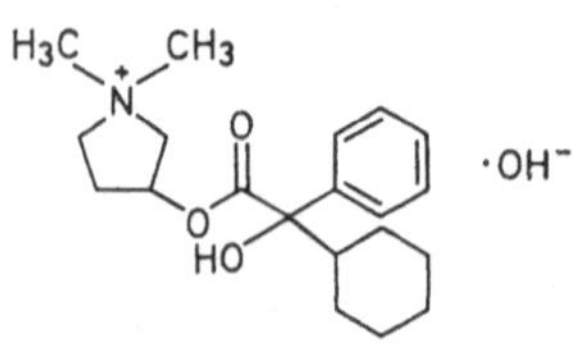

3-(α-Cyclohexylphenylglycoloyloxy)-1,1-dimethylpyrrolidiniumhydroxid = 3-[(Cyclohexylhydroxyphenylacetyl)oxy]-1,1-dimethylpyrrolidiniumhydroxid (●)

H Bromid (3734-12-1)

S AHR-483, *Hexopyrrolate*, *Hexopyrroniumbromid***

V Anticholinergicum

*4457* $C_{20}H_{31}NO_5$
53034-85-8

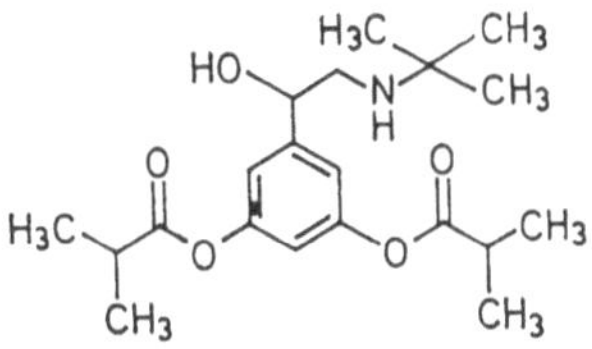

5-[2-(*tert.*-Butylamino)-1-hydroxyethyl]-*m*-phenylendiisobutyrat = 2-Methylpropansäure-5-[2-[(1,1-dimethylethyl)amino]-1-hydroxyethyl]-1,3-phenylenester (●)

H auch Hydrochlorid (61435-51-6)

S *Ibuterol***, KWD 2058, Spiranyl, *Terbutalindiisobutyrat*

V Bronchodilatans

---

*4458* *(3673)* $C_{20}H_{32}O$
965-90-2

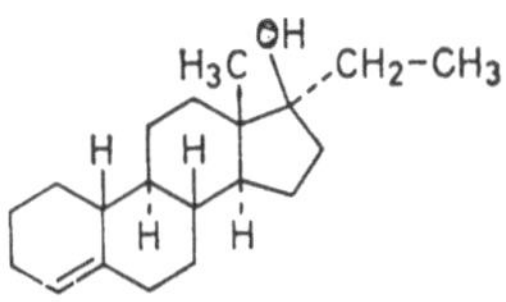

17α-Ethyl-4-östren-17β-ol = 19-Nor-17α-pregn-4-en-17β-ol = (17α)-19-Norpregn-4-en-17-ol (●)

S *Äthyloestrenol*, Durabolin-O, Durabolin-Oral, Duraboral, *Ethylestrenol***, *Ethyloestrenol(um)*, *Etilestrenolo*, Maxibolin, Orabolin, Org-483, Orgabolin, Orgaboral, Virastine

V Anabolicum

---

*4459* *(3674)* $C_{20}H_{32}O$
16915-78-9

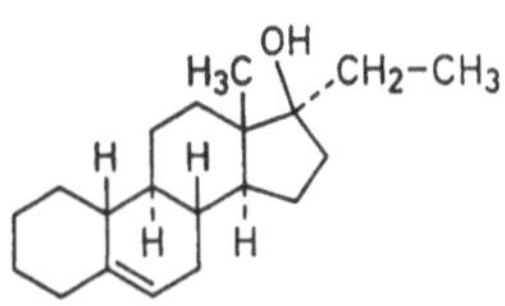

19-Nor-17α-pregn-5-en-17β-ol = 17α-Ethyl-5-östren-17β-ol = (17α)-19-Norpregn-5-en-17-ol (●)

S *Bolenol**

V Anabolicum

*4460* *(3675)* $C_{20}H_{32}O_2$
521-10-8

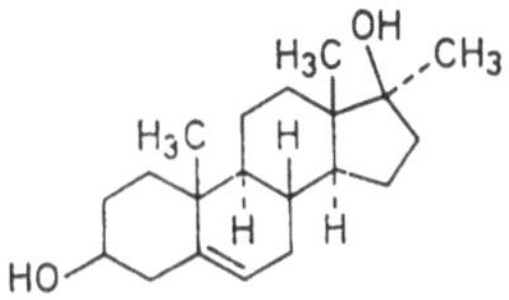

17α-Methyl-5-androsten-3β,17β-diol = (3β,17β)-17-Methylandrost-5-en-3,17-diol (●)

H teilweise auch das 3,17-Dipropionat (Nr. 5549) vgl. auch Nrr. 5205, 6003

S Anabolin „Sig", Anadiol, Andris, Androdiol, Androgonyl, Androteston „M", Anormon, Cenabolic, Diandrin, Diolandrone, Diolostene, Drostene, Esjaydiol, Gynediolo, Hibol, Hybolin, Isormon, MAD, Madiol, Masdiol, Megabion „Teikoku Zoki", *Mestenediol*, Metandiol, Metasteron, Metendiol, Methanabol, Methandiol, *Methandriol***, Methandrol, Methostan, *Methylandrostendiol*, „Methyl Diol", Methyltestediol, Metidione, *Metilandrostendiolo*, Metilbisexovis-Compr., Metildiolo, Metocryst, Nabadial, Neostene, Neosteron, Neusteron, Neutrormone, Neutrosteron, Neviron, Notandron, Novandrol, Noviril, Protandren, Protendiol, Sinesex, Spenbolic, Stenediol, Stenesium, Stenibell, Steniform, Stenosterone, Testodiol, Tonormon, Troformone

V Steroidhormon zur anabolen und heterohormonalen Therapie

---

*4461* *(3676)* $C_{20}H_{32}O_2$
1424-00-6

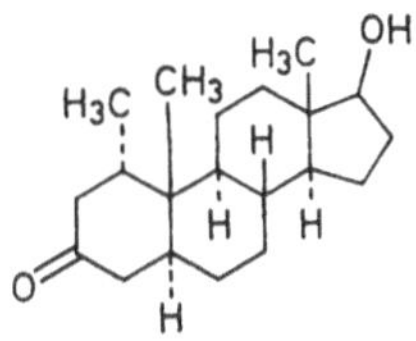

17β-Hydroxy-1α-methyl-5α-androstan-3-on = (1α,5α,17β)-17-Hydroxy-1-methylandrostan-3-on (●)

S Androviron, Gavrol, Mesteranum, *Mesterolon***, Mestoranum, 1α-*Methylandrostanolon*, Proviron (neue Form), SH 723, SH-60723, Sten-or, Testiwop, Vistimon

V Androgen

*4462* (3677) $C_{20}H_{32}O_2$
58-19-5

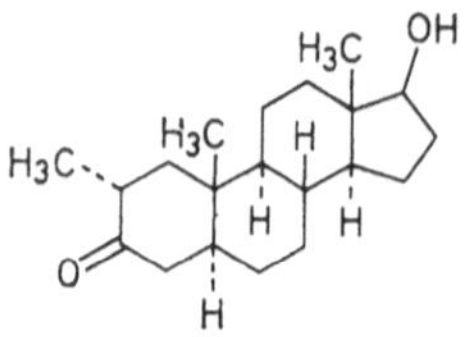

17β-Hydroxy-2α-methyl-5α-androstan-3-on = 2α-Methyldihydrotestosteron = (2α,5α,17β)-17-Hydroxy-2-methylandrostan-3-on (●)

H vgl. auch Nr. 5206

S *Drostanolon***, Methalone

V Anabolicum, Hypocholesterinämicum

---

*4463* (3678) $C_{20}H_{32}O_2$
521-11-9

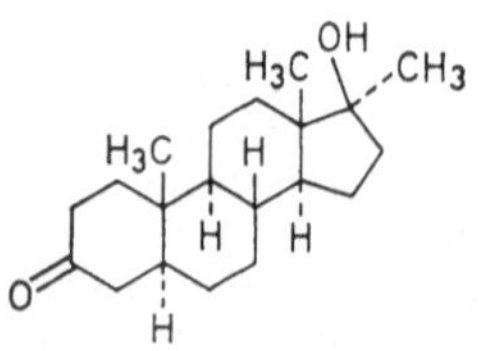

17β-Hydroxy-17α-methyl-5α-androstan-3-on = 17α-Methyl-5α-androstan-17β-ol-3-on = (5α,17β)-17-Hydroxy-17-methylandrostan-3-on (●)

H vgl. auch Nr. 5517

S Anavormol, Andoron, Androne, Androstalone, Antalon, Assimil, Ermalone, Etnabolate, Hermalone-Glosset, Macrobin (Tabl. + Syrup), Mesanolon, Mestalone, *Mestanolon***, Methyantalon, Methybol, *17α-Methylandrostanolon*, Preroide, Prohormo, Protenolon, Protergine, Proteron, Restore, Tantarone, Yonchlon-Syr.

V Androgen, Anabolicum

---

*4464* (3679) $C_{20}H_{32}O_5$
363-24-6

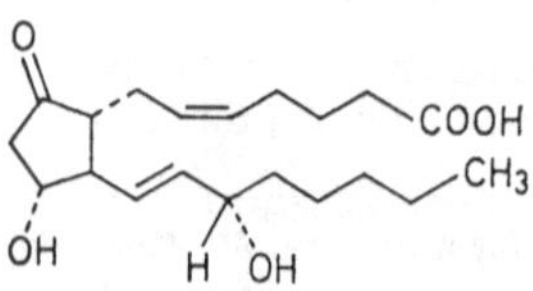

7-[3-Hydroxy-2-(3-hydroxy-1-octenyl)-5-oxo-cyclopentyl]-5-heptensäure = (5*Z*,11α,13*E*,15*S*)-11,15-Dihydroxy-9-oxoprosta-5,13-dien-1-säure (●)

S *Dinoproston***, Enzaprost-E, *Medullin*, $PGE_2$, *Prostaglandin* $E_2$, Prostarmon E, Prostin $E_2$, U-12062

V Oxytocicum, Vasodilatans, Muskelstimulans (Wirkstoff aus den männlichen Keimdrüsen)

---

*4465* (3680) $C_{20}H_{33}NO_2$
511-42-2

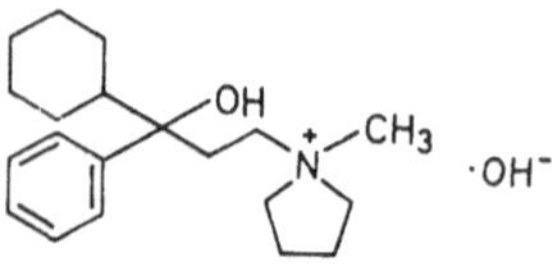

DL-1-Methyl-1-(3-cyclohexyl-3-hydroxy-3-phenylpropyl)-pyrrolidiniumhydroxid = 1-(3-Cyclohexyl-3-hydroxy-3-phenylpropyl)-1-methylpyrrolidiniumhydroxid (●)

H meist Chlorid (3818-88-0)

S Aconil, Anticholinergic 14045, Elorine, Lergine, Lilly 14045, *Procyclidinmethylchlorid*, Tricoloid, *Tricyclamolchlorid***, *Tricyvagol*, Vagosin, Verbindung 14045

V Anticholinergicum

---

*4466* (3681) $C_{20}H_{33}NO_3$
468-61-1

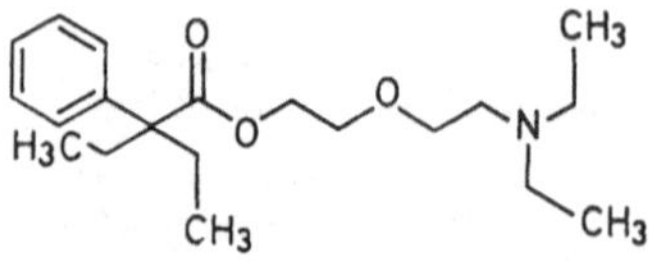

α,α-Diethylphenylessigsäure-2-(2-diethylamino-ethoxy)-ethylester = α,α-Diethylbenzenessigsäure-2-[2-(diethylamino)ethoxy]ethylester (●)

H Citrat (16485-39-5)

S Antusel, Aplacol, Bronchell-retard, Calmoquintil, Dorex retard, Ergatosse, Ethochlon, Frenotos, Hihustan, Hustopan-Ox, Marukofon-A, Neobex, Neusedan, Notox, *Oxeladincitrat***, Oxethamol, Paxeladine, Pectamol, Pectamon, Pectussil, Silopentol, Toxedin, Tussedina-Smit, Tussilisin, Tussimol

V Antitussivum

*4466-01* (3681a)

H Tannat

S Tarmina

V Antitussivum

*4467* *(3682)* $C_{20}H_{33}NO_3$
**299-61-6**

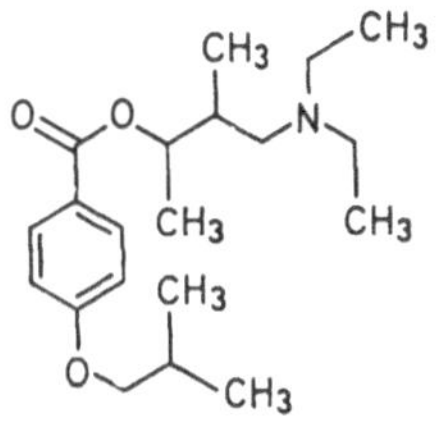

3-Diethylamino-1,2-dimethylpropyl-*p*-isobutoxybenzoat = *p*-Isobutoxybenzoesäure-γ-diethylamino-α,β-dimethylpropylester = 4-(2-Methylpropoxy)benzoesäure-3-(diethylamino)-1,2-dimethylpropylester (●)

H Hydrochlorid **(1510-29-8)**

S *Ganglefenhydrochlorid***, Gangleron

V Therapeuticum gegen Angina pectoris

---

*4468* *(3683)* $C_{20}H_{33}NO_3$
**26322-65-6**

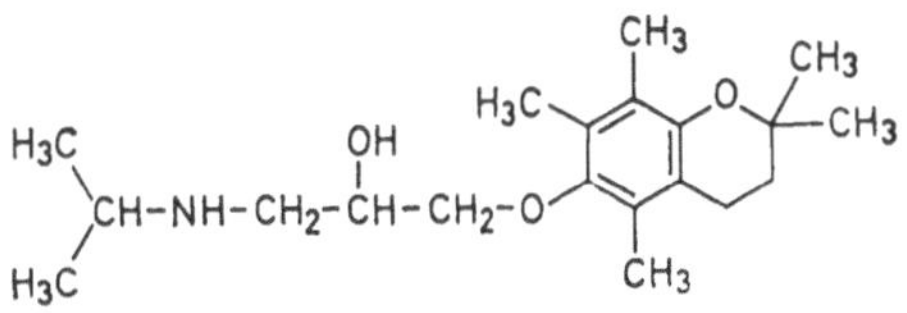

1-Isopropylamino-3-(2,2,5,7,8-pentamethylchroman-6-yloxy)-2-propanol=2,2,5,7,8-Pentamethyl-6-(3-isopropylamino-2-hydroxypropoxy)-chroman = 1-[(3,4-Dihydro-2,2,5,7,8-pentamethyl-2*H*-1-benzopyran-6-yl)oxy]-3-[(1-methylethyl)amino]-2-propanol (●)

H Tartrat **(26229-62-9)**

S *Cromipranol*, VÚFB-6493

V β-Adrenolyticum

---

*4469* $C_{20}H_{33}N_3O_3$
**57460-41-0**

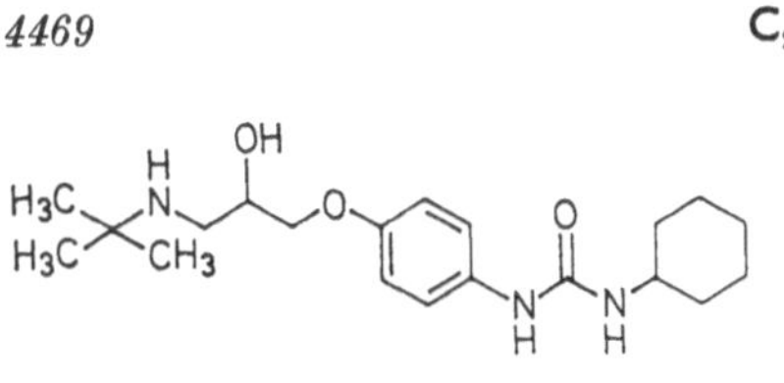

(±)-1-[*p*-(3-*tert*.-Butylamino-2-hydroxypropoxy)-phenyl]-3-cyclohexylharnstoff = (±)-*N*-Cyclohexyl-*N'*-[4-[3-[(1,1-dimethylethyl)amino]-2-hydroxypropoxy]phenyl]harnstoff (●)

S 02-115, Cordanum, *Talinolol***

V adrenergischer β-Rezeptorenblocker

---

*4470* *(3684)* $C_{20}H_{34}N_2O_2$

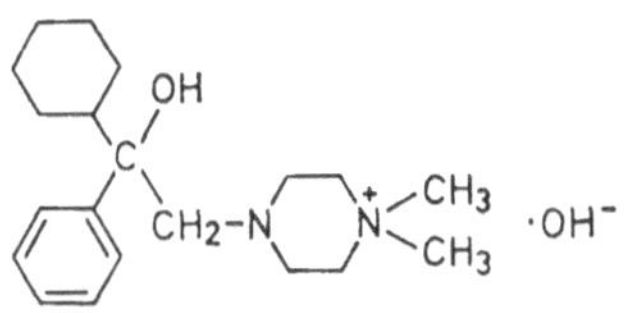

*N*-(β-Cyclohexyl-β-hydroxyphenethyl)-*N'*,*N'*-dimethylpiperaziniumhydroxid = 4-(2-Cyclohexyl-2-hydroxy-2-phenylethyl)-1,1-dimethylpiperaziniumhydroxid (●)

H Methylsulfat **(115-63-9)**

S AB 803, Duopax, *Hexocycliummetilsulfat***, Mosidal (neue Form), Plegan, S*nulcer, Tral, Tralin(e), Ulcazina, Ulcolin

V Parasympathicolyticum, Anticholinergicum (zur Ulcustherapie)

---

*4471* *(3685)* $C_{20}H_{34}O_2$
**14760-52-2**

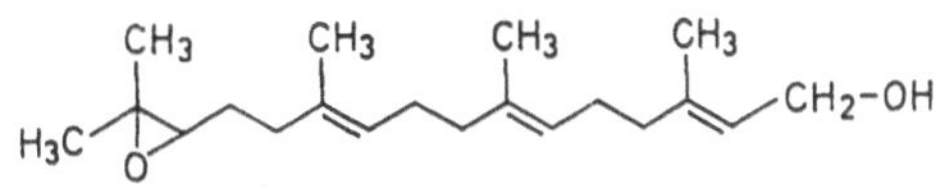

*all-trans*-(−)-14,15-Epoxygeranylgeranol = (−)-(*E*,*E*,*E*)-13-(3,3-Dimethyloxiranyl)-3,7,11-trimethyl-2,6,10-tridecatrien-1-ol (●)

S *Pterodon*

V Bilharziosechemoprophylakticum (Terpen aus Pterodon pubescens)

---

*4472* *(3686)* $C_{20}H_{34}O_5$
**745-65-3**

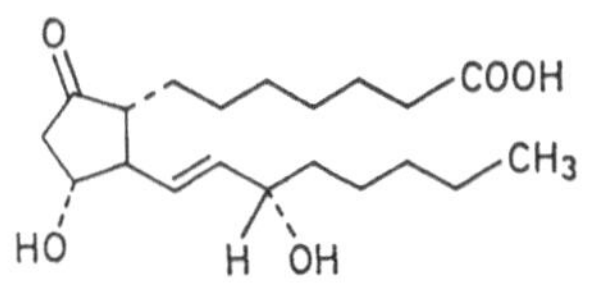

7-[3-Hydroxy-2-(3-hydroxy-1-octenyl)-5-oxocyclopentyl]-heptansäure = (11α,13*E*,15*S*)-11,15-Dihydroxy-9-oxoprost-13-en-1-säure (●)

S $PGE_1$, *Prostaglandin* $E_1$, U-10136

V Oxytocicum, Vasodilatans, Muskelstimulans (Wirkstoff aus den männlichen Keimdrüsen)

*4473* (*3687*) $C_{20}H_{34}O_5$
551-11-1

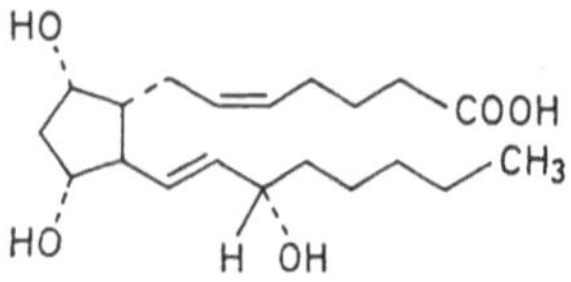


7-[3,5-Dihydroxy-2-(3-hydroxy-1-octenyl)-cyclopentyl]-5-heptensäure = (5*Z*,9α,11α,13*E*,15*S*)-9,11,15-Trihydroxyprosta-5,13-dien-1-säure (●)

S *Dinoprost***, Enzaprost-F, Panacelan F, $PGF_2$, Prostaglan, *Prostaglandin* $F_{2\alpha}$, Prostarmon F, Prostin $F_2$ Alpha, U-14583

V Oxytocicum, Vasodilatans, Muskelstimulans (Wirkstoff aus den männlichen Keimdrüsen)

*4473-01* 38562-01-5

H Salz mit Trometamol (Nr. 212)

S Amoglandin, *Dinoprost-Tromethamine*, Lutalyse, Minprostin $F_{2\alpha}$, $PGF_2$-THAM, Prostin $F_2$, Prostin $F_2$ Alpha Inj., U-14583 E

V Oxytocicum

*4474* $C_{20}H_{34}O_6S$
55837-16-6

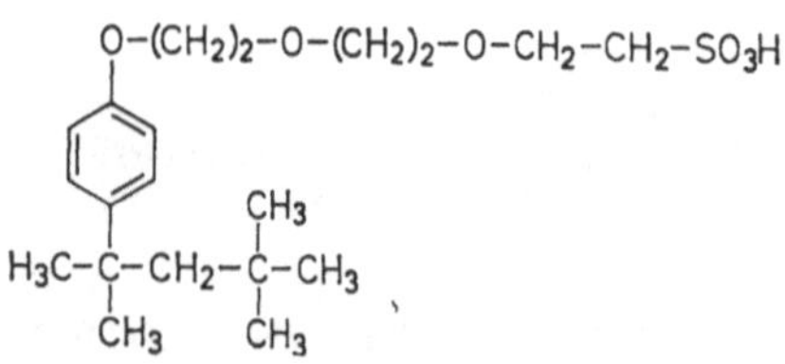


2-[2-[2-[4-(1,1,3,3-Tetramethylbutyl)phenoxy]ethoxy]ethoxy]ethansulfonsäure (●)

H Natriumsalz (2917-94-4)

S *Entsufon-Natrium***, *Entsufon Sodium***

V Detergens

*4475* (*3688*) $C_{20}H_{34}O_8$
77-90-7

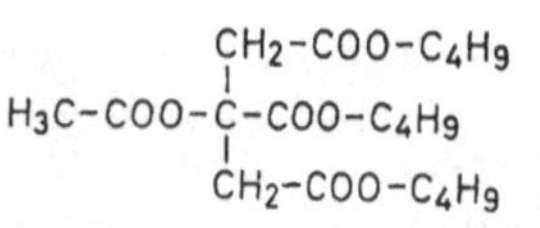


*O*-Acetyltributylcitrat = 2-(Acetyloxy)-1,2,3-propantricarbonsäuretributylester (●)

S Blo-trol

V Veterinärtherapeuticum gegen Trommelsucht (Meteorismus)

*4476* $C_{20}H_{35}NOS$
54063-56-8

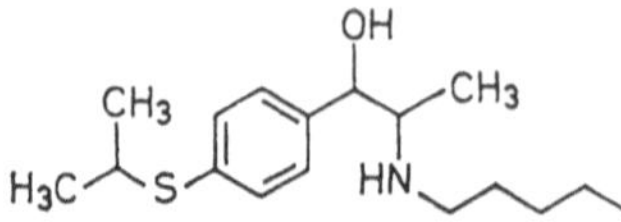


1-[*p*-(Isopropylthio)-phenyl]-2-octylamino-1-propanol = *p*-(Isopropylthio)-α-[1-(octylamino)-ethyl]-benzylalkohol = 4-[(1-Methylethyl)thio]-α-[1-(octylamino)ethyl]benzenmethanol (●)

S CP 556 S, Duloctil, Periman, *Suloctidil***, Sulocton

V Vasodilatans

*4477* (*3689*) $C_{20}H_{35}NO_2$
561-77-3

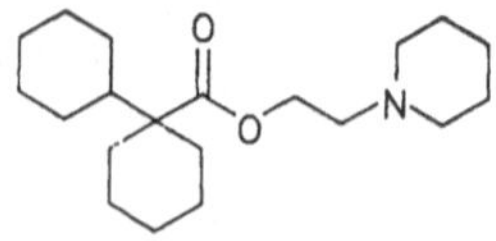


1-Cyclohexylcyclohexancarbonsäure-β-piperidinoethylester = [1,1'-Bicyclohexyl]-1-carbonsäure-2-(1-piperidinyl)ethylester (●)

H auch Hydrochlorid (5588-25-0)

S *Dihexiverine*, *Dihexyverin***, Dispas, Diverine, J.L. 1078, Metaspas, Neospasmina, Olimplex, Seclin, Spasmalex, Spasmodex, Spasmolevel

V Spasmolyticum

*4478* $C_{20}H_{36}BrN_3O_2$
6042-36-0

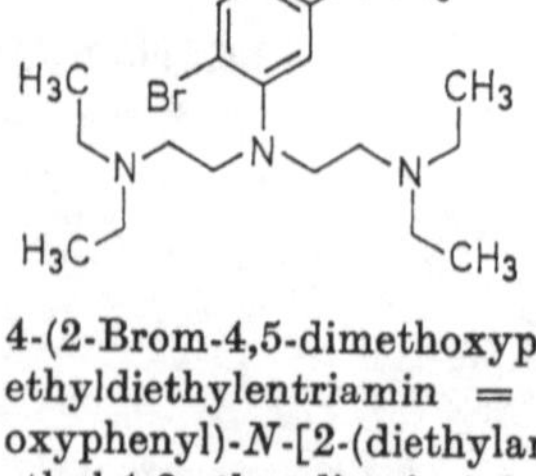


4-(2-Brom-4,5-dimethoxyphenyl)-1,1,7,7-tetraethyldiethylentriamin = *N*-(2-Brom-4,5-dimethoxyphenyl)-*N*-[2-(diethylamino)ethyl]-*N'*,*N'*-diethyl-1,2-ethandiamin (●)

S RC-12

V Malariachemotherapeuticum

*4479* (3690) $C_{20}H_{36}N_6O$
135-43-3

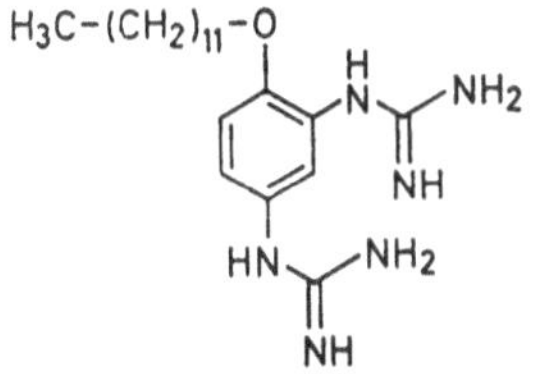

1,1'-(4-Dodecyloxy-*m*-phenylen)-diguanidin = 2,4-Diguanidinophenyldodecyläther = *N,N'''*-[4-(Dodecyloxy)-1,3-phenylen]bis[guanidin] (●)

H Dihydrochlorid (135-42-2)

S Farmidril, *Lauroguadindihydrochlorid***, $P_7$

V oberflächenaktives Desinficiens

---

*4480* (3691) $C_{20}H_{36}O_2$
544-35-4

$H_3C-(CH_2)_4-CH=CH-CH_2-CH=CH-(CH_2)_7-COO-C_2H_5$

Ethyllinoleat = Linolsäureethylester = (*Z,Z*)-9,12-Octadecadiensäureethylester (●)

S Cholestan F, Mandenol

V Antiarteriosklerotieum

---

*4481* (3692) $C_{20}H_{36}O_2$
623-32-5

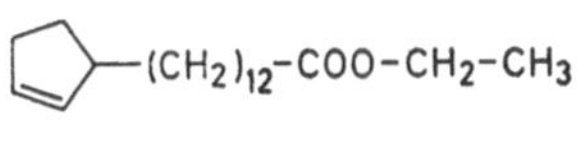

Chaulmoograsäureethylester = 2-Cyclopenten-1-tridecansäureethylester (●)

H Mischung mit Hydnocarpussäureethylester (Nr. 3809) (8054-56-6)

S Antileprol, Chaulmestrol, Chaulmoogrol, Hyrganol, Moogrol

V Therapeuticum gegen Tuberkulose und Lepra

---

*4482* (3693) $C_{20}H_{36}O_5$
745-62-0

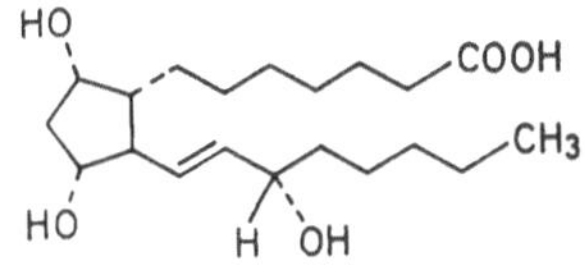

7-[3,5-Dihydroxy-2-(3-hydroxy-1-octenyl)-cyclopentyl]-heptansäure = (9α,11α,13*E*,15*S*)-9,11,15-Trihydroxyprost-13-en-1-säure (●)

S $PGF_1$, *Prostaglandin* $F_{1\alpha}$

V Oxytocicum, Vasodilatans, Muskelstimulans (Wirkstoff aus den männlichen Keimdrüsen)

---

*4483* (3694) $C_{20}H_{37}J_3O_2$

$H_3C-(CH_2-CH(J)-CH_2)_3-(CH_2)_7-COO-CH_2-CH_3$

Ethyl-10,13,16-trijodstearat = 10,13,16-Trijodstearinsäureethylester = 10,13,16-Trijodoctadecansäureethylester (●)

S Hepatoselectan

V Röntgenkontrastmittel

---

*4484* (3695) $C_{20}H_{37}NO$

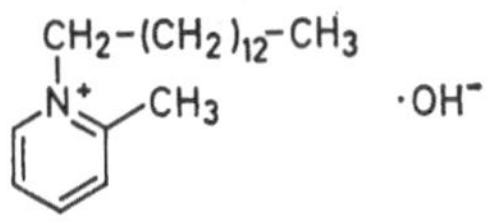

2-Methyl-1-tetradecylpyridiniumhydroxid (●) = *N*-Myristylpicoliniumhydroxid

H Chlorid

S Quatrasan, Quatresin

V Antisepticum, Desinficiens

*4485* $C_{20}H_{37}NO_3$
53716-44-2

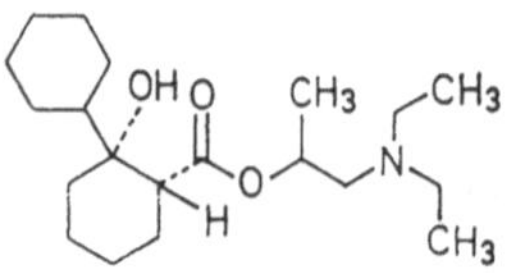

2-Diethylamino-1-methylethyl-*cis*-1-hydroxy-[bicyclohexyl]-2-carboxylat = *cis*-2-Hydroxy-2-cyclohexylcyclohexancarbonsäure-2-diethylamino-1-methylethylester = *cis*-1-Hydroxy[1,1'-bicyclohexyl]-2-carbonsäure-2-(diethylamino)-1-methylethylester (●)

S *Rociverin***

V Spasmolyticum, Anticholinergicum

---

*4486* *(3696)* $C_{20}H_{37}N_3O_2$
16791-42-7

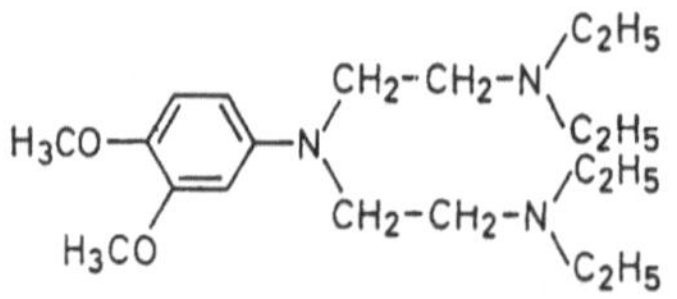

*N*,*N*-Bis-(2-diethylaminoethyl)-3,4-dimethoxyanilin = 1,2-Dimethoxy-4-(bis-diethylaminoethyl)-aminobenzol = *N*-[2-(Diethylamino)ethyl]-*N*-(3,4-dimethoxyphenyl)-*N'*,*N'*-diethyl-1,2-ethandiamin (●)

S Dimeplasmin

V Malariachemotherapeuticum

---

*4487* *(3697)* $C_{20}H_{37}N_3O_{13}$
14918-35-5

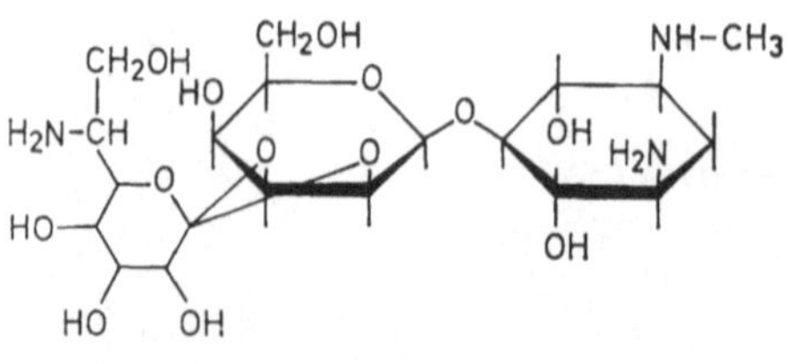

5-*O*-[2,3-*O*-(6-Amino-6-deoxyheptopyranosyliden)-β-D-talopyranosyl]-2-deoxy-$N^3$-methyl-D-streptamin (●)

S *Destomycin A*, Destonate 20

V Antibioticum aus Streptomyces rimofaciens (Veterinär-Anthelminthicum)

---

*4488* *(3698)* $C_{20}H_{38}J_2O_2$
7008-02-8

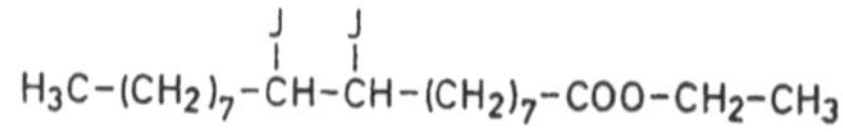

Ethyl-9,10-dijodstearat = 9,10-Dijodstearinsäureethylester = 9,10-Dijodoctadecansäureethylester (●)

S Angiopac, *Iodetryl***, *Jodetrylum*, Vasoselectan

V Röntgenkontrastmittel zur Vasographie

---

*4489* *(3699)* $C_{20}H_{38}N_4O_4$
119-48-2

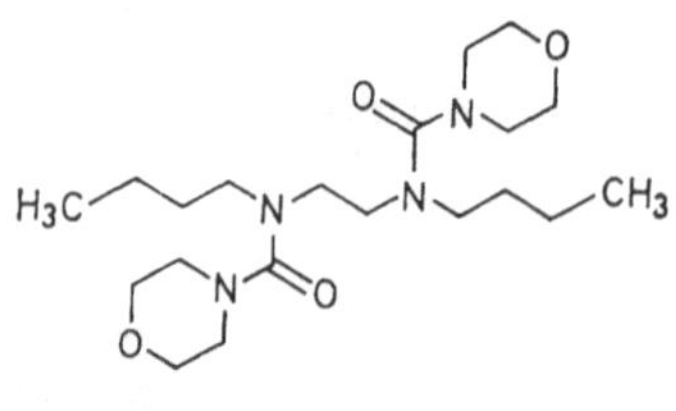

4,4'-(*N*,*N'*-Di-*n*-butyl-*N*,*N'*-ethylen-dicarbamoyl)-dimorpholin = *N*,*N'*-Di-*n*-butyl-*N*,*N'*-bis-(morpholinocarbonyl)-ethylendiamin = *N*,*N'*-1,2-Ethandiylbis[*N*-butyl-4-morpholincarboxamid] (●)

S Amipan T, Atmurin, Cardiac, *Dimorpholaminum*, Puls, Respiron, 1064 TH, Théraleptique, Therapline, Theraptique

V Analepticum

---

*4490* *(179 N)* $C_{20}H_{38}N_8S_2$
13456-08-1

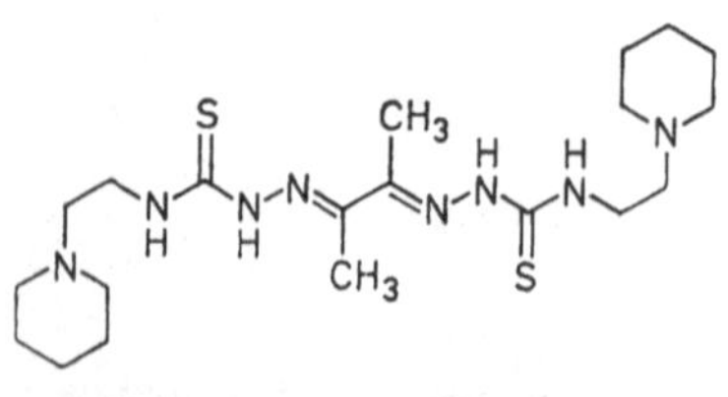

2,3-Butandion-bis-[4-(2-piperidinoethyl)-thiosemicarbazon] = 2,2'-(1,2-Dimethyl-1,2-ethandiyliden)bis[*N*-[2-(1-piperidinyl)ethyl]hydrazincarbothioamid] (●)

S *Bitipazon***, Hoechst 153

V Coccidiostaticum

*4491* (3700) $C_{20}H_{38}O_7S$
10041-19-7

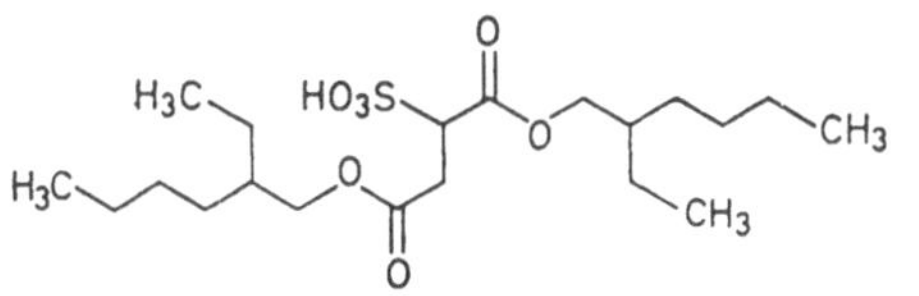

Bis-(2-ethylhexyl)-succinat-2-sulfonsäure = Sulfobernsteinsäure-bis-(2-ethylhexyl)-ester = Sulfobutandisäure-1,4-bis(2-ethylhexyl)ester (●)

H Natriumsalz (577-11-7)

S Abilax, Aerosol OT, Afko-Lube, Alphasol OT, Anonaid T, Aqua-Lax, Audinorm, Bantex, Bu-Lax, Cetimel, Colace, Coloctyl, Coloxyl, Comfolax, Complemix, Constiban, Consto-Caps., Constonate, Coprol(a), Decerosol OT, Defilin, Definate, Dioctin, Dioctlyn, Diocto, Dioctylal, Dioctyl-Medo, Dioctyl-Polfa, *Dioctyl Sodium Sulphosuccinat*, Diocyl „Amco", Diofectyl, Diolaxil, Diomedicone, Diosuccin, Diosux, Diotilan, Diovac, Diox, Disonate, Di-Sosul, Disulans, Doctate, Doctyl, Doctynol, Dollax, DONS, Doss 300, Doxate, Doxilato, Doxinate, Doxol „Purdue Frederick", Doxolan, DSS, Dulsivac, Duosol, Dynoctol, Emulax simplex, Eosan, Evactil, Evac-U-8, Exalcol, Exonic OT, Factol, Fecalate, Fisioral-laxante, Fluilax, Humectol, Humevac, Hydrolax Pediatric, Ilozoft, Klyx, Konlax „Buffington", Kosate, Laxativum 59, Laxinate, Manoxol OT, Mervamine, Milkinol, Min-Evac, Molatoc, Molcer, Mollax, Molofac, *Natrii dioctylsulfosuccinas*, *Natriumdioctylsulfossuccinat***, Nevax, Nigalax, Norm-Evac, Norval (alte Form), Obston, Octyl-Softener, Parlax, Physiolax, Provilax, Redux, Regal „Andromaco", Regul-aid, Regulex, Regutol, Rektolax, Revac, Rytonate, Sintolax, Siponol-O-100, *Sodium dioctylsulfosuccinate***, Soffecine, Sof-ner, Softene, Softeze, Softil, Softol, Softon, Soliwax, Solusol, Stulex, Sulfimel DOS, Tropagel, Ummetus, Vatsol OT, Velmol, Viforlax, Wasser-Lax, Waxnate, Waxsol

V Laxativum (Stuhlerweicher), anionisches Netzmittel, Emulgator, Cerumenolyticum

*4491-01* (3700a) 128-49-4

H Calciumsalz

S *Dioctyl Calcium Sulfosuccinat*, Doxical, Surfak

V Laxativum (Stuhlerweicher)

*4491-02* 7491-09-0

H Kaliumsalz

S Sigmol

V Laxativum

*4492* (3701) $C_{20}H_{39}JO_2$

Ethylmonojodstearat = Jodstearinsäureethylester = 9(oder 10)-Jodoctadecansäureethylester (●)

H Gemisch der 9- und 10-Jod-Isomeren (29611-66-3)

S Duroliopaque

V Röntgenkontrastmittel

*4493* (3702) $C_{20}H_{39}NO_3$

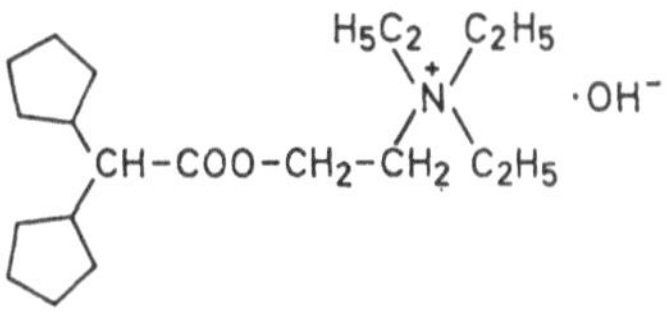

2-(Dicyclopentylacetoxy)-tetraethylammoniumhydroxid = Dicyclopentylessigsäure-β-diethylaminoethylesterethylhydroxid = 2-[(Dicyclopentylacetyl)oxy]-*N*,*N*,*N*-triethylethanaminiumhydroxid (●)

H Bromid (2001-81-2)

S *Dipenine bromide*, *Diponiumbromid***, Espaston, HL 267, Sa 267, Spaston, Unospaston

V Spasmolyticum

*4494* (3703) $C_{20}H_{40}N_2O$

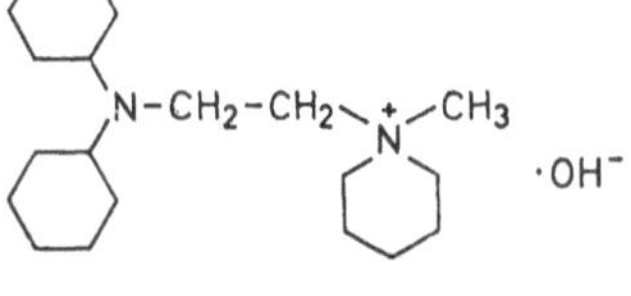

*N*-Methyl-*N*-[β-(dicyclohexylamino)-ethyl]-piperidiniumhydroxid = 1-[2-(Dicyclohexylamino)-ethyl]-1-methylpiperidiniumhydroxid (●)

H Chlorid

S Calacidol, I.U. 7

V Spasmolyticum

*4495* (*3704*) $C_{20}H_{40}N_2O_4$

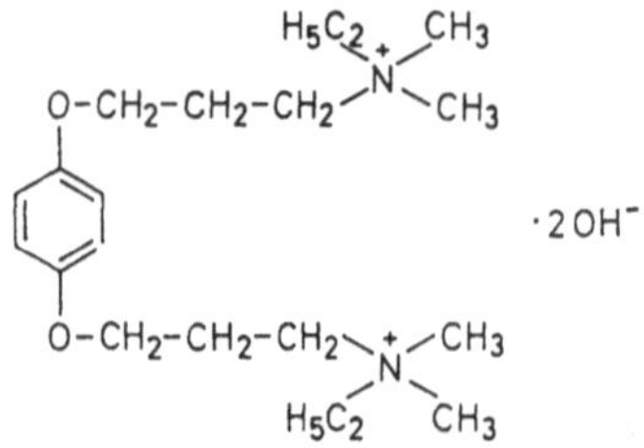

*N,N'*-[3,3'-(*p*-Phenylendioxy)-dipropyl]-bis-ethyldimethylammoniumhydroxid = 3,3'-[1,4-Phenylenbis(oxy)]bis[*N*-ethyl-*N,N*-dimethyl-1-propanaminiumhydroxid] (●)

H Dijodid (5807-94-3)

S *Dipropamine*

V Ganglienblocker

*4496* (*3705*) $C_{20}H_{40}N_2O_6$

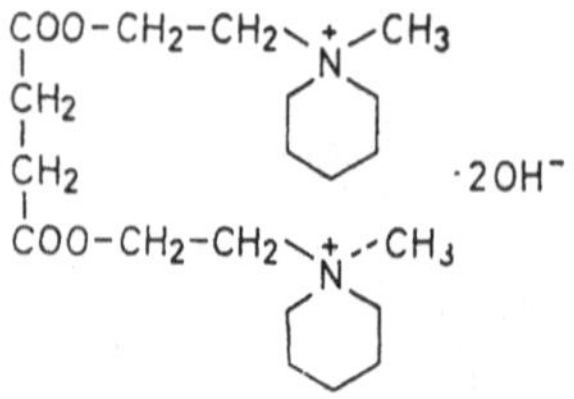

*N,N'*-[2,2'-(Succinyldioxy)-diethyl]-bis-(*N*-methylpiperidiniumhydroxid) = Bernsteinsäure-bis-(β-piperidinoethylester)-bis-methylhydroxid = 1,1'-[(1,4-Dioxo-1,4-butandiyl)bis(oxy)]di-2,1-ethandiyl]-bis[1-methylpiperidiniumhydroxid] (●)

H Dibromid

S Cyclotylin

V Cholinesteraseinhibitor

*4497* $C_{20}H_{40}N_2O_6$

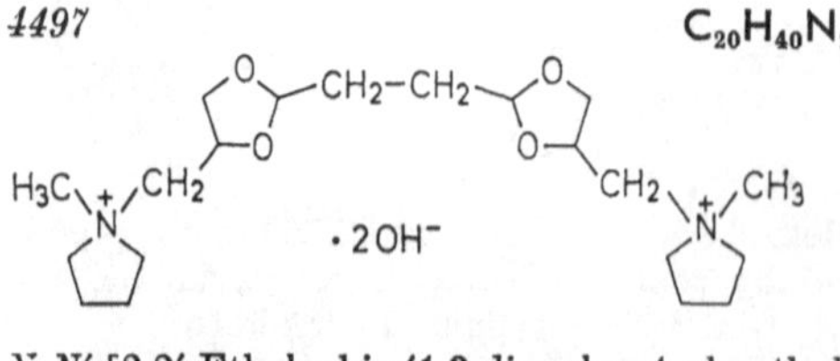

*N,N'*-[2,2'-Ethylenbis-(1,3-dioxolan-4-ylmethyl)]-bis-[*N*-methylpyrrolidiniumhydroxid] = 1,1'-[1,2-Ethandiyl-bis(1,3-dioxolan-2,4-diylmethylen)]bis-[1-methylpyrrolidiniumhydroxid] (●)

H Dijodid (37069-07-1)

S Dioxonium

V Muskelrelaxans

*4498* (*3706*) $C_{20}H_{40}N_2O_8$

11006-56-7

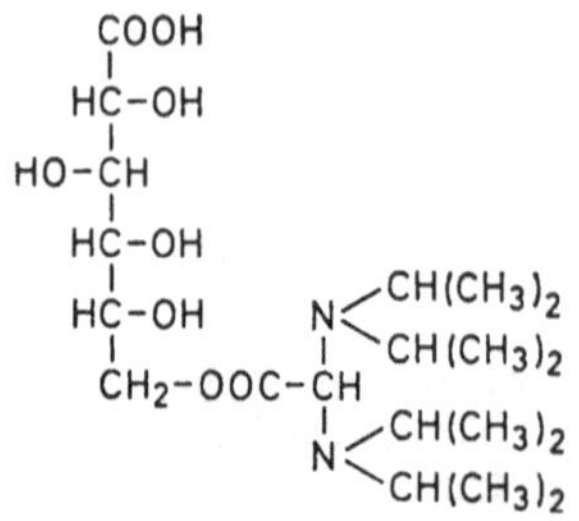

Gluconsäure-6-bis-(*N*-diisopropylamino)-acetat

H auch Natriumsalz

S *Acidum pangamicum*, Acipangan, Beforce$_{15}$, Bio-15, bio-pangamina, Cruvi B 15, Hidrovitamina B$_{15}$, Miluyvit B$_{15}$, Pangacitin, *Pangamic acid*, Pangamil, Pangamine, Pangamox, *Pangamsäure*, Plentine, Sopangamine, *Vitamin B*$_{15}$

V Diureticum, Antiskleroticum

*4498-01* (*3706a*) 11041-98-8

H Calciumsalz

S *Calcii pangamas*, Calgam, Pangametin

V Cardiacum

*4498-02* (*3706b*)

H Argininsalz

S Cardiopangamina

V Cardiacum

*4499* (*3707*) $C_{20}H_{43}N$

124-28-7

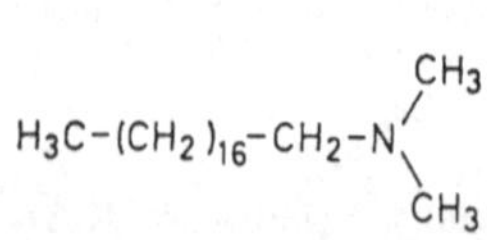

*N,N*-Dimethyl-*n*-octadecylamin = *N,N*-Dimethyl-1-octadecanamin (●)

H Hydrochlorid (1613-17-8)

S *Dimantinhydrochlorid***, Doda, *Dymanthinhydrochlorid*, GS-1339, NSC-5547, Thelmesan

V Veterinär-Anthelminthicum

*4500* *(3708)* $C_{20}H_{45}NO$

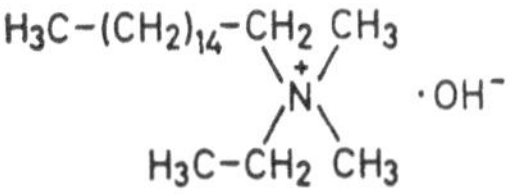


*N*-Ethyl-*N*-hexadecyl-*N*,*N*-dimethylammonium-hydroxid = Cetyldimethylethylammoniumhydroxid = *N*-Ethyl-*N*,*N*-dimethyl-1-hexadecanaminiumhydroxid (●)

H Bromidchlorid

S „Cetylamin", Quamonium, Radiol

V Desinficiens

*4501* *(3709)* $C_{20}H_{45}N_3$
**3687-16-9**

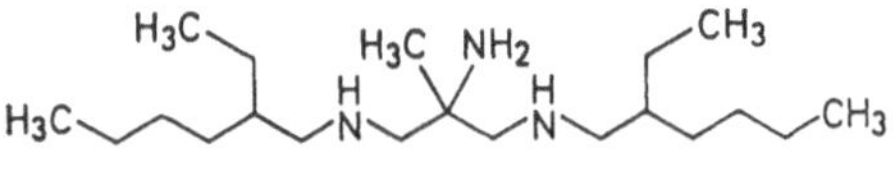


*N*[1],*N*[3]-Bis-(2-ethylhexyl)-1,2,3-triamino-2-methyl-propan = *N*[1],*N*[3]-Bis(2-ethylhexyl)-2-methyl-1,2,3-propantriamin (●)

S *Propoctamin*

V Antisepticum

*4502* $C_{21}H_{16}Cl_4N_2S$
**28614-19-9**

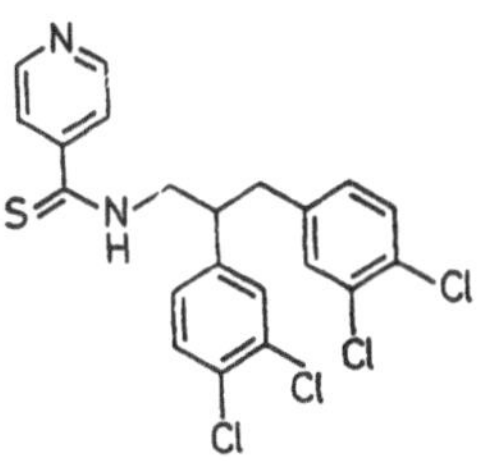


*N*-[2,3-Bis-(3,4-dichlorphenyl)-propyl]-thioisonicotinamid = *N*-[2,3-Bis(3,4-dichlorphenyl)propyl]-4-pyridincarbothioamid (●)

S Hoechst 30036

V Chemotherapeuticum (Trypanosomicid)

*4503* *(3710)* $C_{21}H_{16}N_2$
**1729-61-9**

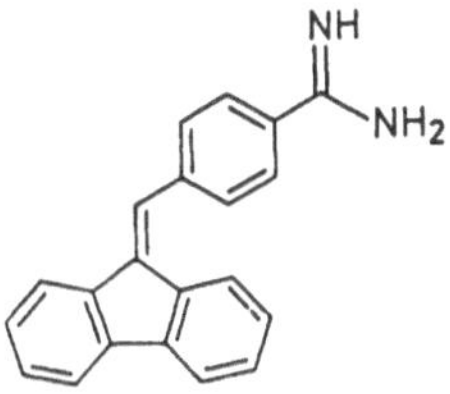


α-(9-Fluorenyliden)-*p*-toluamidin = 9-(*p*-Amidinobenzyliden)-fluoren = 4-[(9*H*-Fluoren-9-yliden)methyl]benzencarboximidamid (●)

H auch Hydrochlorid **(5585-60-4)**

S Mer-27, *Paranyline, Renytolin***

V Antiphlogisticum, Antiarthriticum

*4504* *(180 N)* $C_{21}H_{16}N_2O_4S$
**21413-28-5**

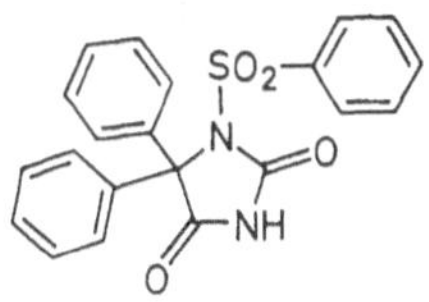


1-Phenylsulfonyl-5,5-diphenylhydantoin = 5,5-Diphenyl-1-(phenylsulfonyl)-2,4-imidazolidindion (●)

S PC-796

V Antiphlogisticum

*4505* *(3711)* $C_{21}H_{16}O_6S_2$

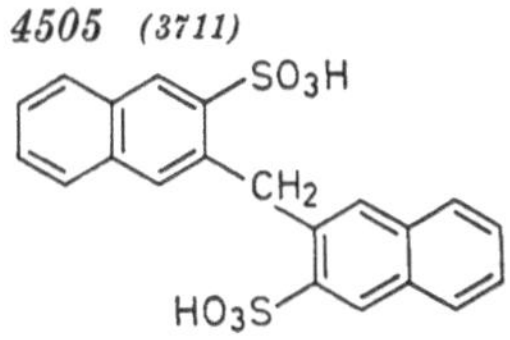


3,3'-Methylenbis-(naphthalin-2-sulfonsäure) = Methylenbis-(2-naphthyl-3-sulfonsäure) = 3,3'-Methylenbis[2-naphthalensulfonsäure] (●)

H Phenylquecksilbersalz **(14235-86-0)**

S Conotrane, Hydraphen, *Hydrargaphen***, Mer „Takeda", Peneton, Penotrane, Versotrane

V Antisepticum, Antimykoticum

*4505-01* *(3711a)* 53370-43-7

H Disilbersalz

S Methargen, Viacutan

V Antisepticum

---

*4506* *(3712)* $C_{21}H_{16}O_7$

4366-18-1

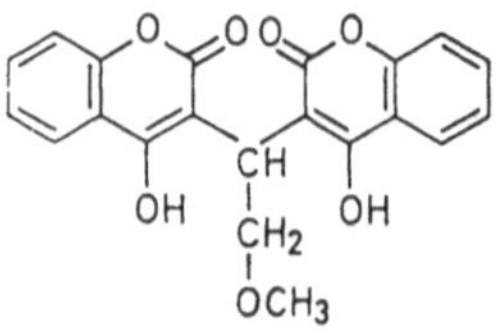


3,3'-(2-Methoxyethyliden)-bis-(4-hydroxycumarin) = 4,4'-Dihydroxy-3,3'-(2-methoxyethyliden)-dicumarin = 2,2-Bis-(4-hydroxy-3-cumarinyl)-ethylmethyläther = 3,3'-(2-Methoxyethyliden)bis[4-hydroxy-2*H*-1-benzopyran-2-on] (●)

S *Coumetarol***, *Cumetarolum*, *Cumetharol*, *Cumethoxaethanum*, *Cumethoxan*, Dicoumoxyl, Dicumoxan, Ph. 137

V Antikoagulans

---

*4507* *(3713)* $C_{21}H_{16}O_{11}$

53112-35-9

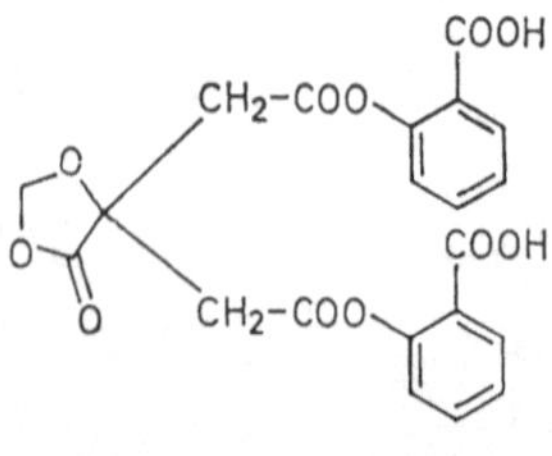


*O,O'*-Anhydromethylencitroyldisalicylsäure = Disalicylsäureester der Anhydromethylencitronensäure = 5-Oxo-1,3-dioxolan-4,4-diessigsäurebis-(2-carboxyphenyl)ester (●)

S Citrodisalyl, Novaspirin, Salicitrin

V Antipyreticum, Antineuralgicum

*4508* *(3714)* $C_{21}H_{17}AsN_2O_5S_2$

91-71-4

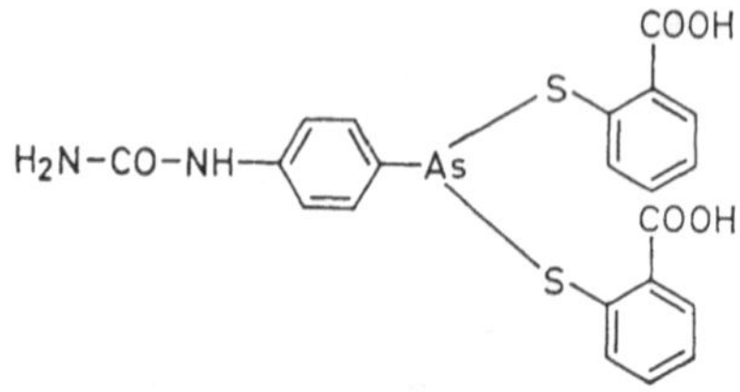


*o,o'*-(*p*-Ureidophenylarsylendithio)-dibenzoesäure = 4-Ureidophenyl-bis-(2-carboxyphenyl)-thioarsenit = 2,2'-[[4-[(Aminocarbonyl)amino]phenyl]arsinidinbis(thio)]bis[benzoesäure] (●)

S Thio-Carbamisin, Thiocarbamizine

V Chemotherapeuticum

---

*4509* $C_{21}H_{17}ClO$

7469-01-4

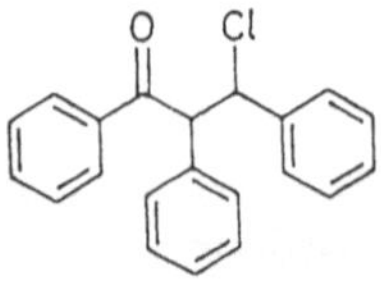


3-Chlor-2,3-diphenylpropiophenon = 3-Chlor-1,2,3-triphenyl-1-propanon (●)

S E 383

V Contraceptivum

---

*4510* $C_{21}H_{17}NO_5$

37646-31-4

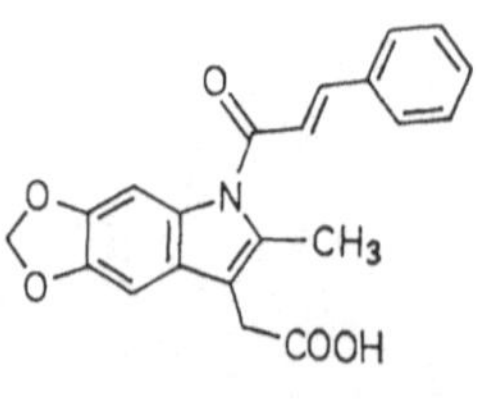


1-Cinnamoyl-2-methyl-5,6-methylendioxy-3-indolylessigsäure = 6-Methyl-5-(1-oxo-3-phenyl-2-propenyl)-5*H*-1,3-dioxolo[4,5-*f*]indol-7-essigsäure (●)

S ID-1619

V Antiphlogisticum

*4511* $C_{21}H_{18}ClNO_6$
53164-05-9

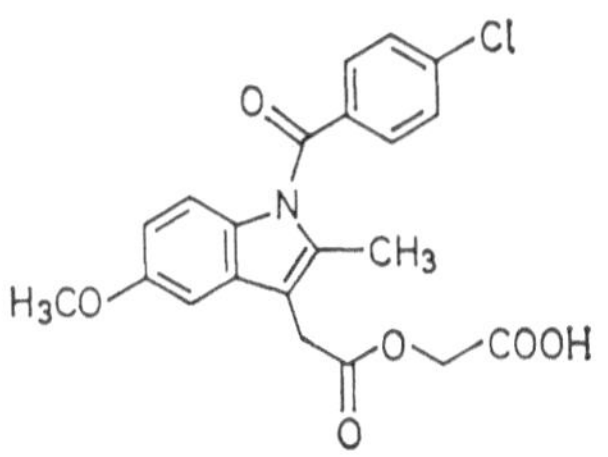

1-(*p*-Chlorbenzoyl)-5-methoxy-2-methylindol-3-essigsäureester mit Glykolsäure = 1-(4-Chlorbenzoyl)-5-methoxy-2-methyl-1*H*-indol-3-essigsäurecarboxymethylester (●)

S *Acemetacin***, Bay f 4975, Rantodil, TVX 1322

V Analgeticum, Antiphlogisticum

---

*4512* $C_{21}H_{18}ClN_3O_7S$
36920-48-6

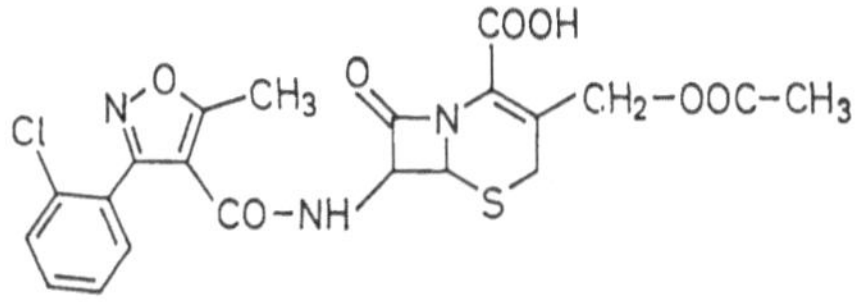

(6*R*,7*R*)-3-Acetoxymethyl-7-[3-(*o*-chlorphenyl)-5-methylisoxazol-4-carboxamido]-8-oxo-5-thia-1-azabicyclo[4.2.0]oct-2-en-2-carbonsäure = 7-(3-*o*-Chlorphenyl-5-methylisoxazol-4-carboxamido)-cephalosporansäure = (6*R*-*trans*)-3-[(Acetyloxy)-methyl]-7-[[[3-(2-chlorphenyl)-5-methyl-4-isoxazolyl]carbonyl]amino]-8-oxo-5-thia-1-azabicyclo-[4.2.0]oct-2-en-2-carbonsäure (●)

S *Cefoxazol***, *Cephoxazole*

V Antibioticum

---

*4513* $C_{21}H_{19}N$
27466-27-9

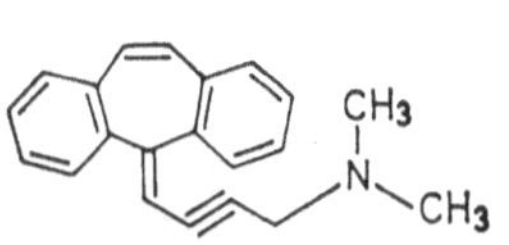

4-(5*H*-Dibenzo[*a*,*d*]cyclohepten-5-yliden)-*N*,*N*-dimethyl-2-butinylamin = 4-(5*H*-Dibenzo[*a*,*d*]cyclohepten-5-yliden)-*N*,*N*-dimethyl-2-butin-1-amin (●)

H Hydrochlorid (27466-29-1)

S AY-22124, *Intriptylinhydrochlorid***

V Antidepressivum

*4514* *(3715)* $C_{21}H_{19}NO$
7433-09-2

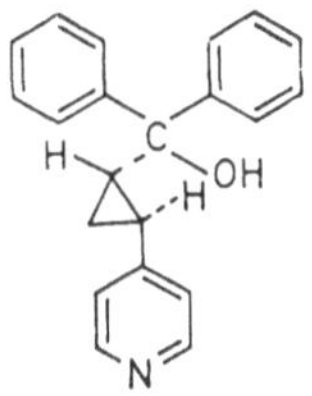

2-(4-Pyridyl)-α,α-diphenylcyclopropanmethanol = α-[2-(4-Pyridyl)-cyclopropyl]-benzhydrol = α-Phenyl-α-[2-(4-pyridinyl)cyclopropyl]benzenmethanol (●)

H Hydrochlorid (2364-72-9)
[auch *trans*-Verbindung (4904-00-1); Hydrochlorid (4904-01-2)]

S *Cyprolidolhydrochlorid***, IN 1060

V Antidepressivum

---

*4515* $C_{21}H_{19}NO$
7387-60-2

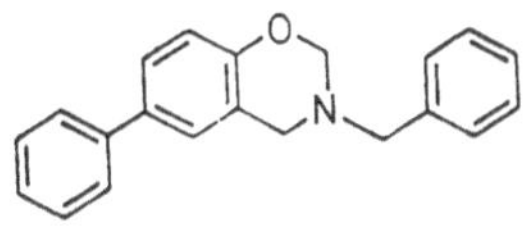

3-Benzyl-3,4-dihydro-6-phenyl-2*H*-1,3-benzoxazin = 3,4-Dihydro-6-phenyl-3-(phenylmethyl)-2*H*-1,3-benzoxazin (●)

S T 615

V Tuberkulostaticum, Bakteriostaticum

---

*4516* *(3716)* $C_{21}H_{19}NO_3S$
7527-94-8

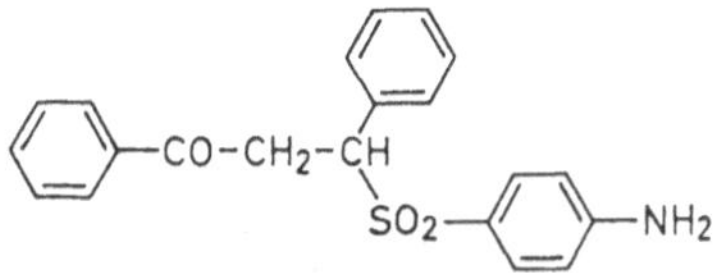

3-Phenyl-3-sulfanilylpropiophenon = 3-[(4-Aminophenyl)sulfonyl]-1,3-diphenyl-1-propanon (●)

S Alfone, *Alkafanone*, Clafanone, Nu-404, Ro 2-0404

V Therapeuticum gegen unspezifische Diarrhoen

*4517* *(181 N)* $C_{21}H_{19}NO_4$

20168-99-4

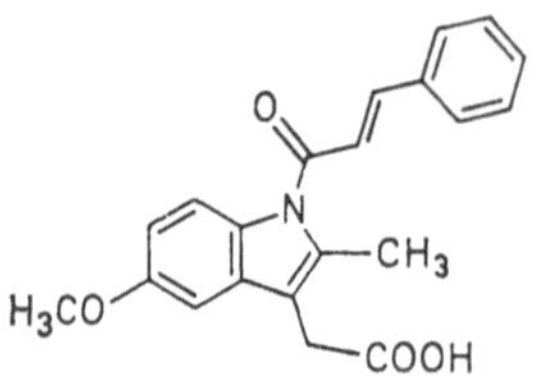

1-Cinnamoyl-5-methoxy-2-methylindol-3-ylessigsäure = 5-Methoxy-2-methyl-1-(1-oxo-3-phenyl-2-propenyl)-1*H*-indol-3-essigsäure (●)

S *Cinmetacin***, Indolacin, S 1290

V Antiphlogisticum

---

*4518* *(3717)* $C_{21}H_{20}N_2O_4S$

304-43-8

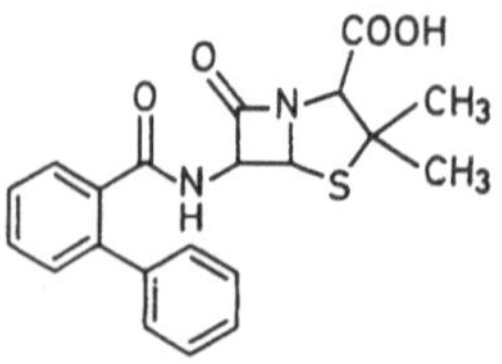

3,3-Dimethyl-7-oxo-6-(*o*-phenylbenzamido)-4-thia-1-azabicyclo[3.2.0]heptan-2-carbonsäure = 6-(*o*-Phenylbenzamido)-penicillansäure = *o*-Biphenylylpenicillin = [2*S*-(2α,5α,6β)]-6-[([1,1'-Biphenyl]-2-ylcarbonyl)amino]-3,3-dimethyl-7-oxo-4-thia-1-azabicyclo[3.2.0]heptan-2-carbonsäure (●)

H Natriumsalz (2289-50-1)

S Ancillin, Bifenicillin, Biphenicillin, *Diphenicillin-Natrium*, Penicillin 12141-Z, SKF 12141, *Sodium diphenicillin*

V Antibioticum

---

*4519* *(3718)* $C_{21}H_{20}N_6O$

3811-56-1

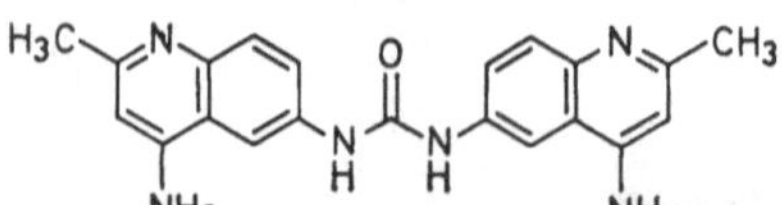

1,3-Bis-(4-amino-2-methyl-6-chinolyl)-harnstoff = *N,N'*-Bis(4-amino-2-methyl-6-chinolinyl)harnstoff (●)

H auch Dihydrochlorid (5424-37-3)

S *Aminochincarbamid*, *Aminochinuridum*, *Aminoquinuride*, Gelastypt S, Revasa(n), Surfen

V Antisepticum

*4520* *(3719)* $C_{21}H_{20}O_6$

458-37-7

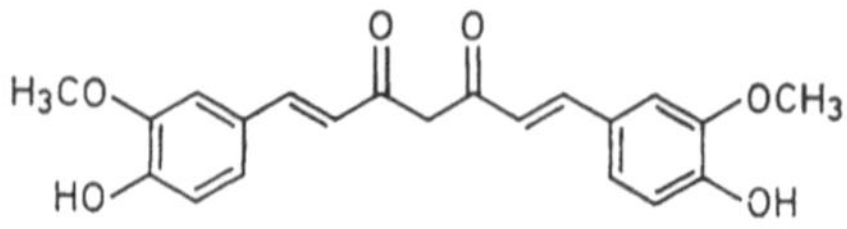

Diferuloylmethan = 1,7-Bis(4-hydroxy-3-methoxyphenyl)-1,6-heptadien-3,5-dion (●)

S *Curcumin*

V Cholagogum (Farbstoff aus Curcuma longa)

---

*4521* *(3720)* $C_{21}H_{21}ClN_2O_8$

127-33-3

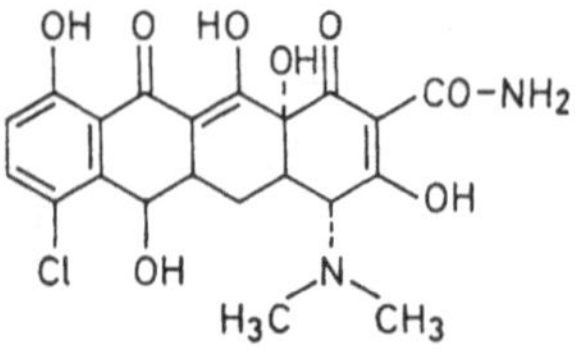

7-Chlor-4-dimethylamino-1,4,4a,5,5a,6,11,12a-oktahydro-3,6,10,12,12a-pentahydroxy-1,11-dioxo-2-naphthacencarboxamid = 7-Chlor-6-demethyltetracyclin = [4*S*-(4α,4aα,5aα,6β,12aα)]-7-Chlor-4-(dimethylamino)-1,4,4a,5,5a,6,11,12a-octahydro-3,6,10,12,12a-pentahydroxy-1,11-dioxo-2-naphthacencarboxamid (●)

H auch Hydrochlorid (64-73-3)

S Achromycin A VIII, Actaciclina, Ameciclina, Amsaciclina D.M., Benaciclin, Biormicin, Bioterciclin, Cloracetine, Clortetrin, Compleciclin, Dalmicina, Dankermicina, Delomycin, Deganol, Demecidin, *Demeclocyclin***, Demeclor, Demeplus, Deme-Proter, Demetetra, *Demethylchlortetracyclin*, Demetilciclina, *Demetilclortetraciclina*, Demetilina, Demetraciclina, Demetraclin, Demexin, De-Tetralonga, Detracin, Detra-Vis, Detricin, Dimeral, Diuciclin „Benvegna", DMCT, Doriciclina, Elkamicina, Fidocin, Glucomycin, Isodemetil, Iticiclina, Latomicina, Ledermicina, Ledermycin, Leomicina, Leuciclina, Magis-Ciclina, Meciclin, Megaciclina, Metilciclina, Mexocine, Mirciclina, Neocromaciclin, Novociclina, Novotriclina, Ozark, Perciclina, Provimicina, Riclor, Ricomicina, 10192 R.P., Sadociclina, Sumaclina, Superciclina, Tassocidin, Temet, Tetra-cipan, Tetradek, Tollerclin, Veraciclina, Wolnerciclina

V Antibioticum

*4522* $C_{21}H_{21}ClO_3$
35 838-63-2

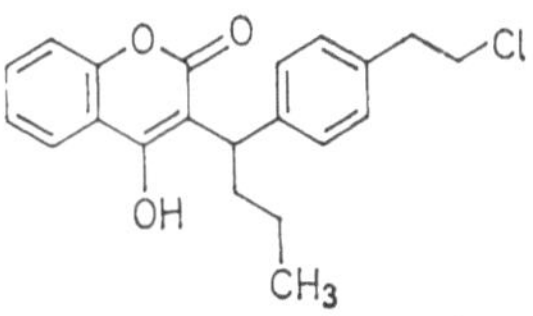


3-[*p*-(2-Chlorethyl)-α-propylbenzyl]-4-hydroxy-cumarin = 3-[1-[4-(2-Chlorethyl)phenyl]butyl]-4-hydroxy-2*H*-1-benzopyran-2-on (●)

S *Clocoumarol***

V Antikoagulans

---

*4523* (3721) $C_{21}H_{21}N$
129-03-3

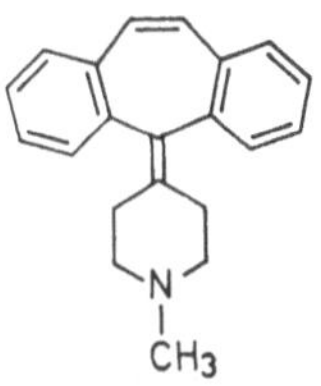


4-(5-Dibenzo[*a*,*d*]cycloheptatrienyliden)-1-methyl-piperidin = 4-(5*H*-Dibenzo[*a*,*d*]cyclohepten-5-yliden)-1-methylpiperidin (●)

H Hydrochlorid (969-33-5)

S Adekin, Agotex, Anarexol, Antegan, Apetigen, Astonin, Belindox, Cipractin, Cipro, Cyprodin, *Cyproeptadina*, *Cyproheptadinhydrochlorid***, F.I. 5967, Grisetin „Andromaco", HSp 1229, Istabin, Istam-Far, Nuran, Oviedan, Periactin, Periactinol, Periatin, Peritol, Sarohist, Supersan, Vieldrin, Vimicon, Vinorex

V Antiallergicum, Appetitstimulans

*4523-01* (3721a) 24 440-32-2

H Cyclamat

S Stolimina

V Appetitstimulans

*4523-02*

H Salz mit Pyridoxalphosphat (Nr. 782)

S *Dihexazin*, Viternum

V Appetitstimulans

*4523-03* 56 595-83-6

H Theophyllinacetat

S *Acefyllin-Cyproheptadin*, Metopina, UR-185

V Appetitstimulans

---

*4524* (3722) $C_{21}H_{21}NO$

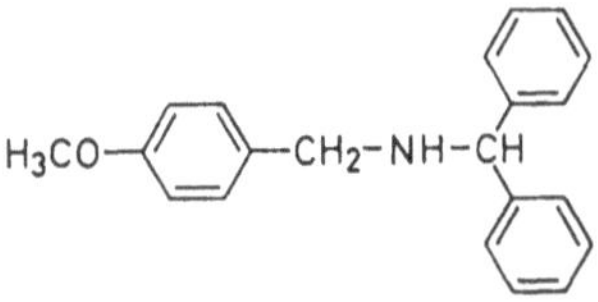


*N*-(Diphenylmethyl)-*p*-methoxybenzylamin = *p*-Methoxybenzylbenzhydrylamin = *N*-(Diphenyl-methyl)-4-methoxybenzenmethanamin (●)

H Hydrochlorid

S Calmavine

V Spasmolyticum

---

*4525* (132 N) $C_{21}H_{21}NO_2$
26 020-55-3

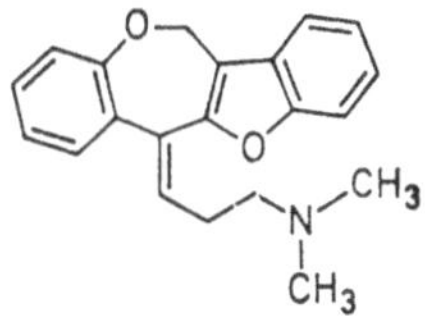


*N*,*N*-Dimethylbenzofuro[3,2-*c*]-1-benzoxepin-$\Delta^{6(12H),\gamma}$-propylamin = 6-(3-Dimethylaminopropyliden)-6,12-dihydrobenzofuro[3,2-*c*]-1-benzoxepin = 3-(Benzofuro[3,2-*c*][1]benzoxepin-6(12*H*)-yliden)-*N*,*N*-dimethyl-1-propanamin (●)

H auch Hydrogenfumarat (34 522-46-8)

S L 6257, Nocertone, *Oxetoron***

V Migränetherapeuticum

*4526* (3723) $C_{21}H_{21}NO_6$
118-08-1

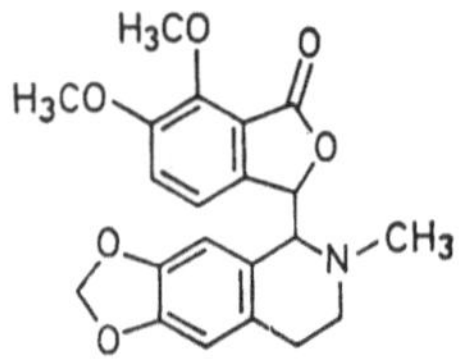

1-(6,7-Dimethoxy-3-phthalidyl)-2-methyl-6,7-methylendioxy-1,2,3,4-tetrahydroisochinolin = [*S*-(*R**,*S**)]-6,7-Dimethoxy-3-(5,6,7,8-tetrahydro-6-methyl-1,3-dioxolo[4,5-*g*]isochinolin-5-yl)-1(3*H*)-isobenzofuranon (●)

S *Hydrastin, Idrastina*

V Hämostaticum (Hydrastisalkaloid)

*4527* (3724) $C_{21}H_{21}N_3O$
51 636-14-7

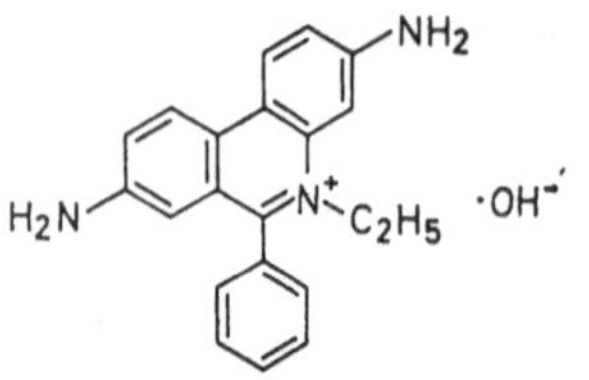

3,8-Diamino-5-ethyl-6-phenylphenanthridinium-hydroxid (●)

H Bromid (1239-45-8)

S *Äthidiumbromid*, Babidiumbromid, *Ethidiumbromid, Homidiumbromid***, Novidiumbromid

V trypanocid wirksames Chemotherapeuticum

*4528* $C_{21}H_{21}N_3O_5S$
26 785-17-1

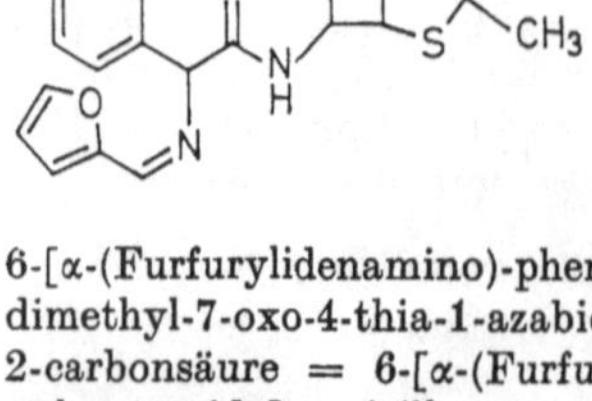

6-[α-(Furfurylidenamino)-phenylacetamido]-3,3-dimethyl-7-oxo-4-thia-1-azabicyclo[3.2.0]heptan-2-carbonsäure = 6-[α-(Furfurylidenamino)-phenylacetamido]-penicillansäure = [2*S*-(2α,5α,6β)]-6-[[[(2-Furanylmethylen)amino]phenylacetyl]-amino]-3,3-dimethyl-7-oxo-4-thia-1-azabicyclo-[3.2.0]heptan-2-carbonsäure (●)

H Natriumsalz

S *Furampicillin*

V Antibioticum (Breitspektrumpenicillin)

*4529* (3725) $C_{21}H_{21}N_3O_9$
5585-59-1

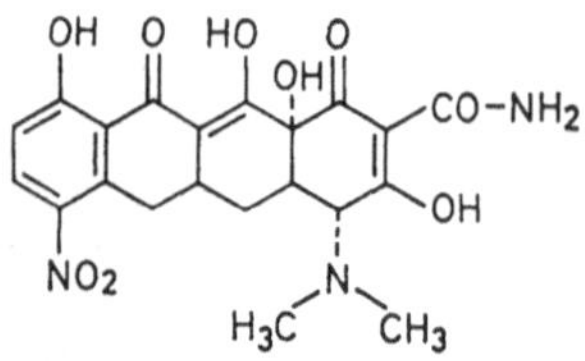

4-Dimethylamino-1,4,4a,5,5a,6,11,12a-oktahydro-3,10,12,12a-tetrahydroxy-7-nitro-1,11-dioxo-2-naphthacencarboxamid = [4*S*-(4α,4aα,5aα,12aα)]-4-(Dimethylamino)-1,4,4a,5,5a,6,11,12a-octahydro-3,10,12,12a-tetrahydroxy-7-nitro-1,11-dioxo-2-napthacencarboxamid (●)

S *Nitrocyclin***

V Antibioticum

*4530* (3726) $C_{21}H_{22}F_3N_3OS$
33 414-30-1

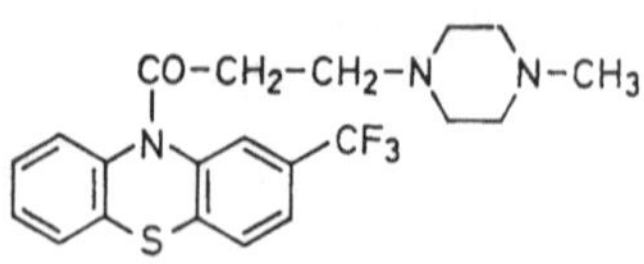

10-[3-(4-Methyl-1-piperazinyl)-propionyl]-2-trifluormethylphenothiazin = 10-[3-(4-Methyl-1-piperazinyl)-1-oxopropyl]-2-(trifluormethyl)-10*H*-phenothiazin (●)

S *Ftormetazin***

V Antidepressivum

*4531* *(3727)* $C_{21}H_{22}N_2OS_2$

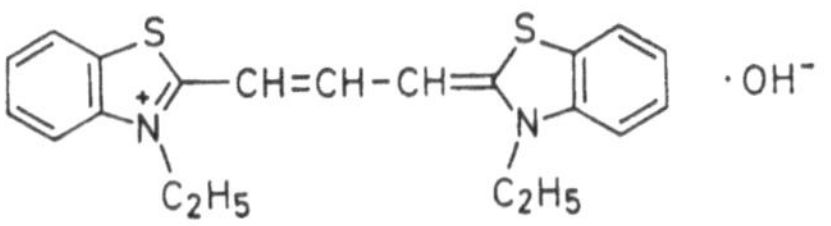

3-Ethyl-2-[3-(3-ethyl-2-benzothiazolinyliden)-propenyl]-benzothiazoliumhydroxid = 3-Ethyl-2-[3-(3-ethyl-2(3*H*)-benzothiazolyliden)-1-propenyl]-benzothiazoliumhydroxid (●)

H 2,4,5-Trichlorphenolat im Gemisch mit 2 Mol. 2,4,5-Trichlorphenol (5779-59-9)

S *Alazanini triclofenas***

V Anthelminthicum

*4532* *(3728)* $C_{21}H_{22}N_2O_2$
57-24-9

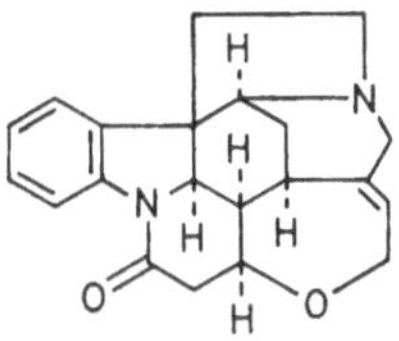

Strychnidin-10-on (●)

S *Estricnina, Estrychnina, Stricnina, Strychnin*

V Reflexkrampfgift (Strychnosalkaloid), Cholinesteraseinhibitor, Tonicum, Stomachicum

*4532-01* *(3728a)* 66-32-0

H Nitrat

S Stchinin, Strychintran, Strychnovet

V Analepticum, Tonicum

*4533* *(3729)* $C_{21}H_{22}N_2O_3$
7248-28-4

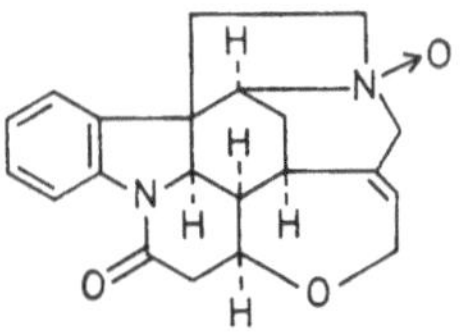

Strychnin-*N*-oxid = Strychnidin-10-on-19-oxid (●)

H auch Hydrochlorid oder Benzoat

S Genostrychnin, Movellan-Tabletten, Stricnogen, Z 203

V Depotstrychninpräparat

*4534* *(3730)* $C_{21}H_{22}N_2O_5S$
147-52-4

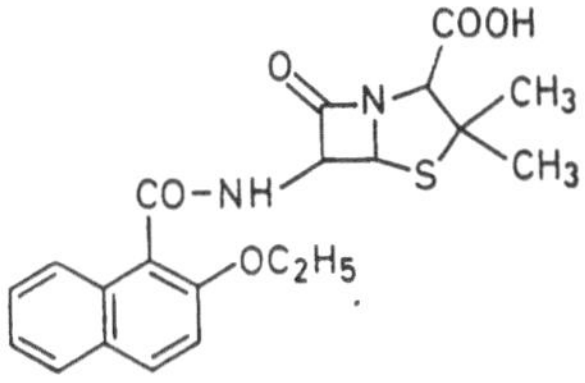

6-(2-Ethoxy-1-naphthamido)-3,3-dimethyl-7-oxo-4-thia-1-azabicyclo-[3.2.0]-heptan-2-carbonsäure = 6-(2-Ethoxy-1-naphthamido)-penicillansäure = 2-Ethoxy-1-naphthylpenicillin = [2*S*-(2α,5α,6β)]-6-[[(2-Ethoxy-1-naphthalenyl)carbonyl]amino]-3,3-dimethyl-7-oxo-4-thia-1-azabicyclo[3.2.0]-heptan-2-carbonsäure (●)

H Natriumsalz (985-16-0) [bzw. Natriumsalzmonohydrat (7177-50-6)]

S Nafcil, *Nafcillin-Natrium***, Naftopen, *Naphcillin sodium*, *Sodium nafcillin***, Unipen „Wyeth", Wy-3277

V penicillinaseresistentes Antibioticum

*4535* *(3731)* $C_{21}H_{22}N_2O_7$
808-26-4

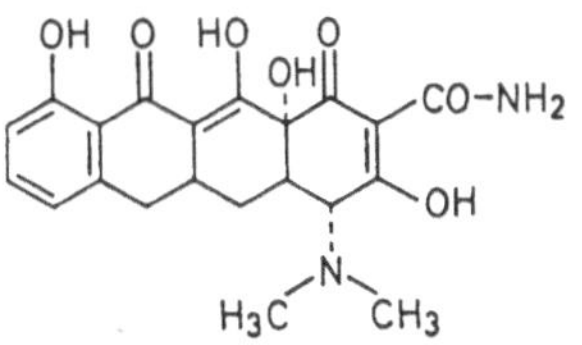

4-Dimethylamino-1,4,4a,5,5a,6,11,12a-oktahydro-3,10,12,12a-tetrahydroxy-1,11-dioxo-2-naphthacencarboxamid = 6-Demethyl-6-deoxytetracyclin = [4*S*-(4α,4aα,5aα,12aα)]-4-(Demethylamino)-1,4,4a,5,5a,6,11,12a-octahydro-3,10,12,12a-tetrahydroxy-1,11-dioxo-2-naphthacencarboxamid (●)

S Bonomycin, GS-2147, *Norcycline*, NSC-51812, *Sancyclin***

V Antibioticum

*4536* *(3732)* $C_{21}H_{22}N_2O_8$
987-02-0

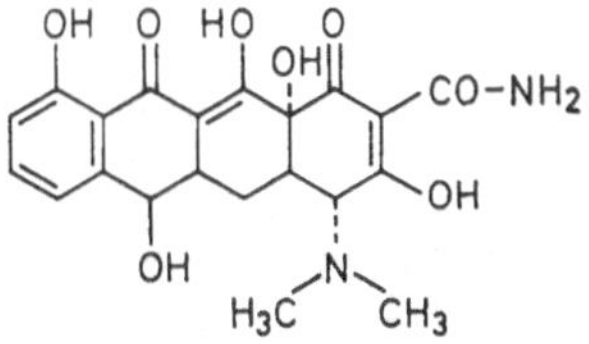

4-Dimethylamino-1,4,4a,5,5a,6,11,12a-oktahydro-3,6,10,12,12a-pentahydroxy-1,11-dioxo-2-naphthacencarboxamid = [4*S*-(4α,4aα,5aα,6β,12aα)]-4-(Dimethylamino)-1,4,4a,5,5a,6,11,12a-octahydro-3,6,10,12,12a-pentahydroxy-1,11-dioxo-2-naphthacencarboxamid (●)

S A IX, CL 22415, *Demecyclin***, *Demethyltetracyclin*, Floricina-Wirkstoff

V Antibioticum

---

*4537* (3733) $C_{21}H_{22}N_4O_3$

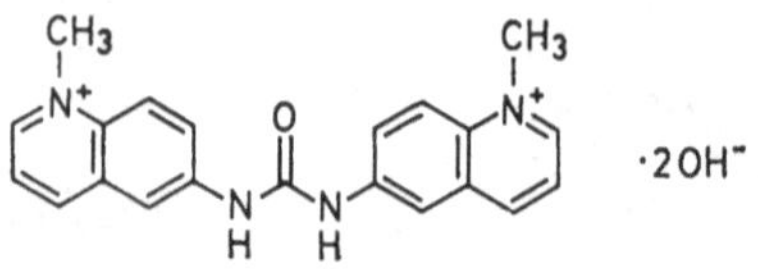

6,6'-Ureylenbis-(1-methylchinoliniumhydroxid) = *N,N'*-Bis-(6-chinolyl)-harnstoff-bis-methylhydroxid = 6,6'-(Carbonyldiimino)bis(1-methylchinoliniumhydroxid) (●)

H Bis-methylsulfat (135-14-8)

S Acaprin, Acapron, Atral, Babesan, Baburan, *Chinuridi methylsulfas*, Diveronal, Kinurid-Avlon, Ludobal, Pirevan, Pirocyl, Pirozoo, Pyroplasmin, *Quinuroniumsulfat*, S.N. 5870, Zothelone

V Chemotherapeuticum gegen die Piroplasmose der Haustiere

---

*4538* $C_{21}H_{22}N_6O_4S_3$
40158-24-5

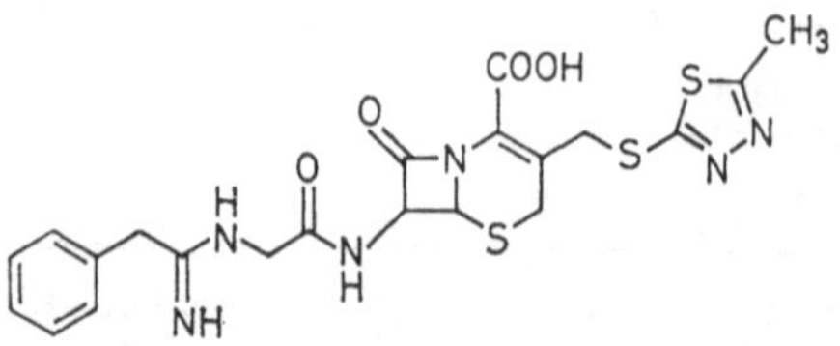

7-[(Phenylacetimidoylamino)-acetamido]-3-(5-methyl-1,3,4-thiadiazol-2-ylthiomethyl)-ceph-3-em-4-carbonsäure = (6*R-trans*)-7-[[[(1-Imino-2-phenylethyl)amino]acetyl]amino]-3-[[(5-methyl-1,3,4-thiadiazol-2-yl)thio]methyl]-8-oxo-5-thia-1-azabicyclo[4.2.0]oct-2-en-2-carbonsäure (●)

S BL-S 339

V Breitspektrumantibioticum

---

*4539* (183 N) $C_{21}H_{22}N_6O_5$
18921-70-5

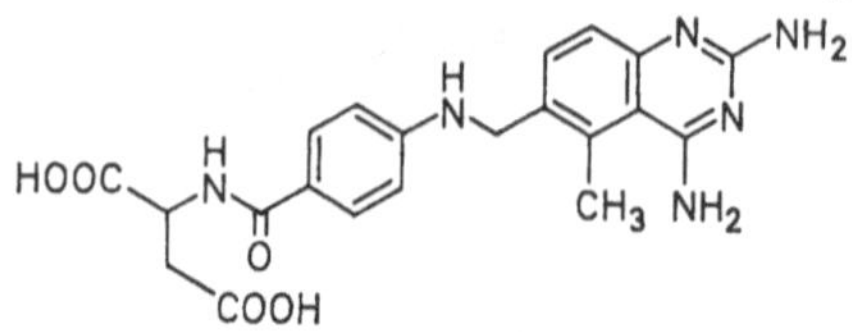

*N*-[4-[[(2,4-Diamino-5-methyl-6-chinazolinyl)methyl]amino]benzoyl]-L-asparaginsäure (●)

H auch Dinatriumsalz (18921-69-2)

S *Methasquin*, NSC-122870

V Antineoplasticum

---

*4540* $C_{21}H_{22}O_4$
52995-37-6

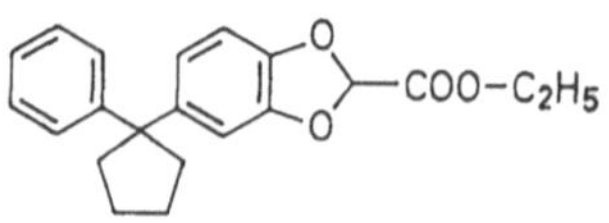

5-(1-Phenylcyclopentyl)-1,3-benzodioxol-2-carbonsäureethylester (●)

S RMI 14654

V Hypolipämicum

---

*4541* (3734) $C_{21}H_{22}O_8$

S Antimycin-forte

V fungicides Antibioticum aus Penicillium-Arten

---

*4542* $C_{21}H_{22}O_9$
1415-73-2

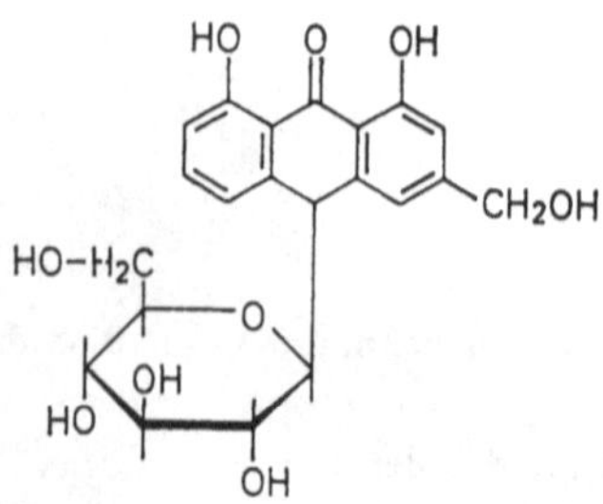

1,8-Dihydroxy-3-hydroxymethyl-9-anthron-10-*C*-glucosid = 10-(1,5-Anhydroglucosyl)-aloeemodin-

9-anthron = 10-Glucopyranosyl-1,8-dihydroxy-3-(hydroxymethyl)-9(10*H*)-anthracenon (●)

S *Aloin, Barbaloin*

V Laxans (Anthronglucosid aus Aloearten)

---

*4543* $C_{21}H_{23}BrFNO_2$

10457-90-6

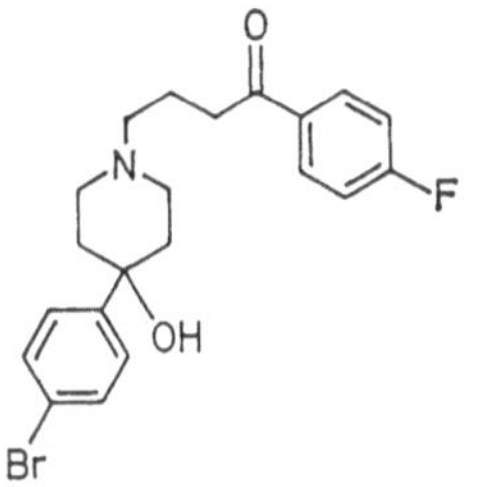

4-[4-(*p*-Bromphenyl)-4-hydroxypiperidino]-4′-fluorbutyrophenon = 4-(*p*-Bromphenyl)-1-[3-(*p*-fluorbenzoyl)-propyl]-piperidin-4-ol = 4-[4-(4-Bromphenyl)-4-hydroxy-1-piperidinyl]-1-(4-fluorphenyl)-1-butanon (●)

S *Bromoperidol, Bromperidol***, R 11333

V Neurolepticum

---

*4544* *(3735)* $C_{21}H_{23}ClFNO_2$

52-86-8

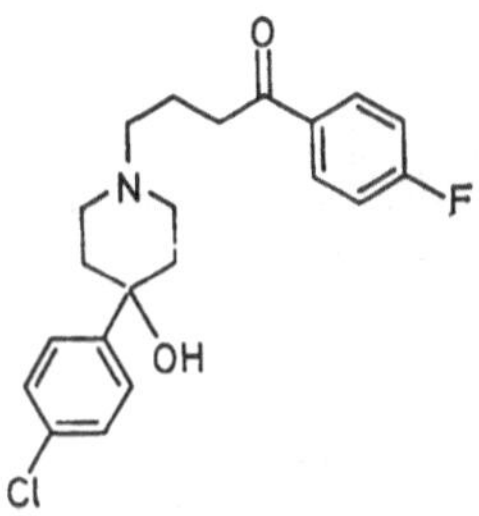

γ-[4-(*p*-Chlorphenyl)-4-hydroxypiperidino]-*p*-fluorbutyrophenon = 4-(*p*-Chlorphenyl)-1-[3-(*p*-fluorbenzoyl)-propyl]-piperidin-4-ol = 4-[4-(4-Chlorphenyl)-4-hydroxy-1-piperidinyl]-1-(4-fluorphenyl)-1-butanon (●)

S Aloperidin, Brotopon, Haldol, Halidol, *Haloperidol***, Haloperin, Halophen, Halopidol, Keselan, McN-JR 1625, R 1625, Serenace, Serenase, Serenelfi

V Neurolepticum

---

*4545* *(3736)* $C_{21}H_{23}ClFN_3O$

17617-23-1

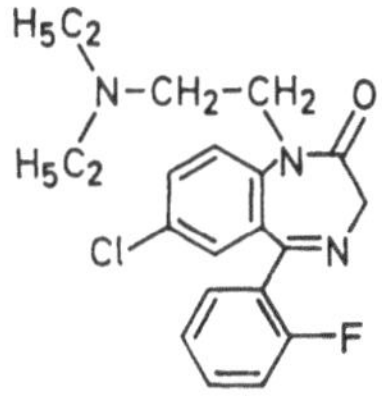

7-Chlor-1-[2-(diethylamino)ethyl]-5-(2-fluorphenyl)-1,3-dihydro-2*H*-1,4-benzodiazepin-2-on (●)

H Dihydrochlorid (1172-18-5)

S Benozil, Dalmador, Dalmadorm, Dalmane, Dalmate, Dormigen „Sanitas", Dormodor, Enoctan, Felison, Flunox, *Flurazepamdihydrochlorid***, ID-480, Insonium, Lunipax, Morfex, Natam, Noctosom, Noctyn-N.F., Remdue, Ro 5-6901, Somlan, Valdorm

V Hypnoticum, Psychotropicum

---

*4546* *(3737)* $C_{21}H_{23}ClN_4O_2$

4052-13-5

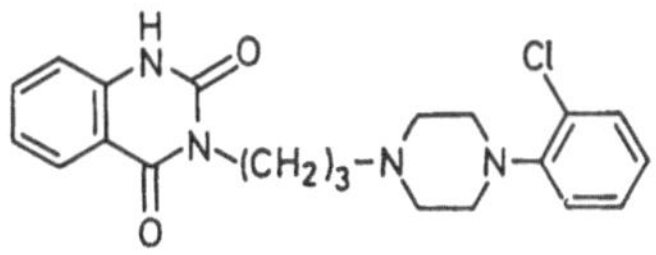

3-[3-[4-(2-Chlorphenyl)-1-piperazinyl]propyl]-2,4(1*H*,3*H*)-chinazolinon (●)

H Hydrochlorid (525-26-8)

S *Cloperidonhydrochlorid***, MA 1337

V Sedativum, Tranquillizer

---

*4547* $C_{21}H_{23}Cl_2N_3O$

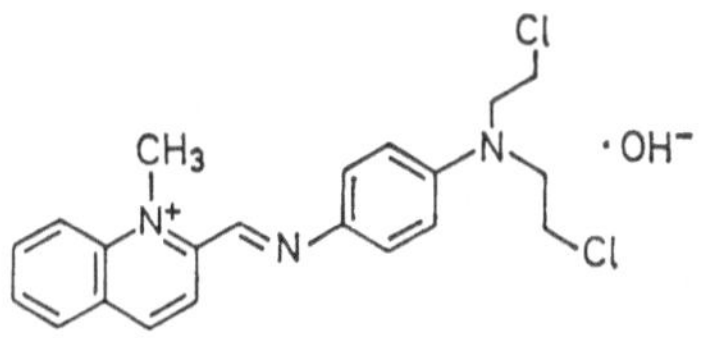

1-Methyl-2-{*p*-[bis-(2-chlorethyl)-amino]-phenyliminomethyl}-chinoliniumhydroxid = 2-[[[4-[Bis(2-chlorethyl)amino]phenyl]imino]methyl]-1-methylchinoliniumhydroxid (●)

H Chlorid (25843-64-5)

S IMET 3106

V Cytostaticum

*4548* $C_{21}H_{23}N$
34061-33-1

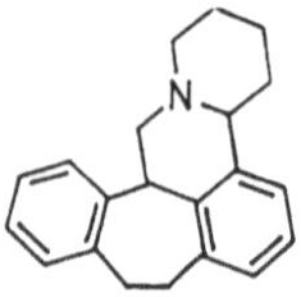

2,3,4,4a,8,9,13b,14-Octahydro-1*H*-benzo[6,7]cyclohepta[1,2,3-*de*]pyrido[2,1-*a*]isochinolin (●)

H Hydrochlorid (34061-34-2)

S AY-22214, *Taclaminhydrochlorid***

V Tranquillizer

---

*4549* *(3738)* $C_{21}H_{23}NO$
972-04-3

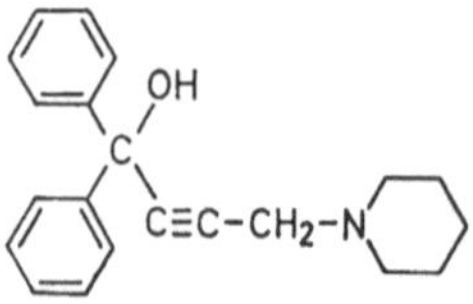

1,1-Diphenyl-4-piperidino-2-butin-1-ol = α-Phenyl-α-[3-(1-piperidinyl)-1-propinyl]benzenmethanol (●)

S Diferidin, Dipheridin

V Cholinolyticum, Antihypertonicum

---

*4550* *(3739)* $C_{21}H_{23}NO$

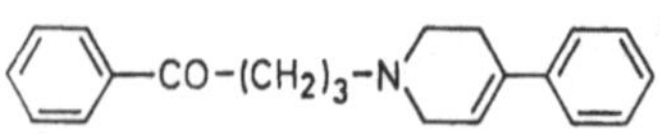

4-(4-Phenyl-1,2,3,6-tetrahydro-1-pyridyl)-butyrophenon = 1-Phenyl-4-(1,2,3,6-tetrahydro-4-phenyl-1-pyridinyl)-1-butanon (●)

H auch Hydrochlorid (14777-22-1)

S *Phenoperidone*, R 1516, Trabuton

V Neurolepticum

*4551* *(3740)* $C_{21}H_{23}NO_2$
15686-60-9

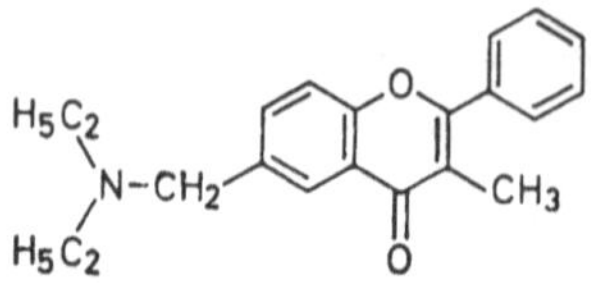

6-Diethylaminomethyl-3-methylflavon = 6-Diethylaminomethyl-3-methyl-2-phenyl-4*H*-chromen-4-on = 6-[(Diethylamino)methyl]-3-methyl-2-phenyl-4*H*-1-benzopyran-4-on (●)

H Hydrochlorid (16146-79-5)

S *Flavaminhydrochlorid**, Rec 7/0052

V Spasmolyticum

---

*4552* *(3741)* $C_{21}H_{23}NO_3$
13479-13-5

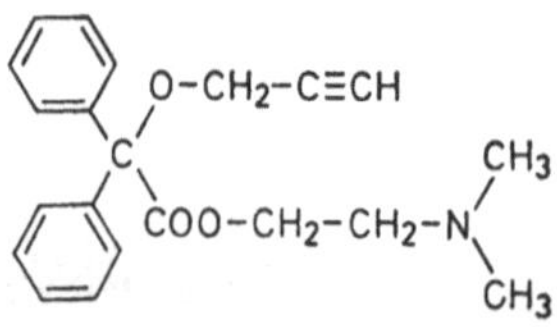

2-Dimethylaminoethyl-*O*-(2-propinyl)-benzilat = α,α-Diphenyl-α-propargyloxyessigsäure-β-dimethylaminoethylester = α-Phenyl-α-(2-propinyloxy)benzenessigsäure-2-(dimethylamino)ethylester (●)

H Hydrochlorid (2765-97-1)

S BE 50, Bipasmin, Doledon, Elidol-A, Gastrinerval, *Pargeverinhydrochlorid**, *Propinoxhydrochlorid*, R 164, Sertal, Terisal, Vagopax „Jaba“

V Spasmo-Analgeticum

*4552-01* *(3741a)*

H Hydrochlorid in Kombination mit Aluminiumglycinat (Nr. 49-02)

S Ipecsal, Ulcadol, Ventrinerval

V Magentherapeuticum

*4553* $C_{21}H_{23}NO_3$
33743-96-3

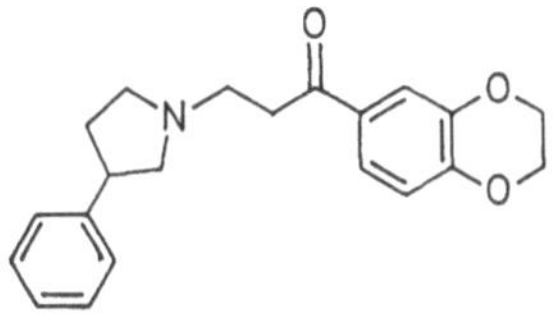

6-[3-(3-Phenyl-1-pyrrolidinyl)-propionyl]-benzodioxan = 1-(2,3-Dihydro-1,4-benzodioxin-6-yl)-3-(3-phenyl-1-pyrrolidinyl)-1-propanon (●)

H Hydrochlorid (33025-33-1)

S AY-24269, Piroxan, Pirroksan, Pyrroxane

V Antihypertonicum (α-Rezeptorenblocker)

---

*4554* $C_{21}H_{23}NO_5$
131-04-4

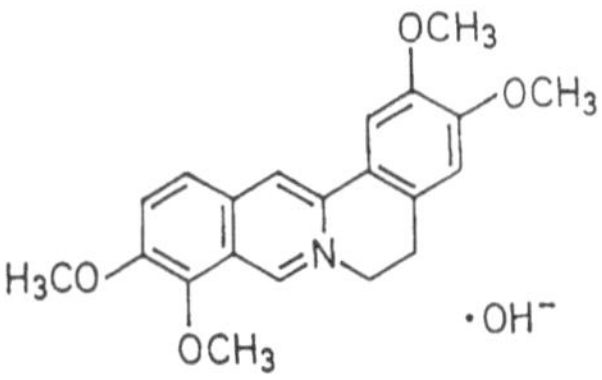

5,6-Dihydro-2,3,9,10-tetramethoxydibenzo[*a,g*]-chinoliziniumhydroxid (●)

H meist Jodid (4880-79-9)

S *Calystigin, Palmatin*

V Bakterizid (Menispermaceen-Alkaloid)

---

*4555* *(3742)* $C_{21}H_{23}NO_5$
561-27-3

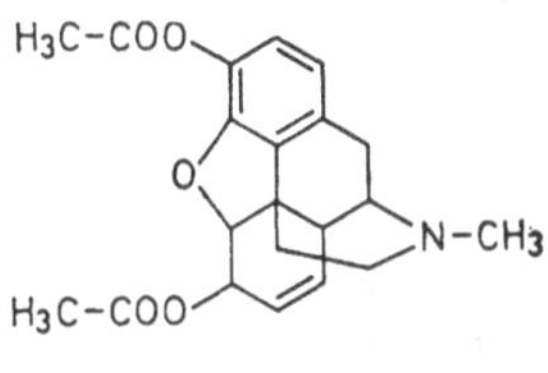

4,5-Epoxy-17-methylmorphin-7-en-3,6-diyldiacetat = 3,6-Diacetoxy-*N*-methyl-4,5-epoxymorphinen-(7) = Diacetylmorphin = (5α,6α)-7,8-Didehydro-4,5-epoxy-17-methylmorphinan-3,6-diol-diacetat(ester) (●)

H auch Hydrochlorid (1502-95-0)

S Acetomorfin, Acetomorphin, Aspron, Diacephin, *Diacetylmorphin*, *Diamorphin(e)*, Diaphorm, Eclorion, Eroin, Heroin, Herolan, Ieroin, Iroini, Morphacetin, *Morphindiacetat*, Preza

V Narkoticum, Analgeticum

---

*4556* *(3743)* $C_{21}H_{23}NO_5$
485-91-6

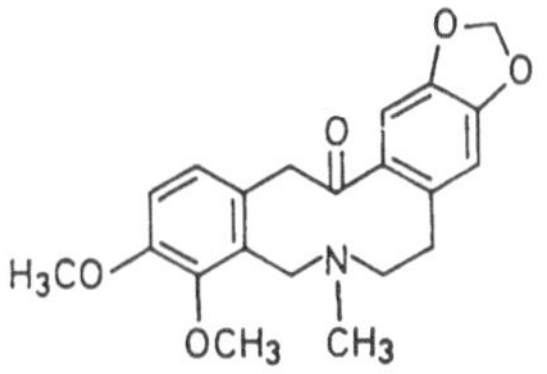

5,7,8,15-Tetrahydro-3,4-dimethoxy-6-methylbenzo[*e*][1,3]dioxolo[4,5-*k*][3]benzazecin-14(6*H*)-on (●)

S *α-Allocryptopin*, *α-Fagarin*

V Antiarrhythmicum (Alkaloid aus Fagara coco und verschiedenen Papaveraceen)

---

*4557* $C_{21}H_{23}N_3$
42011-54-1

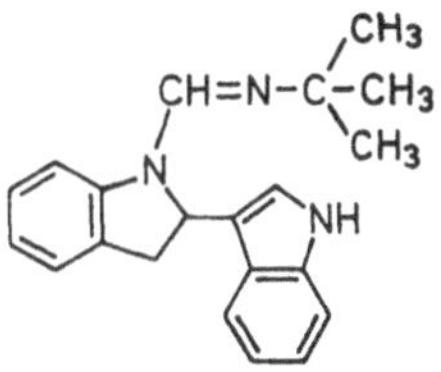

1-(*tert.*-Butyliminomethyl)-2-(3-indolyl)-indolin = *N*-[[2,3-Dihydro-2-(1*H*-indol-3-yl)-1*H*-indol-1-yl]-methylen]-2-methyl-2-propanamin (●)

H Hydrochlorid (36815-43-7)

S MJ 8592-1

V Diureticum

*4558* *(3744)* $C_{21}H_{23}N_3OS$

2622-26-6

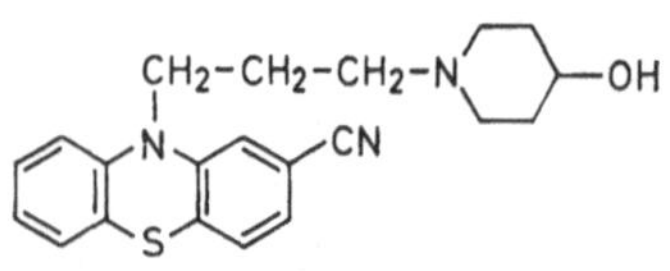

10-[3-(4-Hydroxypiperidino)-propyl]-phenothiazin-2-carbonitril = 2-Cyan-10-[3-(4-hydroxypiperidino)-propyl]-phenothiazin = 10-[3-(4-Hydroxy-1-piperidinyl)propyl]-10*H*-phenothiazin-2-carbonitril (●)

S Aolept, Apamin, Bayer 1409, Nemactil, Neulactil, Neuleptil, *Periciazin**, *Pericyazine*, *Propériciazine*, 8909 R.P., SKF 20716

V Neurolepticum

---

*4559* $C_{21}H_{23}N_3O_3$

19395-74-5

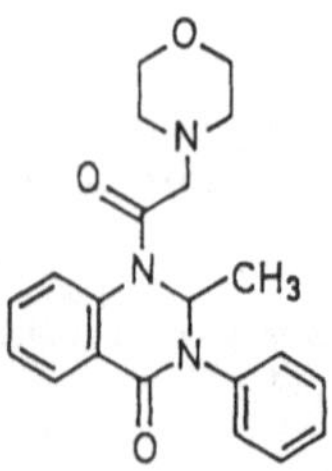

2,3-Dihydro-2-methyl-1-(4-morpholinylacetyl)-3-phenyl-4(1*H*)-chinazolinon (●) = 1-Morpholinoacetyl-2-methyl-3-phenyl-4-oxo-1,2,3,4-tetrahydrochinazolin

H Hydrochlorid (20866-13-1)

S HQ-275

V Choleretieum

---

*4560* *(3745)* $C_{21}H_{23}N_3O_7$

5874-95-3

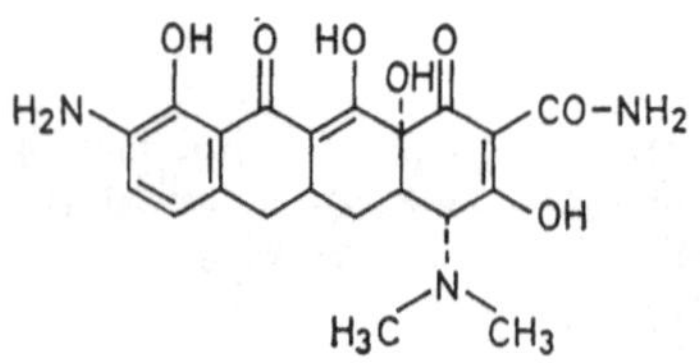

9-Amino-4-dimethylamino-1,4,4a,5,5a,6,11,12a-oktahydro-3,10,12,12a-tetrahydroxy-1,11-dioxo-2-naphthacencarboxamid = [4*S*-(4α,4aα,5aα,12aα)]-9-Amino-4-(dimethylamino)-1,4,4a,5,5a,6,11,12a-octahydro-3,10,12,12a-tetrahydroxy-1,11-dioxo-2-naphthacencarboxamid (●)

S *Amicyclin***

V Antibioticum

---

*4561* $C_{21}H_{23}N_5O_2$

39632-88-7

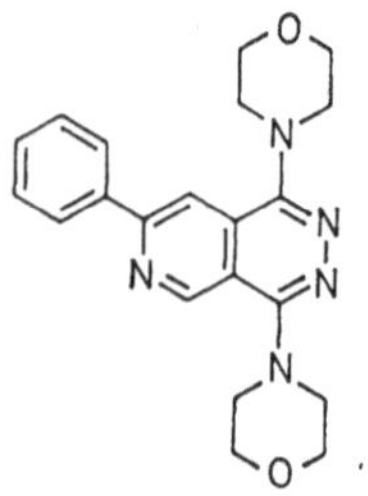

1,4-Dimorpholino-7-phenylpyrido[3,4-*d*]pyridazin = 1,4-Bis(4-morpholinyl)-7-phenylpyrido[3,4-*d*]-pyridazin (●)

S DS-511

V Diureticum

---

*4562* *(3746)* $C_{21}H_{23}N_7O_6$

655-06-1

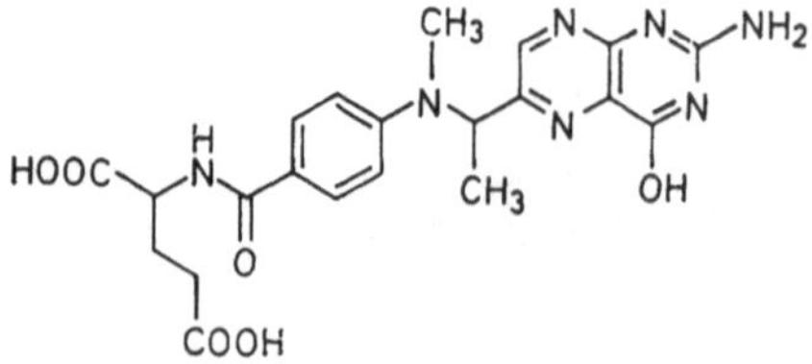

*N*-{*p*-[1-(2-Amino-4-hydroxy-6-pteridinyl)-ethyl-methylamino]-benzoyl}-glutaminsäure = 9,$N^{10}$-Dimethylfolsäure = *N*-[4-[[1-(2-Amino-1,4-dihydro-4-oxo-6-pteridinyl)ethyl]methylamino]benzoyl]-L-glutaminsäure (●)

S *Denopterin*, Dimetfol

V gegen Leukämie wirksames Cytostaticum

*4563* *(3747)* $C_{21}H_{24}ClNO$
5627-46-3

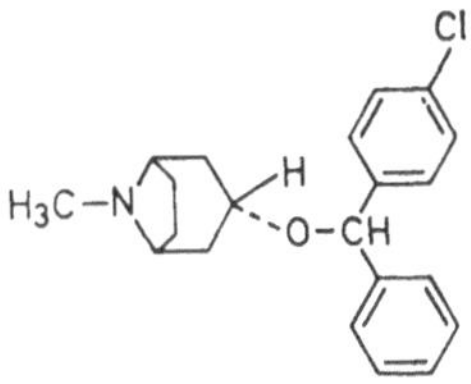

3-(*p*-Chlordiphenylmethoxy)-tropan = Tropin-4-chlorbenzhydryläther = *endo*-3-[(4-Chlorphenyl)-phenylmethoxy]-8-methyl-8-azabicyclo[3.2.1]-octan (●)

H Hydrochlorid (14008-79-8)

S *Chlorobenztropinhydrochlorid, Clobenztropinhydrochlorid***, FC 1, SL 6057, Teprin

V Antihistaminicum

*4564* *(3748)* $C_{21}H_{24}ClNO_2$
15301-89-0

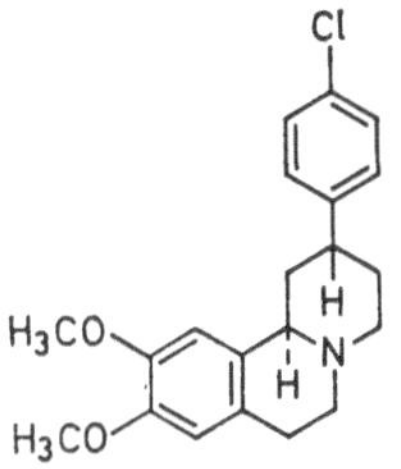

*trans*-2-(*p*-Chlorphenyl)-1,3,4,6,7,11b-hexahydro-9,10-dimethoxy-2*H*-benzo[*a*]chinolizin = 2-(4-Chlorphenyl)-1,3,4,6,7,11b-hexahydro-9,10-dimethoxy-2*H*-benzo[*a*]chinolizin (●)

H auch Hydrochlorid

S B.S. 7284, *Chillifolinum, Quillifolin***

V Analgeticum

*4565* $C_{21}H_{24}ClNO_5$
31848-01-8

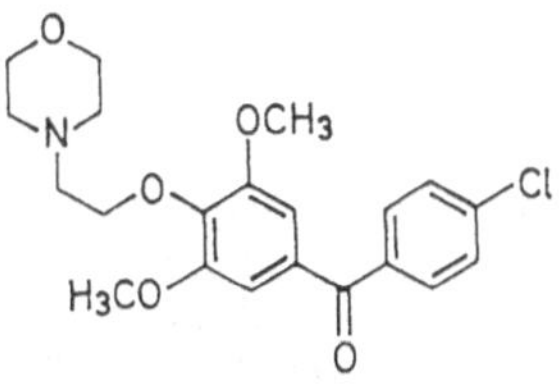

4'-Chlor-3,5-dimethoxy-4-(2-morpholinoethoxy)-benzophenon = (4-Chlorphenyl)[3,5-dimethoxy-4-[2-(4-morpholinyl)ethoxy]phenyl]methanon (●)

H Hydrochlorid (31848-02-9)

S K 3712, *Morclofonhydrochlorid***, Plausitan

V Antitussivum

*4566* *(3749)* $C_{21}H_{24}ClN_3OS$
84-04-8

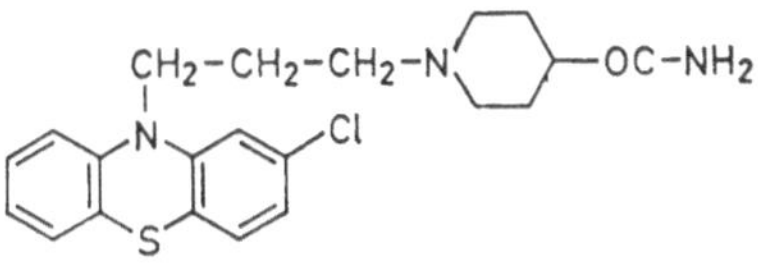

1-[3-(2-Chlor-10-phenothiazinyl)-propyl]-piperidin-4-carboxamid = 10-[3-(4-Carbamoylpiperidino)-propyl]-2-chlorphenothiazin = 1-[3-(2-Chlor-10*H*-phenothiazin-10-yl)propyl]-4-piperidincarboxamid (●)

S Mornidine, Nausidol, Nometine, *Pipamazin***, 9153 R.P., SC-9387

V Antiemeticum

*4567* $C_{21}H_{24}ClN_3O_3$
18053-31-1

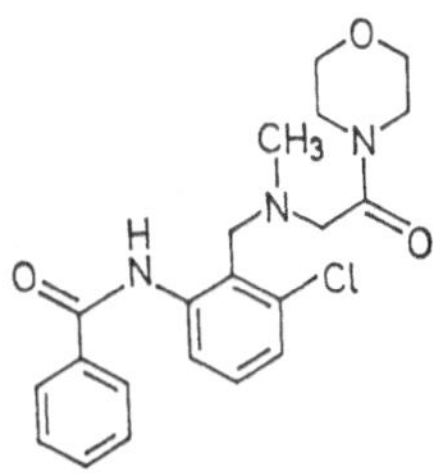

3'-Chlor-2'-[*N*-methyl-*N*-(morpholinocarbonylmethyl)-aminomethyl]-benzanilid = 3'-Chlor-α-[*N*-methyl-*N*-(morpholinocarbonylmethyl)-amino]-*o*-benzotoluidid = *N*-[3-Chlor-2-[[methyl[2-(4-morpholinyl)-2-oxoethyl]amino]methyl]phenyl]-benzamid (●)

H Hydrochlorid (18053-32-2)

S *Fominobenhydrochlorid***, Noleptan, Oleptan, PB 89

V Respirationsanalepticum, Antitussivum

*4568* (*184 N*) $C_{21}H_{24}Cl_2N_2O_3$
10047-08-2

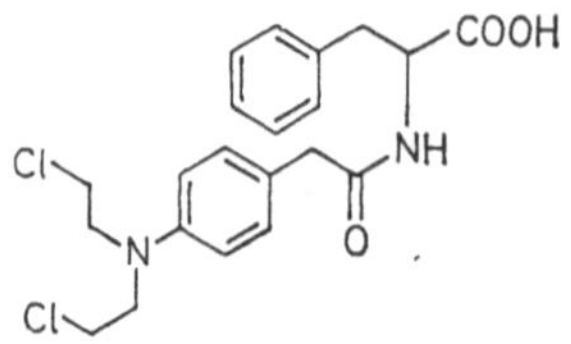


*N*-{*p*-[Bis-(2-chlorethyl)-amino]-phenylacetyl}-DL-phenylalanin = *N*-[[4-[Bis(2-chlorethyl)amino]-phenyl]acetyl]-DL-phenylalanin (●)

S Lofenal

V Cytostaticum

---

*4569* (*3750*) $C_{21}H_{24}Cl_2N_2O_3$
5683-88-5

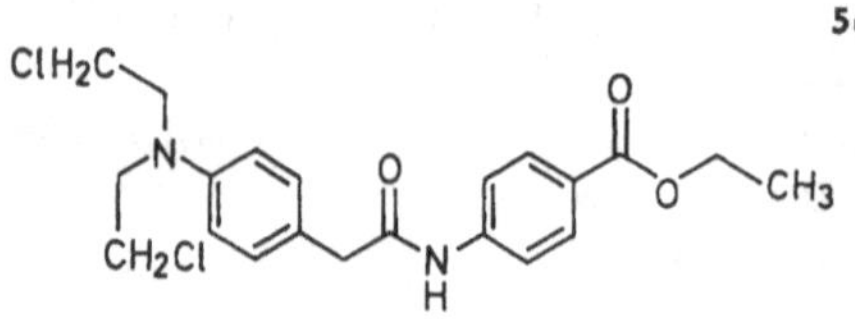


4-[[[4-[Bis(2-chlorethyl)amino]phenyl]acetyl]-amino]benzoesäureethylester (●)

S Fenastezin, Phenastezin

V Cytostaticum

---

*4570* (*3751*) $C_{21}H_{24}FNO_2$
3109-12-4

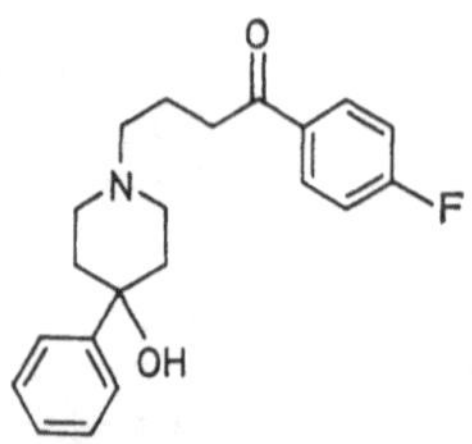


*p*-Fluor-γ-(4-hydroxy-4-phenylpiperidino)-butyrophenon = 1-(4-Fluorphenyl)-4-(4-hydroxy-4-phenyl-1-piperidinyl)-1-butanon (●)

H auch Hydrochlorid (4021-57-2)

S *Peridol*, R 1589

V Neurolepticum

*4571* (*3752*) $C_{21}H_{24}FNO_3$
21492-67-1

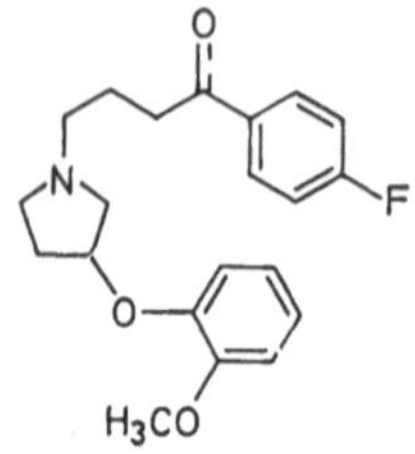


*p*-Fluor-4-[3-(*o*-methoxyphenoxy)-pyrrolidin-1-yl]-butyrophenon = 1-(4-Fluorphenyl)-4-[3-(2-methoxyphenoxy)-1-pyrrolidinyl]-1-butanon (●)

S AHR-1900

V Neurolepticum

---

*4572* (*3753*) $C_{21}H_{24}F_3N_3S$
117-89-5

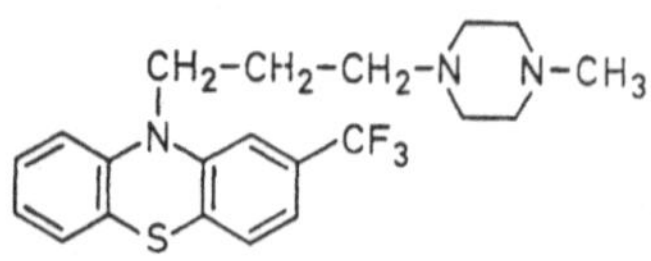


10-[3-(4-Methyl-1-piperazinyl)-propyl]-2-trifluormethylphenothiazin = 10-[3-(4-Methyl-1-piperazinyl)propyl]-2-(trifluormethyl)-10*H*-phenothiazin (●)

H auch Dihydrochlorid (440-17-5)

S Anchostam, Aquil, Athimol, Bitafurazine, Calmazine, Cariogrin-S, Chemflurazine, Clinazine, Diethriton, Diprazine, Dymoperazine, Ecuril, Equazine, Equizine, Escazine, Eskazine, Eskazinyl, Fluazine, Fluoren, Ifizine, Iquil, Jatroneural, Jetirison, Lufacintyl, Modalina, Nerolet, Normaln P, Novoflurazine, Nylipton, Pentazine „Pentagone", Pierol, Promax, Roblesix, Sedofren, Semazine, SKF 5019, Solazine, Sporalon, Stelazine, Stelium, Terfluzine, T.F.P., Thioquil, Trankozine, Tranquis, Triazin, *Trifluoperazin***, Trifluoper-Ez-Ets, *Trifluoroperazine*, *Trifluperazine*, Triflurin, Triftazin, Trinaphazine, Tripazine, Triperazin(e), Triphtazine, *Triphthazinum*, Tryptazin, Vespezine, Yatroneural

V Neurolepticum

*4572-01* 3946-37-0

H Maleat

S Asterfenazina

V Neurolepticum

*4573* *(3754)* $C_{21}H_{24}J_3NO_4$

15 301-96-9

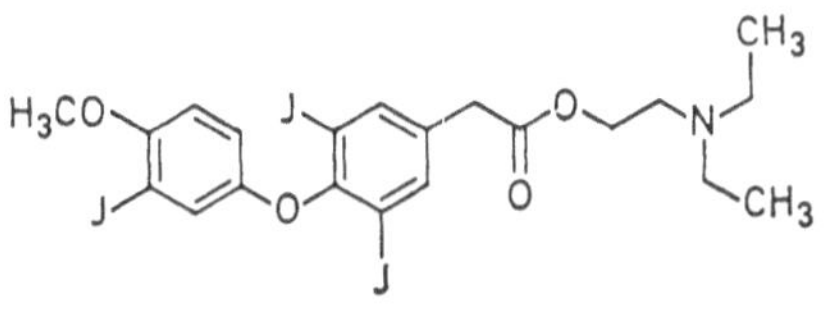

3,5-Dijod-4-(3-jod-4-methoxyphenoxy)-phenyl-essigsäure-2-diethylaminoethylester = 3,5-Dijod-4-(3-jod-4-methoxyphenoxy)benzenessigsäure-2-(diethylamino)ethylester (●)

H Hydrochlorid (57-65-8)

S SKF 13364-A, *Thyromedanhydrochlorid, Tyromedanhydrochlorid***

V Thyromimeticum

*4574* $C_{21}H_{24}N_2$

31 721-17-2

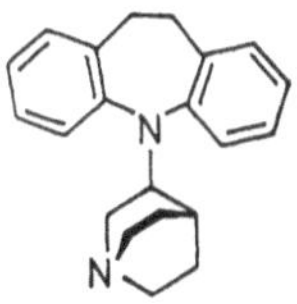

10,11-Dihydro-5-(3-chinuclidinyl)-5*H*-dibenz[*b,f*]-azepin = 5-(1-Azabicyclo[2.2.2]oct-3-yl)-10,11-dihydro-5*H*-dibenz[*b,f*]azepin (●)

S LM 208, *Quinupramin***

V Antidepressivum

*4575* *(185 N)* $C_{21}H_{24}N_2$

26 070-23-5

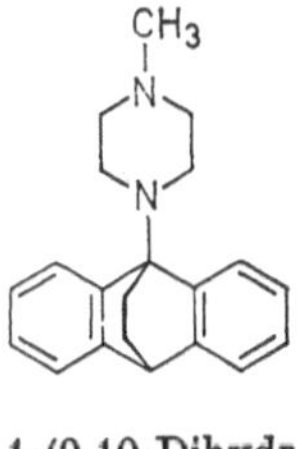

1-(9,10-Dihydro-9,10-ethano-9-anthryl)-4-methyl-piperazin = 1-(Dibenzo[*b,e*]bicyclo[2.2.2]octadien-1-yl)-4-methylpiperazin = 1-(9,10-Ethano-9(10*H*)-anthracenyl)-4-methylpiperazin (●)

S SD 1223-01, *Trazitilin***

V Antihistaminicum

*4576* *(3755)* $C_{21}H_{24}N_2O_3$

7008-14-2

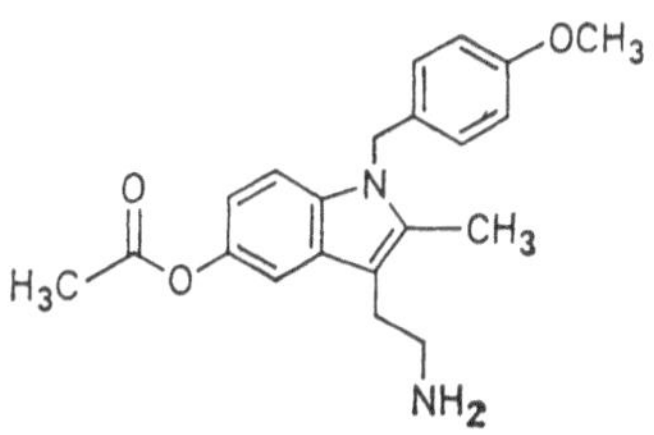

3-(β-Aminoethyl)-1-(*p*-methoxybenzyl)-2-methyl-indol-5-ylacetat = 5-Acetoxy-3-(2-aminoethyl)-1-(*p*-methoxybenzyl)-2-methylindol = 3-(2-Aminoethyl)-1-[(4-methoxyphenyl)methyl)]-2-methyl-1*H*-indol-5-olacetat(ester) (●)

S *Hydroxindasat***, *Oxindasoli acetas*

V Serotoninantagonist, Diureticum

*4577* *(3756)* $C_{21}H_{24}N_2O_3$

483-04-5

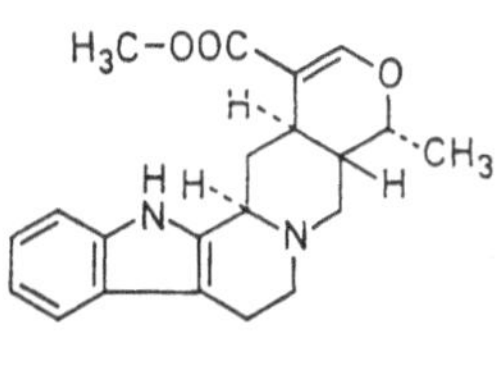

Tetrahydroserpentin = (19α)-16,17-Didehydro-19-methyloxayohimban-16-carbonsäuremethyl-ester (●)

S *Ajmalicin, Alkaloid F,* Circolene, Hydrosarpan, Isoar, Isoarteril, Lamuran, Loparol, Melanex „Boehringer-Mannheim“, Ranitol, Raubaserp, Raubasil, ***Raubasin,*** Raumalina, Rauvasan, Sarpan, Tensyl, δ-*Yohimbin*

V Therapeuticum zur Behandlung von arteriellen Durchblutungsstörungen (Rauwolfiaalkaloid)

*4578* $C_{21}H_{24}N_2O_3$

642-17-1

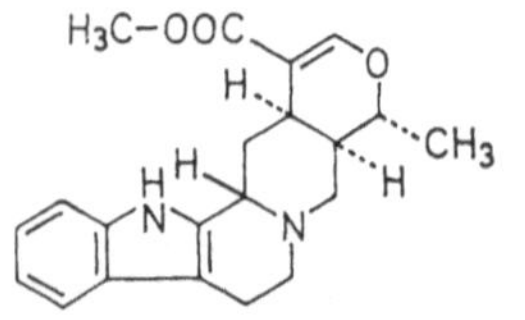

(3β,19α,20α)-16,17-Didehydro-19-methyloxayohimban-16-carbonsäuremethylester (●)

S *Akuammigin*

V Rauwolfiaalkaloid

*4579* (3757) $C_{21}H_{24}N_2O_3$

509-52-4

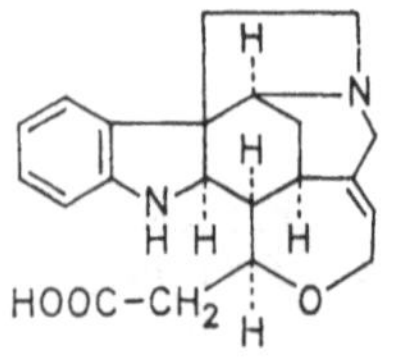

Strychninsäure = 9,10-Secostrychnidin-10-säure (●)

H Natriumsalz (6033-06-3)

S Movellan-Ampullen, *Natrium strychninicum*, Perton

V Depotstrychninpräparat

*4579-01* (3757a)

H Ethylbetainsulfat

S *Betaino-Strychnin*, Strychnal

V Depotstrychninpräparat

*4580* (3758) $C_{21}H_{24}N_2O_4$

5779-54-4

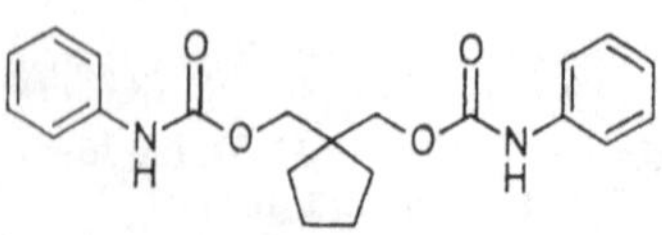

1,1-Cyclopentylidendimethyldicarbanilat = 1,1-Cyclopentylidendimethanoldicarbanilat = 1,1-Cyclopentandimethanolbis(phenylcarbamat) (●)

S B.S.M. 906 M, C 1428, Calmalone, Camalon, Casmalon, *Cyclarbamat***, *Cyclocarbamate*, *Cyclopentaphène*

V Spasmolyticum, Tranquillizer

*4581* (3759) $C_{21}H_{24}N_4O_3S$

26242-33-1

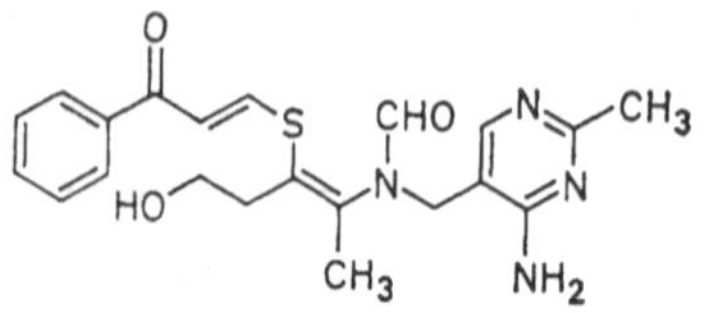

*N*-(4-Amino-2-methyl-5-pyrimidinylmethyl)-*N*-[2-(2-benzoylvinylthio)-4-hydroxy-1-methyl-1-butenyl]-formamid = *S*-Benzoylvinylthiamin = *N*-[(4-Amino-2-methyl-5-pyrimidinyl)methyl]-*N*-[4-hydroxy-1-methyl-2-[(3-oxo-3-phenyl-1-propenyl)-thio]-1-butenyl]formamid (●)

S *Vinthiamol*, *Vintiamol***

V neurotropes Analgeticum

*4582* (3760) $C_{21}H_{24}N_4O_7S$

10072-48-7

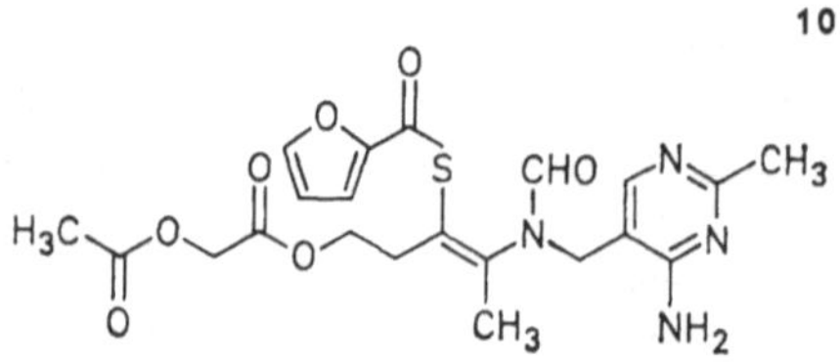

*N*-[4-(2-Acetoxyacetoxy)-2-(2-furoylthio)-1-methyl-1-butenyl]-*N*-(4-amino-2-methyl-4-pyrimidinylmethyl)-formamid = (Acetyloxy)essigsäure-4-[[(4-amino-2-methyl-5-pyrimidinyl)methyl]formylamino]-3-[(2-furanylcarbonyl)thio]-3-pentenylester (●)

S *Acefurtiamin***, AFT, Biotamin S, *Glycofurthiamine*

V neurotropes Analgeticum

*4583* (3761) $C_{21}H_{24}N_4O_8S_3$

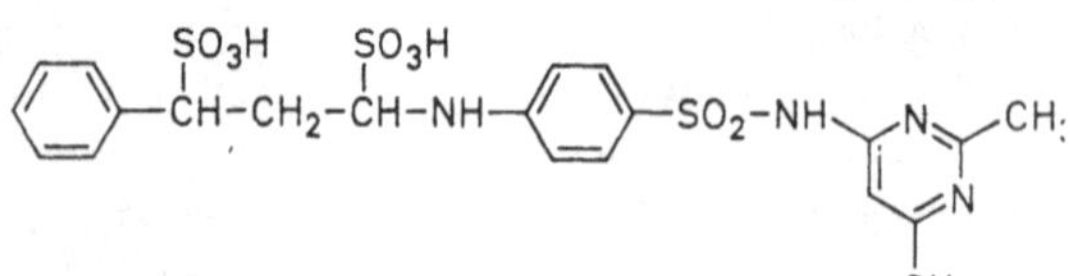

6-[*N*-(γ-Phenylpropyl)-sulfanilamido]-2,4-dimethylpyrimidin-α,γ-disulfonsäure = 1-[4-(2,4-Dimethylpyrimidin-6-ylsulfamoyl)-anilino]-3-phenylpropan-1,3-disulfonsäure = 3-[[4-[[(2,6-Dimethyl-4-pyrimidinyl)amino]sulfonyl]phenyl]amino]-1-phenyl-1,3-propandisulfonsäure (●)

H Dinatriumsalz

S Aristoplomb

V Chemotherapeuticum

4584 (3762) $C_{21}H_{24}N_8O_5$
751-44-0

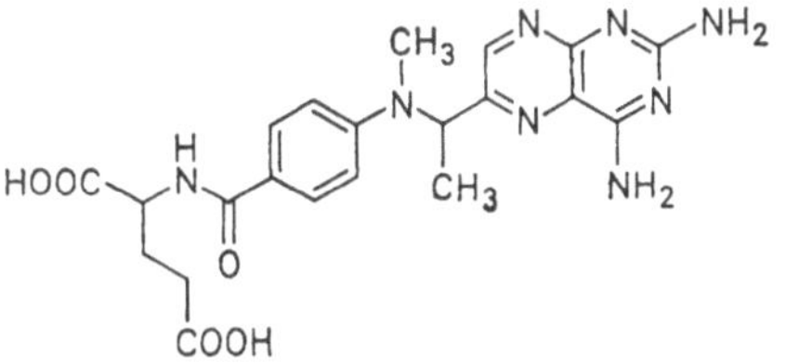

*N*-{*p*-[1-(2,4-Diamino-6-pteridinyl)-ethylmethylamino]-benzoyl}-glutaminsäure = 4-Amino-9,$N^{10}$-dimethylfolsäure = *N*-[4-[[1-(2,4-Diamino-6-pteridinyl)ethyl]methylamino]benzoyl]-L-glutaminsäure (●)

S A-denopterin

V gegen Leukämie wirksames Cytostaticum

---

4585 (3763) $C_{21}H_{24}N_8O_5$

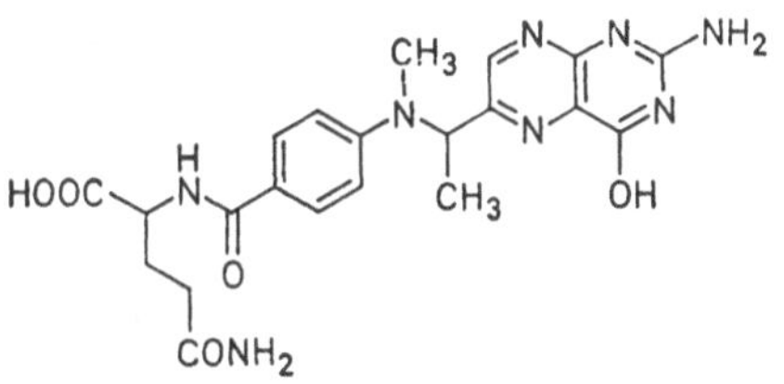

$N^2$-{*p*-[1-(2-Amino-4-hydroxy-6-pteridinyl)-ethylmethylamino]-benzoyl}-glutamin = 9,$N^{10}$-Dimethylfolsäureamid = $N^2$-[4-[[1-(2-Amino-1,4-dihydro-4-oxo-6-pteridinyl)ethyl]methylamino]benzoyl]-L-glutamin (●)

S Dimetfolamid

V gegen Leukämie wirksames Cytostaticum

---

4586 (3764) $C_{21}H_{24}O_7$
477-32-7

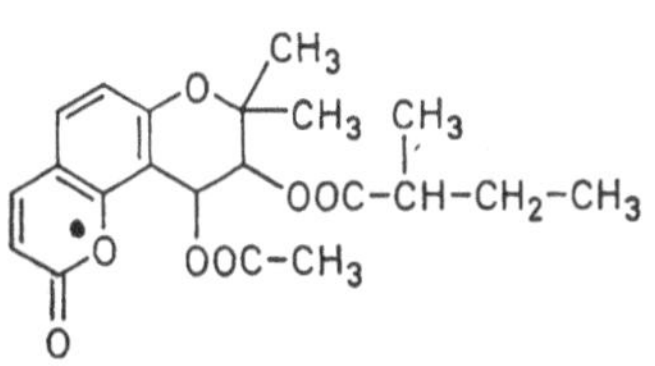

9,10-Dihydro-9,10-dihydroxy-8,8-dimethyl-2*H*,8*H*-benzo-[1,2-*b*:3,4-*b*']-dipyran-2-on-10-acetat-9-(2-methylbutyrat) = 3,4,5-Trihydroxy-2,2-dimethyl-6-chromanacrylsäure-δ-lakton-4-acetat-3-(2-methylbutyrat) = 3'-α-Methylbutyryloxy-4'-acetoxy-3',4-dihydroseselin = 2-Methylbutansäure-10-(acetyloxy)-9,10-dihydro-8,8-dimethyl-2-oxo-2*H*,8*H*-benzo[1,2-*b*:3,4-*b*']dipyran-9-ylester (●)

S Argiodin, Cardine, Carduben, Provismine (A), Selva, Vibeline, Visgan, Visnacorin, *Visnadin***, *Visnagan*, Visnamine

V Coronarvasodilatans (aus Ammi visnaga)

---

4587 (3765) $C_{21}H_{24}O_9$
155-58-8

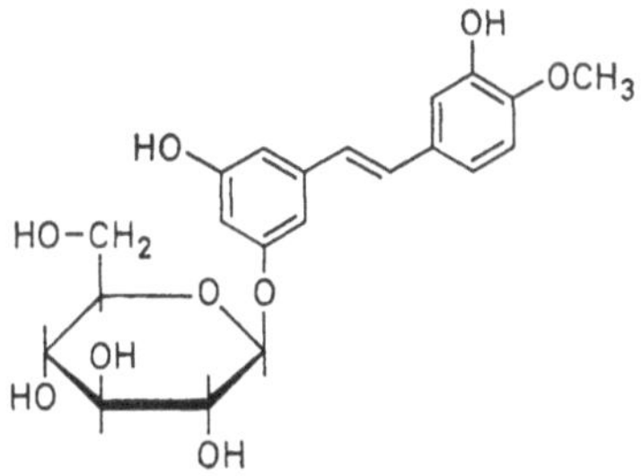

4'-Methoxy-3,3',5-stilbentriol-3-glucosid = 3-Hydroxy-5-[2-(3-hydroxy-4-methoxyphenyl)ethenyl]-phenyl-β-D-glucopyranosid (●)

S *Ponticin, Rhaponticin, Rhapontin*

V Östrogen (Glucosid aus Rheum-Arten)

---

4588 (3766) $C_{21}H_{24}O_{13}$

2,3,3',4,4',5,7-Heptahydroxyflavanglukosid

S Eurhyton

V Vasodilatans, Cardiotonicum

---

4589 $C_{21}H_{25}ClN_2OS$
30297-71-3

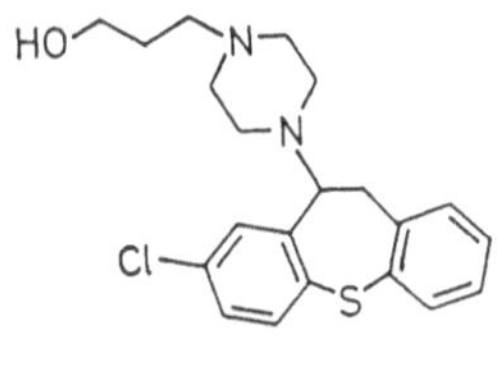

3-[4-(8-Chlor-10,11-dihydrodibenzo[*b,f*]thiepin-10-yl)-1-piperazinyl]-1-propanol = 2-Chlor-11-[4-(3-hydroxypropyl)-1-piperazinyl]-10,11-dihydrodibenzo[*b,f*]thiepin = 4-(8-Chlor-10,11-dihydrodibenzo[*b,f*]thiepin-10-yl)-1-piperazinpropanol (●)

S *Oxyclothepin*

V Neurolepticum

*4590* $C_{21}H_{25}ClN_6O_2$
48 223-06-9

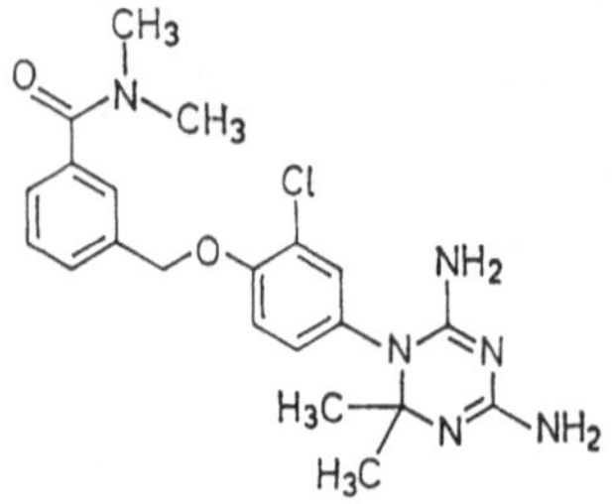

3-[[2-Chlor-4-(4,6-diamino-2,2-dimethyl-1,3,5-triazin-1(2*H*)-yl)phenoxy]methyl]-*N*,*N*-dimethylbenzamid (●)

H Monoethansulfonat (41 191-04-2)

S BAF, Baker's antifol, NSC-139105, Triazinate

V Cytostaticum

*4591* *(3767)* $C_{21}H_{25}ClO_2$
5192-84-7

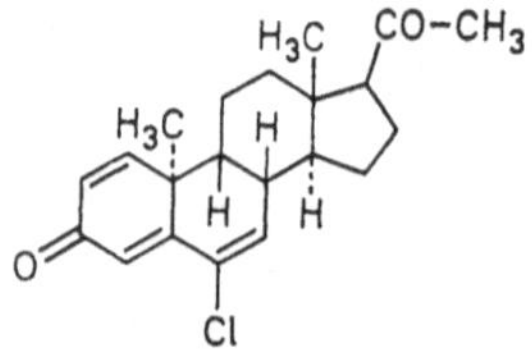

6-Chlor-9β,10α-pregna-1,4,6-trien-3,20-dion = 1,6-Bis-dehydro-6-chlorretroprogesteron = (9β,10α)-6-Chlorpregna-1,4,6-trien-3,20-dion (●)

S Reteroid, Retroid, Retrone, Ro 4-8347, *Trengeston***

V Progestativum

*4592* $C_{21}H_{25}ClO_5$
5251-34-3

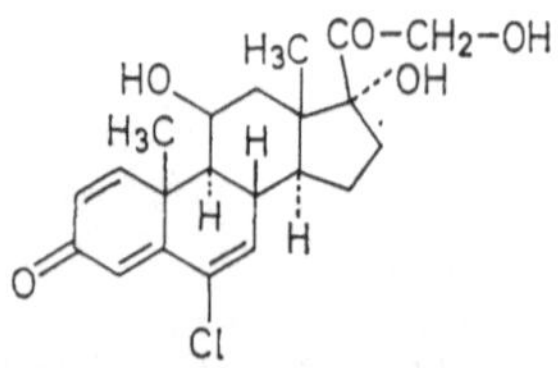

6-Chlor-11β,17α,21-trihydroxy-1,4,6-pregnatrien-3,20-dion = (11β)-6-Chlor-11,17,21-trihydroxy-pregna-1,4,6-trien-3,20-dion

S *Cloprednol***, RS-4691

V antiphlogistisch und antiallergisch wirksames Glucocorticoid

*4593* *(3768)* $C_{21}H_{25}Cl_2N_3O_3$

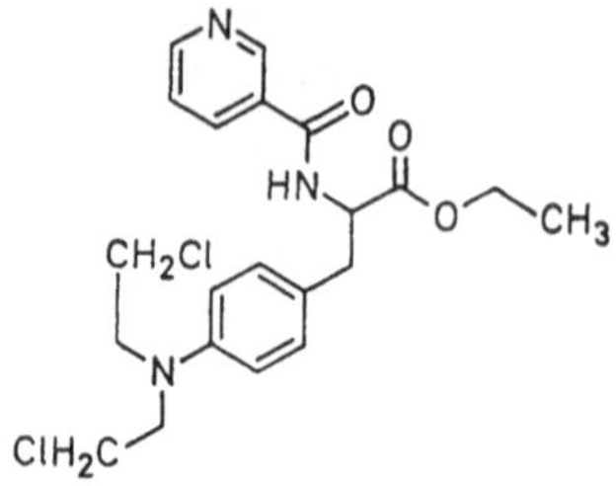

β-[*p*-(Bis-2-chlorethylamino)-phenyl]-α-nicotinoyl-aminopropionsäureethylester = 4-[Bis(2-chlor-ethyl)amino]-*N*-(3-pyridinylcarbonyl)phenylalaninethylester (●)

S Nicosin, Nikozin

V Cytostaticum

*4594* *(3769)* $C_{21}H_{25}FN_2O_2$
1480-19-9

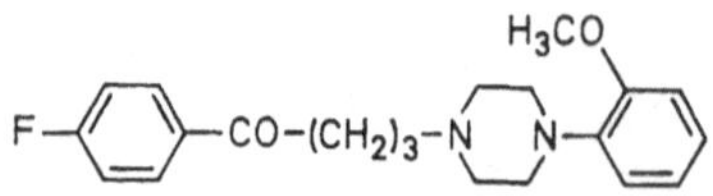

*p*-Fluor-γ-[4-(*o*-methoxyphenyl)-1-piperazinyl]-butyrophenon = 1-[3-(*p*-Fluorbenzoyl)-propyl]-4-(*o*-methoxyphenyl)-piperazin = 1-(4-Fluorphenyl)-4-[4-(2-methoxyphenyl)-1-piperazinyl]-1-butanon (●)

H auch Dihydrochlorid

S Anti-Pica, *Fluanison***, Haloanison, 2028 MD, Methorin, Metoran, R 2028, Sedalande, Solusediv

V Neurolepticum

*4595* $C_{21}H_{25}N$

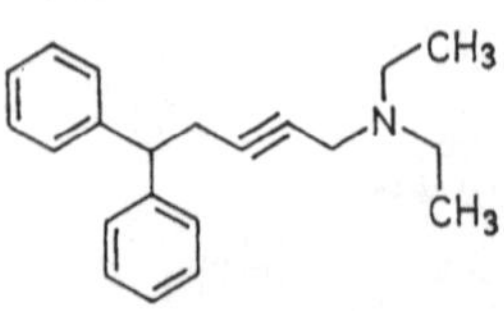

*N*,*N*-Diethyl-5,5-diphenyl-2-pentinylamin = *N*,*N*-Diethyl-5,5-diphenyl-2-pentin-1-amin (●)

H Hydrochlorid (3146-15-4)

S Pediphen

V Spasmolyticum

*4596* *(3770)* $C_{21}H_{25}N$
5118-29-6

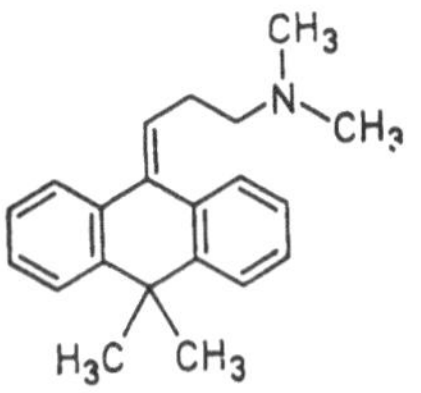

*N,N*-Dimethyl-3-(9,10-dihydro-10,10-dimethyl-anthracen-9-yliden)-propylamin = 9-(3-Dimethyl-aminopropyliden)-10,10-dimethyl-9,10-dihydro-anthracen = 3-(10,10-Dimethyl-9(10*H*)-anthra-cenyliden)-*N,N*-dimethyl-1-propanamin (●)

H auch Hydrochlorid (10563-70-9)

S Adaptol, Adepril, Dixeran, *Melitracen***, Meli-xeran, Metraxil, N 7001, Thymeol, Trausabun, U-24973

V Antidepressivum

*4597* *(3771)* $C_{21}H_{25}N$
7009-69-0

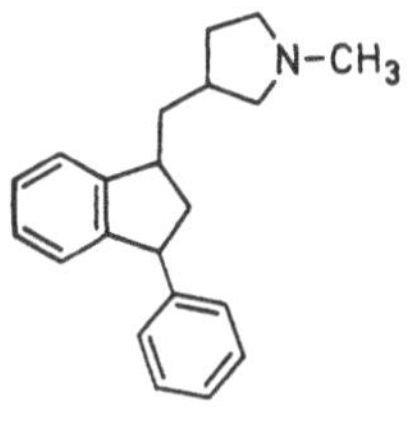

1-Methyl-3-(3-phenyl-1-indanylmethyl)-pyrrolidin = 1-(1-Methyl-3-pyrrolidinylmethyl)-3-phenylin-dan = 1-Methyl-3-[(2,3-dihydro-3-phenyl-1*H*-inden-1-yl)methyl]pyrrolidin (●)

S *Pyrophendan***, *Pyrophenindane*

V Spasmolyticum

*4598* *(3772)* $C_{21}H_{25}NO$
86-13-5

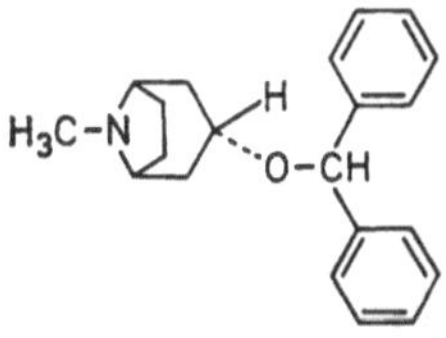

3-(Diphenylmethoxy)-tropan = Tropinbenzhydryl-äther = *endo*-3-(Diphenylmethoxy)-8-methyl-8-azabicyclo[3.2.1]octan (●)

H Methansulfonat (132-17-2)

S Akitan, *Benzatropinmesilat***, *Benzotropin*, *Benztropinmethansulfonat*, Cobrentin, Cogentin, Cogentinol, MK-02

V Parasympathicolyticum, Antiparkinsonmittel

*4599* *(3773)* $C_{21}H_{25}NO$
1096-72-6

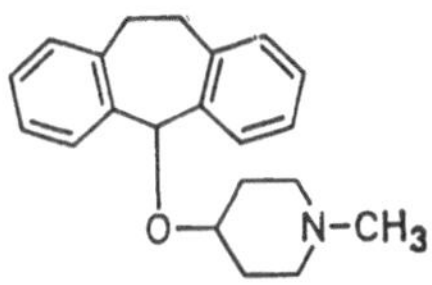

4-[(10,11-Dihydro-5*H*-dibenzo[*a,d*]cyclohepten-5-yl)oxy]-1-methylpiperidin (●)

H Maleat (1057-81-4)

S B.S. 7051, *Hepzidinmaleat***

V Antidepressivum

*4600* *(3774)* $C_{21}H_{25}NO_2$
3626-07-1

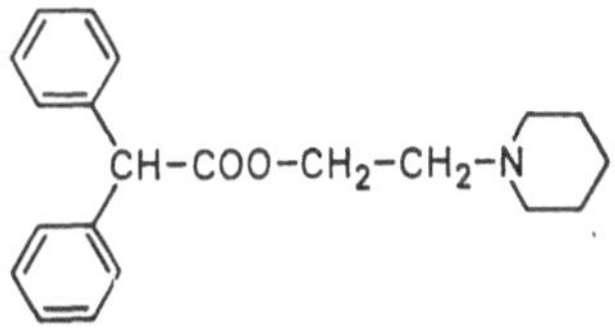

(2-Piperidinoethyl)-diphenylacetat = Diphenyl-essigsäure-β-piperidinoethylester = α-Phenyl-benzenessigsäure-2-(1-piperidinyl)ethylester (●)

S Anicain

V Lokalanästheticum

*4601* *(3775)* $C_{21}H_{25}NO_2$
82-98-4

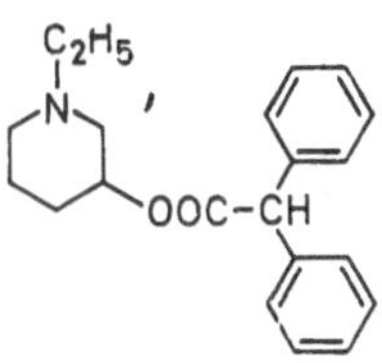

(1-Ethyl-3-piperidyl)-diphenylacetat = Diphenyl-essigsäure-1-ethyl-3-piperidylester = α-Phenyl-benzenessigsäure-1-ethyl-3-piperidinylester (●)

H Hydrochlorid (129-77-1)

S Crapinon, Dactil, Dactilake, Dactiran, Edelel, JB-305, *Piperidolathydrochlorid***

V Anticholinergicum, Spasmolyticum, Analgeticum

*4602* *(3776)* $C_{21}H_{25}NO_2$
1679-75-0

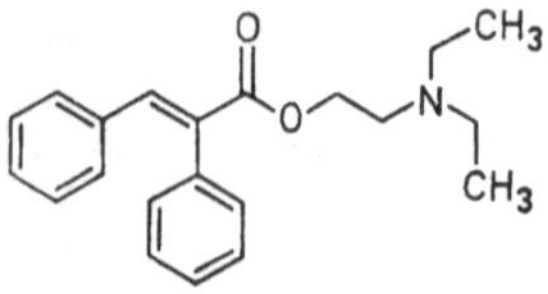

β-Diethylaminoethyl-2-phenylcinnamat = 2-Phenylzimtsäure-β-diethylaminoethylester = α-(Phenylmethylen)benzenessigsäure-2-(diethylamino)-ethylester (●)

S 2136 C.B., *Cinnamaverin***

V Spasmolyticum

---

*4603* *(3777)* $C_{21}H_{25}NO_2$
4575-34-2

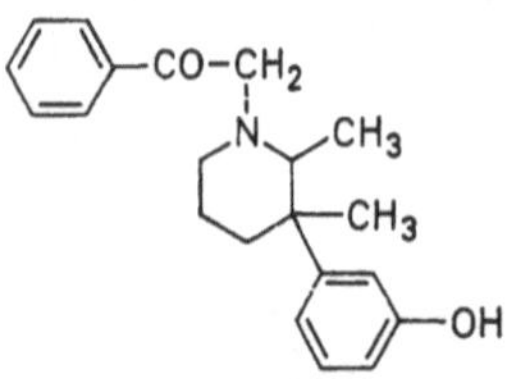

2-[3-(*m*-Hydroxyphenyl)-2,3-dimethylpiperidino]-acetophenon = 2-[3-(3-Hydroxyphenyl)-2,3-dimethyl-1-piperidinyl]-1-phenylethanon (●)

S *Myfadol***, TA 306

V Analgeticum, Antitussivum

---

*4604* *(3778)* $C_{21}H_{25}NO_3$

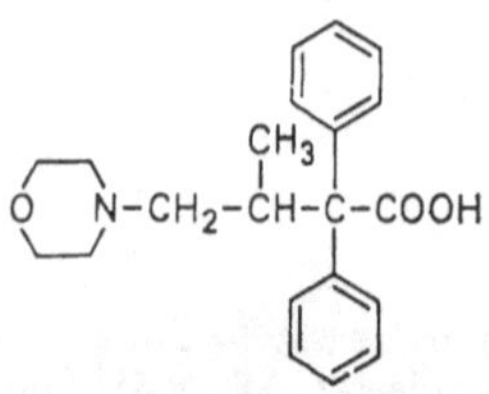

3-Methyl-4-morpholino-2,2-diphenylbuttersäure = β-Methyl-α,α-diphenyl-4-morpholinbutansäure (●)

S *Moramide intermediate, Moramid-Zwischenprodukt, Pre-Moramide*

V Analgeticum

---

*4605* *(3779)* $C_{21}H_{25}NO_3$
4546-39-8

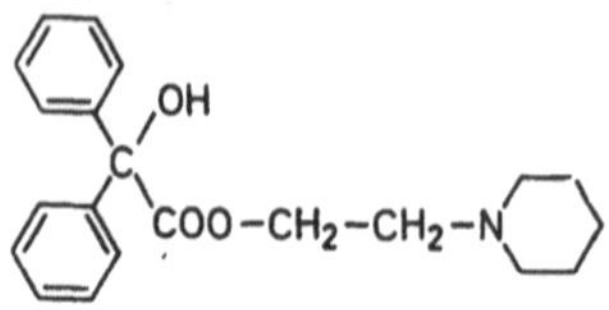

2-Piperidinoethylbenzilat = Benzilsäure-β-piperidinoethylester = α-Hydroxy-α-phenylbenzenessigsäure-2-(1-piperidinyl)ethylester (●)

H Hydrochlorid (4544-15-4)

S Epithanate, Horipinen, Iminon, Inomaru, Offterror, Pensanate, Pethanail, Phorbic, Pinate, Pinnes, Pipenate, *Piperilathydrochlorid*, Pipesan(e), *Pipethanathydrochlorid***, Sycotrol

V Anticholinergicum, Tranquillizer

---

*4606* *(3780)* $C_{21}H_{25}NO_4$

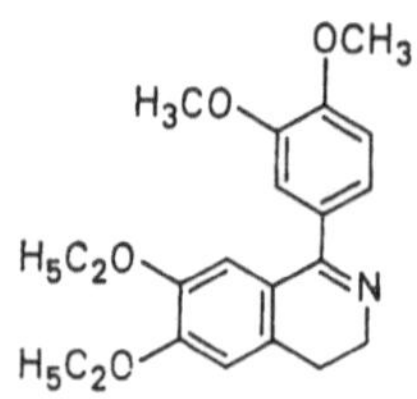

6,7-Diethoxy-1-(3,4-dimethoxyphenyl)-3,4-dihydroisochinolin = 1-(3,4-Dimethoxyphenyl)-6,7-diethoxy-3,4-dihydroisochinolin (●)

H Hydrochlorid

S Tedryl

V Spasmolyticum

---

*4607* *(186 N)* $C_{21}H_{25}NO_4$
483-14-7

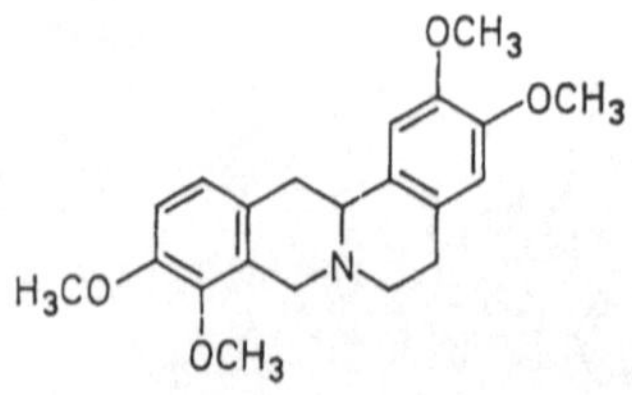

2,3,9,10-Tetramethoxy-13aα-berbin = (*S*)-5,8,13,13a-Tetrahydro-2,3,9,10-tetramethoxy-6*H*-dibenzo[*a*,*g*]chinolizin (●)

S *Gindarin, Gyndarin, Hyndarin, Tetrahydro-palmatin*

V Sedativum, Hypotensivum (Alkaloid aus Stephania glabra)

---

*4608* *(3781)* $C_{21}H_{25}NO_4$

**523-02-4**

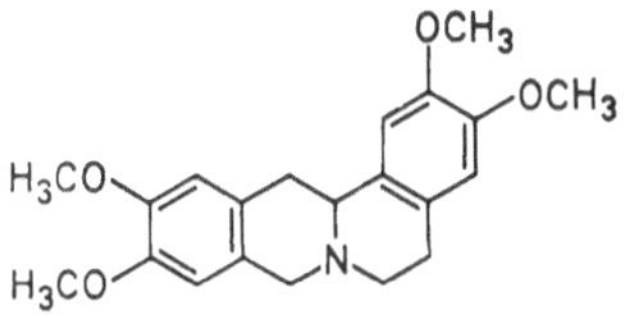


2,3,10,11-Tetramethoxy-5,6,13,13a-tetrahydro-8*H*-dibenzo[*a,g*]chinolizin = (*S*)-5,8,13,13a-Tetrahydro-2,3,10,11-tetramethoxy-6*H*-dibenzo[*a,g*]-chinolizin (●)

S *Norcoralydin, Xylopinine*

V Protoberberin-Alkaloid

---

*4609* *(3782)* $C_{21}H_{25}NO_4$

**475-81-0**

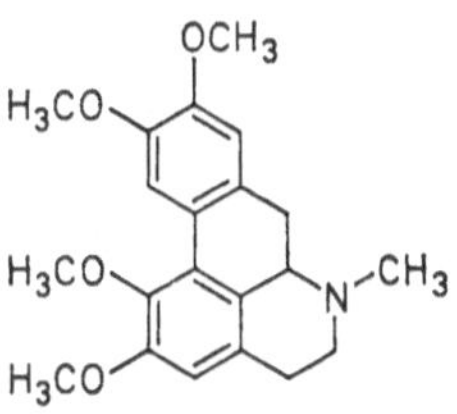


1,2,9,10-Tetramethoxy-6aα-aporphin = 2,3,5,6-Tetramethoxyaporphin = (*S*)-5,6,6a,7-Tetrahydro-1,2,9,10-tetramethoxy-6-methyl-4*H*-dibenzo[*de,g*]chinolin (●)

H Hydrobromid **(5996-06-5)**

S *Glaucinhydrobromid*, Glauvent, Tussiglaucin

V Antitussivum (Papaveraceen- und Fumariaceen-Alkaloid)

---

*4610* *(3783)* $C_{21}H_{25}NO_4$

**16676-26-9**

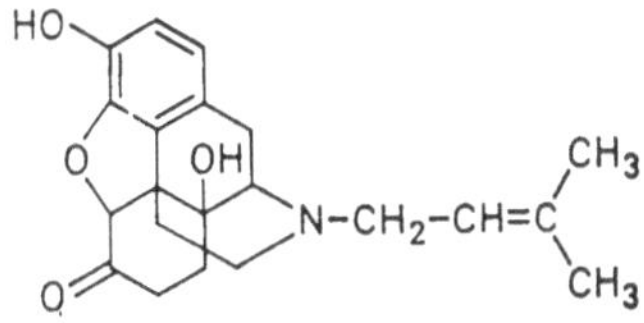


4,5-Epoxy-3,14-dihydroxy-17-(3-methyl-2-butenyl)-morphinan-6-on = 7,8-Dihydro-14-hydroxy-*N*-(3-methyl-2-butenyl)-normorphinon = (5α)-4,5-Epoxy-3,14-dihydroxy-17-(3-methyl-2-butenyl)morphinan-6-on (●)

H Hydrochlorid **(16676-27-0)**

S EN-1620 A, *Nalmexonhydrochlorid***, UM 592

V Analgeticum, Narkoticaantagonist

---

*4611* *(3784)* $C_{21}H_{25}NO_5$

**477-30-5**

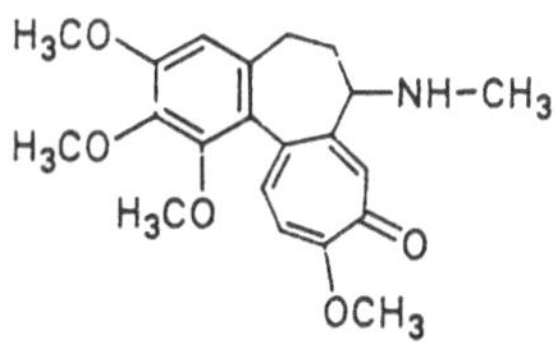


*N*-Desacetyl-*N*-methylcolchicin = (*S*)-6,7-Dihydro-1,2,3,10-tetramethoxy-7-(methylamino)benzo-[*a*]heptalen-9(5*H*)-on (●)

S *Alkaloid F*, Ciba 12669 A, Colcemid, *Colchamin, Demecolcin***, Kolkamin, NSC-3096, Omain, *Santavy's Substanz F, Verbindung F aus Herbstzeitlose*

V Cytostaticum (Colchicumalkaloid)

---

*4612* $C_{21}H_{25}NO_5$

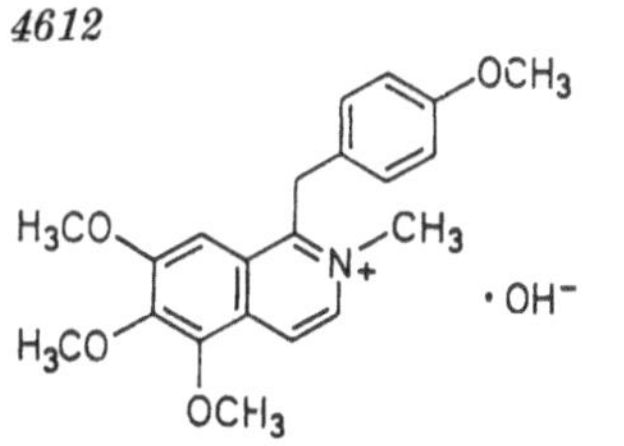


5,6,7-Trimethoxy-1-(*p*-methoxybenzyl)-2-methyl-isochinoliniumhydroxid = 5,6,7-Trimethoxy-1-[(4-methoxyphenyl)methyl]-2-methylisochinoliniumhydroxid (●)

H Jodid **(5083-11-4)**

S *Takatoniumjodid*

V Spasmolyticum

*4613* (*3785*) $C_{21}H_{25}NO_5$

509-71-7

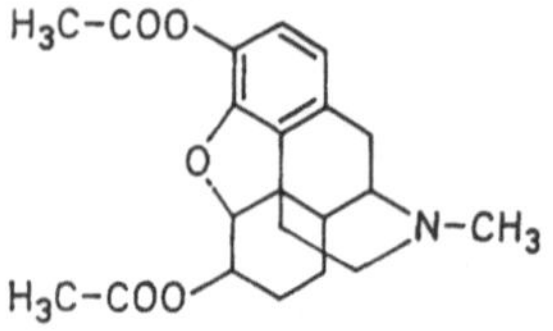


4,5-Epoxy-17-methylmorphinan-3,6-diyldiacetat = 3,6-Diacetoxy-*N*-methyl-4,5-epoxymorphinan = Diacetyldihydromorphin = (5α,6α)-4,5-Epoxy-17-methylmorphinan-3,6-dioldiacetat(ester) (●)

H Hydrochlorid (5893-87-8)

S *Diacetyldihydromorphin*, *Dihydrodiamorphin*, Dihydroheroin, *Dihydromorphindiacetat*, Paralaudin

V Narkoticum

---

*4614* (*3786*) $C_{21}H_{25}N_3$

3613-73-8

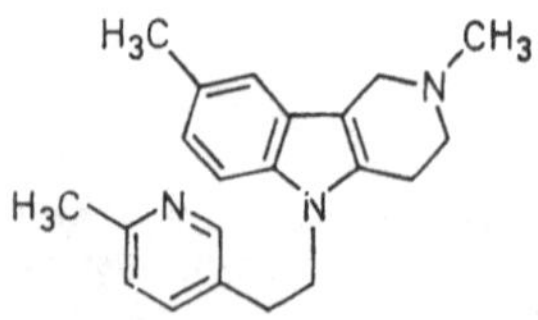


2,3,4,5-Tetrahydro-2,8-dimethyl-5-[2-(6-methyl-3-pyridinyl)ethyl]-1*H*-pyrid[4,3-*b*]indol (●)

S Dimebol, Dimebolin

V Antihistaminicum

---

*4615* (*3787*) $C_{21}H_{25}N_3O$

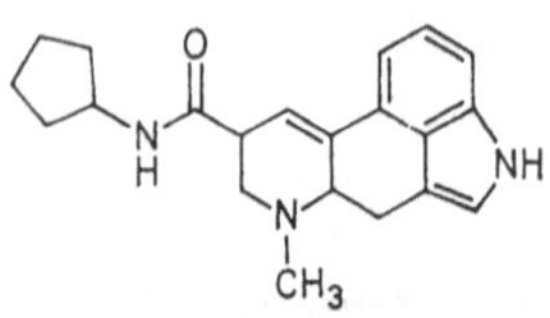


*N*-Cyclopentyllysergamid = Lysergsäurecyclopentylamid = (8β)-*N*-Cyclopentyl-9,10-didehydro-6-methylergolin-8-carboxamid (●)

S $C_5$Al, Cepentil, Cepentyl, Tsepentil

V Uterotonicum

*4616* (*3788*) $C_{21}H_{25}N_3O_3S$

2167-85-3

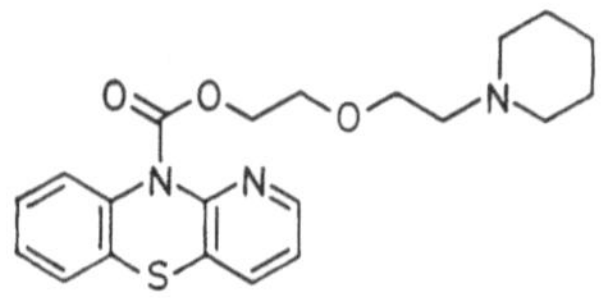


1-Azaphenothiazin-10-carbonsäure-2-(2-piperidinoethoxy)-ethylester = 2-(2-Piperidinoethoxy)-ethyl-10*H*-pyrido[3,2-*b*][1,4]benzothiazin-10-carboxylat = Thiophenylpyridylamin-10-carbonsäurepiperidinoethoxyethylester = 10*H*-Pyrido[3,2-*b*]-[1,4]benzothiazin-10-carbonsäure-2-[2-(1-piperidinyl)ethoxy]ethylester (●)

H Hydrochlorid (6056-11-7)

S D 254, Dipect, Lenopect, *Pipazetathydrochlorid***, *Pipazethathydrochlorid*, Selvignon, Selvigon, SKF 70230-A, SQ 15874, Theratuss

V Antitussivum

---

*4617* $C_{21}H_{25}N_3O_8S_2$

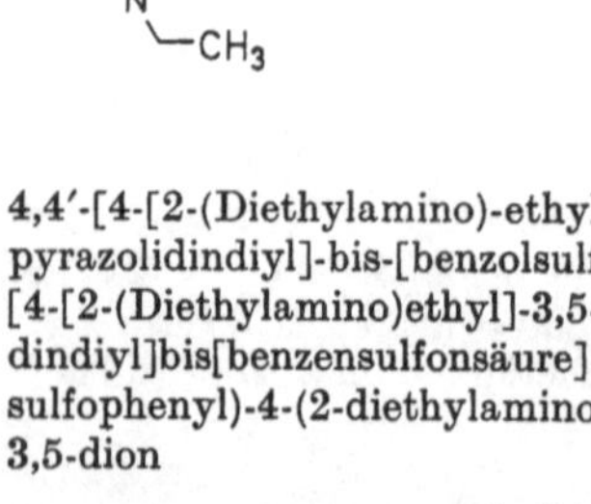


4,4′-[4-[2-(Diethylamino)-ethyl]-3,5-dioxo-1,2-pyrazolidindiyl]-bis-[benzolsulfonsäure] = 4,4′-[4-[2-(Diethylamino)ethyl]-3,5-dioxo-1,2-pyrazolidindiyl]bis[benzensulfonsäure] (●) = 1,2-Di-(*p*-sulfophenyl)-4-(2-diethylaminoethyl)-pyrazolidin-3,5-dion

H Dinatriumsalz (53039-87-5)

S Sulfodethamedion

V Antiphlogisticum

*4618* (*3789*) $C_{21}H_{25}N_5O_2$
15 387-10-7

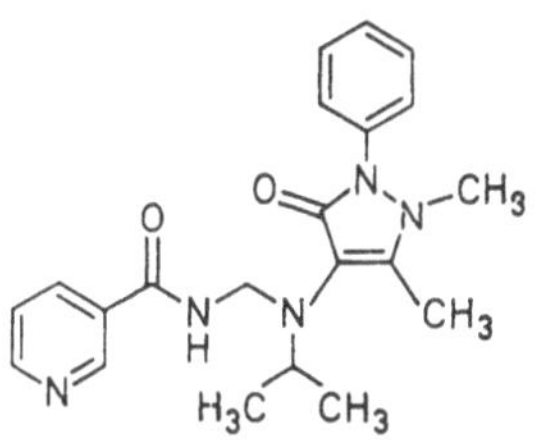

*N*-[*N*-Isopropyl-*N*-(2,3-dimethyl-5-oxo-1-phenyl-3-pyrazolin-4-yl)-aminomethyl]-nicotinamid = 4-[*N*-Isopropyl-*N*-(nicotinamidomethyl)-amino]-2,3-dimethyl-1-phenyl-3-pyrazolin-5-on = *N*-[[(2,3-Dihydro-1,5-dimethyl-3-oxo-2-phenyl-1*H*-pyrazol-4-yl)(1-methylethyl)amino]methyl]-3-pyridincarboxamid (●)

S *Niapirina*, *Niapyrinum*, *Niprofazon***, Ra 101, Ravalgene

V Antiphlogisticum, Antihistaminicum

*4619* $C_{21}H_{25}N_5O_8S_2$
51 481-65-3

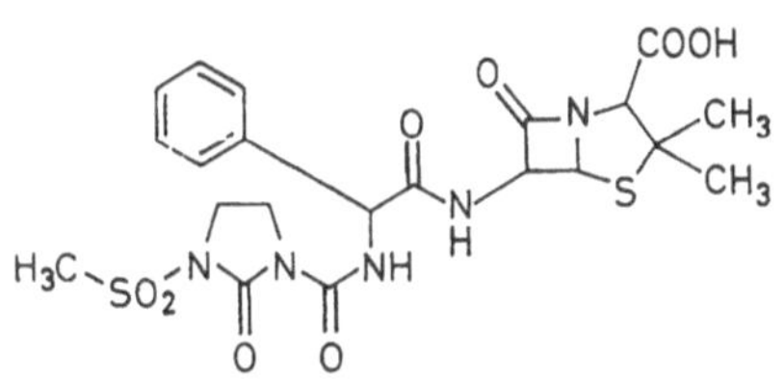

(2*S*,5*R*,6*R*)-3,3-Dimethyl-6-[(*R*)-2-[3-(methylsulfonyl)-2-oxo-1-imidazolidincarboxamido]-2-phenylacetamido]-7-oxo-4-thia-1-azabicyclo[3.2.0]-heptan-2-carbonsäure = 6-[D-2-(3-Methylsulfonyl-2-oxoimidazolidin-1-ylcarboxamido)-2-phenylacetamido]-penicillansäure = D-α-[(2-Oxo-3-mesyl-1-imidazolidinyl)-carbonylamino]-benzylpenicillin = [2*S*-[2α,5α,6β(*S**)]]-3,3-Dimethyl-6-[[[[[3-(Methylsulfonyl)-2-oxo-1-imidazolidinyl]-carbonyl]amino]phenylacetyl]amino]-7-oxo-4-thia-1-azabicyclo[3.2.0]heptan-2-carbonsäure (●)

H Mononatriumsalz (42 057-22-7)

S Bay f 1353, Baypen, *Mezlocillin-Natrium***

V Antibioticum

*4620* (*3790*) $C_{21}H_{26}ClNO$
15 686-51-8

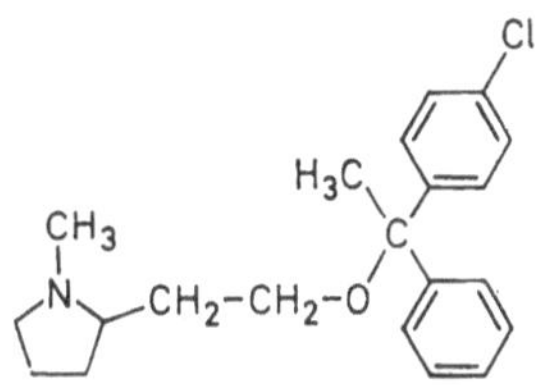

1-Methyl-2-[2-(α-methyl-*p*-chlorbenzhydryloxy)-ethyl]-pyrrolidin = 2-[2-[1-(4-Chlorphenyl)-1-phenylethoxy]ethyl]-1-methylpyrrolidin (●)

H Hydrogenfumarat (14 976-57-9)

S Agasten, *Clemastinfumarat***, HS-592, *Meclastinfumarat*, *Mecloprodinfumarat*, Tavegil, Tavegyl, Tavist

V Antiallergicum, Antihistaminicum

*4621* (*3791*) $C_{21}H_{26}ClN_3OS$
58-39-9

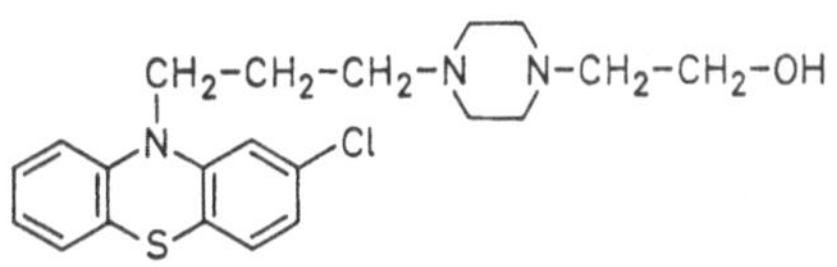

2-{4-[3-(2-Chlor-10-phenothiazinyl)-propyl]-1-piperazinyl}-ethanol = 2-Chlor-10-[3-(4-β-hydroxyethyl-1-piperazinyl)-propyl]-phenothiazin = 4-[3-(2-Chlor-10*H*-phenothiazin-10-yl)propyl]-1-piperazinethanol (●)

H vgl. auch Nrr. 5112, 5423-01, 5848

S Aethaperazinum, Biofenazina, Calmazina, *Chlorpiprazin*, *Chlorpiprozine*, Decentan, Emesinal, Etaperazin, Ethaperazin, Fentazin, Metid, Neuropax, Penazine, Peratsin, *Perfenazin(a)*, Perfenil, Perfesin, Perphenan, *Perphenazin***, Phenazine „ICN", PZC, Scanpazine, Sch 3940, Sedofaro, Sedozina, Thilatazin, Tranquisan „N.D.F.", Trilafan, Trilafon, Trilifan, Trinazin, Triomin, Triphenot

V Neurolepticum, Antiemeticum

*4622* (3792) $C_{21}H_{26}ClN_3O_2$

522-20-3

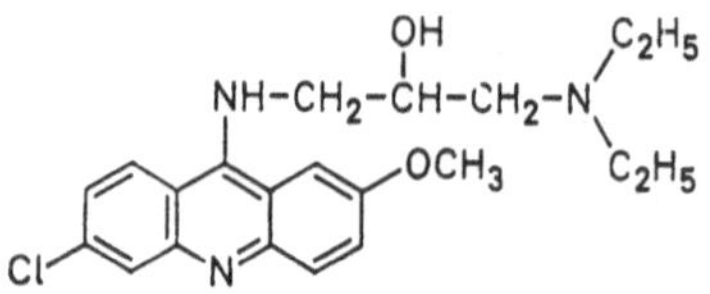

1-[(6-Chlor-2-methoxy-9-acridinyl)amino]-3-(diethylamino)-2-propanol (●) = 6-Chlor-9-(3-diethylamino-2-hydroxypropylamino)-2-methoxyacridin

H Dihydrochlorid (1684-42-0)

S Acranil, SKF 16214-A2, S.N. 186, Sostol

V Chemotherapeuticum gegen Lambliasis und Bandwurminfektionen, Antimutagen (verhindert die Entstehung von streptomycinresistenten Bakterienstämmen)

---

*4623* (3793) $C_{21}H_{26}Cl_2O_2$

15686-33-6

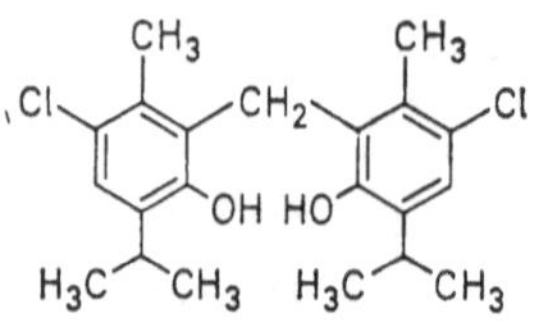

2,2′-Methylenbis-(6-chlorthymol) = 2,2′-Methylenbis[4-chlor-3-methyl-6-(1-methylethyl)phenol] (●)

S *Biclotymol***

V Antisepticum

---

*4624* (3794) $C_{21}H_{26}Cl_2O_4$

7008-26-6

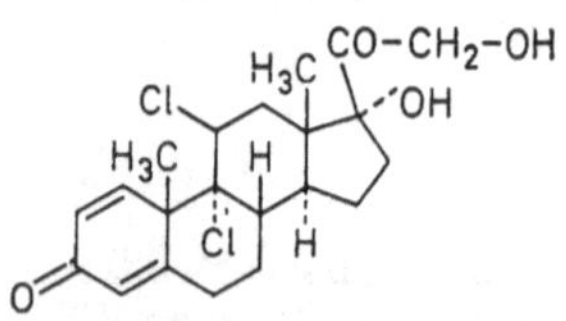

9α,11β-Dichlor-17α,21-dihydroxy-1,4-pregnadien-3,20-dion = (11β)-9,11-Dichlor-17,21-dihydroxy-pregna-1,4-dien-3,20-dion (●)

H vgl. auch Nr. 5115

S *Dichlorison***

V antiphlogistisch und antiallergisch wirksames Glucocorticoid

---

*4625* (3795) $C_{21}H_{26}N_2O$

77-01-0

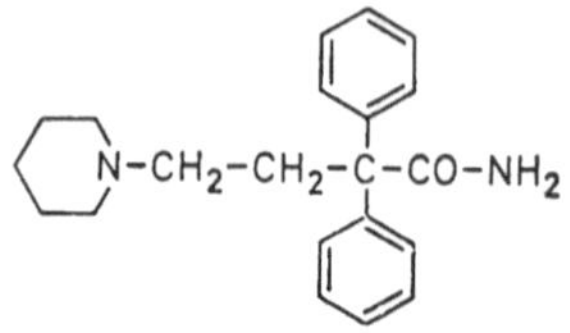

2,2-Diphenyl-4-piperidinobutyramid = α,α-Diphenyl-1-piperidinbutanamid (●)

H Hydrochlorid (14007-53-5)

S *Fenpipramidhydrochlorid***, Hoechst 9980

V Spasmolyticum

---

*4626* (3796) $C_{21}H_{26}N_2O$

20537-22-8

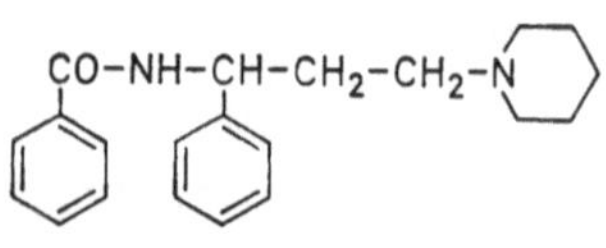

*N*-(1-Phenyl-3-piperidinopropyl)-benzamid = 1-Benzamido-1-phenyl-3-piperidinopropan = *N*-[1-Phenyl-3-(1-piperidinyl)propyl]benzamid (●)

S Digammacain

V Lokalanästheticum

---

*4627* $C_{21}H_{26}N_2OS$

20769-36-2

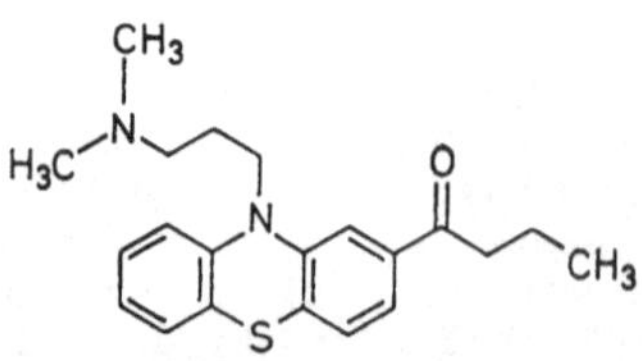

2-Butyryl-10-(3-dimethylaminopropyl)-phenothiazin = 1-[10-[3-(Dimethylamino)propyl]-10*H*-phenothiazin-2-yl]-1-butanon

S *Butyrylpromazin*, 1613 C.B.

V Neurolepticum

*4628* (3797) $C_{21}H_{26}N_2OS$
14759-04-7

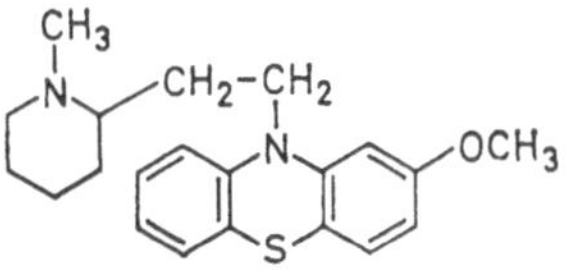

2-Methoxy-10-[2-(1-methyl-2-piperidyl)-ethyl]-phenothiazin = 2-Methoxy-10-[2-(1-methyl-2-piperidinyl)ethyl]-10*H*-phenothiazin (●)

S KS 33, *Oxiridazinum, Oxyridazin***

V Psychosedativum

---

*4629* (3798) $C_{21}H_{26}N_2OS_2$
5588-33-0

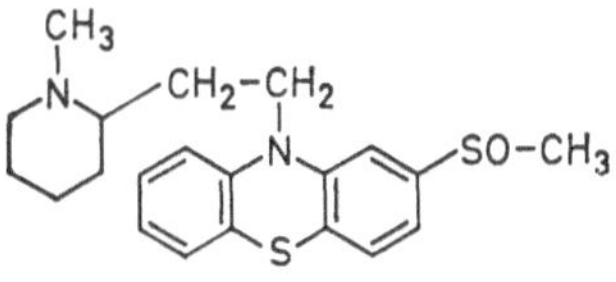

10-[2-(1-Methyl-2-piperidyl)-ethyl]-2-(methylsulfinyl)-phenothiazin = 10-[2-(1-Methyl-2-piperidinyl)ethyl]-2-(methylsulfinyl)-10*H*-phenothiazin (●)

H Benzolsulfonat (1:1) **(32672-69-8)**

S Lidanar, Lidanil, Lidanor, *Mesoridazinbesilat***, NC 123, Serentil, TPS-23

V Psychosedativum

---

*4630* (3799) $C_{21}H_{26}N_2O_2S_2$
14759-06-9

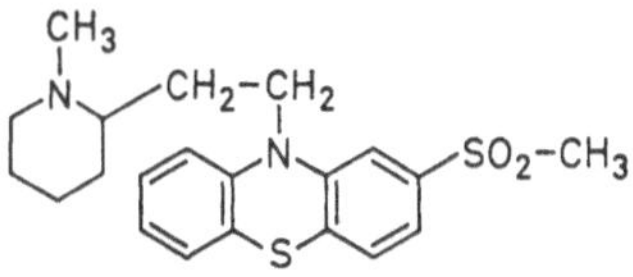

2-Mesyl-10-[2-(1-methyl-2-piperidyl)-ethyl]-phenothiazin = 10-[2-(1-Methyl-2-piperidyl)-ethyl]-2-methylsulfonylphenothiazin = 10-[2-(1-Methyl-2-piperidinyl)ethyl]-2-(methylsulfonyl)-10*H*-phenothiazin (●)

S Imagotan, Inofal, Psychoson, *Sulforidazin***, TPN 12

V Neurolepticum

*4631* (3800) $C_{21}H_{26}N_2O_3$
146-48-5

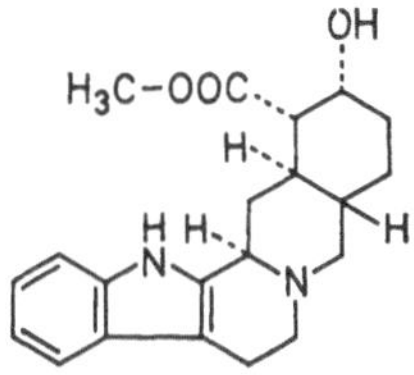

Yohimboasäuremethylester = (+)-2α-Hydroxy-yohimban-1α-carbonsäuremethylester = (16α,17α)-17-Hydroxyyohimban-16-carbonsäuremethylester (●)

S Corymbin, Corynine, *Iohimbina, Johimbin, Quebrachin, Yohimbin,* Yohimvetol

V Sympathicolyticum, Aphrodisiacum (Yohimbe-Alkaloid)

*4631-01* (3800a) 65-19-0

H Hydrochlorid

S Aphrodine, Gynimbine, Menolysin, Parkimbine, Tosanpin, Yobinol, Yohydrol

V Sympathicolyticum, Aphrodisiacum

*4631-02* (3800b)

H Valerat

S Valymbin

V Sedativum, Analgeticum

---

*4632* (3801) $C_{21}H_{26}N_2O_3$
1617-90-9

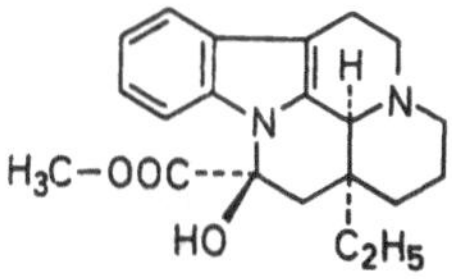

Vincaminsäuremethylester = (3α,14β,16α)-14,15-Dihydro-14-hydroxyeburnamenin-14-carbonsäuremethylester (●)

H auch Hydrochlorid **(10592-03-7)**

S Anasclerol, Artensen, Arteriovinca, Cerebroxine, Cetal, Devincan, Minorin, Oxencephal, Oxygeron, Perval, Pervincamin(e), Pervone, Vasculogène, Vinca-10 (-20), Vincabrain, Vincacen, Vincadar, Vinca-Dil, Vincafor, Vincagalup, Vincagil, Vincalex, Vincametrin, *Vincamin***, Vincaminor, Vincane, Vincanor, Vincapan, Vincapront, Vincasaunier, Vincavix, Vinodrel, Vitren, Zinka

V Cerebrotonicum, Antihypertonicum (Vinca-Alkaloid)

*4632-01* 54 341-01-4

H 2-Glutarat[2-Oxopentandioat (●)] (1:1)

S Cetovinca, *Oxovinca*

V Cerebrotonicum

---

*4633* *(3802)* $C_{21}H_{26}N_2S_2$ 50-52-2

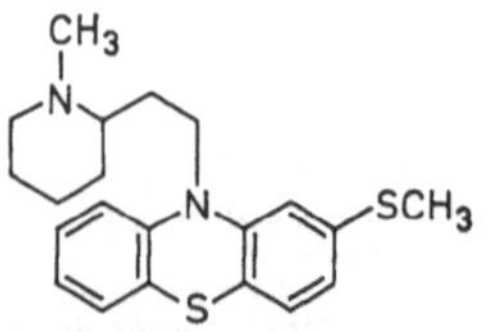

2-Methylthio-10-[2-(1-methyl-2-piperidyl)-ethyl]-phenothiazin = 10-[2-(1-Methyl-2-piperidinyl)-ethyl]-2-(methylthio)-10*H*-phenothiazin (●)

H auch Hydrochlorid (130-61-0) oder Tartrat (1257-76-7)

S Mallorol, Malloryl, Meleril, Mellaril, Mellerette(n), Mellerets, Melleril, Novoridazine, Orsanil, Sonapax, *Thioridazin***, Thioril, Tioriander, *Tioridazina*, TP 21

V Neurolepticum, Psychorelaxans

---

*4634* $C_{21}H_{26}N_4O_3$ 14 680-51-4

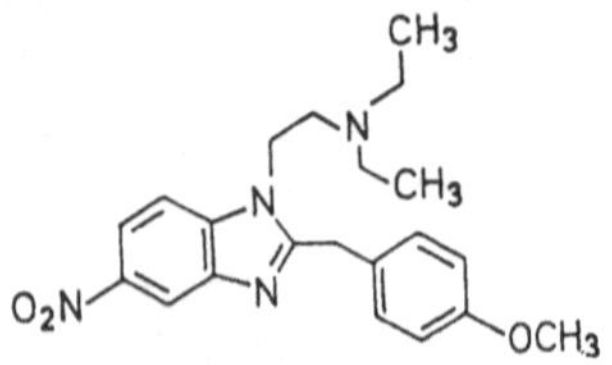

1-(2-Diethylaminoethyl)-2-(*p*-methoxybenzyl)-5-nitrobenzimidazol = *N,N*-Diethyl-2-[(4-methoxyphenyl)methyl]-5-nitro-1*H*-benzimidazol-1-ethanamin (●)

S Ba-20227

V Analgeticum

---

*4635* *(3803)* $C_{21}H_{26}O_2$ 521-35-7

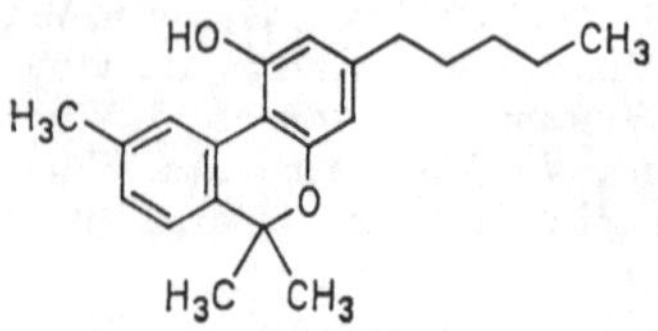

6,6,9-Trimethyl-3-pentylbenzo[*c*]chromen-1-ol = 6,6,9-Trimethyl-3-pentyl-6*H*-dibenzo[*b,d*]pyran-1-ol (●)

S *Cannabinol***

V Wirkstoff aus Cannabis sativa

---

*4636* *(3804)* $C_{21}H_{26}O_2$ 72-33-3

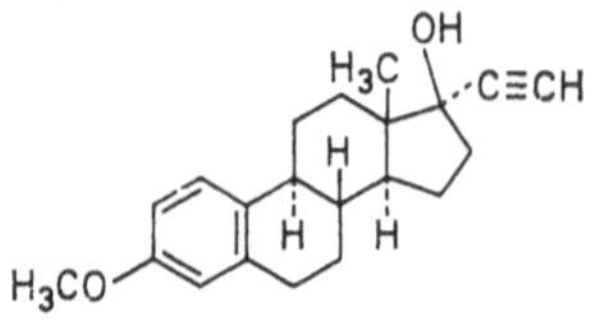

17α-Ethinyl-3-methoxy-1,3,5(10)östratrien-17β-ol = 17α-Ethinyl-3,17β-östradiol-3-methyläther = (17α)-3-Methoxy-19-norpregna-1,3,5(10)-trien-20-in-17-ol (●)

S 8027 C.B., Devocin, $EE_3ME$, *Mestranol***, Ovastol

V Östrogen

---

*4637* *(3805)* $C_{21}H_{26}O_3$ 1843-05-6

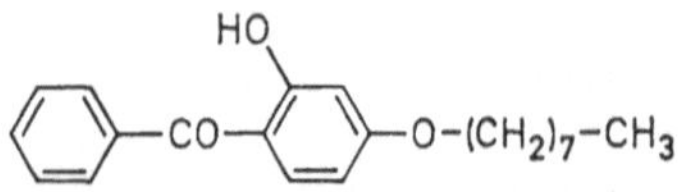

2-Hydroxy-4-octyloxybenzophenon = [2-Hydroxy-4-(octyloxy)phenyl]phenylmethanon (●)

S *Octabenzon***, Spectra-Sorb UV 531

V Lichtschutzmittel

---

*4638* *(187 N)* $C_{21}H_{26}O_3$ 34 816-55-2

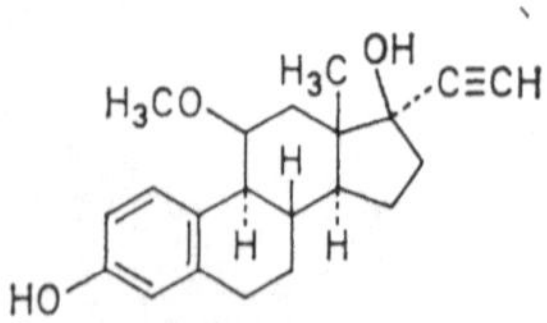

17α-Ethinyl-11β-methoxy-1,3,5(10)-östratrien-3,17β-diol = 11β-Methoxy-19-nor-17α-pregna-1,3,5(10)-trien-20-in-3,17β-diol = (11β,17α)-11-Methoxy-19-norpregna-1,3,5(10)-trien-20-in-3,17-diol (●)

S *Moxestrol***, R 2858, Surestryl (neue Form), Urestryl

V Östrogen

*4639* (3806) $C_{21}H_{26}O_5$
53-03-2

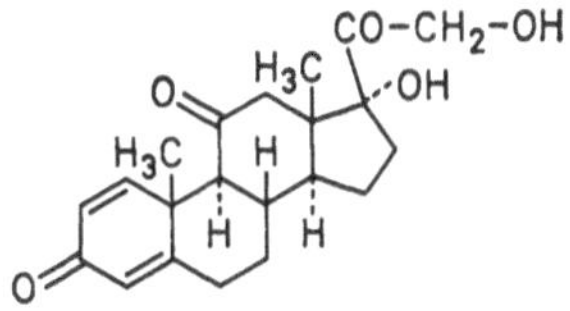


17α,21-Dihydroxy-1,4-pregnadien-3,11,20-trion = 1,4-Pregnadien-17α,21-diol-3,11,20-trion = 1,2-Dehydrocortison = 17,21-Dihydroxypregna-1,4-dien-3,11,20-trion (●)

H auch 21-Acetat (125-10-0); vgl. auch Nr. 5400

S Adasone, Alto-Pred, Ancortone, Antison, Benison, Bicortone, Bi-Delta, Buffacort, Chrocort, Clonisone, Co-Deltra, Colisone, Corisone, Cortan, Cortancyl, Cortialer, Corticor, Cortidelt, Cortilona, Cortinter, Cortiol, Cortisid „Boehringer", *$\Delta^1$-Cortison*, Dabroson, Dacortin (Merck-Spanien), Decortancyl, Decortin „E. Merck", DeCortisyl, Decorton „Salfa", *Dehydrocortison*, *Deidrocortisone*, Delco-Cortex, Delcort, Delcortin, Delta-Corlin, Delta-Cortelan, Deltacortene, *Delta-Cortisone*, Deltacortone, Delta-Dome, delta E, Deltalone, Delta-Prenovis, Delta-Scheroson, Deltasone, Deltasson, Deltastendiolo, Deltatrione, Deltison, Deltra, Di-Adreson, Dispersona, Ejizon, Erftopred, Encorton, Fernisone-Tabl., Fiasone, Hicorton, Hormozol, Hostacortin, Idrosone, Inocortyl, Insone, Juvason, Keteocort, Keysone, Kolpisone, Leocortine-D, Lepicortin, Lisacort, Marnisonal, Marsone, Marvidiene, Marvisona, Médiasone, Me-Korti, Meprison, *Metacortandracin*, Metacortin, Metasone, Meticortem, Meticorten(e), Metisone „Luso", Neoaltesona, Neo-Cortisona, Nisocort, Nisone, Nizon, Novoprednisone, NSC-10023, Nurison, Orasone, Ostopred, Panafcort, Paracort, Parmenison, Precortal, Predeltin, Predna, Predni-Artrit, Prednicen, Prednico, Prednicorm, Prednifor-Tabl., Prednilong, Prednilonga, Predniment, Predniseguer, Prednisol „Smallwood", *Prednison***, Predni-Tablinen, Prednital, Predni-Wolner, *Prednizon*, Prednovister, Predorgasona, Predsol „Morgan", Predsone, Pronison, Propred, Rectodelt, Retrocortin, Ropred, Servisone, Solisone, Sone, Sterapred, Supercortil, Supernisona, Supopred, Tarocorten, Ultracorten, Umecortil, Urtilone, Vitazon, Wescopred, Winpred, Xynisone, Zenidrid

V antiphlogistisch und antiallergisch wirksames Glucocorticoid

*4640* (3807) $C_{21}H_{27}BrO_3$
2527-11-9

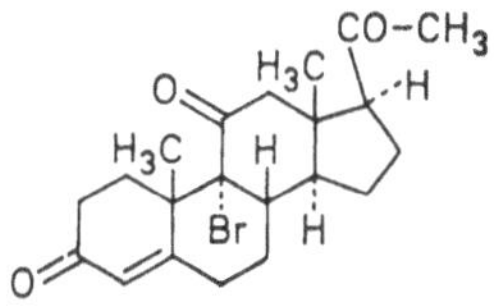


9-Brompregn-4-en-3,11,20-trion (●) = 9α-Brom-11-oxoprogesteron

S BOP, Braxarone, Brolon, *Bromoxoprogesteron*, Broxoron

V Adjuvans in der Mammakarzinomtherapie

*4641* (3808) $C_{21}H_{27}ClN_2O_2$
68-88-2

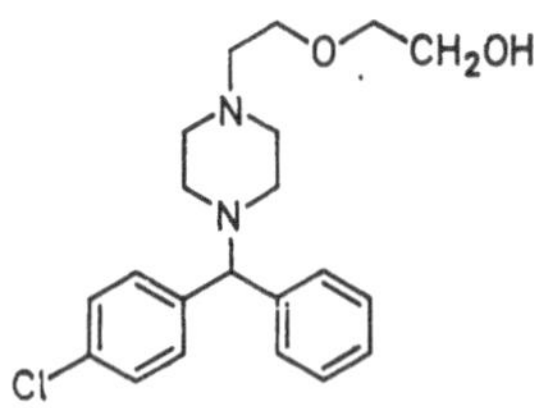


2-{2-[4-(p-Chlordiphenylmethyl)-1-piperazinyl]-ethoxy}-ethanol = 1-(p-Chlorbenzhydryl)-4-[2-(2-hydroxyethoxy)-ethyl]-piperazin = 2-[2-[4-[(4-Chlorphenyl)phenylmethyl]-1-piperazinyl]ethoxy]ethanol (●)

H meist Dihydrochlorid (2192-20-3)

S Alamon, Arcanax, Atara, Atarax, Atazina, Aterax, Clorixin, Deinait, Disron, Forticalmin, *Hydroxizinum*, *Hydroxysinum*, *Hydroxyzin***, *Idrossizina*, Iremofar, Iremoxin, Judolor „Velka", Marax, Neocalma, Neurolax „Pharmachim", Neurozina, PAS-Depress, Placidol, Tran-Q, U.C.B. 4492, Ucerax

V Ataraktieum

*4641-01* (3808a) 10246-75-0

H Embonat (Pamoat)

S Atarax P, Domarax „Pfizer", Equipose, Masmoran, Pamozine, Paxistil, Tranquizine, Vistaril

V Ataraktieum

*4642* *(3809)* $C_{21}H_{27}FN_2O_2$
442-03-5

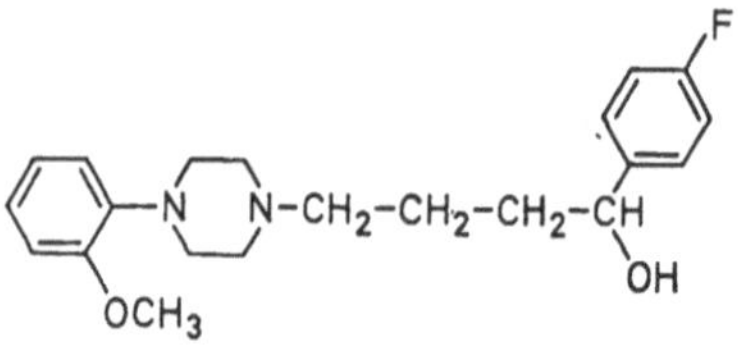

(±)-1-(*p*-Fluorphenyl)-4-[4-(*o*-methoxyphenyl)-1-piperazinyl]-butan-1-ol = (±)-α-(4-Fluorphenyl)-4-(2-methoxyphenyl)-1-piperazinbutanol (●)

S *Anisopirol***, Haloisol, R 2159

V Psychosedativum

---

*4643* *(3810)* $C_{21}H_{27}FO_5$
53-34-9

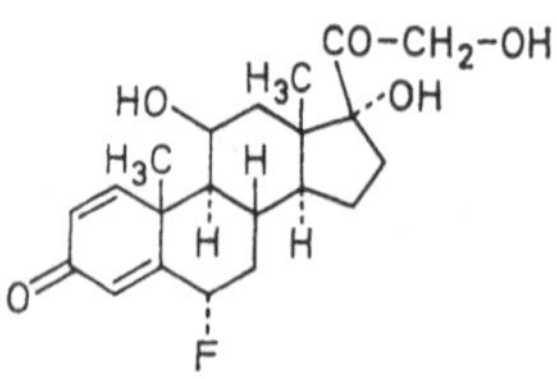

6α-Fluor-11β,17α,21-trihydroxy-1,4-pregnadien-3,20-dion = 6α-Fluorprednisolon = (6α,11β)-6-Fluor-11,17,21-trihydroxypregna-1,4-dien-3,20-dion (●)

H vgl. auch Nrr. 5128, 5403, 5523

S Alphadrol, Etadrol, B 673, F.I. 6150, Flucort „Ikapharm", *6-Fluorprednisolon*, *Fluprednisolon***, Isopredon, U-7800, Vladicort

V antiphlogistisch und antiallergisch wirksames Glucocorticoid

---

*4644* *(3811)* $C_{21}H_{27}FO_5$
595-52-8

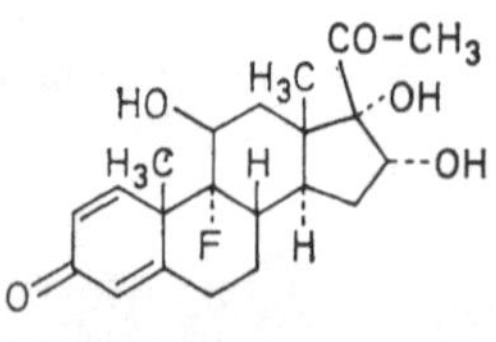

9α-Fluor-11β,16α,17α-trihydroxy-1,4-pregnadien-3,20-dion = (11β,16α)-9-Fluor-11,16,17-trihydroxypregna-1,4-dien-3,20-dion (●)

S *Descinolon***

V antiphlogistisch und antiallergisch wirksames Glucocorticoid

---

*4645* *(3812)* $C_{21}H_{27}FO_5$
338-95-4

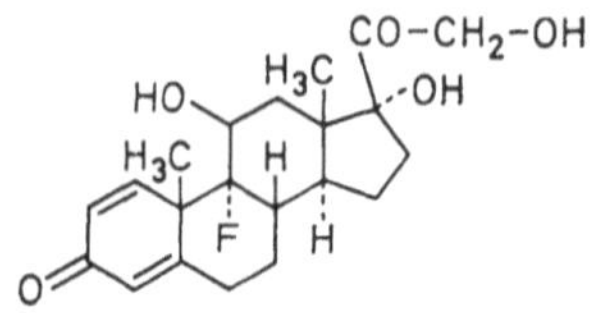

9α-Fluor-11β,17α,21-trihydroxy-1,4-pregnadien-3,20-dion = 9α-Fluorprednisolon = (11β)-9-Fluor-11,17,21-trihydroxypregna-1,4-dien-3,20-dion (●)

H vgl. auch Nr. 5129

S *Deltafludrocortisone*, *9-Fluorprednisolon*, *Isoflupredon***

V antiphlogistisch und antiallergisch wirksames Glucocorticoid

---

*4646* *(3813)* $C_{21}H_{27}FO_6$
124-94-7

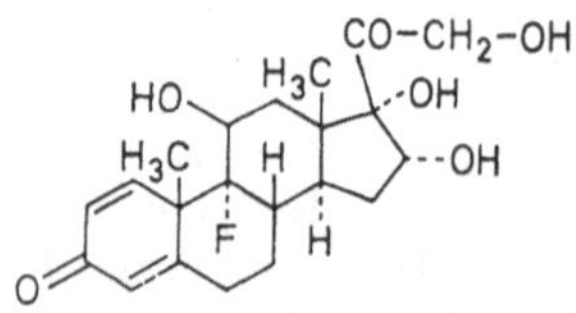

9α-Fluor-11β,16α,17α,21-tetrahydroxy-1,4-pregnadien-3,20-dion = 9α-Fluor-16α-hydroxyprednisolon = (11β,16α)-9-Fluor-11,16,17,21-tetrahydroxypregna-1,4-dien-3,20-dion (●)

H vgl. auch Nrr. 5261, 5289, 5305, 5402, 5522, 5671, 5737, 5817, 6023, 6153

S Adcortyl, Albacort, Aristocort, Aristo-Pak, Bucalsone, Celeste, Cinolone, CL 19823, Cortinovus, Delfacort, Delphicort, Delsolone, Ditrizin, Extracort (4 + 8 mg), Flogicort, Fluosterolone, *Fluoxiprednisolonum*, *Fluoxyprednisolon*, Glicortene, Ipercortis, Kenacort, Ledercort, Medicort, Omcilon, Omnicort-V, Orion „Cyanamid", Oticortrix, Polcortolon, Positon, Sadocort, Sedozolona, Supercort, Triacortyl, Trialona, *Triamcinolon***, Triamcort „Farmila", Triaminoral, Triam-Tablinen, Tricortale, Trigon, Trisucort, Volon, Voncort-Compr.

V antiphlogistisch und antiallergisch wirksames Corticosteroid

*4647* *(3814)* $C_{21}H_{27}N$
14334-40-8

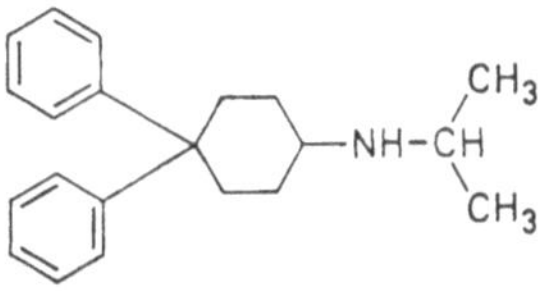

*N*-Isopropyl-4,4-diphenylcyclohexylamin = *N*-(1-Methylethyl)-4,4-diphenylcyclohexanamin (●)

H auch Hydrochlorid (14334-41-9)

S Cintaverin, EMD 9806, HSp 2986, *Pramiverin***, *Propaminodiphen*, Raptalgin, Sistalcin, Sistalgin, Syntaverin

V Spasmolyticum

---

*4648* *(3815)* $C_{21}H_{27}N$
3426-08-2

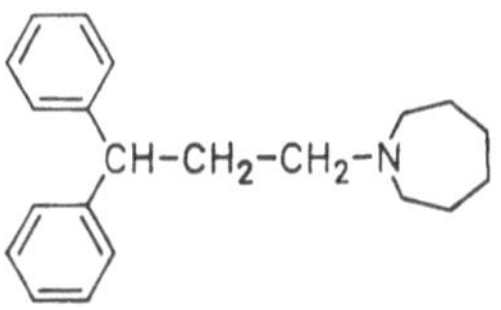

1-(3,3-Diphenylpropyl)-perhydroazepin = 1,1-Diphenyl-3-hexamethyleniminopropan = 1-(3,3-Diphenylpropyl)hexahydro-1*H*-azepin (●)

S *Hexadiphane*, *Prozapin***, R 714

V Choleretieum, Spasmolyticum

*4648-01* *(3815a)* 13657-24-4

H Hydrochlorid [auch mit Zusatz von Sorbit (8057-40-7)]

S Norbiline

V Choleretieum, Spasmolyticum

---

*4649* *(3816)* $C_{21}H_{27}N$
35941-65-2

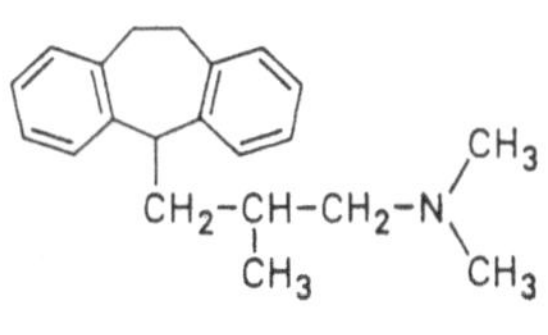

DL-*N*,*N*,2-Trimethyl-3-(dibenzo[*a*,*d*]-1,4-cycloheptadien-5-yl)-propylamin = DL-10,11-Dihydro-*N*,*N*,β-trimethyl-5*H*-dibenzo[*a*,*d*]cyclohepten-5-propylamin = (±)-10,11-Dihydro-*N*,*N*,β-trimethyl-5*H*-dibenzo[*a*,*d*]cyclohepten-5-propanamin (●)

H Hydrochlorid (5585-73-9)

S AY-62014, *Butriptylinhydrochlorid***, Centrolyse, Evadene, Evadyne

V Antidepressivum

---

*4650* *(3817)* $C_{21}H_{27}NO$
76-99-3

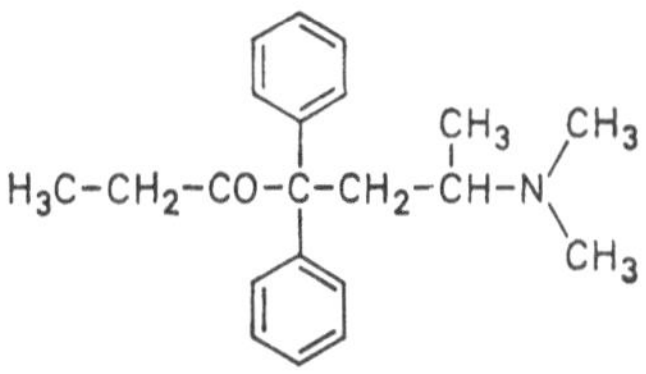

6-(Dimethylamino)-4,4-diphenyl-3-heptanon (●)

H meist Hydrochlorid (1095-90-5)

S A 4624, Adanon, Adolan „Abic", Algidon, Algiton, Algolysin, Algovetan, Algoxale, Althose, *Amidon(e)*, Amidosan, Amilone, AN 148, Béthadone, Butalgin „Gea", Cloro-Nona, Deamin, Depridol, Deptadol, Diadone, Diaminon, Dianone, Disefonin, Disipan, Disket, Dolafin, Dolamid, Dolamina, Dolesona, Dolofin, Doloheptan, Dolophin(e), Dolorex, Dorexol, Eptadone, Fenadone, Fiseptona, Fysepton, Heptadol, Heptadon, „Heptanal", „Heptanon", H.E.S., Hoechst 10820, Ketalgin, Mecodin, Mekodin, Mepecton, Mephenon, *Metadone*, Metasedin, Metatone, *Methadon**, Methajade, Methidon, Metylan, Miadon(e), Midadone, Moheptan, Optalgin, Panalgen, Petalgin, *Phenadon(um)*, Physepton(e), Polamidon, Polamivet, Porfolan, Quotidine, Quotidon-Wirkstoff, Sedo-Rapide, Septa-om, Sin-Algin, Sintalgon, Symoron, Synthanal, Syrco, Turanone, Tussal, Veronyl, Westadone, Zefalgin

V Analgeticum

---

*4651* *(3818)* $C_{21}H_{27}NO$
125-58-6

(—)-6-(Dimethylamino)-4,4-diphenyl-3-heptanon (●)

H Hydrochlorid (5967-73-7)

S *Levomethadonhydrochlorid*, Levothyl, L-Polamidon

V Analgeticum

*4651-01* (*3818a*) 20 233-35-6

H Tartrat

S Levadone, Win 1766

V Analgeticum

---

*4652* (*3819*) $C_{21}H_{27}NO$
466-40-0

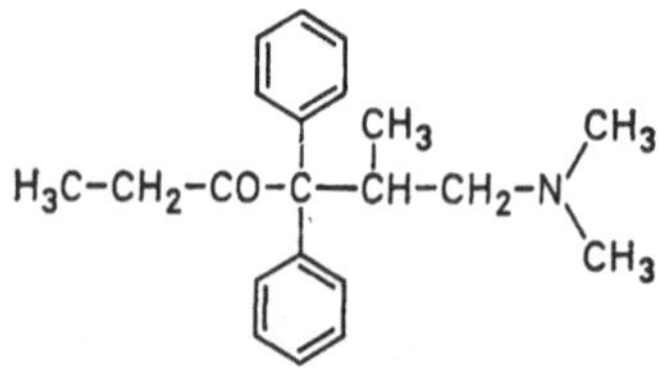

(±)-(6-Dimethylamino)-5-methyl-4,4-diphenyl-3-hexanon (●)

H auch L-Form (561-10-4)

S 442-C-47, Isoadanon, *Isoamidon, Isometadone, Isomethadon***, Isopolamidon, Liden, Win 1783

V Analgeticum

---

*4653* (*3820*) $C_{21}H_{27}NO$
972-02-1

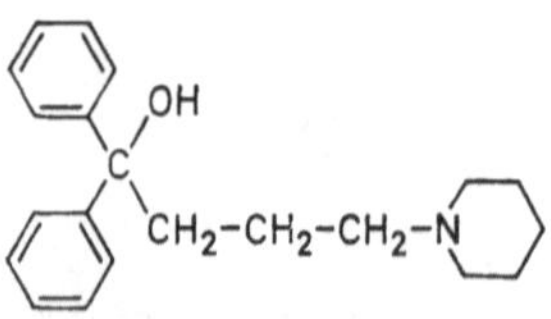

1,1-Diphenyl-4-piperidinobutan-1-ol = α,α-Diphenyl-1-piperidinbutanol (●)

H auch Hydrochlorid (3254-89-5) oder Embonat (Pamoat) (26 363-46-2)

S Avomol, Cefadol, Cephadol, *Difenidol**, *Diphenidol*, Nometic, SKF 478, Vontrol

V Antiemeticum, Antihistaminicum

---

*4654* (*3821*) $C_{21}H_{27}NO$
3735-08-8

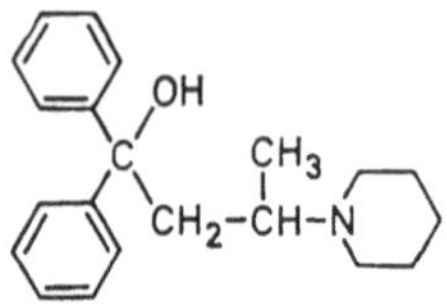

1,1-Diphenyl-3-piperidinobutan-1-ol = γ-Methyl-α,α-diphenyl-1-piperidinpropanol (●)

H Hydrochlorid (21 100-36-7)

S Aspaminol

V Spasmolyticum

---

*4655* (*3822*) $C_{21}H_{27}NO$
2156-27-6

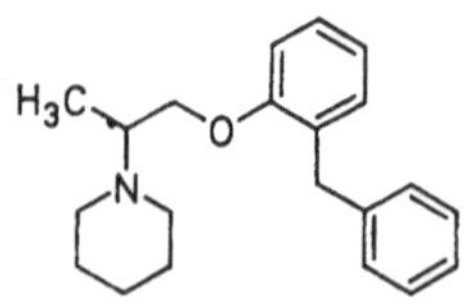

1-[2-(*o*-Benzylphenoxy)-1-methylethyl]-piperidin = 1-(*o*-Benzylphenoxy)-2-piperidinopropan = 1-[1-Methyl-2-[2-(phenylmethoxy)phenoxy]ethyl]-piperidin (●)

H auch Dihydrogenphosphat (3563-76-6) oder Embonat (Pamoat)

S ASA 158/5, *Benproperin***, Blascorid, Flaveric, Pirexil, Pirexyl, Pyrexil, Tussafug

V Antitussivum

---

*4656* (*3823*) $C_{21}H_{27}NO_2$
3578-28-7

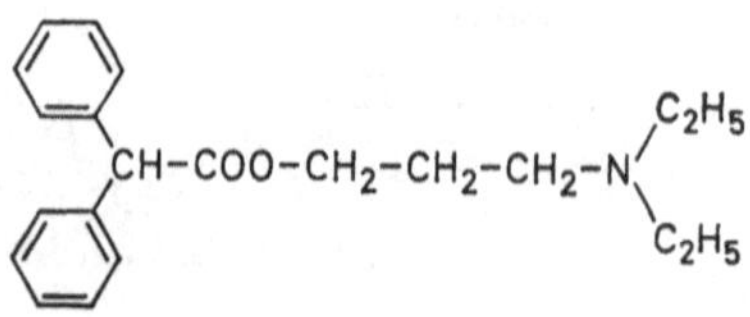

3-Diethylaminopropyl-diphenylacetat = Diphenylessigsäure-3-diethylaminopropylester = α-Phenylbenzenessigsäure-3-(diethylamino)propylester (●)

H Hydrochlorid (3098-65-5)

S Arpenal

V Cholinolyticum, Antiasthmaticum

*4657* (3824) $C_{21}H_{27}NO_2$
64-94-8

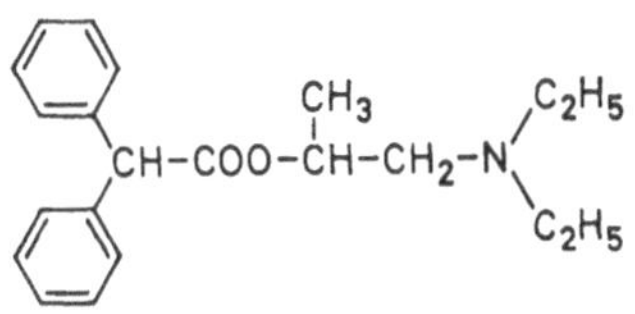

Diphenylessigsäure-2-diethylamino-1-methylethylester = α-Phenylbenzenessigsäure-2-(diethylamino)-1-methylethylester (●)

H Hydrochlorid (3213-44-3)

S IEM-265, Methyldiphacil

V Cholinolyticum

---

*4658* (3825) $C_{21}H_{27}NO_2$
3563-01-7

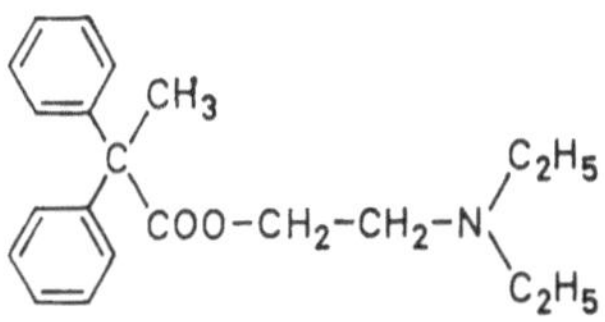

β-Diethylaminoethyl-2,2-diphenylpropionat = α,α-Diphenylpropionsäure-β-diethylaminoethylester = α-Methyl-α-phenylbenzenessigsäure-2-(diethylamino)ethylester (●)

H auch Hydrochlorid (2589-00-6)

S *Aprofen***, *Aprophen*, Diphen (sowjet. Präp.)

V Spasmolyticum

---

*4659* (3826) $C_{21}H_{27}NO_2$
528-52-9

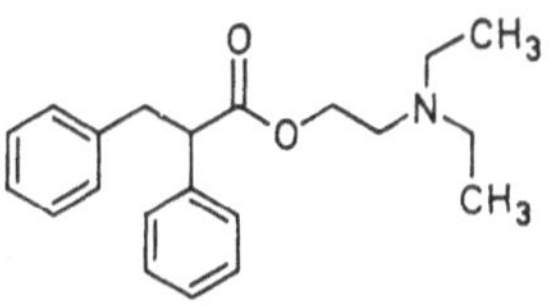

(β-Diethylaminoethyl)-2,3-diphenylpropionat = α-Benzylphenylessigsäure-2-diethylaminoethylester = α-Phenylbenzenpropansäure-2-(diethylamino)ethylester (●)

H Hydrochlorid (5807-85-2)

S Spasmadryl

V Spasmolyticum

---

*4660* $C_{21}H_{27}NO_2$
23210-56-

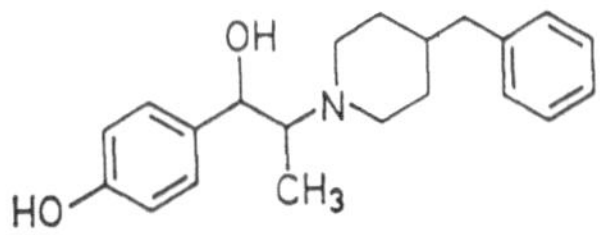

2-(4-Benzylpiperidino)-1-(4-hydroxyphenyl)-1-propanol = α-[1-(4-Benzylpiperidino)-ethyl]-*p*-hydroxybenzylalkohol = 4-Benzyl-α-(*p*-hydroxyphenyl)-β-methyl-1-piperidinethanol = α-(4-Hydroxyphenyl)-β-methyl-4-(phenylmethyl)-1-piperidinethanol (●)

H Tartrat (23210-58-4)

S *Ifenprodiltartrat***, RC 61-91, Vadilex

V Vasodilatans

---

*4661* (3827) $C_{21}H_{27}NO_2$
90-54-0

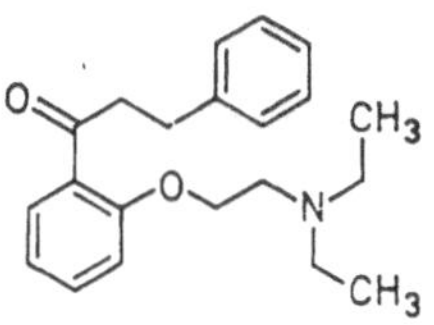

2'-(2-Diethylaminoethoxy)-3-phenylpropiophenon = 2-(2-Diethylaminoethoxy)-phenylphenethylketon = 1-[2-[2-(Diethylamino)ethoxy]phenyl]-3-phenyl-1-propanon (●)

H Hydrochlorid (2192-21-4)

S Baxacor, Corodilan, Dialicor, *Etafenonhydrochlorid***, Etamfen, LG-11457, Relicor „Azevados“

V Coronarvasodilatans

---

*4662* (3828) $C_{21}H_{27}NO_2$
3686-78-0

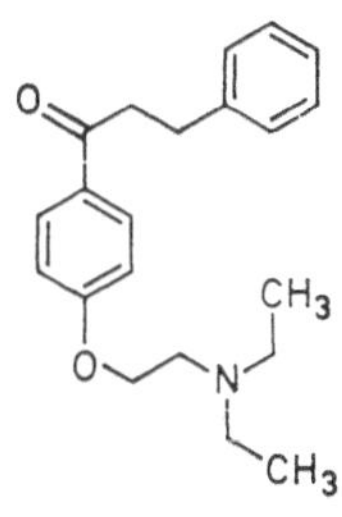

4'-(2-Diethylaminoethoxy)-3-phenylpropiophenon = 4-(2-Diethylaminoethoxy)-phenylphenethylketon = 1-[4-[2-(Diethylamino)ethoxy]phenyl]-3-phenyl-1-propanon (●)

H Citrat

S *Dietifencitrat***, Epilin

V Epilationsmittel, Antimykoticum

---

*4663* *(3829)* $C_{21}H_{27}NO_2$

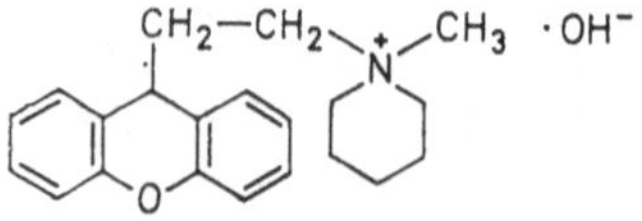

1-Methyl-1-[2-(9-xanthenyl)-ethyl]-piperidiniumhydroxid = 9-(β-Piperidinoethyl)-xanthenmethylhydroxid = 1-Methyl-1-[2-(9*H*-xanthen-9-yl)-ethyl]piperidiniumhydroxid (●)

H Bromid

S Espalisal, Espalisyl, Spalisal

V Anticholinergicum, Spasmolyticum

---

*4664* *(3830)* $C_{21}H_{27}NO_3$
57-36-3

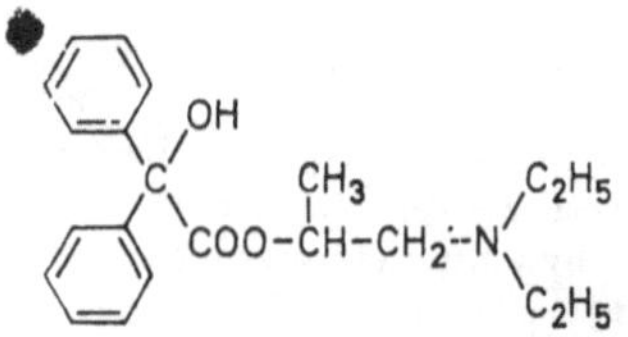

Benzilsäure-2-diethylamino-1-methylethylester = α-Hydroxy-α-phenylbenzenessigsäure-2-(diethylamino)-1-methylethylester (●)

H Hydrochlorid (10503-18-1)

S IEM-275, Metamisyl, Methamicil, *Methylbenactyzinhydrochlorid*, Methyldiazil

V Cholinolyticum

---

*4665* *(3831)* $C_{21}H_{27}NO_3$
22487-42-9

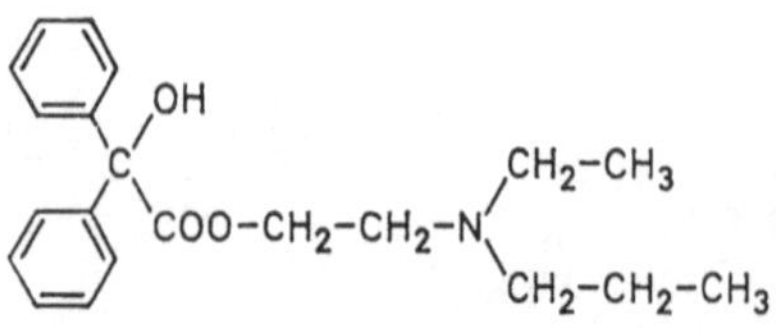

2-(Ethylpropylamino)-ethylbenzilat = Benzilsäure-2-(*N*-ethylpropylamino)-ethylester = α-Hydroxy-α-phenylbenzenessigsäure-2-(ethylpropylamino)ethylester (●)

H Hydrochlorid (3202-55-9)

S AP 1288, *Benaprizinhydrochlorid***, *Benapryzine hydrochloride*, *Beneprizinhydrochlorid*, Brizin, BRL 1288

V Parkinsontherapeuticum

---

*4666* $C_{21}H_{27}NO_3$

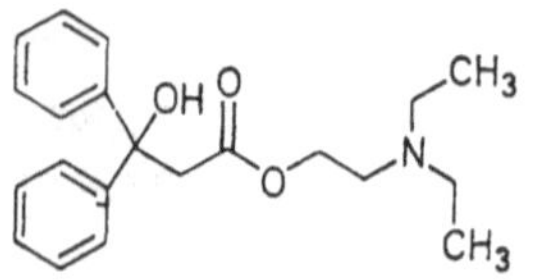

3-Hydroxy-3,3-diphenylpropionsäure-2-diethylaminoethylester = β-Hydroxy-β-phenylbenzenpropansäure-2-(diethylamino)ethylester (●)

H Hydrochlorid (53421-38-8)

S *Chinsedal*, Chin Z-F

V Analgeticum

---

*4667* $C_{21}H_{27}NO_3$
54063-53-5

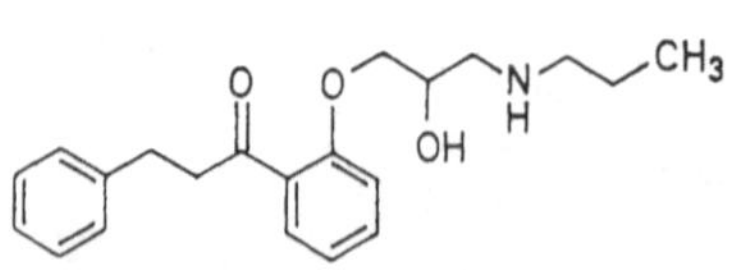

2′-(2-Hydroxy-3-propylaminopropoxy)-3-phenylpropiophenon = 1-[2-[2-Hydroxy-3-(propylamino)propoxy]phenyl]-3-phenyl-1-propanon (●)

H Hydrochlorid (34183-22-7)

S Baxarytmon, *Fenoprainhydrochlorid*, *Propafenonhydrochlorid***, Rytmonorm, SA 79

V Coronarvasodilatans, Antiarrhythmicum

*4668* *(3832)* $C_{21}H_{27}NO_3$

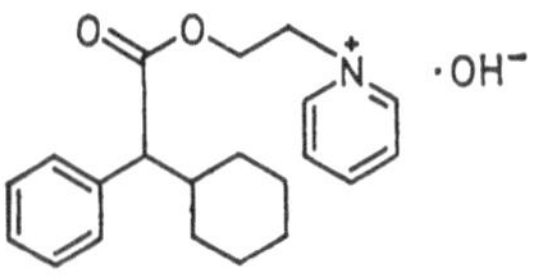

*N*-[2-(α-Cyclohexylphenylacetoxy)-ethyl]-pyridiniumhydroxid = 1-[2-[(Cyclohexylphenylacetyl)oxy]ethyl]pyridiniumhydroxid (●)

H Bromid

S *Hexadifeniumbromid, Hexadipheniumbromid*

V Spasmolyticum

*4669* $C_{21}H_{27}NO_3S_2$

42024-98-6

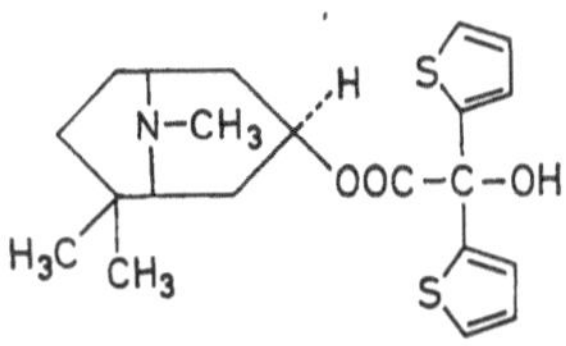

6,6,9-Trimethyl-9-azabicyclo[3.3.1]non-3-yl-di-2-thienylglycolat = *exo*-α-Hydroxy-α-2-thienyl-2-thiophenessigsäure-6,6,9-trimethyl-9-azabicyclo-[3.3.1]non-3-ylester (●)

H Hydrochlorid (38738-59-9)

S KAO-264, *Mazaticolhydrochlorid***, Pentona, PG-501

V Parkinsontherapeuticum

*4670* *(3833)* $C_{21}H_{27}NO_4$

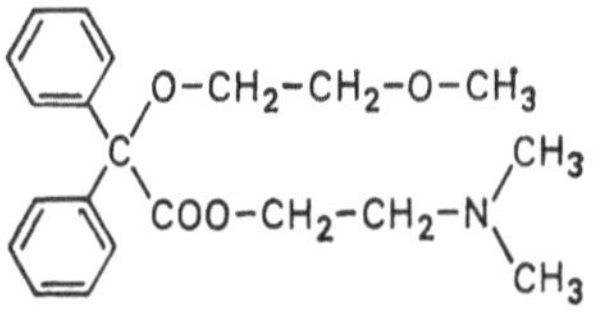

*O*-(β-Methoxyethyl)-benzilsäure-β-dimethylaminoethylester = α-(2-Methoxyethoxy)-α-phenylbenzenessigsäure-2-(dimethylamino)ethylester (●)

S Despasmin

V Anticholinergicum, Spasmolyticum

*4671* *(3835)* $C_{21}H_{27}NO_4$

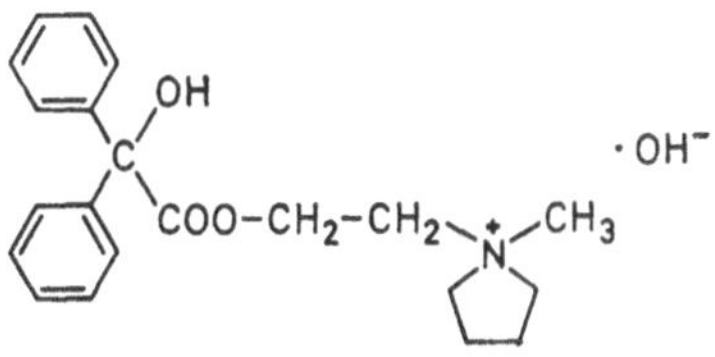

1-(2-Benziloyloxyethyl)-1-methylpyrrolidiniumhydroxid = 1-[2-[(Hydroxydiphenylacetyl)oxy]-ethyl]-1-methylpyrrolidiniumhydroxid (●)

H Jodid (3478-15-7)

S *Etipirii iodidum***, *Etipyriumjodid,* I.M.P.E.

V Antihämorrhagicum

*4672* *(3836)* $C_{21}H_{27}NO_4$

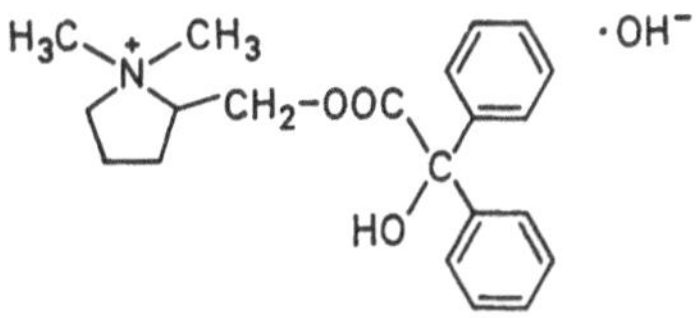

2-Benziloyloxymethyl-1,1-dimethylpyrrolidiniumhydroxid = 1-Methyl-2-pyrrolidinylmethylbenzilatmethylhydroxid = 2-[[(Hydroxydiphenylacetyl)oxy]methyl]-1,1-dimethylpyrrolidiniumhydroxid (●)

H Methylsulfat (545-80-2)

S Alfaland, CLB 499, I.S. 499, McN-R-726-47, Nactate, Nacton, *Poldinmetilsulfat**, *Poldoni methylsulfas*

V Anticholinergicum (zur Ulcustherapie)

*4673* *(3837)* $C_{21}H_{27}NO_4$

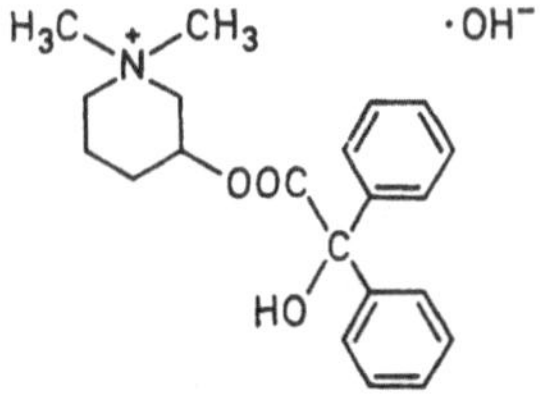

3-Benziloyloxy-1,1-dimethylpiperidiniumhydroxid = 1-Methyl-3-piperidyldiphenylglykolatmethylhydroxid = 3-[(Hydroxydiphenylacetyl)oxy]-1,1-dimethylpiperidiniumhydroxid (●)

H Bromid (76-90-4)

S Cantil, Cantilake, Cantilaque, Cantilon, Cantilyn, Cantril, Colibantil, Colopiril, Colum, Delevil, Eftoron, Gastropidil, Giacol, *Glycophenylate bromide*, JB-340, *Mepenzolatbromid***, *Mepenzolonbromid*, Trancolon

V Anticholinergicum

---

*4674* *(3838)* $C_{21}H_{27}NO_4$

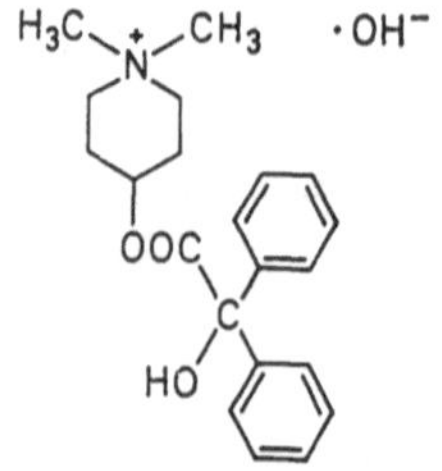


4-Benziloyloxy-1,1-dimethylpiperidiniumhydroxid = 4-[(Hydroxydiphenylacetyl)oxy]-1,1-dimethylpiperidiniumhydroxid (●)

H Bromid (5634-41-3)

S Dorela, Neupran, *Parapenzolatbromid***, *Parapenzolonbromid*, Relanol, Relenol, Sch 3444, Vagopax

V Anticholinergicum

---

*4675* *(3839)* $C_{21}H_{27}NO_4$
568-83-2

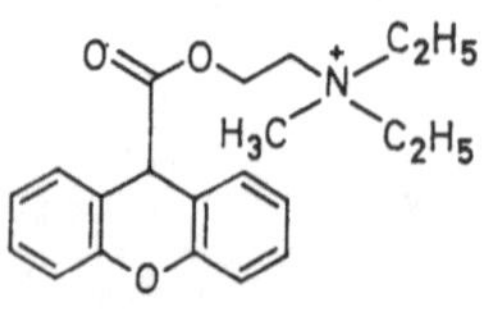


*N*,*N*-Diethyl-*N*-methyl-2-(xanthen-9-carbonyloxy)-ethylammoniumhydroxid = Xanthen-9-carbonsäure-β-diethylaminoethylestermethylhydroxid = *N*,*N*-Diethyl-*N*-methyl-2-[(9*H*-xanthen-9-ylcarbonyl)oxy]ethanaminiumhydroxid (●)

H Bromid (53-46-3)

S Asabine, Asatylon, Avagal, Banthin(e), Bantosal, Bromantina, Bronerg, Dexabine, *Dixamonbromid*, Doladene, Emtebe-51, Evogal, Frenogastrico, Gastron, Gastrophyl, Gastrosedan, Mantheline, *Metantelina*, Metantyl, Metaxan, Methanide, *Methantheliniumbromid**, Methanthine Bromide, Methelina, MTB 51, Pantamin, Pepulsan, Probantim, Resobantin-Wirkstoff, SC-2910, Ulcantina, Ulcine, Ulcudexter, Ulcuwas, Uldumont, Ulkophob, Vagamin, Vagantin, Vagominal, Vaxantene, Ventrisan, Vilcurin, Xanteline, Xantenol

V Anticholinergicum (zur Ulcustherapie)

---

*4676* *(3840)* $C_{21}H_{27}NO_4$
20594-83-6

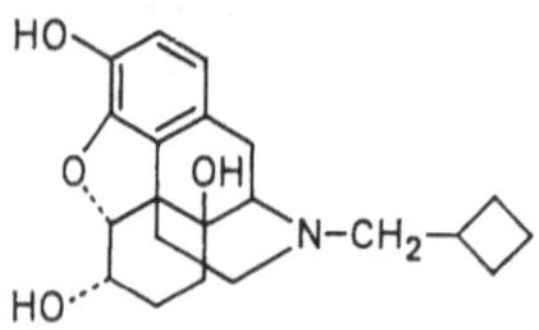


17-Cyclobutylmethyl-4,5α-epoxymorphinan-3,6α,14-triol = (5α,6α)-17-(Cyclobutylmethyl)-4,5-epoxymorphinan-3,6,14-triol (●)

H Hydrochlorid (23277-43-2)

S EN-2234 A, *Nalbuphinhydrochlorid***

V Analgeticum, Narkoticaantagonist

---

*4677* *(3841)* $C_{21}H_{27}NO_4$
549-28-0

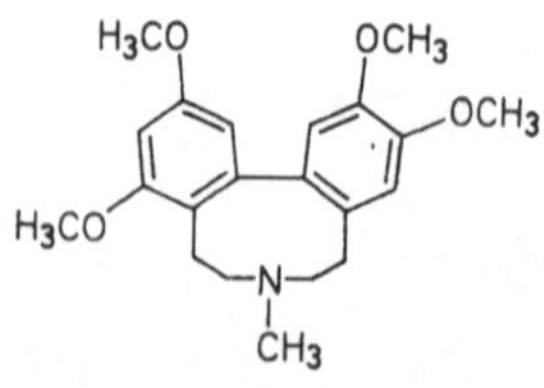


6,7,8,9-Tetrahydro-2,3,10,12-tetramethoxy-7-methyl-5*H*-dibenz[*d*,*f*]azonin (●)

S *Protostephanin*

V Hypotensivum

*4678* (3842) $C_{21}H_{27}N_3O_2$
**361-37-5**

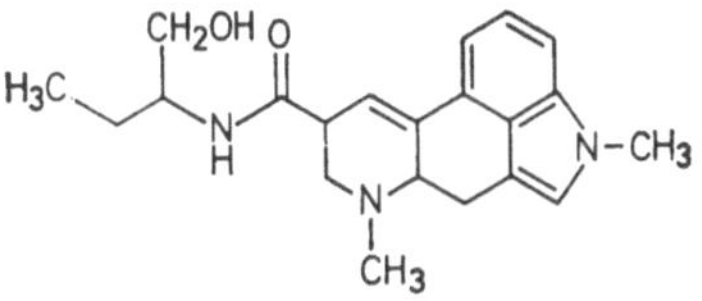

*N*-[α-(Hydroxymethyl)-propyl]-1-methyl-D-lyserg-amid = 1-Methyl-D-lysergsäure-(+)-butanolamid-(2) = (8β)-9,10-Didehydro-*N*-[1-(hydroxymethyl)-propyl]-1,6-dimethylergolin-8-carboxamid (●)

H auch Hydrogenmaleat (129-49-7)

S Deseril, Deserila, Désernil, Deserril, *Dimethylergometrin*, Methylmethergin, *Methysergid***, *Metisergide*, Sansert, UML 491

V Serotoninantagonist, Migräneprophylakticum

---

*4679* $C_{21}H_{27}N_3O_2$
**27 258-23-7**

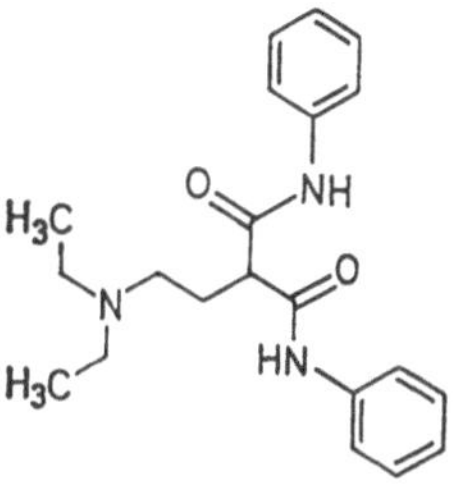

2-[2-(Diethylamino)-ethyl]-malonanilid = 2-[2-(Diethylamino)ethyl]-*N,N'*-diphenylpropandiamid (●)

H Hydrochlorid

S Detamid, Dethamid

V Antiphlogisticum

---

*4680* $C_{21}H_{27}N_3O_2S_2$
**16185-21-0**

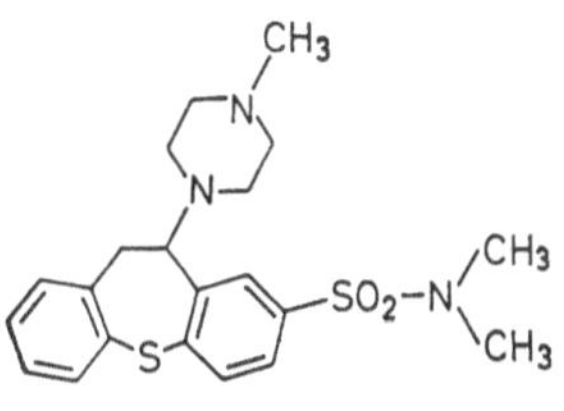

10,11-Dihydro-*N,N*-dimethyl-11-(4-methyl-1-piperazinyl)dibenzo[*b,f*]thiepin-2-sulfonamid (●) = 8-Dimethylsulfamoyl-10-(4-methylpiperazino)-10,11-dihydrodibenzo[*b,f*]thiepin

H Monomethansulfonatmonohydrat (39 841-98-0)

S *Sulfamothepin*, VÚFB-9056

V Neurolepticum

---

*4681* $C_{21}H_{27}N_3O_3$
**34 297-34-2**

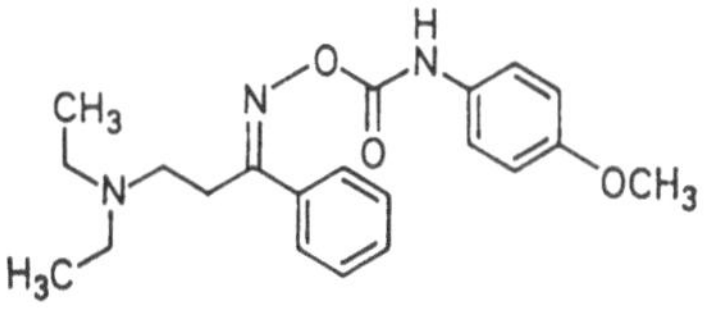

3-Diethylaminopropiophenon-*O*-(*p*-methoxyphenylcarbamoyl)-oxim = 3-(Diethylamino)-1-phenyl-1-propanon-*O*-[[(4-methoxyphenyl)amino]carbonyl]oxim (●)

S *Anidoxim***, *Bamoxine*, BRL 11870, E-142

V Analgeticum

---

*4682* $C_{21}H_{27}N_3O_5$
**35 843-07-3**

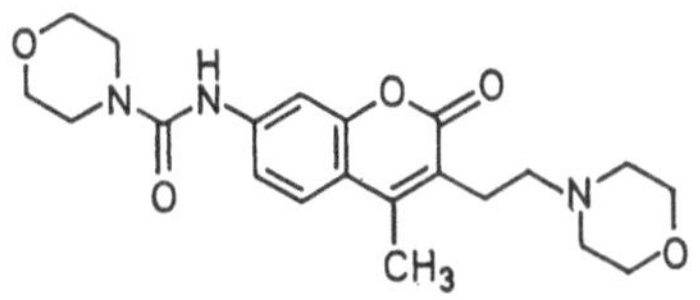

4-Methyl-7-(4-morpholincarboxamido)-3-(2-morpholinoethyl)-cumarin = *N*-[4-Methyl-3-[2-(4-morpholinyl)ethyl]-2-oxo-2*H*-1-benzopyran-7-yl]-4-morpholincarboxamid (●)

H Hydrochlorid (35 843-09-5)

S *Morocromenhydrochlorid***, TVX 647

V Coronarvasodilatans

---

*4683* $C_{21}H_{27}N_3O_7S$
**50 972-17-3**

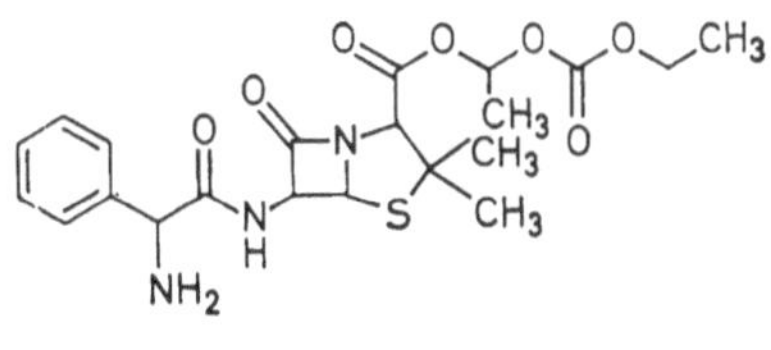

(2*S*,5*R*,6*R*)-6-[(*R*)-(2-Amino-2-phenylacetamido)]-3,3-dimethyl-7-oxo-4-thia-1-azabicyclo[3.2.0]-

heptan-2-carbonsäureester mit Ethyl-1-hydroxy-ethylcarbonat = [2*S*-[2α,5α,6β(*S**)]]-6-[(Amino-phenylacetyl)amino]-3,3-dimethyl-7-oxo-4-thia-1-azabicyclo[3.2.0]heptan-2-carbonsäure-1-[(ethoxy-carbonyl)oxy]ethylester (●)

H auch Monohydrochlorid (37 661-08-8)

S *Bacampicillin***, *Carampicillin*, Penglobal, Penglobe

V Antibioticum (Breitspektrumpenicillin)

---

*4684* (51 E) $C_{21}H_{27}N_5O_4S$

29 094-61-9

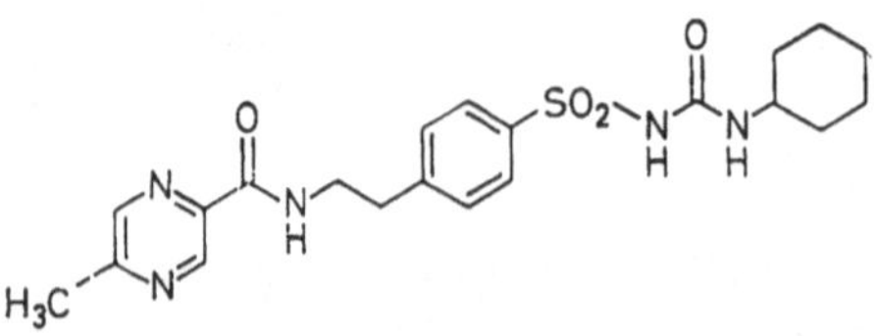


*N*-{4-[β-(5-Methylpyrazin-2-carboxamido)-ethyl]-phenylsulfonyl}-*N'*-cyclohexylharnstoff = 1-Cyclohexyl-3-{*p*-[2-(5-methylpyrazincarboxamido)-ethyl]-phenylsulfonyl}-harnstoff = *N*-[2-[4-[[[(Cyclohexylamino)carbonyl]amino]sulfonyl]phenyl]-ethyl]-5-methylpyrazincarboxamid (●)

S CP-28720, Glibenese, Glibinese, *Glipizid**, *Glydiazinamid*, K 4024, Menodiab, Mindiab, Minibetic, Minidiab, Minodiab, TK-1320

V Antidiabeticum

---

*4685* (3843) $C_{21}H_{27}N_7O_{14}P_2$

53-84-9

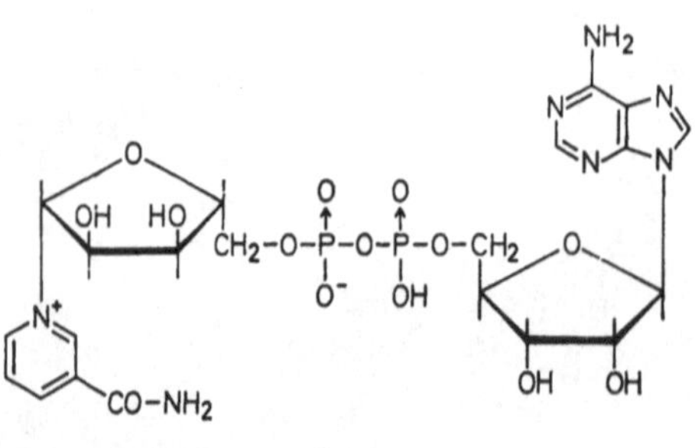


inneres Salz des 3-Carbamoyl-1β-D-ribofuranosyl-pyridiniumhydroxid-5'-(adenosin-5'-pyrophosphat)-esters = Adenosin-5'-(trihydrogendiphosphat)-5' → 5'-ester mit 3-(Aminocarbonyl)-1-β-D-ribofuranosylpyridiniumhydroxid (inneres Salz)

S CO-I, *Codehydrase I*, *Codehydrogenase I*, *Coenzym I*, *Cozymase*, *Diphosphopyridinnucleotid*, DPN, Enzopride, NAD, *Nadid***, Nicodrasi, *Nicotinamidadenindinucleotid*, NSC-20272

V Oxydoreduktasencoenzym, Therapeuticum gegen Alkoholismus und Rauschgiftsucht

---

*4686* (3844) $C_{21}H_{28}BrFO_2$

3538-57-6

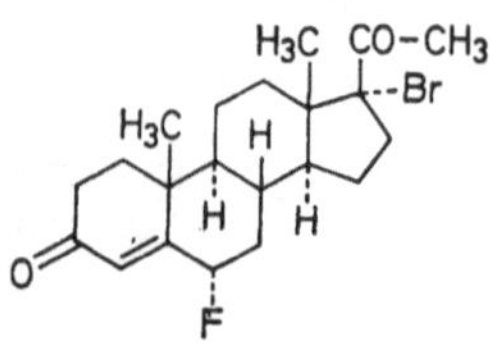


17α-Brom-6α-fluor-4-pregnen-3,20-dion = (6α)-17-Brom-6-fluorpregn-4-en-3,20-dion (●)

S *Haloprogesteron***, Prohalone

V Progestativum

---

*4687* (3845) $C_{21}H_{28}N_2O$

552-25-0

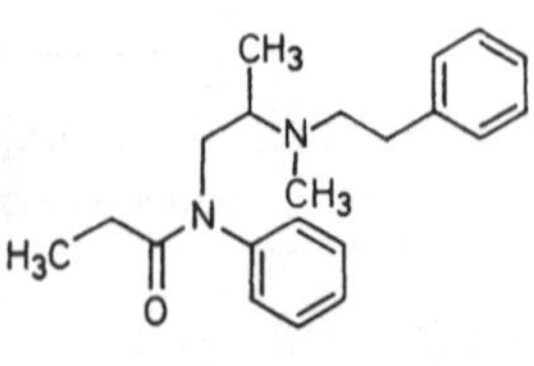


*N*-[2-(*N*-Methylphenethylamino)-propyl]-propionanilid = *N*-[2-[Methyl(2-phenylethyl)amino]propyl]-*N*-phenylpropanamid (●)

S *Diampromid***

V Analgeticum

*4688* *(3846)* $C_{21}H_{28}N_2O_2$
3733-63-9

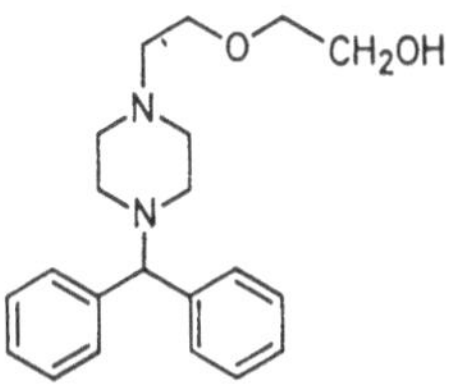

2-[2-[4-(Diphenylmethyl)-1-piperazinyl]ethoxy]-ethanol (●) = 1-[2-(2-Hydroxyethoxy)-ethyl]-4-[α-phenylbenzyl]-piperazin

H Dihydrochlorid (13073-96-6)

S Autokar, *Decloxizindihydrochlorid***, *Hydroxydiäthylphenamin*, Rescupal, U.C.B. 1402

V Respirationsstimulans, Bronchodilatans, Antiemeticum

---

*4689* *(3847)* $C_{21}H_{28}N_2O_2$
522-60-1

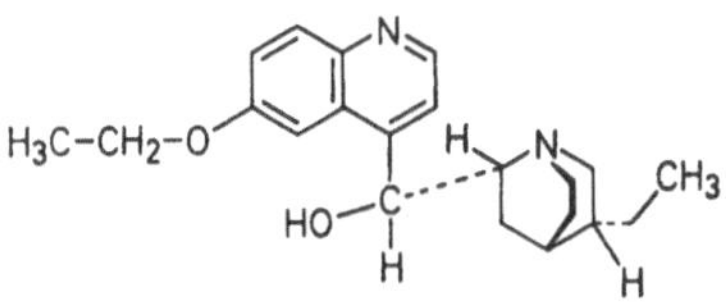

(5-Ethyl-2-chinuclidinyl)-(6-ethoxy-4-chinolyl)-methanol = (8α,9*R*)-6'-Ethoxy-10,11-dihydrocinchonan-9-ol (●)

H auch Hydrochlorid (3413-58-9)

S *Äthylhydrocuprein*, *Ethylhydrocupreine*, Neumolisina, Neumolysin, Numoquin, Optochin (alte Form)

V Chemotherapeuticum (bes. gegen Hornhautgeschwüre am Auge)

---

*4690* *(3848)* $C_{21}H_{28}N_2O_4$

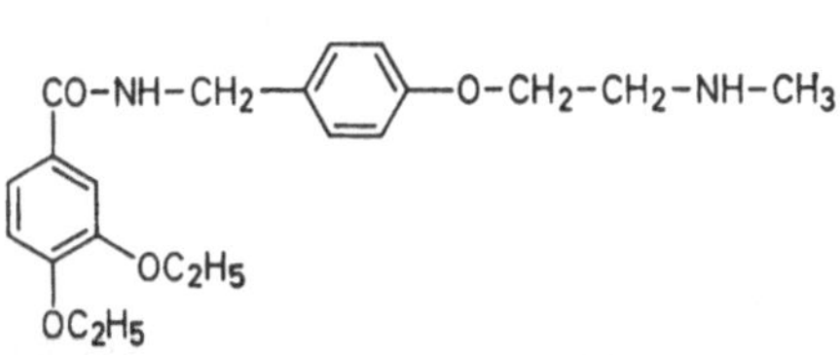

*N*-[*p*-(2-Methylaminoethoxy)-benzyl]-3,4-diethoxybenzamid = 3,4-Diethoxy-*N*-[[4-[2-(methylamino)ethoxy]phenyl]methyl]benzamid (●)

H Hydrochlorid (19457-00-2)

S Ancobon (alte Form), Ro 5-6574

V Antiemeticum

---

*4691* *(3849)* $C_{21}H_{28}N_2O_5$
138-56-7

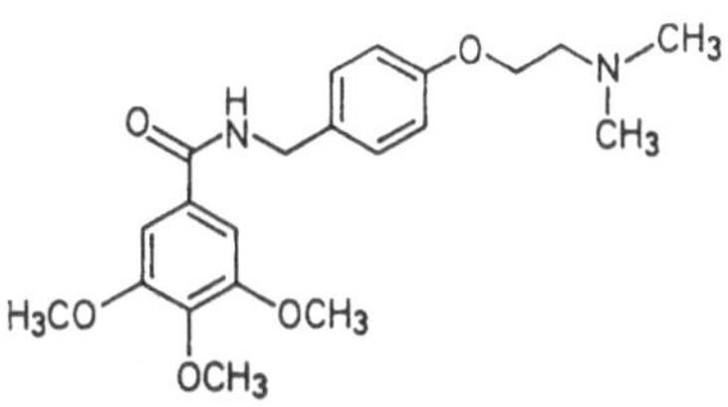

*N*-[*p*-(2-Dimethylaminoethoxy)-benzyl]-3,4,5-trimethoxybenzamid = 4-(2-Dimethylaminoethoxy)-*N*-(3,4,5-trimethoxybenzoyl)-benzylamin = *N*-[[4-[2-(Dimethylamino)ethoxy]phenyl]methyl]-3,4,5-trimethoxybenzamid (●)

H Hydrochlorid (554-92-7)

S Ametik, Anaus, Contrauto, Denausin, Elen, Emamin, Emetan, Kantem, Nausan, Nauseton, Novom, Poligerim, Ro 2-9578, Supremesil, Tigan, *Trimethobenzamidhydrochlorid***, Trimetoxan, Violamil, Vomitin „Akendiz", Vonon, Xametina

V Antiemeticum

---

*4692* *(3850)* $C_{21}H_{28}N_4O$
2697-80-5

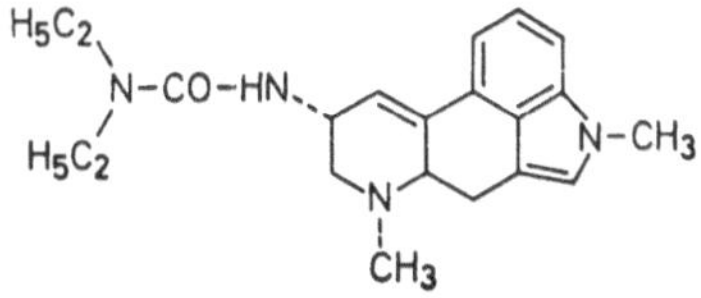

*N*-(D-1,6-Dimethyl-8-isoergolenyl)-*N'*,*N'*-diethylharnstoff = *N'*-[(8α)-9,10-Didehydro-1,6-dimethylergolin-8-yl]-*N*,*N*-diethylharnstoff (●)

S Mesenyl

V Antiserotonin

*4693* *(3851)* $C_{21}H_{28}O_2$
434-03-7

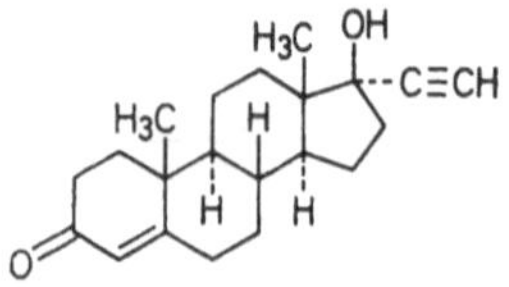

17α-Ethinyl-17β-hydroxy-4-androsten-3-on = 17β-Hydroxy-17α-pregn-4-en-20-in-3-on = Anhydrohydroxyprogesteron = (17α)-17-Hydroxypregn-4-en-20-in-3-on (●)

S *Aethinyltestosteron*, *Aethisteron*, *Anhydrohydroxyprogesteron*, Cistone, Colutoid, Diketolut-Tabl., Etherone, Ethinone, *Ethinyltestosterone*, *Ethisteron***, *Etisteron(a)*, Gestone-Oral, Gestoral, Lucorteum-Oral, Lupronex-Tablets, Luteosterone-Compresse, Lutidon-Oral, Lutociclina-Linguetas, Lutocyclin-Linguetten, Lutocylol, Lutogyl-Tabletten, Lutoral „Assia", Lutormon (Compr. + Suppos.). Lutral, Nalutoral, NSC-9565, Nugestoral, Oophormin-Luteum-Tabl., Ora-Lutin, Oraluton, *Praegninum*, Pranone. *Pregneninolon*, *Pregnin*, Pregnoral, Primolut C. Prodroxan, Produxan, Progestab, Progestelets, Progesterona-Serral-Tabl., Progesteron lingvalete, Progestin P, Progestolets, Progestoral, Progestrol, Prolidon-Comprimidos, Prolutol, Proluton C, Prone, Syngestrotabs, Syntolutin-Tabletten, Trosinone

V oral wirksames Progestativum

---

*4694* *(188 N)* $C_{21}H_{28}O_2$
10116-22-0

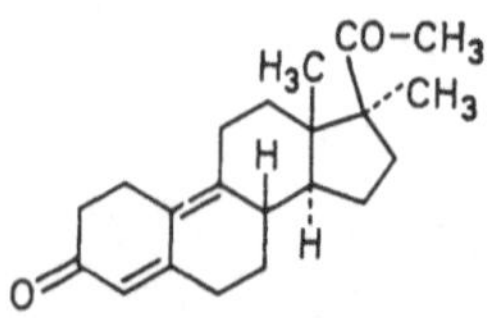

17α-Methyl-19-nor-4,9-pregnadien-3,20-dion = 17-Methyl-19-norpregna-4,9-dien-3,20-dion (●)

S *Demegeston***, Lutionex, R 2453

V Progestativum

*4695* *(3852)* $C_{21}H_{28}O_2$
5630-53-5

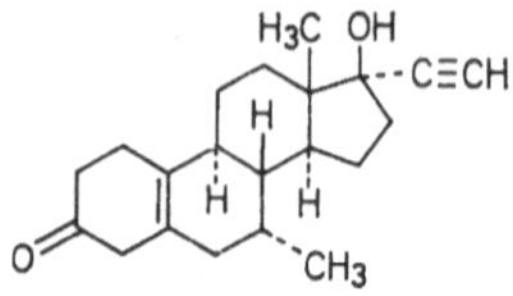

17β-Hydroxy-7α-methyl-19-nor-17α-pregn-5(10)-en-20-in-3-on = (7α,17α)-17-Hydroxy-7-methyl-19-norpregn-5(10)-en-20-in-3-on (●)

S Org OD 14, *Tibolon***

V Anabolicum

---

*4696* *(3853)* $C_{21}H_{28}O_2$
6533-00-2

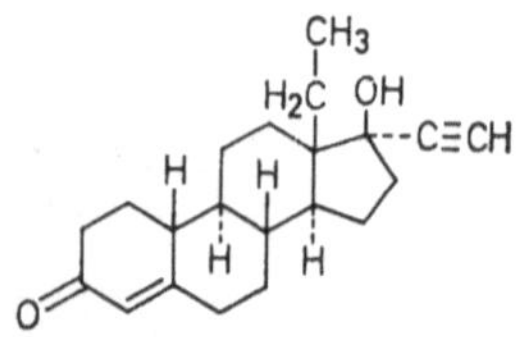

(±)-13β-Ethyl-17β-hydroxy-18,19-dinor-17α-pregn-4-en-20-in-3-on = DL-17α-Ethinyl-17β-hydroxy-18-methyl-4-östren-3-on = DL-13β-Ethyl-17α-ethinyl-17β-hydroxy-4-gonen-3-on = (17α)-(±)-13-Ethyl-17-hydroxy-18,19-dinorpregn-4-en-20-in-3-on (●)

S Monovar, Neogest, *Norgestrel***, Ovrette, SH 850, Wy-3707

V Progestogen

---

*4697* $C_{21}H_{28}O_2$
797-63-7

D-(—)-13β-Ethyl-17β-hydroxy-18,19-dinor-17α-pregn-4-en-20-in-3-on = D-17α-Ethinyl-17β-hydroxy-18-methyl-4-östren-3-on = D-13β-Ethyl-17α-ethinyl-17β-hydroxy-4-gonen-3-on = (17α)-13-Ethyl-17-hydroxy-18,19-dinorpregn-4-en-20-in-3-on (●)

H vgl. auch Nr. 5170

S *Dexnorgestrel*, Follistrel, *Levonorgestrel***, Micro-30, Microlut, Microluton, Microval, Mikro-30, D-*Norgestrel*, WL 17

V Progestogen

*4698* *(3854)* $C_{21}H_{28}O_2$
152-62-5

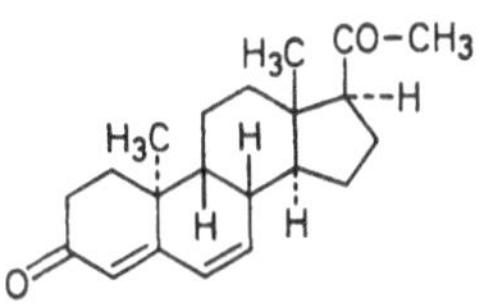

9β,10α-Pregna-4,6-dien-3,20-dion = 6-Dehydro-retro-progesteron = (9β,10α)-Pregna-4,6-dien-3,20-dion (●)

S Dufaston, Duphaston, Duvaron, *Dydrogesteron***, Gestatron, Gynorest, *Isopregnenone*, Prodel, Retrone, Terolut

V Progestativum

---

*4699* *(3855)* $C_{21}H_{28}O_3$
516-15-4

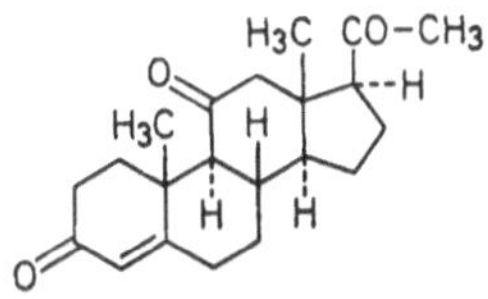

Pregn-4-en-3,11,20-trion (●) = 11-Oxoprogesteron

S Bio. 66, Ketogestin, *11-Ketoprogesteron*, U-1258

V Therapeuticum gegen Rinderazetonämie, Anästheticum

---

*4700* *(3856)* $C_{21}H_{28}O_3$
3758-34-7

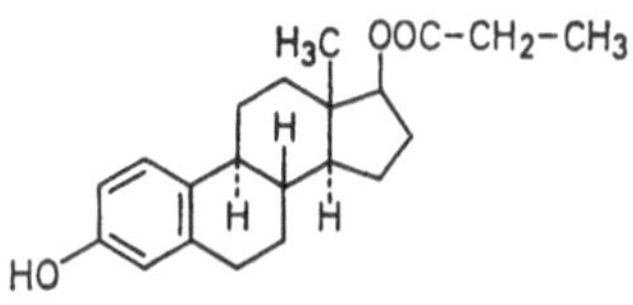

1,3,5(10)-Östratrien-3,17β-diol-17-propionat = 3,17β-Östradiol-17-monopropionat = (17β)-Östra-1,3,5(10)-trien-3,17-diol-17-propanoat (●)

S Acrofollin, Akrofollin, Follhormon „Saper", *Östradiolmonopropionat*, *Oestrolum propionicum*

V Östrogen

---

*4701* $C_{21}H_{28}O_4$
2454-11-7

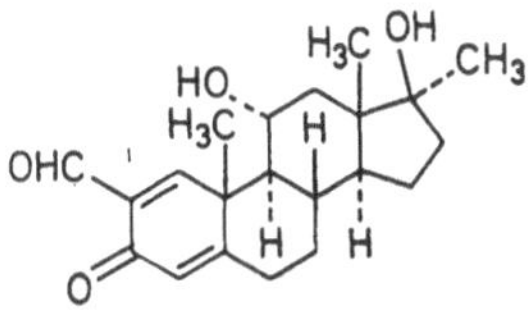

11α,17β-Dihydroxy-17α-methyl-3-oxoandrosta-1,4-dien-2-carboxaldehyd = 2-Formyl-11α,17β-dihydroxy-17α-methylandrosta-1,4-dien-3-on = (11α,17β)-11,17-Dihydroxy-17-methyl-3-oxo-androsta-1,4-dien-2-carboxaldehyd (●)

S Esiclene, *Formebolon***, *Formyldienolon*, Hubernol,

V Anabolicum

---

*4702* *(3857)* $C_{21}H_{28}O_4$
72-23-1

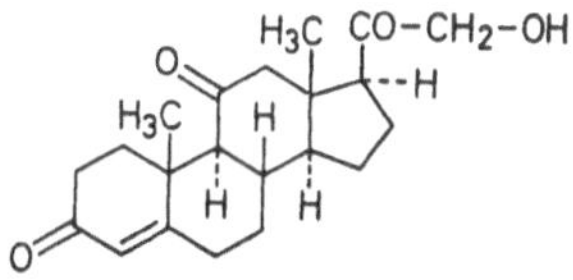

21-Hydroxypregn-4-en-3,11,20-trion (●) = 11-Dehydrocorticosteron

S *Dehydrocorticosteron*, NSC-9702, *Verbindung A van Kendall*

V Glucocorticoid

---

*4703* *(3858)* $C_{21}H_{28}O_5$
53-06-5

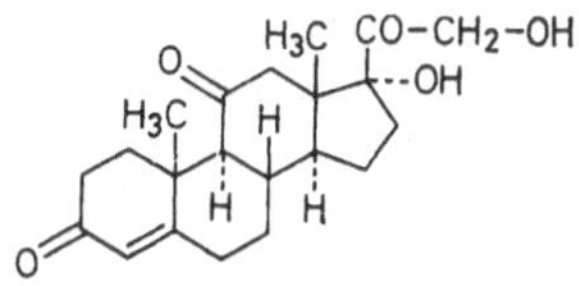

17α,21-Dihydroxy-4-pregnen-3,11,20-trion = 4-Pregnen-17α,21-diol-3,11,20-trion = 17α-Hydroxy-11-dehydrocorticosteron = 17,21-Dihydroxy-pregn-4-en-3,11,20-trion (●)

H vgl. auch Nr. 5155

S Adrenalex, Adreson, Altesona, *Compound E von Kendall*, *Compound F von Wintersteiner*, Corlodrin, Cortadren, Cortelin, Cortifor, Cortisartrone, Cortisat(e), *Cortison***, Cortisyl, Cortivite, *Cortizon*, Cortodrin, Cortogen, Eschatin, KE·

*Kortison*, NSC-9703, Rafa-Cortin, Rincorten, *Verbindung E von Kendall, Verbindung Fa von Reichstein*

V antiphlogistisch und antiallergisch wirksames Glucocorticoid

---

*4704* *(3859)* $C_{21}H_{28}O_5$

50-24-8

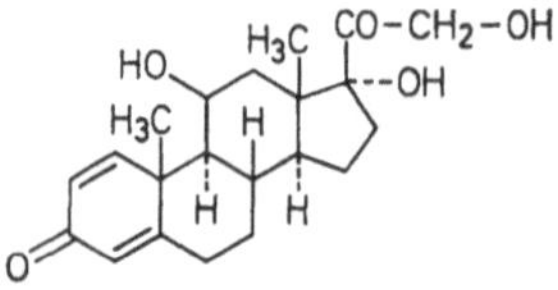


11β,17α,21-Trihydroxy-1,4-pregnadien-3,20-dion = 1,4-Pregnadien-11β,17α,21-triol-3,20-dion = 1,2-Dehydro-hydrocortison = (11β)-11,17,21-Trihydroxypregna-1,4-dien-3,20-dion (●)

H vgl. auch Nrr. 4726, 5156, 5423, 5530, 5531, 5613, 5614, 5660, 5692, 5747, 5942, 5987, 6031, 6042

S Abilene „Farmagen", Adelcort, Adnisolone, Aersolin, Antisolon, Aprednislon, Arcosolone, Benisolon, Berlisolon, Bisuo-Cream, Caberdelta, Clonisolone, Codelcortone, Co-Hydeltra, Cordelta, Cordex, Cordonin, Cordrol, Corisilone, Cortadeltona, Cortalone, Cortelinter, Corticar, Cortilona-B, Cortisolone, Cotogesic, Cotolone, Croycort B, Dacortin(a), Dacortin-H, Decaprednil, Decortin H, Decortril, *Dehydrocortisol, Dehydro-hydrocortison*, Delcort-E, Delcortol, Delhydro-Cortex, Delta-Cortef, Deltacortenolo, Deltacortril, Deltaderm, Delta-Ef-Cortelan, delta F, Delta-Genacort, Deltaglycortril, Delta-Hycortol, *Deltahydrocortison*, Delta-Larma, Delta-ophticor, Delta-Prenin, Deltasolone, Deltastab, Deltidrosol, Deltisilone, Deltisolon, Deltolasson, Deltosona, Di-Adreson-F, Dicortol, Domucortone, Donisolone, Ejizolon, Encortolon, Facort, Farnisol „Lauzier", Fernisolone, Filocorten, Flamasone, Glucortin-Tabl., Hicortin, Hostacortin H, Hubersona, Hydeltra, Hydeltrone, Hydrocortancyl, Hydrocortidelt, *Δ¹-Hydrocortison*, Hydrodeltalone, Hydrodeltisone, Hydroretrocortin, Ibisterolon, In-solone, Juvasolon, Keteocort H, Key-Pred, Kylicorton, Lenisolone, Leocortol, Lepicortinolo, Livopredin, Marsolone, Médiasolone, Meprisolon, Metacortalon, *Metacortandralon(e)*, Meticortelone, Meti-Derm, Morlone, Neocorlin, Neo-Cortisolona, Neodelta, Neohidroaltesona, Nisolone, Normonsona, Novoprednisolone, NSC-9120, Nurisolon, Optocort, Panafcortelone, Paracortol, Phaken, Phlogex, Precin, Precortalon-Tabl., Precortancyl, Precortilone, PreCortisyl, Predaler, Predartrina, Predeltilone, Preditabs, Predne-Dome, Prednelan, Prednicen, Predni-Coelin, Prednicor, Prednicort, Prednicortelone, Prednidoren, Prednifor-Tropfen, Predni-H-Tablinen, Predniretard, Prednis, Prednisol „Farmila", *Prednisolon***, Prednivet, *Prednizolon*, Prednorsolon, Predonine, Predorgasolona, Prehokon, Prelon(e), Prenolone, Preskort, Presolon, Presone, Prezolon, Ranbisolone, Ropredlone, Scansolone, Scherisolon, Serilone, Shikiprezonin, Solone „F. & M.", Solucort „Therapeutic", Solupren, Sopacortelone, Spolotan, S.P. Ster-Tab., Ster, Sterane, Stereon, Stermin, Sterolone, Supercortisol, Tarocortelone, Ulacort, Ultracorten H, Vinopred, Vitacort „Vitarine", Wysolone

V antiphlogistisch und antiallergisch wirksames Glucocorticoid

---

*4705* *(3860)* $C_{21}H_{28}O_5$

52-39-1

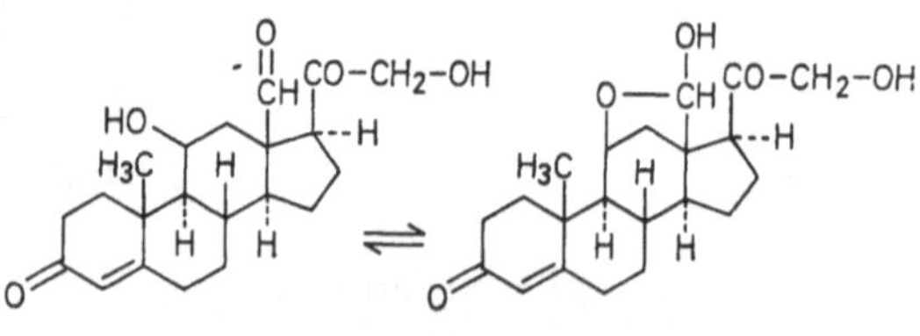


11β,21-Dihydroxy-3,20-dioxo-4-pregnen-18-al ⇌ 11β,21-Dihydroxy-3,20-dioxo-4-pregnen-18-al-11,18-halbacetal (11,18-Epoxy-18,21-dihydroxy-4-pregnen-3,20-dion) = (11β)-11,21-Dihydroxy-3,20-dioxopregn-4-en-18-al (●)

S Aldocorten, *Aldosteron***, *Elektrocortin, Oxocorticosteron, Verbindung X von Reichstein*

V Mineralocorticoid, Therapeuticum gegen Addisonsche Krankheit

4706 $C_{21}H_{28}O_6$

18118-80-4

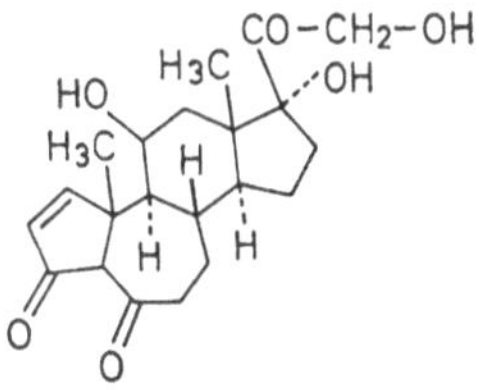

11β,17α,21-Trihydroxy-B-homo-A-norpregn-1-en-3,6,20-trion = (11β)-11,17,21-Trihydroxy-*B*-homo-*A*-norpregn-1-en-3,6,20-trion (●)

S *Oxisopred***

V Corticosteroid

---

4707 (3861) $C_{21}H_{29}ClO_3$

20047-75-0

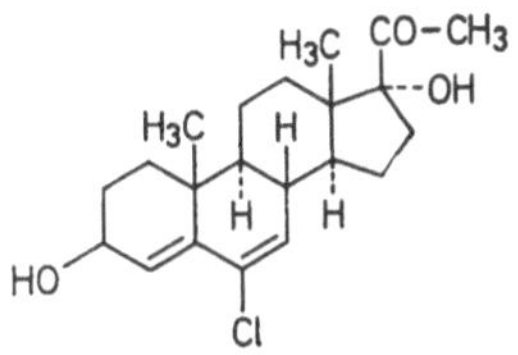

6-Chlor-3β,17α-dihydroxy-4,6-pregnadien-20-on = (3β)-6-Chlor-3,17-dihydroxypregna-4,6-dien-20-on (●)

S *Clogeston***

V Progestativum

---

4708 (3862) $C_{21}H_{29}ClO_3$

855-19-6

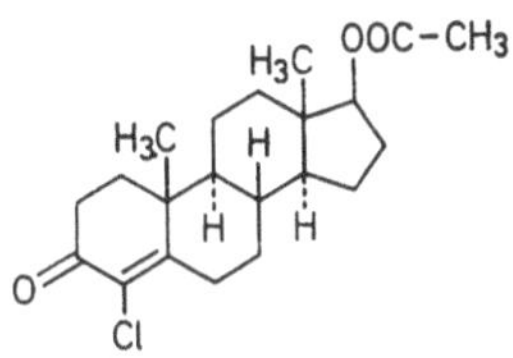

4-Chlor-17β-hydroxy-4-androsten-3-on-17-acetat = 4-Chlortestosteronacetat = (17β)-17-(Acetyloxy)-4-chlorandrost-4-en-3-on (●)

H vgl. auch Nrr. 4071, 4994, 5447

S Alfa-Trofodermin, Anabolit, *Chlortestosteronacetat, Clostebolacetat***, Macrobin, Sterabol, Steranabol, Test-Anabol, Testomed, Turinabol (alte Form)

V Anabolicum

---

4709 $C_{21}H_{29}FN_2O_2$

54340-64-6

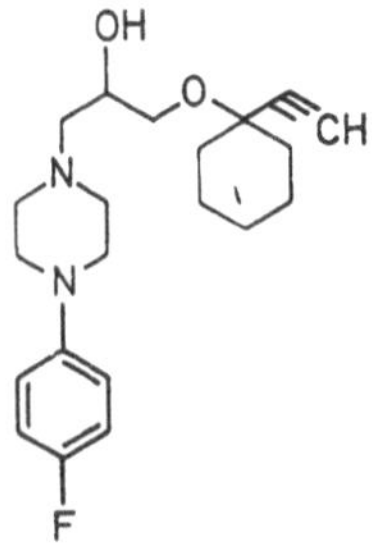

α-[[(1-Ethinylcyclohexyl)oxy]methyl]-4-(4-fluorphenyl)-1-piperazinethanol (●) = 1-(1-Ethinylcyclohexyloxy)-3-[4-(*p*-fluorphenyl)-1-piperazinyl]-2-propanol

S *Fluciprazin***

V Neurolepticum

---

4710 $C_{21}H_{29}FN_2O_3$

54063-38-6

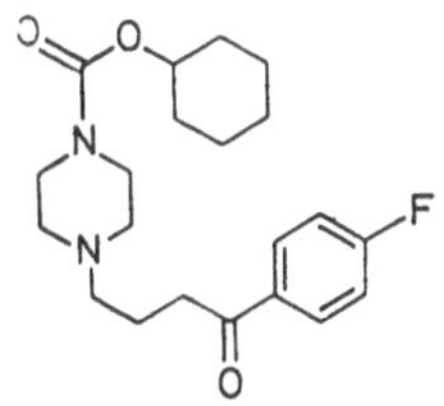

4-[3-(*p*-Fluorbenzoyl)-propyl]-1-piperazincarbonsäurecyclohexylester = 4-[4-(4-Fluorphenyl)-4-oxobutyl]-1-piperazincarbonsäurecyclohexylester (●)

S *Fenaperon***

V Neurolepticum

---

4711 (3863) $C_{21}H_{29}FO_5$

127-31-1

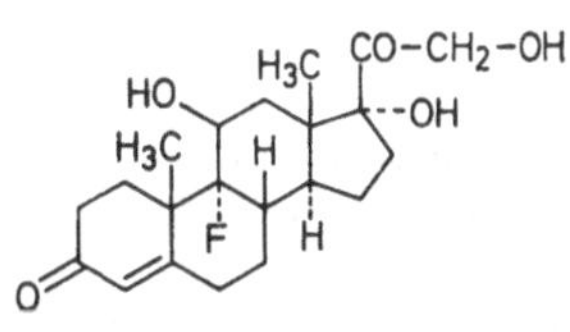

9α-Fluor-11β,17α,21-trihydroxy-4-pregnen-3,20-dion = 9α-Fluorhydrocortison = (11β)-9-Fluor-11,17,21-trihydroxypregn-4-en-3,20-dion (●)

H vgl. auch Nr. 5163

S Alflorone, Astonin-H, Corti-9, Florinef, *Fludrocortison***, Fludrocortone, Fludrone, Fludronef, *Fluorcortisol*, Fluohydrisone, *Fluorhydrocortisonum*, StC 1400

V Corticoid mit überwiegend mineralocorticoiden Eigenschaften (Anwendung besonders bei Hypotonie)

---

*4712* *(3864)* $C_{21}H_{29}N$

5966-41-6

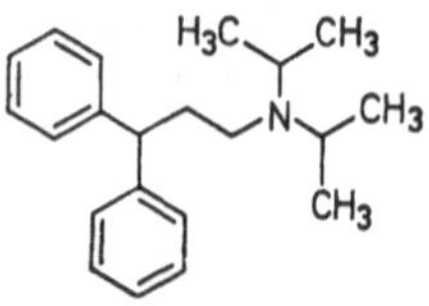


*N,N*-Diisopropyl-3,3-diphenylpropylamin = *N,N*-Bis(1-methylethyl)-γ-phenylbenzenpropanamin (●)

H Hydrochlorid (24358-65-4) (auch im Gemisch mit Sorbit)

S Agofel(l), Belagol, Belivron, Bilagol, Biliflux, Cholagol, *Diisoprominhydrochlorid***, *Disoprominii chloridum*, Do-Bil, Galbil, Hepabyl, Hepacol, Mégabyl, Polagol, Prylaphan, R 253, Vesicalma

V Choleretícum, Spasmolyticum

---

*4713* *(3865)* $C_{21}H_{29}NO$

545-90-4

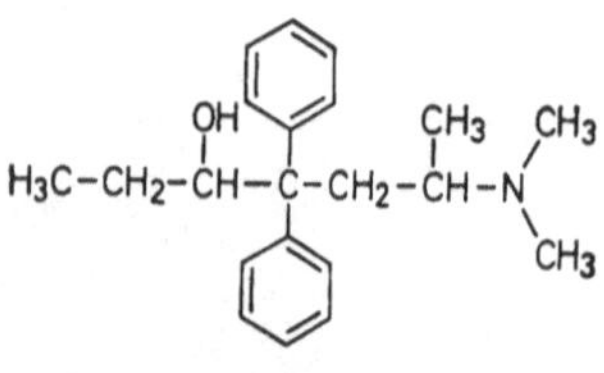


6-Dimethylamino-4,4-diphenylheptan-3-ol = β-[2-(Dimethylamino)propyl]-α-ethyl-β-phenylbenzenethanol (●)

S *Amidol*, *Bimethadolum*, *Dimefeptanolo*, *Dimepheptanol***, *Methadol*, NIH 2933, Pangerin, *Racemethadol*

V Analgeticum

*4714* *(3866)* $C_{21}H_{29}NO$

17199-54-1

α-6-Dimethylamino-4,4-diphenylheptan-3-ol = [*R*-(*R**,*R**)]-β-[2-(Dimethylamino)propyl]-α-ethyl-β-phenylbenzenethanol (●)

S *Alfametadolo*, *Alphamethadol***, α-*Methadol*

V Analgeticum

---

*4715* *(3867)* $C_{21}H_{29}NO$

17199-55-2

β-6-Dimethylamino-4,4-diphenylheptan-3-ol = [*S*-(*R**,*S**)]-β-[2-(Dimethylamino)propyl]-α-ethyl-β-phenylbenzenethanol (●)

S *Betametadolo*, *Betamethadol***, β-*Methadol*

V Analgeticum

---

*4716* *(3868)* $C_{21}H_{29}NO$

514-65-8

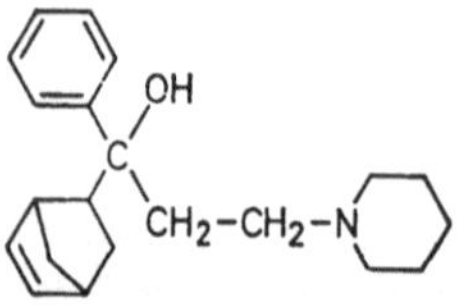


1-(Bicyclo[2.2.1]hept-5-en-2-yl)-1-phenyl-3-piperidinopropan-1-ol = α-5-Norbornen-2-yl-α-phenyl-1-piperidinpropanol = α-(Bicyclo[2.2.1]hept-5-en-2-yl)-α-phenyl-1-piperidinpropanol (●)

H auch Hydrochlorid (1235-82-1) oder Lactat (7085-45-2)

S Akineton, Akinophyl, *Biperiden***, KL 373, Tasmolin

V Parkinsontherapeuticum

---

*4717* *(3869)* $C_{21}H_{29}NO$

14617-18-6

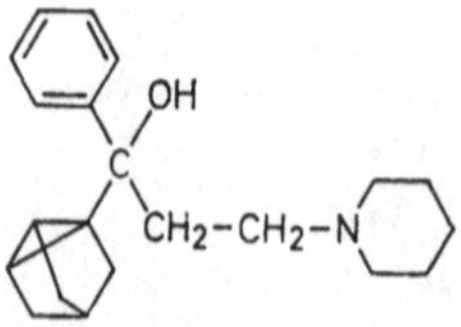


1-(Tricyclo[2.2.1.0$^{2,6}$]hept-2-yl)-1-phenyl-3-piperidinopropan-1-ol = α-Phenyl-α-tricyclo[2.2.1.0$^{2,6}$]-hept-2-yl-1-piperidinpropanol (●)

H Hydrochlorid des Gemischs mit der isomeren Tricyclohept-3-yl-Verbindung (14617-19-7)

S Norakin, P 259, *Triperidenhydrochlorid*

V Parkinsontherapeuticum

*4718* *(3870)* $C_{21}H_{29}NO$

604-74-0

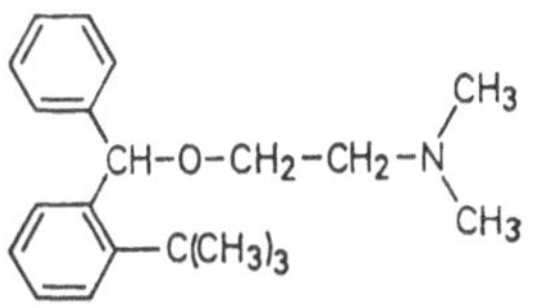


*N,N*-Dimethyl-2-(*o-tert.*-butyldiphenylmethoxy)-ethylamin = 2-(*o-tert.*-Butyl-α-phenylbenzyloxy)-*N,N*-dimethylethylamin = 2-[[2-(1,1-Dimethylethyl)phenyl]phenylmethoxy]-*N,N*-dimethylethanamin (●)

H auch Hydrochlorid (5697-60-9)

S B.S. 6534, *Bufenadinum, Bufenadrin***

V Antiemeticum, Antihistaminicum, Parkinsontherapeuticum

*4719* *(3871)* $C_{21}H_{29}NO_2$

3572-62-1

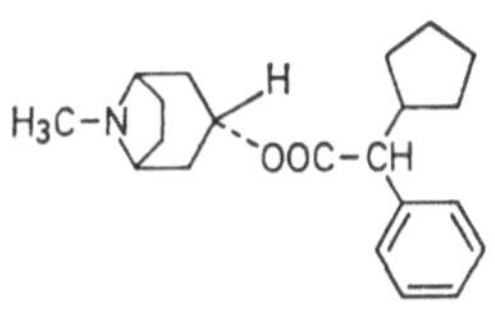


Tropin-α-cyclopentylphenylacetat = α-Cyclopentylphenylessigsäuretropinester = *endo*-α-Cyclopentylbenzenessigsäure-8-methyl-8-azabicyclo-[3.2.1]oct-3-ylester (●)

S Fenatrop, IT-79, Phenatrop

V Cholinolyticum

*4720* $C_{21}H_{29}NO_2$

42408-82-2

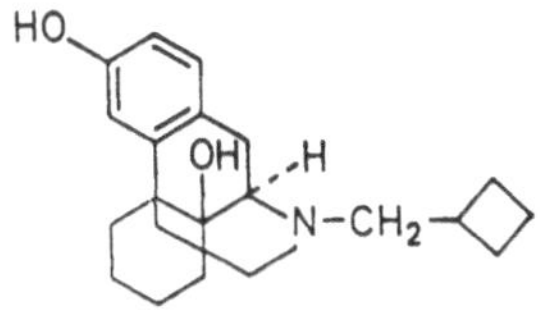


(—)-17-(Cyclobutylmethyl)-morphinan-3,14-diol = 17-(Cyclobutylmethyl)morphinan-3,14-diol (●)

H auch Tartrat (54244-71-2)

S *Butorphanol***, levo-BC-2627

V Analgeticum, Antitussivum

*4721* *(3872)* $C_{21}H_{29}NO_3$

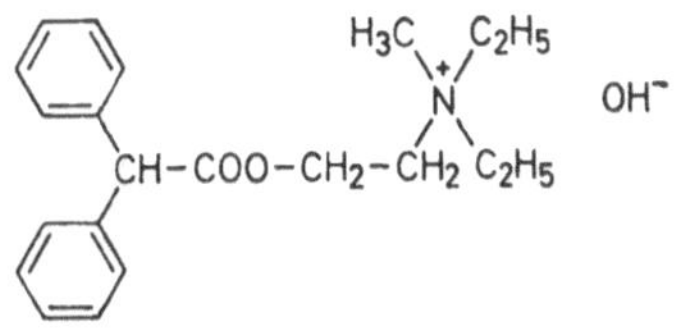


*N,N*-Diethyl-*N*-methyl-2-(diphenylacetoxy)-ethylammoniumhydroxid = Diphenylessigsäure-β-diethylaminoethylestermethylhydroxid = 2-[(Diphenylacetyl)oxy]-*N,N*-diethyl-*N*-methylethanaminiumhydroxid (●)

H Bromid (6113-04-8)

S Lunal

V Ganglienblocker

*4722* *(3873)* $C_{21}H_{29}NO_3$

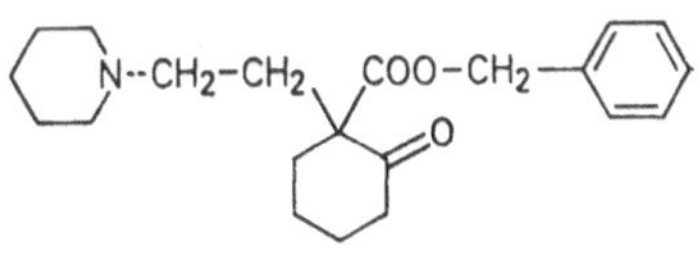


2-Oxo-1-(β-piperidinoethyl)-cyclohexancarbonsäurebenzylester = 2-Piperidinoethylcyclohexanon-2-carbonsäurebenzylester = 2-Oxo-1-[2-(1-piperidinyl)ethyl]cyclohexancarbonsäure(phenylmethyl)ester (●)

S Cesedon, Cetran

V Analgeticum, Sedativum, Spasmolyticum

*4723* *(3874)* $C_{21}H_{29}NO_4$

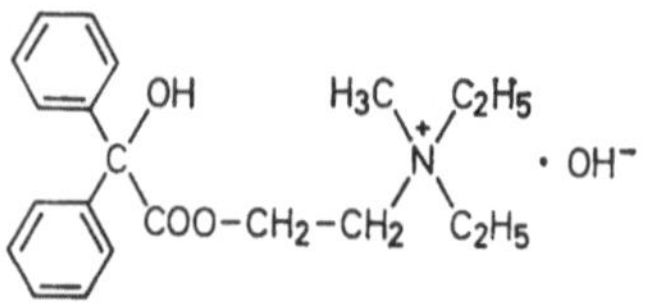

*N*,*N*-Diethyl-*N*-methyl-2-(benziloyloxy)-ethyl-ammoniumhydroxid = Benzilsäure-β-diethyl-aminoethylestermethylhydroxid = *N*,*N*-Diethyl-2-[(hydroxydiphenylacetyl)oxy]-*N*-methylethan-aminiumhydroxid (●)

H Bromid (3166-62-9)

S Alsain, Apulcin, *Benactyzinnmethobromid*, Final, Finalin, Ganglioplegina, Gastrimade, Igsain, Magemin, *Methylbenactyzii bromidum***, Neo-Aspamin, Neo-Nichigreen, Neunalin, Noinarin, Notilas, Paragone, PMB, Sanrine, Semulgin, Spatomac

V Anticholinergicum (zur Ulcustherapie)

*4724* *(3875)* $C_{21}H_{29}NS_2$ 486-17-9

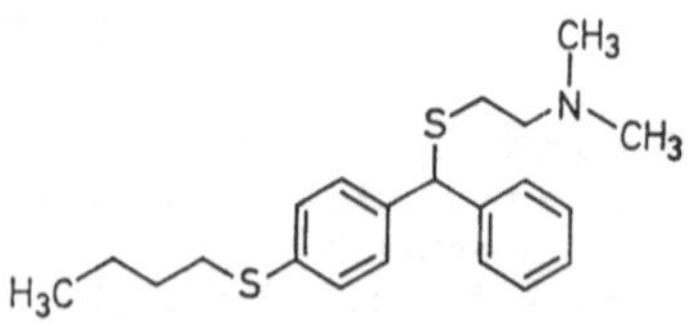

2-[*p*-(Butylthio)-diphenylmethylthio]-ethyldi-methylamin = *p*-Butylthiobenzhydryl-β-dime-thylaminoethylsulfid = 2-[[[4-(Butylthio)phenyl]-phenylmethyl]thio]-*N*,*N*-dimethylethanamin (●)

H auch Hydrochlorid (904-04-1)

S *Captodiamin*, *Captodiam**, *Captodraminhydro-chlorid*, Covatin, Covatix, N-68, Suvren

V Psychoregulans, Tagessedativum

*4725* *(3876)* $C_{21}H_{29}N_3O$ 3737-09-5

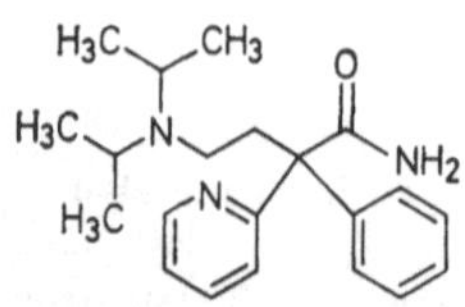

4-Diisopropylamino-2-phenyl-2-(2-pyridyl)-butyr-amid = α-(2-Diisopropylaminoethyl)-α-phenyl-α-(2-pyridyl)-acetamid = α-[2-[Bis(1-methyl-ethyl)amino]ethyl]-α-phenyl-2-pyridinacetamid (●)

H auch Phosphat (1:1) (22059-60-5)

S Dicorantil, Dicorynan, Dimodan, *Disopyr-amid***, H. 3292, Norpace, Ritmodan, Rythmo-dan, Rythmodul, SC-7031, Searle 703

V Antiarrhythmicum

*4726* *(3877)* $C_{21}H_{29}O_8P$ 302-25-0

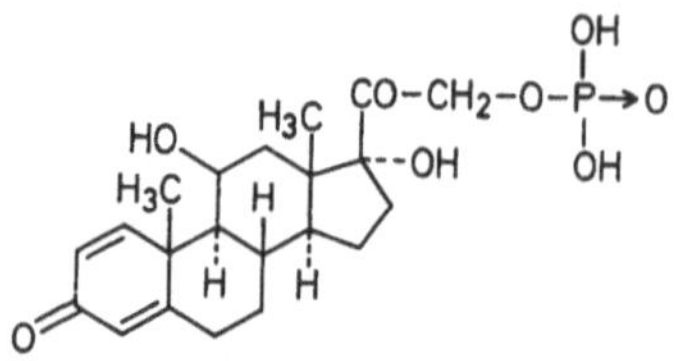

11β,17α,21-Trihydroxy-1,4-pregnadien-3,20-dion-21-dihydrogenphosphat = Prednisolon-21-phos-phat = (11β)-11,17-Dihydroxy-21-(phosphono-oxy)pregna-1,4-dien-3,20-dion (●)

H vgl. auch Nr. 6042
auch Natriumsalz (125-02-0)

S Caberdelta-endovena, Codelsol, Deltelan, Hy-deltrasol, Inflamase, Metreton, Nova-Pred, Optival, Parisilon, Phortisolone, Pred-Clysma, Prednesol, Prednis-A-Vet, *Prednisolondina-triumphosphat*, *Prednisolone Sodium Phosphate*, Predsol „Glaxo", Predsolan, Prozorin-inj., PSP-IV, Sodasone, Solucort „Chibret"

V wasserlösliches Prednisolonderivat (antiphlo-gistisch und antiallergisch wirksames Gluco-corticoid)

*4726-01* *(3877a)* 6693-90-9

H Verbindung mit Fenoxazolin (Nr. 2288)

S Aturgyl-Delta, Déturgylone, L.D. 4003, *Pred-nazolin***

V Rhiniticum, Antiphlogisticum, Antiallergicum

*4727* *(3878)* $C_{21}H_{30}FN_3O_2$ 1893-33-0

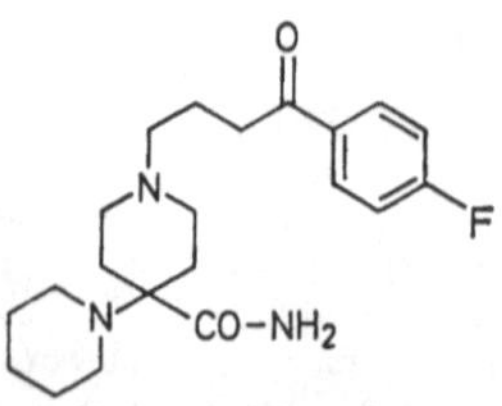

1-[4-(*p*-Fluorphenyl)-4-oxobutyl]-4-piperidino-piperidin-4-carboxamid = *p*-Fluor-γ-(4-carbamo-yl-4-piperidinopiperidino)-butyrophenon = 1′-[4-(4-Fluorphenyl)-4-oxobutyl][1,4′-bipiperidin]-4′-carboxamid (●)

S *Carpiperone*, Dipiperal, Dipiperon, *Floropipamide*, *Fluoropipamide*, McN-JR 3345, *Pipamperon***, Piperonil, Piperonyl, Propitan, R 3345
V Neurolepticum

---

*4728* *(3879)* $C_{21}H_{30}N_2O$
**5697-57-4**

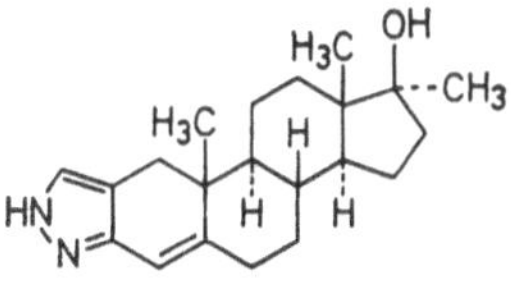

17α-Methyl-4-androsteno[3,2-*c*]pyrazol-17β-ol = 17β-Hydroxy-17α-methyl-4-androsteno[3,2-*c*]-pyrazol = (17β)-17-Methylandrost-4-eno[3,2-*c*]pyrazol-17-ol (●)
S *Hydroxystenozol***
V Androgen

---

*4729* $C_{21}H_{30}N_2O$
**32 421-46-8**

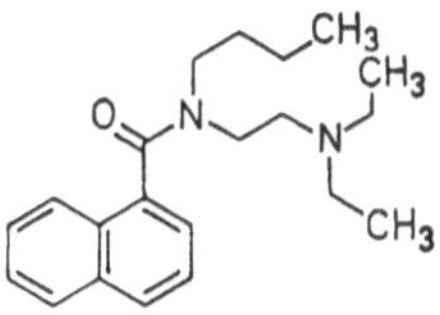

*N*-Butyl-*N*-(2-diethylaminoethyl)-1-naphthamid = *N*-Butyl-*N*-[2-(diethylamino)ethyl]-1-naphthalencarboxamid (●)
H auch Citrat oder Hydrochlorid **(58 779-43-4)**
S *Bunaftin***, Bunamide, *Bunaphtide*, Daredan, Meregon
V Antiarrhythmicum

---

*4730* *(3880)* $C_{21}H_{30}N_2O_2$

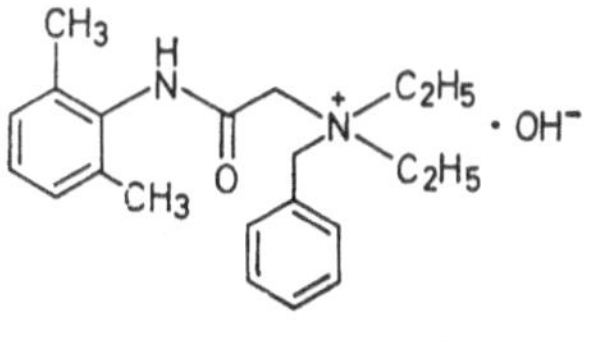

*N,N*-Diethyl-*N*-benzyl-(2,6-xylylcarbamoylmethyl)-ammoniumhydroxid = *N*-[2-[(2,6-Dimethylphenyl)amino]-2-oxoethyl]-*N,N*-diethylbenzenmethanaminiumhydroxid (●)
H Benzoat **(3734-33-6)**
S Bitrex, *Denatoniumbenzoat***, *Lidocainbenzylbenzoat*, THS-839, Win 16568
V Ethylalkoholdenaturans

---

*4731* $C_{21}H_{30}N_4O_3S$
**25 859-76-1**

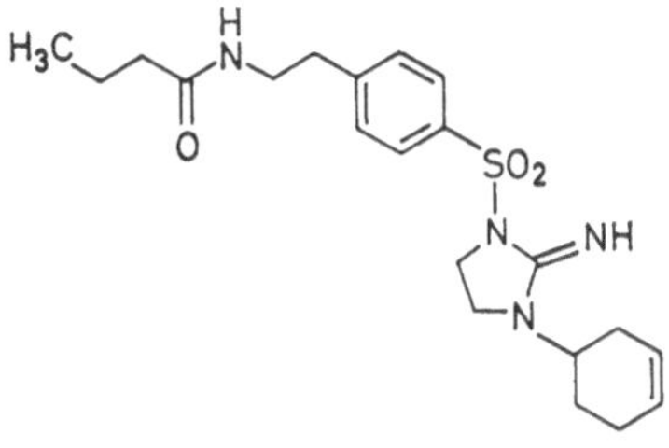

*N*-[*p*-[[3-(3-Cyclohexen-1-yl)-2-imino-1-imidazolidinyl]sulfonyl]phenethyl]butyramid = *N*-[2-[4-[[3-(3-Cyclohexen-1-yl)-2-imino-1-imidazolidinyl]-sulfonyl]phenyl]ethyl]butanamid (●)
S *Glibutimin***, GP 51084
V Antidiabeticum

---

*4732* *(3881)* $C_{21}H_{30}O_2$
**7663-50-5**

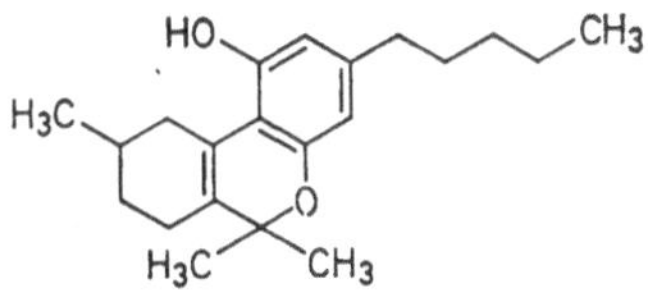

7,8,9,10-Tetrahydro-6,6,9-trimethyl-3-pentylbenzo[*c*]chromen-1-ol = 7,8,9,10-Tetrahydro-6,6,9-trimethyl-3-pentyl-6*H*-dibenzo[*b,d*]pyran-1-ol (●)
S *Tetrahydrocannabinol*
V Euphoricum, Halluzinogen [Wirkstoff aus dem Harz von Cannabis sativa (Haschisch, Marihuana)]

---

*4733* $C_{21}H_{30}O_2$
**23 163-42-0**

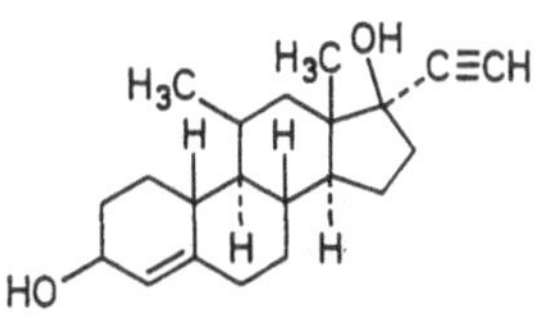

11β-Methyl-19-nor-17α-pregn-4-en-20-in-3β,17-diol = (3β,11β,17α)-11-Methyl-19-norpregn-4-en-20-in-3,17-diol (●)
H vgl. auch Nr. 5436
S *Methynodiol*, *Metynodiol***
V Progestogen

*4734* *(3882)* $C_{21}H_{30}O_2$
57-83-0

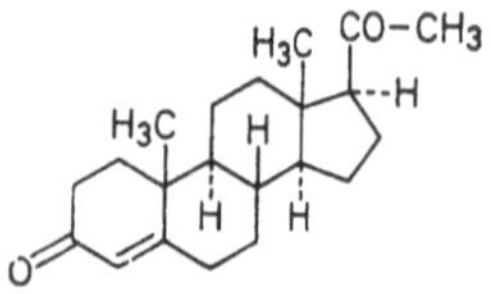

Pregn-4-en-3,20-dion (●)

H vgl. auch Nrr. 4693, 5188, 5537, 5618

S Agolutin, Akrolutin, Bio-Luton, Biosterone „Biochem", BP 14, Colprosterone, Corlutina, Corlutone, Corluvite, Corpolutin, Corpomone, Corporin, Corpuluton, *Corpus luteum-Hormon*, Cosex PG 50, Cyclogest, Diketolut-Inyect., Elutin, Flavolutan, Fologenon, *Gelbkörperhormon*, Gesterol, Gestone, Gestormone, Gestronaq, Glanducorpin, Glanestin, Gonadyl, Gynlutin, Gynolutin, Gynolutone, Hormeva, Hormoflaveine, Hormoluton, Lilutin, Lingusorbs, Lipo-Lutin, Lucorteum-Sol, Lupronex-Amp., Luteine, Luteinica, Luteinol, Luteocrinin, Luteocrin normale, Luteocryst, Luteocyclin, Luteodyn, Luteogan, Luteogen, *Luteohormon*, Luteoici, Luteo-Inex, Luteol, Luteolin, Luteolipex, Luteomenin, Luteomensin, Luteopur, Luteormon, Luteosan, Luteosid, Luteostab, Luteosterone-fiale, Luteototal, Luteovis, Luteovister, Luteroid, Lutex, Lutidon(a), Lutin, Lutociclina, Lutocor, Lutocyclin (M), Lutocylin (M), Lutodin, Lutoform, Lutogil, Lutogyl, Lutogynon, Lutoidral, Lutolin, Luto-Quibi, Lutorm, Lutormon, Lutren, Lutromone, Lutron, Lutyrexin, Macrogestin, Maslutein, Mephalutren, Migestrone, Nalutone, Nalutron, Neoluteone, Neolutin „Orma", NSC-9704, Oophormin-Luteum, Ormoluteina, Pan-Gest, Pregnedione, Premastrone, Primolut, Profac, Proge-Hormon, Progekan, Progelan, Progelun, Progenin, Progest, Progestaq, Progestar, Progestasert, Progesterol, *Progesteron***, Progesteroid 50, Progestilin, Progestin, Progestogel, Progestol(o), Progestona, Progestonaq, Progestosol, Progestro-Med, Progestronal, Progeubril, Progokab, Progonaq, Progonol, Progynol forte, Projenil, Projestonil, Prolets, Prolidon, Prolusteron, Proluton, Promulse, Pronogene, Prorone, Protormone, Sigmaprogestin, Syngesterone, Syngestrets, Syntolutan, Syntolutin-Amp., Teralutil, Venolutin

V Corpus luteum-Hormon

*4735* *(3883)* $C_{21}H_{30}O_2$
1235-13-8

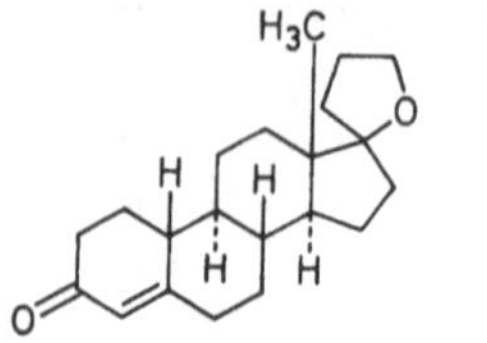

4-Östren-3-on-spiro-17α,2'-(tetrahydrofuran) = (17β)-4',5'-Dihydrospiro[östr-4-en-17,2'(3'*H*)-furan]-3-on (●)

S *Furanestrenone, 19-Norspiroxenone*

V Antiöstrogen

*4736* $C_{21}H_{30}O_3$
68-96-2

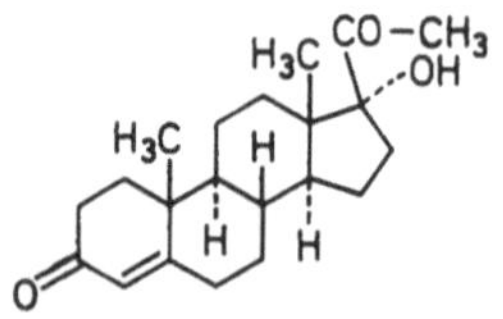

17α-Hydroxy-4-pregnen-3,20-dion = 17-Hydroxy-pregn-4-en-3,20-dion (●)

H vgl. auch Nrr. 5188, 5618

S *Hydroxyprogesteron***

V Progestativum

*4737* *(3884)* $C_{21}H_{30}O_3$
64-85-7

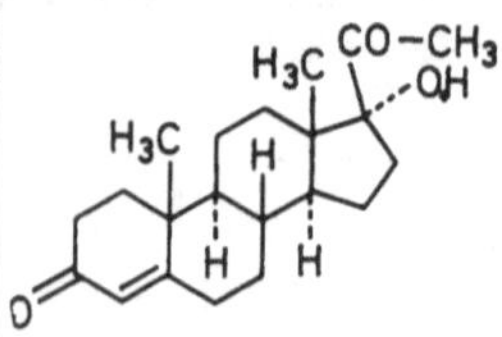

21-Hydroxypregn-4-en-3,20-dion (●) = 4-Pregnen-21-ol-3,20-dion

H vgl. auch Nrr. 5187, 5540, 5621, 5707, 5768

S *Compound A*, Corthormon, Cortexon, Corticormon, *Decorton*, *Deoxycortone*, *Desossicorticosterone*, *Desoxicortonum*, *11-Desoxycorticosteron*, *Desoxycorticosteron(um)*, *Desoxycorton***, *DOC*, *21-Hydroxyprogesteron*, *Kendalls Desoxyverbindung B*, NSC-11319, Ocriten, Ormosurrenol, *Verbindung Q von Reichstein*

V Mineralocorticoid (Elektrolytstoffwechselhormon

*4738* *(3885)* $C_{21}H_{30}O_3$ **1045-69-8**

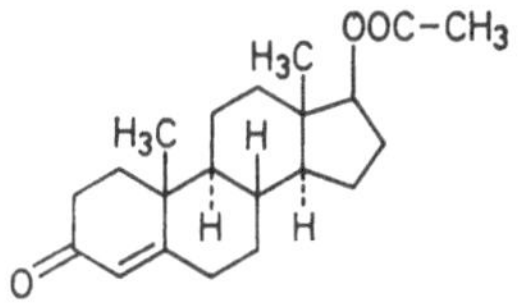

17β-Hydroxy-4-androsten-3-on-17-acetat = 3-Oxo-4-androsten-17β-ylacetat = (17β)-17-(Acetyloxy)androst-4-en-3-on (●)

S Acéto-Stérandryl, Aceto-Testoviron, Amolisin, Androtest A, Deposteron, Farmatest, Perandrone A, *Testosteronacetat*

V Androgen

---

*4739* *(189 N)* $C_{21}H_{30}O_3$ **6157-87-5**

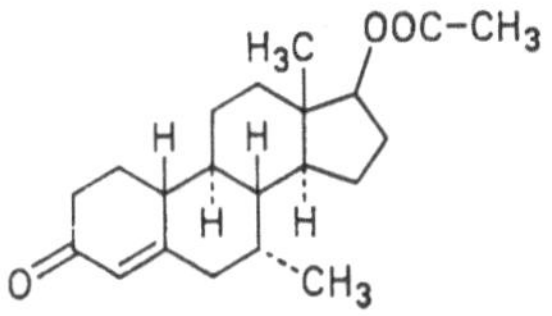

17β-Hydroxy-7α-methyl-4-östren-3-on-17-acetat= (7α,17β)-17-(Acetyloxy)-7-methylöstr-4-en-3-on (●)

S *Trestolonacetat**, U-15614

V Androgen, Antineoplasticum

---

*4740* *(3886)* $C_{21}H_{30}O_3$ **7207-92-3**

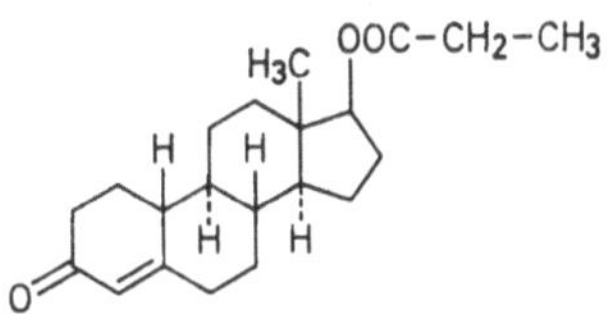

17β-Hydroxy-4-östren-3-on-17-propionat = 17β-Hydroxy-19-nor-4-androsten-3-on-17-propionat = (17β)-17-(1-Oxopropoxy)östr-4-en-3-on (●)

S Anabolicus, *Nandrolonpropionat*, Nor-Anabol, Nortesto, *Nortestosteronpropionat*, Norybol-19, Pondus, Testobolin

V Anabolicum

---

*4741* *(3887)* $C_{21}H_{30}O_4$ **13445-75-5**

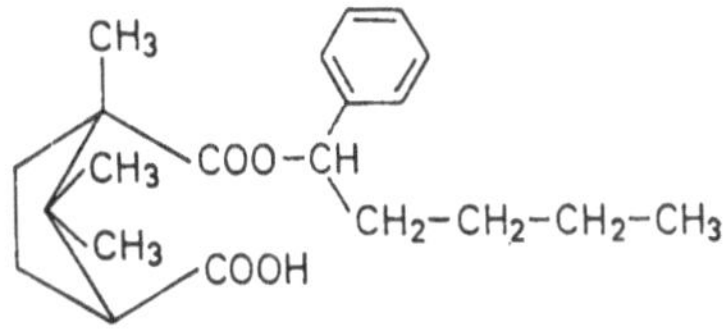

(α-Butylbenzyl)-hydrogencamphorat = Camphersäuremono-(1-phenylpentyl)-ester = *cis*-1,2,2-Trimethyl-1,3-cyclopentandicarbonsäure-1-(1-phenylpentyl)ester (●)

H Natriumsalz **(4201-91-6)**

S *Camphamyl-Natrium*, Colerex „Beta", Flubigen, Flubilar

V Choleretieum

---

*4742* *(3888)* $C_{21}H_{30}O_4$ **50-22-6**

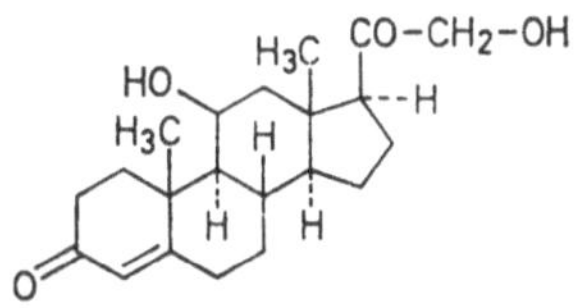

11β,21-Dihydroxy-4-pregnen-3,20-dion = 4-Pregnen-11β,21-diol-3,20-dion = (11β)-11,21-Dihydroxypregn-4-en-3,20-dion (●)

S *Corticosteron*, Hydroxycortexon, NSC-9705, *Verbindung B von Kendall, Verbindung H von Reichstein*

V Glucocorticoid

---

*4743* *(3889)* $C_{21}H_{30}O_4$ **595-77-7**

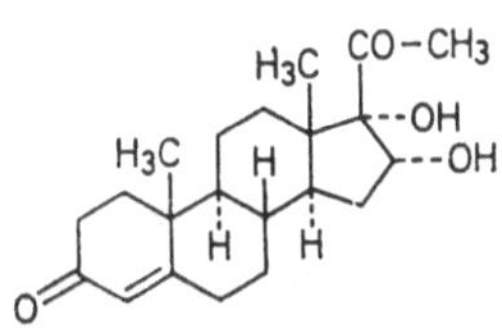

16α,17α-Dihydroxy-4-pregnen-3,20-dion = (16α)-16,17-Dihydroxypregn-4-en-3,20-dion (●)

H vgl. auch Nrr. 5338, 5746

S *Alfason, Algeston**, Alphasone*

V antiphlogistisch wirksames Glucocorticoid

*4744* *(3890)* $C_{21}H_{30}O_4$
152-58-9

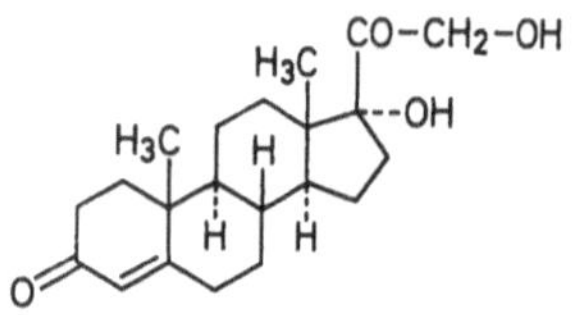


17α,21-Dihydroxy-4-pregnen-3,20-dion = 17,21-Dihydroxypregn-4-en-3,20-dion (●)

S *Cortexolon*, *Cortodoxon**, NSC-18317, *Reichsteins Substanz S*, SKF 3050, *Verbindung S von Reichstein*

V antiphlogistisch wirksames Glucocorticoid

---

*4745* *(3891)* $C_{21}H_{30}O_4$
32 696-18-7

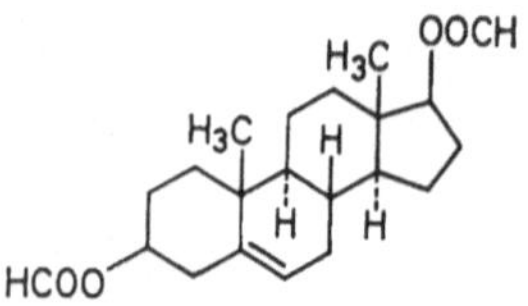


5-Androsten-3β,17β-dioldiformiat = (3β,17β)-Androst-5-en-3,17-dioldiformat (●)

S Bisexovis-orale

V Anabolicum, Androgen

---

*4746* *(3893)* $C_{21}H_{30}O_5$
50-23-7

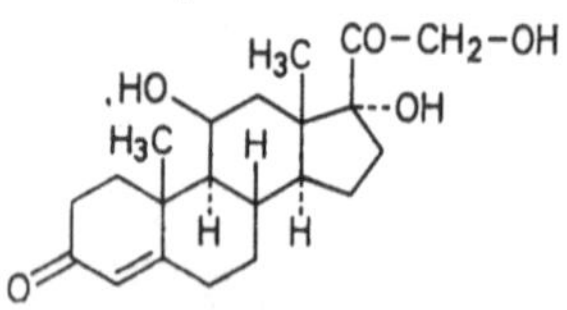


11β,17α,21-Trihydroxy-4-pregnen-3,20-dion = 4-Pregnen-11β,17α,21-triol-3,20-dion = (11β)-11,17,21-Trihydroxypregn-4-en-3,20-dion (●)

H vgl. auch Nrr. 4754, 4990, 5189, 5437, 5620. 5622, 5770, 6043, 6637

S Acusone, Aeroseb-HC, Ala-Cort, Ala-Scalp, Algicortis, Alumate-HC, *Anti-inflammatory hormone*, Bio-cort, Bio-Cortex, Cetacort, Cobadex, *Compound F von Kendall*, Cortanal, Cort-dome, Cortef, Cortenema, Corticorinol, Corticreme, Cortifan, Cortiment, *Cortisol*, Cortispray, Cort-Nib, Cortolotion, Cortosterone F, Cortril, Cremesone, Delacort, Dermacort „Rowell", Dermolen, Diacort, Dioderm, Domolene-HC, Durel-Cort, Ecosone, Efcorlin, Efcortelan, Efcorticon, Eldecort, Emo-cort, Endofuson, Epicort, Eyecort, Ficortril, Genacort, Grecort, Hautosone, HC, Heb-Cort, Hi-Cor, Hi-Cort, Hidroaltesona, Hidro-Colisona, *Hidrocortisona*, *Hidrocortizon*, Hycor, Hycort, Hycortin, Hycortol(e), Hydrasson, Hydro-Adreson-Salbe, Hydrocort „Ferring", Hydrocortal, Hydro-Cortex, Hydrocortifor, Hydro-Cortilean, Hydrocortisate, *Hydrocortison***, Hydrocortisyl, Hydrocortodrin, Hydrocortone-Tabl., Hydrofoam, *Hydrokortison*, Hydrosone, *17-Hydroxycorticosteron*, Hynax, Hytone, Idracemi, Idracetisone, Idrocort, Idrocortigamma, *Idrocortisone*, Kyypakkaus, Kort „Serip", Lexocort, Lexoderm, Lubricort, Maintasone, Manticor, Medicort, Mensicort, Microcort, Monocort „Nortech", Noviltisona, NSC-10483, Nutracort, Ofta-Hydrone, Optef, Optisone, Otosone F, *17-Oxycorticosteron*, Phiacort, Polcort H, Proctocort, Rectocort, Rectoid, Scheroson F-Tabl., Sigmacort, Signef, Sterocort „Omega", Tega-Cort, Texacort, Topicort, Topisone, Traumaide, Unicort, *Verbindung F von Kendall*, *Verbindung M von Reichstein*

V antiphlogistisch und antiallergisch wirksames Glucocorticoid

---

*4747* *(3894)* $C_{21}H_{31}ClN_2O$
21 363-18-8

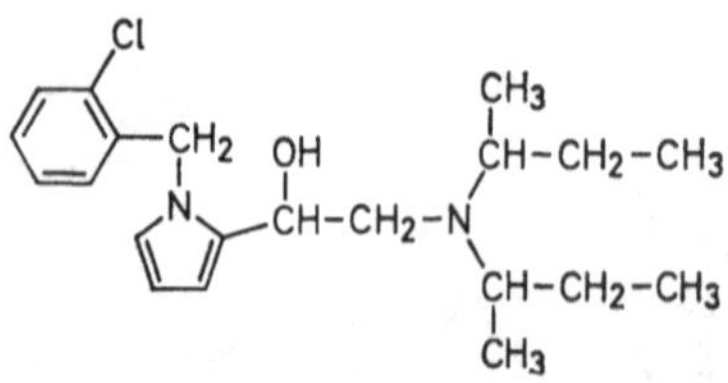


1-[1-(*o*-Chlorbenzyl)-2-pyrrolyl]-2-(di-*sek.*-butylamino)-ethanol = 1-(*o*-Chlorbenzyl)-α-(di-*sek.*-butylaminomethyl)-pyrrol-2-methanol = α-[[Bis-(1-methylpropyl)amino]methyl]-1-[(2-chlorphenyl)methyl]-1*H*-pyrrol-2-methanol (●)

H auch *p*-Hydroxybenzoat (23784-10-3)

S Dividol, *Diviminol*, *Viminol***, Z. 424

V Analgeticum, Antitussivum

*4748* (3895) $C_{21}H_{31}NO_2$
360-66-7

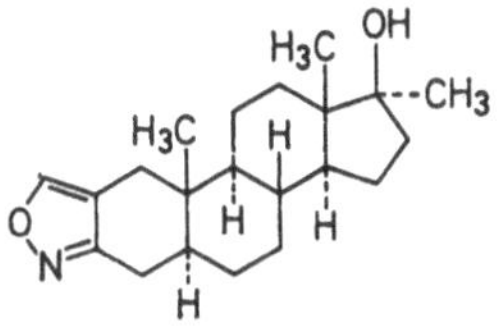

17α-Methyl-5α-androstano[3,2-*c*]isoxazol-17β-ol = 17β-Hydroxy-17α-methyl-5α-androstan[3,2-*c*]-isoxazol = (5α,17β)-17-Methylandrostano[3,2-*c*]-isoxazol-17-ol (●)

S AIZ, *Androisoxazol*, Androxan, Neo-Ponden, neoPondus

V Anabolicum

---

*4749* (3896) $C_{21}H_{31}NO_4$
2385-81-1

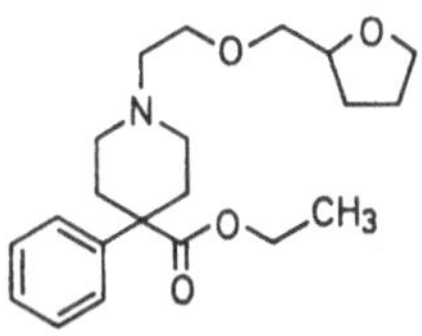

4-Phenyl-1-(2-tetrahydrofurfuryloxyethyl)-piperidin-4-carbonsäureethylester = 4-Phenyl-1-[2-(tetrahydro-2-furanylmethoxy)ethyl]-4-piperidincarbonsäureethylester (●)

S *Furaethidin, Furethidin***, *Furetidina*

V Analgeticum

---

*4750* (3897) $C_{21}H_{31}NO_5$

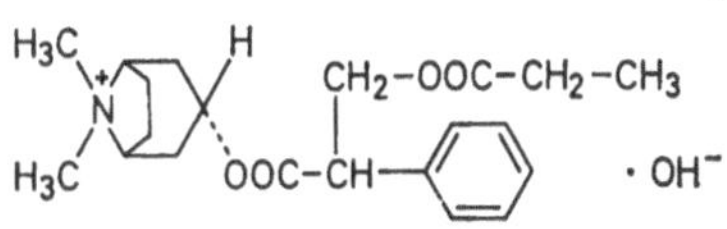

*N*-Methyl-3-(*O*-propionyltropoyloxy)-tropaniumhydroxid = *O*-Propionylatropinmethylhydroxid = *endo*-8,8-Dimethyl-3-[1-oxo-3-(1-oxopropoxy)-2-phenylpropoxy]-8-azoniabicyclo[3.2.1]octanhydroxid (●)

H Nitrat (14319-87-0)

S *Methylprampini nitras*, PAMN, *Prampinmethylnitrat***, Protropin

V Anticholinergicum

---

*4751* (3898) $C_{21}H_{31}NO_5$

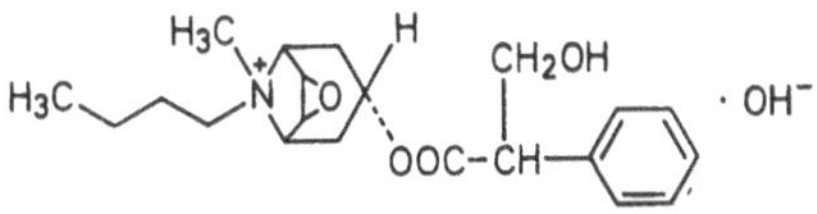

*N*-Butyl-*O*-tropoylscopiniumhydroxid = 6,7-Epoxytropintropatbutylhydroxid = Scopolamin-*N*-butylhydroxid = [7(*S*)-(1α,2β,4β,5α,7β)]-9-Butyl-7-(3-hydroxy-1-oxo-2-phenylpropoxy)-9-methyl-3-oxa-9-azoniatricyclo[3.3.1.$0^{2,4}$]nonanhydroxid (●)

H Bromid (149-64-4)

S Ad 1, Alcopan, Amisepan, Anespas, Antispasmin „Green Cross", Bubusco-S, Bulamin, Buscapin(a), Buscol, Buscolamin, Buscolysin, Buscom, Buscopan, Buscopin, Buscoridin, Buscote, Buskolizin, Buspon, Butibol, Butoscapin, Butylmaido, Butylmin, Butylpan, *Butylscopolamini bromidum, Butylscopolammoniumbromid*, Butylspan, Butylspasmin, Butymide, Butysco, Diaste-M, Donopon, Escopantil, Hioscian, Hioscina „Zimaia", Hiyosin, *Hyoscinbutylbromid*, Hyoscomin, Iscopan, Monospan, Moryspan, Noapin A, Reladan, Salfalgin, Scobro(n), Scobutil, *Scopolaminbutylbromid*, Scopolan, Scordin B, Scorpan, Sedalgim simplex, SKF 1637, Sparicon, Spasmalexin, Spasmamina, Spasmopan, Sporamin, Stibron, Tirantil, Verbindung 1637, Viviv

V Spasmolyticum

---

*4752* $C_{21}H_{31}N_3O_5$
23887-47-0

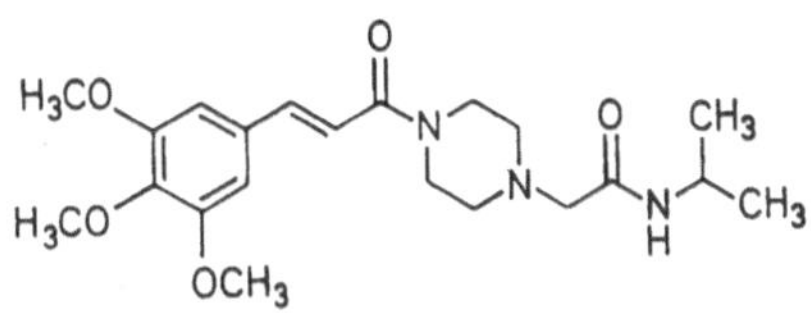

*N*-Isopropyl-4-(3,4,5-trimethoxycinnamoyl)-1-piperazinacetamid = *N*-(1-Methylethyl)-4-[1-oxo-3-(3,4,5-trimethoxyphenyl)-2-propenyl]-1-piperazinacetamid (●)

H Maleat (1:1) (26328-00-7)

S *Cinpropazidmaleat***, MD 68111

V Coronarvasodilatans

*4753* $C_{21}H_{31}N_5O_2$

36 505-84-7

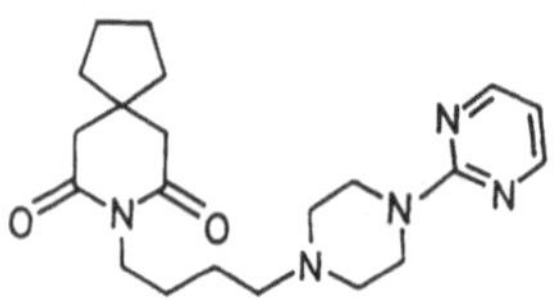

8-[4-[4-(2-Pyrimidinyl)-1-piperazinyl]butyl]-8-azaspiro[4.5]decan-7,9-dion (●) = *N*-{4-[4-(2-Pyrimidinyl)-1-piperazinyl]-butyl}-1,1-cyclopentandiacetimid

H Hydrochlorid (33 386-08-2)

S *Buspironhydrochlorid***, MJ 9022-1

V Neurolepticum

---

*4754* *(3899)* $C_{21}H_{31}O_8P$

3863-59-0

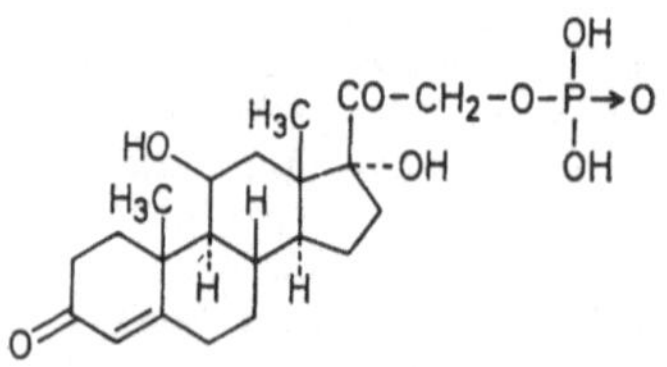

11β,17α,21-Trihydroxy-4-pregnen-3,20-dion-21-dihydrogenphosphat = Hydrocortison-21-phosphat = (11β)-11,17-Dihydroxy-21-(phosphonooxy)pregn-4-en-3,20-dion (●)

H vgl. auch Nr. 6043
Dinatriumsalz (6000-74-4)

S Corphos, Cortiphate, Efcortesol inj., Flebocortid P 1000, *Hydrocortisondinatriumphosphat*, Physiocortison

V wasserlösliches Hydrocortisonderivat (antiphlogistisch und antiallergisch wirksames Glucocorticoid)

---

*4755* *(3900)* $C_{21}H_{32}N_2O$

10 418-03-8

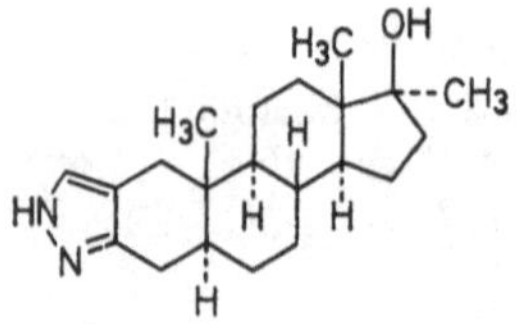

17α-Methyl-5α-androstano[3,2-c]pyrazol-17β-ol = 17β-Hydroxy-17α-methyl-5α-androstano[3,2-*c*]-pyrazol = (5α,17β)-17-Methyl-2′*H*-androst-2-eno[3,2-*c*]pyrazol-17-ol (●)

S Anabol, Anasyth, *Androstanazol*, Estazol, *Methylstanazolum*, *Stanazolol*, *Stanozolol***, Stromba, Strombaject, Tevabolin, Win 14 833, Winstroid, Winstrol

V Anabolicum

---

*4756* *(3901)* $C_{21}H_{32}O$

432-60-0

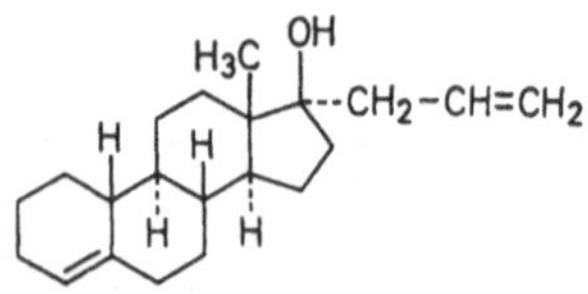

17α-Allyl-4-östren-17β-ol = (17β)-17-(2-Propenyl)östr-4-en-17-ol (●)

S *Allylestrenol***, *Allyloestrenol*, Gestanin, Gestanol, Gestanon, Gestanyn, Orageston, Turinal

V Gestagen

---

*4757* *(3902)* $C_{21}H_{32}O_2$

145-13-1

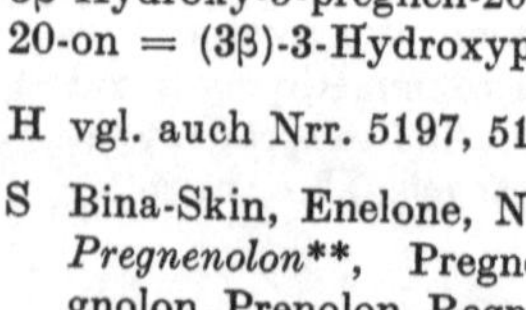

3β-Hydroxy-5-pregnen-20-on = 5-Pregnen-3β-ol-20-on = (3β)-3-Hydroxypregn-5-en-20-on (●)

H vgl. auch Nrr. 5197, 5199, 5443

S Bina-Skin, Enelone, Natolone, Preghnenolone, *Pregnenolon***, Pregnetan, Pregneton, Pregnolon, Prenolon, Regnosone, Sharmone, Skinostelon

V antiphlogistisch und antiallergisch wirksames Corticosteroid

*4758* *(3903)* $C_{21}H_{32}O_2$
465-53-2

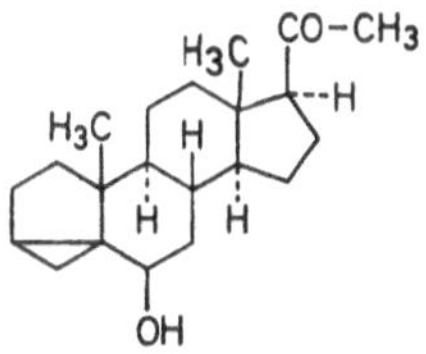

6β-Hydroxy-3,5-cyclopregnan-20-on = (3β,6β)-6-Hydroxy-3,5-cyclopregnan-20-on (●)

S *Cyclopregnol***, Neurosterone

V Psychotropicum

*4759* *(3904)* $C_{21}H_{32}O_2$
1605-89-6

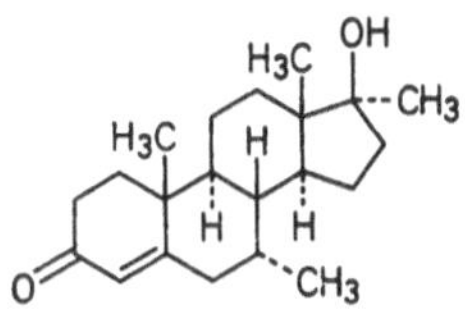

17β-Hydroxy-7α,17α-dimethyl-4-androsten-3-on = 7α,17α-Dimethyltestosteron = (7α,17β)-17-Hydroxy-7,17-dimethylandrost-4-en-3-on (●)

S *Bolasteron***, *Dimethyltestosteron*, Myagen, U-19763

V Anabolicum

*4760* *(190 N)* $C_{21}H_{32}O_2$
17021-26-0

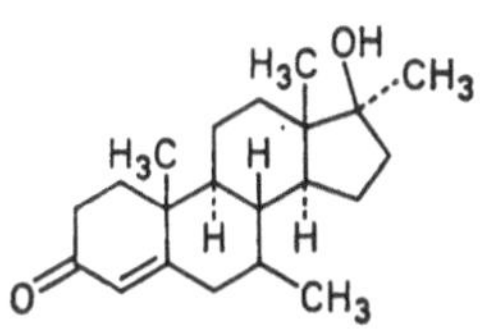

17β-Hydroxy-7β,17α-dimethyl-4-androsten-3-on = 7β,17α-Dimethyltestosteron = (7β,17β)-17-Hydroxy-7,17-dimethylandrost-4-en-3-on (●)

S *Calusteron***, Methosarb, NSC-88536, Riedemil, U-22550

V Antineoplasticum

*4761* *(3905)* $C_{21}H_{32}O_2$
797-58-0

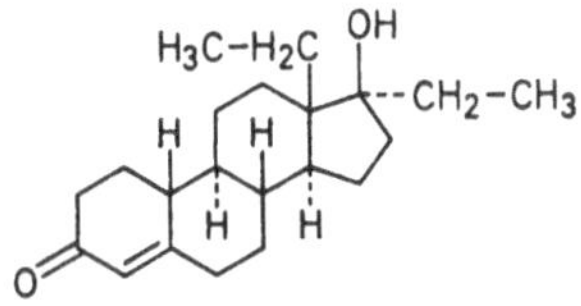

13,17α-Diethyl-17β-hydroxy-4-gonen-3-on = 13-Ethyl-17β-hydroxy-18,19-dinor-17α-pregn-4-en-3-on = (17α)-13-Ethyl-17-hydroxy-18,19-dinor-pregn-4-en-3-on (●)

S Genabol, *Norbolethone*, *Norboleton***, Wy-3475

V Anabolicum

*4762* $C_{21}H_{32}O_3$
23930-19-0

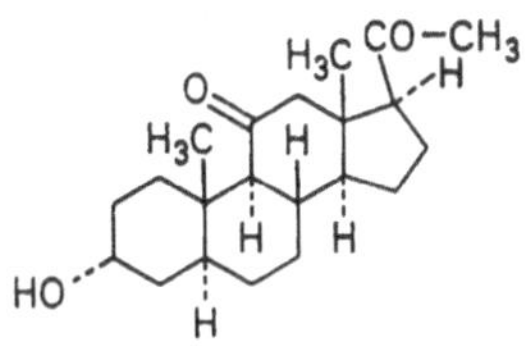

3α-Hydroxy-5α-pregnan-11,20-dion = (3α,5α)-3-Hydroxypregnan-11,20-dion (●)

S *Alfaxalon***, *Alphaxalone*, GR 2/234

V Anästheticum

*4762-01* 8067-82-1

H Gemisch (9:3) mit Alfadolonacetat (Nr. 5200)

S Alfatesin, Alfatésine, Alfathesin, Alfatone, Althesin, CT 1341, Saffan

V Anästheticum

*4763* *(3906)* $C_{21}H_{32}O_3$
565-99-1

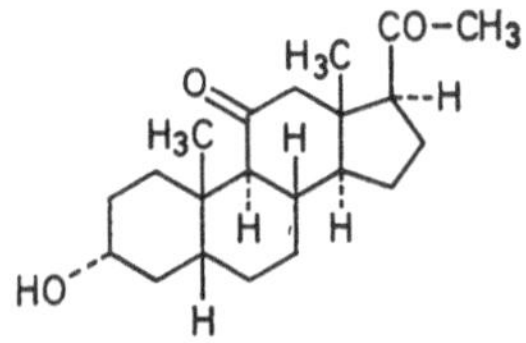

3α-Hydroxy-5β-pregnan-11,20-dion = (3α,5β)-3-Hydroxypregnan-11,20-dion (●)

S *Renanolon**

V Progestativum, Anästheticum

*4764* *(3907)* $C_{21}H_{32}O_3$

434-07-1

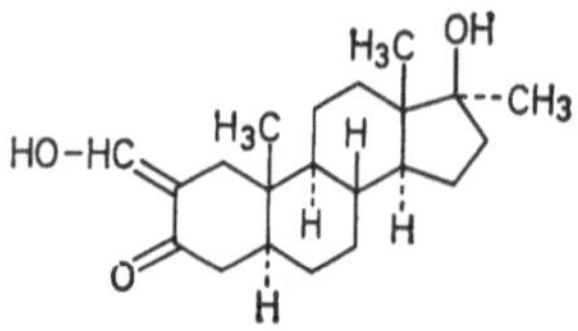


17β-Hydroxy-2-hydroxymethylen-17α-methyl-5α-androstan-3-on = (5α,17β)-17-Hydroxy-2-(hydroxymethylen)-17-methylandrostan-3-on (●)

S Adroidin, Adroyd, Adroyed, Anadrol, Anadroyd, Anapolon, Anasteron, Anasteronal, Anebox, Becorel, CI-406, Dynasten, Hemogenin, HMD, *Hydroxymetholone*, Metalar, Methabol, Nasténon, NSC-26198, *Ossimetolone, Oximetholonum, Oximetolona*, Oxitosona-50, *Oxymetholon***, Pavisoid, Plenastril, Protanabol, Roboral, Synasteron, Zenalosyn

V Anabolicum

---

*4765* $C_{21}H_{32}O_4$

14107-37-0

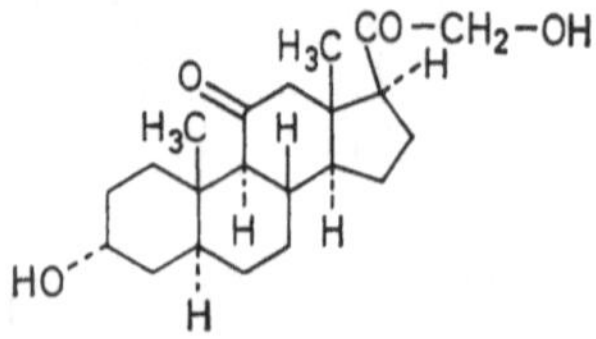


3α,21-Dihydroxy-5α-pregnan-11,20-dion = (3α,5α)-3,21-Dihydroxypregnan-11,20-dion (●)

H vgl. auch Nrr. 4762-01, 5200

S *Alfadolon***, *Alphadolone*, GR 2/1574

V Anästheticum

---

*4766* *(3908)* $C_{21}H_{33}NO$

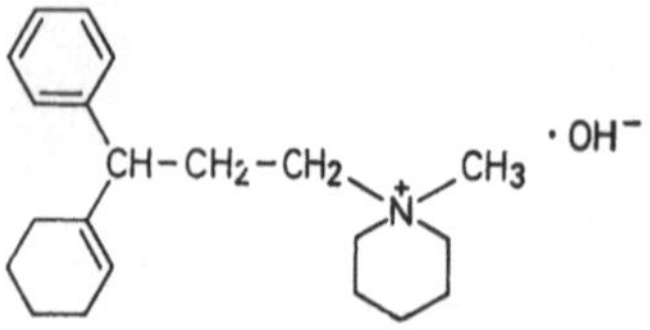


1-[3-(1-Cyclohexen-1-yl)-3-phenylpropyl]-1-methylpiperidiniumhydroxid (●)

H Methylsulfat (30817-43-7)

S *Fenclexoniummetilsulfat***

V Spasmolyticum

---

*4767* *(3909)* $C_{21}H_{33}NO$

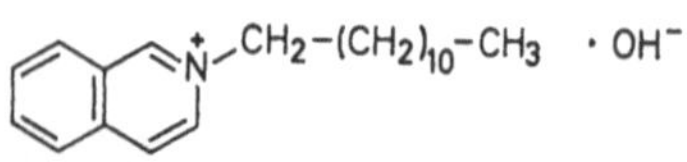


2-Dodecylisochinoliniumhydroxid (●) = *N*-Laurylisochinoliniumhydroxid

H Bromid (93-23-2)

S Isothan (Q 15)

V Fungicid

---

*4768* *(3910)* $C_{21}H_{33}NO_4$

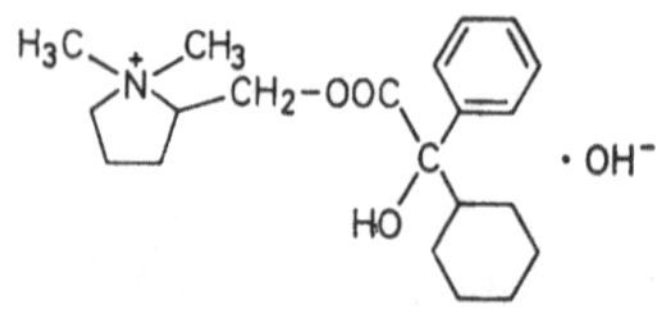


2-[(α-Cyclohexylphenylglycoloyloxy)-methyl]-1,1-dimethylpyrrolidiniumhydroxid = 2-[[(Cyclohexylhydroxyphenylacetyl)oxy]methyl]-1,1-dimethylpyrrolidiniumhydroxid (●)

H Bromid (561-43-3)

S BM 3055, Immetro, Immétropan, L.D. 3055, *Oxipyrroni bromidum, Oxypyrroniumbromid***

V Anticholinergicum, Spasmolyticum

---

*4769* $C_{21}H_{33}N_3O_5S$

32886-97-8

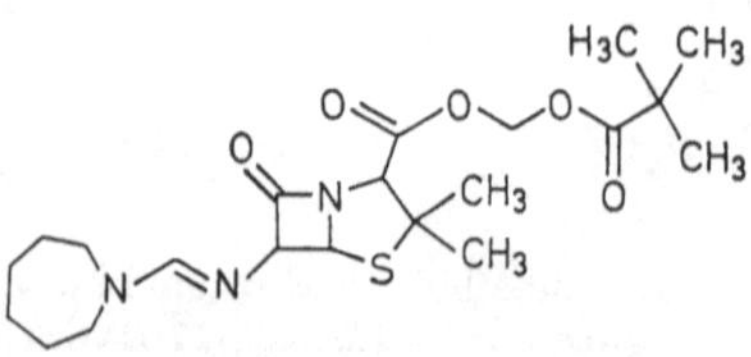


(2*S*,5*R*,6*R*)-6β-[[(Hexahydro-1*H*-azepin-1-yl)-methylen]amino]-3,3-dimethyl-7-oxo-4-thia-1-azabicyclo[3.2.0]heptan-2-carbonsäure-(pivaloyloxymethyl)-ester = Pivaloyloxymethyl-

(2*S*,5*R*,6*R*)-6-(perhydroazepin-1-ylmethylenamino)-penicillanat = Hydroxymethyl-6β-[[(hexahydro-1*H*-azepin-1-yl)methylen]amino]-3,3-dimethyl-7-oxo-4-thia-1-azabicyclo[3.2.0]heptan-2-carboxylat-pivalat(ester) = [2*S*-(2α,5α,6β)]-6-[[(Hexahydro-1*H*-azepin-1-yl)methylen]amino]-3,3-dimethyl-7-oxo-4-thia-1-azabicyclo[3.2.0]heptan-2-carbonsäure(2,2-dimethyl-1-oxopropoxy)-methylester (●)

S FL 1039, *Pivmecillinam***

V Antibioticum

---

*4770* *(3911)* $C_{21}H_{34}FNO_4$

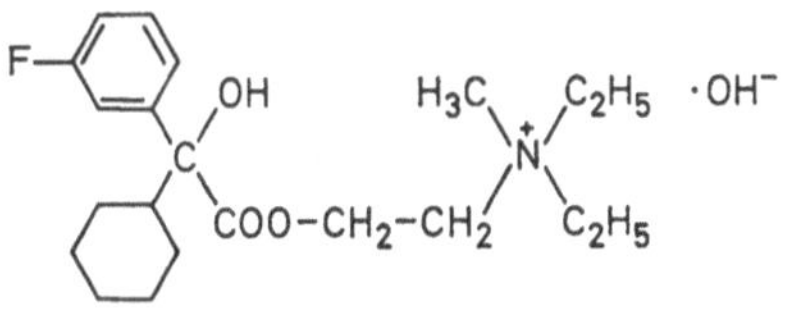

*N*-[2-(α-Cyclohexyl-*m*-fluormandeloyloxy)-ethyl]-*N*,*N*-diethyl-*N*-methylammoniumhydroxid = 2-[[Cyclohexyl(3-fluorphenyl)hydroxyacetyl]oxy]-*N*,*N*-diethyl-*N*-methylethanaminiumhydroxid (●)

H Bromid

S *Fluoxyphenoniumbromid*

V Anticholinergicum, Spasmolyticum

---

*4771* *(3912)* $C_{21}H_{34}O_2$
128-20-1

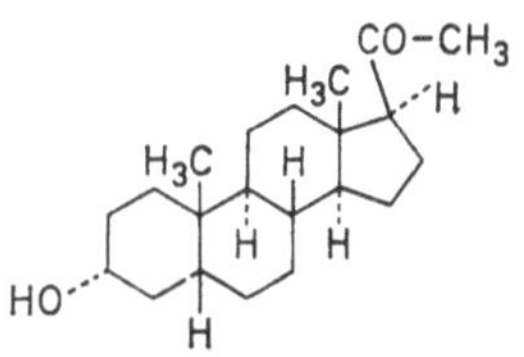

3α-Hydroxy-5β-pregnan-20-on = (3α,5β)-3-Hydroxypregnan-20-on (●)

S *Pregnanolone*

V Hypnoticum, Anästheticum

*4772* *(3913)* $C_{21}H_{34}O_2$
2881-21-2

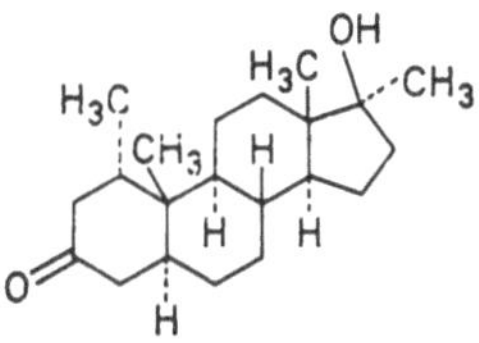

17β-Hydroxy-1α,17α-dimethyl-5α-androstan-3-on = 1α,17α-Dimethyldihydrotestosteron = (1α,5α,17β)-17-Hydroxy-1,17-dimethylandrostan-3-on (●)

S Demalon, DMA, *Dimethylandrostanolon*, Superorabolon

V Anabolicum

---

*4773* *(3914)* $C_{21}H_{34}O_5$
53-02-1

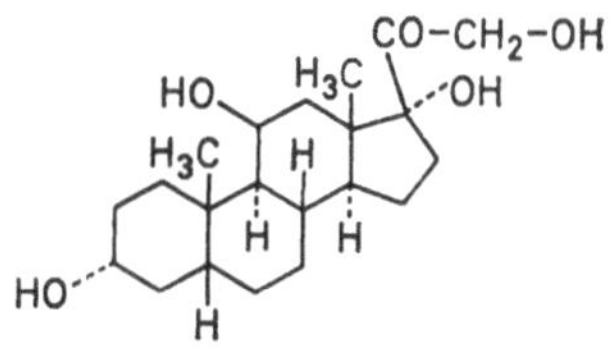

3α,11β,17α,21-Tetrahydroxy-5β-pregnan-20-on = (3α,5β,11β)-3,11,17,21-Tetrahydroxypregnan-20-on (●)

S *Tetrahydrocortisol*, Urocortisol

V antiphlogistisch wirksames Glucocorticoid

---

*4774* *(3915)* $C_{21}H_{35}NO_4$
467-66-3

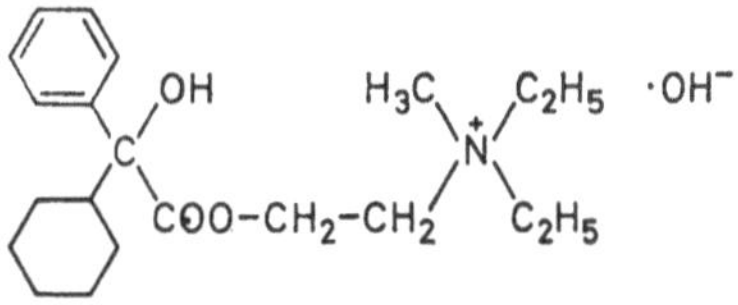

*N*,*N*-Diethyl-*N*-methyl-2-(α-cyclohexyl-α-phenylglykoloyloxy)-ethylammoniumhydroxid = Diethyl-(2-hydroxyethyl)-methylammoniumhydroxid-α-phenyl-α-cyclohexylglykolat = 2-[(Cyclohexylhydroxyphenylacetyl)oxy]-*N*,*N*-diethyl-*N*-methylethanaminiumhydroxid (●)

H Bromid (50-10-2)

S Antispasmin „Pharmachim-Sofia", Antrenil, Antrenyl, Ba-5473, C 5473, Helkamon, Oxifenon, *Oxiphenoni bromidum*, Oxyfenon, Oxyphenon, *Oxyphenoniumbromid***, Spasmophen, Spastrex, Subranyl

V Anticholinergicum, Spasmolyticum

---

*4775* $C_{21}H_{36}N_2O_4$

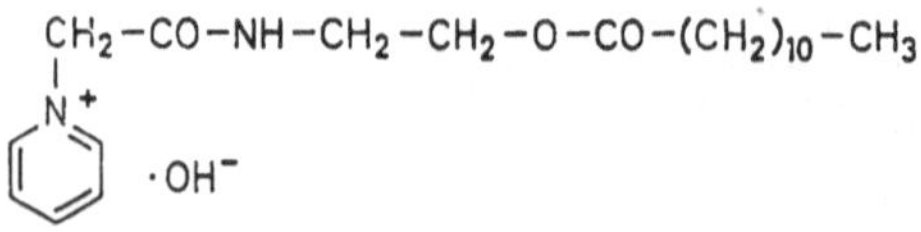

1-(2-Lauroyloxyethylcarbamoylmethyl)-pyridiniumhydroxid = 1-[2-Oxo-2-{[2-[(1-oxododecyl)-oxy]ethyl]amino]ethyl]pyridiniumhydroxid (●)

H Chlorid (6272-74-8)

S Emcol E-607, *Lapiriumchlorid***, *Lapyrium Chloride*, NSC-33659

V Detergens

---

*4776* *(3916)* $C_{21}H_{36}N_7O_{16}P_3S$
85-61-0

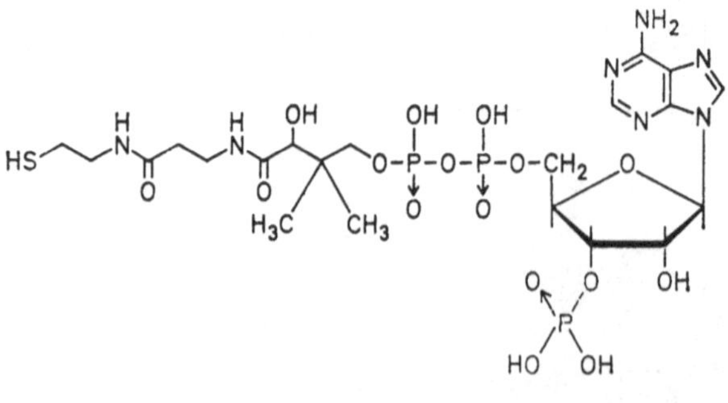

Adenosin-5'-(trihydrogendiphosphat)-3'-(dihydrogenphosphat)-5'-[3-hydroxy-4-[[3-[(2-mercaptoethyl)amino]-3-oxopropyl]amino]-2,2-dimethyl-4-oxobutylester (●)

S Aluzime, Co. A, Coalip, *Coenzym A*, Lucina, *Pantadefosfatum*

V Stoffwechselaktivator

*4777* *(3917)* $C_{21}H_{36}O_2$
80-92-2

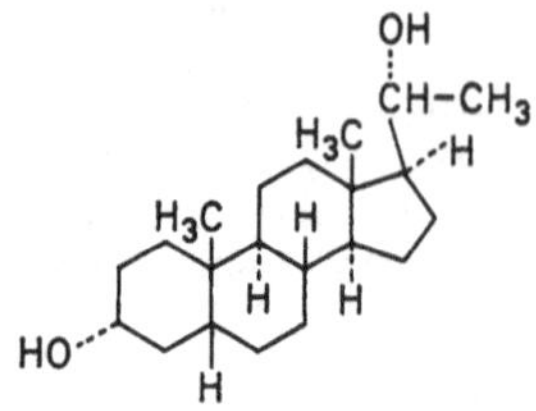

5β-Pregnan-3α,20α-diol = (3α,5β,20*S*)-Pregnan-3,20-diol (●)

S Diol

V Progesteronmetabolit (gegen Akne und Menstruationsbeschwerden)

---

*4778* *(3918)* $C_{21}H_{37}Cl_2NO$

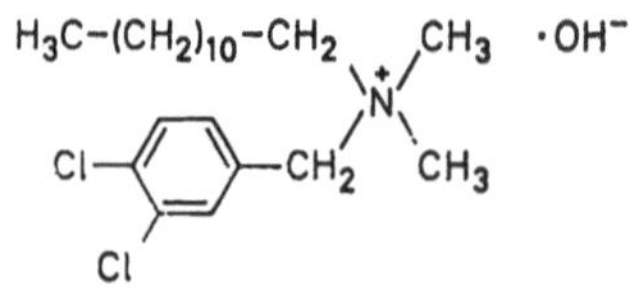

*N,N*-Dimethyl-*N*-dodecyl-3,4-dichlorbenzyl-ammoniumhydroxid = 3,4-Dichlor-*N*-dodecyl-*N,N*-dimethylbenzenmethanaminiumhydroxid (●)

H Chlorid (120-30-7)

S Dermofongin „B", Dermofungine „B", Dichloran, *Dichlorbenzalkoniumchlorid, Dichlorobenzododeciniumchlorid*, Riseptin, Tetrosan

V Dermatomykoticum

---

*4779* *(3919)* $C_{21}H_{37}NO$
474-44-2

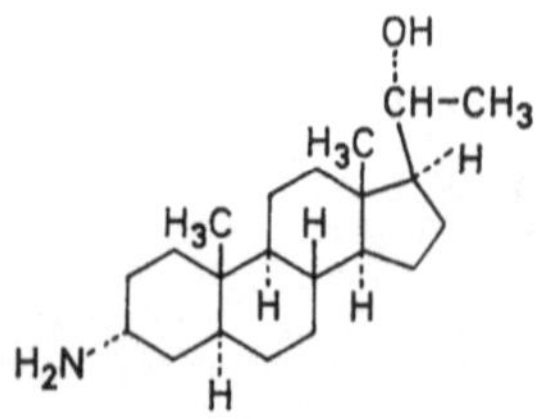

3α-Amino-5α-pregnan-20α-ol = (3α,5α,20*S*)-3-Aminopregnan-20-ol (●)

S *Funtumidine*

V Tranquillizer

*4780* *(3920)* $C_{21}H_{37}NO_2$

511-43-3

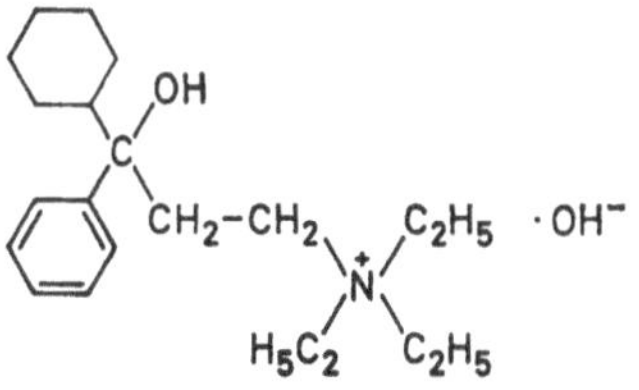

*N,N,N*-Triethyl-3-cyclohexyl-3-hydroxy-3-phenylpropylammoniumhydroxid = 3-Diethylamino-1-cyclohexyl-1-phenylpropan-1-olethylhydroxid = γ-Cyclohexyl-*N,N,N*-triethyl-γ-hydroxybenzenpropanaminiumhydroxid (●)

H Chlorid (4310-35-4) oder Jodid (125-99-5)

S Claviton, Compound 921 C, Duoesetil, Pathilon, Patilon, *Propethoni jodidum*, *Tridiesetile ioduro*, *Tridihexäthylchlorid*, *Tridihexethide*, *Tridihexethylchlorid***, Tridihexide

V Anticholinergicum, Spasmolyticum

*4781* $C_{21}H_{38}O_4$

33813-84-2

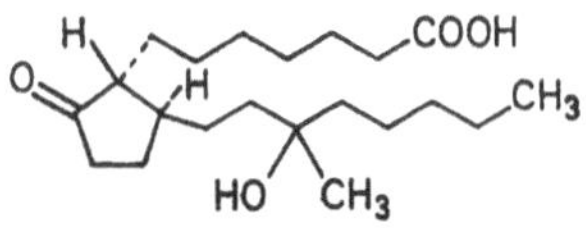

(1*R*,2*S*)-2-(3-Hydroxy-3-methyloctyl)-5-oxocyclopentanheptansäure = 15-Hydroxy-15-methyl-9-oxoprostan-1-säure (●)

S AY-22469, *Deprostil***

V Ulcustherapeuticum

*4782* *(3921)* $C_{21}H_{39}NO$

500-33-4

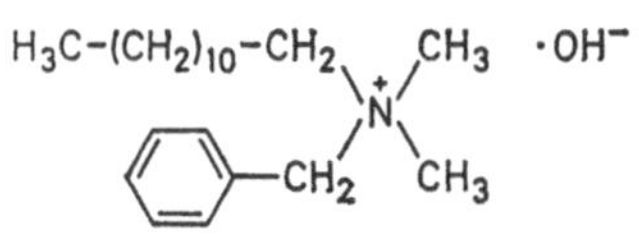

*N*-Benzyl-*N*-dodecyldimethylammoniumhydroxid = Dimethylbenzyldodecylammoniumhydroxid = *N*-Dodecyl-*N,N*-dimethylbenzenmethanaminiumhydroxid (●)

H Chlorid (139-07-1) oder Bromid (7281-04-1)

S Ajatin, Benzo-Davur, *Benzododecinium***, Chibro-Benzo, DDBAC, Effimyl, Rodalon, Rubaseptyl, Sterinol

V Desinficiens, Antisepticum

*4783* *(3922)* $C_{21}H_{39}NO$

502-15-8

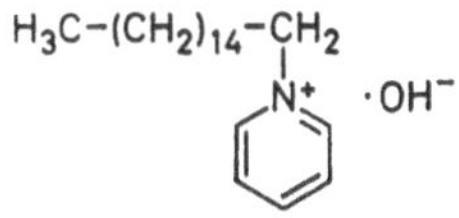

1-Hexadecylpyridiniumhydroxid (●) = Cetylpyridiniumhydroxid

H Chlorid (123-03-5) [auch Chloridmonohydrat (6004-24-6)]

S Anticariol, Biosept, Borcolin, Cationil, Ceepryn, Cepacol, Ceprim, Cetazol, *Cetylpyridiniumchlorid***, CPK, Dareets, Dobendan, Germidin, Menoril, Merocet, Oracain „Noco", Oracol, Pristacin, Pyrets, Pyrisept, Quifasol, Suprol, Zepacole

V Desinficiens, Antisepticum

*4783-01* *(3922a)* 140-72-7

H Bromid

S Bromocet, Cetazolin, Fixanol C, Nedermin, Sterogenol

V Desinficiens, Antisepticum

*4783-02* *(3922b)*

H Ethylsulfat

S Sterillium

V Antisepticum

*4783-03* *(3922c)*

H Pantothenat

S Pantodinium

V Antisepticum

*4783-04* *(3922d)*

H *o*-Thymothinat

S Contrafungin, Pedyol

V Antimykoticum

*4784* (3923) $C_{21}H_{39}N_5O_{14}$

11 011-72-6

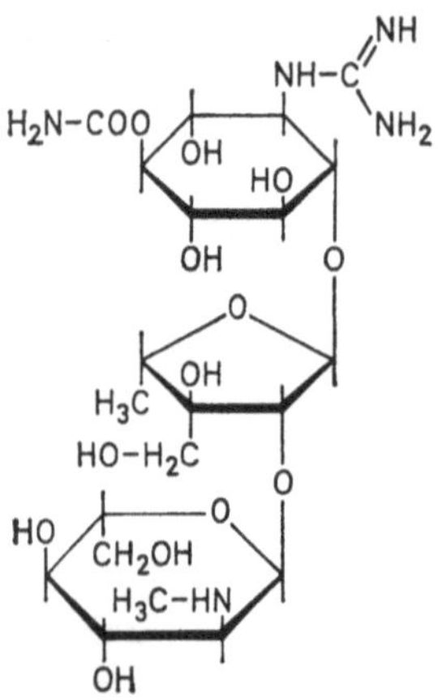

*O*-2-Deoxy-2-(methylamino)-α-L-glucopyranosyl-(1 → 2)-*O*-5-deoxy-3-*C*-(hydroxymethyl)-α-L-lyxo-furanosyl-(1 → 2)-1-[(aminoiminomethyl)amino]-1-deoxy-D-*scyllo*-inositol-5-carbamat (●)

S Bluensin, *Bluensomycin***, U-12898

V Antibioticum aus Streptomyces bluensis

*4785* (3924) $C_{21}H_{39}N_7O_{12}$

57-92-1

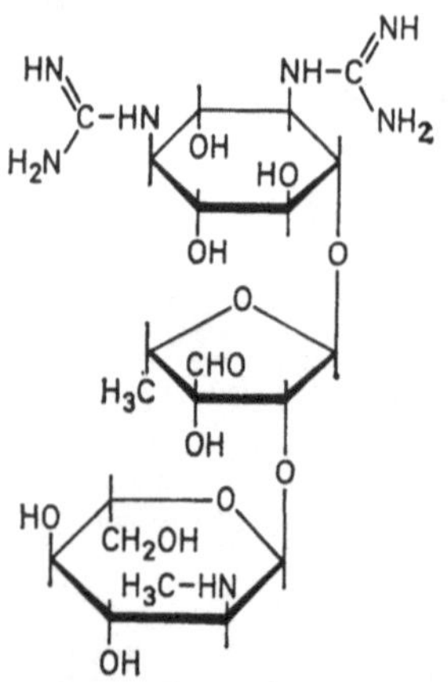

*all-trans*-2,4-Diguanidino-3,5,6-trihydroxycyclohexyl-5-deoxy-2-*O*-(2-deoxy-2-methylamino-α-L-glucopyranosyl)-3-*C*-formyl-β-L-lyxopentofuranosid = (1,3-Diguanidino-2,4,5,6-tetrahydroxycyclohexan)-α-2′-(*N*-methyl-2-glucosaminosido)-streptosid-(4) = *O*-2-Deoxy-2-(methylamino)-α-L-glucopyranosyl-(1 → 2)-*O*-5-deoxy-3-*C*-formyl-α-L-lyxofuranosyl-(1 → 4)-*N*,*N*′-bis(aminoiminomethyl)-D-streptamin (●)

S *A-Streptomycin*, *Estreptomicina*, Merstrep, Neodiestreptopab, NSC-14083, *Streptomicin(a)*, *Streptomycin***, *Streptomycin A*

V Antibioticum aus Streptomyces-Stämmen (bs. Str.-griseus)

*4785-01* (3924a) 3810-74-0

H Sulfat (2:3)

S Ambistryn (-S), Ampistrep, Bonastrept, Cidan-Est, Cocabiotico-Estrepto, Comycin-S, Darostrep, Dif-Estrepto-E, Efastrep, Estrepto-Level, Estreptorgan, Estreptomade, Orastrep, Orostrept, Solumycine, Solvostrept „S“, Strepolin, Strepsulfat, Streptancil, Streptaquaine, Streptevan, Streptobrettin, Streptocin, Streptofar, Streptoliquin, Streptorex, Streptorit, Streptosol, Strycin, Strysolin, Sul-Mycin II, Tebejekt, Unik-Strepto(sol), Vaccastrep, Vetstrep

V Antibioticum

*4785-02* (3924b)

H Pantothenat-Sulfat-Gemisch

S Estrepto „P“, Estreptopanto, Neodualestrepto, Pantostrep, Pantostracina E, Strepancil, Strepantine, Streptothenat

V Tuberkulostaticum

*4785-03* (3924c) 4938-25-4

H Salz mit Opiniazid (Nr. 3018)

S Streptosaluzid

V Tuberkulostaticum

*4785-04* (3924d)

H Verbindung mit Natriumpolymethacrylat

S Streptolymphin

V Antibioticum

4786 *(3925)* $C_{21}H_{39}N_7O_{13}$
6835-00-3

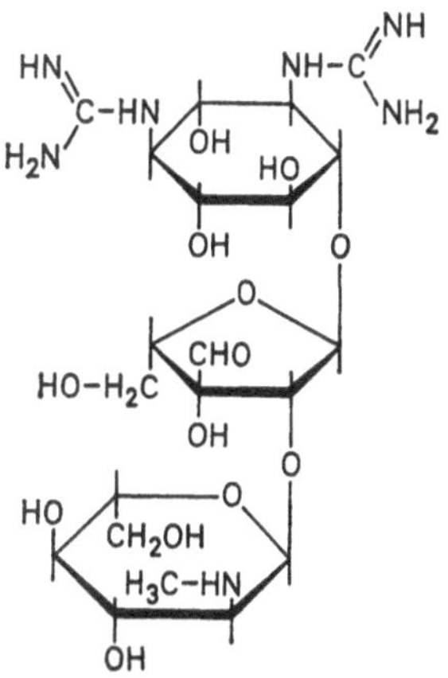

*all-trans*-2,4-Diguanidino-3,5,6-trihydroxycyclohexyl-2-*O*-(2-deoxy-2-methylamino-α-L-glucopyranosyl)-3-*C*-formyl-β-L-lyxopentofuranosid = *O*-2-Deoxy-2-(methylamino)-α-L-glucopyranosyl-(1→2)-*O*-3-*C*-formyl-α-L-lyxofuranosyl-(1→4)-*N*,*N*-bis(aminoiminomethyl)-D-streptamin (●)

S *Hydroxystreptomycin*, *Oxystreptomycin*, Reticulin

V Antibioticum

4787 $C_{21}H_{41}N_5O_{11}$
37321-09-8

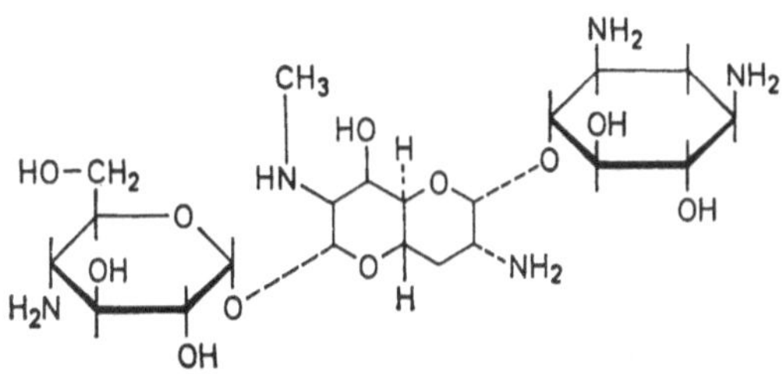

$O^4$-[3α-Amino-6α-(4-amino-4-desoxy-α-D-glucopyranosyloxy)-2,3,4,4aβ,6,7,8,8aα-octahydro-8β-hydroxy-7β-methylaminopyrano[3,2-*b*]pyran-2α-yl]-2-desoxy-D-streptamin

S Ambylan, Apralan, *Apramycin**, EL-857/820, Lilly 47657, *Nebramycin-Faktor 2*

V Antibioticum aus Streptomyces tenebrarius

4788 *(52 E)* $C_{21}H_{41}N_5O_{12}$
12772-35-9

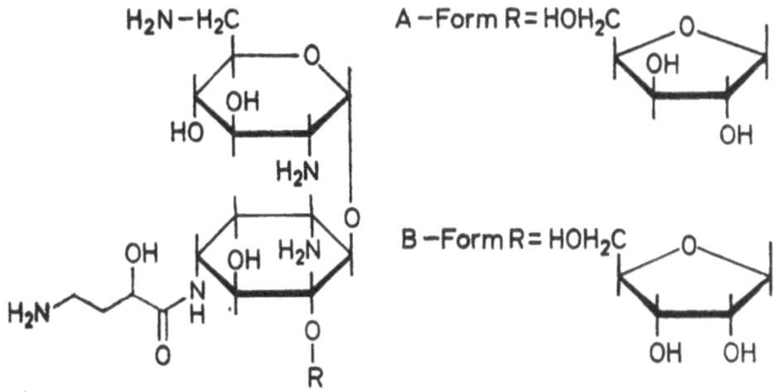

*O*-2,6-Diamino-2,6-dideoxy-α-D-glucopyranosyl-(1→4)-*O*-[β-D-xylofuranosyl-(1→5)]-*N'*-(4-amino-2-hydroxybutyryl)-2-deoxystreptamin (A-Form) im Gemisch mit *O*-2,6-Diamino-2,6-dideoxy-α-D-glucopyranosyl-(1→4)-*O*-[β-D-ribofuranosyl-(1→5)]-*N'*-(4-amino-2-hydroxybutyryl)-2-deoxystreptamin (B-Form) = *O*-2,6-Diamino-2,6-dideoxy-α-D-glucopyranosyl-(1→4)-*O*-[β-D-xylofuranosyl-(1→5)]-$N^1$-(4-amino-2-hydroxy-1-oxobutyl)-2-deoxystreptamin im Gemisch mit *O*-2,6-Diamino-2,6-dideoxy-α-D-glucopyranosyl-(1→4)-*O*-[β-D-ribofuranosyl-(1→5)]-$N^1$-(4-amino-2-hydroxy-1-oxobutyl)-2-deoxystreptamin (●)

H auch Sulfat (57549-48-1)

S *Ambutyrosin*, *Butirosin***, CI-642

V Antibioticum aus Bacillus circulans

4789 *(3926)* $C_{21}H_{41}N_7O_{11}$
26086-49-7

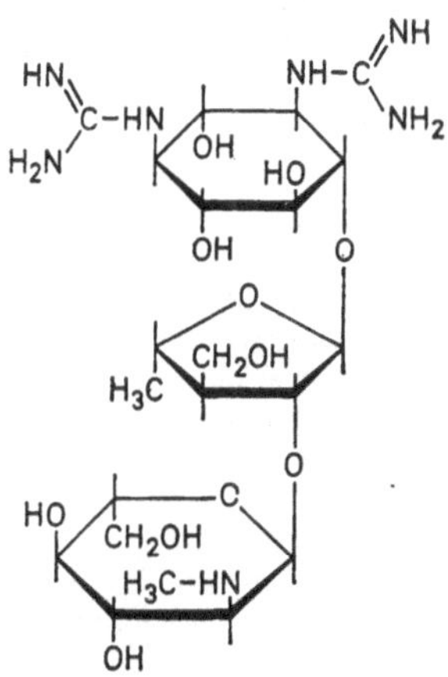

*all-trans*-2,4-Diguanidino-3,5,6-trihydroxycyclohexyl-3,5-dideoxy-2-*O*-(2-deoxy-2-methylamino-α-L-glucopyranosyl)-3-hydroxymethyl-β-L-lyxopentofuranosid = *O*-2-Deoxy-2-(methylamino)-α-L-glucopyranosyl-(1 → 2)-*O*-3,5-dideoxy-3-(hydroxymethyl)-α-L-arabinofuranosyl-(1 → 4)-*N*,*N'*-bis(aminoiminomethyl)-D-streptamin (●)

H Sulfat (34520-86-0)

S Desoximicina, *Desoxydihydrostreptomycin*, Desoxymycin, *Dihydrodesoxystreptomycin*, Exostrept, Mervastrept

V Antibioticum

---

*4790* (3927) $C_{21}H_{41}N_7O_{12}$

128-46-1

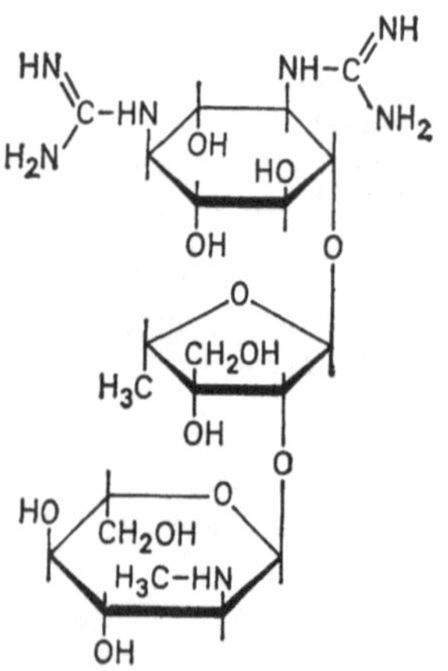


*all-trans*-2,4-Diguanidino-3,5,6-trihydroxycyclohexyl-5-deoxy-2-*O*-(2-deoxy-2-methylamino-α-L-glucopyranosyl)-3-*C*-hydroxymethyl-β-L-lyxopentofuranosid = *O*-2-Deoxy-2-(methylamino)-α-L-glucopyranosyl-(1 → 2)-*O*-5-deoxy-3-*C*-(hydroxymethyl)-α-L-lyxofuranosyl-(1 → 4)-*N*,*N*-bis(aminoiminomethyl)-D-streptamin (●)

H auch Sulfat (2:3) (5490-27-7)

S Abiocine, Acuostrepto, Bactemycin „Leo", Bendistrep, Bioestrepto, Bucomicina, Citrocil, Cocabiotico-Dihidro, Coryfax, Dicromycine, Didromicin, Didromycin(e), Diestreptopab, Dif-Estrepto Dh, *Dihidroestreptomicina*, Dihydrosol, Dihydrostrep, Dihydro-Streptoliquin, *Dihydrostreptomycin***, *Diidro-Estreptomicina*, *Diidrostreptomicina*, Diostrept, Distrepcin, Doramicin, DST, Emicina, Entera-strept, Estreptoluy, Estreptomaipe, Hidrastep, Hydromycin, Hydrosin, Hystrecin, Kabistrep, Mycin, Novomycin S, Sol-Mycin, Solvo-strept, Stremicina, Streptomagma, Streptomicina Morgan, Vibriomycin, Zidestrepto

V Antibioticum

*4790-01* (3927a) 20396-62-7

H *p*-Aminosalicylat

S Pasomycin, Streptopas

V Tuberkulostaticum

*4790-02* (3927b) 3563-84-6

H Pantothenat

S Pantomycin

V Antibioticum

*4790-03* (3927c)

H Pantothenat-Sulfat-Gemisch

S Didromycine Pantothénique, Didropantine, Didrothenat, Diidro-Pantostrept, Dipantosol, Estrepto-Plasmin, Panstreptina, Pantostracina D, Streptomycine Pantothénique Specia

V Tuberkulostaticum

*4790-04* (3927d) 1401-47-4

H Salz mit Brenztraubensäureisonicotinoylhydrazon (Nr. 971)

S Dihidroestreptomicina-Alter-Hidrazida, Streptotibine, Tridies

V Tuberkulostaticum

---

*4791* (3928) $C_{21}H_{43}N_5O_7$

25876-10-2

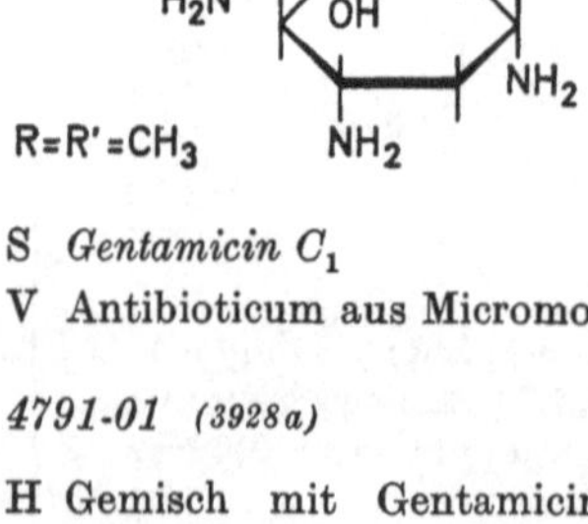


S *Gentamicin* $C_1$

V Antibioticum aus Micromonospora purpurea

*4791-01* (3928a) 1403-66-3

H Gemisch mit Gentamicin $C_2$ (R = $CH_3$, R' = H) und Gentamicin $C_{1A}$ (R = R' = H)

S *Gentamicin**, *Gentamicin C*, *Gentamycin*

V Antibioticum aus Micromonospora purpurea

*4791-02* *(3928b)* **1405-41-0**

H Sulfat des Gemischs der 3 Gentamicine (Gentamicinsulfat)

S Biogén-Cusi, Birocin, Celermicin, Cidomycin, Fustermicina, Garalone, Garamicina, Garamycin(a), Garasol, Gemicina, Gentabac, Gentabiotic, Gentacilina, Gentacin, Gentaclin, Genta-Cortem, Genta-Gobens, Genta-Grin, Gentalius, Gentalline, Gentalyn, Gentamin(a), Gentaplen, Gentarin, Gentasul, Genticin(a), Genticol, Gentocin, Gentoma, Geomycine, Gevramycin, Glevomicina, G-Mital, G-Mycin, Lidogen, Lisibac, Macmicina, Migent, Miramycin, Nozolon, Quilagen, Refobacin, Ribomicin, Rigaminol, Rovixida, Sch 9724, Sulgemicin, Sulmycin, Violyzen, Yectamicina

V Antibioticum aus Micromonospora purpurea

---

*4792* *(3929)* $C_{21}H_{44}O_3$ **544-62-7**

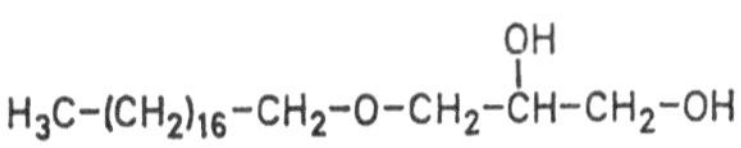

3-(Octadecyloxy)-1,2-propandiol (●)

S *Batilol**, *Batylalkohol*, *Batylol*

V Therapeuticum gegen Strahlenschäden

---

*4793* *(3930)* $C_{21}H_{45}NO_3$

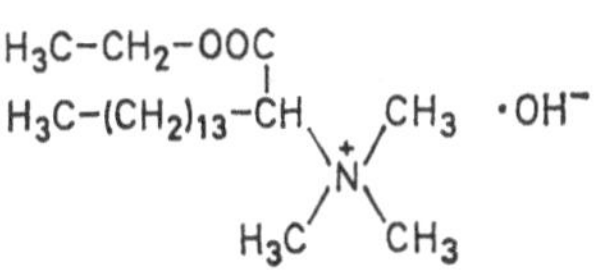

*N*-[1-(Ethoxycarbonyl)-pentadecyl]-trimethylammoniumhydroxid = α-Trimethylammoniohexadecansäureethylester = 1-(Ethoxycarbonyl)-*N*,*N*,*N*-trimethyl-1-pentadecanaminiumhydroxid (●)

H Bromid **(10567-02-9)**

S *Alkoniumbromid*, *Carbaethopendecinium bromatum*, Mukoseptonex, Septonex

V Desinficiens

---

*4794* *(3931)* $C_{21}H_{45}N_3$ **141-94-6**

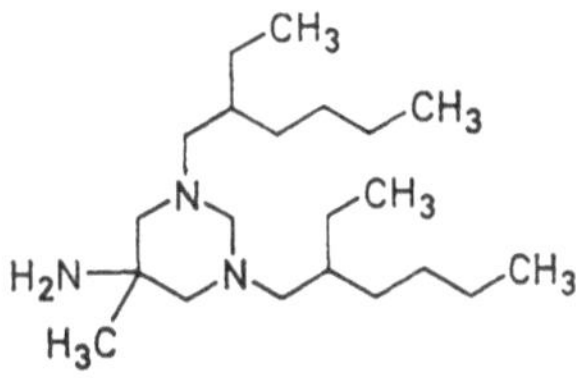

1,3-Bis-(2-ethylhexyl)-5-amino-5-methylhexahydropyrimidin = 1,3-Bis(2-ethylhexyl)hexahydro-5-methyl-5-pyrimidinamin (●)

S Bactoderm, Bucosept, Collu-Hextril, Drossadin, Duranil, Elsix, *Exetidina*, Glypesin, Hexederm, *Hexetidin***, Hexoral, Hextril, Oraldene, Oraldine, Oraseptic, Sterilate, Sterisil, Steri/Sol, Triocil, Udder (-Lotion, -Sol)

V Antisepticum

---

*4795* $C_{22}H_{13}F_2NO_3$

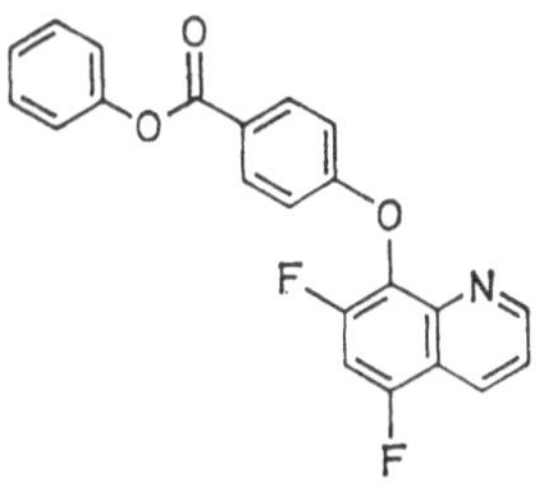

*p*-(5,7-Difluor-8-chinolyloxy)-benzoesäurephenylester = 4-[(5,7-Difluor-8-chinolinyl)oxy]benzoesäurephenylester (●)

S *Fluobenzoquinum*, Ondroly-A, Ondro Spray-Zusatz

V Antisepticum

---

*4796* $C_{22}H_{16}Cl_2O_4S$ **22619-35-8**

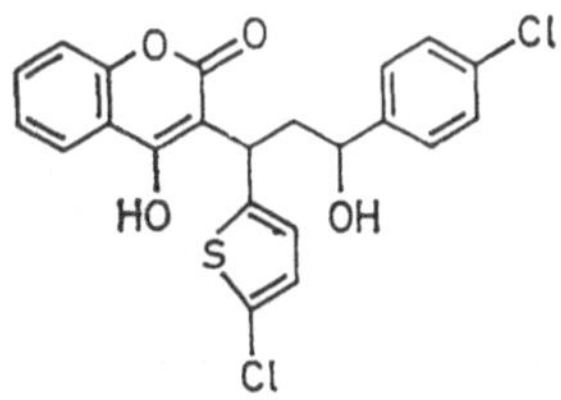

3-[(5-Chlor-α-(*p*-chlor-β-hydroxyphenethyl)-2-thenyl]-4-hydroxycumarin = 3-[3-(4-Chlorphenyl)-

1-(5-chlor-2-thienyl)-3-hydroxypropyl]-4-hydroxycumarin = 3-[3-(4-Chlorphenyl)-1-(5-chlor-2-thienyl)-3-hydroxypropyl]-4-hydroxy-2*H*-1-benzopyran-2-on (●)

S Apegmone, *Tioclomarol***

V Antikoagulans

---

*4797* $C_{22}H_{16}O_6$

20 004-62-0

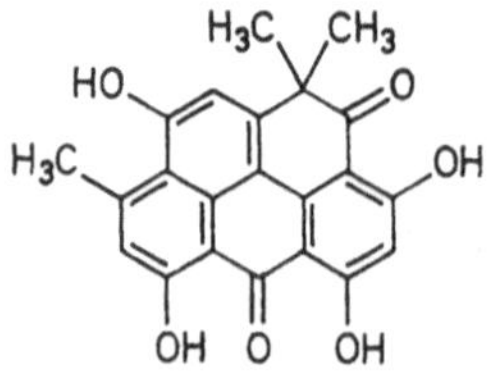

3,5,7,10-Tetrahydroxy-1,1,9-trimethyl-2*H*-benzo-[*cd*]pyren-2,6(1*H*)-dion (●)

S *Resistomycin*

V Antibioticum aus Streptomyces resistomycificus

---

*4798* (3932) $C_{22}H_{16}O_8$

548-00-5

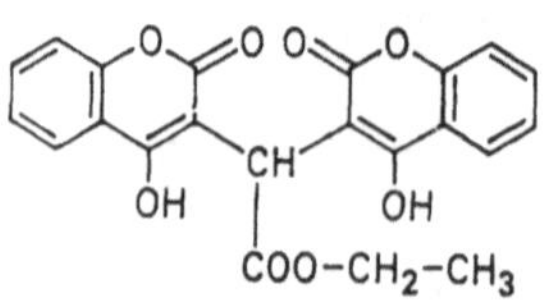

Bis-(4-hydroxy-3-cumarinyl)-essigsäureethylester = 4-Hydroxy-α-(4-hydroxy-2-oxo-2*H*-1-benzopyran-3-yl)-2-oxo-2*H*-1-benzopyran-3-essigsäure-ethylester (●)

S *Aethyldicumacinum, Aethyldicumarolum, Aethyli biscumacetas, Aethylis biscoumacetas, Aethylium dihydroxycumarinylaceticum*, Biscouron, B.O.E.A., *Carbäthoxydicoumarol*, D.E.A., Dicumacyl, Dicumaryl, Difarsan, *Ethyl biscoumacetate***, *Ethyldicoumarol, Ethylis biscoumacetas***, Etocumarol, G 11 705, *Neodicumarinum*, Pelentan, Stabilène, Tremexane, Trombarin, Trombex, Trombil, Trombolysan, Tromexan

V Antikoagulans, Antithromboticum

---

*4799* (3933) $[C_{22}H_{16}O_{12}]_x$

52 486-80-3

Polyhexahydroxytricarboxytriphenylmethan = 3,3′,3″-Methylidintris[2,5-dihydroxybenzoesäure)-homopolymer (●)

S 21 P, Rehibin, *Trigentisinsäure*

V Hyaluronidaseinhibitor, Antirheumaticum

---

*4800* (3934) $C_{22}H_{17}ClN_2$

23 593-75-1

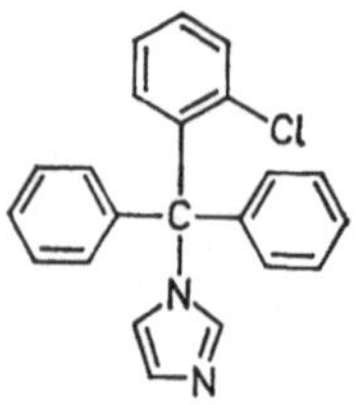

1-(*o*-Chlor-α,α-diphenylbenzyl)-imidazol = 1-(*o*-Chlortrityl)-imidazol = Diphenyl-(2-chlorphenyl)-1-imidazolylmethan = 1-[(2-Chlorphenyl)diphenylmethyl]-1*H*-imidazol (●)

S Bay b 5097, Bayer b 5097, Canesten, *Chlortritylimidazol, Clotrimazol***, Empecid, FB b 5097, Gyne-Lotrimin, Lotrimin, Mycosporin, Panmicol

V Antimykoticum

---

*4801* (3935) $C_{22}H_{17}NOS$

1050-10-8

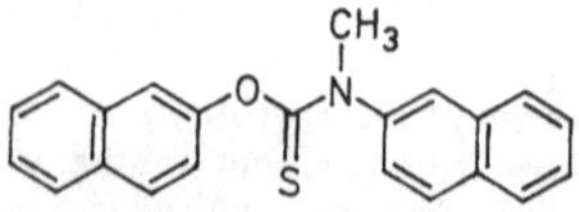

*N*-Methyl-*N*,*O*-di-(2-naphthyl)-thiocarbamat = *N*-Methyl-*N*-(2-naphthyl)-thiocarbamidsäure-*O*-(2-naphthyl)-ester = Methyl(2-naphthalenyl)carbamothiosäure-*O*-(2-naphthalenyl)ester (●)

S Naphthiomate N

V Fungistaticum

*4802* $C_{22}H_{17}NO_2$
18831-34-0

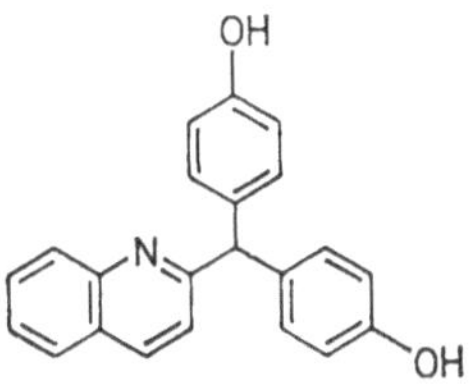

4,4′-(2-Chinolylmethylen)-diphenol = 4,4′-(2-Chinolinylmethylen)bis[phenol] (●)

H Hydrochlorid (19035-45-1)

S Normolaxol

V Laxativum

*4803* $C_{22}H_{17}N_3O$
1897-89-8

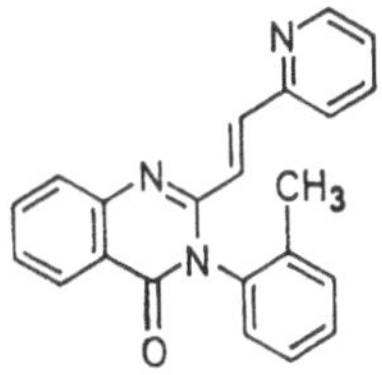

2-[2-(2-Pyridyl)-vinyl]-3-*o*-tolyl-4(3*H*)-chinazolinon = 3-(2-Methylphenyl)-2-[2-(2-pyridinyl)ethenyl]-4(3*H*)-chinazolinon (●)

S *Piriqualon**, SRC 909

V Antikonvulsivum, Muskelrelaxans

*4804* $C_{22}H_{18}J_6N_2O_9$
51022-74-3

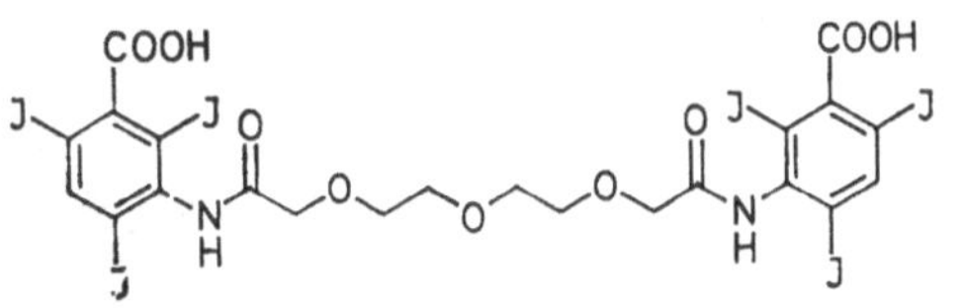

3,3′-[Oxybis-(ethylenoxymethylencarbonylimino)]-bis-[2,4,6-trijodbenzoesäure] = 3,3′-[Oxybis[2,1-ethandiyloxy(1-oxo-2,1-ethandiyl)imino]]bis-[2,4,6-trijodbenzoesäure] (●)

S *Acidum iotroxicum***, Biliscopin, *Iotroxic acid***, SH 213 AB

V Röntgenkontrastmittel

*4805* *(3936)* $C_{22}H_{18}O_3$
5129-14-6

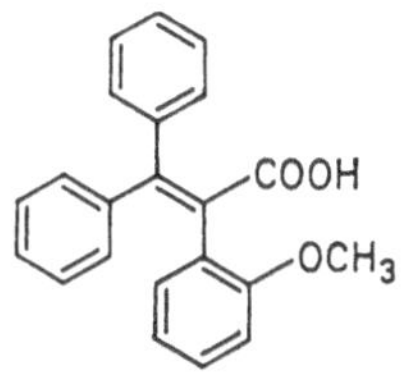

2-(*o*-Methoxyphenyl)-3,3-diphenylacrylsäure = 2-(2-Methoxyphenyl)-3,3-diphenyl-2-propensäure (●)

S *Anisacril***, SKF 16046

V Hypocholesterinämicum, Appetitzügler

*4806* *(3937)* $C_{22}H_{18}O_6S$
3624-51-9

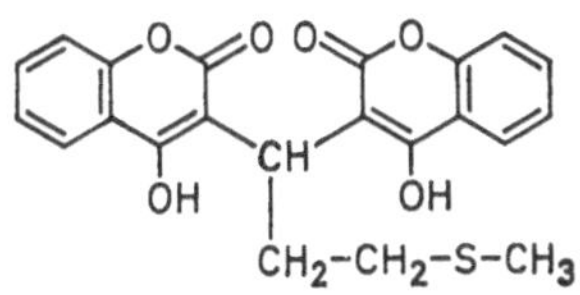

3,3′-(3-Methylthiopropyliden)-bis(4-hydroxycumarin) = 3,3′-[3-(Methylthio)propyliden]bis[4-hydroxy-2*H*-benzopyran-2-on] (●)

S Propentan, Thiocoumar, Thioporan, *Thioxycoumarine*

V Antikoagulans

*4807* *(3938)* $C_{22}H_{18}O_8$
11006-83-0

S *Thermorubin*

V Antibioticum aus Thermoactinomyces antibioticus

*4808* *(3939)* $C_{22}H_{19}Br$
479-68-5

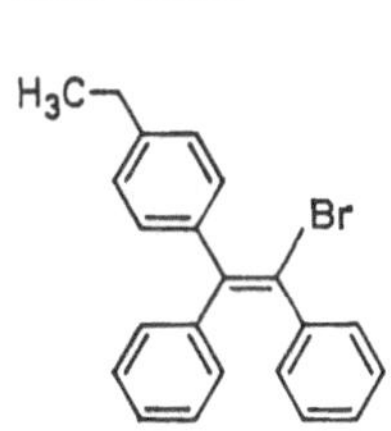

1-Brom-2-(*p*-ethylphenyl)-1,2-diphenylethen = α-Brom-α,β-diphenyl-β-(*p*-ethylphenyl)-ethylen =

(*p*-Ethylphenyl)-stilbenbromid = 1-(2-Brom-1,2-diphenylethenyl)-4-ethylbenzen (●)

S Acnestrol „Scharper", B.D.P.E., *Broparestrol***, *Broparoestrolum*, Keitol, L.N. 107, Longestrol

V synthetisches Östrogen

---

*4809* *(3940)* $C_{22}H_{19}BrO_2$

41 038-34-0

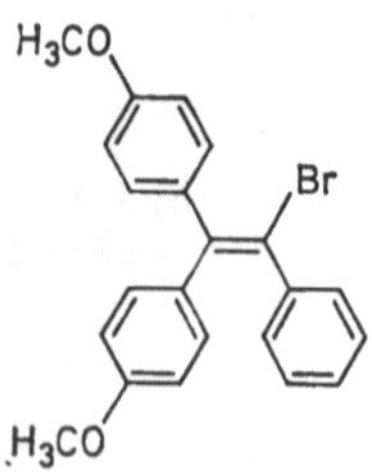

1-Brom-2,2-bis-(*p*-methoxyphenyl)-1-phenylethen = α,α-Di-(*p*-methoxyphenyl)-β-brom-β-phenylethylen = 1,1'-(Bromphenylethenyliden)bis[4-methoxybenzen] (●)

S Oeplexyl

V synthetisches Östrogen

---

*4810* *(3941)* $C_{22}H_{19}NO_2$

5034-76-4

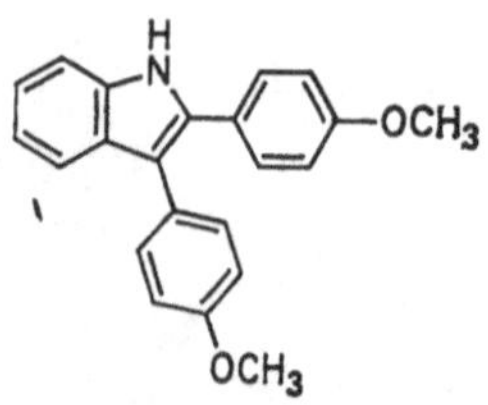

2,3-Bis-(*p*-methoxyphenyl)-indol = 2,3-Bis(4-methoxyphenyl)-1*H*-indol (●)

S *Indoxol**, U-22020

V Antipyreticum, Antiphlogisticum

*4811* *(3942)* $C_{22}H_{19}NO_4$

603-50-9

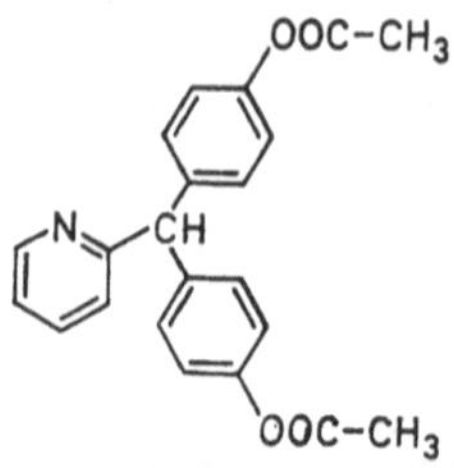

*p,p'*-(2-Pyridylmethylen)-bis-phenylacetat = 4,4'-(2-Pyridylmethylen)-diphenoldiacetat = 4,4'-Diacetoxydiphenylpyridyl-(2)-methan = 4,4'-(2-Pyridinylmethylen)bis[phenol]diacetat(ester) (●)

S *Acetphenolpicolin*, Alaxa, Alsylax, Anan, Babynormo, Bicol „Wampole", Bicolax, Bideks, *Bisacodyl***, Bisacolax, Bisacon, Bisalax, Biscolax, Bizalaks, Brocalax, Clysodrast novum, Colac, Colax, Contactolax, Contalax, Delco-Lax, Demolaxin, Drenacol, Ducolax, Dulcolan, Dulcolax, Dulco-Laxo, Durolax, Endokolat, Ercolax, Eulaxan, Extralax, Fenilaxan, Fenolax „Polfa", Godalax, Hillcolax, Ivilax, La 96a, Laco, Laxacol, Laxadin, Laxagetten, Laxanin N, Laxans „Thomae", Laxbene, Laxematic, Laxibon, Laxine „Maney", Laxoluy, Laxorex, Manaron, Megalax, Metalax „Star", Moderlax, Neolax, Nigalax, Normalene, Nourilax N, Novolax „Krka", Obstilax forte, Oralax, Organolax, Pentalax, Perilax „Nordisk Droge", Prontolax, Pyrilax, Rytmil, Rytmilax, Sanvacual, Satolax-10, Sedolax, Sopalax, Spirolax, Stadalax, Tempo, Theralax, Toilax, Ulcolax, Videx, Zetrax

V Kontaktlaxativum

*4811-01* 1336-29-4

H Gerbsäurekomplex

S *Bisacodyl tannex*, Clysodrast

V Kontaktlaxativum

---

*4812* *(3943)* $C_{22}H_{20}N_2$

16571-59-8

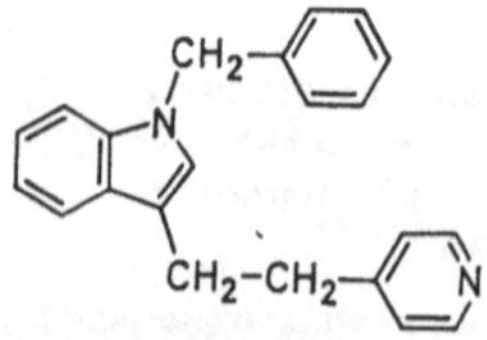

1-Benzyl-3-[2-(4-pyridyl)-ethyl]-indol = 1-(Phenylmethyl)-3-[2-(4-pyridinyl)ethyl]-1*H*-indol (●)

H Hydrochlorid (5585-71-7)

S *Benzindopyrinhydrochlorid***, IN 461, NSC-17789, *Pyrbenzindole*

V Psychotherapeuticum

---

*4813* (3945) $C_{22}H_{20}N_6O_6$
17692-30-7

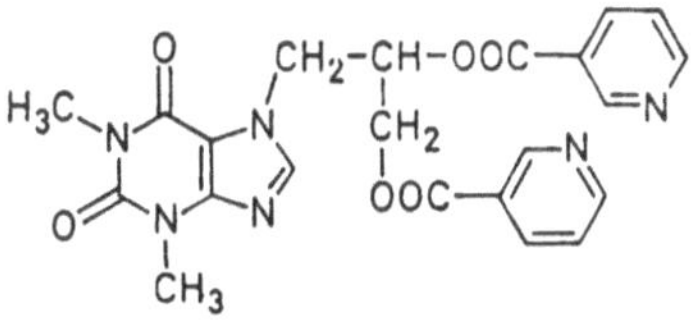

7-(2,3-Dihydroxypropyl)-theophyllindinicotinat = 7-(2,3-Dinicotinoyloxypropyl)-1,3-dimethylxanthin = 7-[2,3-Bis[(3-pyridinylcarbonyl)oxy]propyl]-3,7-dihydro-1,3-dimethyl-1*H*-purin-2,6-dion (●)

S A 17 HF, Corverum-Wirkstoff, *Diniprofyllin***, *Diteonicon*

V Broncholyticum, Vasodilatans

---

*4814* (3946) $C_{22}H_{20}O_6$
5664-34-6

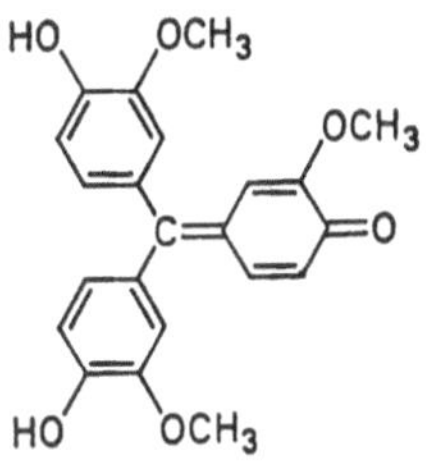

4,4′-Dihydroxy-3,3′,3″-trimethoxyfuchson = Bis-(4-hydroxy-3-methoxyphenyl)-3-methoxychinomethan = 4-[Bis(4-hydroxy-3-methoxyphenyl)-methylen]-2-methoxy-2,5-cyclohexadien-1-on (●)

S Rubrocol, Rubrophen, *Trimethoxyaurin*

V Tuberkulostaticum, Farbstoff

*4815* (3947) $C_{22}H_{20}O_{10}$
19879-06-2

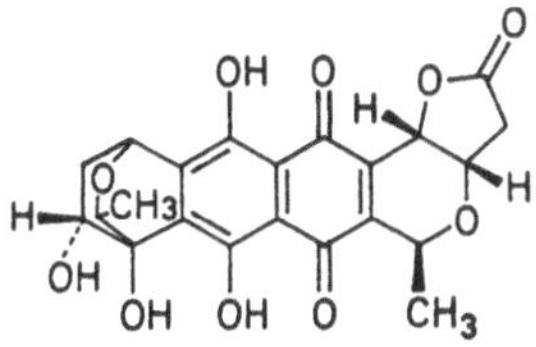

[3aα,5α,8a(*S**),11β,13bα]-3,3a,5,8,11,13b-Hexahydro-7,8,12,15-tetrahydroxy-5,9-dimethyl-8,11-ethanofuro[2,3-*e*]naphtho[2,3-*c*:6,7-*c*′]dipyran-2,6,13(9*H*)-trion (●)

S *Granaticin*

V Antibioticum aus Streptomyces olivaceus

---

*4816* (3948) $C_{22}H_{21}ClN_2O_8$
2013-58-3

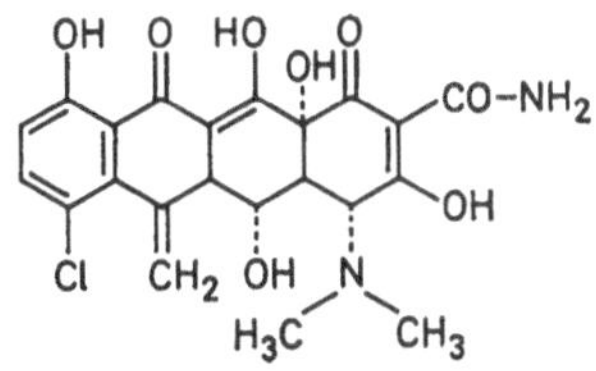

7-Chlor-4-dimethylamino-1,4,4a,5,5a,6,11,12a-oktahydro-3,5,10,12,12a-pentahydroxy-6-methylen-1,11-dioxo-2-naphthacencarboxamid = [4*S*-(4α,4aα,5α,5aα,12aα)]-7-Chlor-4-(dimethylamino)-1,4,4a,5,5a,6,11,12a-octahydro-3,5,10,12,12a-pentahydroxy-6-methylen-1,11-dioxo-2-naphthacencarboxamid (●)

H auch Sulfosalicylat

S GS-2989, *Meclocyclin***, Mecloderm, Meclosorb

V Antibioticum

---

*4817* $C_{22}H_{21}NO_2S$
2799-07-7

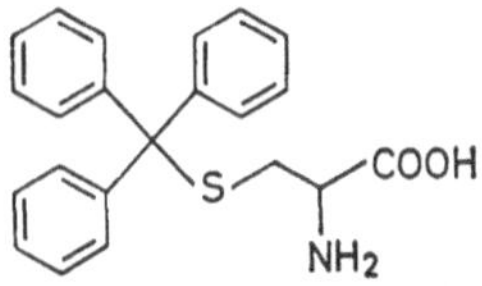

2-Tritylthio-L-alanin = 3-[(Triphenylmethyl)-thio]-L-alanin (●)

S NSC-83265

V Cytostaticum

*4818* (*4138*) $C_{22}H_{21}NO_7$
53 228-00-5

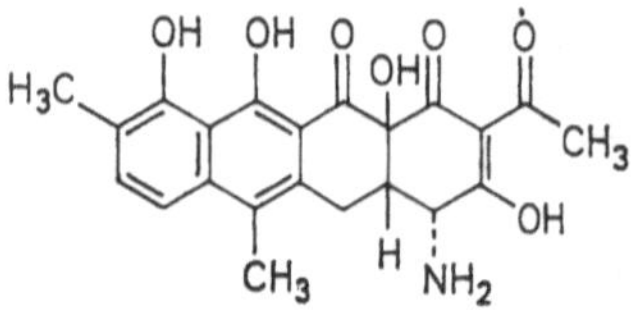

(4α,4aβ,12aβ)-2-Acetyl-4-amino-4a,12a-dihydro-3,10,11,12a-tetrahydroxy-6,9-dimethyl-1,12(4*H*,5*H*)-naphthacendion (●)

H Hydrochlorid (53 274-41-2) [auch Hydrochlorid der [4*R*-(4α,4aβ,12aβ)]-Verbindung (56 433-46-6)]

S Abbott 40728, *Cetocyclinhydrochlorid**, *Cetotetrinhydrochlorid*

V Antibioticum aus Nocardia sulphurea-Species

---

*4819* (*3949*) $C_{22}H_{21}N_5O_3$
41 689-64-9

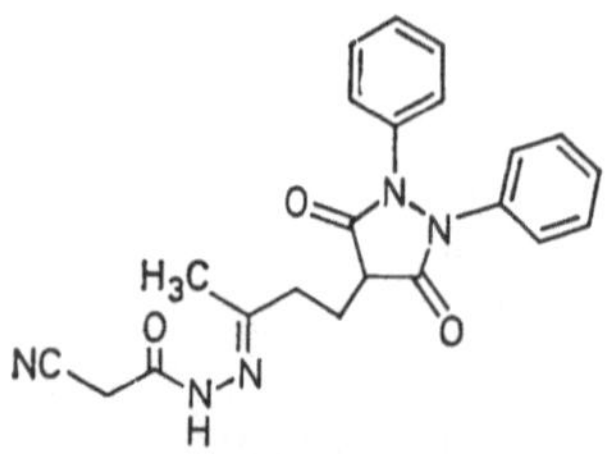

*N'*-[1-Methyl-3-(3,5-dioxo-1,2-diphenylpyrazolidin-4-yl)-propyliden]-cyanacethydrazid = 1,2-Diphenyl-4-(3-oxobutyl)-pyrazolidin-3,5-dioncyanacethydrazon = Cyanessigsäure[3-(3,5-dioxo-1,2-diphenyl-4-pyrazolidinyl)-1-methylpropyliden]-hydrazid (●)

S Kyazon

V Antiphlogisticum

---

*4820* (*3950*) $C_{22}H_{22}ClF_4NO$
10 457-91-7

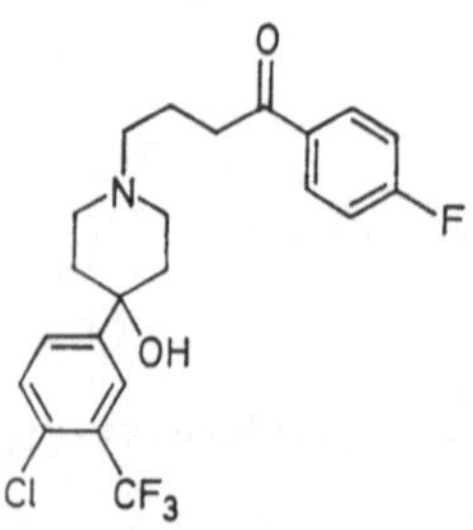

4-[4-(*p*-Chlor-*m*-trifluormethylphenyl)-4-hydroxy-piperidino]-4'-fluorbutyrophenon = 4-(4-Chlor-3-trifluormethylphenyl)-1-[3-(4-fluorbenzoyl)-propyl]-piperidin-4-ol = 4-[4-[4-Chlor-3-(trifluormethyl)phenyl]-4-hydroxy-1-piperidinyl]-1-(4-fluorphenyl)-1-butanon (●)

S *Clofluperol***, PJ-929, R 9298, *Seperidol*

V Neurolepticum

---

*4821* (*3951*) $C_{22}H_{22}FN_3O_2$
548-73-2

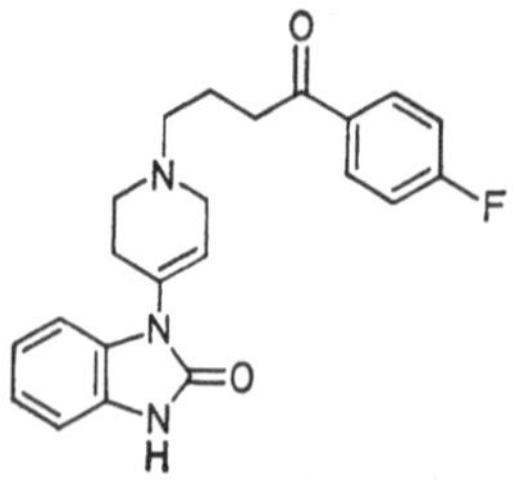

1-{1-[4-(*p*-Fluorphenyl)-4-oxobutyl]-1,2,3,6-tetrahydro-4-pyridyl}-2-benzimidazolinon = *p*-Fluor-γ-[4-(2-oxo-1-benzimidazolinyl)-1,2,3,6-tetrahydro-1-pyridyl]-butyrophenon = 1-[3-(4-Fluorbenzoyl)-propyl]-1,2,3,6-tetrahydro-4-pyridyl]-2-benzimidazolinon = 1-[1-[4-(4-Fluorphenyl)-4-oxobutyl]-1,2,3,6-tetrahydro-4-pyridinyl]-1,3-dihydro-2*H*-benzimidazol-2-on (●)

S Dehidrobenzperidol, Dehydrobenzperidol, Deidrobenzperidolo, Diaperidol, Dridol, Droleptan, *Droperidol***, Inapsin(e), Inopsin, McN-JR 4749, Neurolidol, R 4749, Sintodian, Sintodril

V Neurolepticum, Antiemeticum

---

*4822* (*3952*) $C_{22}H_{22}N_2O$

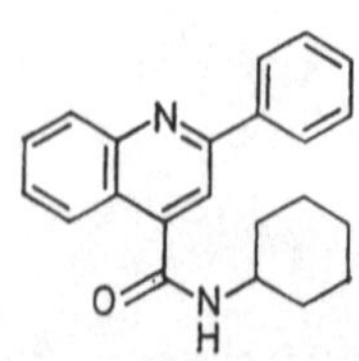

*N*-Cyclohexyl-2-phenyl-4-chinolincarboxamid (●) = 2-Phenylchinolin-4-carbonsäuremonocyclohexylamid

S *Cycinchophène*, Lithopan

V Antiarthriticum, Antirheumaticum

*4823* (3953) $C_{22}H_{22}N_2O_2$
2056-56-6

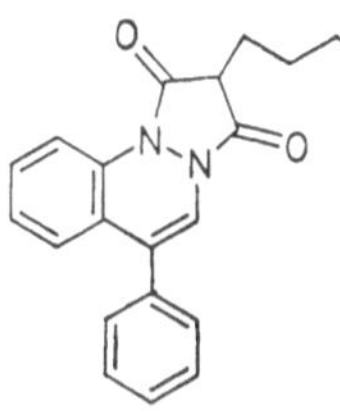

2-Pentyl-6-phenyl-1*H*-pyrazolo[1,2-*a*]cinnolin-1,3(2*H*)-dion (●) = 1,2-(Pentylmalonyl)-1,2-dihydro-4-phenylcinnolin

S AHR-3015, *Cinnopentazon***, *Cintazone*, Scha 306

V Antiphlogisticum, Analgeticum

---

*4824* (3954) $C_{22}H_{22}N_2O_5S$
1926-48-3

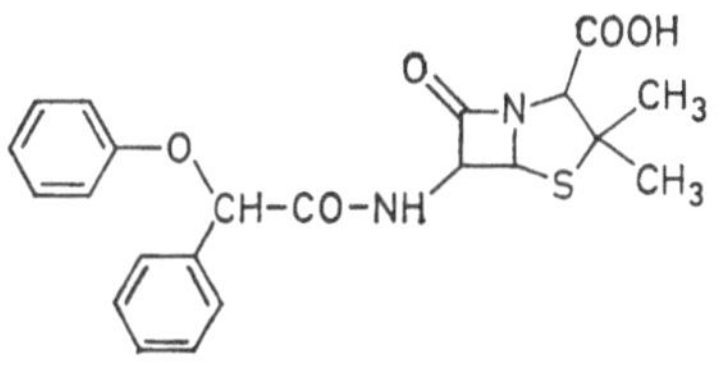

3,3-Dimethyl-7-oxo-6-(α-phenoxyphenylacetamido)-4-thia-1-azabicyclo[3.2.0]heptan-2-carbonsäure = 6-(α-Phenoxyphenylacetamido)-penicillansäure = α-Phenoxybenzylpenicillin = [2*S*-(2α,5α,6β)]-3,3-Dimethyl-7-oxo-6-[(phenoxyphenylacetyl)amino]-4-thia-1-azabicyclo[3.2.0]heptan-2-carbonsäure (●)

H Kaliumsalz (1177-30-6)

S D.C.(B).L. 306, *Fenbenicillin-Kalium***, Penspek, *Phenbenicillin-Kalium*

V Antibioticum

---

*4825* (3955) $C_{22}H_{22}N_2O_8$
914-00-1

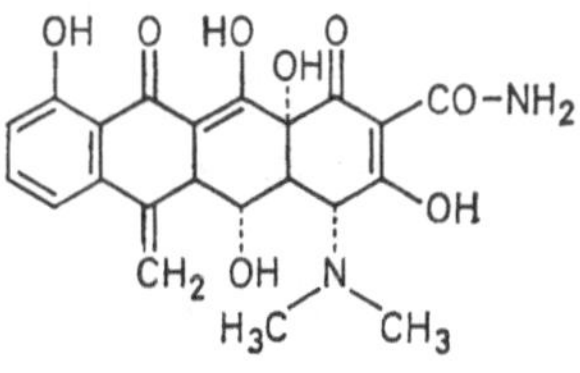

4-Dimethylamino-1,4,4a,5,5a,6,11,12a-oktahydro-3,5,10,12,12a-pentahydroxy-6-methylen-1,11-dioxo-2-naphthacencarboxamid = 6-Deoxy-6-demethyl-6-methylen-5-hydroxytetracyclin = [4*S*-(4α,4aα,5α,5aα,12aα)]-4-(Dimethylamino)-1,4,4a,-5,5a,6,11,12a-octahydro-3,5,10,12,12a-pentahydroxy-6-methylen-1,11-dioxo-2-naphthacencarboxamid (●)

H auch Hydrochlorid (3963-95-9)

S Adramycin, Adriamicina, Apriclina, Benciclina, Bialatan, Bivimicina, Boscillina, Brevicillina, Ciclobiotic, Ciolum, Dobracina, Duecap, Duplaciclina, Duramicina, Dynamicin, Esarondil, Esquilin, Fitociclina, Franciclina, Francomicina, Gammaciclina, Germiciclin, Germicina, Globociclina, Gramciclina, Grandemicina, GS-2876, Idrossimicina, Isometa, Jucin, Largomicina, Lentomicina-Zimaia, Londomycin, Medomycin, Mégamycine, Metabiotic, Metabiotico(n), Metac, *Metaciclin*, Metacil „Ibirn", Metaclin, Metaclor, *Metacyclin**, Metagram, Metamicina, Metatetril, *Methacycline*, *Méthylènecycline*, Metilenbiotic, Micociclina, Minibiotic, Minimicina, Mit-Ciclina, Molciclina, MOTC, Optimycin, Ossirondil, Oxilenta, Paveciclina, Piziacina, Pluramycine, Plurigram, Prontomicina, Quickmicina, Radiomicina, Rindex, Rondomicina, Rondomycin, Rotilen, Sernamicina, Sititetral, Stafilon, Tachiciclina, Tetrabios, Tetralen „Vitória", Tetranova, Tiberciclina, Ticomicina, Treisciclina, Valcin, Vitabiotic, Wassermicina, Zermicina

V Antibioticum

---

*4826* (3956) $C_{22}H_{22}N_4O_2$
517-83-9

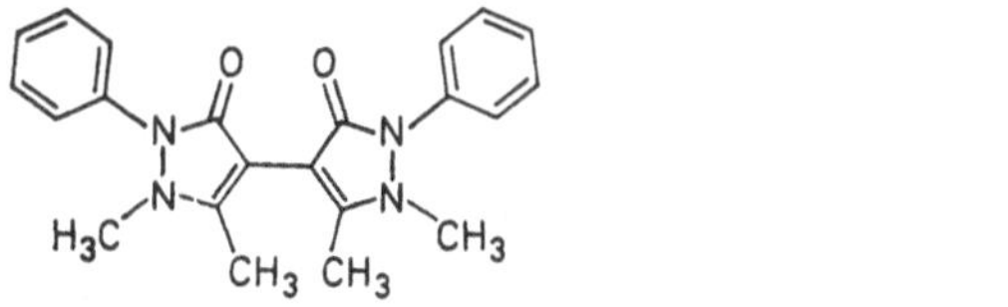

4,4'-Bis-(2,3-dimethyl-1-phenyl-3-pyrazolin-5-on) = 1,1',2,2'-Tetrahydro-1,1',5,5'-tetramethyl-2,2'-diphenyl[4,4'-bi-3*H*-pyrazol]-3,3'-dion (●)

S Forbisen, S.N. 475

V Chemotherapeuticum (gegen Rinder-Anaplasmose)

*4827* (3957) $C_{22}H_{22}O_4$
84-19-5

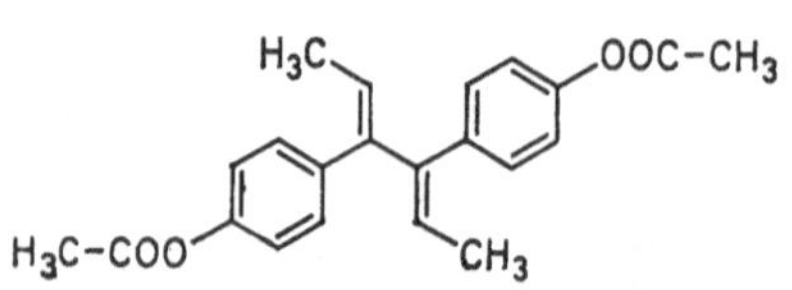

*p,p'*-(1,2-Diethylidenethylen)-diphenoldiacetat = 3,4-Bis-(*p*-acetoxyphenyl)-2,4-hexadien = 4,4'-(1,2-Diethyliden-1,2-ethandiyl)bis[phenol]diacetat(ester) (●)

H vgl. auch Nr. 3582

S *Dienöstroldiacetat*, Faragynol, Farmacyrol, Folacapon, Folöstrol T, Foragynol, Foralactol, Fortostilbene, Gynocyrol, Klianyl, Oestrasid, Oestroral-Tabletten, Orestrol, Ovumin, Retalon-Oral-Tabletten, Sintofolin

V synthetisches Östrogen

*4828* (3958) $C_{22}H_{22}O_4$
24 643-94-5

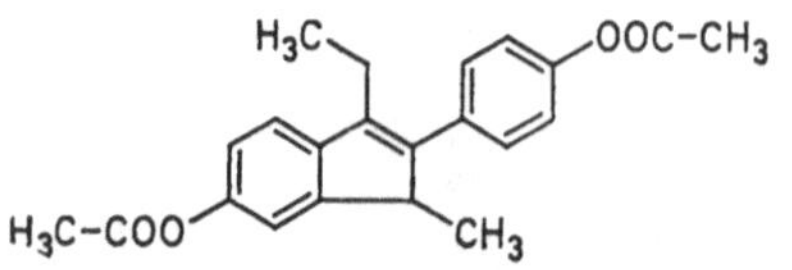

3-Ethyl-2-(*p*-hydroxyphenyl)-1-methylinden-6-oldiacetat = 1-Methyl-2-(4-acetoxyphenyl)-3-ethyl-6-acetoxyinden = 2-[4-(Acetyloxy)phenyl]-3-ethyl-1-methyl-1*H*-inden-5-olacetat (●)

S *Indenoestroldiacetat*

V synthetisches Östrogen

*4829* (3959) $C_{22}H_{22}O_5$
579-23-7

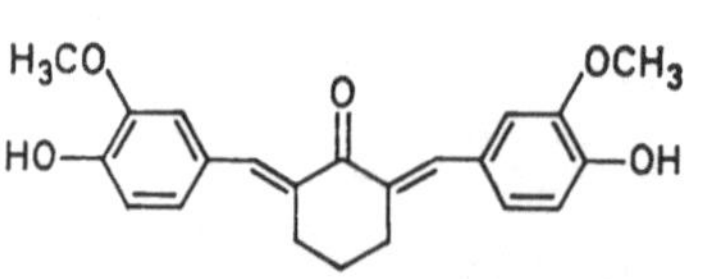

2,6-Divanillylidencyclohexanon = 2,6-Bis[(4-hydroxy-3-methoxyphenyl)methylen]cyclohexanon (●)

S Beveno, Curcumoid, *Cyclovalon***, Cycvalon, Cyqualon, Divanil, Divanon, DVC, Flavugal, Sincolin semplice, *Vanidène*, Vanilone

V Cholagogum, Choleretieum

*4830* (3960) $C_{22}H_{23}BrN_2O_8$
4572-56-9

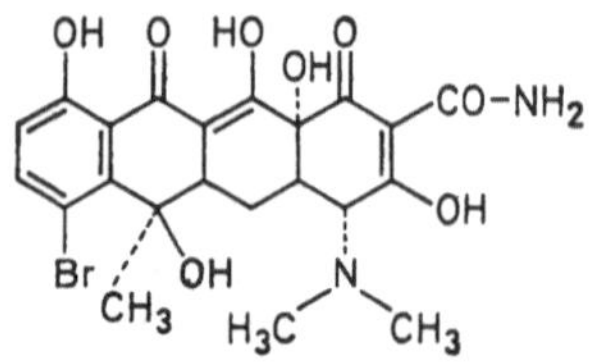

7-Brom-4-dimethylamino-1,4,4a,5,5a,6,11,12a-oktahydro-3,6,10,12,12a-pentahydroxy-6-methyl-1,11-dioxo-2-naphthacencarboxamid = [4*S*-(4α,4aα,5aα,6β,12aα)]-7-Brom-4-(dimethylamino)-1,4,4a,5,5a,6,11,12a-octahydro-3,6,10,12,12a-pentahydroxy-6-methyl-1,11-dioxo-2-naphthacencarboxamid (●)

S *Bromtetracyclin*

V Antibioticum

*4831* (3961) $C_{22}H_{23}ClN_2O_8$
57-62-5

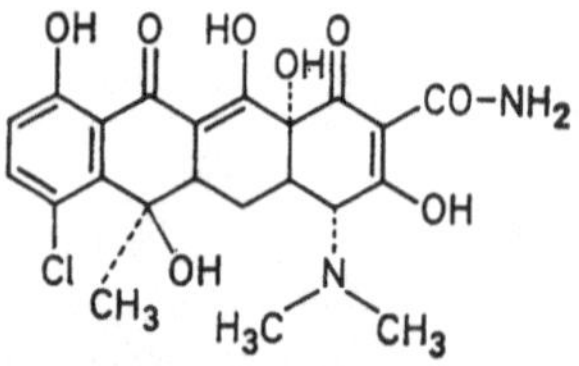

7-Chlor-4-dimethylamino-1,4,4a,5,5a,6,11,12a-oktahydro-3,6,10,12,12a-pentahydroxy-6-methyl-1,11-dioxo-2-naphthacencarboxamid = 7-Chlortetracyclin = [4*S*-(4α,4aα,5aα,6β,12aα)]-7-Chlor-4-(dimethylamino)-1,4,4a,5,5a,6,11,12a-octahydro-3,6,10,12,12a-pentahydroxy-6-methyl-1,11-dioxo-2-naphthacencarboxamid (●)

H auch Hydrochlorid (64-72-2)

S Acronize(d), Arocin, Aurecil, Aureobiotil, Auréocarmyl, Aureociclin(a), Aureocina, Aureodermil, Aureol-Intes, Aureomicina, Aureomycin, Aureomykoin, Aureum-Farmigea, Aurociclina, Aurofar, Biomitsin, Biomycin, Biovit-40, Chloratet 50, Chlorcyclin, Chlorocycline, Chlorocyklina, Chlortet, *Chlortetracyclin***, Chlortetraseam, Chrysomycin, Chrysomykine, Clorciclina, Clorocipan, Cloroscel, *Clortetraciclina*, Duomycin, Guardocin, Hiramicin, Isphamycin, Lucomycin, Megaclor „Icar Leo", Miba-Micina, NSC-13252, Orociclina, Rectobion, Rectociclina, Septamycin „Medichem Pharm.", Tetra 5, Topmycin, Velocillin, Xanthomycin „Egyt"

V Antibioticum aus Streptomyces aureofaciens

*4831-01* *(3961a)* 1111-27-9

H Verbindung mit *N*,*N'*-Dibenzylethylendiamin
S Dibiomycin
V Antibioticum

*4831-02* *(3961b)* 5892-31-9

H Calciumsalz
S Chlorachel-50, Clortetra
V Antibioticum

*4831-03*

H Borat
S Aureoftalmina
V Antibioticum

*4832* $C_{22}H_{23}F_2NO_2$
24678-13-5

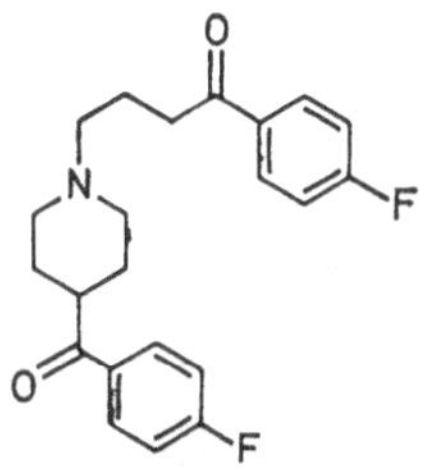

4'-Fluor-4-[4-(*p*-fluorbenzoyl)-piperidino]-butyrophenon = 4-[4-(4-Fluorbenzoyl)-1-piperidinyl]-1-(4-fluorphenyl)-1-butanon (●)

H Hydrochlorid (24677-86-9)
S AHR-2277, Elanone-V, Lenperol, *Lenperon-hydrochlorid***
V Neurolepticum

*4833* *(3962)* $C_{22}H_{23}F_4NO_2$
749-13-3

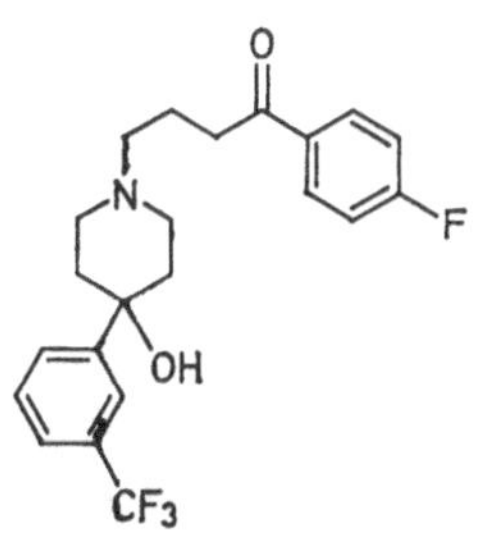

*p*-Fluor-γ-[4-hydroxy-4-(3-trifluormethylphenyl)-piperidino]-butyrophenon = 4-(*m*-Trifluormethylphenyl)-1-(3'-*p*-fluorbenzoylpropyl)-piperidin-4-ol = 1-(4-Fluorphenyl)-4-[4-hydroxy-4-[3-(trifluormethyl)phenyl]-1-piperidinyl]-1-butanon (●)

H auch Hydrochlorid (2062-77-3)
S *Flumoperonum*, McN-JR-2498, Psicoperidol, Psychoperidol, R 2498, Ramidosan, Trifludol, *Trifluperidol***, Triperidol, Trisedil, Trisedyl
V Neurolepticum

*4834* *(191 N)* $C_{22}H_{23}NO_2$
10087-89-5

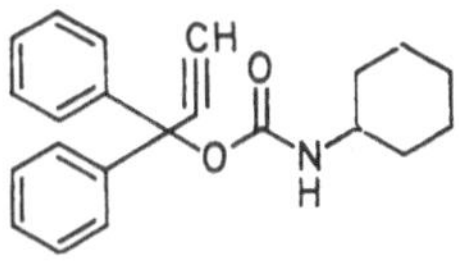

1,1-Diphenyl-2-propinyl-cyclohexancarbamat = Cyclohexylcarbamidsäure-α-ethinylbenzhydrylester = Cyclohexylcarbamidsäure-1,1-diphenyl-2-propinylester (●)

S *Enpromat***, Lilly 59156, NSC-112682
V Antineoplasticum

*4835* *(3963)* $C_{22}H_{23}NO_4$
13997-19-8

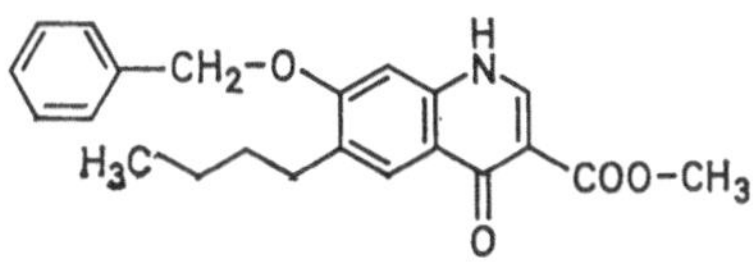

7-Benzyloxy-6-*n*-butyl-1,4-dihydro-4-oxochinolin-3-carbonsäuremethylester = 6-Butyl-1,4-dihydro-4-oxo-7-(phenylmethoxy)-3-chinolincarbonsäuremethylester (●)

S AY-20385, *Benzoquate*, ICI 55052, *Methyl-Benzoquate*, *Nequinat**, Statoquate, Statyl, Tranil
V Coccidiostaticum

*4836* *(3964)* $C_{22}H_{23}NO_7$
128-62-1

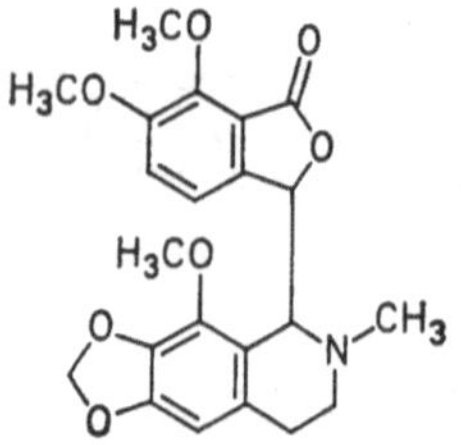

1-(6,7-Dimethoxy-3-phthalidyl)-8-methoxy-2-methyl-6,7-methylendioxy-1,2,3,4-tetrahydroisochinolin = [*S*-(*R**,*S**)]-6,7-Dimethoxy-3-(5,6,7,8-tetrahydro-4-methoxy-6-methyl-1,3-dioxolo[4,5-*g*]-isochinolin-5-yl)-1(3*H*)-isobenzofuranon (●)

H auch Hydrochlorid (912-60-7)

S Anarkotin, Capval-Tropfen, Codipect, Cofanil, Colme „Laquifa", Consolets, Coscopin, Coscotabs, Detusso, Dru-Tosse, Finipect, Gnoscopin, Hoeswin, Key-Tusscapine, Kofsin, Lyobex, Manartin, Meenk, Mercotin (Drop + Powd.), *Methoxyhydrastin*, Narcompren, Narcosine, *Narcotin*, Narcotos, Narcotussin, *Narkotin*, Narkotyl, Nectadon, Nicolane, Nipaxon, Norkotine, Noscadon, Noscafides, Noscamin, Noscapal, Noscapalin, Noscapect, *Noscapin**, Noscatuss, *Noskapin*, NSC-5366, Opian, Opianine, Phymocil, Retentós, Sinecod „Alpine", Solcatuss, Terial, Toseina, Tusan, Tuscapine, Vadebex, Vichosan

V Hustensedativum (Opiumalkaloid)

*4836-01* *(3964a)* 25 333-79-3

H DL-Camphersulfonat

S *Camphoscapine*, J.L. 374, Tulisan, Tuli-Tos

V Hustensedativum

*4836-02* *(3964b)*

H Harzkomplex

S Capval-Dragees, Ip-Toss, Longactin, Longamex, Longatin, Nitepax, Sintusan, Terbenol, Tos-Perdur

V Antitussivum

*4837* $C_{22}H_{23}NS$
27 574-24-9

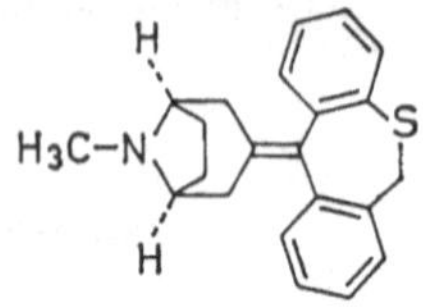

3-(Dibenzo[*b*,*e*]thiepin-11(6*H*)-yliden)-1α*H*,5α*H*-tropan = 3-Dibenzo[*b*,*e*]thiepin-11(6*H*)-yliden-8-methyl-8-azabicyclo[3.2.1]octan (●)

H Hydrochlorid (27 574-25-0)

S Lepticur, SD 1248-17, *Tropatepinhydrochlorid***

V Parkinsontherapeuticum

*4838* *(3965)* $C_{22}H_{23}N_3OS$
92-97-7

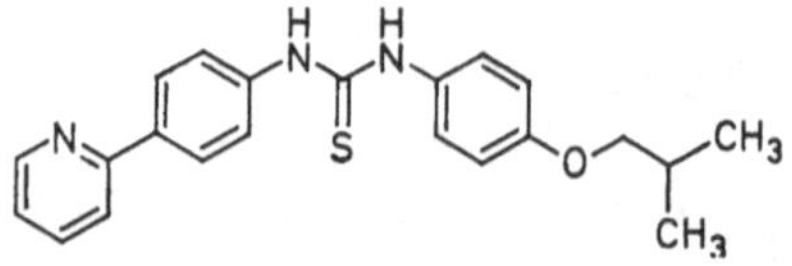

*N*-[*p*-(2-Pyridyl)-phenyl]-*N'*-[*p*-(isobutoxy)-phenyl]-thioharnstoff = *N*-[4-(2-Methylpropoxy)phenyl]-*N'*-[4-(2-pyridinyl)phenyl]thioharnstoff (●)

S THC, Thioban, *Thiocarbanidin*, Y 9525

V Tuberkulostaticum

*4839* $C_{22}H_{23}N_3O_2$
55 902-02-8

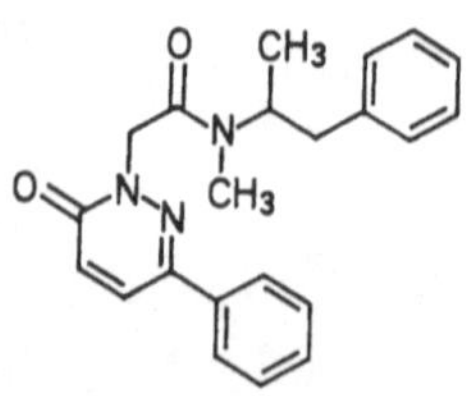

(—)-*N*-Methyl-*N*-(1-methyl-2-phenylethyl)-6-oxo-3-phenyl-1(6*H*)-pyridazinacetamid (●)

S *Isamfazon***, Pir-353

V Antiphlogisticum

*4840* $C_{22}H_{24}ClN_3OS$
49 864-70-2

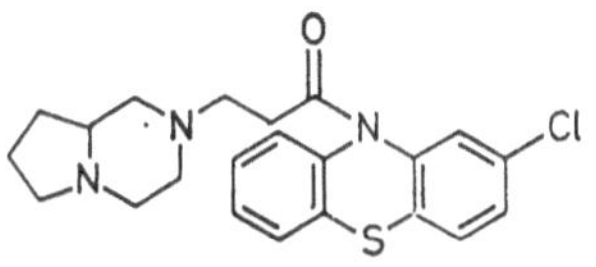

2-Chlor-10-[3-(hexahydropyrrolo[1,2-*a*]pyrazin-2(1*H*)-yl)-propionyl]-phenothiazin = 2-Chlor-10-[3-(hexahydropyrrolo[1,2-*a*]pyrazin-2(1*H*)-yl)-1-oxopropyl]-10*H*-phenothiazin (●)

H Dihydrochlorid (49 780-10-1)

S AY-25329, *Azaclorzindihydrochlorid***, Nonachlazin

V Coronarvasodilatans

---

*4841* *(192 N)* $C_{22}H_{24}ClN_3OS_2$
24 527-27-3

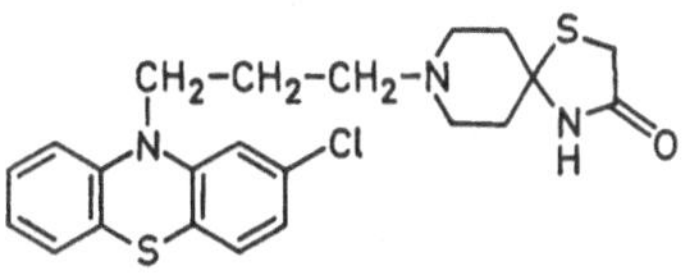

8-[3-(2-Chlor-10-phenothiazinyl)-propyl]-1-thia-4,8-diazaspiro[4.5]decan-3-on = 8-[3-(2-Chlor-10*H*-phenothiazin-10-yl)propyl]-1-thia-4,8-diazaspiro-[4.5]decan-3-on (●)

H Hydrochlorid (27 007-85-8)

S APY-606, *Clospirazinhydrochlorid*, Diceplon, Disepron, *Spiclomazinhydrochlorid***

V Psychotropicum

---

*4842* *(3966)* $C_{22}H_{24}FN_3O_2$
2062-84-2

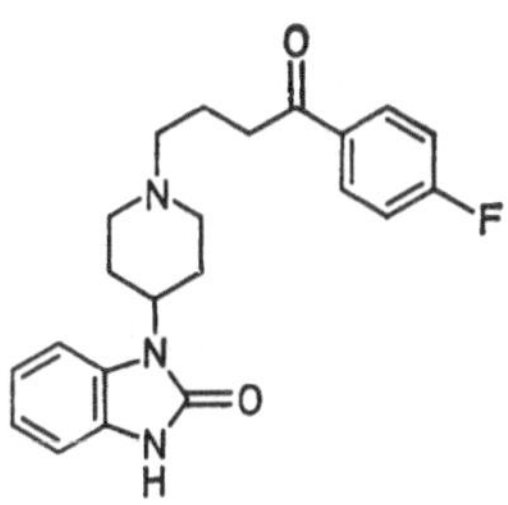

1-{1-[4-(*p*-Fluorphenyl)-4-oxobutyl]-4-piperidyl}-2-benzimidazolinon = 1-[3-(4-Fluorbenzoyl)-propyl]-4-[2-oxobenzimidazolin-2-yl]-piperidin = 1-[1-[4-(4-Fluorphenyl)-4-oxobutyl]-4-piperidinyl]-1,3-dihydro-2*H*-benzimidazol-2-on (●)

S Anquil, *Benperidol***, Benzperidol, 8089 C.B., Concilium, Frénactil, Frenactyl, Glianimon, McN-JR 4584, R 4584

V Neurolepticum

---

*4843* *(3967)* $C_{22}H_{24}F_3N_3O_2S$
33 414-36-7

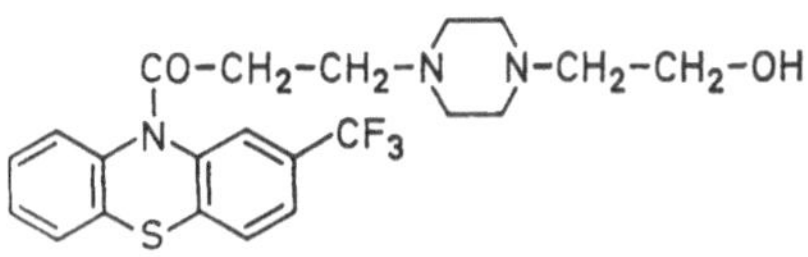

10-{3-[4-(2-Hydroxyethyl)-1-piperazinyl]-propionyl}-2-trifluormethylphenothiazin = 4-[3-Oxo-3-[2-(trifluormethyl)-10*H*-phenothiazin-10-yl]propyl]-1-piperazinethanol (●)

S *Ftorpropazin***

V Antidepressivum

---

*4844* $C_{22}H_{24}F_4N_2O_2$
42 048-72-6

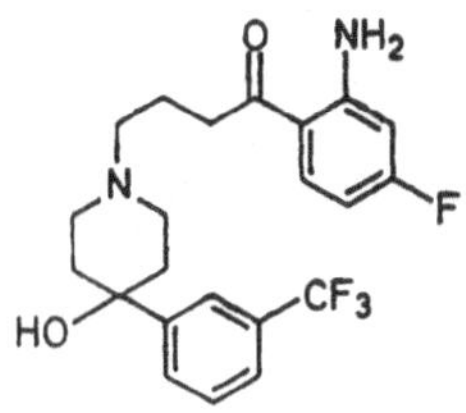

2′-Amino-4′-fluor-4-[4-hydroxy-4-(3-trifluormethylphenyl)-piperidino]-butyrophenon = 1-[3-(2-Amino-4-fluorbenzoyl)-propyl]-4-hydroxy-4-(3-trifluormethylphenyl)-piperidin = 1-(2-Amino-4-fluorphenyl)-4-[4-hydroxy-4-[3-(trifluormethyl)-phenyl]-1-piperidinyl]-1-butanon (●)

S ID-4708

V Neurolepticum

*4845* (3968) $C_{22}H_{24}N_2O$
19410-02-7

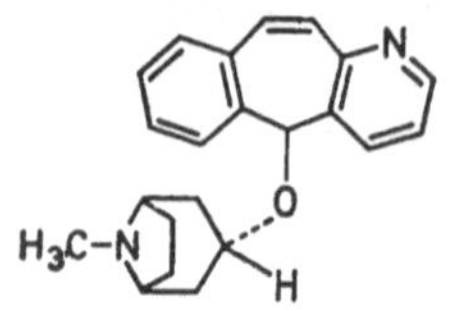

3α-(5*H*-Benzo[4,5]cyclohepta[1,2-*b*]pyrid-5-yloxy)-tropan = 5-(1α*H*,5α*H*-Tropan-3α-yloxy)-5*H*-benzo[4,5]cyclohepta[1,2-*b*]pyridin = *endo*-5-[(8-Methyl-8-azabicyclo[3.2.1]oct-3-yl)oxy]-5*H*-benzo-[4,5]cyclohepta[1,2-*b*]pyridin (●)

H Maleat (17929-04-3)

S B.S. 7723, *Tropirinmaleat***

V Anticholinergicum, Respirationsstimulans

---

*4846* (3969) $C_{22}H_{24}N_2O_3$
13221-27-7

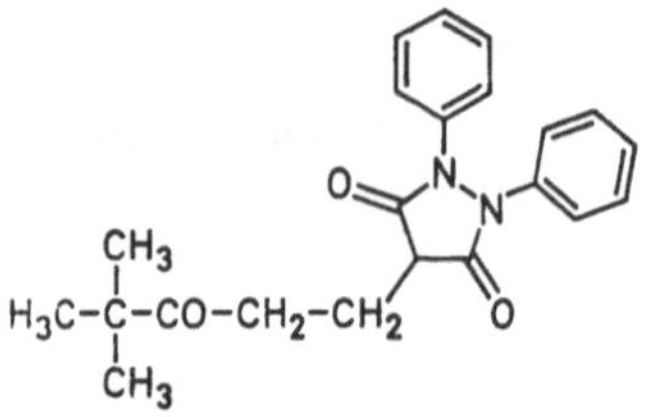

4-(4,4-Dimethyl-3-oxopentyl)-1,2-diphenyl-3,5-pyrazolidindion (●) = 1,2-Diphenyl-4-(2-pivaloyl-ethyl)-pyrazolidin-3,5-dion

S Benetazon, TMZ, *Tribuzon**, *Trimethazon*

V Antiphlogisticum, Antirheumaticum

---

*4847* (3970) $C_{22}H_{24}N_2O_8$
60-54-8

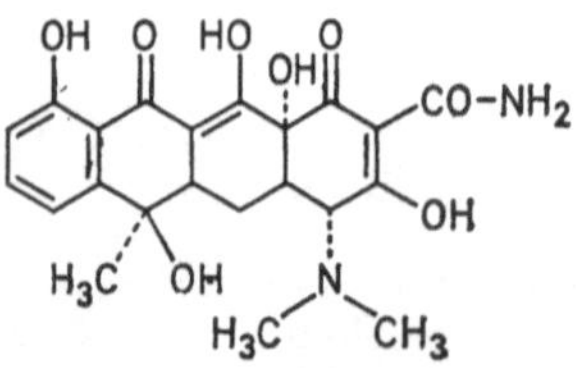

4-Dimethylamino-1,4,4a,5,5a,6,11,12a-oktahydro-3,6,10,12,12a-pentahydroxy-6-methyl-1,11-dioxo-2-naphthacencarboxamid = [4*S*-(4α,4aα,5aα,6β,-12aα)]-4-(Dimethylamino)-1,4,4a,5,5a,6,11,12a-octahydro-3,6,10,12,12a-pentahydroxy-6-methyl-1,11-dioxo-2-naphthacencarboxamid (●)

H vgl. auch Nr. 2779-01
auch Hydrochlorid (64-75-5)

S Abiosan, Achro 500, Achromycin, Achropac, Acicycline, Acrocil, Acrocyclin, Acrodermil, Acromicina, Afdicyclin, Agmacycline, Agromicina, Ala-Tet, Alcyclin, Altracycline, Ambramicetina, Ambramicina, Ambramycin, Amer-Tet, Amilin, Ampliociclina, Amsaciclina, Amtet, Amycin, Archiciclina, Archicyclin, Aremcyclin, Arka-T-Mycin, Artomycin, Atcocyclin, Austramycin, Bactercycline, Bekacycline, Binicap-Ovuli, Biocin „Sam", Biocycline, Biotecline, Bio-Tetra, Biotricina, Bipicyclin, Bi-Steclin, Bitacycline, Bristaciclina, Bristacyclin, Bristazoo, Bristocycline, Brodspec, Cadicycline, Calociclina, Cancycline, Cap-O-Mycin, Carecyclin, Cebin, Cefracycline, Centaclin, Centet, Centracycline, Chemcycline, Chrocyclin, Chromocyclin, Ciclibion, Ciclicina, Ciclindif, Ciclobiotic(o), Cilcycline-500, Clinitetrin, Clormicrol-AM, Combicline, Copharlan, Crestamycin, Criseociclina, Croycyclin, Curocyclin, Cyclibel, Cycline-250, Cyclisun, Cyclomycine, Cyclopar, Cyltrecin, Cytome, Decabiotic, Decyclin(e), Deltrina, Dema, Democracin, Dentacycline, Dericycline, Desamycin, Deschlorbiomycin, Deschloroaureomycin, Diacycline, Dicicyclin, Diocyclin, Dipacycline, Dotricin, Dumicyclin, Dumocyclin(a), Duratet, Ecocyclin, Economycin, Eficycline, Enzicycline-Wirkstoff, Ergocyclin, Estycycline, Fabacyclin, Facyclin, Fairmycin, Farciclina, Fed-Mycin, Fercacyclin, Fermentmycin, Fermycine, Fidemycin, Flavacyn, Flavomicina, Floramicina, Florocycline-Wirkstoff, Forbesycline, Fort-Cyclin, Friesomycin, Gargacycline, Ge iclin, Gene-Cycline, G-Mycin, Goniciclina, Granitil, Grocyclin, Grunicyclin, GT „Horner", Halitrex, Hosta 500, Hostacyclin, Hydracycline, Ibicyn, Ificyclin, Ingacycline, Indo-Cycline, Intercycline, Italcyclina, Junmycin, Kabacyclin, Kay-Cycline, Kesso-Tetra, Kristacyclin, Kylicycline, Lacycline-500, La-Tetra, Latycin, Lemotetra, Lemtrex, Lexacycline, Life-Tetra, Lificycline, Linemett, Liquamycin, Lupicyclin, Lusotetra, Lykaclin, Marviciclina, Maytrex, Medamycin, Mediacycline, Medicyclin(e), Medocycline, Mephacyclin, Mericycline, Metacycline „Bombay Drug House", Metzcycline, Micipan, Microcyclin, M-Tetra, Muracine, Naphacycline, Nectacycline-Caps., Neociclina, Neocyclin(e), Neo-Tetrine, Niacycline, Nicycline, Nococycline, Nor-Tet 500, Noviltetra, Novotetra, Omegamycin, Opicycline, Oppacyn, Oricyclin, Ostotet, Paltet, Panbio-C-Wirkstoff, Panciclina,

Pancycline-Wirkstoff, Panmycin, Panter, Partrex, Pericycline, Pervasol „Poen“, Pexobiotic, Picycline, Piracaps, Pirocyclina, Plus-Tetra, Polarcyclin, Polfamycine, Polibac, Policiclina, Polycycline, Precyclin, Prociclina, Progtet, Pro-Tet, 3 P-Tet, Purocyclina, Qidtet, Quadcin, Quadracylcine, Quadran-500, Quatrax, Quirvetin, Rancycline, R-Cycline, Remicyclin, Resomicina, Resteclin, Retet, Retifon, Rexamycin, Ricycline, Robicyclan, Robitet, Ro-cycline, Rophacycline, Roracyn, Roviciclina, Sanbiotetra, Sanclomycine, Sarocycline, Sautrex, Scantetrin, Scotrex, Seamcycline, Sodécycline, Sopacycline, Spaciclina, Steclin, Stilciclina, Subamycin, Sumycin hydrochloride, Supramycin N, Sustamycin, Sustetra, Svedocyklin, T-125, T-250, T-Caps, T-Ciclina, T-Cycline, Teciclina, Teclinazets, Tefilin, Teline, Telotrex, Teracin, Tesyklin, Tet-Cy, Tetrabakat, Tetrabid-Organon, Tetrabion, Tetrabioptal, Tetrabior, Tetrabiotic, Tetrabon, Tetracap „Bonco“, Tetracapin, Tetracaps, Tetrachel, Tetraciclene, *Tetraciclina*, *Tetraciklin*, Tetracinil, Tetracline, Tetraclon, Tetra-Co, Tetracompren, Tetracrine, *Tetracyclin***, Tetracyn(a), Tetra-D, Tetradecin, Tetradexter, Tetradif, Tetrafil, Tetragen, Tetragyn, Tetrakap, Tetral, Tetralar, Tetralean, Tetralen „C.E.P.A.“, Tetraletas, Tetraline, Tetralonga, Tetralution, Tetram, Tetramac, Tetramavan, TetraMAX, Tetramed, Tétramig, Tetra M.P., Tetramycin, Tetran „Vitarine“, Tetraos, Tetraplon, Tetraplus, Tetra-Proter, Tetrarco, Tetrascel, Tetraseptin, Tetrasuiss, Tetra-Tike, Tetra-Wolf, Tetrerba, Tetrivo, Tetrosar, Tetrosol, Tetrun, Tetrus, Theracycline, Thiocycline, Thuricyclin, T-Liquid, Totacyclin V, Totomycin, Trexin, Triacycline, Triclina, Tricyclin, Triphacyclin, Trycin, Tsiklomitsin, T-Tabs, Ubamycin, Ultramycin, Umetracil, Unicin, Unicyclin, Unimycin „Un. Am.Ph.“, Unitetra, U-Tet 250, Veracin, Vetacyclinum, Vetquamycin-324, Vioterracin, Virociclina, Vistamycin „Vista“, Vitacyclin, Wescocycline, Wintracin, Yellamycin, Zemycin, Zyler

V Antibioticum aus Streptomyces-Arten

*4847-01* *(3970a)* 1336-20-5

H Phosphatkomplex

S Achromycin P-Kapseln, Acromaxiclina fosfato, Alfaciclina, Ankerciclina, Binicap-Caps., Biotra, Brisai-TX, Bristaciclina A, Bristaciclina-Tetrex, Capcycline, Comycin, Conciclina, Difociclina, Edusan-Tetramin (Suppos.), Esabiotic, Fisioral-tetraciclina, Fosfociclina, Fostet, Hexacycline, Hostacyclin „P“, Hydracycline, Isiciclin, Junmycin V, Kyclo-V, Litrex, Miciclin, Panmycin P, Panmycin V, Phosmycine, Phosphocyclin, Resomicina P, Riocyclin, Sanbiotetra-Susp., Sumycin, Tetrabon V, Tetracyclin P „Ankermann“, *Tetracycline Phosphate Complex*, Tetracyn Plus, Tetracyn V, Tetradecin novum, Tetradecin P, Tetramina, Tetra-Pradel, Tetrascel fosfato, Tetrazetas-Retard, Tetrex, Tevacycline, Ultraciclina, Upcyclin, Vekarciclina, Zentraferin

V Antibioticum

*4847-02* *(3970b)* 23843-90-5

H Citratkomplex

S Achromycin P-Tropfen, Achromycin V, Acromicina P bzw. V, Neo-Acromicina, Reociclina, Tetra-Citro

V Antibioticum

*4847-03* *(3970c)*

H Cyclohexylsulfamat (Cyclamat)

S Sifacycline

V Antibioticum

*4847-04* *(3970d)* 8017-79-6

H Gemisch des Hydrochlorids mit Glucosaminhydrochlorid

S Abbomycin-V, Alteciclina, Altociclina, Aminociclina, Betaciclina, Cicloglucina, Ciclomax, Cosa-Tetracyn, Cosatetril, Forticiclina, Glucociclin, Glucoterracin, Glutetrex, Glutrex, Itaglucina, Lambdaciclina, Latycin G, Lexclin, Plus-Ciclina, Tassociclina, Tetraglamin, Tetraglucina, Tetra-Gluco

V Antibioticum

*4847-05* *(3970e)* 20228-26-6

H Guajacolsulfonat

S Guayaciclina, Guayacycline, Guayanovag

V Antibioticum

*4847-06* *(3970f)*

H Hydrochlorid in Kombination mit Lactobacillus casei-Keimen

S Lactotetracycline, Servicin

V Antibioticum

*4847-07* (3970g) 5821-53-4

H Dodecylsulfat (Laurylsulfat)

S Ivax, Laurabiotico, Lauraciclina, Lauracycline-gélules, LH-90, Myriamycine-Caps., Rolciclina, Teloril, Tetra-Lauril

V Antibioticum

*4847-08* (3970h)

H Phenoxymethylpenicillinat

S Acrovigor, Fenciclina, Fenotetra, Largocyn, *Penicyclinum*, Penvicina, Tetracyllin

V Antibioticum

*4847-09* (3970i)

H Tartratkomplex

S Mervacycline, Tartrociclina, Tetra-dispers

V Antibioticum

*4847-10* (3970j) 33049-22-8

H Trimethoxybenzoat

S Kinciclina, TCTMB

V Antibioticum

*4847-11* (3970k) 16063-83-5

H Dodecylsulfamat

S Dodeclin, *Dosuciclina*, *Dosucyclin*, Fenoseptil, Lauracycline-sirop, Myriamycine-Sir.

V Antibioticum

*4847-12* (3970l) 40910-00-7

H Doppelsulfat mit Aminochlorthenoxazin (Nr. 1244)

S *Aminoclortenoxiciclina*, *Aminochlorthenoxycycline*, Singletin

V Antibioticum (gegen Infektionen der Atmungsorgane)

---

*4848* (3971) $C_{22}H_{24}N_2O_8$

564-25-0

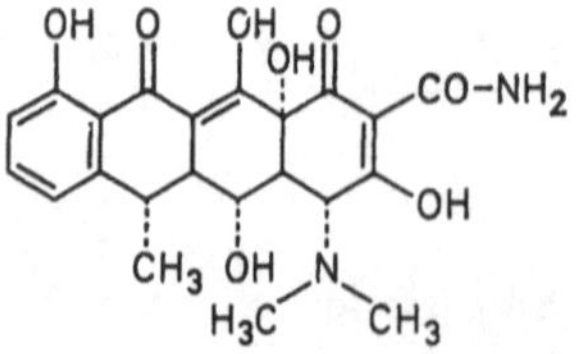


4-Dimethylamino-1,4,4a,5,5a,6,11,12a-oktahydro-3,5,10,12,12a-pentahydroxy-6-methyl-1,11-dioxo-2-naphthacencarboxamid = 6-Desoxy-5-hydroxytetracyclin = [4*S*-(4α,4aα,5α,5aα,6α,12aα)]-4-(Dimethylamino)-1,4,4a,5,5a,6,11,12a-octahydro-3,5,10,12,12a-pentahydroxy-6-methyl-1,11-dioxo-2-naphthacencarboxamid (●)

H Hydrochlorid (10592-13-9)

S Abadox, Bassado, Biocina, Biociclina, Biodoxi, Biostar, Cirenyl, Dix, Doksasil, Dosyklin, Doxacin, Doxaclen, Doxi, Doxicento, *Doxiciclinhydrochlorid*, Doxifin, Doxigram, Doxilen, Doxilina, Doxilizon, Doximicina, Doximycin, Doxin(a), Doxipan, Doxitrecina, Doxivis, Dox-Life, Doxy, *Doxycyclinhydrochlorid***, Doxylin, Doxytrex, Ecodox, Ekaciclina, Extraciclina, Falorciclina, Farmodoxi, Geobiotico Depot, Ghimadox, GS-3065, Hydramycin, Idocyklin, Isodox, Lampodox, Liomycin, Liviatin, Micromicin, Midoxin, Minidox, Mini-Tetra, Monodoks, Monomycin „Lääke", Novaciclin, Novelciclina, NSC-56228, Parvidoxil, Philcociclina, Posineg, PT 122 M, Radox, Relociclina, Retens, Saramicina, Semelin, Severciclina, Sferamicina, Sincromicyn, Stamicina, Summicina, Tecnomicina, Tetrasan, Vibrabiotic, Vibracina, Vibradoxil, Vibralex, Vibramicina, Vibramycin, Vibravenös, Victor-ciclina, Vip-ciclina

V Antibioticum

*4848-01* 24390-14-5

H Hyclat (Monohydrochlorid-Ethanol (2:1)-Verbindung-Monohydrat)

S Amplidox, Clisemina, Dosil, Dossil, Doxiclat, Doxidima, Doxigalumicina, Doxy-II, Doxychel, Emidox, Esaciclina, Fortacilina, Furdox, Gibidox, Hiclamicina, Icidox, Iclados, Microciclina, Miraclin, Monodoxin, Nivocilin, Oralciclina, Pocaciclina, Rodomicina, Samecin, Semeciclina, Solupen „Doctaris", Tecacin, Tetradox, Unacil, Unidox, Vibrafesa, Vibravenosa, Yamamycin

V Antibioticum

*4848-02* 39055-69-1

H Acetylcysteinat (Nr. 272)

S Eficacina

V Antibioticum

*4848-03*

H Phosphatkomplex

S Plenomicin

V Antibioticum

*4848-04* *(3971a)*

H Calciumsalz

S Samocycline

V Antibioticum

*4849* *(3972)* $C_{22}H_{24}N_2O_9$

79-57-2

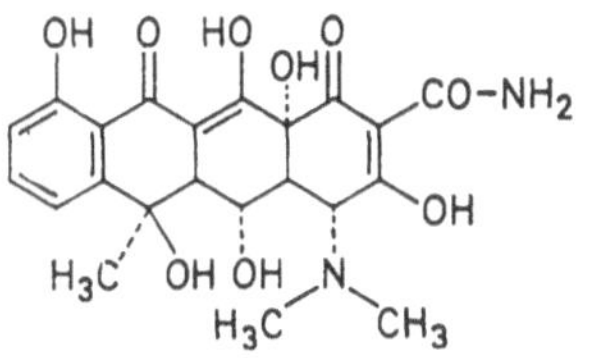

4-Dimethylamino-1,4,4a,5,5a,6,11,12a-oktahydro-3,5,6,10,12,12a-hexahydroxy-6-methyl-1,11-dioxo-2-naphthacencarboxamid = [4*S*-(4α,4aα,5α,5aα,6β,12aα)]-4-(Dimethylamino)-1,4,4a,5,5a,6,11,12a-octahydro-3,5,6,10,12,12a-hexahydroxy-6-methyl-1,11-dioxo-2-naphthacencarboxamid (●)

H vgl. auch Nr. 6158
meist Hydrochlorid (2058-46-0)

S Abbocin, Adamycin, Alcyclin-O, Allamycin, Anprox, Aquachel, Arco-Spectron, Armicina-100, Bactricycline, Berkamycen, Bérkmycen, Betacycline, Biocycline „Upjohn", Bio-Mycin, Biostat, Biotet, Bovomicina, Bramcycline, Clinimycin „Glaxo", Cloncycline, Copharoxy, Corcine, Corocycline, Cyclinox, Dabicycline, Dalimycin, Egocin, Elaciclina, Elinton, Embryostat, Engemycin, Ergomycin, Fanterrin, Farbiotico, Feamicycline, Fercaspectron, Garcycline, Geobiotico, Geo-Cipan, Geomicina, Geomycin, Geoxin, Gynamousse, Huberbiotic, Humusmycin, *Hydroxytetracyclin*, Ia-loxine, Ificylin, Ikamycin, Imperacin, Jenamycin, Lenocycline, Lificycline-Inj., Longacycline, Lusoxi, Lykaclin-O, Macocyn, Maximycin, Medicycline, Mepatar, Metaoxycycline, Micromycin, Nectacycline-Inj., Neocyclin O, Nimycin, Novoxytetra, NSC-9169, Occrycetin, O-4-Cycline, Ocytetra, Oksimicin, Oksisyklin, Opicycline-Inj., Orimycin, Os-Cyclin, Ossiciclina, Ossimicetina, Ossimicina, Ossiscel, Ossitetra, *Ossitetraciclina*, OTC, Otetryn, Otracin, Oxacycle, Oxacycline, Oxamycen, Oxatets, Oxcy, Oxetan, Oxiclina, Oxiline, Oxim „Biopharm", OxiMedicyclin, Oximicetina, Oxi-Micorten-F, Oximicrol-AM, Oxipalciclina, *Oxitetraciclina*, *Oxitetracyclinum*, Oxlopar, Oxybiocycline, Oxybiotic, Oxycap, Oxy-Cline, Oxyclyne, Oxycyclin, Oxy-DE 250, Oxydon, Oxydumocyclin, Oxyfacyclin, Oxy-Ingacycline, Oxyject, Oxy-Kesso-Tetra, Oxy-M-50, Oxymycin, Oxymykoin, Oxyn(e), Oxypan, Oxy-Rivo, Oxysentin, Oxysteclin, Oxy-T, Oxytab, Oxyterracyna, Oxytet, Oxytetrabiotic, Oxy-Tetrachel, Oxytetracid, *Oxytetracyclin***, Oxytetral, Oxy-tetran, Oxytetrarco, Oxytetraseptin, Oxytetril, Oxytracin, Oxytracyl, Oxytral, Oxy-Ultramycin, Oxyvet, Oxy-WS, Parlon, Proteroxyna, Quirvetin-intramuscular, Riomitsin, Roxy, Ryomycin, Seamoxy, Sferomycin, Solkaciclina, Stecsolin, Stevacin, Superciclin „Andrade", Tarchocine, Tarocyn, Terine, Teroftal, Terrafungine, Terraject, Terramedic, Terramicina, Terramycin, Terramyfar, Terraos, Terraven, Terravenös, Terricil, Tetracycletten-Wirkstoff, Tetrafarm, Tetramel, Tetramine „Tutag", Tetran „Chinoin", Tetra-Tablinen, Tetrinfan, Tetroxolane, Tetroxyn, Ultramicina, Unacillina, Unimycin „Unigreg", Uri-Tet, Ursocyclin, Uvomycin, Varimycin, Vendarcin, Vioprol, Wolicyclin, Zimaiacil

V Antibioticum aus Streptomyces rimosus

*4849-01* *(3972a)* 57122-98-2

H Calciumsalz

S Terrabon, Terramycin [Sirup, Kindertropfen (Pediatric Drops)]

V Antibioticum

*4850* *(3973)* $C_{22}H_{24}O_4$

5965-06-0

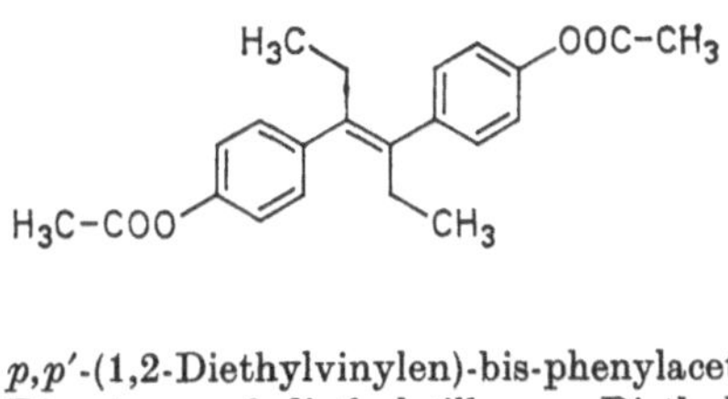

*p,p'*-(1,2-Diethylvinylen)-bis-phenylacetat = *p,p'*-Diacetoxy-α,β-diethylstilben = Diethylstilböstroldiacetat = 4,4'-(1,2-Diethyl-1,2-ethendiyl)-bis[phenol]diacetat (●)

S Hormostilboral-stark

V synthetisches Östrogen

*4851* *(3974)* $C_{22}H_{24}O_4$
2021-14-9

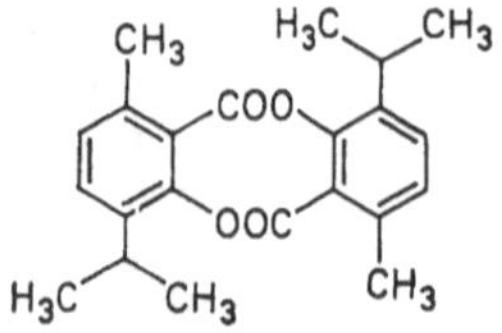

bimolekularer, cyclischer Ester der 3-Hydroxy-*p*-cymol-2-carbonsäure = 1,7-Dimethyl-4,10-bis(1-methylethyl)-6*H*,12*H*-dibenzo[*b*,*f*][1,5]dioxocin-6,12-dion (●)

S *Dicarvocrotonide*

V Antiphlogisticum

---

*4852* *(3975)* $C_{22}H_{25}ClN_2OS$
982-24-1

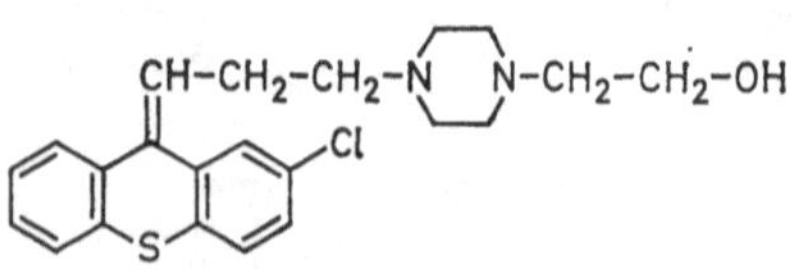

2-{4-[3-(2-Chlor-9-thioxanthenyliden)-propyl]-1-piperazinyl}-ethanol = 2-Chlor-9-[3-(*N'*-β-hydroxyethylpiperazino)-propyliden]-thioxanthen = 4-[3-(2-Chlor-9*H*-thioxanthen-9-yliden)propyl]-1-piperazinethanol (●)

H Dihydrochlorid (633-59-0)

S AY-62021, *Chlorpenthixoldihydrochlorid*, *Chlorperphenthixendihydrochlorid*, Ciatyl, *Clopenthixoldihydrochlorid***, N 746, NSC-64087, Sordenac, Sordinol

V Neurolepticum

---

*4853* $C_{22}H_{25}Cl_2N_3O_4$
31 847-13-9

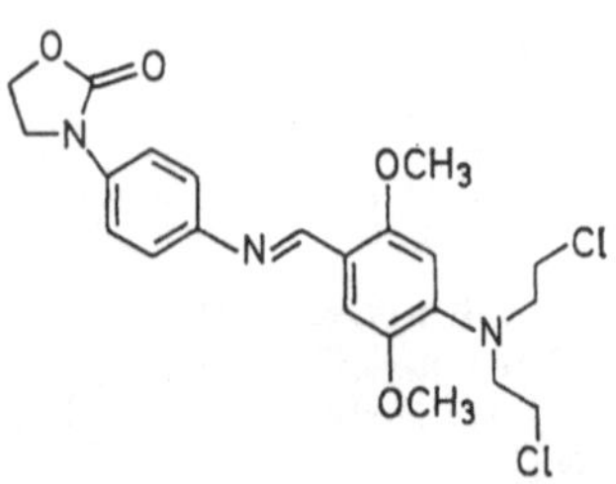

3-(*p*-[2,5-Dimethoxy-4-(*N*,*N*-bis-β-chlorethylamino)-benzylidenamino]-phenyl}-oxazolidin-2-on = 3-[4-[[[4-[Bis(2-chlorethyl)amino]-2,5-dimethoxyphenyl]methylen]amino]phenyl]-2-oxazolidinon (●)

S Bay a 5850, GEA 29

V Cytostaticum

---

*4854* $C_{22}H_{25}FN_2O$
26 049-76-3

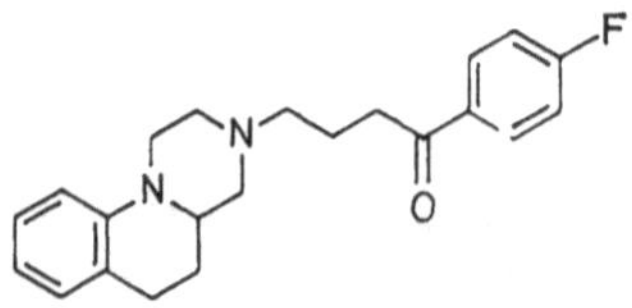

4'-Fluor-4-(1,2,4,4a,5,6,-hexahydro-3*H*-pyrazino-[1,2-*a*]chinolin-3-yl)-butyrophenon = 3-[γ-(*p*-Fluorbenzoyl)-propyl]-2,3,4,4a,5,6-hexahydro-1*H*-pyrazino[1,2-*a*]chinolin = 1-(4-Fluorphenyl)-4-(1,2,4,4a,5,6-hexahydro-3*H*-pyrazino[1,2-*a*]chinolin-3-yl)-1-butanon (●)

H Hydrochlorid (51 732-60-6)

S *Centpyraquin*, Compound 69-183

V Antihypertonicum, Neurolepticum

---

*4855* *(53 E)* $C_{22}H_{25}N$
16 378-21-5

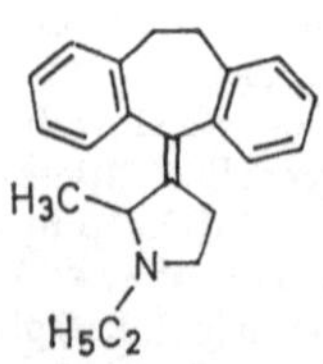

3-(10,11-Dihydro-5*H*-dibenzo[*a*,*d*]cyclohepten-5-yliden)-1-ethyl-2-methylpyrrolidin (●)

H Hydrochlorid (16 378-22-6)

S FK 1190, *Piroheptinhydrochlorid***, Trimol

V Parkinsontherapeuticum

*4856* *(3976)* $C_{22}H_{25}NO_2$
3565-47-7

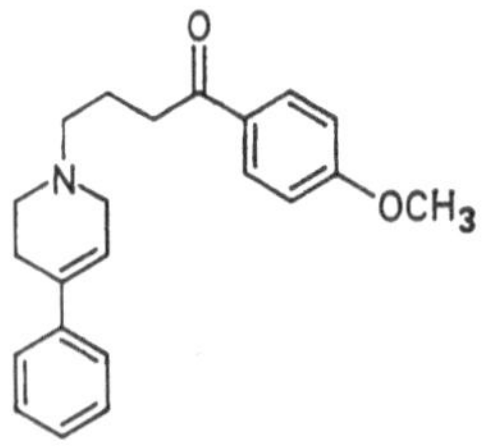

*p*-Methoxy-γ-(4-phenyl-1,2,3,6-tetrahydro-1-pyridyl)-butyrophenon = 1-(3-*p*-Methoxybenzoylpropyl)-4-phenyl-$\Delta^3$-tetrahydropyridin = 1-(4-Methoxyphenyl)-4-(1,2,3,6-tetrahydro-4-phenyl-1-pyridinyl)-1-butanon (●)

H Hydrochlorid (14777-23-2)

S *Anisoperidone*, R 1647

V Neurolepticum

*4857* *(3977)* $C_{22}H_{25}NO_2$
6581-06-2

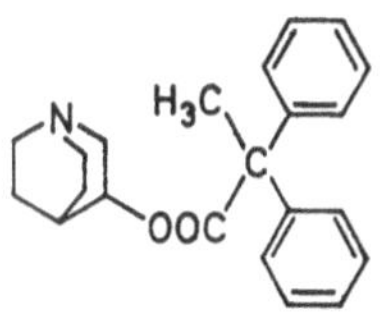

3-Chinuclidinyl-α,α-diphenylpropionat = 2,2-Diphenylpropionsäure-3-chinuclidinylester = α-Methyl-α-phenylbenzenessigsäure-1-azabicyclo[2.2.2]oct-3-ylester (●)

H Hydrochlorid (3818-79-9)

S Aprolidin

V Cholinolyticum

*4858* *(3978)* $C_{22}H_{25}NO_2$
6878-98-4

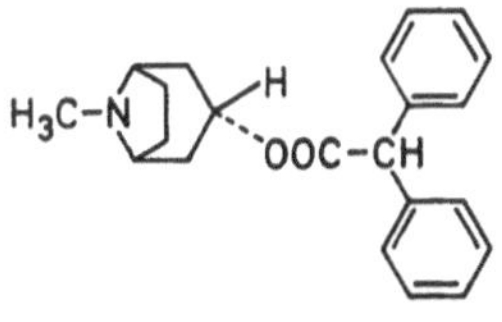

Tropindiphenylacetat = Diphenylessigsäuretropinester = *endo*-α-Phenylbenzenessigsäure-8-methyl-8-azabicyclo[3.2.1]oct-3-ylester (●)

H Hydrochlorid (548-64-1)

S *Diphenyltropinhydrochlorid*, Tropacin, Tropazine, Win 5690

V Spasmolyticum, Cholinolyticum

*4859* *(3979)* $C_{22}H_{25}NO_3$
3736-36-5

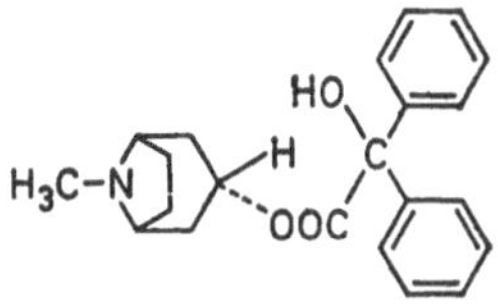

Tropinbenzilat = Benzilsäuretropinester = *endo*-α-Hydroxy-α-phenylbenzenessigsäure-8-methyl-8-azabicyclo[3.2.1]oct-3-ylester (●)

H Hydrochlorid (1674-94-8)

S BETE, BTE, Diphentrop, Glipin, Glypin, IT-78

V Spasmolyticum, Antiasthmaticum

*4860* *(3980)* $C_{22}H_{25}NO_3$
23744-24-3

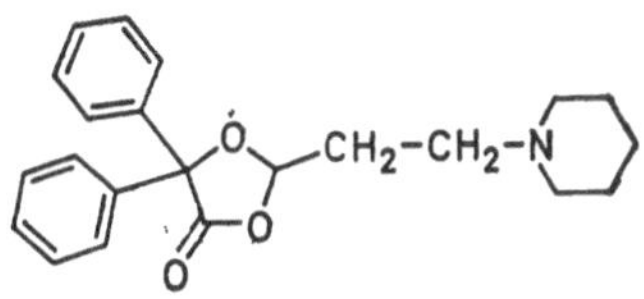

5,5-Diphenyl-2-(2-piperidinoethyl)-1,3-dioxolan-4-on = 5,5-Diphenyl-2-[2-(1-piperidinyl)ethyl]-1,3-dioxolan-4-on (●)

H Hydrochlorid (18174-58-8)

S BR 18, *Pipoxolanhydrochlorid**, Rocofin, Rowapraxin, Rowell

V Spasmolyticum

*4861* *(54 E)* $C_{22}H_{25}NO_4$
54063-52-4

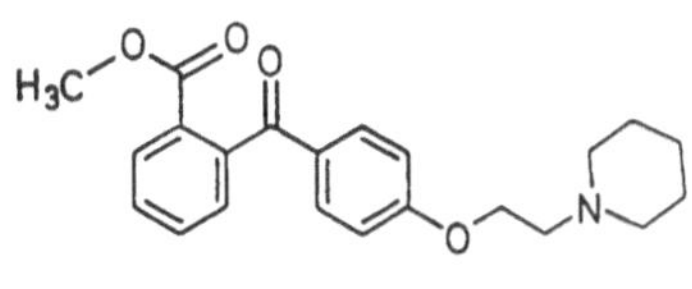

*o*-[*p*-(2-Piperidinoethoxy)-benzoyl]-benzoesäuremethylester = 2-[4-[2-(1-Piperidinyl)ethoxy]benzoyl]benzoesäuremethylester (●)

H Hydrochlorid

S Hoechst 12771, *Pitofenonhydrochlorid***

V Anticholinergicum, Spasmolyticum

*4862* *(3981)* $C_{22}H_{25}NO_4$ 147-27-3

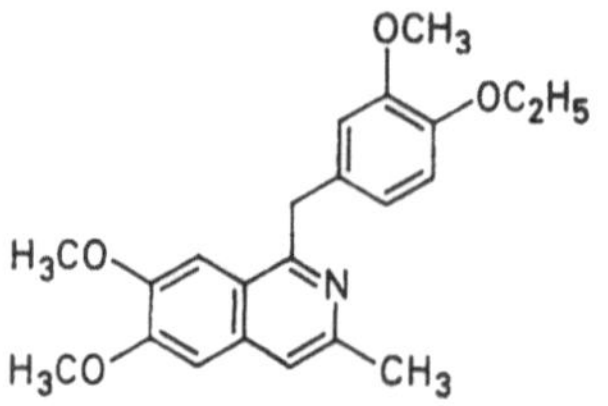


1-(4-Ethoxy-3-methoxybenzyl)-6,7-dimethoxy-3-methylisochinolin = 1-[(4-Ethoxy-3-methoxyphenyl)methyl]-6,7-dimethoxy-3-methylisochinolin (●)

H Phosphat (5667-46-9)

S *Dimoxylinphosphat***, *Dioxylinphosphat*, L 08146, Livera, Paverilphosphat, Paverona, Paverone, Pavrona

V Spasmolyticum

*4863* *(3982)* $C_{22}H_{25}NO_6$ 64-86-8

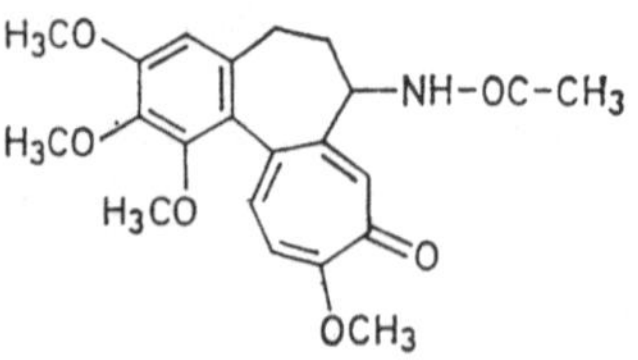


Colchiceinmethyläther = (*S*)-*N*-(5,6,7,9-Tetrahydro-1,2,3,10-tetramethoxy-9-oxobenzo[*a*]heptalen-7-yl)acetamid (●)

S Aqua-Colchin, *Colchicin*, Colchinéos, Colchiquim, Colchisol, Colcin, Colgout, Colsaloid, Coluric, Condylon-Wirkstoff, Novocolchine

V Antiarthriticum, Cytostaticum (Herbstzeitlosenalkaloid)

*4863-01* *(3982a)* 7541-98-2

H Salicylat

S Colchalon, Viraxatabs

V Antiarthriticum, Antirheumaticum

*4864* *(193 N)* $C_{22}H_{25}NO_6$

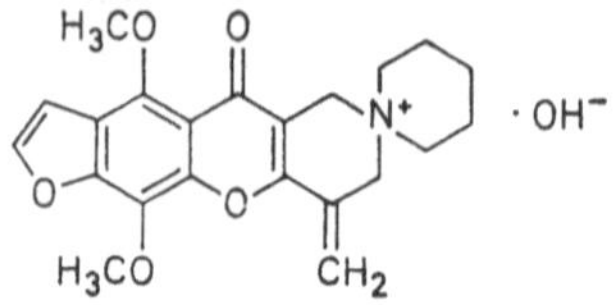


8,9-Dihydro-4,11-dimethoxy-9-methylen-5-oxo-spiro[5*H*-furo[3′,2′:6,7][1]benzopyrano[3,2-*c*]pyridin-7(6*H*),1′-piperidinium]hydroxid (●) = 1*H*,3*H*-2-Aza-4-methylen-5,8-dimethoxyfuro[2″,3″:6,7]-xanthon-2-spiro-1′-piperidiniumhydroxid

H Chlorid (34959-30-3)

S AXPCl, *Azaspiriumchlorid**

V Bronchospasmolyticum

*4865* *(194 N)* $C_{22}H_{25}N_3O$ 26844-12-2

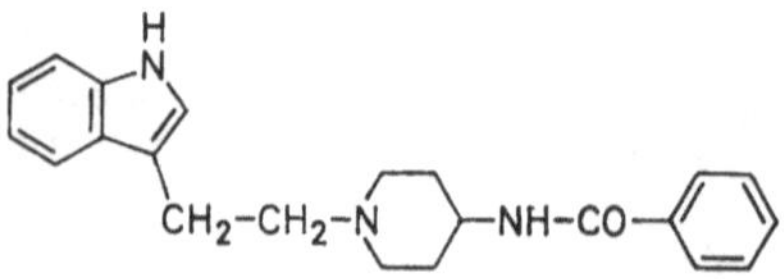


*N*-{1-[2-(Indol-3-yl)-ethyl]-4-piperidyl}-benzamid = 3-[2-(4-Benzamidopiperidino)-ethyl]-indol = *N*-[1-[2-(1*H*-Indol-3-yl)ethyl]-4-piperidinyl]benzamid (●)

S *Indoramin***, Wy-21901

V Antihypertonicum, Migräneprophylacticum

*4866* *(3983)* $C_{22}H_{25}N_3O$ 53-89-4

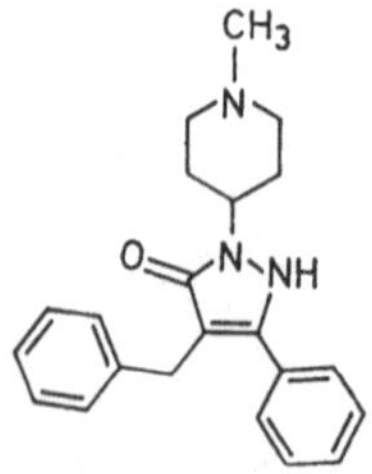


4-Benzyl-1-(1-methyl-4-piperidyl)-3-phenyl-3-pyrazolin-5-on = 1,2-Dihydro-2-(1-methyl-4-piperidinyl)-5-phenyl-4-(phenylmethyl)-3*H*-pyrazol-3-on (●)

S Benzometan, *Benzopiperilone*, *Benzpiperylon***, Humedil, KB 95, Reubenil, Tolcasil

V Antirheumaticum

*4867* *(3984)* $C_{22}H_{25}N_3O_3$

1054-88-2

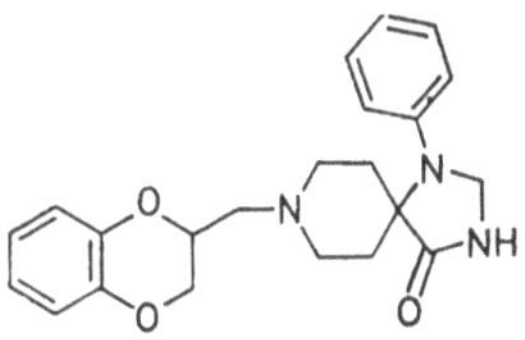

8-(1,4-Benzodioxan-2-ylmethyl)-1-phenyl-1,3,8-triazaspiro[4.5]decan-4-on = 8-[(2,3-Dihydro-1,4-benzodioxin-2-yl)methyl]-1-phenyl-1,3,8-triazaspiro[4.5]decan-4-on (●)

S R 5188, *Spiroxamide, Spiroxatrin***

V Analgeticum, Neurolepticum

---

*4868* *(3985)* $C_{22}H_{25}N_3O_3$

4448-96-8

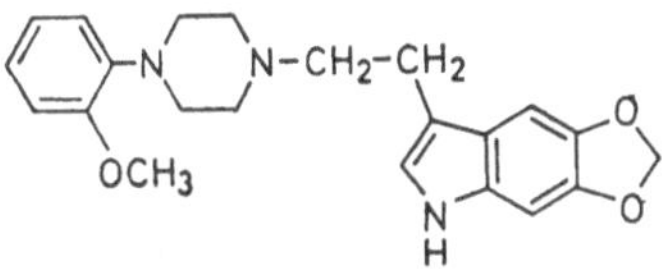

7-[2-[4-(2-Methoxyphenyl)-1-piperazinyl]ethyl]-5*H*-1,3-dioxolo[4,5-*f*]indol (●)

H auch Tartrat (5591-43-5)

S *Solypertin***, Win 18413

V Antiadrenergicum

---

*4869* *(195 N)* $C_{22}H_{25}N_3O_4S$

31 883-05-3

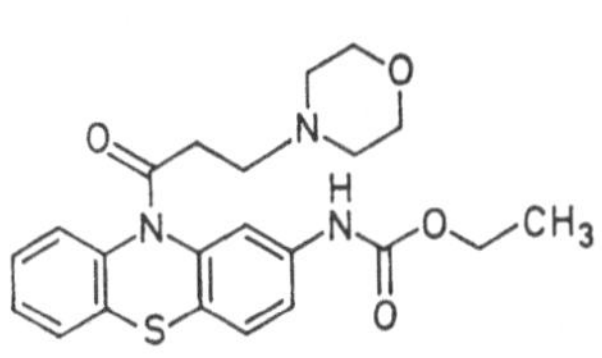

*N*-[10-(3-Morpholinopropionyl)-phenothiazin-2-yl]-carbamidsäureethylester = [10-[3-(4-Morpholinyl)-1-oxopropyl]-10*H*-phenothiazin-2-yl]carbamidsäureethylester (●)

H Hydrochlorid (29 560-58-5)

S Äthmozin, Ethmozine, Etmozin, G 214, *Moracizinhydrochlorid***

V Antiarrhythmicum

---

*4870* *(3986)* $C_{22}H_{26}As_2N_2O_8S$

120-76-3

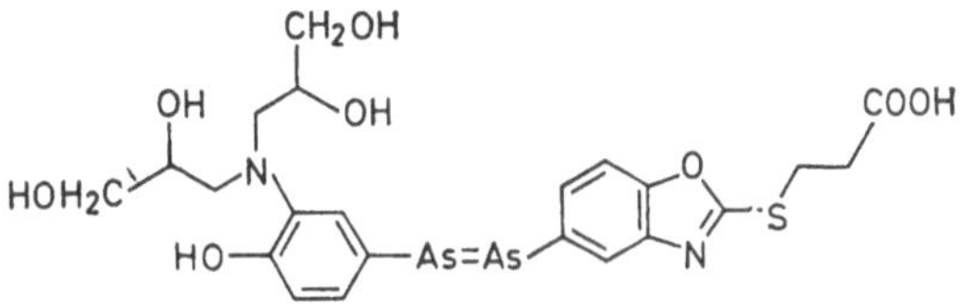

2-[Bis-(2,3-dihydroxypropyl)-amino]-phenol-⟨4-arseno-5'⟩-β-(2-benzoxazolylthio)-propionsäure = 3-[[5-[[3-[Bis(2,3-dihydroxypropyl)amino]-4-hydroxyphenyl]diarsenyl]-2-benzoxazolyl]thio]-propansäure (●)

H Natriumsalz (2921-50-8)

S Hoechst 10577, Spirotrypan

V Chemotherapeuticum gegen Spirochäten- und Trypanosomeninfektionen

---

*4871* *(55 E)* $C_{22}H_{26}ClFO_4$

54 063-32-0

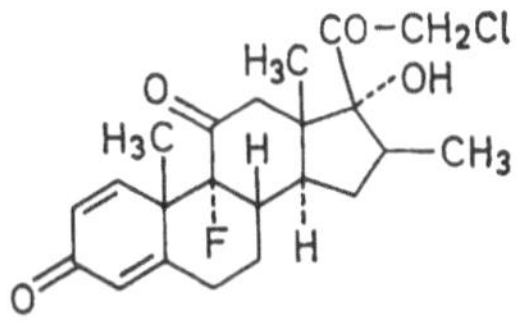

21-Chlor-9α-fluor-17α-hydroxy-16β-methyl-1,4-pregnadien-3,11,20-trion = (16β)-21-Chlor-9-fluor-17-hydroxy-16-methylpregna-1,4-dien-3,11,20-trion (●)

H vgl. auch Nr. 6606

S *Clobetason***

V antiphlogistisch und antiallergisch wirksames Glucocorticoid

---

*4872* $C_{22}H_{26}Cl_2O_3$

33 145-88-9

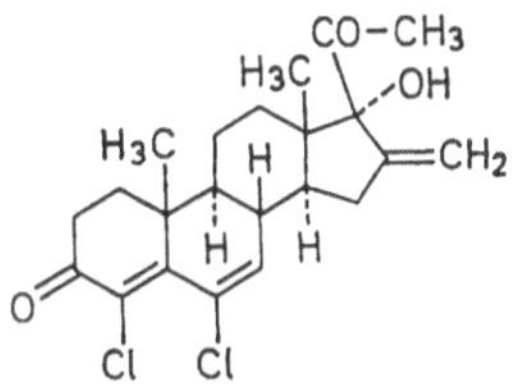

4,6-Dichlor-16-methylen-17-hydroxy-4,6-pregnadien-3,20-dion = 4,6-Dichlor-17-hydroxy-16-methylenpregna-4,6-dien-3,20-dion (●)

S MDAP

V Progestativum

*4873* (3987) $C_{22}H_{26}FNO_2$
1050-79-9

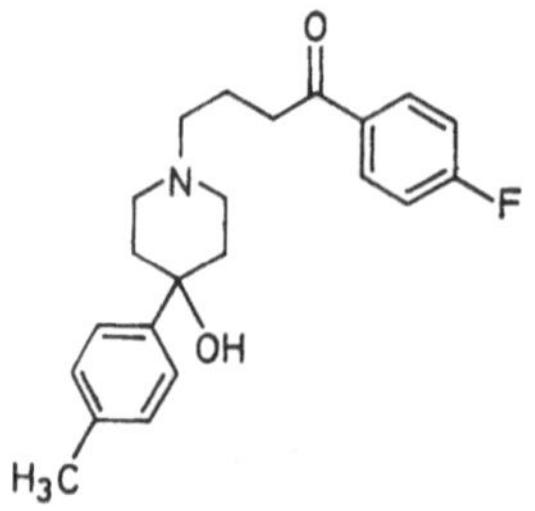

*p*-Fluor-γ-[4-hydroxy-4-(*p*-tolyl)-piperidino]-butyrophenon = 4-(*p*-Tolyl)-1-(3′-*p*-fluorbenzoylpropyl)-piperidin-4-ol = 1-(4-Fluorphenyl)-4-[4-hydroxy-4-(4-methylphenyl)-1-piperidinyl]-1-butanon (•)

H Hydrochlorid (3871-82-7)

S Lubatren, Luvatren(a), Meldol, *Methylperidol*, *Moperonhydrochlorid***, *Mopipérone hydrochloride*, R 1658

V Neurolepticum

---

*4874* (3988) $C_{22}H_{26}FN_3O_2$
510-74-7

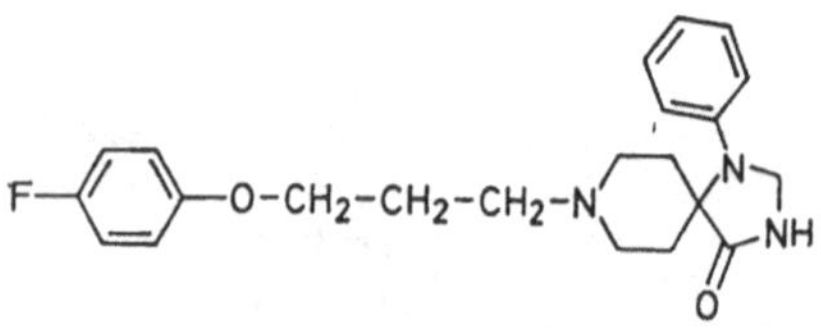

8-[3-(4-Fluorphenoxy)propyl]-1-phenyl-1,3,8-triazaspiro[4.5]decan-4-on (•)

H auch Hydrochlorid (53658-90-5)

S *Fluroxyspiramine*, R 5808, *Spiramid**

V Psychosedativum

---

*4875* (3989) $C_{22}H_{26}F_3N_3OS$
69-23-8

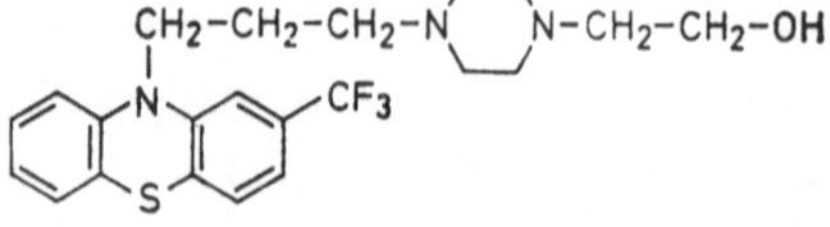

2-{4-[3-(2-Trifluormethyl-10-phenothiazinyl)-propyl]-1-piperazinyl}-ethanol = 10-{3-[4-(2-Hydroxyethyl)-1-piperazinyl]-propyl}-2-trifluormethylphenothiazin = 4-[3-[2-(Trifluormethyl)-10*H*-phenothiazin-10-yl]propyl]-1-piperazinethanol (•)

H vgl. auch Nrr. 5673, 5753, 5881
Dihydrochlorid (146-56-5)

S Anatensil, Anatensol, Antasol, Calmansial, Cardilac, Cenilene, Cerevin, Dapotum (Tabl. + Tropfen), Elinol, Esprivex, Flenaken, *Flufenazindihydrochlorid*, Flumazine, Flumezin, *Fluphenazindihydrochlorid***, Ftorfenazin, Lyogen, Lyorodin, Mirenil, Moditen, Omca, Pacinol, Pacinone, Permitil, Phthorphenazin, Prolixin, S 94, Sevinal, Sevinol, Sevinon „Schering-USA", Siqualine, Siqualone, SQ 4918, Tensofin, Teviral, Trancin, Valamina „Schering-USA", Vespazin

V Neurolepticum

---

*4876* (56 E) $C_{22}H_{26}N_2O_2$
31 386-25-1

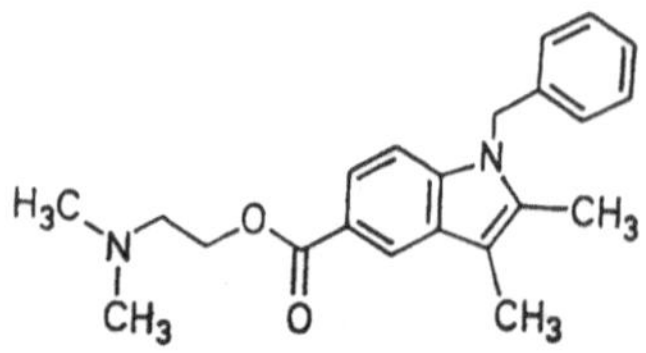

1-Benzyl-2,3-dimethylindol-5-carbonsäure-2-dimethylaminoethylester = 2,3-Dimethyl-1-(phenylmethyl)-1*H*-indol-5-carbonsäure-2-(dimethylamino)ethylester (•)

S Indocarb, *Indocat***, Indokarb, K-281

V Antiserotonin

---

*4877* (3990) $C_{22}H_{26}N_2O_2S$
520-38-7

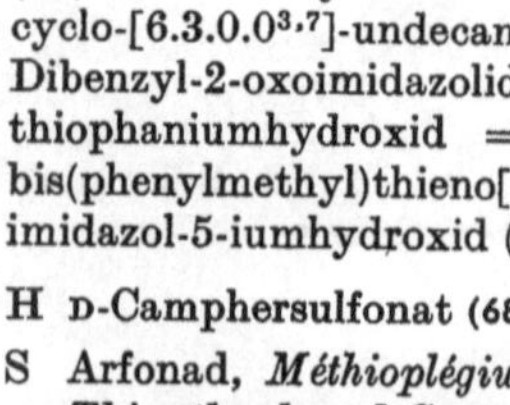

(+)-4,6-Dibenzyl-5-oxo-1-thionia-4,6-diazatricyclo-[6.3.0.0$^{3,7}$]-undecanhydroxid = D-3,4-(1,3-Dibenzyl-2-oxoimidazolidino)-1,2-*t*rimethylenthiophaniumhydroxid = Decahydro-2-oxo-1,3-bis(phenylmethyl)thieno[1′,2′:1,2]thieno[3,4-*d*]-imidazol-5-iumhydroxid (•)

H D-Camphersulfonat (68-91-7)

S Arfonad, *Méthioplégium*, Nu 2222, Ro 2-2222, *Thimethaphan-d-Camphersulfonat*, Thiophanium, *Trimetaphancamsilat***

V Ganglienblocker, Antihypertonicum

*4878* $C_{22}H_{26}N_2O_3S$
**28810-23-3**

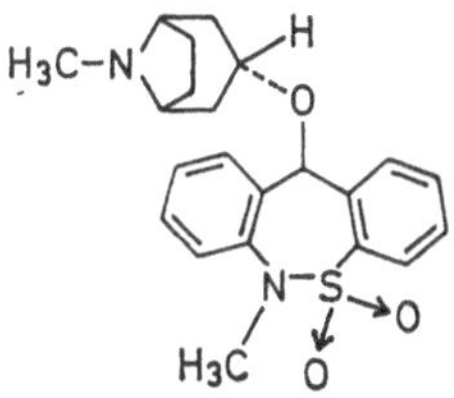

6,11-Dihydro-6-methyl-11-(1α*H*,5α*H*-tropan-3α-yloxy)-dibenzo[*c,f*]-1,2-thiazepin-5,5-dioxid = *endo*-3-[(6,11-Dihydro-6-methyldibenzo[*c,f*][1,2]-thiazepin-11-yl)oxy]-8-methyl-8-azabicyclo[3.2.1]-octan-*S,S*-dioxid (●)

S *Zepastin***

V Antihistaminicum, Anticholinergicum

*4879* $C_{22}H_{26}N_2O_4$
**22345-47-7**

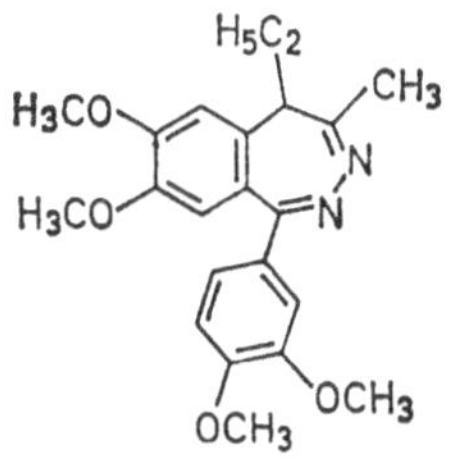

1-(3,4-Dimethoxyphenyl)-5-ethyl-7,8-dimethoxy-4-methyl-5*H*-2,3-benzodiazepin (●)

S Egyt-341, Grandaxin, *Tofisopam***

V Tranquillizer

*4880* *(196 N)* $C_{22}H_{26}N_2O_4$
**29726-99-6**

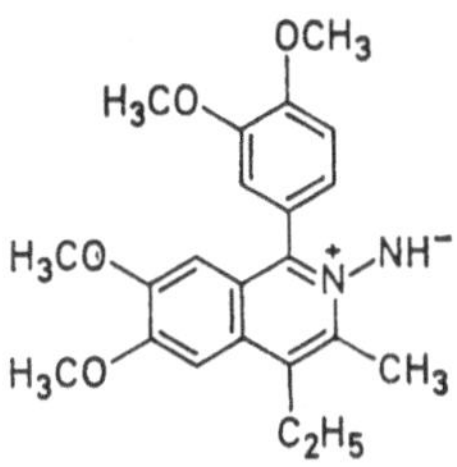

1-(3,4-Dimethoxyphenyl)-4-ethyl-6,7-dimethoxy-3-methylisochinolin-2-imin = 2-Amino-1-(3,4-dimethoxyphenyl)-4-ethyl-6,7-dimethoxy-3-methylisochinoliniumhydroxid (inneres Salz) (●)

S *Tofisolin*

V Tranquillizer

*4881* *(3991)* $C_{22}H_{26}N_2O_4$
**7762-32-5**

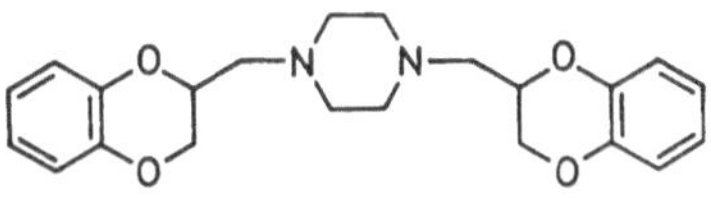

1,4-Bis-(1,4-benzodioxan-2-ylmethyl)-piperazin = 1,4-Bis[(2,3-dihydro-1,4-benzodioxin-2-yl)methyl]-piperazin (●)

S Dibozan, McN-181

V Antihypertonicum

*4882* *(3992)* $C_{22}H_{26}N_2O_4$
**3512-87-6**

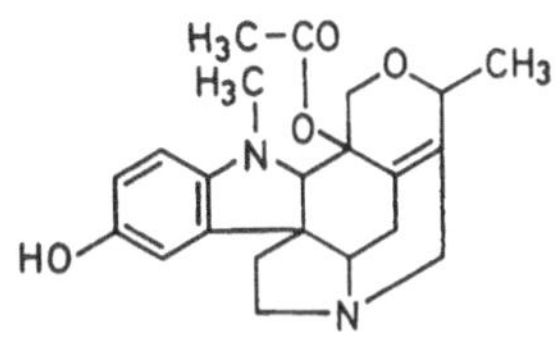

S *Akuammin, Vincamajoridin*

V Apocynaceen-Alkaloid

*4883* $C_{22}H_{26}N_2O_4S$
**42399-41-7**

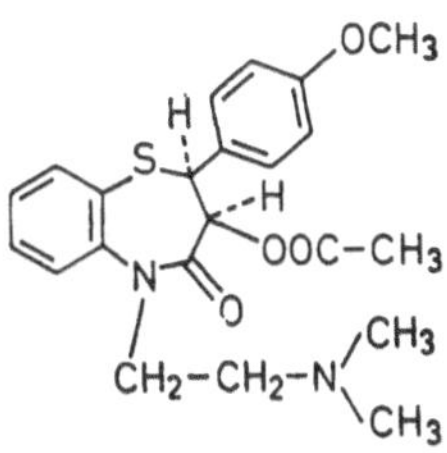

D-*cis*-3-Acetoxy-2,3-dihydro-5-(2-dimethylaminoethyl)-2-(*p*-methoxyphenyl)-1,5-benzothiazepin-4(5*H*)-on = *cis*-(+)-3-(Acetyloxy)-5-[2-(dimethylamino)ethyl]-2,3-dihydro-2-(4-methoxyphenyl)-1,5-benzothiazepin-4(5*H*)-on (●)

H Hydrochlorid **(33286-22-5)**

S CRD-401, *Diltiazemhydrochlorid***, Herbesser, *Latiazem hydrochloride*

V Coronarvasodilatans

*4884* *(3993)*

$C_{22}H_{26}O_4$

4547-76-6

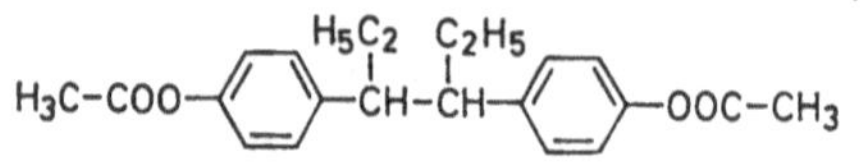

*p,p'*-(1,2-Diethylethylen)-bis-phenylacetat = 3,4-Bis-(*p*-acetoxyphenyl)-hexan = 4,4'-(1,2-Diethyl-1,2-ethandiyl)bis[phenol]diacetat (●)

H vgl. auch Nrr. 3667, 5276

S *Hexöstroldiacetat*, Retalon-Lingual-Tabletten, Robal-Tabl., Sintestrol „Abello", Sintofolin

V synthetisches Östrogen

---

*4885* *(3994)*

$C_{22}H_{26}O_5$

1247-71-8

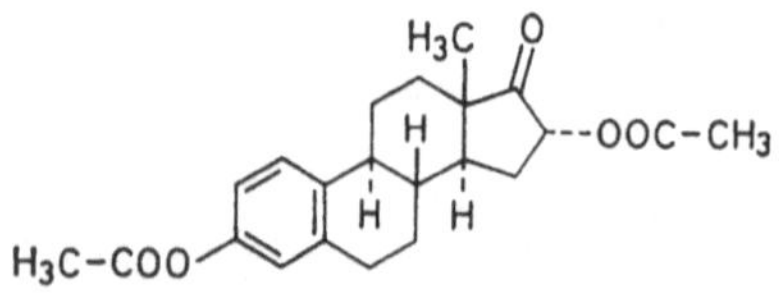

3,16α-Dihydroxy-1,3,5(10)-östratrien-17-ondiacetat = 16α-Hydroxyöstrondiacetat = (16α)-3,16-Bis(acetyloxy)östra-1,3,5(10)-trien-17-on (●)

S Colpoginon, Colpogynon, Colpormon, *Hydroxyöstrondiacetat*, RD 310

V Östrogen

---

*4886* *(3995)*

$C_{22}H_{26}O_6$

23 284-23-3

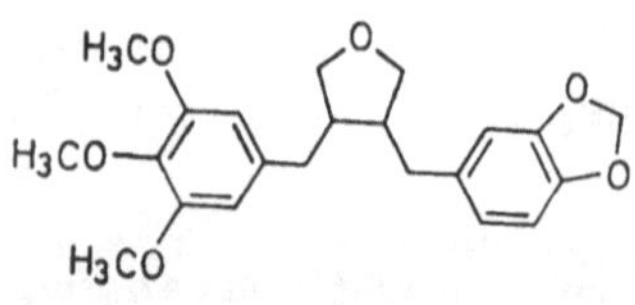

3-(3,4-Methylendioxybenzyl)-4-(3,4,5-trimethoxybenzyl)-tetrahydrofuran = 5-[[Tetrahydro-4-[(3,4,5-trimethoxyphenyl)methyl]-3-furanyl]methyl]-1,3-benzodioxol (●)

S *Burseran*

V Cytostaticum aus Bursera microphylla

---

*4887* *(3996)*

$C_{22}H_{26}O_8$

10 215-89-1

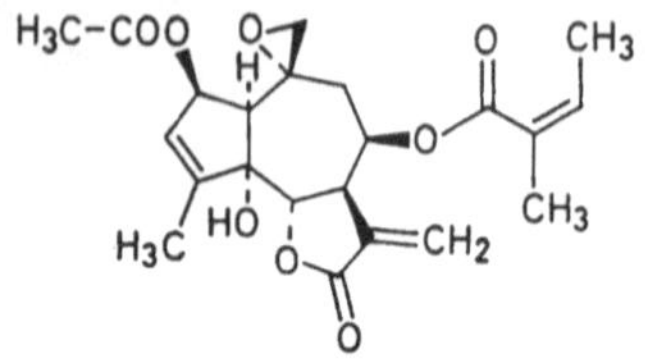

[3a*R*-[3aα,4β(*Z*),6α,6aα,7β,9aα,9bβ]]-7-(Acetyloxy)-3,3a,4,5,6a,7,9a,9b-octahydro-9a-hydroxy-9-methyl-3-methylen-4-[(2-methyl-1-oxo-2-butenyl)oxy]spiro[azuleno[4,5-*b*]furan-6(2*H*)-2'-oxiran]-2-on (●)

S *Euparotinacetat*

V Cytostaticum (Sesquiterpenoid aus Eupatorium rotundifolium)

---

*4888*

$C_{22}H_{27}ClF_2O_3$

24 320-27-2

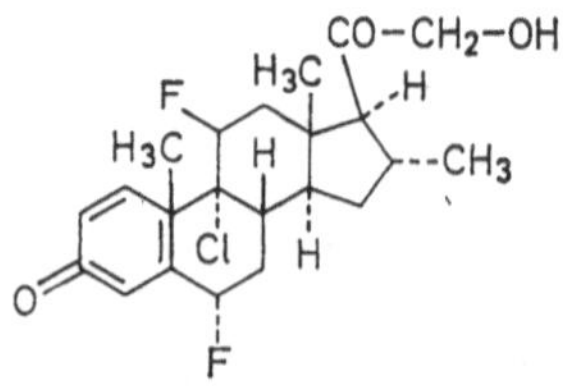

9-Chlor-6α,11β-difluor-21-hydroxy-16α-methylpregna-1,4-dien-3,20-dion = (6α,11β,16α)-9-Chlor-6,11-difluor-21-hydroxy-16-methylpregna-1,4-dien-3,20-dion (●)

S *Halocortolon***

V antiphlogistisch und antiallergisch wirksames Glucocorticoid

---

*4889* *(3997)*

$C_{22}H_{27}ClN_2O_3$

47 562-08-3

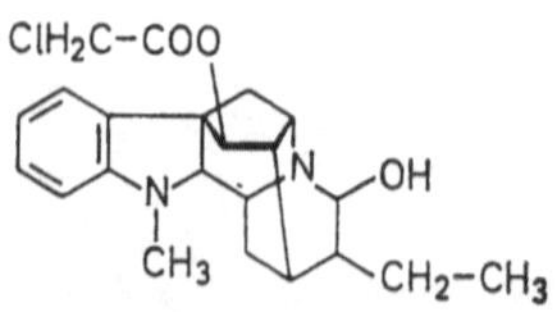

17-(Monochloracetyl)-ajmalin = (17*R*,21α)-Ajmalan-17,21-diol-17-(chloracetat) (●) = Ajmalin-17-(chloracetat)

H Monohydrochlorid (40 819-93-0)

S *Chloracetylajmalinhydrochlorid*, *Lorajminhydrochlorid***, Ritmos „Elle", Viaductor, Win 11 831

V Antiarrhythmicum

*4890* (*197 N*) $C_{22}H_{27}ClO_4$
22 304-34-3

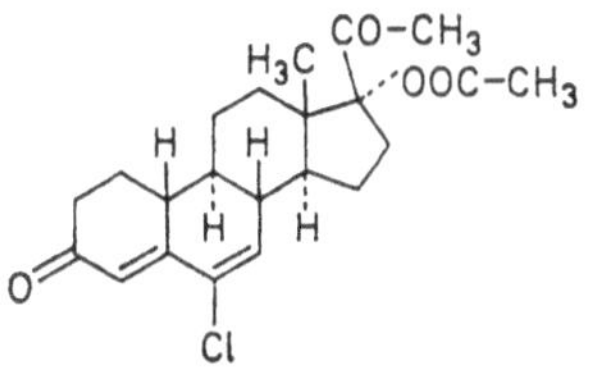

6-Chlor-17α-hydroxy-19-nor-4,6-pregnadien-3,20-dion-17-acetat = 17-(Acetyloxy)-6-chlor-19-nor-pregna-4,6-dien-3,20-dion (●)

S *Amadinonacetat***, RS-2208

V Progestogen

---

*4891* (*3998*) $C_{22}H_{27}ClO_8$
20 501-52-4

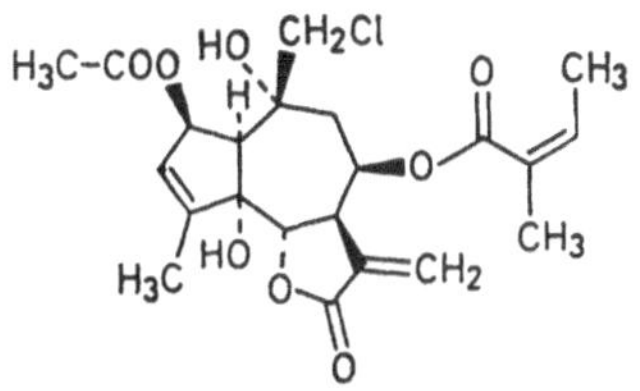

[3a*R*-[3aα,4β(*Z*),6α,6aα,7β,9aα,9bβ]]-2-Methyl-2-butensäure-7-(acetyloxy)-6-(chlormethyl)-2,3,3a,4,5,6,6a,7,9a,9b-decahydro-6,9a-dihydroxy-9-methyl-3-methylen-2-oxoazuleno[4,5-*b*]furan-4-yl-ester (●)

S *Eupochlorinacetat*

V Cytostaticum (Sesquiterpenoid aus Eupatorium rotundifolium)

---

*4892* (*3999*) $C_{22}H_{27}Cl_3O_2$
567-41-9

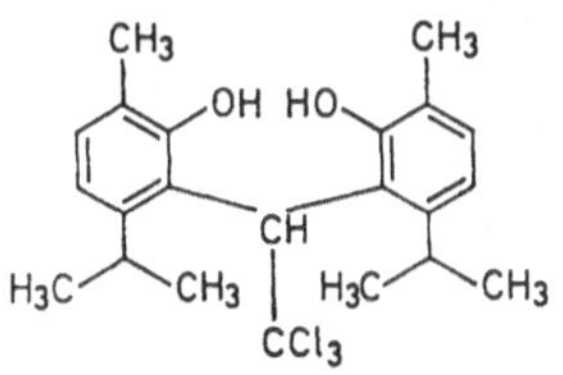

3,3′-(2,2,2-Trichlorethyliden)-dicarvacrol = Bis-(2-hydroxy-6-isopropyl-3-methylphenyl)-trichlor-methylmethan = 2,2′-(2,2,2-Trichlorethyliden)-bis[6-methyl-3-(1-methylethyl)phenol] (●)

S Dithyral

V Baktericid

---

*4893* (*4000*) $C_{22}H_{27}FO_5$
2193-87-5

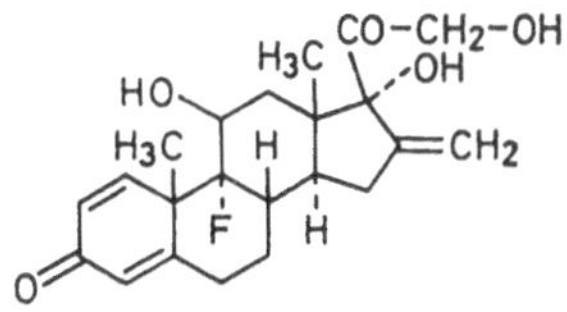

9α-Fluor-11β,17α,21-trihydroxy-16-methylen-1,4-pregnadien-3,20-dion = 9α-Fluor-16-methylen-prednisolon = (11β)-9-Fluor-11,17,21-trihydroxy-16-methylenpregna-1,4-dien-3,20-dion (●)

H vgl. auch Nr. 5260

S *Fluprednideń**, *Fluprednyliden*

V antiphlogistisch und antiallergisch wirksames Glucocorticoid

---

*4894* $C_{22}H_{27}FO_5$
33 124-50-4

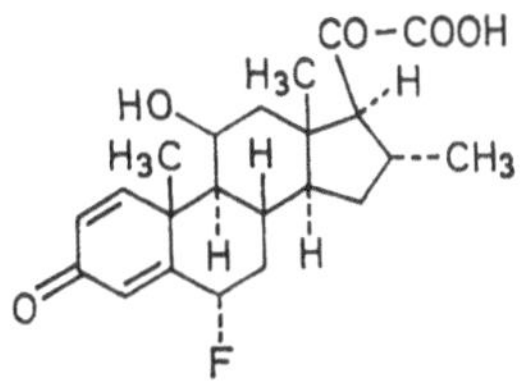

6α-Fluor-11β-hydroxy-16α-methyl-3,20-dioxo-pregna-1,4-dien-21-säure = (6α,11β,16α)-6-Fluor-11-hydroxy-16-methyl-3,20-dioxopregna-1,4-dien-21-säure (●)

H vgl. auch Nr. 5521

S *Fluocortin***, *Fluocortolon-21-carbonsäure*

V antiphlogistisch und antiallergisch wirksames Glucocorticoid

---

*4895* $C_{22}H_{27}F_3O_5$
35 135-68-3

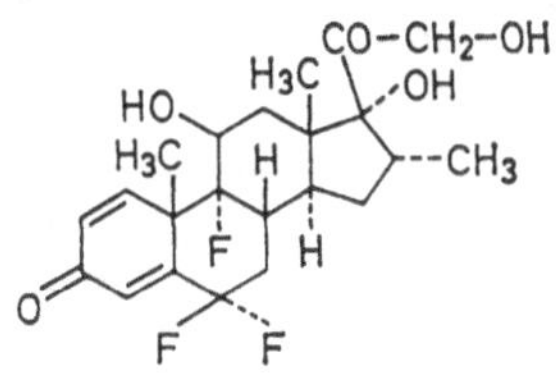

6,6,9-Trifluor-11β,17,21-trihydroxy-16α-methyl-1,4-pregnadien-3,20-dion = (11β,16α)-6,6,9-Tri-fluor-11,17,21-trihydroxy-16-methylpregna-1,4-dien-3,20-dion (●)

H vgl. auch Nr. 5262

S *Cormetason**

V antiphlogistisch und antiallergisch wirksames Glucocorticoid

*4896* *(4001)* $C_{22}H_{27}NO$
127-35-5

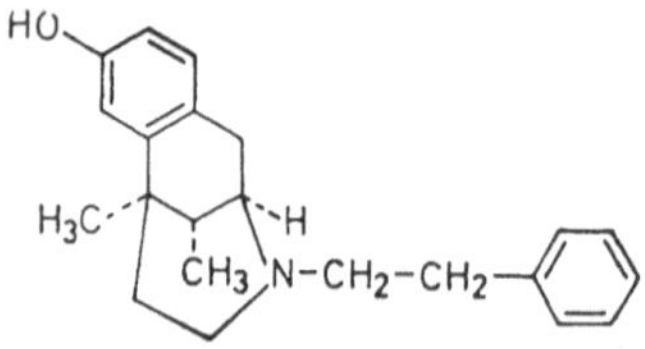

1,2,3,4,5,6-Hexahydro-6,11-dimethyl-3-phenethyl-2,6-methano-3-benzazocin-8-ol = (±)-2′-Hydroxy-5,9-dimethyl-2-phenethyl-6,7-benzomorphan = 1,2,3,4,5,6-Hexahydro-6,11-dimethyl-3-(2-phenylethyl)-2,6-methano-3-benzazocin-8-ol (●)

H auch Hydrobromid (1239-04-9)

S *Fenatsokin*, Narcidine, Narfen, Narphen, Narzocina, NIH 7519, *Phenazocin***, *Phenethylazocinum*, *Phenobenzorphan*, Prinadol, SKF 6574, Xenagol

V Analgeticum

*4897* *(4002)* $C_{22}H_{27}NO$
524-83-4

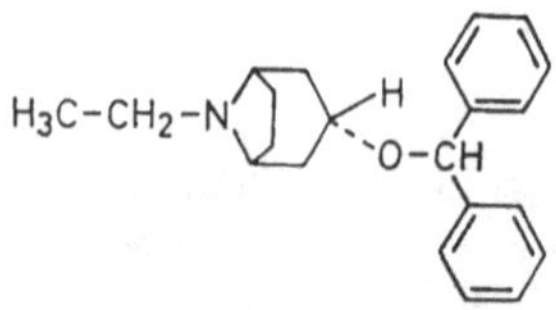

3-Diphenylmethoxy-8-ethylnortropan = *N*-Ethylnortropinbenzhydryläther = *endo*-3-(Diphenylmethoxy)-8-ethyl-8-azabicyclo[3.2.1]octan (●)

H Hydrobromid (24815-25-6) [oder auch Hydrochlorid (26598-44-7)]

S *Ethybenzatropinhydrobromid*, *Ethybenztropinhydrobromid*, *Etybenzatropinhydrobromid***, *Etybenztropini hydrobromidum*, Panalide, Panolid, Ponalid, *Tropethydrylin*, UK-738

V Anticholinergicum, Antiparkinsonmittel

*4898* *(198 N)* $C_{22}H_{27}NO_2$
14089-84-0

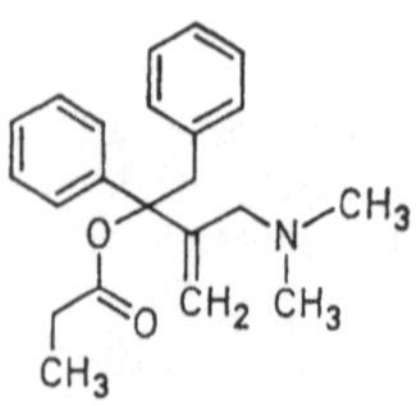

1-Benzyl-2-(dimethylaminomethyl)-1-phenylallylpropionat = 3-(Dimethylaminomethyl)-1,2-diphenyl-3-buten-2-ol-propionat(ester) = α-[1-[(Dimethylamino)methyl]ethenyl]-α-phenylbenzenethanolpropanoat(ester) (●)

S Ba-40088, *Proxibuten***

V Analgeticum

*4899* $C_{22}H_{27}NO_2$
47419-52-3

(+)-1-Benzyl-2-(dimethylaminomethyl)-1-phenylallylpropionat = (+)-3-(Dimethylaminomethyl)-1,2-diphenyl-3-buten-2-olpropionat(ester) = (+)-α-[1-[(Dimethylamino)methyl]ethenyl]-α-phenylbenzenethanolpropionat(ester) (●)

S *Dexproxibuten***

V Analgeticum

*4900* *(4003)* $C_{22}H_{27}NO_2$
17230-88-5

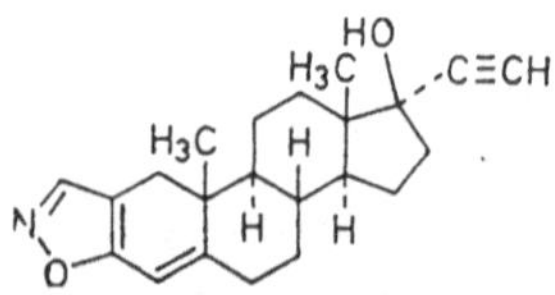

17α-Pregna-2,4-dien-20-ino[2,3-*d*]isoxazol-17β-ol = (17α)-Pregna-2,4-dien-20-ino[2,3-*d*]isoxazol-17-ol (●)

S Danatrol, *Danazol**, Danocrine, Danol, Win 17757, Winobanin

V Hypophysenhemmstoff

*4901* *(4004)* $C_{22}H_{27}NO_2$
90-69-7

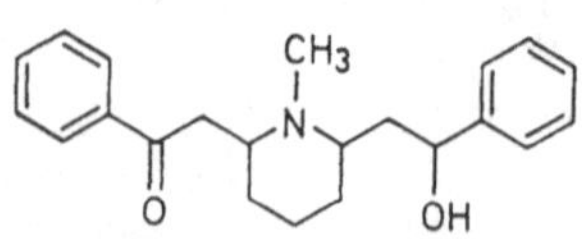

α-[6-(β-Hydroxyphenethyl)-1-methyl-2-piperidyl]-acetophenon = 1-Methyl-2-(β-hydroxy-β-phenylethyl)-6-phenacylpiperidin = [2*S*-[2α,6α(*R**)]]-2-[6-(2-Hydroxy-2-phenylethyl)-1-methyl-2-piperidinyl]-1-phenylethanon (●)

H auch Sulfat (134-64-5) oder Hydrochlorid (134-63-4)

S Antisol, Atmulatin, Banico, Bantron, Citotal-Wirkstoff, Fumarret, Habit-X, Inflatine, Lobatox, Lobelcon, *Lobelin**, Lobeton, Lobidan, Lobidram, Lobishan, Nicotiless, Nikoban, Nokotin, PA-90, Stopsmoke, Toban, Unilobin

V Atmungsanalepticum, Nicotinentwöhnungsmittel (Lobelia-Alkaloid)

*4902* *(4005)* $C_{22}H_{27}NO_2$
15 686-87-0

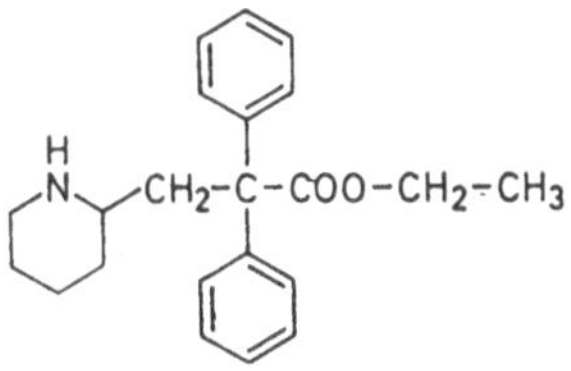

2,2-Diphenyl-3-(2-piperidyl)-propionsäureethylester = α,α-Diphenyl-2-piperidinpropansäureethylester (●)

H Hydrochlorid

S AGN 197, *Pifenathydrochlorid***

V Analgeticum

*4903* *(4006)* $C_{22}H_{27}NO_2$
469-80-7

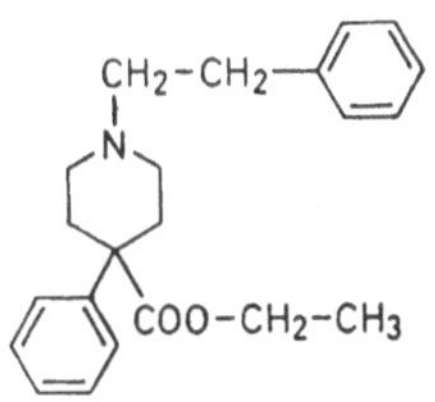

1-Phenethyl-4-phenylpiperidin-4-carbonsäureethylester = 1-(2-Phenylethyl)-4-carbethoxy-4-phenylpiperidin = 4-Phenyl-1-(2-phenylethyl)-4-piperidincarbonsäureethylester (●)

S *Pheneridin**

V Analgeticum

*4904* *(4007)* $C_{22}H_{27}NO_3$
546-32-7

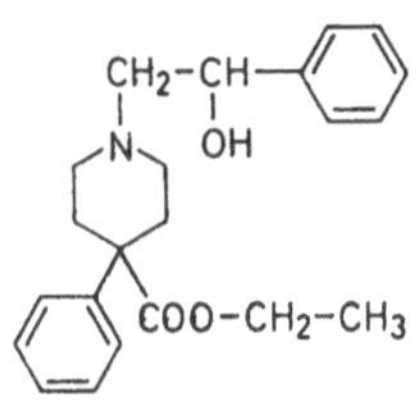

1-(β-Hydroxyphenethyl)-4-phenylpiperidin-4-carbonsäureethylester = 1-(2-Hydroxy-2-phenylethyl)-4-carbethoxy-4-phenylpiperidin = 4-Phenyl-1-(2-hydroxy-2-phenylethyl)-4-piperidincarbonsäureethylester (●)

S *Oxpheneridin***

V Analgeticum

*4905* *(4008)* $C_{22}H_{27}NO_3$
467-86-7

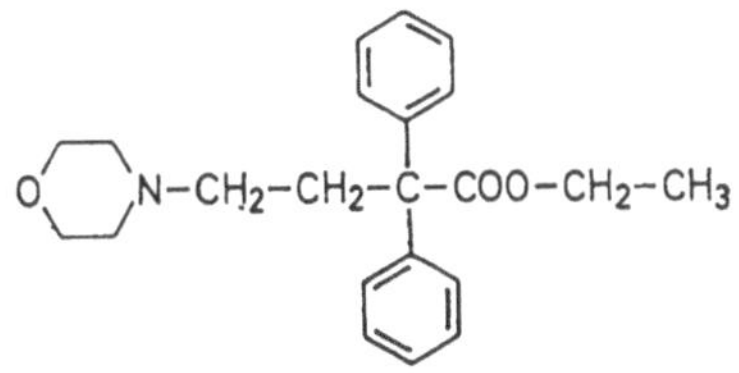

4-Morpholino-2,2-diphenylbuttersäureethylester = α,α-Diphenyl-4-morpholinbutansäureethylester (●)

S Amidalgon, *Diossafetile butirrato*, *Dioxaphetylbutyrat***, Spasmoxal

V Analgeticum, Spasmolyticum

*4906* *(4009)* $C_{22}H_{27}NO_3$

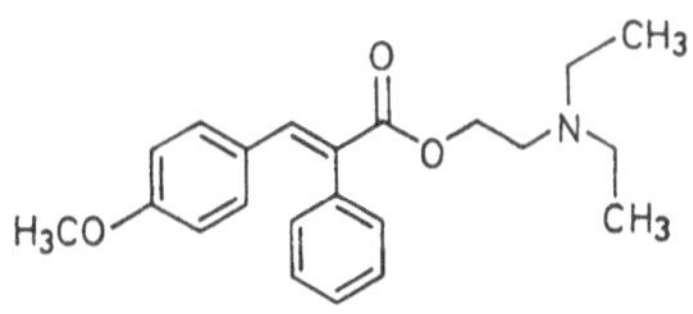

(2-Diethylaminoethyl)-*p*-methoxy-α-phenylcinnamat = α-Phenyl-*p*-methoxyzimtsäure-β-diethylaminoethylester = α-[(4-Methoxyphenyl)methylen]benzenessigsäure-2-(diethylamino)ethylester (●)

S *Anisocinnamol*, *Anisylcinnamat*, Valbine-Wirkstoff

V Spasmolyticum

*4907* *(4010)* $C_{22}H_{27}NO_4$
4129-86-6

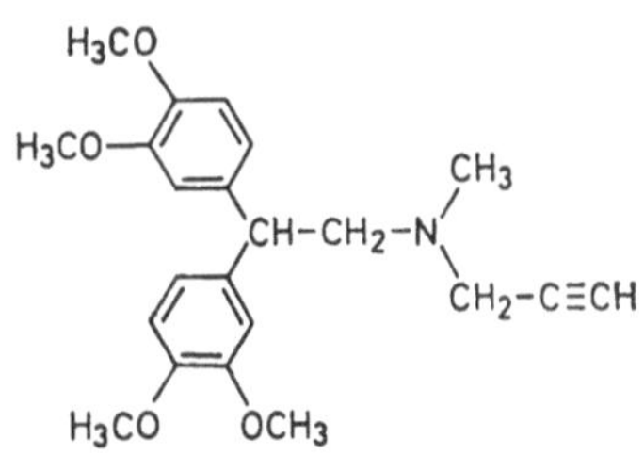

2,2-Bis-(3,4-dimethoxyphenyl)-*N*-methyl-*N*-(2-propinyl)-ethylamin = *N*-[2,2-Bis-(3,4-dimethoxyphenyl)-ethyl]-*N*-methyl-2-propinylamin = β-(3,4-Dimethoxyphenyl)-3,4-dimethoxy-*N*-methyl-*N*-(2-propinyl)benzenethanamin (●)

S BAEA

V Ganglienblocker, zentrales Depressivum

*4908* *(4011)* $C_{22}H_{27}NO_4$

467-65-2

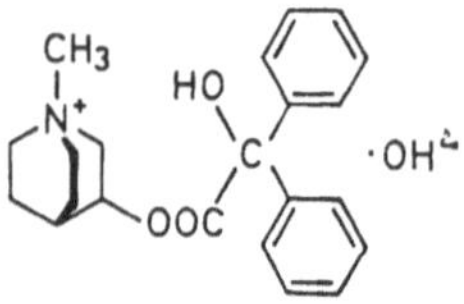

3-Benziloyloxy-1-methylchinuclidiniumhydroxid = 3-[(Hydroxydiphenylacetyl)oxy]-1-methyl-1-azoniabicyclo[2.2.2]octanhydroxid (●)

H Bromid (3485-62-9)

S *Clidiniumbromid***, Quarzan(bromid), Ro 2-3773

V Anticholinergicum (zur Ulcustherapie)

---

*4909* *(199 N)* $C_{22}H_{27}N_3$

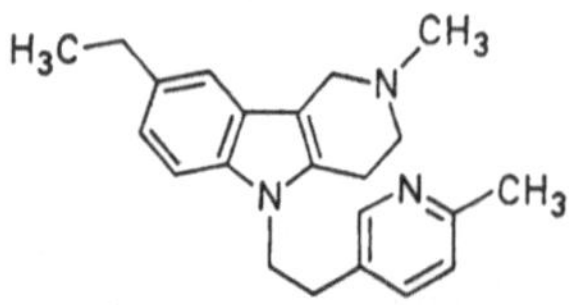

8-Ethyl-2,3,4,5-tetrahydro-2-methyl-5-[2-(6-methyl-3-pyridinyl)ethyl]-1*H*-pyrido[4,3-*b*]indol (●)

S Emelin

V Antihistaminicum

---

*4910* $C_{22}H_{27}N_3O_2$

21 590-91-0

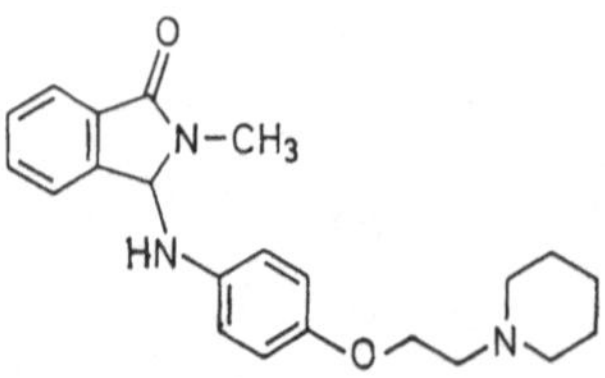

2-Methyl-3-(β-piperidino-*p*-phenetidino)-phthalimidin = 2-Methyl-3-[*p*-(2-piperidinoethoxy)-anilino]-isoindolin-2-on = 2,3-Dihydro-2-methyl-3-[[4-[2-(1-piperidinyl)ethoxy]phenyl]amino]-1*H*-isoindol-1-on (●)

S Amiotren, K 2777, *Omidolin***, *Tamidolin*

V Parkinsontherapeuticum

---

*4911* *(4012)* $C_{22}H_{27}N_3O_2$

23 465-76-1

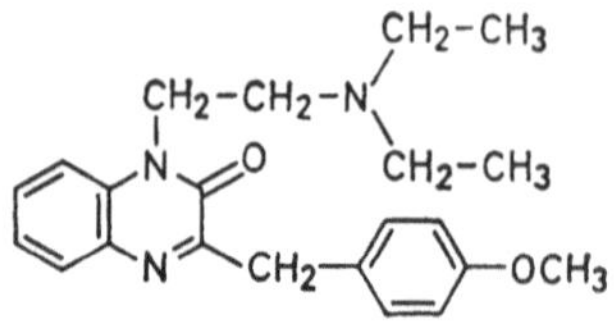

1-(2-Diethylaminoethyl)-3-(*p*-methoxybenzyl)-1,2-dihydrochinoxalon-(2) = 1-[2-(Diethylamino)-ethyl]-3-[(4-methoxyphenyl)methyl]-2(1*H*)-chinazolinon (●)

S *Caroverin**, Espasmofibra, P 201-1, Spadon, Spasmium „Donau-Pharmazie“

V Spasmolyticum

---

*4912* *(4013)* $C_{22}H_{27}N_3O_3S_2$

14 008-44-7

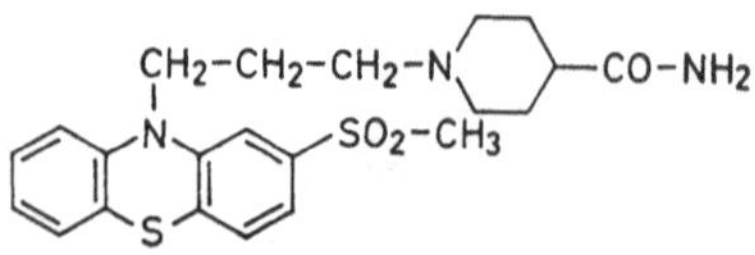

10-[3-(4-Carbamoylpiperidino)-propyl]-2-mesylphenothiazin = 1-[3-(2-Methylsulfonylphenothiazin-10-yl)-propyl]-isonipecotinamid = 1-[3-[2-(Methylsulfonyl)-10*H*-phenothiazin-10-yl)propyl]-4-piperidincarboxamid (●)

S EXP-999, *Metopimazin***, 9965 R.P., S 2300, Vogalène

V Antiemeticum

---

*4913* *(4014)* $C_{22}H_{27}N_3O_4$

101-08-6

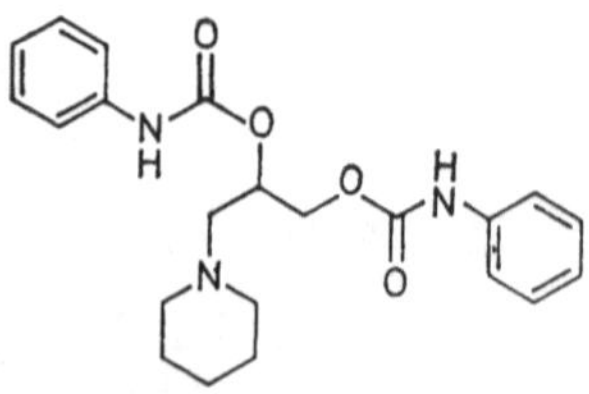

3-Piperidinopropan-1,2-dioldicarbanilat = 3-(1-Piperidinyl)-1,2-propandiolbis(phenylcarbamat)-(ester) (●)

H Hydrochlorid (537-12-2)

S Diothan(e), Diothoid, *Diperocainum*, *Diperodonhydrochlorid***, Proctodon

V Lokalanästheticum

*4914* $C_{22}H_{27}N_3O_4S$
42110-58-7

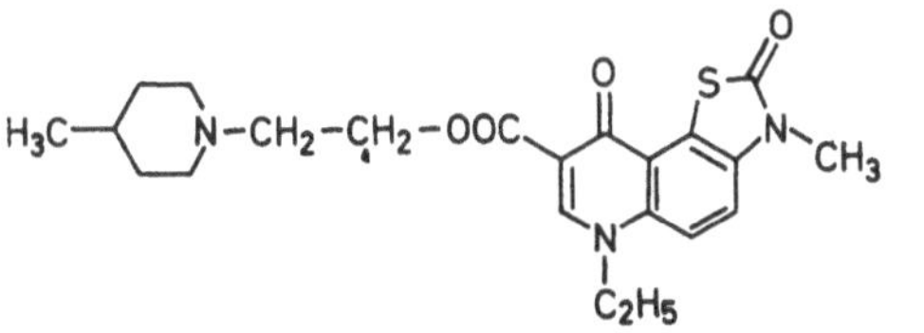

6-Ethyl-2,3,6,9-tetrahydro-3-methyl-2,9-dioxo-thiazolo[5,4-*f*]chinolin-8-carbonsäure-2-(4-methyl-1-piperidinyl)ethylester (●)

H Monohydrochlorid (55236-13-0)

S DB 2563, *Metioxathydrochlorid***

V Chemotherapeuticum

---

*4915* $C_{22}H_{27}N_3O_5$
30751-23-6

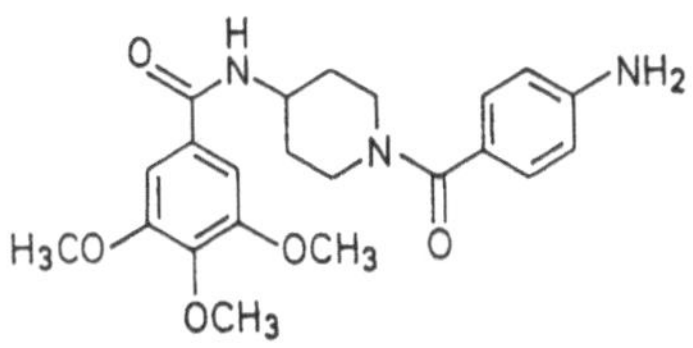

*N*-[1-(4-Aminobenzoyl)-4-piperidinyl]-3,4,5-trimethoxybenzamid (●)

S KU-55

V Ulcustherapeuticum

---

*4916* $C_{22}H_{27}N_3O_5S$
32797-92-5

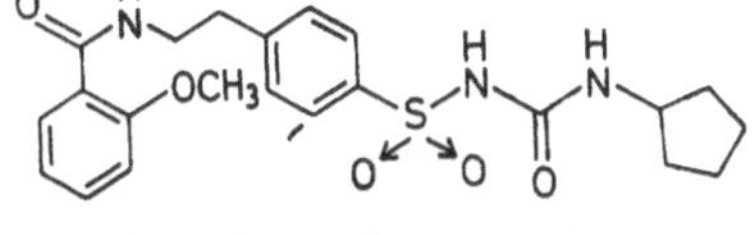

1-Cyclopentyl-3-[*p*-(2-*o*-anisamidoethyl)-phenylsulfonyl]-harnstoff = *N*-[2-[4-[[[(Cyclopentylamino)carbonyl]amino]sulfonyl]phenyl]ethyl]-2-methoxybenzamid (●)

S *Glipentid**, *Glypentide*, Staticum, UR-661

V Antidiabeticum

---

*4917* *(4015)* $C_{22}H_{27}N_5O$
7125-67-9

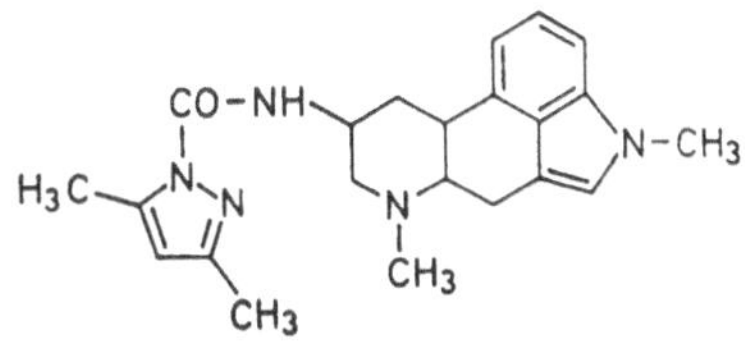

3,5-Dimethyl-*N*-(4,6,6a,7,8,9,10,10a-octahydro-4,7-dimethylindolo[4,3-*fg*]chinolin-9-yl)pyrazol-1-carboxamid (●) = 4,7-Dimethyl-9-(3,5-dimethylpyrazol-1-carboxamido)-4,6,6a,7,8,9,10,10a-oktahydroindolo-[4,3-*fg*]-chinolin

S Lilly 42406, *Metoquizin***

V Ulcustherapeuticum

---

*4918* *(4016)* $C_{22}H_{27}N_9O_4$
636-47-5

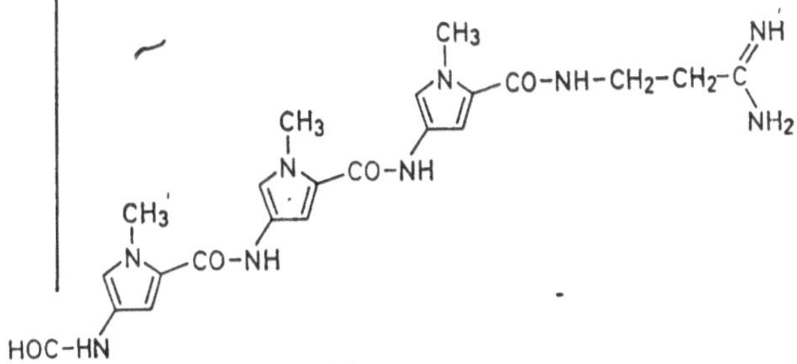

β-{1-Methyl-4-[1-methyl-4-(1-methyl-4-formylaminopyrrol-2-carboxamido)-pyrrol-2-carboxamido]-pyrrol-2-carboxamido}-propionamidin = *N*″-(2-Amidinoethyl)-4-formamido-1,1′,1″-trimethyl-*N*,4′:*N*′,4″-ter-(pyrrol-2-carboxamid) = *N*-[5-[[(3-Amino-3-iminopropyl)amino]carbonyl]-1-methyl-1*H*-pyrrol-3-yl]-4-[[[4-(formylamino)-1-methyl-1*H*-pyrrol-2-yl]carbonyl]amino]-1-methyl-1*H*-pyrrol-2-carboxamid (●)

H auch Hydrochlorid (6576-51-8)

S *Distamycin A*, Dst-3, DST-A, F.I. 6426, Herperal, *Stallimycin**

V cytotoxisch wirksames Antibioticum aus Streptomyces distallicus

*4919* *(4017)* $C_{22}H_{28}ClFO_4$
4828-27-7

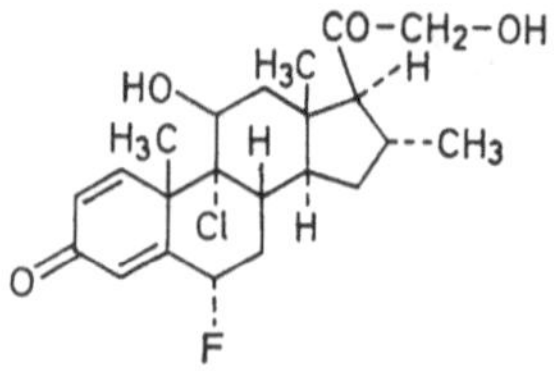

9α-Chlor-6α-fluor-11β,21-dihydroxy-16α-methyl-1,4-pregnadien-3,20-dion = (6α,11β,16α)-9-Chlor-6-fluor-11,21-dihydroxy-16-methylpregna-1,4-dien-3,20-dion (●)

S *Clocortolon***

V antiphlogistisch und antiallergisch wirksames Glucocorticoid

---

*4920* *(57 E)* $C_{22}H_{28}ClFO_4$
25122-41-2

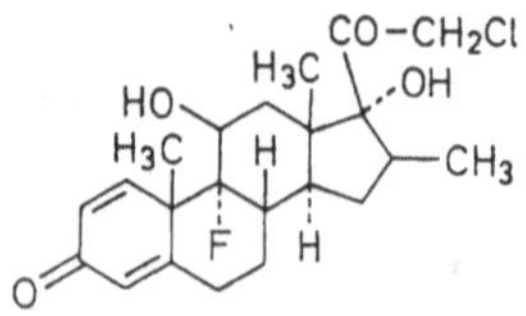

21-Chlor-9α-fluor-11β,17α-dihydroxy-16β-methyl-1,4-pregnadien-3,20-dion = (11β,16β)-21-Chlor-9-fluor-11,17-dihydroxy-16-methylpregna-1,4-dien-3,20-dion (●)

H vgl. auch Nr. 5411

S *Clobetasol***

V antiphlogistisch und antiallergisch wirksames Glucocorticoid

---

*4921* *(4018)* $C_{22}H_{28}F_2O_4$
2607-06-9

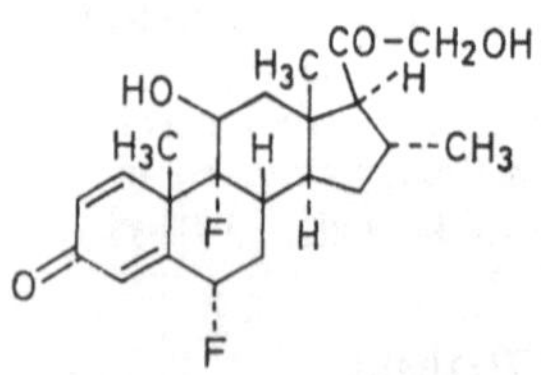

6α,9α-Difluor-11β,21-dihydroxy-16α-methyl-1,4-pregnadien-3,20-dion = (6α,11β,16α)-6,9-Difluor-11,21-dihydroxy-16-methylpregna-1,4-dien-3,20-dion (●)

H vgl. auch Nr. 5601

S *Diflucortolon***

V antiphlogistisch und antiallergisch wirksames Glucocorticoid

---

*4922* *(4019)* $C_{22}H_{28}F_2O_5$
2135-17-3

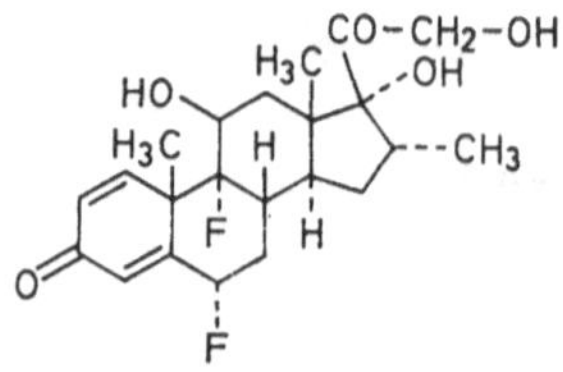

6α,9α-Difluor-11β,17α,21-trihydroxy-16α-methyl-1,4-pregnadien-3,20-dion = (6α,11β,16α)-6,9-Difluor-11,17,21-trihydroxy-16-methylpregna-1,4-dien-3,20-dion (●)

H vgl. auch Nrr. 5270, 5602

S Anaprime, Aniprime, Cortexilar, Flucort, Flucorticin, *Flumetason***, *Flumethasone*, *Fluordexamethason*, Fluvet, Mathagon, Methagon, NSC-54702, RS-2177, U-10974

V antiphlogistisch und antiallergisch wirksames Glucocorticoid

---

*4923* $C_{22}H_{28}F_2O_5$
2557-49-5

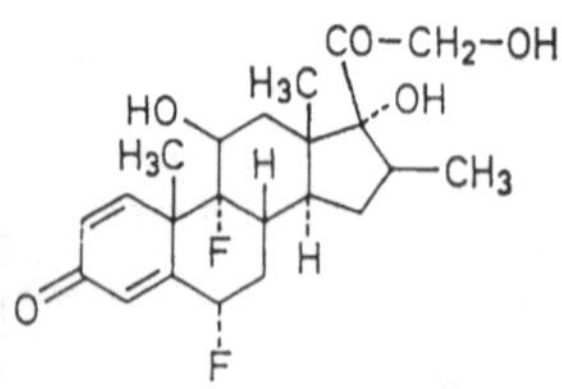

6α,9α-Difluor-11β,17α,21-trihydroxy-16β-methyl-1,4-pregnadien-3,20-dion = (6α,11β,16β)-6,9-Difluor-11,17,21-trihydroxy-16-methylpregna-1,4-dien-3,20-dion (●)

H vgl. auch Nr. 5502

S *Diflorason***

V antiphlogistisch und antiallergisch wirksames Glucocorticoid

*4924* *(4020)* $C_{22}H_{28}N_2$
**15 686-38-1**

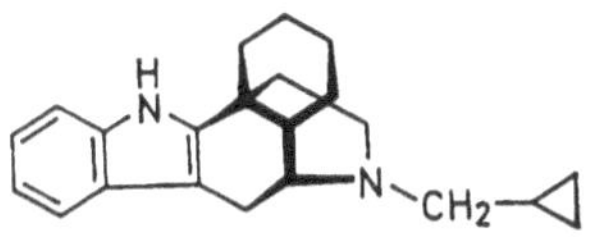

14-(Cyclopropylmethyl)-1,2,3,4,4a,5,6,11-octahydro-5,11b-iminoethano-11b*H*-benzo[*a*]carbazol (●)

S *Carbazocin***, W 4500

V Analgeticum

---

*4925* *(4021)* $C_{22}H_{28}N_2O$
**437-38-7**

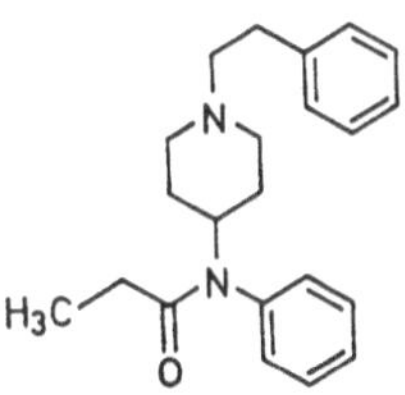

*N*-(1-Phenethyl-4-piperidyl)-propionanilid = 1-Phenethyl-4-*N*-propionylanilinopiperidin = *N*-Phenyl-*N*-[1-(2-phenylethyl)-4-piperidinyl]propanamid (●)

H Citrat **(990-73-8)**

S Beatryl, Fentanest, Fentanil, *Fentanil citrato*, *Fentanylcitrat***, Haldid, Leptanal, McN-JR 4263, *Phentanylcitrat*, Sentonyl, Sublimaze, R 4263, R 5240

V Analgeticum

---

*4926* *(4022)* $C_{22}H_{28}N_2O$
**3691-21-2**

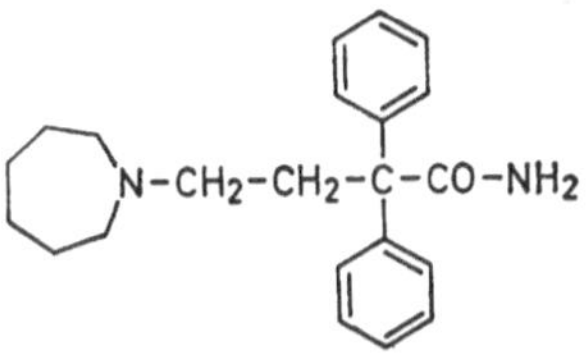

4-(1-Perhydroazepinyl)-2,2-diphenylbutyramid = 2,2-Diphenyl-4-hexamethyleniminobutyramid = 1-(3-Carbamoyl-3,3-diphenylpropyl)-hexahydroazepin = Hexahydro-α,α-diphenyl-1*H*-azepin-1-butanamid (●)

S Acemydrite, *Buzepidum*, Calmacid, *Hexamethamide*, Mydriamide, R 658

V Anticholinergicum, Mydriaticum

---

*4927* *(58 E)* $C_{22}H_{28}N_2OS_2$
**29 604-16-8**

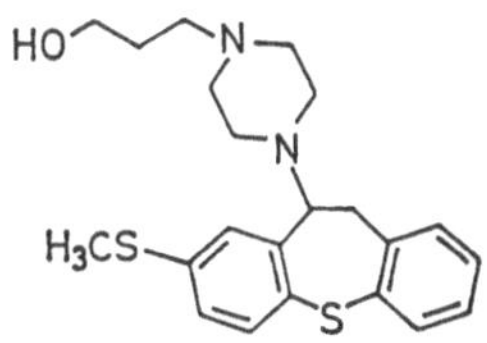

4-[10,11-Dihydro-8-(methylthio)dibenzo[*b,f*]thiepin-10-yl]-1-piperazinpropanol (●) = 2-Methylthio-11-[4-(3-hydroxypropyl)-1-piperazinyl]-10,11-dihydrodibenzo[*b,f*]thiepin

H Monomethansulfonat **(34775-83-2)**

S *Oxyprothepin*, VÚFB-8334

V Neurolepticum

---

*4928* $C_{22}H_{28}N_2O_2$
**37 612-13-8**

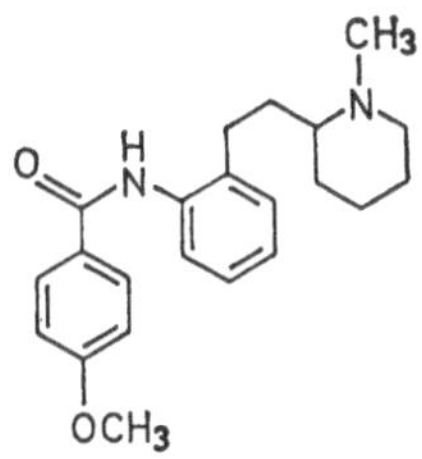

4-Methoxy-2′-[2-(1-methyl-2-piperidyl)-ethyl]-benzanilid = 4-Methoxy-*N*-[2-[2-(1-methyl-2-piperidinyl)ethyl]phenyl]benzamid (●)

S MJ 9067

V Antiarrhythmicum

---

*4929* *(4023)* $C_{22}H_{28}N_2O_2$
**144-14-9**

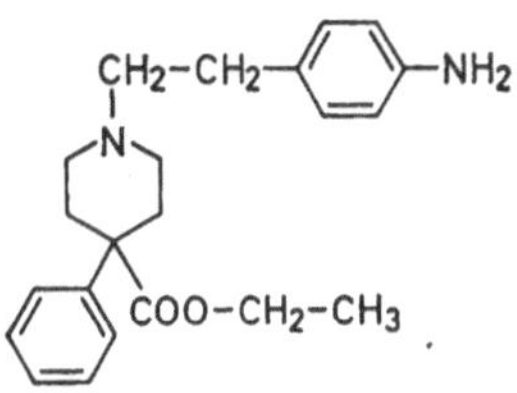

1-(*p*-Aminophenethyl)-4-phenylpiperidin-4-carbonsäureethylester = 1-[2-(4-Aminophenyl)ethyl]-4-phenyl-4-piperidincarbonsäureethylester (●)

H auch Dihydrochlorid **(126-12-5)** oder Phosphat **(4268-37-5)**

S Alidine, *Anileridin***, Apodol, Lerinol, Leritine, MK-89, Nipecotan

V Analgeticum

*4930* *(4024)* $C_{22}H_{28}N_2O_2S$
13 093-88-4

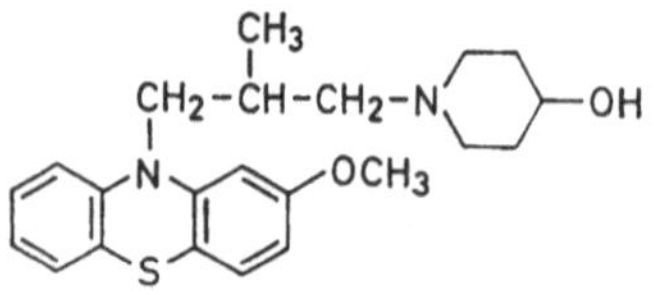


1-[3-(2-Methoxyphenothiazin-10-yl)-2-methylpropyl]-4-piperidinol = 10-[3-(4-Hydroxypiperidino)-2-methylpropyl]-2-methoxyphenothiazin = 1-[3-(2-Methoxy-10*H*-phenothiazin-10-yl)-2-methylpropyl]-4-piperidinol (●)

S 1317 A.N., Leptryl, *Perimetazin***, 9159 R.P.

V Neurolepticum

---

*4931* *(4025)* $C_{22}H_{28}N_2O_2S$
15 351-04-9

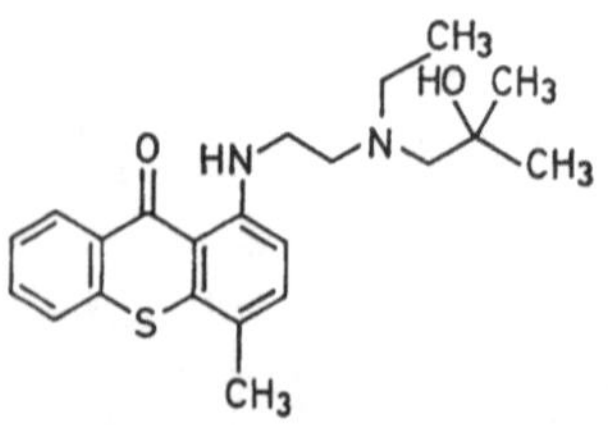


1-{2-[*N*-Ethyl-*N*-(2-hydroxy-2-methylpropyl)-amino]-ethylamino}-4-methylthioxanthen-9-on = 1-[[2-[Ethyl(2-hydroxy-2-methylpropyl)amino]-ethyl]amino]-4-methyl-9*H*-thioxanthen-9-on (●)

H auch Hydrochlorid (5591-22-0)

S *Becanthone*, *Becanton**, Loranil „Winthrop", NSC-15796, Win 13820

V Therapeuticum gegen Schistosomeninfektionen

---

*4932* *(4026)* $C_{22}H_{28}N_4O_3$
911-65-9

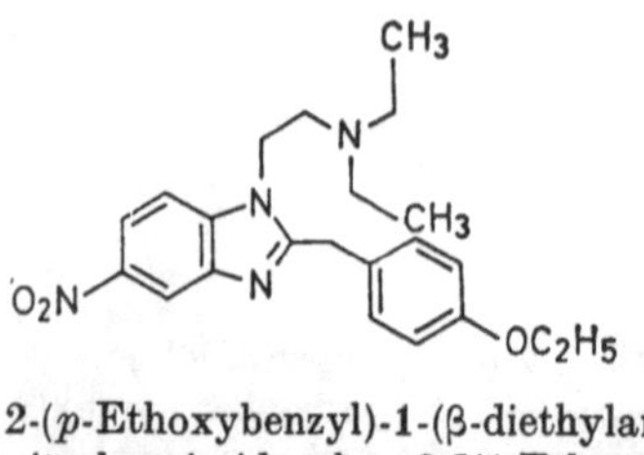


2-(*p*-Ethoxybenzyl)-1-(β-diethylaminoethyl)-5-nitrobenzimidazol = 2-[(4-Ethoxyphenyl)methyl]-*N*,*N*-diethyl-5-nitro-1*H*-benzimidazol-1-ethanamin (●)

S *Aethonitazen*, Ba-20684, C. 20410, *Etobedolum*, *Etonitazen***, *Etonitazinum*, NIH 7607, Opioid

V Analgeticum

---

*4933* $C_{22}H_{28}N_4O_5$
6035-39-8

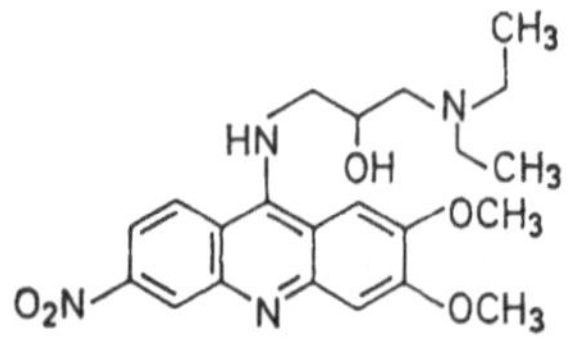


1-(Diethylamino)-3-[(2,3-dimethoxy-6-nitro-9-acridinyl)amino]-2-propanol (●)

S Nitroakridin 3582

V Chemotherapeuticum

---

*4934* *(4027)* $C_{22}H_{28}O_3$

Santalolsalicylat

H vgl. auch Nr. 2921

S Santacyl, Santyl

V Harnantisepticum

---

*4935* *(4028)* $C_{22}H_{28}O_3$
51-98-9

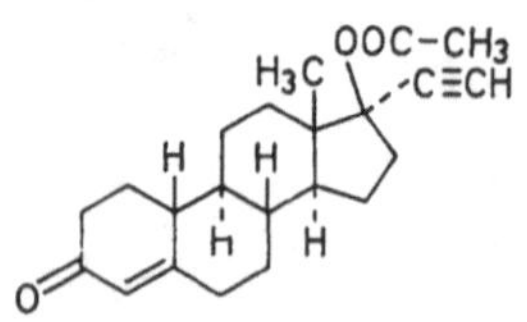


17α-Ethinyl-17β-hydroxy-4-östren-3-onacetat = 17α-Ethinyl-19-nortestosteronacetat = (17α)-17-(Acetyloxy)-19-norpregn-4-en-20-in-3-on (●)

S ENTA, *Noraethisteronum aceticum*, *Norethindrone acetate*, *Norethisteronacetat*, Norlutate, Norluten A, Norlutin-A, Norlutin acetate, Orlutate, Primolut-Nor, SH 420

V oral wirksames Gestagen

*4936* *(4029)* $C_{22}H_{28}O_3$
976-71-6

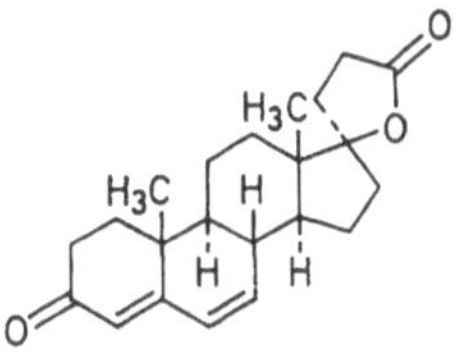

17β-Hydroxy-3-oxo-17α-pregna-4,6-dien-21-carbonsäure-γ-lacton = 3-(3-Oxo-17β-hydroxy-4,6-androstadien-17α-yl)-propionsäurelacton = 3-Oxo-4,6-androstadien-17-spiro-2′-tetrahydrofuran-5′-on = (17α)-17-Hydroxy-3-oxopregna-4,6-dien-21-carbonsäure-γ-lacton (●)

S *Canrenon**, Phanurane, 11614 R.P., SC-9376

V Aldosteronantagonist, Diureticum

*4937* *(4030)* $C_{22}H_{28}O_5$
1247-42-3

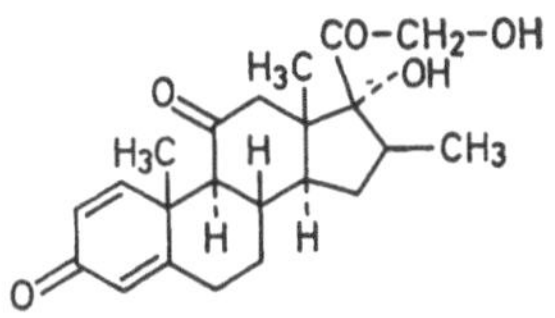

17α,21-Dihydroxy-16β-methyl-1,4-pregnadien-3,11,20-trion = 16β-Methylprednison = (16β)-17,21-Dihydroxy-16-methylpregna-1,4-dien-3,11,20-trion (●)

H vgl. auch Nr. 5506

S Betalona, Bétalone „Lepetit“, Betanison(a), Betapar, Betapred „Schering-USA“, Corti-bi, Deltacortene-Beta, Deltisona B, Lepicortin-Beta, *Meprednison***, *Methylprednison*, Sch 4358

V antiphlogistisch und antiallergisch wirksames Glucocorticoid

*4938* *(4031)* $C_{22}H_{28}O_5$
599-33-7

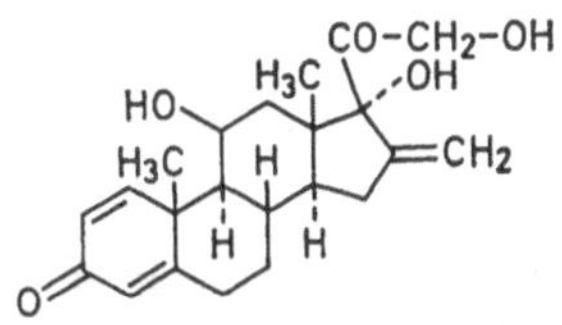

11β,17α,21-Trihydroxy-16-methylen-1,4-pregnadien-3,20-dion = 16-Methylenprednisolon = (11β)-11,17,21-Trihydroxy-16-methylenpregna-1,4-dien-3,20-dion (●)

H vgl. auch Nr. 5693

S Dacortilen, Dacortin (Merck-Brasilien), Decortilen, *Methylenprednisolon*, *Prednyliden***, St. 105, Sterocort „Draco“

V antiphlogistisch und antiallergisch wirksames Glucocorticoid

*4939* *(200 N)* $C_{22}H_{28}O_5$
17 332-61-5

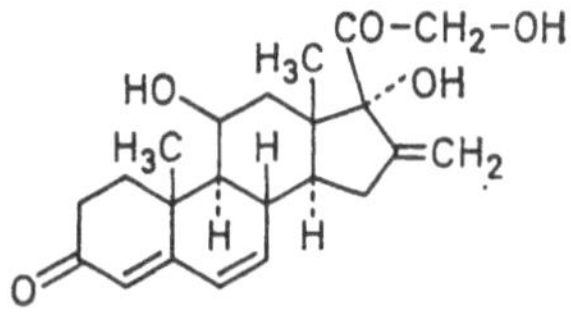

11β,17α,21-Trihydroxy-16-methylen-4,6-pregnadien-3,20-dion = 6-Dehydro-16-methylencortisol = (11β)-11,17,21-Trihydroxy-16-methylenpregna-4,6-dien-3,20-dion (●)

S *Isoprednniden**, StC 407

V ACTH-Inhibitor

*4940* $C_{22}H_{28}O_9$

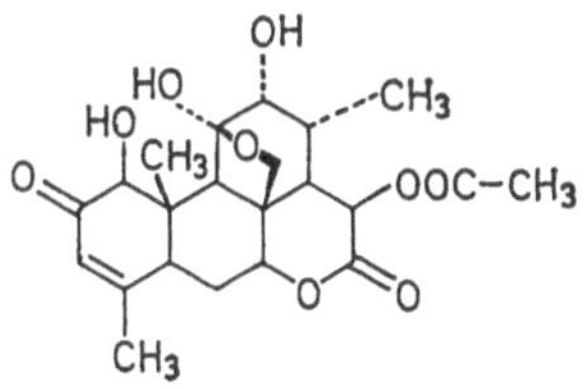

S *Holacanthone*, NSC-126765

V Cytostaticum

*4941* *(4032)* $C_{22}H_{29}ClN_4O$
22 906-83-8

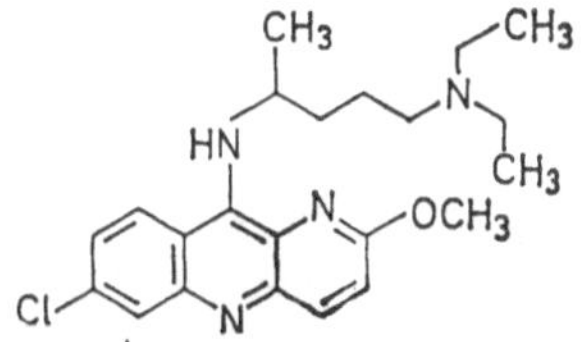

6-Chlor-9-(4-diethylamino-1-methylbutylamino)-2-methoxy-1-azaacridin = 7-Chlor-10-(4-diethylamino-1-methylbutylamino)-2-methoxybenzo[*b*]-

1,5-naphthyridin = $N^4$-(7-Chlor-2-methoxybenzo-[*b*]-1,5-naphthyridin-10-yl)-$N^1$,$N^1$-diethyl-1,4-pentandiamin (●)

H Dihydrochlorid (34957-04-5)

S Azacrin

V Malariachemotherapeuticum

---

*4942* (*4033*) $C_{22}H_{29}ClO_3$

5367-84-0

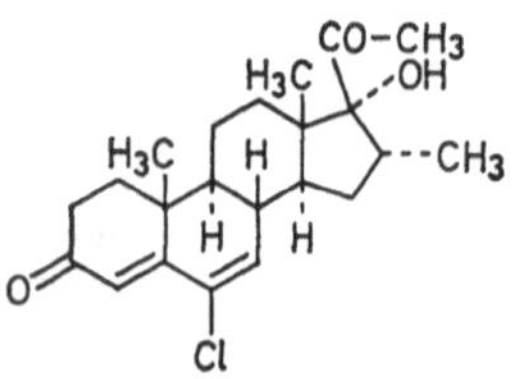

6-Chlor-17α-hydroxy-16α-methylpregna-4,6-dien-3,20-dion = (16α)-6-Chlor-17-hydroxy-16-methylpregna-4,6-dien-3,2-dion (●)

S *Clomegeston***

V Progestativum

---

*4943* $C_{22}H_{29}ClO_6$

40665-92-7

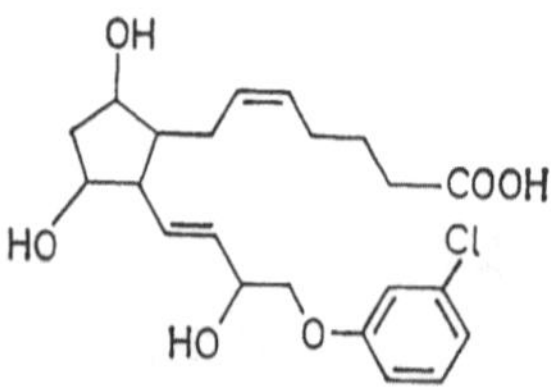

(±)-7-}(1*R*,2*R*,3*R*,5*S*)-2-[(3*R*-4-(3-Chlorphenoxy)-3-hydroxybut-1-(*E*)-enyl]-3,5-dihydroxycyclopent-1-yl}-hept-5-(*Z*)-ensäure = [1α(*Z*),2β(1*E*,3*R**),3α,5α]-)±)-7-[2-[4-(3-Chlorphenoxy)-3-hydroxy-1-butenyl]-3,5-dihydroxycyclopentyl]-5-heptensäure (●)

H Natriumsalz (55028-72-3)

S *Cloprostenol-Sodium***, Estrumate, ICI 80996

V synthet. Prostaglandin

*4944* (*4034*) $C_{22}H_{29}Cl_2N_3O_4S$

52993-98-3

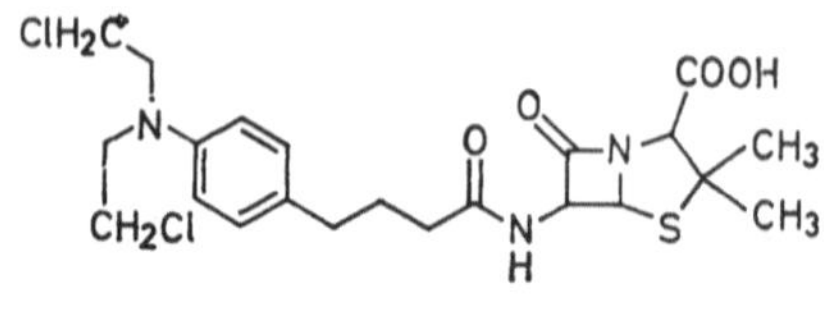

6-(4-{*p*-[Bis-(2-chlorethyl)-amino]-phenyl}-butyramido)-3,3-dimethyl-7-oxo-4-thia-1-azabicyclo-[3.2.0]heptan-2-carbonsäure = 6-(4-{*p*-[Bis-(β-chlorethyl)-amino]-phenyl}-butyramido)-penicillansäure = [2*S*-(2α,5α,6β)]-6-[[4-[4-[Bis(2-chlorethyl)amino]phenyl]-1-oxobutyl]amino]-3,3-dimethyl-7-oxo-4-thia-1-azabicyclo[3.2.0]heptan-2-carbonsäure (●)

H Natriumsalz

S *Chlorbutinpenicillin*

V Cytostaticum

---

*4945* (*4035*) $C_{22}H_{29}FO_4$

426-13-1

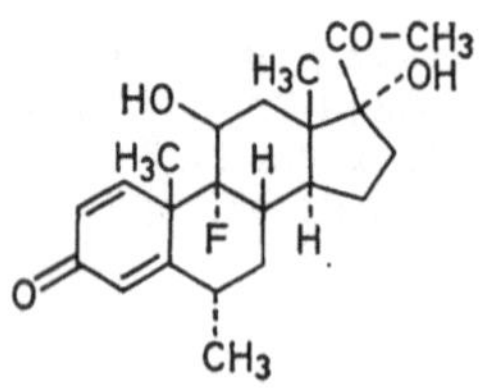

9α-Fluor-11β,17α-dihydroxy-6α-methyl-1,4-pregnadien-3,20-dion = 21-Desoxy-6α-methyl-9α-fluorprednisolon = (6α,11β)-9-Fluor-11,17-dihydroxy-6-methylpregna-1,4-dien-3,20-dion (●)

S Cortilet, Delmeron, Delmeson, Efflumidex, Fluaton, Flu-Base, Flulon, Flumex, Fluoderm plain, Fluolon, *Fluormetholonum*, *Fluorometholon***, FML, Neo-Oxylon, NSC-33001, Okilon, Oxylone, Regresin-sine, Trilcin, Ursnon

V antiphlogistisch und antiallergisch wirksames Glucocorticoid

*4946* *(4036)* $C_{22}H_{29}FO_4$
152-97-6

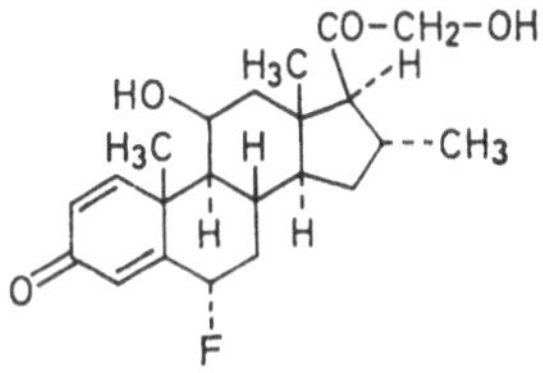

6α-Fluor-11β,21-dihydroxy-16α-methyl-1,4-pregnadien-3,20-dion = 6α-Fluor-16α-methyl-1-dehydrocorticosteron = (6α,11β,16α)-6-Fluor-11,21-dihydroxy-16-methylpregna-1,4-dien-3,20-dion (●)

H vgl. auch Nrr. 4894, 5689

S *Fluocortolon***, *Fluormethyldehydrocorticosteron*, SH 742, Ultracur oral, Ultralan oral, Ultralanum oral

V antiphlogistisch und antiallergisch wirksames Glucocorticoid

---

*4947* *(59 E)* $C_{22}H_{29}FO_4$
1879-77-2

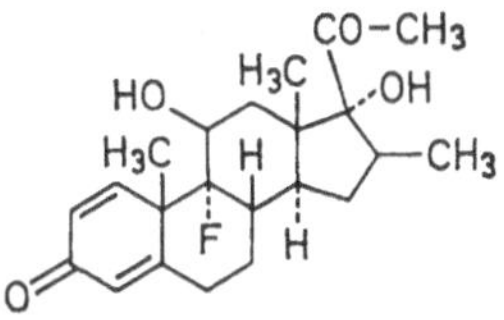

9α-Fluor-11β,17α-dihydroxy-16β-methyl-1,4-pregnadien-3,20-dion = (11β,16β)-9-Fluor-11,17-dihydroxy-16-methylpregna-1,4-dien-3,20-dion (●)

S *Doxibetasol***, *Doxybetasol*

V antiphlogistisch und antiallergisch wirksames Glucocorticoid

---

*4948* *(4037)* $C_{22}H_{29}FO_4$
382-67-2

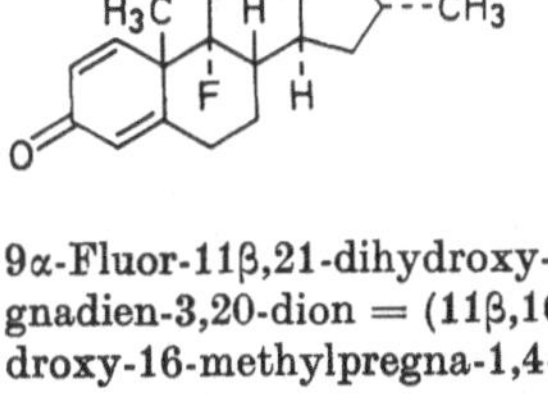

9α-Fluor-11β,21-dihydroxy-16α-methyl-1,4-pregnadien-3,20-dion = (11β,16α)-9-Fluor-11,21-dihydroxy-16-methylpregna-1,4-dien-3,20-dion (●)

S A 41-304, Actiderm, Dermo-Hidrol, *Desoximetason***, *Desoxymethason*, Esperson, Flubason, Hoechst 304, Ibaril, R 2113, Topicorte, Topiderm, Topisolon

V antiphlogistisch und antiallergisch wirksames Glucocorticoid

---

*4949* *(4038)* $C_{22}H_{29}FO_5$
50-02-2

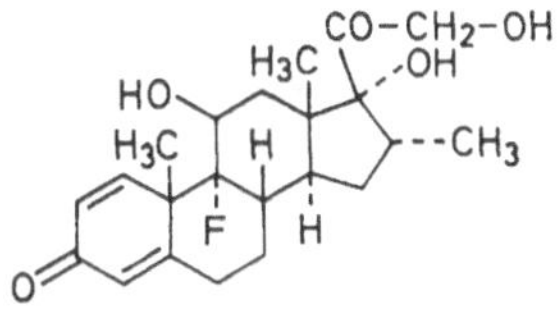

9α-Fluor-11β,17α,21-trihydroxy-16α-methyl-1,4-pregnadien-3,20-dion = 9a-Fluor-16α-methylprednisolon = (11β,16α)-9-Fluor-11,17,21-trihydroxy-16-methylpregna-1,4-dien-3,20-dion (●)

H vgl. bes. Nr. 5285 und außerdem Nrr. 4951, 4974, 5512, 5606, 5607, 5658, 5690, 5694, 5738, 5825

S Abifluorene, Aeroseb-D, Aflucoson, Alin-Tabl. „Chinoin-Mexico", Ametaz-D, Amradexone, Anaflogistico „Esti", Aphtasolon, Arcodexan, Aspicorte, Biodexone, Bisuo-DS, Calonat, Carulon, Corson, Cortadex, Cortidrona, Cortisumman, Cosdex, Dacortina fuerte, Deason, Debicort, Deca, Decacort, Decacortin, Decadeltasona, Decaderm „MSD", Decadin, Decadran, Decadron, Decaesadril, Decalix, Decasone, Decaspray, Decasterolone, Decilone, Decofluor, Dectan, Dekacort, Dekasone, Deltafluoren(e), Dermax „Pharmasint", Deronil, Dersone, Desacort, Desacortone, Desadrene, Desalark, *Desametasone*, Desameton, Dethamedin, Dexa-Aldon, Dexacon, Dexacort „Adelco", Dexacort „Ikapharm" (Tabl.), Dexacortal, Dexacorten, Dexacortin, Dexa-Dabrosan, Dexadrol, Dexafarma, Dexa-Korti, Dexa-Life, Dexalocal, Dexalona, Dexa-Mamellet, Dexamecortin, Dexamed „Medice", Dexameson, Dexametaluy, Dexametan, *Dexametason*, Dexameth, Dexamethadrone, *Dexamethason***, *Dexamethazon*, Dexametriol, Dexa-Morgens, Dexan, Dexanil, Dexanteric, Dexantil, Dexaplon, Dexapolcort, Dexapot, Dexapred, Dexa-Rhinosan, Dexasan, Dexa-Scheroson, Dexasine, Dexasol, Dexason(e), Dexa-Wolner, Dexazone, Dexinolon-Salbe, Dexinoral, Dexmethsone, Dexone, Dextelan, D-Medrol, Esacortene, Exadion, Falban, Fercasone,

Firmalone, *Fluormethylprednisolon*, Fluormetilone, Fluormone, Fluorocort, Fluorodelta, Fortecortin, Gammacorten, Garsone, Gedetax, Glucocort, Grosodexon, *Hexadecadrol*, Hexadrol, Hightisone, Ificort, Indexon, Inhalocort, Isnacort, Isopto-Dex, Isopto-Maxidex, Juvadexon, Lepifluorene, Loverine, Luxazone, Marvidione, Marvisona D, Maxidex, Médiaméthasone, Megacortin, Mephameson, Meridexasone, Metacort, Metasolon, Metason(a), Methazon-Ion, Metisone „Lafi", Millicorten, Minicort, Miral, Mitasone, MK-125, Moco, Moderix, Nisometasona, Novocort „Pharmax", Novodon, Novomethasone, NSC-34521, Nucort, Nuridexon, Ocu-Dexa, Opticorten, Oradexon, Orgadrone, Osatron, Predni-F-Tablinen, Prednisolon F, Prodexona, Rally-A, Rancortin, Resticort, Rophamethazone, Santeson-Tabl., Sawasone, Selectasona, Sisotek, Soldex, Solone „Liade", Spansona, Spoloven, Stamcort, Steralol, Sterasone, Sterocon, Superprednol, Triamcimetil, Vasodex, Visumetazone, Wymesone-Tabl.

V antiphlogistisch und antiallergisch wirksames Glucocorticoid

---

*4950* (4039) $C_{22}H_{29}FO_5$

378-44-9

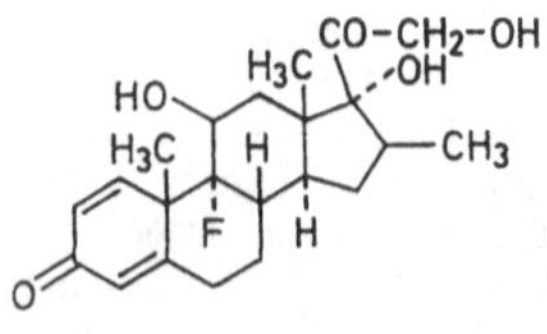

9α-Fluor-11β,17α,21-trihydroxy-16β-methyl-1,4-pregnadien-3,20-dion = 9α-Fluor-16β-methylprednisolon = (11β,16β)-9-Fluor-11,17,21-trihydroxy-16-methylpregna-1,4-dien-3,20-dion (●)

H vgl. auch Nrr. 4975, 5286, 5513, 5608, 5678, 5679, 5736, 5759, 5899

S Becort, Betacorlan, Betacort, Betacortril, *Betadexamethason*, Betalone „Firma", *Betametasone*, *Betamethason***, Betapredol, Betapredsol, Betasolon, Betilon „Tecnifar", Betnelan, Betnesol „Glaxo-Düsseldorf", Betsolan, Bivicortene, Celestan, Célestène, Celeston(e), Cidoten, Cuantin, Desacort-Beta, *Flubenisolonum*, β-*Methasone*, Methazon, Minisone, No-Reumar, Pertene, Probasona, Rinderon, Rinesteron, Sch 4831, Sclane-Compr., Supercortene, Visubeta

V antiphlogistisch und antiallergisch wirksames Glucocorticoid

*4950-01* (4039a)

H Citrat

S Valisone-ointment

V Antiallergicum

---

*4951* (4040) $C_{22}H_{29}FO_8S$

7793-27-3

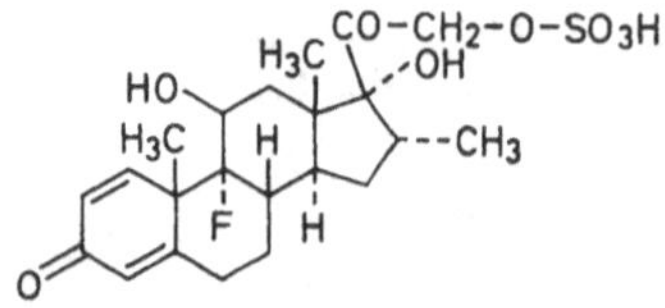

9α-Fluor-11β,17α,21-trihydroxy-16α-methyl-1,4-pregnadien-3,20-dion-21-hydrogensulfat = Dexamethason-21-hemisulfat = (11β,16α)-9-Fluor-11,17-dihydroxy-16-methyl-21-(sulfooxy)pregna-1,4-dien-3,20-dion (●)

H Natriumsalz (466-11-5)

S *Dexamethasonnatriumsulfat*, Dexa-Scheroson-Ampullen

V antiphlogistisch und antiallergisch wirksames Glucocorticoid

---

*4952* (4041) $C_{22}H_{29}NO$

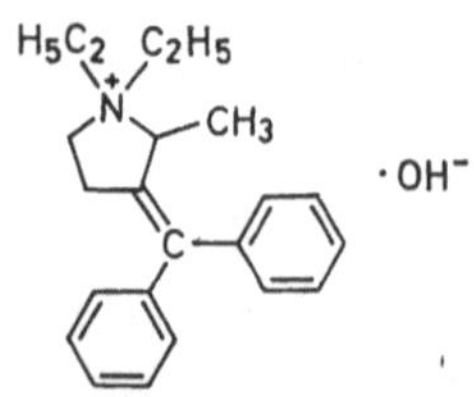

1,1-Diethyl-3-benzhydryliden-2-methylpyrrolidiniumhydroxid = 3-(Diphenylmethylen)-1,1-diethyl-2-methylpyrrolidiniumhydroxid (●)

H Bromid (4630-95-9)

S Anespas F, Dornal, Kosmium, Padrin, PDB, *Prifini bromidum*, *Prifiniumbromid***, *Pyrodifeniumbromid*, Riabal, Spanomid

V Anticholinergicum, Spasmolyticum

*4953* *(4042)* $[C_{22}H_{29}NO]_x$

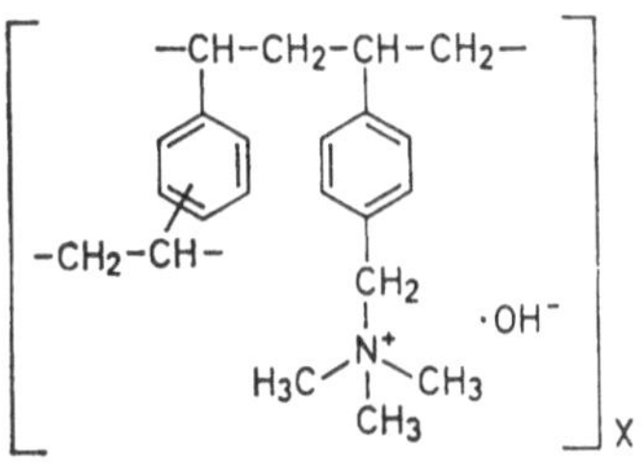

Polystyrol-trimethylammoniumhydroxid

H Chlorid als Strukturtyp für ein quartäre Ammoniumgruppen enthaltendes Styrol-Divinylbenzol-Mischpolymerisat **(11 041-12-6)**

S *Cholestyramine (Resin)*, *Colestyramin***, Cuemid, Dowex 1-X2-Cl, MK-135, Quantalan, Questran, *Resincolestiramina*

V Antipruriginosum bei Gallenstauungen

---

*4954* *(4043)* $C_{22}H_{29}NOS$
**5835-72-3**

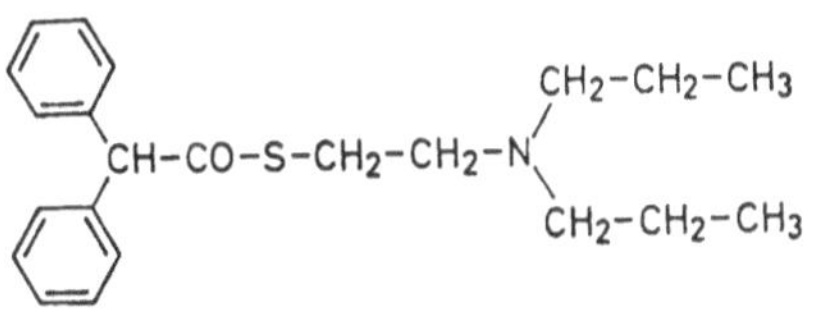

*S*-(2-Dipropylaminoethyl)-diphenylthioacetat = Diphenylthioessigsäure-*S*-(β-di-*n*-propylaminoethyl)-ester = α-Phenylbenzenethanthiosäure-*S*-[2-(dipropylamino)ethyl]ester (●)

H Hydrochlorid **(2424-69-3)**

S *Diprofenhydrochlorid***, *Diprophen*

V Spasmolyticum, Vasodialatans

---

*4955* *(4044)* $C_{22}H_{29}NOS$
**7009-79-2**

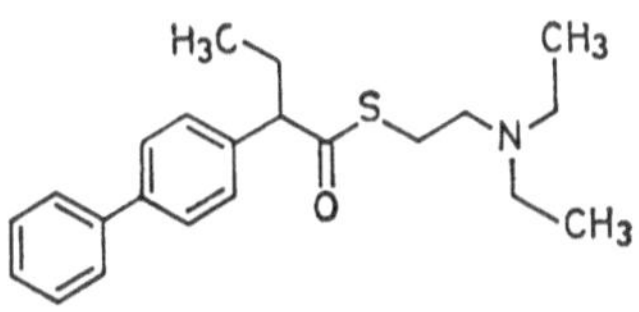

2-(4-Biphenylyl)-thiobuttersäure-*S*-(β-diethylaminoethyl)-ester = α-Ethyl[1,1'-biphenyl]-4-ethanthiosäure-*S*-[2-(diethylamino)ethyl]ester (●)

S *Xenthiorat***

V Therapeuticum gegen Hypercholesterinämie

*4956* $C_{22}H_{29}NO_2$
**13 426-07-8**

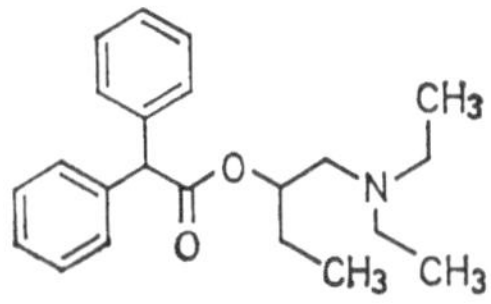

Diphenylessigsäure-1-ethyl-2-diethylaminoethylester = α-Phenylbenzenessigsäure-1-[(diethylamino)methyl]propylester (●)

S Eterofen, Ethyldiphacil, IEM-506

V Cholinolyticum

---

*4957* *(4045)* $C_{22}H_{29}NO_2$
**77-50-9**

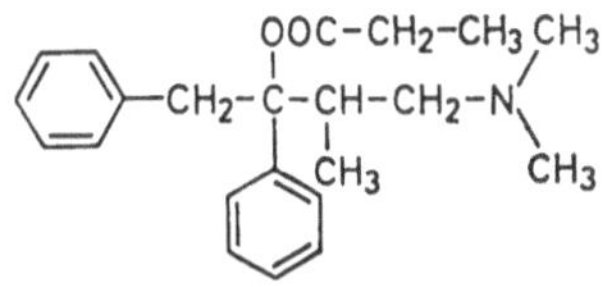

(±)-1-Benzyl-3-dimethylamino-2-methyl-1-phenylpropylpropionat = (±)-4-Dimethylamino-3-methyl-2-propionyloxy-1,2-diphenylbutan = α-[2-(Dimethylamino)-1-methylethyl]-α-phenylbenzenethanolpropanoat(ester) (●)

H Hydrochlorid **(6509-36-0)**

S *Dimeprotanhydrochlorid*, *Propoxipheni chloridum*, *Propoxyphenhydrochlorid*

V Analgeticum

---

*4958* *(4046)* $C_{22}H_{29}NO_2$
**469-62-5**

(+)-1-Benzyl-3-dimethylamino-2-methyl-1-phenylpropylpropionat = (+)-4-Dimethylamino-3-methyl-2-propionyloxy-1,2-diphenylbutan = [*S*-(*R**,*S**)]-α-[2-(Dimethylamino)-1-methylethyl]-α-phenylbenzenethanolpropanoat(ester) (●)

H vgl. auch Nr. 3906-04
Hydrochlorid **(1639-60-7)**

S Abalgin, Algafan, Algaphan, Algodin, Antalvic, Daloxen, Darvon, Dekzofen, Deprancol, Depromic, Depronal, Develin retard, *Dextropropoxipheni chloridum*, *Dextropropoxyphenhydrochlorid**, Dolan, Dolene 65, Dolocap, Dolorphen, Dolotard, Doloxene, Dymopoxyphene,

Erantin, Femadol, Harmar, Kesso-Gesic, L 16298, Lentadol, Levadol, Levitan, Liberen, Mardon, Nefertal, Neo-Mal, Parvon, Piril, Praia, Preparten, Pro 65, Procaps-65, Progesic, Pronalgic, Propox, Propoxychel, D-*Propoxyphen, Propoxyphene hydrochloride*, Proxagesic, Proxyphene, Regredol, Romidon, SK 65, Sudhinol, Tawasan, Tilene, Unigesic, Vandar 65

V Analgeticum

*4958-01* 26570-10-5

H 2-Naphthalinsulfonathydrat (Napsylat)

S Darvon-N, *Dextropropoxyphennapsilat**, Napsalgesic, *Propoxyphene napsylate*, S 9700

V Analgeticum

---

*4959* *(4047)* $C_{22}H_{29}NO_2$ 2338-37-6

(—)-1-Benzyl-3-dimethylamino-2-methyl-1-phenylpropylpropionat = (—)-4-Dimethylamino-3-methyl-2-propionyloxy-1,2-diphenylbutan = [*R*-(*R**,*S**)]-α-[2-(Dimethylamino)-1-methylethyl]-α-phenylbenzenethanolpropanoat(ester) (●)

H Naphthalin-2-sulfonathydrat (55557-30-7)

S Contratuss, Letusin, *Levopropoxipheni napsylas, Levopropoxyphennapsilat***, Novrad, Rava, Regretos

V Antitussivum

*4959-01* *(4047a)* 31852-19-4

H 2,6-Di-*tert.*-butylnaphthalin-1,5-disulfonat

S *Levopropoxiphendibudinat**, Probunafon*, Sotorni

V Antitussivum

---

*4960* *(4048)* $C_{22}H_{29}NO_2$ 1477-39-0

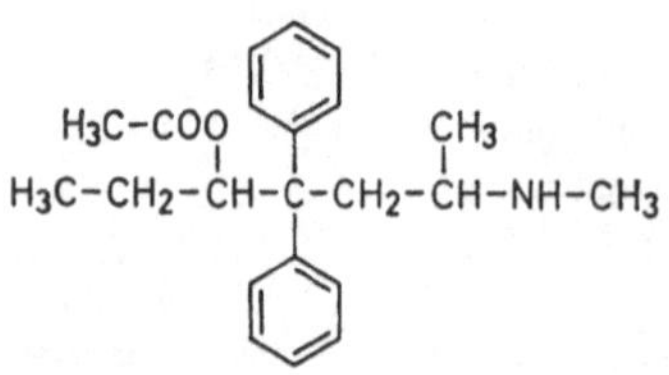

(±)-1-Ethyl-4-methylamino-2,2-diphenylpentylacetat = α-4-Acetoxy-1,*N*-dimethyl-3,3-diphenylhexylamin = α-Ethyl-β-[2-(methylamino)propyl]-β-phenylbenzenethanolacetat(ester) (●)

H auch Hydrochlorid (5633-25-0)

S NIH 7667, *Noracimetadolo, Noracymethadol***

V Analgeticum

---

*4961* $C_{22}H_{29}NO_3$ 20799-24-0

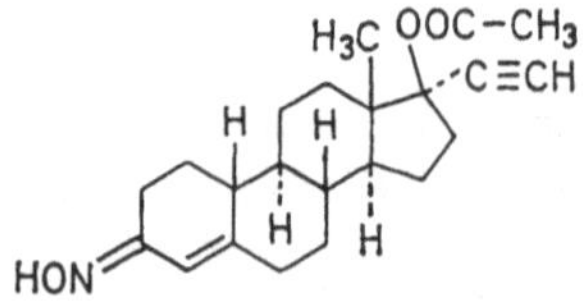

17α-Ethinyl-17β-hydroxy-4-östren-3-on-17-acetat-3-oxim = (17α)-17-(Acetyloxy)-19-norpregn-4-en-20-in-3-on-3-oxim (●)

S *Norethisteronacetatoxim*

V Gestagen (postcoitales Contraceptivum)

---

*4962* *(4050)* $C_{22}H_{29}NO_3$ 2911-15-1

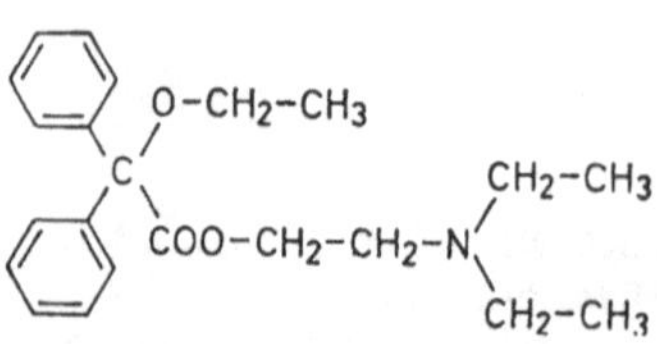

α-Ethoxydiphenylessigsäure-2-diethylaminoethylester = α-Ethoxy-α-phenylbenzenessigsäure-2-(diethylamino)ethylester (●)

H Hydrochlorid

S Gorutin

V Spasmolyticum

---

*4963* *(4051)* $C_{22}H_{29}NO_3$

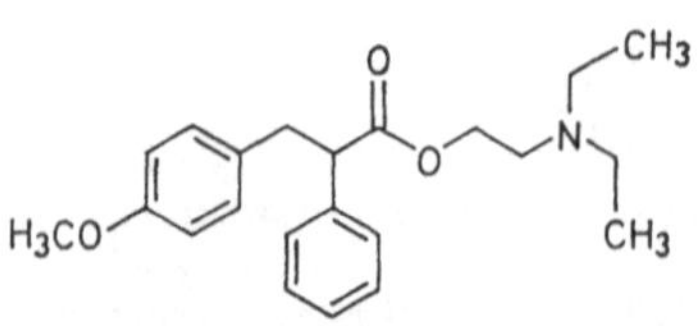

(2-Diethylaminoethyl)-*p*-methoxy-α-phenylhydrocinnamat = α-Phenyl-β-(*p*-methoxyphenyl)-propionsäure-β-diethylaminoethylester = 4-Methoxy-α-phenylbenzenpropansäure-2-(diethylamino)-ethylester (●)

H auch Hydrochlorid (3820-14-2) oder Oleat

S *Anisohydrocinnamol*, Eubispasme-Wirkstoff

V Spasmolyticum

---

*4964* *(4052)* $C_{22}H_{29}NO_3$

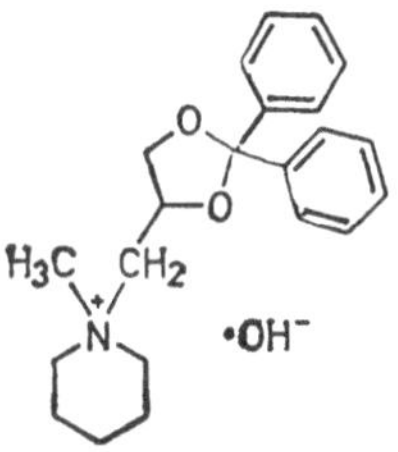


*N*-(2,2-Diphenyl-1,3-dioxolan-4-ylmethyl)-*N*-methylpiperidiniumhydroxid = 1-[(2,2-Diphenyl-1,3-dioxolan-4-yl)methyl]-1-methylpiperidiniumhydroxid (●)

H Jodid (21 216-78-4)

S Anacolin

V Anticholinergicum

---

*4965* *(4053)* $C_{22}H_{29}NO_4$

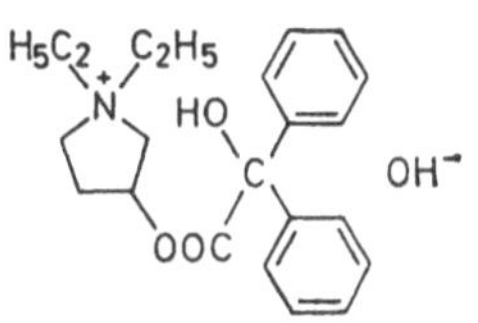


1,1-Diethyl-3-benziloyloxypyrrolidiniumhydroxid = 1,1-Diethyl-3-[(hydroxydiphenylacetyl)oxy]-pyrrolidiniumhydroxid (●)

H Bromid (1050-48-2)

S *Benziloniumbromid***, CI-379, CN-20172-3, Minelcin, Minelco, Minelsin, Ortyn, Partyn, Portyn, PU 239, Pirbenina, Pyrbenine, Ulcoban

V Anticholinergicum

---

*4966* *(4054)* $C_{22}H_{29}NO_4$
561-42-2

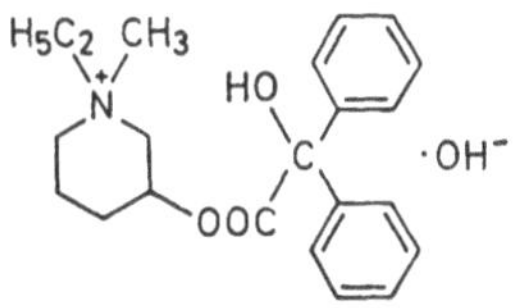


3-Benziloyloxy-1-ethyl-1-methylpiperidiniumhydroxid = *N*-Ethylpiperidyl-(3)-benzilatmethylhydroxid = 1-Ethyl-3-[(hydroxydiphenylacetyl)-oxy]-1-methylpiperidiniumhydroxid (●)

H Bromid (125-51-9)

S Bionzolato, Brontil-Compr., Bropen-Tabl., Bropidol, Dropenzil, Espazylen, JB-323, Nagin, Penzofen, *Pipensolon*, *Pipenzolatbromid***, *Pipenzolonbromid*, Piper (Anticolinergico), Piptal, Piptalake, Profartyl, Tisafren

V Anticholinergicum, Spasmolyticum

---

*4967* *(4055)* $C_{22}H_{29}NO_4$

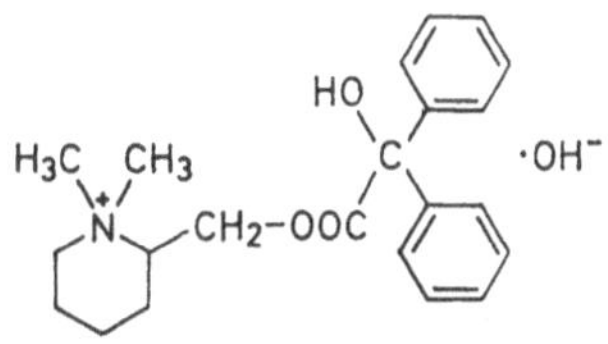


2-(Benziloyloxymethyl)-1,1-dimethylpiperidiniumhydroxid = Benzilsäure-(*N*,*N*-dimethyl-2-hydroxymethylpiperidinium)-ester = 2-[[(Hydroxydiphenylacetyl)oxy]methyl]-1,1-dimethylpiperidiniumhydroxid (●)

H Methylsulfat (5205-82-3)

S Acabel, *Bevoniummetilsulfat***, CG 201, Dalys, Spalgo

V Anticholinergicum, Spasmolyticum

---

*4968* *(4056)* $C_{22}H_{29}NO_5$
39133-31-8

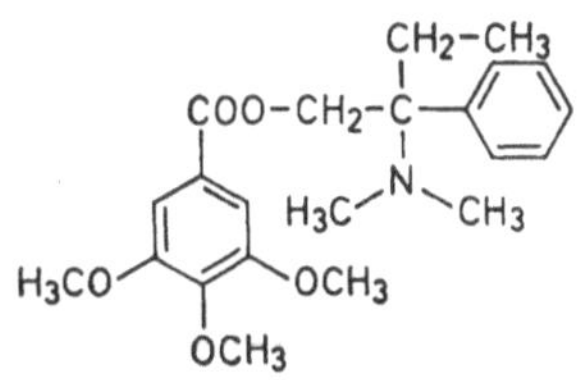


β-Ethyl-β-dimethylaminophenethyl-3,4,5-trimethoxybenzoat = 3,4,5-Trimethoxybenzoesäure-2-(dimethylamino)-2-phenylbutylester (●)

H Maleat (39133-32-9)

S Debridat, Dromostat, Foldox, Miopropan, Polibutin, *Trimebutinmaleat***

V Spasmolyticum

---

*4969* *(201 N)* $C_{22}H_{29}N_3O_6S$

33817-20-8

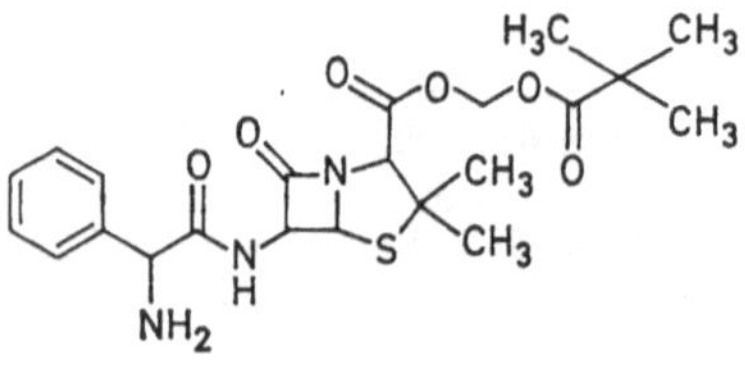

D-6-(2-Amino-2-phenylacetamido)-3,3-dimethyl-7-oxo-4-thia-1-azabicyclo[3.2.0]heptan-2-carbonsäure-(pivaloyloxymethyl)-ester = 6-[D(—)-α-Aminophenylacetamido]-penicillansäure-(pivaloyloxymethyl)-ester = [2*S*-[2α,5α,6β(*S**)]]-6-[(Aminophenylacetyl)amino]-3,3-dimethyl-7-oxo-4-thia-1-azabicyclo[3.2.0]heptan-2-carbonsäure-(2,2-dimethyl-1-oxopropoxy)methylester (●)

H meist Hydrochlorid (26309-95-5)

S Alfacilina, Alphacilina, Alphacillin „MSD", Bencilin „Medicamenta", Bensamin, Berocilina, Berocillin, Centurina, Diancina, Inacilin, Isvitrol, Maxifen, MK-191, Oxidina, Pibena, Pivabiot, Pivacilin(a), Pivamboi, *Pivampicillinhydrochlorid***, Pivampin, Pivapen, Pivatil, Piviotic, Pondocillin(e), Pondocillina, Sanguicillin, Tam-Cilin, Tryco, Vampi-Framan, VD 923, Vedecillin

V Antibioticum

*4969-01* 42190-91-0

H Verbindung (1:1) mit Probenecid (Nr. 2317)

S MK-356, *Pivampicillin probenate*

V Antibioticum

*4969-02* 59549-62-1

H Pamoat (Embonat) (2:1)

S *Pivampicillin pamoate*

V Antibioticum

*4970* *(4057)* $C_{22}H_{29}N_3S_2$

1420-55-9

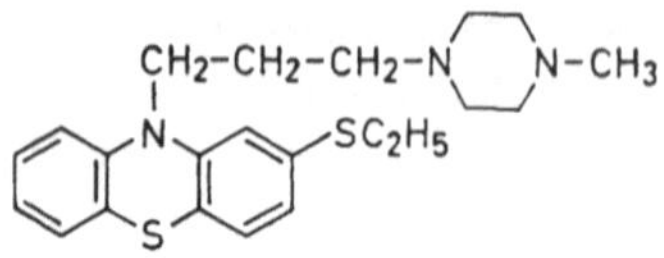

2-Ethylthio-10-[3-(4-methyl-1-piperazinyl)-propyl]-phenothiazin = 2-(Ethylthio)-10-[3-(4-methyl-1-piperazinyl)propyl]-10*H*-phenothiazin (●)

H Dimaleinat (1179-69-7)
[oder auch Dimalat (52239-63-1)]

S GS 95, *Thiethylperazindimaleinat***, *Tietilperazina dimaleato*, Torecan, Toresten, Tresten

V Antiemeticum, Antivertiginosum

---

*4971* *(4058)* $C_{22}H_{29}N_7O_5$

53-79-2

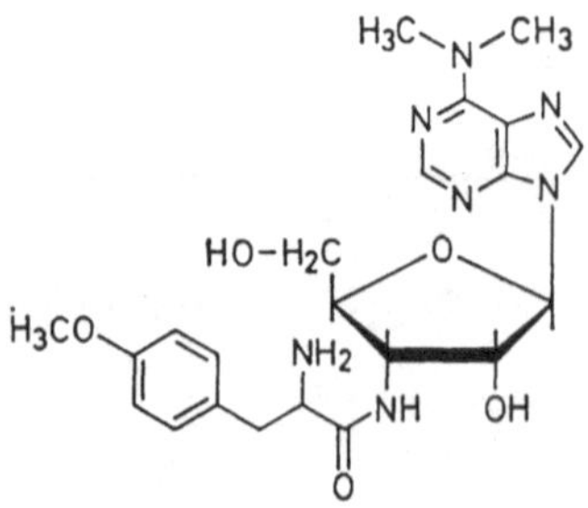

6-Dimethylamino-9-[3-(*p*-methoxy-L-β-phenylalanylamino)-3-deoxy-β-D-ribofuranosyl]-purin = 3'-(L-α-Amino-*p*-methoxyhydrocinnamido)-3'-deoxy-*N*,*N*-dimethyladenosin = (*S*)-3'-[[2-Amino-3-(4-methoxyphenyl)-1-oxopropyl]amino]-3'-deoxy-*N*,*N*-dimethyladenosin (●)

H auch Hydrochlorid (58-58-2)

S Achromycin (alte Form), CL 16536, 2123 L, NSC-3055, P-638, *Puromicina*, *Puromycin**, Stillomycin, Stylomycin

V Antibioticum aus Streptomyces alboniger

*4972* *(4059)* $C_{22}H_{30}Cl_2N_{10}$

**55-56-1**

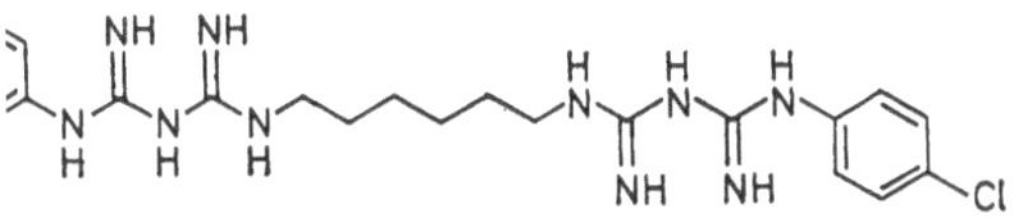

1,1′-Hexamethylen-bis-[5-(*p*-chlorphenyl)-biguanid] = 1,6-Bis-[5-(*p*-chlorphenyl)-diguanido]-hexan = *N*,*N*′′′′′-1,6-Hexandiylbis[*N*′-(4-chlorphenyl)imidodicarbonimiddiamid] = *N*,*N*′′-Bis(4-chlorphenyl)-3,12-diimino-2,4,11,13-tetraazatetradecandiimidamid (●)

H auch Salze [Diacetat **(56-95-1)**, Dihydrochlorid **(3697-42-5)**, Di-D-gluconat **(18472-51-0)**]

S Abacil, anti-Plaque, AY-5312, Bidex, Biotensid, *Chlorhexidin***, Chlorohex, Corsodyl, Fimeil, Hexadol, Hexol, Hibiclens, Hibiscrub, Hibitane, Lisium, Nolvasan, Oronine H, Plak-out, Präparat 10040, Rally-A-S, Rotersept, Šeptalone, Soretol, Sterilone

V Antisepticum (gegen Staphylokokkeninfektionen)

---

*4973* *(4060)* $C_{22}H_{30}FO_8P$

**16562-18-8**

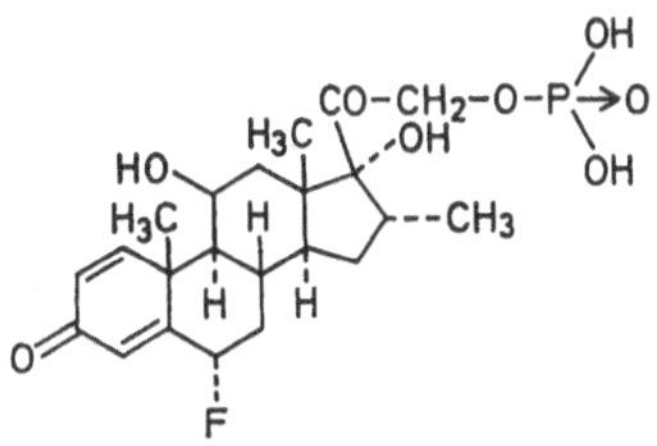

6α-Fluor-11β,17α,21-trihydroxy-16α-methyl-1,4-pregnadien-3,20-dion-21-dihydrogenphosphat = 6α-Fluor-16α-methylprednisolon-21-phosphat = (6α,11β,16α)-6-Fluor-11,17-dihydroxy-16-methyl-21-(phosphonooxy)pregna-1,4-dien-3,20-dion (●)

H Dinatriumsalz **(2145-14-4)**

S Cortidene soluble, Monocortin-S, *Paramethasondinatriumphosphat*, Solu-Dilar, Soludillar

V antiphlogistisch und antiallergisch wirksames Glucocorticoid

*4974* *(4061)* $C_{22}H_{30}FO_8P$

**312-93-6**

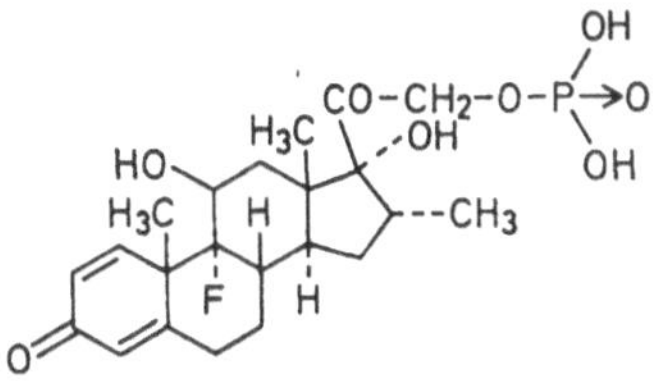

9α-Fluor-11β,17α,21-trihydroxy-16α-methyl-1,4-pregnadien-3,20-dion-21-dihydrogenphosphat = 9α-Fluor-16α-methylprednisolon-21-phosphat = (11β,16α)-9-Fluor-11,17-dihydroxy-16-methyl-21-(phosphonooxy)pregna-1,4-dien-3,20-dion (●)

S Calonat-liofilizado, Decadran-inyect., Decadronphosphat, Decasone-Inj., Dexafar, *Dexamethasonphosphat*, Dexona, Eta-Cortilen, Ificort-Inj., Juvadexon-Amp., Neodecadron, Wymesone-Inj.

V wasserlösliches Dexamethasonderivat

*4974-01* *(4061a)* **2392-39-4**

H Dinatriumsalz

S Cebedex, Colvasone, Corson, Decaderm „Frosst, Desalark (collirio + pomata), Desone, Detason, Dexacort „Ikapharm" (inj. + ointm.), Dexadreson, Dexagro, Dexalavis, Dexamed-Monoampulle, Dexject, Dexsone, Dezone, Fortecortin-Mono-Amp., Grosodexon-Amp., Hexadrol Phosphate Inj., Megacort, NR 21 P, Novadex „Nova", Opidexol, Oradexon-Amp., Orgadrone-Inj., Osatron-Solución, Penthasone, Soldesam, Solone inyect., Solu-Decadron, Spersadex, Triamcort „Faran", Turbinaire

V wasserlösliches Dexamethasonderivat

---

*4975* *(4062)* $C_{22}H_{30}FO_8P$

**360-63-4**

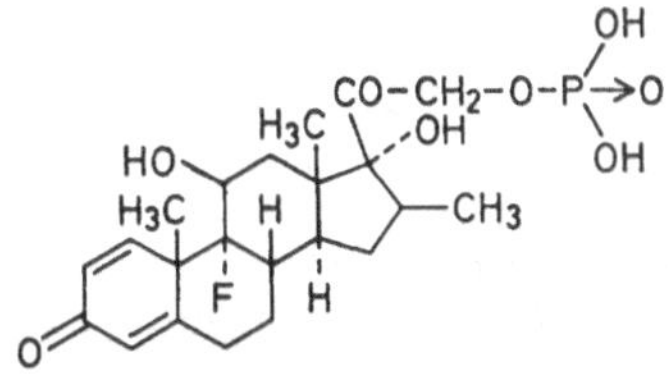

9α-Fluor-11β,17α,21-trihydroxy-16β-methyl-1,4-pregnadien-3,20-dion-21 dihydrogenphosphat = 9α-Fluor-16β-methylprednisolon-21-phosphat = (11β,16β)-9-Fluor-11,17-dihydroxy-16-methyl-21-(phosphonooxy)pregna-1,4-dien-3,20-dion (●)

H Dinatriumsalz (151-73-5)

S Bentelan, Beta-corlan, Betafluorene-Gocce, Betallorens, Betameson, *Betamethasondisodiumphosphat*, Betapred „Glaxo", Betnasol, Betnesol, Betnesol WL, Celestan solubile, Célestène injectable, Celestona, Celestone Repetabs, Emilan, *Flubenisolondinatriumphosphat*, Linosal, Paucisone, Sclane-Amp., Solu-Celestan, Topicorten

V wasserlösliches Betamethasonderivat

---

*4976* *(4063)* $C_{22}H_{30}N_2$

13 838-14-7

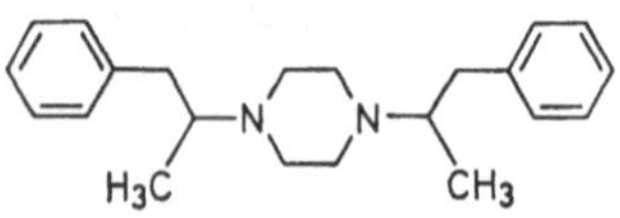


1,4-Bis-(α-methylphenethyl)-piperazin = 1,4-Bis-(1-phenylisopropyl)-piperazin = 1,4-Bis(1-methyl-2-phenylethyl)piperazin (●)

H Dihydrochlorid (13 754-23-9)

S Diphenazin, F 200, Quietidin

V Neurolepticum

---

*4977* $C_{22}H_{30}N_2$

37 640-71-4

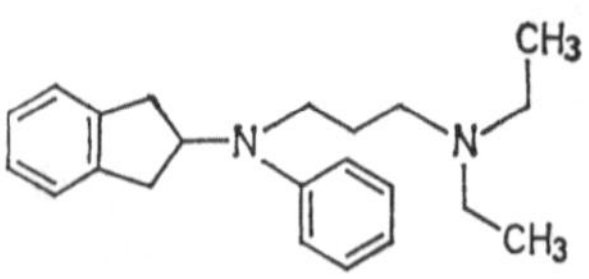


*N*-(3-Diethylaminopropyl)-*N*-phenyl-2-indanamin = *N,N*-Diethyl-*N'*-2-indanyl-*N'*-phenyl-1,3-propandiamin = 3-(*N*-Indan-2-yl-*N*-phenylamino)-propyldiethylamin = *N*-(2,3-Dihydro-1*H*-inden-2-yl)-*N',N'*-diethyl-*N*-phenyl-1,3-propandiamin (●)

H Hydrochlorid (33 237-74-0)

S AC 1802, Amidonal, *Aprindinhydrochlorid***, Fibocil, Fiboran, Lilly 83 846, Ritmusan

V Antiarrhythmicum

---

*4978* *(4064)* $C_{22}H_{30}N_2O_2$

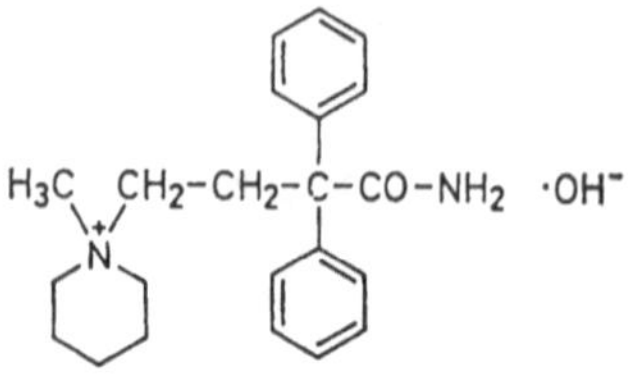


1-(3-Carbamoyl-3,3-diphenylpropyl)-1-methylpiperidiniumhydroxid = 2,2-Diphenyl-4-piperidinobutyramidmethylhydroxid = 1-(4-Amino-4-oxo-3,3-diphenylbutyl)-1-methylpiperidiniumhydroxid (●)

H Bromid (125-60-0)

S *Fenpipramidmethylbromid*, *Fenpiveriniumbromid***, Hoechst 12494, Resantin

V Spasmolyticum

---

*4979* *(4065)* $C_{22}H_{30}N_2O_2$

32 665-36-4

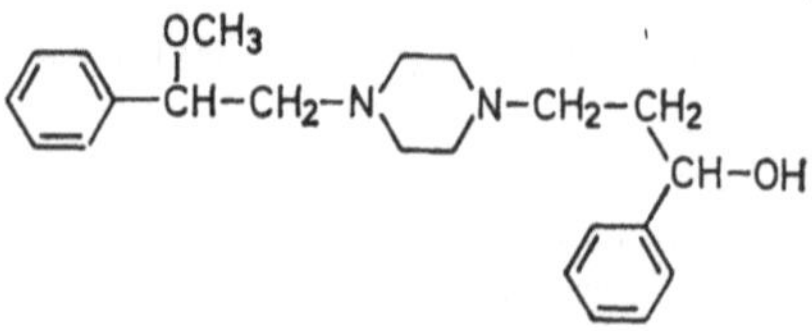


3-[4-(β-Methoxyphenethyl)-piperazin-1-yl]-1-phenylpropan-1-ol = 4-(2-Methoxy-2-phenylethyl)-α-phenyl-1-piperazinpropanol (●)

H Dihydrochlorid (27 588-43-8)

S *Eprozinoldihydrochlorid***, Eupneron

V Antiasthmaticum

---

*4980* *(4066)* $C_{22}H_{30}N_2O_2$

466-49-9

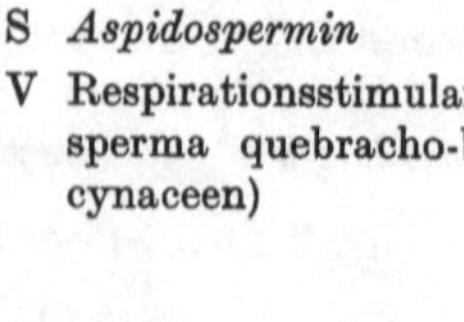


1-Acetyl-17-methoxyaspidospermidin (●)

S *Aspidospermin*

V Respirationsstimulans (Alkaloid aus Aspidosperma quebracho-blanco und anderen Apocynaceen)

*4981* *(4067)* $C_{22}H_{30}N_2O_6$
**17 692-56-7**

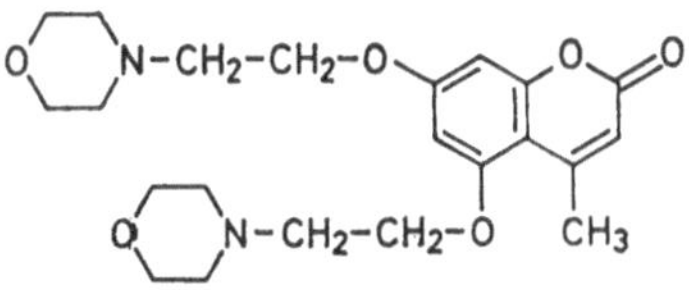

4-Methyl-5,7-bis-(2-morpholinoethoxy)-cumarin = 4-Methyl-5,7-bis[2-(4-morpholinyl)ethoxy]-2*H*-1-benzopyran-2-on (●)

H Dihydrochlorid

S Fleboxil, *Moxicoumondihydrochlorid***, *Moxicumoni chloridum*, Moxile, Rec 15/0019

V Kapillartherapeuticum

---

*4982* $C_{22}H_{30}N_4OS$
**34 349-88-7**

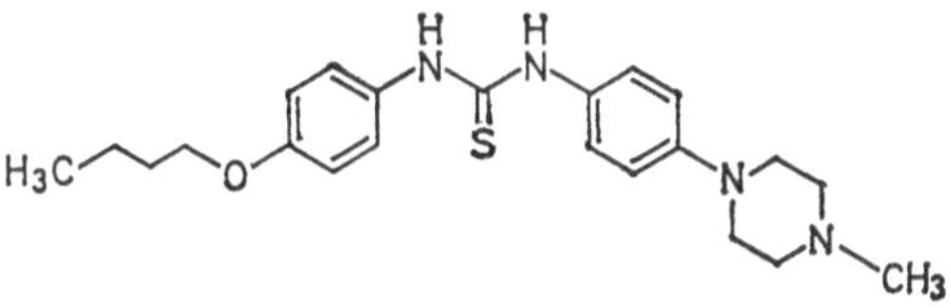

4-Butoxy-4′-(4-methylpiperazin-1-yl)-thiocarbanilid = *N*-(4-Butoxyphenyl)-*N*′-[4-(4-methyl-1-piperazinyl)phenyl]thioharnstoff (●)

S Butomelid

V Tuberkulostaticum

---

*4983* *(4068)* $C_{22}H_{30}N_4O_2S_2$
**316-81-4**

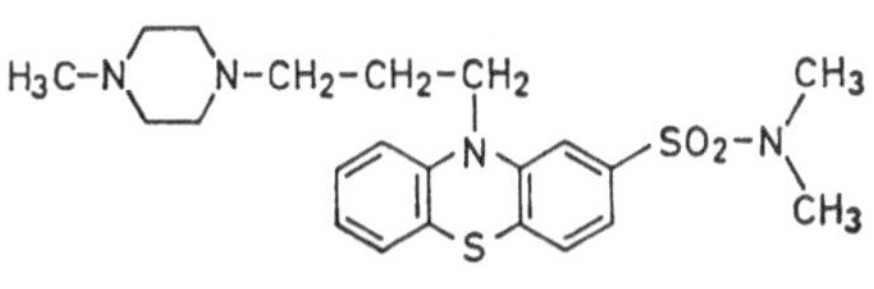

*N,N*-Dimethyl-10-[3-(4-methyl-1-piperazinyl)-propyl]-phenothiazin-2-sulfonamid = 3-Dimethylsulfamoyl-10-[3-(4-methyl-1-piperazinyl)-propyl]-phenothiazin = *N,N*-Dimethyl-10-[3-(4-methyl-1-piperazinyl)propyl]-10*H*-phenothiazin-2-sulfonamid (●)

H Bis-methansulfonat (2347-80-0)

S Cephalmin, Majeptil, Mayeptil, 7843 R.P., SKF 5883, Sulfenazin, Thioperazine, *Thioproperazindimesilat***, Vontil

V Neurolepticum, Antiemeticum

---

*4984* $C_{22}H_{30}O_3$
**35 100-44-8**

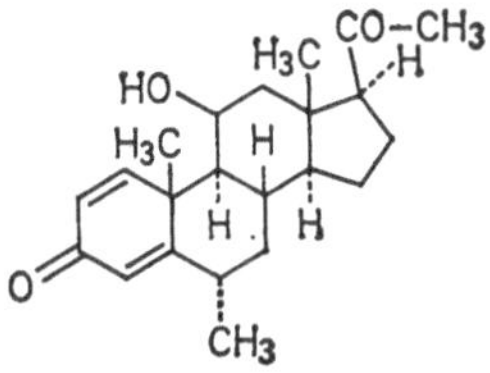

11β-Hydroxy-6α-methyl-1,4-pregnadien-3,20-dion = (6α,11β)-11-Hydroxy-6-methylpregna-1,4-dien-3,20-dion (●)

S Aldrisone, Delta-Medryson, *Endrison***, *Endrysone*

V antiphlogistisch und antiallergisch wirksames Glucocorticoid

---

*4985* *(4069)* $C_{22}H_{30}O_3$
**3562-63-8**

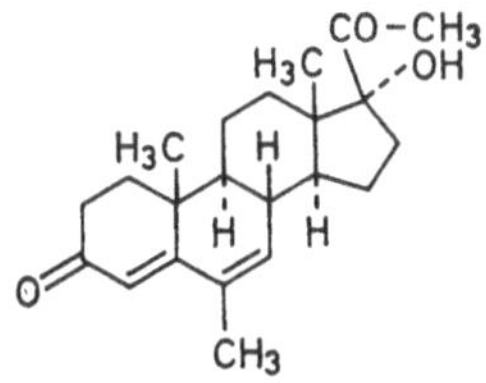

17α-Hydroxy-6-methyl-4,6-pregnadien-3,20-dion = 17-Hydroxy-6-methylpregna-4,6-dien-3,20-dion (●)

H vgl. auch Nr. 5314

S *Megestrol**

V Progestativum

---

*4986* *(4070)* $C_{22}H_{30}O_3$
**22 733-60-4**

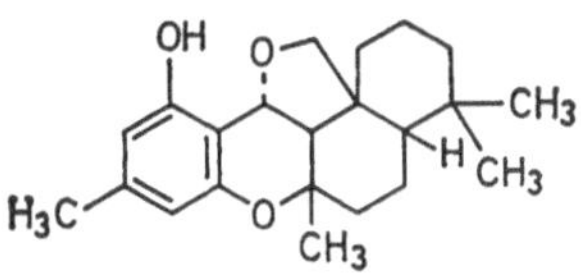

[4a*S*-(4aα,6aα,11bβ,13a*R**,13bα)]-1,2,3,4,4a,5,6,6a,11b,13b-Decahydro-4,4,6a,9-tetramethyl-13*H*-benzo[*a*]furo[2,3,4-*mn*]xanthen-11-ol (●)

S Piadar-Wirkstoff, *Siccanin***

V antimykotisch wirksames Antibioticum aus Helminthosporium siccans

*4987* *(4071)* $C_{22}H_{30}O_4$
4138-96-9

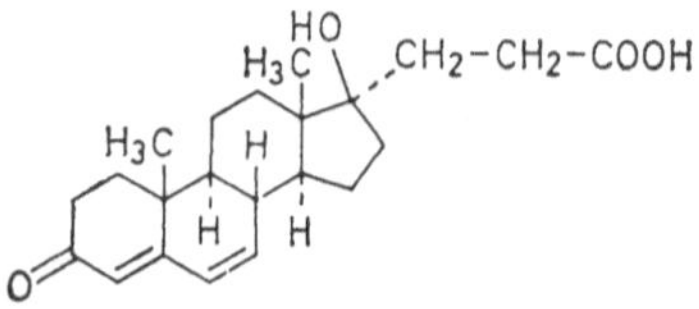

3-(17β-Hydroxy-3-oxo-4,6-androstadien-17α-yl)-propionsäure = 17β-Hydroxy-3-oxo-17α-pregna-4,6-dien-21-carbonsäure = (17α)-17-Hydroxy-3-oxopregna-4,6-dien-21-carbonsäure (●)

S *Acide canrénoique***, *Acidum canrenoicum***, *Canrenoic acid***

V Aldosteronantagonist

*4987-01* *(4071a)* 2181-04-6

H Kaliumsalz

S Aldactone pro inj., *Aldadiene-Kalium*, *Canrenoate Potassium*, 8109 C.B., *Kalii canrenoas***, MF 465a, Osiren pro inj., Osyrol pro inj., *Potassium canrenoate***, SC-14266, Soldactona, Soldactone, Soludactone

V Aldosteronantagonist, Diureticum

---

*4988* *(4072)* $C_{22}H_{30}O_5$
83-43-2

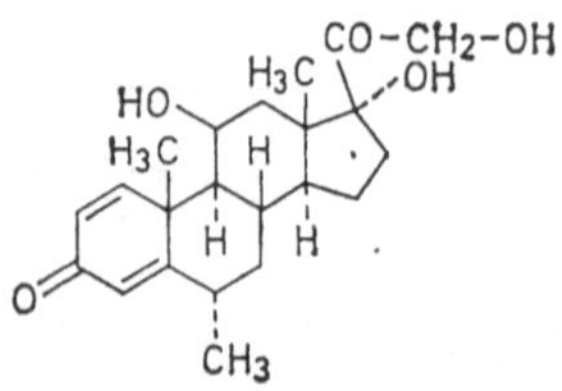

11β,17α,21-Trihydroxy-6α-methyl-1,4-pregnadien-3,20-dion = 6α-Methylprednisolon = (6α,11β)-11,17,21-Trihydroxy-6-methylpregna-1,4-dien-3,20-dion (●)

H vgl. auch Nrr. 5003, 5319, 5520, 5823

S Besônia, Bioprednon, Caberdelta-M, Cortalfa, Dimedrol „Upjohn", Esametone, Eutisone, Firmacort, Medesone, Medrate, Medrelon, *Médrocortisone*, Medrol, Medrone, Mega-Star, Meristolone, Mesopren, Metastab, *Methylprednisolon***, Metilbetasone, Metilcort, Metilprednilone, *Metilprednisolone*, Metilstendiolo, Metrisone, Moderin, Nixolan, Noretona, NSC-19987, Prednilen, Prednol-L, Promacortine, Radiosone, Reactenol, Sieropresol, Summicort, Suprametil, U-7532, Urbason, Wyacort

V antiphlogistisch und antiallergisch wirksames Glucocorticoid

---

*4989* *(4073)* $C_{22}H_{30}O_5$
6785-62-2

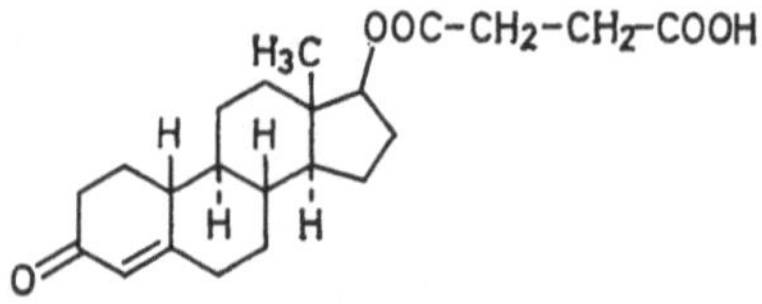

17β-Hydroxy-4-östren-3-on-17-hydrogensuccinat = 19-Nortestosteronhemisuccinat = (17β)-17-(3-carboxy-1-oxopropoxy)östr-4-en-3-on (●)

S Anabolico „Master", Menidrabol, *Nandrolonhydrogensuccinat*, *Nortestosteronhemisuccinat*

V Anabolicum

---

*4990* *(4074)* $C_{22}H_{30}O_5S_2$

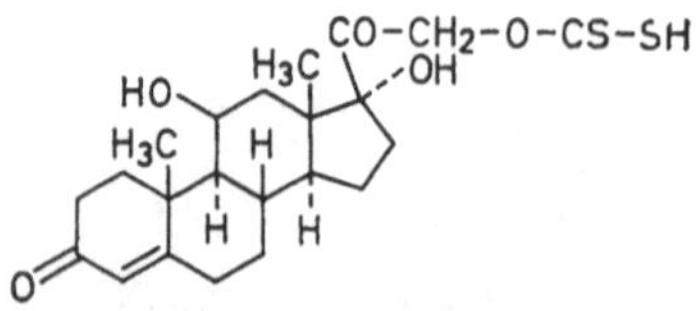

11β,17α,21-Trihydroxy-4-pregnen-3,20-dion-21-*O*-hydrogendithiocarbonat = Hydrocortison-21-xanthogensäure = (11β)-21-[(Mercaptocarbonothioyl)oxy]-11,17-dihydroxypregn-4-en-3,20-dion (●)

H auch 2,2'-Iminodiethanolsalz (Diethanolaminsalz)

S Solvisat

V antiallergisch wirksames Glucocorticoid zur lokalen Anwendung

*4991* *(4075)* $C_{22}H_{30}O_8$
**18296-44-1**

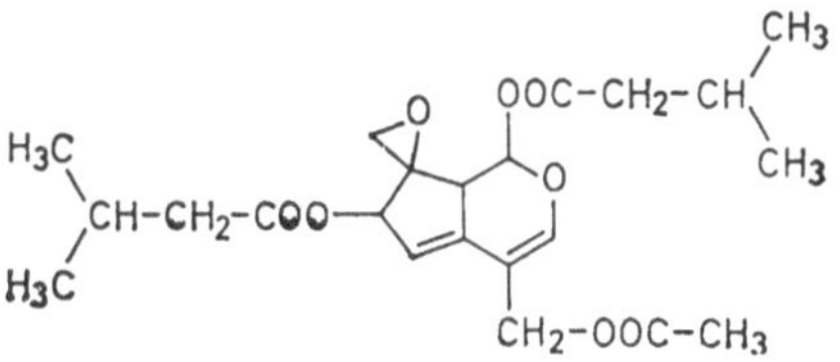

1,7a-Dihydro-1,6-dihydroxyspiro-[cyclopenta[*c*]-pyran-7(6*H*)-2′-oxiran]-4-methanol-4-acetat-1,6-diisovalerianat = 4-Acetoxymethyl-1,6-diisovaleroxy-1,6,7,7a-tetrahydrocyclopenta[*c*]pyran-7-spiro-2′-oxiran = 3-Methylbutansäure-(1α,6β,7α,7aα)-(+)-4-[(acetyloxy)methyl]-6,7a-dihydrospiro[cyclopenta[*c*]pyran-7(1*H*),2′-oxiran]-1,6-diylester (●)

S *Valepotriat*, *Valtrat**

V Sedativum (Wirkstoff aus den Wurzeln von Valeriana officinalis)

---

*4992* *(4076)* $C_{22}H_{31}BrClNO_2$

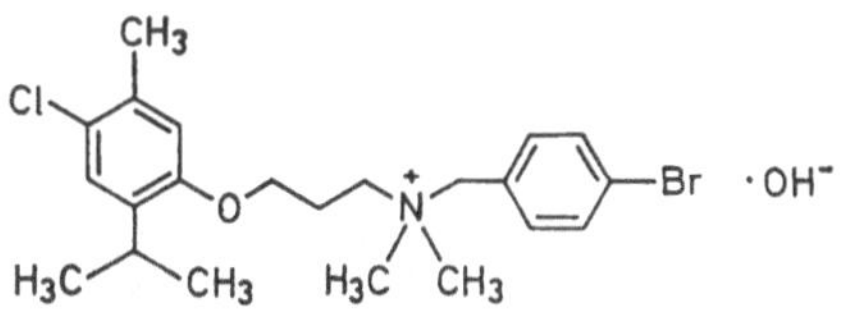

*N*-(*p*-Brombenzyl)-*N*-[3-(4-chlor-2-isopropyl-5-methylphenoxy)-propyl]-dimethylammonium-hydroxid = 4-Brom-*N*-[3-[4-chlor-5-methyl-2-(1-methylethyl)phenoxy]propyl]-*N*,*N*-dimethyl-benzenmethanaminiumhydroxid (●)

H Chlorid **(7008-13-1)**

S *Halopeniumchlorid***, *Haloponi chloridum*

V Chemotherapeuticum

---

*4993* *(4077)* $C_{22}H_{31}ClO_2$
**5591-27-5**

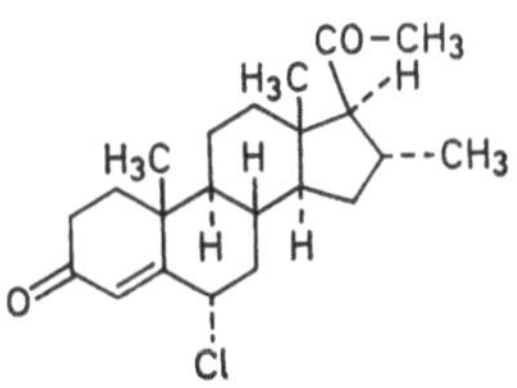

6α-Chlor-16α-methyl-4-pregnen-3,20-dion = (6α,16α)-6-Chlor-16-methylpregn-4-en-3,20-dion (●)

S *Clometeron***, *Clometherone*, L 38000

V Antiöstrogen

---

*4994* *(4078)* $C_{22}H_{31}ClO_3$
**2162-44-9**

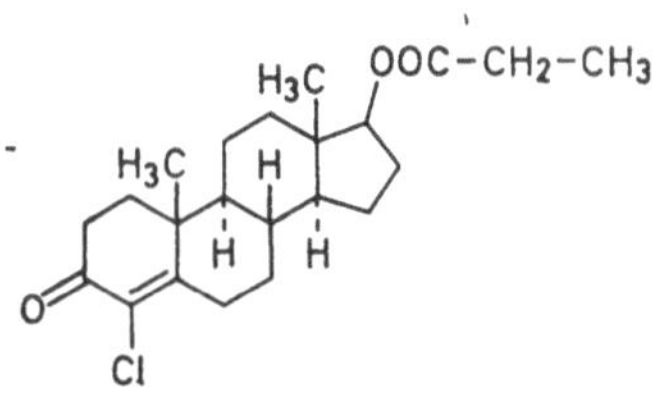

4-Chlor-17β-hydroxy-4-androsten-3-on-17-propionat = 4-Chlortestosteronpropionat = (17β)-4-Chlor-17-(1-oxopropoxy)androst-4-en-3-on (●)

S *Clostebolpropionat***, Yonchlon

V Anabolicum

---

*4995* *(4079)* $C_{22}H_{31}NO$
**13988-32-4**

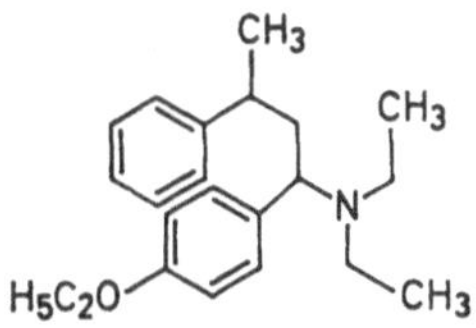

*N*,*N*-Diethyl-1-(*p*-ethoxyphenyl)-3-phenylbutyl-amin = 1-(*p*-Ethoxyphenyl)-1-diethylamino-3-methyl-3-phenylpropan = α-(4-Ethoxyphenyl)-*N*,*N*-diethyl-γ-methylbenzenpropanamin (●) = *p*-Ethoxy-*N*,*N*-diethyl-α-(β-methylphenethyl)-benzylamin

H Hydrochlorid

S Sp 725, Spasmalfher (spasmolyt. Komponente)

V Spasmolyticum

---

*4996* *(4080)* $C_{22}H_{31}NO_2$

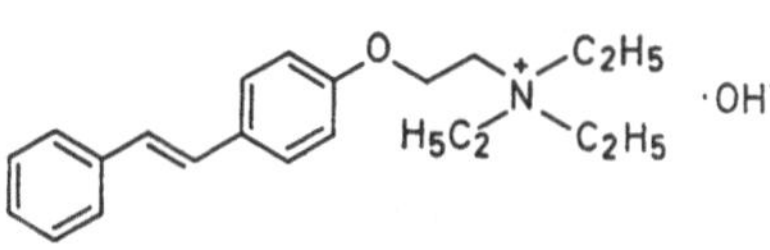

*N*,*N*,*N*-Triethyl-2-(*p*-styrylphenoxy)-ethylammoniumhydroxid = Triethyl-(β-4-stilbenoxyethyl)-

ammoniumhydroxid = *N,N,N*-Triethyl-2-[4-(2-phenylethenyl)phenoxy]ethanaminiumhydroxid (●)

H Jodid (2551-76-0)

S Elvetil, Elveton, M.G. 624, *Stilbethonii iodidum*, *Stiloniumjodid***

V Ganglioplegicum, Spasmolyticum

---

*4997* $C_{22}H_{31}NO_2$

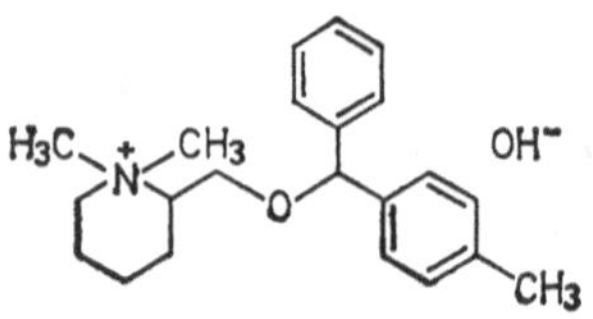

1,1-Dimethyl-2-(*p*-methyl-α-phenylbenzyloxy-methyl)-piperidiniumhydroxid = 1,1-Dimethyl-2-[[(4-methylphenyl)phenylmethoxy]methyl]piperidiniumhydroxid (●)

H Bromid (35620-67-8)

S *Pirdoniumbromid***

V Antihistaminicum

---

*4998* *(4081)* $C_{22}H_{31}NO_3$
5633-20-5

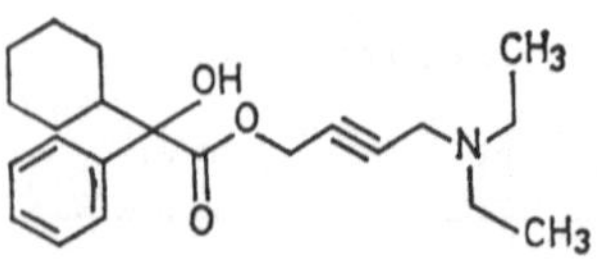

α-Phenylcyclohexylglykolsäure-4-diethylamino-2-butinylester = α-Cyclohexyl-α-hydroxybenzenessigsäure-4-(2-diethylamino)-2-butinylester (●)

H auch Hydrochlorid (1508-65-2)

S Ditropan, MJ 4309-1, *Oxibutyninum*, *Oxybutynin***, Pasmonul, Tropax

V Anticholinergicum, Spasmolyticum

*4999* *(4082)* $C_{22}H_{31}NO_3$
23271-63-8

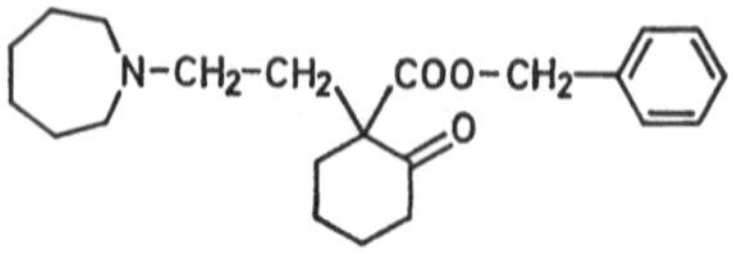

2-Oxo-1-[β-(perhydroazepin-1-yl)-ethyl]-cyclohexancarbonsäurebenzylester = 2-(β-Hexamethyleniminoethyl)-cyclohexanon-2-carbonsäurebenzylester = 1-[2-(Hexahydro-1*H*-azepin-1-yl)ethyl]-2-oxocyclohexancarbonsäurephenylmethylester (●)

S 580, *Amicibon***, Biotussal, Pectipront

V Antitussivum

---

*5000* *(4083)* $C_{22}H_{31}NO_3$

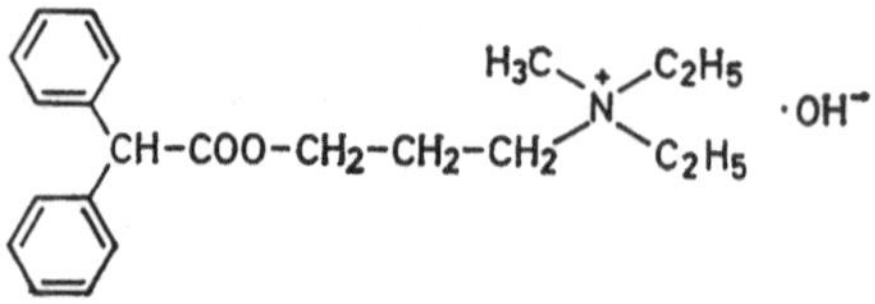

*N,N*-Diethyl-*N*-methyl-3-(diphenylacetoxy)-propylammoniumhydroxid = Diphenylessigsäure-γ-diethylaminopropylestermethylhydroxid = 3-[(Diphenylacetyl)oxy]-*N,N*-diethyl-*N*-methyl-1-propanaminiumhydroxid (●)

H Methylsulfat (3811-12-9)

S Mespenal, Mesphenal

V Anticholinergicum

---

*5001* *(4084)* $C_{22}H_{31}N_3O_4S$
3689-73-4

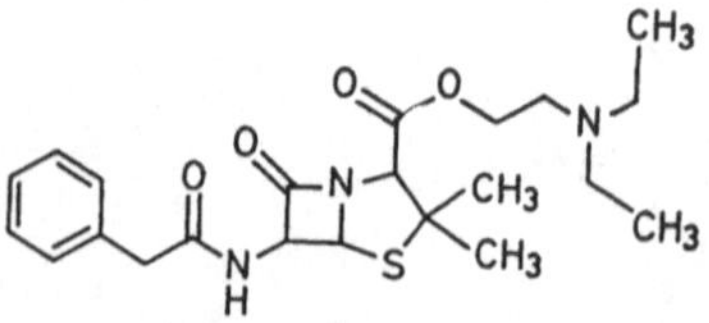

3,3-Dimethyl-7-oxo-6-phenylacetamido-4-thia-1-azabicyclo[3.2.0]heptan-2-carbonsäure-β-diethylaminoethylester = Benzylpenicillin-β-diethylaminoethylester = [2*S*-(2α,5α,6β)]-3,3-Dimethyl-7-

oxo-6-[(phenylacetyl)amino]-4-thia-1-azabicyclo-[3.2.0]heptan-2-carbonsäure-2-(diethylamino)-ethylester (●)

H Hydrojodid (808-71-9)

S Aephycillinum, Alivin, Bronchocillin, Broncho-pen, Broncociline, Broncopen, Broncopenil, DAP, Deripen, Ephicillinum, Esterloven, Esto-pen, Estopenil, Iodocillina, Leocillin, Mamyzin-forte, Neo-Penil, Pemacillin, Penester, *Pénéthacilline, Penethamathydrojodid,* Penibronchial, Peni-Pulmo 500, Pneumocilina, Pneuropenil, Pulmaxil N, Pulmo 500, Toraxilina

V Antibioticum

*5002* $C_{22}H_{31}N_3O_5$
**23887-46-9**

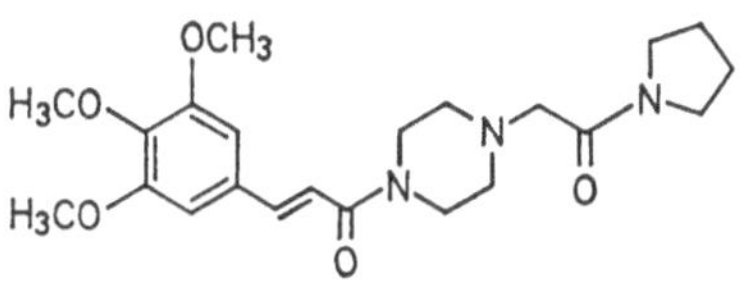

4 (3,4,5-Trimethoxycinnamoyl)-1-piperazinessig-säurepyrrolidid = 1-(1-Pyrrolidinylcarbonylme-thyl)-4-(3,4,5-trimethoxycinnamoyl)-piperazin = 1-[2-Oxo-2-(1-pyrrolidinyl)ethyl]-4-[1-oxo-3-(3,4,5-trimethoxyphenyl)-2-propenyl]piperazin (●)

H Maleat (28044-46-4)

S *Cinepazidmaleat***, MD 67350, Vasodistal

V Vasodilatans

*5003* $C_{22}H_{31}O_8P$
**22252-38-6**

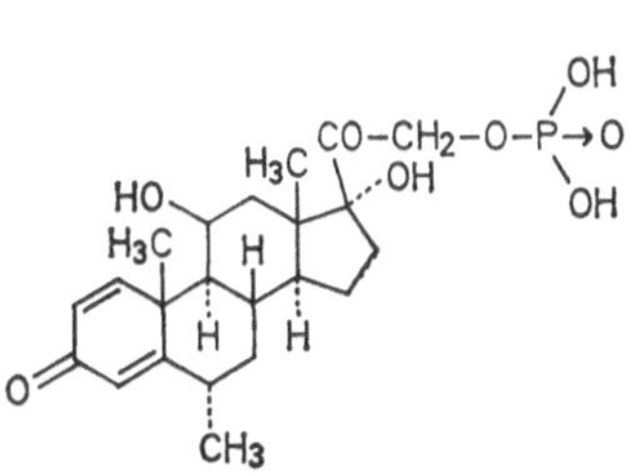

11β,17α,21-Trihydroxy-6α-methyl-1,4-pregnadien-3,20-dion-21-dihydrogenphosphat = (6α,11β)-11,17-Dihydroxy-6-methyl-21-(phosphonooxy)-pregna-1,4-dien-3,20-dion (●)

H Dinatriumsalz (5015-36-1)

S Medrol Stabisol, *Methylprednisolone sodium phosphate,* U-12019 E

V antiphlogistisch und antiallergisch wirksames Glucocorticoid

*5004* *(4085)* $C_{22}H_{32}N_2O_3$

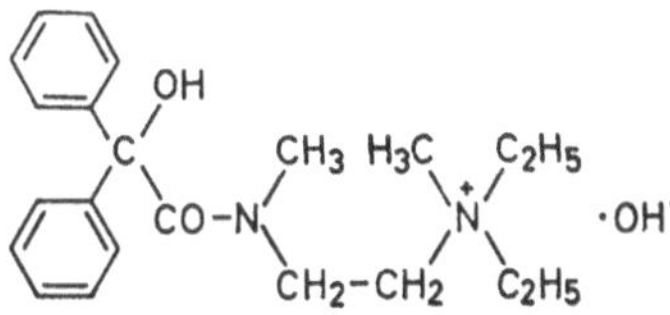

*N,N*-Diethyl-*N*-methyl-2-(*N*-methylbenzil-amido)-ethylammoniumhydroxid = *N*-(β-Diethyl-aminoethyl)-*N*-methylbenzilamidmethylhydroxid = *N,N*-Diethyl-2-[(hydroxydiphenylacetyl)-methylamino]-*N*-methylethanaminiumhydroxid (●)

H Chlorid (510-08-7)

S Cotranul, MC 3743

V Anticholinergicum, Spasmolyticum

*5004-01* *(4085a)* **3811-10-7**

H Bromid

S *Benzomethamin(bromid),* MC 3199

V Anticholinergicum, Spasmolyticum

*5005* *(4086)* $C_{22}H_{32}N_2O_5$
**63-12-7**

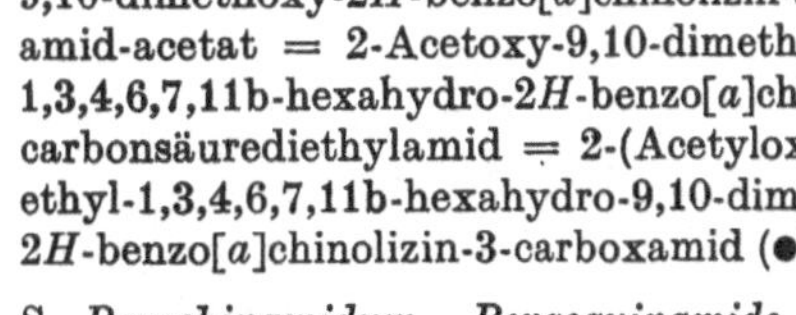

*N,N*-Diethyl-1,3,4,6,7,11b-hexahydro-2-hydroxy-9,10-dimethoxy-2*H*-benzo[*a*]chinolizin-3-carbox-amid-acetat = 2-Acetoxy-9,10-dimethoxy-1,3,4,6,7,11b-hexahydro-2*H*-benzo[*a*]chinolizin-3-carbonsäurediethylamid = 2-(Acetyloxy)-*N,N*-di-ethyl-1,3,4,6,7,11b-hexahydro-9,10-dimethoxy-2*H*-benzo[*a*]chinolizin-3-carboxamid (●)

S *Benzchinamidum, Benzoquinamide, Benzquin-amid***, BZQ, Emete-Con, Emeticon, P-2647, Quantril

V Antiemeticum, Psychopharmakon

*5006* *(4087)* $C_{22}H_{32}N_2O_6$
3215-70-1

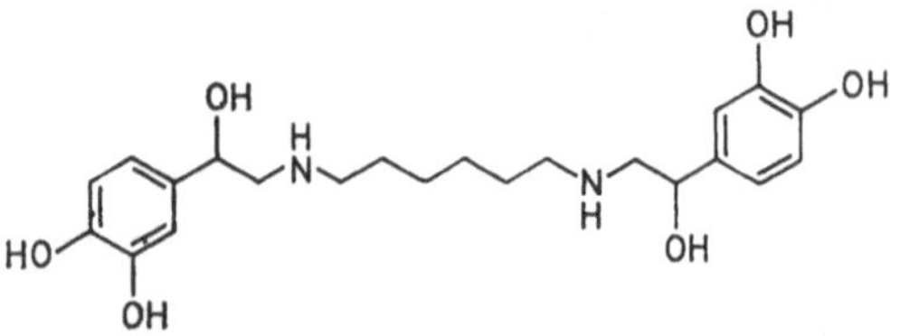

*N,N'*-Hexamethylenbis-[2-amino-1'-(3,4-dihydroxyphenyl)-ethanol] = α,α'-[Hexamethylenbis-(aminomethyl)]-bis-(3,4-dihydroxybenzylalkohol) = 4,4'-[1,6-Hexandiylbis[imino(1-hydroxy-2,1-ethandiyl)]]bis[1,2-benzendiol] (●)

H auch Dihydrochlorid (4323-43-7) oder Sulfat (30117-45-4)

S Broncholysin, Byk 1512, Etoscol, *Hexoprenalin***, Ipradol „Linz", Leanol, Prelin, ST 1512

V Bronchodilatans

---

*5007* *(4088)* $C_{22}H_{32}O_2$
127-47-9

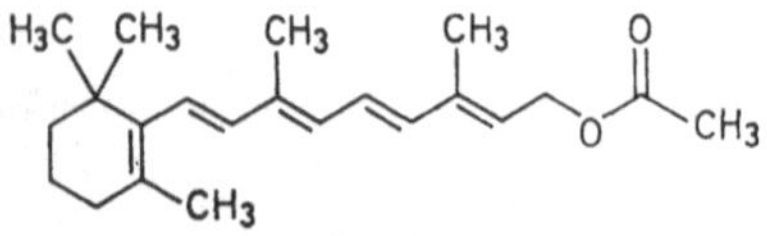

3,7-Dimethyl-9-(2,6,6-trimethyl-1-cyclohexenyl)-2,4,6,8-nonatetraenylacetat = Vitamin-A-acetat = Retinolacetat (●)

S Ahan, Alphavisan, Amirale, Amplex-A, A-Norman, Arcavit A, Ariovit, Arovit, A-„Servet", A-Vite, Forceval, Gerbera A, Hidrovitamina A, Homagenets-A, Nalfan, NiO-A-Let, Palvit-A, *Retinolacetat*, Sehkraft A, Stabil A, Viatate, *Vitamin-A-acetat*, Vitamin A „Spofa"-Caps., Win-Vite A

V Vitamin-A-Präparat

---

*5008* *(4089)* $C_{22}H_{32}O_2$
6903-07-7

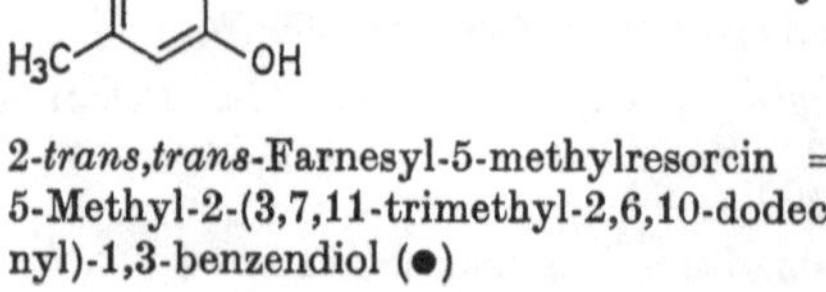

2-*trans,trans*-Farnesyl-5-methylresorcin = (*E,E*)-5-Methyl-2-(3,7,11-trimethyl-2,6,10-dodecatrienyl)-1,3-benzendiol (●)

S *Grifolin*

V Antibioticum

---

*5009* *(4090)* $C_{22}H_{32}O_2$
117-51-1

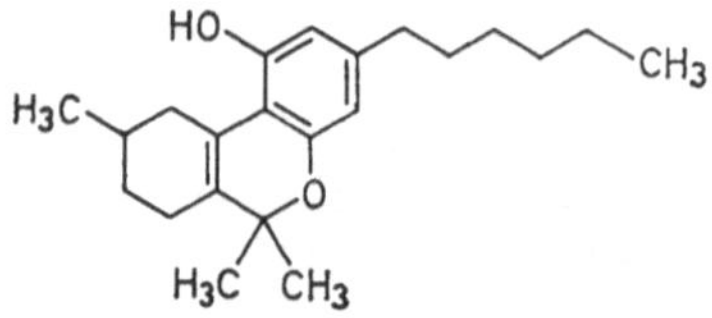

3-Hexyl-6,6,9-trimethyl-7,8,9,10-tetrahydro-6*H*-dibenzo[*b,d*]pyran-1-ol (●)

S Parahexyl, Pyrahexyl, Synhexyl

V Euphoricum zur Behandlung von Thalamusdysfunktionen

---

*5010* $C_{22}H_{32}O_2$
39219-28-8

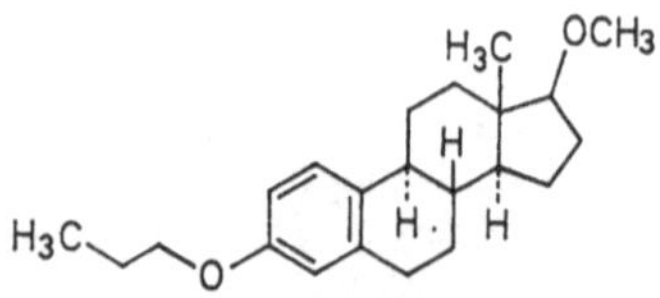

17β-Methoxy-3-propoxyöstra-1,3,5(10)-trien = (17β)-17-Methoxy-3-propoxyöstra-1,3,5(10)-trien (●)

S Colpotrophine, Deliproderm, *Promestrien***

V lokal wirksames Glucocorticoid

---

*5011* $C_{22}H_{32}O_3$
33765-80-9

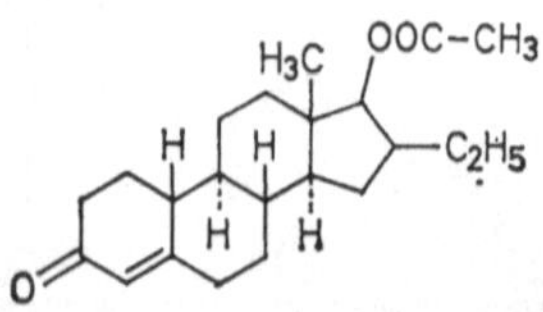

16β-Ethyl-17β-hydroxy-4-östren-3-on-17-acetat = 17β-Acetyloxy-16β-ethylöstr-4-en-3-on = (16β,17β)-17-(Acetyloxy)-16-ethylöstr-4-en-3-on (●)

S TSAA 328

V Antiandrogen

---

*5012* *(4091)* $C_{22}H_{32}O_3$

2668-66-8

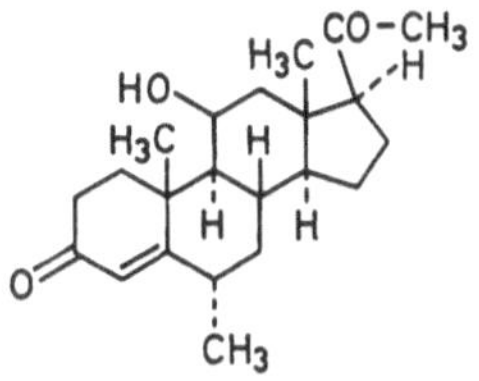

11β-Hydroxy-6α-methyl-4-pregnen-3,20-dion = (6α,11β)-11-Hydroxy-6-methylpregn-4-en-3,20-dion (●)

S GSH-1043, HMS, *Hydroxymethylprogesteron*, Ipoflogin, Medribioptal, Medrifar, *Medrisona*, Medritonic, Medrixon, Medrocort, Medroftal, Medroptil, *Medryson**, NSC-63278, Orion „North Medicamenta", Po-Medrisone, Sedesterol, Spectramedryn, U-8471, Visudrisone

V antiphlogistisch und antiallergisch wirksames Glucocorticoid (zur Anwendung in der Ophthalmologie)

---

*5013* *(4092)* $C_{22}H_{32}O_3$

520-85-4

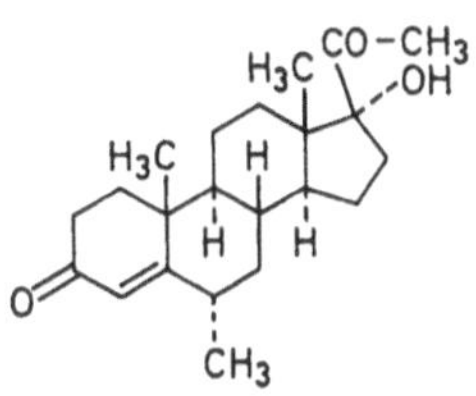

17α-Hydroxy-6α-methyl-4-pregnen-3,20-dion = 6α-Methyl-17α-hydroxyprogesteron = (6α)-17-Hydroxy-6-methylpregn-4-en-3,20-dion (●)

H vgl. auch Nr. 5337

S *Medrossiprogesterone*, *Medroxiprogesteronum*, *Medroxyprogesteron***

V Progestativum

*5014* *(4093)* $C_{22}H_{32}O_3$

57-85-2

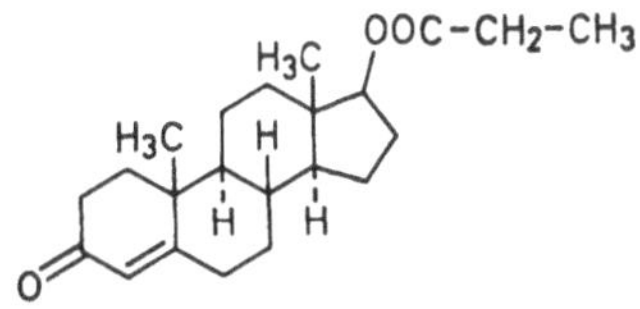

17β-Hydroxy-4-androsten-3-on-17-propionat = $\Delta^4$-Androsten-17β-ol-3-on-17-propionat = (17β)-17-(1-Oxopropoxy)androst-4-en-3-on (●)

S Agovirin, Akroteston, Anderone, Andrest-Inj., Androfort, Andro-Hart, Andrhormone-Inj., Androlan in oil, Androlin Oil, Androlon, Andronex-Amp., Andro „Richter", Androsan-Amp., Androteston, Androtest P., Androxid, Androxil-intramusc., Andrusol P, Anertan, Arenorm, Biomestrone, Bio-Testiculina, Bio-Teston, Cosex TP 50, Enarmon-Inj., Entestil, Espronate, Forton, Gonadrone, Hermo M, Homan-inj., Homandren-Amp., Homogene-P, Homosteron, Hormale-inj., Hormondrine-Inj., Hormoteston, Jebasteron, Malogen inj. in oil, Malotrone-P, Masenate, Naphateston, Napionate, Nasdol, Neo-Hombreol, Neo-Testosterona, Neoviron-Amp., NSC-9166, Opotestan, Orchic-Ol, Orchiol, Orchiormon, Orchisteron, Orchisterone-P, Orchistin, Oreton, Orquisteron-P, Pantestin, Perandren-Amp., Perandrone-Amp., Pertestis, Primoniat, Primotest, Primoteston, Propiokan, *Propionyltestosteron*, Propiosteron, Proviron, Sanormon, Sigmatestrone, Solvotest, Sterandril, Stérandryl-Amp., Sterotest, Sunmestrone, Suprasteron-Amp., Synandrol, Syndren-Amp., Synerone, Telipex, Tesendocrin, Testadenos in oil, Testaform Aqueous, Testahomen, Testanon 25, Testarmon, Testarona, Testavirol, Testeplex in oil, Testeubril, Testex, Testin-Amp., Testine, Testinon, Testirene, Testo 100, Testobios, Testodet, Testodrin-Amp., Testo-Endo, Testoferol, Testogen, Testoici, Testoidral, Testokab, Testolets, Teston 25, Teston-Amp., Testonate, Testone, Testonil, Testonique, Testonorpon, Testopronil, Testormol, Testormon, Testorona-Amp., Testosaf, Testoselecta, Testosid, Testosteron-Amp. „Jenapharm", Testosterona Dexter Inyect., Testosterone Farmaselecta, Testosterone Farmitalia, Testosteron forte Amp. „Orion", Testosteron Großmann Amp., *Testosteronpropionat*, Testosteron „Vitis", Testosteron ZZ, Testoviron, Testovis, Testovister, Testovitis, Testoxyl, Testrex, Testrol, Testron

 

„Benzon", Testrone P, Tevirol, Tiverol, Tostrina, Uniteston, Uni-Testron, Virex, Virormolofiale, Virormone, Vulvan

V Testishormon

---

*5015* *(4094)* $C_{22}H_{32}O_3$
434-05-9

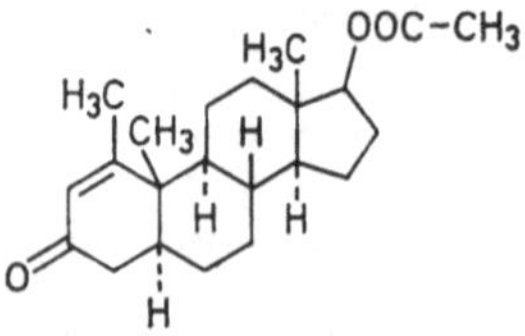


17β-Hydroxy-1-methyl-5α-androst-1-en-3-on-17-acetat = 1-Methyl-Δ¹-androstenolonacetat = (5α,17β)-17-(Acetyloxy)-1-methylandrost-1-en-3-on (●)

H vgl. auch Nr. 5625

S *Metenolonacetat***, *Methenolonacetat*, Nibal Tablets, Primobolan, Primonabol, SH 567, SQ 16496

V Anabolicum

---

*5016* *(4095)* $C_{22}H_{32}O_3$
1242-56-4

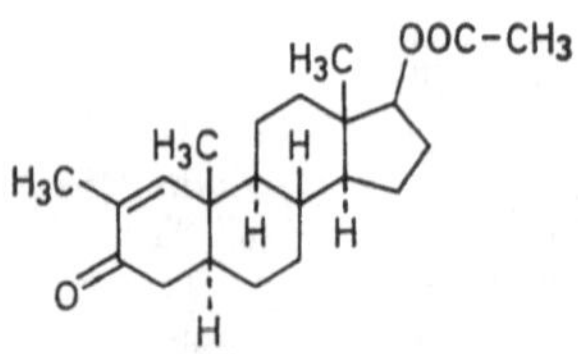


17β-Hydroxy-2-methyl-5α-androst-1-en-3-on-17-acetat = (5α,17β)-17-(Acetyloxy)-2-methylandrost-1-en-3-on (●)

S Anatrofin, RS-2106, S 3760, *Stenbolonacetat***, Stenobolone inyectable

V Anabolicum

*5017* *(4096)* $C_{22}H_{32}O_8$
18296-45-2

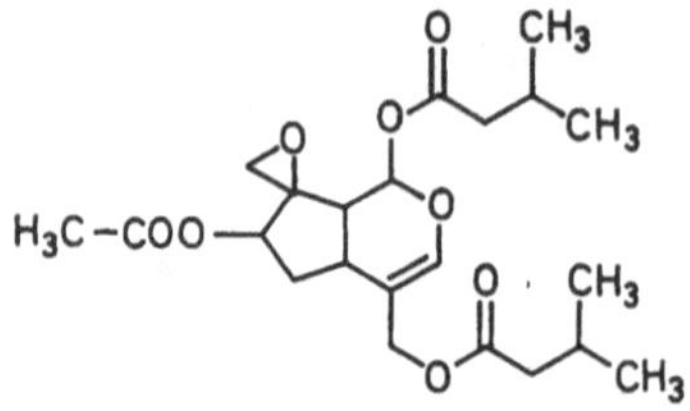


1,4a,5,7a-Tetrahydro-1,6-dihydroxyspiro[cyclopenta[*c*]pyran-7(6*H*),2′-oxiran]-4-methanol-6-acetat-1,4-diisovalerianat = 3-Methylbutansäure-[1*R*-(1α,4aβ,6β,7β,7aβ)]-6-(acetyloxy)-4a,5,6,7a-tetrahydro-4-[(3-methyl-1-oxobutoxy)methyl]-spiro[cyclopenta[*c*]pyran-7(1*H*),2′-oxiran]-1-yl-ester (●)

S *Didrovaltrat***, *5,6-Dihydrovalepotriat*

V Sedativum (Wirkstoff aus den Wurzeln von Valeriana officinalis)

---

*5018* *(4097)* $C_{22}H_{33}Cl_2N_3O_4$
13425-94-0

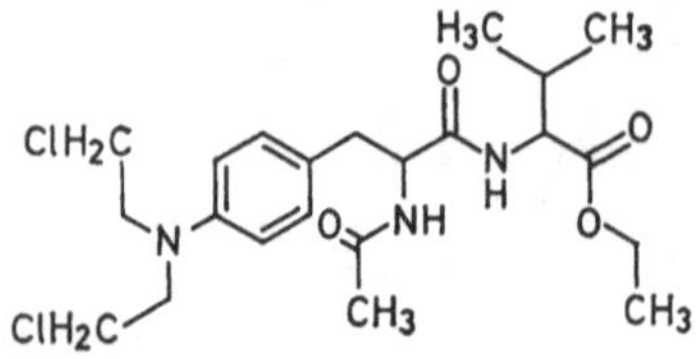


*N*-[*N*-Acetyl-4-[bis(2-chlorethyl)amino]phenylalanyl]valinethylester (●) = *N*-Acetylsakolysylvalinethylester

S Asalin

V Cytostaticum

---

*5019* *(4098)* $C_{22}H_{33}Cl_2N_3O_4S$
3564-99-6

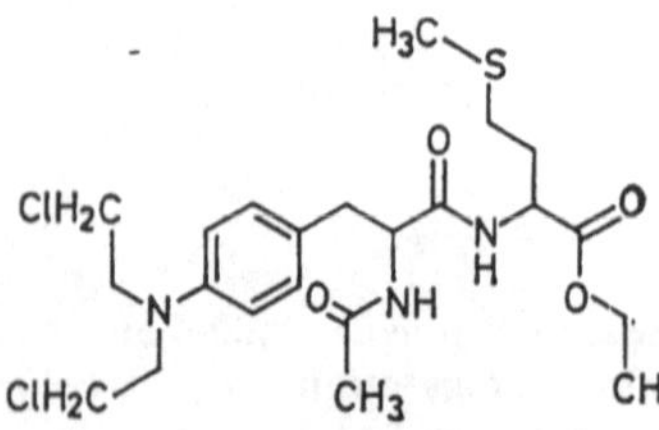


*N*-[*N*-Acetyl-4-[bis(2-chlorethyl)amino]phenylalanyl]methioninethylester (●)

S Asamet

V Antineoplasticum

*5020* (*202 N*) $C_{22}H_{33}NO_2$
510-31-6

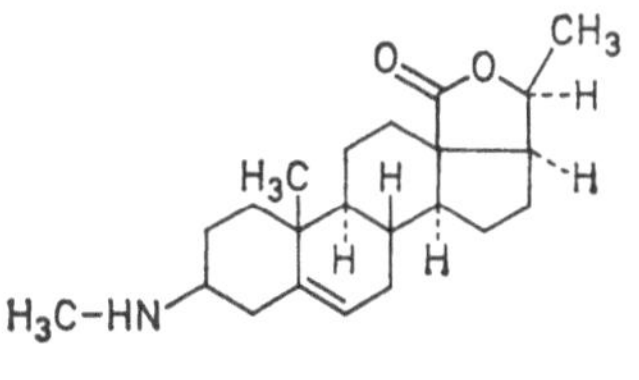

3β-Methylamino-20α-hydroxy-5-pregnen-18-säure-lacton(→ 20) = (3β,20*S*)-20-Hydroxy-3-(methylamino)pregn-5-en-18-säure-γ-lacton (●)

S *Paravallarin*

V Steroidalkaloid aus Paravallaris microphylla (Ausgangsprodukt für Arzneistoffe)

*5021* (*4099*) $C_{22}H_{33}NO_3$
139-62-8

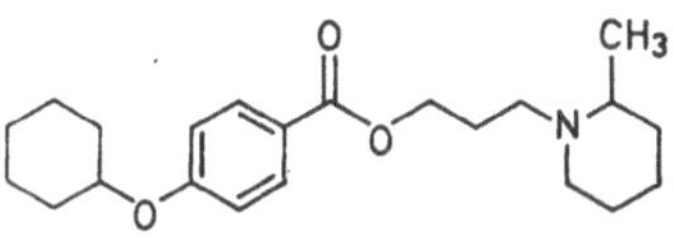

3-(2-Methylpiperidino)-propyl-*p*-cyclohexyloxybenzoat = *p*-Cyclohexyloxybenzoesäure-3-(2-methylpiperidino)-propylester = 4-(Cyclohexyloxy)-benzoesäure-3-(2-methyl-1-piperidinyl)propylester (●)

H auch Sulfat (6202-05-7)

S Cainasurfa, Cyclocaine, *Cyclomethycain***, Surfacaine, Surfathesin, Topocaine

V Lokalanästheticum

*5022* $C_{22}H_{33}NO_4$

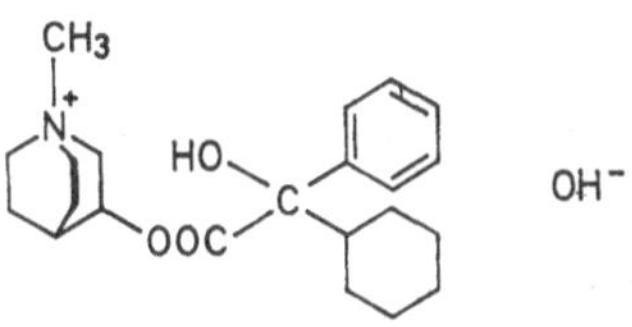

3-(Cyclohexylphenylglycoloyloxy)-1-methylchinuclidiniumhydroxid = 3-Hydroxy-1-methylchinuclidiniumhydroxid-α-phenylcyclohexanglycolat = 3-[(Cyclohexylhydroxyphenylacetyl)oxy]-1-methyl-1-azoniabicyclo[2.2.2]octanhydroxid (●)

H Bromid (29125-56-2)

S *Droclidiniumbromid***, LM 204

V Anticholinergicum, Spasmolyticum

*5023* (*4100*) $C_{22}H_{33}N_3O_2$

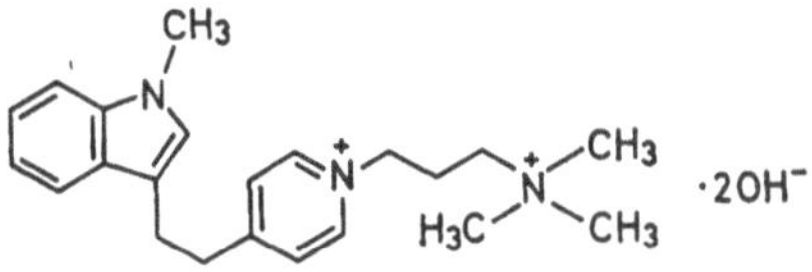

4-[β-(1-Methyl-3-indolyl)-ethyl]-1-[γ-trimethylammoniopropyl]-pyridiniumdihydroxid = 4-[2-(1-Methyl-1*H*-indol-3-yl)ethyl]-1-[3-(trimethylammonio)propyl]pyridiniumdihydroxid (●)

H Dichlorid (3426-58-2)

S IN 391, Isotensen, *Methindethyriumchlorid*

V Antihypertonicum

*5024* (*4101*) $C_{22}H_{34}N_2O_4$
15 301-80-1

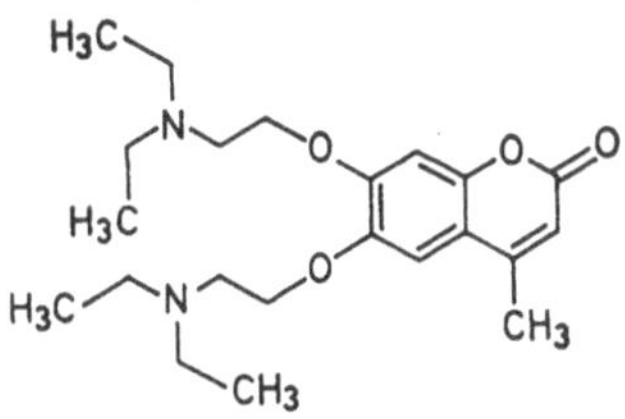

6,7-Bis-[2-(diethylamino)-ethoxy]-4-methylcumarin = 6,7-Bis[2-(diethylamino)ethoxy]-4-methyl-2*H*-1-benzopyran-2-on (●)

S *Oxamarin***, SKF 17035-A

V Hämostaticum

*5025* (*4102*) $C_{22}H_{34}N_4O_6$

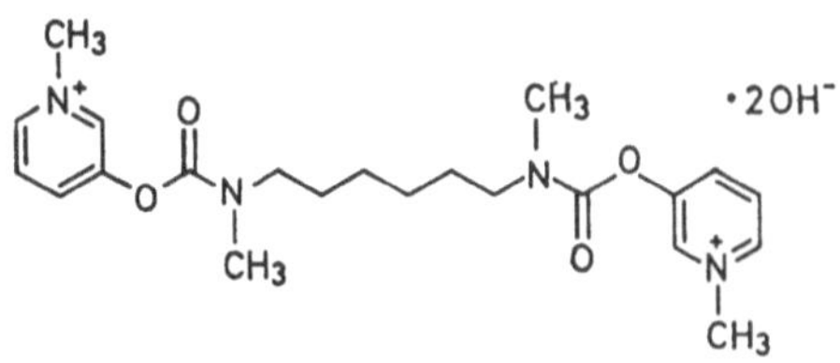

3,3′-[Hexamethylen-bis-(*N*-methylcarbamoyloxy)]-bis-[1-methylpyridiniumhydroxid] = Hexamethylen-1,6-bis-(*N*-methylcarbamidsäure-3′-pyridylestermethylhydroxid) = 3,3′-[1,6-Hexandiyl-bis-[[(methylimino)carbonyl]oxy]]bis[1-methylpyridiniumhydroxid] (●)

H Dibromid (15876-67-2)

S BC 51, *Distigminbromid***, *Hexamariumbromid*, Tonus-Lab, Ubretid, Ubritil

V Parasympathicomimeticum, Therapeuticum gegen Myastenie, Muskelschwäche usw.

---

*5026* *(4103)* $C_{22}H_{34}O_2$

2234-74-4

$H_3C-CH_2-(CH=CH-CH_2)_5-(CH_2)_4-COOH$

7,10,13,16,19-Docosapentaensäure (●) = Clupanodonsäure

S *Acidum clupadonicum*, Clupadene, Clupanina, Duodenale

V Roborans, Ulcustherapeuticum

*5026-01* *(4103a)*

H Calciumsalz

S Clupocalcium

V Roborans

---

*5027* *(4104)* $C_{22}H_{34}O_2$

2740-52-5

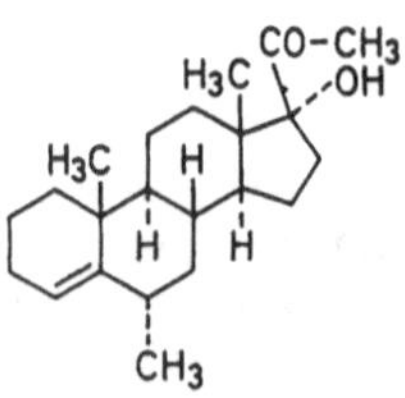

17α-Hydroxy-6α-methyl-4-pregnen-20-on = (6α)-17-Hydroxy-6-methylpregn-4-en-20-on (●)

H vgl. auch Nr. 5350

S *Anageston***

V Progestativum

---

*5028* $C_{22}H_{34}O_3$

855-22-1

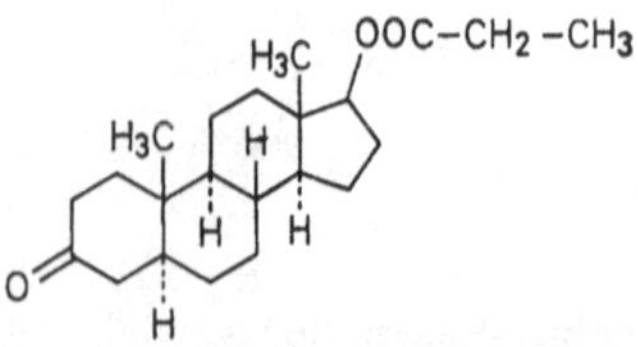

17β-Hydroxy-5α-androstan-3-on-17-propionat = (5α,17β)-17-(1-Oxopropoxy)androstan-3-on (●)

S Androlone „Orma", *Androstanolonpropionat*

V Anabolicum

---

*5029* *(4105)* $C_{22}H_{35}NO$

562-02-7

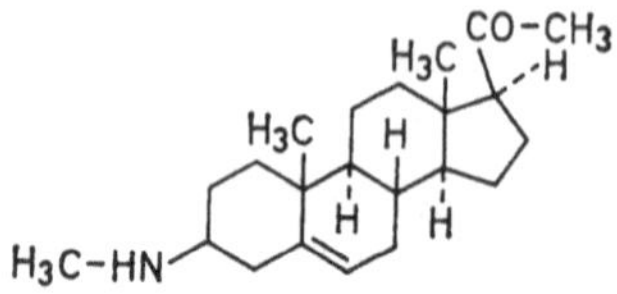

3β-Methylamino-5-pregnen-20-on = (3β)-3-(Methylamino)pregn-5-en-20-on (●)

S *Holaphyllin*

V antiphlogistisch wirksames Steroidalkaloid aus Holarrhenia floribunda

---

*5030* $C_{22}H_{35}NO$

18841-58-2

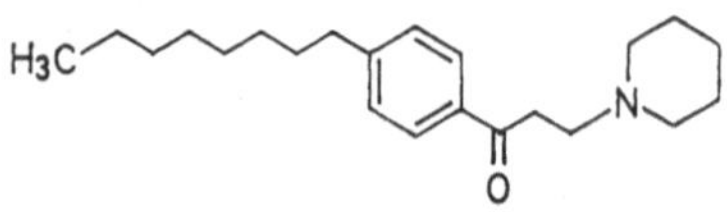

4'-Octyl-3-piperidinopropiophenon = 1-(*p*-Octylphenyl)-3-piperidinopropan-1-on = 1-(4-Octylphenyl)-3-(1-piperidinyl)-1-propanon (●)

H Hydrochlorid (18787-40-1)

S N-1113, Nioben, *Pipoctanonhydrochlorid***

V Antihypertonicum

---

*5031* *(4106)* $C_{22}H_{35}NO_2$

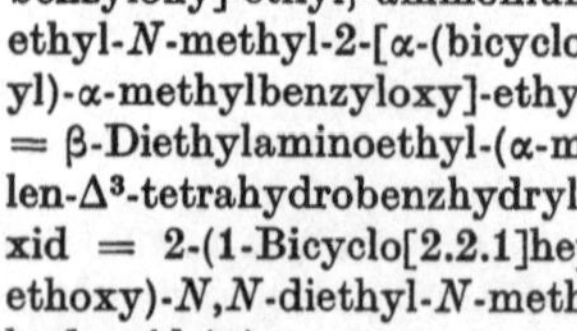

Diethylmethyl-{2-[α-methyl-α-(5-norbornen-2-yl)-benzyloxy]-ethyl}-ammoniumhydroxid = *N*,*N*-Diethyl-*N*-methyl-2-[α-(bicyclo[2.2.1]hept-5-en-2-yl)-α-methylbenzyloxy]-ethylammoniumhydroxid = β-Diethylaminoethyl-(α-methyl-2,5-endomethylen-$\Delta^3$-tetrahydrobenzhydryl)-äther-methylhydroxid = 2-(1-Bicyclo[2.2.1]hept-5-en-2-yl-1-phenylethoxy)-*N*,*N*-diethyl-*N*-methylethanaminium-hydroxid (●)

H Bromid (29546-59-6)

S Adamon „Asta", Asta 3746, *Cicloniumbromid***

V Spasmolyticum, Anticholinergicum

*5032* $C_{22}H_{35}NO_3$

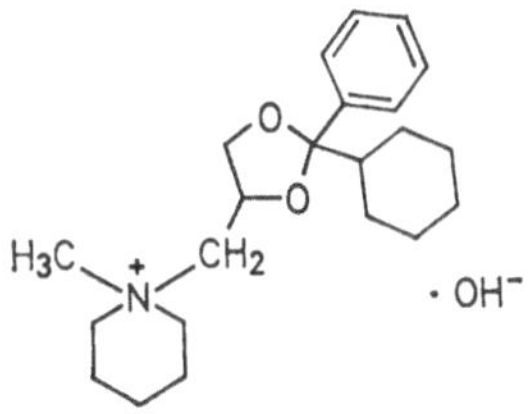

1-[(2-Cyclohexyl-2-phenyl-1,3-dioxolan-4-yl)methyl]-1-methylpiperidiniumhydroxid (●)

H Jodid (6577-41-9)

S *Cyclonium iodide*, Esperan, *Oxapiumjodid***, SH 100

V Spasmolyticum

*5033* *(4107)* $C_{22}H_{35}NO_7$
22 661-76-3

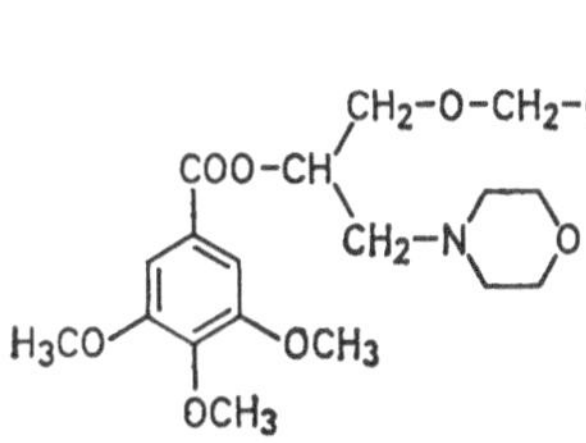

1-(Isopentyloxymethyl)-2-morpholinoethyl-3,4,5-trimethoxybenzoat = 3,4,5-Trimethoxybenzoesäure-1-[(3-methylbutoxy)methyl]-2-(4-morpholinyl)ethylester (●)

H Hydrochlorid (22 661-96-7)

S *Amoproxanhydrochlorid***, CERM 730, Médérel

V Coronartherapeuticum

*5034* *(4108)* $C_{22}H_{36}N_2O$

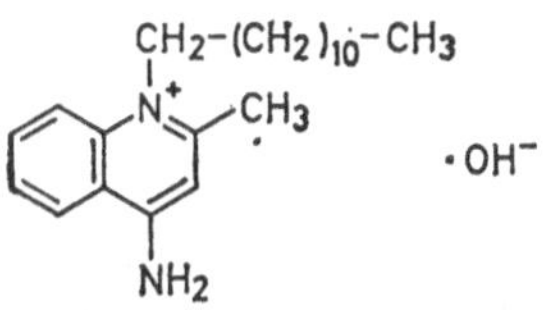

4-Amino-1-dodecylchinaldiniumhydroxid = 4-Amino-1-dodecyl-2-methylchinoliniumhydroxid (●)

H Acetat (146-37-2)

S Laurodin, *Lauroliniumacetat***

V Antisepticum

*5035* *(4109)* $C_{22}H_{36}N_2O_2S_2$

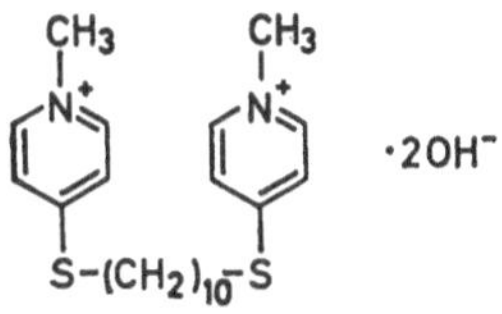

4,4′-(Dekamethylendithio)-bis-(1-methylpyridiniumhydroxid) = 4,4′-[1,10-Decandiylbis(thio)]-bis[1-methylpyridiniumhydroxid] (●)

H Tosilat (*p*-Toluolsulfonat) (3785-02-2)

S BA 9-UTH 31, Brintobal, UTH 31

V Bakteriostaticum, Fungistaticum

*5036* $C_{22}H_{36}N_2O_3$
54 063-39-7

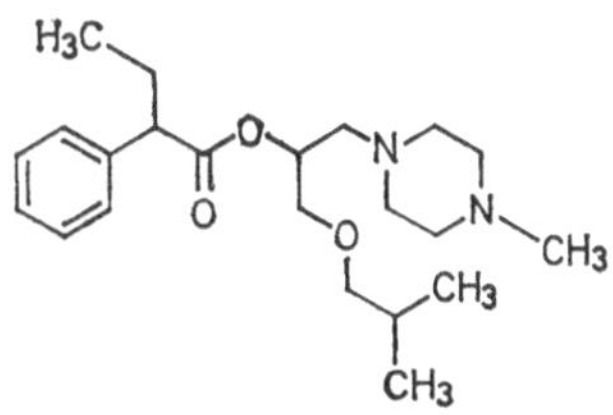

1-(Isobutoxymethyl)-2-(4-methyl-1-piperazinyl)-ethyl-2-phenylbutyrat = α-Ethylbenzenessigsäure-1-[(4-methyl-1-piperazinyl)methyl]-2-(2-methylpropoxy)ethylester (●)

S *Fenetradil***

V Coronarvasodilatans, Antiarrhythmicum

*5037* *(4110)* $C_{22}H_{36}O_2Si$
5055-42-5

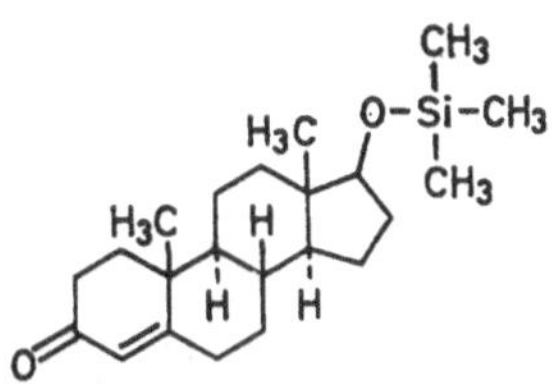

17β-(Trimethylsiloxy)-androst-4-en-3-on = (17β)-17-[(Trimethylsilyl)oxy]androst-4-en-3-on (●)

S SC-16 148, *Silandron***

V Androgen

*5038* *(4111)* $C_{22}H_{36}O_7$

4720-09-6

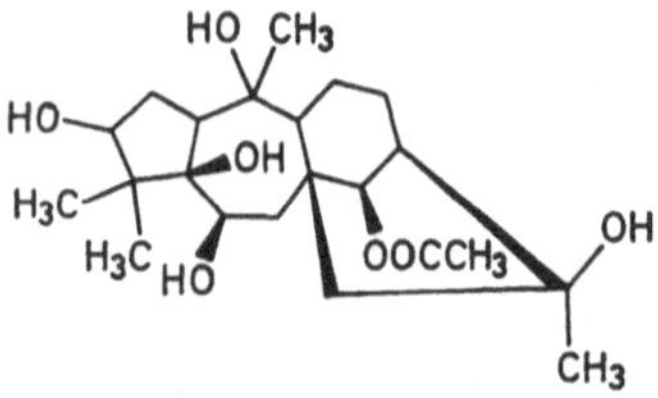

(3β,6β,14*R*)-Grayanotoxan-3,5,6,10,14,16-hexol-14-acetat (●)

S *Acetylandromedol, Andromedotoxin,* Andrometon, *Asebotoxin, Grayanotoxin I, Rhodotoxin*

V Hypotensivum (Ericaceen-Wirkstoff)

---

*5039* *(4112)* $C_{22}H_{38}N_4O_6S_2$

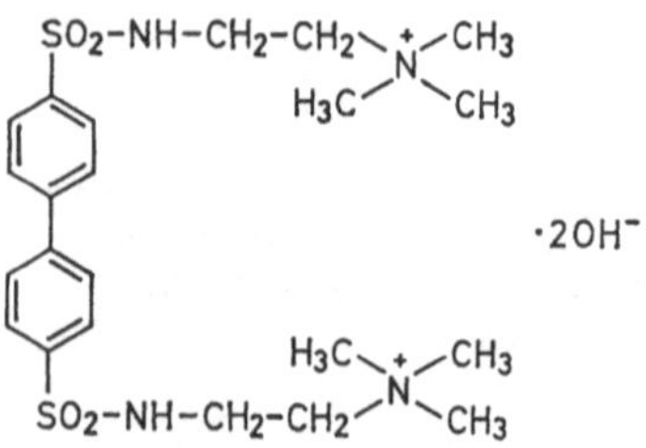

*N,N'*-[2,2'-(4,4'-Biphenyldisulfonamido)-diethyl]-bis-trimethylammoniumhydroxid = 2,2'-[[1,1'-Biphenyl]-4,4'-diylbis(sulfonylimino)]bis[*N,N,N*-trimethylethanaminiumhydroxid] (●)

H Dijodid (5184-79-2)

S Disufene

V Myorelaxans

*5039-01* *(4112a)* 23131-02-4

H Bis-benzolsulfonat

S Benzodisufene, Benzodisuphen

V Myorelaxans

*5040* $C_{22}H_{38}O_5$

36950-85-3

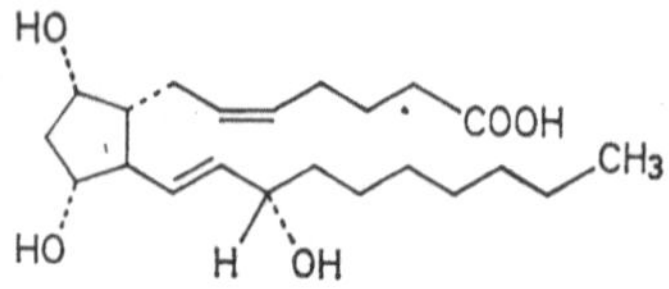

7-[3,5-Dihydroxy-2-(3-hydroxy-1-decenyl)-cyclopentyl]-5-heptensäure = [1*R*-[1α(*Z*),2β(1*E*,3*S**),3α,5α]]-7-[3,5-Dihydroxy-2-(3-hydroxy-1-decenyl)cyclopentyl]-5-heptensäure (●)

S ICI 74205

V synthet. Prostaglandin

---

*5041* *(4113)* $C_{22}H_{38}O_7$

137-66-6

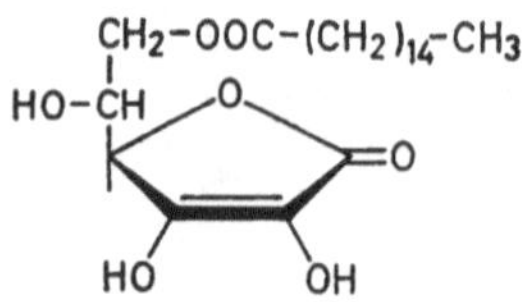

Palmitoylascorbinsäure = L-Ascorbinsäure-6-hexadecanoat (●)

S *Ascorbylpalmitat,* Ondascora, Quicifal

V Dermatologicum, Antioxydans

---

*5042* *(4114)* $C_{22}H_{39}NO_4$

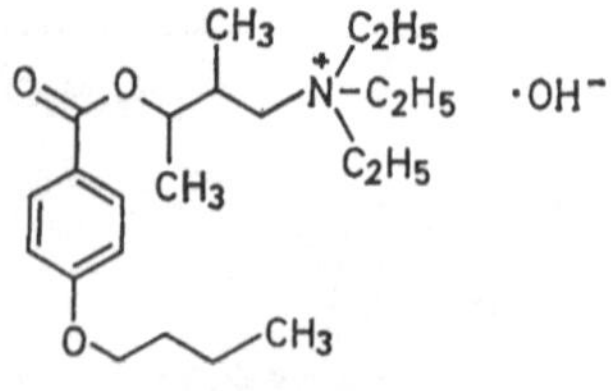

*N,N,N*-Triethyl-3-(*p*-*n*-butoxybenzoyloxy)-2,3-dimethylpropylammoniumhydroxid = 3-[(4-Butoxybenzoyl)oxy]-*N,N,N*-triethyl-2-methyl-1-butanaminiumhydroxid (●)

H Jodid (3818-40-4)

S Cvaterone, Kvateleron, Quateleron, Quateron

V Ganglienblocker

*5043* *(4115)* $C_{22}H_{40}AsClO_3$

$H_3C-(CH_2)_7-C(AsO)=CCl-(CH_2)_{11}-COOH$

oder

$H_3C-(CH_2)_7-CCl=C(AsO)-(CH_2)_{11}-COOH$

**14(oder 13)-Chlor-13(oder 14)-arsenoso-13-docosensäure (●) = 13(oder 12)-Chlor-12(oder 13)-arsenoso-12-heneikosen-1-carbonsäure = Chlorarsinobehenolsäure**

H Strontiumsalz

S Elarson

V Chemotherapeuticum

*5044* *(4116)* $C_{22}H_{40}BrN_3O_2$

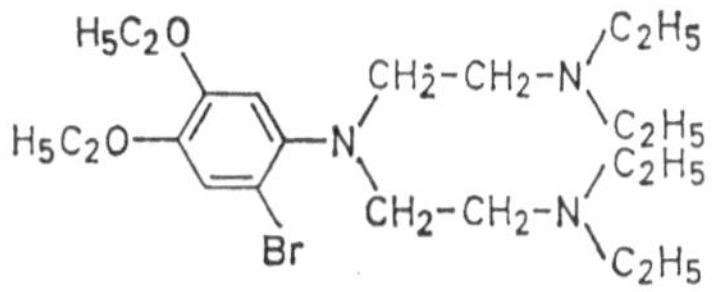

4,5-Diethoxy-*N*,*N*-bis-(2-diethylaminoethyl)-2-bromanilin = 1,2-Diethoxy-4-(bis-diethylaminoethyl)-amino-5-brombenzol = *N*-(2-Brom-4,5-diethoxyphenyl)-*N*-[2-(diethylamino)ethyl]-*N'*,*N'*-diethyl-1,2-ethandiamin (●)

S Diapromin

V Malariachemotherapeuticum

*5045* *(4117)* $C_{22}H_{40}ClNO_2$

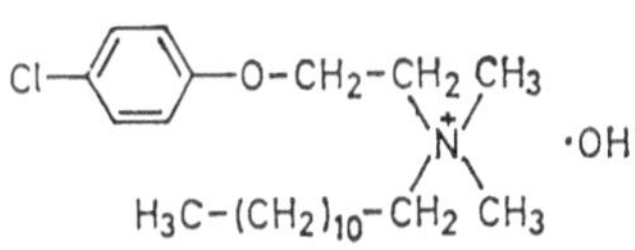

*N*-[2-(4-Chlorphenoxy)-ethyl]-*N*-dodecyldimethylammoniumhydroxid = *N*-[2-(4-Chlorphenoxy)-ethyl]-*N*,*N*-dimethyl-1-dodecanaminiumhydroxid (●)

H Bromid (15 687-13-5)

S *Dodecloniumbromid***, GR 412

V Antisepticum, Detergens

*5046* *(4118)* $C_{22}H_{40}O_7$
666-99-9

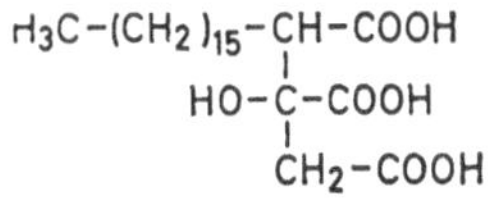

α-*n*-Hexadecylcitronensäure = 2-Hydroxy-1,2,3-nonadecantricarbonsäure (●)

S *Acidum agaricinicum, Acidum agaricum, Acidum laricinicum, Agaricin, Agarizinsäure, Laricic acid, Laricinsäure*

V Therapeuticum gegen übermäßige Schweißbildung (Polyporus officinalis-Wirkstoff)

*5047* *(4119)* $C_{22}H_{41}NO$

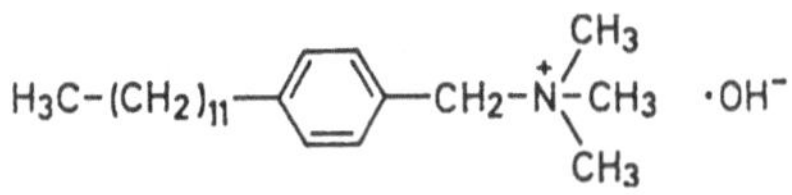

*p*-Dodecylbenzyltrimethylammoniumhydroxid = 4-Dodecyl-*N*,*N*,*N*-trimethylbenzenmethanaminiumhydroxid (●)

H Chlorid (19014-05-2)

S Halimide

V Antisepticum

*5048* *(4120)* $C_{22}H_{41}NO$

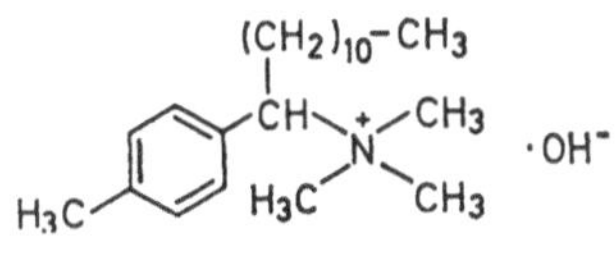

*N*,*N*,*N*-Trimethyl-α-(*p*-tolyl)-dodecylammoniumhydroxid = *N*,*N*,*N*,4-Tetramethyl-α-undecylbenzenmethanaminiumhydroxid (●)

H Methylsulfat (552-92-1)

S Amoseptic, Desogene, Desogen-flüssig, Stomatosan, *Tolociniummethylsulfat, Toloconiummetilsulfat**, Tolytrimoniummethylsulfat*

V Antisepticum

*5049* *(4121)* $C_{22}H_{41}NO_2$

501-70-2

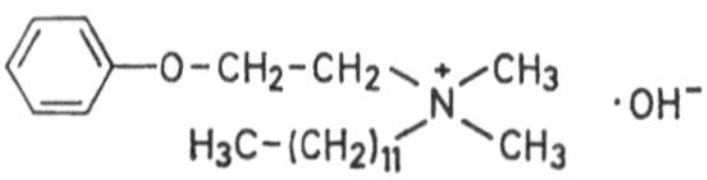

*N*-Dodecyl-*N*,*N*-dimethyl-2-phenoxyethylammoniumhydroxid = *N*,*N*-Dimethyl-*N*-(2-phenoxyethyl)-1-dodecanaminiumhydroxid (●)

H Bromid 538-71-6)

S Bradonit, Bradoral, Bradosol, Desept, *Domiphenbromid***, Modicare, Neo-Tysal, NSC-39415, Oradol, PDDB, *Phenododeciniumbromid*, Terrafine

V Desinficiens

*5050* *(4122)* $C_{22}H_{42}Br_2O_2$

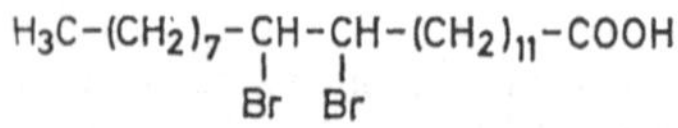

13,14-Dibromdocosansäure (●) = 13,14-Dibrombehensäure

H Calciumsalz

S Asabromin, Calbroben, Sabromin

V Sedativum

*5051* *(4123)* $C_{22}H_{42}N_4O_8S_2$

16816-67-4

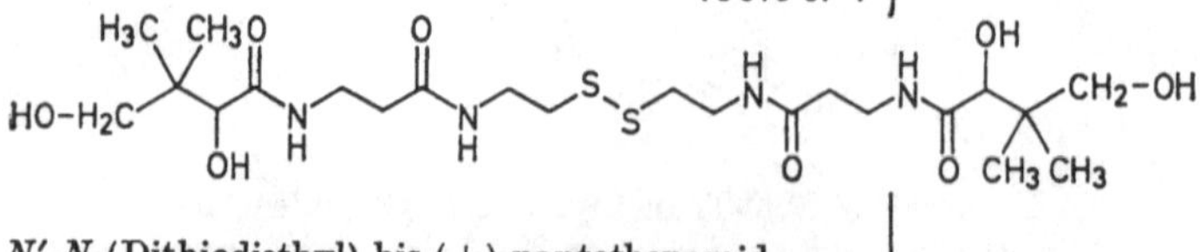

*N'*-*N*-(Dithiodiethyl)-bis-(+)-pantothenamid = Bis-[*N*-(+)-pantothenoyl-2-aminoethyl]-disulfid = *(R)*-*N*,*N'*-[Dithiobis[2,1-ethandiylimino(3-oxo-3,1-propandiyl)]]bis[2,4-dihydroxy-3,3-dimethylbutanamid] (●)

S *Pantethin*, *Pantetina*, Pantomin, Pantosin

V Wuchsstoff

*5052* *(4124)* $C_{22}H_{43}JO_2$

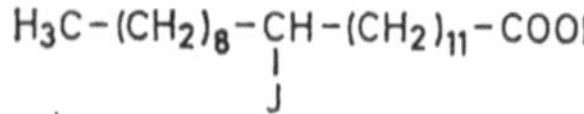

oder

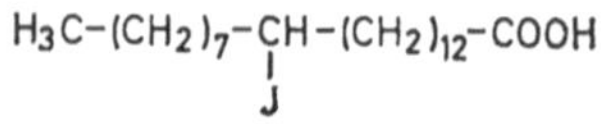

13(oder 14)-Joddocosansäure (●) = 13(oder 14)-Jodbehensäure

H Calciumsalz (25498-47-9)

S *Calcium iodbehenicum*, *Calcium monojodbehenicum*, Calioben, *Iodobehenate Calcium*, Sajodin

V Jodtherapeuticum

*5052-01* *(4124a)*

H Eisensalz

S Eisen-Sajodin, Picural

V Jod-Eisentherapeuticum

*5053* $C_{22}H_{43}N_5O_{13}$

37517-26-5

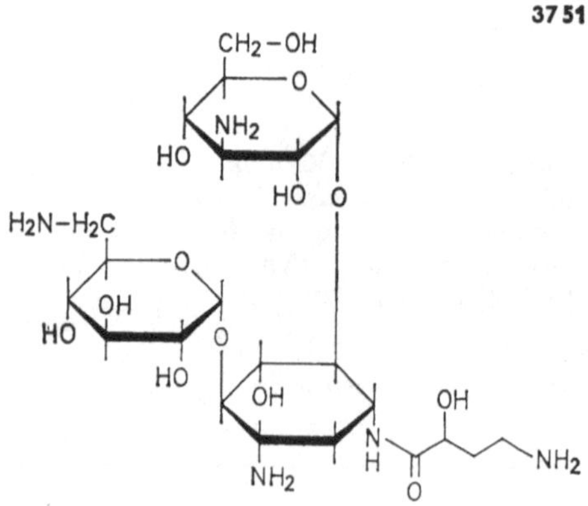

*O*-3-Amino-3-deoxy-α-D-glucopyranosyl-(1 → 4)-*O*-[6-amino-6-deoxy-α-D-glucopyranosyl-(1 → 6)]-

$N^3$-(4-amino-L-2-hydroxybutyryl)-2-deoxy-L-streptamin = *O*-3-Amino-3-deoxy-α-D-glucopyranosyl(1 → 6)-*O*-[6-amino-6-deoxy-α-D-glucopyranosyl-(1 → 4)]-$N^1$-[(*S*)-4-amino-2-hydroxy-1-oxobutyl]-2-deoxy-D-streptamin (●) = (2*S*)-4-Amino-*N*-[(1*R*,2*S*,3*S*,4*R*,5*S*)-5-amino-2-(3-amino-3-deoxy-α-D-glucopyranosyloxy)-4-(6-amino-6-deoxy-α-D-glucopyranosyloxy)-3-hydroxycyclohexyl]-2-hydroxybutyramid

H Sulfat (1:2) (39 831-55-5)

S *Amikacinsulfat***, Amikin, BB-K8, Biklin, Briclin, Novamin „Bristol"

V Antibioticum

---

*5054* *(4125)* $C_{22}H_{45}N_3$

5980-31-4

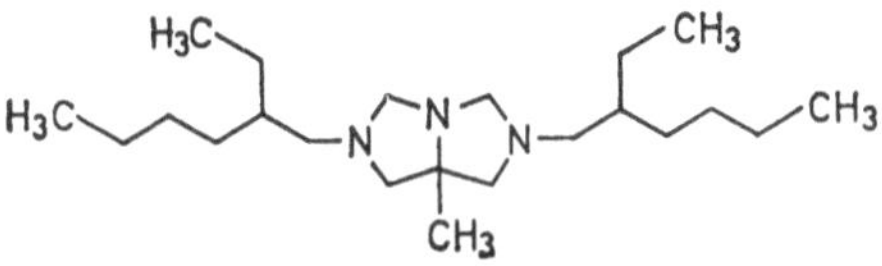

2,6-Bis(2-ethylhexyl)hexahydro-7a-methyl-1*H*-imidazo[1,5-*c*]imidazol (●)

S *Hexedin***, Sterisol, W 4701

V Antisepticum

---

*5055* *(4126)* $C_{22}H_{46}N_4O_2$

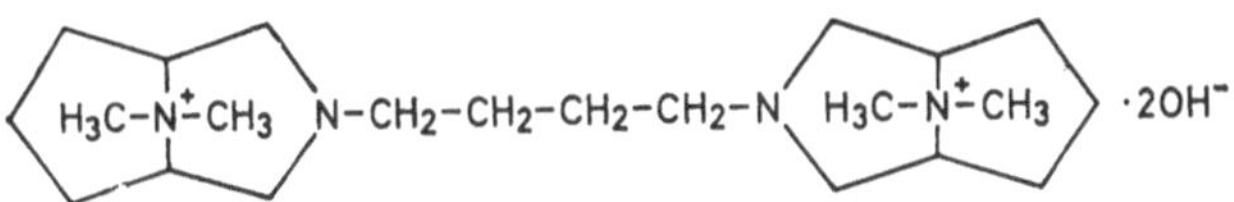

3,3'-Tetramethylenbis-(9,9-dimethyl-3-aza-9-azoniabicyclo[3.3.1]nonanhydroxid) = 1,4-Bis-[9-methyl-3,9-diazabicyclo[3.3.1]non-3-yl]-butanbismethylhydroxid = 3,3'-(1,4-Butandiyl)bis(9,9-dimethyl-3-aza-9-azoniabicyclo[3.3.1]nonanhydroxid) (●)

H Dijodid

S Nobutan, OF 1478

V Curaremimeticum, Muskelrelaxans

*5055-01* *(4126a)*

H Bis-methylsulfat

S Mebutan

V Curaremimeticum

---

*5056* *(4127)* $C_{22}H_{49}NO$

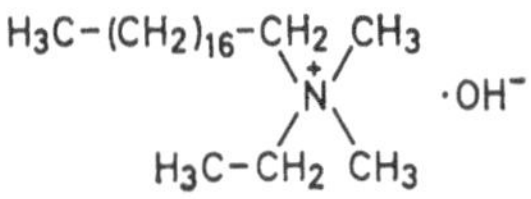

*N*-Ethyl-*N*,*N*-dimethyloctadecylammoniumhydroxid = *N*-Ethyl-*N*,*N*-dimethyl-1-octadecanaminiumhydroxid (●)

H Ethylsulfat (110-07-6)

S *Aethalkoni aethylsulfas*, Querton

V Desinficiens

---

*5057* *(4128)* $C_{23}H_{16}O_3$

82 66-6

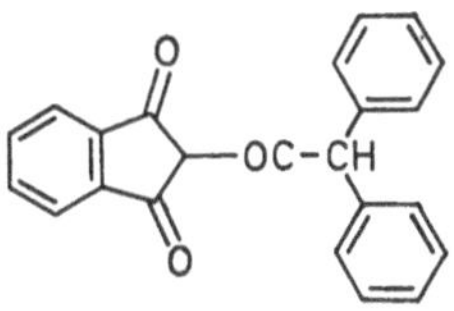

2-(Diphenylacetyl)-1,3-indandion = 2-(Diphenylacetyl)-1*H*-inden-1,3(2*H*)-dion (●)

S Didandin, Didion, *Difenadion*, Difexan, Dipaxin, *Diphacinone*, *Diphenadion**, Diphenacin, Oragulant, Solvan, U-1363, URI 788

V Antikoagulans, Rodenticid

*5058* *(4129)* $C_{23}H_{16}O_{11}$
16110-51-3

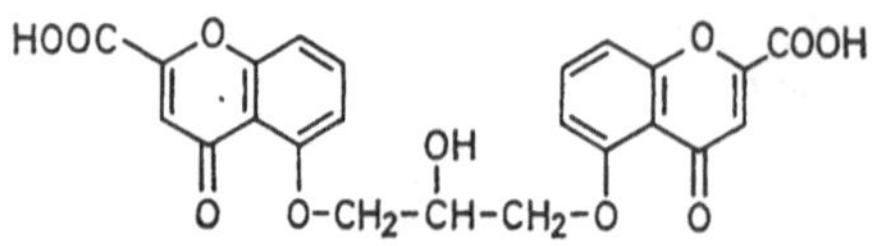

5,5'-(2-Hydroxytrimethylendioxy)-bis-(4-oxochromen-2-carbonsäure) = 1,3-Bis-(2-carboxy-4-oxochromen-5-yloxy)-propan-2-ol = 5,5'-[(2-Hydroxy-1,3-propandiyl)bis(oxy)]bis[4-oxo-4*H*-1-benzopyran-2-carbonsäure] (●)

S *Acide cromoglicique***, *Acidum cromoglicicum***, *Cromoglicic acid***, *Cromoglycic acid*

V Antiallergicum

*5058-01* *(4129a)* 15826-37-6

H Dinatriumsalz (auch mit Zusatz von 0,5% Isoprenalinsulfat)

S Aarane, Cromo-Asma, *Cromoglicato di Sodico*, *Cromolyn Sodium*, *Dinatrium cromoglicicum*, *Disodium cromoglycate*, FPL 670, Frenal, Frenasma, Inostral, Intal, Lomudal, Lomupren, Lomusol, Nasmil, Nasmum, Nebulasma, Opticrom, Rhinocrome, Rynacrom, *Sodium cromoglicate*

V Antiallergicum

---

*5059* *(4130)* $C_{23}H_{17}NO_3$

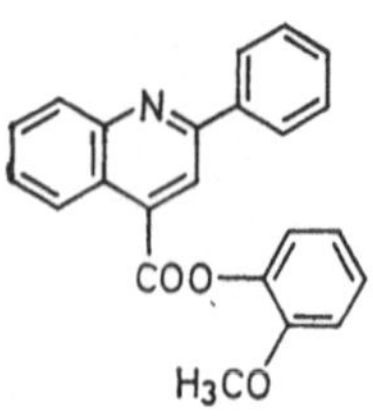

*o*-Methoxyphenyl-2-phenylchinolin-4-carboxylat = 2-Phenylchinolin-4-carbonsäureguajacolester = 2-Phenyl-4-chinolincarbonsäure(2-methoxyphenyl)ester (●)

S *Guajacolcinchophenat*, Guphen

V Therapeuticum gegen Lungenleiden

*5060* *(203 N)* $C_{23}H_{18}O_6$
11029-70-2

S *Heliomycin***

V Antibioticum aus Actinomyces flavochromogenes var. heliomycini

---

*5061* *(4131)* $C_{23}H_{20}N_2O_2S$
3736-92-3

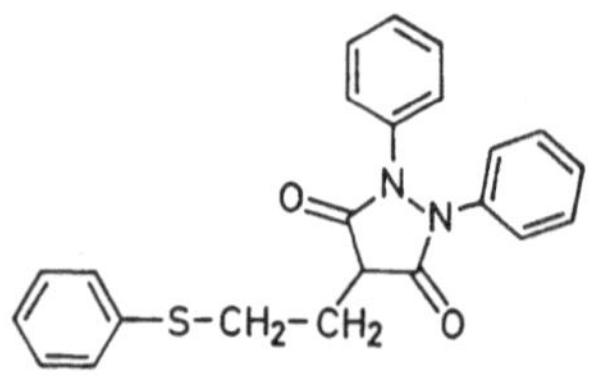

1,2-Diphenyl-4-[2-(phenylthio)ethyl]-3,5-pyrazolidindion (●)

S G 25671, *Thiophenylpyrazolidin*

V Antirheumaticum, Antiarthriticum

---

*5062* *(4132)* $C_{23}H_{20}N_2O_3S$
57-96-5

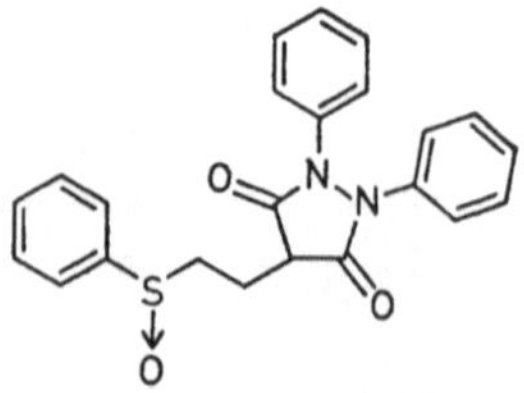

1,2-Diphenyl-4-[2-(phenylsulfinyl)ethyl]-3,5-pyrazolidindion (●)

S Anturan(o), Anturanil, Anturen, Anturidin, Enturan, Enturen, G 28315, *Sulfinpyrazon***, *Sulfoxyphenylpyrazolidin*, *Sulphinpyrazone*

V Uricosuricum, Antiarthriticum

*5063* $C_{23}H_{20}O_7$
24340-62-3

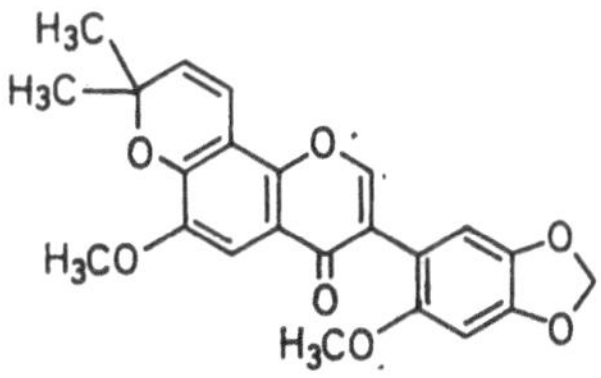

6-Methoxy-3-(6-methoxy-1,3-benzodioxol-5-yl)-8,8-dimethyl-4*H*,8*H*-benzo[1,2-*b*:3,4-*b*']dipyran-4-on (●)

S *Ichthynone*

V Isoflavon aus Piscida erythrina

*5064* *(4133)* $C_{23}H_{21}ClO_3$
569-57-3

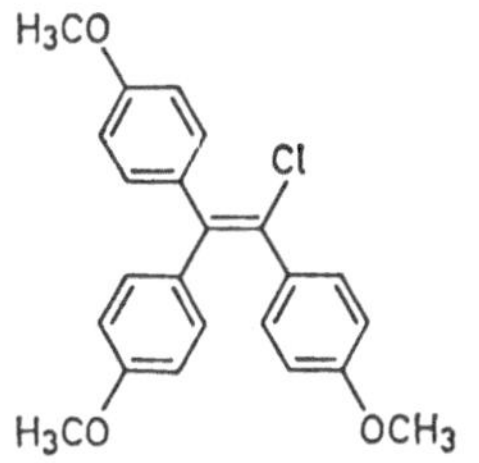

Chlor-tris-(*p*-methoxyphenyl)-ethen = Tri-*p*-anisylchlorethylen = 1,1',1''-(1-Chlor-1-ethenyl-2-yliden)tris[4-methoxybenzen] (●)

S Anisene, *Chlorotrianisen***, *Chlortrianisoestrolum*, *Chlortrianisenum*, Clorestrolo, Clorotrisin, Hormonisene, Merbentul, Metace, NSC-10108, Restrol „Inibsa", Rianil, TACE, *Trianisoestrol*

V synthetisches Östrogen

*5065* *(4134)* $C_{23}H_{21}NO_4$
1174-11-4

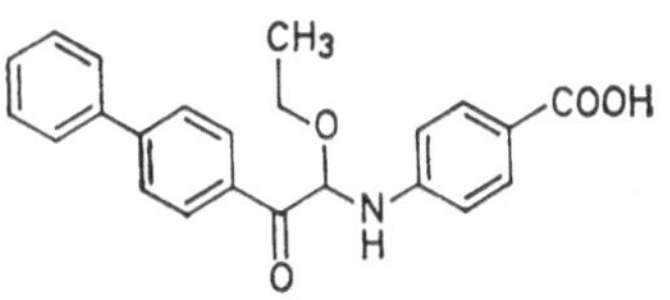

*p*-(α-Ethoxy-*p*-phenylphenacylamino)-benzoesäure = 4-[(2-[1,1'-Biphenyl]-4-yl-1-ethoxy-2-oxoethyl)amino]benzoesäure (●)

S *Acidum xenazoicum***, Antiviral „Usar", C.V. 58903, SKF 8318, *Xenalamina*, *Xenazoic acid***, Xenovis, Xenovister

V Chemotherapeuticum gegen Virusinfektionen

*5066* $C_{23}H_{22}N_2O_4S$
27450-21-1

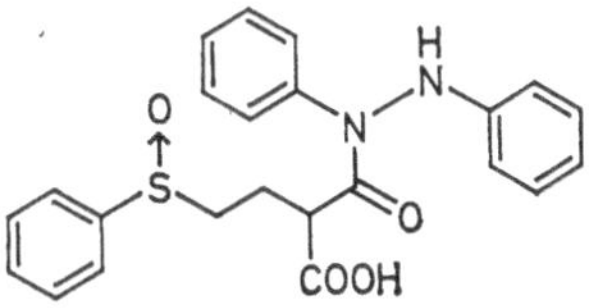

[2-(Phenylsulfinyl)-ethyl]-malonsäuremono-(1,2-diphenylhydrazid) = [2-(Phenylsulfinyl)ethyl]propandisäuremono(1,2-diphenylhydrazid) (●)

S *Osmadizon***

V Uricosuricum

*5067* $C_{23}H_{22}N_2O_6S$
27025-49-6

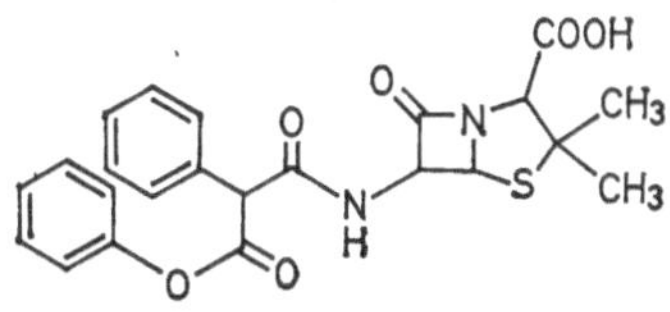

3,3-Dimethyl-7-oxo-6-[α-(phenoxycarbonyl)-phenylacetamido]-4-thia-1-azabicyclo[3.2.0]heptan-2-carbonsäure = *N*-(2-Carboxy-3,3-dimethyl-7-oxo-4-thia-1-azabicyclo[3.2.0]hept-6-yl)-2-phenylmalonamsäurephenylester = 6-[α-(Phenoxycarbonyl)-phenylacetamido]-penicillansäure = [2*S*-(2α,5α,6β)]-6-[(1,3-Dioxo-3-phenoxy-2-phenylpropyl)amino]-3,3-dimethyl-7-oxo-4-thia-1-azabicyclo[3.2.0]heptan-2-carbonsäure (●)

H Natriumsalz (21649-57-0)

S BRL 3475, *Carbenicillin phenyl sodium*, *Carfecillin-Natrium**, Uticillin

V Antibioticum (Breitspektrumpenicillin)

*5068* *(4135)* $C_{23}H_{22}N_{10}$

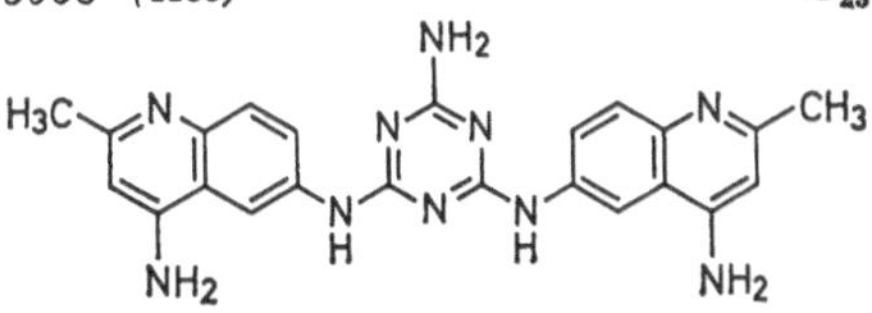

*N*[1],*N*[2]-Bis-(4-amino-2-methyl-6-chinolyl)-melamin = *N*,*N*'-Bis(4-amino-2-methyl-6-chinolinyl)-1,3,5-triazin-2,4,6-triamin (●)

H Trihydrochlorid (33608-18-3)

S Congasin, Surfen C

V Chemotherapeuticum

*5069* *(4136)* $C_{23}H_{22}O_6$
83-79-4

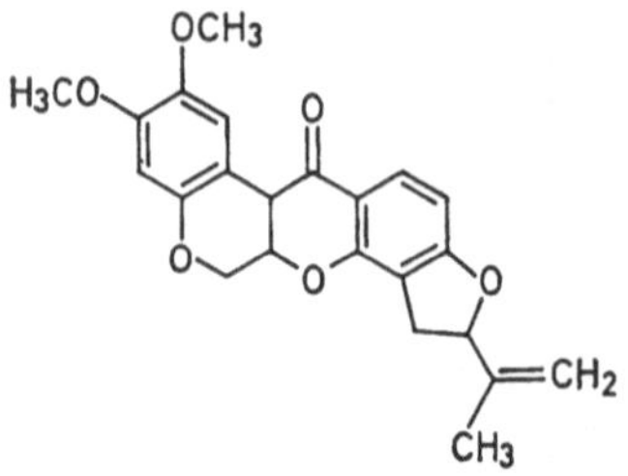

[2*R*-(2α,6aα,12aα)-1,2,12,12a-Tetrahydro-8,9-dimethoxy-2-(1-methylethenyl)[1]benzopyrano-[3,4-*b*]furo[2,3-*h*][1]benzopyran-6(6a*H*)-on (●)

S *Derrin, Rotenon, Tubatoxin*

V Insekticid, Dermaticum (wirksames Prinzip aus den Wurzeln von Derris-Arten)

---

*5070* *(4137)* $C_{23}H_{22}O_7$
6466-74-6

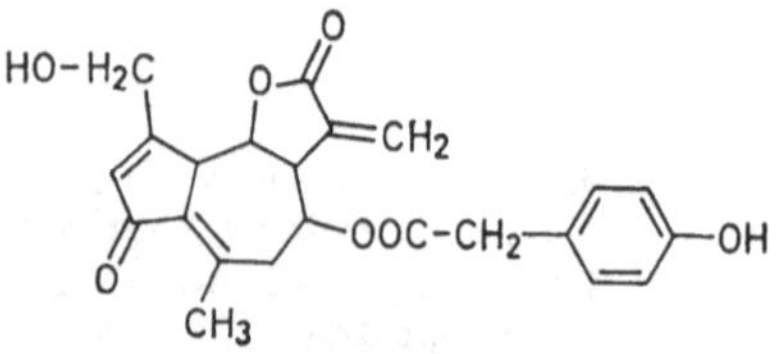

4-Hydroxybenzenessigsäure-2,3,3a,4,5,7,9a,9b-octahydro-9-(hydroxymethyl)-6-methyl-3-methylen-2,7-dioxoazuleno[4,5-*b*]furan-4-ylester (●)

S *Lactucopicrin, Lactupikrin*

V Antitussivum, Sedativum (Wirkstoff aus Cichorium intybus und Lactuca-Arten)

---

*5071* *(4139)* $C_{23}H_{23}N_3O_3$

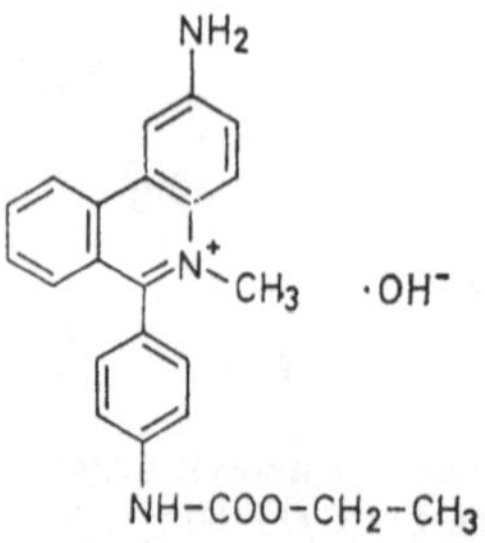

6-[*p*-(Ethoxycarbonylamino)-phenyl]-2-amino-5-methylphenanthridiniumhydroxid = 2-Amino-6-[4-[(ethoxycarbonyl)amino]phenyl]-5-methyl-phenanthridiniumhydroxid (●)

H Ethansulfonat (3811-06-1)

S *Carbidium(-ethansulfonat)*

V Chemotherapeuticum

---

*5072* $C_{23}H_{23}N_3O_5S$
50 894-67-2

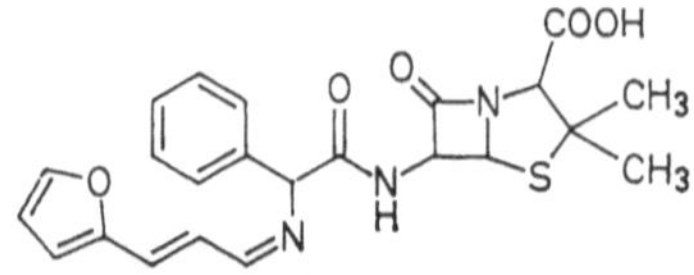

6-{α-[3-(2-Furyl)-allylidenamino]-phenylacetamido}-3,3-dimethyl-7-oxo-4-thia-1-azabicyclo-[3.2.0]heptan-2-carbonsäure = 6-{α-[3-(2-Furyl)-allylidenamino]-phenylacetamido}-penicillansäure = [2*S*-(2α,5α,6β)]-6-[[[[3-(2-Furanyl)-2-propenyliden]amino]phenylacetyl]amino]-3,3-dimethyl-7-oxo-4-thia-1-azabicyclo[3.2.0]heptan-2-carbonsäure (●)

H Natriumsalz (41 136-10-1)

S *Propampicillin*

V Antibioticum (Breitspektrumpenicillin)

---

*5073* $C_{23}H_{24}F_3N_3OS$
54 063-26-2

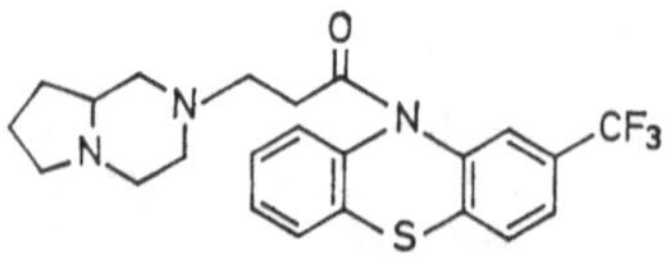

10-[3-(Hexahydropyrrolo[1,2-*a*]pyrazin-2(1*H*)-yl)-propionyl]-2-(trifluormethyl)-phenothiazin = 10-[3-(Hexahydropyrrolo[1,2-*a*]pyrazin-2(1*H*)-yl)-1-oxopropyl]-2-(trifluormethyl)-10*H*-phenothiazin (●)

S *Azaftozin***, Nonaftazin, Nonaphthazine

V Coronarvasodilatans

---

*5074* *(4140)* $C_{23}H_{24}N_2OS_2$

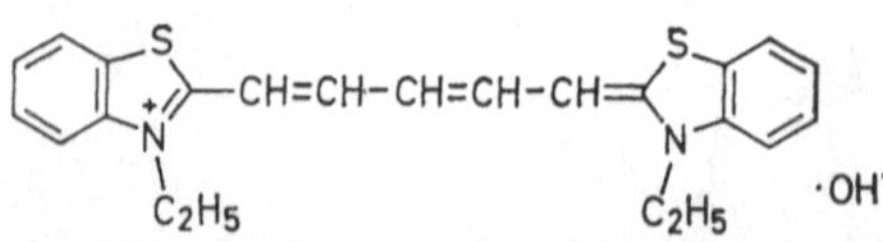

3-Ethyl-2-[5-(3-ethyl-2-benzothiazolinyliden)-1,3-pentadienyl]-benzothiazoliumhydroxid = 3,3′-Diethyldithiacarbocyanin = 3-Ethyl-2-[5-(3-ethyl-2(3*H*)-benzothiazolyliden)-1,3-pentadienyl]benzothiazoliumhydroxid (●)

H Jodid (514-73-8)

S Abminthic, Anelmid, Anguifugan, Antelmint, Blucianina, Ceselmint, Compound 01748, Dejo, Delvex, Déselmine, Dilombrin, D.I.M., *Dithiazaninjodid***, Ditialmin, Ditiazan, Dizan, Duxen „Gedeon Richter", Elmetina, Elmizin, Fedal-Ditiazin, Gucifor, Helmisin, Helmiveril, Lombrizanina, Nekel, Nematan, Netocyd, Norivan, Nulaverm, Omni-Passin, Ossiurene, Pankiller, Partel, Sanivermine, Telmicid, Telmid, Totelmin, Tulbonal, Vercidon, Vermicina

V Anthelminthicum

*5075* $C_{23}H_{24}N_6O_7S_2$

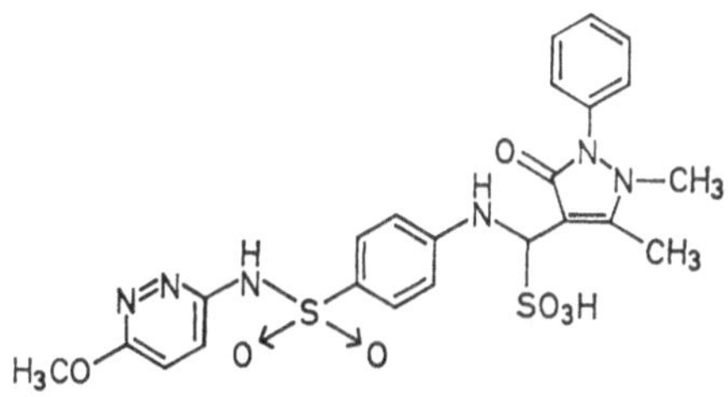

α-(2,3-Dimethyl-5-oxo-1-phenyl-3-pyrazolin-4-yl)-*p*-(6-methoxypyridazin-3-ylsulfamoyl)-anilinomethansulfonsäure = 2,3-Dihydro-α-[[4-[[(6-methoxy-3-pyridazinyl)amino]sulfonyl]phenyl]amino]-1,5-dimethyl-3-oxo-2-phenyl-1*H*-pyrazol-4-methansulfonsäure (●)

H Natriumsalz (13061-27-3)

S Marespin, *Sulfenazone*

V Chemotherapeuticum, Antipyreticum

*5076* *(4141)* $C_{23}H_{24}O_4$
2624-43-3

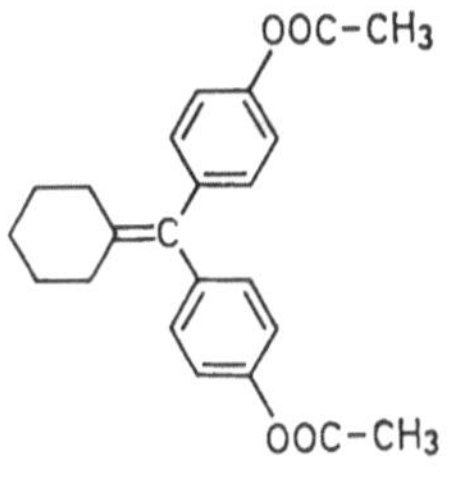

4,4'-(Cyclohexylidenmethylen)-bis-phenylacetat = 4,4'-Diacetoxybenzhydrylidencyclohexan = 4-[[4-(Acetyloxy)phenyl]cyclohexylidenmethyl]phenol-acetat (●)

S Ciclifen, *Cyclofenil***, F 6066, Fertodur, Gyneuro, H 3452, ICI 48213, Oginex, Ondogyne, Ondonid, Sexadieno, Sexovar, Sexovid

V Gonadotropinstimulans (gegen Infertilität)

*5077* *(4142)* $C_{23}H_{25}ClN_2O_9$
1181-54-0

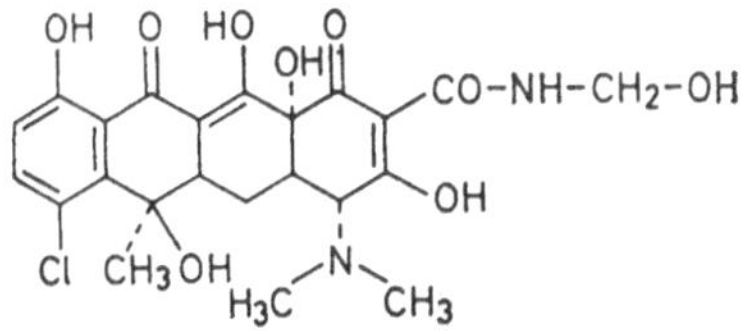

7-Chlor-4-dimethylamino-1,4,4a,5,5a,6,11,12a-oktahydro-3,6,10,12,12a-pentahydroxy-6-methyl-1,11-dioxo-2-naphthacencarbox-(hydroxymethyl)-amid = $N^2$-Hydroxymethylchlortetracyclin = [4*S*-(4α,4aα,5aα,6β,12aα)]-7-Chlor-4-(dimethylamino)-1,4,4a,5,5a,6,11,12a-octahydro-3,6,10,12,12a-pentahydroxy-*N*-(hydroxymethyl)-6-methyl-1,11-dioxo-2-naphthacencarboxamid (●)

S *Chlormethylencyclin*, *Clomociclina*, *Clomocyclin***, Megaclor

V Antibioticum

*5078* *(4143)* $C_{23}H_{25}ClN_4O_4S$
24455-58-1

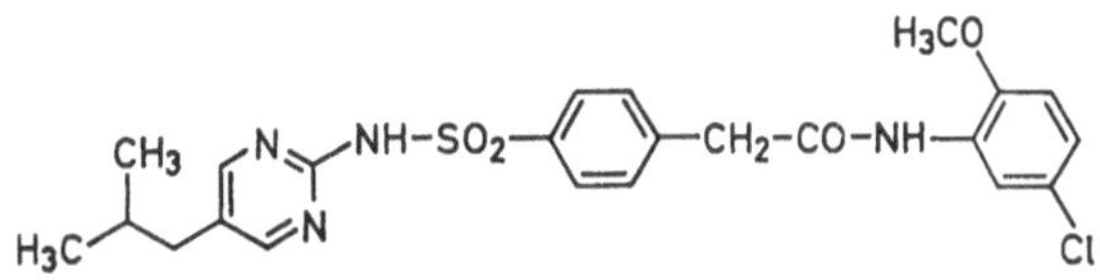

5'-Chlor-2-[*p*-(5-isobutyl-2-pyrimidinylsulfamoyl)-phenyl]-*o*-acetanisidid = *N*-(5-Chlor-2-methoxyphenyl)-4-[[[5-(2-methylpropyl)-2-pyrimidinyl]amino]sulfonyl]benzenacetamid (●)

H Mononatriumsalz (24428-71-5)

S BS 1051, *Glicetanil-Natrium**, *Glidanil-Natrium*, *Glydanile sodium*, SH 1051

V Antidiabeticum

*5079* *(4144)* $C_{23}H_{25}F_3N_2OS$
2709-56-0

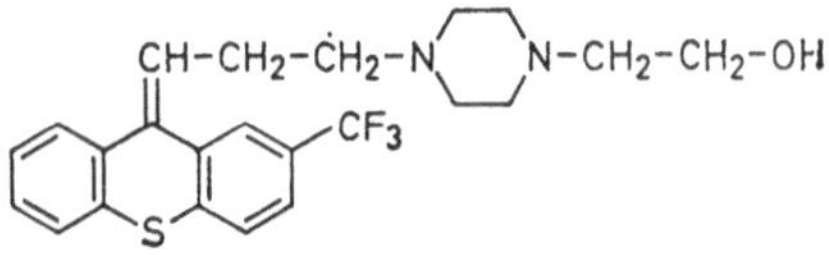

2-{4-[β-(2-Trifluormethyl-9-thioxanthenyliden)-propyl]-1-piperazinyl}-ethanol = 9-[3-(*N*'-β-Hydroxyethylpiperazino)-propyliden]-2-trifluormethylthioxanthen = 4-[3-[2-(Trifluormethyl)-9*H*-thioxanthen-9-yliden]propyl]-1-piperazinethanol (●)

H vgl. auch Nr. 5901
auch Dihydrochlorid (2413-38-9)

S Émergil, Fluanxol, *Flupenthixol(um)*, *Flupentixol***, FX-703, LC 44, Metamin „Takeda", N 7009, Siplaril, Siplarol

V Neurolepticum

---

*5080* *(4145)* $C_{23}H_{25}N$
13042-18-7

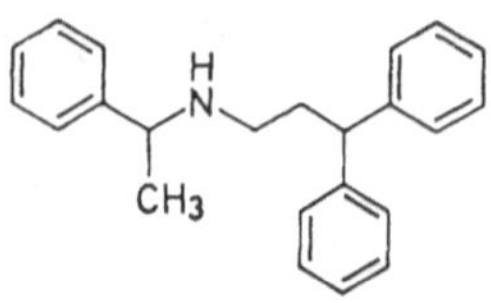

*N*-(3,3-Diphenylpropyl)-α-methylbenzylamin = 2,6,6-Triphenyl-3-azahexan = γ-Phenyl-*N*-(1-phenylethyl)benzenpropanamin (●)

H Hydrochlorid (13636-18-5)

S *Fendilinhydrochlorid**, HK 137, *Phenaxazan*, *Phenoxan*, Sensit

V Coronarvasodilatans ($Ca^{++}$-Antagonist)

---

*5081* *(4146)* $C_{23}H_{25}NO$
14089-87-3

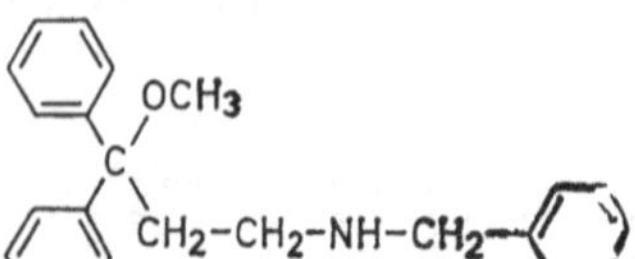

*N*-Benzyl-3-methoxy-3,3-diphenylpropylamin = 1,1-Diphenyl-1-methoxy-3-benzylaminopropan = γ-Methoxy-γ-phenyl-*N*-(phenylmethyl)benzenpropanamin (●)

H Hydrochlorid (14089-88-4)

S ST 4250

V Analgeticum

*5082* *(4147)* $C_{23}H_{25}NO$
1242-69-9

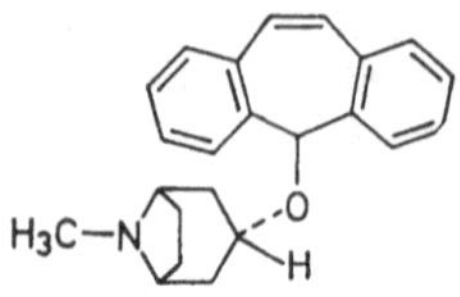

3α-(5*H*-Dibenzo[*a,d*]cyclohepten-5yloxy)-tropan = *endo*-3-[(5*H*-Dibenzo[*a,d*]cyclohepten-5-yl)oxy]-8-methyl-8-azabicyclo[3.2.1]octan (●)

H Maleat (10139-99-8)

S B.S. 7039, *Decitropinmaleat***

V Anticholinergicum (zur Ulcustherapie)

---

*5083* $C_{23}H_{25}NO_5$

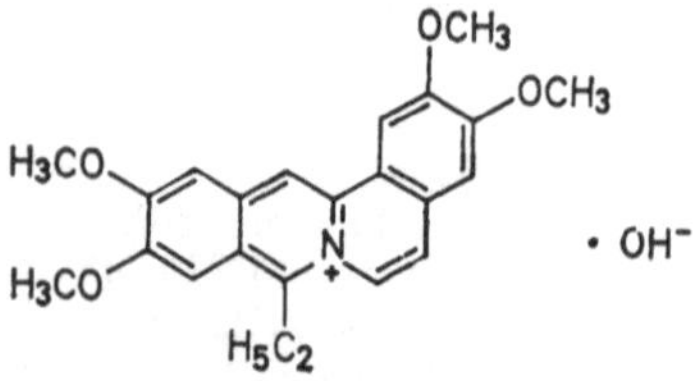

8-Ethyl-2,3,10,11-tetramethoxydibenzo[*a,g*]chinoliziniumhydroxid (●)

H 2-Oxopropylsulfat (51865-95-3)

S *Homocoralyne*

V Cytostaticum (Antileukämicum)

---

*5084* *(4148)* $C_{23}H_{25}NO_5$
2748-74-5

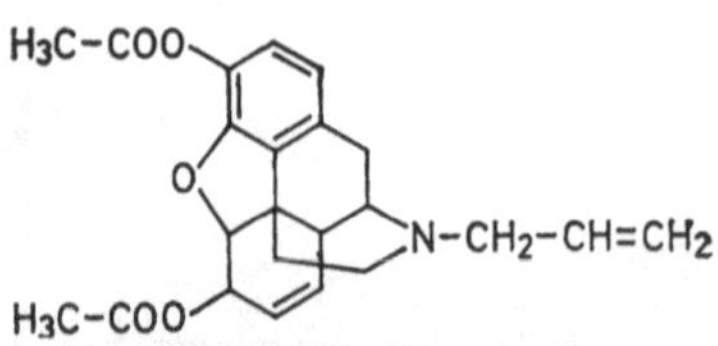

17-Allyl-4,5-epoxymorphin-7-en-3,6-diyldiacetat = Diacetyl-*N*-allylnormorphin = (5α,6α)-7,8-Didehydro-4,5-epoxy-17-(2-propenyl)morphinan-3,6-dioldiacetat(ester) (●)

S *Diacetylnalorphin*

V Antidot

*5085* *(4149)* $C_{23}H_{25}N_3O_3$
**13715-74-7**

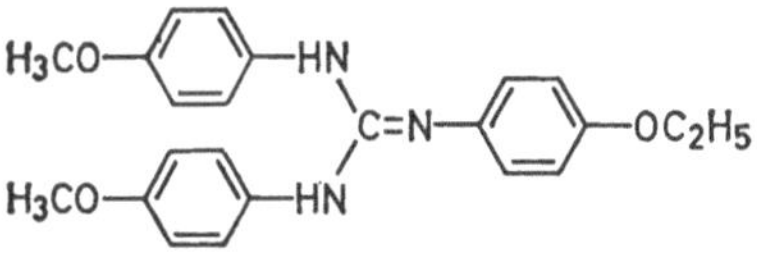

1,3-Bis-(*p*-methoxyphenyl)-2-(*p*-ethoxyphenyl)-guanidin = *N''*-(4-Ethoxyphenyl)-*N*,*N'*-bis(4-methoxyphenyl)guanidin (●)

H Hydrochlorid **(537-05-3)**

S Acoin(e), Guanicaine, *Phenodianisyl*

V Lokalanästheticum

---

*5086* *(4150)* $C_{23}H_{26}As_2N_6O_4S$

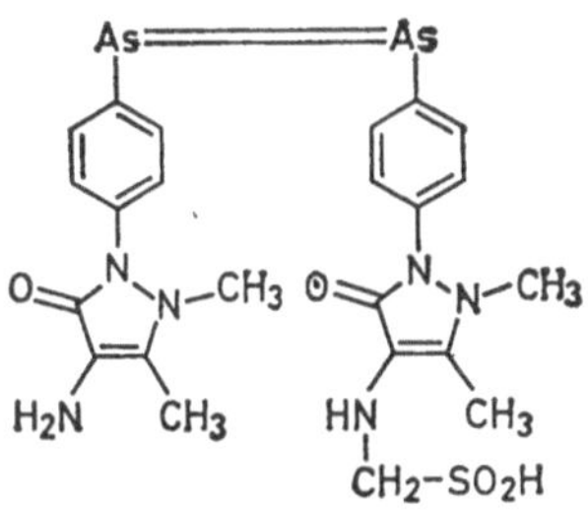

*p,p'*-Bis-(4-amino-2,3-dimethyl-5-oxopyrazolin-1-yl)-arsenobenzol-*N*-methylensulfoxylsäure = [[2-[4-[[4-(4-Amino-2,5-dihydro-2,3-dimethyl-5-oxo-1*H*-pyrazol-1-yl)phenyl]diarsenyl]phenyl]-2,3-dihydro-1,5-dimethyl-3-oxo-1*H*-pyrazol-4-yl]-amino]methansulfinsäure (●)

H Natriumsalz

S Sulfoxyl-Salvarsan

V Chemotherapeuticum

---

*5087* *(4151)* $C_{23}H_{26}Cl_2O_6$
**14929-11-4**

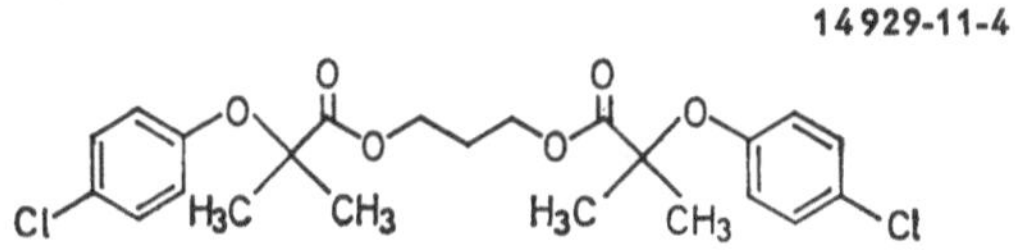

Trimethylenbis-[2-(*p*-chlorphenoxy)-2-methyl-propionat] = 2-(4-Chlorphenoxy)-2-methylpropansäure-1,3-propandiylester (●)

S Cholesolvin, CLY-503, *Simfibrat***

V Hypolipaemicum

---

*5088* *(4152)* $C_{23}H_{26}FN_3O_2$
**749-02-0**

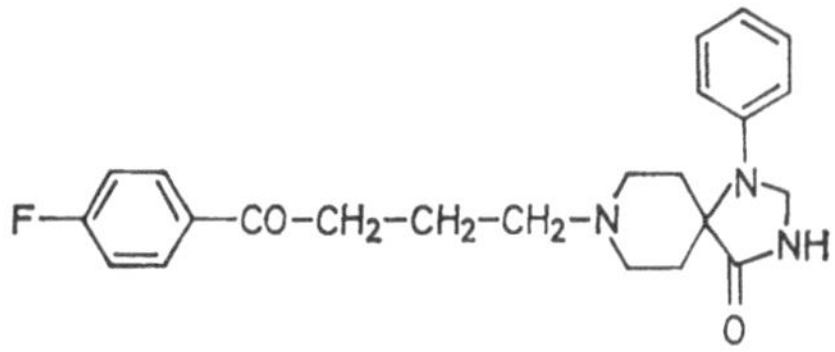

8-[3-(4-Fluorbenzoyl)-propyl]-1-phenyl-1,3,8-triazaspiro[4.5]decan-4-on = 8-[4-(4-Fluorphenyl)-4-oxobutyl]-1-phenyl-1,3,8-triazaspiro[4.5]decan-4-on (●)

S E-525, R 5147, *Spiperon***, *Spiroperidol*, Spiropitan

V Neurolepticum

---

*5089* *(4153)* $C_{23}H_{26}F_3N_3S$
**17692-26-1**

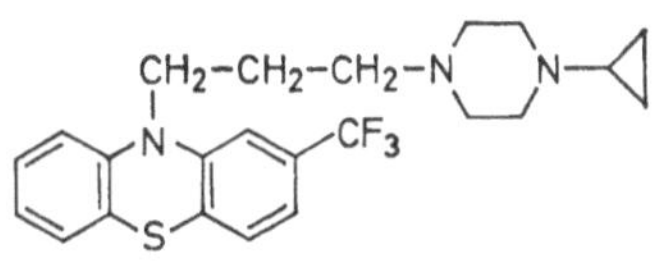

10-[3-(4-Cyclopropyl-1-piperazinyl)-propyl]-2-trifluormethylphenothiazin = 10-[3-(4-Cyclopropyl-1-piperazinyl)propyl]-2-(trifluormethyl)-10*H*-phenothiazin (●)

S *Ciclofenazin***, *Cyclophenazin*, Lilly 60284

V Neurolepticum

---

*5090* $C_{23}H_{26}F_4N_2OS$
**55837-23-5**

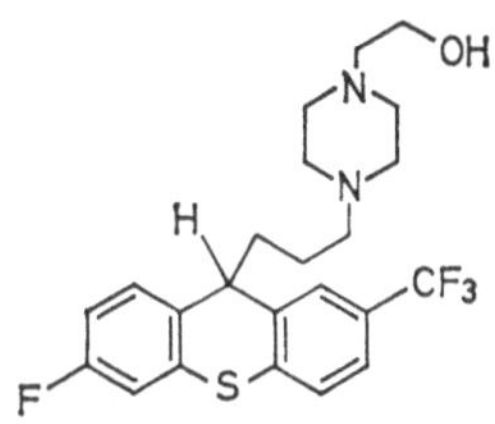

4-[3-[6-Fluor-2-(trifluormethyl)-thioxanthen-9-yl]-propyl]-1-piperazinethanol = 4-[3-[6-Fluor-2-(trifluormethyl)-9*H*-thioxanthen-9-yl]propyl]-1-piperazinethanol (●)

H Dihydrochlorid **(53542-42-0)**

S Flutixan, Lu 10-022, *Teflutixoldihydrochlorid***

V Neurolepticum

*5091* *(4154)* $C_{23}H_{26}N_2O$

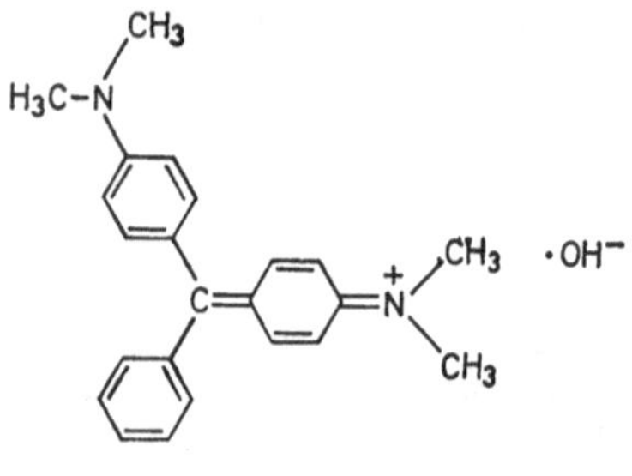

*N,N*-Dimethyl-4-[*p*-(dimethylamino)-diphenylmethylen]-2,5-cyclohexadienylidenammoniumhydroxid = (4-Dimethylaminophenyl)-phenyl-(4-dimethylimino-2,5-cyclohexadienyliden)-methan = *N*-[4-[[4-(Dimethylamino)phenyl]phenylmethylen]-2,5-cyclohexadien-1-yliden]-*N*-methylmethanaminiumhydroxid (●)

H Chlorid (569-64-2) [oder Sulfat (16044-24-9)]

S *Anilingrün, Bittermandelölgrün, Chinagrün,* C.I. Basic Green 4, *Diamantgrün B, Malachite Green, Malachitgrün,* Vermala, *Vert Malachite, Victoria green, Viktoriagrün, Viride malachitum*

V Antisepticum, Anthelminthicum, Farbstoff

---

*5092* *(4155)* $C_{23}H_{26}N_2O_2$
14051-33-3

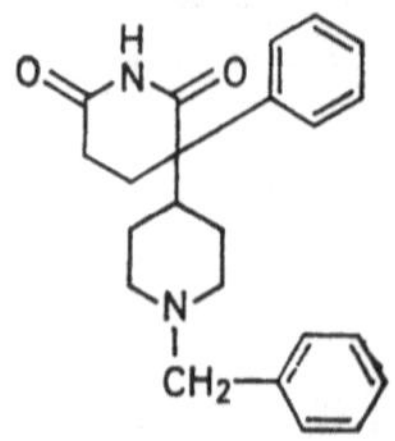

3-(1-Benzyl-4-piperidyl)-3-phenylpiperidin-2,6-dion = 2-(1-Benzyl-4-piperidyl)-2-phenylglutarimid = 3-Phenyl-1'-(phenylmethyl)[3,4'-bipiperidin]-2,6-dion (●)

H Hydrochlorid (5633-14-7)

S *Benzetimidhydrochlorid**, Dioxatrine, McN-JR 4929-11, R 4929, Spasmentral

V Anticholinergicum, Spasmolyticum, Veterinär-Antidiarrhoicum

*5093* *(4156)* $C_{23}H_{26}N_2O_2$
21888-98-2

(+)-3-(1-Benzyl-4-piperidyl)-3-phenylpiperidin-2,6-dion = (+)-2-(1-Benzyl-4-piperidyl)-2-phenylglutarimid = (*S*)-3-Phenyl-1'-(phenylmethyl)[3,4'-bipiperidin]-2,6-dion (●)

H auch Hydrochlorid (21888-96-0)

S *Dexbenzetimid, Dexetimid***, R 16470, Tremblex

V Anticholinergicum, Parkinsontherapeuticum

---

*5094* *(4157)* $C_{23}H_{26}N_2O_2$

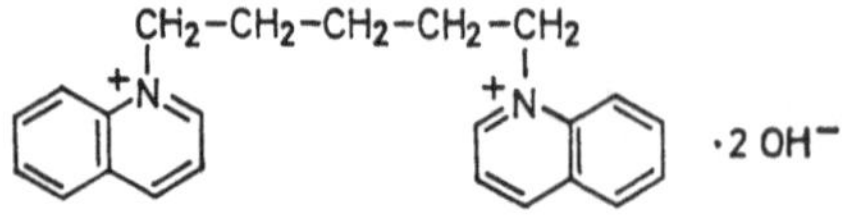

1,1'-Pentamethylen-bis-chinoliniumhydroxid = 1,1'-(1,5-Pentandiyl)bis[chinoliniumhydroxid] (●)

H Dijodid

S *Pentaquinomethonium*

V Ganglienblocker

---

*5095* *(4158)* $C_{23}H_{26}N_2O_4$
357-57-3

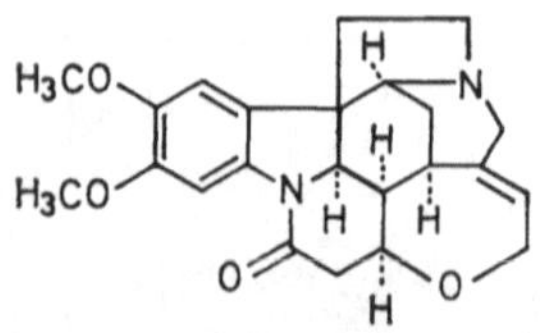

2,3-Dimethoxystrychnin = 2,3-Dimethoxystrychnidin-10-on (●)

S *Brucin, Bruzin, Caniramin, Dimethoxystrychnin, Vomicinum*

V Reflexkrampfgift (Strychnosalkaloid), Reagens

*5096* $C_{23}H_{26}O_2$
51 018-08-7

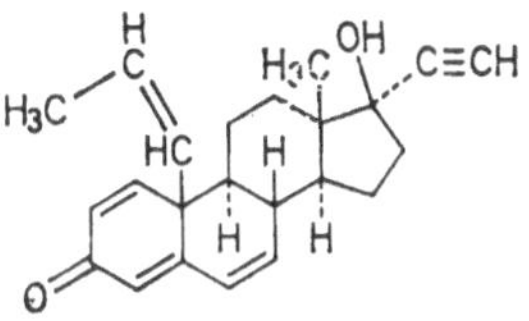

19β-*cis*-Ethyliden-17α-ethinyl-17-hydroxy-1,4,6-androstatrien-3-on = [10(*Z*),17α]-17-Hydroxy-10-(1-propenyl)-19-norpregna-1,4,6-trien-20-in-3-on (●)

S Ro 6-5403

V Gonadotropininhibitor

*5097* *(4159)* $C_{23}H_{26}O_4$

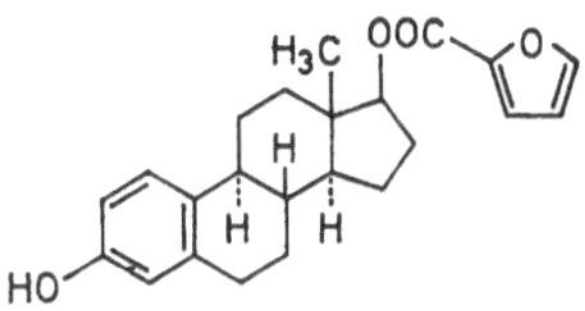

1,3,5(10)-Östratrien-3,17β-diol-17-fuorat = (17β)-Östra-1,3,5(10)-trien-3,17-diol-17-(2-furancarboxylat) (●)

S Di-folliculine, *Östradiolfuroat*

V Östrogen

*5098* *(4160)* $C_{23}H_{27}ClN_2O_2$
14 008-66-3

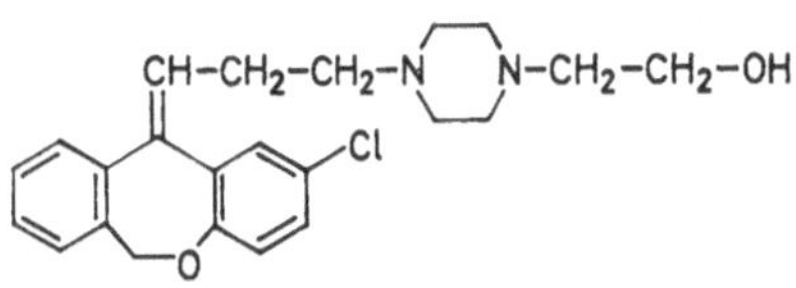

*cis*-2-{4-[3-(2-Chlordibenz[*b,e*]oxepin-11(6*H*)-yliden)-propyl]-1-piperazinyl}-ethanol = (*Z*)-4-[3-(2-Chlordibenz[*b,e*]oxepin-11(6*H*)-yliden)propyl]-1-piperazinethanol (●)

H Dihydrochlorid (14 008-46-9)

S P-5227, *Pinoxepindihydrochlorid***

V Neurolepticum

*5099* *(4184)* $C_{23}H_{27}ClN_4O_4S_3$
22 561-27-9

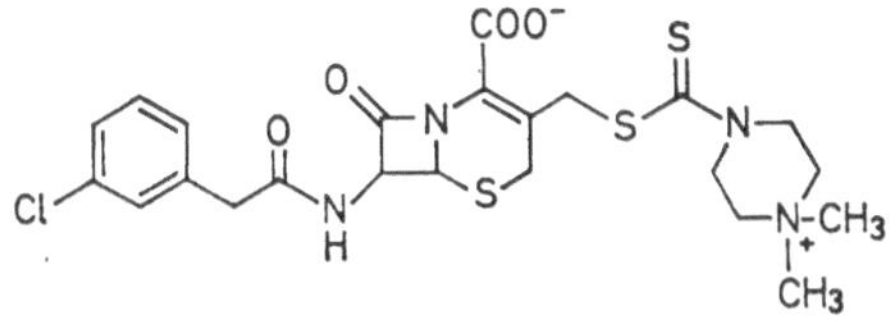

7-(3-Chlorphenylacetamido)-3-[(4,4-dimethylpiperazinium-1-thiocarbonyl)-thiomethyl]-8-oxo-5-thia-1-azabicyclo[4.2.0]oct-2-en-2-carbonsäure-betain = (6*R*-*trans*)-4-[[[[2-Carboxy-7-[[(3-chlorphenyl)acetyl]amino]-8-oxo-5-thia-1-azabicyclo-[4.2.0]oct-2-en-3-yl]methyl]thio]thioxomethyl]-1,1-dimethylpiperaziniumhydroxid (inneres Salz) (●)

S *Cefaclomezine*, *Cephachlomezine*

V Antibioticum

*5100* *(4161)* $C_{23}H_{27}ClO_2$
19 291-69-1

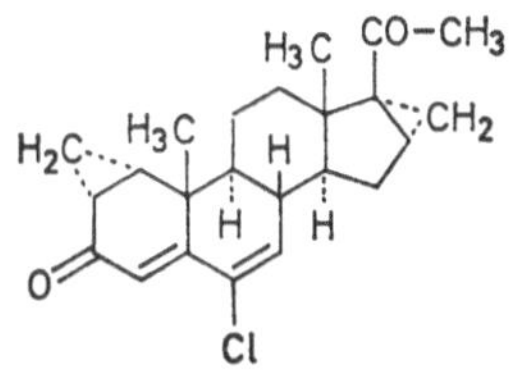

6-Chlor-1α,2α:16α,17α-dimethylen-4,6-pregnadien-3,20-dion = 17β-Acetyl-6-chlor-1β,1a,2β,8β,9α,10,11,12,13,14α,15,16β,16a,17-tetradekahydro-10β,13β-dimethyl-3*H*-dicyclopropa[1,2:16,17]-cyclopenta[*a*]phenanthren-3-on = (1α,2α,8α,9β,10α,13α,14β,16α,17α)-17-Acetyl-6-chlor-1,1a,2,8,9,10,11,12,13,14,15,16,16a,17-tetradecahydro-10,13-dimethyl-3*H*-dicyclopropa[1,2:16,17]cyclopenta-[*a*]phenanthren-3-on (●)

S *Gestaclon***, SH 1040

V Progestogen

*5101* *(4162)* $C_{23}H_{27}ClO_4$
13 698-49-2

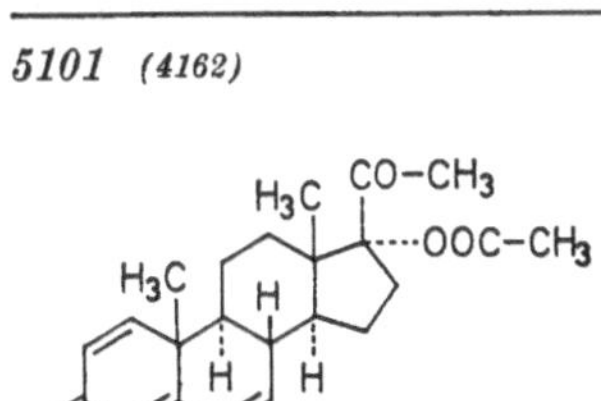

6-Chlor-17α-hydroxy-1,4,6-pregnatrien-3,20-dion-17-acetat = 17-(Acetyloxy)-6-chlorpregna-1,4,6-trien-3,20-dion (●)

S *Delmadinonacetat***, Estrex, RS-1301, Tardak, Tardastrex, Zenadrex

V Progestativum, Antiandrogen, Antiöstrogen

---

*5102* *(4163)* $C_{23}H_{27}ClO_6$

14066-79-6

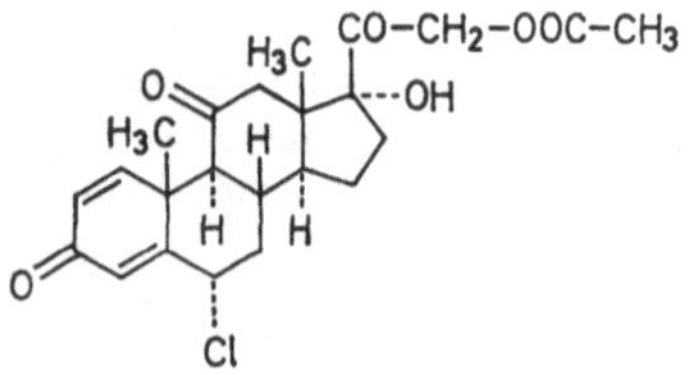

6α-Chlor-17α,21-dihydroxy-1,4-pregnadien-3,11,20-trion-21-acetat = (6α)-21-(Acetyloxy)-6-chlor-17-hydroxypregna-1,4-dien-3,11,20-trion (●)

S Adremycine, *Chloroprednisonacetat***, *Chlorprednisoni acetas*, Localyn, Topilan

V lokal anwendbares Glucocorticoid (Antiphlogisticum, Antiallergicum)

---

*5103* *(4164)* $C_{23}H_{27}Cl_2N_3O_4$

5377-74-2

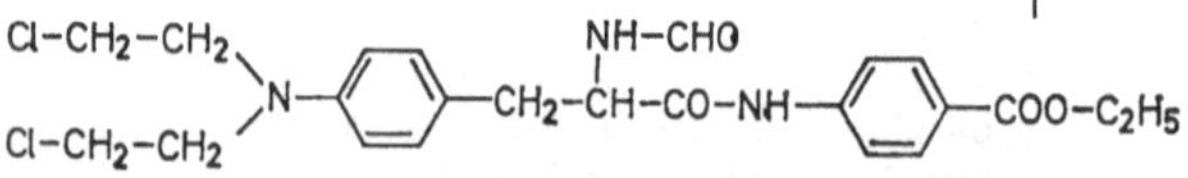

*N*-[*p*-Bis-(2-chlorethyl)-amino-*N*-formylphenyl-α-alanyl]-*p*-aminobenzoeseureethylester = 4-[[3-[4-[Bis(2-chlorethyl)amino]phenyl]-2-(formylamino)-1-oxopropyl]amino]benzoesäureethylester (●)

S Pharsazin, Phosarzin

V Antineoplasticum

---

*5104* *(4165)* $C_{23}H_{27}NO$

604-51-3

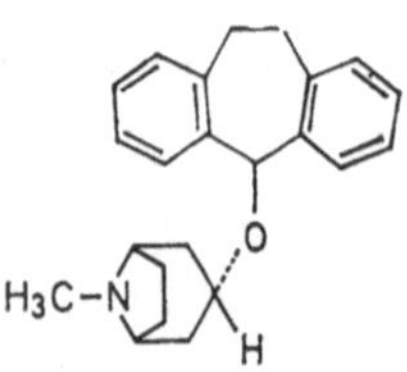

3-(10,11-Dihydro-5*H*-dibenzo[*a,d*]cyclohepten-5-yloxy)-tropan = *endo*-3-[(10,11-Dihydro-5*H*-dibenzo[*a,d*]cyclohepten-5-yl)oxy]-8-methyl-8-azabicyclo[3.2.1]octan (●)

H vgl. auch Nr. 5293
Citrat (2169-75-7)

S Brontin(a), Brontine, B.S. 6987, *Deptropincitrat***, *Dibenzheptropincitrat*, Su-Brontine

V Antihistaminicum, Anticholinergicum, Antiserotonin

---

*5105* *(4166)* $C_{23}H_{27}NO_3$

15686-63-2

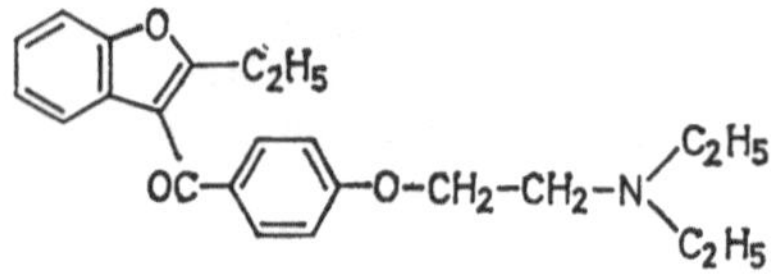

[2-Ethyl-3-benzofuranyl]-[*p*-(2-diethylaminoethoxy)-phenyl]-keton = [4-[2-(Diethylamino)ethoxy]phenyl](2-ethyl-3-benzofuranyl)methanon (●)

H auch Hydrochlorid

S *Etabenzaron***, L 2642-Labaz, Sedanyl

V Antikoagulans, Antiphlogisticum

---

*5106* *(204 N)* $C_{23}H_{27}NO_4$

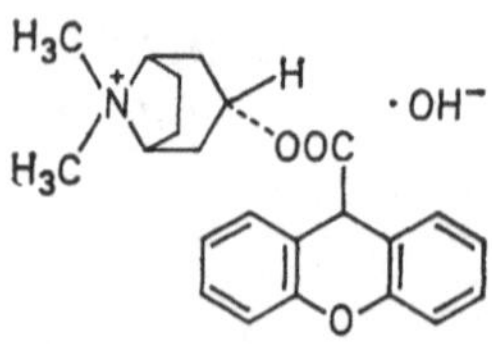

Xanthen-9-carbonsäuretropinestermethylhydroxid = *N*-Methyl-*O*-(xanthen-9-carbonyl)-tropiniumhydroxid = 8-Methyltropiniumhydroxid-xanthen-9-carboxylat = *endo*-8,8-Dimethyl-3-[(9*H*-xanthen-9-ylcarbonyl)oxy]-8-azoniabicyclo[3.2.1]octanhydroxid (●)

H Bromid (4047-34-1)

S Dexotropin, Gastrixon, *Tranteliniumbromid***

V Anticholinergicum, Spasmolyticum

*5107* *(4167)* $C_{23}H_{27}NO_5$
549-68-8

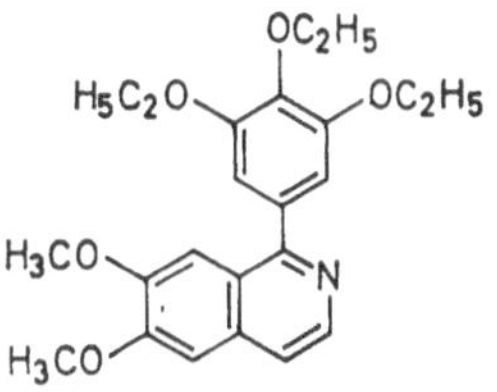

6,7-Dimethoxy-1-(3,4,5-triethoxyphenyl)isochinolin (●)

H Hydrochlorid (6775-26-4)

S Gastrolena, *Octaverinhydrochlorid***

V Spasmolyticum

*5108* *(4168)* $C_{23}H_{27}NO_8$
131-28-2

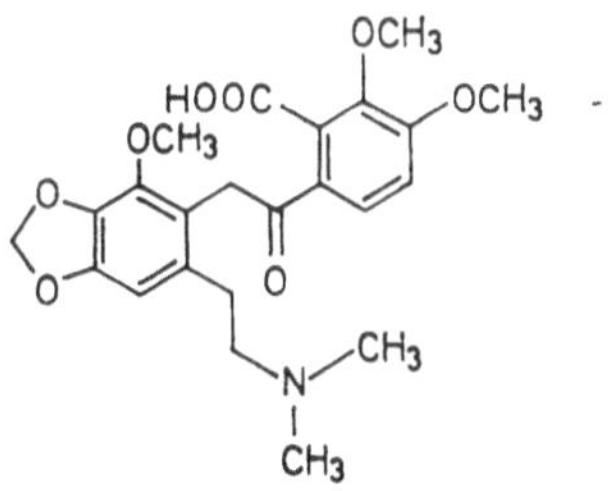

3,4,6′-Trimethoxy-4′,5′-methylendioxy-2′-(β-dimethylaminoethyl)-desoxybenzoin-2-carbonsäure = 6-[[6-[2-(Dimethylamino)ethyl]-4-methoxy-1,3-benzodioxol-5-yl]acetyl]-2,3-dimethoxybenzoesäure (●)

S *Narcein*

V Spasmolyticum, Sedativum, Analgeticum (Opiumalkaloid)

*5109* *(4169)* $C_{23}H_{27}N_3O$

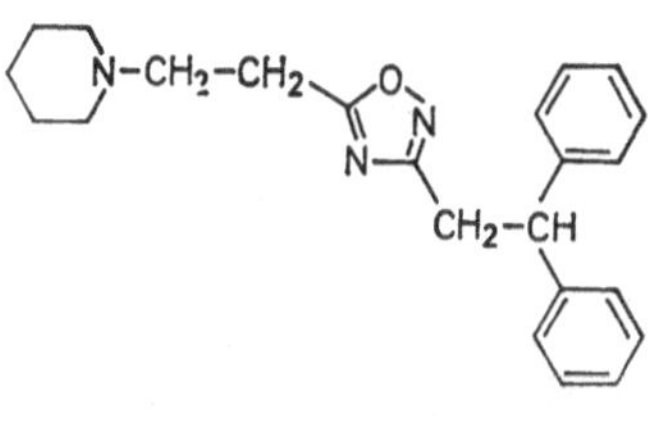

3-(2,2-Diphenylethyl)-5-(2-piperidinoethyl)-1,2,4-oxadiazol = 1-[2-[3-(2,2-Diphenylethyl)-1,2,4-oxadiazol-5-yl]ethyl]piperidin (●)

H Hydrochlorid (982-43-4)

S HK 256, Libexin, Lomapect-Hustensirup (-Tropfen), *Prenoxdiazinhydrochlorid*, Tibexin, Toparten, Varoxil

V Antitussivum

*5110* *(4170)* $C_{23}H_{27}N_3O_2$
6536-18-1

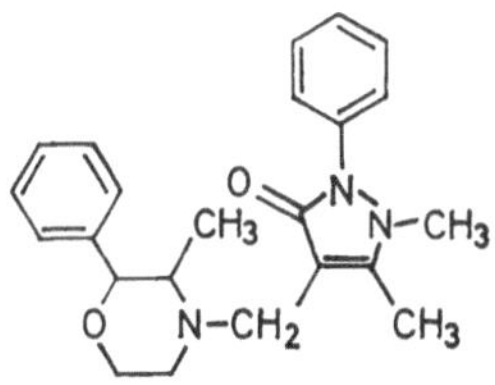

2,3-Dimethyl-1-phenyl-4-(3-methyl-2-phenylmorpholinomethyl)-5-pyrazolon = 4-[(3-Methyl-2-phenylmorpholino)-methyl]-antipyrin = 1,2-Dihydro-1,5-dimethyl-4-[(3-methyl-2-phenyl-4-morpholinyl)methyl]-2-phenyl-3*H*-pyrazol-3-on (●)

H auch Hydrochlorid (50321-35-2)

S *Morazon***, Novartrina, Orsimon, R 445, *Tarcuzate*, Tarugan (alte Form)

V Analgeticum, Antiphlogisticum

*5110-01* *(4170a)*

H Lactat

S Rosimon-Neu-Ampullen

V Analgeticum, Antiphlogisticum

*5111* *(4171)* $C_{23}H_{27}N_3O_7$
10118-90-8

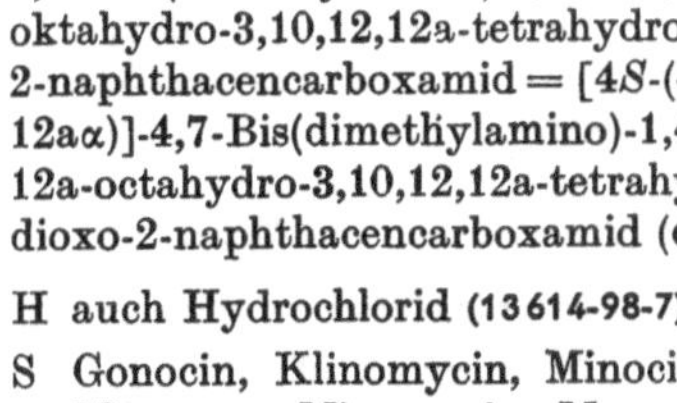

4,7-Bis-(dimethylamino)-1,4,4a,5,5a,6,11,12a-oktahydro-3,10,12,12a-tetrahydroxy-1,11-dioxo-2-naphthacencarboxamid = [4*S*-(4α,4aα,5aα,12aα)]-4,7-Bis(dimethylamino)-1,4,4a,5,5a,6,11,12a-octahydro-3,10,12,12a-tetrahydroxy-1,11-dioxo-2-naphthacencarboxamid (●)

H auch Hydrochlorid (13614-98-7)

S Gonocin, Klinomycin, Minocin, *Minocyclin***, Minomax, Minomycin, Mynocine, Ultramycin „Parke, Davis", Vectrin

V Antibioticum

*5112* *(4172)* $C_{23}H_{28}ClN_3O_2S$
84-06-0

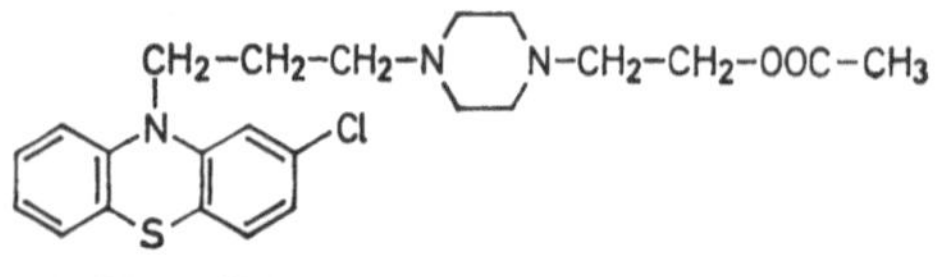


2-{4-[3-(2-Chlor-10-phenothiazinyl)-propyl]-1-piperazinyl}-ethylacetat = 10-{3-[4-(2-Acetoxyethyl)-1-piperazinyl]-propyl}-2-chlorphenothiazin = 4-[3-(2-Chlor-10*H*-phenothiazin-10-yl)propyl]-1-piperazinethanolacetat(ester) (●)

H auch Dihydrochlorid (146-28-1)

S Artalan, Dartal, Dartalan, Dartan, *Perphenazinacetat*, SC-7105, *Thiopropazat***

V Neurolepticum

*5113* *(4173)* $C_{23}H_{28}ClN_3O_5S$
10238-21-8

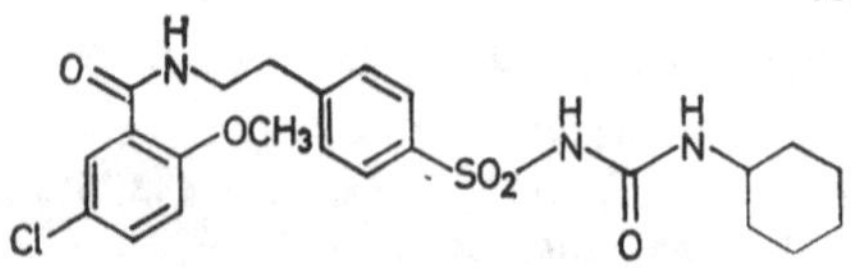


1-{4-[2-(5-Chlor-2-methoxybenzamido)-ethyl]-phenylsulfonyl}-3-cyclohexylharnstoff = 5-Chlor-*N*-[2-[4-[[[(cyclohexylamino]carbonyl]amino]sulfonyl]phenyl]ethyl-2-methoxybenzamid (●)

S Adiab, Betanase, Clamid, Daonil, Diabeta, Digaben, Euclamin, Euglucan, Euglucon, Euglucon 5, Euglyben, Euglykon, Gilemal, Gliban, Gliben, *Glibenclamid***, Glicemin, Glidiabet, Gliformin, Glucolon, Glucoven, *Glybenzyclamide*, *Glyburide*, Glyburon, HB 419, Hémi-Daonil, Lisaglucon, Maninil, Micronase, Miglucan, Normodiabet, Semi-Euglucon, U-26452, UR-606

V Antidiabeticum

*5114* *(4174)* $C_{23}H_{28}Cl_2N_2O_3$
13382-10-0

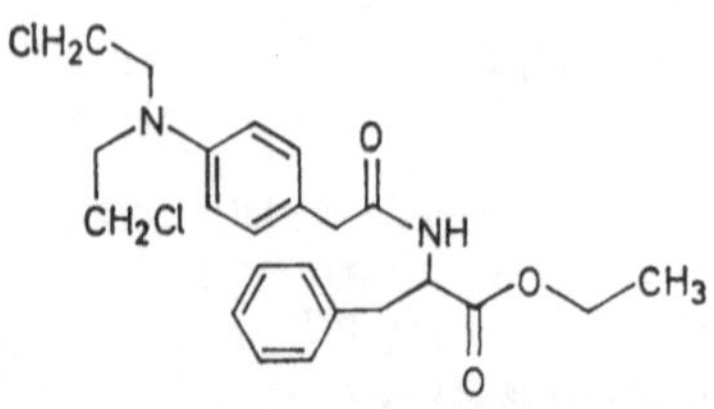


*N*-[[4-[Bis(2-chlorethyl)amino]phenyl]acetyl]-DL-phenylalaninethylester (●)

S Fenafan, Phenaphan

V Cytostaticum

*5115* *(4175)* $C_{23}H_{28}Cl_2O_5$
79-61-8

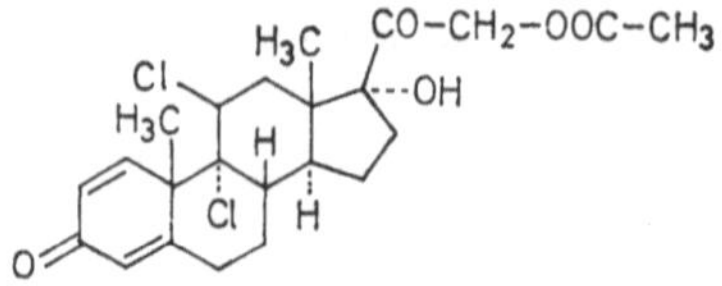


9α,11β-Dichlor-17α,21-dihydroxy-1,4-pregnadien-3,20-dion-21-acetat = (11β)-21-(Acetyloxy)-9,11-dichlor-17-hydroxypregna-1,4-dien-3,20-dion (●)

S Astroderm, Cloriderm, Dermaren, Dermocid, *Dichlorisonacetat*, Diclasone, Diclorisona, Diloderm, Disoderm, Visoderm

V lokal anwendbares Glucocorticoid (Antiphlogisticum, Antiallergicum)

*5116* *(4176)* $C_{23}H_{28}F_3N_3OS$
3833-99-6

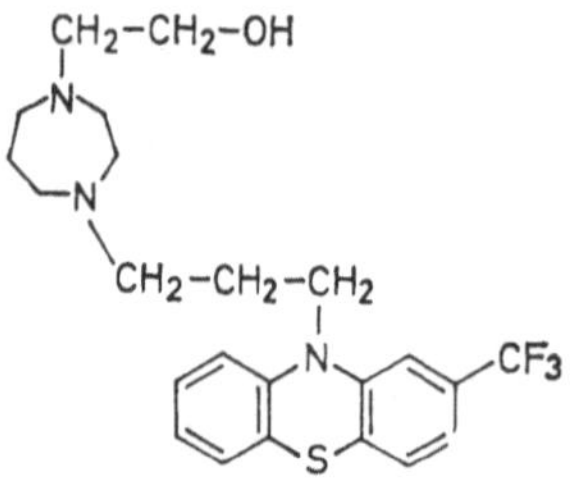


2-{4-[3-(2-Trifluormethyl-10-phenothiazinyl)-propyl]-perhydro-1,4-diazepin-1-yl}-ethanol = 1-(2-Hydroxyethyl)-4-[3-(2-trifluormethyl-10-phenothiazinyl)-propyl]-homopiperazin = Hexahydro-4-[3-[2-(trifluormethyl)-10*H*-phenothiazin-10-yl]propyl]-1*H*-1,4-diazepin-1-ethanol (●)

H Dihydrochlorid (1256-01-5)

S D 775, HFZ, *Homofenazindihydrochlorid***, Irexan, Oldagen, Pasaden

V Neurolepticum

*5117* *(4177)* $C_{23}H_{28}J_2O_4$
551-90-6

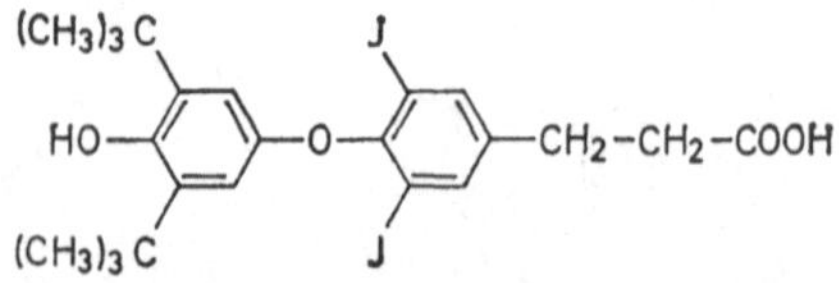


3-[4-(3,5-Di-*tert.*-butyl-4-hydroxyphenoxy)-3,5-dijodphenyl]-propionsäure = 4-[3,5-Bis(1,1-dimethylethyl)-4-hydroxyphenoxy]-3,5-dijodbenzenpropansäure (●)

S *Hinderin*

V Thyromimeticum

*5118* *(4178)* $C_{23}H_{28}N_2$
**3569-26-4**

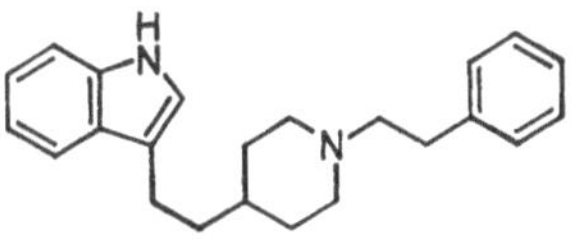

3-[2-(1-Phenethyl-4-piperidyl)-ethyl]-indol = 3-[2-[1-(2-Phenylethyl)-4-piperidinyl]ethyl]-1*H*-indol (●)

S *Indopin***

V Analgeticum, Sedativum

*5119* *(4179)* $C_{23}H_{28}N_2O$
**5633-16-9**

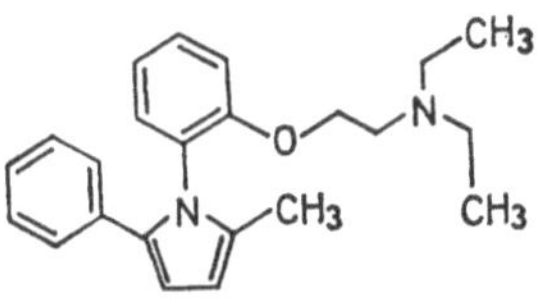

1-[2-[2-(Diethylamino)ethoxy]phenyl]-2-methyl-5-phenylpyrrol (●)

H Hydrochlorid (13988-27-7)

S DV 714, Léioplégil, *Leiopyrrolhydrochlorid***, Leplegil

V Spasmolyticum

*5120* *(4180)* $C_{23}H_{28}N_2O_3$
**748-44-7**

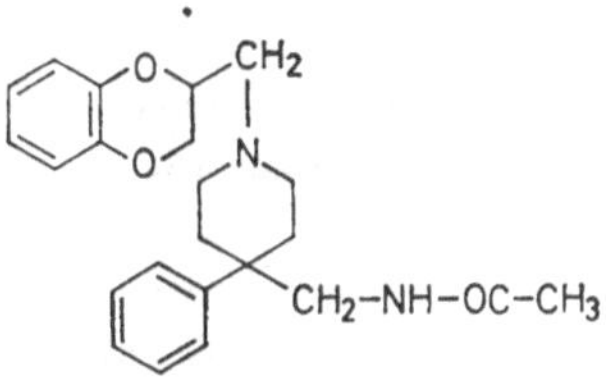

(±)-*N*-[1-(1,4-Benzodioxan-2-ylmethyl)-4-phenyl-4-piperidylmethyl]-acetamid = DL-4-(*N*-Acetyl-aminomethyl)-1-[2-(1,4-benzodioxanyl)-methyl]-4-phenylpiperidin = (±)-*N*-[[1-[(2,3-Dihydro-1,4-benzodioxin-2-yl)methyl]-4-phenyl-4-piperidinyl]-methyl]acetamid (●)

S Acetoxatrine, *Acoxatrin***, R 5385

V Vasodilatans, Hypotensivum

*5121* *(4181)* $C_{23}H_{28}N_2O_4$
**83-75-0**

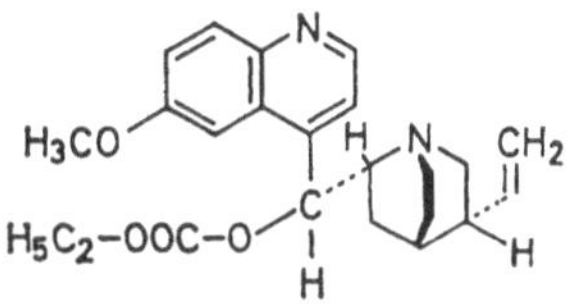

Ethyl-[(5-vinyl-2-chinuclidinyl)-(6-methoxy-4-chinolyl)-methyl]-carbonat = Chinin-*O*-carbonsäureethylester = (8α,9*R*)-6′-Methoxycinchonan-9-ol-ethylcarbonat(ester) (●)

S *Aecachininum, Chininethylcarbonat, Chinin (geschmackloses)*, Euchinin, Euquinin, *Quinini aethylcarbonas*

V Chemotherapeuticum gegen Malaria, Grippe und Pertussis

*5122* *(4182)* $C_{23}H_{28}N_2O_5$
**131-02-2**

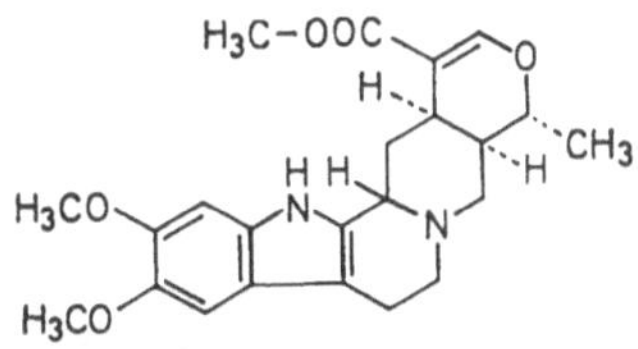

(3β,19α,20α)-16,17-Didehydro-10,11-dimethoxy-19-methyloxayohimban-16-carbonsäuremethylester (●)

S Redouline, *Reserpilin*

V Antihypertonicum (Rauwolfiaalkaloid)

*5123* $C_{23}H_{28}N_4O_4$
**35265-50-0**

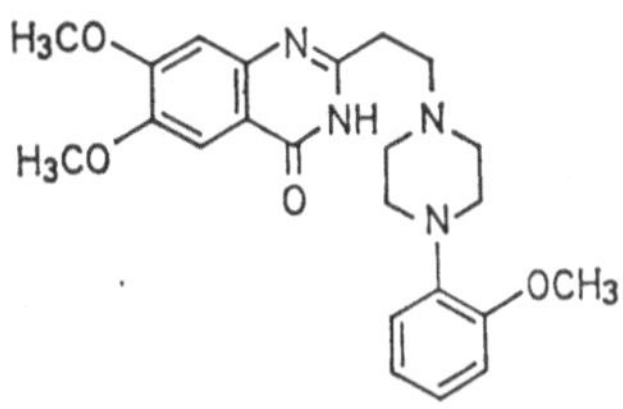

6,7-Dimethoxy-2-[2-[4-(2-methoxyphenyl)-1-piperazinyl]ethyl]-4(3*H*)-chinazolinon (●)

S *Peraquinsin**

V Antihypertonicum

*5124* *(4183)* $C_{23}H_{29}ClN_2OS$
14008-71-0

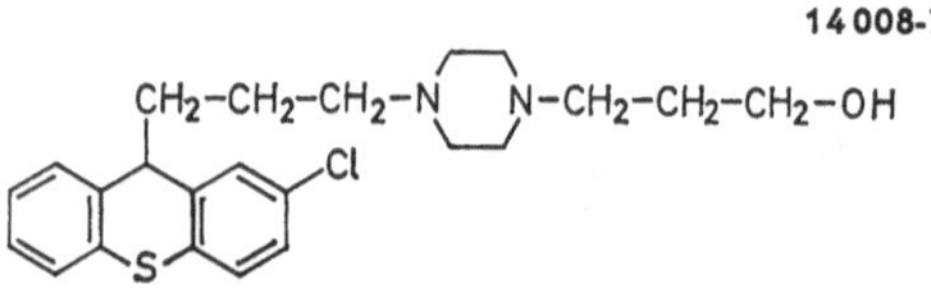

3-{4-[3-(2-Chlor-9-thioxanthenyl)-propyl]-1-piperazinyl}-propan-1-ol = 2-Chlor-9-{3-[4-(3-hydroxypropyl)-1-piperazinyl]-propyl}-thioxanthen = 4-[3-(2-Chlor-9*H*-thioxanthen-9-yl)propyl]-1-piperazinpropanol (●)

H Dihydrochlorid (17162-32-2)

S Daxid, S 9-888, *Xanthioldihydrochlorid***

V Psychosedativum, Antiemeticum

---

*5125* $C_{23}H_{29}ClN_4O_3$
54063-30-8

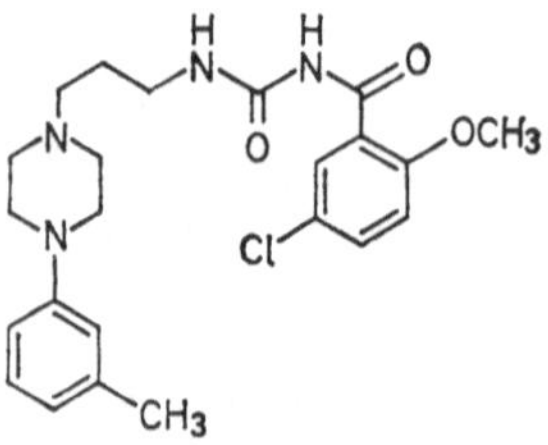

1-(5-Chlor-2-methoxybenzoyl)-3-[3-(4-*m*-tolyl-1-piperazinyl)-propyl]-harnstoff = 5-Chlor-2-methoxy-*N*-[[[3-[4-(3-methylphenyl)-1-piperazinyl]-propyl]amino]carbonyl]benzamid (●)

S *Ciltoprazin***

V Muskelrelaxans

---

*5126* *(4185)* $C_{23}H_{29}ClO_4$
151-69-9

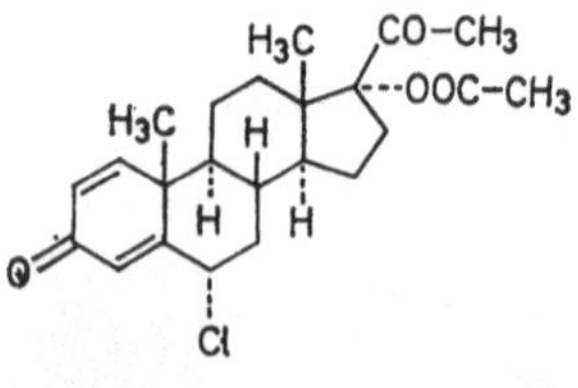

6α-Chlor-17α-hydroxy-1,4-pregnadien-3,20-dion-17-acetat = (6α)-17-(Acetyloxy)-6-chlorpregna-1,4-dien-3,20-dion (●)

S *Cismadinonacetat***

V Progestativum

---

*5127* *(4186)* $C_{23}H_{29}ClO_4$
302-22-7

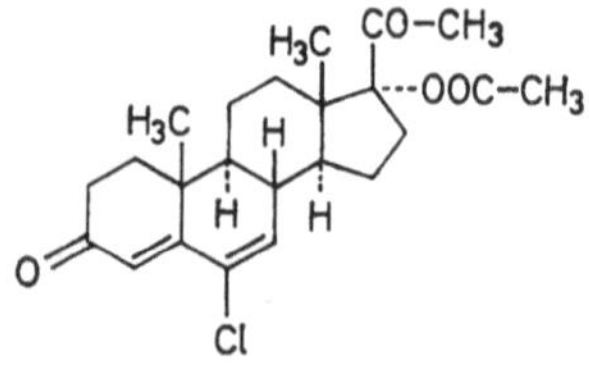

6-Chlor-17α-hydroxy-4,6-pregnadien-3,20-dion-17-acetat = 6-Chlor-6-dehydro-17α-acetoxyprogesteron = 17-(Acetyloxy)-6-chlorpregna-4,6-dien-3,20-dion (●)

S Alternyl, Bovisynchron, Cero, *Chlormadinonacetat***, Clordion, *Clormadinone acetato*, Gestafortin, Gestogan, Lormin, Luteran, Lutoral „Syntex; Shionogi", Madinon-S, Matrol, Menstridyl, Minipill, Nacenyl, Non-stop, Normenon, Progestormon, Retex, Skedule, Synchrosyn, Traslán, Urbal, Verton

V oral wirksames Progestativum

---

*5128* $C_{23}H_{29}FO_6$
570-36-5

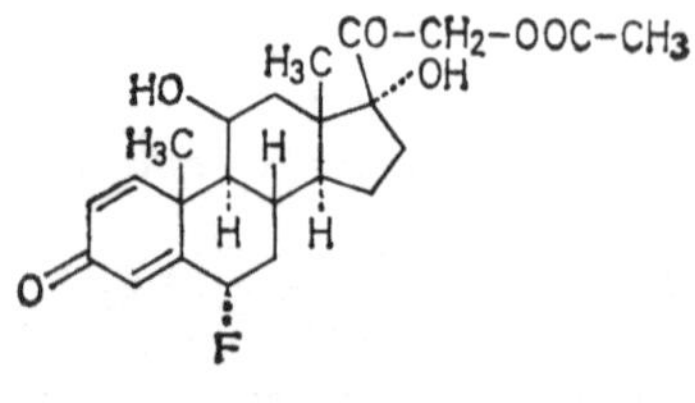

6α-Fluor-11β,17α,21-trihydroxy-1,4-pregnadien-3,20-dion-21-acetat = 6α-Fluorprednisolon-21-acetat = (6α,11β)-21-(Acetyloxy)-6-fluor-11,17-dihydroxypregna-1,4-dien-3,20-dion (●)

S *Fluprednisolonacetat*, Isopredon-Kristallsusp.

V antiallergisch und antiphlogistisch wirksames Glucocorticoid

---

*5129* *(4187)* $C_{23}H_{29}FO_6$
338-98-7

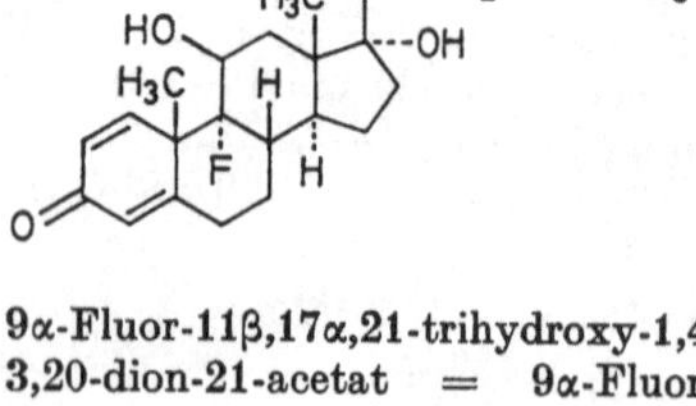

9α-Fluor-11β,17α,21-trihydroxy-1,4-pregnadien-3,20-dion-21-acetat = 9α-Fluorprednisolon-21-

acetat = (11β)-21-(Acetyloxy)-9-fluor-11,17-dihydroxypregna-1,4-dien-3,20-dion (●)

S *9-Fluorprednisolonacetat*, *Isoflupredone acetate*, Menaderm simplex, Predef, U-6013

V antiphlogistisch und antiallergisch wirksames Glucocorticoid

---

*5130* $C_{23}H_{29}F_3O_6$

40 666-16-8

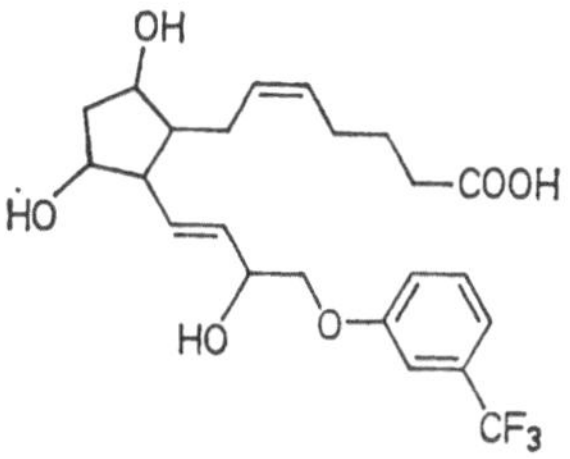

(±)-7-{(1*R*,2*R*,3*R*,5*S*)-3,5-Dihydroxy-2-[(3*R*)-3-hydroxy-4-(3-trifluormethylphenoxy)-but-1-(*E*)-enyl]-cyclopent-1-yl}-hept-5-(*Z*)-ensäure = [1α(*Z*),2β(1*E*,3*R**),3α,5α]-(±)-7-[3,5-Dihydroxy-2-[3-hydroxy-4-[3-(trifluormethyl)phenoxy]-1-butenyl]cyclopentyl]-5-heptensäure (●)

H Natriumsalz (55 028-71-2)

S Equimate, *Fluprostenol-Sodium***, ICI 81 008

V synthet. Prostaglandin (Vet.-Therapeuticum gegen Infertilität)

---

*5131* *(4188)* $C_{23}H_{29}NO$

15 386-01-3

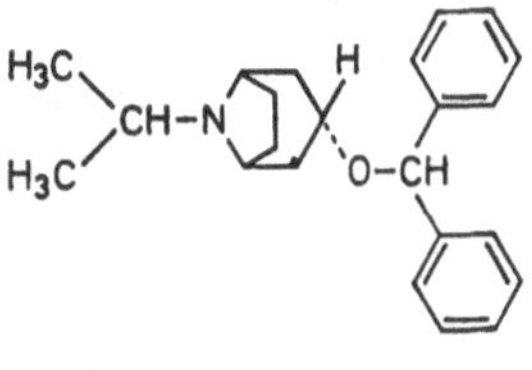

3-Diphenylmethoxy-8-isopropylnortropan = *endo*-3-(Diphenylmethoxy)-8-(1-methylethyl)-8-azabicyclo[3.2.1]octan (●)

H Methansulfonat (17 616-19-2)

S Sch 221

V Anticholinergicum

---

*5132* *(4189)* $C_{23}H_{29}NO$

561-48-8

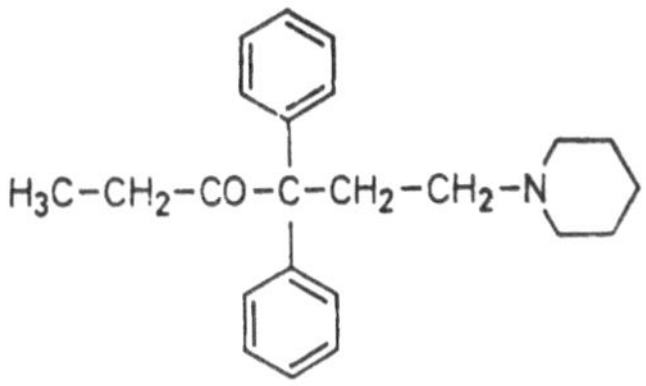

4,4-Diphenyl-6-piperidino-3-hexanon = 4,4-Diphenyl-6-(1-piperidinyl)-3-hexanon (●)

H auch Hydrochlorid (6033-41-6) oder Hydrobromid (6033-42-7)

S Hexalgon, Hoechst 10495, *Norpipanon***, Orfenso

V Analgeticum

---

*5133* *(4190)* $C_{23}H_{29}NO$

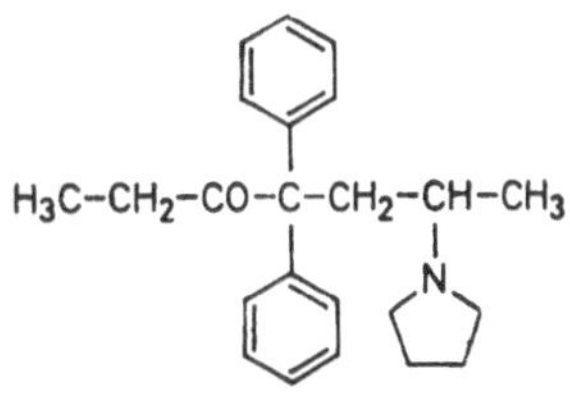

4,4-Diphenyl-6-pyrrolidino-3-heptanon = 4,4-Diphenyl-6-(1-pyrrolidinyl)-3-heptanon (●)

S Hoechst 10819

V Analgeticum

---

*5134* $C_{23}H_{29}NO_2$

28 240-18-8

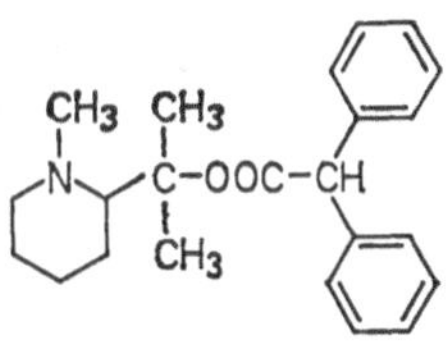

D-(+)-1-Methyl-1-(1-methyl-2-piperidyl)-ethyl-diphenylacetat = 1,α,α-Trimethyl-2-piperidyl-methanol-diphenylacetat = (+)-α-Phenylbenzenessigsäure-1-methyl-1-(1-methyl-2-piperidinyl)-ethylester (●)

S *Pinolcain***, Seristan

V Lokalanästheticum

*5135* *(4191)* $C_{23}H_{29}NO_2$
467-84-5

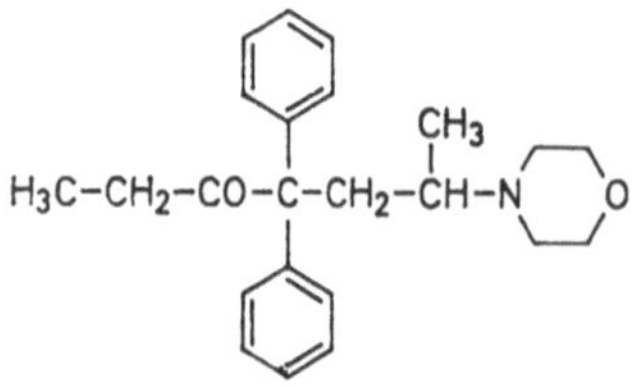


6-Morpholino-4,4-diphenyl-3-heptanon = 6-(4-Morpholinyl)-4,4-diphenyl-3-heptanon (●)

H auch Hydrochlorid (545-91-5)

S C.B. 11, *Fenadossone*, *Fenadoxon*, Hepagin, Heptalgin, Heptalin, *Heptazon(e)*, Heptone, Hoechst 10600, *Morphodone*, *Phenadoxon***, Supralgin „Gerot"

V Analgeticum

---

*5136* *(4192)* $C_{23}H_{29}NO_2$
15686-97-2

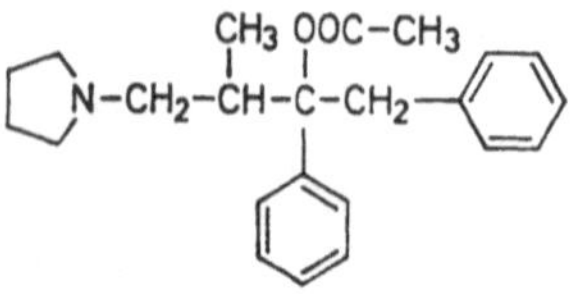


D-1-Benzyl-2-methyl-1-phenyl-3-(1-pyrrolidinyl)-propylacetat = α-D-2-Acetoxy-1,2-diphenyl-3-methyl-4-pyrrolidinobutan = (+)-β-Methyl-α-phenyl-α-(phenylmethyl)-1-pyrrolidinpropanol-acetat(ester)

S *Pyrrolifen***, *Pyrroliphene*

V Analgeticum

---

*5137* *(4193)* $C_{23}H_{29}NO_3$
3691-78-9

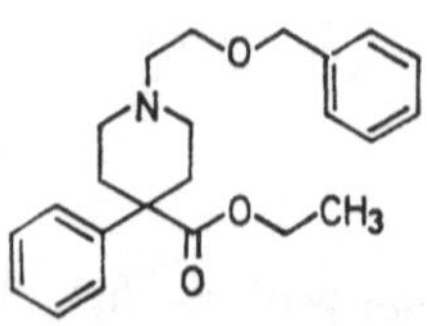


1-[2-(Benzyloxy)-ethyl]-4-phenylpiperidin-4-carbonsäureethylester = 4-Phenyl-1-[2-(phenylmethoxy)ethyl]-4-piperidincarbonsäureethylester (●)

S *Benzethidin***, *Benzetidina*, NIH 7574

V Analgeticum

*5138* *(4194)* $C_{23}H_{29}NO_3$
562-26-5

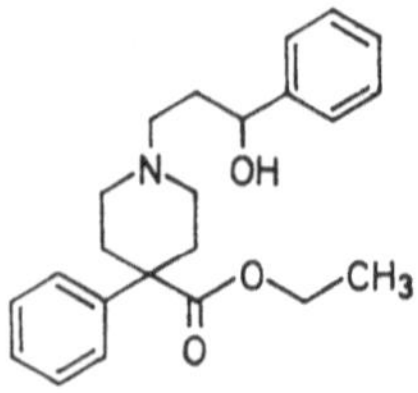


1-(3-Hydroxy-3-phenylpropyl)-4-phenyl-4-piperidincarbonsäureethylester (●)

H auch Hydrochlorid (3627-49-4)

S *Fenoperidine*, Lealgin, Operidine, *Pheniperidinum*, *Phenoperidin***, R 1406

V Analgeticum

---

*5139* *(4195)* $C_{23}H_{29}NO_3$
4378-36-3

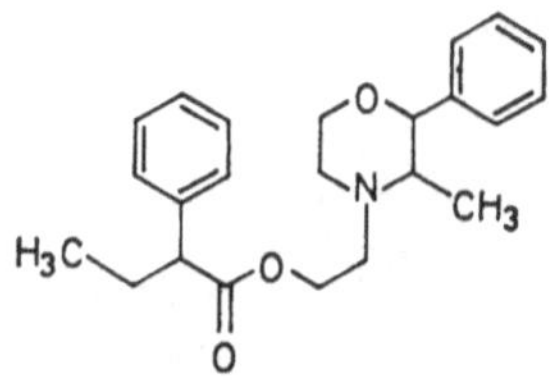


α-Phenylbuttersäure-2-(3-methyl-2-phenylmorpholino)-ethylester = α-Ethylbenzenessigsäure-2-(3-methyl-2-phenyl-4-morpholinyl)ethylester (●)

S *Fenbutrazat***, *Phenbutrazate*

V zentrales Stimulans, Appetitzügler

*5139-01* *(4195a)* 8004-38-4

H Hydrochlorid in Kombination mit Fenmetrazinteoclat (Nr. 1679-01)

S Abstin, Cafilon, Filon, Sabacid

V Appetitzügler

---

*5140* *(4196)* $C_{23}H_{29}NO_{12}$
11049-00-6

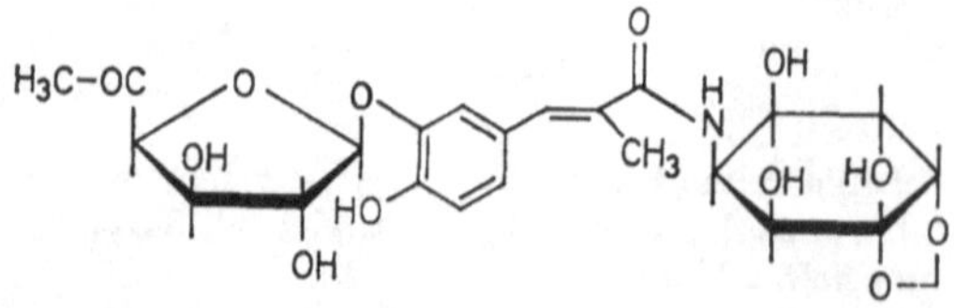


S *Homomycin*, Hygromix, *Hygromycin A*, XK 43-2

V Antibioticum aus Streptomyces hygroscopicus

*5141* (*4197*) $C_{23}H_{29}N_3O$
315-72-0

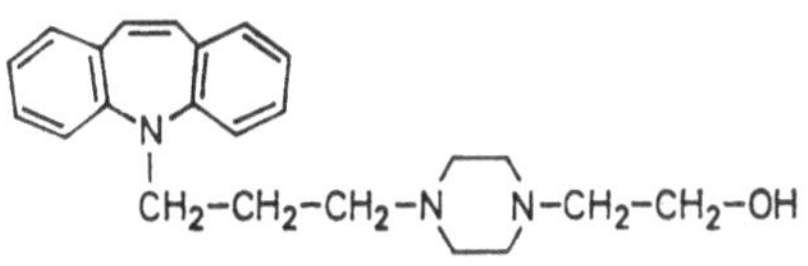

2-{4-[3-(5*H*-Dibenz[*b,f*]azepin-5-yl)-propyl]-1-piperazinyl}-ethanol = 5-[3-(*N'*-β-Hydroxyethyl-piperazino)-propyl]-5*H*-dibenz[*b,f*]azepin = 4-[3-(5*H*-Dibenz[*b,f*]azepin-5-yl)propyl]-1-piperazin-ethanol (●)

H Dihydrochlorid (909-39-7)

S Dinsidon, Ensidon, G 33040, Insidon, Nisidana, *Opipramoldihydrochlorid***, Opramol, Pramolon

V Thymolepticum

---

*5142* $C_{23}H_{29}N_3O$
39186-49-7

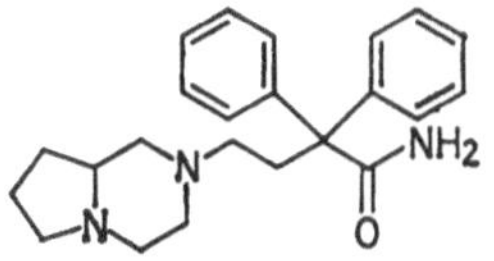

Hexahydro-α,α-diphenylpyrrolo[1,2-*a*]pyrazin-2(1*H*)-butyramid = Hexahydro-α,α-diphenyl-pyrrolo[1,2-*a*]pyrazin-2(1*H*)-butanamid (●)

S *Pirolazamid***, SC-26438

V Antiarrhythmicum

---

*5143* $C_{23}H_{29}N_3O_2$
21590-92-1

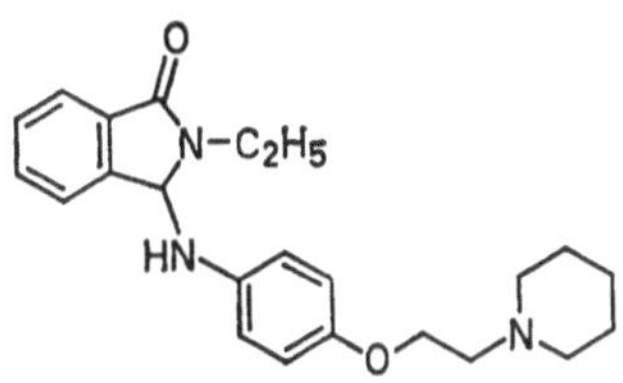

2-Ethyl-3-(β-piperidino-*p*-phenetidino)-phthalimidin = 2-Ethyl-3-[*p*-(β-piperidinoethoxy)-anilino]-isoindolin-1-on = 2,3-Dihydro-2-ethyl-3-[[4-[2-(1-piperidinyl)ethoxy]phenyl]amino]-1*H*-isoindol-1-on (●)

S *Amidoline*, *Etomidolin***, K 2680, Smedolin

V Muskelrelaxans, Spasmolyticum

---

*5144* (*4198*) $C_{23}H_{29}N_3O_2$
153-87-7

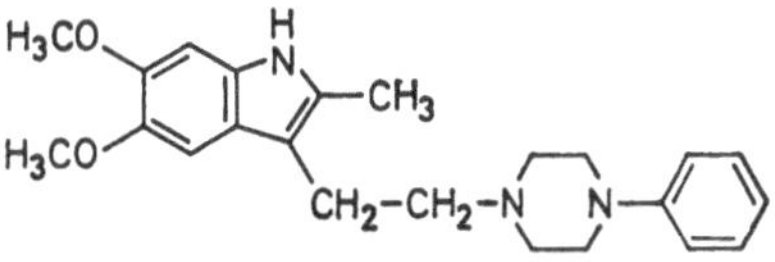

5,6-Dimethoxy-2-methyl-3-[2-(4-phenyl-1-piperazinyl)-ethyl]-indol = 5,6-Dimethoxy-2-methyl-3-[2-(4-phenyl-1-piperazinyl)ethyl]-1*H*-indol (●)

S DO-180, DP 181, Equipertine, Forit, Integrin, Lotawin, Opertil, *Oxipertinum*, *Oxypertin***, Win 18501

V Neurolepticum, Antipsychoticum

---

*5145* (*4199*) $C_{23}H_{29}N_3O_2S$
2751-68-0

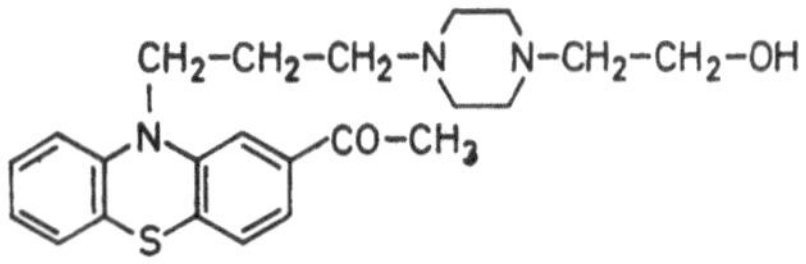

2-Acetyl-10-{3-[4-(β-hydroxyethyl)-1-piperazinyl]-propyl}-phenothiazin = 1-[10-[3-[4-(2-Hydroxy-ethyl)-1-piperazinyl]propyl]-10*H*-phenothiazin-2-yl]ethanon (●)

H Dimaleat (5714-00-1)

S *Acephenazini maleas*, *Acetophenazindimaleat***, Phenthoxate, Sch 6673, Tindal(a)

V Neurolepticum

---

*5146* (*4200*) $C_{23}H_{29}N_3O_2S_2$
3313-26-6

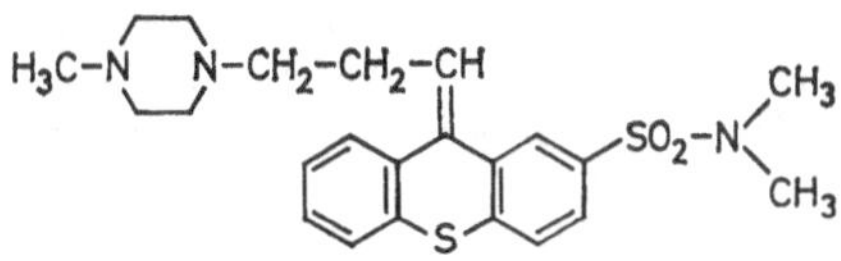

*cis*-*N,N*-Dimethyl-9-[3-(4-methyl-1-piperazinyl)-propyliden]-thioxanthen-2-sulfonamid = (*Z*)-*N,N*-Dimethyl-9-[3-(4-methyl-1-piperazinyl)propyliden]-9*H*-thioxanthen-2-sulfonamid (●)

H auch Dihydrochloriddihydrat (22189-31-7)

S CP 12252-1, Navan(a), Navane, Navaron, Orbinamon, P-4657 B, *Thiothixene*, *Tiotixen***

V Neurolepticum

5147 *(4201)* $C_{23}H_{29}N_5O$
7125-71-5

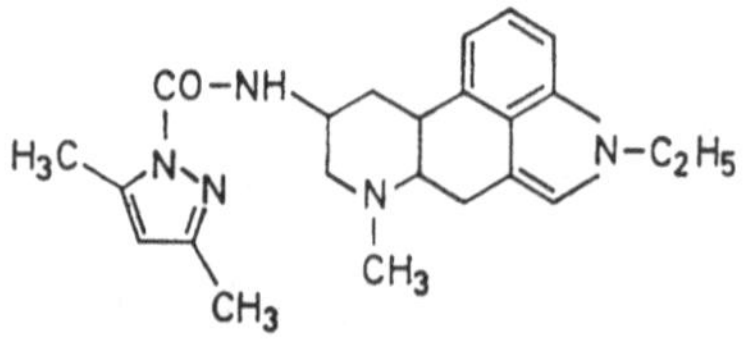

*N*-(4-Ethyl-4,6,6a,7,8,9,10,10a-octahydro-7-methylindolo[4,3-*fg*]chinolin-9-yl)-3,5-dimethyl-1*H*-pyrazol-1-carboxamid (●) = 4-Ethyl-7-methyl-9-(3,5-dimethylpyrazol-1-carboxamido)-4,6,6a,7,8,9,10,10a-oktahydroindolo[4,3-*fg*]chinolin

S *Toquizin**

V Ulcustherapeuticum

5148 *(4202)* $C_{23}H_{30}ClN_3O$
83-89-6

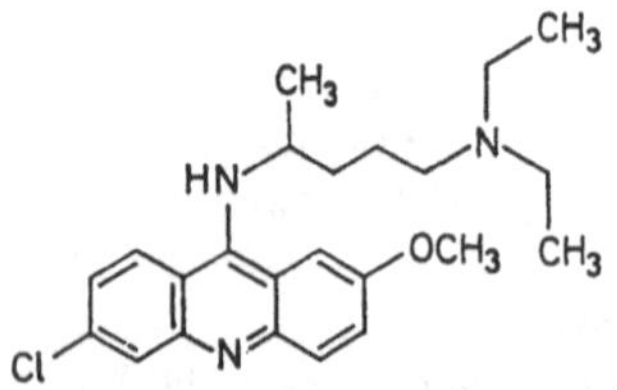

6-Chlor-9-(4-diethylamino-1-methylbutylamino)-2-methoxyacridin = *N*⁴-(6-Chlor-2-methoxy-9-acridinyl)-*N*¹,*N*¹-diethyl-1,4-pentandiamin (●)

H meist Dihydrochlorid (69-05-6)

S *Acrichin*, Acrinaminum, Acriquine, Akrichin, Anofelin, Antimalarina, Arichin, Atabrin(e), Atatrin, Atebrin, Chemiochin, *Chinacrin*, Crinodora, Erion, Fedal-Lamb, Golo, Haffkinine, Hepacrine, Italchina, Malaricida, *Mepacrin***, Métaquine, Methoquine, Metochin, Metocrine, Metoquine, Palacrin, Palusan, Pentilen, *Quinacrine*, 866 R.P., S.N. 390,Ténicridine

V Malariachemotherapeuticum

5148-01 *(4202a)* 316-05-2

H Bis-methansulfonat

S Musonal, *Quinacrine Soluble*

V Malariachemotherapeuticum

5149 *(4203)* $C_{23}H_{30}N_2O_2$
13495-09-5

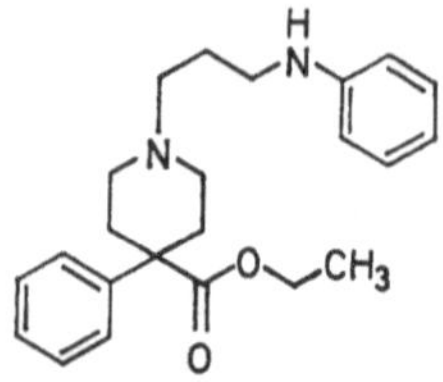

4-Phenyl-1-[3-(phenylamino)propyl]-4-piperidincarbonsäureethylester (●)

H auch Ethansulfonat (7081-52-9)

S Alvodine, Anopridine, Cimadon, NIH 7590, Pimadin „Winthrop", *Piminodin***, Win 14098

V Narkoticum, Analgeticum

5150 $C_{23}H_{30}N_2O_3$
49646-12-0

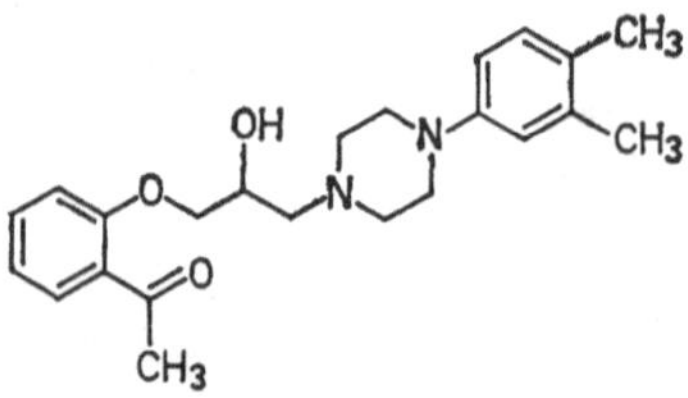

(±)-1-(*o*-Acetylphenoxy)-3-[4-(3,4-dimethylphenyl)-1-piperazinyl]-2-propanol = (±)-1-[2-[3-[4-(3,4-Dimethylphenyl)-1-piperazinyl]-2-hydroxypropoxy]phenyl]ethanon (●)

S *Centxylazine*

V Lokalanästheticum

5151 $C_{23}H_{30}N_2O_4$
4098-40-2

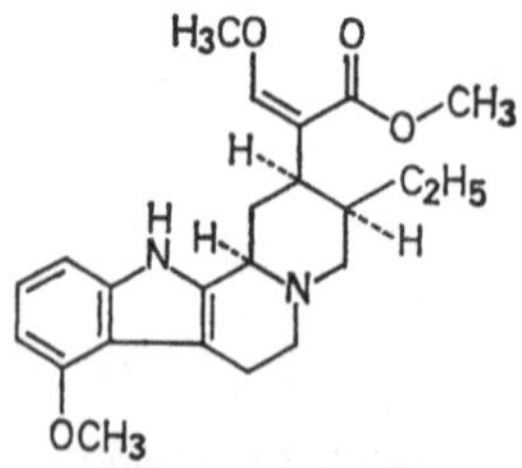

9-Methoxycorynantheidin = (16*E*,20β)-16,17-Didehydro-9,17-dimethoxycorynan-16-carbonsäuremethylester (●)

S *Mitragynin*, SKF 12711

V Analgeticum, Antitussivum (Alkaloid aus Mitragyna speciosa)

*5152* *(4204)* $C_{23}H_{30}N_2O_4$
509-67-1

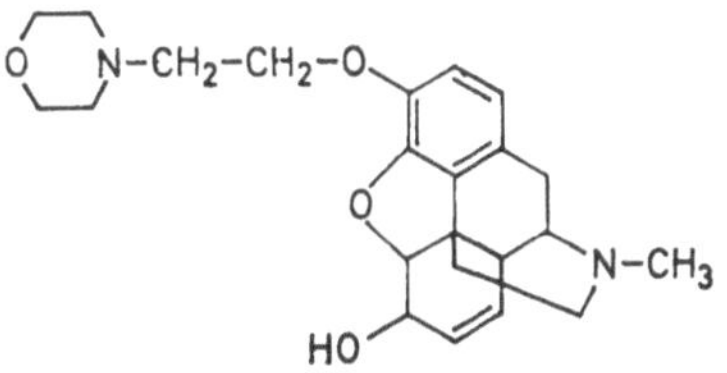

4,5-Epoxy-17-methyl-3-(2-morpholinoethoxy)-morphin-7-en-6-ol = 2′-Morpholinoethylmorphin = (5α,6α)-7,8-Didehydro-4,5-epoxy-17-methyl-3-[2-(4-morpholinyl)ethoxy]morphinan-6-ol (●)

S Adaphol, Caltoson, Codisol, Codylin, Duro-Tuss, Ethnin(e), Folcodan, *Folcodina*, Folcovin, Glycodine, Hibernyl, Homocodeine, Infantussin, Lantuss, M.E.M., Memine, Neocodin, Pectolin, Phocil, *Pholcodin***, Pholcolin, Pholcomed, Pholcotussin, Pholdine, Pholevan, Pholtrate, Pholtussin, Prentosse, Prodromine, Sedlingtus, Sednaco, Sednine, Tussokon, Tussinol „G.P.", Weifacodin

V Analgeticum, Hustensedativum

*5153* *(205 N)* $C_{23}H_{30}N_2O_5$
54063-41-1

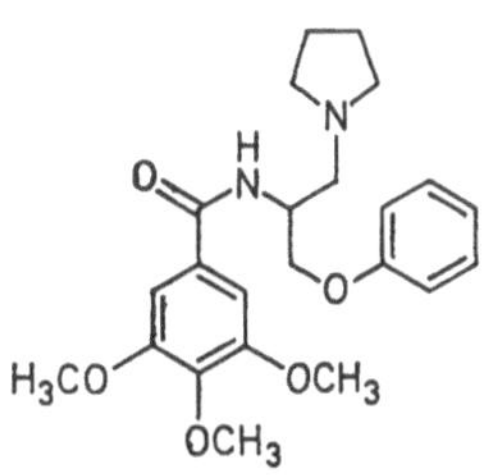

3,4,5-Trimethoxy-*N*-[1-(phenoxymethyl)-2-(1-pyrrolidinyl)ethyl]benzamid (●)

S CERM 1875, *Fepromid***

V Antiarrhythmicum

*5154* *(4205)* $C_{23}H_{30}O_3$
5633-18-1

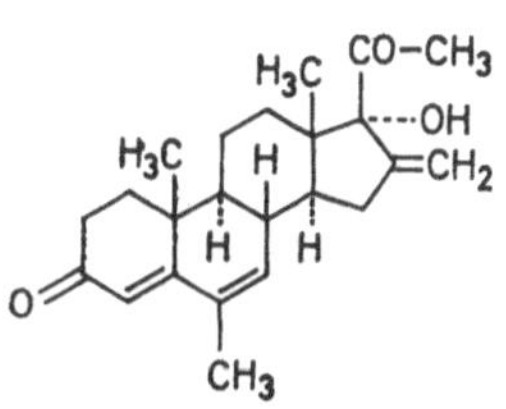

17α-Hydroxy-6-methyl-16-methylen-4,6-pregnadien-3,20-dion = 17-Hydroxy-6-methyl-16-methylenpregna-4,6-dien-3,20-dion (●)

H vgl. auch Nr. 5422

S *Melengestrol***

V Progestativum, Antineoplasticum

*5155* *(4206)* $C_{23}H_{30}O_6$
50-04-4

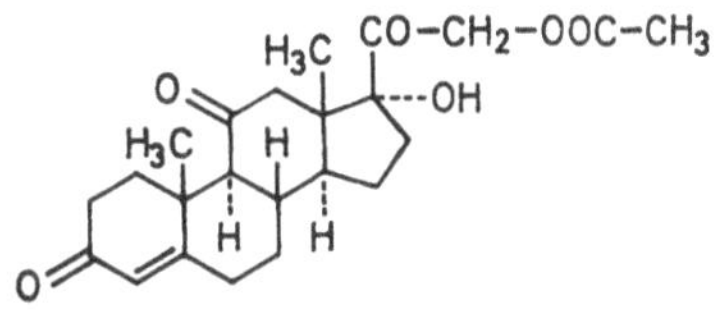

17α,21-Dihydroxy-4-pregnen-3,11,20-trion-21-acetat = 21-(Acetyloxy)-17-hydroxypregn-4-en-3,11,20-trion (●)

H vgl. auch Nr. 4703

S Acetisone, Adreson, Adricort, Artriona, Bencorton, Berlison, Corlin, Cortadren, Cortal, Cortasson, Cortate „Protea", Cortelan, Cortic, Corticil, Corticlin, Cortilen, Cortipon, Cortisat(e), Cortisol „Vis", *Cortisonacetat*, Cortison „Ciba", Cortison „Jenapharm", Cortisone „Lepetit", Cortisone „Roussel", Cortistab, Cortogen Acetate, Cortone (Acetate), Cortosal, Enticort, Incortin, Novocort „Novopharm", Oftasone, Oftavisan, Ophthalmo-Cortisone, Orgasona, Pan-Cort, Ricortex, Scheralson, Scheroson

V antiphlogistisch und antiallergisch wirksames Glucocorticoid

*5156* *(4207)* $C_{23}H_{30}O_6$
52-21-1

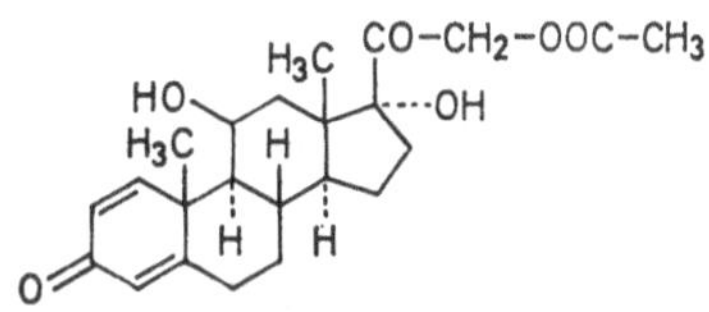

11β,17α,21-Trihydroxy-1,4-pregnadien-3,20-dion-21-acetat = $\Delta^1$-17-Hydroxycorticosteron-21-acetat = (11β)-21-(Acetyloxy)-11,17-dihydroxypregna-1,4-dien-3,20-dion (●)

S Benisolon-Injection, Biocortin, Cormalone, Cortipred, Dacortin-Kristallsuspension, Decortin-H-Kristallsuspension, Deltacortenolo i.m., Delta-Cortilen, Deltacortril-Suspension, Delta-Efcorlin, Deltasol „Lyka", Deltastab-Injection, Deltilen, Dermo-Nydol, Durapred, Econopred, Esidolene, Hidrodecortancyl, Hostacortin-H-Kristallsuspension, Hydrocortancyl Suspension injectable, Lepicortinolo i.m., Meticortelone aqueous, Nisolone i.m., Precortalon-inj., PreCortisyl-injectable, Predcortol, Pred-Forte, Prediacortine, Predicort, Pred-Mild, Prednelan-N, Prednidoren, Predni-H-injekt, Predniocil, *Prednisolonacetat*, Predonine-Inj., Prenema, Pricortin, Savacort, Scherisolon-Kristallsuspension, Sigpred, Spolotan-Kristallsuspension, Sterane intramuscular, Tarocortelone Injections, Ultracortenol-Augentropfen

V antiphlogistisch und antiallergisch wirksames Glucocorticoid

---

*5157* *(4208)* $C_{23}H_{31}ClN_2O_3$ 17692-34-1

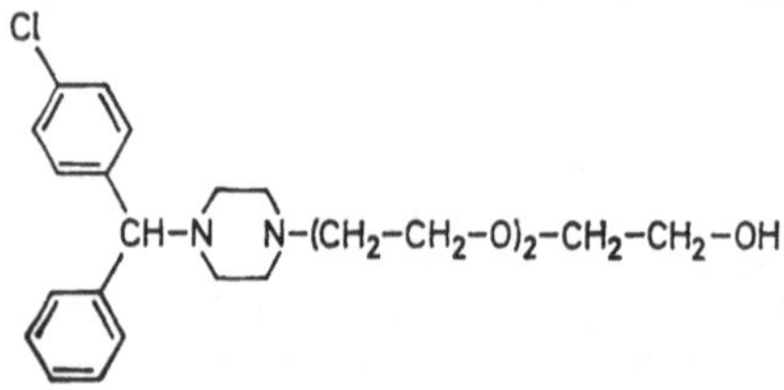


2-{2-[2-(4-[*p*-Chlor-α-phenylbenzyl]-1-piperazinyl)-ethoxy]-ethoxy}-ethanol = 8-[4-(*p*-Chlorbenzhydryl)-piperazin-1-yl]-3,6-dioxaoctan-1-ol = 1-(*p*-Chlorbenzhydryl)-4-{2-[2-(2-hydroxyethoxy)-ethoxy]-ethyl}-piperazin = 2-[2-[2-[4-[(4-Chlorphenyl)phenylmethyl]-1-piperazinyl]ethoxy]ethoxy]-ethanol (●)

S *Äthoxyhydroxyzin*, *Etodroxizin***, *Hydrochlorbenzäthylamin*, *Hydrochlorbenzethylamine*

V Tranquillizer, Hypnoticum

*5157-01* *(4208a)* 53859-10-2

H Dimaleat

S Drimyl, Indunox „UCB", Noxadron, U.C.B. 1414

V Tranquillizer, Hypnoticum

---

*5158* *(4209)* $C_{23}H_{31}ClN_4O$ 3734-75-6

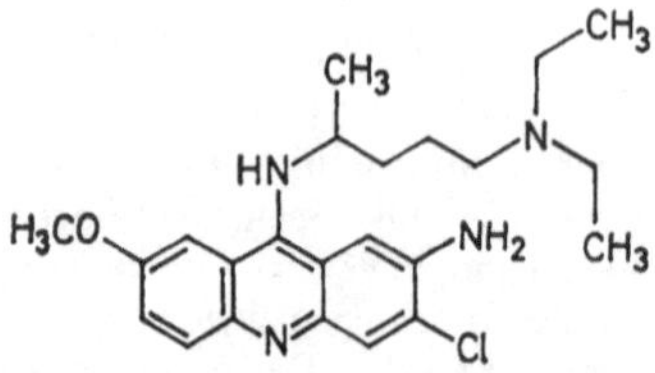


7-Amino-6-chlor-9-(4-diethylamino-1-methylbutylamino)-2-methoxyacridin = 3-Chlor-$N^9$-[4-(diethylamino)-1-methylbutyl]-7-methoxy-2,9-acridindiamin (●)

H Dihydrochloriddihydrat

S *Aminoacrichin*, *Aminoacriquine*

V Chemotherapeuticum

---

*5159* *(4210)* $C_{23}H_{31}ClO_4$ 2477-73-8

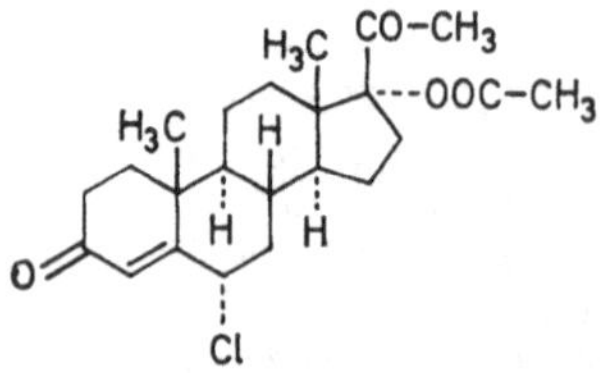


6α-Chlor-17α-hydroxy-4-pregnen-3,20-dion-17-acetat = 6α-Chlor-17-hydroxyprogesteronacetat = (6α)-17-(Acetyloxy)-6-chlorpregn-4-en-3,20-dion (●)

S CAP, *Hydromadinonacetat***

V Progestativum

---

*5160* *(4211)* $C_{23}H_{31}Cl_3O_4$ 13867-82-8

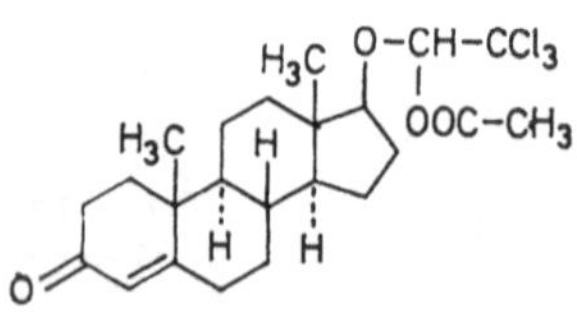


17β-(2,2,2-Trichlor-1-hydroxyethoxy)-4-androsten-3-on-acetat = Testosteron-17-chloralhemiacetalacetat = (17β)-17-[1-(Acetyloxy)-2,2,2-trichlorethoxy]androst-4-en-3-on (●)

S Caprosem, *Cloxotestosteronacetat***, *Testosteronchloralhemiacetalacetat*

V Androgen

*5161* *(4212)* $C_{23}H_{31}FO_4$
25 092-07-3

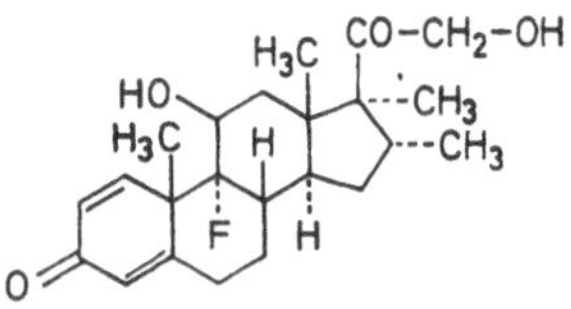

9α-Fluor-11β,21-dihydroxy-16α,17α-dimethyl-1,4-pregnadien-3,20-dion = (11β,16α)-9-Fluor-11,21-dihydroxy-16,17-dimethylpregna-1,4-dien-3,20-dion (●)

S *Dimeson**

V antiphlogistisch und antiallergisch wirksames Glucocorticoid

*5162* *(4213)* $C_{23}H_{31}FO_5$
2529-45-5

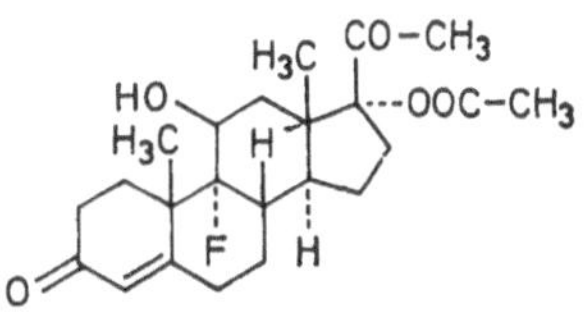

9α-Fluor-11β,17α-dihydroxy-4-pregnen-3,20-dion-17-acetat = (11β)-17-(Acetyloxy)-9-fluor-11-hydroxypregn-4-en-3,20-dion (●)

S Cronolone, *Flugestonacetat***, *Flurogestonacetat*, SC-9880

V Progestativum

*5163* *(4214)* $C_{23}H_{31}FO_6$
514-36-3

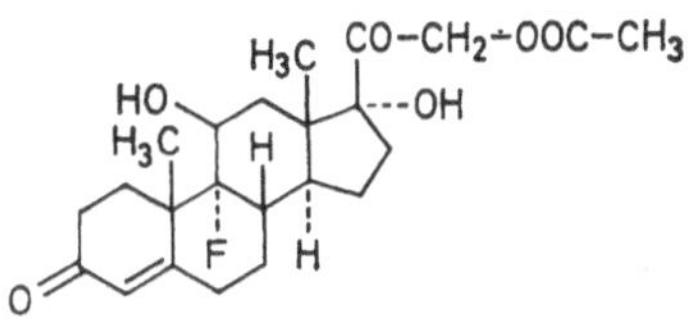

9α-Fluor-11β,17α,21-trihydroxy-4-pregnen-3,20-dion-21-acetat = 9α-Fluorhydrocortison-21-acetat = (11β)-21-(Acetyloxy)-9-fluor-11,17-dihydroxypregn-4-en-3,20-dion (●)

H vgl. auch Nr. 4711

S Alfa-Fluorone, Alfanonidrone, Alflorone Acetate, Cortineff, F-Cortef, Fludrocortisat, *Fludrocortisonacetat***, Fludrocortone(acetat), Fludronil, *Fluorhydrocortisonum aceticum*, Scherofluron

V Corticoid mit überwiegend mineralocorticoiden Eigenschaften

*5164* *(4215)* $C_{23}H_{31}NO_2$
509-74-0

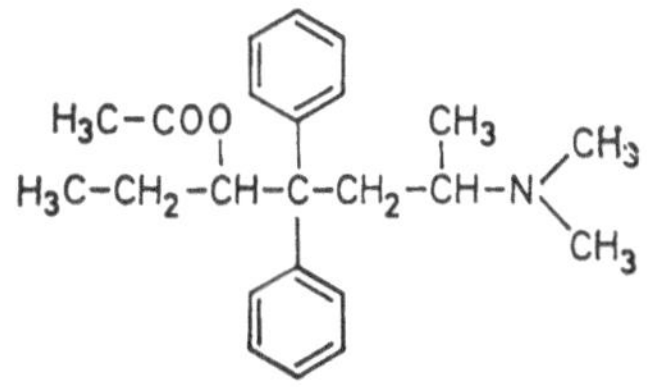

1-Ethyl-4-dimethylamino-2,2-diphenylpentylacetat = 6-Dimethylamino-4,4-diphenyl-3-acetoxyheptan = β-[2-(Dimethylamino)propyl]-α-ethyl-β-phenylbenzenethanolacetat(ester) (●)

S *Acemethadone*, *Acetyldimepheptanol*, *Acetylmethadol***, *Amidolacetat*, *Dimepheptanolacetat*, NIH 2953, *Methadyl acetate*

V Analgeticum

*5165* $C_{23}H_{31}NO_2$
34 433-66-4

(—)-1-Ethyl-4-dimethylamino-2,2-diphenylpentylacetat = (—)-3-Acetoxy-6-dimethylamino-4,4-diphenylheptan = (—)-β-[2-(Dimethylamino)propyl]-α-ethyl-β-phenylbenzenethanolacetat(ester) (●)

S LAAM, *Levacetylmethadol***, *Levomethadyl acetate*

V Analgeticum

*5166* *(4216)* $C_{23}H_{31}NO_2$
17 199-58-5

α-1-Ethyl-4-dimethylamino-2,2-diphenylpentylacetat = α-6-Dimethylamino-4,4-diphenyl-3-acetoxyheptan = [*R*-(*R**,*R**)]-β-[2-(Dimethylamino)-propyl]-α-ethyl-β-phenylbenzenethanolacetat-(ester) (●)

S *Alfacetilmetadolo*, *Alphacemethadone*, *Alphacetylmethadol***

V Analgeticum

*5167* *(4217)* $C_{23}H_{31}NO_2$
17199-59-6

β-1-Ethyl-4-dimethylamino-2,2-diphenylpentyl-acetat = β-6-Dimethylamino-4,4-diphenyl-3-acetoxyheptan = [*S*-(*R**,*S**)]-β-[2-(Dimethylamino)-propyl]-α-ethyl-β-phenylbenzenethanolacetat-(ester) (●)

S *Betacemethadone*, *Betacetilmetadolo*, *Betacetylmethadol***

V Analgeticum

---

*5168* *(4218)* $C_{23}H_{31}NO_2$
302-33-0

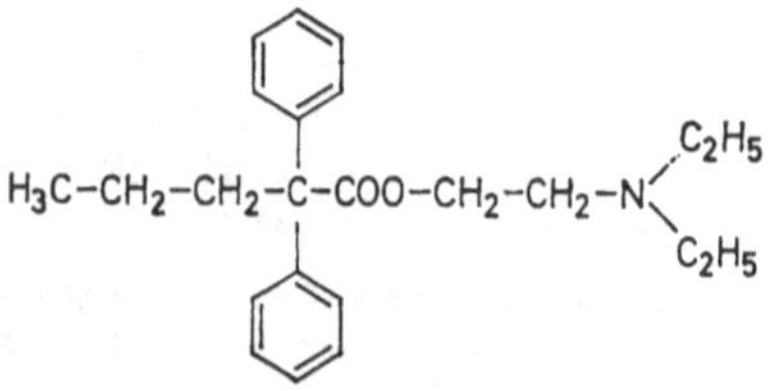


β-Diethylaminoethyl-2,2-diphenylvalerat = 2,2-Diphenylvaleriansäure-2-diethylaminoethylester = α,α-Diphenyl-α-propylessigsäure-β'-diethylaminoethylester = α-Phenyl-α-propylbenzenessigsäure-2-(diethylamino)ethylester (●)

H Hydrochlorid (62-68-0)

S NSC-39690, *Proadifenhydrochlorid***, *Propyladiphenin*, 5171 R.P., SKF 525-A

V Biotransformationsblocker zur Potenzierung der Wirkung von Arzneimitteln

---

*5169* *(4219)* $C_{23}H_{31}NO_3$
3626-03-7

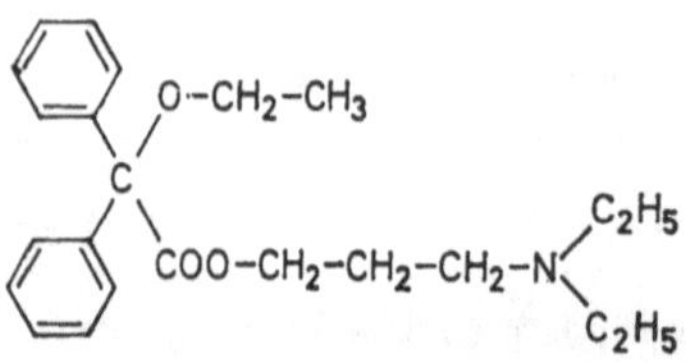


α-Ethoxydiphenylessigsäure-3-diethylaminopropylester = 3-Diethylaminopropyl-*O*-ethylbenzilat = α-Ethoxy-α-phenylbenzenessigsäure-3-(diethylamino)propylester (●)

S Ethpenal, Etpenal

V Anticholinergicum

*5170* $C_{23}H_{31}NO_3$
35189-28-7

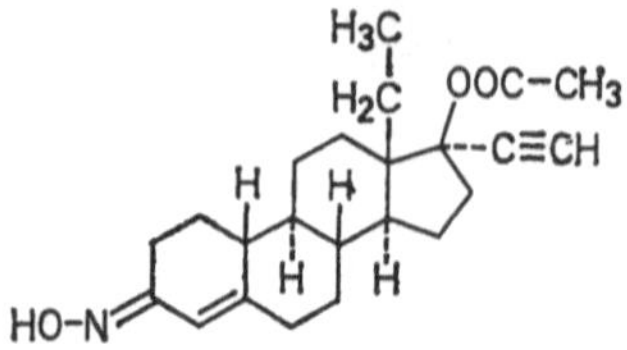


(+)-13-Ethyl-17-hydroxy-18,19-dinor-17α-pregn-4-en-20-in-3-on-oxim-acetat(ester) = (+)-17β-Acetyloxy-13β-ethyl-17α-ethinyl-4-gonen-3-on-oxim = (17α)-(+)-17-(Acetyloxy)-13-ethyl-18,19-dinorpregn-4-en-20-in-3-on-oxim (●)

S D-138, *Dexnorgestrel acetime*, *Norgestimat***, ORF 10131

V Progestativum

---

*5171* *(206 N)* $C_{23}H_{31}NO_4$

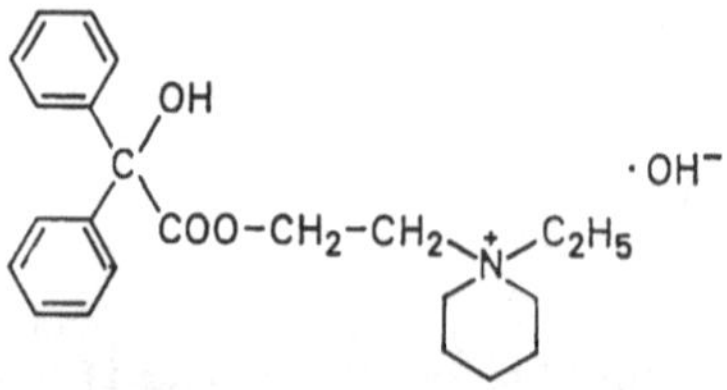


1-Ethyl-1-(2-benziloyloxyethyl)-piperidinium-hydroxid = 2-Piperidinoethylbenzilat-*N*-ethyl-hydroxid = 1-Ethyl-1-[2-[(hydroxydiphenylacetyl)oxy]ethyl]piperidiniumhydroxid (●)

H Bromid (23182-46-9)

S *Ethylpipethanate bromide*, Panpurol, *Pipethanatethobromid*

V Anticholinergicum

---

*5172* *(4220)* $C_{23}H_{31}NO_4$

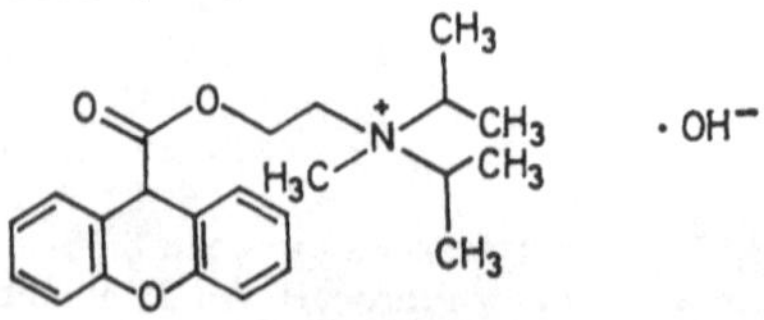


*N*,*N*-Diisopropyl-*N*-methyl-2-(xanthen-9-carbonyloxy)-ethylammoniumhydroxid = Xanthen-9-carbonsäure-β-diisopropylaminoethylestermethyl-hydroxid = *N*-Methyl-*N*-(1-methylethyl)-*N*-[2-[(9*H*-xanthen-9-ylcarbonyl)oxy]ethyl]-2-propanaminiumhydroxid (●)

H Bromid (50-34-0)

S Aclobrom, Apopant, Banlin, Bantinova, Bantinyl-duplex, Bropantil, Clontheline, Ercorax, Ercoril, Ercotina, Ketaman, Kivatin, Lenigastril, Mephathelin, Neo-Banex, Neodexabine, Neo-Gastrosedan, Neo-Metantyl, Neopepulsan, Neo-Ulkophob, Neo-ventrisan, Novopropanthil, Pantheline, Panthene, Pervagal, Pro-Alusine, Pro-Banthin(e), Pro-Gastron, Prodixamon, Propantel, Propanthel, *Propanthelinbromid***, SC-3171, Sedalcer, Suprantil

V Spasmolyticum, Anticholinergicum

---

*5173* *(207 N)* $C_{23}H_{32}Cl_2NO_6P$

4891-15-0

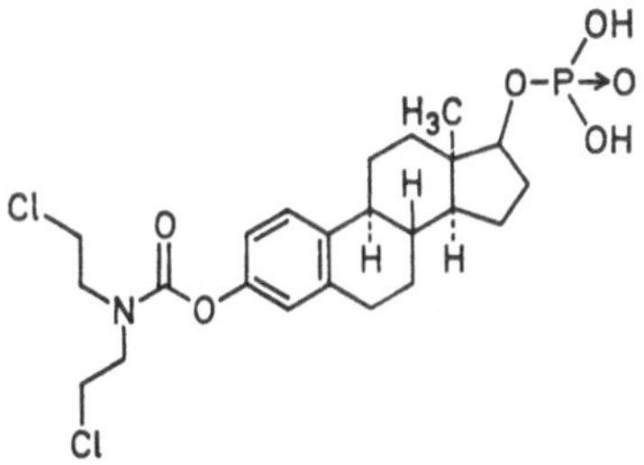

1,3,5(10)-Östratrien-3,17β-diol-3-[bis-(2-chlor-ethyl)-carbamat]-17-dihydrogenphosphat = Östradiol-3-(2,2'-dichlordiethylcarbamat)-17-dihydrogenphosphat = (17β)-Östra-1,3,5(10)-trien-3,17-diol-3-[bis(2-chlorethyl)carbamat]-17-(dihydrogenphosphat) (●)

S Estracyt, *Estramustinphosphat***, Leo 299, NSC-89199

V Strahlenschutzmittel (für nucleotoxische Stoffe)

---

*5174* *(4221)* $C_{23}H_{32}N_2O_2$

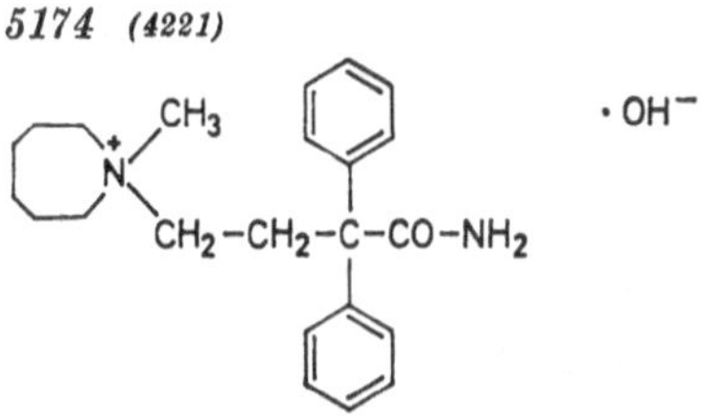

1-(3-Carbamoyl-3,3-diphenylpropyl)-1-methylperhydroazepiniumhydroxid = 2,2-Diphenyl-4-hexamethyleniminobutyramid-methylhydroxid = 1-(4-Amino-4-oxo-3,3-diphenylbutyl)hexahydro-1-methyl-1*H*-azepiniumhydroxid (●)

H Jodid (15 351-05-0)

S *Buzepidi metiodidum***, *Diphexamide iodomethylate*, F.I. 6146, *Métazépiumjodid*, R 661, Spactin

V Anticholinergicum

---

*5175* *(4222)* $C_{23}H_{32}N_2O_2$

13 071-27-7

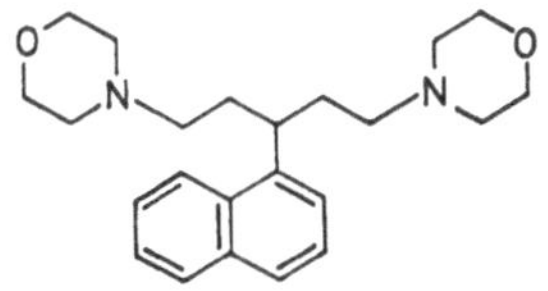

1,5-Dimorpholino-3-(1-naphthyl)-pentan = 4,4'-[3-(1-Naphthalenyl)-1,5-pentandiyl]bis[morpholin] (●)

S DA 1686

V Antiarrhythmicum

---

*5176* *(4223)* $C_{23}H_{32}N_2O_2S$

910-86-1

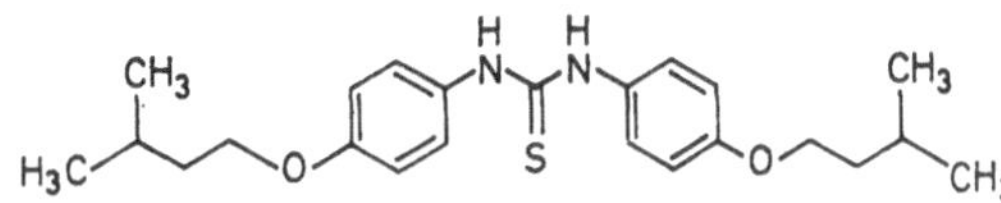

4,4'-Bis-(isopentyloxy)-thiocarbanilid = 4,4'-Diisoamyloxythiocarbanilid = *N,N'*-Bis[4-(3-methylbutoxy)phenyl]thioharnstoff (●)

S Amixyl, CP 919, Datanil, DATC, Dat-Orion, Dat-Wander, Disocarban, Disoxyl, Epomon-Wirkstoff, Isofetil, Isoxyl, Purazona, Sanoxyl, Sarbamyl, *Thiocarlide*, *Tiocarlid***

V Tuberkulostaticum, Leprostaticum

---

*5177* $C_{23}H_{32}N_2O_3$

34 758-83-3

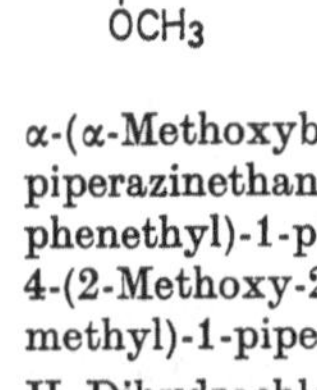

α-(α-Methoxybenzyl)-4-(β-methoxyphenethyl)-1-piperazinethanol = 1-Methoxy-3-[4-(β-methoxyphenethyl)-1-piperazinyl]-1-phenylpropan-2-ol = 4-(2-Methoxy-2-phenylethyl)-α-(methoxyphenylmethyl)-1-piperazinethanol (●)

H Dihydrochlorid (34 758-84-4)

S CERM 3024, Eritós, Respilène, Respirex, Talasa, *Zipeproldihydrochlorid***

V Antitussivum

*5178* *(4224)* $C_{23}H_{32}N_4O_3S$

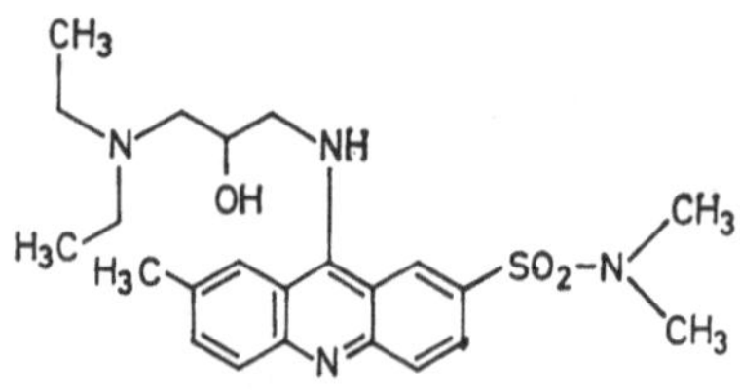

9-[(3-Diethylamino-2-hydroxypropyl)-amino]-7-methylacridin-2-sulfonsäuredimethylamid = 9-[[3-(Diethylamino)-2-hydroxypropyl]amino]-*N*,*N*,7-trimethyl-2-acridinsulfonamid (●)

S Domigon

V Chemotherapeuticum

---

*5179* $C_{23}H_{32}N_4O_7S$

27826-45-5

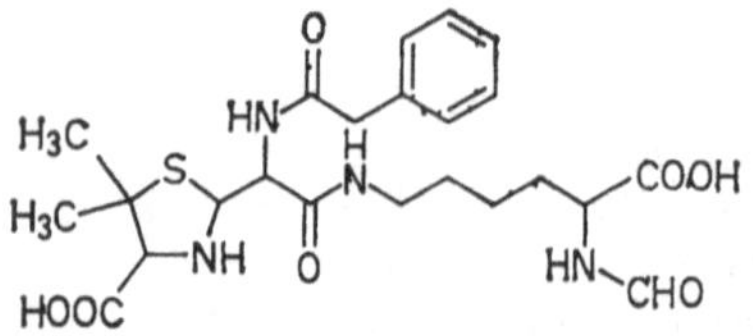

2-[(5-Carboxy-5-formamidopentylcarbamoyl)-(2-phenylacetamido)-methyl]-5,5-dimethylthiazolidin-4-carbonsäure = $N^6$-[(4-Carboxy-5,5-dimethyl-2-thiazolidinyl)[(phenylacetyl)amino]acetyl]-$N^2$-formyl-L-lysin (●)

S BPO-FLYS, *Libecillid***, *Lisocillid*, Ro 6-0787

V Antiallergicum (besonders gegen Penicillinallergien)

---

*5180* *(4225)* $C_{23}H_{32}O_2$

79-64-1

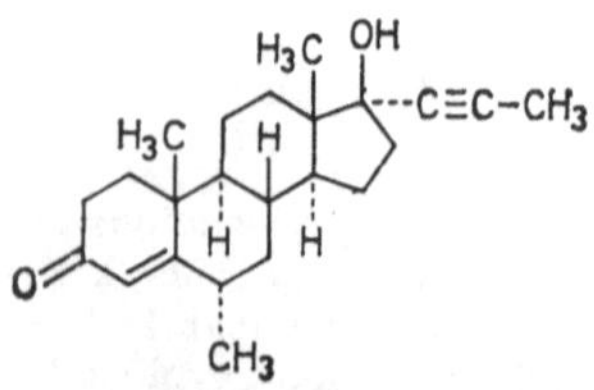

17β-Hydroxy-6α-methyl-17α-(1-propinyl)-4-androsten-3-on = 17β-Hydroxy-6α,21-dimethyl-17α-pregn-4-en-20-in-3-on = 6α,21-Dimethylethisteron = (6α,17β)-17-Hydroxy-6-methyl-17-(1-propinyl)-androst-4-en-3-on (●)

H auch Monohydrat (41354-30-7)

S *Dimethisteron***, *Dimethylethisterone*, Lutogan, P-5048, Secrosteron

V Progestativum

---

*5181* *(4226)* $C_{23}H_{32}O_2$

977-79-7

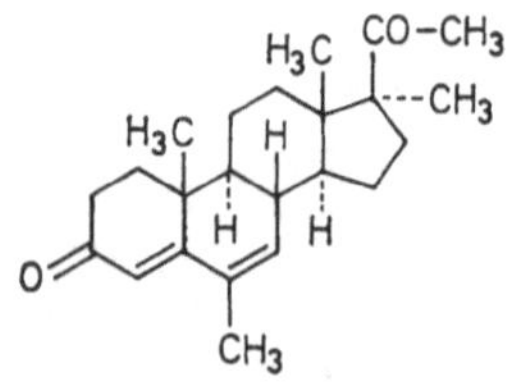

6,17α-Dimethyl-4,6-pregnadien-3,20-dion = 6,17-Dimethylpregna-4,6-dien-3,20-dion (●)

S AY-62022, Ayerluton, Colpro, Colprone, Etogyn, *Medrogeston***, *Metrogestone*, Prothil

V oral wirksames Progestativum

---

*5182* *(4227)* $C_{23}H_{32}O_3$

979-32-8

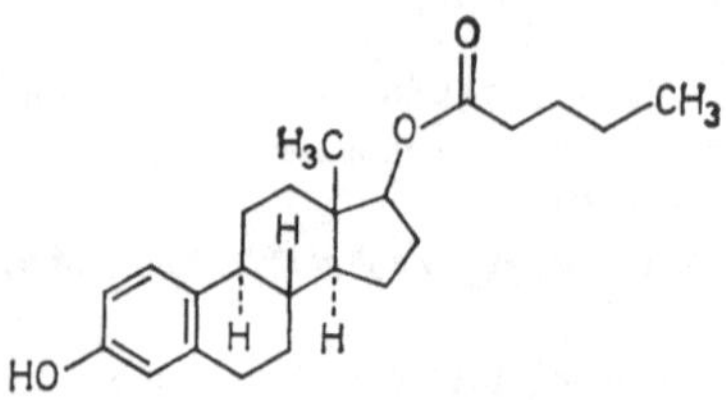

1,3,5(10)-Östratrien-3,17β-diol-17β-valerianat = Östradiol-17β-*n*-valerat = (17β)-Östra-1,3,5(10)-trien-3,17-diol-17-pentanoat (●)

S Atladiol, Deladiol, Delestrogen, Depestriol, Depodiol, Depo-Estro-Med, Depostradol, Depot-Estiol, Dura-Estradiol, Duratrad, Estate, Estradin Depot, *Estradiol valerate***, Estraval, Estroval-10, Exten Strone, Femogen-L.A., Femogex, Lastrogen, Lenadiol, Neofollin, NSC-17590, Oestradiol „Jenapharm" (Depot-Amp. + Tabl.), Oestradiol-retard Pharlon, *Östradiolvalerianat*, Östrogynal sine, Ovormol-Depot, Pan-Estra, Pelanin Depot, Primofol-Depot, Primogyna oral (-depot), Primogyn-Depot, Progynon-Depot, Progynova, Progynovum, Repestrogen, Repo-Estra, Repo-Estro Med, Retestrin, Span-Est, Valergen, Valestra

V Depot-Östrogen

*5183* (*4228*) $C_{23}H_{32}O_3$
24894-50-6

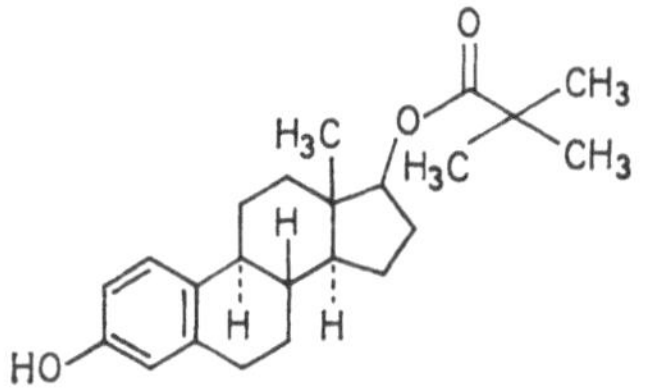

1,3,5(10)-Östratrien-3,17β-diol-17β-pivalat = Östradiol-17β-trimethylacetat = (17β)-Östra-1,3,5(10)-trien-3,17-diol-17-(2,2-dimethylpropanoat) (●)

S Estrotate, *Östradioltrimethylacetat*

V Depot-Östrogen

*5184* (*4229*) $C_{23}H_{32}O_3$
1169-79-5

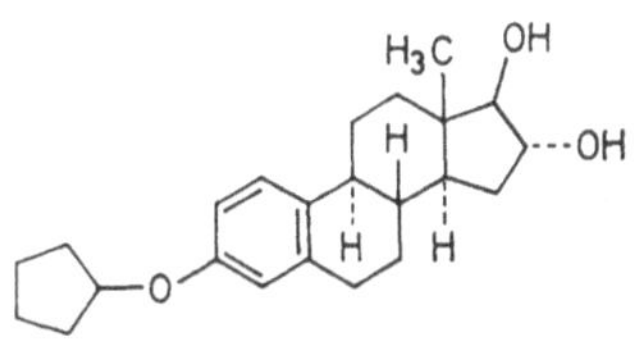

3-Cyclopentyloxy-1,3,5(10)-östratrien-16α,17β-diol = Östriol-3-cyclopentyläther = (16α,17β)-3-(Cyclopentyloxy)östra-1,3,5(10)-trien-16,17-diol (●)

S *Chinoestradiol*, Colpovis, Colpovister, *Östriolcyclopentyläther*, Pentovis, *Quinestradiol*, *Quinestradol***

V Östrogen

*5185* $C_{23}H_{32}O_4$
49848-01-3

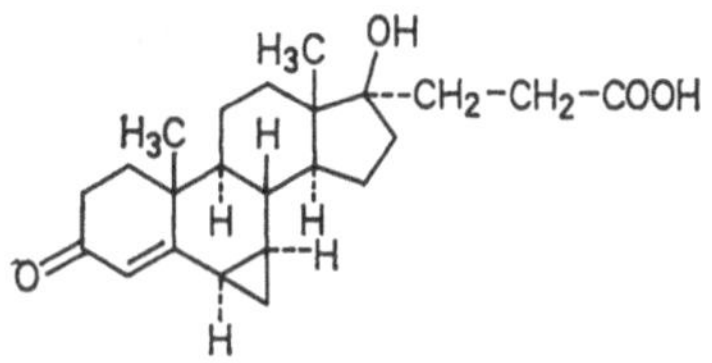

6,7-Dihydro-17-hydroxy-3-oxo-3'*H*-cyclopropa[6,7]-17α-pregna-4,6-dien-21-carbonsäure = 3-(3-Oxo-17β-hydroxy-6β,7β-methylenandrost-4-en-17-yl)-propionsäure = (6α,7α,17α)-6,7-Dihydro-17-hydroxy-3-oxo-3'*H*-cyclopropa[6,7]pregna-4,6-dien-21-carbonsäure (●)

H Kaliumsalz (49847-97-4)

S *Prorenoate potassium***, *Prorenoatum kalicum***, SC-23992

V Aldosteronantagonist

*5186* $C_{23}H_{32}O_4$
25092-41-5

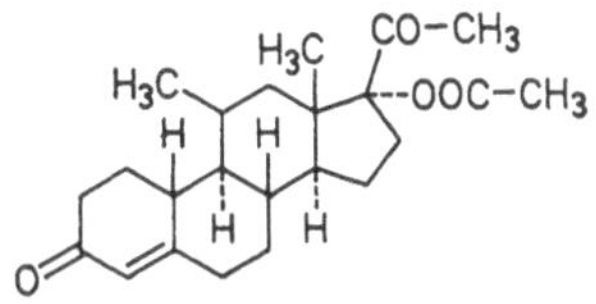

17α-Hydroxy-11β-methyl-19-norpregn-4-en-3,20-dion-17-acetat = (11β)-17-(Acetyloxy)-11-methyl-19-norpregn-4-en-3,20-dion (●)

S *Norgestomet***, SC-21009

V Progestativum

*5187* (*4230*) $C_{23}H_{32}O_4$
56-47-3

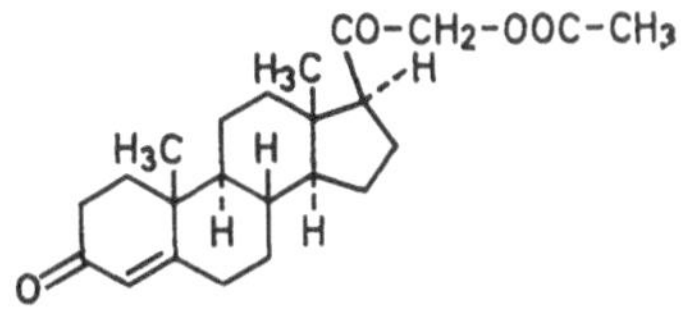

21-Hydroxy-4-pregnen-3,20-dion-21-acetat = 11-Desoxycorticosteronacetat = 21-(Acetyloxy)-pregn-4-en-3,20-dion (●)

H vgl. auch Nrr. 4737, 5540, 5621, 5707, 5768,

S A.D.C., Altecortian, Arcort, Articortal, Artrisone, Bio-Corten, Cecostrate, Coralets, Corendocrin, Cortacet, Cortarmour, Cortate „Schering Corp.", Cortenil(etten), Cortesan, Cortical, Corticoici, Corticona, Corticosir, Corticosterole, Corticosteron „Vitis", Corticosterone „Eupharma", Corticosterone „Taricco", Cortifar, Cortigan, Cortigen, Cortin „Galenika", Cortina, Cortinaq, Cortiron, Cortisaf, Cortisal, Cortisteril, Cortisteron, Cortivis, Cortivister, Cortixyl, Cortolipex, Cortormon, Costrex, DCA, Decort, Decortacete, Decorten, Decorterone, Decortic, Decortin „Schieffelin", Decosone, Decosteron, Decostrate, Dekorton, *Deoxycortone Acetate*, Descornaq, Descorterone, Descotone, Desocort, *Desoxicortoni acetas*, *Desoxycorticosteronacetat*, *Desoxycortonacetat*, Desoxycortonum-Polfa, *DOCA*, Dorcostrin, Doxo, Doxotone, Doxycamon, Glosso-Syncortyl, Krinocorts, Leocortex, Medicosteron, Mephadecortyl, Mincortid, Neocortin, Ocritan, Ocritena, Pancortyl, Percorten, Percotol, Primocort, Primocortan, Prodecort, Sincortex, Steraq, Sterone, Surrenon, Surrenosterone, Syncort(a), Syncortin, Syncortyl, Unidocan

V Mineralocorticoid (Elektrolytstoffwechselhormon)

*5188* *(4231)* $C_{23}H_{32}O_4$
302-23-8

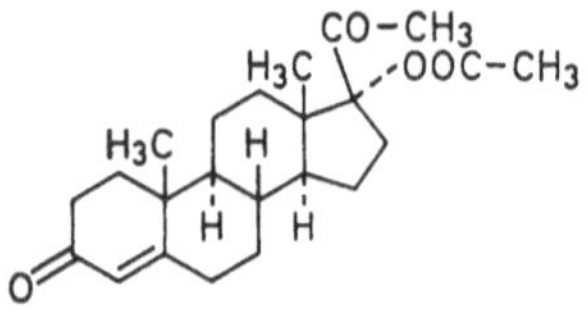

17α-Hydroxy-4-pregnen-3,20-dion-17-acetat = 17α-Hydroxyprogesteronacetat = 17-(Acetyloxy)-pregn-4-en-3,20-dion (●)

S *Acetoxyprogesteron*, Gestageno Gador, *Hydroxyprogesteronacetat***, Kyormon, Lutate-Inj., *Oxiprogesteroni acetas*, Prodix, Prodox

V Progestativum

---

*5189* *(4232)* $C_{23}H_{32}O_6$
50-03-3

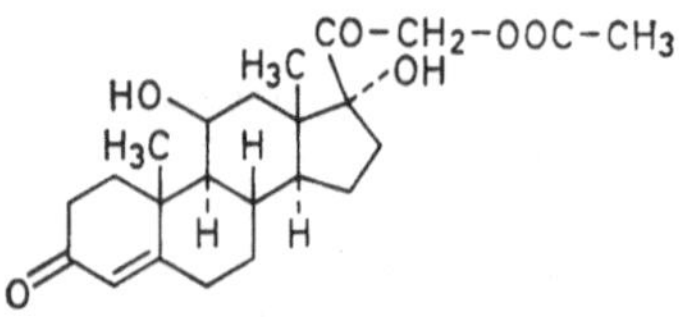

11β,17α,21-Trihydroxy-4-pregnen-3,20-dion-21-acetat = 17α-Hydroxycorticosteron-21-acetat = (11β)-21-(Acetyloxy)-11,17-dihydroxypregn-4-en-3,20-dion (●)

H vgl. auch Nrr. 4746, 4754, 4990, 5437, 5620, 5622, 5770

S Abbocort, Acepolcort H, Aceto-Cort, *Acetylhydrocortison*, Acticort, Adacor, Allocort, Bambicort, Berlison F, Biocortar, Biosone „Kay", Chemysone, Colifoam, Coreton „Taisho", Cortacream, Cortamed, Cortell, Corti-Basileos, Cortibel, Cortiderm, Cortidro, Cortifoam, Cortiprel, Cortocin Ointm., Cortoderm, Cortomister, Cortosterone F, Cremocort, Dermacort „Parke, Davis", Dermacortin F, Dermo-Cortison, Dortizon, Fernisone, Genocortison, HCA, Hidrocet, Hidrocorticil, Hidrocorticlin, Hidrocortisan, Hidro-Scheralson, Hycin, Hydrin-2, Hydrison, Hydro-Adreson, Hydro-Bencorton, Hydrocort „Dunhall", Hydrocortisate, *Hydrocortisonacetat*, Hydrocortison „Ciba", Hydrocortistab, Hydrocortone, Hydroricortex, Hysone-A, Incortin H, Korti, Litraderm, Lycortin, Mysone, Neo-Hycortole, Novohydrocort, NSC-741, Ofta-Hydrone, Optacort, Otozon-Base, Pabracort(in), Pancortisona, Pantison, Pharmecortisone, Promecort, Sagittacortin, Scheroson F, Sohydrone, Span-Ster, Squibb-HC, Ster-Jet 50, Supralef, Surfa-Cort, Synthacort, Ultimacort, Wincort Acetate, Wycort

V antiphlogistisch und antiallergisch wirksames Glucocorticoid

---

*5190* *(4233)* $C_{23}H_{33}FN_2O_2$
3781-28-0

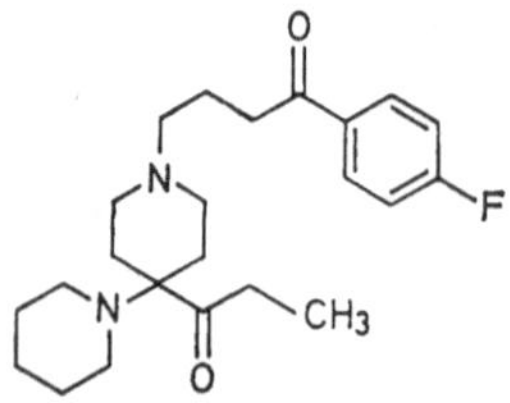

4'-Fluor-4-(4-piperidino-4-propionylpiperidino)-butyrophenon = 1-[3-(4-Fluorbenzoyl)-propyl]-4-piperidino-4-propionylpiperidin = 1-(4-Fluorphenyl)-4-[4'-(1-oxopropyl)[1,4'-bipiperidin]-1'-yl]-1-butanon (●)

H Dihydrochlorid

S *Floropipeton*, *Propyperondihydrochlorid***, R 4082

V Neurolepticum

---

*5191* *(4234)* $C_{23}H_{33}NO_2$
19179-78-3

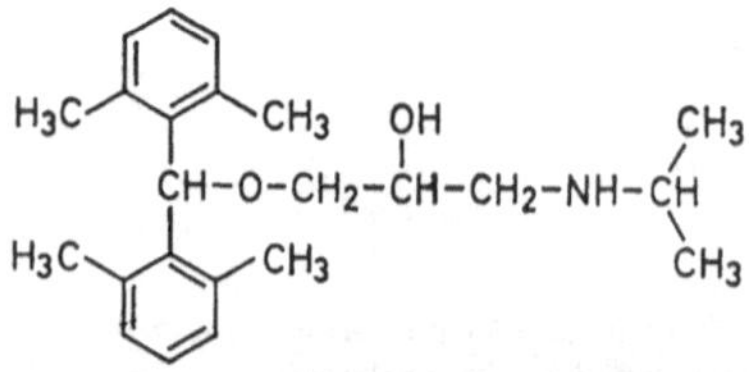

1-(Di-2,6-xylylmethoxy)-3-isopropylamino-2-propanol = 1-[Bis(2,6-dimethylphenyl)methoxy]-3-[(1-methylethyl)amino]-2-propanol (●)

H Hydrochlorid (19179-88-5)

S B.S. 7977-D, *Xipranololhydrochlorid***

V adrenergischer β-Rezeptorenblocker (Antiarrhythmicum)

*5192* *(4235)* $C_{23}H_{33}NO_2$
**1600-19-7**

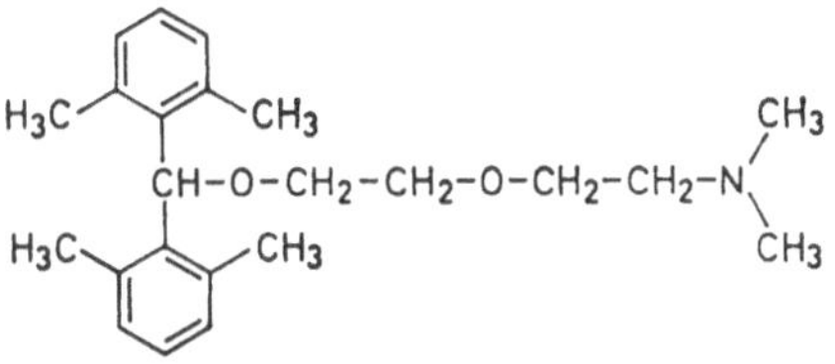


2-[2-(Di-2,6-xylylmethoxy)-ethoxy]-*N*,*N*-dimethylethylamin = 2-[2-[Bis(2,6-dimethylphenyl)-methoxy]ethoxy]-*N*,*N*-dimethylethanamin (●)

H Hydrochlorid **(2827-06-7)**

S B.S. 6748, *Xyloxeminhydrochlorid**

V Antitussivum

---

*5193* $C_{23}H_{33}N_5O_5S$
**51 876-98-3**

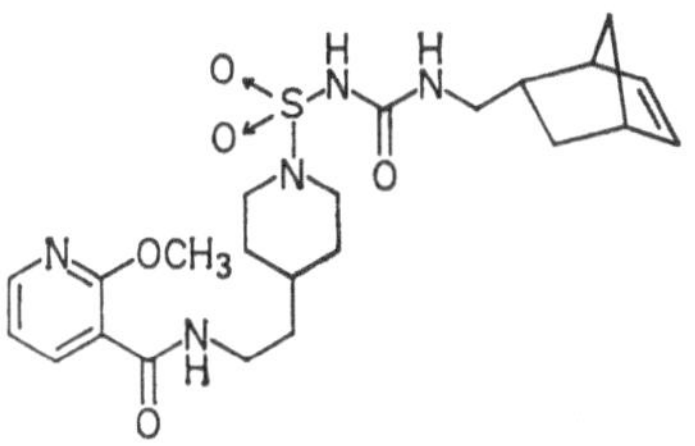


*endo*-1-[[4-[2-(2-Methoxynicotinamido)-ethyl]-piperidino]-sulfonyl]-3-(5-norbornen-2-ylmethyl)-harnstoff = *endo*-*N*-[2-[1-[[[[(Bicyclo[2.2.1]-hept-5-en-2-ylmethyl)amino]carbonyl]amino]sulfonyl]-4-piperidinyl]ethyl]-2-methoxy-3-pyridincarboxamid (●)

S CP-27634, *Gliamilid***

V Antidiabeticum

---

*5194* *(4236)* $C_{23}H_{34}N_2O_2$
**545-92-6**

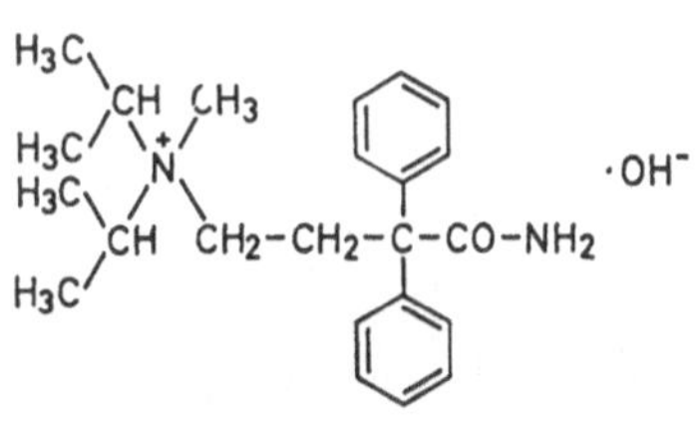


*N*-(3-Carbamoyl-3,3-diphenylpropyl)-*N*,*N*-diisopropylmethylammoniumhydroxid = 2,2-Diphenyl-4-diisopropylaminobutyramidmethylhydroxid = γ-(Aminocarbonyl)-*N*-methyl-*N*,*N*-bis(1-methylethyl)-γ-phenylbenzenpropanaminiumhydroxid (●)

H Jodid **(71-81-8)**

S Darbid, Dipramid, Embamida, Isamid, *Isopropamidjodid***, *Isoproponi jodidum*, Marygin-M, 5579 MD, Piaccamide, Priamide, Priazimide, R 79, Raspon, Sanulcin, Tyrimid(e)

V Anticholinergicum, Spasmolyticum

*5194-01* *(4236 a)* **16 564-41-3**

H Bromid

S Neopant

V Anticholinergicum

---

*5195* *(4237)* $C_{23}H_{34}N_2O_3$

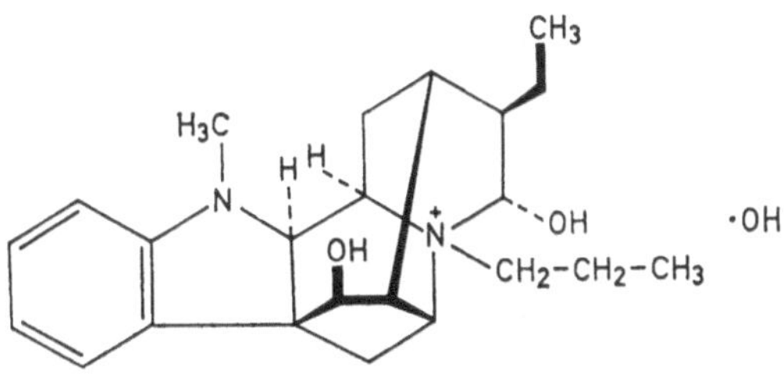


*N*-(*n*-Propyl)-ajmaliniumhydroxid = (17*R*,21α)-17,21-Dihydroxy-4-propylajmalaniumhydroxid (●)

H Hydrogentartrat **(2589-47-1)**

S GT 1012, Neo-Gilurytmal, NPAB, *Prajmaliumbitartrat***

V Antiarrhythmicum

---

*5196* $C_{23}H_{34}O_2$
**7069-42-3**

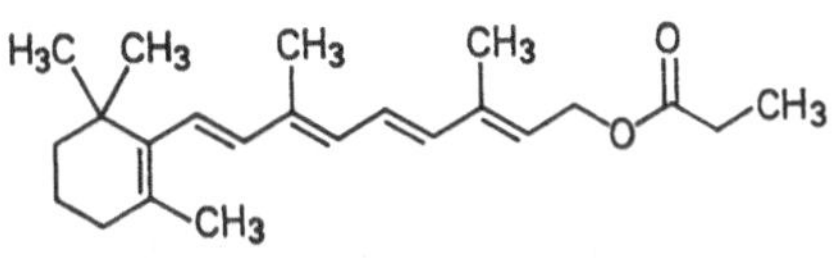


3,7-Dimethyl-9-(2,6,6-trimethyl-1-cyclohexenyl)-2,4,6,8-nonatetraenylpropionat = Retinolpropanoat (●)

S Axerofluid, *Axerophtholpropionat*, *Retinolpropionat*, *Vitamin-A-propionat*

V Vitamin-A-Präparat

*5197* *(4238)* $C_{23}H_{34}O_3$

1778-02-5

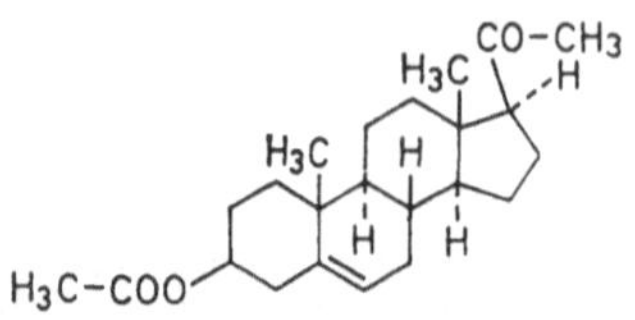

3β-Hydroxy-5-pregnen-20-on-3-acetat = (3β)-3-(Acetyloxy)pregn-5-en-20-on (●)

S Antofin, Arthenolone, *Pregnenolonacetat*, Pregno-Pan, Prévisone

V antiarthritisch wirksames Glucocorticoid

---

*5198* *(4239)* $C_{23}H_{34}O_3$

1169-49-9

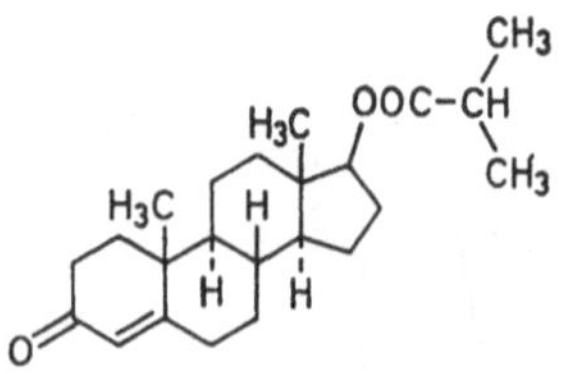

17β-Hydroxy-4-androsten-3-on-17-isobutyrat = (17β)-17-(2-Methyl-1-oxopropoxy)androst-4-en-3-on (●)

S Agovirin-Depot, Perandren M, Perandrone-Ampoules cristallines, Testex Leo krystalsuspension, Testocryst, *Testosteronisobutyrat*, Virex-cryst

V Depot-Testishormon

---

*5199* *(4240)* $C_{23}H_{34}O_4$

566-78-9

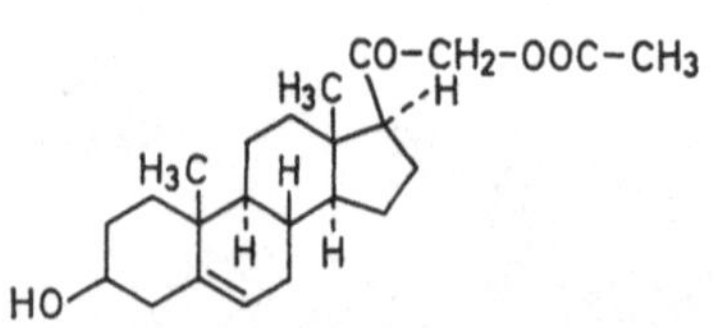

3β,21-Dihydroxy-5-pregnen-20-on-21-acetat = 21-Acetoxy-5-pregnen-3-ol-20-on = (3β)-21-(Acetyloxy)-3-hydroxypregn-5-en-20-on (●)

S Acetoxanon, Acetoxy-Prenolon, A.O.P., Artisone, Artivis, *Prebediolonacetat*, Pregnartrone, Sterosone

V antiarthritisch wirksames Glucocorticoid

---

*5200* $C_{23}H_{34}O_5$

23930-37-2

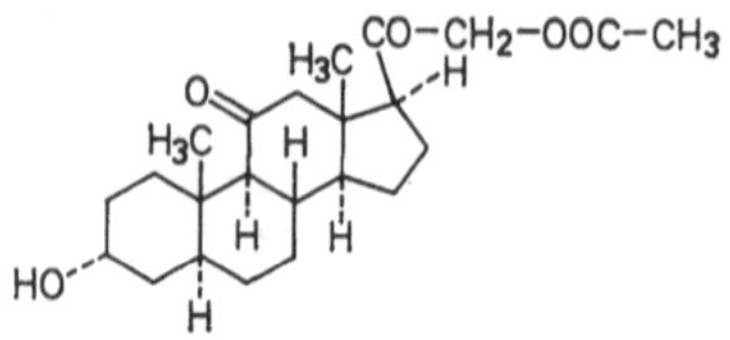

3α,21-Dihydroxy-5α-pregnan-11,20-dion-21-acetat = (3α,5α)-21-(Acetyloxy)-3-hydroxypregnan-11,20-dion (●)

H vgl. auch Nr. 4762-01

S *Alfadolonacetat***, *Alphadolone acetate*

V Anästheticum

---

*5201* *(4241)* $C_{23}H_{35}Cl_2N_3O_4$

3577-89-7

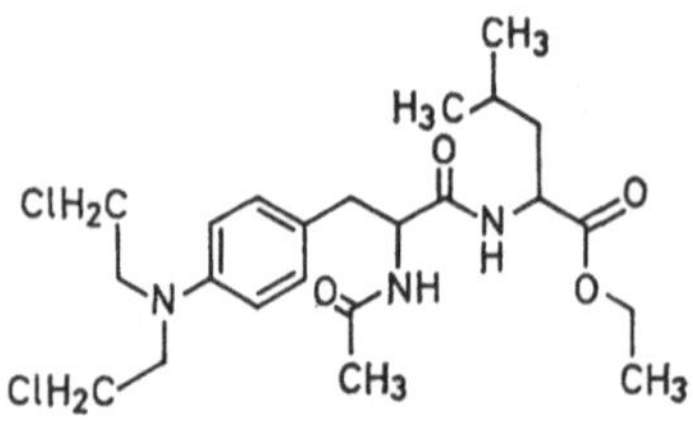

*N*-[*N*-Acetyl-4-[bis(2-chlorethyl)amino]-DL-phenylalanyl]-L-leucinethylester (●) = α-*N*-Acetyl-DL-sarcolysyl-L-leucinethylester

S Asalei, Asaley, NSC-167780

V Antineoplasticum

---

*5202* *(4242)* $C_{23}H_{36}N_4O_5S_3$

137-86-0

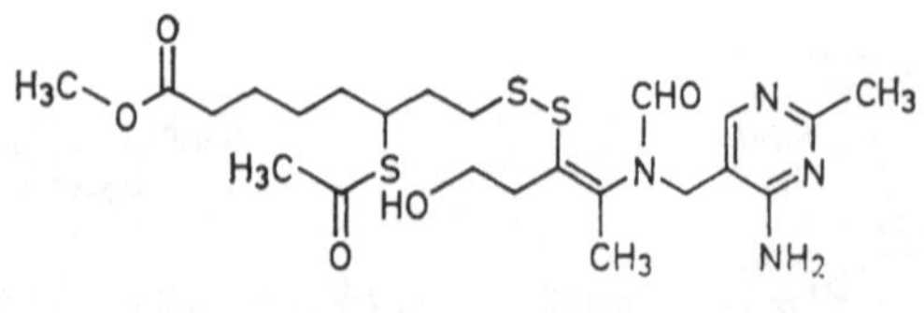

8-{2-[*N*-(4-Amino-2-methyl-5-pyrimidinylmethyl)-formamido]-1-(2-hydroxyethyl)-1-propenyldithio}-6-(acetylthio)-octansäuremethylester = 6-(Acetylthio)-8-[[2-[[(4-amino-2-methyl-5-pyrimidinyl)-methyl]formylamino]-1-(2-hydroxyethyl)-1-propenyl]dithio]octansäuremethylester (●)

S Neuvita(n), *Octotiamin***, TATD

V neurotropes Analgeticum

5203 (208 N) $C_{23}H_{36}O_2$
21 208-26-4

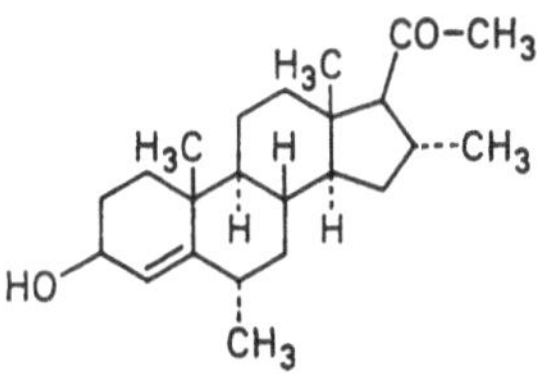

3β-Hydroxy-6α,16α-dimethyl-4-pregnen-20-on = (3β,6α,16α)-3-Hydroxy-6,16-dimethylpregn-4-en-20-on (●)

S *Dimepregnen***, St 1411

V Antiöstrogen

5204 (4244) $C_{23}H_{36}O_3$
3638-82-2

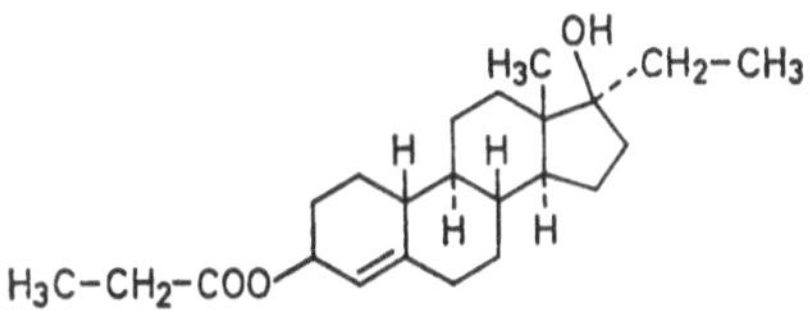

17α-Ethyl-4-östren-3β,17β-diol-3-propionat = 19-Nor-17α-pregn-4-en-3β,17β-diol-3-propionat = (3β,17α)-19-Norpregn-4-en-3,17-diol-3-propanoat (●)

S *Propetandrol***, *Propethandrol*, SC-7294, Solevar

V Anabolicum

5205 (4245) $C_{23}H_{36}O_3$

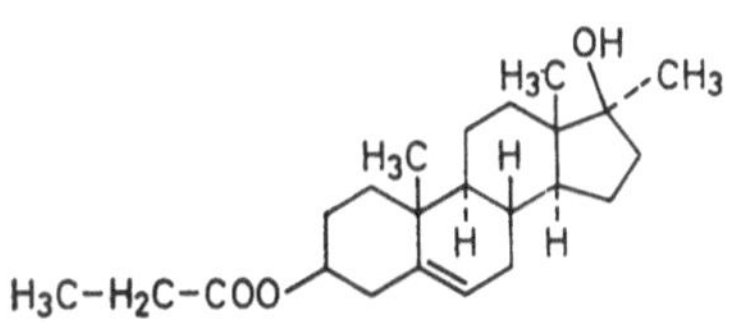

17α-Methyl-5-androsten-3β,17β-diol-3-propionat = (3β,17β)-17-Methylandrost-5-en-3,17-diol-3-propanoat (●)

S *Methandriolpropionat*, *Methylandrostendiolpropionat*, Metilbisexovis-fiale, Metil-Bisexovister, Metildiolo-fiale, Stenosterone-fiale

V Anabolicum

5206 (4246) $C_{23}H_{36}O_3$
521-12-0

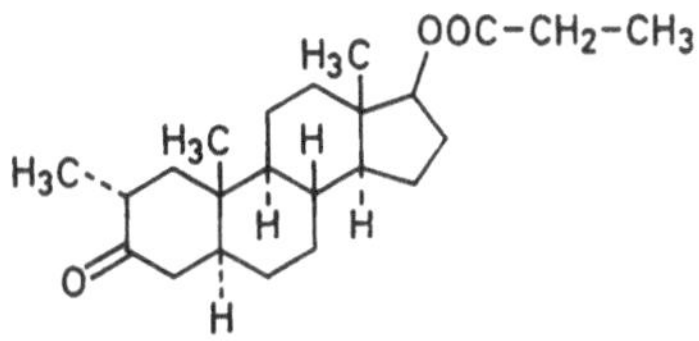

17β-Hydroxy-2α-methyl-5α-androstan-3-on-17-propionat = 2α-Methyldihydrotestosteronpropionat = (2α,5α,17β)-2-Methyl-17-(1-oxopropoxy)androstan-3-on (●)

S Drolban, *Dromostanolonpropionat*, *Drostanolonpropionat***, Emdisterone, Masterid, Masteril, Masteron, Mastisol, Medrotestronpropionat, *Metalona propionato*, Metormon, NSC-12198, Permastril, *Prometholone*

V Steroid zur Metastasenunterdrückung bei Mammakarzinom

5207 (4247) $C_{23}H_{40}O_5$
7311-27-5

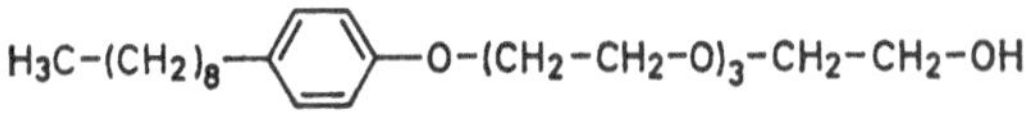

11-(*p*-Nonylphenoxy)-3,6,9-trioxaundecan-1-ol = 2-[2-[2-[2-(4-Nonylphenoxy)ethoxy]ethoxy]ethoxy]ethanol (●)

H Mittelwert für ein *p*-Nonylphenoxypolyethoxyethanol

S Igepal CO-430, *Nonoxinol 4***, *Nonoxynol 4*

V oberflächenaktives Antisepticum

5208 (4248) $C_{23}H_{42}N_2O_2$

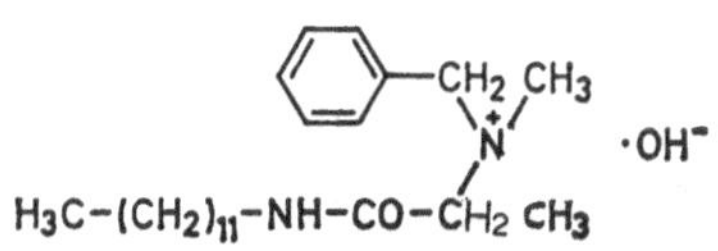

*N*-Benzyl-*N*-(*N*-dodecylcarbamoylmethyl)-dimethylammoniumhydroxid = *N*-[2-(Dodecylamino)-2-oxoethyl]-*N*,*N*-dimethylbenzenmethanaminiumhydroxid (●)

H Chlorid (100-95-8)

S *Dodecarboniumchlorid*, Hydramon, Nopcocide, Straminol, Urolocide

V Antisepticum

*5209* *(4249)* $C_{23}H_{42}N_2O_5$

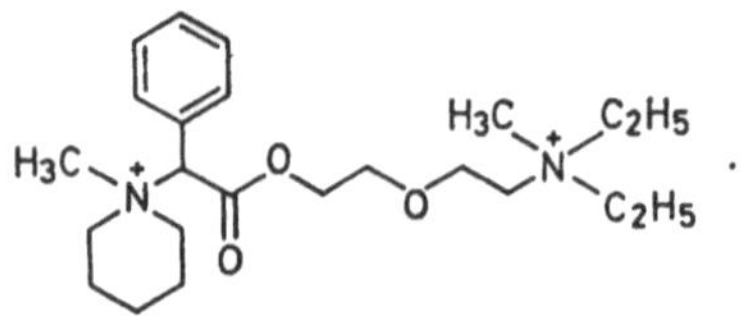

1-{α-[2-(2-Diethylmethylammonioethoxy)-ethoxycarbonyl]-benzyl}-1-methylpiperidiniumdihydroxid = α-Phenyl-α-piperidinoessigsäure-2-(2-diethylaminoethoxy)-ethylester-bis-methylhydroxid = 1-[2-[2-[2-(Diethylmethylammonio)ethoxy]-ethoxy]-2-oxo-1-phenylethyl]-1-methylpiperidiniumdihydroxid (●)

H Dijodid (3562-55-8)

S Brévicurarine, L.D. 2480, *Piprocurarii iodidum***

V Muskelrelaxans

---

*5210* *(4250)* $C_{23}H_{43}NO_3$

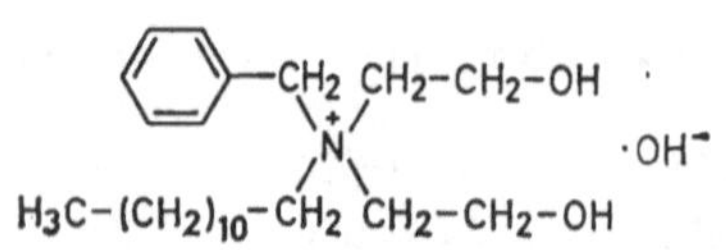

*N*-Benzyl-*N*-dodecylbis-(β-hydroxyethyl)-ammoniumhydroxid = *N*-Dodecyl-*N*,*N*-bis(2-hydroxyethyl)benzenmethanaminiumhydroxid (●)

H Chlorid (19379-90-9)

S Absonal, *Benzoxoniumchlorid***, Bradophen, D 301, Lomades

V oberflächenaktives Antisepticum

*5211* *(4251)* $C_{23}H_{45}N_5O_{14}$
7542-37-2

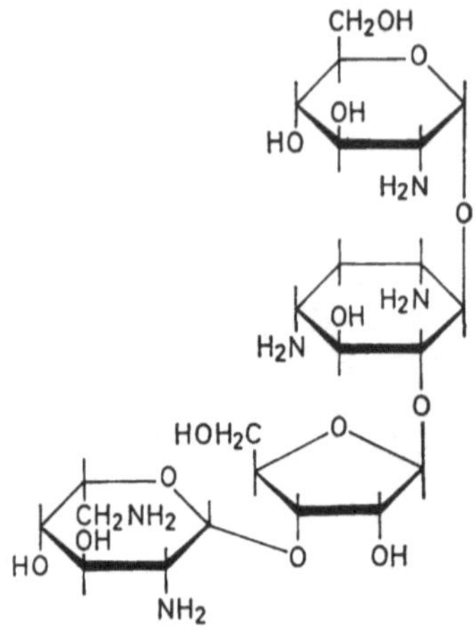

*O*-2-Amino-2-deoxy-α-D-glucopyranosyl-(1→4)-*O*-[*O*-2,6-diamino-2,6-dideoxy-β-L-idopyranosyl-(1 → 3)-β-D-ribofuranosyl-(1 → 5)]-2-deoxystreptamin (●) = D-Glucosamin-desoxystreptamin-D-ribose-diaminohexose

H auch Sulfat (1263-89-4)

S *Aminosidin*, Aminôxidin, Amoxoral, *Antibioticum 1600*, *Catenulin*, *Crestomicina*, *Estomycin*, Farmiglucina, Farminosidin, F.I. 5853, Gabbromicina, Gabbromycin, Gabbroral, Gabromicina, Gabroral, Glusidin, Gluxidin, Hucyn, Humatin, Humycin, *Hydroxymycin*, *Monomycin A*, Pangonyl, Pargonyl, Paramicina, Paricina, *Paromomycin***, *Zygomycin* $A_1$

V Antibioticum aus Streptomyces rimosus var. paromomycinus oder Streptomyces chrestomyceticus

---

*5212* *(209 N)* $C_{23}H_{46}N_2O_3$
32954-43-1

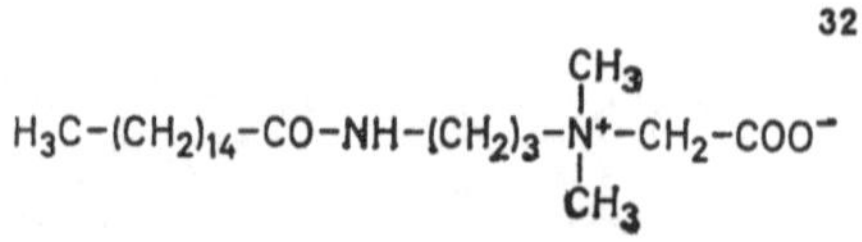

*N*,*N*-Dimethyl-(3-palmitamidopropyl)-aminoessigsäurebetain = inneres Salz von (Carboxymethyl)-dimethyl-(3-palmitamidopropyl)-ammoniumhydroxid = *N*-(Carboxymethyl)-*N*,*N*-dimethyl-3-[(1-oxohexadecyl)amino]-1-propanaminiumhydroxid (inneres Salz) (●)

S *Pendecamain***, Tego-Betaines

V oberflächenaktive Verbindung

*5213* *(4252)* $C_{23}H_{46}N_6O_{13}$
119-04-0

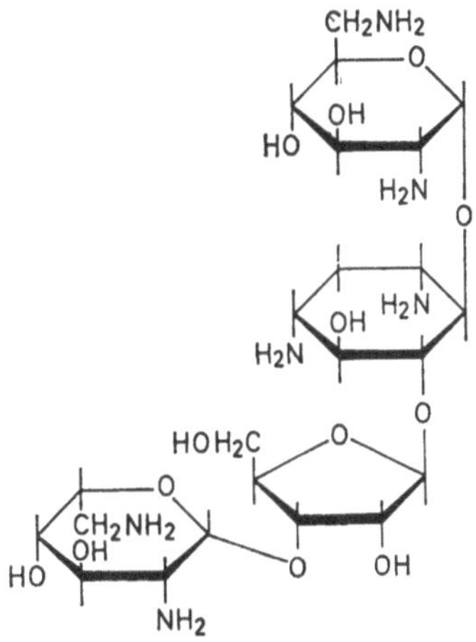

*O*-2,6-Diamino-2,6-dideoxy-α-D-glucopyranosyl-(1 → 4)-*O*-[*O*-2,6-diamino-2,6-dideoxy-β-L-ido-pyranosyl-(1→3)-β-D-ribofuranosyl-(1→5)]-2-deoxy-D-streptamin (●)

H auch Sulfat (4146-30-9)

S Actilin, Bykomycin, Enterfram, *Framicetina*, Framidal, *Framycetin***, Framycin, Framygen, Francetin, Fraquinol, Leukase-Wirkstoff, *Neomycin B*, Sofracaps, Soframycin(e), Tuttomycin

V Antibioticum aus Streptomyces-Arten

*5214* *(4253)* $C_{24}H_{18}O_6$
5449-84-3

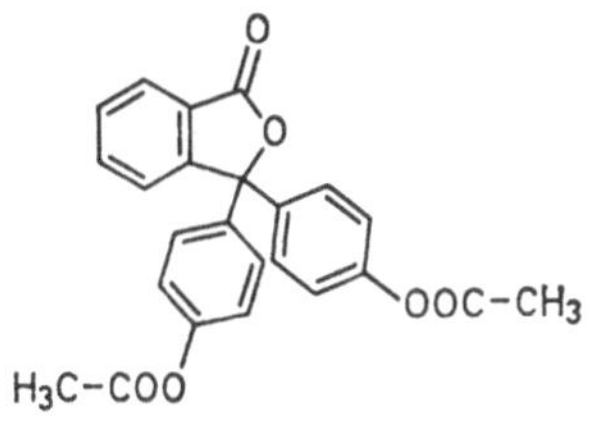

*p,p'*-(Phthalidyliden)-bis-phenylacetat = 3,3-Bis-(*p*-acetoxyphenyl)-phthalid = Phenolphthalein-diacetat = 3,3-Bis[4-(acetyloxy)phenyl]-1(3*H*)-isobenzofuranon (●)

H vgl. auch Nr. 4163-01

S *Diacetophthalein*, Laxoral

V Laxativum

*5215* *(4254)* $C_{24}H_{19}BrO_4$
6192-24-1

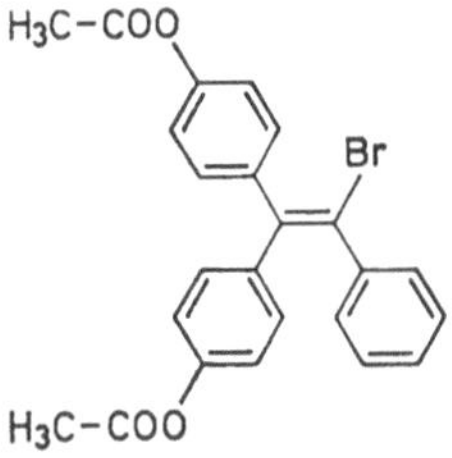

*p,p'*-(β-Bromstyryliden)-bis-phenylacetat = α,α-Bis-(*p*-acetoxyphenyl)-β-phenyl-β-bromethen = 4,4'-(Bromphenylethenyliden)bis[phenol]diacetat-(ester) (●)

S Ovobrene

V synthetisches Östrogen

*5216* *(4255)* $C_{24}H_{19}NO_5$
115-33-3

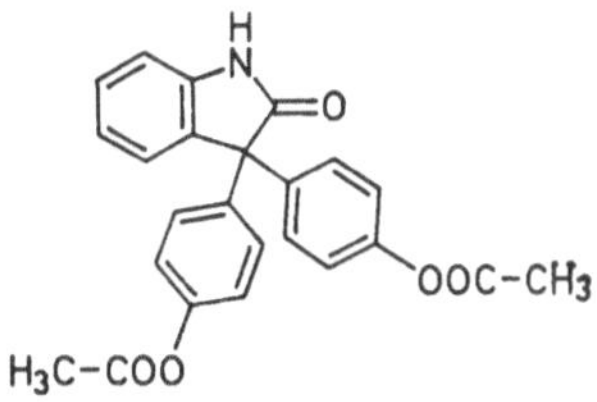

*p,p'*-(2-Oxoindolin-3-yliden)-bis-phenylacetat = Diacetyl-bis-*p*-hydroxyphenyl-isatin = 3,3-Bis-(*p*-acetoxyphenyl)-indolin-2-on = 3,3-Bis[4-(acetyl-oxy)phenyl]-1,3-dihydro-2*H*-indol-2-on (●)

S Acelax, Acetalax, *Acetfenolisatin*, *Acetphenolisatin*, Apitin, Apperisatin, Asitin, *Bisatin*, Bisco-Zitron-Dragees, Brocatine, Bydolax, Ciracen, Cirotex, Cirotyl, Contax, Curalax, Darmoletten, *Diacetyldiphenolisatin*, *Diasatin*, *Diphésatine*, Disacetine, Distalene, Ditin, *Endophenolphthalein*, Eulaxin, Fenisan, Fenlaxin, Fiel-Lax, Gardalaxan, Granulax, Inlax, Isacen, Isalax, Isaphen, *Isaphenin*, Isocrin, Izaman, Laxaseptol, Laxatan forte, Laxen, Laxigen, Laxnormal, Laxobilina, Laxocol, Laxo-Isatin, Laxotinal, Laxyl, Leacen, Lenavac, Lisagal, Mileval, Neda-Dragees, Neolax „Interpharm", Neo-Prunex, Normacen, Nourilax, Novolax, NSC-59687, Nurilaksi, Obstipan, *Oxyphenisatin-acetat*, Phenlaxinum, Phenylisatin, Promassolax, Prudents, Prulax, Prulet (alte Form), Prutab, Purgaceen, Purgazen-Tabl., Purgetten, Purgophen, Regal „Ferrosan", Sanapert, Schokolax, Surlax, Sur-Laxante, Taxin, Tete-Lax, Vinco-Abführperlen

V Laxativum

*5217* *(4256)* $C_{24}H_{19}NO_6$
14008-48-1

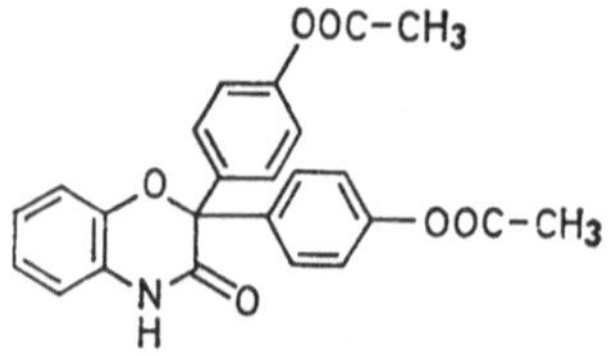

*p,p'*-(2,3-Dihydro-3-oxo-1,4-benzoxazin-2-yliden)-bis-phenylacetat = 2,2-Bis-(*p*-acetoxyphenyl)-3-oxo-2,3-dihydrobenz-1,4-oxazin = 2,2-Bis(4-acetyloxy)phenyl]-2*H*-1,4-benzoxazin-3(4*H*)-on (●)

S *Bisoxatindiacetat***, Exodol, Kritel, La 271a, Lasotin, Laxonalin, Maratan, Metrolax, Regoxal, Talsis, Wy-8138, Wylaxine

V Laxativum

*5218* *(4257)* $C_{24}H_{20}J_6N_4O_8$
10397-75-8

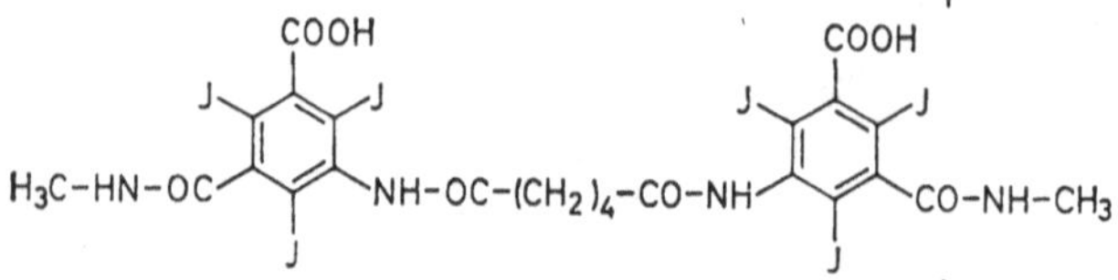

5,5'-(Adipoyldiamino)-bis-(2,4,6-trijod-*N*-methylisophthalamidsäure) = 2,2',4,4',6,6'-Hexajod-5,5'-adipoyldiamido-bis-(*N*-methylisophthalamsäure) = 3,3'-[(1,6-Dioxo-1,6-hexandiyl)diimino]bis-[2,4,6-trijod-5-[(methylamino)carbonyl]benzoesäure] (●)

H auch Methylglukaminsalz (1:2) (54605-45-7)

S *Acide iocarmique***, *Acidum iocarmicum***, *Acidum jocarmicum*, DB-2041, Dimeray, Dimer-X, *Iocarmate meglumine*, *Iocarmic acid***, MP-2032, Myelotrast „Guerbet"

V Röntgenkontrastmittel

*5219* *(4258)* $C_{24}H_{20}N_2O_3$
3878-14-6

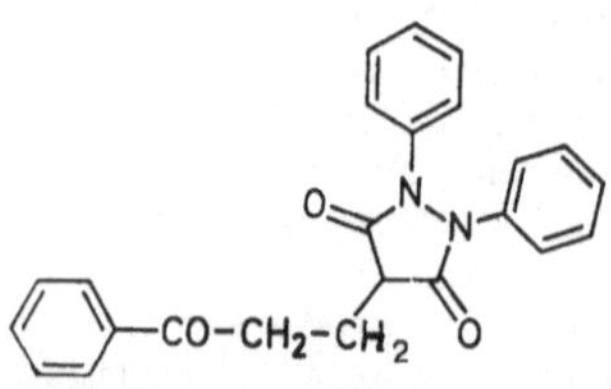

4-(3-Oxo-3-phenylpropyl)-1,2-diphenyl-3,5-pyrazolidindion (●)

S *Benzopyrazon*

V Antiphlogisticum, Antirheumaticum

*5220* *(4259)* $C_{24}H_{20}N_4O$
85-83-6

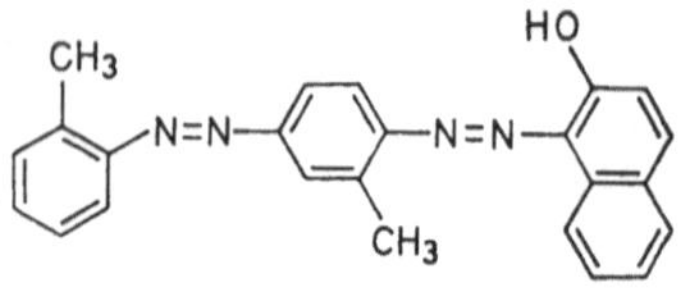

1-[4-(*o*-Tolylazo)-*o*-tolylazo)-2-naphthol = 1-[[2-Methyl-4-[α-methylphenyl)azo]phenyl]azo]-2-naphthalenol (●)

S *Biebricher Scharlach*, C.I. Solvent Red 24, *Fettponceau R*, Rubren, *Scharlachrot*, *Scarlet Red*, *Sudan IV*

V Epithelisierungsmittel, Farbstoff

*5221* $C_{24}H_{22}J_6N_2O_9$
26887-04-7

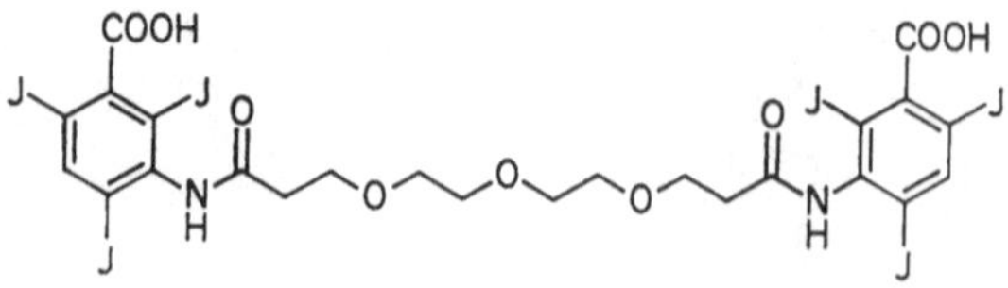

3,3'-[Oxybis-(ethylenoxyethylencarbonylimino)]-bis-[2,4,6-trijodbenzoesäure] = 3,3'-[Oxybis[2,1-ethandiyloxy(1-oxo-3,1-propandiyl)imino]]bis-[2,4,6-trijodbenzoesäure] (●)

S *Acidum iotranicum***, B 10190, *Iotranic acid***

V Röntgenkontrastmittel (für die Cholangiographie)

5222 (4260) $C_{24}H_{22}N_2O_6$
21 288-69-7

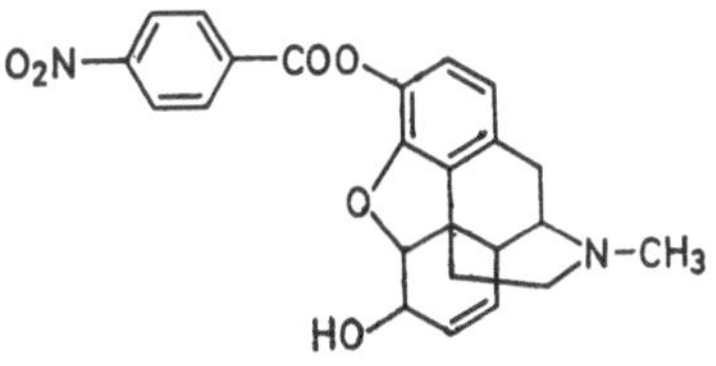

4,5-Epoxy-17-methylmorphin-7-en-3,6-diol-3-*p*-nitrobenzoat = 3-(*p*-Nitrobenzoyl)-morphin = (5α,6α)-7,8-Didehydro-4,5-epoxy-17-methylmorphinan-3,6-diol-3-(4-nitrobenzoat) (●)

H Hydrochlorid (14 995-88-1)

S Panibin

V Analgeticum

---

5223 (4261) $C_{24}H_{23}BrO_2$

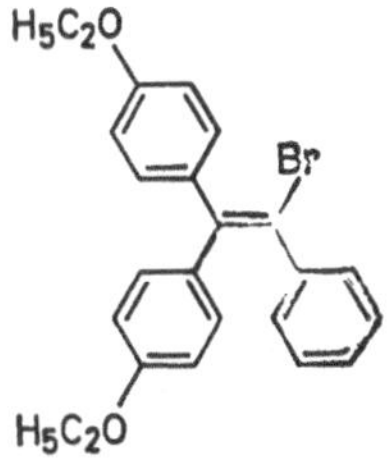

1,1-Bis-(*p*-ethoxyphenyl)-2-brom-2-phenylethen = 1,1′-(Bromphenylethenyliden)bis[4-ethoxybenzen (●)

S Oestrobin, „Triphenylstilben“

V synthetisches Östrogen

---

5224 $C_{24}H_{23}N_3O_6S$
47 747-56-8

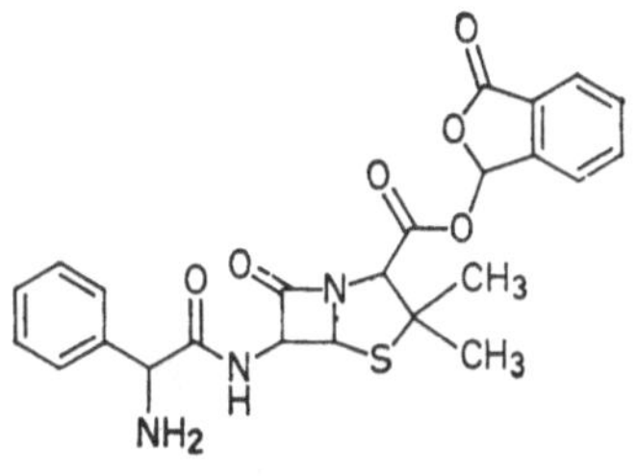

D(−)-6-(2-Amino-2-phenylacetamido)-3,3-dimethyl-7-oxo-4-thia-1-azabicyclo[3.2.0]heptan-2-carbonsäureester mit 3-Hydroxyphthalid = Phthalidyl-6-[D(−)-α-aminophenylacetamido]-penicillinat = [2*S*-[2α,5α,6β(*S**)]]-6-[(Aminophenylacetyl)-amino]-3,3-dimethyl-7-oxo-4-thia-1-azabicyclo-[3.2.0]heptan-2-carbonsäure-1,3-dihydro-3-oxo-1-isobenzofuranylester (●)

H Hydrochlorid (39 878-70-1)

S BRL 8988, PC-183, *Talampicillinhydrochlorid***, Talpen

V Antibioticum (Breitspektrumpenicillin)

---

5225 (4262) $C_{24}H_{24}N_2$
47 487-22-9

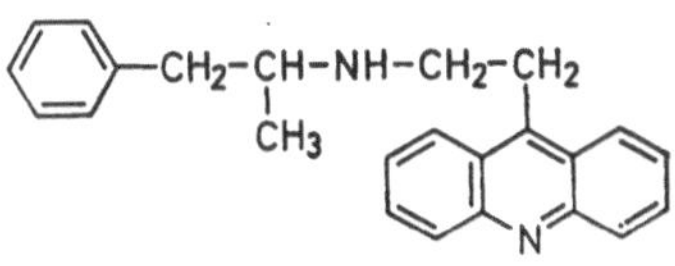

9-[2-(α-Methylphenethylamino)-ethyl]-acridin = *N*-(1-Methyl-2-phenylethyl)-9-acridinethanamin (●)

S *Acridorex***, B.S. 7573-a

V Appetitzügler

---

5226 (4263) $C_{24}H_{24}N_2O_4$
3688-66-2

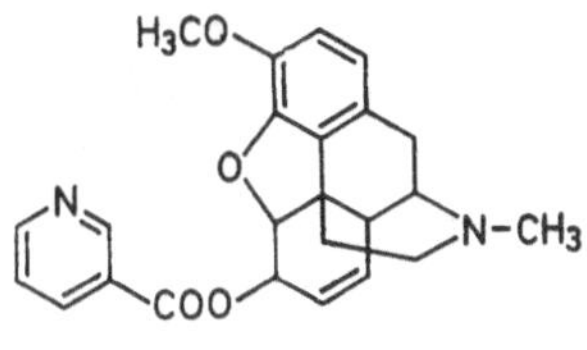

4,5-Epoxy-3-methoxy-*N*-methyl-7-morphinen-6-ylnicotinat = 6-Nicotinoylcodein = (5α,6α)-7,8-Didehydro-4,5-epoxy-3-methoxy-17-methylmorphinan-6-ol-3-pyridincarboxylat (●)

H auch Hydrochlorid (58 263-01-7)

S *Codeinnicotinat*, Lyopect, *Nicocodin***

V Antitussivum

*5227* *(4264)* $C_{24}H_{25}NO_3$
14 297-87-1

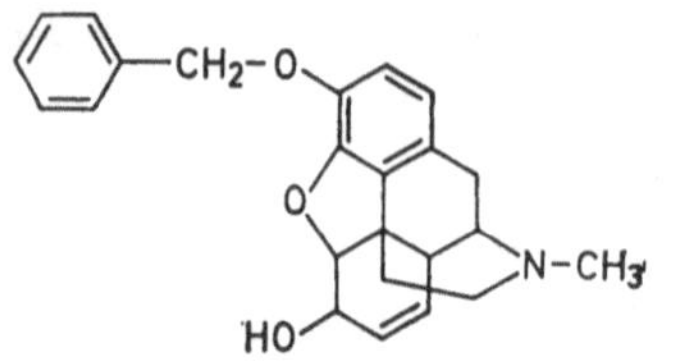

3-Benzyloxy-4,5-epoxy-*N*-methyl-7-morphinen-6-ol = (5α,6α)-7,8-Didehydro-4,5-epoxy-17-methyl-3-(phenylmethoxy)morphinan-6-ol (●)

H Hydrochlorid (630-86-4)
vgl. auch Nr. 5996

S *Benzylmorphinhydrochlorid*, Peronin

V Narkoticum

*5228* *(4265)* $C_{24}H_{25}NO_4$
15 301-69-6

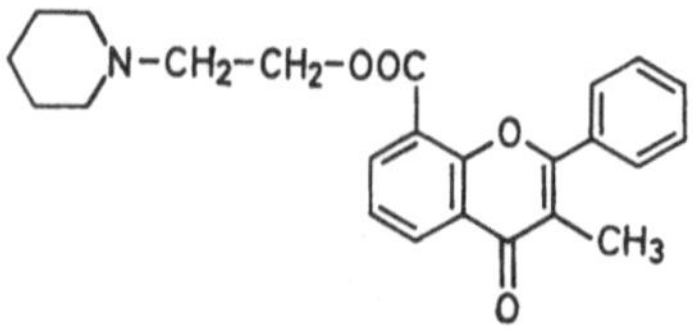

3-Methyl-4-oxo-2-phenyl-4*H*-1-benzopyran-8-carbonsäure-2-(1-piperidinyl)ethylester (●) = 3-Methylflavon-8-carbonsäure-(2-piperidinoethyl)-ester

H Hydrochlorid (3717-88-2)

S AK-123, DW-61, *Flavossato cloridrato*, *Flavoxathydrochlorid***, Genurin semplice, Peflate, Rec 7/0040, Spasmal, Urispadol, Urispas

V Spasmolyticum

*5229* *(4266)* $C_{24}H_{25}NS$
2949-95-3

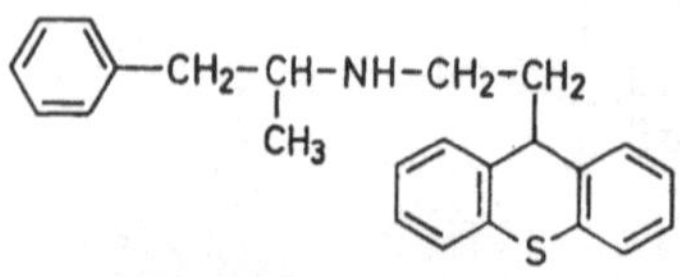

*N*-(α-Methylphenethyl)-2-(9-thioxanthenyl)-ethylamin = *N*-(1-Methyl-2-phenylethyl)-9*H*-thioxanthen-9-ethanamin (●)

H Hydrochlorid (1245-10-9)

S B.S. 7561, *Tixadilhydrochlorid***

V Coronarvasodilatans, Sedativum

*5230* $C_{24}H_{26}BrN_3O_3$
27 848-84-6

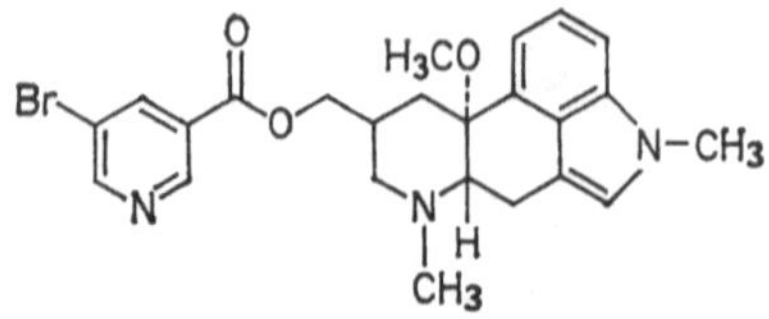

10α-Methoxy-1,6-dimethylergolin-8β-methyl-(5-bromnicotinat) = 8β-(5-Bromnicotinoyloxymethyl)-10α-methoxy-1,6-dimethylergolin = (8β)-10-Methoxy-1,6-dimethylergolin-8-methanol-5-brom-3-pyridincarboxylat(ester) (●)

H auch Tartrat (32 222-75-6)

S F.I. 6714, Nargoline, *Nicergolin***, *Nicotergoline*, *Nimergolin*, Sermion, Specia 287, Varson

V Vasodilatans

*5231* *(4267)* $C_{24}H_{26}N_2O_4$
808-24-2

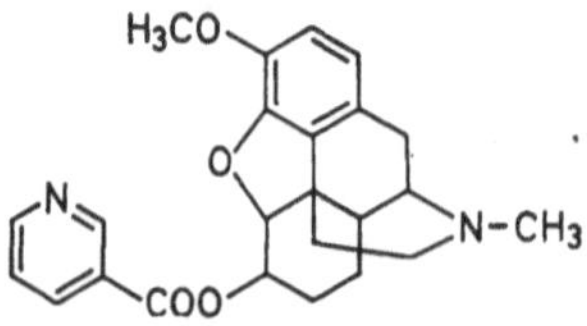

4,5-Epoxy-3-methoxy-17-methylmorphinan-6-ylnicotinat = Dihydrocodein-6-nicotinat = 7,8-Dihydro-*O*³-methyl-*O*⁶-nicotinoylmorphin = (5α,6α)-4,5-Epoxy-3-methoxy-17-methylmorphinan-6-ol-3-pyridincarboxylat(ester) (●)

S *Nicodicodin***

V Antitussivum

*5232* *(210 N)* $C_{24}H_{26}N_2O_6$
27 470-51-5

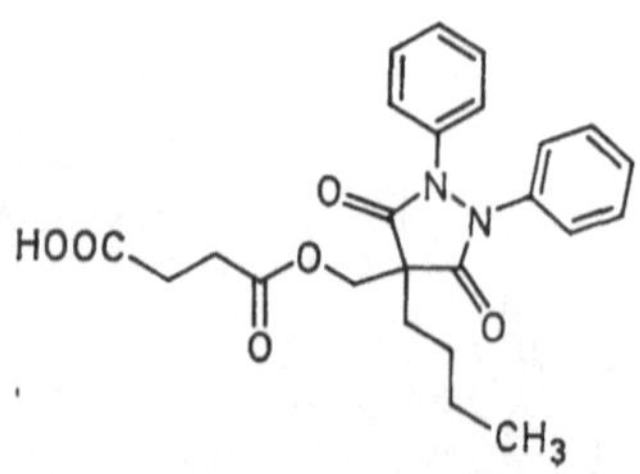

4-Butyl-4-hydroxymethyl-1,2-diphenylpyrazolidin-3,5-dionhydrogensuccinat = Butandisäure-mono(4-butyl-3,5-dioxo-1,2-diphenyl-4-pyrazolidinyl)ester (●)

S Aflogan, Alfide, Calibène, Danilan, Danilon, *Suxibuzon***

V Antirheumaticum

*5233* $C_{24}H_{26}N_4$
3601-19-2

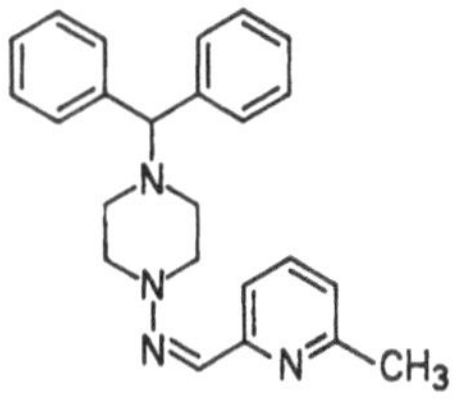

1-Benzhydryl-4-(6-methyl-2-pyridylmethylen-imino)-piperazin = 1-(Diphenylmethyl)-4-[[(6-methyl-2-pyridinyl)methylen]amino]piperazin = 4-(Diphenylmethyl)-*N*-[(6-methyl-2-pyridinyl)-methylen]-1-piperazinamin (●)

S *Ropizin**, SC-13504

V Antikonvulsivum

*5234* *(4268)* $C_{24}H_{26}N_8O_9$
19360-00-0

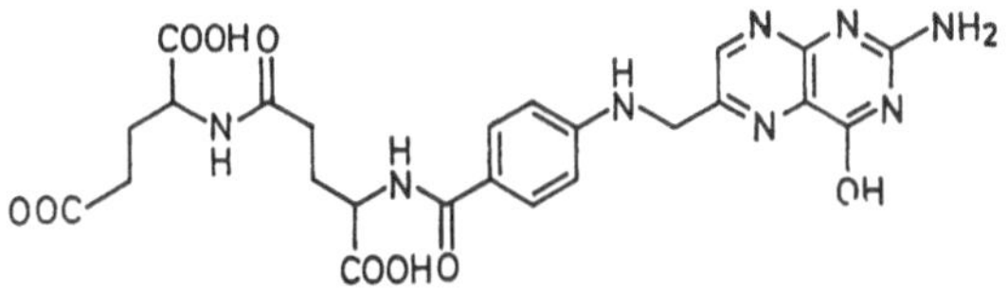

*N*-{*N*-[*p*-(2-Amino-4-hydroxy-6-pteridinylmethyl-amino)-benzoyl]-γ-glutamyl}-glutaminsäure = Pteroyl-γ-glutamylglutaminsäure = *N*-[*N*-[4-[[(2-Amino-1,4-dihydro-4-oxo-6-pteridinyl)methyl]-amino]benzoyl]-L-γ-glutamyl]-L-glutaminsäure (●)

S Diopterin, Dipterin, PDGA

V gegen Leukämie wirksames Cytostaticum

*5235* *(211 N)* $C_{24}H_{26}O_4$
10322-73-3

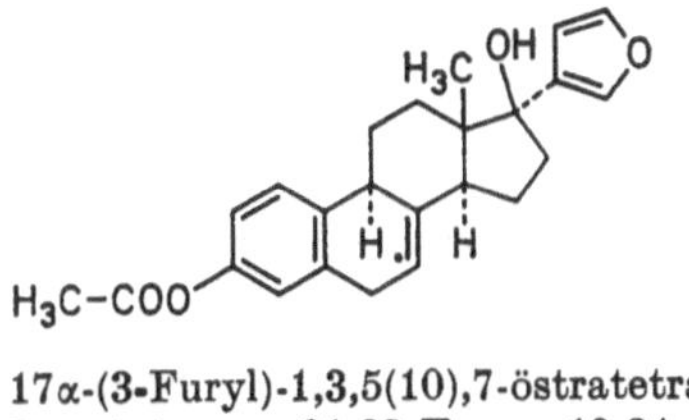

17α-(3-Furyl)-1,3,5(10),7-östratetraen-3,17β-diol-3-acetat = 21,23-Epoxy-19,24-dinor-17α-chola-1,3,5(10),7,20,22-hexaen-3,17-diol-3-acetat = (17α)-21,23-Epoxy-19,24-dinorchola-1,3,5(10),7,20,22-hexaen-3,17-diol-3-acetat (●)

S AY-11483, *Estrofurat***

V Östrogen

*5236* $C_{24}H_{27}ClN_2O_3S$
28532-90-3

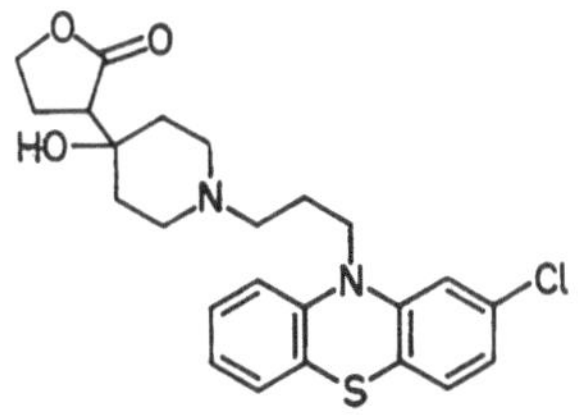

3-{1-[3-(2-Chlorphenothiazin-10-yl)-propyl]-4-hydroxy-4-piperidyl}-dihydro-2(3*H*)-furanon = 3-[1-[3-(2-Chlor-10*H*-phenothiazin-10-yl)propyl]-4-hydroxy-4-piperidinyl]dihydro-2(3*H*)-furanon (●)

S *Furomazin***

V Neurolepticum

*5237* *(4269)* $C_{24}H_{27}N$
390-64-7

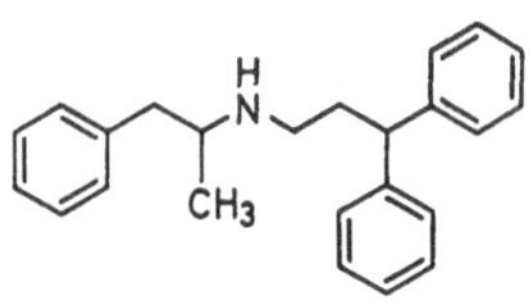

*N*-(3,3-Diphenylpropyl)-α-methylphenethylamin = *N*-3'-Phenylpropyl-(2')-1,1-diphenylpropyl-(3)-amin = *N*-(1-Methyl-2-phenylethyl)-γ-phenylbenzenpropanamin (●)

H meist Lactat (69-43-2) oder Gluconat (21156-48-9)

S Agozol, Altecor, Aminocor, Angiovigor, Angormin, Angorsan „Isola-Ibi", B-436, Biocor, Bismethin, Carditin, Coredamin, Corontin, Coropropil, Corpax, Corvantin, Crepasin, Difril, Diphryl, Elecor, Epocol, Eucardion, Falicor, Herzcon, Hoechst 12512, Hostaginan, Incoran, Irrorin, Korodilat, Lactamine, NP 30, Nyuple, Onlemin, Plactamin, Prectolact, Prenicor, *Prenylamin***, Pryl, Rausetin, Reocorin, Rexicor, Roinin, Seccidin, Sedolatan, Segontin, Segontinal, Synadrin, Valecor, Wasangor

V Coronarvasodilatans

*5238* *(4270)* $C_{24}H_{27}NO_2$
602-40-4

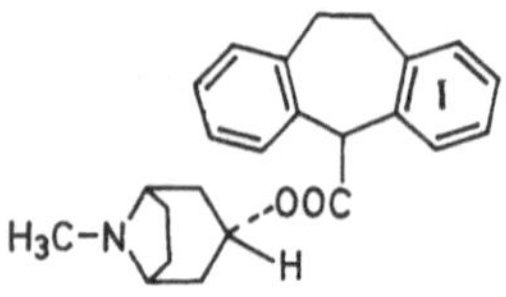

10,11-Dihydro-5*H*-dibenzo[*a*,*d*]cyclohepten-5-carbonsäuretropinester = *endo*-10,11-Dihydro-5*H*-dibenzo[*a*,*d*]cyclohepten-5-carbonsäure-8-methyl-8-azabicyclo[3.2.1]oct-3-ylester (●)

H Hydrochlorid (10123-16-7)

S B.S. 7042, *Cyheptropinhydrochlorid***

V Antiarrhythmicum

---

*5239* *(4271)* $C_{24}H_{27}NO_2$
10061-32-2

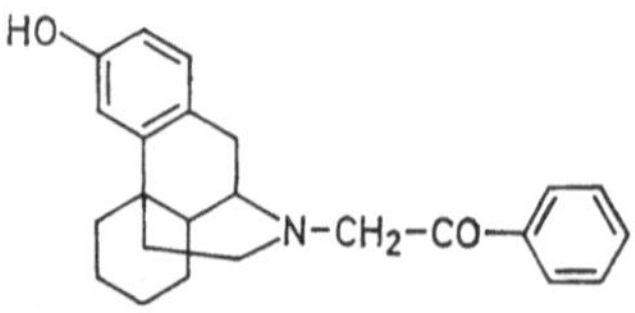

(−)-α-(3-Hydroxy-17-morphinanyl)-acetophenon = (−)-3-Hydroxy-*N*-phenacylmorphinan = 2-(3-Hydroxymorphinan-17-yl)-1-phenylethanon (●)

H auch Methansulfonat

S *Benzorphanol, Levofenacilmorfinano, Levophenacylmorphan***, NIH 7525, Ro 4-0288/1

V Analgeticum

---

*5240* *(4272)* $C_{24}H_{27}NO_4$
6879-02-3

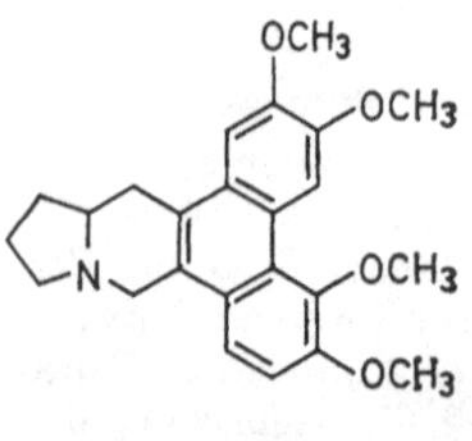

(+)-9,11,12,13,13a,14-Hexahydro-2,3,5,6-tetramethoxydibenzo[*f*,*h*]pyrrolo[1,2-*b*]isochinolin (●)

S *Tylocrebrin*

V Antileukämicum (Alkaloid aus Tylophora crebriflora oder Ficus septica)

*5241* *(4273)* $C_{24}H_{27}NO_4$
482-20-2

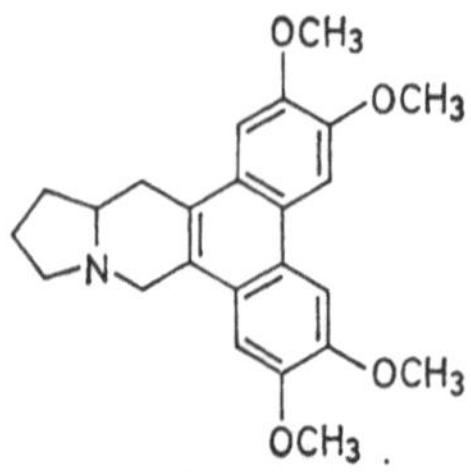

(*S*)-9,11,12,13,13a,14-Hexahydro-2,3,6,7-tetramethoxydibenzo[*f*,*h*]pyrrolo[1,2-*b*]isochinolin (●)

S *Tylophorin*

V Antileukämicum (Alkaloid aus Tylophora asthmatica)

---

*5242* $C_{24}H_{27}NO_6$
26225-59-2

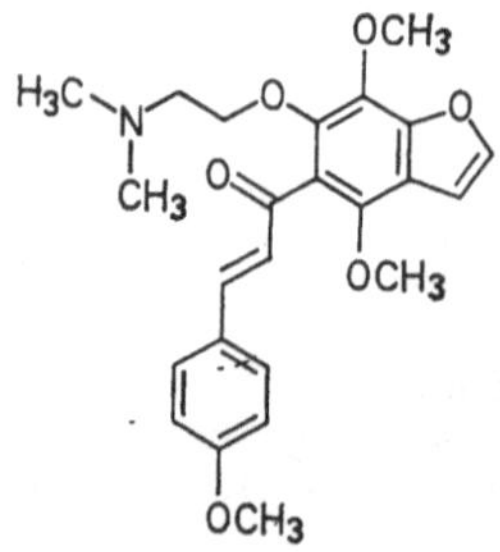

1-[6-[2-(Dimethylamino)ethoxy]-4,7-dimethoxy-5-benzofuranyl]-3-(4-methoxyphenyl)-2-propen-1-on (●) = 6-(2-Dimethylaminoethoxy)-4,7-dimethoxy-5-(*p*-methoxycinnamoyl)-benzofuran

S *Mecinaron***

V Hypotensivum, Vasodilatans, Spasmolyticum

---

*5243* *(4274)* $C_{24}H_{27}N_3$

Pentamethyltriaminotriphenylmethan

H Hydrochlorid

S Oxyurex

V Anthelminthicum

*5244* *(4275)* $C_{24}H_{28}BrNO_4$

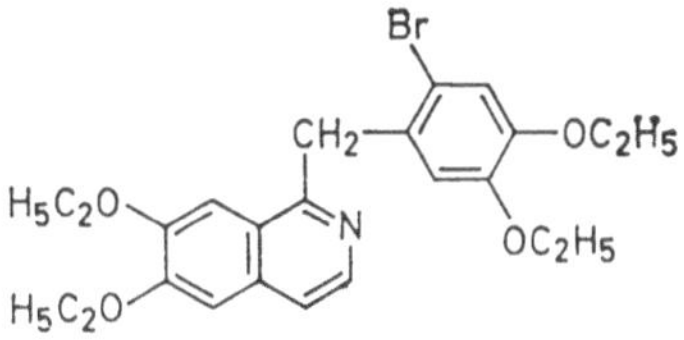

6,7-Diethoxy-1-(4,5-diethoxy-2-brombenzyl)-isochinolin = 1-[(2-Brom-4,5-diethoxyphenyl)methyl]-6,7-diethoxyisochinolin (●)

S *Brometina*, Spasmofin

V Spasmolyticum

*5245* $C_{24}H_{28}Br_2N_2O_4$
54 340-61-3

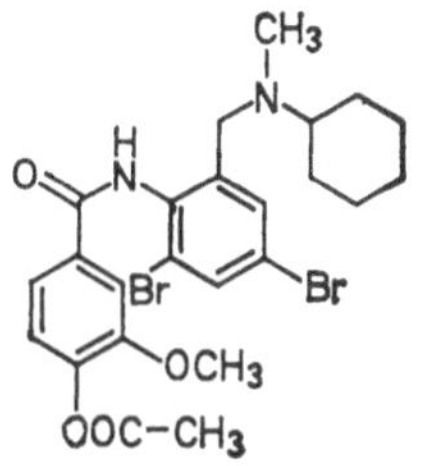

4-(Acetyloxy)-2′,4′-dibrom-6′-(*N*-cyclohexylmethylaminomethyl)-3-methoxybenzanilid = 2′,4′-Dibrom-α-(cyclohexylmethylamino)-*o*-vanillotoluidid-acetat(ester) = 4-(Acetyloxy)-*N*-[2,4-dibrom-6-[(cyclohexylmethylamino)methyl]-3-methoxybenzamid (●)

H Hydrochlorid (54 340-60-2)

S *Brovanexinhydrochlorid***, UR-389

V Mucolyticum

*5246* *(4276)* $C_{24}H_{28}ClFN_2O_2$
1580-71-8

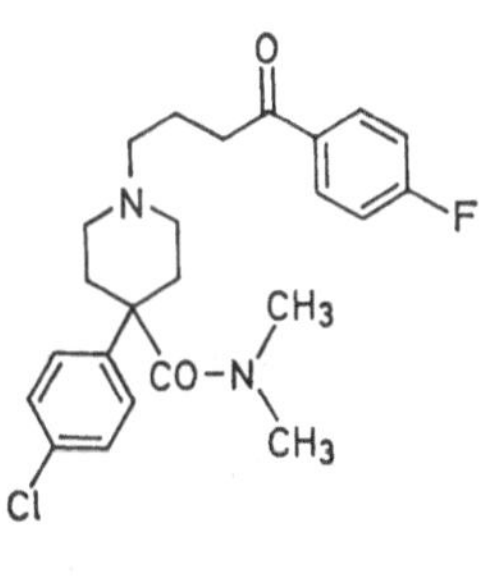

4-(*p*-Chlorphenyl)-1-[3-(*p*-fluorbenzoyl)-propyl]-*N*,*N*-dimethylisonipecotinamid = 4-(4-Chlorphenyl)-1-[4-(4-fluorphenyl)-4-oxobutyl]-*N*,*N*-dimethyl-4-piperidincarboxamid (●)

S *Amiperon**, *Paraperidide*, R 2962

V Neurolepticum

*5247* *(4277)* $C_{24}H_{28}ClN_3OS$
4177-58-6

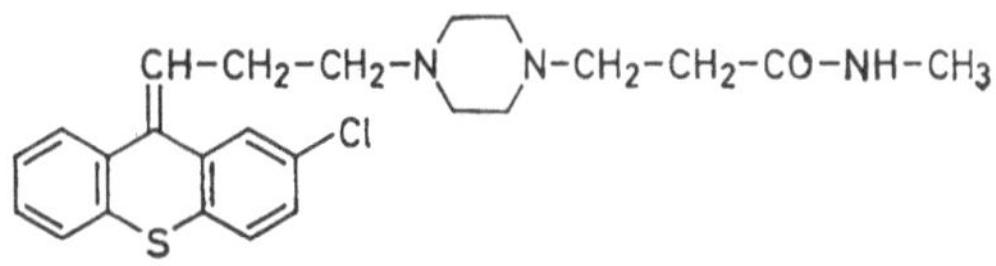

*N*-Methyl-3-{4-[3-(2-chlorthioxanthen-9-yliden)-propyl]-1-piperazinyl}-propionamid = 4-[3-(2-Chlor-9*H*-thioxanthen-9-yliden)propyl]-*N*-methyl-1-piperazinpropanamid (●)

H Maleat (4434-20-2)

S *Clothixamidmaleat*, *Clotixamidmaleat***,
P-4385 B

V Tranquillizer

*5248* $C_{24}H_{28}Cl_2F_2O_4$
21 365-49-1

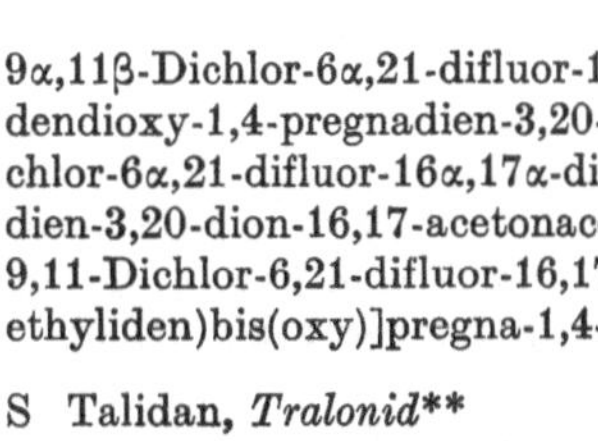

9α,11β-Dichlor-6α,21-difluor-16α,17α-isopropylidendioxy-1,4-pregnadien-3,20-dion = 9α,11β-Dichlor-6α,21-difluor-16α,17α-dihydroxy-1,4-pregnadien-3,20-dion-16,17-acetonacetal = (6α,11β,16α)-9,11-Dichlor-6,21-difluor-16,17-[(1-methylethyliden)bis(oxy)]pregna-1,4-dien-3,20-dion (●)

S Talidan, *Tralonid***

V antiphlogistisch und antiallergisch wirksames Glucocorticoid

*5249* $C_{24}H_{28}Cl_3FO_4$
26 849-57-0

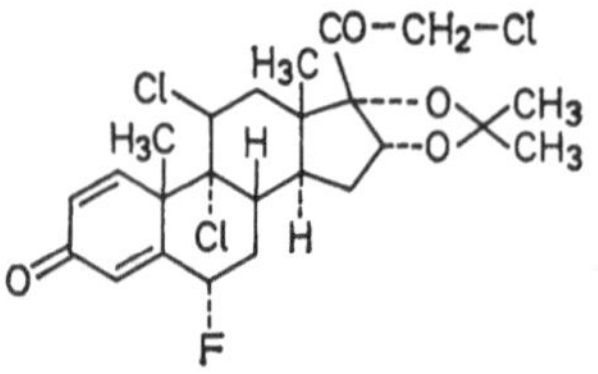

9α,11β,21-Trichlor-6α-fluor-16α,17α-isopropylidendioxy-1,4-pregnadien-3,20-dion = 9α,11β,21-Trichlor-6α-fluor-16α,17α-dihydroxy-1,4-pregnadien-3,20-dion-16,17-acetonacetal = (6α,11β,16α)-9,11,21-Trichlor-6-fluor-16,17-[(1-methylethyliden)bis(oxy)]pregna-1,4-dien-3,20-dion (●)

S RS-4464, *Triclonid***

V antiphlogistisch und antiallergisch wirksames Glucocorticoid

---

*5250* *(4278)* $C_{24}H_{28}FN_3O$
357-66-4

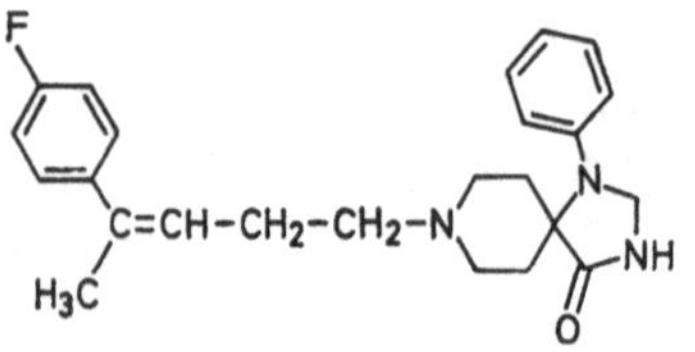

8-[4-(4-Fluorphenyl)-3-pentenyl]-1-phenyl-1,3,8-triazaspiro[4.5]decan-4-on (●)

S *Isospirilene*, R 6109, *Spirilen**

V Neurolepticum

---

*5251* *(4279)* $C_{24}H_{28}N_2O_2$
14745-50-7

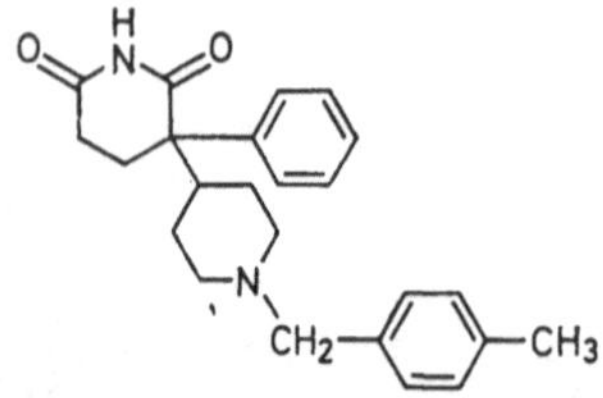

(±)-3-[1-(*p*-Methylbenzyl)-4-piperidyl]-3-phenylpiperidin-2,6-dion = (±)-2-[1-(*p*-Methylbenzyl)-4-piperidyl]-2-phenylglutarimid = (±)-1′-[(4-Methylphenyl)methyl]-3-phenyl[3,4′-bipiperidin]-2,6-dion (●)

S *Meletimid***, *Methyldioxatrine*

V Anticholinergicum

---

*5252* *(4280)* $C_{24}H_{28}O_4$
130-80-3

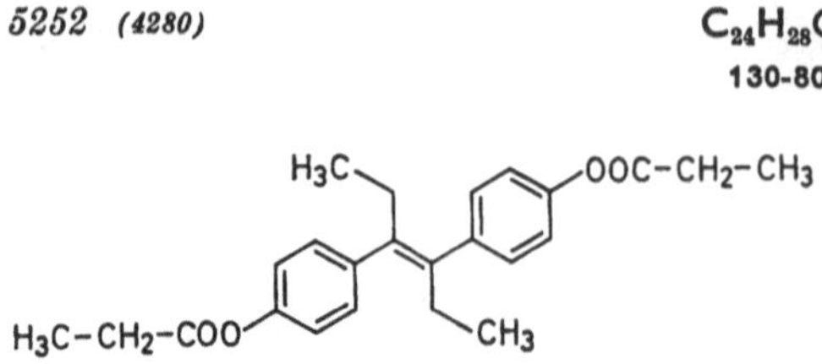

*p,p′*-(1,2-Diethylvinylen)-bis-phenylpropionat = *p,p′*-Dipropionoxy-α,β-diethylstilben = Diethylstilböstroldipropionat = (*E*)-4,4′-(1,2-Diethyl-1,2-ethendiyl)bis[phenol]dipropanoat (●)

S Agostilben-inj., Cirene B, Clinestrol-Inj., Cyclen forte, Cyren B, Cyren S, *Diäthylstilböstroldipropionat*, Dibestil Caplets, Dibestranol, *Diethylstilbestrol dipropionate*, Dioestrol, Distilbène, Estilben P, Estril, Estrobene DP, Estrogenina, Estrosir, Estrostilben, Euvestin, Ginolet, Gynolett (alte Form), Horfemine, Neo-Foliculan, Neo-Oestranol II, Nomestrol-Amp., Normestrol-Amp., Oestilbrol, Östramenol, Östrogynaedron, Oestrol, Oestros, Östrostilben, Oestrosyntal, Oestrovis, Orestol, Oroestron, Pabestrol D, Prostilben(e), Quertilbina, Sinciclan, Sinestrol, Sintovar, Stilbestrolo-Farmitalia, Stilbestronate, Stilboestrol „Berlin-Chemie", *Stilböstroldipropionat*, *Stilboestrol DP*, Stilboestrol „Vitis", Stilbofax, Stilronate, Synestrin-Ampullen, Synformon, Synoestron, Syntestrin „Richter", Syntoestron, Syntostrol, Willestrol

V synthetisches Östrogen

---

*5253* *(4281)* $C_{24}H_{28}O_6$

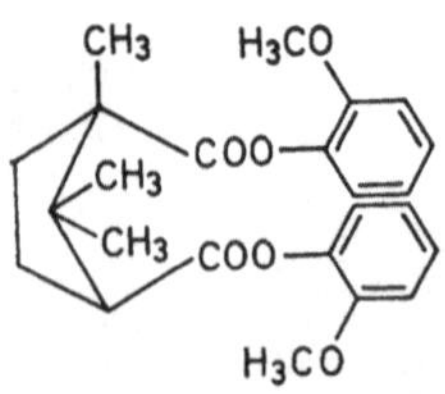

Diguajacolcamphorat = Guajacolcamphersäureester = *cis*-1,2,2-Trimethyl-1,3-cyclopentandicarbonsäurebis(2-methoxyphenyl)ester (●)

S Guacamphol

V Therapeuticum gegen übermäßige Schweißbildung

*5254* *(4282)* $C_{24}H_{29}BrO_2$

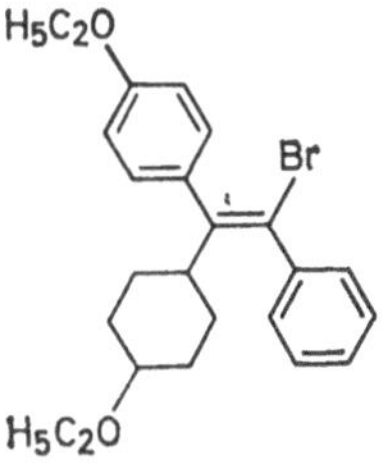

1-(*p*-Ethoxycyclohexyl)-1-(*p*-ethoxyphenyl)-2-brom-2-phenylethen = 1-[2-Brom-1-(4-ethoxycyclohexyl)-2-phenylethenyl]-4-ethoxybenzen (●)

S Debestran

V Depot-Östrogen

*5255* *(4283)* $C_{24}H_{29}ClO_4$

427-51-0

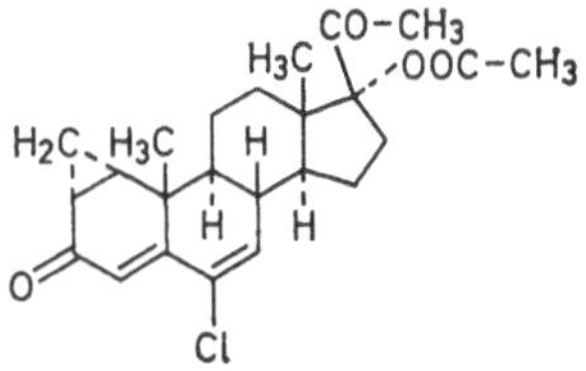

6-Chlor-17α-hydroxy-1α,2α-methylen-4,6-pregnadien-3,20-dion-17-acetat = (1β,2β)-17-(Acetyloxy)-6-chlor-1,2-dihydro-3'*H*-cyclopropa[1,2]-pregna-1,4,6-trien-3,20-dion (●)

S Androcur, *Cyproteronacetat***, SH 714, SH 80714

V Antiandrogen

*5256* *(4284)* $C_{24}H_{29}ClO_4$

6799-23-1

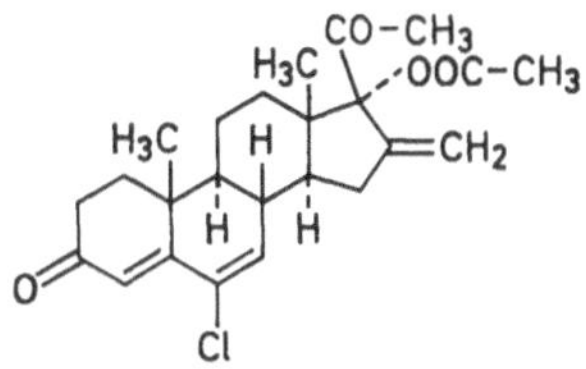

6-Chlor-17α-hydroxy-16-methylen-4,6-pregnadien-3,20-dion-17-acetat = 17α-Acetoxy-6-chlor-16-methylen-6-dehydroprogesteron = 17-(Acetyloxy)-6-chlor-16-methylenpregna-4,6-dien-3,20-dion (●)

S Chlorsuperlutin

V Progestativum

*5257* *(4285)* $C_{24}H_{29}Cl_2FO_5$

3693-39-8

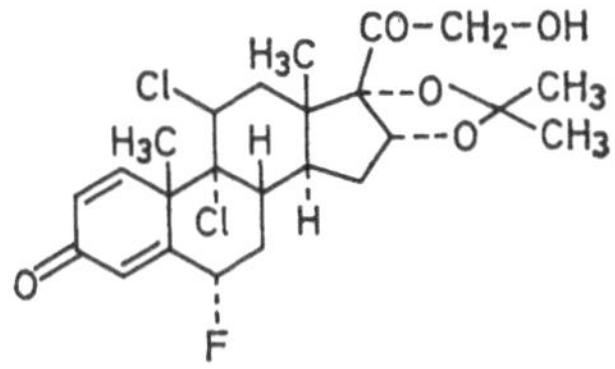

9α,11β-Dichlor-6α-fluor-21-hydroxy-16α,17α-isopropylidendioxy-1,4-pregnadien-3,20-dion = 9α,11β-Dichlor-6α-fluor-16α,17α,21-trihydroxy-1,4-pregnadien-3,20-dion-16,17-acetonacetal = (6α,11β,16α)-9,11-Dichlor-6-fluor-21-hydroxy-16,17-[(1-methylethyliden)bis(oxy)]pregna-1,4-dien-3,20-dion (●)

S *Fluclorolonacetonid***, *Flucloronide*, RS-2252, Topilar

V antiphlogistisch und antiallergisch wirksames Glucocorticoid

*5258* *(4286)* $C_{24}H_{29}Cl_3O_5$

15 686-44-9

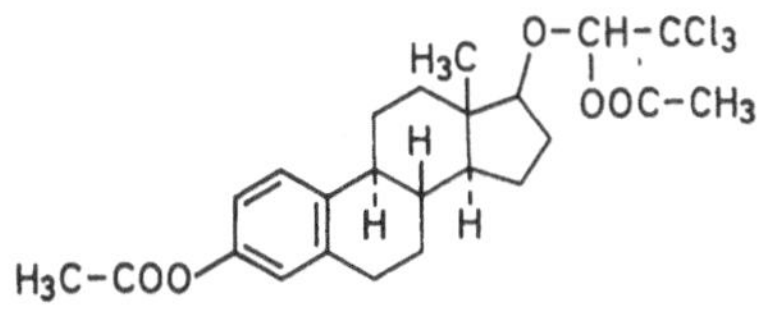

17β-(2,2,2-Trichlor-1-hydroxyethoxy)-1,3,5(10)-östratrien-3-ol-diacetat = (17β)-17-[1-(Acetyloxy)-2,2,2-trichlorethoxy]östra-1,3,5(10)-trien-3-olacetat (●)

S *Cloxestradiolacetat***, *Cloxoestradioli acetas*, Genovul

V Östrogen

*5259* *(4287)* $C_{24}H_{29}FN_2O_2$

807-31-8

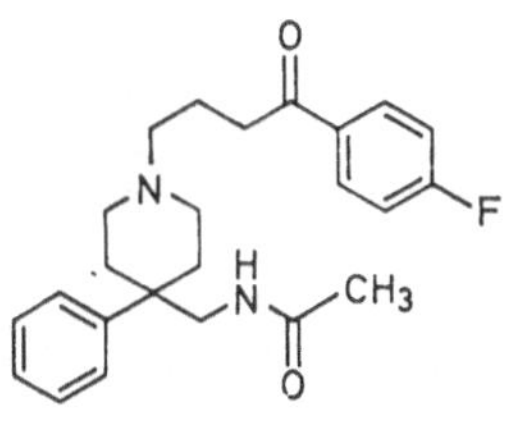

4-[4-(Acetamidomethyl)-4-phenylpiperidino]-*p*-fluorbutyrophenon = 4-Acetamidomethyl-1-[4-

(*p*-fluorphenyl)-4-oxobutyl]-4-phenylpiperidin = *N*-[[1-[4-(4-Fluorphenyl)-4-oxobutyl]-4-phenyl-4-piperidinyl]methyl]acetamid (●)

S *Aceperon***, *Acetabuton*, R 3 248

V Hypotensivum

---

*5260* *(4288)*

$C_{24}H_{29}FO_6$

1255-35-2

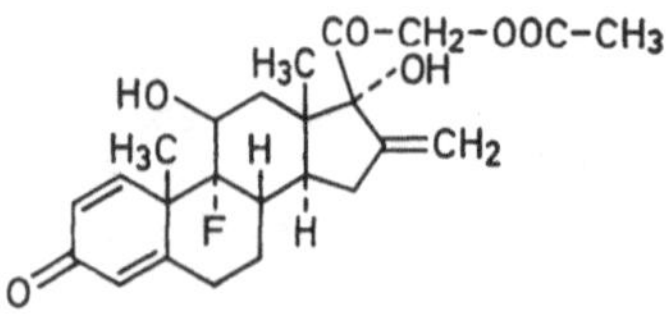

9α-Fluor-11β,17α,21-trihydroxy-16-methylen-1,4-pregnadien-3,20-dion-21-acetat = 9α-Fluor-16-methylenprednisolon-21-acetat = (11β)-21-(Acetyloxy)-9-fluor-11,17-dihydroxy-16-methylen-pregna-1,4-dien-3,20-dion (●)

S Corticoderm, Decoderm(e), Emcortina, Emecort, Etacortin, Feldene, *Fluprednidenacetat**, *Fluprednyliden-21-acetat*, FPA, StL 1106

V antiphlogistisch und antiallergisch wirksames Glucocorticoid

---

*5261*

$C_{24}H_{29}FO_6$

28971-58-6

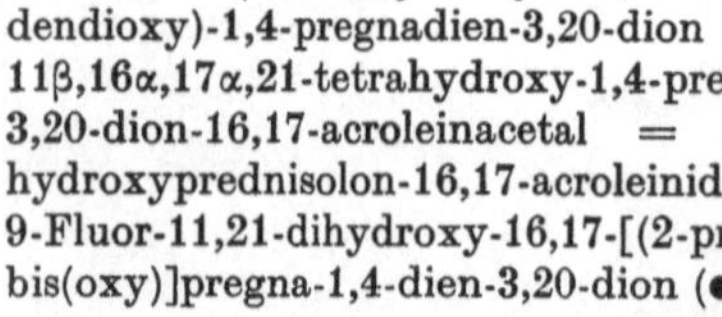

9α-Fluor-11β,21-dihydroxy-16α,17α-(2-propenylidendioxy)-1,4-pregnadien-3,20-dion = 9α-Fluor-11β,16α,17α,21-tetrahydroxy-1,4-pregnadien-3,20-dion-16,17-acroleinacetal = 9α-Fluor-16α-hydroxyprednisolon-16,17-acroleinid = (11β,16α)-9-Fluor-11,21-dihydroxy-16,17-[(2-propenyliden)-bis(oxy)]pregna-1,4-dien-3,20-dion (●)

S *Acrocinonid***, SD 2102-18, *Triamcinolonacroleinid*

V antiphlogistisch und antiallergisch wirksames Glucocorticoid

---

*5262*

$C_{24}H_{29}F_3O_6$

35135-67-2

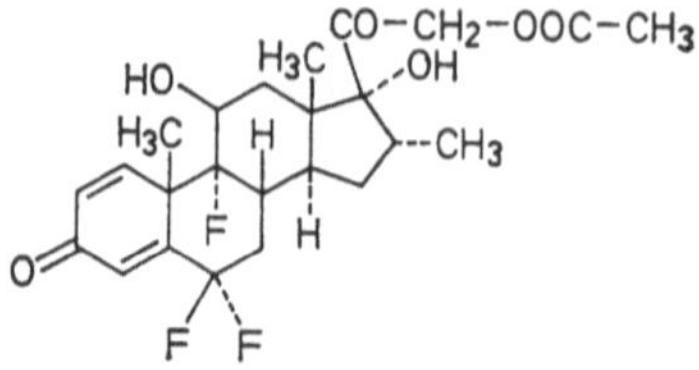

6,6,9-Trifluor-11β,17,21-trihydroxy-16α-methyl-1,4-pregnadien-3,20-dion-21-acetat = (11β,16α)-21-(Acetyloxy)-6,6,9-trifluor-11,17-dihydroxy-16-methylpregna-1,4-dien-3,20-dion (●)

S *Cormetasonacetat**, *Cormethasone acetate*, RS-3694 R

V antiphlogistisch und antiallergisch wirksames Glucocorticoid

---

*5263*

$C_{24}H_{29}NO$

52340-25-7

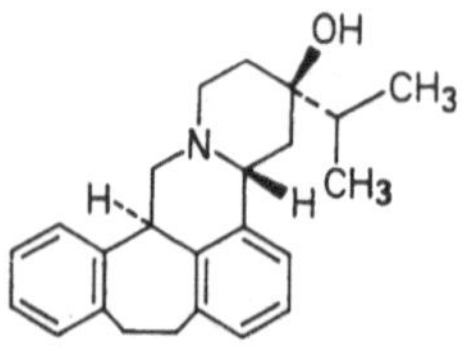

(+)-2,3,4,4aβ,8,9,13bα,14-Octahydro-3α-isopropyl-1*H*-benzo[6,7]cyclohepta[1,2,3-*de*]pyrido-[2,1-*a*]isochinolin-3-ol = (3α,4aα,13bβ)-2,3,4,4a,8,9,13b,14-Octahydro-3-(1-methylethyl)-1*H*-benzo-[6,7]cyclohepta[1,2,3-*de*]pyrido[2,1-*a*]isochinolin-3-ol (●)

H Hydrochlorid (52389-27-2)

S AY-24169, *Dexclamolhydrochlorid***

V Neurolepticum

---

*5264* *(4289)*

$C_{24}H_{29}NO$

468-07-5

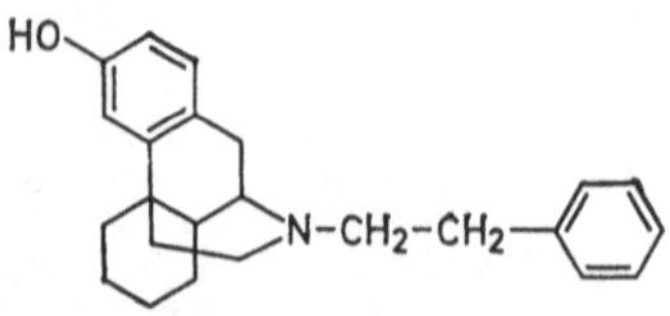

17-Phenethylmorphinan-3-ol = 3-Hydroxy-*N*-phenethylmorphinan = 17-(2-Phenylethyl)morphinan-3-ol (●)

S *Fenomorfano*, NIH 7274, *Phenomorphan***

V Analgeticum

*5265* *(4290)* $C_{24}H_{29}NO_4$

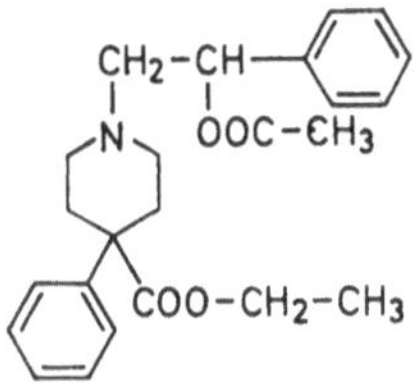

1-(β-Acetoxyphenethyl)-4-phenylpiperidin-4-carbonsäureethylester = 1-[2-(Acetyloxy)-2-phenylethyl]-4-phenyl-4-piperidincarbonsäureethylester (●)

S *Acetyloxpheneridin*, VÚFB-2763

V Analgeticum

---

*5266* *(4291)* $C_{24}H_{29}NO_4$

**486-47-5**

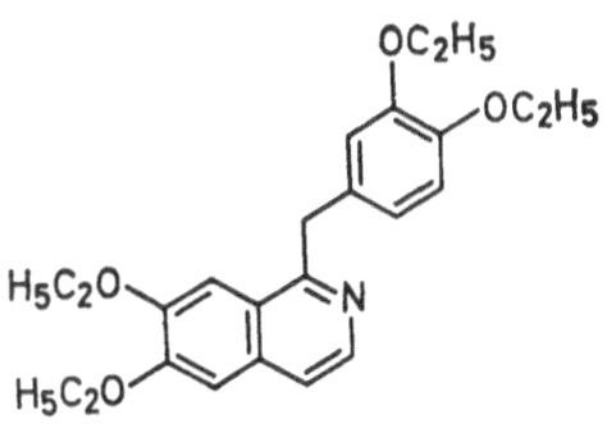

6,7-Diethoxy-1-(3,4-diethoxybenzyl)-isochinolin = 1-[(3,4-Diethoxyphenyl)methyl]-6,7-diethoxyisochinolin (●)

H auch Hydrochlorid **(985-13-7)**

S *Aethaverin*, *Äthylpapaverin*, Am-Thav, Balborin, Barbonin, Cardiostron, Cebral, Circubid, Consenil, Contrispasmin, Davrin, Diquinol, Etalent, *Etaverina*, Ethabid, Ethaquin, Ethatab, Ethavas, *Ethaverin***, Ethavex 100, Ethquinol, Harverine, Hexaverine, Isovex, Kayveroid, Laverin, Myoquin, Neopavrin, Papetherine, Paveroid, Perparin, Perperine, Preparein, Spasmatrol, Spasodil, *Tetraethylpapaverin*, Verina „Testagar"

V Spasmolyticum, Vasodilatans, Antiarrhythmicum

*5267* *(4292)* $C_{24}H_{29}NO_5$

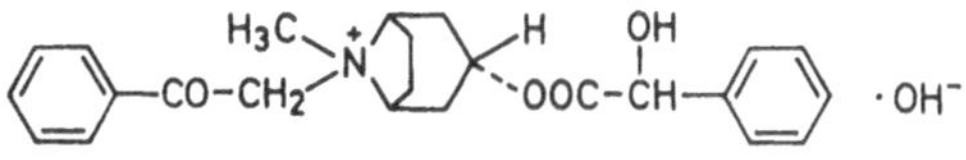

*O*-(±)-Mandeloyl-*N*-phenacyltropiniumhydroxid = *N*-Phenacylhomatropiniumhydroxid = 3-[(Hydroxyphenylacetyl)oxy]-8-methyl-8-(2-oxo-2-phenylethyl)-8-azoniabicyclo[3.2.1]octanhydroxid (●)

H Chlorid **(3784-89-2)**

S *Phenactropiniumchlorid***, *Phenacylhomatropiniumchlorid*, Trophenium

V Ganglienblocker

---

*5268* *(4293)* $C_{24}H_{30}BrNO_4$

Bromdiethoxybenzyldihydrodiethoxyisochinolin

S Ambomitina

V Spasmolyticum

---

*5269* *(4294)* $C_{24}H_{30}ClFO_5$

**4258-85-9**

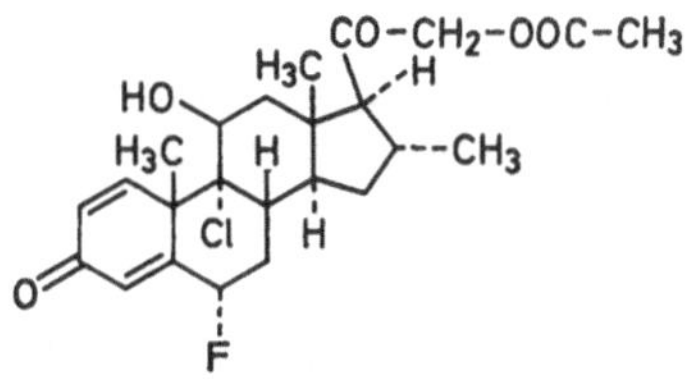

9α-Chlor-6α-fluor-11β,21-dihydroxy-16α-methyl-1,4-pregnadien-3,20-dion-21-acetat = (6α,11β,16α)-21-(Acetyloxy)-9-chlor-6-fluor-11-hydroxy-16-methylpregna-1,4-dien-3,20-dion (●)

S *Clocortolonacetat*, SH 818

V antiphlogistisch und antiallergisch wirksames Glucocorticoid

*5270*

$C_{24}H_{30}F_2O_6$
2823-42-9

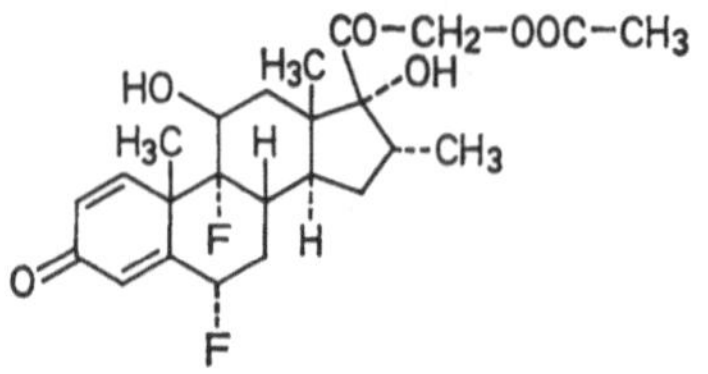

6α,9α-Difluor-11β,17α,21-trihydroxy-16α-methyl-1,4-pregnadien-3,20-dion-21-acetat = (6α,11β,16α)-21-(Acetyloxy)-6,9-difluor-11,17-dihydroxy-16-methylpregna-1,4-dien-3,20-dion (●)

S *Flumetasonacetat, Flumethasone acetate,* Fluosmin

V antiphlogistisch und antiallergisch wirksames Glucocorticoid

*5271* (4295)

$C_{24}H_{30}F_2O_6$
67-73-2

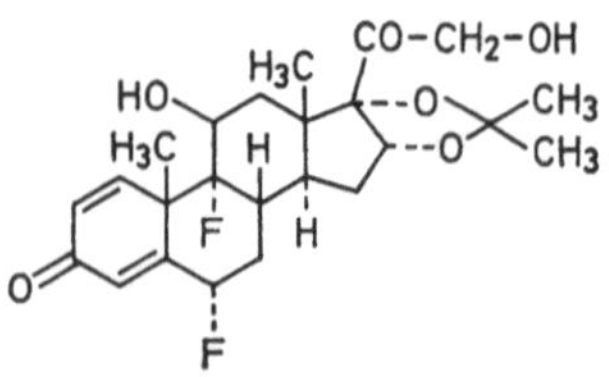

6α,9α-Difluor-11β,21-dihydroxy-16α,17α-isopropylidendioxy-1,4-pregnadien-3,20-dion = 6α,9α-Difluor-16α-hydroxyprednisolon-16,17-acetonid = (6α,11β,16α)-6,9-Difluor-11,21-dihydroxy-16,17-[(1-methylethyliden)bis(oxy)]pregna-1,4-dien-3,20-dion (●)

S Alfabios, Boniderma, Cetonid, Coderma, Cortalar, Corticinil, Cortiderma, Cremisona, Dermacort „PSN", Derma-Isom, Dermalar, Dermaplus, Dermatin, Dermil, Dermobeta, Dermolin, Dermomagis, Difluocin, Doricum semplice, Effusil, Ekaton, Esacinone, Esilon, Flucin, Flucinar, Flucort „Tanabe", Fluocinil, *Fluocinolonacetonid***, Fluocinolona-Oculos, Fluocinona, Fluocinone, Fluocit, Fluo-Cort, Fluocortiol, Fluodermol, Fluogisol, Fluo-Mex, Fluomix-Same, Fluonid „Marion", Fluonide dermica, Fluonolona, Fluordima, Fluorona, *Fluortriamcinolonacetonid,* Fluosintex, Fluoskin, Fluovitef, Fusalar, Gelidina, Intradermo-C, Isoderma, Jellin s.N., Lenar, Locaderm, Localyn „Recordati-Syntex", Monoderm, Neoderm, Neosynalar-simples, Omniderm, Percutina, Prodermin, Radiocin, Roliderm, RS-1401 AT, Sedaderm, Sindelin, Skinal, Sterolone „Francia Farm.", Straderm, Synadrone, Synalar, Synalon, Synamol, Synandone, Synemol, Synotic, Topiclyn, Topicin, Topicol, Topifluor, Ultraderm, Ungovac, Vinnar simple

V antiphlogistisch und antiallergisch wirksames Glucocorticoid

*5272* (4296)

$C_{24}H_{30}N_2O_2$
1767-88-0

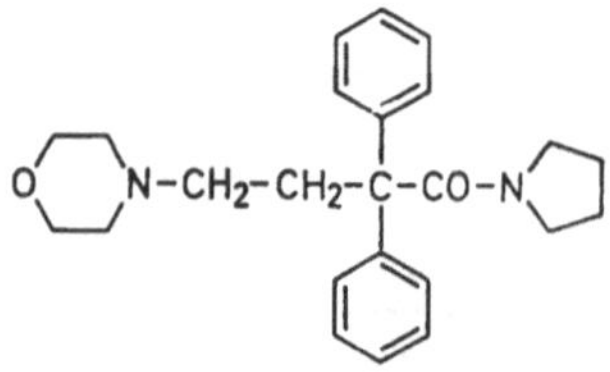

4-Morpholino-2,2-diphenylbutyropyrrolidid = 4-[4-Oxo-3,3-diphenyl-4-(1-pyrrolidinyl)-butyl]-morpholin = 1-[4-(4-Morpholinyl)-1-oxo-2,2-diphenylbutyl]pyrrolidin (●)

S *Desmethylmoramid***

V Analgeticum

*5273* (4297)

$C_{24}H_{30}N_2O_2$
309-29-5

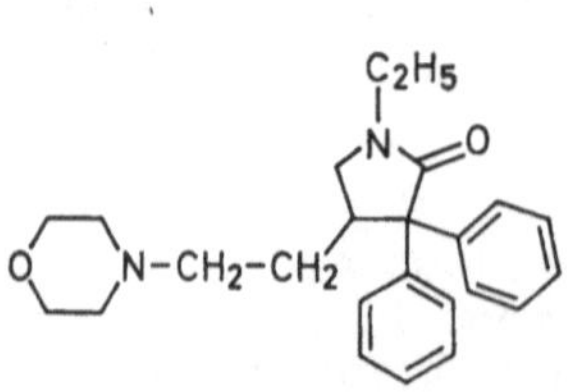

1-Ethyl-4-(2-morpholinoethyl)-3,3-diphenylpyrrolidin-2-on = 1-Ethyl-4-[2-(4-morpholinyl)ethyl]-3,3-diphenyl-2-pyrrolidinon (●)

H Hydrochloridhydrat (7081-53-0)

S AHR-619, Dopram, *Doxapramhydrochlorid***, Doxapril, Stimulexin

V zentrales Atmungsstimulans

*5274* *(4298)* $C_{24}H_{30}N_2O_2S$
3819-00-9

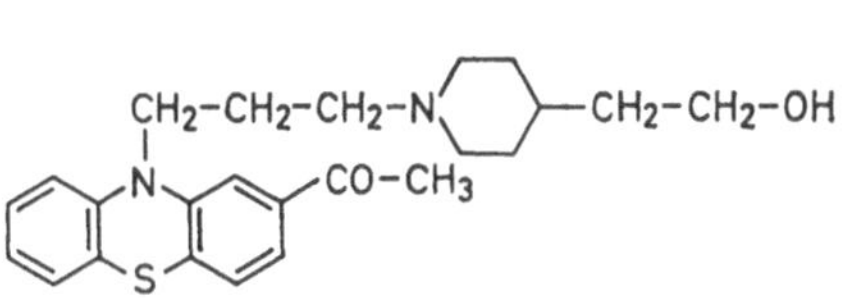

2-Acetyl-10-{3-[4-(β-hydroxyethyl)-piperidino]-propyl}-phenothiazin = 1-[10-[3-[4-(2-Hydroxy-ethyl)-1-piperidinyl]propyl]-10*H*-phenothiazin-2-yl]ethanon (●)

S Actazine, PC-1421, *Piperacetazin***, Psymod, Quide, SC-9794

V Neurolepticum, Antihistaminicum

---

*5275* *(4299)* $C_{24}H_{30}N_2O_8$
1508-45-8

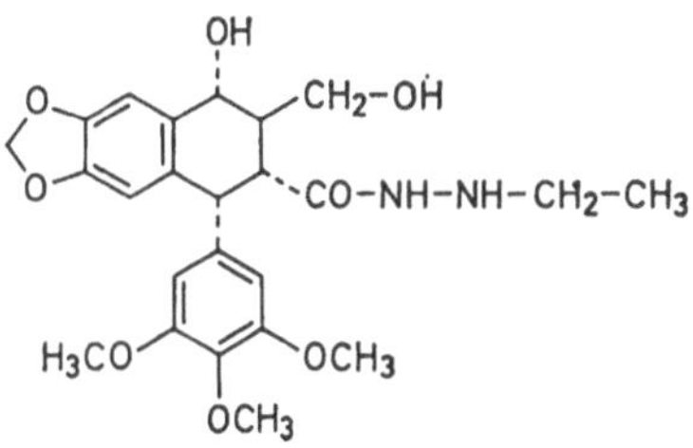

Podophyllsäureethylhydrazid = [5*R*-(5α,6α,7β,8α)]-5,6,7,8-Tetrahydro-8-hydroxy-7-(hydroxy-methyl)-5-(3,4,5-trimethoxyphenyl)naphtho[2,3-*d*]-1,3-dioxol-6-carbonsäure-2-ethylhydrazid (●)

S *Mitopodozid***, NSC-72274, Proresid-Ampullen, Proresipar, SP-I 77, SP-I Sandoz

V Antimitoticum, Cytostaticum

---

*5276* *(4300)* $C_{24}H_{30}O_4$
4825-53-0

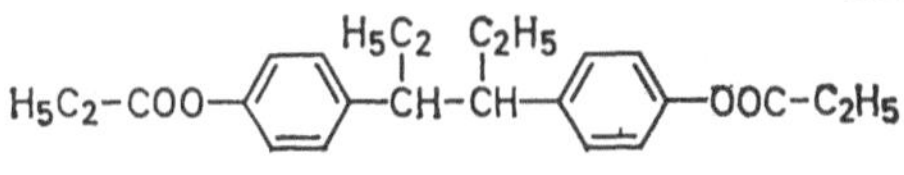

*p,p'*-(1,2-Diethylethylen)-bis-phenylpropionat = 3,4-Bis-(*p*-propionyloxyphenyl)-hexan = 4,4'-(1,2-Diethyl-1,2-ethandiyl)bis[phenol]dipropanoat (●)

H vgl. auch Nr. 3667, 4884

S Hexanoestrol, *Hexoestroldipropionat*, Hexogyn, Hexovon, Hormoestrol-Amp., Menogyn, Neo-estrolo, Retalon oleosum, Synthrogène

V synthetisches Östrogen

---

*5277* *(4301)* $C_{24}H_{30}O_4$
805-84-5

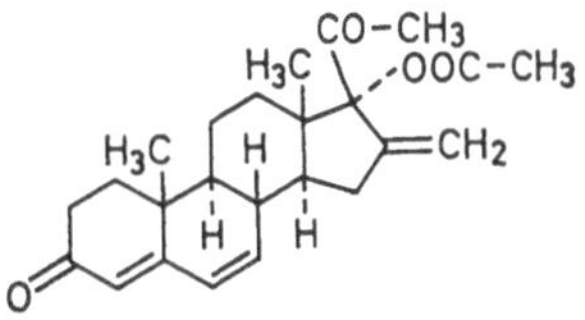

17α-Hydroxy-16-methylen-4,6-pregnadien-3,20-dion-17-acetat = 17α-Acetoxy-16-methylen-6-de-hydroprogesteron = 17-(Acetyloxy)-16-methylen-pregna-4,6-dien-3,20-dion (●)

S MDAP, *Methylendehydroacetoxyprogesteron*, Su-perlutin

V Progestativum

---

*5278* *(4302)* $C_{24}H_{30}O_4$

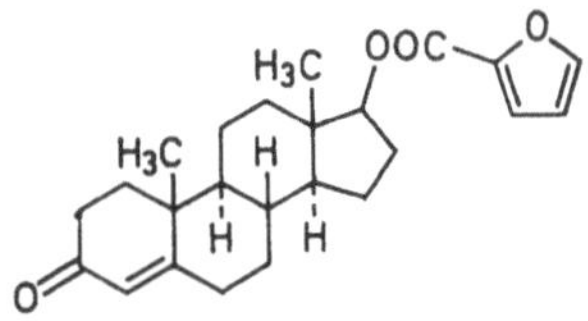

17β-Hydroxy-4-androsten-3-on-17-furoat = (17β)-17-[(2-Furanylcarbonyl)oxy]androst-4-en-3-on (●)

S Furotest, *Testosteronfuroat*

V Testishormon

---

*5279* $C_{24}H_{30}O_8$
1867-82-9

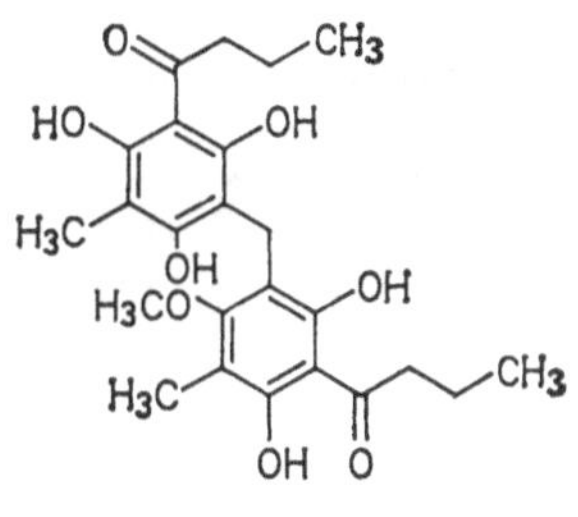

2,2',4,6,6'-Pentahydroxy-4-methoxy-5,5'-dime-thyl-3,3'-methylendibutyrophenon = 1-[3-[[2,4-Dihydroxy-6-methoxy-5-methyl-3-(1-oxobutyl)-phenyl]methyl]-2,4,6-trihydroxy-5-methylphenyl]-1-butanon (●)

S *Margaspidin*

V Antiphlogisticum (aus Dryopteris pacifica und Dr. marginalis)

*5280* *(4303)* $C_{24}H_{30}O_8$
114-43-2

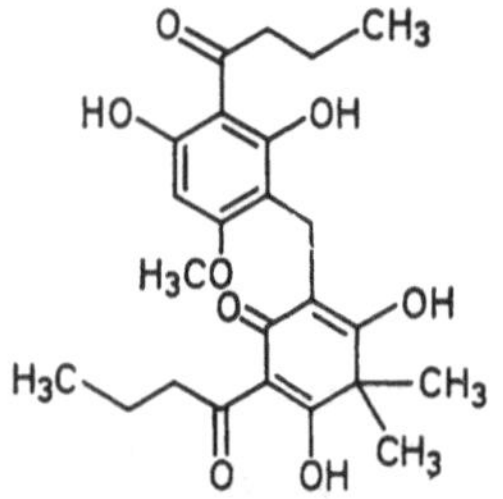

3'-[(5-Butyryl-2,4-dihydroxy-3,3-dimethyl-6-oxo-1,4-cyclohexadien-1-yl)-methyl]-2',6'-dihydroxy-4'-methoxybutyrophenon = 2-[[2,4-Dihydroxy-6-methoxy-3-(1-oxobutyl)phenyl]methyl]-3,5-dihydroxy-4,4-dimethyl-6-(1-oxobutyl)-2,5-cyclohexadien-1-on (●)

S *Desaspidin***, Rosapin

V Anthelminthicum

*5281* *(212 N)* $C_{24}H_{30}O_{11}$
19210-12-9

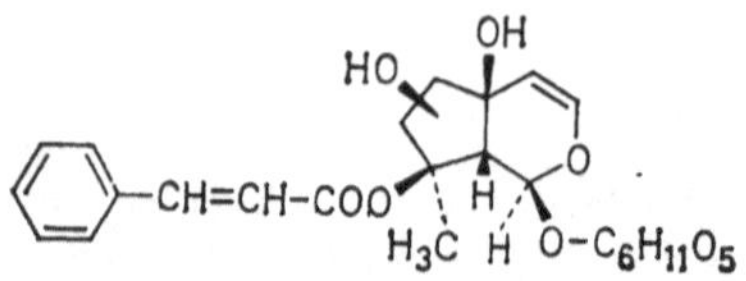

(1α,4aα,5α,7α,7aα)-1,4a,5,6,7,7a-Hexahydro-4a,5-dihydroxy-7-methyl-7-[(1-oxo-3-phenyl-2-propenyl)oxy]cyclopenta[c]pyran-1-yl-β-D-glucopyranosid (●)

S *Harpagosid*

V Antiphlogisticum, Analgeticum (Glukosid aus den Wurzeln von Harpagophytum procumbens)

*5282* *(4304)* $C_{24}H_{31}ClO_4$
424-89-5

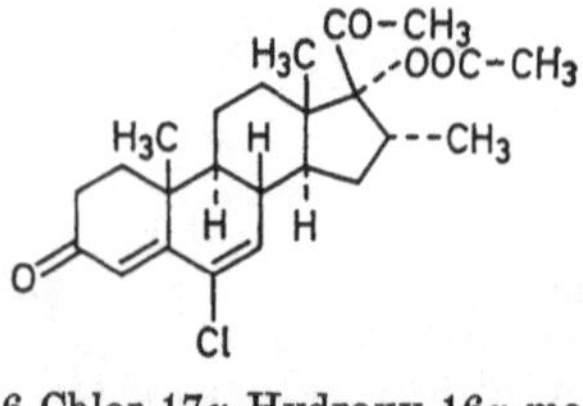

6-Chlor-17α-Hydroxy-16α-methyl-4,6-pregnadien-3,20-dion-17-acetat = (16α)-17-(Acetyloxy)-6-chlor-16-methylpregna-4,6-dien-3,20-dion (●)

S *Clomegestonacetat***, SH 741

V Progestativum

*5283* *(4305)* $C_{24}H_{31}FO_5$
2135-14-0

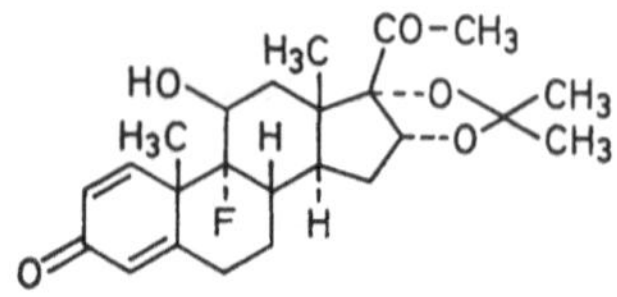

9α-Fluor-11β-hydroxy-16α,17α-isopropylidendioxy-1,4-pregnadien-3,20-dion = 9α-Fluor-11β,16α,17α-trihydroxy-1,4-pregnadien-3,20-dion-16,17-acetonacetal = 21-Desoxytriamcinolon-16,17-acetonid = (11β,16α)-9-Fluor-11-hydroxy-16,17-[(1-methylethyliden)bis(oxy)]pregna-1,4-dien-3,20-dion (●)

S CL 27071, *Descinolonacetonid, Desoxytriamcinolonacetonid*, NSC-44827

V antiphlogistisch und antiallergisch wirksames Glucocorticoid

*5284* *(4306)* $C_{24}H_{31}FO_6$
1597-82-6

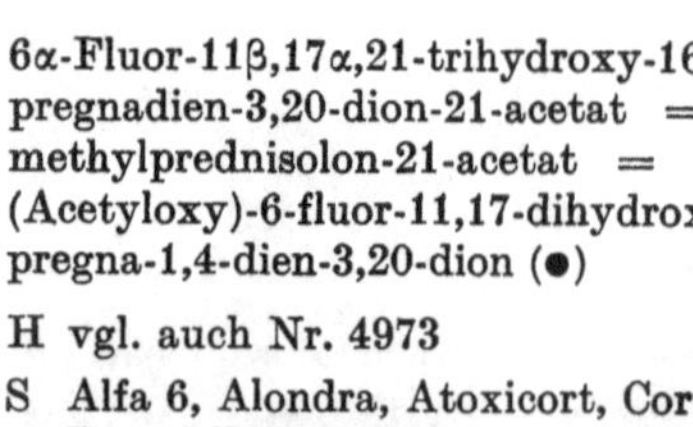

6α-Fluor-11β,17α,21-trihydroxy-16α-methyl-1,4-pregnadien-3,20-dion-21-acetat = 6α-Fluor-16α-methylprednisolon-21-acetat = (6α,11β,16α)-21-(Acetyloxy)-6-fluor-11,17-dihydroxy-16-methylpregna-1,4-dien-3,20-dion (●)

H vgl. auch Nr. 4973

S Alfa 6, Alondra, Atoxicort, Cortidene, CS 1483, Depodillar, Dilar, Dilarmine, Dillar, Flumethone, Haldrate, Haldrone, Metilar, Monocort „Syntex", Monocortin, Paramesone, *Paramethasonacetat***, Paramezone, Sintecort, Stemex, Syntecort, Triniol

V antiphlogistisch und antiallergisch wirksames Glucocorticoid

*5285* *(4307)* $C_{24}H_{31}FO_6$

1177-87-3

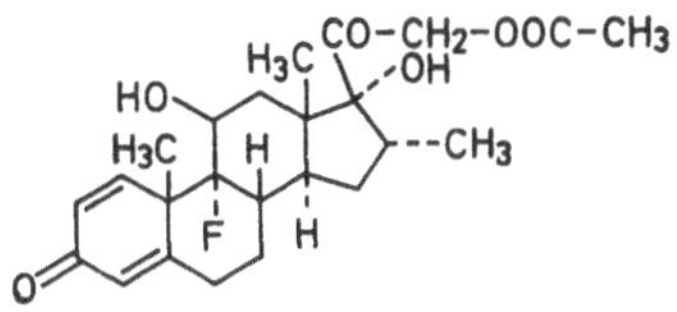

9α-Fluor-11β,17α,21-trihydroxy-16α-methyl-1,4-pregnadien-3,20-dion-21-acetat = 9α-Fluor-16α-methylprednisolon-21-acetat = (11β,16α)-21-(Acetyloxy)-9-fluor-11,17-dihydroxy-16-methyl-pregna-1,4-dien-3,20-dion (●)

H vgl. auch Nr. 4949

S Acidocort, Decadronal, Decadron-LA, Dectan-Susp., Dectancil, Dectancyl, Dergramin, Desameton, Deseronil, Dexacort, Dexa-Cortancyl, Dexa-Cortidelt, Dexa-Cortisyl, Dexadeltona, *Dexamethasonacetat*, Dexametona, Egocort, *Flumeprednisolon*, Fortecortin-Kristallsuspension, Panasone, Santeson-Cream, Spoloven-Kristallsuspension,

V antiphlogistisch und antiallergisch wirksames Glucocorticoid

---

*5286* *(4308)* $C_{24}H_{31}FO_6$

987-24-6

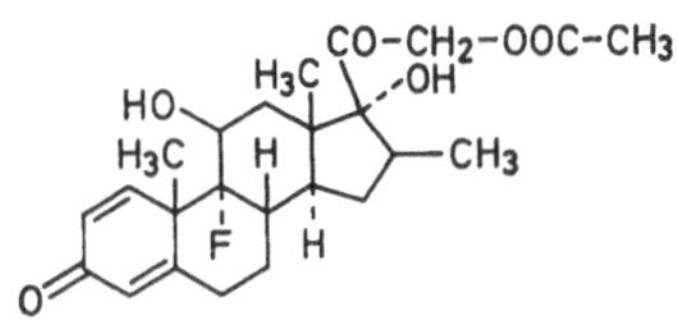

9α-Fluor-11β,17α,21-trihydroxy-16β-methyl-1,4-pregnadien-3,20-dion-21-acetat = 9α-Fluor-16β-methylprednisolon-21acetat = (11β,16β)-21-(Acetyloxy)-9-fluor-11,17-dihydroxy-16-methylpregna-1,4-dien-3,20-dion (●)

S *Betamethasonacetat*

V antiphlogistisch und antiallergisch wirksames Glucocorticoid

---

*5287* *(4309)* $C_{24}H_{31}FO_6$

2119-75-7

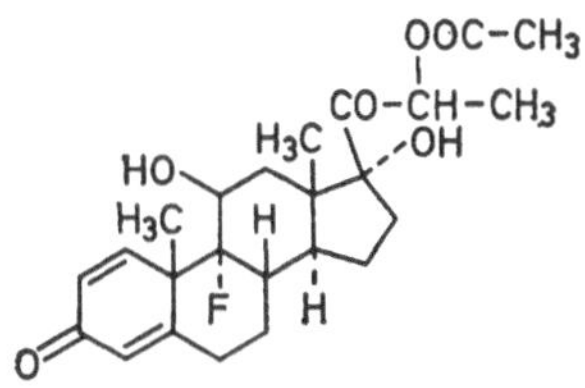

9α-Fluor-11β,17α,21-trihydroxy-21-methyl-1,4-pregnadien-3,20-dion-21-acetat = 9α-Fluor-21-methylprednisolon-21-acetat = [11β,17α,17(*S*)]-17-[2-(Acetyloxy)-1-oxopropyl]-9-fluor-11,17-dihydroxyandrosta-1,4-dien-3,20-dion (●)

S Alacortril, Falban-Crema, Flu-Korti, *Fluperolonacetat***, Methral, P-1742

V antiphlogistisch und antiallergisch wirksames Glucocorticoid

---

*5288* $C_{24}H_{31}FO_6$

3385-03-3

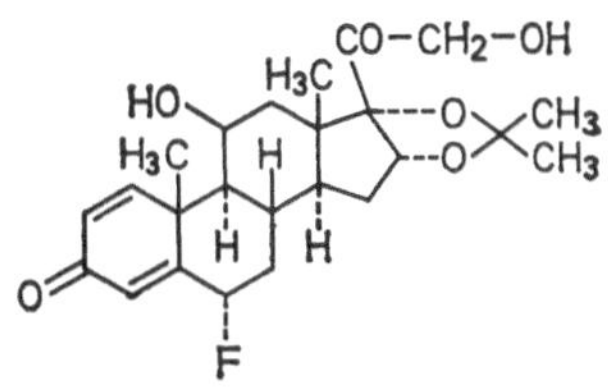

6α-Fluor-11β,21-dihydroxy-16α,17α-isopropylidendioxy-1,4-pregnadien-3,20-dion = 6α-Fluor-11β,16α,17α,21-tetrahydroxy-1,4-pregnadien-3,20-dion-16,17-acetonacetal = (6α,11β,16α)-6-Fluor-11,21-dihydroxy-16,17-[(1-methylethyliden)bis-(oxy)]pregna-1,4-dien-3,20-dion (●)

H vgl. auch Nr. 5511

S *Flunisolid***, RS-3999

V antiphlogistisch und antiallergisch wirksames Glucocorticoid

*5289* *(4310)* $C_{24}H_{31}FO_6$

76-25-5

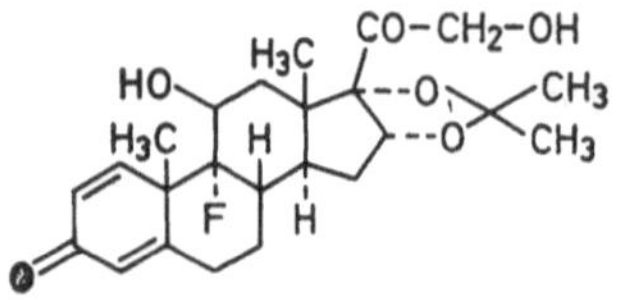

9α-Fluor-11β,21-dihydroxy-16α,17α-isopropyliden-dioxy-1,4-pregnadien-3,20-dion = 9α-Fluor-11β, 16α,17α,21-tetrahydroxy-1,4-pregnadien-3,20-dion-16,17-acetonacetal = 9α-Fluor-16α-hydroxy-prednisolon-16,17-acetonid = (11β,16α)-9-Fluor-11,21-dihydroxy-16,17-[(1-methylethyliden)bis-(oxy)]pregna-1,4-dien-3,20-dion (●)

H vgl. auch Nrr. 5305, 5671, 5817, 6153

S Adcortyl A, Albicort, Aristocort Acetonide, Aristogel, Aristoderm, Cetolona, Cinolone-pomata, Delphi, Delphicort (Salbe + Creme), Dermaquifa, Domtisona, Eczil, Extracort, Filoderma, Flogicort „pomata e lozione", *Fluoxiprednisolonacetonid*, Flutone, Fortcinolone, Ftorocort, Kenacort A, Kenacort T, Kenalog, Kenalone, Kenaquart, Ledercort A, Neo-Cort, Omcilon A, Paralen, Remiderm, Rineton, Solodelf, Sterocutan, Tédarol-Crème, Tramacin, Triaceton, Triamalone, *Triamcinolonacetonid*, Triamcortin, Triam-Injekt 40, Trianopollon, Trigon-Depot, Vetalog, Volon A, Volonimat-Creme, Voncort-Pomata

V antiphlogistisch und antiallergisch wirksames Glucocorticoid

---

*5290* *(4311)* $C_{24}H_{31}F_3O_4$

987-18-8

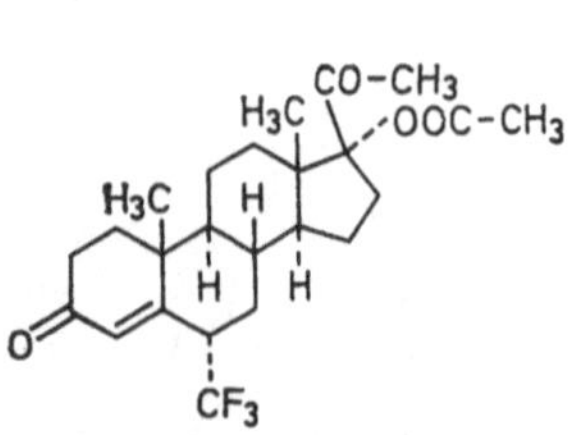

17α-Hydroxy-6α-trifluormethyl-4-pregnen-3,20-dion-17-acetat = 6α-Trifluormethyl-17α-acetoxy-progesteron = (6α)-17-(Acetyloxy)-6-(trifluor-methyl)pregn-4-en-3,20-dion (●)

S Demigran(a), *Flumedroxonacetat***, Leomigran, WG 537

V Migränetherapeuticum

---

*5291* *(4312)* $C_{24}H_{31}NO$

76-64-2

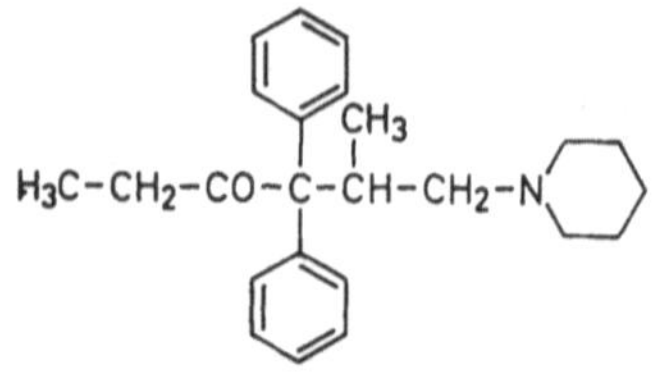

5-Methyl-4,4-diphenyl-6-piperidino-3-hexanon = 2-Methyl-3,3-diphenyl-1-piperidinohexan-4-on = 5-Methyl-4,4-diphenyl-6-(1-piperidinyl)-3-hexanon (●)

H auch Hydrochlorid (125-32-6)

S 29-C-48, *Pipanone*, Pipidone, P. 1. S. 1.

V Analgeticum

---

*5292* *(4313)* $C_{24}H_{31}NO$

467-83-4

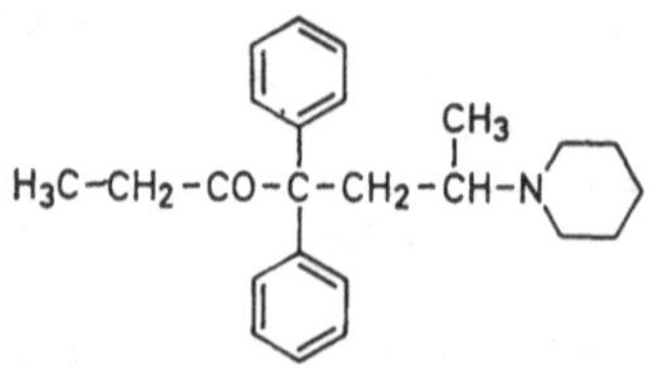

4,4-Diphenyl-6-piperidino-3-heptanon = 4,4-Diphenyl-2-piperidinoheptan-5-on = 4,4-Diphenyl-6-(1-piperidinyl)-3-heptanon (●)

H auch Hydrochlorid (856-87-1)

S 378-C-48, *Dipipanon***, Fenpidon, Hoechst 10805, Pamedone, *Phenylpiperone*, Pipadone, *Piperidyl-Amidon*, *Piperidyl-Methadon*

V Analgeticum

---

*5293* *(4314)* $C_{24}H_{31}NO_2$

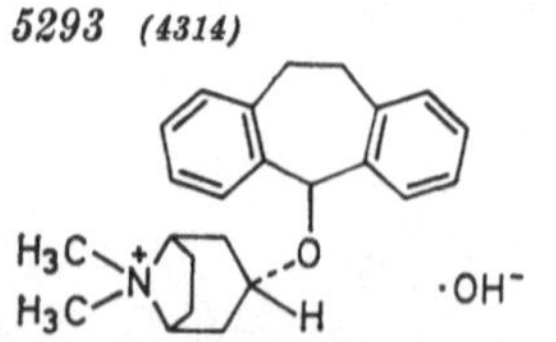

3-(10,11-Dihydro-5*H*-dibenzo[*a*,*d*]cyclohepten-5-yloxy)-*N*-methyltropaniumhydroxid = *endo*-3-[(10,11-Dihydro-5*H*-dibenzo[*a*,*d*]cyclohepten-5-yl)oxy]-8,8-dimethyl-8-azoniabicyclo[3.2.1]octan-hydroxid (●)

H Bromid (10139-98-7)

S B.S. 7020-a, *Deptropinmethobromid*

V Anticholinergicum (zur Ulcustherapie), Spasmolyticum

*5293-01* *(4314a)* 38146-43-9

H Jodid

S B.S. 7020, *Deptropinmethojodid*

V Anticholinergicum (zur Ulcustherapie), Spasmolyticum

*5294* *(4315)* $C_{24}H_{31}NO_4$ 27736-80-7

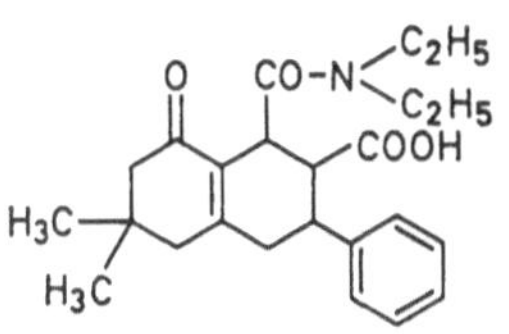

1-Diethylcarbamoyl-1,2,3,4,5,6,7,8-oktahydro-6,6-dimethyl-8-oxo-3-phenyl-2-naphthoesäure = 1-[(Diethylamino)carbonyl]-1,2,3,4,5,6,7,8-octahydro-6,6-dimethyl-8-oxo-3-phenyl-2-naphthalencarbonsäure (●)

S *Acide fénaftique***, *Acidum fenafticum***, *Fenaftic acid***, Vesifluyl

V Choleretieum

*5295* *(4316)* $C_{24}H_{31}NO_4$ 14009-24-6

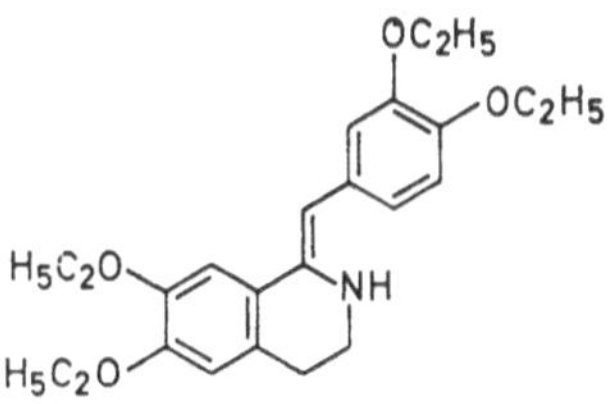

1-(3,4-Diethoxybenzyliden)-6,7-diethoxy-1,2,3,4-tetrahydroisochinolin = 3',4',6,7-Tetraethoxy-1-benzyliden-1,2,3,4-tetrahydroisochinolin = 1-[(3,4-Diethoxyphenyl)methylen]-6,7-diethoxy-1,2,3,4-tetrahydroisochinolin (●)

H Hydrochlorid (985-12-6)

S Deprolen, *Dihydroethaverine*, *Drotaverinhydrochlorid***, *Isodihydroperpariniumchlorid*, Luverin, No-Spa „Chinoin", Nospan „Chinoin", Nospasin, Tetraspasmin-Lefa

V Spasmolyticum

*5295-01* 61954-97-0

H Theophyllin-7-acetat

S Depogen

V Spasmolyticum

*5296* *(4317)* $C_{24}H_{31}NO_5$

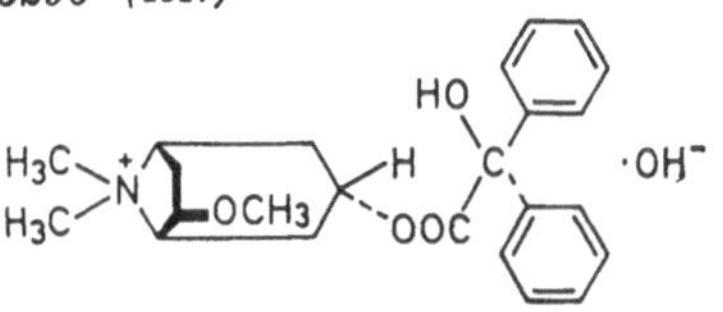

3-Benziloyloxy-6-methoxy-*N*-methyltropanium-hydroxid = 6-Methoxytropinbenzilsäureestermethylhydroxid = *endo*-3-[(Hydroxydiphenylacetyl)-oxy]-6-methoxy-8,8-dimethyl-8-azoniabicyclo-[3.2.1]octanhydroxid (●)

H Bromid (143-92-0)

S MTS 263, Palerol „Salvoxyl", Palerosan, *Tropenzilini bromidum***, *Tropenzilium*, *Tropenzilonum*

V Spasmolyticum

*5297* *(4318)* $C_{24}H_{31}N_3O$ 22881-35-2

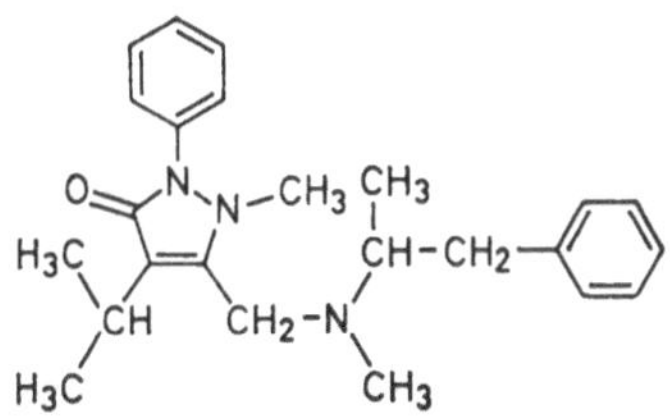

4-Isopropyl-2-methyl-3-[*N*-methyl-*N*-(α-methyl-phenethyl)-aminomethyl]-1-phenyl-3-pyrazolin-5-on = 1,2-Dihydro-1-methyl-4-(1-methylethyl)-5-[[methyl(1-methyl-2-phenylethyl)amino]methyl]-2-phenyl-3*H*-pyrazol-3-on (●)

S *Famprofazon***

V Analgeticum, Antipyreticum

*5298* *(4319)* $C_{24}H_{31}N_3O$ 35142-68-8

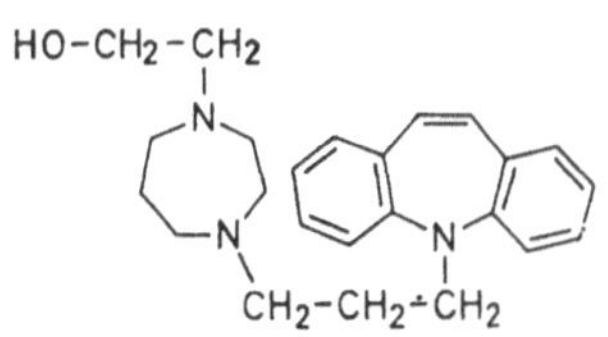

2-{4-[3-(5*H*-Dibenz[*b,f*]azepin-5-yl)-propyl]-perhydro-1,4-diazepin-1-yl}-ethanol = 4-[3-(5*H*-Dibenz[*b,f*]azepin-5-yl)propyl]hexahydro-1*H*-1,4-diazepin-1-ethanol (●)

S *Homopipramol***

V Psychotherapeuticum

*5299* *(4320)* $C_{24}H_{31}N_3OS$
653-03-2

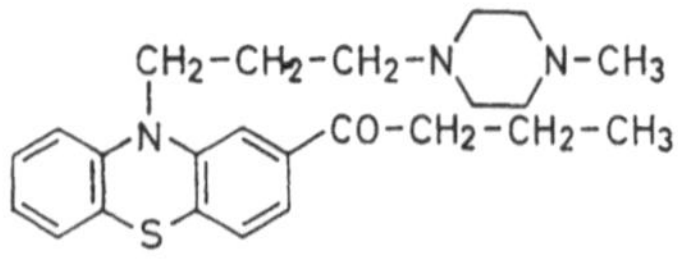

2-Butyryl-10-[3-(4-methyl-1-piperazinyl)-propyl]-phenothiazin = 1-[10-[3-(4-Methyl-1-piperazinyl)-propyl]-10*H*-phenothiazin-2-yl]-1-butanon (●)

H meist Diphosphat (7389-45-9) oder Dimaleinat (1063-55-4)

S AHR-712, AHR-3000, Bayer 1362, *Butaperazin**, *Butyrylperazin*, Emerex, Megalectil, Randolectil, Repoise, Riker 595, Tyrylen

V Neurolepticum, Antiemeticum

---

*5300* *(4321)* $C_{24}H_{31}N_3O_2S$
2622-30-2

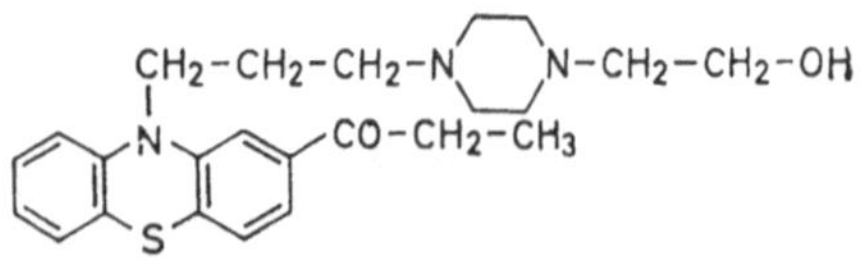

10-{3-[4-(2-Hydroxyethyl)-1-piperazinyl]-propyl}-2-propionylphenothiazin = 1-[10-[3-[4-(2-Hydroxyethyl)-1-piperazinyl]propyl]-10*H*-phenothiazin-2-yl]-1-propanon (●)

H auch Dimaleat (2975-34-0)

S *Carfenazin***, *Carphenazine*, Procéthazine, Proketazine, Wy-2445

V Neurolepticum

---

*5301* *(4322)* $C_{24}H_{31}N_3O_3$
24360-55-2

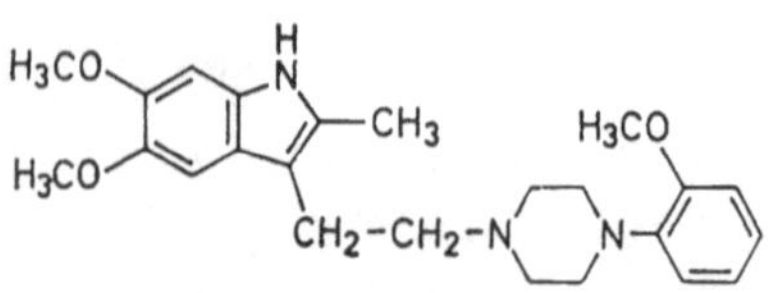

5,6-Dimethoxy-3-{2-[4-(*o*-methoxyphenyl)-1-piperazinyl]-ethyl}-2-methylindol = 5,6-Dimethoxy-3-[2-[4-(2-methoxyphenyl)-1-piperazinyl]ethyl]-2-methyl-1*H*-indol (●)

S *Milipertin***, Win 18935

V Neurolepticum

---

*5302* *(216 N)* $C_{24}H_{31}N_3O_7$
12684-33-2

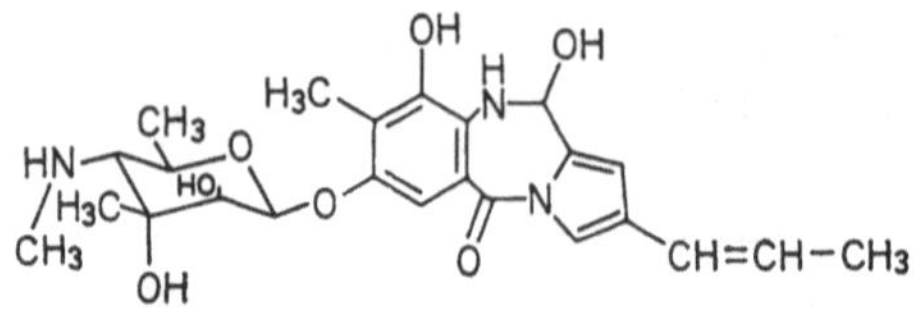

7-[[4,6-Dideoxy-3-*C*-methyl-4-(methylamino)-β-D-altropyranosyl)oxy]-10,11-dihydro-9,11-dihydroxy-8-methyl-2-(1-propenyl)-5*H*-pyrrolo[2,1-*c*][1,4]-benzodiazepin-2-on (●)

S *Antibioticum 4761*, *Sibiromycin*

V cytostatisch wirksames Antibioticum aus Streptosporangium sibiricum

---

*5303* *(4323)* $C_{24}H_{32}As_2N_2O_{12}$

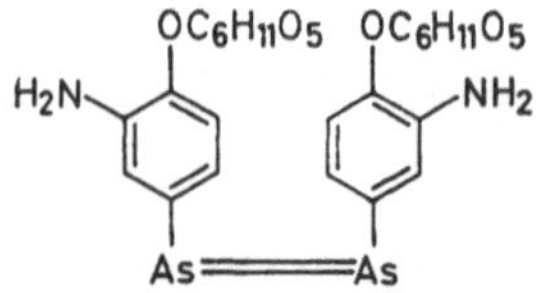

3,3′-Diamino-4,4′-dihydroxyarsenobenzoldiglucosid = 4,4′-(1,2-Diarsendiyl)bis[2-aminophenyl-β-D-glucopyranosid] (●)

S *Arsphenamindiglucosid*, Stabilarsan

V Chemotherapeuticum

---

*5304* $C_{24}H_{32}ClFO_5$
3093-35-4

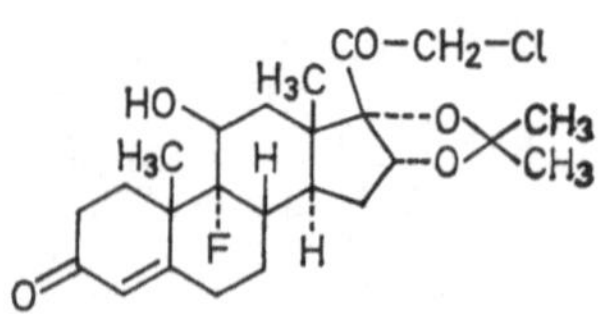

21-Chlor-9α-fluor-11β-hydroxy-16α,17α-isopropylidendioxy-4-pregnen-3,20-dion = 21-Chlor-9α-fluor-11β,16α,17α-trihydroxy-4-pregnen-3,20-dion-16,17-acetonacetal = (11β,16α)-21-Chlor-9-fluor-11-hydroxy-16,17-[(1-methylethyliden)bis-(oxy)]pregn-4-en-3,20-dion (●)

S Alcinon, Dermalog simple, Halciderm, *Halcinonid***, Halog, Primoderm, SQ 18566, Volog

V antiphlogistisch und antiallergisch wirksames Glucocorticoid

*5305* *(4324)* $C_{24}H_{32}FO_9P$
989-96-8

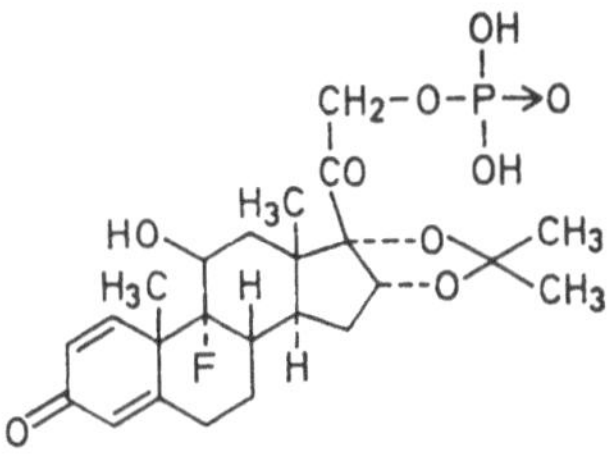

9α-Fluor-11β,21-dihydroxy-16α,17α-isopropyliden-dioxy-1,4-pregnadien-3,20-dion-21-dihydrogenphosphat = Triamcinolonacetonid-21-phosphat = (11β,16α)-9-Fluor-11-hydroxy-16,17-[(1-methylethyliden)bis(oxy)]-21-(phosphonooxy)pregna-1,4-dien-3,20-dion (●)

H Dinatriumsalz (1987-15-5)

S Aristosol, CL 61965, *Triamcinolonacetonidsodiumphosphat*, Volon A Solubile

V antiphlogistisch und antiallergisch wirksames Glucocorticoid

*5306* $C_{24}H_{32}N_2$
41 537-67-1

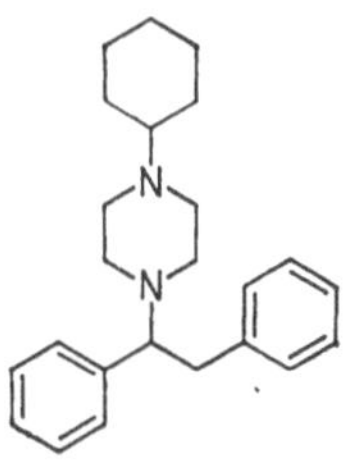

1-Cyclohexyl-4-(1,2-diphenylethyl)piperazin (●)

S MT-45

V Analgeticum

*5307* *(213 N)* $C_{24}H_{32}N_2O_2$
10 402-90-1

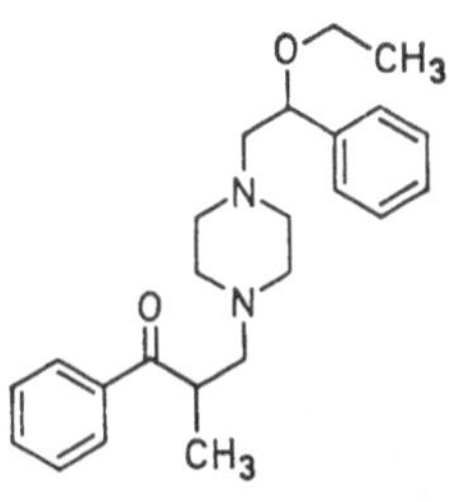

3-[4-(β-Ethoxyphenethyl)-1-piperazinyl]-2-methylpropiophenon = 1-(2-Ethoxy-2-phenylethyl)-4-(2-methyl-3-oxo-3-phenylpropyl)-piperazin = 3-[4-(2-Ethoxy-2-phenylethyl)-1-piperazinyl]-2-methyl-1-phenyl-1-propanon (●)

H Dihydrochlorid (10 402-53-6)

S CERM 746, CG-B 6 K, *Eprazinondihydrochlorid***, Mucitux, Resplen

V Antitussivum, Mucolyticum, Bronchospasmolyticum

*5308* *(4325)* $C_{24}H_{32}N_2O_5$
1178-28-5

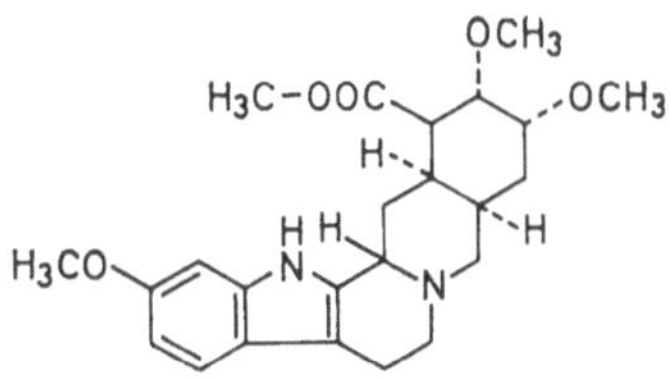

2,3α,11-Trimethoxyyohimban-1-carbonsäuremethylester = Methyl-18-epireserpatmethyläther = (3β,16β,17α,18α,20α)-11,17,18-Trimethoxyyohimban-16-carbonsäuremethylester (●)

H Hydrochlorid (1178-29-6)

S Avicalm, *Mepireserpathydrochlorid*, Mepiserpato, *Metoserpathydrochlorid***, Pacitran „Ciba", Su-9064

V Antipsychoticum, Tranquillizer

*5309* *(4326)* $C_{24}H_{32}N_2O_{12}S$
1329-37-9

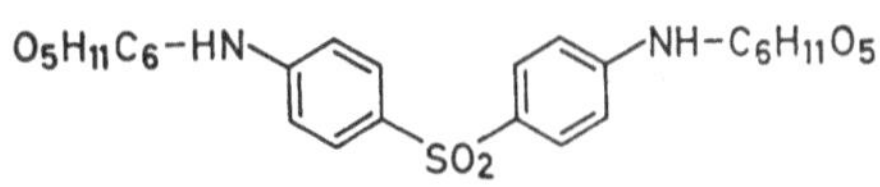

*p,p'*-Sulfonyldianilin-*N,N'*-digalaktosid = 4,4'-Diaminodiphenylsulfon-*N,N'*-digalaktosid = *N,N'*-[Sulfonylbis(4,1-phenylen)]bis[galactopyranosylamin] (●)

S Eupatin II, *Galactosulfonum*, *Galaphenylsulfone*, Reconan (Oto), Solufone, Tibatin

V Chemotherapeuticum

*5310* (*4327*) $C_{24}H_{32}O_2$
2487-63-0

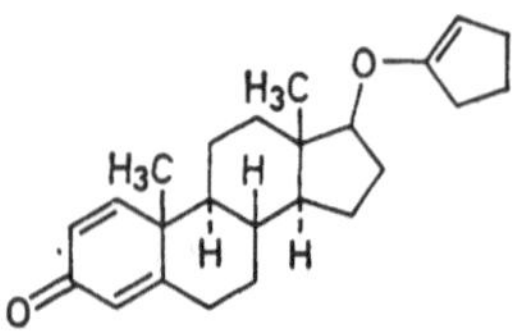

17β-(1-Cyclopentenyloxy)-1,4-androstadien-3-on = (17β)-17-(1-Cyclopenten-1-yloxy)androsta-1,4-dien-3-on (●)

S Anabolicum Vister, Anabolvis, *Quinbolon***

V Anabolicum

---

*5311* (*4328*) $C_{24}H_{32}O_3$
14561-42-3

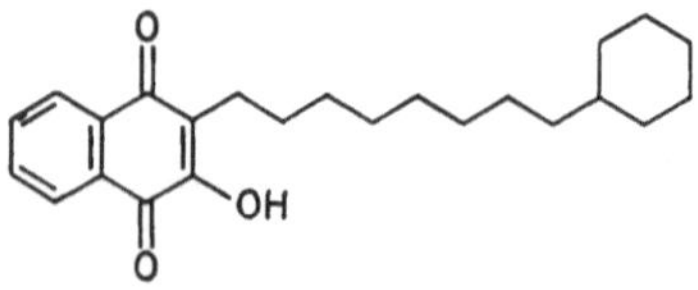

2-(8-Cyclohexyloctyl)-3-hydroxy-1,4-naphthochinon = 2-(8-Cyclohexyloctyl)-3-hydroxy-1,4-naphthalendion (●)

S *Menocton***, Win 11530

V Malariachemotherapeuticum

---

*5312* (*4329*) $C_{24}H_{32}O_4$
113-38-2

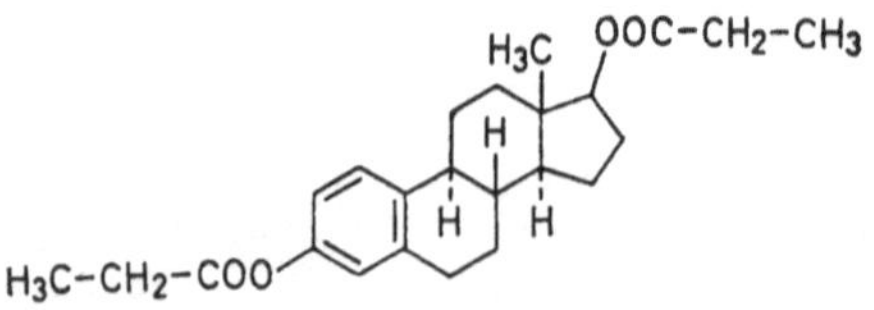

1,3,5(10)-Östratrien-3,17β-dioldipropionat = (17β)-Östra-1,3,5(10)-trien-3,17-dioldipropanoat (●)

S Agofollin (inj.), Dihidrofolina „Kével", Dimenformon Dipropionate, Diocylin, Diovocyclin, Di-Ovocylin, Diprostron, Diprovex, Endofollicolina D.P., *Estradiol dipropionate*, Estroici, Estronex-Ampoules, Follicyclin P, Follikelmon-Depot, Horiken-Depot, Nacyclyl, *Östradioldipropionat*, *Oestradioli propionas*, Oestron „Mepha", Ovacrin, Ovahormon-Depot, Ovocyclin P, Progynon D

V Depot-Follikelhormon

*5313* (*4330*) $C_{24}H_{32}O_4$
26545-90-4

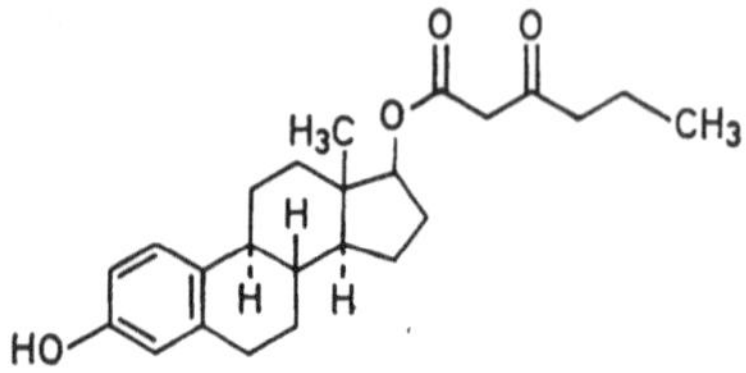

1,3,5(10)-Östratrien-3,17β-diol-17-(3-oxohexanoat) = Östradiol-17β-butyrylacetat = (17β)-Östra-1,3,5(10)-trien-3,17-diol-17-(3-oxohexanoat) (●)

S Follikosid-Ampullen, *Östradiolbutyrylacetat*

V Depot-Follikelhormon

---

*5314* (*4331*) $C_{24}H_{32}O_4$
595-33-5

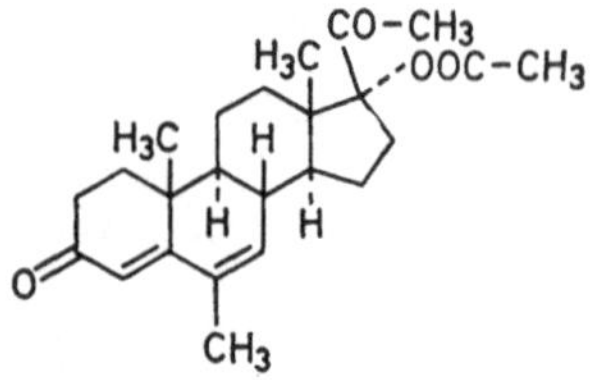

17α-Hydroxy-6-methyl-4,6-pregnadien-3,20-dion-17-acetat = 17α-Acetoxy-6-methylpregna-4,6-dien-3,20-dion = 6-Methyl-6-dehydro-17α-acetoxyprogesteron = 17-(Acetyloxy)-6-methylpregna-4,6-dien-3,20-dion (●)

S BDH 1298, Magestin, Megace, Megeron, Megestin, *Megestrolacetat*, *Megoestrolacetat*, NIA, Niagestin, Ovaban, Ovarid, SC-10363

V Progestativum, Antineoplasticum

---

*5315* (*4332*) $C_{24}H_{32}O_4$
297-76-7

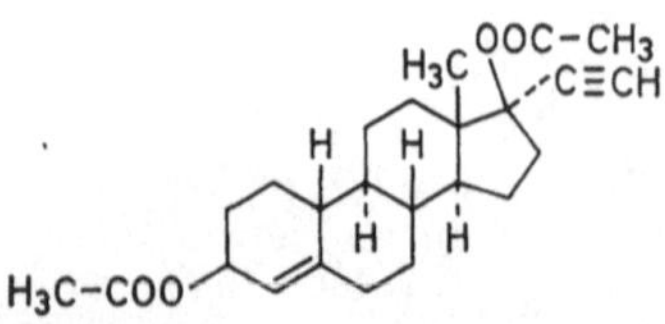

17α-Ethinyl-4-östren-3β,17β-dioldiacetat = 19-Nor-17α-pregn-4-en-20-in-3β,17β-dioldiacetat = (3β,17α)-19-Norpregn-4-en-20-in-3,17-diodiacetat (●)

S *Äthynodioldiacetat*, 8080 C.B., Continuin, *Ethynodioldiacetat, Etinodiolo acetato, Etynodioli acetas**, Femulen, Luteonorm, Luto-Metrodiol, Métrodiol, SC-11800

V Progestativum

---

*5316* *(4333)* $C_{24}H_{32}O_4$
465-39-4

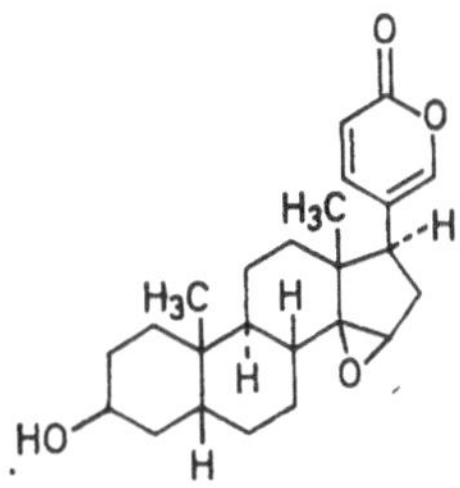

14β,15β-Epoxy-3β-hydroxy-5β-bufa-20,22-dienolid = (3β,5β,15β)-14,15-Epoxy-3-hydroxybufa-20,22-dienolid (●)

S *Bufogenin***, Resi, *Resibufogenin*, Respigon

V Respirationsstimulans, Cardiotonicum (aus Kröten isolierter Wirkstoff)

---

*5317* *(4334)* $C_{24}H_{32}O_4S$
52-01-7

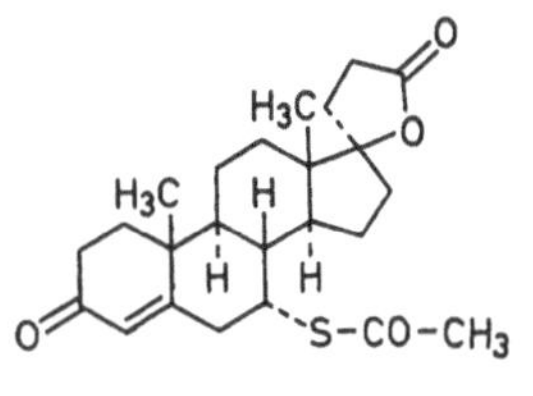

3-(7α-Acetylthio-17β-hydroxy-3-oxo-4-androsten-17α-yl)-propionsäure-γ-lacton = 7α-Acetylthio-3-oxo-4-androsten-17-spiro-2′-tetrahydrofuran-5′-on = (7α,17α)-7-(Acetylthio)-17-hydroxy-3-oxo-pregn-4-en-21-carbonsäure-γ-lacton (●)

S Aldactone, Aldactone-A, Aldonar, Britaltone, Chymodyn-A, *Espironolactona*, Idrolattone, Nefrolactona, Nolaken, Osiren, Osyrol, SC-9420, Sinamina, Spiresis, Spiridon, *Spirolactone, Spirolakton*, Spirolan, Spirolang, Spirone, *Spironolacton***, *Spironolattone*, Uractone, Verospiron

V Diureticum (Aldosteronantagonist)

*5318* *(4335)* $C_{24}H_{32}O_5$
20424-00-4

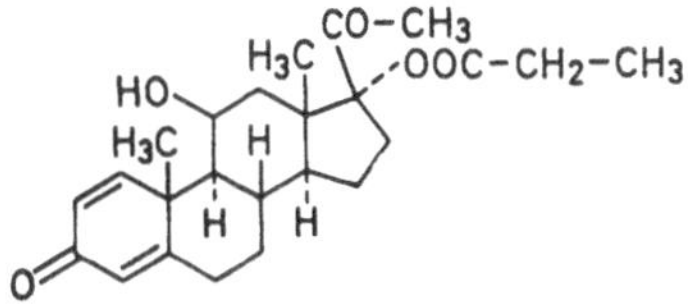

11β,17α-Dihydroxy-1,4-pregnadien-3,20-dion-17-propionat = (11β)-11-Hydroxy-17-(1-oxopropoxy)pregna-1,4-dien-3,20-dion (●)

S *Deprodonpropionat**, *Desolonpropionat*, R.D. 20000

V antiphlogistisch und antiallergisch wirksames Glucocorticoid

---

*5319* *(4336)* $C_{24}H_{32}O_6$
53-36-1

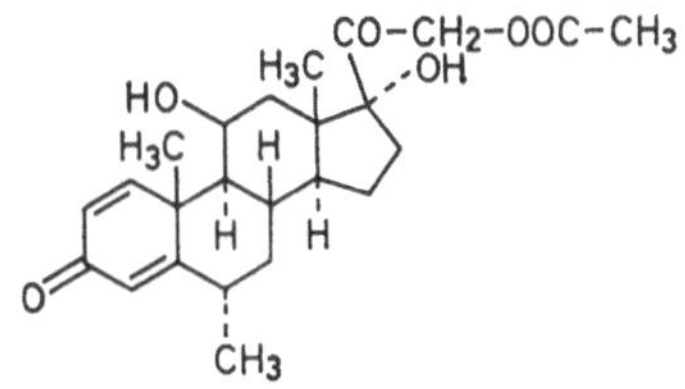

11β,17α,21-Trihydroxy-6α-methyl-1,4-pregnadien-3,20-dion-21-acetat = 6α-Methylprednisolon-21-acetat = (6α,11β)-21-(Acetyloxy)-11,17-dihydroxy-6-methylpregna-1,4-dien-3,20-dion (●)

S Depo-Medrate, Depo-Medrol, Depo-Medrone, Depo-Moderin, D-Med, Emmetipi, Medrol En-pak, *Methylprednisolonacetat*, Solsolona, Urbason-Kristallsuspension

V antiphlogistisch und antiallergisch wirksames Glucocorticoid

---

*5320* *(4337)* $C_{24}H_{32}O_6$
638-94-8

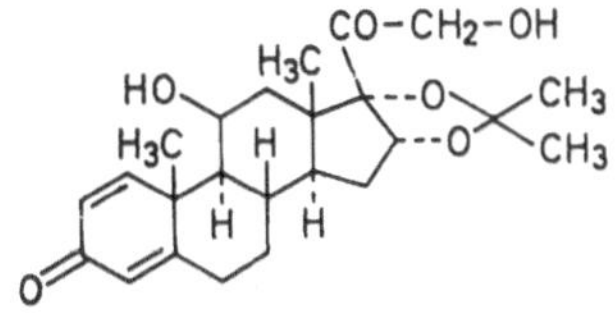

11β,21-Dihydroxy-16α,17α-isopropylidendioxy-1,4-pregnadien-3,20-dion = 11β,16α,17α,21-Tetrahydroxy-1,4-pregnadien-3,20-dion-16,17-aceton-acetal = 16α-Hydroxyprednisolon-16,17-acetonid = (11β,16α)-11,21-Dihydroxy-16,17-[(1-methyl-ethyliden)bis(oxy)]pregna-1,4-dien-3,20-dion (●)

S Apolar, D 2083, *Desfluorotriamcinolonacetonid*, *Desonid***, Gencilen, *Hydroxyprednisolonaceto-nid*, *Oxiprednisolonacetonid*, *Prednacinolon-(acetonid)*, Reticus, Sine-Fluor, Steroderm, Tridesilon, Zotinar

V antiphlogistisch und antiallergisch wirksames Glucocorticoid

---

*5321* *(4338)* $C_{24}H_{32}O_{10}$

25161-41-5

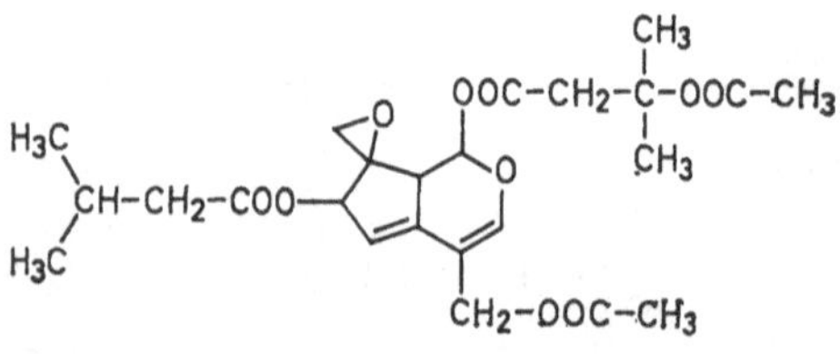


1,7a-Dihydro-1,6-dihydroxyspiro-[cyclopenta[*c*]-pyran-7(6*H*)-2'-oxiran]-4-methanol-4-acetat-1-(3-acetoxy-3-methylbutyrat)-6-isovalerianat = 1-(β-Acetoxyisovaleroxy)-4-acetoxymethyl-6-isovaler-oxy-1,6,7,7a-tetrahydrocyclopenta[*c*]pyran-7-spiro-2'-oxiran = 3-(Acetyloxy)-3-methylbutan-säure-(1α,6β,7α,7aα)-(+)-4-[(acetyloxy)methyl]-6,7a-dihydro-6-(3-methyl-1-oxobutoxy)spiro[cy-clopenta[*c*]pyran-7(1*H*),2'-oxiran]-1-ylester (●)

S *Acetoxyvalepotriat*, *Acevaltrat***

V Sedativum (Wirkstoff aus den Wurzeln von Valeriana officinalis)

---

*5322* *(4339)* $C_{24}H_{33}FO_6$

1524-88-5

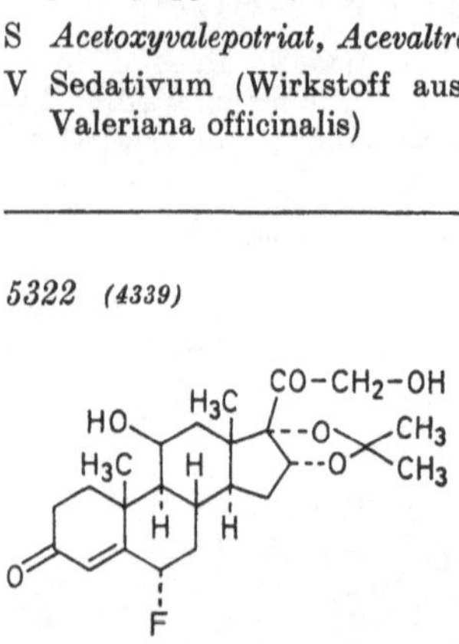


6α-Fluor-11β,21-dihydroxy-16α,17α-isopropyliden-dioxy-4-pregnen-3,20-dion = 6α-Fluor-11β,16α,17α,21-tetrahydroxy-4-pregnen-3,20-dion-16,17-acetonacetal = 6α-Fluor-16α-hydroxyhydrocorti-son-16,17-acetonid = (6α,11β,16α)-6-Fluor-11,21-dihydroxy-16,17-[(1-methylethyliden)bis(oxy)]-pregn-4-en-3,20-dion (●)

S Alondra-F, Cordran, Drenison, Drocort, *Flu-droxicortidum*, *Fludroxycortid***, *Fluorandreno-lon*, *Flurandrenolide*, *Flurandrenolonacetonid*, *Flurandrenolone*, Haelan, Haldrone-F, L 33379, Sermaka

V antiphlogistisch und antiallergisch wirksames Glucocorticoid

---

*5323* *(4340)* $C_{24}H_{33}NO_3$

31 329-57-4

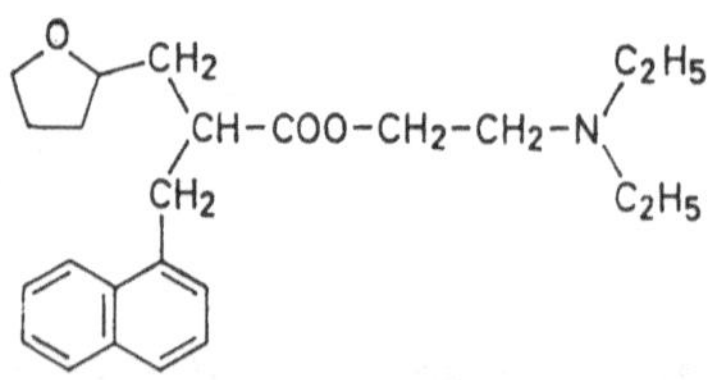


3-(1-Naphthyl)-2-tetrahydrofurfurylpropionsäure-β-diethylaminoethylester = Tetrahydro-α-(1-naphthalenylmethyl)-2-furanpropansäure-2-(di-ethylamino)ethylester (●)

H Hydrogenoxalat (3200-06-4)

S Dubimax, Dusodril, EU-1806, Iridus, Iridux, LS 121, *Nafronyloxalat*, *Naftidrofuryloxalat***, *Naftifurinoxalat*, Praxilène

V Vasodilatans

---

*5324* *(214 N)* $C_{24}H_{33}NO_3$

3579-62-2

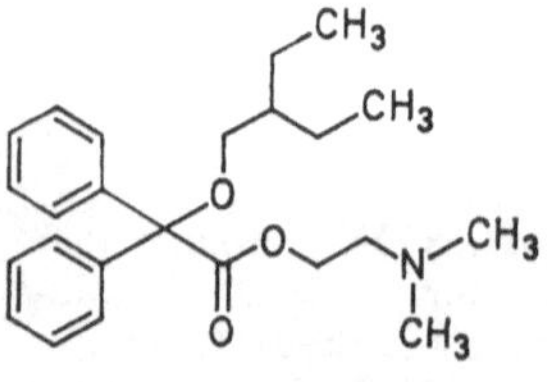


2-Dimethylaminoethyl-*O*-(2-ethylbutyl)-benzilat = α,α-Diphenyl-α-(2-ethylbutoxy)-essigsäure-β'-dimethylaminoethylester = α-(2-Ethylbutoxy)-α-phenylbenzenessigsäure-2-(dimethylamino)ethyl-ester (●)

H Hydrochlorid (3321-06-0)

S *Denaverinhydrochlorid***, Spasmalgan

V Spasmolyticum

*5325* *(4341)* $C_{24}H_{33}NO_3$
**1329-38-0**

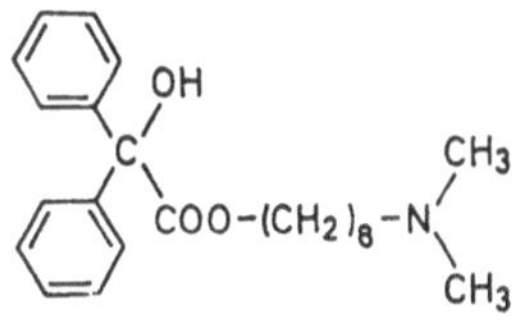

Benzilsäuredimethylaminooctylester = α-Hydroxy-α-phenylbenzenessigsäure-8-(dimethylamino)-octylester (●)

S Alin „Dr. Lazar"

V Anticholinergicum

---

*5326* *(4342)* $C_{24}H_{33}NO_4$
**21 088-15-3**

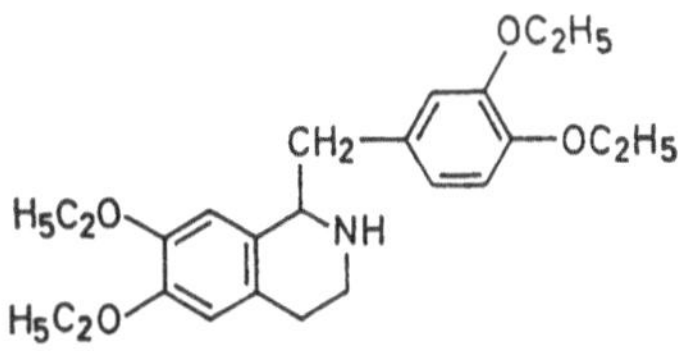

1-(3,4-Diethoxybenzyl)-6,7-diethoxy-1,2,3,4-tetrahydroisochinolin = 3′,4′,6,7-Tetraethoxy-1-benzyl-1,2,3,4-tetrahydroisochinolin = 1-[(3,4-Diethoxyphenyl)methyl]-6,7-diethoxy-1,2,3,4-tetrahydroisochinolin (●)

H Formiat (37 171-97-4)

S BTF

V Antihypertonicum, Appetitzügler

---

*5327* *(4343)* $C_{24}H_{33}N_3O_2S$
**2470-73-7**

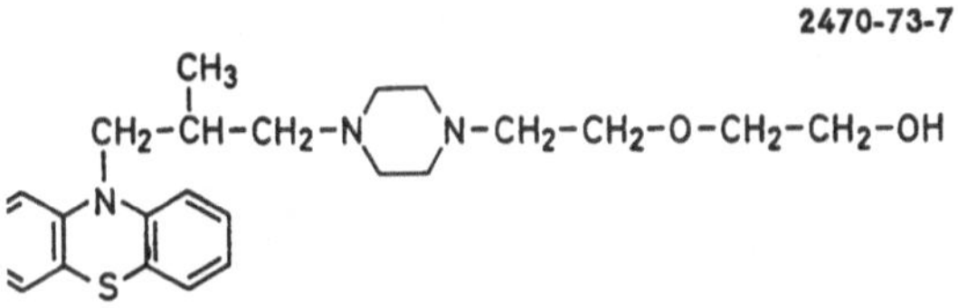

10-{3-[4-[2-(2-Hydroxyethoxy)-ethyl]-1-piperazinyl]-2-methylpropyl}-phenothiazin = 2-[2-[4-[2-Methyl-3-(10*H*-phenothiazin-10-yl)propyl]-1-piperazinyl]ethoxy]ethanol (●)

S *Dixyrazin*, Esocalm, Esucos, Metronal, Roscal, U.C.B. 3412

V Neurolepticum, Antihistaminicum

---

*5327-01* *(4343a)* **20 085-26-1**

H Dioxalat

S Dixypazin

V Neurolepticum

---

*5328* *(215 N)* $C_{24}H_{33}N_3O_3S_2$
**39 860-99-6**

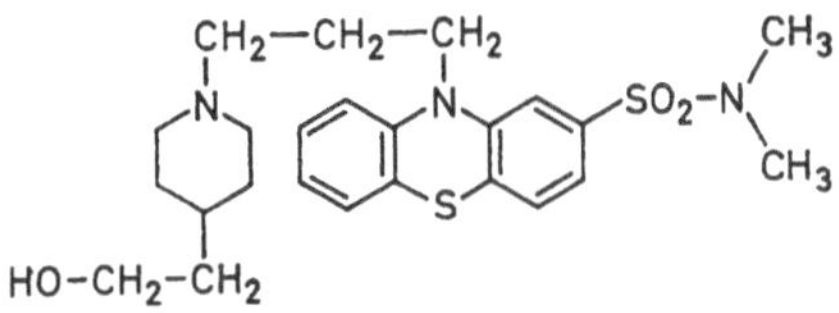

10-{3-[4-(2-Hydroxyethyl)-piperidino]-propyl}-*N*,*N*-dimethylphenothiazin-2-sulfonamid = 10-[3-[4-(2-Hydroxyethyl)-1-piperidinyl]propyl]-*N*,*N*-dimethyl-10*H*-phenothiazin-2-sulfonamid (●)

H vgl. auch Nrr. 5954, 6015

S Piportil, *Pipothiazine*, *Pipotiazin***, 19366 R.P.

V Neurolepticum

---

*5329* $C_{24}H_{33}N_3O_5S$

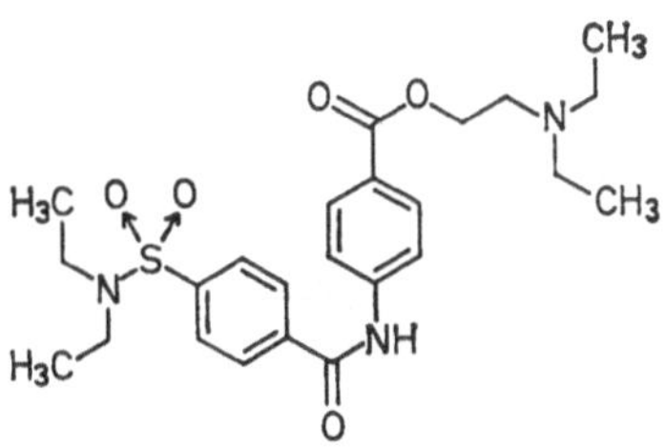

4-[4-(Diethylsulfamoyl)-benzamido]-benzoesäure-2-(diethylamino)-ethylester = 4-*N*,*N*-Diethylsulfamoylbenzoylprocain = 4-[[4-[(Diethylamino)sulfonyl]benzoyl]amino]benzoesäure-2-(diethylamino)ethylester (●)

S Äthacain, Etakain, Ethacaine

V Lokalanästheticum

*5330* $C_{24}H_{33}N_3O_6S$

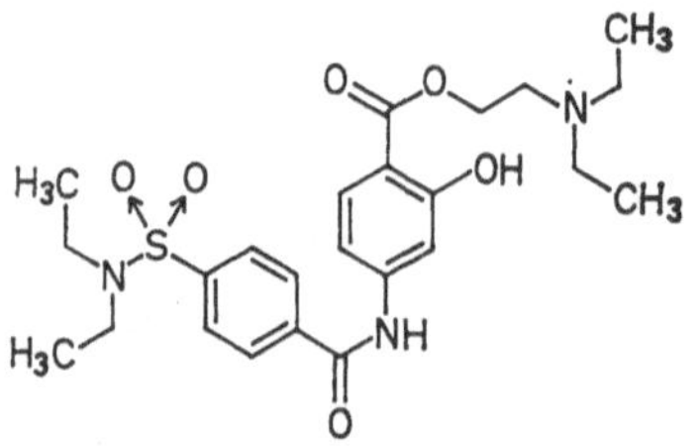

4-[4-(Diethylsulfamoyl)-benzamido]-2-hydroxybenzoesäure-2-(diethylamino)-ethylester = 4-*N*,*N*-Diethylsulfamoylbenzoyl-2-hydroxyprocain = 4-[[4-([Diethylamino)sulfonyl]benzoyl]amino]-2-hydroxybenzoesäure-2-(diethylamino)ethylester (●)

S Äthoxycain, Etoksikain

V Lokalanästheticum

*5331* $C_{24}H_{34}N_2O$
49571-04-2

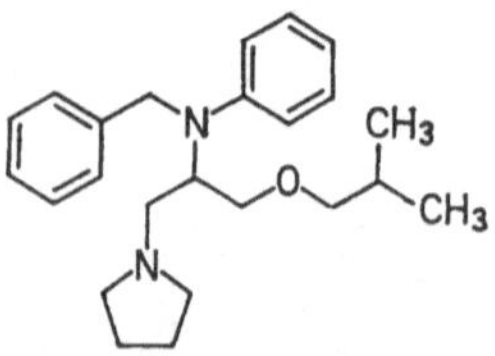

1-[2-(*N*-Benzylanilino)-3-isobutoxypropyl]-pyrrolidin = α-[(2-Methylpropoxy)methyl]-*N*-phenyl-*N*-(phenylmethyl)-1-pyrrolidinethanamin (●)

S *Bepridil**

V Coronarvasodilatans

*5332* *(4344)* $C_{24}H_{34}N_2O_2$
1301-42-4

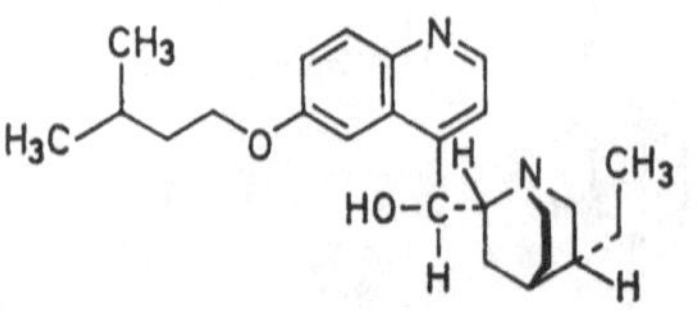

(5-Ethyl-2-chinuclidinyl)-(6-isopentyloxy-4-chinolyl)-methanol = $O^{6'}$-Isopentylhydrocuprein = (8α,9*R*)-10,11-Dihydro-6′-(3-methylbutoxy)-cinchonan-9-ol (●)

H auch Dihydrochlorid (18984-80-0)

S Eucupin, *Euprocin***, *Isoamylhydrocuprein*, Wl 287

V Grippetherapeuticum, Anästheticum

*5333* *(4345)* $C_{24}H_{34}N_2O_4S$
3818-72-2

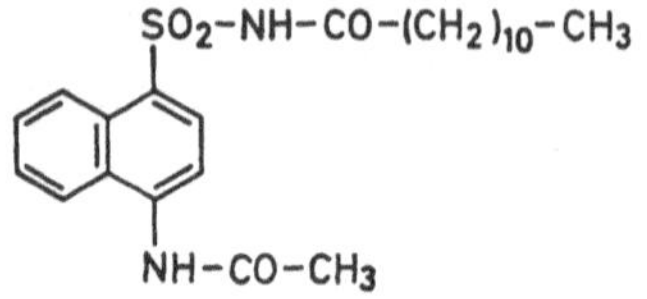

4-Acetylaminonaphthalin-1-(*N*-lauroyl)-sulfonamid = *N*-[[4-(Acetylamino)-1-naphthalenyl)sulfonyl]dodecanamid (●)

S PANS

V Chemotherapeuticum

*5334* *(4346)* $C_{24}H_{34}N_8O_4S_2$
67-16-3

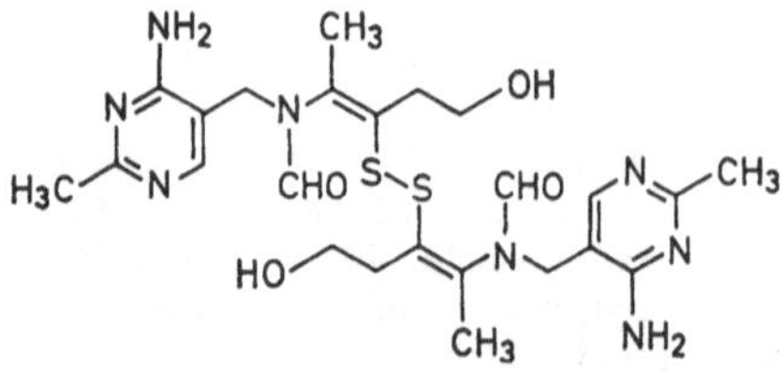

2,2′-Dithiobis-[*N*-(4-hydroxy-1-methyl-1-butenyl)-*N*-(4-amino-2-methyl-5-pyrimidinylmethyl)-formamid] = *N*,*N*′-[Dithiobis[2-(2-hydroxyethyl)-1-methyl-2,1-ethendiyl]]bis[[*N*-[(4-amino-2-methyl-5-pyrimidinyl)methyl]formamid] (●)

S Aktivin „Kobayashi", Algoneurina, Alialon D, Alinaxin, Alitia S, Allithagen F 5, Allynate-F, *Aneurindisulfid*, Apren-S, Biogen, Boththiamine, Daiomin, Daisazin, Daithia, Dian, Diasajin, Feidmin 5, Galta F, Hiace, Hi-Ozevita, Hithia, Neolamin, Padivit $B_1$, TDS, Thiamidin F, *Thiamindisulfid*

V neurotropes Analgeticum

*5334-01* *(4346a)*

H Nitrat

S TDS-N

V neurotropes Analgeticum

*5335* *(4347)* $C_{24}H_{34}O_3S$
6673-97-8

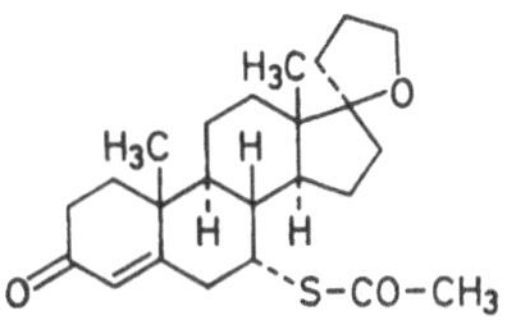

4′,5′-Dihydro-7α-mercaptospiro-[4-androsten-17,2′(3′*H*)-furan]-3-onacetat = (7α,17β)-7-(Acetylthio)-4′,5′-dihydrospiro[androst-4-en-17,2′(3′*H*)-furan]-3-on (●)

S *Spiroxason***

V Diureticum (Aldosteronantagonist)

---

*5336* $C_{24}H_{34}O_4$
465-21-4

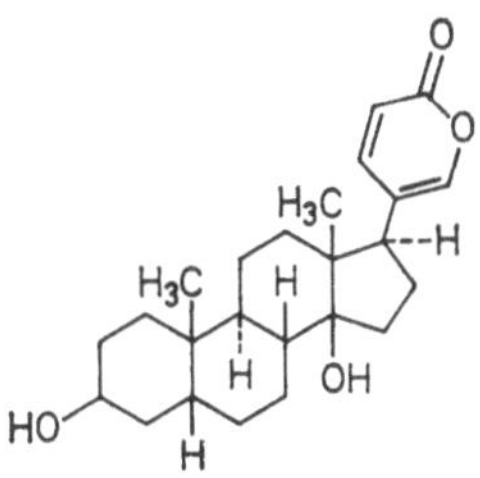

3β,14β-Dihydroxy-5β-bufa-20,22-dienolid = (3β, 5β)-3,14-Dihydroxybufa-20,22-dienolid (●)

S *Bufalin*

V Cardiotonicum (aus Bufo bufo gargarizans)

---

*5337* *(4348)* $C_{24}H_{34}O_4$
71-58-9

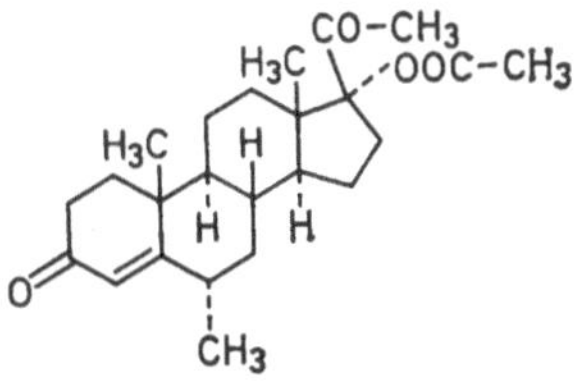

6α-Methyl-17α-hydroxy-4-pregnen-3,20-dion-17-acetat = 6α-Methyl-17α-acetoxy-4-pregnen-3,20-dion = (6α)-17-(Acetyloxy)-6-methylpregn-4-en-3,20-dion (●)

S Amen, Depcorlutin, Deporone, Depo-Clinovir, Depo-Prodasone, Depo-Progevera, Depo-Provera, DMPA, DP 150, Farlutal, Farmolut, Gestapuran, Gestapuron, Hysron, Inotest, Kyormon-Test, Luteocrin orale, Luteodione, Luteos, Lutopolar, Lutoral „Farmit", *Medroxiprogesteroni acetas*, *Medroxyprogesteronacetat***, Menstruole, *Methylhydroxyprogesteronacetat*, *Methypregnone*, Metigestrona, Metilgestene, MPA, Neolut, Nidaxin, Normobion, Onco-Provera, Oragest, Perlutex, Prodasone, Progestalfa, Progevera, Promone-E, Protex, Provera, Proverone, Repromap, Sirprogen, Sodelut G, Vadecin, Veramix

V Progestativum

---

*5338* *(4349)* $C_{24}H_{34}O_4$
4968-09-6

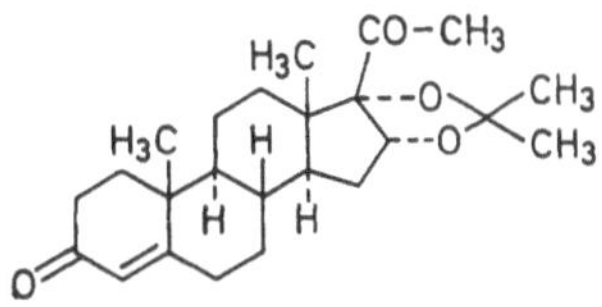

16α,17α-Isopropylidendioxy-4-pregnen-3,20-dion = 16α,17α-Dihydroxy-4-pregnen-3,20-dion-16,17-acetonacetal = (16α)-16,17-[(1-Methylethyliden)-bis(oxy)]pregn-4-en-3,20-dion (●)

S *Alfasonacetonid*, *Algestonacetonid*, *Alphasone acetonide*, W 3395

V Progestativum

---

*5339* $C_{24}H_{34}O_4$
23 873-85-0

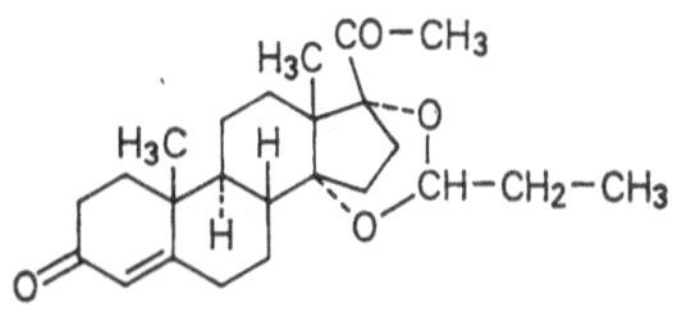

14α,17α-Propylidendioxy-4-pregnen-3,20-dion = 14,17-Dihydroxypregn-4-en-3,20-dion-propionaldehydacetal = 14,17-[Propylidenbis(oxy)]pregn-4-en-3,20-dion (●)

S *Proligeston***

V Progestativum

*5340* (4350) $C_{24}H_{34}O_4S_2$
2205-73-4

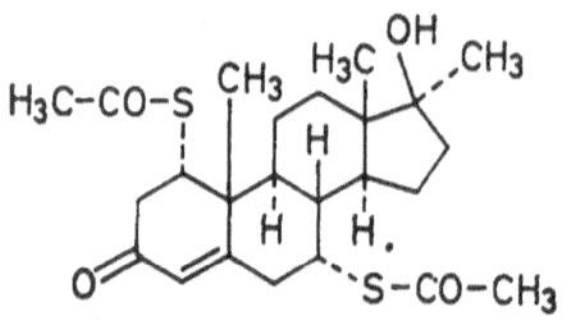

17β-Hydroxy-1α,7α-dimercapto-17α-methyl-4-androsten-3-on-1α,7α-diacetat = 1α,7α-Bis-(acetylthio)-17β-hydroxy-17α-methyl-4-androsten-3-on = (1α,7α,17β)-1,7-Bis(acetylthio)-17-hydroxy-17-methylandrost-4-en-3-on (●)

S Embadol, Emdabol, Emdabolin, Protabol, StA 307, *Thiomesterone, Tiomesteron***

V Anabolicum

---

*5341* (4351) $C_{24}H_{34}O_5$
81-23-2

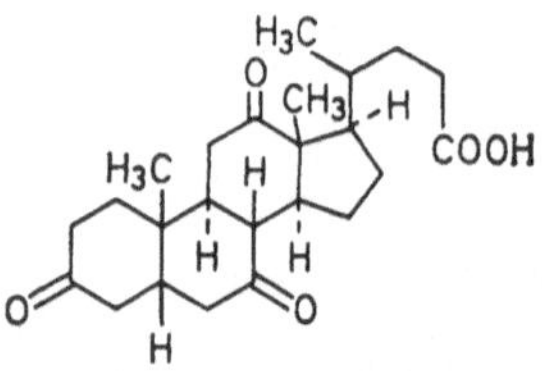

3,7,12-Trioxo-5β-cholansäure = (5β)-3,7,12-Trioxocholan-24-säure (●)

H auch Natriumsalz (145-41-5)
vgl. auch Nrr. 2354-01, 5544, 5831, 6150

S *Acidum dehydrocholicum***, *Acidum trioxocholanicum*, Acolen, Bilalpin, Biledrol, Bilidren, Biliron, Biliton, Biliv, Bilostat, Bio-Cholin, Carachol, Certonin, Chetocolina, Cholagon, Cholamin, Cholan-DH, Cholectrina, Cholepatin, Choleretin, Choleubil, Cholimed, Cholistol, Chologen, Chologon, Chonex, Cistocolin, Coledrin-fiale, Colergil, Dechocid, Dechol, Decholan, Decholin, Decobilina, Decol, Decolacid, Decolina, Decolisan, Decolitono, Dee-Co, Dehidrochol(in), Dehidrocolin, Dehychol, Dehycon, Dehydrochol, Dehydrocholin, *Dehydrocholsäure***, Dehystolin, Deidrobil, Deidrocolico, Deidrocolina, Deidrocolit, Deidroepar, Dicolan, Dicoliol, Didoocol, Didrocolo, Dilabil, Drenobyl, Dycholiol, Dycholium, Epasanol, Erebile, Eretil, Euragen, Felacrinos, Feliflux, Feligénio, Feloflux, Fiobilin, Hillcholin, Hydrochol, Hykolex, Idrocrine, Ketochol AB, *Ketocholanic acid*, Koreschol, Lactochol, Mexochol, Na-Dechol, *Natrii dehydrocholas***, Neodechol, Novocolin, Novodecholate, Oxycholin, Probilina, Prochol, Procholon, Procholum, Prodechol, Roladek, Sanocholen, Sufrachol, Suprachol, Syngachol, Tophochol II, Triketol

V Cholagogum, Choleretícum, Diureticum

*5341-01* (4351a) 1867-92-1

H Cholinsalz

S Biscolan, *Cholini dehydrocholas*, Decolene, Drocolin, Endobilex, Epaidrocol, Eucolina, Liverdren, Sintocol

V Choleretícum, Leberschutzstoff

---

*5342* $C_{24}H_{34}O_6$
41 020-68-2

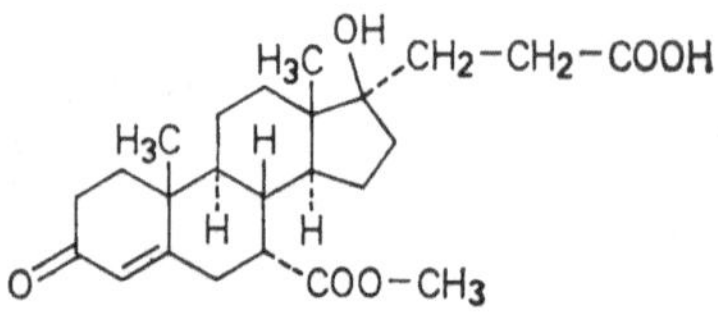

17-Hydroxy-3-oxo-17α-pregn-4-en-7α,21-dicarbonsäure-7-methylester = (7α,17α)-17-Hydroxy-3-oxopregn-4-en-7,21-dicarbonsäure-7-methylester (●)

H Kaliumsalzdihydrat (43169-54-6)

S *Mexrenoate potassium***, *Mexrenoatum kalicum***, SC-26714

V Aldosteronantagonist

---

*5343* $C_{24}H_{35}FO_6$
36 637-22-6

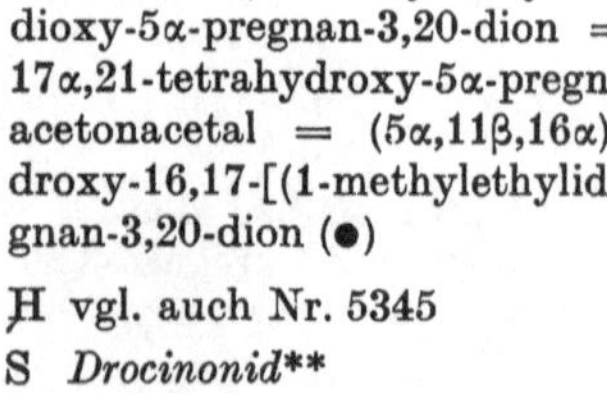

9α-Fluor-11β,21-dihydroxy-16α,17α-isopropylidendioxy-5α-pregnan-3,20-dion = 9α-Fluor-11β,16α,17α,21-tetrahydroxy-5α-pregnan-3,20-dion-16,17-acetonacetal = (5α,11β,16α)-9-Fluor-11,21-dihydroxy-16,17-[(1-methylethyliden)bis(oxy)]pregnan-3,20-dion (●)

H vgl. auch Nr. 5345

S *Drocinonid***

V antiphlogistisch und antiallergisch wirksames Glucocorticoid

*5344* *(4352)* $C_{24}H_{35}NO_5$
18507-89-6

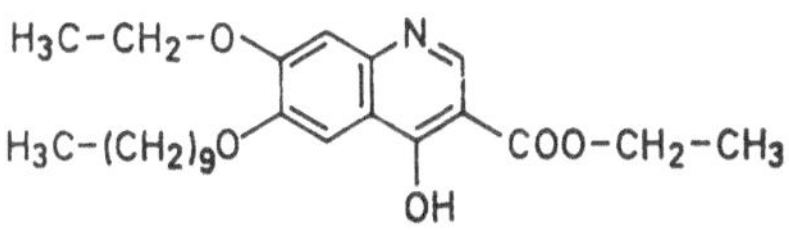

6-(Decyloxy)-7-ethoxy-4-hydroxy-3-chinolincarbonsäureethylester (●)

S Deccox, *Decoquinat***, HC 1528, M. & B. 15497

V Coccidiostaticum

*5345* $C_{24}H_{36}FO_9P$

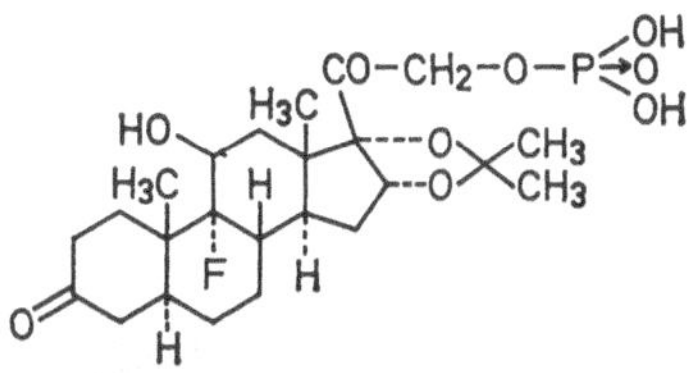

9α-Fluor-11β,21-dihydroxy-16α,17α-isopropylidendioxy-5α-pregnan-3,20-dion-21-dihydrogenphosphat = 9α-Fluor-11β,16α,17α,21-tetrahydroxy-5α-pregnan-3,20-dion-16,17-acetonacetal-21-dihydrogenphosphat = (5α,11β,16α)-9-Fluor-11-hydroxy-16,17-[(1-methylethyliden)bis(oxy)]-21-(phosphonooxy)pregnan-3,20-dion (●)

H Dikaliumsalz (22194-54-3)

S *Drocinonide phosphate potassium*, SQ 17409

V antiphlogistisch und antiallergisch wirksames Glucocorticoid

*5346* *(4353)* $C_{24}H_{36}N_2O_6$

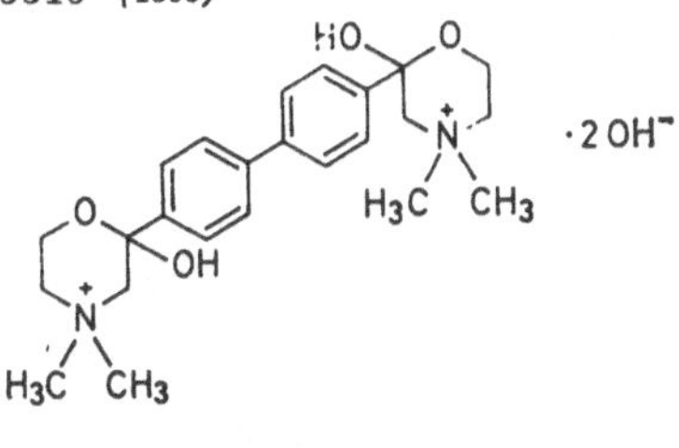

2,2'-(*p*-Biphenylylen)-bis-(2-hydroxy-4,4-dimethylmorpholiniumhydroxid) = *p,p'*-Bis-(4-methyl-2-hydroxy-2-morpholinyl)-biphenyl-bis-methylhydroxid = 2,2'-[1,1'-Biphenyl]-4,4'-diylbis[2-hydroxy-4,4-dimethylmorpholiniumhydroxid] (●)

H Dibromid (312-45-8)

S HC-3, *Hemicholiniumbromid*

V Anticholinergicum

*5347* *(4354)* $C_{24}H_{36}N_2O_{18}S_3$
551-89-3

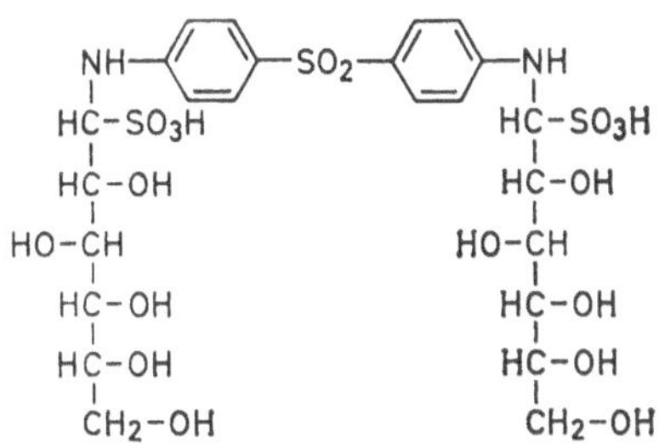

*p,p'*-Sulfonyldianilin-*N,N'*-bis-(glucosid-1-sulfonsäure) = *p,p'*-Diaminodiphenylsulfon-*N,N'*-bis-(glucose-1-sulfonsäure) = 1,1'-[Sulfonylbis(4,1-phenylenimino)]bis[1-deoxy-1-sulfo-D-glucitol] (●)

H Dinatriumsalz (554-18-7)

S Aceprosol, *Glucosulfon****(-Natrium)*, Promanide, Promin(e), Protomin, 501 Siegfried, S.N. 166, *Sodium Glucosulfone*, Solfone „De Angeli", Sulfona P, Tasmin, Theramin

V Chemotherapeuticum (gegen Lepra)

*5348* *(4355)* $C_{24}H_{36}N_8O_{10}P_2S_2$
992-46-1

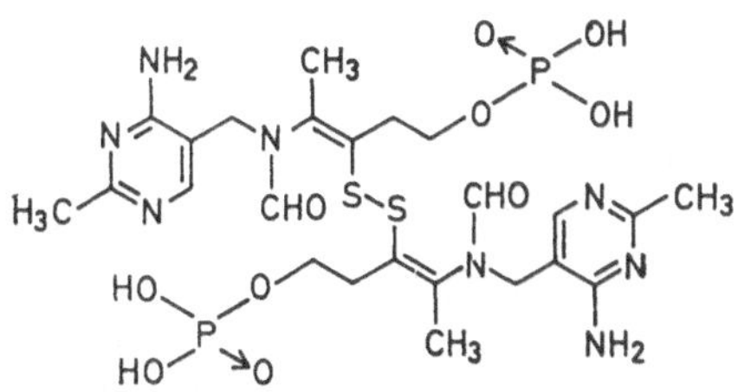

2,2'-Dithiobis-[*N*-(4-hydroxy-1-methyl-1-butenyl)-*N*-(4-amino-2-methyl-5-pyrimidinylmethyl)-formamid]-*O,O'*-bis-dihydrogenphosphat = *N,N'*-[Dithiobis[1-methyl-2-[2-(phosphonooxy)ethyl]-2,1-ethendiyl]]bis[*N*-[(4-amino-2-methyl-5-pyrimidinyl)methyl]formamid] (●)

S Biotinin, *Thiaminmonophosphatdisulfid*, TMPDS, T.P.D.S., *Vitamin* $B_1$*-monophosphatdisulfid*, Vitamogen

V neurotropes Analgeticum

*5349* (4356) $C_{24}H_{36}O_3$
52 230-62-3

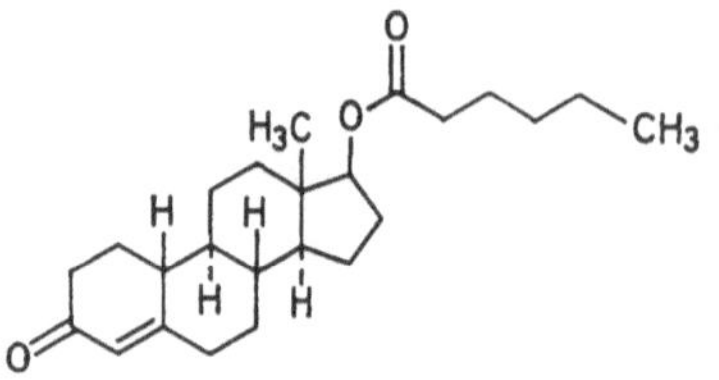

17β-Hydroxy-4-östren-3-on-17-hexanoat = 17β-Hydroxy-19-nor-4-androsten-3-on-17-hexanoat = (17β)-17-[(1-Oxohexyl)oxy]östr-4-en-3-on (●)

S Anabolin Depot, Methybol-Depot, *Nandrolon-capronat*, *Nortestosteroncapronat*

V Anabolicum

---

*5350* (4357) $C_{24}H_{36}O_3$
3137-73-3

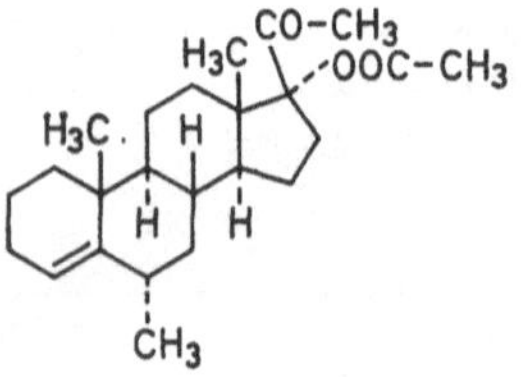

17α-Hydroxy-6α-methyl-4-pregnen-20-on-17-acetat = (6α)-17-(Acetyloxy)-6-methylpregn-4-en-20-on (●)

S *Anagestonacetat***, *Anapregnone*, Anatropin, ORF 1658

V Progestativum

---

*5351* (4358) $C_{24}H_{36}O_4$
1986-53-4

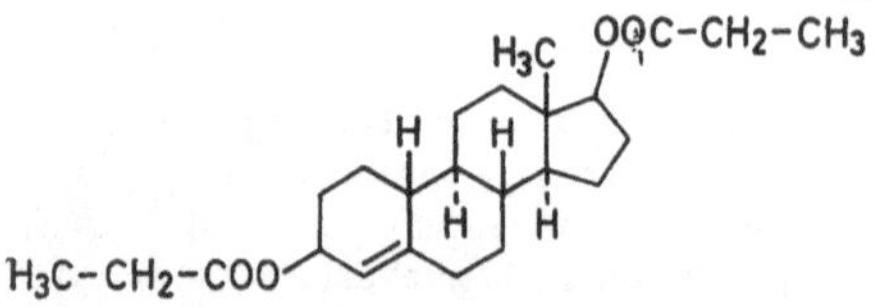

4-Östren-3β,17β-dioldipropionat = (3β,17β)-Östr-4-en-3,17-dioldipropanoat (●)

S Anabiol, *Bolandioldipropionat***, *Norpropandrolate*, SC-7525, Storinal

V Anabolicum

---

*5352* (4359) $C_{24}H_{37}NO_6$
1562-13-6

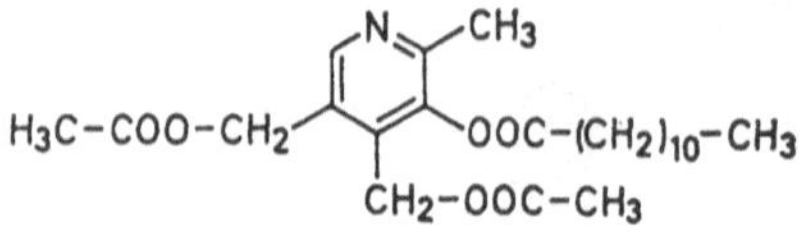

4,5-Bis-(acetoxymethyl)-2-methyl-3-pyridyldodecanoat = 2-Methyl-3-lauroyloxy-4,5-bis-(acetoxymethyl)-pyridin = 4,5-Bis[(acetyloxy)methyl]-2-methyl-3-pyridinoldodecanoat (●)

S Epixine, L 3763, *Lauroyldiacetylpyridoxin*, Rosamit

V Antiseborrhoicum

---

*5353* (4360) $[C_{24}H_{38}N_2O_{35}S_5]_x$
9005-49-6

Mucopolysaccharidpolyschwefelsäureester

H auch Natriumsalz (9041-08-1) (vgl. auch Nrr. 1482-01, 2354-02)

S Abheparin, Bio-Heprin, Chemyparin, Clearane, Disebrin, *Eparina*, Eparinoral, Eparinovis, Hämocura-Salbe, Hepalean, Hepalen Na, *Heparin**, Hepathrom, Hepathromb, Hepojel, Heprisol, Lipo-Hepin, Lipo-Hepinette, Liquaemin, Liquemin, Longheparin, Luheparina, Meparin, Minihep, Neo-Heprin, Norheparin, Novo-Heparin, Panheprin, Pularin, Thrombareduct, Thrombo-Hepin, Thromboliquine, Thrombophob ad inj., Thrombo-Vetren, Vetren

V Antikoagulans

*5353-01* (4360 a) 37 270-89-6

H Calciumsalz

S Calciparine, Cal-Hepin, Caprocin „Mitsui“, Hepacalin

V Antikoagulans

*5353-02* 54 479-70-8

H Magnesiumsalz

S Cuthéparine

V Antithromboticum

*5354* *(60 E)* $C_{24}H_{38}N_4O_2$
23790-08-1

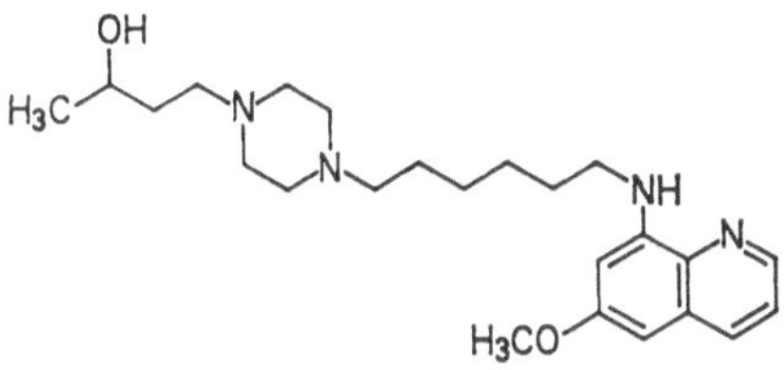

8-{6-[4-(3-Hydroxybutyl)-1-piperazinyl]-hexyl-amino}-6-methoxychinolin = 4-[6-[(6-Methoxy-8-chinolinyl)amino]hexyl]-α-methyl-1-piperazinpropanol (●)

S 349 C 59, *Moxipraquin***

V Chemotherapeuticum (gegen Protozoeninfektionen)

---

*5355* *(4361)* $C_{24}H_{38}O_3$
26271-72-7

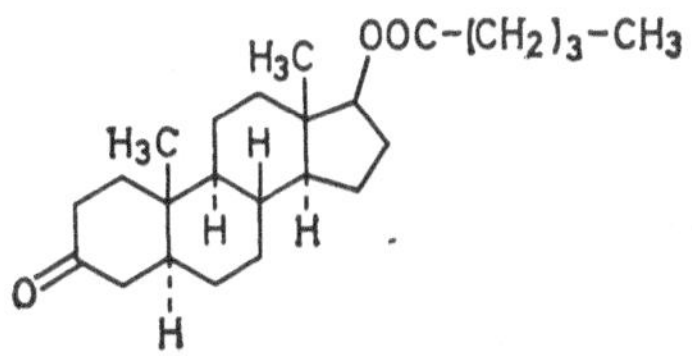

17*β*-Hydroxy-5*α*-androstan-3-on-17-valerianat = 17β-Valeryloxyandrostan-3-on = (5α,17β)-17-[(1-Oxopentyl)oxy]androstan-3-on (●)

S *Androstanolonvalerianat*, Apeton depot, Stanaprol „Taito-Pfizer", *Stanolone valerate*

V Anabolicum

---

*5356* *(4362)* $C_{24}H_{39}NO_4$
468-76-8

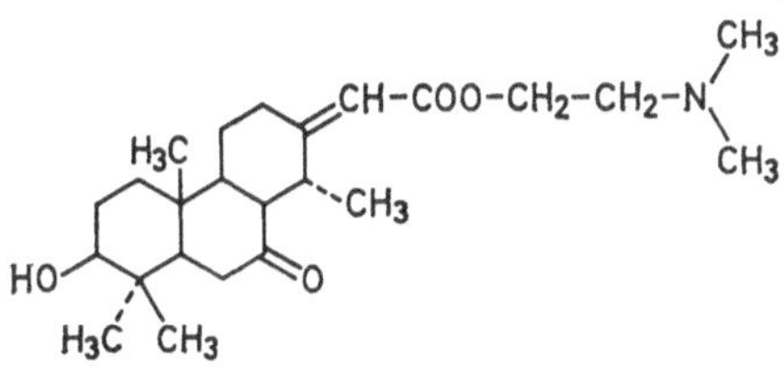

7β-Hydroxy-1α,4,8,8-tetramethyl-10-oxoperhydrophenanthren-2-ylidenessigsäure-β-dimethylaminoethylester = [1*R*-(1α,2*E*,4aα,4bβ,7β,8aα,10aβ)]-(Dodecahydro-7-hydroxy-1,4b,8,8-tetramethyl-10-oxo-2(1*H*)-phenanthrenyliden)essigsäure-2-(dimethylamino)ethylester (●)

S *Cassain*

V Alkaloid aus Erythrophleum guineense mit digitalisähnlicher Wirkung

---

*5357* *(4363)* $C_{24}H_{39}NO_4$

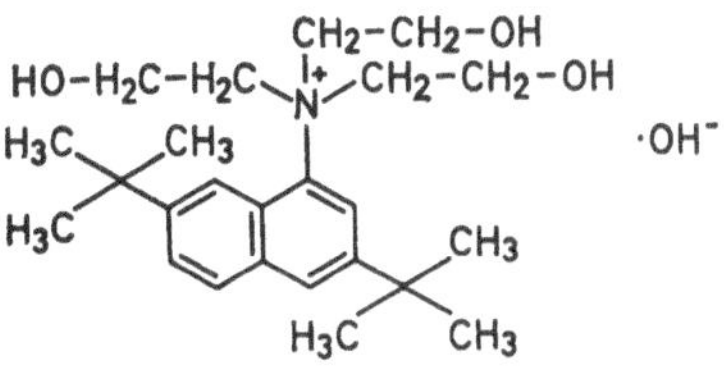

*N*-(3,7-Di-*tert.*-butyl-1-naphthyl)-tris-(β-hydroxyethyl)-ammoniumhydroxid = 2,6-Di-*tert.*-butylnaphthalin-4-triethanolammoniumhydroxid = *N*,*N*,*N*-Tris(2-hydroxyethyl)-3,7-bis(1,1-dimethylethyl)-1-naphthalenaminiumhydroxid (●)

H Bromid

S Bechilene

V Hustensedativum

---

*5358* *(4364)* $C_{24}H_{40}N_2$
546-06-5

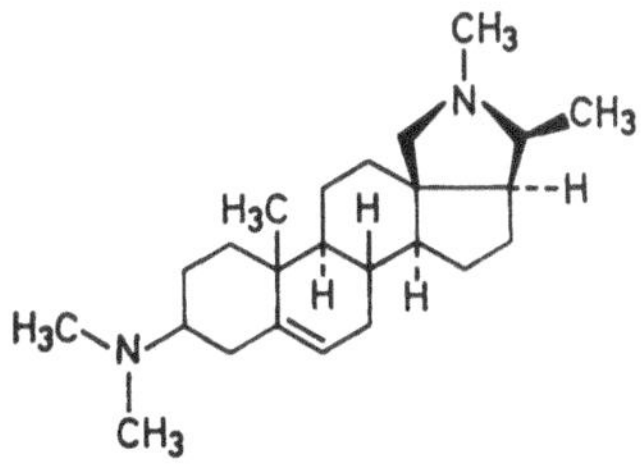

3β-Dimethylamino-18,20-methylimino-5-pregnen = 5(6)-Conen-3β-yldimethylamin = (3β)-3-(Dimethylamino)con-5-enin (●)

H Hydrobromid (5913-82-6)

S *Conessinhydrobromid***, *Konessinhydrobromid*, Neriine, Roquessine-Wirkstoff, Wrightine

V Amöbicid, Trichomonacid (Holarrhenaalkaloid)

---

*5359* *(4365)* $C_{24}H_{40}N_2O$

3β-Dimethylamino-18,20-methylimino-5-pregnen-*x*-aminoxid

H auch Dihydrobromid

S *Aminoxyconessin*, *Conessin-N-oxid*, Néo-Roquessine

V Amöbicid

*5360* (4366) $C_{24}H_{40}N_2O_2$

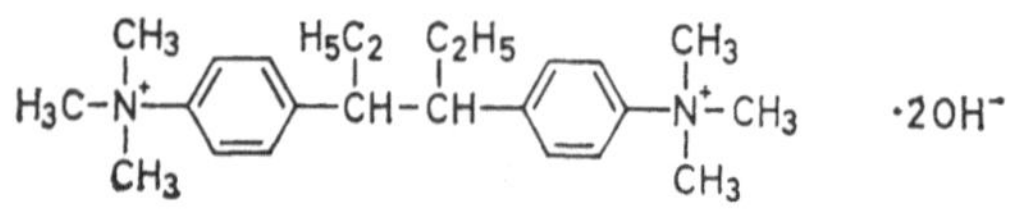

*meso-p,p'*-(1,2-Diethylethylen)-bis-(phenyltrimethylammoniumhydroxid) = *meso*-3,4-Bis-(*p*-dimethylaminophenyl)-hexan-bis-methylhydroxid = 4,4'-(1,2-Diethyl-1,2-ethandiyl)bis[*N,N,N*-trimethylbenzenaminiumhydroxid] (●)

H Dijodid (604-92-2)

S Paramion, Paramyon

V Ganglienblocker

*5361* (4367) $C_{24}H_{40}N_8O_4$

58-32-2

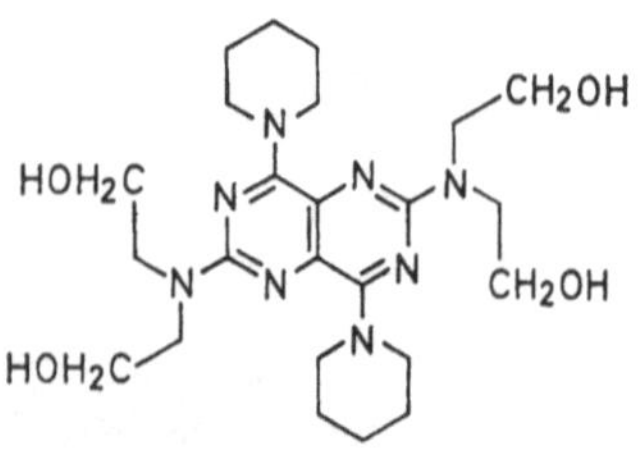

2,2',2'',2'''-[(4,8-Dipiperidinopyrimido[5,4-*d*]pyrimidin-2,6-diyl)-diimino]-tetraethanol = 2,6-Bis-[bis-(β-hydroxyethyl)-amino]-4,8-dipiperidinopyrimido[5,4-*d*]pyrimidin = 2,2',2'',2'''-[(4,8-Di-1-piperidinylpyrimido[5,4-*d*]pyrimidin-2,6-diyl)-dinitrilo]tetrakis[ethanol] (●)

S Agacore, Anginal, Antistenokardin, Apricor, Cardioflux, Cardoxin „Rafa", Coribon, Corosan, Coroxin, Cortab, Curantyl, Dilcor, Dilcorom, *Dipyridamol***, Dirinol, DPPP, Novodil, Padicor, Péridamol, Permazin, Persantin, Prexin, Proxicor, RA 8, Royalcor, Stenocardil, Stenocardiol, Stenocor, Stenopir, Stimolcardio, Trancocard, Trompersantin, Vadinar, Viscor

V Coronarvasodilatans, Antithromboticum

*5362* $C_{24}H_{40}O_4$

474-25-9

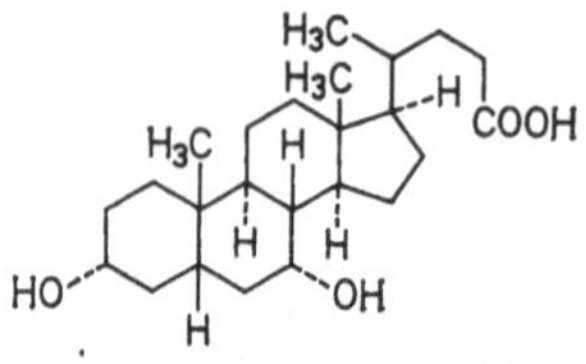

3α,7α-Dihydroxy-5β-cholansäure = (3α,5β,7α)-3,7-Dihydroxycholan-24-säure (●)

S ACDC, *Acidum chenodeoxicholicum*, Carbilcolina, CDCA, Chemicolina, Chendol, *Chenic acid*, Chenodecil, *Chenodeoxycholic acid*, *Chenodesoxycholsäure*, Chenodex, Chenofalk, Chenolith, Chenosäure-Falk, Chenossil, *Gallodesoxycholsäure*, Fluibil, Hekbilin, Quenobilan, Ulmenid

V gallensteinauflösendes Choloreticum

*5363* (4368) $C_{24}H_{40}O_4$

128-13-2

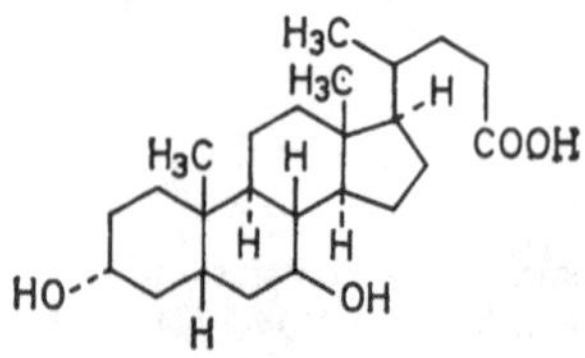

3α,7β-Dihydroxy-5β-cholansäure = 17β-(1-Methyl-3-carboxypropyl)-ätiocholan-3α,7β-diol = (3α,5β,7β)-3,7-Dihydroxycholan-24-säure (●)

S *Acidum ursodesoxycholicum*, Oxchol, Urso, *Ursodesoxycholsäure*, Ursosan

V Choleretícum

*5364* (4369) $C_{24}H_{40}O_4$

83-44-3

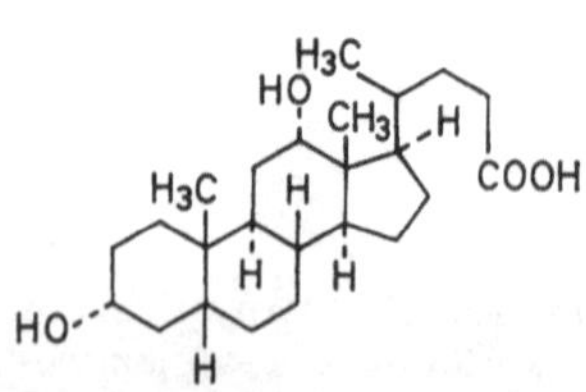

3α,12α-Dihydroxy-5β-cholansäure = (3α,5β,12α)-3,12-Dihydroxycholan-24-säure (●)

H auch Natriumsalz (302-95-4)

S Cholorebic, *Desoxycholsäure*, Droxolan, Pyrochol, Septochol

V Choleretícum, Antiphlogisticum

*5364-01* *(4369a)*

H Mentholaddukt
S Degalol
V Choleretícum, Cholagogum

---

*5365* *(4370)* $C_{24}H_{40}O_5$
81-25-4

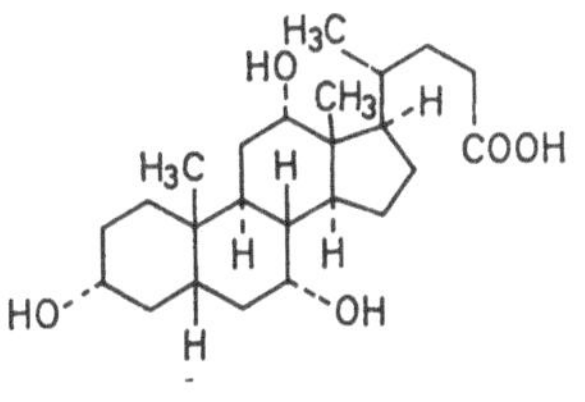

3α,7α,12α-Trihydroxy-5β-cholansäure = (3α,5β,7α,12α)-3,7,12-Trihydroxycholan-24-säure (●) = Cholsäure

H auch Natriumsalz (361-09-1)
S *Acidum cholalicum*, *Acidum cholicum*, Cholagit, *Cholsäure*, Colalin, Hypocholate, NSC-6135
V Cholagogum, Choleretícum, Laxans, Antihypertonicum

*5365-01* *(4370a)*

H Hexamethylentetraminsalz (Nr. 451)
S Bilichol
V Choleretícum

---

*5366* *(4371)* $C_{24}H_{41}NO_4$
26 296-41-3

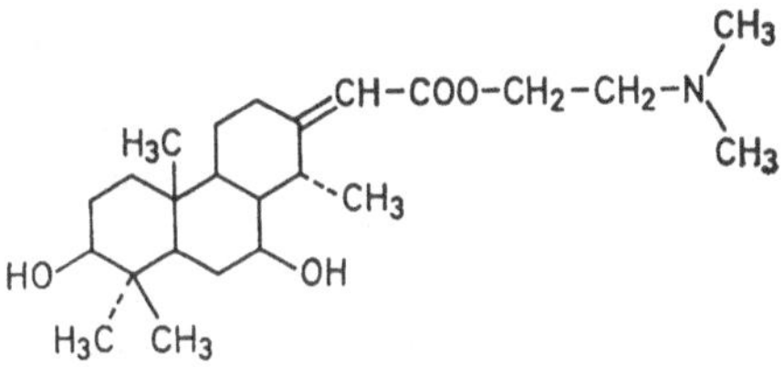

7β,10-Dihydroxy-1α,4,8,8-tetramethylperhydrophenanthren-2-ylidenessigsäure-β-dimethylaminoethylester = [1*R*-(1α,2*E*,4aα,4bβ,7β,8aα,10β,10a*β*)]-(Dodecahydro-7,10-dihydroxy-1,4b,8,8-tetramethyl-2(1*H*)-phenanthrenyliden)essigsäure-2-(dimethylamino)ethylester (●)

S *Cassaidin*
V Alkaloid aus Erythrophleum guineense mit digitalisähnlicher Wirkung

*5367* *(4372)* $C_{24}H_{42}N_2$
3590-16-7

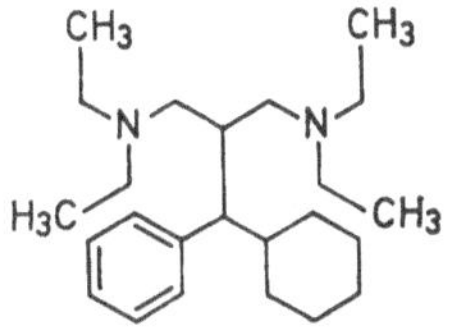

*N*,*N'*-[2-(α-Cyclohexylbenzyl)-trimethylen]-bis-(diethylamin) = 1-Phenyl-1-cyclohexyl-2,2-bis-(diethylaminomethyl)-ethan = 2-(Cyclohexylphenylmethyl)-*N*,*N*,*N'*,*N'*-tetraethyl-1,3-propandiamin (●)

H Dihydrochlorid
S *Fenetamin(a)*, Giacosil, Licabile, Licaran, *Phénécyclamine*, *Phenetamindihydrochlorid*, Spasmexan, U.C.B. 1545
V Spasmolyticum

---

*5368* *(4373)* $C_{24}H_{42}N_2O_3S$
498-78-2

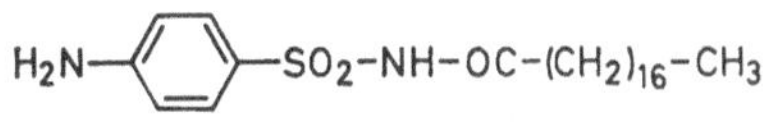

*N*-Sulfanilyloctadecanamid = *N*-Stearoyl-*p*-aminobenzylsulfonamid = *N*-[(4-Aminophenyl)sulfonyl]octadecanamid (●)

S *Stearylsulfamid***, *Stearylsulfanilamidum*, Sulfastearyl
V Chemotherapeuticum

---

*5369* *(4374)* $C_{24}H_{43}NO$
3207-50-9

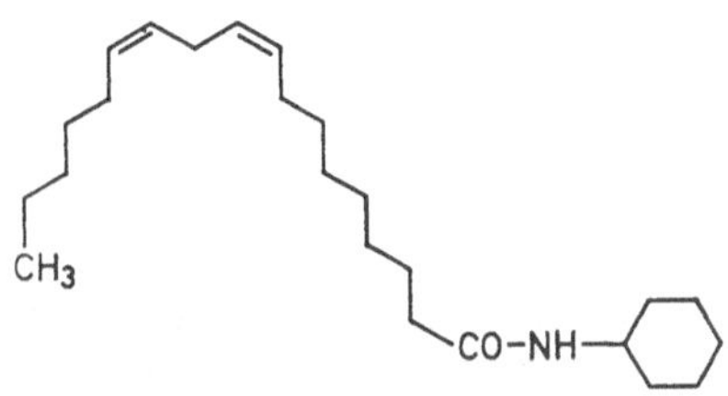

*N*-Cyclohexyl-*cis*,*cis*-octadeca-9,12-dienamid = *N*-Cyclohexyllinolamid = (*Z*,*Z*)-*N*-Cyclohexyl-9,12-octadecadienamid (●)

S *Clinolamid**, *Linolexamide*
V Antihypercholesterinämicum

*5370* *(4375)* $C_{24}H_{44}J_2O_2$
**583-87-9**

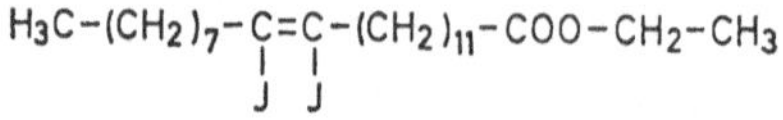

13,14-Dijod-13-docosensäureethylester (●) = Dijodbrassidinsäureethylester

S Iodobrassid, Lipodine, Lipoiodine, Lipojodin

V Röntgenkontrastmittel

---

*5371* *(217 N)* $C_{24}H_{44}N_2O_4$
**47 662-15-7**

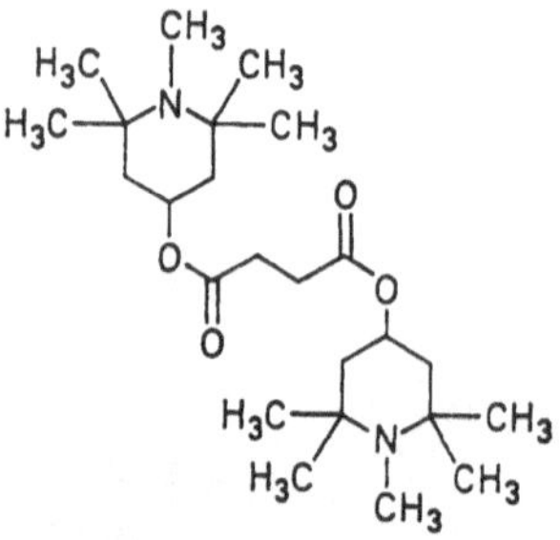

Bis-(1,2,2,6,6-pentamethyl-4-piperidyl)-succinat = Butandisäurebis(1,2,2,6,6-pentamethyl-4-piperidinyl)ester (●)

H Sulfat (1:2) **(34144-82-6)**

S *Suxemeridsulfat***, W 2180

V Antitussivum

---

*5372* *(218 N)* $C_{24-25}H_{47-49}N_{13-14}O_{9-10}$
**11 003-38-6**

Gemisch mehrerer Komponenten (Capreomycin IA, IB, IIA, IIB); Summenformel und Strukturformel noch nicht gesichert

H auch Hydrochlorid oder Sulfat **(1405-37-4)**

S Capastat, *Capreomicina*, *Capreomycin***, Caprocin(a), *Capromycin*, L 29275, Ogostal

V Tuberkulostaticum (Peptid-Antibioticum aus Streptomyces capreolus)

---

*5373* *(4377)* $C_{24}H_{50}NO_7P$
**15 895-31-5**

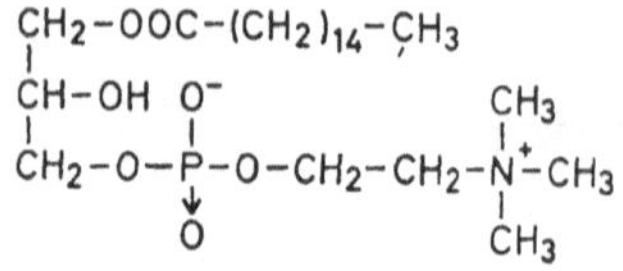

*N*,*N*,*N*-Trimethyl-2-[(2-hydroxy-3-palmitoyloxypropyl)-phosphonooxy]-ethylammonium = α-Palmitoylglycerin-α′-phosphorsäurecholinester = 4,7-Dihydroxy-*N*,*N*,*N*-trimethyl-10-oxo-3,5,9-trioxa-4-phosphapentacosan-1-aminiumhydroxid (inneres Salz)-4-oxid (●)

S Lysocithin-Durant, *Lysolecithin*

V Antirheumaticum, Antiarthriticum, Antineuralgicum

---

*5374* *(4376)* $C_{24}H_{51}NO_2$

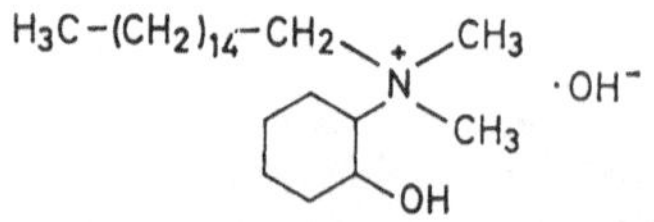

*N*-Hexadecyl-*N*-(2-hydroxycyclohexyl)-dimethylammoniumhydroxid = Cetyldimethyl-(2-hydroxycyclohexyl)-ammoniumhydroxid = *N*-Hexadecyl-2-hydroxy-*N*,*N*-dimethylcyclohexanaminiumhydroxid (●)

H Bromid **(1794-74-7)**

S Biocidan, *Céthéxonium*

V Antisepticum

---

*5375* *(4378)* $C_{24}H_{52}N_8O_2$
**534-76-9**

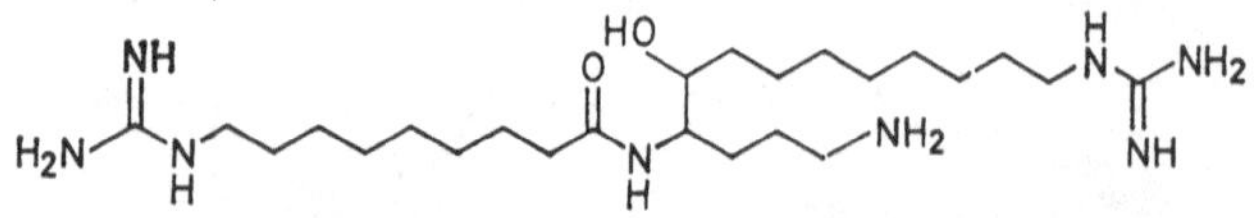

9-Guanidino-*N*-[1-(3-aminopropyl)-10-guanidino-2-hydroxydecyl]-nonanamid = 9-[(Aminoiminomethyl)amino]-*N*-[10-[(aminoiminomethyl)amino]-1-(3-aminopropyl)-2-hydroxydecyl]nonanamid (●)

S *Eulicin*

V Antimykoticum (Antibioticum aus Streptomyces-Species)

*5376* *(4380)* $C_{25}H_{18}O_{10}S_2$

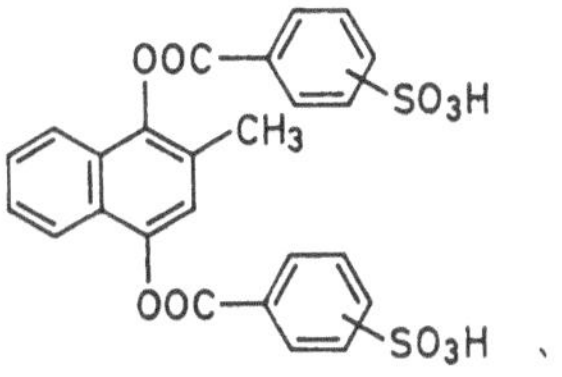

2-Methyl-1,4-naphthylendioxydicarbonyl-bis-benzolsulfonsäure = Dihydrovitamin-$K_3$-bis-(sulfobenzoat) = Sulfobenzoesäure-2-methyl-1,4-nahthalendiylester (●)

S K-Thrombyl injectable, *Menadiol-bis-sulfobenzoat*

V Antihämorrhagicum

*5377* *(4381)* $C_{25}H_{22}N_4O_8$
3930-19-6

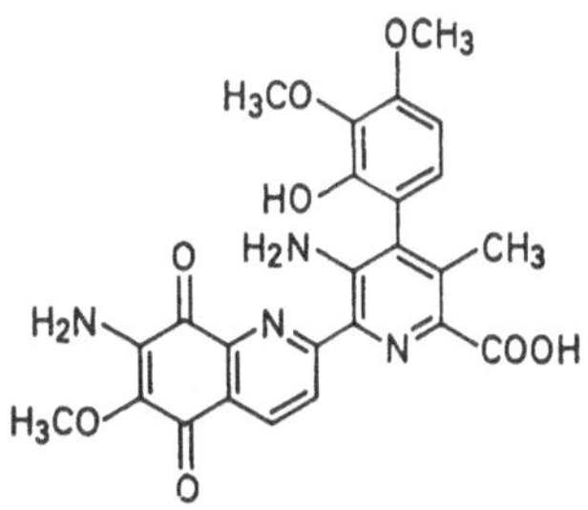

5-Amino-6-(7-amino-5,8-dihydro-6-methoxy-5,8-dioxo-2-chinolyl)-4-(2-hydroxy-3,4-dimethoxyphenyl)-3-methylpicolinsäure = 5-Amino-6-(7-amino-5,8-dihydro-6-methoxy-5,8-dioxo-2-chinolinyl)-4-(2-hydroxy-3,4-dimethoxyphenyl)-3-methyl-2-pyridincarbonsäure (●)

S Bruneomycin, *Estreptonigrina*, Nigrin, NSC-45383, 5278 R.P., *Rufocromomycin***, *Streptonigrin*

V antineoplastisch wirksames Antibioticum aus Streptomyces flocculus oder Streptomyces rufocromogenus

*5378* *(4382)* $C_{25}H_{22}O_{10}$
22888-70-6

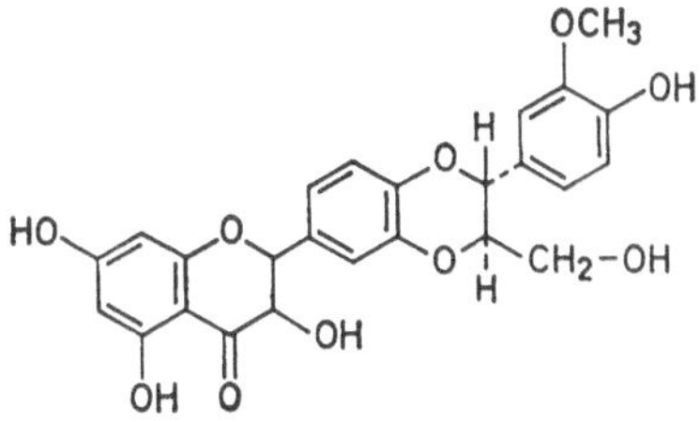

2-[*trans*-2-(4-Hydroxy-3-methoxyphenyl)-3-hydroxymethyl-1,4-benzodioxan-6-yl]-3,5,7-trihydroxychroman-4-on = 2-[2,3-Dihydro-2-(4-hydroxy-3-methoxyphenyl)-3-(hydroxymethyl)-1,4-benzodioxin-6-yl]-2,3-dihydro-3,5,7-trihydroxy-4*H*-1-benzopyran-4-on (●)

H nach neuesten Angaben isomere Verbindung mit vertauschten Substituenten am Benzodioxan-Ring; auch Gemisch mit isomeren Flavonolen (vgl. auch Nrr. 6596, 6597)

S Apihepar, Cardomarin, Ciscolex, Dorogan, Duricol, Enterohepat, Halodren, Hepadestal, Hepagerina, Hepatoframan, Laragon, Legalon, Mg 482, Pluropon, RB 1466, Sematron, Silarine, Silgen, Silibancol, *Silibinin*** *Silimarina*, Silliver, *Silybin*, *Silybumsubstanz* $E_6$, *Silymarin*

V Lebertherapeuticum (Flavonol aus Silybum marianum)

*5379* *(4383)* $C_{25}H_{23}N_3O_2$

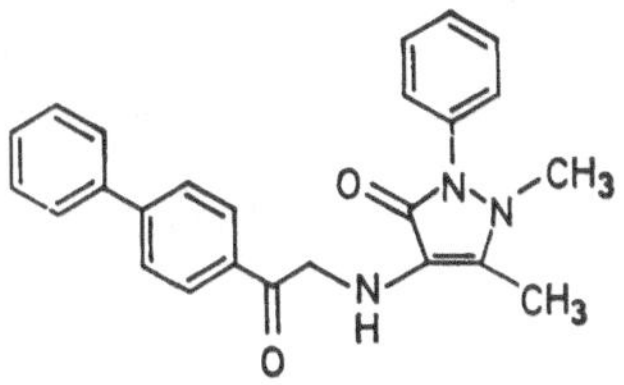

2,3-Dimethyl-1-phenyl-4-(*p*-phenylphenacylamino)-3-pyrazolin-5-on = α-Oxo-α-(4-diphenylyl)-β-(1-phenyl-2,3-dimethyl-5-pyrazolon-4-yl)-aminoethan = 4-[[2-([1,1'-Biphenyl]-4-yl)-2-oxoethyl]-amino]-1,2-dihydro-1,5-dimethyl-2-phenyl-3*H*-pyrazol-3-on (●)

S Virux simple

V Virustaticum

*5380* *(4384)* $C_{25}H_{24}O_5$

482-53-1

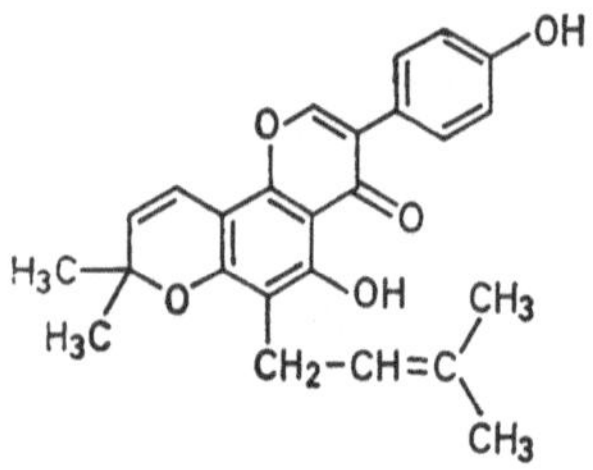

5-Hydroxy-3-(4-hydroxyphenyl)-8,8-dimethyl-6-(3-methyl-2-butenyl)-4*H*,8*H*-benzo[1,2-*b*:3,4-*b'*]-dipyran-4-on (●)

S *Osaiin, Osayin*

V Cytostaticum (Isoflavon aus Maclura aurantiaca)

---

*5381* *(4385)* $C_{25}H_{24}O_{12}$

1884-24-8

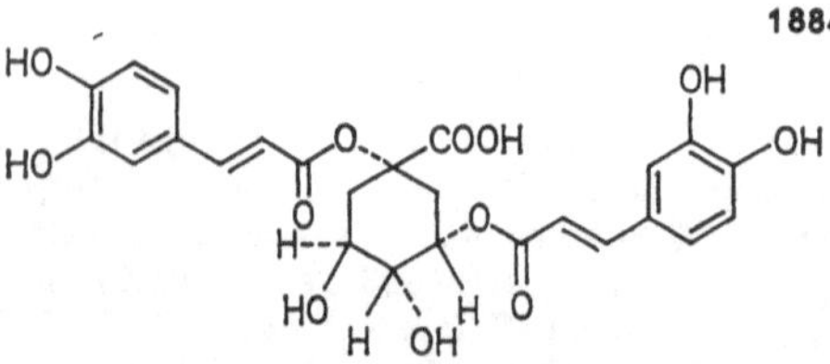

1,3-Bis-(3,4-dihydroxycinnamoyloxy)-4,5-dihydroxycyclohexancarbonsäure = 3,4-Dihydroxyzimtsäure-1-carboxy-4,5-dihydroxy-1,3-cyclohexylenester = 1,5-Dikaffeylchinasäure = 1,3-Bis-[[3-(3,4-dihydroxyphenyl)-1-oxo-2-propenyl]oxy]-4,5-dihydroxycyclohexancarbonsäure (●)

H nach älteren Angaben die isomere 1,4-Dikaffeylchinasäure (1182-34-9)

S Cinarcaf, *Cinarina*, CYN, *Cynarin***, Listrocol, Nivellipid, Plemocil

V Choleretieum, Hypolipämicum (Cynara scolymus-Wirkstoff)

*5381-01* 38474-15-6

H Salz mit Boldin (Nr. 3937)

S Chofane

V Choleretieum

*5381-02*

H Cholinsalz

S *Cynarine-Choline*

V Choleretieum

*5382* *(4386)* $C_{25}H_{26}N_2O$

484-26-4

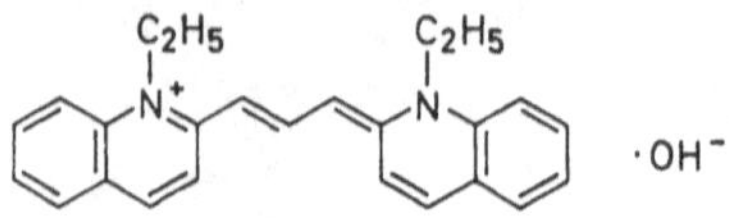

1-Ethyl-2-[3-(1-ethyl-2(1*H*)-chinolinyliden)-1-propenyl]chinoliniumhydroxid (●)

H Chlorid (2768-90-3)

S *Chinaldinblau***, NSC-56808, *Pinacyanolchlorid, Quinaldine Blue***, *Quinaldinum coeruleum***, Vernitest

V Diagnosticum in der Geburtshilfe

---

*5383* *(4387)* $C_{25}H_{26}N_2O_2$

53-31-6

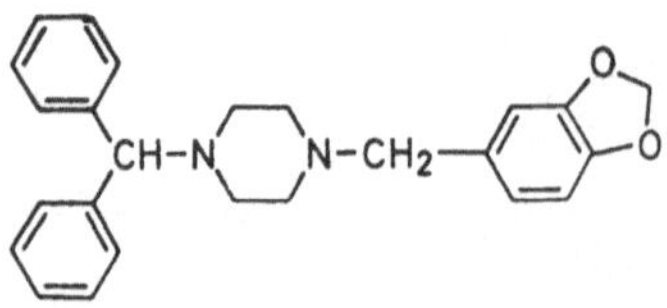

1-Diphenylmethyl-4-piperonylpiperazin = 1-(3,4-Methylendioxybenzyl)-4-benzhydrylpiperazin = 1-[(1,3-Benzodioxol-5-yl)methyl]-4-(diphenylmethyl)piperazin (●)

H Dihydrochlorid

S *Medibazindihydrochlorid**, 4105 S, Vialibran

V Coronartherapeuticum mit antianoxischer und antiischämischer Wirkung

---

*5384* *(4388)* $C_{25}H_{26}O_2$

6202-26-2

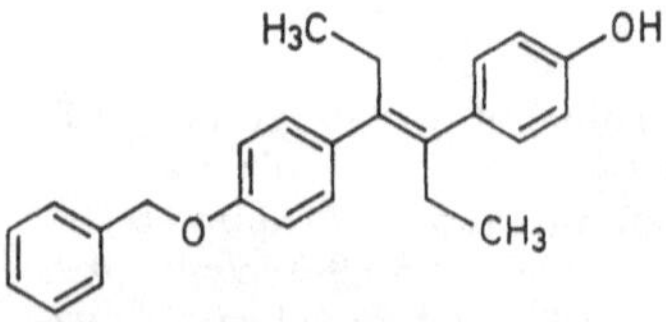

*p*-[*trans*-1-Ethyl-2-(*p*-benzyloxyphenyl)-1-butenyl]-phenol = *trans*-*p*,*p'*-(1,2-Diethylvinylen)-diphenolmonobenzyläther = Diethylstilböstrolmonobenzyläther = (*E*)-4-[1-Ethyl-2-[4-(phenylmethoxy)phenyl]-1-butenyl]phenol (●)

S Hypantin, Monozol, Pituitrope

V Hypophyseninhibitor

*5385* *(4389)* $C_{25}H_{27}ClN_2$
**569-65-3**

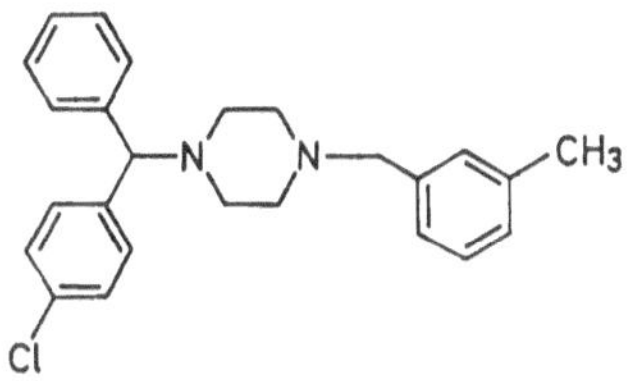

1-(*p*-Chlordiphenylmethyl)-4-(*m*-methylbenzyl)-piperazin = 1-[(4-Chlorphenyl)phenylmethyl]-4-[(3-methylphenyl)methyl]piperazin (●)

H auch Dihydrochlorid (1104-22-9) [oder Dihydrochloridmonohydrat (31 884-77-2)]

S Ancolan, Antivert, Bonadettes, Bonamine, Bonine, Calmonal, Chiclida, Cliziclor, Clozin, Diadril, Drive-Strong, Duremesin, Histamethine, *Histaméthizine*, *Histametizyn*, Itinerol, Marex, Mecazine, *Meclicina*, Meclisan, *Meclizine*, *Meclozin**, *Meklozin*, Miret, Monamin, Naftamine, Nauzine „Noco“, Navicalm, Neo-Istafene, *Parachloramine*, Peremesin-Suppos., Postafen(e), Sabari, Sea Legs, Supermesin-Supositorios, Suprimal, Travelon, Tribra (for child + soft strong), U.C.B. 5062, V-Cline, Veritab, Vertizine, Vomisseis

V Antihistaminicum, Antiemeticum, Hypnoticum

---

*5386* $C_{25}H_{27}ClN_2O_8$
**52 443-21-7**

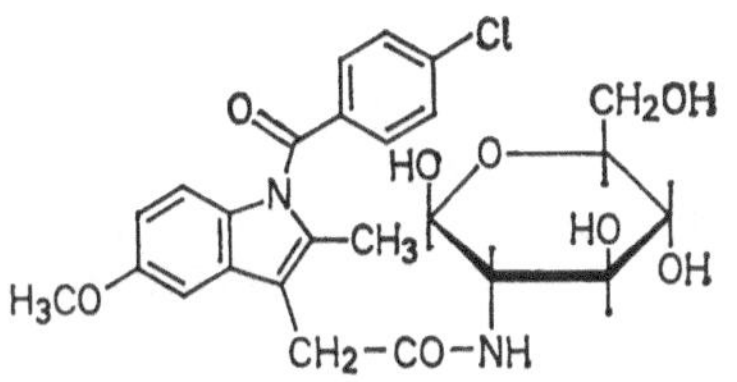

2-{2-[1-(*p*-Chlorbenzoyl)-5-methoxy-2-methylindol-3-yl]-acetamido}-2-deoxy-D-glucose = 1-(*p*-Chlorbenzoyl)-5-methoxy-2-methylindol-3-ylessigsäureglucosamid = 2-[[[1-(4-Chlorbenzoyl)-5-methoxy-2-methyl-1*H*-indol-3-yl]acetyl]amino]-2-deoxy-D-glucose (●)

H auch Monohydrat

S *Glucametacin***, *Glumetacin*, *Indometacinglucosamid*, *Indosamide*, Labofarma 227, SIR 227, Teoremac, Teoremin

V Antiphlogisticum, Analgeticum, Antipyreticum

---

*5387* $C_{25}H_{27}NO$
**54 141-87-6**

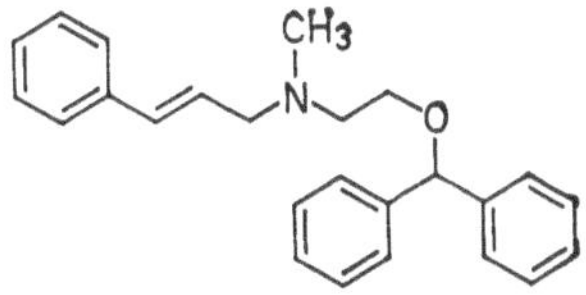

(*E*)-*N*-(2-Diphenylmethoxyethyl)-*N*-methylcinnamylamin = (*E*)-*N*-[2-(Diphenylmethoxy)ethyl]-*N*-methyl-3-phenyl-2-propen-1-amin (●)

S *Cinfenin**

V Antidepressivum

---

*5388* *(4390)* $C_{25}H_{28}N_2O_2$
**14 796-24-8**

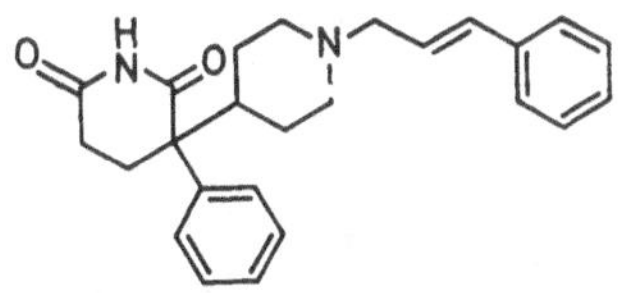

3-(1-Cinnamyl-4-piperidyl)-3-phenylpiperidin-2,6-dion = 2-(1-Cinnamyl-4-piperidyl)-2-phenylglutarimid = 3-Phenyl-1′-(3-phenyl-2-propenyl)-[3,4′-bipiperidin]-2,6-dion (●)

S *Cinperen**, R 5046

V Neurolepticum

---

*5389* *(4391)* $C_{25}H_{28}N_8O_6S_2$

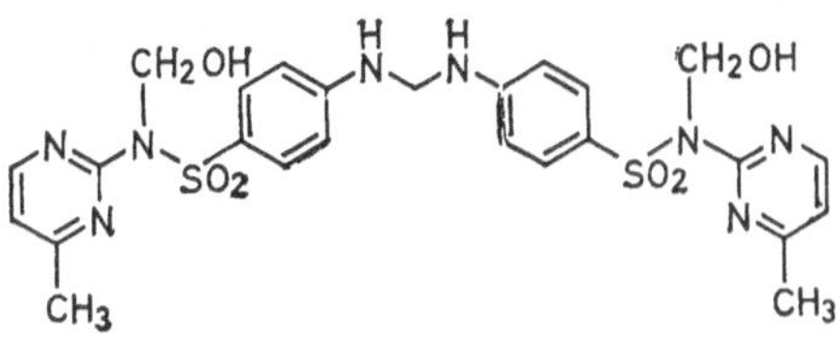

*p,p′*-(Methylendiamino)-bis-[*N*-hydroxymethyl-*N*-(4-methyl-2-pyrimidinyl)-benzolsulfonamid] = 4,4′-(Methylendiimino)bis[*N*-(hydroxymethyl)-*N*-(4-methyl-2-pyrimidinyl)benzensulfonamid] (●) = Kondensationsprodukt von Sulfamerazin und Formaldehyd

S *Formo-Sulfamerazin*, *Methylen-Sulfamerazin*

V Chemotherapeuticum

*5390* (4392) $C_{25}H_{28}O_3$
50-50-0

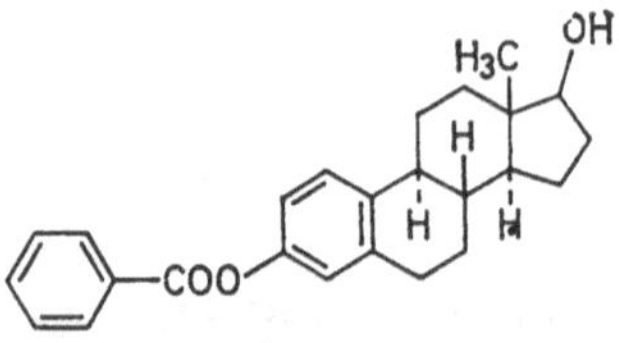

1,3,5(10)-Östratrien-3,17β-diol-3-benzoat = Östradiol-3-monobenzoat = (17β)-Östra-1,3,5(10)-trien-3,17-diol-3-benzoat (●)

S Agofollin (Dragees + Depot-inj.), Alfastrol, Alterostrin, Bellahormon, Benovocylin, Benzestrin, Benzhormovarine, Benzoesan estradiolu, Benzoestrofol, Benzofoline, Benzo-Ginoestril, Benzo-Gynestryl, Benzo-Gynoestryl, Benztrone, Bio-Östron, De Graafina, Difemin-Amp., Difollisterol, *Dihydrofollikulinbenzoat*, Dimenformon-Amp., Di-Oestrogyn, Diogyn-B, Disynformon, Eston-B, Estrabenzon, Estradin B, *Estradiol benzoate***, Estradiol „Dexter", Estradiol „Sanwa", Estrazol Z, Estrobev E, Estrodinam, Estrogen „Chiesi", Estrogen forte inj., Estroidral, Estrolan-B, Estro-Quibi, Femestrone-inj., Femihormon, Feminorm, Folicular, Foliculina „Bunsen", Foliculina LEA, Foliculina Quer (Amp. fuerte B + Supositorios), Foliculin B, Foli-Endo, Folimona, Follicormon-Amp., Folliculine-Inj., Follicyclin mikrokrist., Follidimyl, Follidrinbensoat, Follikelmon, Ginormon-Amp., Ginosedol B, Glandubolin-Monobenz, Graafina, Gynandol, Gynecormone, Gynformone, Gynocid, Gynoestryl-Amp., Gynonguent, Hidroestron, Hormogynon, Livifollin-Amp., Menformon (Inj. + Emulsion), Metroval-Amp., Naphaestrone-Inj., NSC-9566, *Östradiolbenzoat*, Oestradiol „Jenapharm" (Amp.), Oestradiol „Solco", Oestradiol „Vitis", *Oestradiolum benzoylatum*, Oestramedin, Oestramine, Oestrin, Oestrocyclan, Oestroform-Inj., Ostron, Ovahormon-Benzoate, Ovaplon, Ovaria-Hormon „Polfa", Ovasterol-B, Ovex B, Ovigon-1(-5), Ovociclina-fiale, Ovocryst, Ovocyclin M, Ovolacer, Ovormol-B-Amp., Ovostab, Pelanin, Primogyn B oleosum, Proestro, Profoliol B, Progen, Progynon B oleosum, Progyval, Provetan, Reglovar, Solestro, Unistradiol

V injizierbares Follikelhormonpräparat

*5391* $C_{25}H_{29}FN_4O_4S$
35 273-88-2

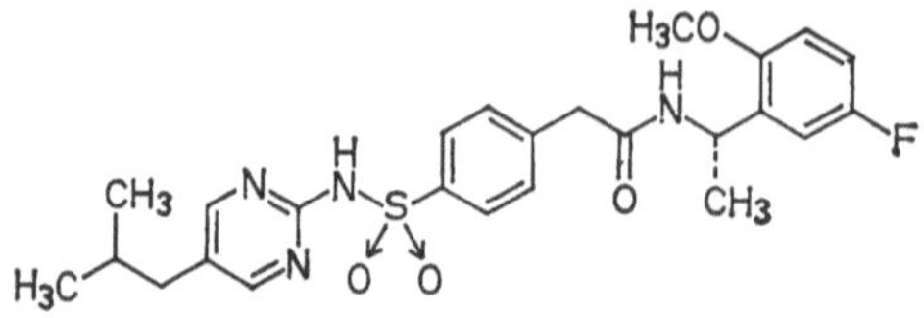

(—)-(*S*)-*N*-(5-Fluor-2-methoxy-α-methylbenzyl)-2-[*p*-[(5-isobutyl-2-pyrimidinyl)-sulfamoyl]-phenyl]-acetamid = (—)-*N*-[1-(5-Fluor-2-methoxyphenyl)-ethyl]-4-[[[5-(2-methylpropyl)-2-pyrimidinyl]-amino]sulfonyl]benzenacetamid (●)

S *Gliflumid***, SH 31168, ZK 28200

V Antidiabeticum

*5392* (4393) $C_{25}H_{29}J_2NO_3$
1951-25-3

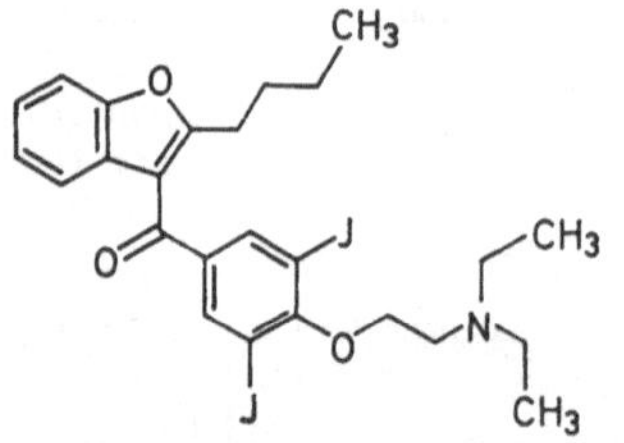

[2-Butyl-3-benzofuranyl]-[4-(β-diethylaminoethoxy)-3,5-dijodphenyl]-keton = 2-Butyl-3-[4-(2-diethylaminoethoxy)-3,5-dijodbenzoyl]-benzofuran = (2-Butyl-3-benzofuranyl)[4-[2-(diethylamino)-ethoxy]-3,5-dijodphenyl]methanon (●)

H auch Hydrochlorid (19774-82-4)

S *Amiodaron***, *Amjodaronum*, Angoron, Atlansil, Cordarone, Cordinil, L 3428-Labaz, SKF 33134-A, Trangorex

V Coronarvasodilatans, Antianginosum

*5393* (4394) $C_{25}H_{29}NO_2$
14 587-50-9

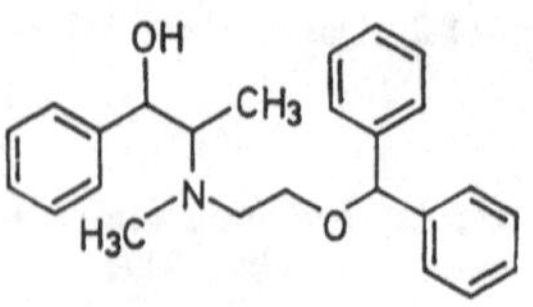

2-[*N*-Methyl-2-(diphenylmethoxy)-ethylamino]-1-phenylpropan-1-ol = α-[1-[[2-(Diphenylmethoxy)-

ethyl]methylamino]ethyl]benzenmethanol (●) = α-[1-[[2-(Diphenylmethoxy)-ethyl]-methylamino]-ethyl]-benzylalkohol

H Hydrochlorid

S *Difeterolhydrochlorid***, Pandryl

V Antihistaminicum

---

*5394* *(4395)* $C_{25}H_{29}NO_4$

15 790-02-0

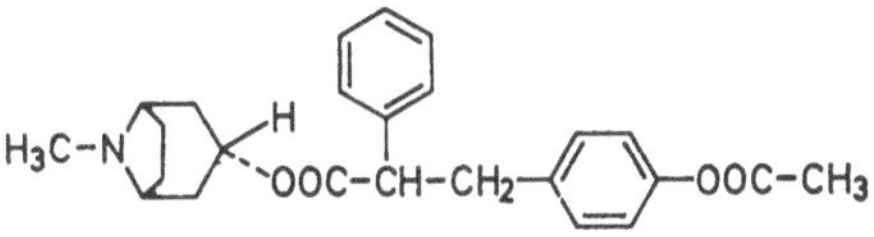

3-(*p*-Acetoxyphenyl)-2-phenylpropionsäuretropinester = *endo*-4-(Acetyloxy)-α-phenylbenzenpropansäure-8-methyl-8-azabicyclo[3.2.1]oct-3-yl-ester (●)

H Hydrochlorid (4241-47-8)

S Tropaphen, *Tropodifenhydrochlorid***

V Anticholinergicum

---

*5395* *(4396)* $C_{25}H_{29}N_3O_2$

17 692-51-2

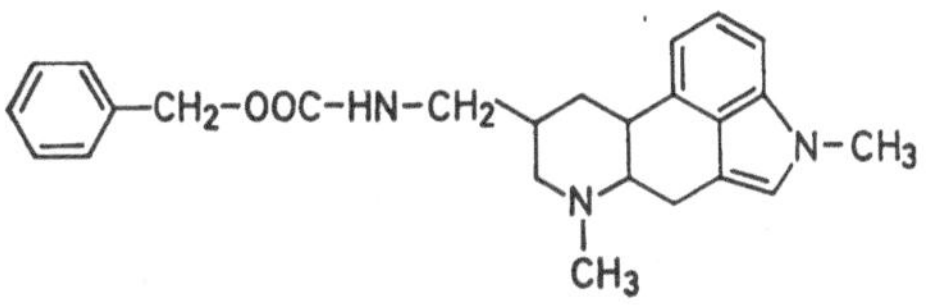

(+)-1-Methyl-9,10-dihydrolysergaminocarbonsäurebenzylester = 1-Methyl-*N*-(benzyloxycarbonyl)-dihydrolysergamin = [[(8β)-1,6-Dimethyl-ergolin-8-yl]methyl]carbamidsäurephenylmethyl-ester (●)

S Al-Migren, F.I. 6337, Liserdol, MCE, *Metergolin***, *Methergoline*

V Serotoninantagonist, Migräneprophylakticum

*5396* *(4397)* $C_{25}H_{29}N_3O_{10}$

751-98-4

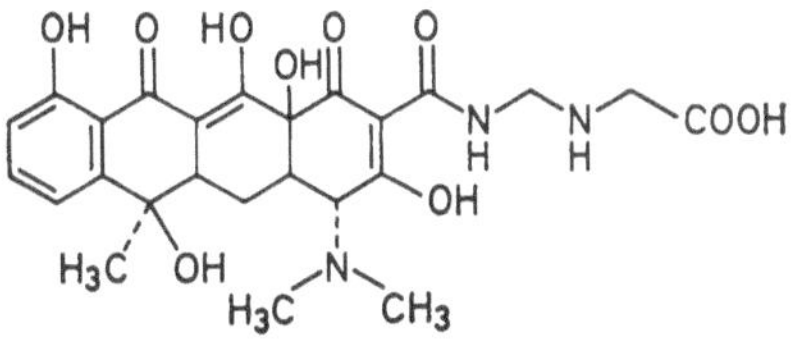

*N*-(4-Dimethylamino-1,4,4a,5,5a,6,11,12-oktahydro-3,6,10,12,12a-pentahydroxy-1,11-dioxo-2-naphthacencarboxamidomethyl)-glycin = [4*S*-(4α,4aα,5aα,6β,12aα)]-*N*-[[[[4-(Dimethylamino)-1,4,4a,5,5a,6,11,12a-octahydro-3,6,10,12,12a-pentahydroxy-6-methyl-1,11-dioxo-2-naphthacenyl]-carbonyl]amino]methyl]glycin (●)

S Glikotsiklin, *Glycinmethyltetracyclin*, Glycocycline, Glykocyclin

V Antibioticum

---

*5397* $C_{25}H_{29}N_5O_2$

55 837-24-6

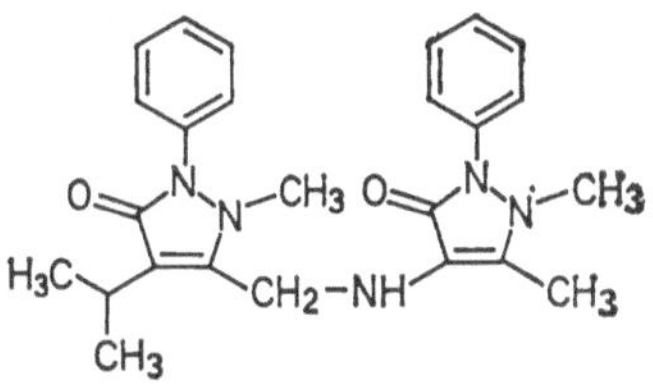

3-[[(2,3-Dimethyl-5-oxo-1-phenyl-3-pyrazolin-4-yl)-amino]-methyl]-4-isopropyl-2-methyl-1-phenyl-3-pyrazolin-5-on = 5-[[(2,3-Dihydro-1,5-dimethyl-3-oxo-2-phenyl-1*H*-pyrazol-4-yl)amino]-methyl]-1,2-dihydro-1-methyl-4-(1-methylethyl)-2-phenyl-3*H*-pyrazol-3-on (●)

S *Bisfenazon***

V Analgeticum

---

*5398* $C_{25}H_{30}FNO_6$

19 888-56-3

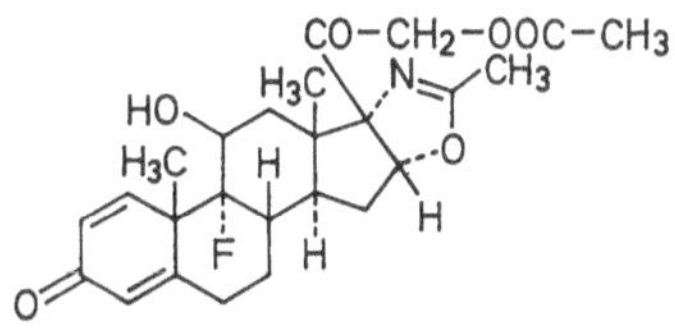

9α-Fluor-11β,21-dihydroxy-2′-methyl-5′β*H*-pregna-1,4-dieno[17,16-*d*]oxazol-3,20-dion-21-acetat

= (11β,16β)-21-(Acetyloxy)-9-fluor-11-hydroxy-2'-methyl-5'*H*-pregna-1,4-dieno[17,16-*d*]oxazol-3,20-dion (●)

S Azacortid, *Fluazacort***, *Fluazacortenolacetat*, L-6400

V antiphlogistisch und antiallergisch wirksames Glucocorticoid

---

*5399* *(4398)* $C_{25}H_{30}N_2O_5$

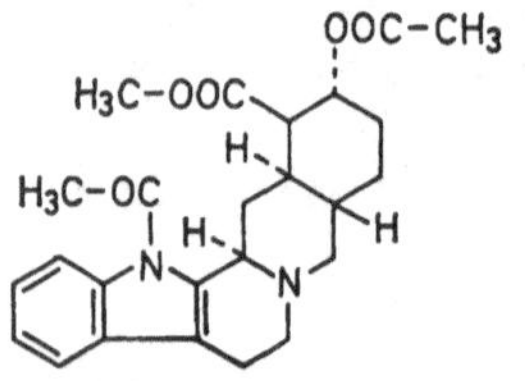

2-Acetoxy-13-acetylyohimban-1-carbonsäuremethylester = *O,N*-Diacetylcorynanthsäuremethylester = (16β,17α)-1-Acetyl-17-(acetyloxy)yohimban-16-carbonsäuremethylester (●)

S *Diacetylcorynanthin*, Dicorantyl

V Therapeuticum gegen neurovegetative Störungen

---

*5400* *(4399)* $C_{25}H_{30}O_8$

24 808-87-5

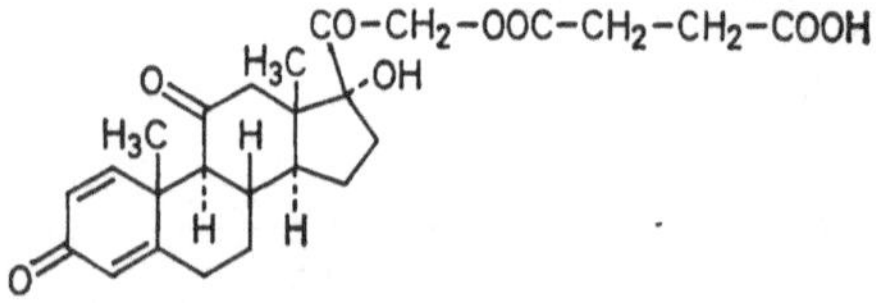

17α,21-Dihydroxy-1,4-pregnadien-3,11,20-trion-21-hydrogensuccinat = Prednison-21-succinat = 21-(3-Carboxy-1-oxopropoxy)-17-hydroxypregna-1,4-dien-3,11,20-trion (●)

H Natriumsalz

S *Prednisonnatriumsuccinat*, Solu-Prednison „Sanabo"

V antiphlogistisch und antiallergisch wirksames Glucocorticoid

*5401* $C_{25}H_{30}O_{10}$

33 779-37-2

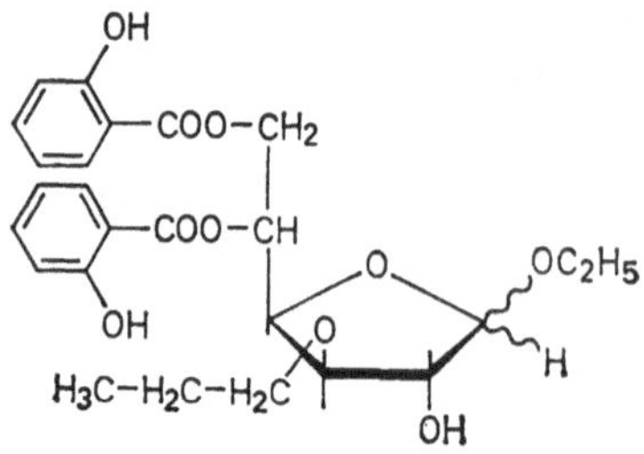

Ethyl-3-*O*-propyl-D-glucofuranosid-5,6-disalicylat = Ethyl-3-*O*-propyl-D-glucofuranosid-5,6-bis(2-hydroxybenzoat) (●)

S *Salprotosid***

V Antiphlogisticum, Analgeticum

---

*5402* *(4400)* $C_{25}H_{31}FO_8$

67-78-7

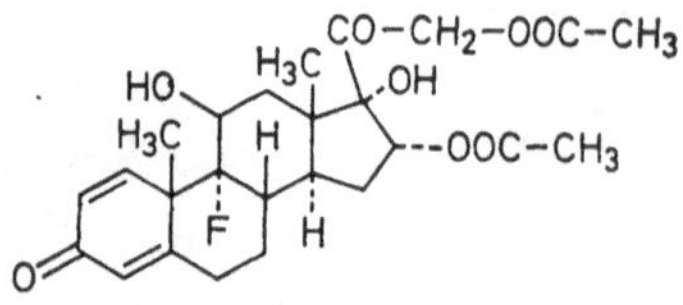

9α-Fluor-11β,16α,17α,21-tetrahydroxy-1,4-pregnadien-3,20-dion-16,21-diacetat = 9α-Fluor-16α-hydroxyprednisolon-16,21-diacetat = (11β,16α)-16,21-Bis(acetyloxy)-9-fluor-11,17-dihydroxypregna-1,4-dien-3,20-dion (●)

S Aristocort-Diacetat, Aristocort Parenterals, Cenocort, Cino-40, Delphicort-Kristallsuspension, *Fluoxiprednisoloni acetas*, Kenacort Diacetate, Ledercortdiacetat, Ledercort-Retard, Polcortolon, 8357 R.P., Tédarol, Triamcin, *Triamcinolondiacetat*, Tricortale-Sciroppo

V antiphlogistisch und antiallergisch wirksames Glucocorticoid

*5403* $C_{25}H_{31}FO_8$

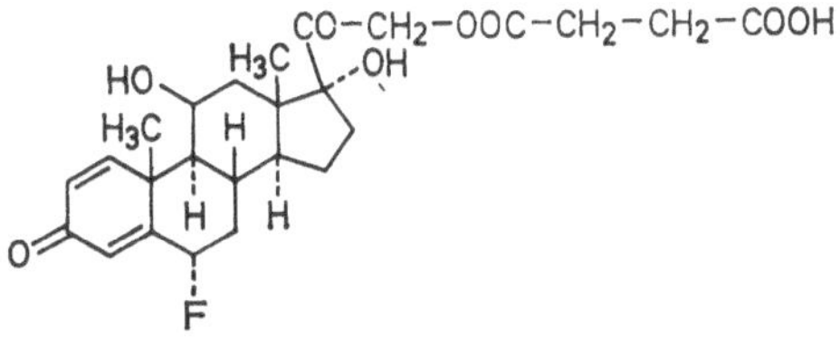

6α-Fluor-11β,17α,21-trihydroxy-1,4-pregnadien-3,20-dion-21-hydrogensuccinat = 6α-Fluorprednisolon-21-succinat = (6α,11β)-21-(3-Carboxy-1-oxopropoxy)-6-fluor-11,17-dihydroxypregna-1,4-dien-3,20-dion (●)

H Natriumsalz (2992-68-9)

S *Fluprednisolonhemisuccinat-Natrium*, Selectren

V antiphlogistisch und antiallergisch wirksames Glucocorticoid

---

*5404* $C_{25}H_{31}NO$

51 152-91-1

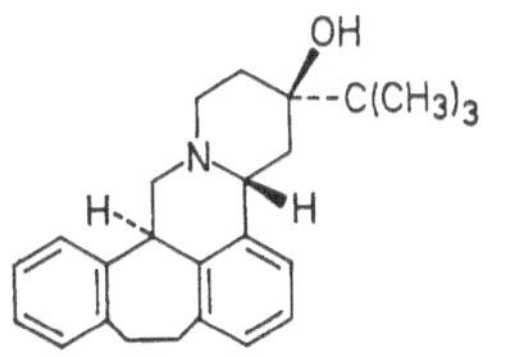

3α-*tert.*-Butyl-2,3,4,4aβ,8,9,13bα,14-oktahydro-1*H*-benzo[6,7]cyclohepta[1,2,3-*de*]pyrido[2,1-*a*]isochinolin-3-ol = (3α,4aα,13bβ)-3-(1,1-Dimethylethyl)-2,3,4,4a,8,9,13b,14-octahydro-1*H*-benzo-[6,7]cyclohepta[1,2,3-*de*]pyrido[2,1-*a*]isochinolin-3-ol (●)

H Hydrochlorid (36 504-94-6)

S AY-23 028, *Butaclamolhydrochlorid***

V Neurolepticum

---

*5405* *(4401)* $C_{25}H_{31}NO_3$

15 687-33-9

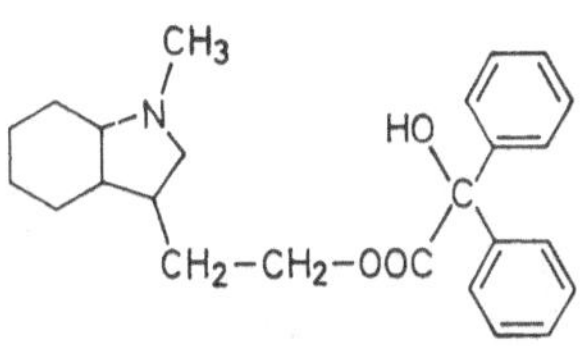

Benzilsäure-2-(1-methyloktahydroindol-3-yl)-ethylester = α-Hydroxy-α-phenylbenzenessigsäure-2-(octahydro-1-methyl-1*H*-indol-3-yl)ethylester (●)

S *Methindizate*, *Metindizat***

V Veterinär-Spasmolyticum

---

*5406* *(4402)* $C_{25}H_{31}NO_3$

668-56-4

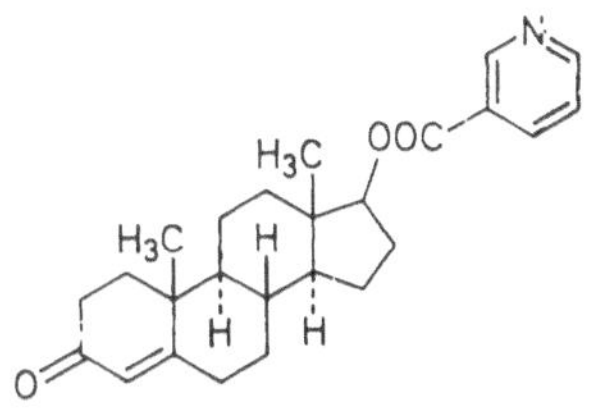

17β-Hydroxy-4-androsten-3-on-17-nicotinat = (17β)-17-[(3-Pyridinylcarbonyl)oxy]androst-4-en-3-on (●)

S Bolfortan, Linobol, *Testosteronnicotinat*, WD 53

V Anabolicum, Antikatabolicum

---

*5407* $C_{25}H_{31}NO_4$

55 837-26-8

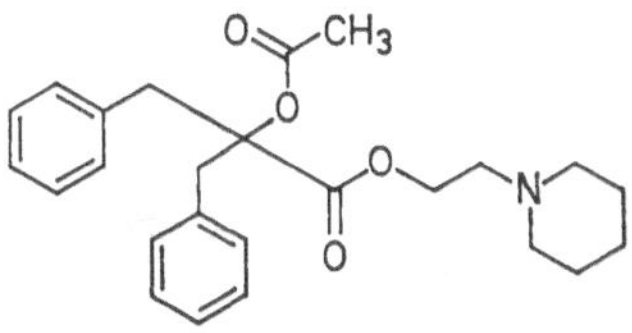

2-Acetyloxy-2-benzyl-3-phenylpropionsäure-2-piperidinoethylester = 2-Piperidinoethyl-α-benzyl-α-hydroxyhydrocinnamat-acetat(ester) = α-(Acetyloxy)-α-(phenylmethyl)benzenpropansäure-2-(1-piperidinyl)ethylester (●)

S *Fenperat***

V Antihypertonicum

---

*5408* *(4403)* $C_{25}H_{31}NO_4$

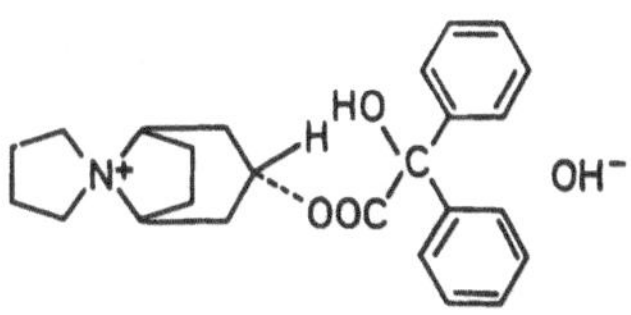

3α-Benziloyloxynortropanium-8-spiro-1′-pyrrolidin = 3α-Hydroxyspiro-[1α*H*,5α*H*-nortropan-8,1′-pyrrolidinium]-hydroxid-benzilat = Azoniaspiro-(3α-benziloyloxynortropan-8,1′-pyrrolidin) = *endo*-3-[(Hydroxydiphenylacetyl)oxy]spiro[8-azoniabicyclo[3.2.1]octan-8,1′-pyrrolidinium]hydroxid (●)

H Chlorid (10 405-02-4)

S As XVII, Keptan, Spasmex „Pfleger; Nikken", Spasmo 3, *Trospiumchlorid***

V Anticholinergicum, Spasmolyticum

*5409* *(4404)* $C_{25}H_{31}NO_8$

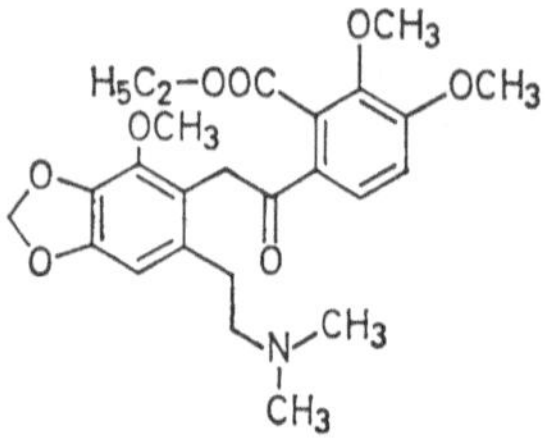

2′-(β-Dimethylaminoethyl)-3,4,6′-trimethoxy-4′,5′-methylendioxydesoxybenzoin-2-carbonsäure-ethylester = 6-[[6-[2-(Dimethylamino)ethyl]-4-methoxy-1,3-benzodioxol-5-yl]acetyl]-2,3-dimethoxybenzoesäureethylester (●)

H auch Hydrochlorid (12246-80-9)

S *Äthylnarcein, Ethylnarceine,* Narcyl

V Hustensedativum, Analgeticum

---

*5410* *(4405)* $C_{25}H_{31}N_3O$

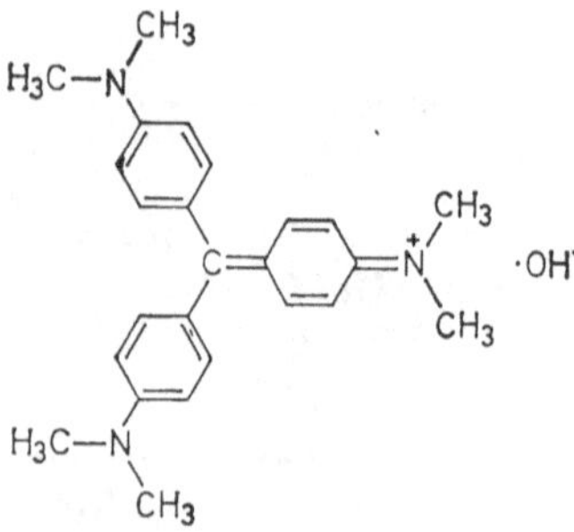

*N,N,N′,N′,N″,N″*-Hexamethyl-*p,p′*-diamino-fuchson-imoniumhydroxid = Hexamethyl-*p*-rosanilin(hydroxid) = *N*-[4-[Bis[4-(dimethylamino)-phenyl]methylen]-2,5-cyclohexadien-1-yliden]-*N*-methylmethanaminiumhydroxid (●)

H Chlorid (548-62-9) [Die Verbindung wird auch als *N,N,N,N′,N′,N′*-Hexamethyltris(4-amino-phenyl)methanol-chlorid (7077-31-8) bezeichnet]

S Atmonal, Atmonil, Avermin, Badil, C.I. Basic Violet 3, *Crystal violet,* Genapax, *Gentian Violet,* Genticid, Gentioletten, GVS, *Kristallviolett, Methylrosaniliniumchlorid**,* Oxiuran, Oxiurina, Oxiurose, Oxycolor, Oxypharmetten, Oxyozyl, Vermicid „Leo", Vermolysin, Viocid, *Violet cristallisé*

V Anthelminthicum, Farbstoff

*5411* $C_{25}H_{32}ClFO_5$
25122-46-7

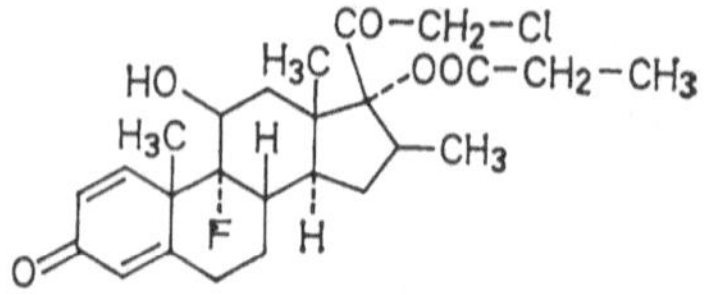

21-Chlor-9α-fluor-11β,17α-dihydroxy-16β-methyl-1,4-pregnadien-3,20-dion-17-propionat = (11β, 16β)-21-Chlor-9-fluor-11-hydroxy-16-methyl-17-(1-oxopropoxy)pregna-1,4-dien-3,20-dion (●)

S *Clobetasolpropionat**,* Dermovat(e), Dermoxin „Glaxo", GR 2/925, Psorex

V antiphlogistisch und antiallergisch wirksames Glucocorticoid

---

*5412* *(219 N)* $C_{25}H_{32}ClNO_6$
26687-88-7

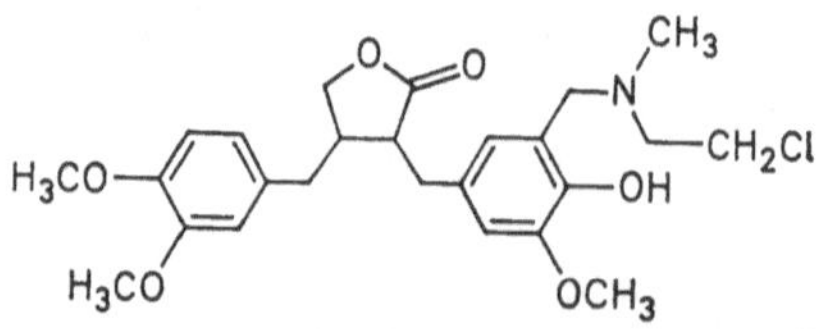

α-[3-(*N*-β-Chlorethyl-methylaminomethyl)-4-hydroxy-5-methoxybenzyl]-β-(3,4-dimethoxybenzyl)-butyrolacton = 3-[[3-[[(2-Chlorethyl)methylamino]methyl]-4-hydroxy-5-methoxyphenyl]methyl]-4-[(3,4-dimethoxyphenyl)methyl]dihydro-2(3*H*)-furanon (●)

H Hydrochlorid (26788-57-8)

S AgM, *Arctigenin-mustard*

V Cytostaticum (halbsynthet. Derivat eines Wirkstoffes aus Arctium Lappa)

---

*5413* *(4406)* $C_{25}H_{32}ClN_5OS$
7224-08-0

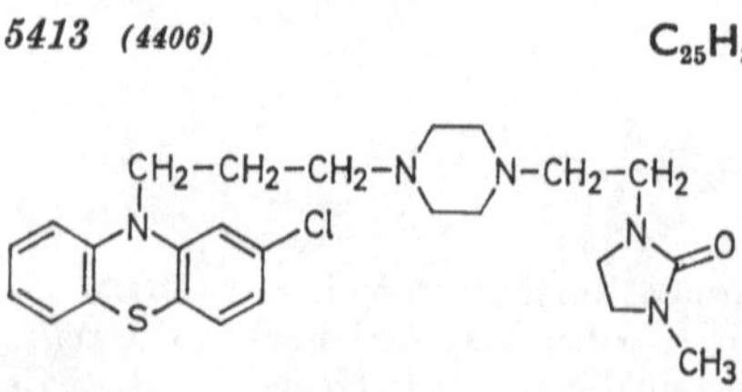

1-{2-[4-[3-(2-Chlorphenothiazin-10-yl)-propyl]-1-piperazinyl]-ethyl}-3-methyl-2-imidazolidinon = 2-Chlor-10-{3-[4-[2-(3-methyl-2-oxo-1-imidazolidinyl)-ethyl]-1-piperazinyl]-propyl}-phenothiazin = 1-[2-[4-[3-(2-Chlor-10*H*-phenothiazin-10-yl)-propyl]-1-piperazinyl]ethyl]-3-methyl-2-imidazolidinon (●)

H Dihydrochlorid (7414-95-1)

S Asta P 4241, *Chlorimpiphenindihydrochlorid*, *Imiclopazindihydrochlorid***, Ponsital

V Neurolepticum, Antipsychoticum

---

*5414* *(220 N)* $C_{25}H_{32}Cl_2O_6$
29899-95-4

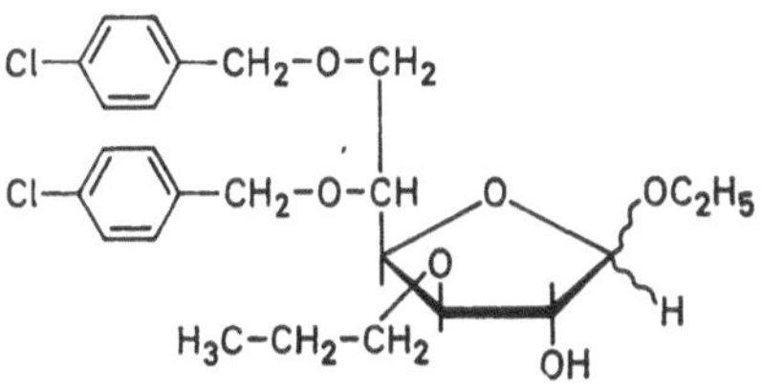

Ethyl-5,6-bis-*O*-(*p*-chlorbenzyl)-3-*O*-propyl-D-glucofuranosid = Ethyl-5,6-bis-*O*-[(4-chlorphenyl)-methyl]-3-*O*-propyl-D-glucofuranosid (●)

S Ba-43853, *Clobenosid***

V Antiphlogisticum

---

*5415* *(4407)* $C_{25}H_{32}N_2O_2$
545-59-5

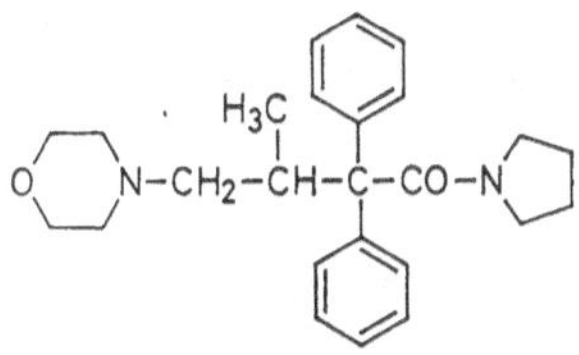

(±)-1-(3-Methyl-4-morpholino-2,2-diphenylbutyryl)-pyrrolidin = (±)-4-[2-Methyl-4-oxo-3,3-diphenyl-4-(1-pyrrolidinyl)-butyl]-morpholin = (±)-1-[3-Methyl-4-(4-morpholinyl)-1-oxo-2,2-diphenylbutyl]pyrrolidin (●)

S R 610, *Racemoramid***

V Analgeticum

---

*5416* *(4408)* $C_{25}H_{32}N_2O_2$
357-56-2

(+)-1-(3-Methyl-4-morpholino-2,2-diphenylbutyryl)-pyrrolidin = (+)-1-[3-Methyl-4-(4-morpholinyl)-1-oxo-2,2-diphenylbutyl]pyrrolidin (●)

H auch Bitartrat (2922-44-3)

S Alcoid, Dauran, *Destromoramide*, *Dextrodiphenopyrine*, *Dextromoramid**, Dimorlin, *D-Moramid*, Errecalma, Jetrium, Linfadol, M.C.P. 875, Narcolo, Palfadonna, Palfium, Palphium, *Pyrrolamidol*, R. 875, SKF 5137, Troxilan, Yetrium

V Analgeticum

---

*5417* *(4409)* $C_{25}H_{32}N_2O_2$
5666-11-5

(−)-1-(3-Methyl-4-morpholino-2,2-diphenylbutyryl)-pyrrolidin = (−)-1-[3-Methyl-4-(4-morpholinyl)-1-oxo-2,2-diphenylbutyl]pyrrolidin (●)

S *Levomoramid***

V Analgeticum

---

*5418* *(61 E)* $C_{25}H_{32}N_4O_2$
27315-91-9

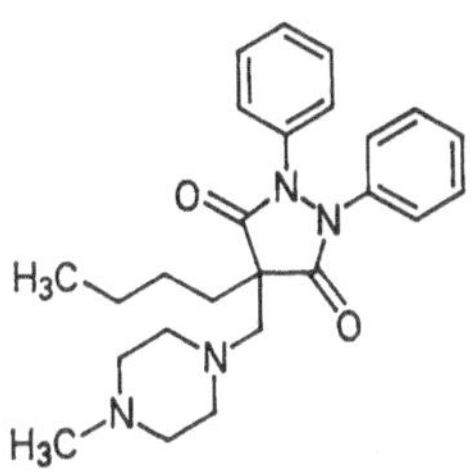

4-Butyl-4-[(4-methyl-1-piperazinyl)methyl]-1,2-diphenyl-3,5-pyrazolidindion (●)

S Elarzone, L.D. 4644, *Pipebuzon***

V Antiphlogisticum

*5419* *(4410)*

$C_{25}H_{32}O_2$

152-43-2

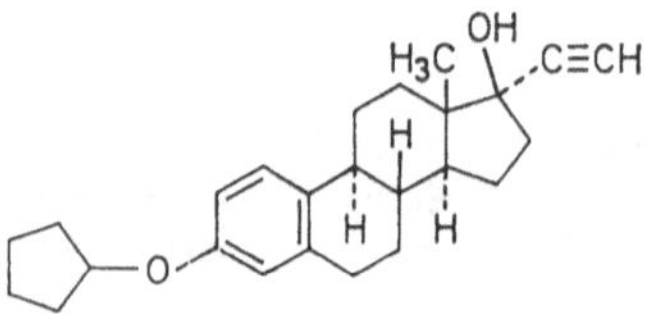

17α-Ethinyl-3-cyclopentyloxy-1,3,5(10)-östratrien-17β-ol = 3-Cyclopentyloxy-19-nor-17α-pregna-1,3,5(10)-trien-20-in-17β-ol = 17α-Ethinylöstra-3,17β-diol-3-cyclopentyläther = (17α)-3-(Cyclopentyloxy)-19-norpregna-1,3,5(10)-trien-20-in-17-ol (●)

S *Äthinylöstradiolcyclopentyläther*, Agalacto-Quilea, Estón, Estrovis, Estrovister, Plestrovis, Qui-Lea, *Quinestrol***, W 3566

V Östrogen

*5420*

$C_{25}H_{32}O_3$

39791-20-3

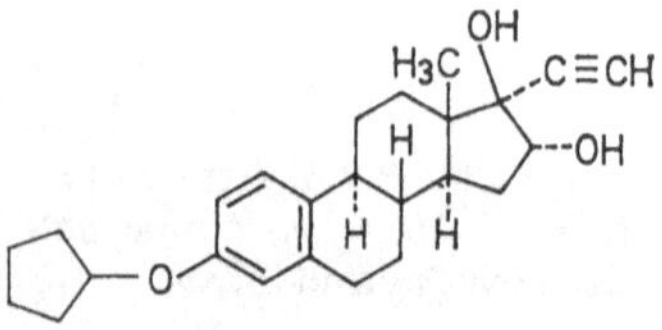

3-(Cyclopentyloxy)-19-nor-17α-pregna-1,3,5(10)-trien-20-in-16α,17-diol = 17α-Ethinyl-3-cyclopentyloxy-1,3,5(10)-östratrien-16α,17β-diol = (16α,17α)-3-(Cyclopentyloxy)-19-norpregna-1,3,5(10)-trien-20-in-16,17-diol (●)

S *Äthinylöstriolcyclopentyläther*, Lilly 49825, *Nilestriol***, *Nylestriol*

V Östrogen

*5421* *(4411)*

$C_{25}H_{32}O_4$

7642-64-0

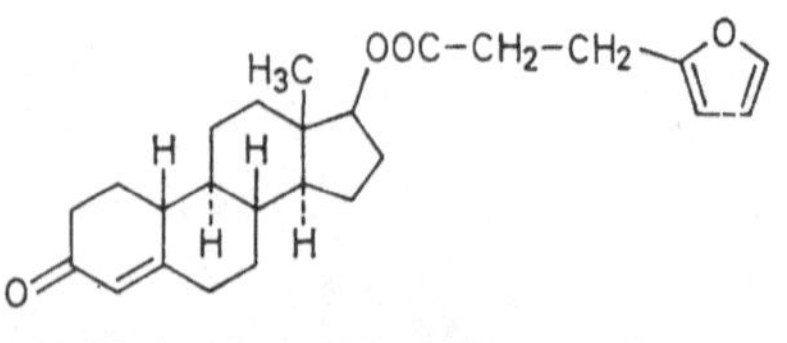

17β-Hydroxy-4-östren-3-on-17-[3-(2-furyl)-propionat] = Nortestosteron-β-furylpropionat = (17β)-17-[3-(2-Furanyl)-1-oxopropoxy]östr-4-en-3-on (●)

S Demelon, *Nandrolonfurylpropionat*, NFP, *Nortestosteronfurylpropionat*

V Anabolicum

*5422*

$C_{25}H_{32}O_4$

2919-66-6

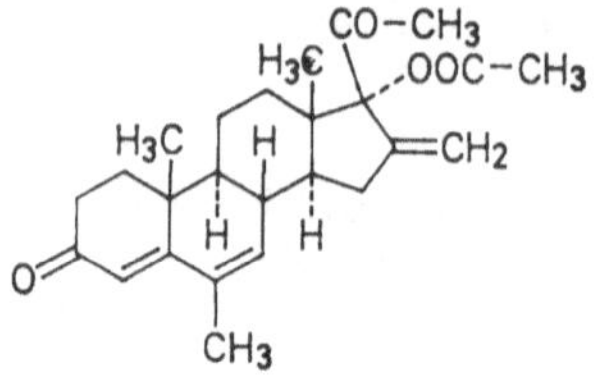

17α-Hydroxy-6-methyl-16-methylen-4,6-pregnadien-3,20-dion-17-acetat = 17-(Acetyloxy)-6-methyl-16-methylenpregna-4,6-dien-3,20-dion (●)

S BDH 1921, *Melengestrolacetat***, MGA, NSC-70968

V Progestativum, Antineoplasticum

*5423* *(4412)*

$C_{25}H_{32}O_8$

2920-86-7

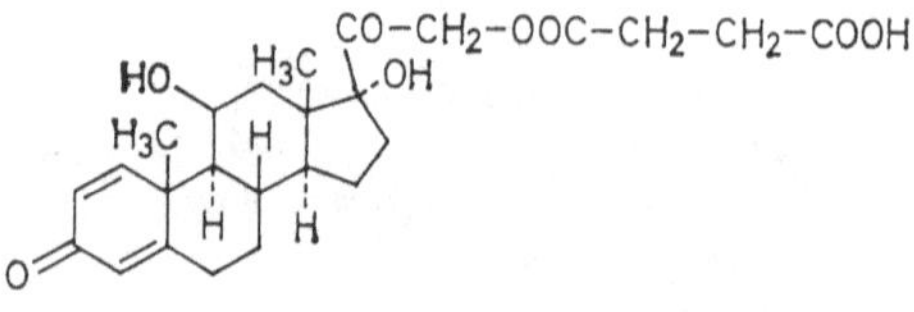

11β,17α,21-Trihydroxy-1,4-pregnadien-3,20-dion-21-hydrogensuccinat = Prednisolon-21-succinat = (11β)-21-(3-Carboxy-1-oxopropoxy)-11,17-dihydroxypregna-1,4-dien-3,20-dion (●)

H Natriumsalz (1715-33-9)

S Deltacortenolo i.v., Di-Adreson-F aquosum, Dispersona-inyect., Endoprenovis, Farnisol „Lauzier"-Sol., Fiasone-Amp., Hemilagar, Hostacortin H solubile, Hydrocortidelt-I.V., Lepicortinolo i.v., Lio-Cort, Meticortelone soluble, Nisolone i.v., Precortalon aquosum, Prednisol, *Prednisolonnatriumsuccinat*, Prednisolut „Jenapharm", Predonine soluble, Solu-Dacortin, Solu-Decortin-H, Solu-Delta-Cortef

V antiphlogistisch und antiallergisch wirksames Glucocorticoid

*5423-01* *(4412a)*

5714-75-0

H Verbindung mit Perphenazin (Nr. 4621)

S *Prednazat***, Sch 6620, Sixtysix-20

V Antiphlogisticum

*5424* $C_{25}H_{32}O_{13}$
32 619-42-4

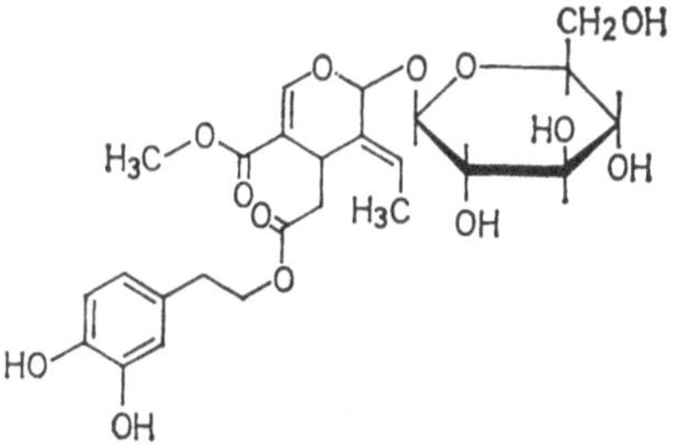

*trans*-3-Ethyliden-2-(β-D-glucopyranosyloxy)-3,4-dihydro-5-(methoxycarbonyl)-2*H*-pyran-4-essigsäure-2-(3,4-dihydroxyphenyl)ethylester (●)

S *Oleuropein*

V Hypotensivum, Coronarvasodilatans, Antiarrhythmicum, Spasmolyticum (Bitterstoff aus Olea europaea)

*5425* *(4413)* $C_{25}H_{33}ClN_{4}O$

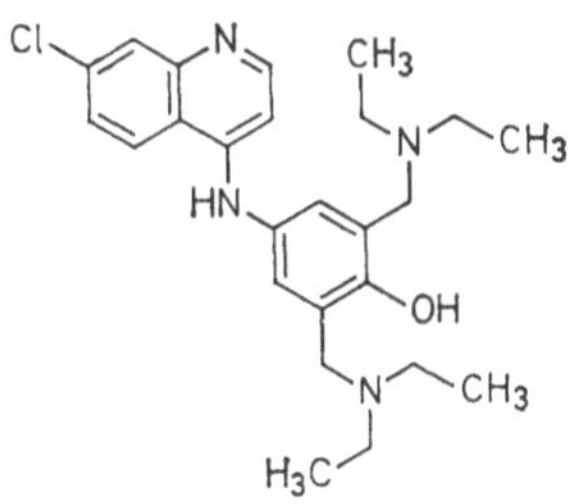

4-(7-Chlor-4-chinolylamino)-2,6-bis-(diethylaminomethyl)-phenol = 7-Chlor-4-[3,5-bis-(diethylaminomethyl)-4-hydroxyanilino]-chinolin = 4-[(7-Chlor-4-chinolinyl)amino]-2,6-bis[(diethylamino)methyl]phenol (●)

S Cyclochinum, Tsiklokhin

V Chemotherapeuticum

*5426* *(4414)* $C_{25}H_{33}ClO_{5}$
3044-32-4

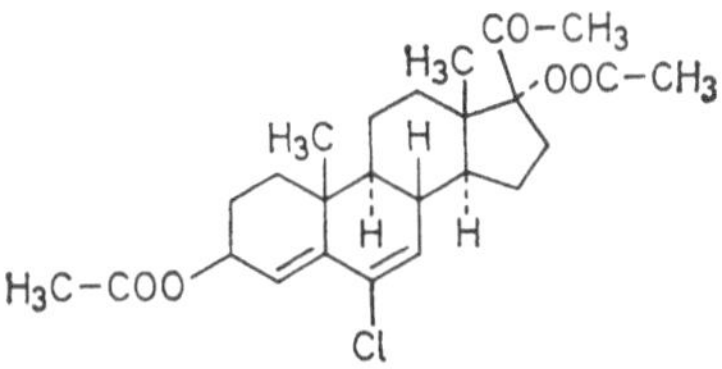

6-Chlor-3β,17α-dihydroxy-4,6-pregnadien-20-on-diacetat = (3β)-3,17-Bis(acetyloxy)-6-chlorpregna-4,6-dien-20-on (●)

S AY-11440, *Clogestonacetat***

V Progestativum

*5427* *(4415)* $C_{25}H_{33}NO_{4}$
14521-96-1

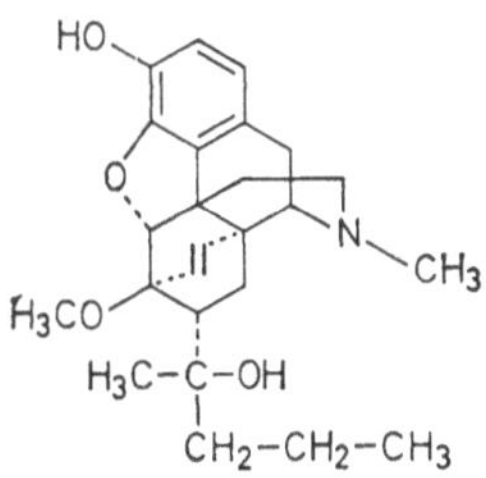

6,7,8,14-Tetrahydro-7α-(1-hydroxy-1-methylbutyl)-6,14-*endo*-ethenooripavin = 7,8-Dihydro-7α-[1(*R*)-hydroxy-1-methylbutyl]-$O^{6}$-methyl-6,14-*endo*-ethenomorphin = 19-Propylorvinol = [5α,7α(*R*)]-4,5-Epoxy-3-hydroxy-6-methoxy-α,17-dimethyl-α-propyl-6,14-ethenomorphinan-7-methanol (●)

H Hydrochlorid (13764-49-3)

S *Ethorphinhydrochlorid, Etorfina cloridrato, Etorphinhydrochlorid***, M. 99

V Analgeticum, Narcoticum

*5428* *(4416)* $C_{25}H_{33}N_{3}OS$

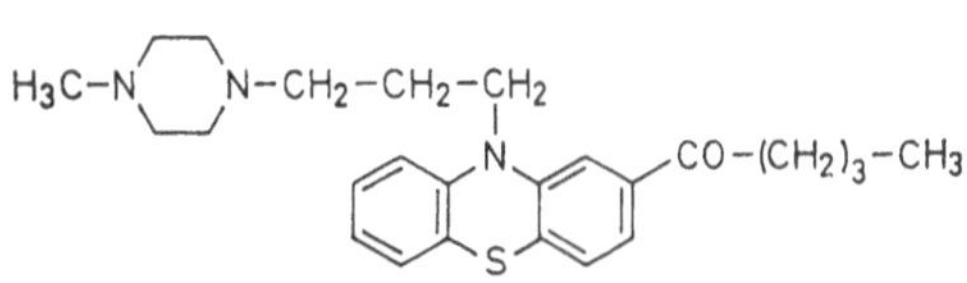

10-[3-(4-Methyl-1-piperazinyl)-propyl]-2-valeryl-phenothiazin = 1-[10-[3-(4-Methyl-1-piperazinyl)-propyl]-10*H*-phenothiazin-2-yl]-1-pentanon (●)

S *Valerylperazin*, WH 3822

V Neurolepticum

*5429* *(4417)* $C_{25}H_{33}N_3O_2$

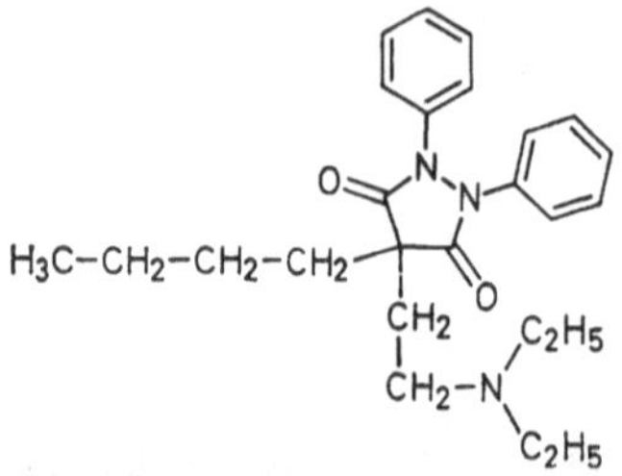

4-Butyl-4-[2-(diethylamino)ethyl]-1,2-diphenyl-3,5-pyrazolidindion (●)

S Detamidione

V Analgeticum

*5430* $C_{25}H_{33}N_3O_2S$ 7564-03-6

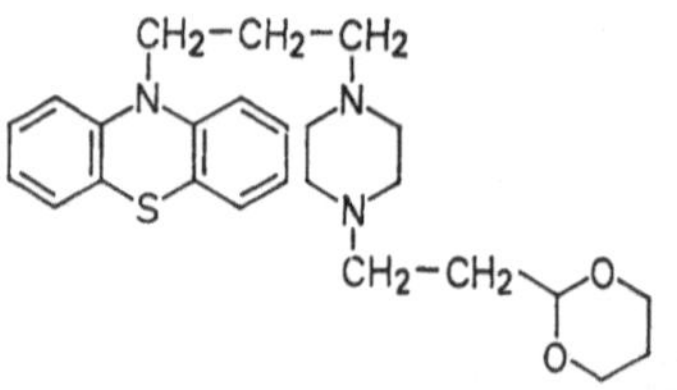

10-[3-{4-[2-(*m*-Dioxan-2-yl)-ethyl]-1-piperazinyl}-propyl]-phenothiazin = 10-[3-[4-[2-(1,3-Dioxan-2-yl)ethyl]-1-piperazinyl]propyl]-10*H*-phenothiazin (●)

H Hydrogensuccinat (7456-12-4)

S *Oxaprazinsuccinat*, SD 270-07

V Antitussivum

*5431* $C_{25}H_{34}N_2O_2$ 13958-40-2

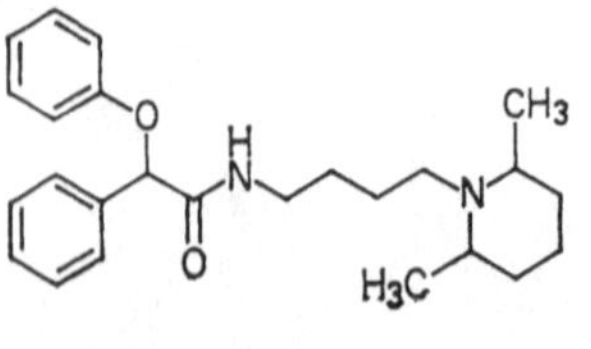

*N*-[4-(2,6-Dimethylpiperidino)-butyl]-2-phenoxy-2-phenylacetamid = *N*-[4-(2,6-Dimethyl-1-piperidinyl)butyl]-α-phenoxybenzenacetamid (●)

S CI-661, *Oxfenamide*, *Oxiramid***

V Antiarrhythmicum

*5432* *(221 N)* $C_{25}H_{34}N_2O_3$ 27591-97-5

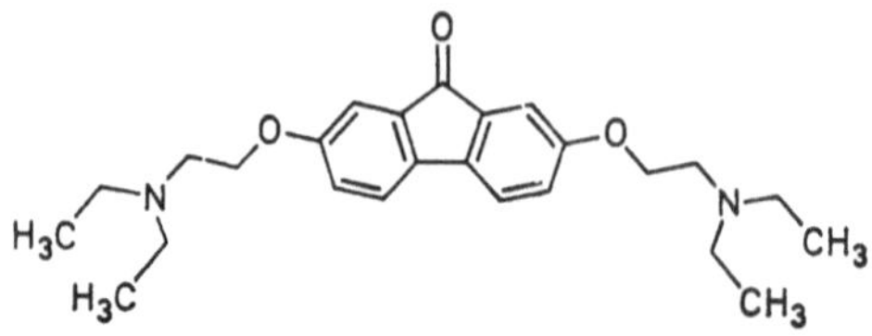

2,7-Bis-(2-diethylaminoethoxy)-fluoren-9-on = 2,7-Bis-[2-(diethylamino)ethoxy]-9*H*-fluoren-9-on (●)

H auch Dihydrochlorid (27591-69-1)

S *Bis-DEAE-fluorenone*, NSC-143969, *Tiloron***

V Virustaticum (oral wirksames Interferonstimulans)

*5433* *(62 E)* $C_{25}H_{34}N_2O_4$ 54063-46-6

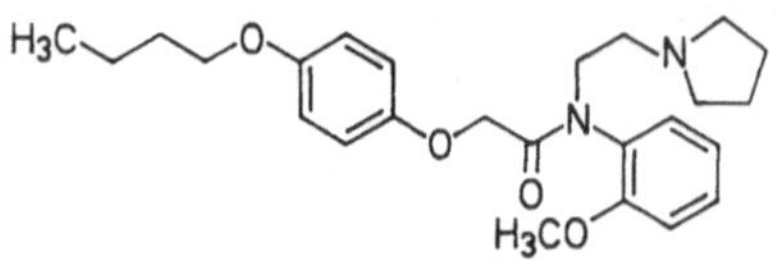

2-(4-Butoxyphenoxy)-*N*-(2-methoxyphenyl)-*N*-[2-(1-pyrrolidinyl)ethyl]acetamid (●) = 2-(*p*-Butoxyphenoxy)-*N*-[2-(1-pyrrolidinyl)-ethyl]-*o*-acetanisidid

S *Fexicain***

V Lokalanästheticum

*5434* *(4418)* $C_{25}H_{34}O_2$ 10592-65-1

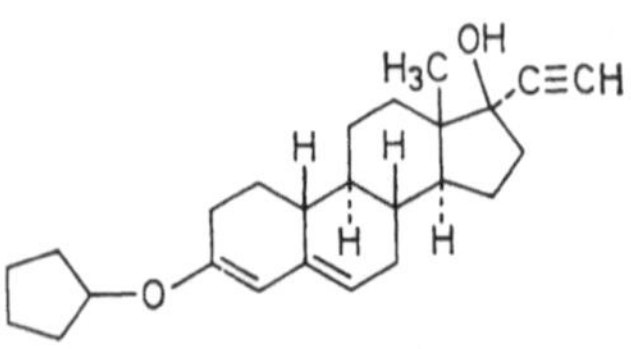

3-Cyclopentyloxy-19-nor-17α-pregna-3,5-dien-20-in-17β-ol = 17α-Ethinyl-3-cyclopentyloxy-3,5-östradien-17β-ol = (17α)-3-(Cyclopentyloxy)-19-norpregna-3,5-dien-20-in-17-ol (●)

H vgl. auch Nr. 5604

S *Quingestanol***

V Progestativum

*5435* *(4419)* $C_{25}H_{34}O_3$
**15140-27-9**

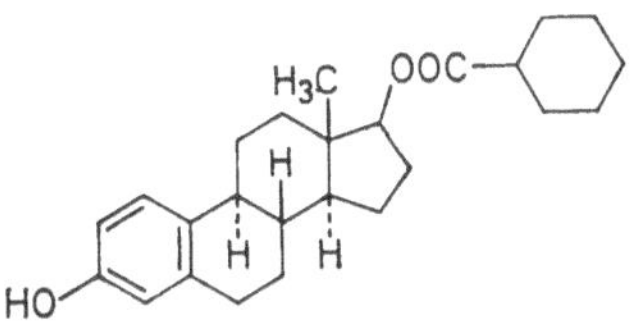

1,3,5(10)-Östratrien-3,17β-diol-17-hexahydrobenzoat = Östradiol-17-hexahydrobenzoat = (17β)-Östra-1,3,5(10)-trien-3,17-diol-17-cyclohexancarboxylat (●)

S Benzo-Ginoestril A.P., Benzo-Gynoestryl retard, Ginestryl-15-Depot, Menodin „Synthesis", *Östradiolhexahydrobenzoat*, Tardoginestryl

V Depot-Follikelhormonpräparat

---

*5436* $C_{25}H_{34}O_4$
**23163-51-1**

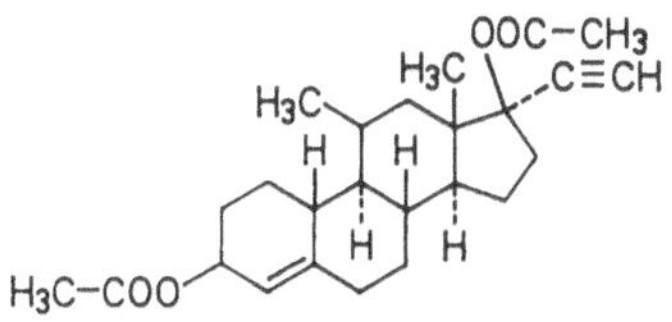

17α-Ethinyl-11β-methyl-4-östren-3β,17β-dioldiacetat = 11β-Methyl-19-nor-17α-pregn-4-en-20-in-3β,17β-dioldiacetat = (3β,11β,17α)-11-Methyl-19-norpregn-4-en-20-in-3,17-dioldiacetat (●)

S *Methynodioldiacetat*, *Metynodioldiacetat***, SC-19198

V Progestativum

---

*5437* *(4420)* $C_{25}H_{34}O_8$
**2203-97-6**

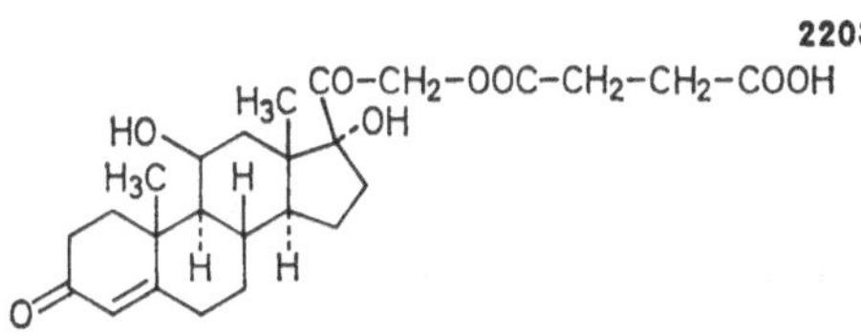

11β,17α,21-Trihydroxy-4-pregnen-3,20-dion-21-hydrogensuccinat = 17α-Hydroxycorticosteron-21-succinat = Hydrocortison-21-succinat = (11β)-21-(3-Carboxy-1-oxopropoxy)-11,17-dihydroxypregn-4-en-3,20-dion (●)

H Natriumsalz **(125-04-2)**

S Arcocort, Buccalsone, Corlan, Efcorlin soluble, Efcortelan soluble, Emi-Corlin, Flebocortid, Flemex, Hidrorgasona, Hydrocortal aquosum, Hydrocortisone intraveineux, *Hydrocortisone Sodium Succinate*, *Hydrocortisonnatriumsuccinat*, Hydrocortistab soluble, Intracort, Lycortin-S, Nordicort, Nositrol, Oralsone, Saxizon, S-Cortilean, Solu-Cortef, Solu-Glyc, Solu-ject, Sopolcort H, Suxizon 300, Venocort

V injizierbares Hydrocortisonderivat

---

*5438* *(4421)* $C_{25}H_{35}NO_5$
**3625-06-7**

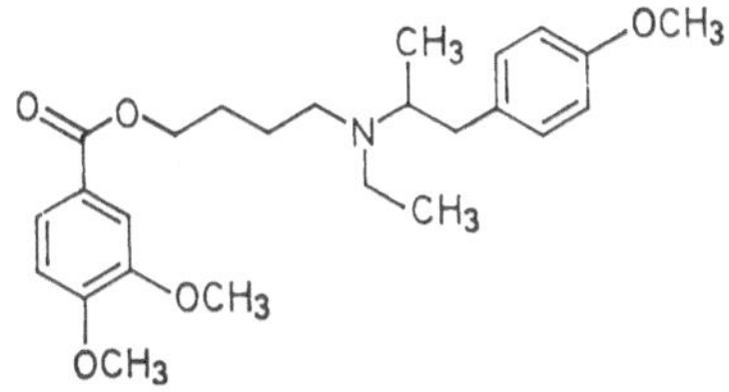

3,4-Dimethoxybenzoesäure-4-[*N*-ethyl-(*p*-methoxy-α-methylphenethyl)-amino]-butylester = 7-(3,4-Dimethoxybenzoyloxy)-3-ethyl-1-(*p*-methoxyphenyl)-2-methyl-3-azaheptan = 3,4-Dimethoxybenzoesäure-4-[ethyl[2-(4-methoxyphenyl)-1-methylethyl]amino]butylester (●)

H Hydrochlorid **(2753-45-9)**

S Colofac, CSAG-144, Duphaspasmin, Duspatal, Duspatalin(e), *Mebeverinhydrochlorid**, Veratrate

V Spasmolyticum

---

*5439* *(4422)* $C_{25}H_{35}N_5O_4$

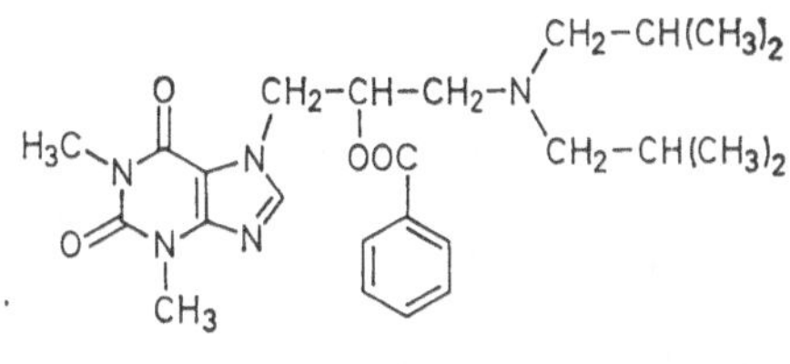

7-(2-Benzoyloxy-3-diisobutylaminopropyl)-theophyllin = 7-[2-(Benzoyloxy)-3-[bis(2-methylpropyl)amino]propyl]-3,7-dihydro-1,3-dimethyl-1*H*-purin-2,6-dion (●)

S Vestphyllin

V Coronarvasodilatans

*5440* (*4423*) $C_{25}H_{36}O_3$
4956-37-0

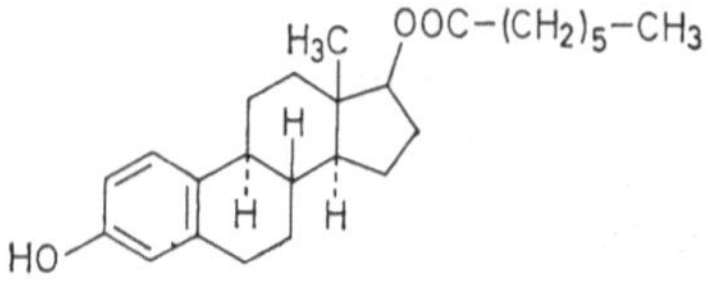

1,3,5(10)-Östratrien-3,17β-diol-17-heptanoat = (17β)-Östra-1,3,5(10)-trien-3,17-diol-17-heptanoat (●)

S Deladroxate, *Estradiol enanthate, Östradiolönanthat*, SQ 16150

V Depot-Östrogen

*5441* (*4424*) $C_{25}H_{36}O_3$
18470-94-5

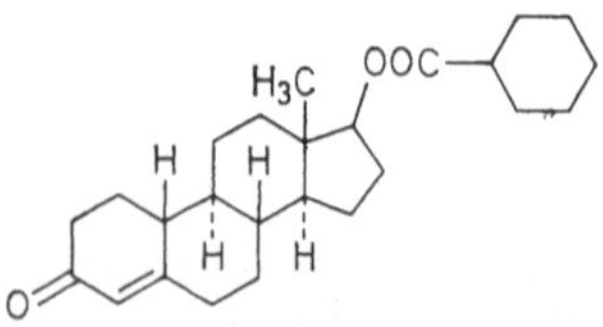

17β-Hydroxy-4-östren-3-on-17-hexahydrobenzoat = 17β-Hydroxy-19-nor-4-androsten-3-on-17-hexahydrobenzoat = (17β)-17-[(Cyclohexylcarbonyl)-oxy]östr-4-en-3-on (●)

S *Nandrolonhexahydrobenzoat*, Nor-Durandron, Norlongandron, *Nortestosteronhexahydrobenzoat*

V Anabolicum

*5442* $C_{25}H_{36}O_5$
7755-28-4

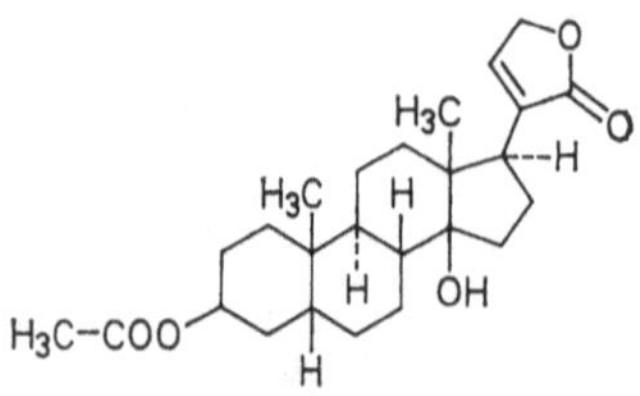

3β,14-Dihydroxy-21-oxo-23-desoxo-5β-card-20(22)-enolid-3-acetat = 3β,14,23-Trihydroxy-24-nor-5β,14β-chol-20(22)-en-21-säure-γ-lacton-3-acetat = (3β,5β,14β)-3-(Acetyloxy)-14,23-dihydroxy-24-norchol-20(22)-en-21-säure-γ-lacton (●)

S AY-17605

V Cardiotonicum

*5443* (*4425*) $C_{25}H_{36}O_5$
4598-67-8

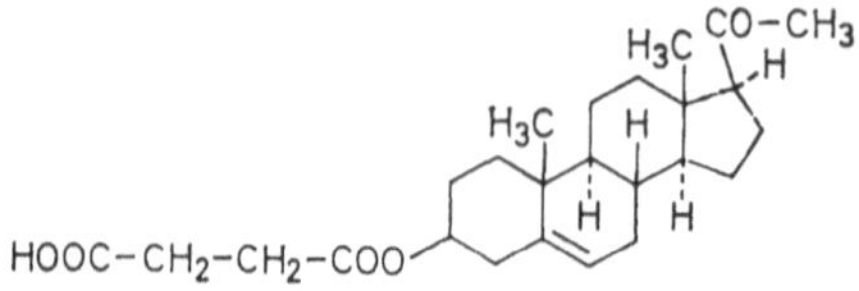

3β-Hydroxy-5-pregnen-20-on-3-hydrogensuccinat = (3β)-3-(3-Carboxy-1-oxopropoxy)pregn-5-en-20-on (●)

S Panzalone, *Pregnenolonsuccinat*

V antiphlogistisch und antiallergisch wirksames Glucocorticoid

*5444* (*4426*) $C_{25}H_{36}O_6$
80-96-6

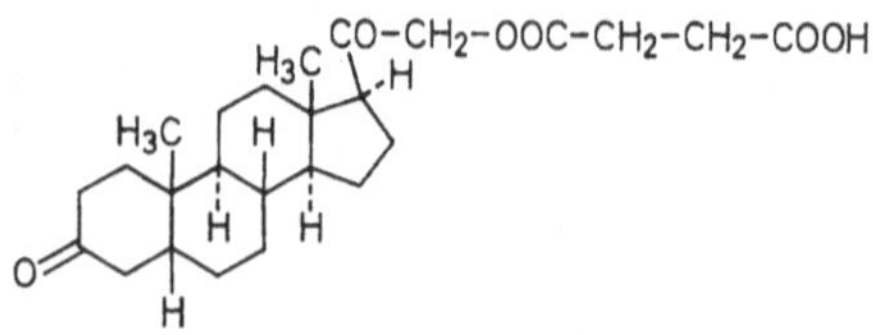

21-Hydroxy-5β-pregnan-3,20-dion-21-hydrogensuccinat = 21-(3-Carboxypropionyloxy)-5β-pregnan-3,20-dion = (5β)-21-(3-Carboxy-1-oxopropoxy)pregnan-3,20-dion (●)

H Natriumsalz (53-10-1)

S *Hydroxidioni natrii succinas, Hydroxydionnatriumsuccinat***, P 55, Predion, Pregnocin-Natrium, Presuren, Viadril

V Narkoticum

*5445* (*63 E*) $C_{25}H_{36}O_6$
13609-67-1

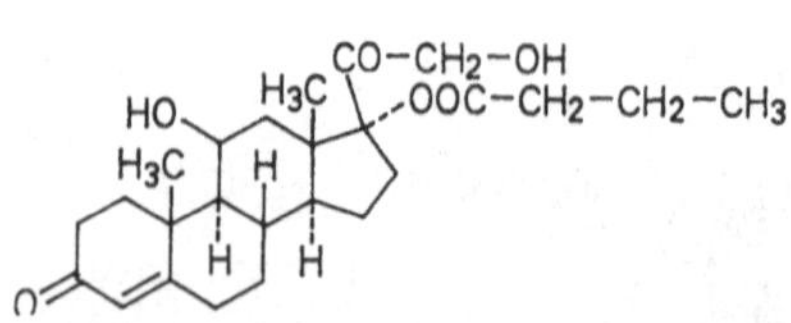

11β,17α,21-Trihydroxy-4-pregnen-3,20-dion-17-butyrat = 17α-Hydroxycorticosteron-17-butyrat = (11β)-11,21-Dihydroxy-17-(1-oxobutoxy)pregn-4-en-3,20-dion (●)

S *Hydrocortison-17-butyrat*, Locoid

V antiphlogistisch und antiallergisch wirksames Glucocorticoid

*5446* *(4427)* $C_{25}H_{36}O_{10}$
1448-23-3

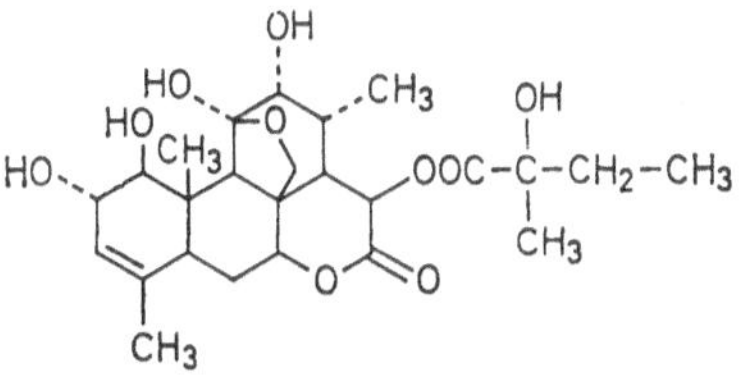

1,2,3,3aβ,4,6aβ,7,7aα,10,11,11a,11bα-Dodekahydro-1α,2α,4β,10α,11β-pentahydroxy-3α,8,11aβ-trimethyl-5*H*-1,11cβ-(epoxymethano)-phenanthro-[10,1-*b*,*c*]pyran-5-on-4-(2-hydroxy-2 methylbutyrat) = (1β,2α,11β,12α,15β)-11,20-Epoxy-1,2,11,12-tetrahydroxy-15-(2-hydroxy-2-methyl-1-oxobutoxy)picras-3-en-16-on (●)

S Glarubin, *Glaucarubin*, Glaumeba, α-*Kirondrin*, MK-53

V Amöbicid (Simaruba glauca-Bitterstoff)

---

*5447* *(4428)* $C_{25}H_{37}ClO_{3}$
32361-10-7

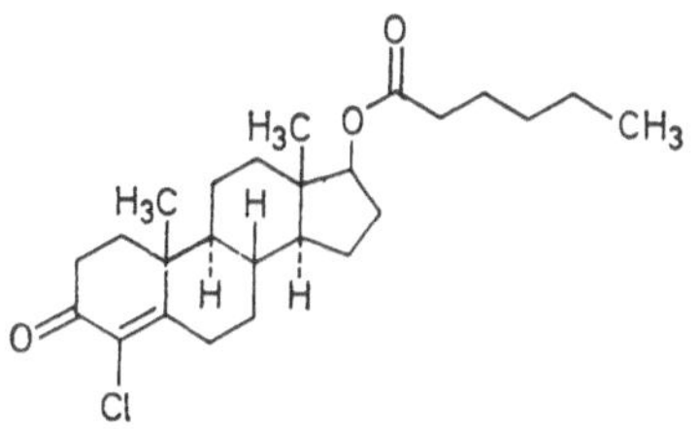

4-Chlor-17β-hydroxy-4-androsten-3-on-17-hexanoat = 4-Chlortestosteroncapronat = (17β)-4 Chlor-17-[(1-oxohexyl)oxy]androst-4-en-3-on (●)

S *Chlortestosteroncapronat*, *Clostebolcapronat***, Macrobin-Depot

V Anabolicum

---

*5448* *(4429)* $C_{25}H_{37}\ {}_{3}O$
27112-37-4

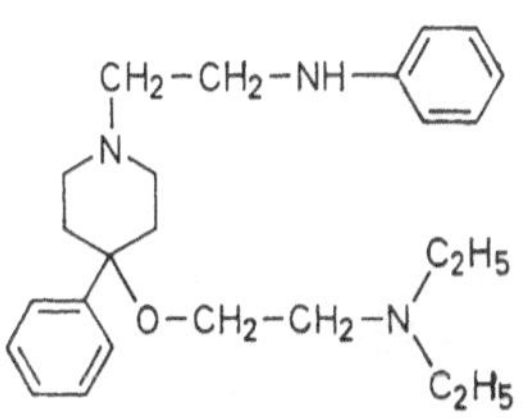

1-(2-Anilinoethyl)-4-(2-diethylaminoethoxy)-4-phenylpiperidin = 4-[2-(Diethylamino)ethoxy]-*N*,4-diphenyl-1-piperidinethanamin (●)

H Dicyclamat (23469-05-8)

S *Diamocaindicyclamat***, Jamaine, R 10948

V Lokalanästheticum

---

*5449* *(4430)* $C_{25}H_{37}N_{3}O_{4}S$

Trioxocholansäuremonothiosemicarbazon

S Drogan

V Tuberkulostaticum

---

*5450* *(4431)* $C_{25}H_{38}N_{2}O$
3748-77-4

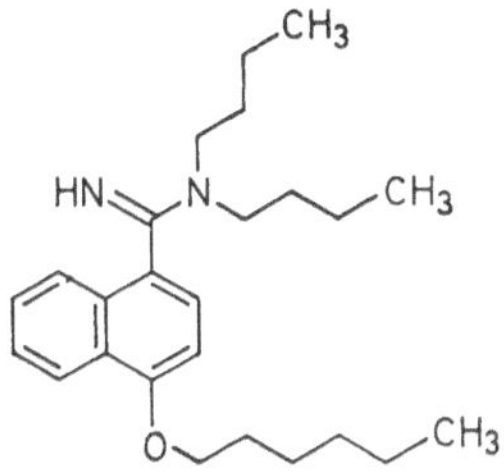

*N*,*N*-Dibutyl-4-hexyloxy-1-naphthamidin = *N*,*N*-Dibutyl-4-(hexyloxy)-1-naphthalencarboximidamid (●)

H Hydrochlorid (1055-55-6)

S *Bunamidinhydrochlorid***, Scolaban

V Veterinär-Anthelminthicum (Taeniacid)

*5450-01* *(4431a)* 13501-04-7

H 3-Hydroxy-2-naphthoat

S Buban

V Veterinär-Anthelminthicum (Taeniacid)

---

*5451* *(4432)* $C_{25}H_{38}O_{2}$
67-81-2

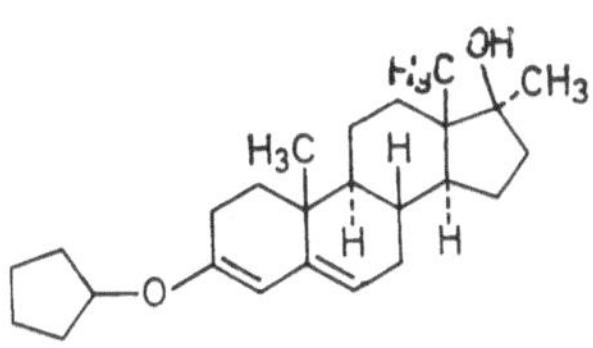

3-Cyclopentyloxy-17α-methyl-3,5-androstradien-17β-ol = 17α-Methyltestosteron-3-cyclopentylenoläther = (17β)-3-(Cyclopentyloxy)-17-methylandrosta-3,5-dien-17-ol (●)

S Pandrocine, *Penmesterol***, *Penmestrol*, 12222 R.P., Testopan

V Androgen

*5452* *(4433)* $C_{25}H_{38}O_4$
2297-30-5

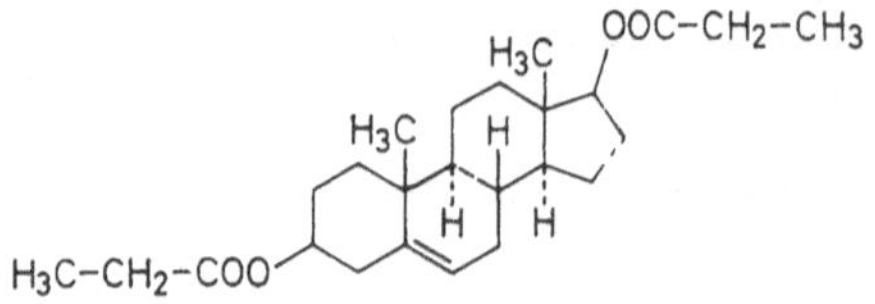


5-Androsten-3β,17β-dioldipropionat = (3β,17β)-Androst-5-en-3,17-dioldipropanoat (●)

S *Androstendioldipropionat*, Bisexovis-fiale, Bisexovister, Ginandrin, Stenandiol

V Steroidhormon zur anabolen und heterohormonalen Therapie

---

*5453* *(4434)* $C_{25}H_{39}NO_6$
7633-69-4

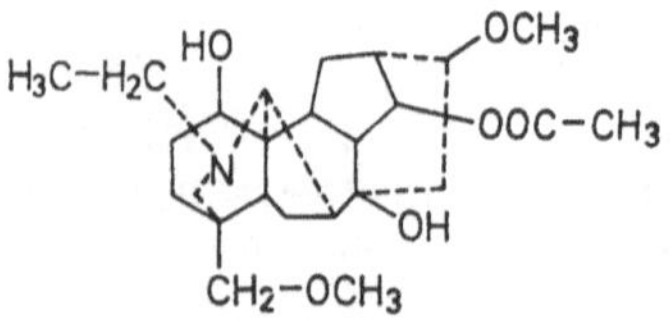


(1α,10α,19β)-16-Ethyl-19-methoxy-4-(methoxymethyl)aconitan-1,8,10-triol-10-acetat (●)

S *Condelphin*

V Muskelrelaxans (Delphinium confusum-Alkaloid)

---

*5454* $C_{25}H_{40}O_2S$
21 362-69-6

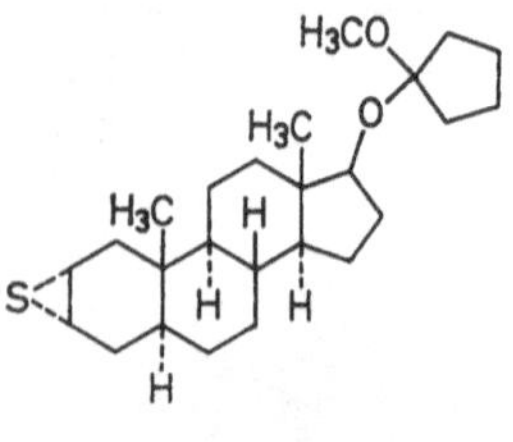


2α,3α-Epithio-5α-androstan-17β-yl-(1-methoxycyclopentyl)-äther = (2α,3α,5α,17β)-2,3-Epithio-17-[(1-methoxycyclopentyl)oxy]androstan (●) = Cyclopentanon-2α,3α-epithio-5α-androstan-17β-yl-methyl-acetal

S *Mepitiostan***, 10364-S

V Antiöstrogen (zur Unterdrückung von Tumoren)

*5455* *(4435)* $C_{25}H_{41}NO_4$

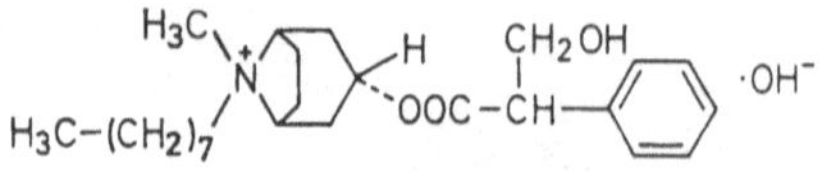


(±)-8-*n*-Octyl-3-tropoyloxytropaniumhydroxid = *endo*-(±)-3-(3-Hydroxy-1-oxo-2-phenylpropoxy)-8-methyl-8-octyl-8-azoniabicyclo[3.2.1]octanhydroxid (●)

H Bromid (5843-82-3)

S AD-122, *Atropinoctylbromid*, *Octylatropinbromid*

V Anticholinergicum

---

*5456* *(4436)* $C_{25}H_{42}O_2$

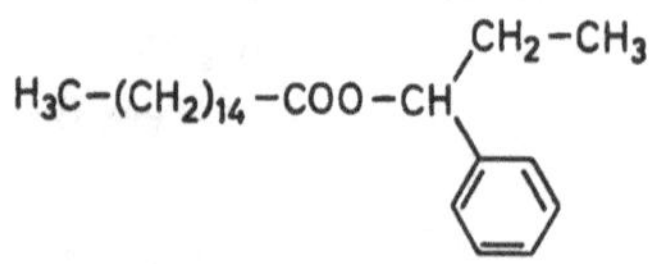


α-Ethylbenzylpalmitat = Phenylethylmethanolpalmitat = Hexadecansäure-1-phenylpropylester (●)

S Palmofen

V Choleretieum

---

*5457* *(4437)* $C_{25}H_{43}NO_7$
497-72-3

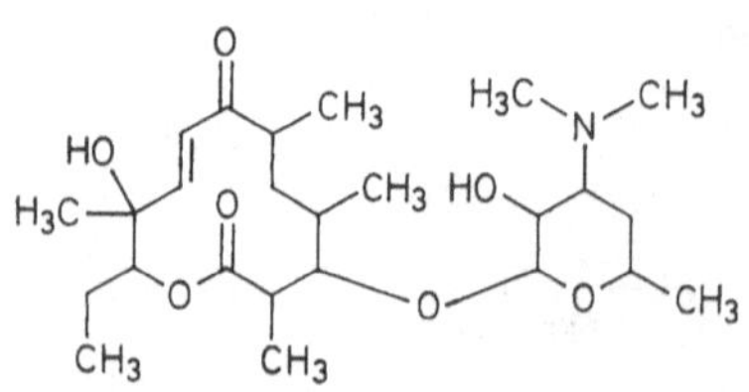


[3*R*-(3*R**,4*S**,5*S**,7*R**,9*E**,11*S**,12*R**)]-12-Ethyl-11-hydroxy-3,5,7,11-tetramethyl-4-[[3,4,6-trideoxy-3-(dimethylamino)-β-D-*xylo*-hexopyranosyl]oxy]oxacyclododec-9-en-2,8-dion (●)

S *Methymycin*

V Antibioticum

*5458* *(4438)* $C_{25}H_{43}NO_7$

497-73-5

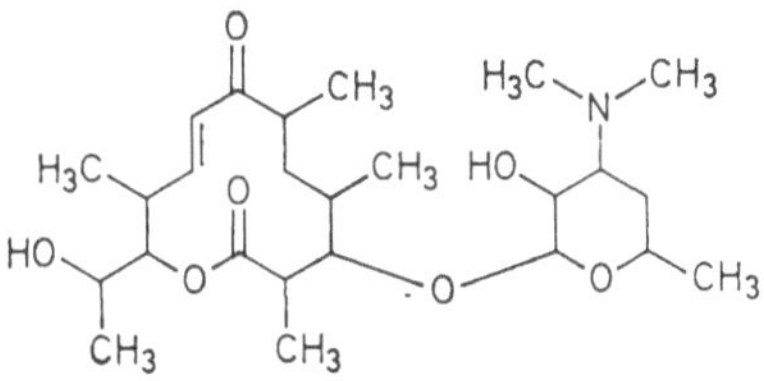

10-Deoxy-12-hydroxymethymycin

S *Neomethymycin*

V Antibioticum

*5459* $C_{25}H_{43}N_{13}O_{10}$

33103-22-9

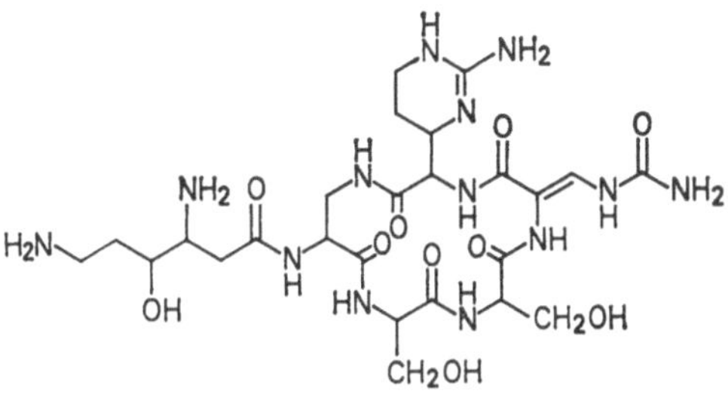

Stereoisomeres von [[3-(2-Amino-1,4,5,6-tetrahydro-4-pyrimidinyl)-15-(3,6-diamino-4-hydroxyhexanamido)-9,12-bis-(hydroxymethyl)-2,5,8,11,14-pentaoxo-1,4,7,10,13-pentaazacyclohexadec-6-yliden]-methyl]-harnstoff = Stereoisomeres von 3,6-Diamino-*N*-[6-[[(aminocarbonyl)amino]methylen]-3-(2-amino-1,4,5,6-tetrahydro-4-pyrimidinyl)-9,12-bis(hydroxymethyl)-2,5,8,11,14-pentaoxo-1,4,7,10,13-pentaazacyclohexadec-15-yl]-4-hydroxyhexanamid = (*R*)-1-(L-*threo*-3,6-Diamino-4-hydroxyhexansäure)-6-[L-2-(2-amino-1,4,5,6-tetrahydro-4-pyrimidinyl)glycin]viomycin (●)

S *Enviomycin***, Tuberactin, *Tuberactinomycin N*

V Tuberkulostaticum (Antibioticum aus Streptomyces griseoverticillatus var. tuberacticus Nr. 13-386)

*5460* *(4243)* $C_{25}H_{43}N_{13}O_{10}$

32988-50-4

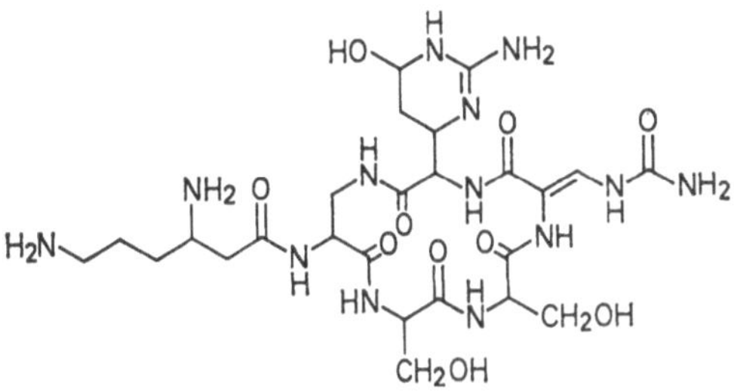

Stereoisomeres von 3,6-Diamino-*N*-[6-[[(aminocarbonyl)amino]methylen]-3-(2-amino-1,4,5,6-tetrahydro-6-hydroxy-4-pyrimidinyl)-9,12-bis(hydroxymethyl)-2,5,8,11,14-pentaoxo-1,4,7,10,13-pentaazacyclohexadec-15-yl]hexanamid (●)

H auch Sulfat (37883-00-4)

S Celiomycin, Florimycin, *Tuberactinomycin B*, *Vinacetin A*, Viocin, *Viomicin*, *Viomycin**

V Tuberkulostaticum (Antibioticum aus Streptomyces Species)

*5460-01* *(4243a)*

H Pantothenat-Sulfat

S Vinactane, Vionactan, Viothenat

V Tuberkulostaticum

*5461* *(4439)* $C_{25}H_{44}N_2O$

313-05-3

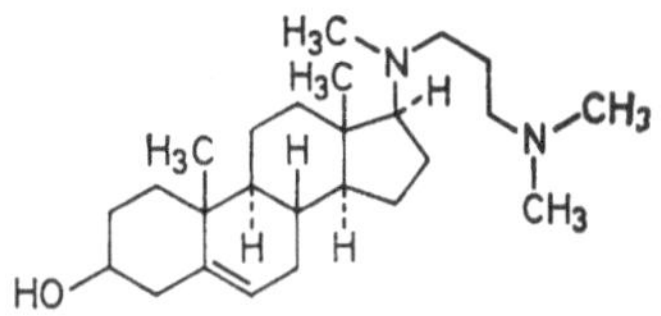

17β-[*N*-(3-Dimethylaminopropyl)-methylamino]-5-androsten-3β-ol = 20,25-Diazacholesterin = (3β,17β)-17-[[3-(Dimethylamino)propyl]methylamino]androst-5-en-3-ol (●)

H Dihydrochlorid (1249-84-9)

S *Azacosterolhydrochlorid***, Azasterol, *Diazasterolhydrochlorid*, IMD 760, Ornitrol, SC-12937

V Hypocholesterinämicum, Fertilitätsinhibitor (für Vögel)

*5462* (4440) $C_{25}H_{44}N_5O_{16}$

1402-84-2

S *Antelmycin***, *Anthelmycin*, L 33876

V anthelminthisch wirksames Antibioticum aus Streptomyces longissimus

*5463* (4441) $C_{25}H_{45}N_3O_3$

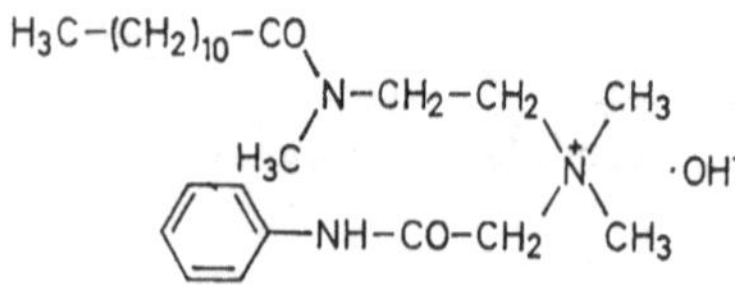

*N,N*-Dimethyl-*N*-[2-(*N*-methyldodecanamido)-ethyl]-*N*-(phenylcarbamoylmethyl)-ammonium-hydroxid = *N,N*-Dimethyl-*N*-[2-[methyl(1-oxododecyl)-amino]ethyl]-2-oxo-2-(phenylamino)ethan-aminiumhydroxid (●)

H Chlorid (54063-35-3)

S Desocin, Desogen-fest, *Dofami chloridum*, *Dofamiumchlorid***, G 25268, *Phenamyliniumchlorid*

V Antisepticum

*5464* (4442) $C_{25}H_{47}NO$

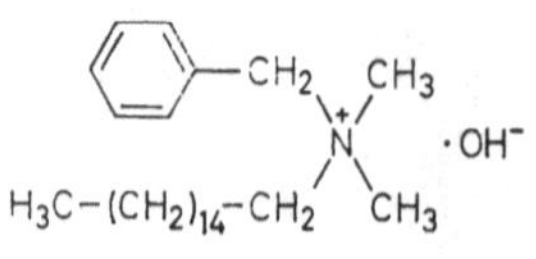

*N*-Benzyl-*N*-hexadecyldimethylammoniumhydroxid = Benzylcetyldimethylammoniumhydroxid = *N*-Hexadecyl-*N,N*-dimethylbenzenmethan-aminiumhydroxid (●)

H Chlorid (122-18-9)

S Acinol, Armil, Baktonium, Banicol, Benzaletas, Bicetonium, Bonjela, *Cetalkoniumchlorid***, Cetol, NSC-32942, Spilan, Tetraseptan, Win 357, Zettyn

V Antisepticum, Bakterieid

*5465* (4443) $C_{25}H_{48}N_6O_8$

70-51-9

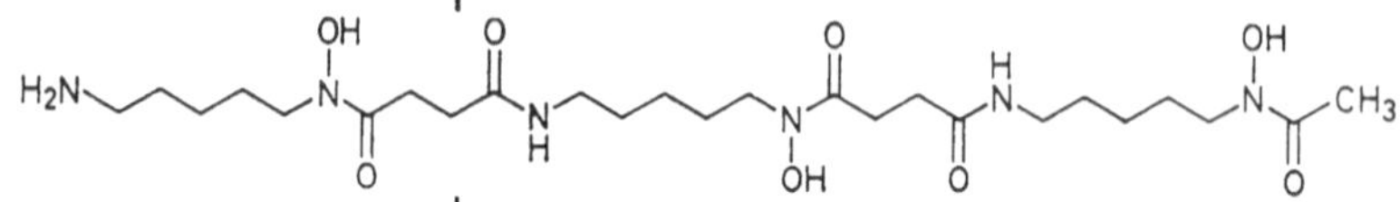

30-Amino-3,14,25-trihydroxy-3,9,14,20,25-penta-azatriacontan-2,10,13,21,24-pentaon = *N*-[5-{3-[(5-Aminopentyl)-hydroxycarbamoyl]-propion-amido}-pentyl]-3-{[5-(*N*-hydroxyacetamido)-pentyl]-carbamoyl}-propionhydroxamsäure = *N'*-[5-[[4-[[5-(Acetylhydroxyamino)pentyl]amino]-1,4-dioxybutyl]hydroxyamino]pentyl]-*N*-(5-amino-pentyl)-*N*-hydroxybutandiamid (●)

H Monomethansulfonat (138-14-7)

S Ba-33112, *Deferoxaminmesilat**, Desferal, Desferan, Desferex, Desferin, *Desferrioxamin-methansulfonat*, DFOM

V Eisenkomplexbildner zur Behandlung von Eisenspeicherkrankheiten (Streptomyces-spezies-Antagonist)

*5466* (4444) $C_{25}H_{51}NO_3$

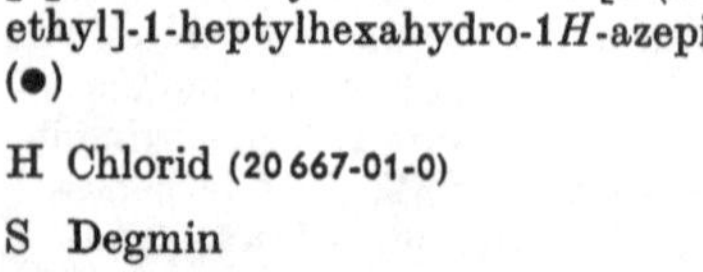

*N*-Heptyl-*N*-(decyloxycarbonylmethyl)-homo-piperidiniumhydroxid = 1-[2-(Decyloxy)-2-oxo-ethyl]-1-heptylhexahydro-1*H*-azepiniumhydroxid (●)

H Chlorid (20667-01-0)

S Degmin

V Desinficiens

*5467* $C_{26}H_{18}CuN_4O_8$
**28069-65-0**

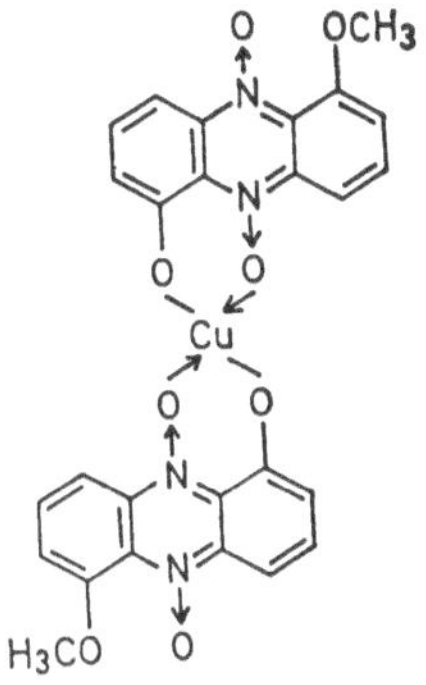

Bis(6-methoxy-1-phenazinol-5,10-dioxidato-$O^1$,$O^{10}$)kupfer (●)

S *Coppermyxin*, *Cuprimyxin***, Ro 7-4488/1, Unitop

V Veterinär-Antibioticum

---

*5468* *(4445)* $C_{26}H_{19}N_3O_{10}S_3$
**7488-76-8**

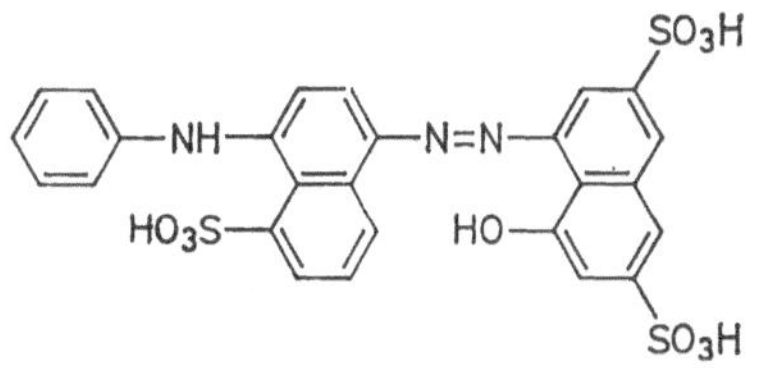

4′-Anilino-8-hydroxy-1,1′-azonaphthalin-3,5′,6-trisulfonsäure = 4-Hydroxy-5-[[4-(phenylamino)-5-sulfo-1-naphthalenyl]azo]-2,7-naphthalendisulfonsäure (●)

H Trinatriumsalz (3861-73-2)

S *Anazolenum natricum**, C.I. 13390, C.I. Acid Blue 92, Coomassie Blue, *Sodium anazolene**, *Sodium anoxynaphthonate*

V Diagnosticum (zur Testung cardiovasculärer Funktionen), Farbstoff

*5468-01* *(4445a)*

H Tris-2,2′,2″-nitrilotriethanolsalz (Tris-triethanolaminsalz)

S *Sulfonsäureblau R*, Wofazurin

V Diagnosticum, Farbstoff

*5469* $C_{26}H_{21}Cl_4FN_2O_3$

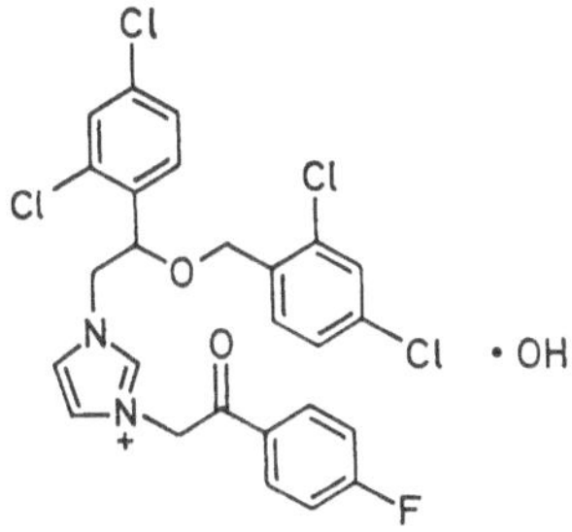

1-[2,4-Dichlor-β-[(2,4-dichlorbenzyl)-oxy]-phenethyl]-3-(*p*-fluorphenacyl)-imidazoliumhydroxid — 1-[2-(2,4-Dichlorphenyl)-2-[(2,4-dichlorphenyl)methoxy]ethyl]-3-[2-(4-fluorphenyl)-2-oxo-ethyl]-1*H*-imidazoliumhydroxid (●)

H Chlorid (53597-28-7)

S *Fludazoniumchlorid***, R 23633

V Antisepticum

---

*5470* *(4446)* $C_{26}H_{21}NO_6$
**18869-73-3**

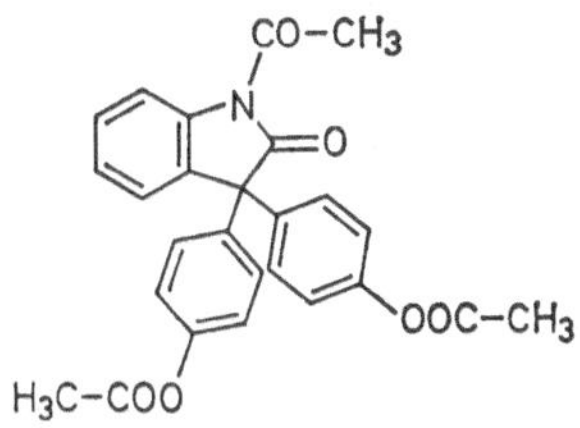

*p,p′*-(1-Acetyl-2-oxoindolin-3-yliden)-bis-phenylacetat = *N*-Acetyl-3,3-bis-(*p*-acetoxyphenyl)-isatin = 1-Acetyl-3,3-bis[4-(acetyloxy)phenyl]-1,3-dihydro-2*H*-indol-2-on (●)

S Dissilax-Zäpfchen, Isatex, Laxagen, Laxagetten (alte Form), Laxanin-Wirkstoff, Laxa-Tabletten „Lingner“, Neo-Hollaxans, Phenisatin, Tara, *Triacetyldihydroxyphenylisatin*, *Triacetyldiphenolisatin*, Trialax, Trilaxina, Trisatin, Unilax

V Laxativum

*5471* (4447) $C_{26}H_{22}O_3$
1174-99-8

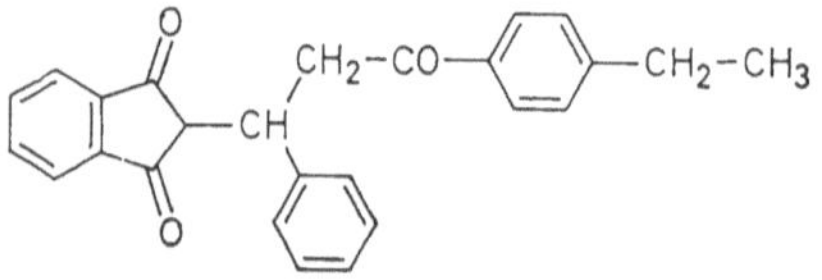

2-[α-(*p*-Ethylphenacyl)-benzyl]-1,3-indandion = 2-[3-(4-Ethylphenyl)-3-oxo-1-phenylpropyl]-1*H*-inden-1,3(2*H*)-dion (●)

S Bephedon, Etiphen

V Antikoagulans

---

*5472* (4448) $C_{26}H_{25}Cl_3N_2O$
2390-22-9

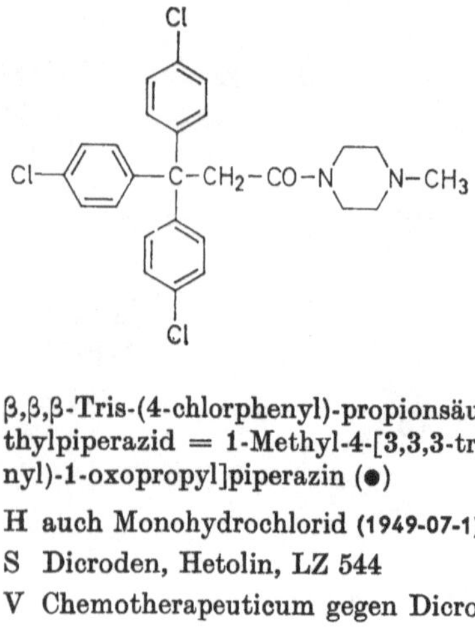

β,β,β-Tris-(4-chlorphenyl)-propionsäure-*N'*-methylpiperazid = 1-Methyl-4-[3,3,3-tris(4-chlorphenyl)-1-oxopropyl]piperazin (●)

H auch Monohydrochlorid (1949-07-1)

S Dicroden, Hetolin, LZ 544

V Chemotherapeuticum gegen Dicrocoeliose

---

*5473* $C_{26}H_{25}N_3O_3S$
37561-27-6

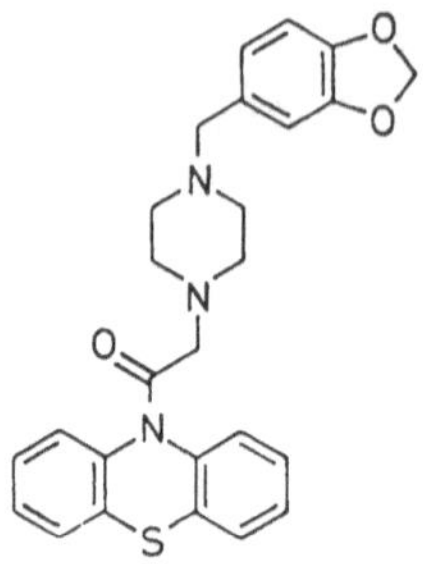

10-(4-Piperonyl-1-piperazinylacetyl)-phenothiazin = 10-[[4-(1,3-Benzodioxol-5-ylmethyl)-1-piperazinyl]acetyl]-10*H*-phenothiazin (●)

S *Fenoverin***

V Spasmolyticum

---

*5474* (4449) $C_{26}H_{26}F_2N_2$
52468-60-7

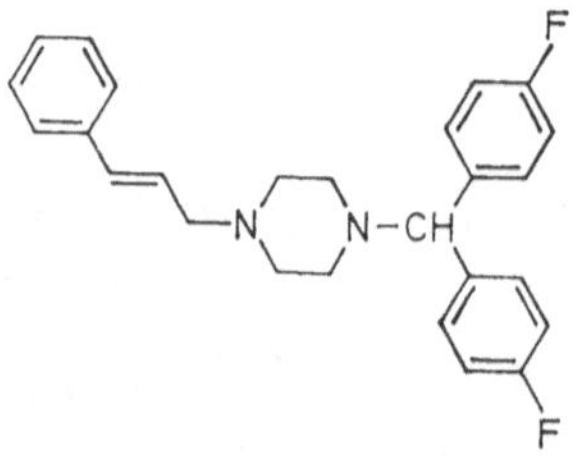

1-Cinnamyl-4-[bis-(*p*-fluorphenyl)-methyl]-piperazin = 1-Cinnamyl-4-(4,4'-difluorbenzhydryl)-piperazin = (*E*)-1-[Bis(4-fluorphenyl)methyl]-4-(3-phenyl-2-propenyl)piperazin (●)

H Dihydrochlorid (30484-77-6)

S *Flunarizindihydrochlorid***, R 14950, Sibelium

V Vasodilatans, Antihistaminicum

---

*5475* $C_{26}H_{26}J_6N_2O_{10}$
31127-82-9

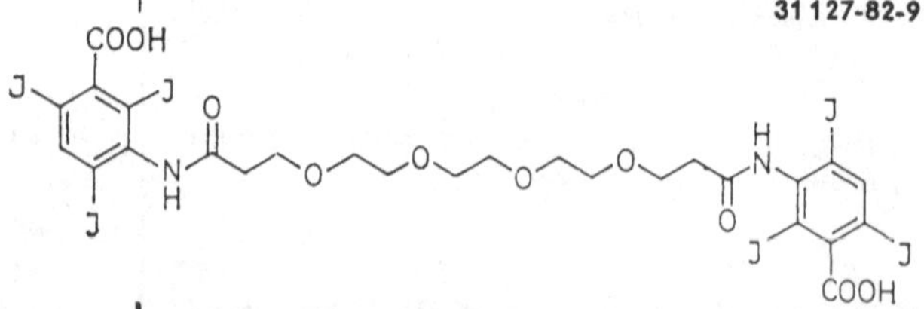

3,3'-[Ethylenbis-(oxyethylenoxyethylencarbonylimino)]-bis-[2,4,6-trijodbenzoesäure]= *N,N'*-(1,16-Dioxo-4,7,10,13-tetraoxahexadecan-1,16-diyl)-di-(3-amino-2,4,6-trijodbenzoesäure) = 3,3'-[(1,16-Dioxo-4,7,10,13-tetraoxahexadecan-1,16-diyl)di-imino]bis[2,4,6-trijodbenzoesäure] (●)

H auch Methylglukaminsalz (39 472-29-2)

S *Acidum iodoxamicum***, B 10610, BC-17, Choloview, Endobil, Endomirabil, *Iodoxamic acid***, SQ 21982, Videocolangio

V Röntgenkontrastmittel (für die Cholangiographie)

---

*5476* $C_{26}H_{26}N_2OS$

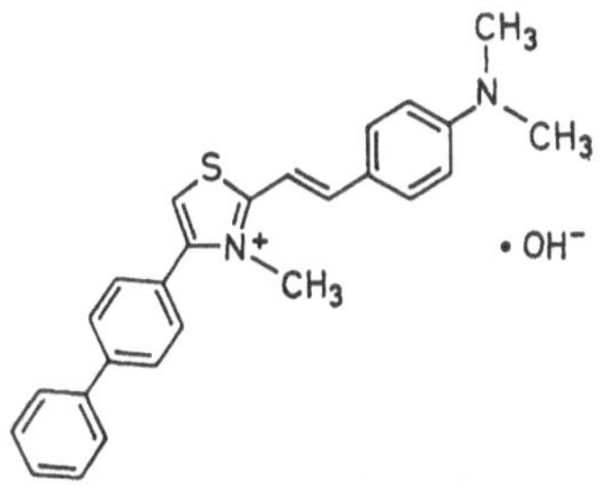

4-(Biphenyl-4-yl)-2-(4-dimethylaminostyryl)-3-methylthiazoliumhydroxid = 4-([1,1'-Biphenyl]-4-yl)-2-[2-[4-(dimethylamino)phenyl]ethenyl]-3-methylthiazoliumhydroxid (●)

H Jodid (21 817-73-2)

S 65-318, *Bidimaziumjodid***

V Anthelminthicum

---

*5477* *(4450)* $C_{26}H_{26}N_2O_6$
23 845-79-6

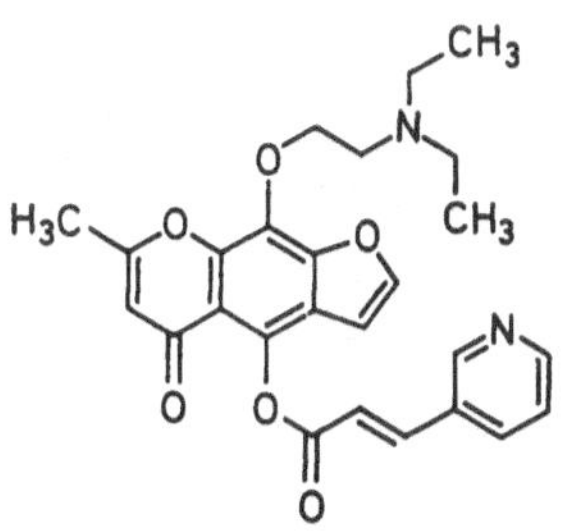

2-Methyl-5-(3-pyridylacryloyloxy)-8-(β-diethylaminoethoxy)-furo[3',2':6,7]chromon = 3-(3-Pyridinyl)-2-propensäure-9-[2-(diethylamino)-ethoxy]-7-methyl-5-oxo-5*H*-furo[3,2-*g*][1]benzopyran-4-ylester (●)

H Hydrochlorid (23 829-65-4)

S AD 4, Coronplat, *Mecrifuronhydrochlorid*

V Coronarvasodilatans

---

*5478* $C_{26}H_{26}N_2O_6S$
35 531-88-5

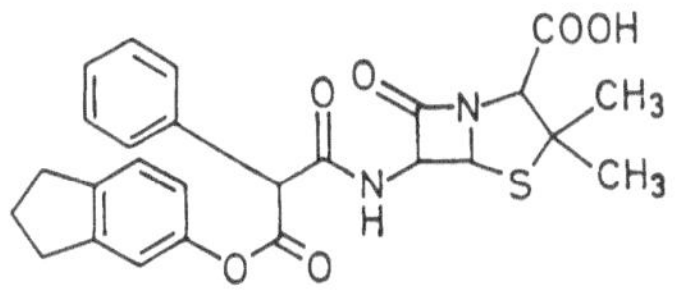

3,3-Dimethyl-6-[α-(5-indanoyloxycarbonyl)-phenylacetamido]-7-oxo-4-thia-1-azabicyclo-[3.2.0]heptan-2-carbonsäure = *N*-(2-Carboxy-3,3-dimethyl-7-oxo-4-thia-1-azabicyclo[3.2.0]hept-6-yl)-2-phenylmalonamsäure-1-(5-indanyl)-ester = 6-[2-Phenyl-2-(5-indanyloxycarbonyl)-acetamido]-penicillansäure = [2*S*-(2α,5α,6β)]-6-[[[3-(2,3-Dihydro-1*H*-inden-5-yl)oxy]-1,3-dioxo-2-phenylpropyl]amino]-3,3-dimethyl-7-oxo-4-thia-1-azabicyclo[3.2.0]heptan-2-carbonsäure (●)

H Natriumsalz (26 605-69-6)

S Carbecin-oral, *Carbenicillin indanyl sodium*, *Carindacillin-Natrium**, Carindapen, CP-15464-2, Geocilina, Geocillin „Roerig", Geopen-oral(e), G.U.-Pen, *Indanylcarbenicillin-Natrium*, Unipen „Pfizer", Urobac

V Antibioticum (Breitspektrumpenicillin)

---

*5479* *(4451)* $C_{26}H_{26}N_4O_4S$
299-88-7

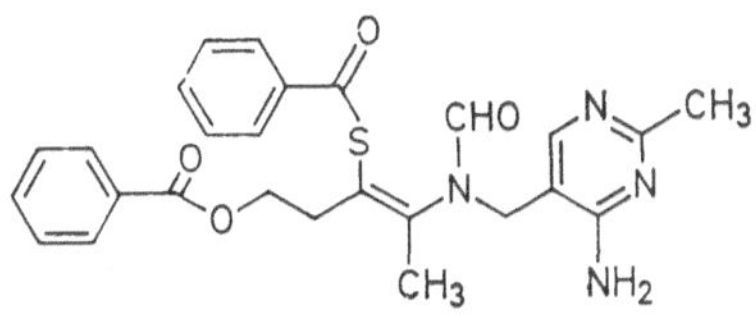

*N*-(4-Amino-2-methyl-5-pyrimidinylmethyl)-*N*-(4-hydroxy-2-mercapto-1-methyl-1-butenyl)-formamid-*O*,*S*-dibenzoat = Benzencarbothiosäure-*S*-[2-[[(4-amino-2-methyl-5-pyrimidinyl)-methyl]formylamino]-1-[2-(benzoyloxy)ethyl]-1-propenyl]ester (●)

S *Bentiamin***, DBT, *Dibenthiamine*, *Dibenzoylthiamin*

V neurotropes Analgeticum zur percutanen Anwendung

*5480* (4452) $C_{26}H_{27}ClN_2$
298-55-5

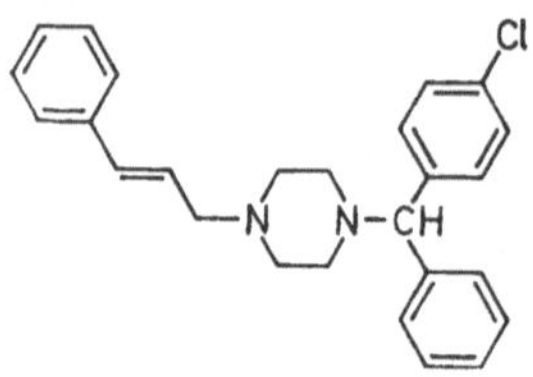

1-(*p*-Chlor-α-phenylbenzyl)-4-*trans*-cinnamylpiperazin = 1-Cinnamyl-4-(*p*-chlordiphenylmethyl)-piperazin = 1-[(4-Chlorphenyl)phenylmethyl]-4-(3-phenyl-2-propenyl)piperazin (●)

S *Chlorcinnazine*, *Clocinizin***, Ilagan, R 522

V Antihistaminicum

*5481* (222 N) $C_{26}H_{27}ClN_2O$
23047-25-8

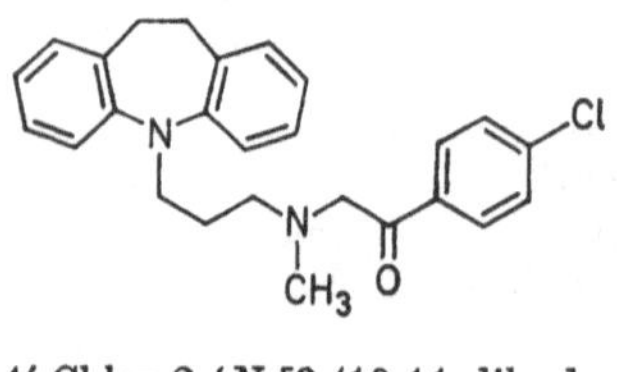

4'-Chlor-2-{*N*-[3-(10,11-dihydro-5*H*-dibenz[*b,f*]-azepin-5-yl)-propyl]-methylamino}-acetophenon = 5-{3-[*N*-(4-Chlorphenacyl)-methylamino]-propyl}-10,11-dihydrodibenz[*b,f*]azepin = 1-(4-Chlorphenyl)-2-[[3-(10,11-dihydro-5*H*-dibenz[*b,f*]-azepin-5-yl)propyl]methylamino]ethanon (●)

H Hydrochlorid (26786-32-3)

S DB-2182, Gamonil, Leo 640, *Lofepraminhydrochlorid***, *Lopraminhydrochlorid*

V Antidepressivum

*5482* $C_{26}H_{27}NO_{10}$
50935-04-1

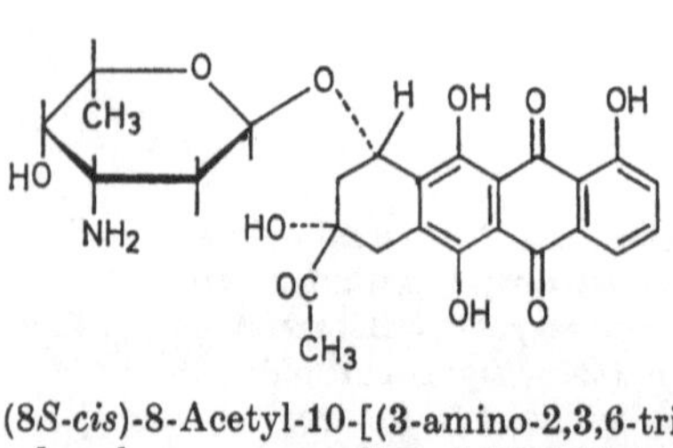

(8*S-cis*)-8-Acetyl-10-[(3-amino-2,3,6-trideoxy-α-L-*lyxo*-hexopyranosyl)oxy]-7,8,9,10-tetrahydro-1,6,8,11-tetrahydroxy-5,12-naphthacendion (●)

S *Carminomycin 1*

V cytostatisch wirksames Antibioticum aus Actinomadura carminativa sp. nov.

*5482-01* 39472-31-6

H Gemisch mit 6 weiteren, weniger wirksamen Carminomycinen

S *Carminomycin*, *Karminomitsin*, NSC-180024

V cytostatisch wirksames Antibioticum aus Actinomadura carminativa sp. nov.

*5483* (4453) $C_{26}H_{28}ClNO$
911-45-5

2-[*p*-(β-Chlor-α-phenylstyryl)-phenoxy]-triethylamin = 1-[*p*-(β-Diethylaminoethoxy)-phenyl]-1,2-diphenyl-2-chlorethen = 2-[4-(2-Chlor-1,2-diphenylethenyl)phenoxy]-*N,N*-diethylethanamin (●)

H Citrat (50-41-9)

S Ardomon, Biogen „Sanitas", *Chloramiphene*, Clomid, Clomifen, *Clomifencitrat***, Clomifeno, *Clomiphene citrate*, Clomivid, Clomphid, Clostilbegyt, Dufine, Dyneric, Emolin, Fertilin, Genozym, Gravosan, Ikaclomin, *Klomifenzitrat*, Kyliformon, Loucasmal, Mer-41, MRL/41, Nefimol, NSC-35770, Omifin, Prolifen

V Gonadotropinstimulans (gegen Infertilität)

*5484* (4454) $C_{26}H_{28}ClNO$
15690-57-0

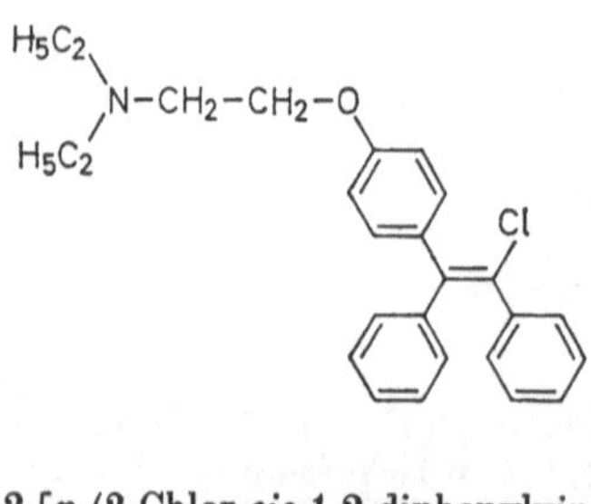

2-[*p*-(2-Chlor-*cis*-1,2-diphenylvinyl)-phenoxy]-triethylamin = (*E*)-2-[4-(2-Chlor-1,2-diphenylethenyl)phenoxy]-*N,N*-diethylethanamin (●)

H nach neuen Angaben die *trans*(*E*)-Verbindung

S *Cisclomifen*, *Cisclomiphene*, *Enclomifen***, *Enclomiphene*, RMI 16289

*5485* (*4455*) $C_{26}H_{28}ClNO$
15 690-55-8

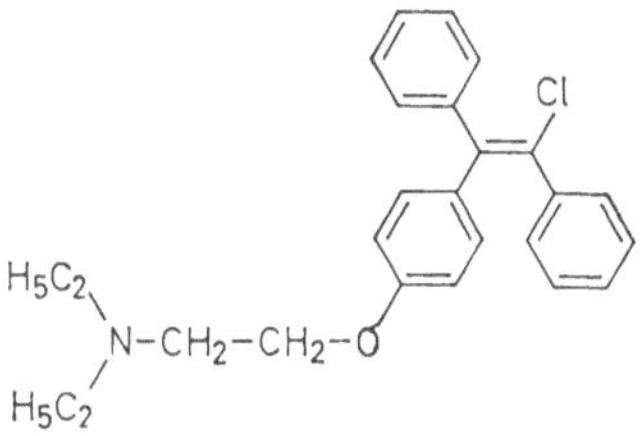


2-[*p*-(2-Chlor-*trans*-1,2-diphenylvinyl)-phenoxy]-triethylamin = (*Z*)-2-[4-(2-Chlor-1,2-diphenylethenyl)phenoxy]-*N*,*N*-diethylethanamin (●)

H nach neuen Angaben die *cis*(*Z*)-Verbindung

S ICI 46476, RMI 16312, *Transclomifen*, *Transclomiphene*, *Zuclomifen***, *Zuclomiphene*

*5486* $C_{26}H_{28}ClN_3O_6S$
51 154-48-4

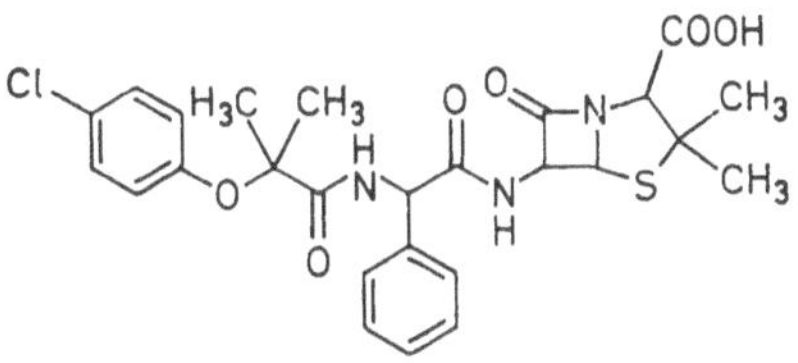


D-6-{2-[2-(*p*-Chlorphenoxy)-2-methylpropionamido]-2-phenylacetamido}-3,3-dimethyl-7-oxo-4-thia-1-azabicyclo[3.2.0]heptan-2-carbonsäure = (+)-6-{2-[2-(*p*-Chlorphenoxy)-2-methylpropionamido]-2-phenylacetamido}-penicillansäure = [2*S*-[2α,5α,6β(*S**)]]-6-[[[[2-(4-Chlorphenoxy)-2-methyl-1-oxopropyl]amino]phenylacetyl]amino]-3,3-dimethyl-7-oxo-4-thia-1-azabicyclo[3.2.0]heptan-2-carbonsäure (●)

S AL-70-35, Alongapén, *Amidacilina*, *Fibracillin***

V Antibioticum

*5487* (*4456*) $C_{26}H_{28}N$
298-57-7

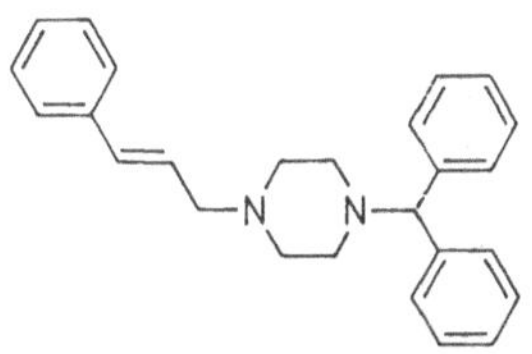


1-*trans*-Cinnamyl-4-diphenylmethylpiperazin = 1-(Diphenylmethyl)-4-(3-phenyl-2-propenyl)piperazin (●)

S Antigeron, Aplactan, Apomiterl, Cerepar, Cidur, Cinazyn, Cinnabene, *Cinnarizin***, Cinnax, Cinnipirine, Corathiem, Dimitronal, Dismaren, Ectasil, Folcodal, Giganten, Glanil, Isaberizine, Labyrin, Lazeta, Marisan, 516 MD, Midronal, Mitronal, Natropas „Finadiet", Norfin, R 516, Ranitin, Roin, Sefal, Sepan „Janssen", Stugeron, Stutgeron, Stutgin, Teraprodil, Toliman, Torizin

V Antihistaminicum, Antiallergicum, Vasodilatans, Geriatricum

*5487-01* 60 763-49-7

H Verbindung (1:1) mit 2-(*p*-Chlorphenoxy)-2-methylpropionsäure (Nr. 1245)

S *Cinnarizinclofibrat**

V Hypolipämicum

*5488* $C_{26}H_{29}F_2N_7$
27 469-53-0

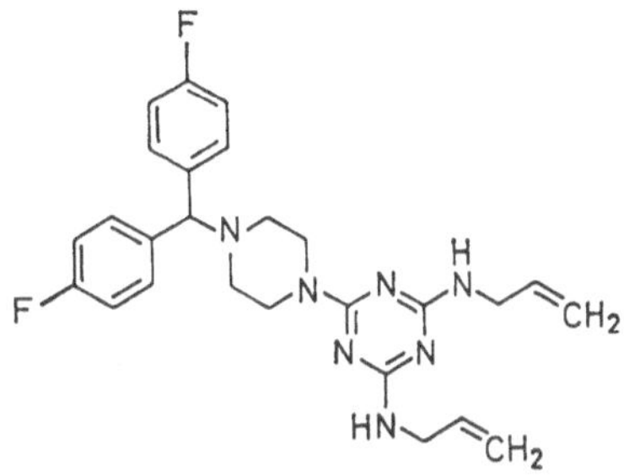


2,4-Bis-(allylamino)-6-{4-[bis-(*p*-fluorphenyl)-methyl]-1-piperazinyl}-*s*-triazin = 1-[4,6-Bis-(allylamino)-*s*-triazin-2-yl]-4-[4,4′-difluorbenzhydryl]-piperazin = 6-[4-[Bis(4-fluorphenyl)-methyl]-1-piperazinyl]-*N*,*N*′-di-2-propenyl-1,3,5-triazin-2,4-diamin (●)

S *Almitrin***, S 2620, Vectarion

V Respirationsstimulans

*5489* $C_{26}H_{29}NO$
10 540-29-1

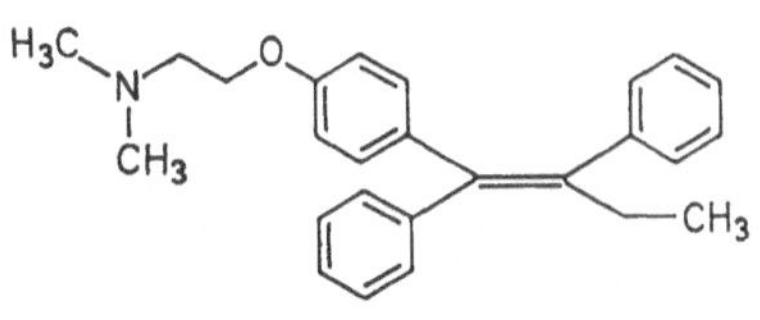


(*Z*)-2-[*p*-(1,2-Diphenyl-1-butenyl)-phenoxy]-*N*,*N*-dimethylethylamin = 1-[*p*-(2-Dimethylaminoethoxy)-phenyl]-*trans*-1,2-diphenyl-1-buten = (*Z*)-2-[4-(1,2-Diphenyl-1-butenyl)phenoxy]-*N*,*N*-dimethylethanamin (●)

H Citrat (1:1) (54965-24-1)

S ICI 46474, Nolvadex, NSC-180973, *Tamoxifencitrat***

V Cytostaticum, Antiöstrogen (gegen Mammakarzinom)

---

*5490* *(4457)* $C_{26}H_{29}NO_2$

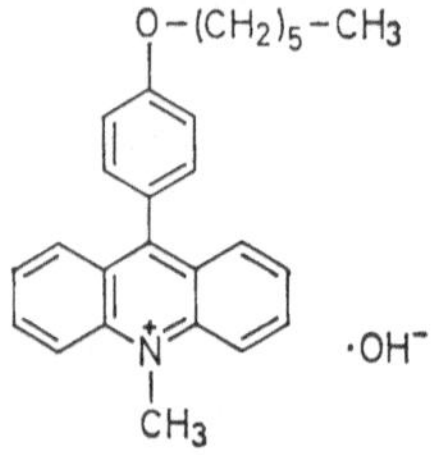

9-(*p*-Hexyloxyphenyl)-10-methylacridiniumhydroxid = 9-[4-(Hexyloxy)phenyl]-10-methylacridiniumhydroxid (●)

H Chlorid (3131-08-6) im Gleichgewicht mit einer tautomeren Verbindung

S Acrizane, Micridium chloride, *Phenacridanchlorid*

V Antisepticum

---

*5491* *(4458)* $C_{26}H_{29}NO_3$

5585-64-8

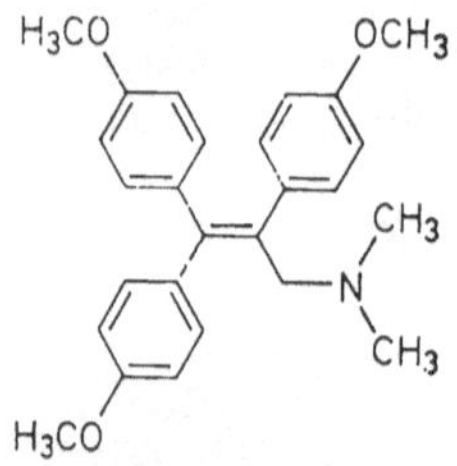

*N,N*-Dimethyl-2,3,3-tris-(*p*-methoxyphenyl)-2-propenylamin = 3-Dimethylamino-1,1,2-tris-(4-methoxyphenyl)-1-propen = β-[Bis(4-methoxyphenyl)methylen]-4-methoxy-*N,N*-dimethylbenzenethanamin (●)

H auch Hydrochlorid (568-69-4)

S *Aminoxytriphen***, *Amotriphene*, Myordil, Rimmalcor, Win 5494

V Coronarvasodilatans

*5492* *(4459)* $C_{26}H_{29}N_3O$

641-69-0

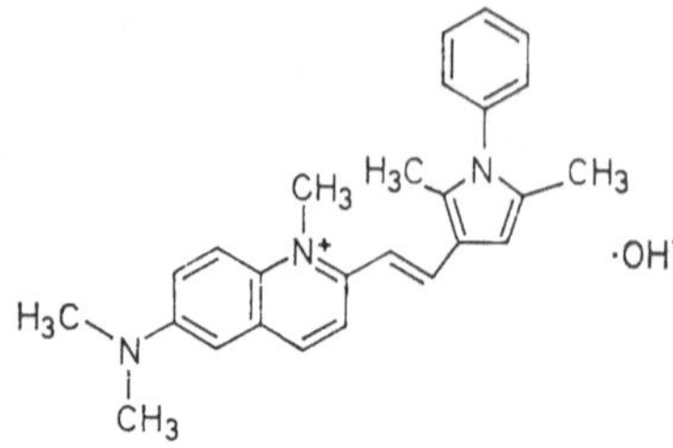

6-Dimethylamino-2-[2-(2,5-dimethyl-1-phenyl-3-pyrrolyl)-vinyl]-1-methylchinoliniumhydroxid = 6-(Dimethylamino)-2-[2-(2,5-dimethyl-1-phenyl-1*H*-pyrrol-3-yl)ethenyl]-1-methylchinoliniumhydroxid (●)

H Chlorid (548-84-5)

S Chemotherapy Centre cpd. Nr. 715, *Pyrrovinyquiniumchlorid*, *Pyrviniumchlorid***, S.N. 4395

V Anthelminthicum

*5492-01* *(4459a)* 3546-41-6

H Pamoat (Embonat)

S Alnoxin, Altolat, Antioxiur, Avermol, Helvin, Kiho, Molevac, Nemaverm, Neo-Oxypaat, Pamitox, Pamoatin, Pamopir, Pamovin, Pamoxan, Pin-Kill-Pamoate, Pirvil, Pirvineox, *Pirvinii pamoato*, Polyquil, Poquil, Povan, Povanyl, Primon, Pyrcon, Pyrivin, Pyr-Pam, Pyrvin, *Pyrviniumembonat***, *Pyrviniumpamoat*, Tolapin, TRU, Vanquil, Vanquin „Parke, Davis", Vermigal, Vermitiber, Vermofim, Vermofin, *Vipryniumembonat*

V Anthelminthicum

---

*5493* $C_{26}H_{29}N_3O_6$

55985-32-5

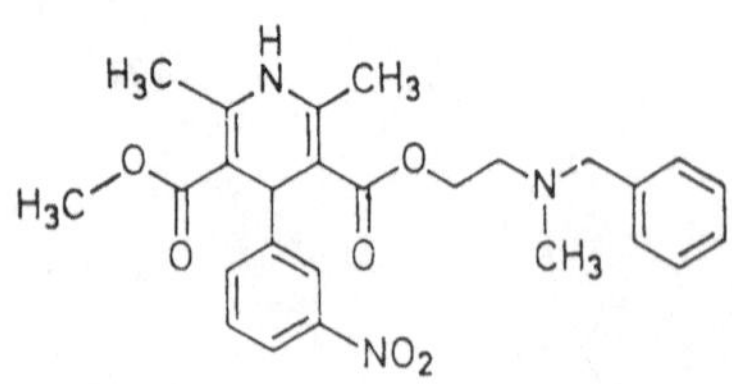

1,4-Dihydro-2,6-dimethyl-4-(3-nitrophenyl)-3,5-pyridindicarbonsäure-3-[2-(*N*-benzyl-*N*-methylamino)-ethylester]-5-methylester = 1,4-Dihydro-2,6-dimethyl-4-(3-nitrophenyl)-3,5-pyridindicarbonsäuremethyl-2-[methyl(phenylmethyl)amino]-ethylester (●)

H Hydrochlorid (54527-84-3)

S YC-93

V cerebrales Vasodilatans

---

*5494* *(4460)* $C_{26}H_{29}N_7O_2$

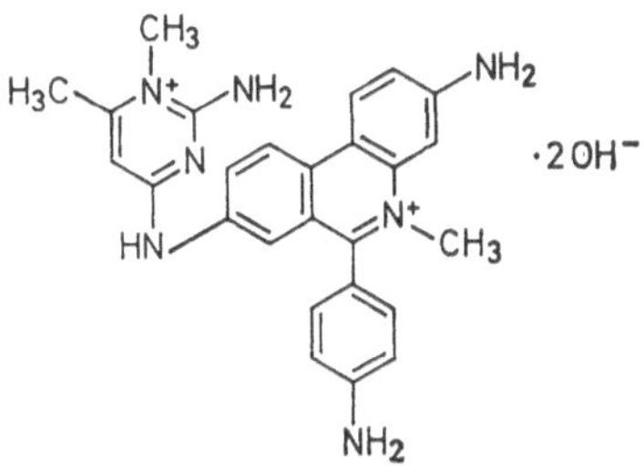


3-Amino-8-(2-amino-6-methyl-4-pyrimidinyl-amino)-6-(*p*-aminophenyl)-phenanthridin-1′,5-bis-methylhydroxid = 3-Amino-8-[(2-amino-1,6-dimethylpyrimidinium-4-yl)amino]-6-(4-amino-phenyl)-5-methylphenanthridiniumdihydroxid (●)

H Dibromid (14222-46-9)

S Prothidium, *Pyrithidiumbromid*, *Pyritidium-bromid**, RD 2801

V Prophylakticum gegen Trypanosomeninfektionen

---

*5495* *(4461)* $C_{26}H_{30}ClFN_2O_2$

2924-46-1

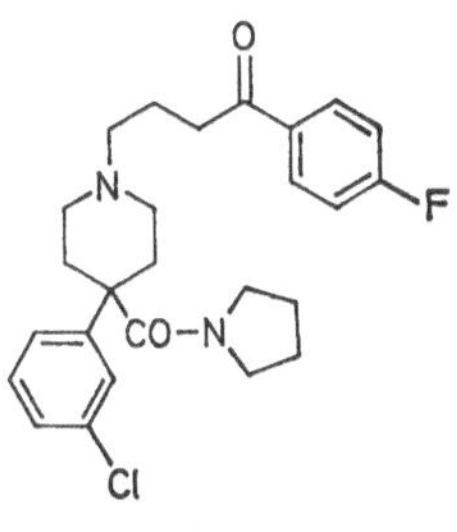


4-(*m*-Chlorphenyl)-1-[4-(*p*-fluorphenyl)-4-oxo-butyl]-piperidin-4-carboxypyrrolidid = 4-(*m*-Chlorphenyl)-1-[3-(*p*-fluorbenzoyl)-propyl]-4-(pyrrolidinocarbonyl)-piperidin = 1-[[4-(3-Chlorphenyl)-1-[4-(4-fluorphenyl)-4-oxobutyl]-4-piperidinyl]carbonyl]pyrrolidin (●)

S *Haloperidid*, R 3201

V Neurolepticum

---

*5496* $C_{26}H_{30}N_2O_3$

36115-11-4

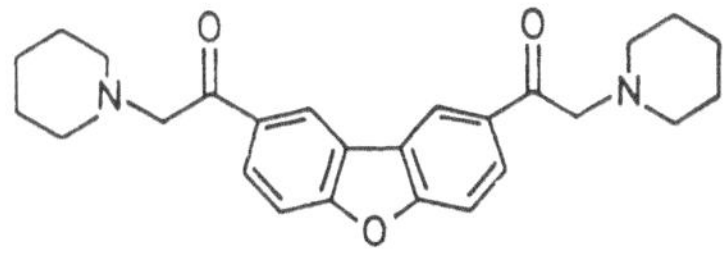


2,8-Bis-(piperidinoacetyl)-dibenzofuran = 1,1′-(2,8-Dibenzofurandiyl)bis[2-(1-piperidinyl)ethanon] (●)

H Dihydrochlorid (36115-07-8)

S MA-56

V Virustaticum

---

*5497* $C_{26}H_{31}Br_2NO_2S$

39741-49-6

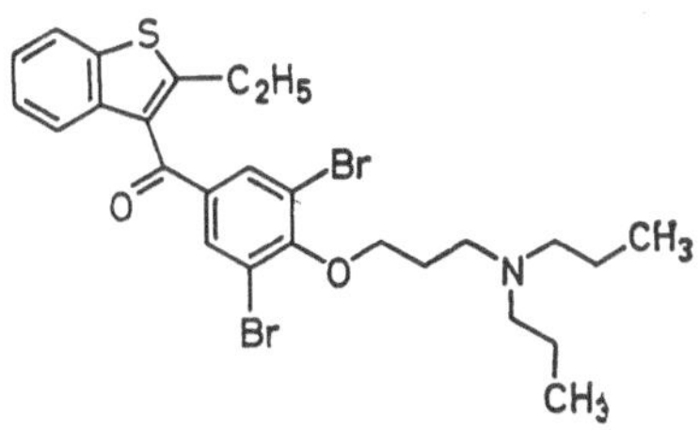


[2-Ethylbenzo[*b*]thien-3-yl]-[3,5-dibrom-4-(3-dipropylaminopropoxy)phenyl]-keton = [3,5-Dibrom-4-[3-(dipropylamino)propoxy]phenyl](2-ethylbenzo[*b*]thien-3-yl)methanon (●)

H Hydrochlorid (39743-67-4)

S L 8040

V Antiadrenergicum

---

*5498* *(4462)* $C_{26}H_{31}Cl_2N_3$

10023-54-8

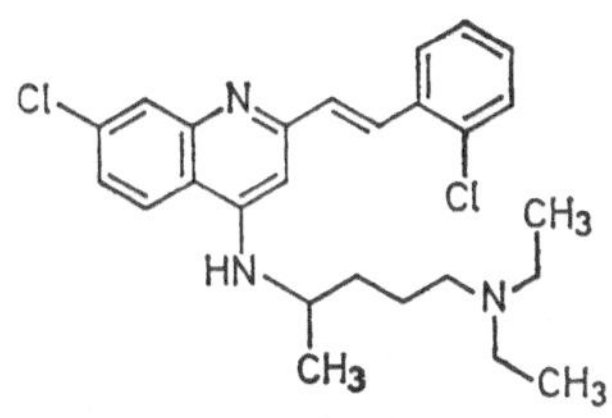


7-Chlor-2-(2-chlorstyryl)-4-(4-diethylamino-1-methylbutylamino)-chinolin = $N^4$-[7-Chlor-2-[2-(2-chlorphenyl)ethenyl]-4-chinolinyl]-$N^1$,$N^1$-diethyl-1,4-pentandiamin (●)

H auch Triphosphat (3653-53-0)

S *Aminochinol*, *Aminoquinol***

V Chemotherapeuticum gegen Hautleishmaniose

*5499* $C_{26}H_{31}NO_3$
51 994-23-1

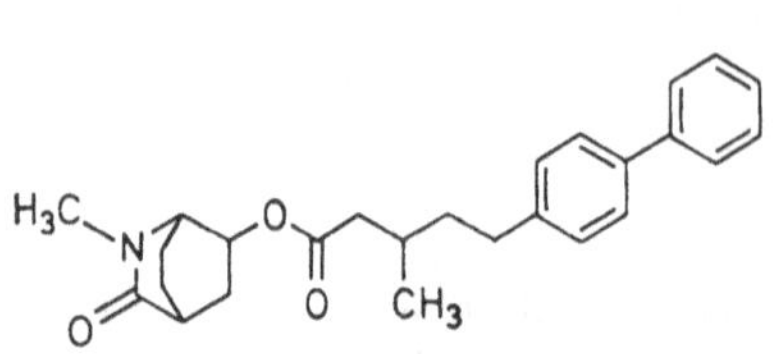

2-Methyl-3-oxo-2-azabicyclo[2.2.2]octan-6-*exo*-yl-5-(4-biphenylyl)-3-methylvalerianat = (1α,4α,6α)-β-Methyl[1,1′-biphenyl]-4-pentansäure-2-methyl-3-oxo-2-azabicyclo[2.2.2]oct-6-ylester (●)

S SC-26096

V Hypolipämicum

---

*5500* $C_{26}H_{31}N_3O_2S$
30 840-27-8

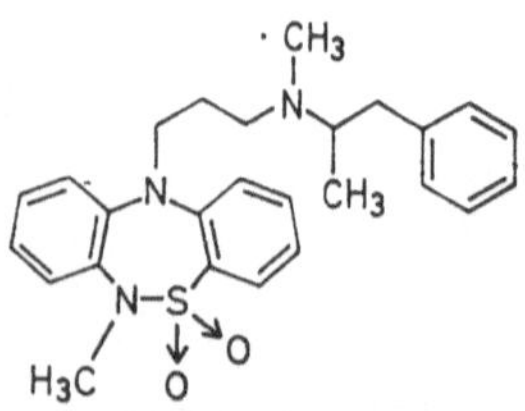

6,11-Dihydro-6-methyl-11-[3-(*N*,α-dimethylphenethylamino)-propyl]-dibenz-1,2,5-thiadiazepin-5,5-dioxid = 6,11-Dihydro-*N*,6-dimethyl-*N*-(1-methyl-2-phenylethyl)dibenzo[1,2,5]thiadiazepin-11-propanamin-5,5-dioxid (●)

S *Pretiadil***

V Coronarvasodilatans

---

*5501* *(4463)* $C_{26}H_{32}F_2O_7$
356-12-7

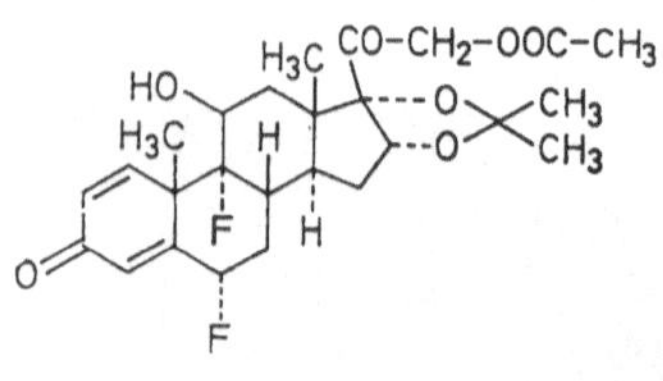

6α,9α-Difluor-11β,21-dihydroxy-16α,17α-isopropylidendioxy-1,4-pregnadien-3,20-dion-21-acetat = 6α,9α-Difluor-11β,16α,17α,21-tetrahydroxy-1,4-pregnadien-3,20-dion-16,17-acetonacetal-21-acetat = (6α,11β,16α)-21-(Acetyloxy)-6,9-difluor-11-hydroxy-16,17-[(1-methylethyliden)bis(oxy)]-pregna-1,4-dien-3,20-dion (●)

S Flocinal, Flucinar, Fludex „San Carlo“, Flumen simple, *Fluocinolide*, *Fluocinolonacetonidacetat*, *Fluocinonid***, Gelisyn, Lidemol, Lidex, Metosyn, RS-2317, Supracort, Topsim, Topsym „Grünenthal“, Topsymin, Topsyn(e)

V antiphlogistisch und antiallergisch wirksames Glucocurticoid

---

*5502* $C_{26}H_{32}F_2O_7$
33 564-31-7

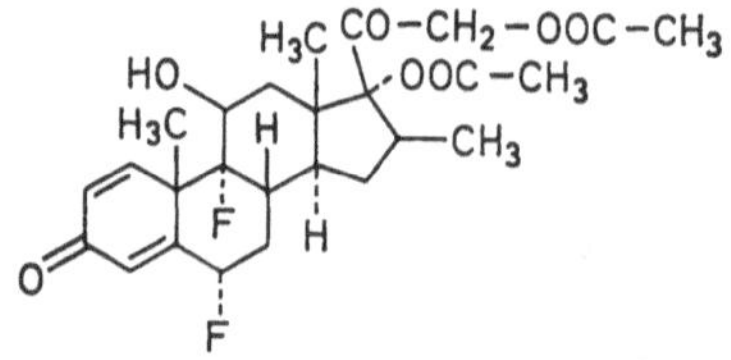

6α,9α-Difluor-11β,17α,21-trihydroxy-16β-methyl-1,4-pregnadien-3,20-dion-17,21-diacetat = (6α,11β,16α)-17,21-Bis(acetyloxy)-6,9-difluor-11-hydroxy-16-methylpregna-1,4-dien-3,20-dion (●)

S *Diflorasondiacetat***, Florone, U-34865

V antiphlogistisch und antiallergisch wirksames Glucocorticoid

---

*5503* *(4464)* $C_{26}H_{32}F_3N_3O_2S$
16 498-21-8

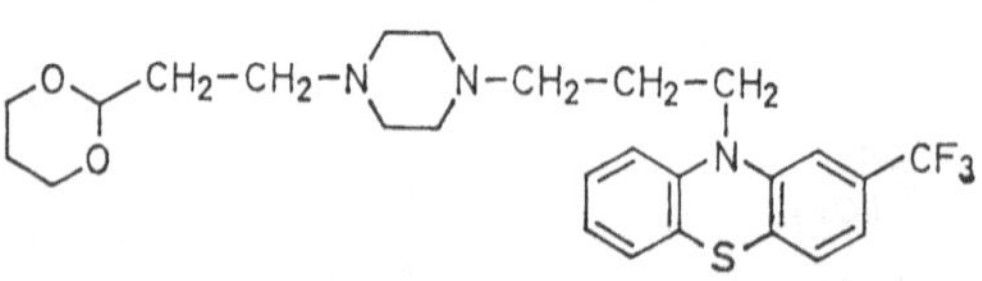

10-{3-[4-[2-(1,3-Dioxan-2-yl)-ethyl]-1-piperazinyl]-propyl}-2-trifluormethylphenothiazin = 10-[3-[4-[2-(1,3-Dioxan-2-yl)ethyl]-1-piperazinyl]propyl]-2-(trifluormethyl)-10*H*-phenothiazin (●)

H Hydrogensuccinat (41 761-40-4)

S *Oxaflumazinhydrogensuccinat***, Oxaflumine, SD 270-31

V Psychosedativum

*5504* *(4465)* $C_{26}H_{32}N_2O_8$
4835-67-0

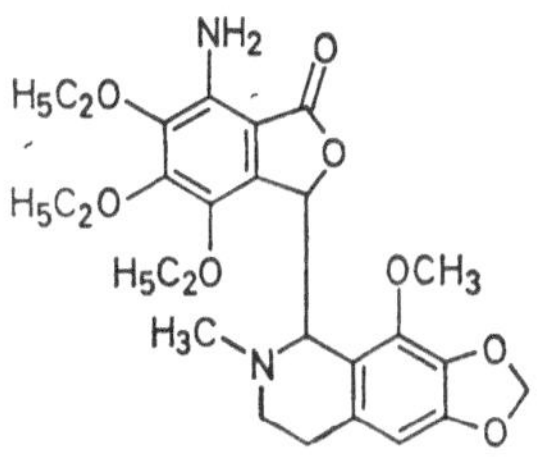

4,5,6-Triethoxy-7-amino-3-(5,6,7,8-tetrahydro-4-methoxy-6-methyl-1,3-dioxolo[4,5-*g*]isochinolin-5-yl)-phthalid = 8-Methoxy-2-methyl-6,7-methylendioxy-1-(4,5,6-triethoxy-7-aminophthalidyl)-1,2,3,4-tetrahydroisochinolin = 7-Amino-4,5,6-triethoxy-3-(5,6,7,8-tetrahydro-4-methoxy-6-methyl-1,3-dioxolo[4,5-*g*]isochinolin-5-yl)-1(3*H*)-isobenzofuranon (●)

S Hypohistamine, Hypostamine, Inhibostamin, 554 L, 35-NZ, Tritocaline, *Tritoqualin***

V Antiallergicum

*5505* *(4466)* $C_{26}H_{32}N_4O$

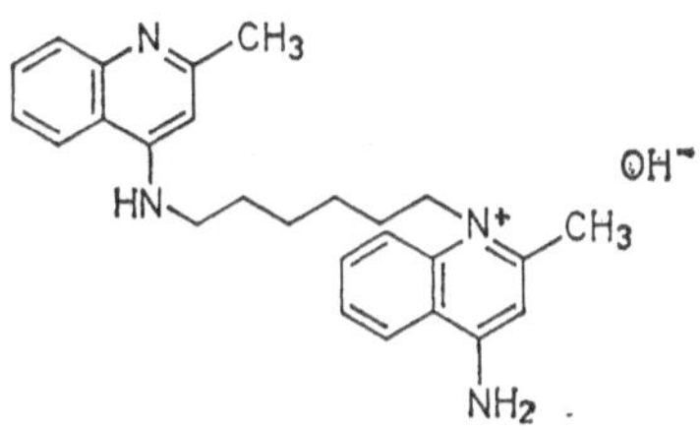

4-Amino-2-methyl-1-[6-[(2-methyl-4-chinolinyl)-amino]hexyl]chinoliniumhydroxid (●)

H Jodidhydrojodid

S Tozocide

V Chemotherapeuticum gegen Trypanosomeninfektionen

*5506* *(4467)* $C_{26}H_{32}O_8$
27 303-92-0

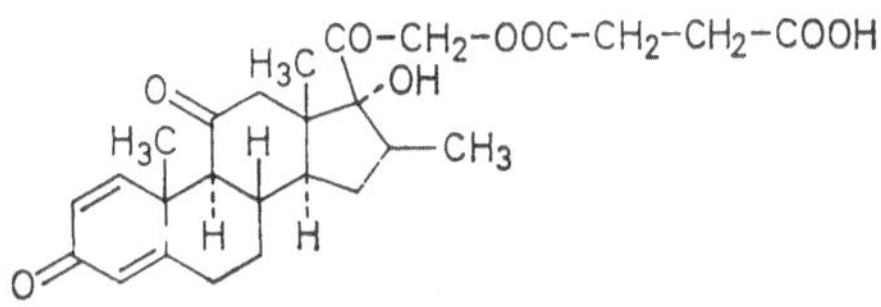

17α,21-Dihydroxy-16β-methyl-1,4-pregnadien-3,11,20-trion-21-hydrogensuccinat = 16β-Methylprednison-21-hemisuccinat = (16β)-21-(3-Carboxy-1-oxopropoxy)-17-hydroxy-16-methylpregna-1,4-dien-3,11,20-trion (●)

S Lepicortin-Beta Injectavel, *Meprednisonhydrogensuccinat, Methylprednisonhemisuccinat*

V antiphlogistisch und antiallergisch wirksames Glucocorticoid

*5507* *(4468)* $C_{26}H_{32}O_9$
514-68-1

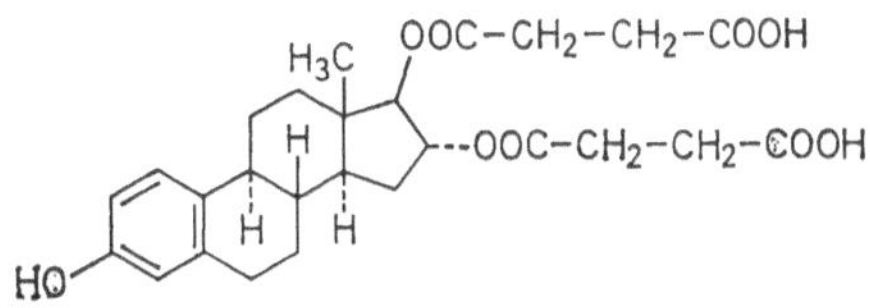

1,3,5(10)-Östratrien-3,16α,17β-triol-16,17-bis-hydrogensuccinat = Östriol-16,17-bis-hydrogensuccinat = (16α,17β)-Östra-1,3,5(10)-trien-3,16,17-triol-16,17-bis(hydrogenbutandioat) (●)

H auch Dinatriumsalz (113-22-4)

S Crestar, *Estrioli succinas***, Hémostyptanon, *Östrioldinatriumsuccinat, Oestriolsodiumsuccinat, Östriolsuccinat*, Org-491, Orgastyptin, Sinapause, Stiptanon, Styptanon, *Succinestriol*, Synapasa, Synapause

V Hämostypticum, Vasoroborans

*5508* *(4469)* $C_{26}H_{33}Cl_2N_3O_4$
3733-45-7

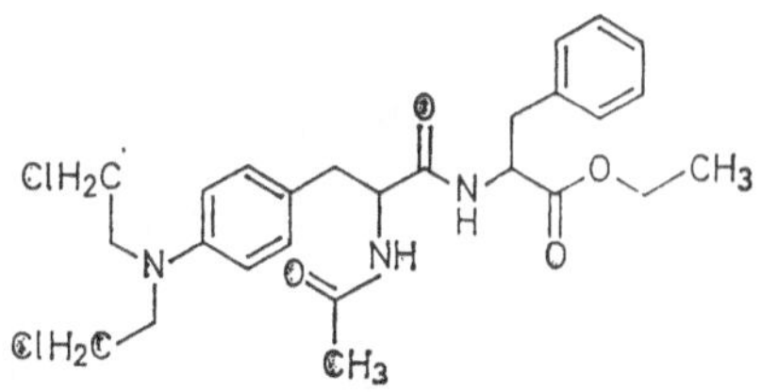

*N*-[*N*-Acetyl-4-[bis-(2-chlorethyl)amino]phenyl-alanyl]phenylalaninethylester (●)

S Asafan, Asaphan

V Antineoplasticum

*5509* *(4470)* $C_{26}H_{33}Cl_2N_3O_5$
1620-24-2

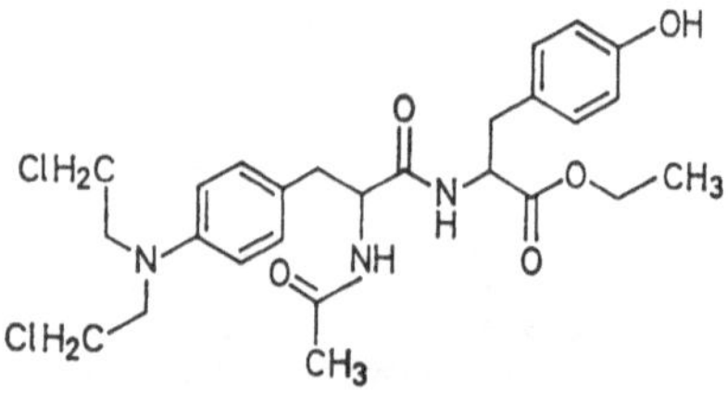


*N*-[*N*-Acetyl-4-[bis(2-chlorethyl)amino]-DL-phenylalanyl]-L-tyrosinethylester (●) = *N*-Acetyl-DL-sarkolysyl-L-tyrosinethylester

S Astiron, Astyron

V Antineoplasticum

*5510* *(4471)* $C_{26}H_{33}Cl_2N_3O_6$
5777-69-5

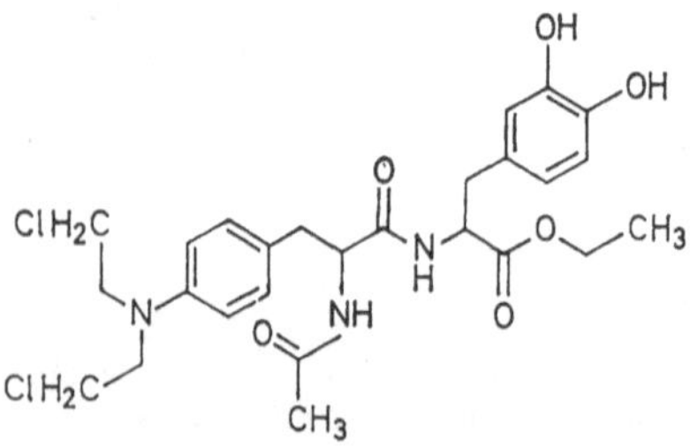


*N*-[*N*-Acetyl-4-[bis(2-chlorethyl)amino-DL-phenylalanyl]-3,4-dihydroxy-DL-phenylalaninethylester (●) = *N*-Acetyl-DL-sarkolysyl-3,4-dihydroxy-DL-phenylalaninethylester

S Asdofan, Asdophan

V Antineoplasticum

*5511* *(4472)* $C_{26}H_{33}FO_7$
4533-89-5

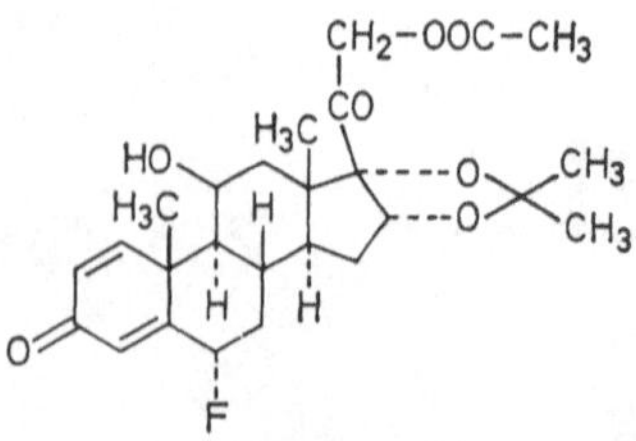


6α-Fluor-11β,21-dihydroxy-16α,17α-isopropylidendioxy-1,4-pregnadien-3,20-dion-21-acetat = 6α-Fluor-11β,16α,17α,21-tetrahydroxy-1,4-pregnadien-3,20-dion-16,17-acetonacetal-21-acetat = 6α-Fluor-16α-hydroxyprednisolon-16,17-acetonid-21-acetat = (6α,11β,16α)-21-(Acetyloxy)-6-fluor-11-hydroxy-16,17-[(1-methylethyliden)bis(oxy)]-pregna-1,4-dien-3,20-dion (●)

S *Flunisolide acetate, Flunisolidi acetas**, Fluoxolonate*, RS-1320

V antiphlogistisch und antiallergisch wirksames Glucocorticoid

*5512* *(4473)* $C_{26}H_{33}FO_8$
3800-86-0

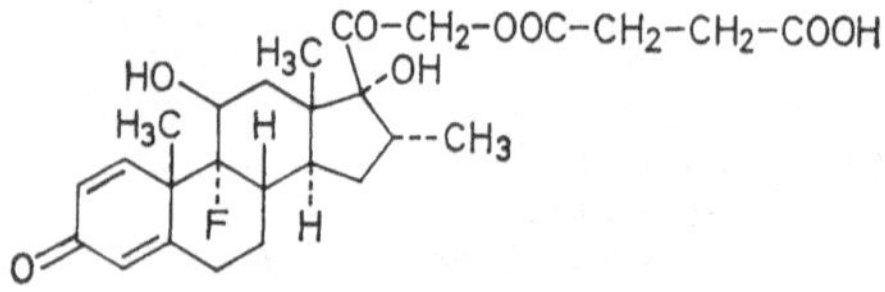


9α-Fluor-11β,17α,21-trihydroxy-16α-methyl-1,4-pregnadien-3,20-dion-21-hydrogensuccinat = 9α-Fluor-16α-methylprednisolon-21-succinat = (11β,16α)-21-(3-Carboxy-1-oxopropoxy)-9-fluor-11,17-dihydroxy-16-methylpregna-1,4-dien-3,20-dion (●)

S Deltasol „Lepetit", *Dexamethasonsuccinat*

V antiphlogistisch und antiallergisch wirksames Glucocorticoid

*5513* *(4474)* $C_{26}H_{33}FO_8$
27 297-42-3

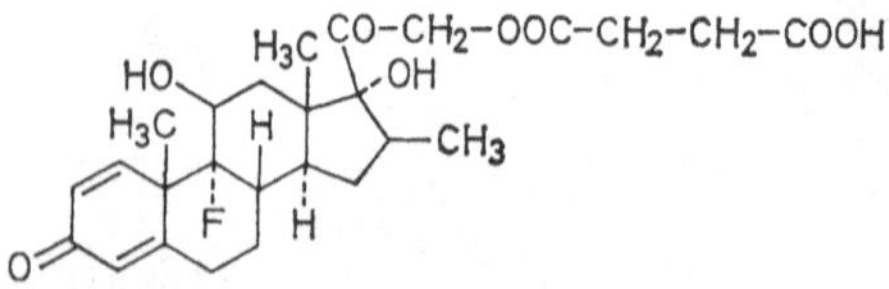


9α-Fluor-11β,17α,21-trihydroxy-16β-methyl-1,4-pregnadien-3,20-dion-21-hydrogensuccinat = 9α-Fluor-16β-methylprednisolon-21-succinat = (11β,16β)-21-(3-Carboxy-1-oxopropoxy)-9-fluor-11,17-dihydroxy-16-methylpregna-1,4-dien-3,20-dion (●)

S Betafluorene-Compr., *Betamethasonsuccinat*

V antiphlogistisch und antiallergisch wirksames Glucocorticoid

*5514* *(4475)* $C_{26}H_{33}NO_4$
4406-22-8

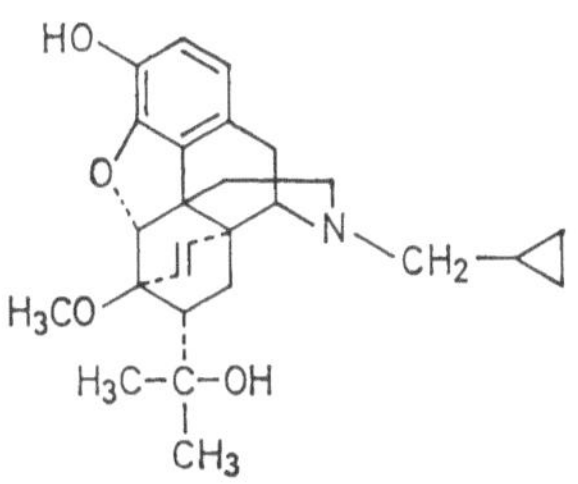

21-Cyclopropyl-6,7,8,14-tetrahydro-7α-(1-hydroxy-1-methylethyl)-6,14-*endo*-ethenooripavin = *N*-(Cyclopropylmethyl)-7,8-dihydro-7α-(1-hydroxy-1-methylethyl)-$O^6$-methyl-6,14-*endo*-ethenonormorphin = *N*-(Cyclopropylmethyl)-19-methylnororvinol = (5α,7α)-17-(Cyclopropylmethyl)-4,5-epoxy-3-hydroxy-6-methoxy-α,α-dimethyl-6,14-ethenomorphinan-7-methanol (●)

H Hydrochlorid (16550-22-4)

S *Cyprenorphinhydrochlorid***, M. 285, RX 285-M, UM 531

V Narkotica-Antagonist

*5515* $C_{26}H_{33}NO_6$
40680-87-3

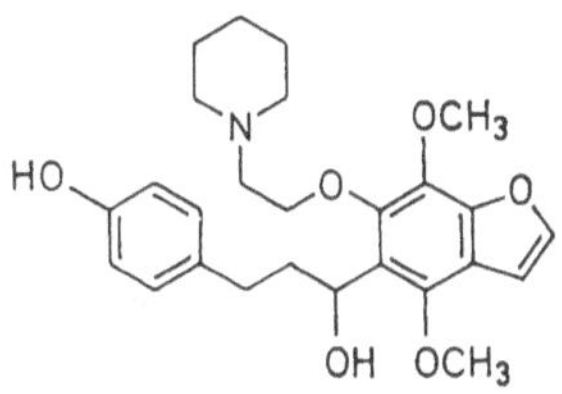

α-(*p*-Hydroxyphenethyl)-4,7-dimethoxy-6-(2-piperidinoethoxy)-5-benzofuranmethanol = 1-[4,7-Dimethoxy-6-(2-piperidinoethoxy)-5-benzofuranyl]-3-(*p*-hydroxyphenyl)-1-propanol = α-[2-(4-Hydroxyphenyl)ethyl]-4,7-dimethoxy-6-[2-(1-piperidinyl)ethoxy]-5-benzofuranmethanol (●)

S *Piprofurol***

V Vasodilatans

*5516* $C_{26}H_{34}N_2O_4$

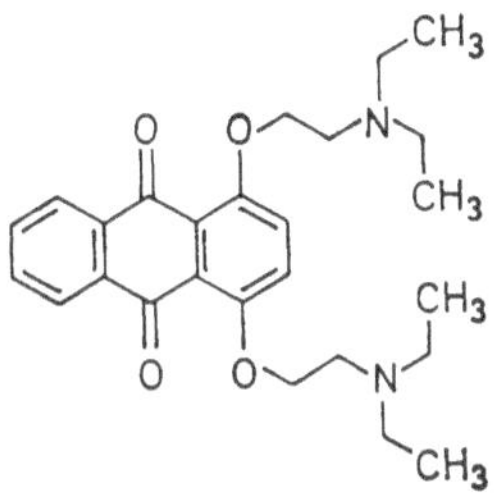

1,4-Bis-(2-diethylaminoethoxy)-anthrachinon = 1,4-Bis[2-(diethylamino)ethoxy]-9,10-anthracendion (●)

H Dihydrochlorid (18272-48-5)

S Ro 2-9009

V Anthelminthicum

*5517* *(4476)* $C_{26}H_{34}O_3$
1057-07-4

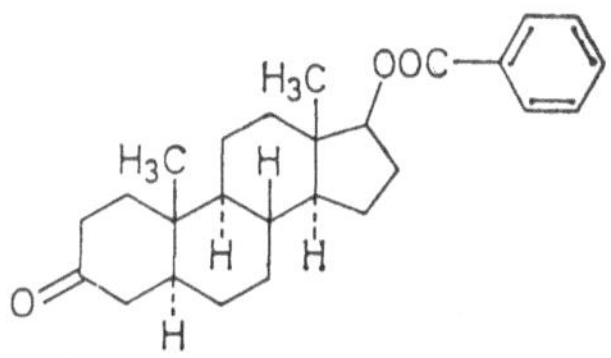

17β-Hydroxy-5α-androstan-3-on-17-benzoat = (5α,17β)-17-(Benzoyloxy)androstan-3-on (●)

H vgl. auch Nr. 4463

S *Androstanolonbenzoat*, Ermalone-Ampullen, Hermalone, Sarcosan, *Stanolone benzoate*

V Anabolicum

*5518* *(4477)* $C_{26}H_{34}O_4$
84-13-9

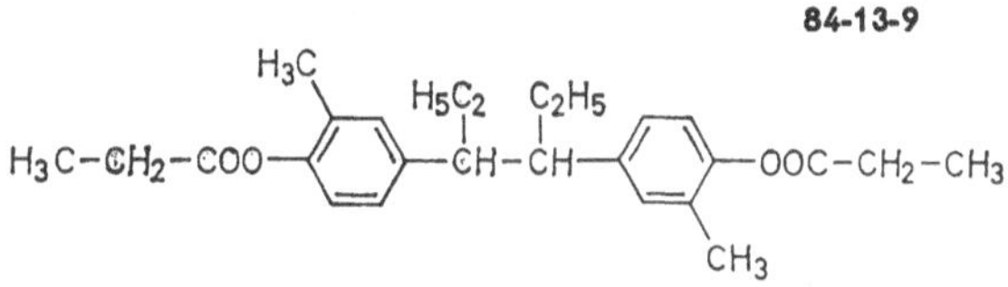

4,4'-(1,2-Diethylethylen)-bis-(*o*-kresolpropionat) = 3,4-Bis-(3-methyl-4-propionyloxyphenyl)-hexan = 4,4'-(1,2-Diethyl-1,2-ethandiyl)bis[2-methylphenol]dipropanoat (●)

H vgl. auch Nr. 4365

S Mepranedipropionat, *Methestroldipropionat***, *Methoestroli propionas*, *Promethestroldipropionat*

V synthetisches Östrogen

*5519* *(4478)* $C_{26}H_{34}O_7$
23110-15-8

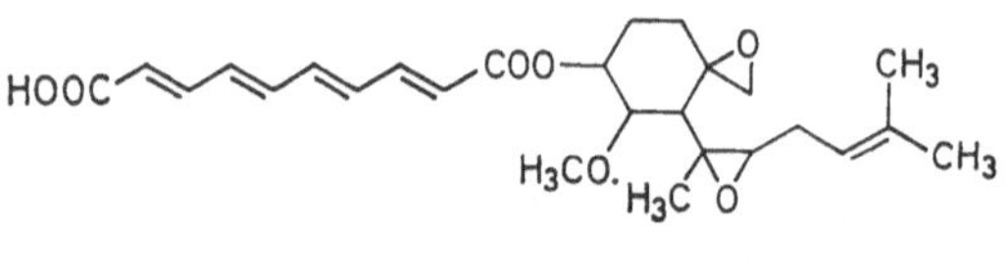

2,4,6,8-Decatetraendisäure-mono-4-(1,2-epoxy-1,5-dimethyl-4-hexenyl)-5-methoxy-1-oxaspiro[2.5]-oct-6-ylester = [3*R*-[3α,4α(2*R**,3*R**),5β,6β(*all-E*)]]-2,4,6,8-Decatetraendisäuremono[5-methoxy-4-[2-methyl-3-(3-methyl-2-butenyl)oxiranyl]-1-oxaspiro[2.5]oct-6-yl]ester (●)

S Amebacilin, Amebex, Fugillin, Fumadil B, *Fumagillin***, Fumidil, $H_3$, NSC-9168, *Phagopedin σ*

V Antibioticum aus Aspergillus fumigatus

*5519-01* 41567-78-6

H Dicyclohexylammoniumsalz

S Fumidil B, Khinoin, NSC-58368

V Antibioticum

*5520* *(4479)* $C_{26}H_{34}O_8$
2921-57-5

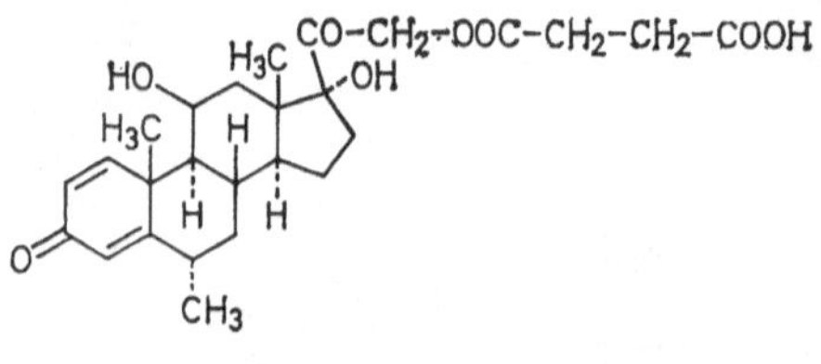

11β,17α,21-Trihydroxy-6α-methyl-1,4-pregnadien-3,20-dion-21-hydrogensuccinat = 6α-Methylprednisolon-21-hemisuccinat = (6α,11β)-21-(3-Carboxy-1-oxopropoxy)-11,17-dihydroxy-6-methylpregna-1,4-dien-3,20-dion (●)

H Natriumsalz (2375-03-3)

S Mega-Star „solubile", *Methylprednisolonnatriumsuccinat*, M-6-P, Solu-Medrol, Solu-Medrone, Solu-Moderin, Urbason solubile

V antiphlogistisch und antiallergisch wirksames Glucocorticoid

*5521* $C_{26}H_{35}FO_5$
41767-29-7

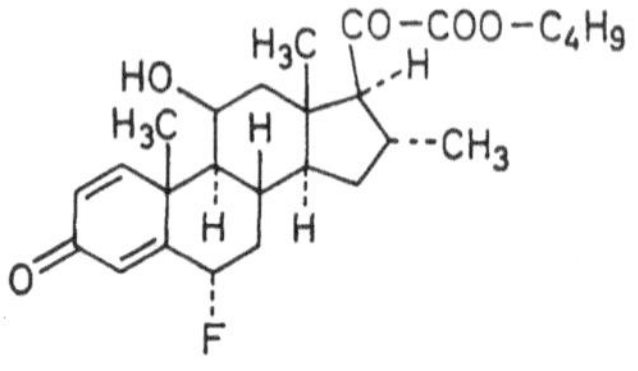

Butyl-6α-fluor-11β-hydroxy-16α-methyl-3,20-dioxopregna-1,4-dien-21-oat = (6α,11β,16α)-6-Fluor-11-hydroxy-16-methyl-3,20-dioxopregna-1,4-dien-21-säurebutylester (●)

S *Fluocortin-Butyl*, SHK 203, Vaspit

V antiphlogistisch und antiallergisch wirksames Glucocorticoid

*5522* *(223 N)* $C_{26}H_{35}FO_6$
3924-70-7

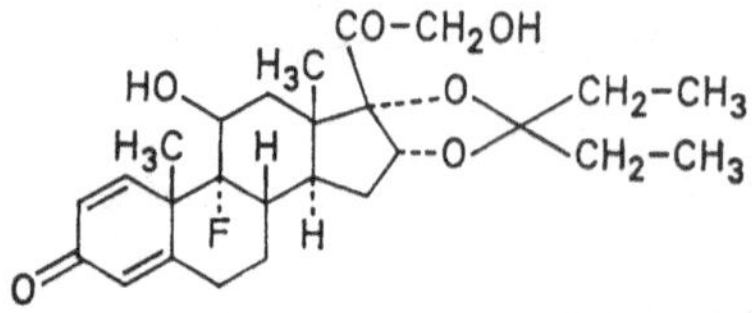

16α,17α-(Diethylmethylendioxy)-9α-fluor-11β,21-dihydroxy-1,4-pregnadien-3,20-dion = 9α-Fluor-11β,16α,17α,21-tetrahydroxy-1,4-pregnadien-3,20-dion-16,17-(3-pentanonacetal) = 9α-Fluor-16α-hydroxyprednisolon-16,17-(3-pentanonid) = (11β,16α)-16,17-[(1-Ethylpropyliden)bis(oxy)]-9-fluor-11,21-dihydroxypregna-1,4-dien-3,20-dion (●)

S *Amcinafal***, SQ 15102, *Triamcinolonpentanonid*

V antiphlogistisch und antiallergisch wirksames Glucocorticoid

*5523* *(4480)* $C_{26}H_{35}FO_6$
23257-44-5

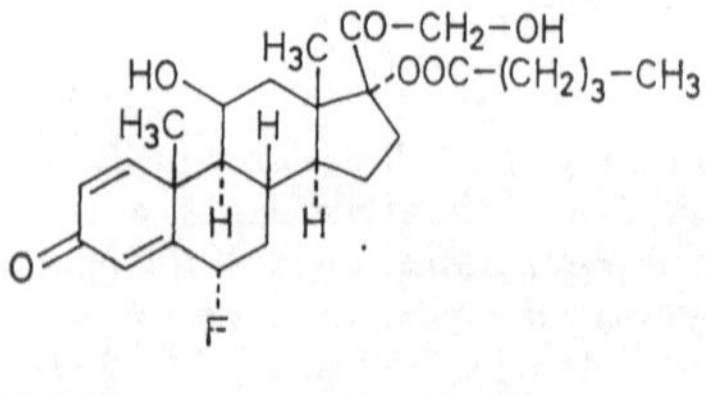

6α-Fluor-11β,17α,21-trihydroxy-1,4-pregnadien-3,20-dion-17-valerianat = 6α-Fluorprednisolon-17-valerat = (6α,11β)-6-Fluor-11,21-dihydroxy-17-[(1-oxopentyl)oxy]pregna-1,4-dien-3,20-dion (●)

S *Fluprednisolonvalerat*

V antiphlogistisch und antiallergisch wirksames Glucocorticoid

---

*5524* *(4481)* $C_{26}H_{35}NO_4$

14357-78-9

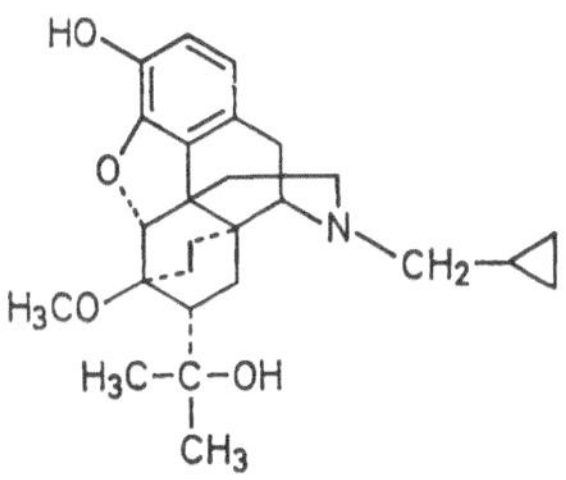

21-Cyclopropyl-6,7,8,14-tetrahydro-7α-(1-hydroxy-1-methylethyl)-6,14-*endo*-ethanooripavin = *N*-(Cyclopropylmethyl)-7,8-dihydro-7α-(1-hydroxy-1-methylethyl)-*O*[6]-methyl-6,14-*endo*-ethanonormorphin = *N*-(Cyclopropylmethyl)-19-methyldihydronororvinol = (5α,7α)-17-(Cyclopropylmethyl)-4,5-epoxy-18,19-dihydro-3-hydroxy-6-methoxy-α,α-dimethyl-6,14-ethenomorphinan-7-methanol (●)

H Hydrochlorid (16808-86-9)

S *Diprenorphinhydrochlorid***, M. 5050, Revivon

R Narkotica-Antagonist

---

*5525* $C_{26}H_{35}N_3O_2$

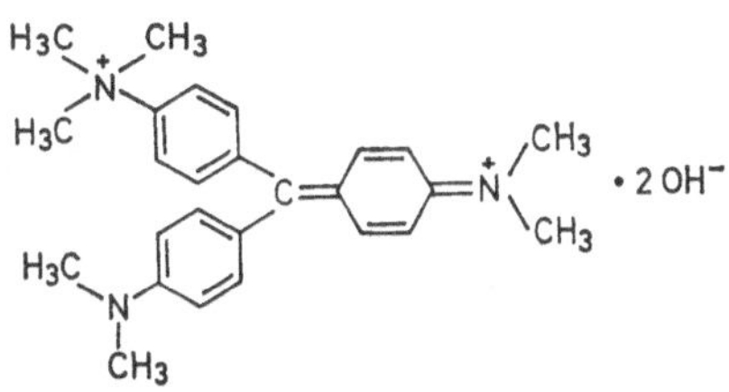

{4-[α-(*p*-Dimethylaminophenyl)-*p*-trimethylammoniobenzyliden]-2,5-cyclohexadienyliden}-dimethylammoniumdihydroxid = *N,N,N′,N′,N′,N″,N″*-Heptamethyl-4-amino-4′-ammoniofuchsonimoniumdihydroxid = Heptamethyl-*p*-rosanilin(dihydroxid) = 4-[[4-(Dimethylamino)phenyl]-[4-(dimethyliminio)-2,5-cyclohexadien-1-yliden]-methyl]-*N,N,N*-trimethylbenzenaminiumhydroxid (●)

H Dichlorid-Zinkchlorid-Doppelsalz (7199-03-3)

S C.I. Basic Blue 20, *Methyl Green, Methylgrün*

V Farbstoff

*5526* *(4482)* $C_{26}H_{35}N_3O_5$

5585-67-1

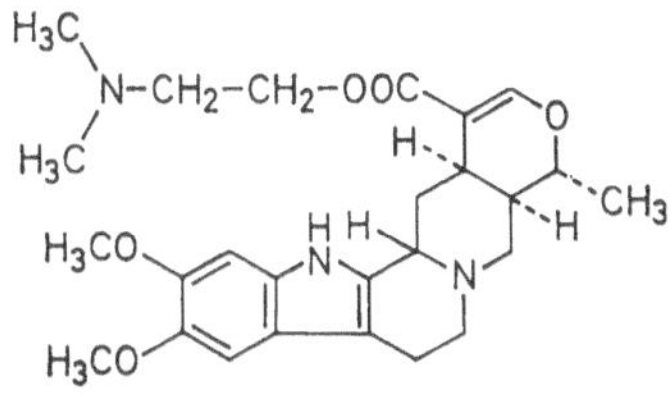

Reserpilinsäure-β-dimethylaminoethylester = (3β,19α,20α)-16,17-Didehydro-10,11-dimethoxy-19-methyloxayohimban-16-carbonsäure-2-(dimethylamino)ethylester (●)

H Dihydrochlorid (3735-84-0)

S Andanol, Atosaneal, Paratensiol

V Antihypertonicum

---

*5527* *(4483)* $C_{26}H_{36}N_2O_4$

22407-74-5

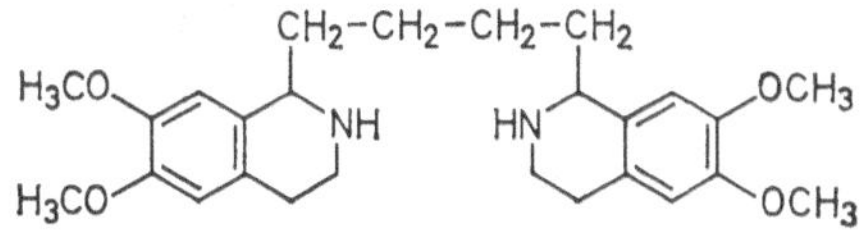

1,1′-Tetramethylenbis-(1,2,3,4-tetrahydro-6,7-dimethoxyisochinolin) = (*R**,*S**)-1,1′-(1,4-Butandiyl)bis[1,2,3,4-tetrahydro-6,7-dimethoxyisochinolin] (●)

H Dilactat (24233-80-5)

S *Bisobrindilactat***, EN-1661 L

V Fibrinolyticum

---

*5528* *(4484)* $C_{26}H_{36}N_2O_9$

522-70-3

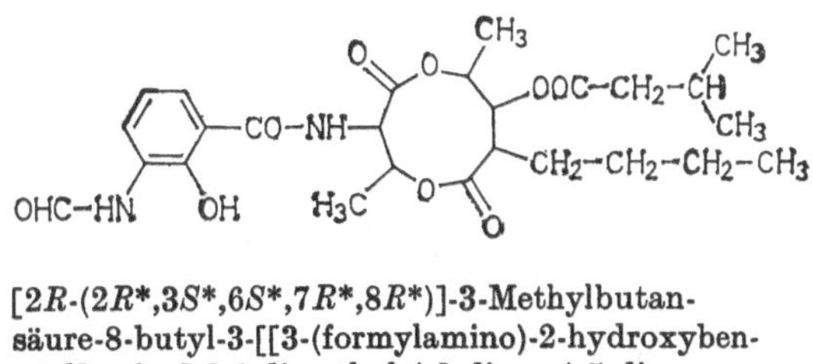

[2*R*-(2*R**,3*S**,6*S**,7*R**,8*R**)]-3-Methylbutansäure-8-butyl-3-[[3-(formylamino)-2-hydroxybenzoyl]amino]-2,6-dimethyl-4,9-dioxo-1,5-dioxonan-7-ylester (●)

S Antimycin $A_3$, *Blastmycin*

V Antibioticum aus Streptomyes blastmyceticus

*5529* *(4485)* $C_{26}H_{36}O_3$
313-06-4

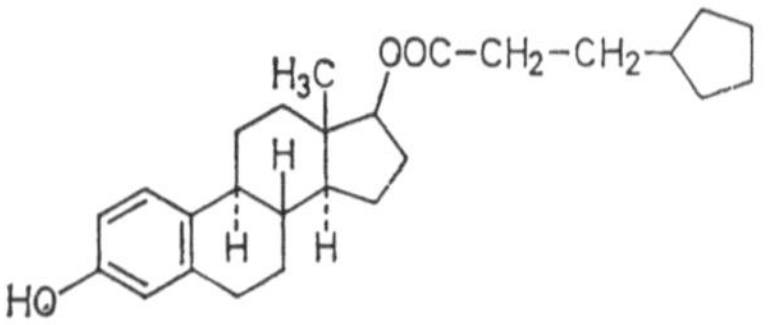

1,3,5(10)-Östratrien-3,17β-diol-17β-(3-cyclopentylpropionat) = Östradiol-17-(β-cyclopentylpropionat) = (17β)-Östra-1,3,5(10)-trien-3,17-diol-17-cyclopentanpropanoat (●)

S Cicloestradiolo, Cyclovex, Depestro, Depoestra, Depo-Estradiol, Depofemin, ECP, E-Ionate, Estradiolo Depositum, Estradep, *Estradiol cypionate*, Estrapo, Estro-Depo, Estromed-P.A., Femogen-CYP., Folicular-depot, Foli-Endo retardado, Ginormon-Depositum, Neoginon Depositum, *Östradiolcyclopentylpropionat*, *Oestradiolcypionat*, Oestradiol retard „Rolland", Ovex Leo prolongatum, Pertradiol, Retar-gen E, Span-F, Spendepiol, Tardofol

V Depot-Follikelhormon

*5530* *(4486)* $C_{26}H_{36}O_6$
15180-00-4

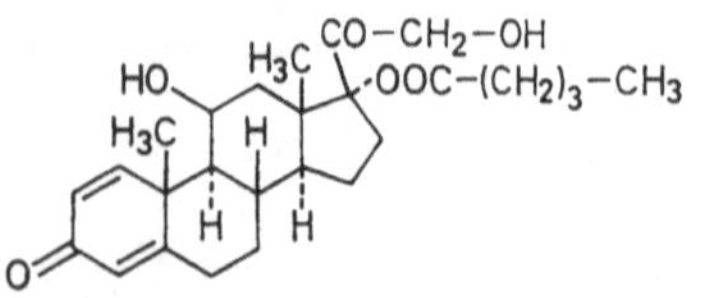

11β,17α,21-Trihydroxy-1,4-pregnadien-3,20-dion-17-valerianat = Prednisolon-17-valerat = (11β)-11,21-Dihydroxy-17-[(1-oxopentyl)oxy]pregna-1,4-dien-3,20-dion (●)

S *Prednisolonvalerianat*, *Prednival*, W 4869

V antiphlogistisch und antiallergisch wirksames Glucocorticoid

*5531* *(4487)* $C_{26}H_{36}O_6$
1107-99-9

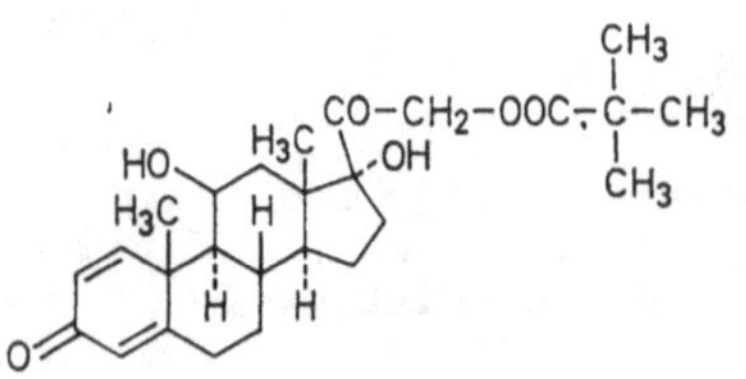

11β,17α,21-Trihydroxy-1,4-pregnadien-3,20-dion-21-pivalat = Prednisolon-21-trimethylacetat = (11β)-21-(2,2-Dimethyl-1-oxopropoxy)-11,17-dihydroxypregna-1,4-dien-3,20-dion (●)

S Mecortolon, *Prednisolonpivalat*, *Prednisolontrimethylacetat*, Ultracortenol, Ultracorterenol, Vecortenol

V antiphlogistisch und antiallergisch wirksames Glucocorticoid

*5532* *(4488)* $C_{26}H_{37}NO_4$
76-91-5

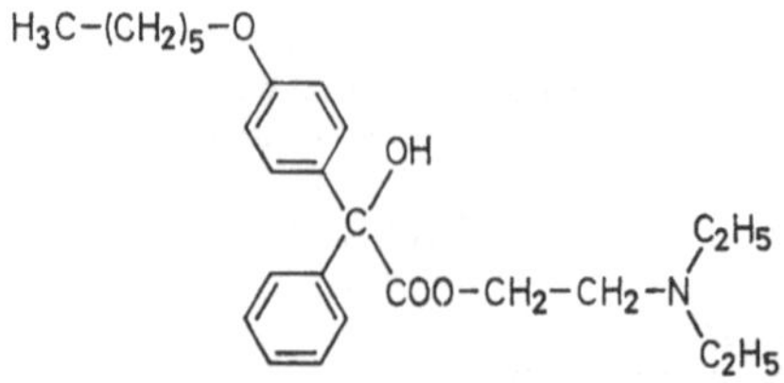

*p*-Hexyloxybenzilseure-2-diethylaminoethylester = 4-(Hexyloxy)-α-hydroxy-α-phenylbenzenessigsäure-2-(diethylamino)ethylester (●)

S Topicaine

V Lokalanästheticum

*5533* *(4489)* $C_{26}H_{38}N_2O_3$

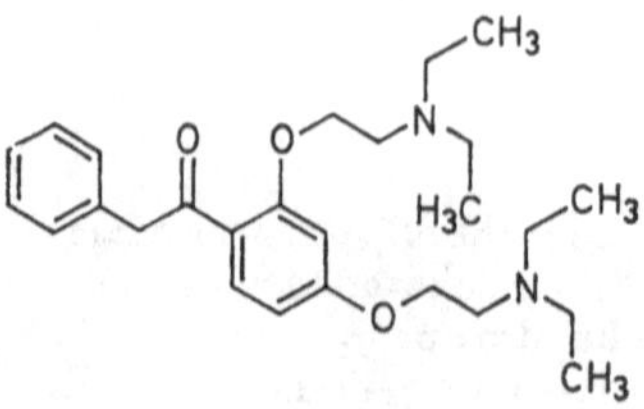

2,4-Bis-(β-diethylaminoethoxy)-desoxybenzoin = 1-[2,4-Bis[2-(diethylamino)ethoxy]phenyl]-2-phenylethanon (●)

H Sulfat

S Desoine, 1183 TH

V Anthelminthicum

*5534* *(4490)* $C_{26}H_{38}N_2O_3$

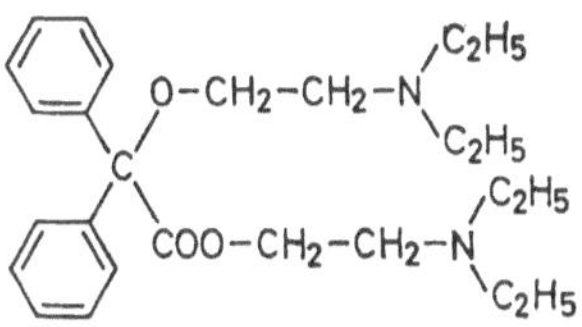

*O*-(2-Diethylaminoethyl)-benzilsäure-2-diethylaminoethylester = α-[2-(Diethylamino)ethoxy]-α-phenylbenzenessigsäure-2-(diethylamino)ethylester (●)

H Dihydrochlorid

S Prospasmin (alte Form), R 108

V Spasmolyticum

---

*5535* *(4491)* $C_{26}H_{38}N_2O_4$

13085-08-0

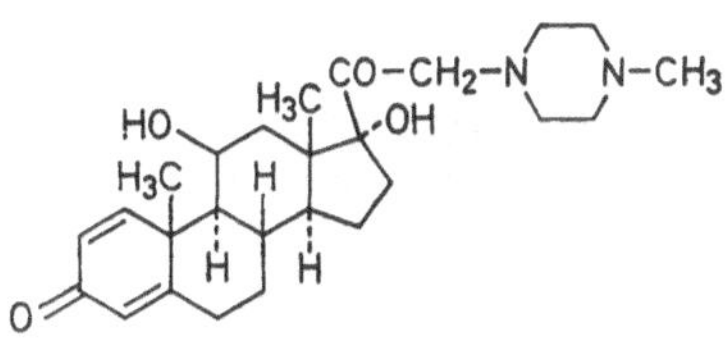

11β,17α-Dihydroxy-21-(4-methyl-1-piperazinyl)-1,4-pregnadien-3,20-dion = 21-Desoxy-21-(4-methylpiperazino)-prednisolon = (11β)-11,17-Dihydroxy-21-(4-methyl-1-piperazinyl)pregna-1,4-dien-3,20-dion (●)

H Dihydrochlorid (24533-01-5)

S Depersolon, *Mazipredondihydrochlorid***

V Glucocorticoid

---

*5536* $C_{26}H_{38}N_2O_6P_2S_4$

22012-72-2

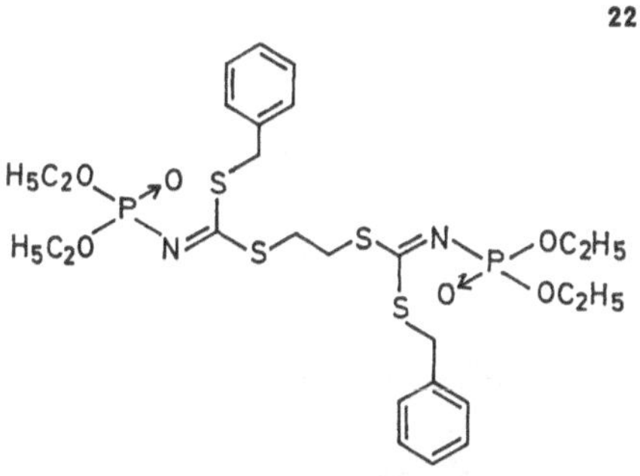

Phosphonodithioimidocarbonsäure-ethylen-dibenzyl-*P,P,P′,P′*-tetraethylester = (Diethoxyphosphinyl)carbonimidodithiosäure-1,2-ethandiylbis(phenylmethyl)ester (●)

S CL 64976, *Zilantel***

V Pesticid

---

*5537* *(4492)* $C_{26}H_{38}O_2$

67-95-8

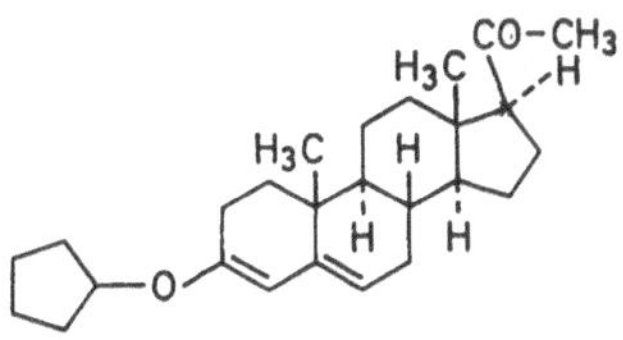

3-(Cyclopentyloxy)pregna-3,5-dien-20-on (●) = Progesteron-3-cyclopentylenoläther

S Enol-Luteovis, *Quingestron***, W 3399

V Progestativum

---

*5538* *(4493)* $C_{26}H_{38}O_3$

14191-92-5

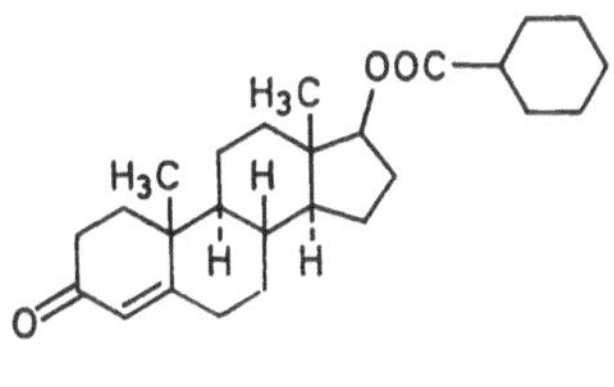

17β-Hydroxy-4-androsten-3-on-17-hexahydrobenzoat = (17β)-17-[(Cyclohexylcarbonyl)oxy]-androst-4-en-3-on (●)

S Benzotest, Durandrogen, Durandron, Sterandril A.P., Sterandryl-A, Sterandryl duratum, Stérandryl retard, Tardosterandryl-Depot, Tardosterona, Testodur, Testormon depositum, Testosteron-Depot Thilo, *Testosteronhexahydrobenzoat*, Virex-Retard

V Depot-Androgen

*5539* (4494) $C_{26}H_{38}O_3$
601-63-8

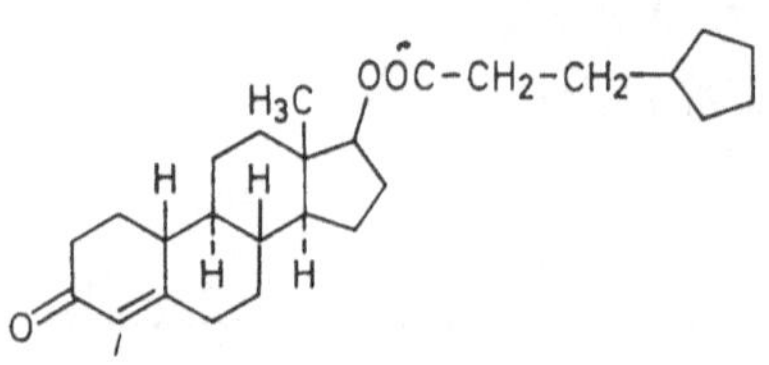

17β-Hydroxy-4-östren-3-on-17-(3-cyclopentylpropionat) = 17β-Hydroxy-19-nor-4-androsten-3-on-17-(3-cyclopentylpropionat) = (17β)-17-(3-Cyclopentyl-1-oxopropoxy)östr-4-en-3-on (●)

S Anabo, Depo-Nortestonate, *Nandroloncyclopentylpropionat, Nortestosteroncyclopentylpropionat, Nortestosteroni cypionas*, Nortestrionate, Pluropon (alte Form), Sterocrinolo

V Anabolicum

*5540* (4495) $C_{26}H_{38}O_4$
808-48-0

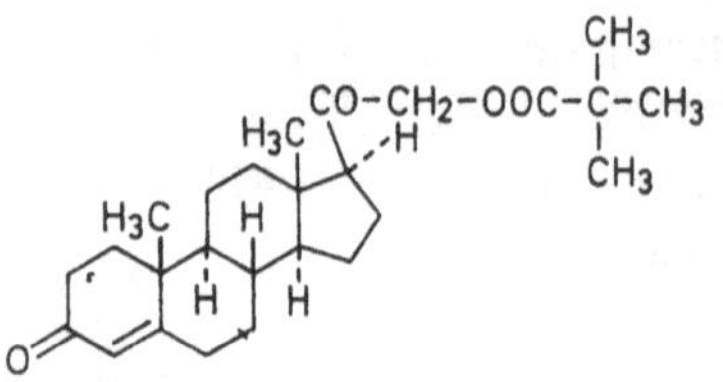

21-Hydroxy-4-pregnen-3,20-dion-21-pivalat = Desoxycorticosterontrimethylacetat = 21-(2,2-Dimethyl-1-oxopropoxy)pregn-4-en-3,20-dion (●)

S Cortormon depositum, *Desoxycorticosteronpivalat, Desoxycortontrimethylacetat*, Neocortin depositum, Neocortodina depositum, Neodin-Depositum, Percorten M

V Mineralocorticoid (Elektrolytstoffwechselhormon)

*5541* (4496) $C_{26}H_{38}O_4$
1253-28-7

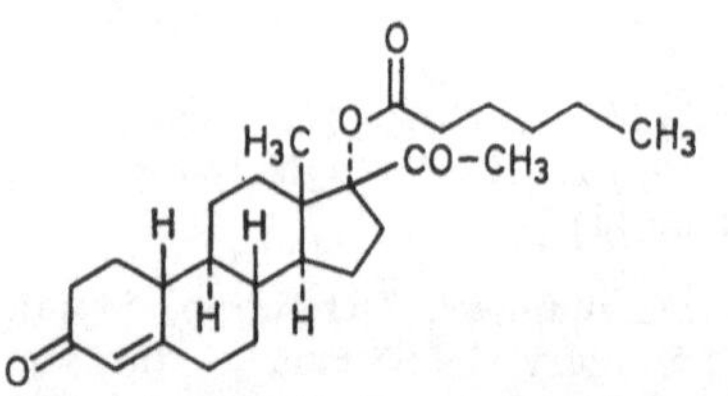

17α-Hydroxy-19-norpregn-4-en-3,20-dion-17-hexanoat = 17β-Acetyl-17α-hydroxy-4-östren-3,20-dion-17-hexanoat = 17-[(1-Oxohexyl)oxy]-19-norpregn-4-en-3,20-dion (●)

S Depostat, *Gestonoroncaproat**, Gestronolhexanoat, Hydroxynorprogesteroncapronat*, Primostat, SH 582

V Progestativum

*5542* (4497) $C_{26}H_{38}O_4$
1254-35-9

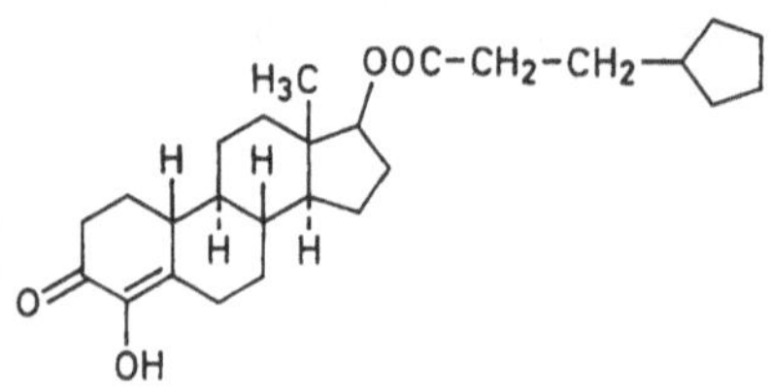

4,17β-Dihydroxy-4-östren-3-on-17β-(3-cyclopentylpropionat) = 4-Hydroxy-19-nortestosteron-17-cyclopentylpropionat = (17β)-17-(3-Cyclopentyl-1-oxopropoxy)-4-hydroxyöstr-4-en-3-on (●)

S Abirol-Inj., F. I. 5852, *Oxaboloni cipionas***, Steranabol ritardo

V Anabolicum

*5543* (4498) $C_{26}H_{38}O_5$
809-01-8

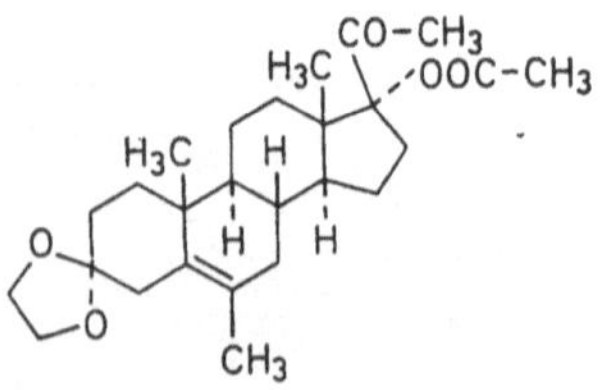

17α-Acetoxy-3,3-ethylendioxy-6-methyl-5-pregnen-20-on = 17α-Hydroxy-6-methyl-5-pregnen-3,20-dion-3-cycl.-ethylenacetal-17-acetat = 17-(Acetyloxy)-6-methylpregn-5-en-3,20-dion-cycl.-3-(1,2-ethandiylacetal) (●)

S *Edogestron***, PH. 218

V Progestativum

*5544* *(4499)* $C_{26}H_{38}O_5$
52718-49-7

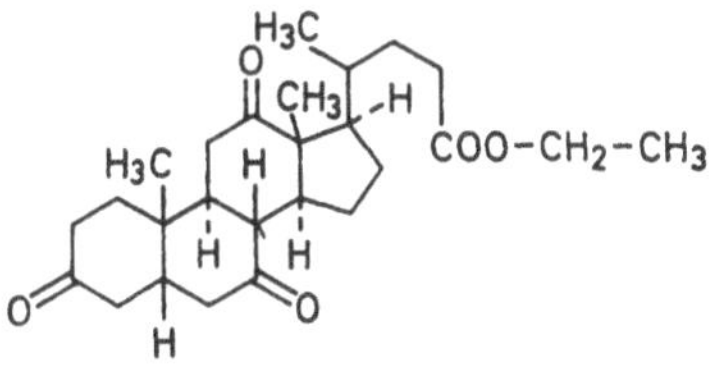

3,7,12-Trioxo-5β-cholansäureethylester = Ethyldehydrocholat = (5β)-3,7,12-Trioxocholan-24-säureethylester

S Coledrin-Compresse, Deidrosan, *Ethylis dehydrocholas*, Eucolil, Fluxobil, Lisacol

V Cholagogum, Choleretikum

*5545* *(4500)* $C_{26}H_{39}NO_4$

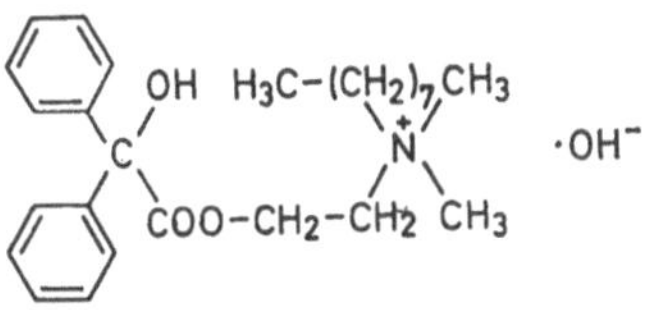

*N*-(2-Benziloyloxyethyl)-*N*,*N*-dimethyloctyl-ammoniumhydroxid = *N*-[2-[(Hydroxydiphenyl-acetyl)oxy]ethyl]-*N*,*N*-dimethyl-1-octanaminiumhydroxid (●)

H Bromid (2019-14-9)

S AD-205, Cholipin (spasmolyt. Komponente), Lonarid (spasmolyt. Komponente)

V Spasmolyticum

*5546* *(64 E)* $C_{26}H_{40}O_3$
7483-09-2

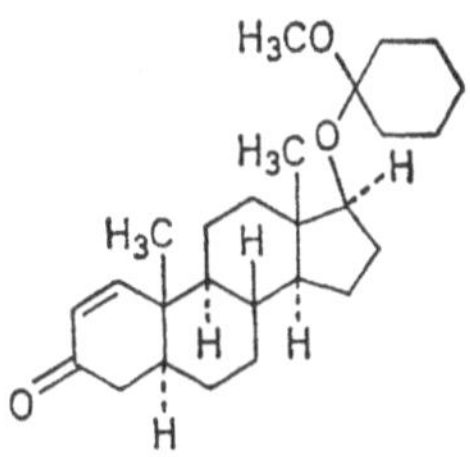

17β-Hydroxy-5α-androst-1-en-3-on-17-(1-methoxycyclohexyl)-äther = (5α,17β)-17-[(1-Methoxycyclohexyl)oxy]androst-1-en-3-on (●)

S *Mesabolon***

V Anabolicum, Androgen

*5547* *(4501)* $C_{26}H_{40}O_3$
315-37-7

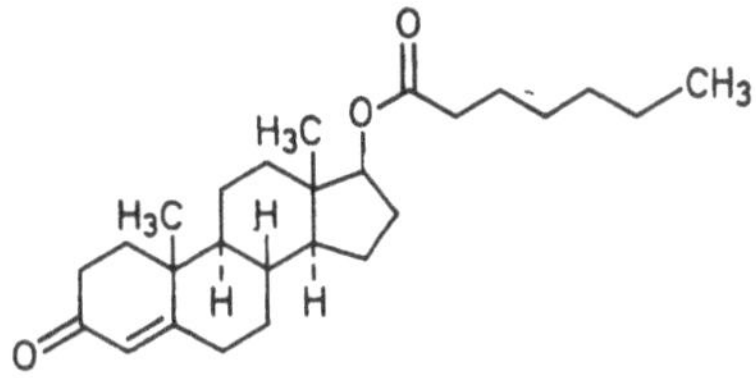

17β-Hydroxy-4-androsten-3-on-17-heptanoat = Testosteron-17-önanthat = (17β)-17-[(1-Oxoheptyl)oxy]androst-4-en-3-on (●)

H vgl. auch Nr. 6010

S Androtardyl, Andryl, Anthatest, Atlatest, Delatest, Delatestryl, Depo-Testro-Med, Depotestrone, Despavir, Dura-Testosterone, Enarmon-Depot, Ergoteston, Everone, Exten Test, Malogen L. A., Malogex, Orquisteron-E-Depot, Primoniat-Depot, Primotest-Depot, Primoteston-Depot, Proviron-Depot, Reposterone, Repo-Test, Repo-Testro Med, Retandros-200, Span-Test, Testahomen-Depot, Testanthate, Testate, Testinon, Testo-Enant, Testofort, Testone L. A., Testoron retard, Testosteron-Depot-Amp. „Jenapharm", *Testosterone enanthate*, *Testosteronheptanoat*, *Testosteronönanthat*, Testosteronum prolongatum „Polfa", Testostroval, Testoviron-Depot 250 mg, Testrolen

V Depot-Androgen

*5548* $C_{26}H_{40}O_3$
23983-43-9

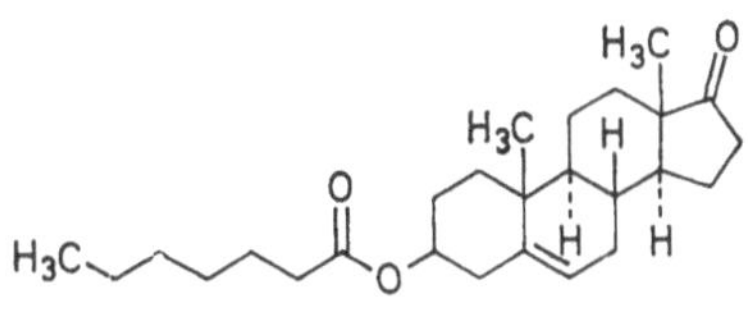

3β-Hydroxy-5-androsten-17-on-heptanoat = 3β-Heptanoyloxyandrost-5-en-17-on = (3β)-3-[(1-Oxoheptyl)oxy]androst-5-en-17-on (●)

S *Prasteronönanthat*

S Psychotropicum (physiologische Vorstufe der Sexualhormone)

*5549* *(4502)*

$C_{26}H_{40}O_4$
3593-85-9

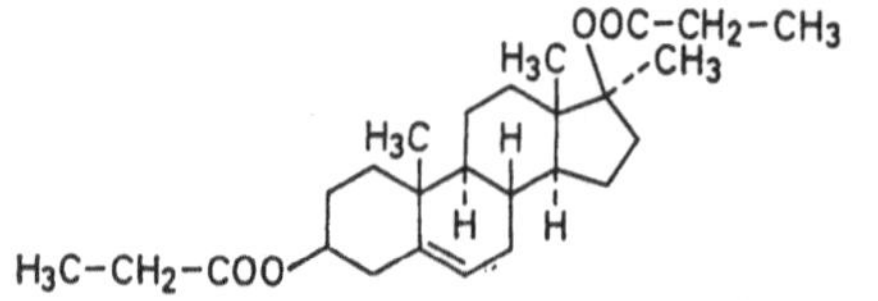


17α-Methyl-5-androsten-3β,17β-dioldipropionat = (3β,17β)-17-Methylandrost-5-en-3,17-dioldipropanoat (●)

S Anabol „Keene", Anabolin, Andriol, Androgan, Crestabolic, Metandiol-Amp., *Methandrioldipropionat*, Or-Bolic, Probolik, Probolin

V Steroidhormon zur anabolen und heterohormonalen Therapie

*5550* *(224 N)*

$C_{26}H_{41}NO$
14417-88-0

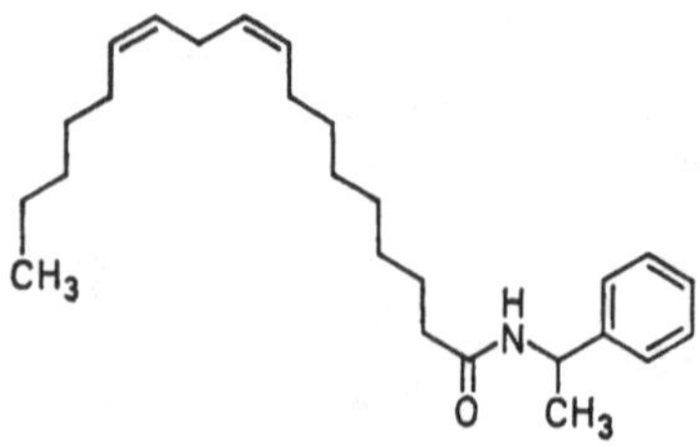


*N*-(α-Methylbenzyl)-*cis,cis*-octadeca-9,12-dienamid = *N*-(α-Methylbenzyl)-linoleamid = (*Z,Z*)-*N*-(1-Phenylethyl)-9,12-octadecadienamid (●)

S AC-223, Artes, *Melinamid***

V Hypocholesterinämicum

*5551*

$C_{26}H_{42}BrNO$

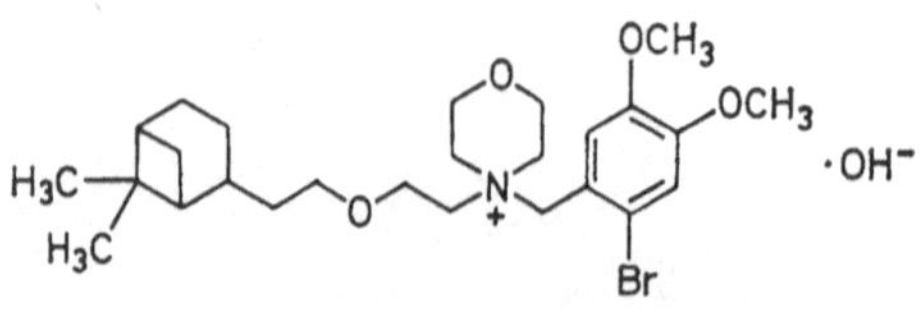


4-(6-Bromveratryl)-4-{2-[2-(6,6-dimethyl-2-norpinyl)-ethoxy]-ethyl}-morpholiniumhydroxid = 4-[(2-Brom-4,5-dimethoxyphenyl)methyl]-4-[2-[2-(6,6-dimethylbicyclo[3.1.1]hept-2-yl)ethoxy]-ethyl]morpholiniumhydroxid (●)

H Bromid (53251-94-8)

S Dicetel, *Pinaveriumbromid***

V Spasmolyticum

*5552* *(4503)*

$C_{26}H_{42}O_2$
1852-73-9

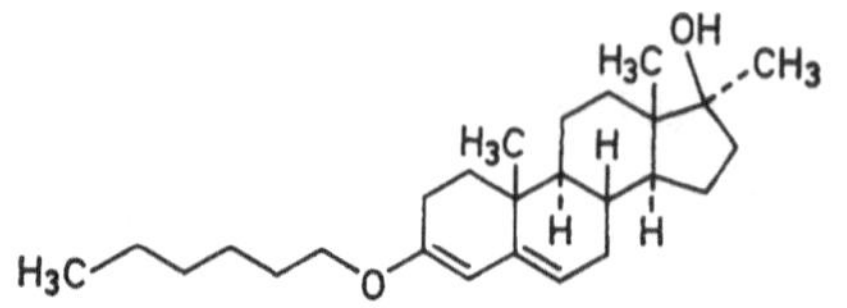


3-*n*-Hexyloxy-17α-methyl-3,5-androstadien-17β-ol = Methyltestosteron-3-hexylenoläther = (17β)-3-(Hexyloxy)-17-methylandrosta-3,5-dien-17-ol (●)

S Androgénol, Enoltestovis, Enoltestovister, *Hexoxymestrolum*

V oral wirksames Androgen

*5553* *(4504)*

$C_{26}H_{42}O_3$
33776-88-4

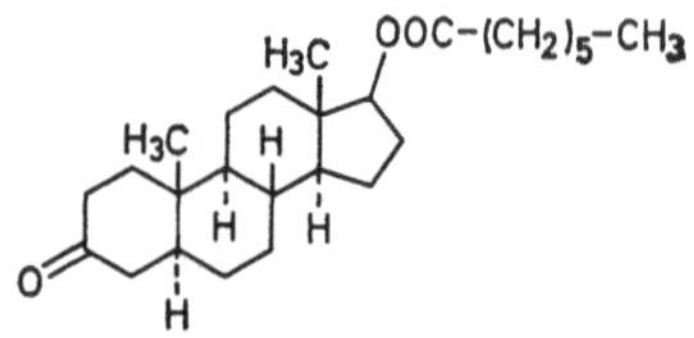


17β-Hydroxy-5α-androstan-3-on-17-heptanoat = (5α,17β)-17-[(1-Oxoheptyl)oxy]androstan-3-on (●)

S Anaboleen Depot-Amp., *Androstanolonönanthat*

V Depot-Anabolicum

*5554* *(4505)*

$C_{26}H_{44}N_2O$

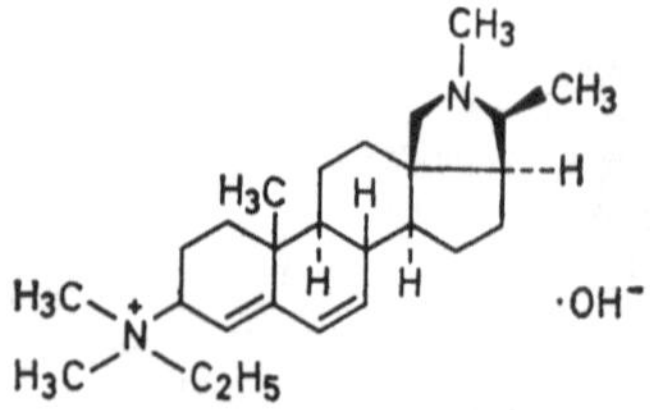


*N*-Ethyl-*N*-(cona-4,6-dien-3β-yl)-dimethylammoniumhydroxid = (3β)-*N*-Ethyl-*N,N*-dimethylcona-4,5-dien-3-aminiumhydroxid (●)

H Jodid (30033-10-4)

S *Stercuroni jodidum, Stercuroniumjodid***

V Muskelrelaxans

*5555* *(4506)* $C_{26}H_{44}N_2O_8$

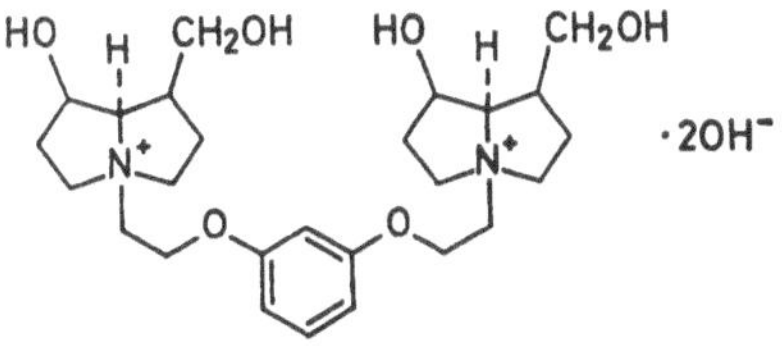

1,1'-[β,β'-(*m*-Phenylendioxy)-diethyl]-bis-[4-hydroxy-6-(hydroxymethyl)-1-azoniabicyclo-[3.3.0]octanhydroxid] = 1,3-Diethoxybenzol-ω,ω'-bisplatyneciumhydroxid = 4,4'-[1,3-Phenylenbis-(oxy-2,1-ethandiyl)]bis[hexahydro-1-hydroxy-7-(hydroxymethyl)-1*H*-pyrroliziniumhydroxid] (●)

H Dichlorid (863-83-2)

S Diplacin, Diplazin

V Muskelrelaxans

*5556* *(4507)* $C_{26}H_{44}O_2$

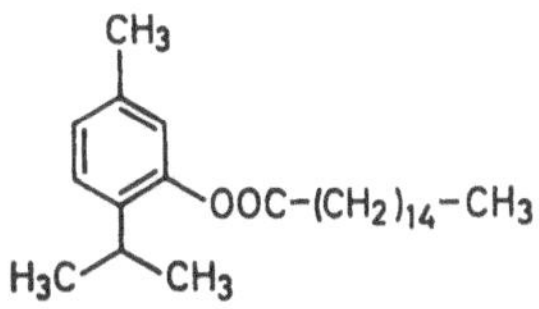

Thymolpalmitat = Palmitinsäurethymolester = Hexadecansäure-5-methyl-2-(1-methylethyl)phenylester (●)

S Tepal, Thymoloverm

V Anthelminthicum (gegen Echinokokkose)

*5557* *(4508)* $C_{26}H_{48}J_2O_2$

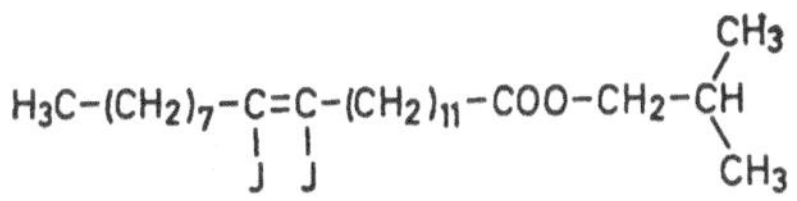

13,14-Dijod-13-docosensäureisobutylester = Dijoderucasäureisobutylester = 13,14-Dijod-13-docosensäure-2-methylpropylester (●)

S Immetal

V Röntgenkontrastmittel

*5558* *(4509)* $C_{26}H_{51}NO_3$

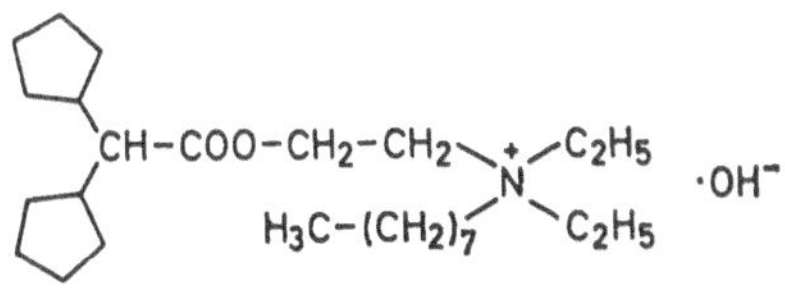

*N*,*N*-Diethyl-*N*-[2-(dicyclopentylacetoxy)-ethyl]-octylammoniumhydroxid = Dicyclopentylessigsäure-β-diethylaminoethylesteroctylhydroxid = *N*-[2-[(Dicyclopentylacetyl)oxy]ethyl]-*N*,*N*-diethyl-1-octanaminiumhydroxid (●)

H Bromid (17088-72-1)

S *Penoctoniumbromid***, Ug 767

V Antimykoticum, Antisepticum

*5559* *(4510)* $C_{26}H_{56}N_{10}$
22573-93-9

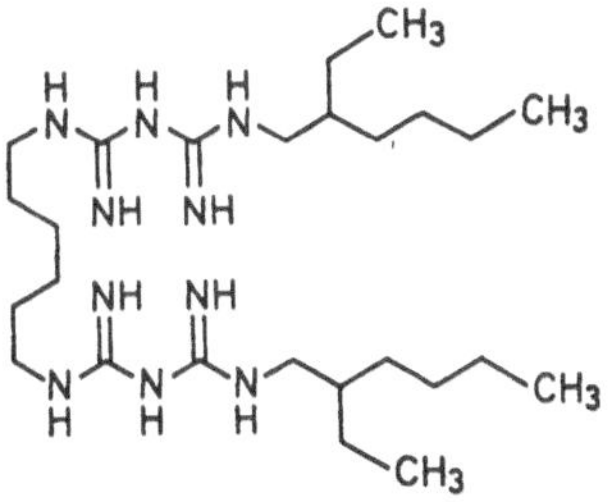

1,1'-Hexamethylenbis-[5-(2-ethylhexyl)-biguanid] = *N*,*N''*-Bis(2-ethylhexyl)-3,12-diimino-2,4,11,13-tetraazatetradecandiimidamid (●)

S *Alexidin***, Bisguadine, Compound 904, Win 21904

V Antisepticum

*5560* *(4511)* $C_{27}H_{20}N_4O$
1740-22-3

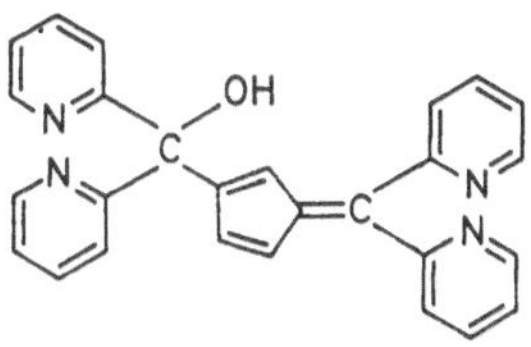

α,α-Di-(2-pyridyl)-α-{3-[di-(2-pyridyl)-methylen]-1,4-cyclopentadienyl}-methanol = α-[3-(Di-2-pyridinylmethylen)-1,4-cyclopentadien-1-yl]-α-2-pyridinyl-2-pyridinmethanol (●)

S McN-1210, *Pyrinolin***, Surexin

V Antiarrhthymicum

*5561* *(4512)* $C_{27}H_{22}Cl_2N_4$

2030-63-9

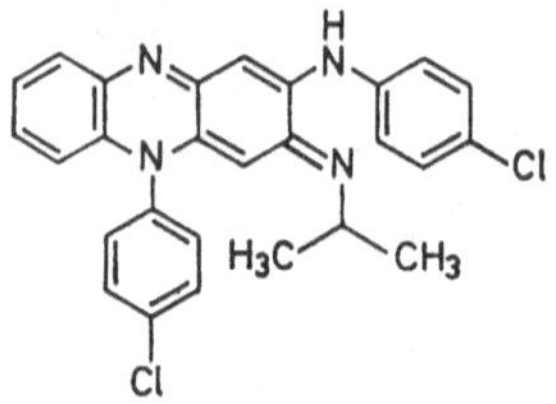

2-(p-Chloranilino)-5-(*p*-chlorphenyl)-3,5-dihydro-3-(isopropylimino)-phenazin = *N*,5-Bis(4-chlorphenyl)-3,5-dihydro-3-[(1-methylethyl)imino]-2-phenazinamin (●)

S B 663, *Clofazimin***, G 30320, Lampren(e), *Riminophenazine*

V Tuberkulostaticum, Leprostaticum

---

*5562* $C_{27}H_{24}N_2O_9$

37 895-35-5

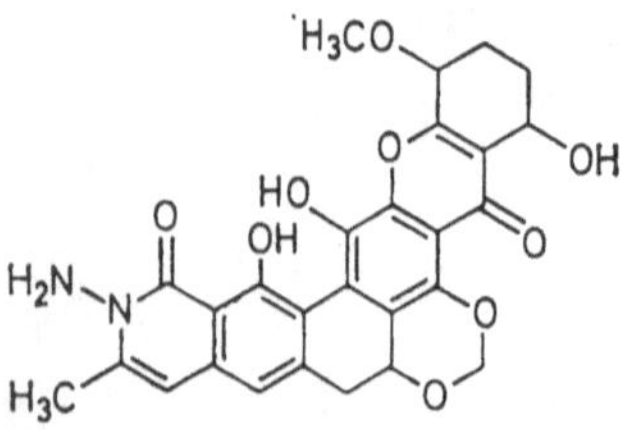

13-Amino-3,4,8a,13-tetrahydro-4,15,16-trihydroxy-1-methoxy-12-methyl-2*H*-xantheno[1′,2′,3′:4,5]-[1,3]benzodioxino[7,6-*g*]isochinolin-5,14 (1*H*,9*H*)-dion (●)

S *Albofungin*, BA-180265 A, *Kanchanomycin*

V Antibioticum aus Actinomyces albus var. fungatus

---

*5563* $C_{27}H_{25}ClN_2O_4$

23111-34-4

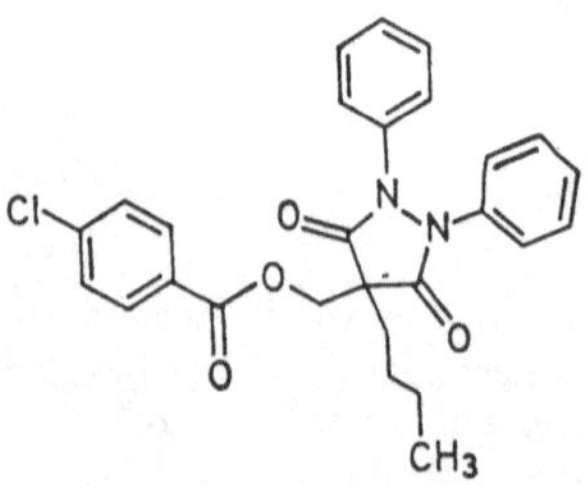

*p*-Chlorbenzoesäureester mit 4-Butyl-4-hydroxymethyl-1,2-diphenylpyrazolidin-3,5-dion = 4-Chlorbenzoesäure(4-butyl-3,5-dioxo-1,2-diphenyl-4-pyrazolidinyl)methylester (●)

S AE 9, *Feclobuzon***, Flogomen

V Antiphlogisticum, Analgeticum

---

*5564* *(4513)* $C_{27}H_{26}N_6O_8S_4$

3861-81-2

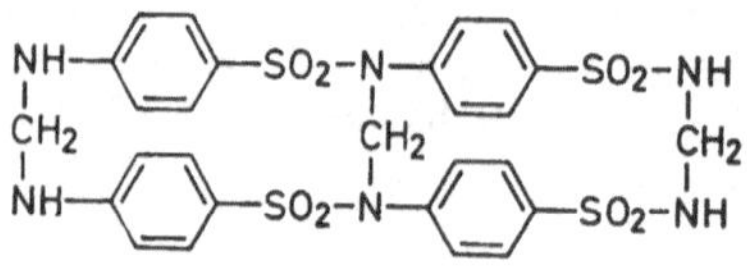

1,1′,4,4′,$4^1$,$4^{1'}$-Tri-(methylen)-bis-(4-sulfanilylsulfanilamid) = 2,8,12,18-Tetrathia-3,9,11,17,23,25-hexaazahexacyclo[24.2.2.$2^{4,7}$.$2^{13,16}$.$2^{19,22}$.$1^{3,17}$]-heptatriacontan-4,6,13,15,19,21,26,28,29,31,34,36-dodecaen-2,2,8,8,12,12,18,18-octaoxid (●)

S Disulformin

V Chemotherapeuticum

---

*5565* *(4514)* $C_{27}H_{28}N_2O_4$

10448-84-7

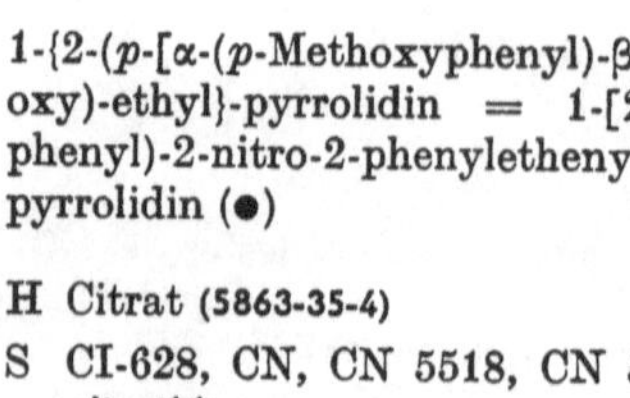

1-{2-(*p*-[α-(*p*-Methoxyphenyl)-β-nitrostyryl]-phenoxy)-ethyl}-pyrrolidin = 1-[2-[4-[1-(4-Methoxyphenyl)-2-nitro-2-phenylethenyl]phenoxy]ethyl]-pyrrolidin (●)

H Citrat (5863-35-4)

S CI-628, CN, CN 5518, CN 55945, *Nitromifen-citrat***

V Östrogen (postcoitales Contraceptivum)

*5566* (4515) $C_{27}H_{28}N_2O_4$

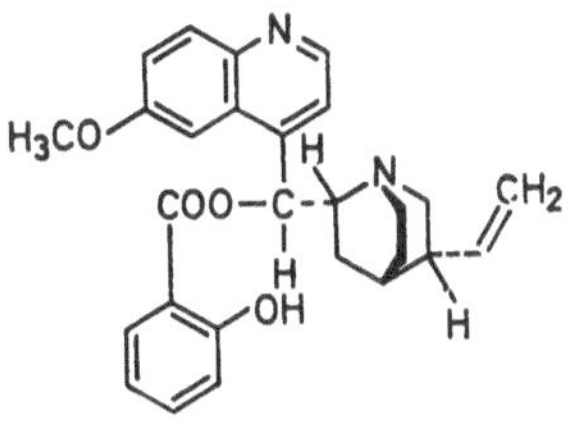

(5-Vinyl-2-chinuclidinyl)-(6-methoxy-4-chinolyl)-methylsalicylat = Salicylsäurechininester = (8α,9*R*)-6'-Methoxycinchonan-9-ol-2-hydroxybenzoat(ester) (●)

S Salochinin

V Antipyreticum, Antineuralgicum

*5566-01* (4515a)

H Salicylat

S Rheumatin

V Antirheumaticum

*5567* (4516) $C_{27}H_{28}N_2O_4$

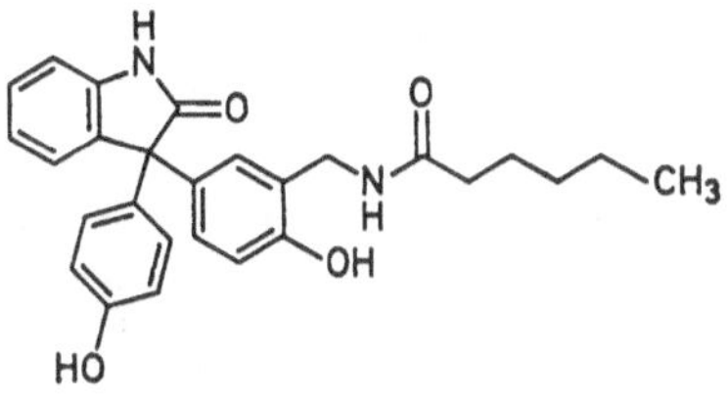

*N*-{2-Hydroxy-5-[3-(*p*-hydroxyphenyl)-2-oxo-3-indolinyl]-benzyl}-capronamid = *m*-Caproylamino-methyl-*p,p'*-dihydroxydiphenyl-(3,3)-indolinon-(2) = *N*-[5-[2,3-Dihydro-3-(4-hydroxyphenyl)-2-oxo-1*H*-indol-3-yl]-2-hydroxyphenyl]hexanamid (●)

S Diopal „Heyden"

V Laxativum

*5568* $C_{27}H_{29}NO_{10}$

54110-25-7

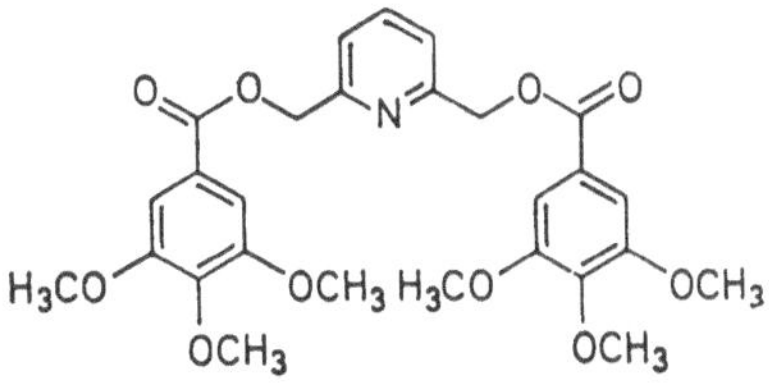

2,6-Pyridindiyldimethylenbis-(3,4,5-trimethoxybenzoat) = 3,4,5-Trimethoxybenzoesäure[2,6-pyridindiylbis(methylen)]ester (●)

S Instintersa, ***Pirozadil*****

V Coronarvasodilatans

*5569* (4517) $C_{27}H_{29}NO_{10}$

20830-81-3

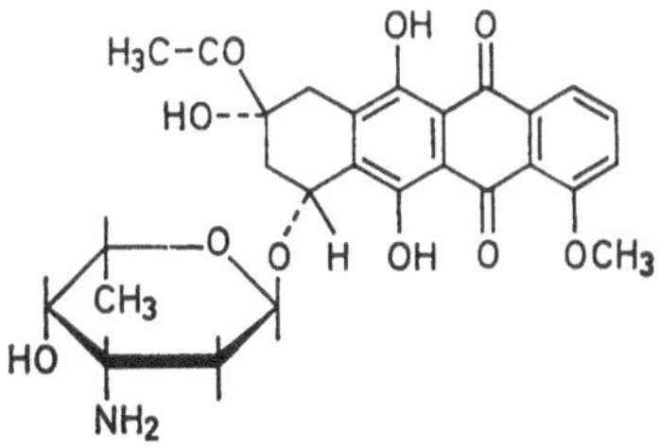

(1*S*,3*S*)-3-Acetyl-1,2,3,4,6,11-hexahydro-3,5,12-trihydroxy-10-methoxy-6,11-dioxo-1-naphthacenyl-(3-amino-2,3,6-tridesoxy-α-L-*lyxo*-hexopyranosid) = 9-Acetyl-7,8,9,10-tetrahydro-6,7,9,11-tetrahydroxy-4-methoxy-5,12-naphthacenchinon-7-(3-amino-5-methyl-2,3-didesoxy-L-lyxopyranosid) = (8*S*-*cis*)-8-Acetyl-10-[(3-amino-2,3,6-trideoxy-α-L-*lyxo*-hexopyranosyl)oxy]-7,8,9,10-tetrahydro-6,8,11-trihydroxy-1-methoxy-5,12-naphthacendion (●)

H Hydrochlorid (23541-50-6)

S Bay B 1815, Cerubidin, Cérubidine, Daunoblastin(a), *Daunomicina cloridrato*, *Daunomycinhydrochlorid*, *Daunorubicinhydrochlorid**, F.I. 6339, NDC 0082-4155, NSC-82151, Ondena, 13057 R.P., *Rubidomycinhydrochlorid*, Rubomycin

V gegen Leukämie wirksames Cytostaticum (Antibioticum aus Streptomyces-Arten)

*5570* *(4518)* $C_{27}H_{29}NO_{11}$

23214-92-8

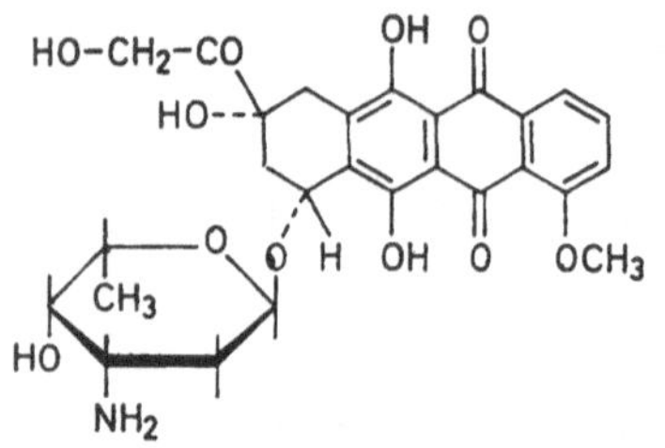

(1*S*,3*S*)-3-Glycoloyl-1,2,3,4,6,11-hexahydro-3,5,12-trihydroxy-10-methoxy-6,11-dioxo-1-naphthacenyl-(3-amino-2,3,6-tridesoxy-α-L-*lyxo*-hexopyranosid) = 7,8,9,10-Tetrahydro-6,7,9,11-tetrahydroxy-9-hydroxyacetyl-4-methoxy-5,12-naphthacenchinon-7-(3-amino-5-methyl-2,3-didesoxy-L-lyxopyranosid) = (8*S*-*cis*)-10-[(3-Amino-2,3,6-trideoxy-α-L-*lyxo*-hexopyranosyl)oxy]-7,8,9,10-tetrahydro-6,8,11-trihydroxy-8-(hydroxyacetyl)-1-methoxy-5,12-naphthacendion (●)

H auch Hydrochlorid (25316-40-9)

S Adriacin, Adriblastin(a), Adriamycin, *Doxorubicin***, Farmiblastina, F.I. 106, *14-Hydroxydaunomycin*, NSC-123127

V gegen Leukämie wirksames Cytostaticum (Antibioticum aus Streptomyces peuceticus)

---

*5571* $C_{27}H_{30}N_2$

10462-05-2

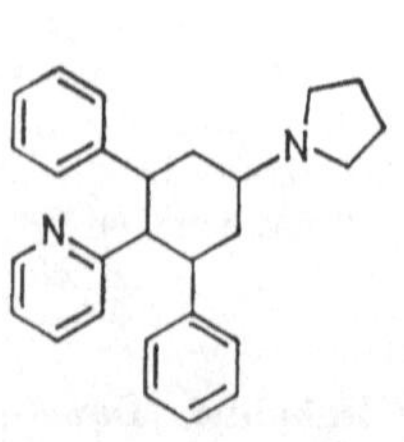

2-[2,6-Diphenyl-4-(1-pyrrolidinyl)cyclohexyl]pyridin (●)

S Su-15049

V Diureticum

---

*5572* *(4519)* $C_{27}H_{30}O_{14}$

482-38-2

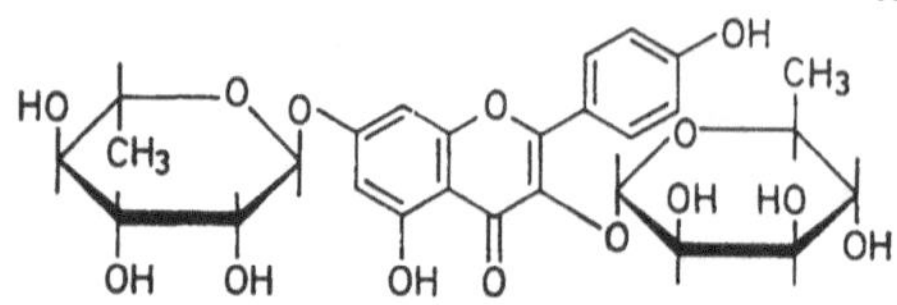

3,4′,5,7-Tetrahydroxyflavon-3,7-dirhamnosid = Kaempferol-3,7-dirhamnosid = 3,7-Bis[(6-deoxy-α-L-mannopyranosyl)oxy]-5-hydroxy-2-(4-hydroxyphenyl)-4*H*-1-benzopyran-4-on (●)

S *Indigogelb*, *Kaempferitrin*, *Kaempferoldirhamnosid*, *Lespedin*, Lespenefril-Wirkstoff, Lespenephryl-Wirkstoff

V Therapeuticum zur Senkung des Reststickstoffs (Flavonderivat aus Indigo-, Lespedeza- und Trichosanthus-Arten)

---

*5573* *(4520)* $C_{27}H_{30}O_{16}$

153-18-4

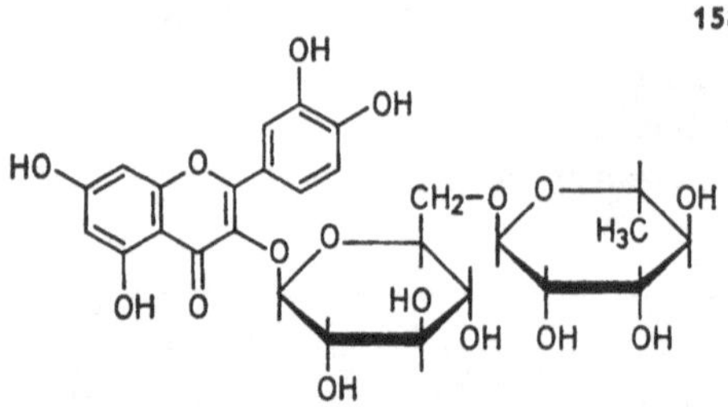

3,3′,4′,5,7-Pentahydroxyflavon-3-rhamnoglucosid = Quercetin-3-rutinosid = 3-[[6-*O*-(6-Deoxy-α-L-mannopyranosyl)-β-D-glucopyranosyl]oxy]-2-(3,4-dihydroxyphenyl)-5,7-dihydroxy-4*H*-1-benzopyran-4-on (●)

H in Lösung auch als Natriumrutinsulfat

S Angiorutina, Birutan, Citroflavina, Dea-Rutin, Eldrin, Farutine, *Globularicitrin*, Hikarutin, Hokkarutin, *Ilixanthin*, Idorutin, Melin, *Myrticolorin*, Neorutin, Osyritin, *Paliurosid*, *Phytomelin*, P-vimin, Rucetin, Rutabion, Rutamin, Rutascol, Rutavit, Rutice-inyect., Rutiflavona, Rutiladbi, *Rutin*, Rutinetas, Rutinibys, Rutinion, Rutinon, Rutinsol, Rutinun, Rutiorzan-simple-Compr., Rutisan, Rutocide, Rutorbin, *Rutosid***, *Rutozyd*, Ruvit, Ruvitil, Sclerutin, *Sophorin*, Tanrutin, *Violaquercitrin*, Vitaplex P

V Antihämorrhagicum (Flavonoid aus verschiedenen Pflanzen)

*5574* *(4521)* $C_{27}H_{31}ClN_2O$
522-18-9

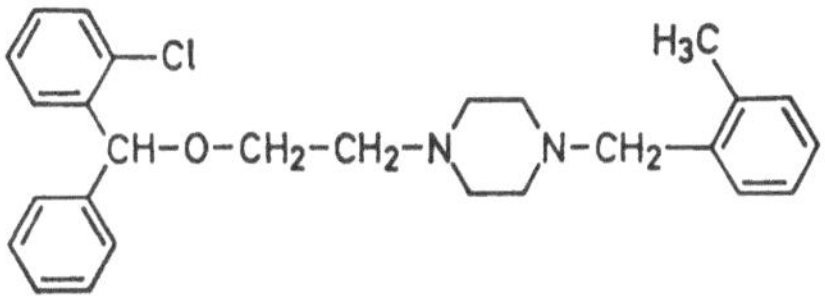

1-[2-(*o*-Chlordiphenylmethoxy)-ethyl]-4-[*o*-methylbenzyl]-piperazin = 1-[2-[(2-Chlorphenyl)phenylmethoxy]ethyl]-4-[(2-methylphenyl)methyl]piperazin (●)

H auch Dihydrochlorid (5576-62-5)

S Agastril, Anratal, Antiulcera DPH, Antiulcera Master, *Chlorbenzoxamin***, *Chlorbenzoxyethamine*, Gasterax, Gastomax, Libratar, U.C.B. 1474, Ulcex

V Anticholinergicum (zur Ulcustherapie)

---

*5575* *(4522)* $C_{27}H_{31}ClN_2S$
17692-23-8

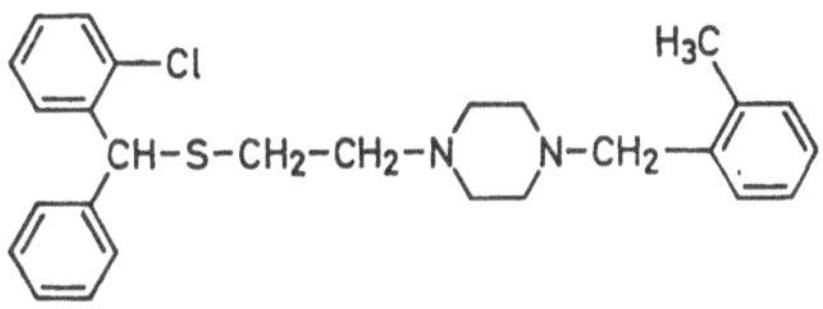

1-[2-(*o*-Chlor-α-phenylbenzylthio)-ethyl]-4-(*o*-methylbenzyl)-piperazin = 1-[2-[[(2-Chlorphenyl)phenylmethyl]thio]ethyl]-4-[(2-methylphenyl)-methyl]piperazin (●)

H auch Dihydrochlorid (1178-27-4)

S *Bentipimin***, Ulphyn

V Anticholinergicum (zur Ulcustherapie)

---

*5576* *(4523)* $C_{27}H_{32}ClNO_2$
78-41-1

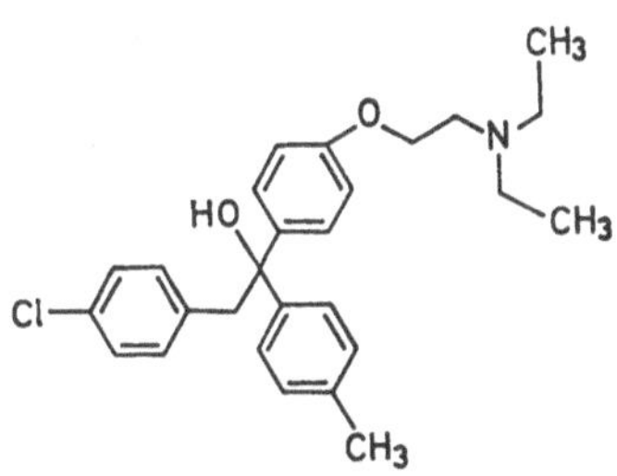

2-[*p*-Chlorphenyl]-1-[*p*-(β-diethylaminoethoxy)-phenyl]-1-[*p*-tolyl]-ethanol = 4-Chlor-α-[4-[2-(diethylamino)ethoxy]phenyl]-α-(4-methylphenyl)-benzenethanol (●)

S Acosterina, Ateral-M, Biocolemin, Clotrox, Colvason, Drenaren, Mer-29, Merpanol, Merrell 29, Metalene, Metasclene, Prevartin, T-hermes, Tramin, Trianel, Trikosterol, *Triparanol***, Triparin, Valip

V Hypolipämicum

---

*5577* *(4524)* $C_{27}H_{32}N_2O_6S_2$
116-95-0

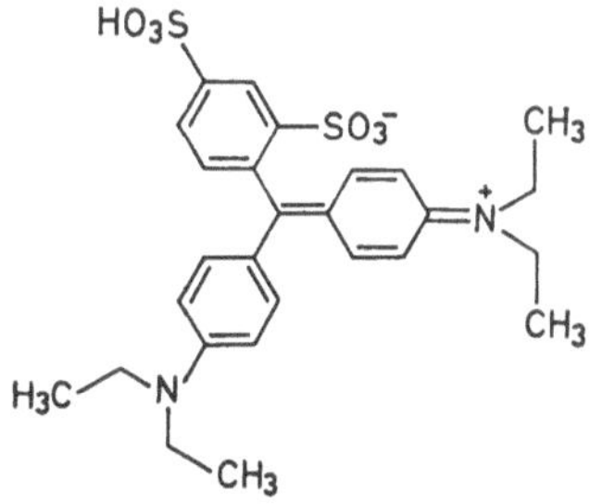

Anhydro-4,4′-bis-(diethylamino)-triphenylmethanol-2″,4″-disulfonsäure = *N*-[4-[[4-(Diethylamino)phenyl](2,4-disulfophenyl)methylen]-2,5-cyclohexadien-1-yliden]-*N*-ethylethanaminiumhydroxid (inneres Salz)

H Mononatriumsalz (129-17-9)

S Alphazurine 2 G, Azul Patente V, Bleu Patente V, Blue VRS, C.I. 42045, C.I. Acid Blue 1, C.I. Food Blue 3, Disulfinblau, Disulphin-Blau VNS, Disulphine Blue, PatentblauV, *Sulfan Blue, Sulphan Blue*

V Diagnosticum (Farbstoff) zur Feststellung von Gewebeschädigungen

---

*5578* $C_{27}H_{32}O_{14}$
10236-47-2

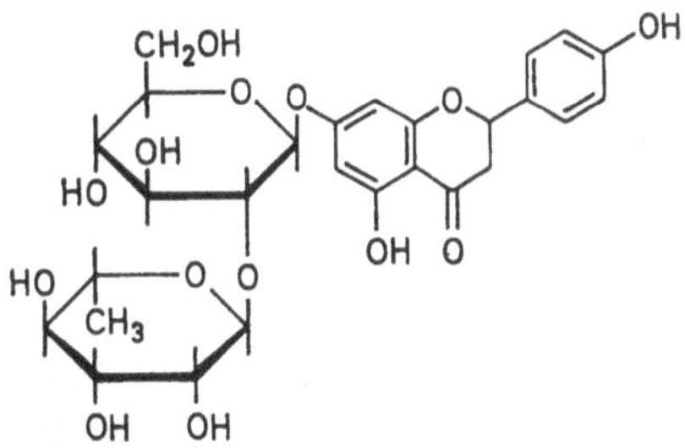

4′,5,7-Trihydroxyflavanon-7-rhamnoglucosid = (*S*)-7-[[2-*O*-(6-Deoxy-α-L-mannopyranosyl)-β-D-glucopyranosyl]oxy]-2,3-dihydro-5-hydroxy-2-(4-hydroxyphenyl)-4*H*-1-benzopyran-4-on (●) = Naringenin-7-rutinosid

S *Aurantiin, Isohesperidin, Naringin, Naringosid*

V Antihämorrhagicum (Flavonoid aus Citrus paradisi)

*5579* $C_{27}H_{32}O_{16}$

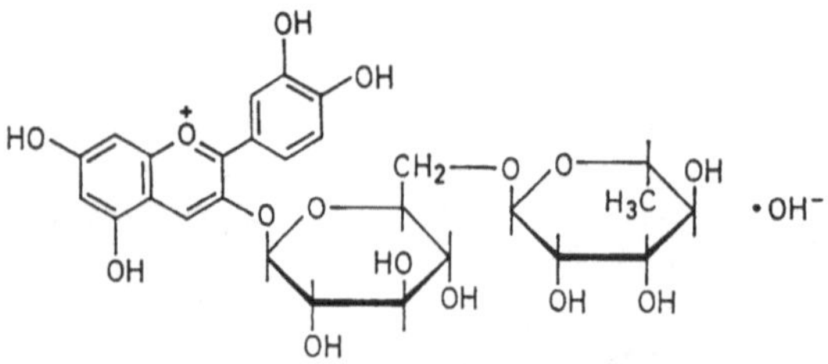

3-[6-*O*-(6-Desoxy-α-L-mannopyranosyl)-β-D-glucopyranosyloxy]-3′,4′,5,7-tetrahydroxyflavyliumhydroxid = 3-[[6-*O*-(6-Deoxy-α-L-mannopyranosyl)-β-D-glucopyranosyl]oxy]-2-(3,4-dihydroxyphenyl)-5,7-dihydroxy-1-benzopyryliumhydroxid (●)

H Chlorid (18719-76-1)

S *Cyanidin-3-rutinosid*, *Keracyanin***, Noctilux, Nyctalux

V Anthocyanfarbstoff (gegen Nachtblindheit)

*5580* *(4525)* $C_{27}H_{33}Cl_2N_3O_8$
72-09-3

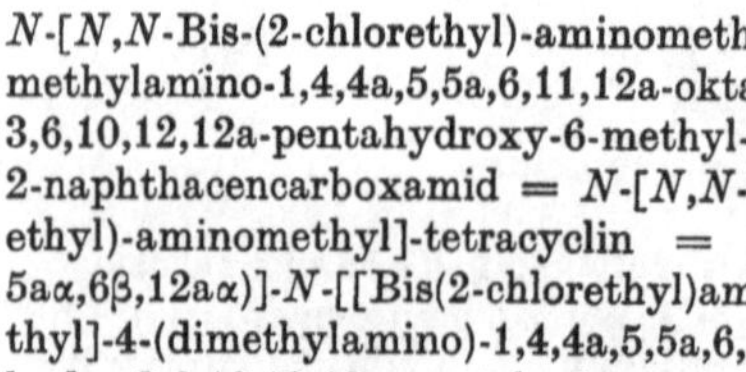

*N*-[*N*,*N*-Bis-(2-chlorethyl)-aminomethyl]-4-dimethylamino-1,4,4a,5,5a,6,11,12a-oktahydro-3,6,10,12,12a-pentahydroxy-6-methyl-1,11-dioxo-2-naphthacencarboxamid = *N*-[*N*,*N*-Bis-(β-chlorethyl)-aminomethyl]-tetracyclin = [4*S*-(4α,4aα,5aα,6β,12aα)]-*N*-[[Bis(2-chlorethyl)amino]methyl]-4-(dimethylamino)-1,4,4a,5,5a,6,11,12a-octahydro-3,6,10,12,12a-pentahydroxy-6-methyl-1,11-dioxo-2-naphthacencarboxamid (●)

S TCM., *Tetracyclin-Mustard*

V Cytostaticum

*5581* *(4526)* $C_{27}H_{33}FN_2O_2$
2266-22-0

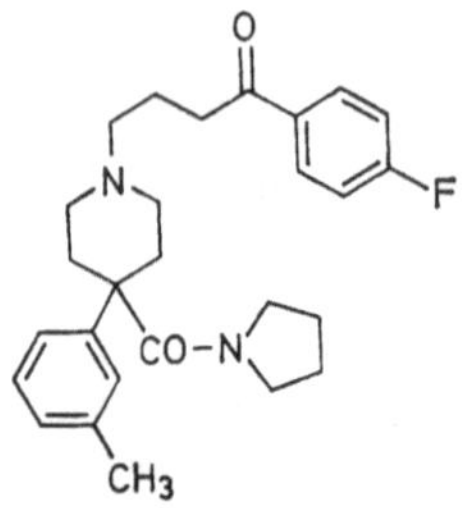

1-[4-(*p*-Fluorphenyl)-4-oxobutyl]-4-(*m*-tolyl)-piperidin-4-carboxypyrrolidid = 1-[3-(*p*-Fluorbenzoyl)-propyl]-4-(pyrrolidinocarbonyl)-4-(*m*-tolyl)-piperidin = 1-[[1-[4-(4-Fluorphenyl)-4-oxobutyl]-4-(3-methylphenyl)-4-piperidinyl]carbonyl]-pyrrolidin (●)

S *Meperidide*, *Methylperidid*, R 2963

V Neurolepticum

*5582* *(4527)* $C_{27}H_{33}NO_3$
67-98-1

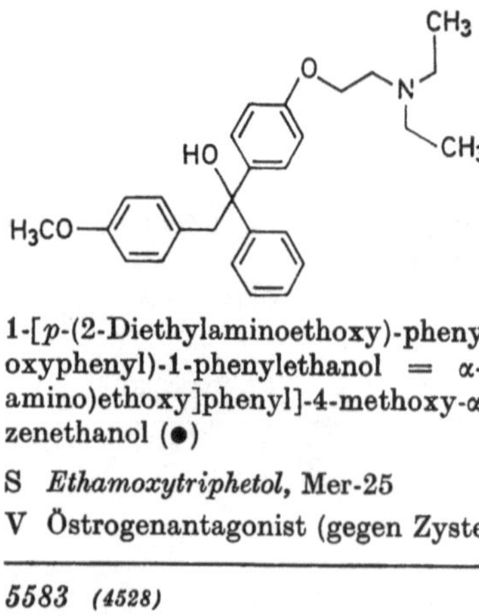

1-[*p*-(2-Diethylaminoethoxy)-phenyl]-2-(*p*-methoxyphenyl)-1-phenylethanol = α-[4-[2-(Diethylamino)ethoxy]phenyl]-4-methoxy-α-phenylbenzenethanol (●)

S *Ethamoxytriphetol*, Mer-25

V Östrogenantagonist (gegen Zystenmamma)

*5583* *(4528)* $C_{27}H_{33}NO_{10}S$
602-41-5

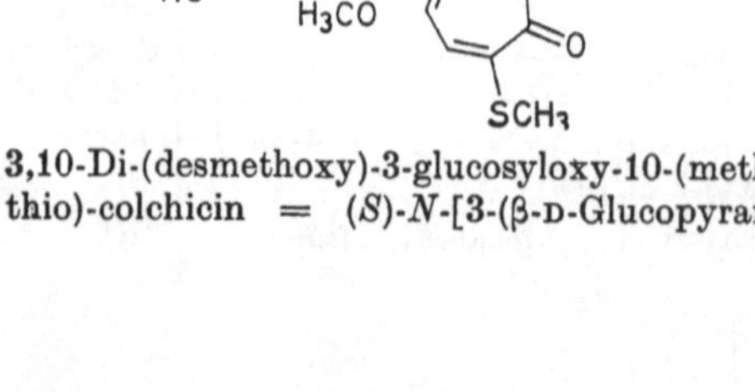

3,10-Di-(desmethoxy)-3-glucosyloxy-10-(methylthio)-colchicin = (*S*)-*N*-[3-(β-D-Glucopyranosyloxy)-5,6,7,9-tetrahydro-1,2-dimethoxy-10-(methylthio)-9-oxobenzo[*a*]heptalen-7-yl]acetamid (●)

S Colcamyl, Coltramyl, Coltrax, Coltromyl, Liviane, Musco-Ril, Musculator, Relmus, *Thiocolchicosid**

V zentral wirksames Muskelrelaxans

---

*5584* *(4529)* $C_{27}H_{33}NO_{11}$

477-29-2

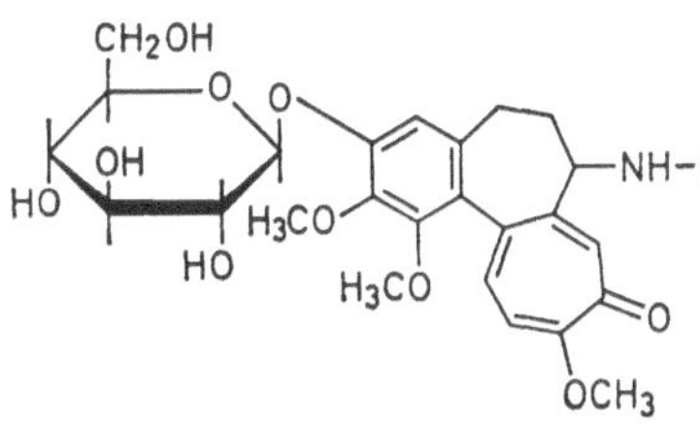

3-Desmethylcolchicin-3-glucopyranosid = (*S*)-*N*-[3-(β-D-Glucopyranosyloxy)-5,6,7,9-tetrahydro-1,2,10-trimethoxy-9-oxobenzo[*a*]heptalen-7-yl]-acetamid (●)

S *Colchicosid*, Labycolchina

V Cytostaticum

---

*5585* $C_{27}H_{33}N_3O_6S$

33342-05-1

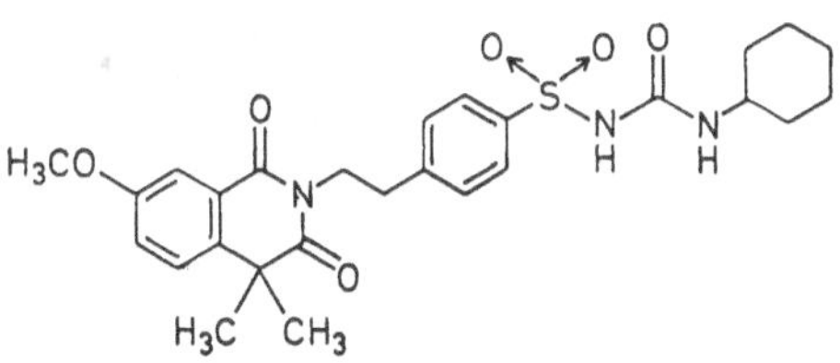

1-Cyclohexyl-3-{*p*-[2-(3,4-dihydro-7-methoxy-4,4-dimethyl-1,3-dioxo-2(1*H*)-isochinolyl)-ethyl]-phenylsulfonyl}-harnstoff = *N*-[(Cyclohexylamino)carbonyl]-4-[2-(3,4-dihydro-7-methoxy-4,4-dimethyl-1,3-dioxo-2(1*H*)-isochinolinyl)ethyl]benzensulfonamid (●)

S AR-DF 26, *Gliquidon***, Glurenor, Glurenorm

V Antidiabeticum

*5586* *(4530)* $C_{27}H_{33}N_3O_8$

751-97-3

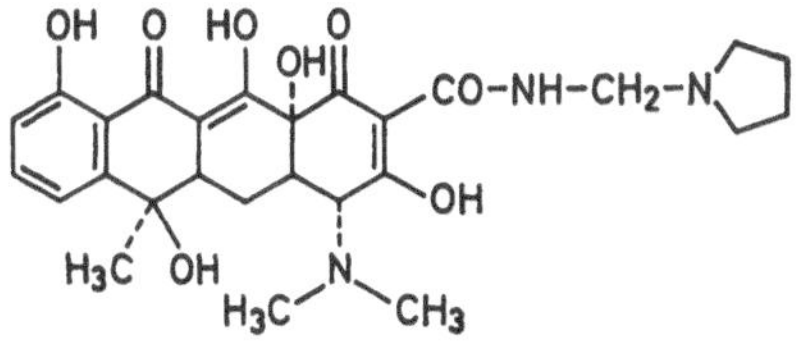

4-Dimethylamino-1,4,4a,5,5a,6,11,12a-oktahydro-3,6,10,12,12a-pentahydroxy-6-methyl-1,11-dioxo-*N*-pyrrolidinomethyl-2-naphthacencarboxamid = *N*-Pyrrolidinomethyltetracyclin = [4*S*-(4α,4aα,5aα,6β,12aα)]-4-(Dimethylamino)-1,4,4a,5,5a,6,11,12a-octahydro-3,6,10,12,12a-pentahydroxy-6-methyl-1,11-dioxo-*N*-(1-pyrrolidinylmethyl)-2-naphthacencarboxamid (●)

H vgl. auch Nr. 2779-02

S Abricyclin, Acromaxiclina Inyect., Anergomycil, Bristacin, Depoverin, Depoweryna, Edusan-Tetramin-inyect., Effeciclina, Farmaciclina, Fidemycin PM, Glutetrex-inyect., Hostacyclin-PRM, Intraciclina, Lidociclina, Metiken, Metilbiotico, Neotetrex, PMT, *Pyrrolidinomethyltetracyclin*, Quadriciclina, Quimo-Menal, Reverin, ***Rolitetracyclin*****, Solvocillin, Syntetrin, Syntodecin, Tetrafarmed-Wirkstoff, Tetralidina, Tetralonga-intramuscular, Tetramina-inyect., Tetra-Pirrolidin, Tetraverin, Tetra-Wolf-inyect., Tetrin, Transcycline, Velaciclina, Velacycline, Zyler-intramuscular

V Antibioticum

*5586-01* *(4530a)* 7681-32-5

H Nitrat [auch Nitratsesquihydrat (26657-13-6)]

S Bristacin-A, Pyrrocycline-N, Syntetrex, Syntociclina, Tetrim, Tetriv, Tetrex-PMT

V Antibioticum

*5586-02* *(4530b)* 10100-65-9

H Phenoxymethylpenicillinat

S Endociclina, *Penirolicyclinum*

V Antibioticum

*5586-03* 39044-39-8

H Verbindung des Succinats mit Erythromycin

S Eritrodem, ESRT 101

V Antibioticum

*5587* *(4531)* $C_{27}H_{33}N_3O_9$
18 409-41-1

*N*-Pyrrolidinomethyloxytetracyclin

S Tetran-Amp.

V Antibioticum

---

*5588* *(4532)* $C_{27}H_{33}N_3O_9$
3968-38-5

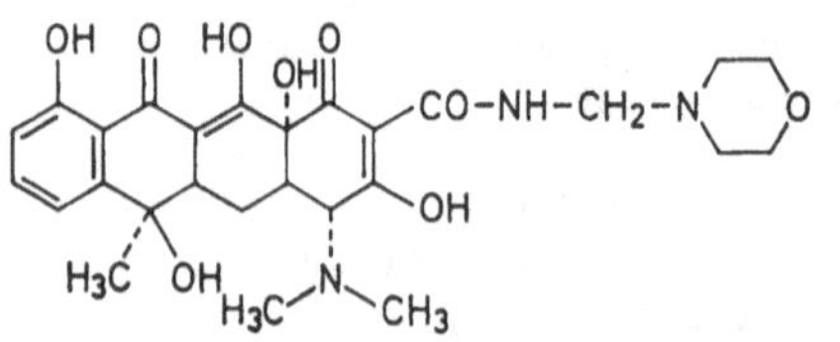

4-Dimethylamino-1,4,4a,5,5a,6,11,12a-oktahydro-3,6,10,12,12a-pentahydroxy-6-methyl-*N*-(morpholinomethyl)-1,11-dioxo-2-naphthacencarboxamid = *N*-(Tetrahydro-1,4-oxazin-4-ylmethyl)-tetracyclin = [4*S*-(4α,4aα,5aα,6β,12aα)]-4-(Dimethylamino)-1,4,4a,5,5a,6,11,12a-octahydro-3,6,10,12,12a-pentahydroxy-6-methyl-*N*-[(4-morpholinyl)methyl]-1,11-dioxo-2-naphthacencarboxamid (●)

H nach anderen Angaben mit der Morpholinomethyl-Gruppe in 9-Stellung (3098-60-0)

S Morfotsiklin, Morphocyclin

V Antibioticum

*5588-01* *(4532a)* 60 696-15-3

H Hydrochlorid

S Tetra-Quimiol-Solucion

V Antibioticum

*5588-02* *(4532b)* 17 908-64-4

H Verbindung mit Sulfadimethoxin (Nr. 1910)

S Sevilmina

V Antibioticum

*5589* *(4533)* $C_{27}H_{33}N_9O_{15}P_2$
146-14-5

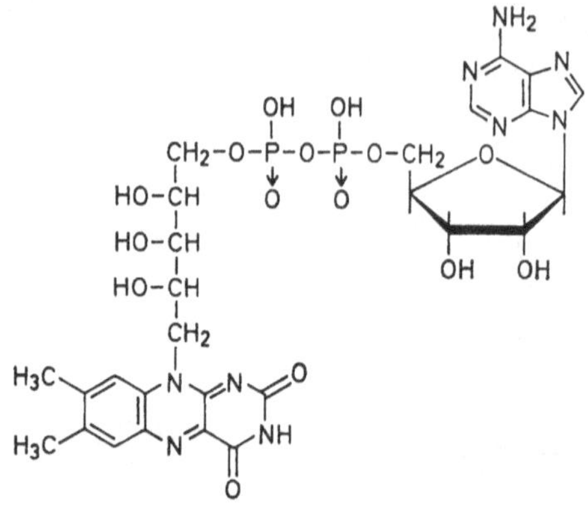

Riboflavin-5′-adenosindiphosphat = Riboflavin-5′-(trihydrogendiphosphat)-5′ → 5′-Ester mit Adenosin (●)

S Adeflavin, Adelavin, Apolon $B_2$, B-F, Bisflavin, FAD, Fademin, F.L.A.D., *Flavinadenindinucleotid*, Flavinin, Flavitan, Hokurabin, Mohaflan-S, Neo-Flavin, Vitazwei S, Wakadenin

V Therapeuticum mit Vitamin-$B_2$-Wirkung

---

*5590* *(4534)* $C_{27}H_{34}Cl_4N_4O_4$
3150-02-5

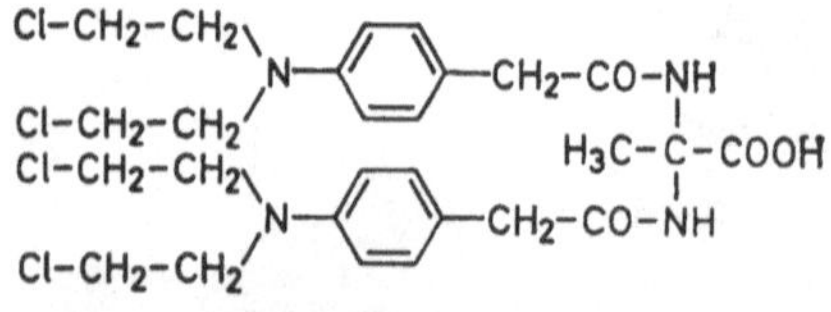

2,2-Bis-[*p*-bis-(2-chlorethyl)-aminophenylacetamido]-propionsäure = 2,2-Bis-[[[4-[bis(2-chlorethyl)amino]phenyl]acetyl]amino]propansäure (●)

S Lonin 4

V Cytostaticum

*5591* *(4535)* $C_{27}H_{34}F_2O_7$

23 674-86-4

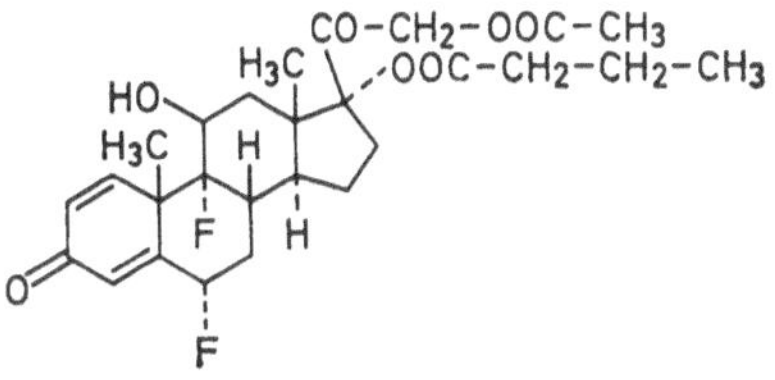

6α,9α-Difluor-11β,17α,21-trihydroxy-1,4-pregna-dien-3,20-dion-21-acetat-17-butyrat = (6α,11β)-21-(Acetyloxy)-6,9-difluor-11-hydroxy-17-(1-oxo-butoxy)pregna-1,4-dien-3,20-dion (•)

S *Difluprednat***, W 6309

V antiphlogistisch und antiallergisch wirksames Glucocorticoid

*5592* *(4536)* $C_{27}H_{34}N_2O$

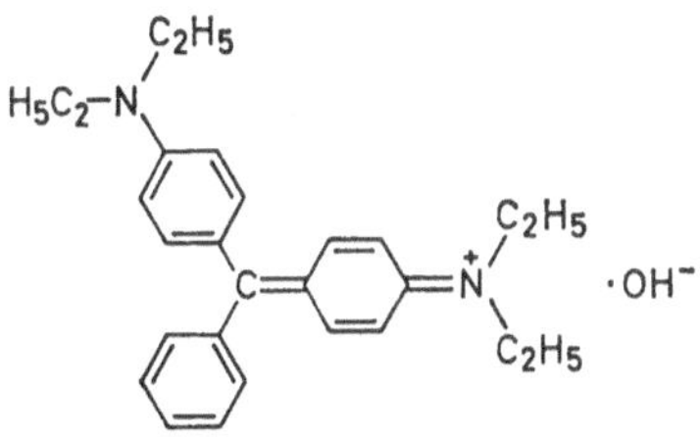

*N,N*-Diethyl-4-[*p*-(diethylamino)-diphenyl-methylen]-2,5-cyclohexadienylidenammonium-hydroxid = *N*-[4-[[4-(Diethylamino)phenyl]phe-nylmethylen]-2,5-cyclohexadien-1-yliden]-*N*-ethylethanaminiumhydroxid (•)

H Sulfat (633-03-4) oder Oxalat (23 664-66-6)

S *Äthylgrün*, *Brillantgrün*, CI-662, C. I. Basic Green 1, *Diamantgrün G*, *Ethyl Green*, *Malachit-grün G*, *Smaragdgrün*, *Solidgrün*, Verbrillantol, Verde-B-Cater, *Viride nitens*

V Antisepticum, Farbstoff

*5593* *(4537)* $C_{27}H_{34}N_4O$

302-41-0

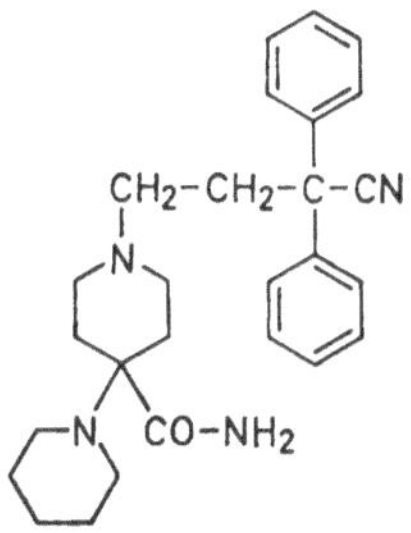

1'-(3-Cyan-3,3-diphenylpropyl)[1,4'-bipiperidin]-4'-carboxamid (•) = 4-(4-Carbamoyl-4-piperidino-piperidino)-2,2-diphenylbutyronitril

H auch Hydrogentartrat

S Dipidolor, Piridolan, *Pirinitramide*, *Piritramid***, Pyrium, R 3365

V Analgeticum

*5594* *(4538)* $C_{27}H_{34}N_4O_3$

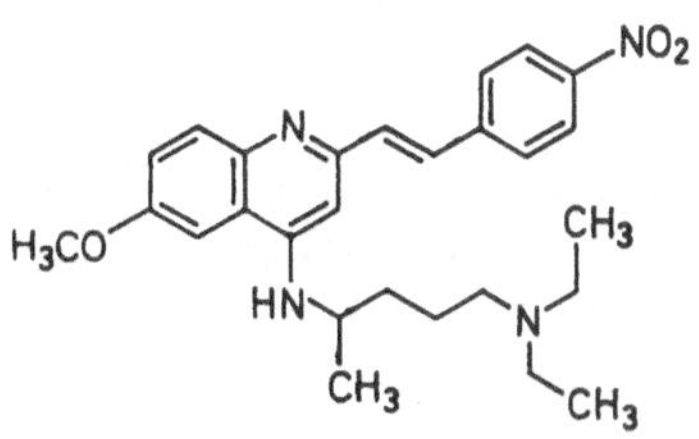

4-(4-Diethylamino-1-methylbutylamino)-6-methoxy-2-(*p*-nitrostyryl)-chinolin = $N^1,N^1$-Di-ethyl-$N^4$-[6-methoxy-2-[2-(4-nitrophenyl)ethenyl]-4-chinolinyl]-1,4-pentandiamin (•)

H Triphosphat (7195-14-4)

S Trichomonacid

V Chemotherapeuticum gegen Trichomonadenin-fektionen

*5595* *(4539)* $C_{27}H_{34}O_3$

5704-03-0

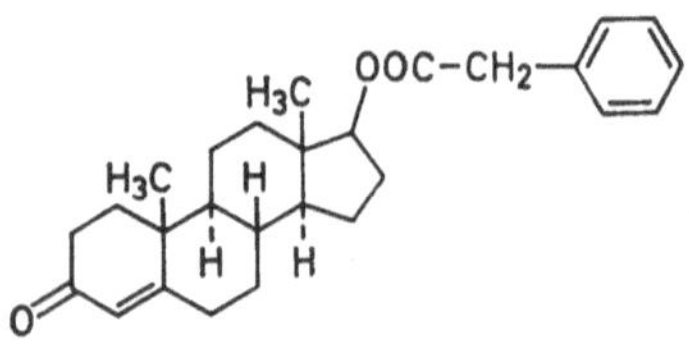

17β-Hydroxy-4-androsten-3-on-17-phenylacetat = Testosteronphenylacetat = (17β)-17-[(Phenylacetyl)oxy]androst-4-en-3-on (●)

S Perandren-Phenylacetat, *Testosteronphenylacetat*

V Depot-Androgen

---

*5596* *(4540)* $C_{27}H_{34}O_3$

62-90-8

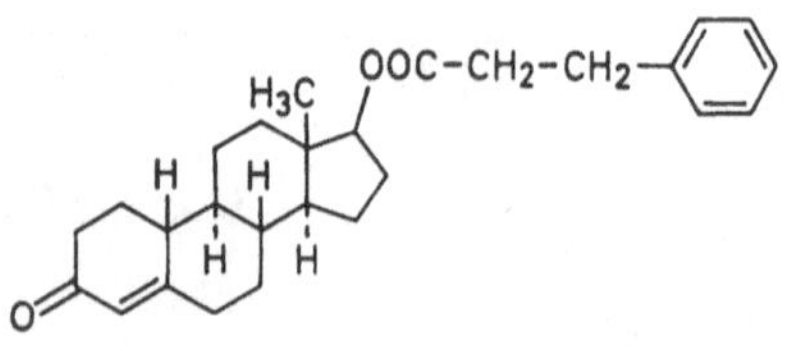

17β-Hydroxy-4-östren-3-on-17-(3-phenylpropionat) = 17β-Hydroxy-19-nor-4-androsten-3-on-17-(3-phenylpropionat) = (17β)-17-(1-Oxo-3-phenylpropoxy)östr-4-en-3-on (●)

S Activin, Anaboline „Adelco“, Anabosan, Anasteron „Therapeutic“, Anticatabolin, Durabol, Durabolin, Duralin, Duraplon, F.T. 19, FTS, Grothic, Hepa-Durabolin, Hormobolin, Hormonabol, Kenty, Metabol, Nanbolin, Nandrabolin, Nandrolin, *Nandrolonphenylpropionat*, NAP, Nectabulin, Nendrabol, Nerobolil, Norabol, Norandrol, Norandros, Norbalin, Noromon, Norstenol, *Nortestosteronphenylpropionat*, Nor-TPP, Phenobolin, Ritabolin, Sintabolin, Sterobolin, Strabolene, Superanabolon, Superbolin, Tonobolin-Inj., Turinabol (neue Form), Unabol

V Anabolicum

*5597* *(4541)* $C_{27}H_{34}O_9$

3148-09-2

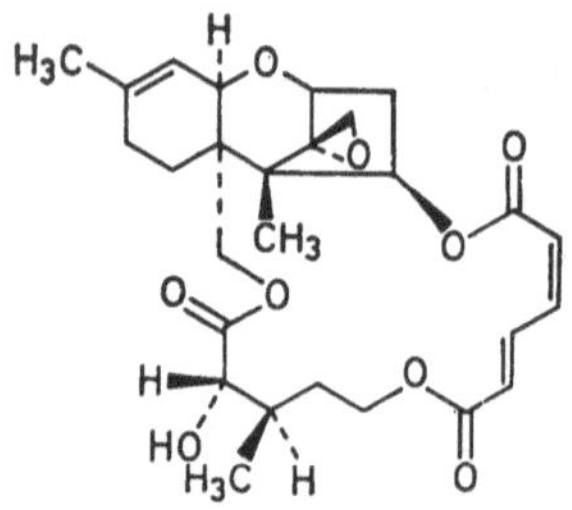

stereoisomeres 4,5,6,7,16,16a,19a,22-Octahydro-4-hydroxy-5,16a,21-trimethylspiro[16,18-methano-1*H*,3*H*,23*H*-[1,6,12]trioxacyclooctadecino[3,4-*d*]-[1]benzopyran-17(18*H*),2′-oxiran]-3,9,14-trion (●)

S *Muconomycin A*, VER-A, *Verrucarin A*, 397 Y

V cytostatisch wirksames Antibioticum aus Myrothecium verrucaria, Insekticid

---

*5598* *(225 N)* $C_{27}H_{35}NO_4$

23758-80-7

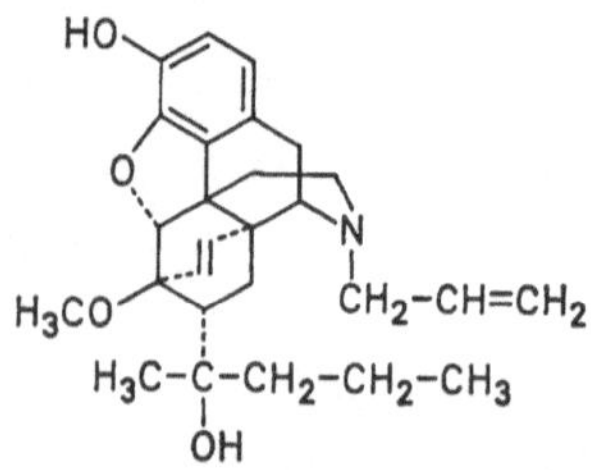

17-Allyl-17-demethyl-7α-[(*R*)-1-hydroxy-1-methylbutyl]-6,14-*endo*-ethenotetrahydrooripavin = *N*-Allyl-7,8-dihydro-7α-[1(*R*)-hydroxy-1-methylbutyl)-*O*⁶-methyl-6,14-*endo*-ethenonormorphin = *N*-Allylnorethorphin = [5α,7α(*R*)]-4,5-Epoxy-3-hydroxy-6-methoxy-α-methyl-17-(2-propenyl)-α-propyl-6,14-ethenomorphinan-7-methanol (●)

S *Allethorphin***, R & S 218-M

V Analgeticum

5599 (4542) $C_{27}H_{35}NO_5$
25 333-77-1

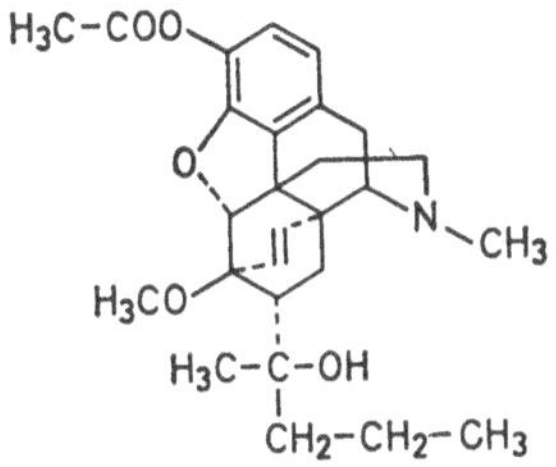

6,7,8,14-Tetrahydro-7α-(1-hydroxy-1-methylbutyl)-6,14-*endo*-ethenooripavin-3-acetat = *O*[3]-Acetyl-7,8-dihydro-7α-[1(*R*)-hydroxy-1-methylbutyl]-*O*[6]-methyl-6,14-*endo*-ethenomorphin = 3-*O*-Acetyl-19-propylorvinol = [5α,7α(*R*)]-3-(Acetyloxy)-4,5-epoxy-6-methoxy-α,17-dimethyl-α-propyl-6,14-ethenomorphinan-7-methanol (●)

H Hydrochlorid (25 333-78-2)

S *Acetorfina cloridrato, Acetorphinhydrochlorid**, M. 183, NIH 8074, UM 501

V Analgeticum, Narcoticum

---

5600 (4543) $C_{27}H_{36}ClFO_5$
34 097-16-0

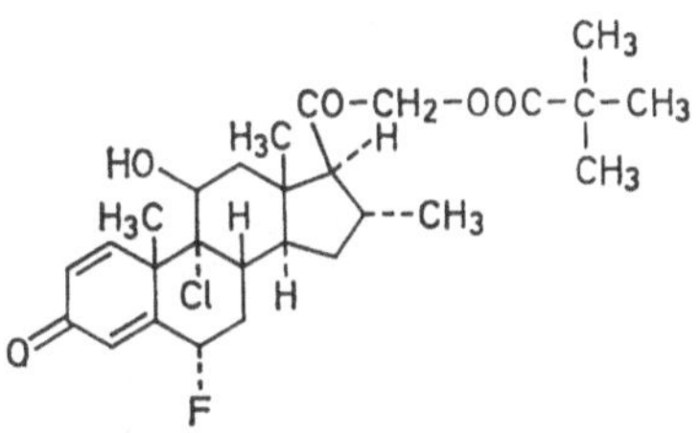

9α-Chlor-6α-fluor-11β,21-dihydroxy-16α-methyl-1,4-pregnadien-3,20-dion-21-pivalat = (6α,11β,16α)-9-Chlor-21-(2,2-dimethyl-1-oxopropoxy)-6-fluor-11-hydroxy-16-methylpregna-1,4-dien-3,20-dion (●)

S CL 68, *Clocortolonpivalat, Clocortolontrimethylacetat*, Purantix

V antiphlogistisch und antiallergisch wirksames Glucocorticoid

---

5601 (4544) $C_{27}H_{36}F_2O_5$
15 845-96-2

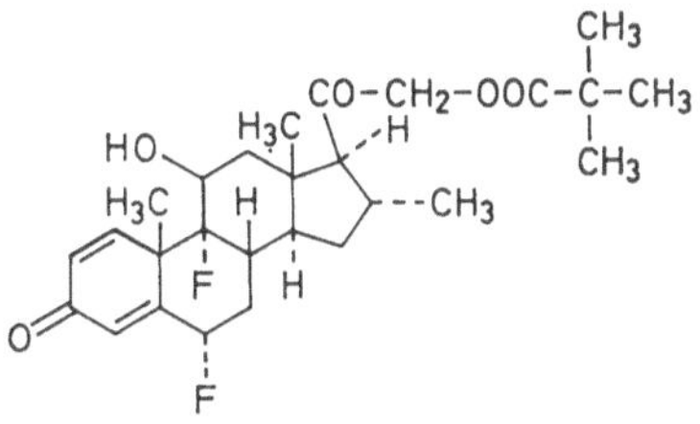

6α,9α-Difluor-11β,21-dihydroxy-16α-methyl-1,4-pregnadien-3,20-dion-21-pivalat = (6α,11β,16α)-21-(2,2-Dimethyl-1-oxopropoxy)-6,9-difluor-11-hydroxy-16-methylpregna-1,4-dien-3,20-dion (●)

S *Diflucortolonpivalat*, SH 968

V antiphlogistisch und antiallergisch wirksames Glucocorticoid

---

5602 (4545) $C_{27}H_{36}F_2O_6$
2002-29-1

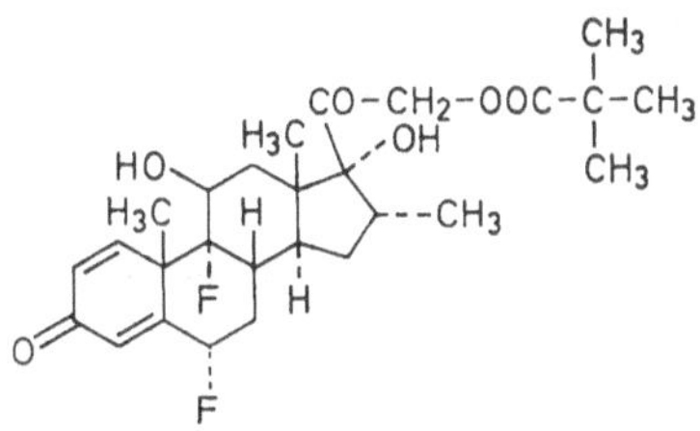

6α,9α-Difluor-11β,17α,21-trihydroxy-16α-methyl-1,4-pregnadien-3,20-dion-21-pivalat = (6α,11β,16α)-21-(2,2-Dimethyl-1-oxopropoxy)-6,9-difluor-11,17-dihydroxy-16-methylpregna-1,4-dien-3,20-dion (●)

S Ba-27 913, Cerson, *Flumetasonum pivalicum, Flumethasondimethylpropionat, Flumethasone Pivalate, Fluordexamethasonpivalat*, Locacorten, Locorten, Lorinden

V antiphlogistisch und antiallergisch wirksames Glucocorticoid

5603 *(4546)* $C_{27}H_{36}O_3$
13885-31-9

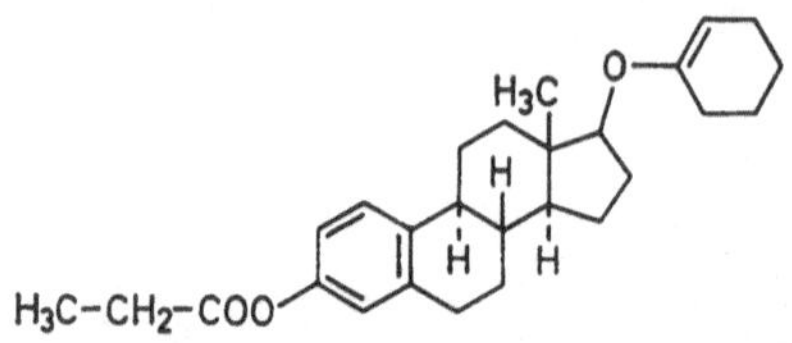

17β-(1-Cyclohexenyloxy)-1,3,5(10)-östratrien-3-ol-propionat = (17β)-17-[(1-Cyclohexen-1-yl)oxy]-östra-1,3,5(10)-trien-3-olpropanoat (●)

S *Orestrat**

V Östrogen

5604 *(4547)* $C_{27}H_{36}O_3$
3000-39-3

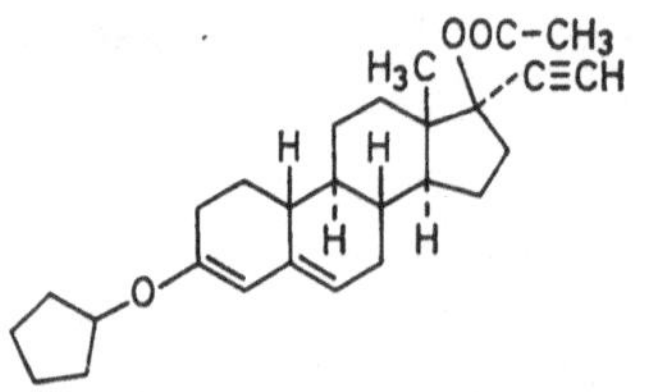

3-Cyclopentyloxy-19-nor-17α-pregna-3,5-dien-20-in-17β-olacetat = (17α)-3-(Cyclopentyloxy)-19-norpregna-3,5-dien-20-in-17-olacetat (●)

S Demovis, Pilomin, *Quingestanolacetat*, W 4540

V Progestativum

5605 *(4548)* $C_{27}H_{36}O_6$
2236-31-9

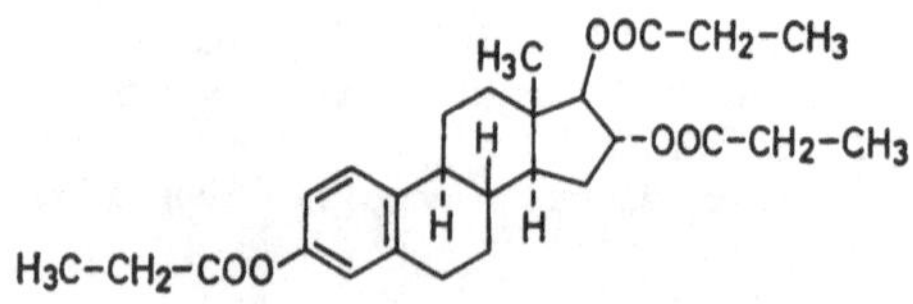

1,3,5(10)-Östratrien-3,16α,17β-trioltripropionat = (16α,17β)-Östra-1,3,5(10)-trien-3,16,17-trioltripropanoat (●)

S Estriel Depot, *Östrioltripropionat*

V Depot-Östrogen

5606 *(4550)* $C_{27}H_{37}FO_6$
1926-94-9

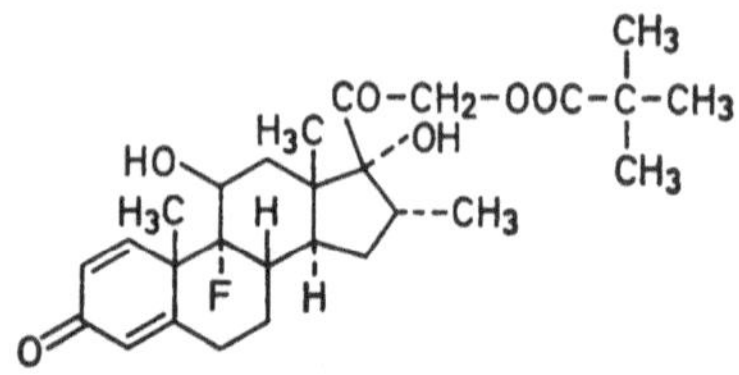

9α-Fluor-11β,17α,21-trihydroxy-16α-methyl-1,4-pregnadien-3,20-dion-21-pivalat = 9α-Fluor-16α-methylprednisolon-21-trimethylacetat = (11β,16α)-21-(2,2-Dimethyl-1-oxopropoxy)-9-fluor-11,17-dihydroxy-16-methylpregna-1,4-dien-3,20-dion (●)

S *Dexamethasonpivalat*, *Dexamethasontrimethylacetat*, Millicorten-TMA, Millicortenol, Opticortenol

V antiphlogistisch und antiallergisch wirksames Glucocorticoid

5607 *(4549)* $C_{27}H_{37}FO_6$
33755-46-3

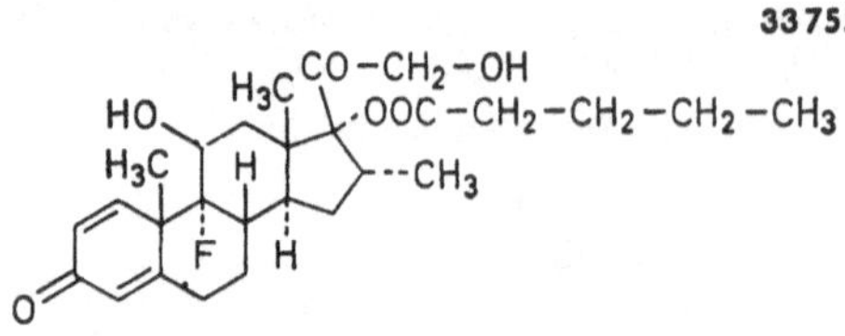

9α-Fluor-11β,17α,21-trihydroxy-16α-methyl-1,4-pregnadien-3,20-dion-17-valerianat = (11β,16α)-9-Fluor-11,21-dihydroxy-16-methyl-17-[(1-oxopentyl)oxy]pregna-1,4-dien-3,20-dion (●)

S Dermadex, Desaval, *Dexamethasonvalerat*, Dexaval

V antiphlogistisch und antiallergisch wirksames Glucocorticoid

5608 *(4551)* $C_{27}H_{37}FO_6$
2152-44-5

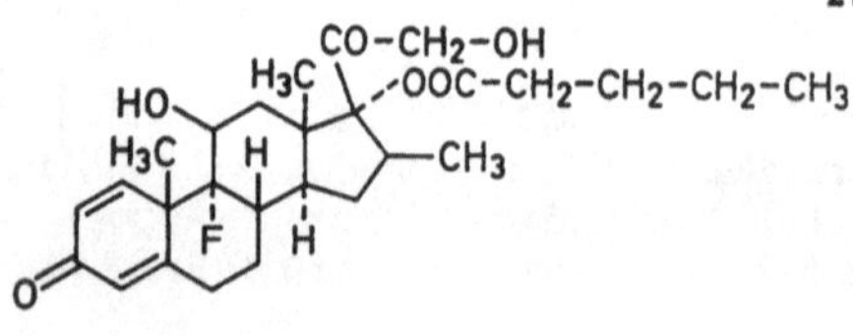

9α-Fluor-11β,17α,21-trihydroxy-16β-methyl-1,4-pregnadien-3,20-dion-17-valerianat = 9α-Fluor-16β-methylprednisolon-17-valerianat = (11β,16β)-9-Fluor-11,21-dihydroxy-16-methyl-17-[(1-oxopentyl)oxy]pregna-1,4-dien-3,20-dion (●)

S *Betamethasonvalerat,* Betnesol-V, Betneval, Betnevate, Betnovat(e), Bextasol, B-17-V, Celestan-V, Celestoderm, Celestoderm-V, Celestonavalerat, Celestone-V, Cidoten-V, Cilestoderme, Cortico LG, Dermoval, Ecoval 70, *Flubenisolonvalerat,* Muhibeta-V, Retenema, Rinderon V, Rolazote, Valisone-Cream

V antiphlogistisch und antiallergisch wirksames Glucocorticoid

---

*5609* *(4552)* $C_{27}H_{37}N_3O_4$

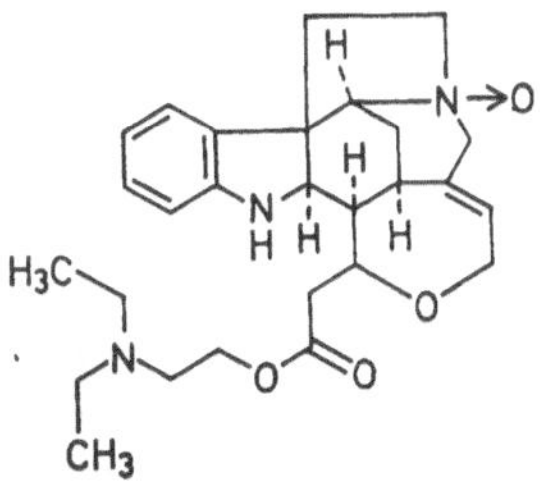


Strychninsäure-β-diethylaminoethylester-*N*-oxid = 9,10-Secostrychnidin-10-säure-2-(diethylamino)-ethylester-19-oxid (●)

H Hydrochlorid

S Destrydon, Z 203

V Analepticum

---

*5610* *(4553)* $C_{27}H_{38}N_2O$
3692-16-8

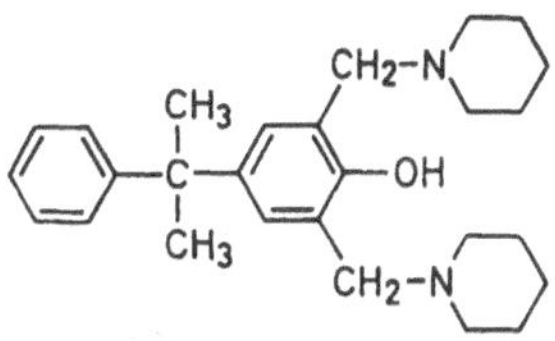


4-(α,α-Dimethylbenzyl)-2,6-bis-(piperidinomethyl)-phenol = 4-(1-Methyl-1-phenylethyl)-2,6-bis(1-piperidinylmethyl)phenol (●) = 4-(α,α-Dimethylbenzyl)-α,α′-dipiperidino-2,6-xylenol

H Dihydrobromid (2089-46-5)

S Rhythmol, Ro 2-5803

V Antiarrhythmicum

*5611* *(4554)* $C_{27}H_{38}N_2O_4$
52-53-9

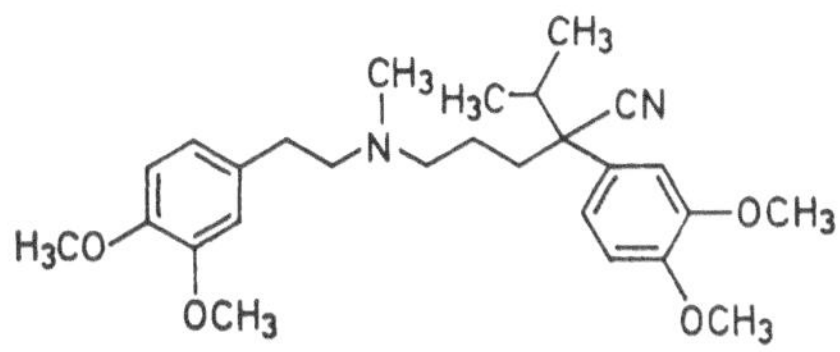


5-[(3,4-Dimethoxyphenethyl)-methylamino]-2-(3,4-dimethoxyphenyl)-2-isopropylvaleronitril = 2-(3,4-Dimethoxyphenyl)-2-isopropyl-5-(*N*-methyl-*N*-homoveratrylamino)-valeronitril = α-[3-[[2-(3,4-Dimethoxyphenyl)ethyl]methylamino]-propyl]-3,4-dimethoxy-α-(1-methylethyl)benzenacetonitril (●)

H Hydrochlorid (152-11-4)

S Cordilox, CP-16533-1, D 365, Dilacoran, Dilacoron „Knoll", Ikacor, *Iproveratril,* Isopine, Isoptin(o), Manidon, Vasolan, *Verapamilhydrochlorid***

V Coronarvasodilatans

---

*5612* *(4555)* $C_{27}H_{38}O_3$
3836-23-5

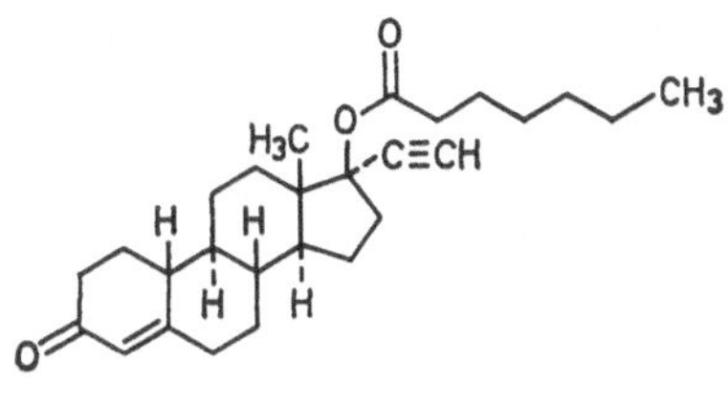


17α-Ethinyl-17β-hydroxy-4-östren-3-on-17-heptanoat = 17α-Ethinyl-19-nortestosteronönanthat = (17α)-17-[(1-Oxoheptyl)oxy]-19-norpregn-4-en-20-in-3-on (●)

S Delanete, *Norethisteronönanthat,* Norigest, Noristerat, SH 393

V Progestativum

*5613* (*4556*) $C_{27}H_{38}O_6$
7681-14-3

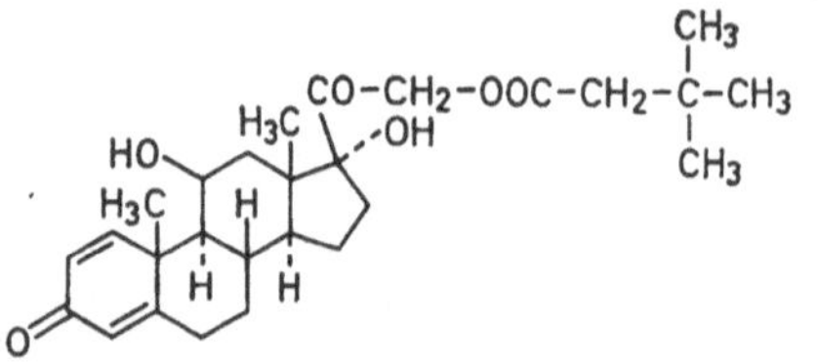

11β,17α,21-Trihydroxy-1,4-pregnadien-3,20-dion-21-(3,3-dimethylbutyrat) = Prednisolon-21-*tert*.-butylacetat = (11β)-21-(3,3-Dimethyl-1-oxobutoxy)-11,17-dihydroxypregna-1,4-dien-3,20-dion (●)

S Codelcortone TBA, Hydeltra TBA, *Prednisolonbutylacetat*, *Prednisolontebutat*

V antiphlogistisch und antiallergisch wirksames Glucocorticoid

---

*5614* (*4557*) $C_{27}H_{39}NO_6$
5626-34-6

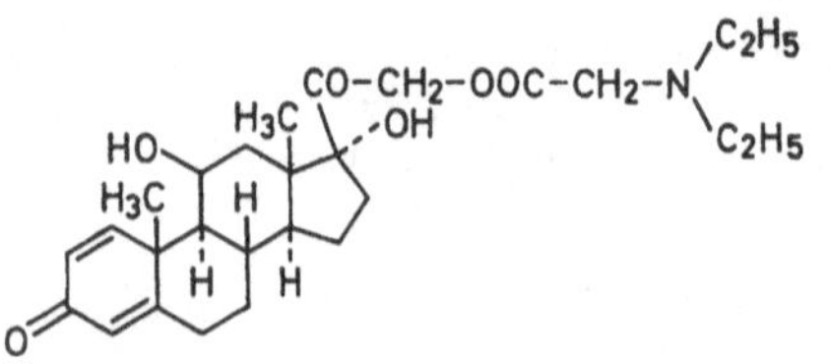

11β,17α,21-Trihydroxy-1,4-pregnadien-3,20-dion-21-diethylaminoacetat = Prednisolon-21-diethylaminoacetat = *N*,*N*-Diethylglycin-(11β)-11,17-dihydroxy-3,20-dioxopregna-1,4-dien-21-ylester (●)

H auch Hydrochlorid (17140-01-1)

S Deltacortril D bzw. DA, Deltacortril-Intravenös, Magnadelt, *Prednisolamat***, *Prednisolondiethylaminoacetat*

V wasserlösliches Prednisolonderivat

---

*5615* (*4558*) $C_{27}H_{40}N_2O_2$
130-87-0

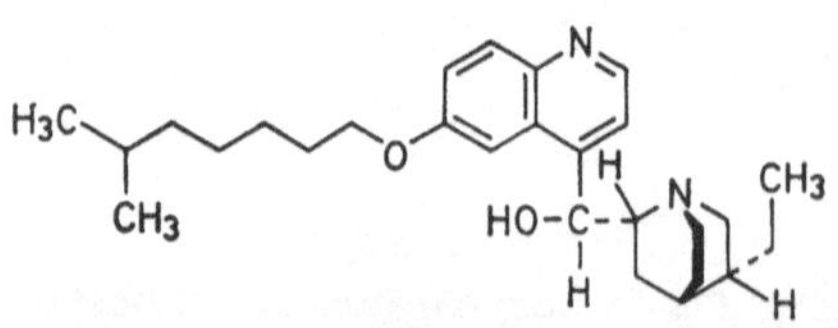

(5-Ethyl-2-chinuclidinyl)-(6-isooctyloxy-4-chinolyl)-methanol = (8α,9*R*)-10,11-Dihydro-6′-[(6-methylheptyl)oxy]cinchonan-9-ol (●)

S *Isooctylhydrocuprein*, Nafisal, Vuzin, Vuzinotoxin

V Antisepticum

*5616* (*4559*) $C_{27}H_{40}O_3$
58-20-8

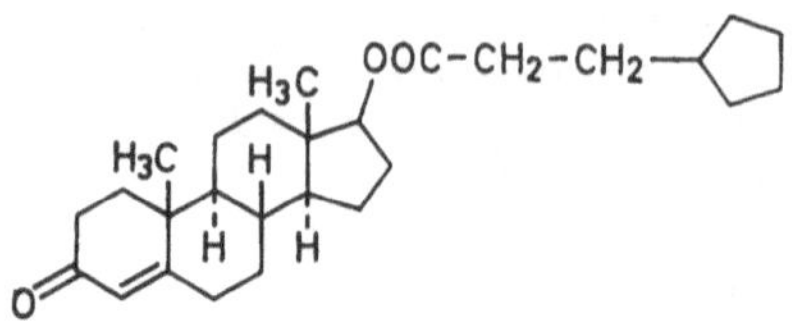

17β-Hydroxy-4-androsten-3-on-17-(3-cyclopentylpropionat) = Testosteron-β-cyclopentylpropionat = (17β)-17-(3-Cyclopentyl-1-oxopropoxy)androst-4-en-3-on (●)

S Andro-Cyp, Androgen-860, Andronate, Biosterone „Biopharm", Ciclosterone, C.P.T., Cyclotestex, Cyclovirex, Depostomead, Depo-Testosterone, Depotrone, Depovirin, Dep-Test, Devirin, Durandro, Malogen Cyp., Neo-Testosterona depositum, Pentosteron, Pertestis depositum, Proterona, Retar-gen A, Sadiferol, Supertest, Tardotest, Testergon, Testex Leo prolongatum, Testobios depositum, Testodrin prolongatum, Testo-Endo retardado, Testorit-deposito, Testorolland-Depot, *Testosteroncipionat*, *Testosteroncyclopentylpropionat*, Testosterone-Deposito, Testosterone Lusofarmaco depositum, Testosterone-Retard „Rolland", Testovister-Depot, Testro-Depo, Testromed-P.A., T-Ionate, Viridepon

V Depot-Androgen

---

*5617* (*4560*) $C_{27}H_{40}O_3$
912-57-2

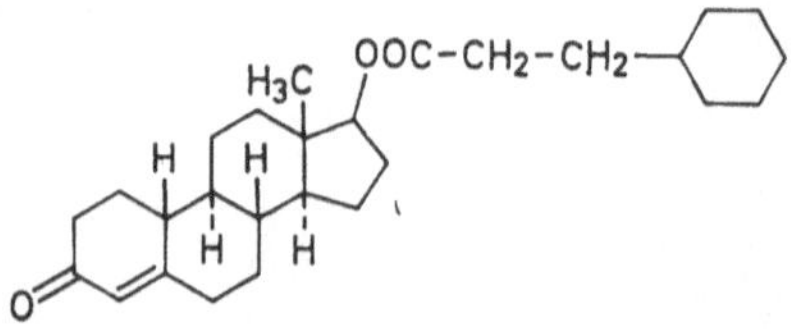

17β-Hydroxy-4-östren-3-on-17-(3-cyclohexylpropionat) = 19-Nortestosteron-β-cyclohexylpropionat = (17β)-17-(3-Cyclohexyl-1-oxopropoxy)-östr-4-en-3-on (●)

S Anabolicum „Sanabo", Andol, Fherbolico, *Nandroloncyclohexylpropionat*, *Nortestosteroncyclohexylpropionat*, NTCHP, Pluropon (alte Form), Proteron-Depot, Sanabolicum

V Anabolicum

*5618* *(4561)* $C_{27}H_{40}O_4$
630-56-8

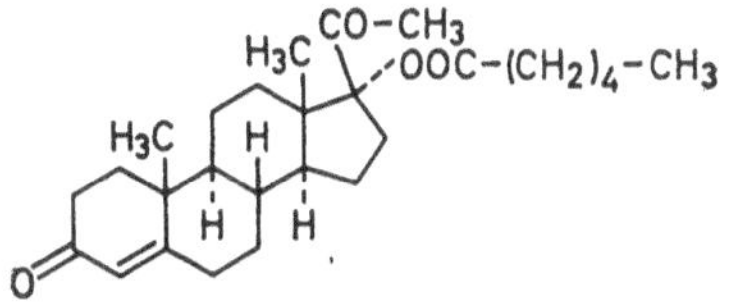

17α-Hydroxy-4-pregnen-3,20-dion-17-hexanoat = 17α-Hydroxyprogesteron-17-capronat = 17-[(1-Oxohexyl)oxy]pregn-4-en-3,20-dion (●)

S Caposten, Caprogen-Depot, Capton, Caprosteron, Caprox, Delalutin, Depolut, Depot-Progen, Dura-Lutin, Estralutin, Hormofort, Hormogynon, 17-HPC, *Hydroxyprogesteroncaproat***, *Hydroxyprogesterone hexanoate*, Hylutin, Hyproval, Idrogestene, Kaprogest, 17-KOP, Lutate, Luteocrin depot, Luteol-Depot, Lutopron, Neolutin „Spofa", New-Proge-Depot, NSC-17592, Oophormin-Luteum-Depot, *Oxiprogesteroni caproas, Oxyprogesteronum capronicum*, Panlutin, Pergesteron, Primolut-Depot, Progesterona-Serral, Progesteron-depo, Progesteron-Depot „Jenapharm", Progesterone-Depot „PCI", Progesteron-retard Pharlon, Proluton-Depot, Retargen P, Synerlutil L.P., Syngynon, Teralutil-L.A., Uni-Progestin Depot, Yamacolfin

V Depot-Progestativum

*5619* *(4562)* $C_{27}H_{40}O_4$
2697-92-9

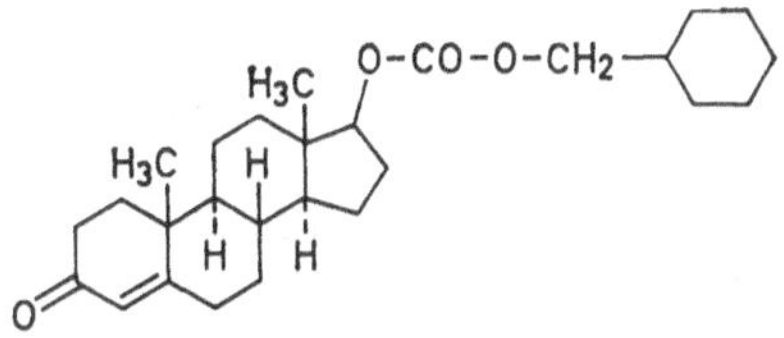

Hexahydrobenzyl-(3-oxo-4-androsten-17β-yl)-carbonat = 17-*O*-(Hexahydrobenzyloxycarbonyl)-testosteron = (17β)-17-[[(Phenylmethoxy)carbonyl]oxy]androst-4-en-3-on (●)

S Lontanyl, *Testosteronhexahydrobenzylcarbonat*

V Depot-Androgen

*5620* *(4563)* $C_{27}H_{40}O_6$
508-96-3

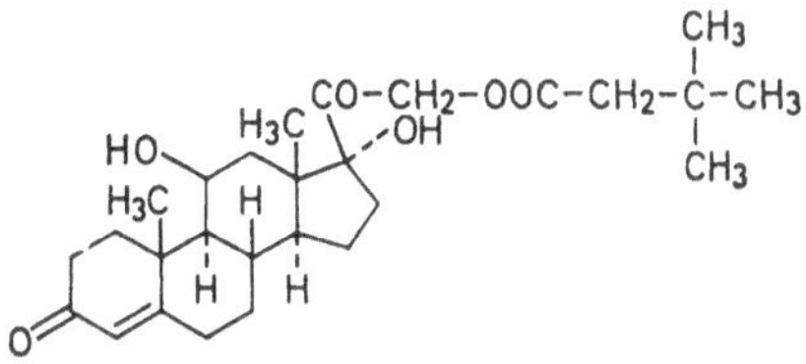

11β,17α,21-Trihydroxy-4-pregnen-3,20-dion-21-(3,3-dimethylbutyrat) = Hydrocortison-21-*tert*.-butylacetat = (11β)-21-(3,3-Dimethyl-1-oxobutoxy)-11,17-dihydroxypregn-4-en-3,20-dion (●)

S *Hydrocortisonbutylacetat, Hydrocortisone TBA*, Hydrocortone TBA

V antiphlogistisch und antiallergisch wirksames Glucocorticoid

*5621* *(4564)* $C_{27}H_{40}O_8$
4319-56-6

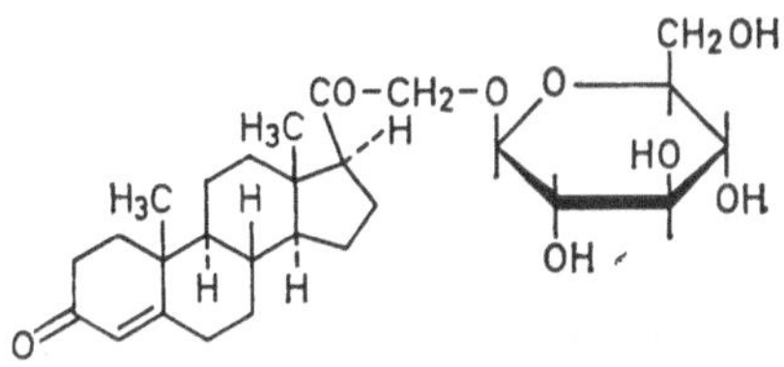

21-Glucosyloxy-4-pregnen-3,20-dion = 11-Desoxycorticosteronglucosid = 21-(β-D-Glucopyranosyloxy)pregn-4-en-3,20-dion (●)

S Cortiron-Glukosid, Cortisid „Galenika", *Desoxycortonglucosid*, Docaquosum, Doxol „Ripari-Gero", Percorten „wasserlöslich"

V wasserlösliches Mineralocorticoid

*5622* *(4565)* $C_{27}H_{41}NO_6$
76-47-1

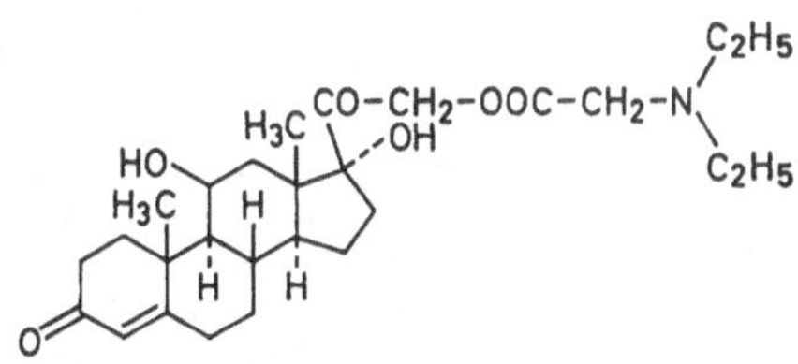

11β,17α,21-Trihydroxy-4-pregnen-3,20-dion-21-diethylaminoacetat = Hydrocortison-21-diethylaminoacetat = *N,N*-Diethylglycin-(11β)-11,17-dihydroxy-3,20-dioxopregn-4-en-21-ylester (●)

H Hydrochlorid (125-03-1)

S Etacort, Etacortisone, Ethamicort, *Hydrocortamathydrochlorid***, Magnacort, Magnacortril, Ulcort

V antiphlogistisch und antiallergisch wirksames Glucocorticoid

*5623* *(4567)* $C_{27}H_{41}N_3O_3$

546-10-1

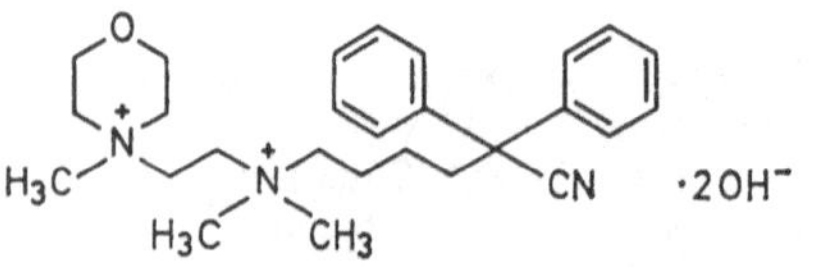

4-[2-[(5-Cyan-5,5-diphenylpentyl)dimethylammonio]ethyl]-4-methylmorpholiniumdihydroxid = (●) *N*¹,*N*¹,*N*²-Trimethyl-*N*¹-(5-cyan-5,5-diphenylpentyl)-ethylen-1-ammonium-2-morpholiniumdihydroxid

H Dichlorid (77-12-3) [oder auch Bis-methylsulfat (3810-83-1)]

S 139C55, *Pentacyniumchlorid***, *Pentacyonumchlorid*, Presidal

V Ganglienblocker (zur Blutdrucksenkung)

*5624* *(4568)* $C_{27}H_{42}Cl_2N_2O_6$

530-43-8

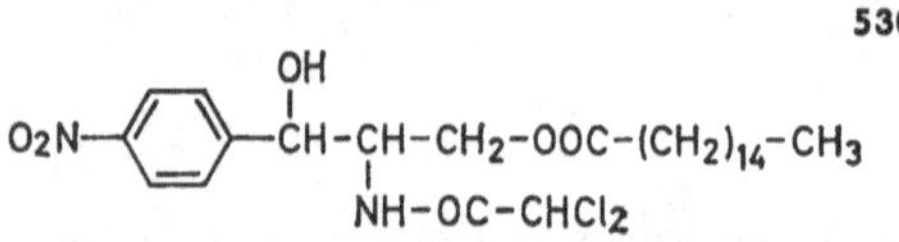

D(−)-*threo*-1-(*p*-Nitrophenyl)-2-dichloracetamido-1,3-propandiol-3-palmitat = [*R*-(*R**,*R**)]-Hexadecansäure-2-[(dichloracetyl)amino]-3-hydroxy-3-(4-nitrophenyl)propylester (●)

S Antacin-Syr., Arcomicetina jarabe, Atralfenicol-Susp., Berlicetin-Saft, Betamicetin liquido, Biocetin-Susp., Biofen-Susp., Chlorabicine-Syr., *Chloramphenicolpalmitat*, Chlornicol, Chlorocol-Tropfen, Chlorosyp, Chlorphenol „Smallwood", Cloramdax-Susp., Cloramet, Cloramidina-Susp., Cloramlife-Susp., Clorolifarina, Cloromisol, Clorotifina-Susp., Clorpense-Susp., Detreopal, Enteromycetin-Syr., Gemphenicol, Globenicol palmitaat, Graciol simple, Hortfenisol-Susp., Labromycetin, Luycloromicina, Mephenicol, Nova-Color, Novamycetin-Susp., Oraclor, Oralmisetin, Paidomicetina, Palmicol, Palmitina, Protophenicol sciroppo, Septicol-Sirup, Sintomicetina palmitato, Sydemclor-Jarabe, Symptomycin, Synphenicol-Susp., Xaviercetina pediatrico

V Antibioticum

*5625* *(4569)* $C_{27}H_{42}O_3$

303-42-4

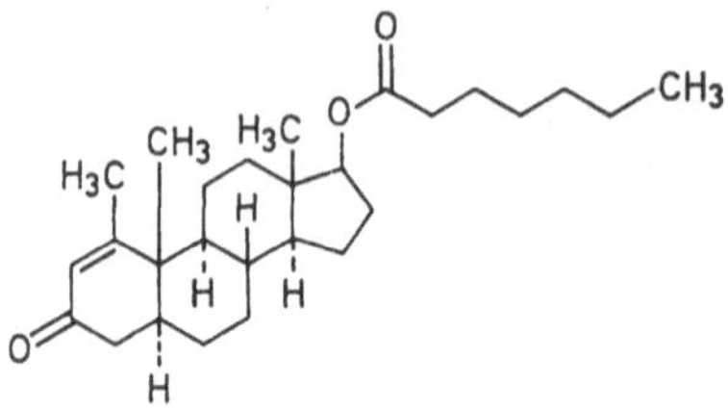

17β-Hydroxy-1-methyl-5α-androst-1-en-3-on-17-heptanoat = 1-Methyl-Δ¹-androstenolonönanthat = (5α,17β)-1-Methyl-17-[(1-oxoheptyl)oxy]androst-1-en-3-on (●)

S *Metenolonönanthat***, *Methenolone enanthate*, *Methenolonönanthat*, Nibal Injection, NSC-64967, Primobolan-Depot, Primonabol-Depot, SH 601, SQ 16374

V Anabolicum

*5626* $C_{27}H_{42}O_4$

472-11-7

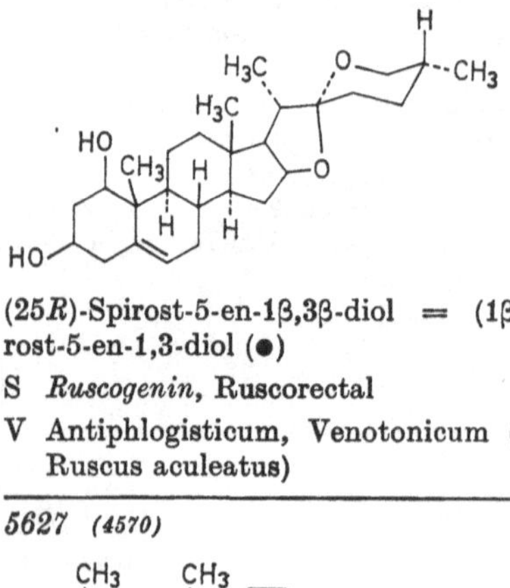

(25*R*)-Spirost-5-en-1β,3β-diol = (1β,3β,25*R*)-Spirost-5-en-1,3-diol (●)

S *Ruscogenin*, Ruscorectal

V Antiphlogisticum, Venotonicum (Saponin aus Ruscus aculeatus)

*5627* *(4570)* $C_{27}H_{43}NO_2$

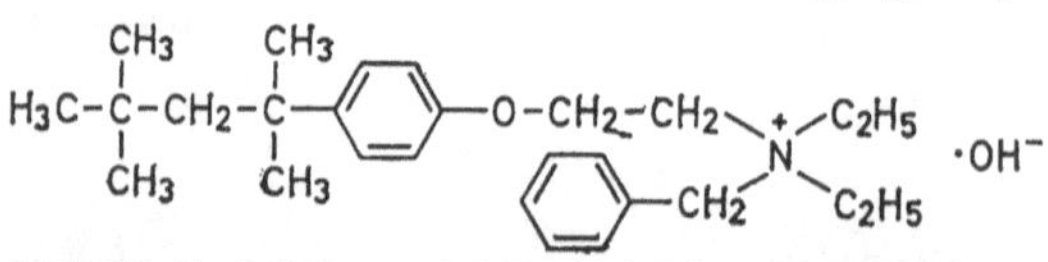

*N*,*N*-Diethyl-*N*-benzyl-2-[*p*-(1,1,3,3-tetramethylbutyl)-phenoxy]-ethylammoniumhydroxid = (β-*p*-Diisobutylphenoxyethyl)-diethylbenzylammoniumhydroxid = *N*,*N*-Diethyl-*N*-[2-[4-(1,1,3,3-tetramethylbutyl)phenoxy]ethyl]benzenmethanaminiumhydroxid (●)

H Chlorid (15687-40-8)

S *Octafoniumchlorid***, Octaphen, *Octaphoniumchlorid*, Octasept, Octasetten, Phenoctide, *Phenoctidiumchlorid*, Tazoline

V Antisepticum, Desinficiens

*5628* *(4571)* $C_{27}H_{43}NO_3$
498-77-1

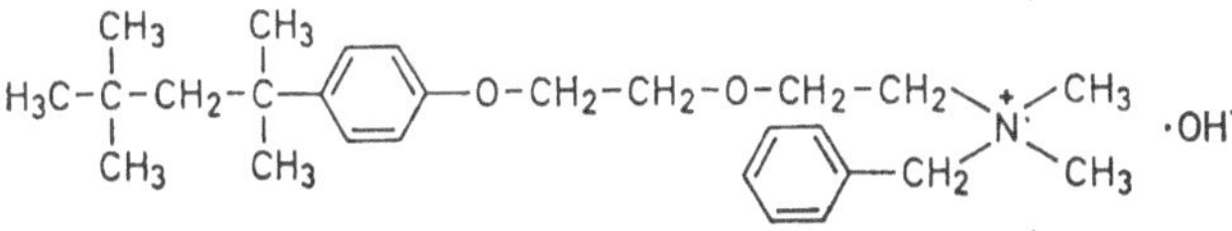

*N*-Benzyl-*N*,*N*-dimethyl-2-{2-[*p*-(1,1,3,3-tetramethylbutyl)-phenoxy]-ethoxy}-ethylammoniumhydroxid = (*p*-Diisobutylphenoxyethoxyethyl)-dimethylbenzylammoniumhydroxid = *N*,*N*-Dimethyl-*N*-[2-[2-[4-(1,1,3,3-tetramethylbutyl)phenoxy]ethoxy]ethyl]benzenmethanaminiumhydroxid (●)

H Chlorid (121-54-0)
vgl. auch Nr. 3553-02

S Aminosept, Amisept, Anzol, Aseptogenol, Benzalcan, *Benzethoniumchlorid***, BTC, Desamon, Femicide, Femeride, Germicidal, Gori-Tabl., Hyacide, Hyamine (1622), Hyarom-Liquid, Kylachol, Lulu-Gargle, Neo-Amisept, Parofenol, Phemeride, Phemerol, Phemithyn, Quadrosept, Quatrachlor, Salernil, Septin, Solamine, Sterilette, Teramine, Thermasol

V Antisepticum, Desinficiens

---

*5629* *(4572)* $C_{27}H_{44}N_{10}O_{12}$
4480-58-4

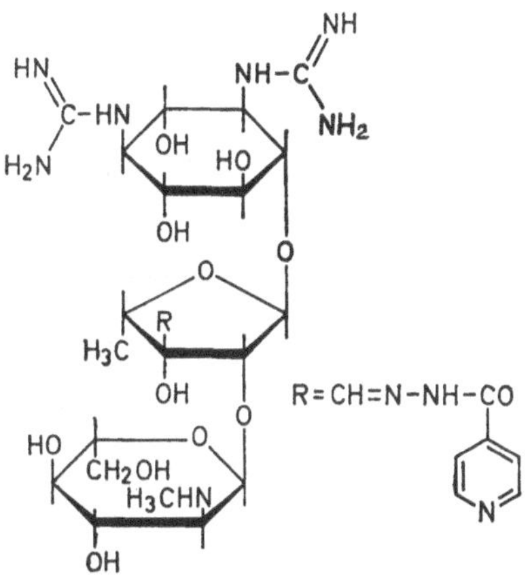

$N^2$-Streptomycinylidenisonicotinhydrazid = 4-Pyridincarbonsäurehydrazidhydrazon mit *O*-2-Deoxy-2-(methylamino)-α-L-glucopyranosyl-(1→2)-*O*-5-deoxy-3-*C*-formyl-α-L-lyxofuranosyl-(1→4)-*N*,*N'*-bis(aminoiminomethyl)-D-streptamin (●)

H Sulfat (5667-71-0)

S Estreptohidrazide, *Estreptoniazid*, Hidramicin, INAH-Mycin, Nicostreptil, SINH, Strazide, Streptoconin, Streptohydrazid, Streptoidrazide, *Streptoniazid***, *Streptonicozid*, Streptotubazid, Strinazina, Strixina

V Tuberkulostaticum

---

*5630* *(4573)* $C_{27}H_{44}O$
67-97-0

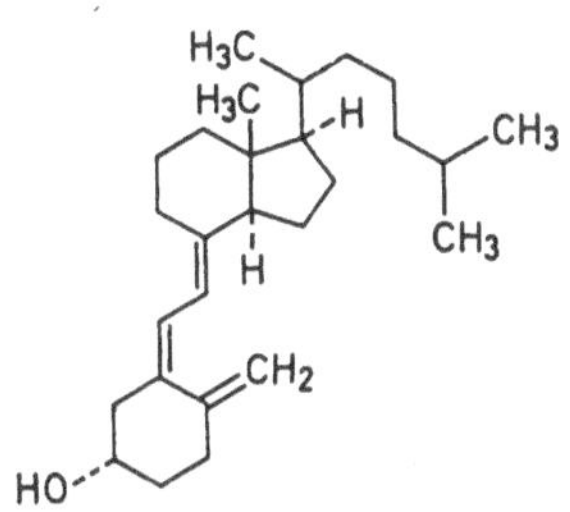

9,10-Seco-5,7,10(19)-cholestatrien-3α-ol = (3β)-9,10-Secocholesta-5,7,10(19)-trien-3-ol (●)

S Actifral $D_3$, Austrovit $D_3$, Caldesina, *Cholecalciférol*, *Colecalciferol***, Co-Vitamin D, Curvita D 15, Decitran, *Dehydrocholesterolum activatum*, Delsterol, Deparal, Desynon, Detin $D_3$, Devitol, D-Mulsin, Dohyfral-$D_3$, Dolce-$D_3$, D-Tracetten, Duphafral $D_3$, Dura-Dee, Duvit $D_3$, $D_3$-Vicotrat, $D_3$-Vigantol, D-Vita „Großmann", $D_3$-Vital, Fixocal $D_3$, Hiper D 3, Hipervigoncal, Iper $D_3$, Irradia, Lipovitam D, Mulsal $D_3$, Neo-Dohyfral ($D_3$), *Oleovitamin $D_3$*, Oleovit $D_3$, Ostoforte, Ostogen, Provitina $D_3$, Radiosa $D_3$, Ricketon, Romedat $D_3$, Suntax, Tiervigantol, Tridelta, Trivitan, Ultranol, Vi-De$_3$, Vigantol, Vigorsan $D_3$, *Vitamin D*, *Vitamin $D_3$*, Vitapur $D_3$, Wandervit $D_3$

V antirachitisches Vitamin

*5631* (*226 N*) $C_{27}H_{44}O_2$

19356-17-3

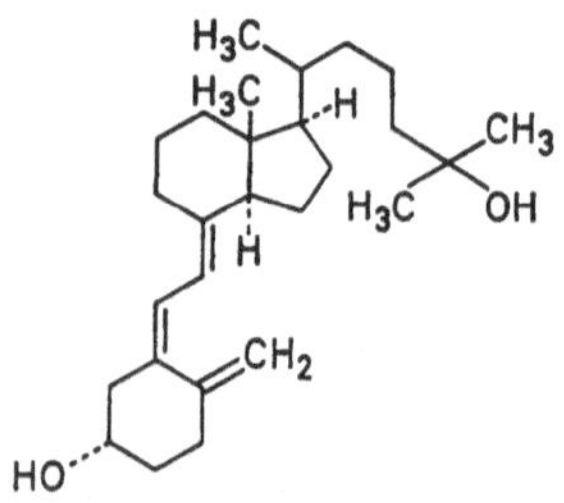

9,10-Seco-5,7,10(19)-cholestatrien-3α,25-diol = (3β,5*Z*,7*E*)-9,10-Secocholesta-5,7,10(19)-trien-3,25-diol (●)

S *Calcifediol***, Dedrogyl, *Hydroxycolecalciferol*, Surgam, U-32070

V Calciumregulator (Antirachiticum)

---

*5632* (*4574*) $C_{27}H_{44}O_2$

51-77-4

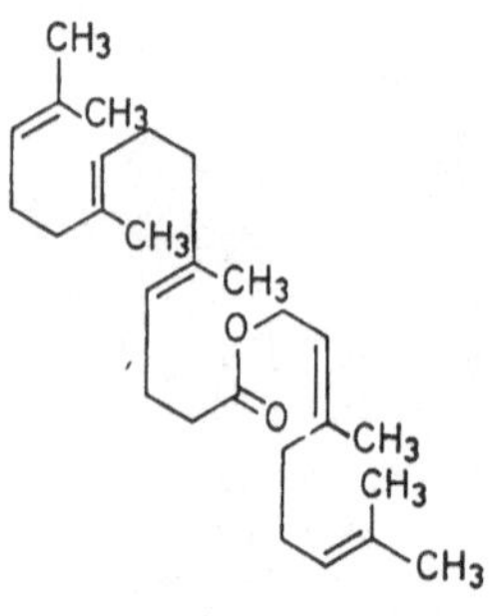

5,9,13-Trimethyl-4,8,12-tetradecatriensäure-(*trans*-3,7-dimethyl-2,6-octadienyl)-ester = Farnesylessigsäuregeranylester = (*E*,?,?)-5,9,13-Trimethyl-4,8,12-tetradecatriensäure-3,7-dimethyl-2,6-octadienylester (●)

S Andoin „Improfarm", DA-688, Farnesil, Farnisol „Firma", Gefanil, *Gefarnat***, Gefarnil, Gefarol, Nolesil, Nolesilibe, Ulco, Ulcofarm, Ulcotrofina, Ulsanax, Vagogernil

V Ulcustherapeuticum

---

*5633* (*4575*) $C_{27}H_{46}Br_2O$

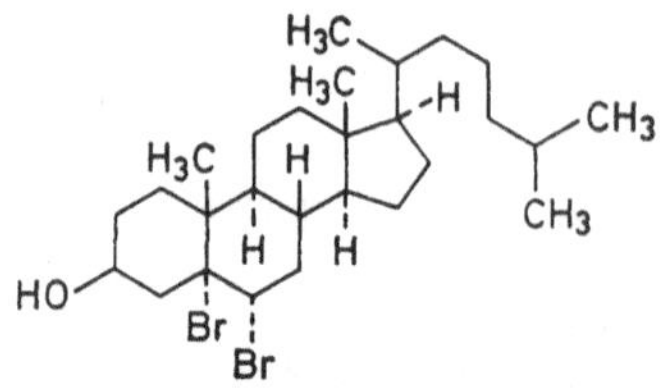

5α,6α-Dibromcholestan-3β-ol = (3β,5α,6α)-5,6-Dibromcholestan-3-ol (●)

S *Dibromcholesterin*, Hormosedyl

V Muskelrelaxans, Spasmolyticum, Sedativum

---

*5634* (*4576*) $C_{27}H_{46}N_2O_4$

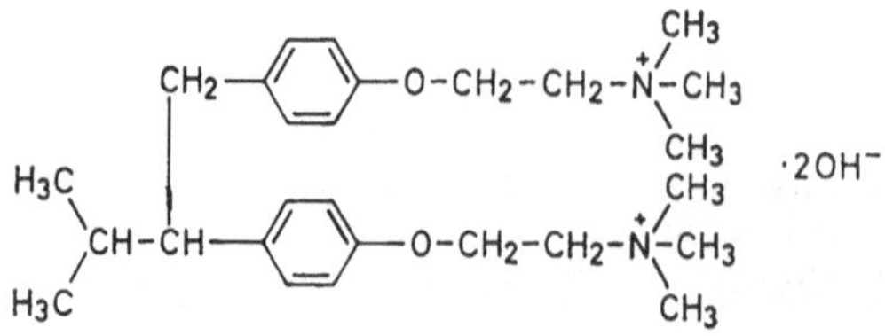

2,2'-[*p,p'*-(Isopropylethylen)-diphenoxy]-bis-(ethyltrimethylammoniumhydroxid) = 1,2-Bis-[*p*-(2-dimethylaminoethoxy)-phenyl]-1-isopropylethan-bis-methylhydroxid = 2,2'-[1-(1-Methylethyl)-1,2-ethandiylbis(4,1-phenylenoxy)]bis-[*N,N,N*-trimethylethanaminiumhydroxid] (●)

H Dijodid (3571-45-7)

S *Anethocurarium*, Mediatonal, U.C.B. 5076

V Muskelrelaxans

---

*5635* (*4577*) $C_{27}H_{46}O_2$

119-13-1

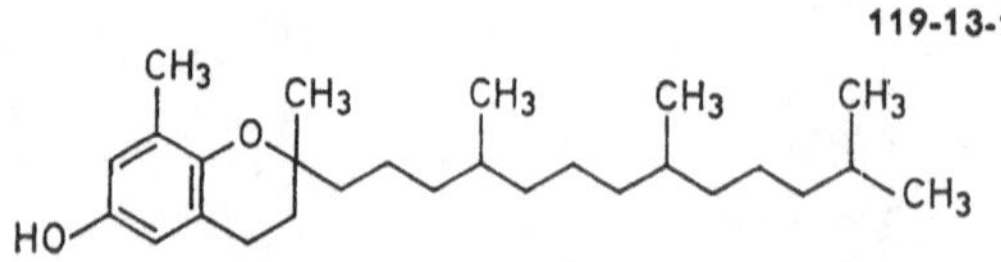

2,8-Dimethyl-2-(4,8,12-trimethyltridecyl)-chroman-6-ol = 8-Methyltocol = 3,4-Dihydro-2,8-dimethyl-2-(4,8,12-trimethyltridecyl)-2*H*-1-benzopyran-6-ol (●)

S *δ-Tocopherol*

V Antisterilitätsvitamin, Antioxydans

*5636* *(4578)* $C_{27}H_{46}O_2$

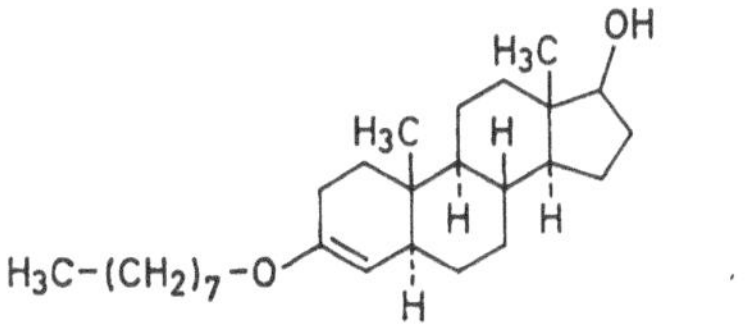

3-*n*-Octyloxy-5α-androst-3-en-17β-ol = Dihydrotestosteron-3-*n*-octenoläther = (5α,17β)-3-(Octyloxy)androst-3-en-17-ol (●)

S Ectovis, Ectovister, *Octostanolum*

V Androgen (gegen Mammakarzinom)

*5637* *(4579)* $C_{27}H_{46}O_3$

35 454-94-5

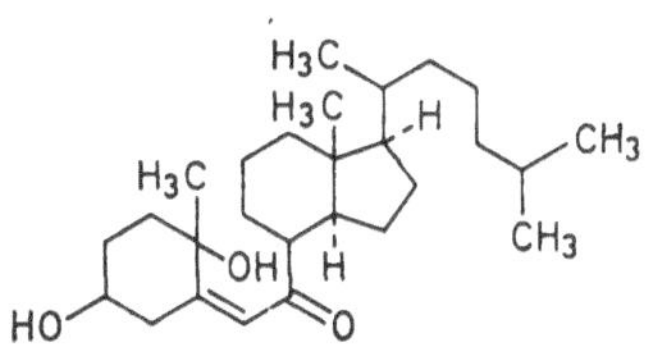

3β,10-Dihydroxy-9,10-seco-5-cholesten-7-on = (3β,5*Z*,10ξ)-3,10-Dihydroxy-9,10-secocholest-5-en-7-on (●)

S Keton 250

V antirachitisch wirksames Steroid

*5638* *(4580)* $C_{27}H_{48}O$

516-95-0

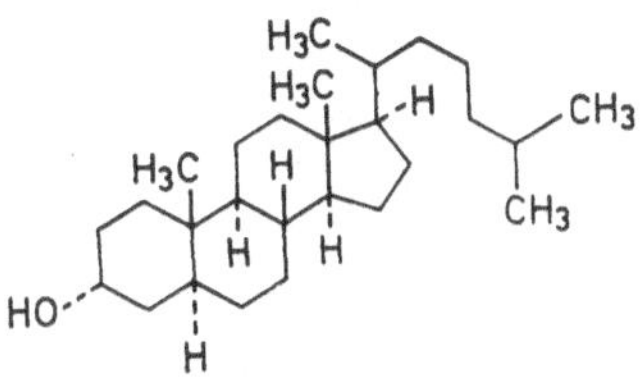

5α-Cholestan-3α-ol = 3α-Hydroxycholestan = (3α,5α)-Cholestan-3-ol (●)

S Dihydrin „Zeria", *Epidihydrocholesterin*, Presteron

V Therapeuticum gegen eitrige Infektionen (Steroidhormonpräkursor)

*5639* *(4581)* $C_{27}H_{49}N_7O_{17}$

128-45-0

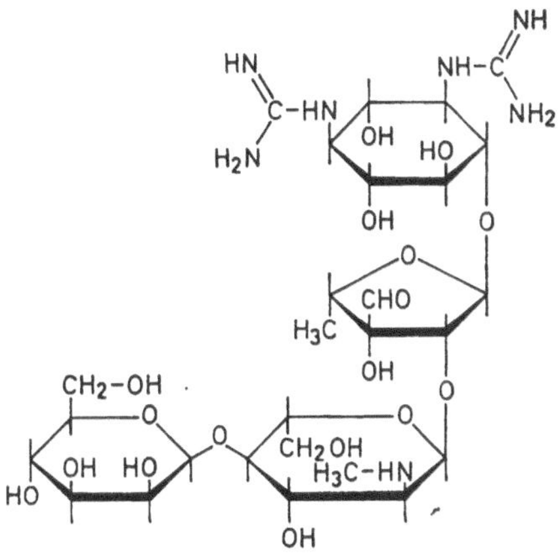

*O*-β-D-Mannopyranosyl-(1 → 4)-*O*-2-deoxy-2-(methylamino)-α-L-glucopyranosyl-(1 → 2)-*O*-5-deoxy-3-*C*-formyl-α-L-lyxofuranosyl-(1 → 4)-*N*,*N'*-bis(aminoiminomethyl)-D-streptamin (●)

S *Mannosidostreptomycin, Streptomycin B*

V Antibioticum

*5640* $C_{27}H_{50}O_6$

538-23-8

$CH_2-OOC-(CH_2)_6-CH_3$
$CH-OOC-(CH_2)_6-CH_3$
$CH_2-OOC-(CH_2)_6-CH_3$

1,2,3-Propantriyltrioctanoat = Glycerintricaprylat = Octansäure-1,2,3-propantriylester (●)

S Mac-eight, *Tricaprylin, Trioctanoin*

V Diäteticum nach Operationen der Verdauungsorgane

*5641* *(4582)* $C_{27}H_{51}NO$

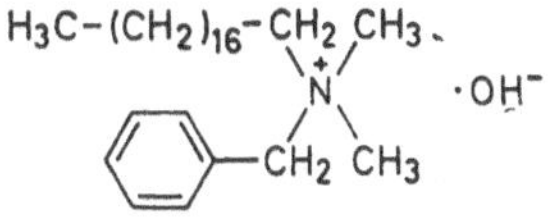

*N*-Benzyl-*N*,*N*-dimethyloctadecylammoniumhydroxid = *N*,*N*-Dimethyl-*N*-octadecylbenzenmethanaminiumhydroxid (●)

H Chlorid (122-19-0)

S Octab

V Diagnosticum bei Polyarthritiden und Chorea minor

*5642* $C_{27}H_{51}N_9O_{14}$

50 819-34-6

S Myomycin B

V Antibioticum aus einer Nocardia-Species

*5643* *(4583)* $C_{27}H_{54}N_2O_2$

520-90-1

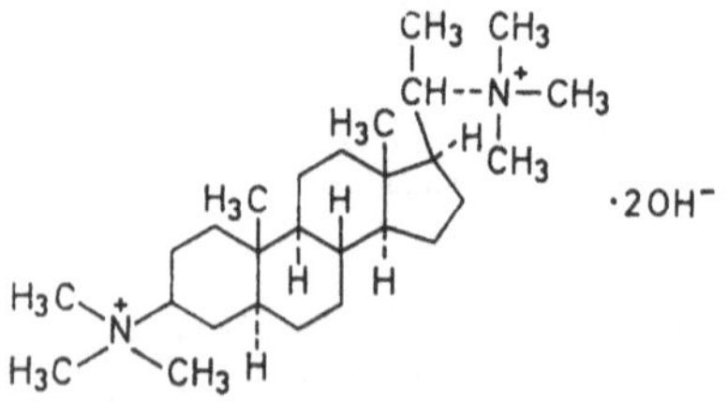

5α-Pregnan-3β,20α-ylenbis-(trimethylammonium-hydroxid) = 3β,20α-Bis-(trimethylammonio)-5α-pregnan = (3β,5α,20*S*)-*N*,*N*,*N*,*N'*,*N'*,*N'*-Hexamethylpregnan-3,20-diaminiumdihydroxid (•)

H Dijodid (10 308-44-8)

S *Malouetin*

V Muskelrelaxans (Pachycuraremittel)

*5644* *(4584)* $C_{27}H_{58}N_2O_3$

17 671-49-7

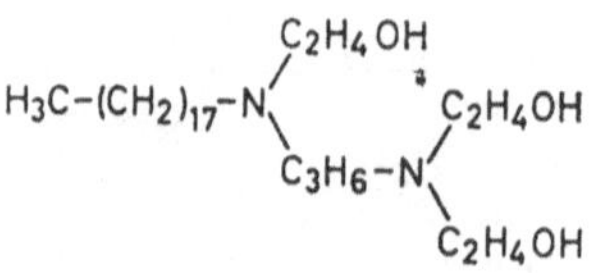

2,2'-[[3-[(2-Hydroxyethyl)octadecylamino]propyl]imino]bis[ethanol] (•) = Bis-(hydroxyethyl)-aminopropyl-*N*-(hydroxyethyl)-octadecylamin

H Dihydrofluorid (6818-37-7)

S Elmex-Hauptwirkstoff, GA 297, *Olaflur***, SKF 38095

V Kariesprophylakticum

*5645* *(4585)* $C_{28}H_{24}O_6$

549-40-6

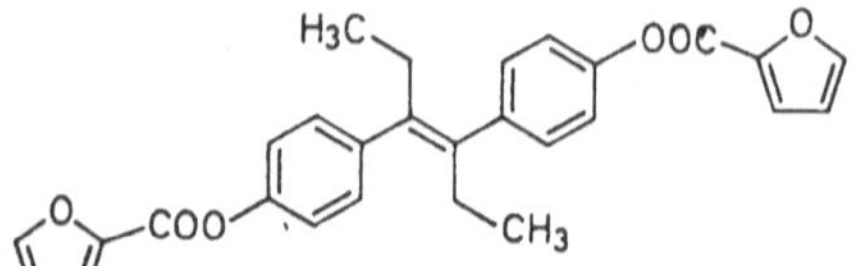

*trans-p,p'*-(1,2-Diethylvinylen)-bis-phenylfuroat = *trans*-3,4-Bis-[4-(2-furoyloxy)-phenyl]-3-hexen = (*E*)-4,4'-(1,2-Diethyl-1,2-ethendiyl)bis[phenol]-bis(2-furancarboxylat) (•)

S Distilbène retard, Furostilben(e), *Furostilbestrol***, *Furostilboestrolum*, *Stilböstroldifuroat*

V synthetisches Östrogen

*5646* $C_{28}H_{26}N_6O_2$

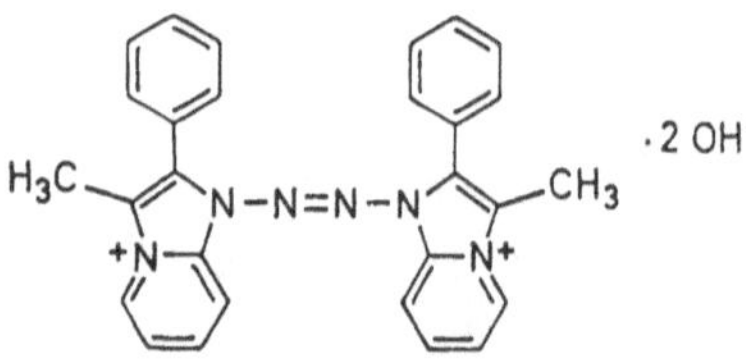

1,1'-Azobis(3-methyl-2-phenyl-1*H*-imidazo-[1,2-*a*]pyridin-4-iumhydroxid) = 1,1'-Azobis(3-methyl-2-phenylimidazo[1,2-*a*]pyridiniumhydroxid) (•)

H Dibromid (49 564-56-9)

S AH 8165, AH 8165 D, *Fazadiniumbromid***, Fazadon

V Muskelrelaxans

*5647* *(4586)* $C_{28}H_{27}ClF_5NO$

26 864-56-2

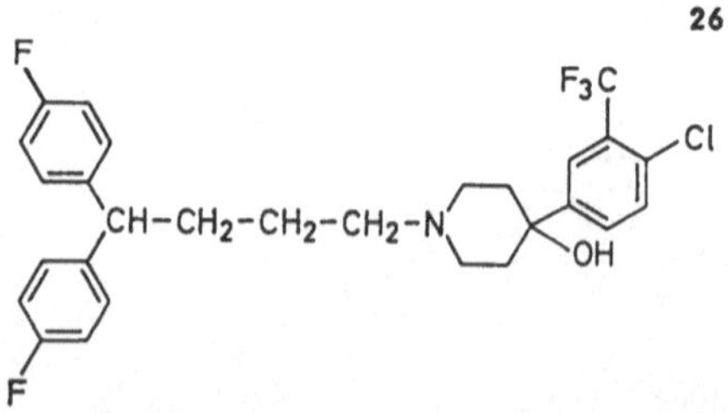

4-(4-Chlor-3-trifluormethylphenyl)-1-[4,4-bis-(*p*-fluorphenyl)-butyl]-4-piperidinol = 1-[4,4-Bis(4-fluorphenyl)butyl]-4-[4-chlor-3-(trifluormethyl)-phenyl]-4-piperidinol (•)

S *Penfluridol***, Longoperidol, McN-JR 16341, R 16341, Semap, TLP-607

V Neurolepticum

*5648* *(4587)* $C_{28}H_{27}N_7O$

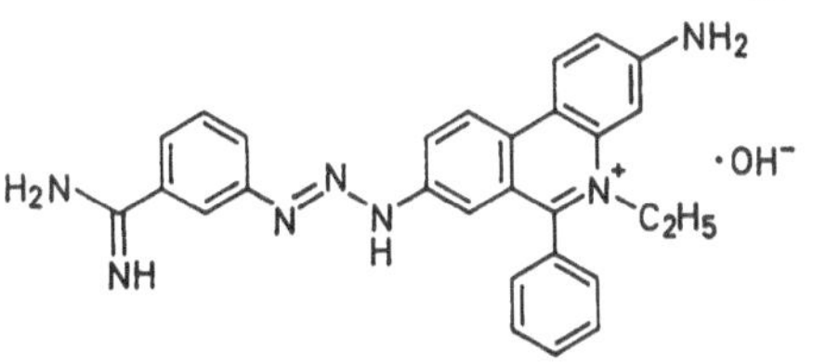

3-Amino-8-(*m*-amidinophenyldiazoamino)-5-ethyl-6-phenylanthridiniumhydroxid = 3-Amino-8-[3-[3-(aminoiminomethyl)phenyl]-2-triazenyl]-5-ethyl-6-phenylphenanthridiniumhydroxid (●)

H Chlorid (34301-55-8)

S A-4180, *Antridoniumchlorid*, *Isometamidiumchlorid***, M. & B. 4180 A, Samorin

V Veterinär-Chemotherapeuticum

*5649* $C_{28}H_{28}ClF_2N_3O$
53179-12-7

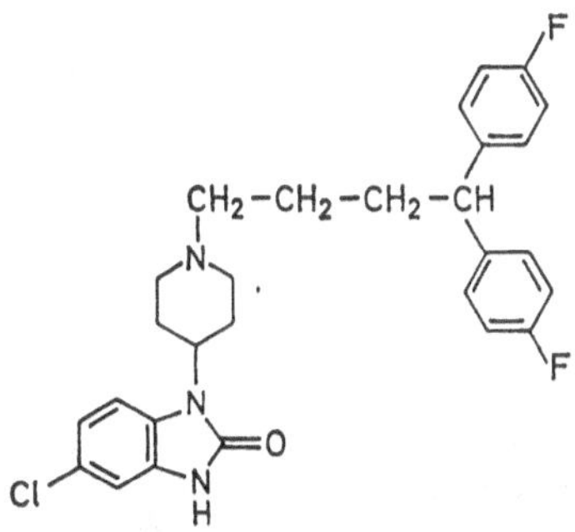

1-{1-[4,4-Bis-(*p*-fluorphenyl)-butyl]-4-piperidyl}-5-chlor-2-benzimidazolinon = 1-[1-[4,4-Bis(4-fluorphenyl)butyl]-4-piperidinyl]-5-chlor-1,3-dihydro-2*H*-benzimidazol-2-on (●)

S *Clopimozid***, R 29764

V Neurolepticum

*5650* *(4588)* $C_{28}H_{28}J_6N_4O_8$
5591-33-3

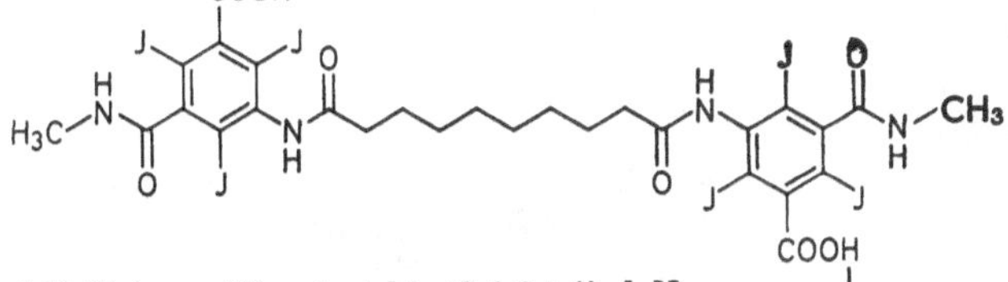

5,5'-(Sebacoyldiamino)-bis-(2,4,6-trijod-*N*-methylisophthalamsäure) = 3,3'-[(1,10-Dioxo-1,10-decandiyl)diimino]bis[2,4,6-trijod-5-[(methylamino)carbonyl]benzoesäure] (●)

S *Acide iosèfamique***, *Acidum iosefamicum***, *Acidum josefamicum*, *Iosefamic acid***, MP-271

V Röntgenkontrastmittel

*5651* *(4589)* $C_{28}H_{28}N_2O_2$
28782-42-5

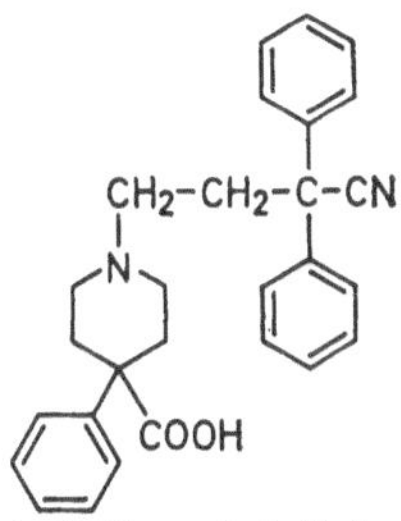

1-(3-Cyan-3,3-diphenylpropyl)-4-phenyl-4-piperidincarbonsäure (●)

H auch Hydrochlorid (35607-36-4) (auch mit Zusatz von Atropinsulfat) (vgl. auch Nr. 5806)

S *Acidum difenoxilicum*, *Difenoxilic acid*, *Difenoxin***, *Diphenoxylic acid*, Lyspafen, McN-JR 15403-11, Motofen, R 15403

V Antidiarrhoicum

*5652* $C_{28}H_{28}N_6S_4$
32195-33-8

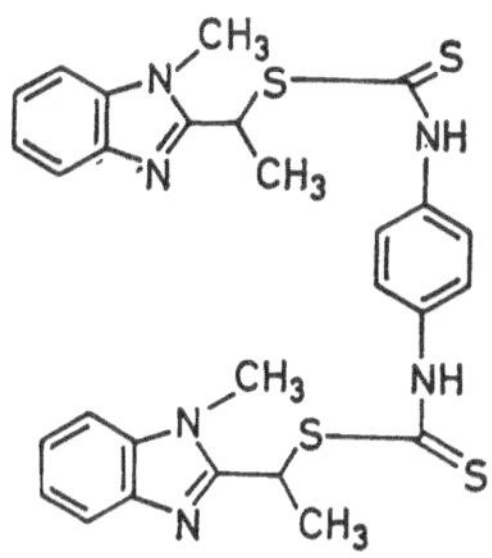

Bis-[1-(1-methyl-2-benzimidazolyl)-ethyl]-tetrathio-*p*-benzoldicarbamat = 1,4-Phenylenbis[carbamodithiosäure-1-(1-methyl-1*H*-benzimidazol-2-yl)ethylester] (●)

S *Bisbendazol***

V Antihelminthicum

*5653* *(65 E)* $C_{28}H_{28}O_{11}$
25 047-48-7

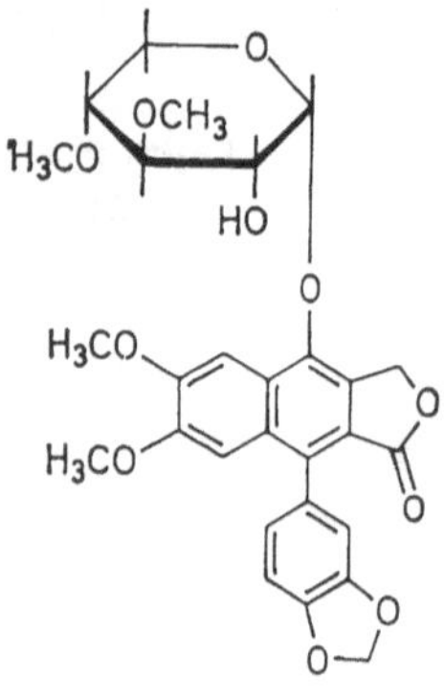

9-(1,3-Benzodioxol-5-yl)-4-[(3,4-di-*O*-methyl-D-xylopyranosyl)oxy]-6,7-dimethoxynaphtho[2,3-*c*]-furan-1(3*H*)-on (●)

S Ciba Go. 4350, *Cleistanthin*

V cytostatisch wirksames Glykosid aus Cleistanthus collinus

*5654* *(4590)* $C_{28}H_{29}F_2N_3O$
2062-78-4

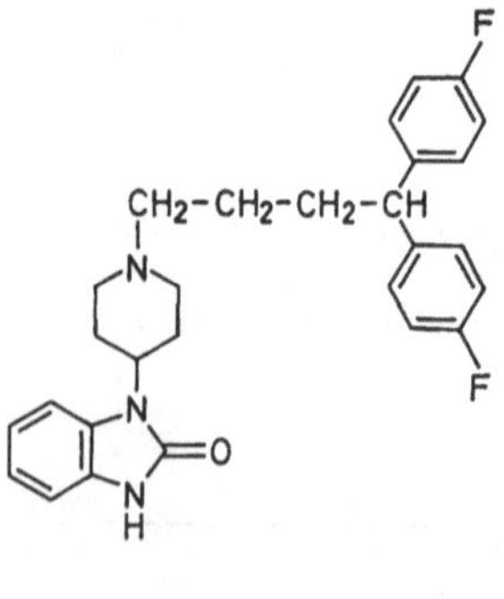

1-{1-[4,4-Bis-(*p*-fluorphenyl)-butyl]-4-piperidyl}-2-benzimidazolinon = 1-[1-[4,4-Bis(4-fluorphenyl)butyl]-4-piperidinyl]-1,3-dihydro-2*H*-benzimidazol-2-on (●)

S McN-JR 6238, Norofren, Opiran, Orap, ORAP-24, Pimotid, *Pimozid***, Pirium, R 6238

V Neurolepticum

*5655* *(4591)* $C_{28}H_{31}FN_2O$
24 358-76-7

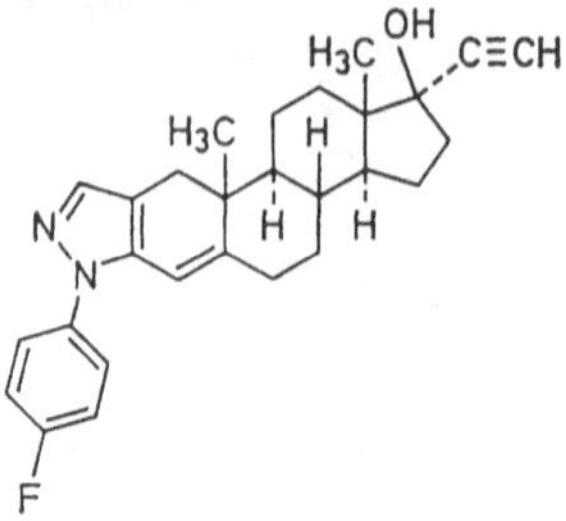

2'-(*p*-Fluorphenyl)-2'*H*-17α-pregna-2,4-dien-20-ino[3,2-*c*]pyrazol-17-ol = (17α)-2'-(4-Fluorphenyl)-2'*H*-pregna-2,4-dien-2o-ino[3,2-*c*]pyrazol-17-ol (●)

S *Nivacortol***, *Nivazol*, Win 27914

V antiphlogistisch und antiallergisch wirksames Glucocorticoid

*5656* *(4592)* $C_{28}H_{31}N_3O_6$
7237-81-2

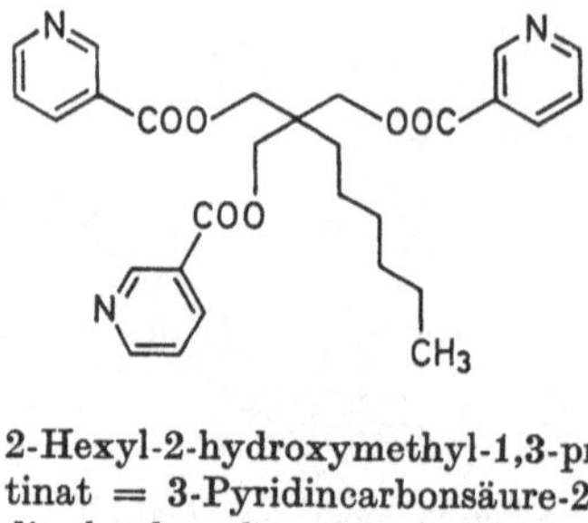

2-Hexyl-2-hydroxymethyl-1,3-propandioltrinicotinat = 3-Pyridincarbonsäure-2-hexyl-2-[[(3-pyridinylcarbonyl)oxy]methyl]-1,3-propandiylester (●)

S CLY-115, *Hepronicat***, Megrin

V Vasodilatans

*5657* *(227 N)* $C_{28}H_{32}Cl_2N_6$
10 547-40-7

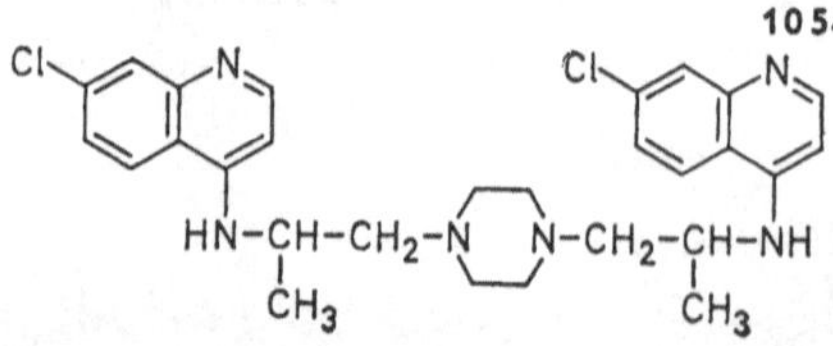

1,4-Bis-[2-(7-chlor-4-chinolylamino)-propyl]-piperazin = *N*,*N'*-Bis(7-chlor-4-chinolinyl)-α,α'-dimethyl-1,4-piperazindiethanamin (●)

S 12278 R.P., WR 3863

V Malariachemotherapeuticum

*5658* *(4593)* $C_{28}H_{32}FNO_6$
2265-64-7

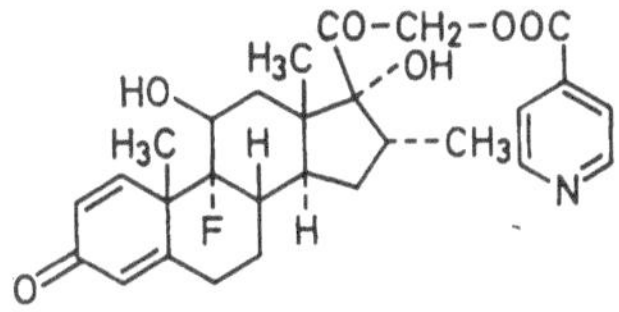

9a-Fluor-11β,17α,21-trihydroxy-16α-methyl-1,4-pregnadien-3,20-dion-21-isonicotinat = 9α-Fluor-16α-methylprednisolon-21-isonicotinat = (11β,16α)-9-Fluor-11,17-dihydroxy-16-methyl-21-[(4-pyridinylcarbonyl)oxy]pregna-1,4-dien-3,20-dion (●)

S Asistar, Auxiloson, Auxin, Auxison(a), Auxisone, *Dexamethasonisonicotinat*, Dexaquart, HE 111, H 3-HE 111, Hiprasone, Pandexal, Voren, Vorenvet

V antiphlogistisch und antiallergisch wirksames Glucocorticoid

*5659* $C_{28}H_{32}O_6$
55 902-93-7

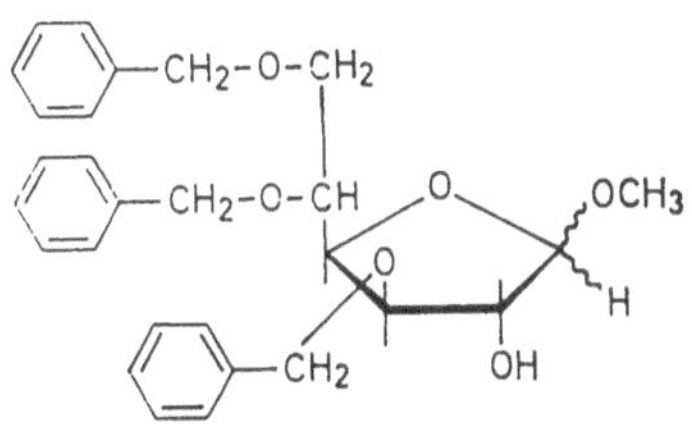

Methyl-3,5,6-tri-*O*-benzyl-D-glucofuranosid = Methyl-3,5,6-tris-*O*-(phenylmethyl)-D-glucofuranosid (●)

S CB 28046, *Mebenosid***

V Antiphlogisticum

*5660* *(4594)* $C_{28}H_{32}O_9S$
3694-41-5

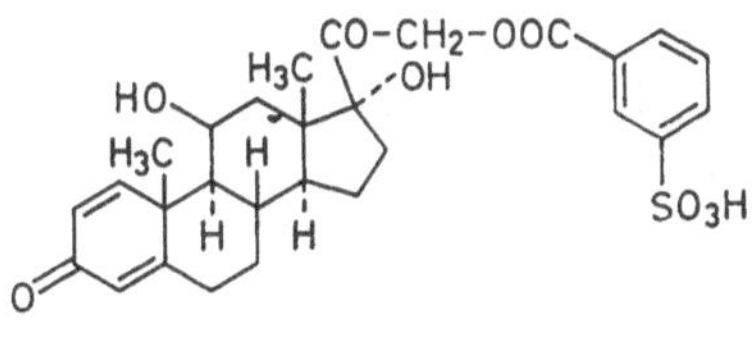

*m*-(11β,17α-Dihydroxy-3,20-dioxo-1,4-pregnadien-21-yloxycarbonyl)-benzolsulfonsäure = Prednisolon-21-*m*-sulfobenzoat = (11β)-11,17-Dihydroxy-21-[(3-sulfobenzoyl)oxy]pregna-1,4-dien-3,20-dion (●)

H Natriumsalz (630-67-1)

S Cortalugel 5, Corti-Clyss, Cortico-Sol, Phoscortil-Wirkstoff, *Prednisolon-m-sulfobenzoat-Natrium*, Solupred, Solvocortyl, Spolotan-Injektionslösung

V wasserlösliches Prednisolonderivat

*5660-01* *(4594a)*

H Lithiumsalz

S Prednisolut „Sanabo"

V wasserlösliches Prednisolonderivat

*5661* $C_{28}H_{32}O_{15}$
520-27-4

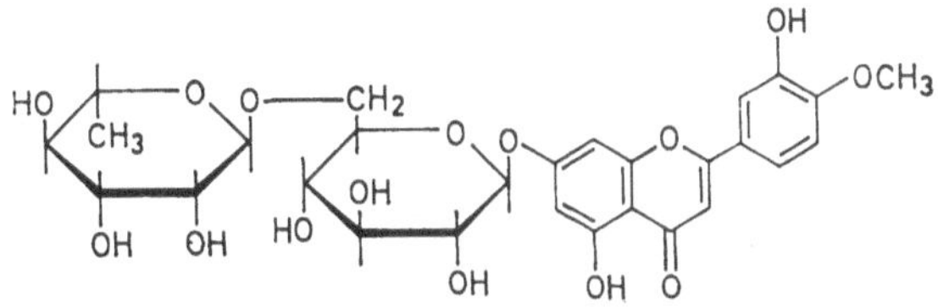

3′,5,7-Trihydroxy-4′-methoxyflavon-7-rhamnoglucosid = Diosmetin-7-rutinosid = 7-[[6-*O*-(6-Deoxy-α-L-mannopyranosyl)-β-D-glucopyranosyl]-oxy]-5-hydroxy-2-(3-hydroxy-4-methoxyphenyl)-4*H*-1-benzopyran-4-on (●)

S *Barosmin*, Daflon, *Diosmin**, Diosminil, SE 4601, Ven-Detrex

V Antihämorrhagicum, Venotonicum (Flavonglykosid)

*5662* *(4595)* $C_{28}H_{32}O_{17}$
153-17-3

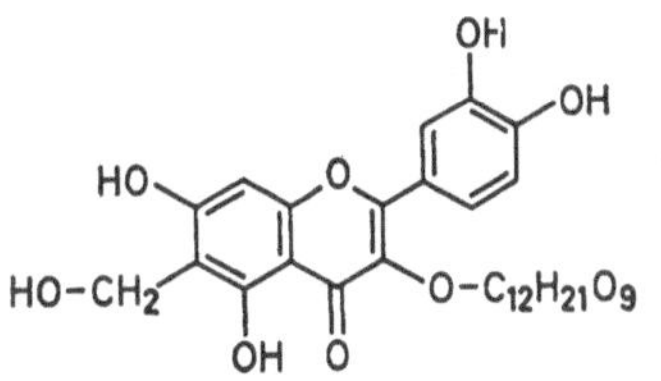

3,3′,4′,5,7-Pentahydroxy-6-hydroxymethylflavon-3-rhamnoglucosid = 6-Hydroxymethylrutin = 3-[[6-*O*-(6-Deoxy-α-L-mannopyranosyl) β-D-glucopyranosyl)oxy]-2-(3,4-dihydroxyphenyl)-5,7-dihydroxy-6-(hydroxymethyl)-4*H*-1-benzopyran-4-on (●)

S *Hydroxymethylrutosid*, MMR, *Monomethylolrutin*, Vasorutina emostatica-Wirkstoff

V Antihämorrhagicum

*5663* *(4596)* $C_{28}H_{33}ClN_2$
82-95-1

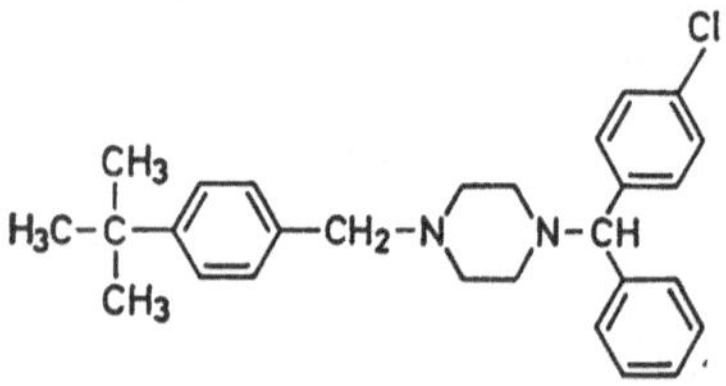


1-(*p-tert.*-Butylbenzyl)-4-(*p*-chlordiphenylmethyl)-piperazin = 1-(*p*-Chlorbenzhydryl)-4-(*p-tert.*-butyl-benzyl)-piperazin = 1-[(4-Chlorphenyl)phenylmethyl]-4-[[4-(1,1-dimethylethyl)phenyl]-methyl]piperazin (●)

H Dihydrochlorid (129-74-8)

S Anclizin, AR-2526, Aphilan R, Aphilan-retard, Buclifen, Buclina, *Buclizinhydrochlorid***, *Histabutazine*, *Histabutizine*, Longifène, NSC-25141, Postafen-Tabletten (UCB-Köln), Retamin, Softran, Stopcold-N, U.C.B. 4445, Vibazine

V Antihistaminicum, Antiallergicum, Tranquillizer, Appetitstimulans

---

*5664* *(4597)* $C_{28}H_{33}F_2N_3$
5522-39-4

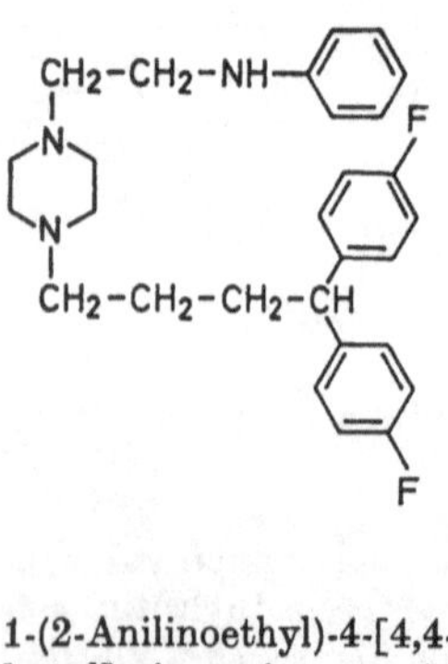


1-(2-Anilinoethyl)-4-[4,4-bis-(*p*-fluorphenyl)-butyl]-piperazin = 4-[4,4-Bis(4-fluorphenyl)butyl]-*N*-phenyl-1-piperazinethanamin (●)

H auch Trihydrochlorid (5522-33-8)

S *Difluanine*, *Difluanazin***, McN-JR 7242-11, R 7242

V Psychosedativum

---

*5665* *(4598)* $C_{28}H_{33}NO_5$
23891-60-3

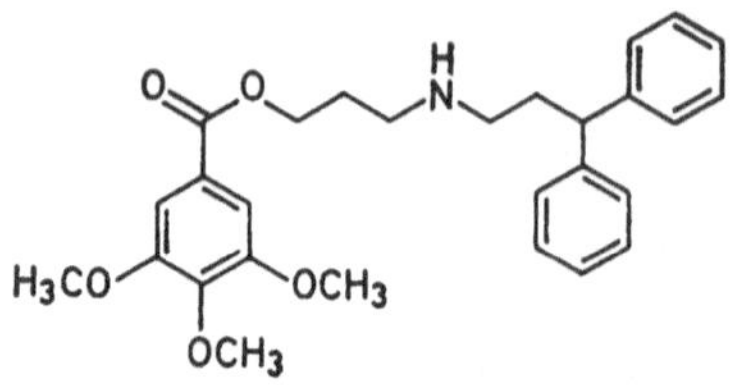


3-(3,3-Diphenylpropylamino)-propyl-3,4,5-trimethoxybenzoat = 3,4,5-Trimethoxybenzoesäure-3-[(3,3-diphenylpropyl)amino]propylester (●)

H Hydrochlorid (24050-58-6)

S *Diphenamilate*, *Mepramidilhydrochlorid***, PF-26

V Coronarvasodilatans

---

*5666* $C_{28}H_{33}N_3OS_2$

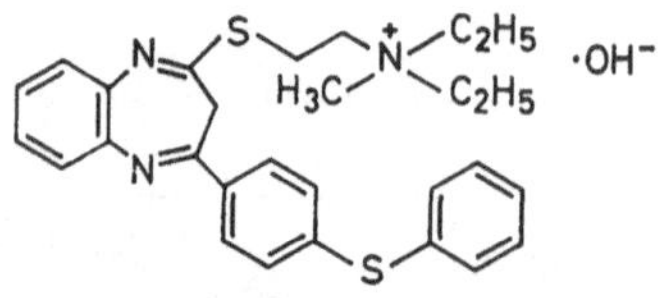


Diethylmethyl-[2-[[4-[*p*-(phenylthio)-phenyl]-3*H*-1,5-benzodiazepin-2-yl]-thio]-ethyl]-ammoniumhydroxid = *N*,*N*-Diethyl-*N*-methyl-2-[[4-[4-(phenylthio)phenyl]-3*H*-1,5-benzodiazepin-2-yl]-thio]ethanaminiumhydroxid (●)

H Jodid (54663-47-7)

S Rec 15/0691, *Thiabenzazoniumjodid*, *Tibezoniumjodid***

V Antisepticum

---

*5667* $C_{28}H_{33}N_3O_{10}$
37106-99-3

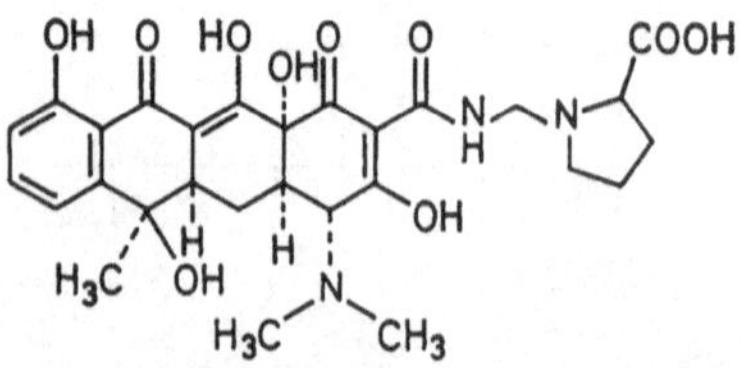


*N*-(4-Dimethylamino-1,4,4a,5,5a,6,11,12a-oktahydro-3,6,10,12,12a-pentahydroxy-6-methyl-1,11-dioxo-2-naphthacencarboxamidomethyl)-prolin = [4*S*-(4α,4aα,5aα,6β,12aα)]-1-[[[[4-(Dimethylamino)-1,4,4a,5,5a,6,11,12a-octahydro-3,6,10,12,12a-pentahydroxy-6-methyl-1,11-dioxo-2-naphthacenyl]carbonyl]amino]methyl]-L-prolin (●)

S *Prolinomethyltetracyclin*

V Antibioticum

*5668* **(4599)** $C_{28}H_{34}N_2O_2$

**15 687-16-8**

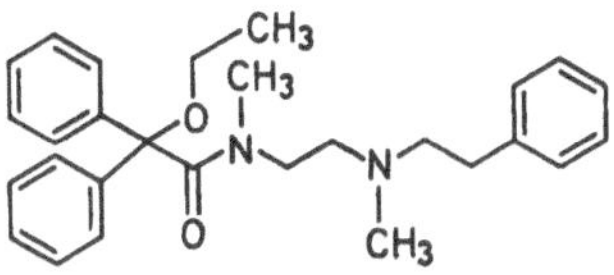


2-Ethoxy-*N*-methyl-*N*-[2-(methylphenethyl-amino)-ethyl]-2,2-diphenylacetamid = α-Ethoxy-*N*-methyl-*N*-[2-[methyl(2-phenylethyl)amino]-ethyl]-α-phenylbenzenacetamid (●)

H Hydrochlorid (467-22-1)

S Bandol(Ban-dol), Bantol, *Carbifenhydrochlorid***, *Carbiphenhydrochlorid*, *Etomidehydrochlorid*, *Etymidehydrochlorid*, Jubalon, SQ 10269

V Analgeticum

---

*5669* **(4600)** $C_{28}H_{34}O_{15}$

**520-26-3**

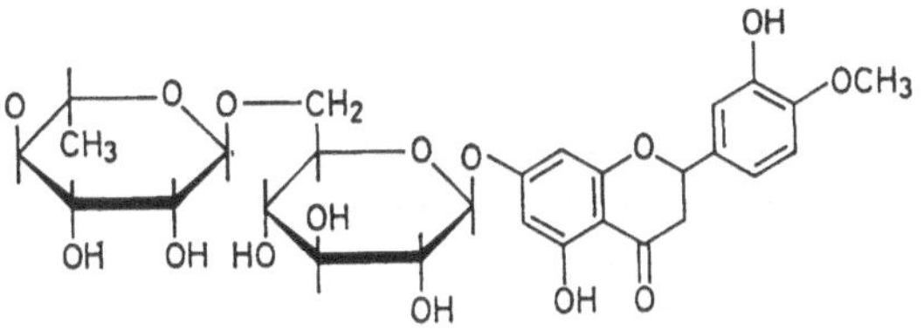


3′,5,7-Trihydroxy-4′-methoxyflavanon-7-rhamnoglucosid = 7-[[6-*O*-(6-Deoxy-α-L-mannopyranosyl)-β-D-glucopyranosyl]oxy]-2,3-dihydro-5-hydroxy-2-(3-hydroxy-4-methoxyphenyl)-4*H*-1-benzopyran-4-on (●)

H vgl. auch Nr. 5924

S *Hesperetin-7-rutinosid*, *Hesperidin*, *Hesperidosid*

V Kapillarstabilisator (Glykosid aus den Früchten von Citrus-Arten)

*5670* $C_{28}H_{35}FO_7$

**51 022-69-6**

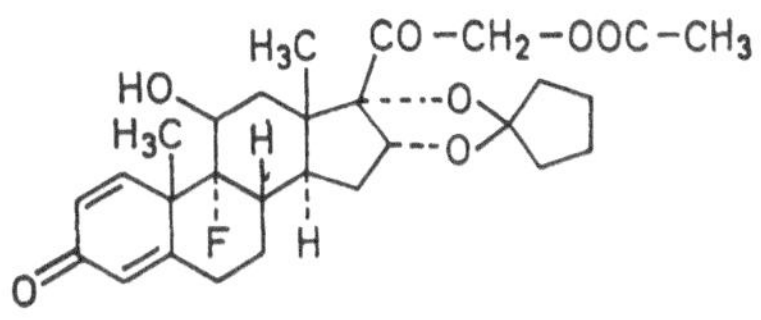


9-Fluor-11β,16α,17,21-tetrahydroxypregna-1,4-dien-3,20-dion-16,17-cyclopentanonacetal-21-acetat = (11β,16α)-21-(Acetyloxy)-16,17-[cyclopentylidenbis(oxy)]-9-fluor-11-hydroxypregna-1,4-dien-3,20-dion (●)

S *Amcinonid***, CL 34699, *Triamcinolonacetatcyclopentanonid*

V antiphlogistisch und antiallergisch wirksames Glucocorticoid

---

*5671* **(4601)** $C_{28}H_{35}FO_9$

**3092-61-3**

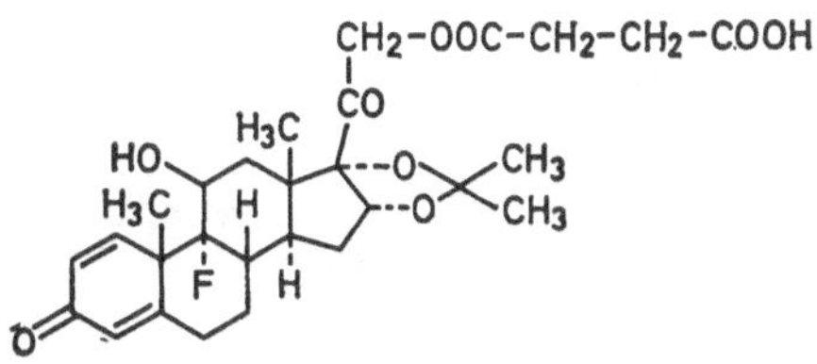


9α-Fluor-11β,21-dihydroxy-16α,17α-isopropylidendioxy-1,4-pregnadien-3,20-dion-21-hydrogensuccinat = Triamcinolonacetonid-21-hemisuccinat = (11β,16α)-21-(3-Carboxy-1-oxopropoxy)-9-fluor-11-hydroxy-16,17-[(1-methylethyliden)bis(oxy)]pregna-1,4-dien-3,20-dion (●)

S Solutédarol, *Triamcinolonacetonidhemisuccinat*

V antiphlogistisch und antiallergisch wirksames Glucocorticoid

*5672* (4602) $C_{28}H_{35}N_3O_7$
21 411-53-0

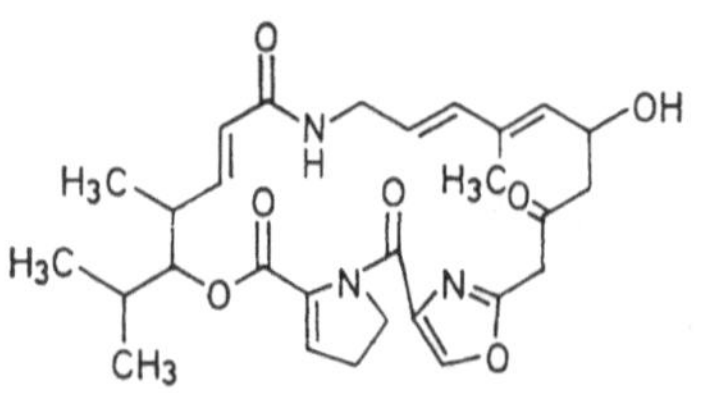


[3*R*-(3*R**,4*R**,5*E*,10*E*,12*E*,14*S**)]-8,9,14,15,24,25-Hexahydro-14-hydroxy-4,12-dimethyl-3-(1-methylethyl)-3*H*-21,18-nitrilo-1*H*,22*H*-pyrrolo[2,1-c][1,8,4,19]dioxadiazacyclotetracosin-1,7,16,22-(4*H*,17*H*)-tetron (●)

H vgl. auch Nr. 6079

S *Pristinamycin-Komponente II A*, Staphylomycin $M_1$, *Virginiamycin* $M_1$

V Antibioticum aus Streptomyces virginiae

*5672-01* (4602a) 11 006-76-1

H Gemisch mit ca. 25% anderen Virginiamycinen [besonders Virginiamycin $S_1$ (Nr. 6056)]

S *Antibioticum 899*, Cebin V, Eskalin V, Eskamicin, SKF 7988, Stafac, Stafilomicina, Staphylomycin, Starfac, Staxidin, *Virgimycine*, *Virginiamycin***

V Antibioticum

*5673* $C_{28}H_{36}F_3N_3O_2S$

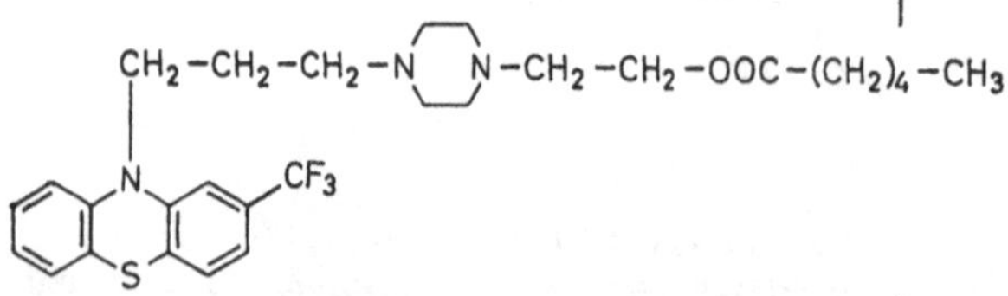


2-{4-[3-(2-Trifluormethyl-10-phenothiazinyl)-propyl]-1-piperazinyl}-ethylhexanoat = Hexansäure-2-[4-[3-[2-(trifluormethyl)-10*H*-phenothiazin-10-yl]propyl]-1-piperazinyl]ethylester (●)

S *Fluphenazincapronat*, Mirenil

V Neurolepticum

*5674* (4603) $C_{28}H_{36}O_3$
1255-49-8

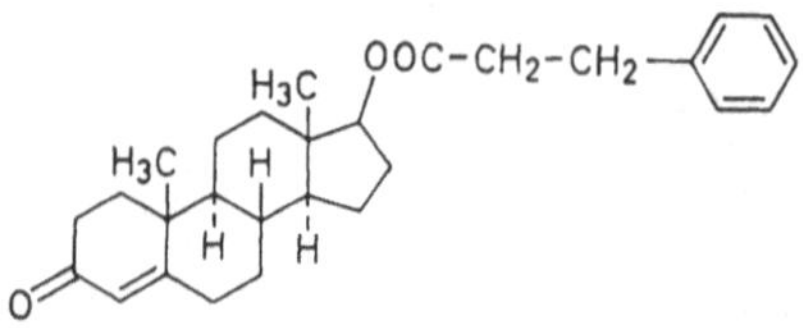


17β-Hydroxy-4-androsten-3-on-17-(β-phenylpropionat) = (17β)-17-(1-Oxo-3-phenylpropoxy)-androst-4-en-3-on (●)

S Anadurin, Androteston P.P., Depot Androteston PP, Fenhombreol, Retandrol, Tes.P.P., Testanon 50, Testo-Fenil, Testolent, Testosteron longo, *Testosteronphenylpropionat*, T.P.P.

V Depot-Androgen

*5675* $C_{28}H_{36}O_6$
30 299-08-2

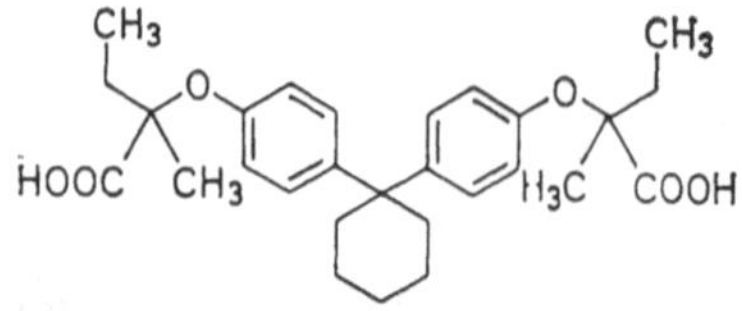


2,2′-[4,4′-Cyclohexylidenbis-(phenoxy)]-bis-[2-methylbuttersäure] = 1,1-Bis-[4′-(1″-carboxy-1″-methylpropoxy)-phenyl]-cyclohexan = 2,2′-[Cyclohexylidenbis(4,1-phenylenoxy)]bis[2-methylbutansäure] (●)

S *Clinofibrate*, Lipoclin, S-8527

V Hypolipämicum

*5676* $C_{28}H_{37}ClN_4O$

47739-98-0

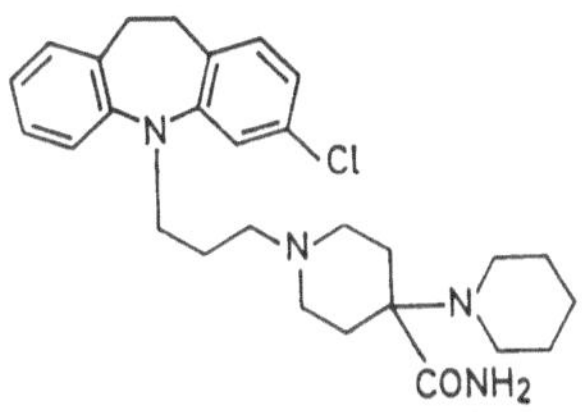

1′-[3-(3-Chlor-10,11-dihydro-5*H*-dibenz[*b,f*]aze-pin-5-yl)propyl][1,4′-bipiperidin]-4′-carboxamid (●) = 3-Chlor-5-[3-(4-piperdino-4-carbamoylpipe-ridino)-propyl]-10,11-dihydro-5*H*-dibenz[*b,f*]aze-pin

H Dihydrochloridmonohydrat (28058-62-0)

S *Clocapramindihydrochlorid***, Clofekton, Y-4153

V Thymolepticum

*5677* *(4604)* $C_{28}H_{37}ClO_7$

5534-09-8

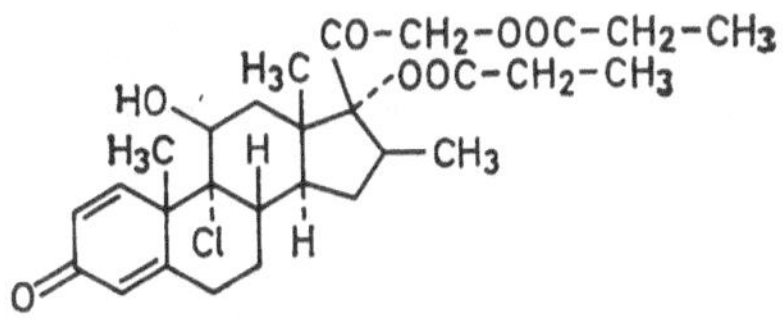

9α-Chlor-11β,17α,21-trihydroxy-16β-methyl-1,4-pregnadien-3,20-dion-17,21-dipropionat = 9α-Chlor-16β-methylprednisolondipropionat = (11β,16β)-9-Chlor-11-hydroxy-16-methyl-17,21-bis(1-oxopropoxy)pregna-1,4-dien-3,20-dion (●)

S Aldecin(a), Beclo-Asma, *Beclometasondipropionat***, *Beclometasoni propionas*, *Beclomethasondipropionat*, Beclosol, Beclosona, Beclotaide, Beclovent, Beconase, Becotide, BP 2, Clenilderm, Clenil-Spray, Dermisone-Beclo, Dermoformo, Proctisone, Propaderm, Propavent, Sanasthmyl, Sch 18020 W, Vanceril, Viarex, Viarox

V antiphlogistisch und antiallergisch wirksames Glucocorticoid

*5678* *(66 E)* $C_{28}H_{37}FO_7$

5534-05-4

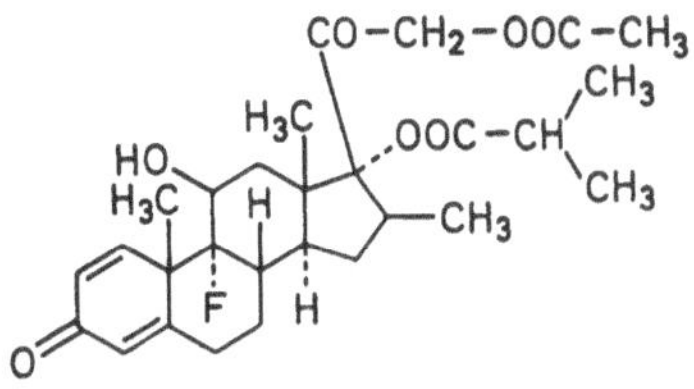

21-Acetoxy-9α-fluor-11β-hydroxy-16β-methyl-17α-(2-methylpropionyloxy)-pregna-1,4-dien-3,20-dion = (11β,16β)-21-(Acetyloxy)-9-fluor-11-hydroxy-16-methyl-17-(2-methyl-1-oxopropoxy)-pregna-1,4-dien-3,20-dion (●)

S *Betamethasonacibutat***, GR 2/541

V antiphlogistisch und antiallergisch wirksames Glucocorticoid

*5679* $C_{28}H_{37}FO_7$

5593-20-4

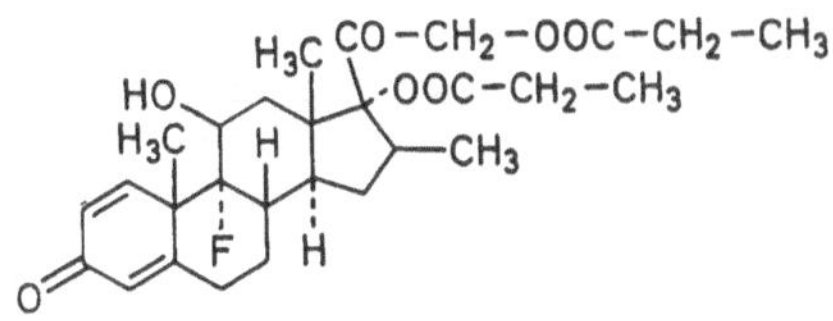

9α-Fluor-11β,17α,21-trihydroxy-16β-methyl-1,4-pregnadien-3,20-dion-17,21-dipropionat = 9α-Fluor-16β-methylprednisolon-17,21-dipropionat = (11β,16β)-9-Fluor-11-hydroxy-16-methyl-17,21-bis(1-oxopropoxy)pregna-1,4-dien-3,20-dion (●)

S *Betamethasondipropionat*, Diproderm, Diprosone, Diprospan, S 3440, Sch 11460

V antiphlogistisch und antiallergisch wirksames Glucocorticoid

*5680* *(228 N)* $C_{28}H_{37}NO_4$

16549-56-7

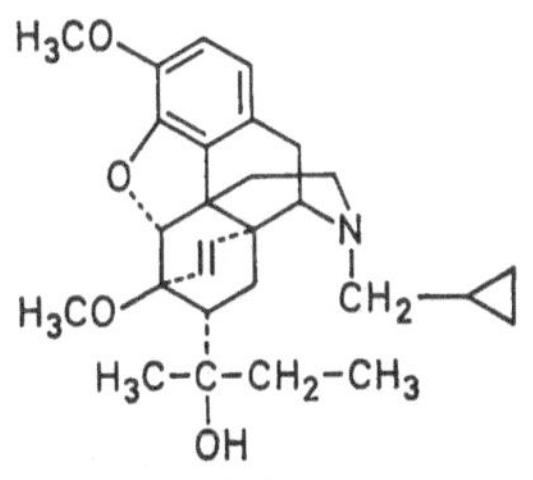

*N*-Cyclopropylmethyl-7α-[1(*R*)-hydroxy-1-methyl-propyl]-6,14-*endo*-ethenotetrahydronorthebain = [5α,7α(*R*)]-17-(Cyclopropylmethyl)-4,5-epoxy-α-ethyl-3,6-dimethoxy-α-methyl-6,14-ethenomorphinan-7-methanol (●)

S *Homprenorphin***, R & S 5205-M

V Analgeticum

---

*5681* *(4605)* $C_{28}H_{38}ClFO_5$

**4891-71-8**

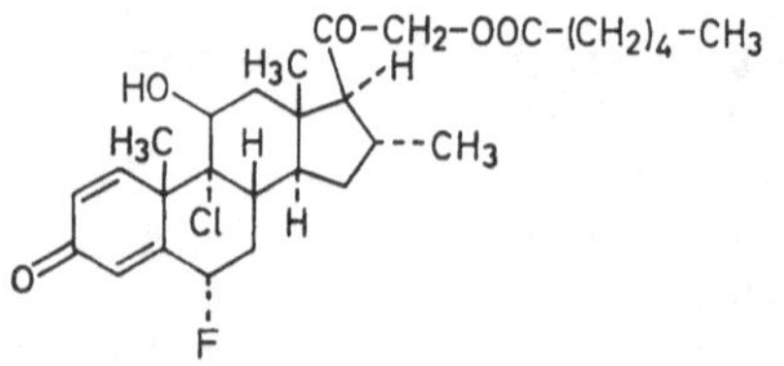

9α-Chlor-6α-fluor-11β,21-dihydroxy-16α-methyl-1,4-pregnadien-3,20-dion-21-hexanoat = (6α,11β,16α)-9-Chlor-6-fluor-11-hydroxy-16-methyl-21-[(1-oxohexyl)oxy]pregna-1,4-dien-3,20-dion (●)

S *Clocortoloncapronat*

V antiphlogistisch und antiallergisch wirksames Glucocorticoid

---

*5682* $C_{28}H_{38}ClN_3O_2S$

**17 528-28-8**

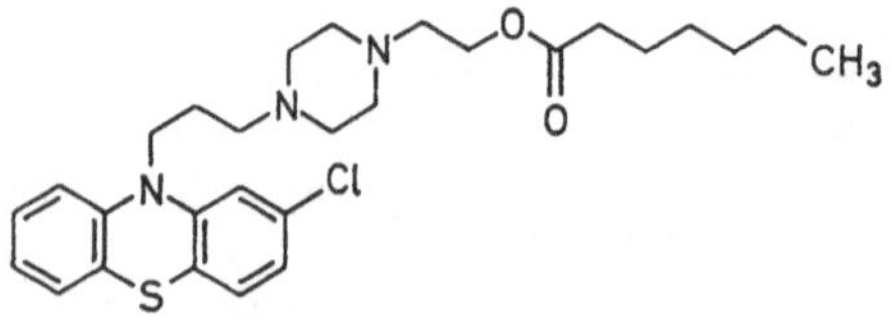

2-{4-[3-(2-Chlor-10-phenothiazinyl)-propyl]-1-piperazinyl}-ethylheptanoat = Heptansäure-2-[4-[3-(2-chlor-10*H*-phenothiazin-10-yl)propyl]-1-piperazinyl]ethylester (●)

S Decentan-Depot, *Perphenazinönanthat*, Trilafon Enanthate

V Neurolepticum

*5683* *(4606)* $C_{28}H_{38}N_2O_4$

**7077-33-0**

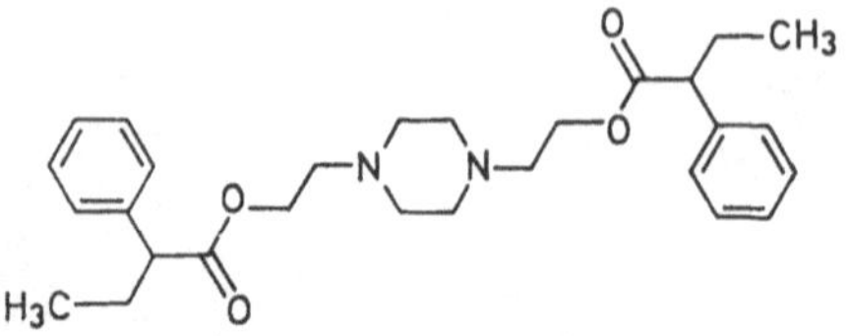

2,2'-(1,4-Piperazindiyl)-bis-ethyl-(2-phenylbutyrat) = 1,4-Bis-[2-(2-phenylbutyryloxy)-ethyl]-piperazin = α-Ethylbenzenessigsäure-1,4-piperazindiyldi-2,1-ethandiylester (●)

H Dihydrochlorid

S *Febuverindihydrochlorid***, *Phebutazindihydrochlorid*, *Phebutirazina dicloridrato*, Spasmo-Sapos-Wirkstoff

V Spasmolyticum

---

*5684* *(4607)* $C_{28}H_{38}N_2O_4$

**483-17-0**

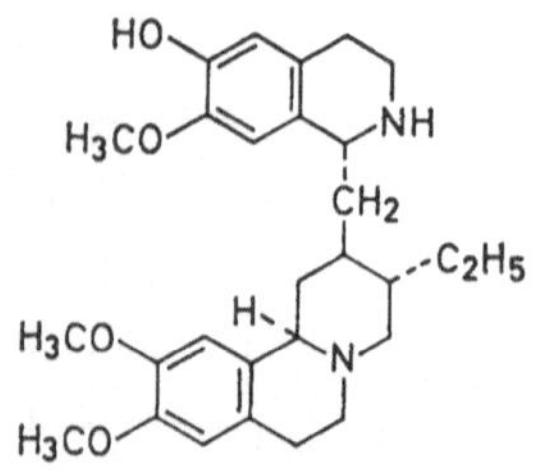

3-Ethyl-2,3,4,6,7,11b-hexahydro-9,10-dimethoxy-2-(1,2,3,4-tetrahydro-6-hydroxy-7-methoxy-1-isochinolylmethyl)-1*H*-benzo[*a*]chinolizin = 7',10,11-Trimethoxyemetan-6'-ol (●)

S *Cephaelin, Desmethylemetin, Dihydropsychotrin*

V Emeticum, Expectorans, Amoebicid (Ipecacuanha-Alkaloid)

---

*5685* *(4608)* $C_{28}H_{38}N_2O_6$

**154-82-5**

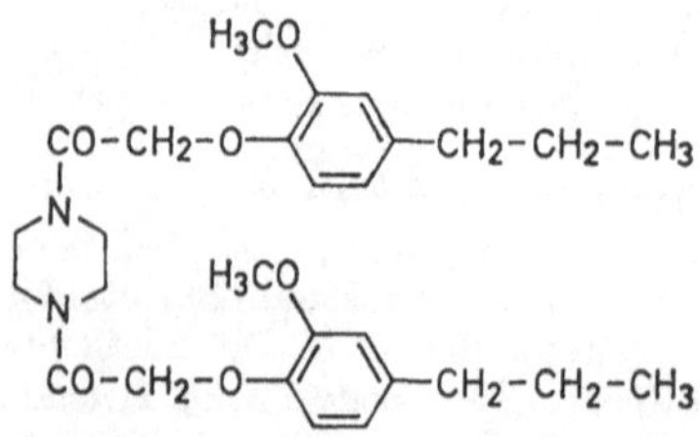

1,4-Bis-[(2-methoxy-4-propylphenoxy)acetyl]-piperazin (●)

S AP 2, Kyorin-AP 2, *Simetrid**

V Analgeticum

5686 (4609) $C_{28}H_{38}N_4O$
5942-95-0

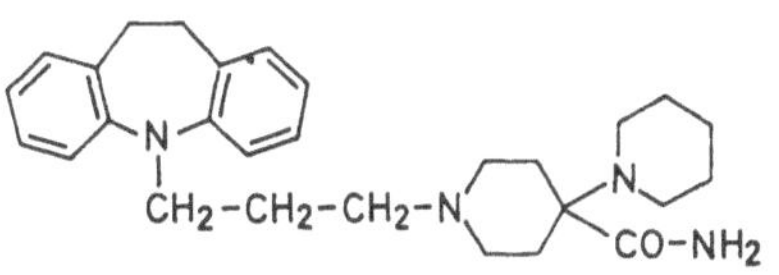

1'-[3-(10,11-Dihydro-5*H*-dibenz[*b,f*]azepin-5-yl)-propyl][1,4'-bipiperidin]-4'-carboxamid (●)

H Dihydrochlorid (7075-03-8)

S *Carbadipimidindihydrochlorid, Carpipramindihydrochlorid***, CPP, Defecton, Defekton, PZ 1511, Stabilotren

V Thymolepticum

---

5687 $C_{28}H_{38}O_3$
22 263-51-0

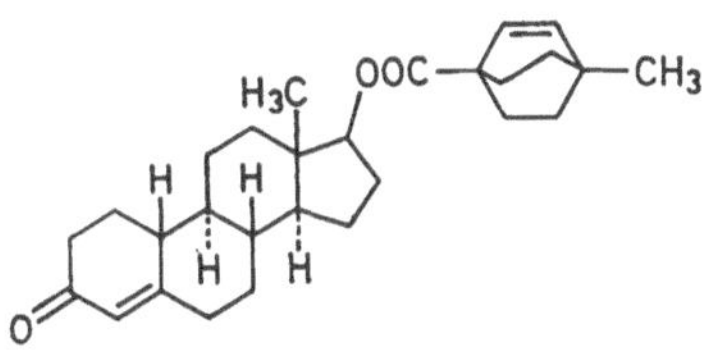

17β-Hydroxy-4-östren-3-on-14-(4-methylbicyclo-[2.2.2]oct-2-en-1-carboxylat) = (17β)-17-[[(4-Methylbicyclo[2.2.2]oct-2-en-1-yl)carbonyl]oxy]-östr-4-en-3-on (●)

S *Nandroloncyclotat,* RS-3268 R

V Anabolicum

---

5688 $C_{28}H_{38}O_6$
5119-48-2

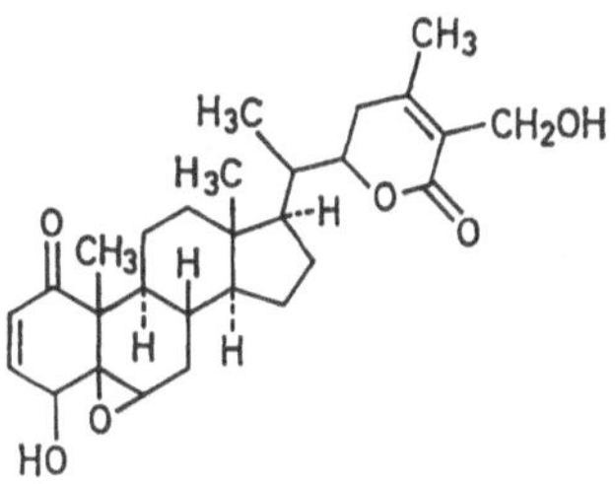

(4β,5β,6β,22*R*)-5,6-Epoxy-4,22,27-trihydroxy-1-oxoergosta-2,24-dien-26-säure-δ-lacton (●)

S *Withaferin A*

V Cytostaticum

---

5689 (4610) $C_{28}H_{39}FO_5$
303-40-2

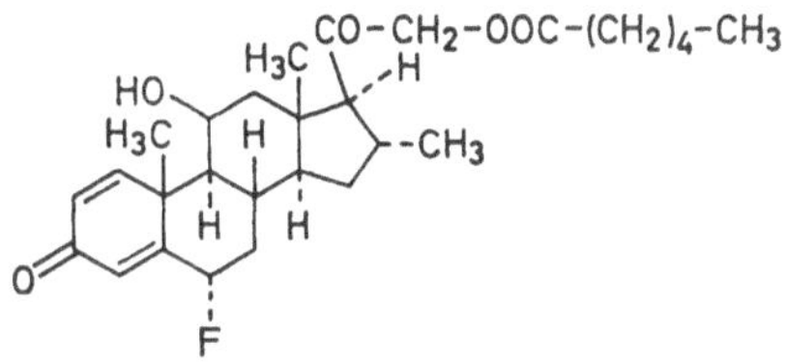

6α-Fluor-11β,21-dihydroxy-16α-methyl-1,4-pregnadien-3,20-dion-21-hexanoat = (6α,11β,16α)-6-Fluor-11-hydroxy-16-methyl-21-[(1-oxohexyl)-oxy]pregna-1,4-dien-3,20-dion (●)

S *Fluocortoloncapronat,* SH 770, Ultralan-Kristall-susp.

V antiphlogistisch und antiallergisch wirksames Glucocorticoid

---

5690 (4611) $C_{28}H_{39}FO_6$
24 668-75-5

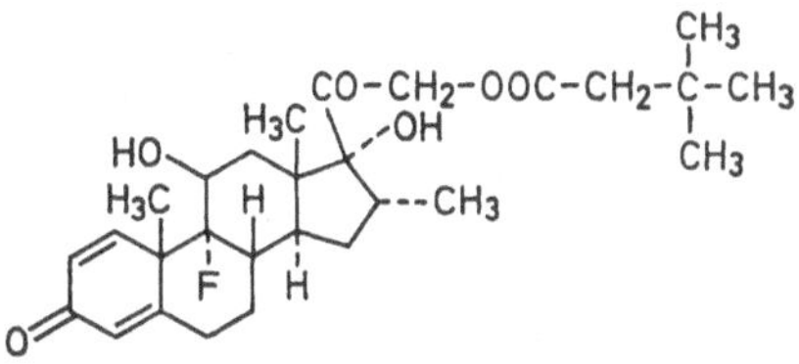

9α-Fluor-11β,17α,21-trihydroxy-16α-methyl-1,4-pregnadien-3,20-dion-21-(3,3-dimethylbutyrat) = 9α-Fluor-16α-methylprednisolon-21-*tert.*-butyl-acetat = (11β,16α)-21-(3,3-Dimethyl-1-oxobutoxy)-9-fluor-11,17-dihydroxy-16-methylpregna-1,4-dien-3,20-dion (●)

S Decadron-TBA, *Dexamethason-tert.-butylacetat*

V antiphlogistisch und antiallergisch wirksames Glucocorticoid

---

5691 $C_{28}H_{39}NO_5$

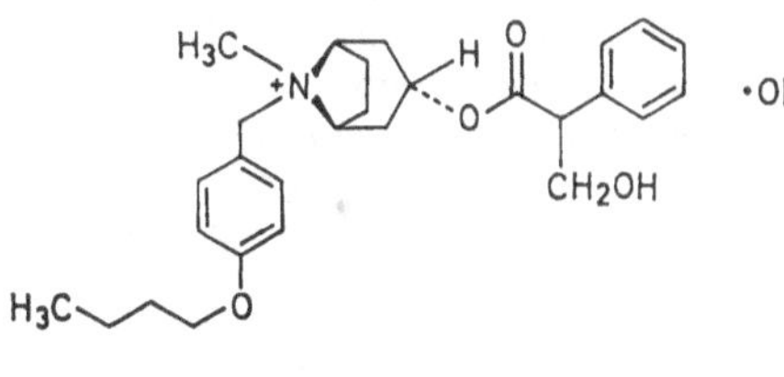

8-(*p*-Butoxybenzyl)-3α-hydroxy-1α*H*,5α*H*-tropa-niumhydroxid-(−)-tropat = *endo*-(−)-8-[(4-Butoxyphenyl)methyl]-3-(3-hydroxy-1-oxo-2-phenylpropoxy)-8-methyl-8-azoniabicyclo[3.2.1]octanhydroxid (●)

H Bromid (29025-14-7)

S *Busciamine bromide, p-Butoxybenzylhyoscyaminiumbromid, Butropiumbromid***, Coliopan, E-344

V Spasmolyticum

---

*5692* *(4612)* $C_{28}H_{39}NO_6$

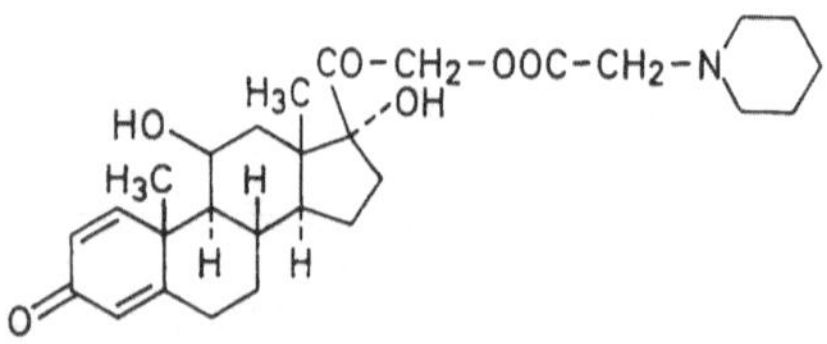

11β,17α,21-Trihydroxy-1,4-pregnadien-3,20-dion-21-piperidinoacetat = Prednisolon-21-piperidinoacetat = (11β)-11,17-Dihydroxy-21-[(1-piperidinylacetyl)oxy]pregna-1,4-dien-3,20-dion (●)

H auch Hydrochlorid (16898-31-0)

S *Prednisolonpiperidinoacetat,* Scherisolon solubile

V wasserlösliches Prednisolonderivat

---

*5693* *(4613)* $C_{28}H_{39}NO_6$

6890-42-2

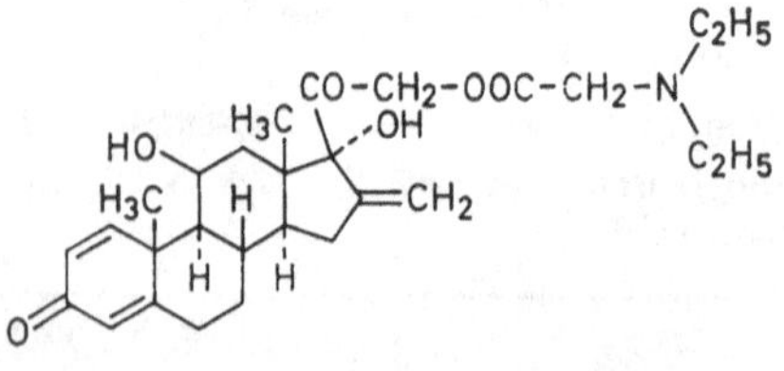

11β,17α,21-Trihydroxy-16-methylen-1,4-pregnadien-3,20-dion-21-diethylaminoacetat = 16-Methylenprednisolon-21-diethylaminoacetat = *N,N*-Diethylglycin-(11β)-11,17-dihydroxy-16-methylen-3,20-dioxopregna-1,4-dien-21-ylester (●)

H auch Hydrochlorid (22887-42-9)

S Dacorsol, Decortilen solubile, *Prednylidendiethylaminoacetat*

V wasserlösliches Glucocorticoid

---

*5694* *(4614)* $C_{28}H_{40}FNO_6$

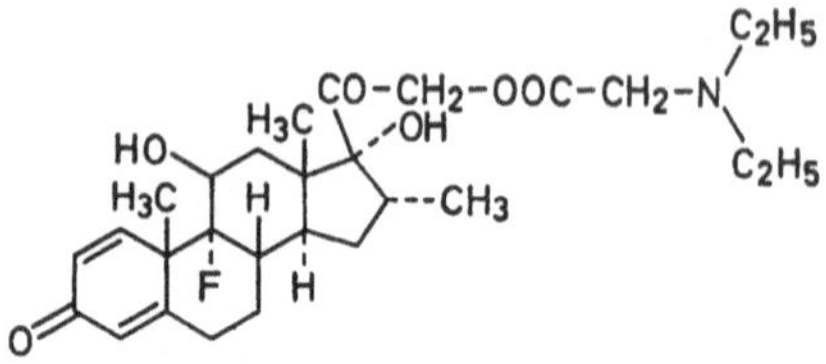

9α-Fluor-11β,17α,21-trihydroxy-16α-methyl-1,4-pregnadien-3,20-dion-21-diethylaminoacetat = 16α-Methyl-9α-fluorprednisolon-21-diethylaminoacetat = *N,N*-Diethylglycin-(11β,16α)-9-fluor-11,17-dihydroxy-16-methyl-3,20-dioxopregna-1,4-dien-21-ylester (●)

H auch Hydrochlorid

S *Dexamethasondiethylaminoacetat,* Solu-Fortecortin

V wasserlösliches Glucocorticoid

---

*5695* *(4615)* $C_{28}H_{40}N_2O_2$

493-75-4

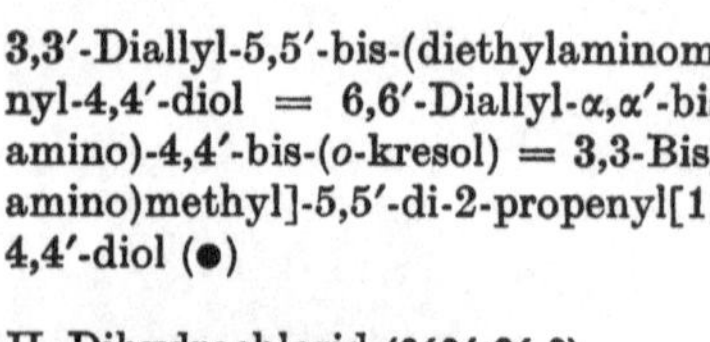

3,3'-Diallyl-5,5'-bis-(diethylaminomethyl)-biphenyl-4,4'-diol = 6,6'-Diallyl-α,α'-bis-(diethylamino)-4,4'-bis-(*o*-kresol) = 3,3-Bis[(diethylamino)methyl]-5,5'-di-2-propenyl[1,1'-biphenyl]-4,4'-diol (●)

H Dihydrochlorid (3624-96-2)

S *Bialamicoldihydrochlorid***, *Biallylamicol,* CAM-807, Camoform, CI-301, CT 871, NSC-6386, PAA-701, S.N. 6771

V Chemotherapeuticum gegen Protozoeninfektionen

*5696* $C_{28}H_{40}N_2O_5$
16662-47-8

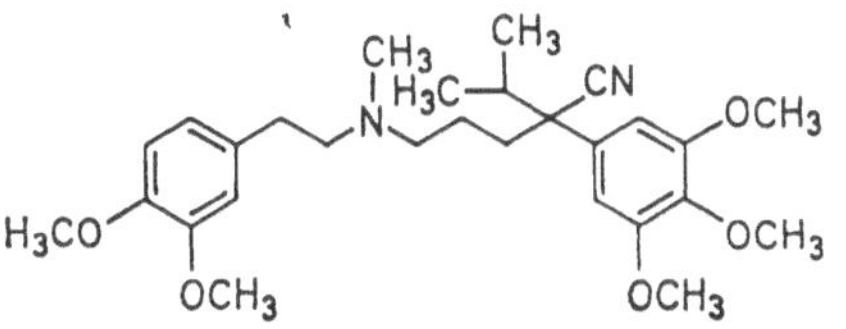

5-[(3,4-Dimethoxyphenethyl)-methylamino]-2-(3,4,5-trimethoxyphenyl)-2-isopropylvaleronitril = 2-(3,4,5-Trimethoxyphenyl)-2-isopropyl-5-(*N*-methyl-*N*-homoveratrylamino)-valeronitril = α-[3-[[2-(3,4-Dimethoxyphenyl)ethyl]methylamino]propyl]-3,4,5-trimethoxy-α-(1-methylethyl)benzenacetonitril (●)

S D 600, *Gallopamil**

V Calciumantagonist, Coronarvasodilatans

*5697* *(4616)* $C_{28}H_{40}N_2O_9$
642-15-9

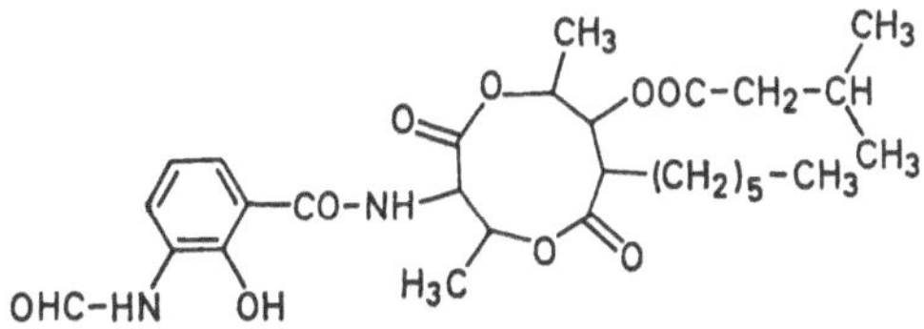

3-Methylbutansäure-3-[[3-(formylamino)-2-hydroxybenzoyl]amino]-8-hexyl-2,6-dimethyl-4,9-dioxo-1,5-dioxonan-7-ylester (●)

S Antimycin $A_1$, Antimycoin

V Antibioticum aus Streptomyces-Arten

*5698* *(4617)* $C_{28}H_{40}O_4$
1178-60-5

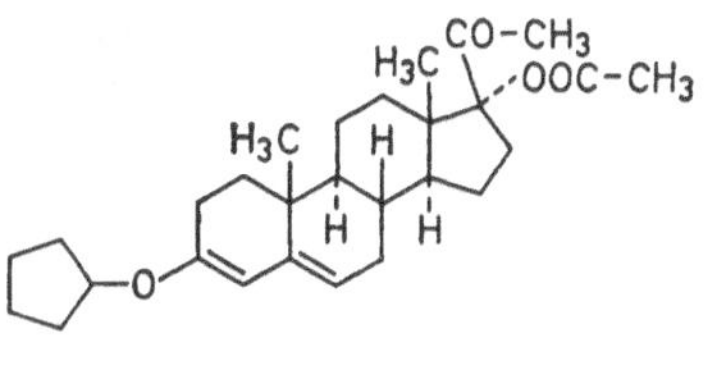

3-Cyclopentyloxy-17α-hydroxy-3,5-pregnadien-20-on-17-acetat = 17α-Acetoxyprogesteron-3-cyclopentylenoläther = 17-(Acetyloxy)-3-(cyclopentyloxy)pregna-3,5-dien-20-on (●)

S Gestovis, Gestovister, *Pentagestroni acetas***

V Progestativum

*5699* *(4618)* $C_{28}H_{41}ClN_2O$
14728-33-7

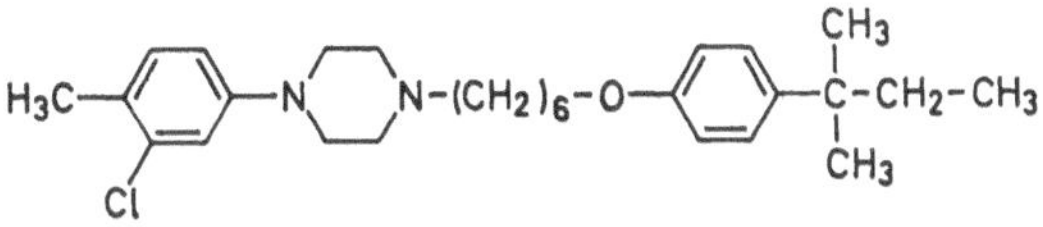

1-(3-Chlor-*p*-tolyl)-4-[6-(*p*-*tert.*-pentylphenoxy)-hexyl]-piperazin = 1-(3-Chlor-4-methylphenyl)-4-[6-[4-(1,1-dimethylpropyl)phenoxy]hexyl]piperazin (●)

H Hydrochlorid (3845-22-5)

S A-16612, PR-3847, *Teroxalenhydrochlorid***

V Schistosomicid

*5700* *(4619)* $C_{28}H_{41}N_3O_3$
126-27-2

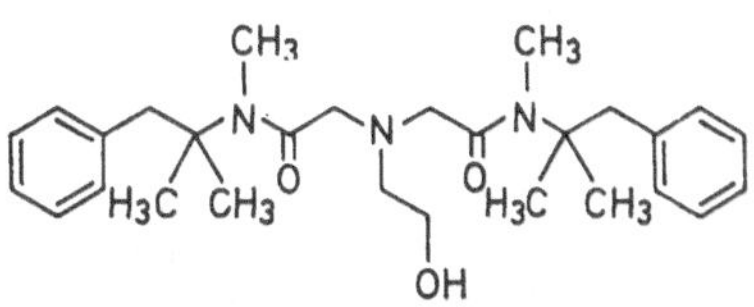

2,2'-(2-Hydroxyethylimino)-bis-[*N*-(α,α-dimethylphenethyl)-*N*-methylacetamid] = *N*,*N*-Bis-[*N'*-methyl-*N'*-(phenyl-*tert.*-butyl)-carbamoylmethyl]-β-hydroxyethylamin = 2,2'-[(2-Hydroxyethyl)-imino]bis[*N*-(1,1-dimethyl-2-phenylethyl)-*N*-methylacetamid] (●)

H auch Hydrochlorid (13930-31-9)

S Emoren, *Oxäthakain*, *Oxetacain***, *Oxethazaine*, *Oxéthazine*, Robercain R, Topicain „Chugai", Wy-806

V Magenschleimhautanästheticum

*5700-01* *(4619a)* 8059-92-5

H mit Zusatz von $Al(OH)_3-Mg(OH)_2$-Gel

S Betalgil, Bialoxin, Bistcaine, Droxaine, Mucaine, Mucoxin, Mutésa, Muthesa, Oxagine, Oxaine-M, Strocain, Tepilta, Ventran

V Magenschleimhautanästheticum

*5701* $C_{28}H_{41}N_3O_3$
55 837-29-1

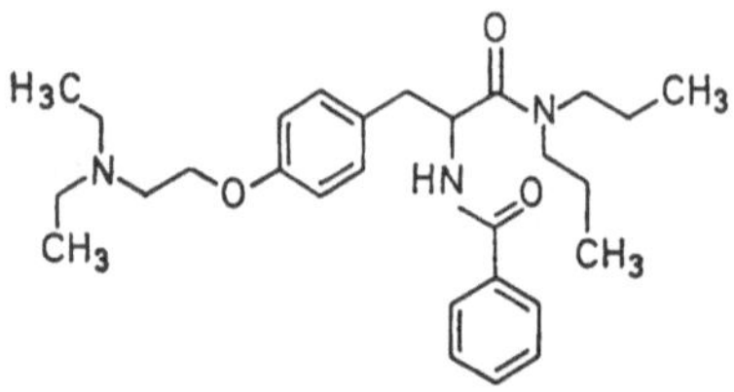

DL-α-Benzamido-*p*-[2-(diethylamino)-ethoxy]-*N*,*N*-dipropylhydrocinnamamid = (±)-α-(Benzoylamino)-4-[2-(diethylamino)ethoxy]-*N*,*N*-dipropylbenzenpropanamid (●)

S *Tiropramid***

V Analgeticum

*5702* *(4620)* $C_{28}H_{42}FNO_4$
23 775-92-0

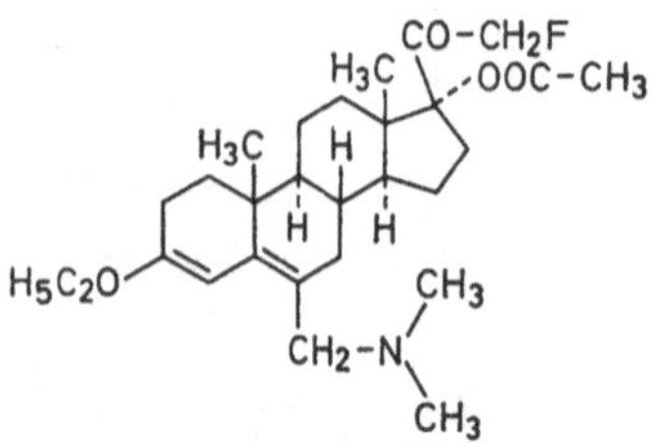

17α-Acetoxy-3-ethoxy-6-dimethylaminomethyl-21-fluor-3,5-pregnadien-20-on = 17-(Acetyloxy)-6-[(dimethylamino)methyl]-3-ethoxy-21-fluor-pregna-3,5-dien-20-on (●)

H Hydrochlorid (19 494-82-7)

S SC-17599

V Analgeticum

*5703* $C_{28}H_{42}N_2O_5$
54 063-40-0

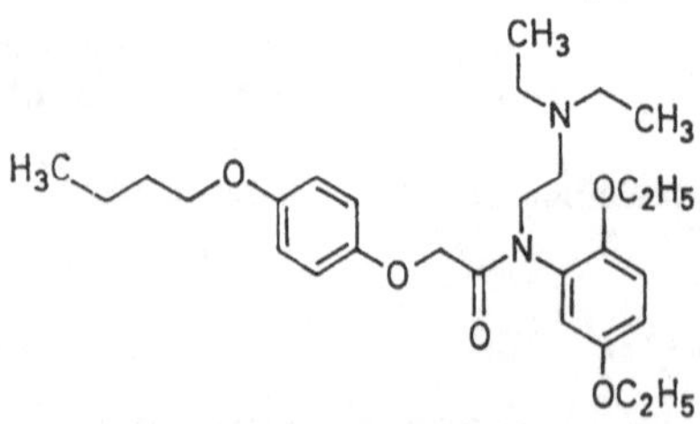

2-(4-Butoxyphenoxy)-*N*-(2,5-diethoxyphenyl)-*N*-[2-(diethylamino)ethyl]acetamid (●) = 2-(*p*-Butoxyphenoxy)-*N*-(2-diethylaminoethyl)-2′,5′-diethoxyacetanilid

H Hydrochlorid (27 471-60-9)

S ANP 3548, *Fenoxedilhydrochlorid***, Suplexedil

V cerebrales und peripheres Vasodilatans

*5704* *(4621)* $C_{28}H_{42}N_4O_9$
15 687-09-9

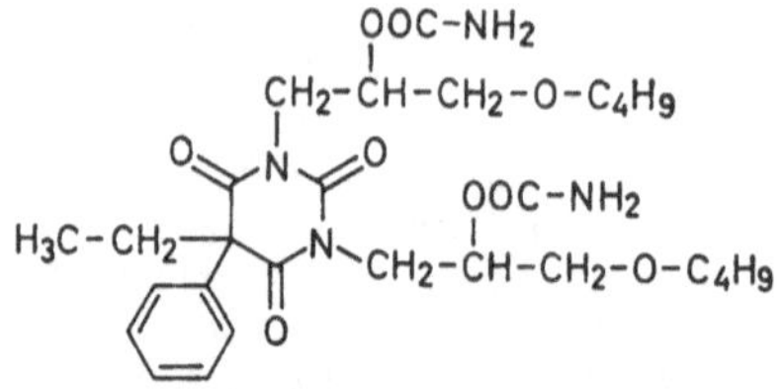

1,3-Bis-(3-butoxy-2-hydroxypropyl)-5-ethyl-5-phenylbarbitursäuredicarbamat = 1,3-Bis[2-[(aminocarbonyl)oxy]-3-butoxypropyl]-5-ethyl-5-phenyl-2,4,6(1*H*,3*H*,5*H*)-pyrimidintrion (●)

S *Difebarbamat***

V Sedativum

*5705* *(4622)* $C_{28}H_{42}O_3$
2034-94-8

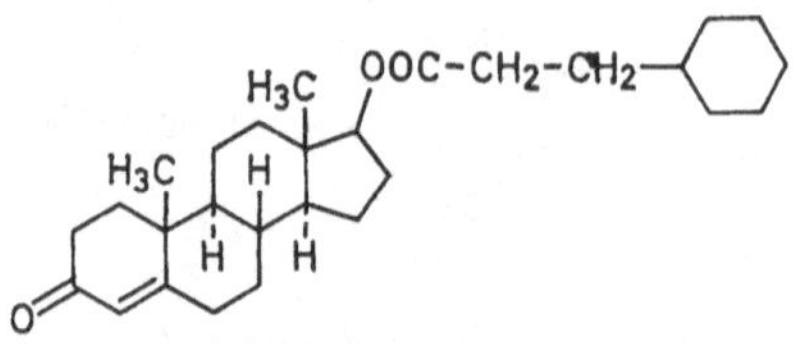

17β-Hydroxy-4-androsten-3-on-17-(β-cyclohexylpropionat) = 17-(3-Cyclohexyl-1-oxopropoxy)-androst-4-en-3-on (●)

S Andromar, C.H.P.T., Femolone, Telipex Retard, *Testosteroncyclohexylpropionat*

V Depot-Androgen

*5706* *(4623)* $C_{28}H_{42}O_4$
4596-16-1

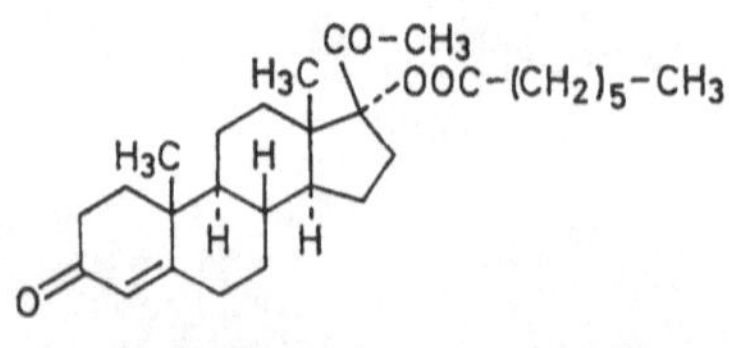

17α-Hydroxy-4-pregnen-3,20-dion-17-heptanoat = 17α-Hydroxyprogesteronönanthat = 17-[(1-Oxoheptyl)oxy]pregn-4-en-3,20-dion (●)

S H.O.P., *Hydroxyprogesteronheptanoat*, Lutogil A. P., Lutogyl A. P., Lutogyl retard

V Progestativum

*5707* (4624) $C_{28}H_{42}O_4$

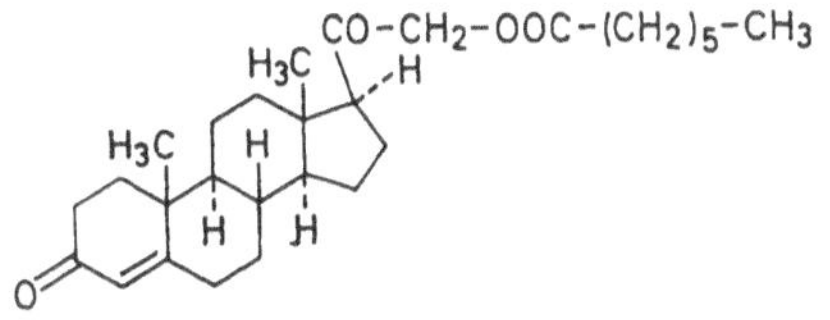

21-Hydroxy-4-pregnen-3,20-dion-21-heptanoat = 11-Desoxycorticosteronönanthat = 21-[(1-Oxoheptyl)oxy]pregn-4-en-3,20-dion (●)

S Cortexon-Depot, Cortiron-Depot, *Desoxycortonönanthat*, Primocort-Depot

V Mineralocorticoid (Elektrolytstoffwechselhormon)

*5708* (4625) $C_{28}H_{44}Cl_2N_4O_4$

470-78-0

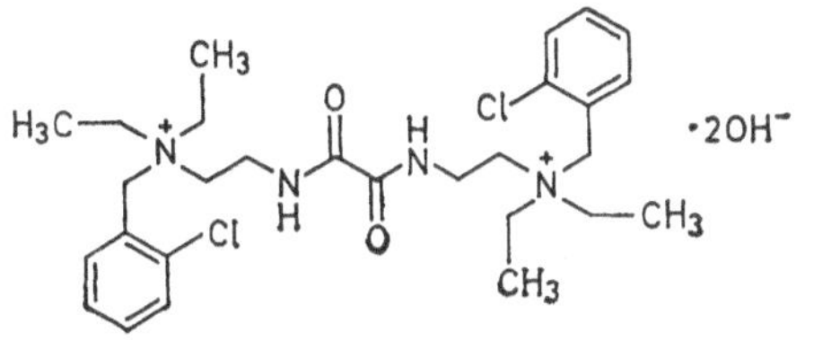

*N,N'*-[2,2'-(Oxalyldiamino)-diethyl]-bis-(*N,N*-diethyl-*o*-chlorbenzylammoniumhydroxid) = *N,N'*-Bis-(2-diethylaminoethyl)-oxamid-bis-(2-chlorbenzylhydroxid) = *N,N'*-[(1,2-Dioxo-1,2-ethandiyl)bis(imino-2,1-ethandiyl]bis[2-chlor-*N,N*-diethylbenzenmethanaminiumhydroxid] (●)

H Dichlorid (115-79-7)

S *Ambenoniumchlorid***, *Ambestigminumchlorid*, Misuran, Myorgal, Mysuran chloride, Mytelase chloride, Oksazil, *Ozazyl(um)*, Win 8077

V Cholinesteraseinhibitor (gegen Myastenia gravis)

*5709* (4626) $C_{28}H_{44}O$

50-14-6

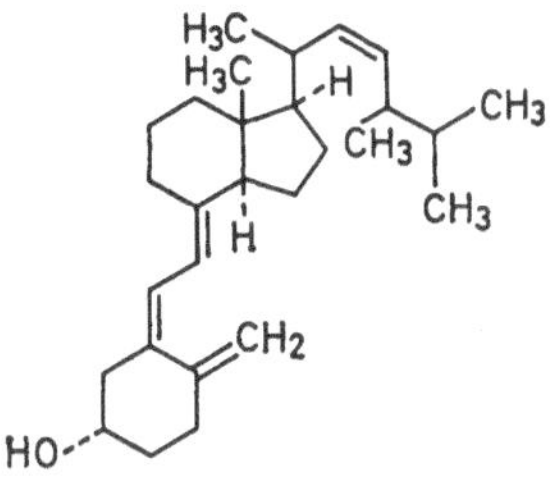

9,10-Seco-5,7,10(19),22-ergostatetraen-3α-ol = (3β,5*Z*,7*E*,22*E*)-9,10-Secoergosta-5,7,10(19),22-tetraen-3-ol (●)

H s. auch Nr. 5713

S Acterol, AFI-$D_2$, Alcovit-$D_2$, Aldevit, Arachitol, Auxina D, Bentavit D, Biocalciosterina, Biocatines $D_2$, Biogoan D, *Calciferol*, Calciferovit, Calcirol D 2, Capi $D_2$, Chemovit D, Chocola D, Condol, Crexvit $D_2$, Criptocal D, Dancavit D, Darovitam $D_2$, D-arthrin, Davitamon D, Davitan, Davitin, $D_2$-Cidan, D-Crivit, $D_2$-Dinvos, Decaps, Dê-Choque, Decrisina, Deeosterol, Deeplon, Dee-ron, Defebo, Deferamina, Dekristol, Delta 15, Deltabios, Deltalin, Delta-Monovit, Deltar, Deltasole, Deltasterolo, Deltavit, Denetone, Deradion, Deratol, Dergosten, Dergosterin, Destérol, Desyn, Detalup, Detamine, Deterapion, Detin, Detracetten, Devidon, Devisterine, Devitan, De-Vite, Deviteno, Devitil, Devitmarr, Devitol, D-forte, $D_2$-Galup, $D_2$-Geve, Di-actol, Diad, Dibiovit, Di-Drol, $D_2$-Idrosol, Didue, Diergin, Diferol, Difilina „Esti", Difvitamin D, Dilavit, Disir, Disterina, Dith, Dituvit, Divitina, Divit Urto, $D_2$-Mayer, Dohyfral-D, Doral, Drisdol, D-Tiber, D-Tracetten (alte Form), Dumovit D, D-vatine, D-Vimin, $D_2$-Vita, D-Vital, Egavit D, Endo D, *Ergocalciferol***, Ergorone, Ergosterid, *Ergosterin activatum*, *Ergosterina Irradiata*, *Ergosterol (activated or irradiated)*, Ertron, Esterosol, Farmobion $D_2$, Feroxyl, Fiviton D, Fortedol, Fortodyl, Geltabs, Genevis $D_2$, Glicol $D_2$, Granvita-D 2, Hi-deratol, Hidrode-Vir, Idrosol $D_2$, Idro-Steral, Idrurto $D_2$, Infadin, Infron, Inovitan D, *Kalciferol*, *Kalziferol*, Lambotran, Macrodial, Metadee, Mina $D_2$, Mulsal D, Mulsiferol, Mykostin, Novotono $D_2$, Oldevit, *Oleovitamin $D_2$*, Oleovit $D_2$, Optovite $D_2$, Ostelin, Osteodina, Osteovit, Osteovitadin, Osteovitina, Ostergil, Plivit D, Radiamon, Radiosterina, Radiostol, Radsterin, Raquiferol,

Raquixok „D“, Recalferol $D_2$, Rexamin D, Romedat $D_2$, Savitol, Shock-Ferol, Sinervit $D_2$, Solvitan D, Spavit $D_2$, Stanvita D 2, Steral, Steramin, Steran Due, Sterobiol, Sterodin, Sterogil, Sterogyl, Sterosol, Sterovit, Sterovitina, Ucemine D, Ultranol, Urto Calciosterina, Urtosterina, Vi-De, Videlta, Vi-Di, Vidiman, Vidolen, Vidue Monico, Vigoncal, Vigorsan $D_2$, Vio-D, Viosterin, *Viosterol*, Virogyl, Vitadeferol, Vitadit, Vitadol, *Vitamin $D_2$*, Vitaplex D, Vitasan D, Vitastabil $D_2$, Vitasterin, Vitasterol, Vitatrinum $D_2$, Vitavel D, Vitwas $D_2$, Wandervit $D_2$, *Witamina $D_2$*

V antirachitisches Vitamin

---

*5710* *(4627)* $C_{28}H_{44}O$

57-87-4

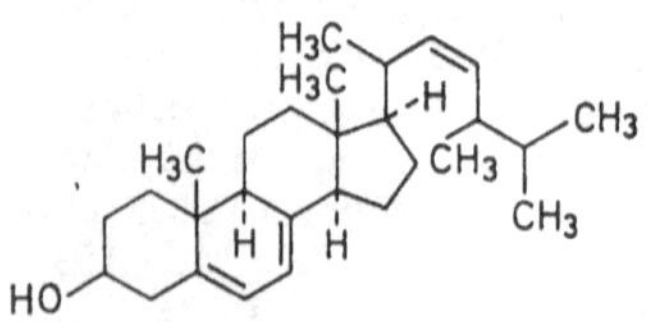

5,7,22-Ergostatrien-3β-ol = (3β)-Ergosta-5,7,22-trien-3-ol (●)

S *Ergosterin*, *Ergosterol*, Ertron, *Provitamin $D_2$*

V Provitamin D

---

*5711* *(4628)* $C_{28}H_{44}O_3$

360-70-3

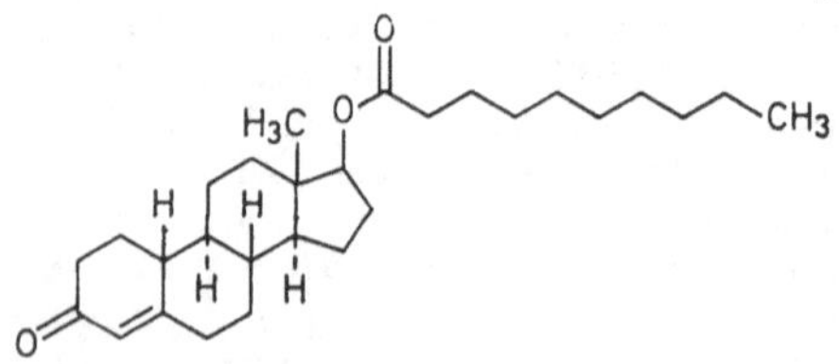

17β-Hydroxy-4-östren-3-on-17-decanoat = 17β-Hydroxy-19-nor-4-androsten-3-on-17-decanoat = (17β)-17-[(1-Oxodecyl)oxy]östr-4-en-3-on (●)

S Abolon, Anabosan-Depot, Axedamine, Deca-Durabol, Deca-Durabolin, Decanandroline, Decanolona, Dekanabol, Eubolin, Fenobolin, Fortabolin, Grossagenus, Hormo-retard, *Nandrolondecanoat*, Nordecon, *Nortestosterondecanoat*, Palactin, Retabolil, Superbolan, Turinabol-Depot

V Anabolicum

*5712* *(4629)* $C_{28}H_{45}NO_3$

26 248-39-5

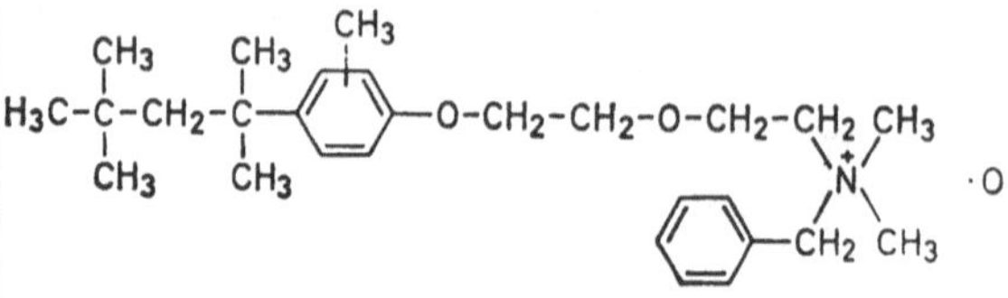

*N*-Benzyl-*N*,*N*-dimethyl-2-{2-[*p*-(1,1,3,3-tetramethylbutyl)-tolyloxy]-ethoxy}-ethylammonium-hydroxid = *N*,*N*-Dimethyl-*N*-[2-[2-[methyl-4-(1,1,3,3-tetramethylbutyl)phenoxy]ethoxy]-ethyl]benzenmethanaminiumhydroxid (●)

H Chlorid (25155-18-4)

S Ammorid, Amosept, Bactine, Benzibel, Delavan, Diaparenchlorid, Fordustin, Hyamine 10, Hyseptine, *Methylbenzethoniumchlorid***

V Desinficiens, Antisepticum

---

*5713* *(4630)* $C_{28}H_{45}O_4P$

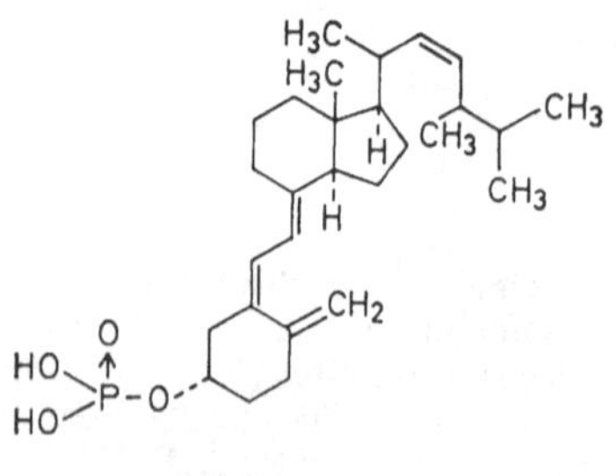

9,10-Seco-5,7,10(19),22-ergostatetraen-3α-yldihydrogenphosphat = (3β)-9,10-Secoergosta-5,7,10(19),22-tetraen-3-ol-dihydrogenphosphat (●)

S Derol, *Ergocalciferolphosphat*, *Vitamin $D_2$-monophosphat*

V Vitamin-$D_2$-Präparat

*5714* *(4631)* $C_{28}H_{46}N_4O_6$

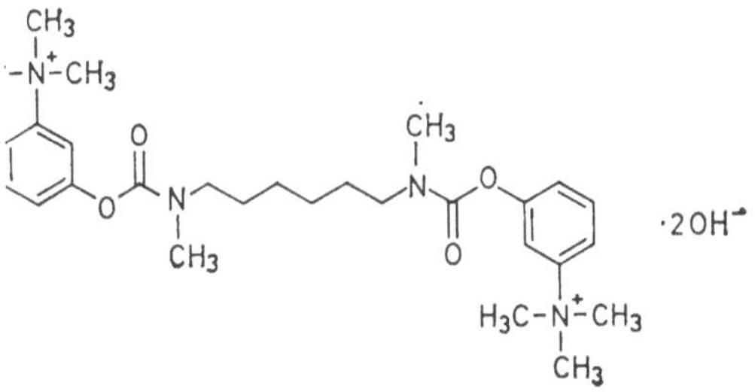

$N,N'$-Hexamethylenbis-[*m*-(*N*-methylcarbamoyl-oxy)-phenyltrimethylammoniumhydroxid] = 3,3'-[1,6-Hexandiylbis(methylimino)carbonyloxy]bis-[*N*,*N*,*N*-trimethylbenzenaminiumhydroxid] (●)

H Dibromid **(1260-97-5)**

S BC 40, Hexadistigmin

V Vagotonicum, Cholinesteraseinhibitor

---

*5715* *(4632)* $C_{28}H_{46}O$

**67-96-9**

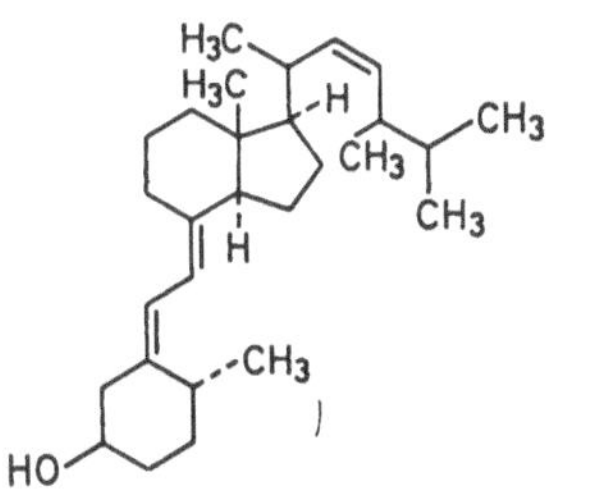

9,10-Seco-5,7,22-ergostatrien-3β-ol = 24-Methyl-9,10-seco-5,7,22-cholestratrien-3β-ol = (3β,5*E*,7*E*,10α,22*E*)-9,10-Secoergosta-5,7,22-trien-3-ol (●)

S Antitanil, Antitetanin, A.T. 10, Atecen, Calcamin(e), *Calcinosefaktor*, *Dichysterol*, *Dichystrolum*, Dihydral, *Dihydrotachysterin*, *Dihydrotachysterol***, Dikystrol, Dygratyl, Hytakerol, Manipal, Parterol, Tachidon, Tachystin, Tachystol, Tetilan

V antitetanisch wirksames Präparat

---

*5716* *(4633)* $C_{28}H_{47}NO_8$

**19721-56-3**

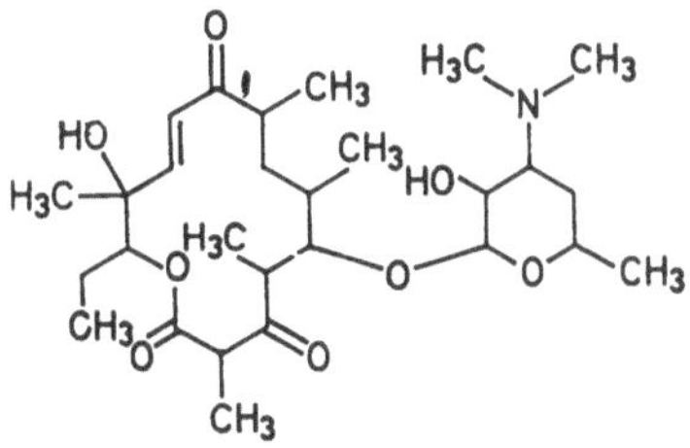

[3*R*-(3*R**,5*R**,6*S**,7*S**,9*R**,11*E*,13*S**,14*R**)]-14-Ethyl-13-hydroxy-3,5,7,9,13-pentamethyl-6-[[3,4,6-trideoxy-6-(dimethylamino)-β-D-*xylo*-hexopyranosyl]oxy]oxacyclotetradec-11-en-2,4,10-trion (●)

S *Albomycetin*, *Amaromycin*, B 62169 A, *Picromycin*, *Pikromycin*

V Antibioticum aus Actinomyces-Arten

---

*5717* *(4634)* $C_{28}H_{48}O_2$

**148-03-8**

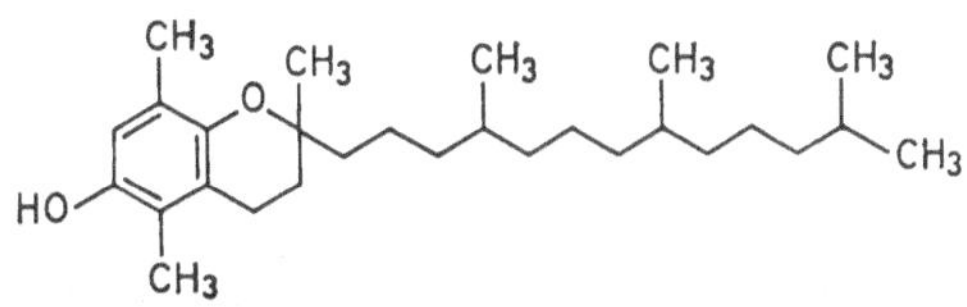

2,5,8-Trimethyl-2-(4,8,12-trimethyltridecyl)-chroman-6-ol = 5,8-Dimethyltocol = 3,4-Dihydro-2,5,8-trimethyl-2-(4,8,12-trimethyltridecyl)-2*H*-1-benzopyran-6-ol (●)

S *Cumotocopherol*, *Neotocopherol*, *β-Tocopherol*, *p-Xylotocopherol*

V Antisterilitätsvitamin

---

*5718* *(4635)* $C_{28}H_{48}O_2$

**119-11-9**

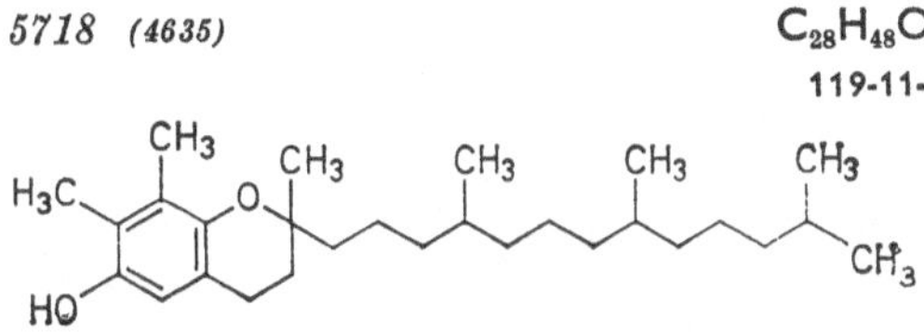

2,7,8-Trimethyl-2-(4,8,12-trimethyltridecyl)-chroman-6-ol = 7,8-Dimethyltocol = 3,4-Dihydro-2,7,8-trimethyl-2-(4,8,12-trimethyltridecyl)-2*H*-1-benzopyran-6-ol (●)

S *γ-Tocopherol*, *o-Xylotocopherol*

V Antisterilitätsvitamin

*5719* $C_{28}H_{59}N_3O$
17 232-85-8

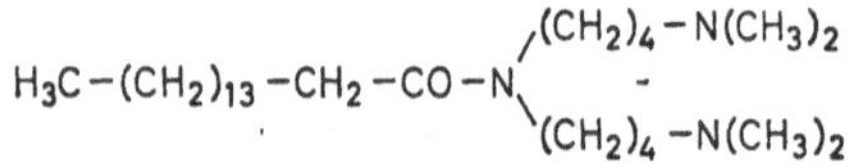

*N,N*-Bis-(4-dimethylaminobutyl)-palmitinamid = *N,N*-Bis[4-(dimethylamino)butyl]hexadecanamid (●)

S *Solapalmitin*

V Antineoplasticum (Alkaloid aus Solanum tripartitum)

---

*5720* *(4636)* $C_{28}H_{60}N_2O_8$
665-88-3

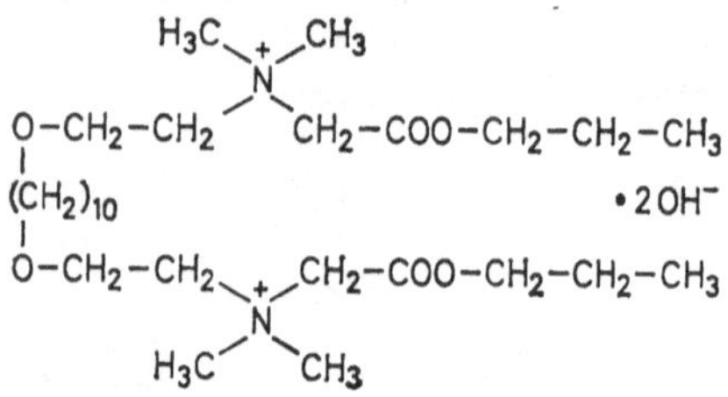

*N,N,N',N'*-Tetramethyl-*N,N'*-bis-(propoxycarbonylmethyl)-3,14-dioxahexadecan-1,16-diammoniumhydroxid = 2,2'-[1,10-Decandiylbis(oxy)]bis-[*N,N*-dimethyl-*N*-(2-oxo-2-propoxyethyl)ethanaminiumhydroxid] (●)

H Dibromid (3690-61-7)

S *Dioxahexadecaniumbromid*, G 25178, *Prodeconiumbromid***

V Muskelrelaxans

---

*5721* *(4637)* $C_{29}H_{19}F_2NO_3$

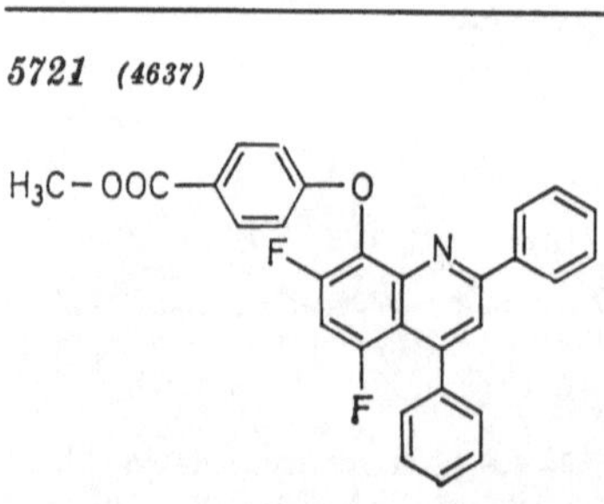

4-[[5,7-Difluor-2,4-diphenyl-8-chinolinyl)oxy]benzoesäuremethylester (●)

S Nur 1 Tropfen, One Drop only

V Antisepticum

*5722* *(4638)* $C_{29}H_{24}N_4O_8$
5868-05-3

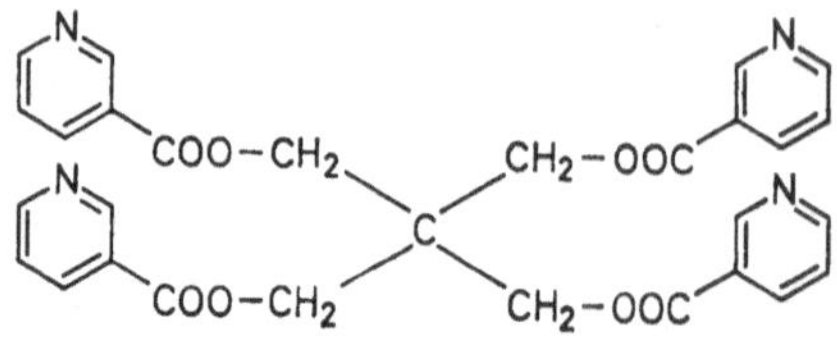

2,2-Bis-(hydroxymethyl)-propan-1,3-dioltetranicotinat = Pentaerythrittetranicotinat = 3-Pyridincarbonsäure-2,2-bis[[(3-pyridinylcarbonyl)oxy]-methyl]-1,3-propandiylester (●)

S 8 AL, Bufon, Bufor, Cardiolipol, *Niceritrol***, *Pentaerythrityltetranicotinat*, Perycit, Perysit, SK-1

V Antihypercholesterinämicum

---

*5723* *(4639)* $C_{29}H_{25}N_3O_5$
639-48-5

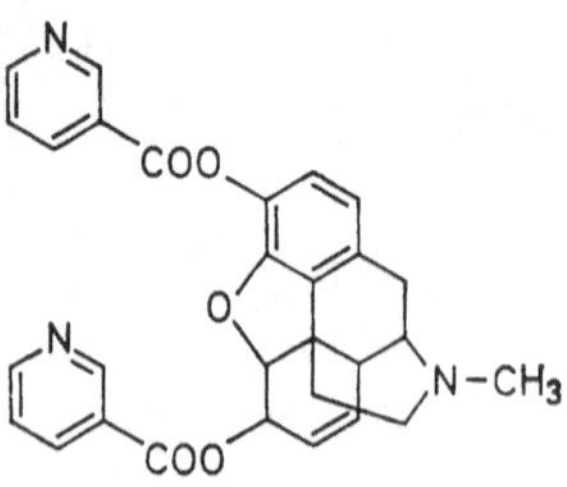

4,5-Epoxy-17-methylmorphin-7-en-3,6-diyldinicotinat = 3,6-Di-(*O*-nicotinoyl)-morphin = (5α,6α)-7,8-Didehydro-4,5-epoxy-17-methylmorphinan-3,6-dioldi-3-pyridincarboxylat(ester) (●)

H auch Monohydrochlorid (35 055-78-8)

S Gevilan, Gewalan, *Morphindinicotinat*, *Nicomorfina*, *Nicomorphin***, *Nicophin*, Subellan, Vendal, Vilan

V Analgeticum

5724 $C_{29}H_{27}N_6O_{11}P$
36119-03-6

Riboflavin-2′,3′-dinicotinat-4′(5′)-phosphat = Riboflavin-2′,3′-di-3-pyridincarboxylatmono(dihydrogenphosphat)(ester) (●)

S FMN-dinicotinat

V Therapeuticum gegen diabetische Neuropathien

5725 *(4640)* $C_{29}H_{29}N_3O_9$
24634-59-1

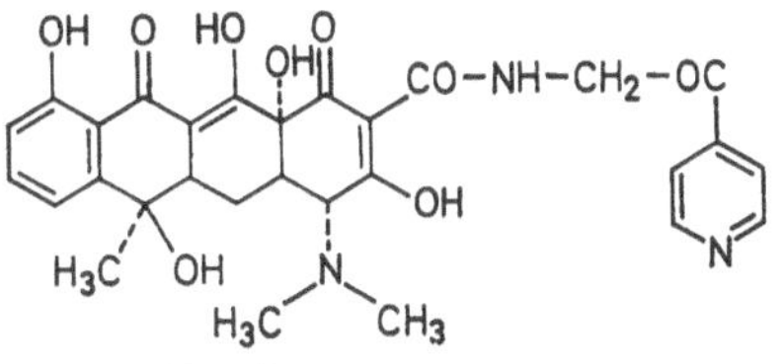

4-Dimethylamino-1,4,4a,5,5a,6,11,12a-oktahydro-3,6,10,12,12a-pentahydroxy-*N*-(isonicotinoylmethyl)-6-methyl-1,11-dioxo-2-naphthacencarboxamid = Isonicotinoylmethyltetracyclin = [4*S*-(4α,4aα,5α,5aα,6β,12aα)]-4-(Dimethylamino)-1,4,4a,5,5a,6,11,12a-octahydro-3,6,10,12,12a-pentahydroxy-6-methyl-1,11-dioxo-*N*-[2-oxo-2-(4-pyridinyl)ethyl]-2-naphthacencarboxamid (●)

S Superciclin „Farmabion"

V Antibioticum

5726 $C_{29}H_{30}N_2OS$

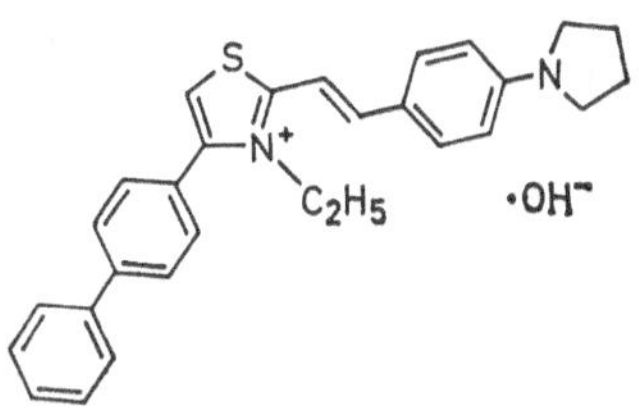

3-Ethyl-4-(4-biphenylyl)-2-[4-(1-pyrrolidinyl)-styryl]-thiazoliumhydroxid = 4-([1,1′-Biphenyl]-4-yl)-3-ethyl-2-[2-[4-(1-pyrrolidinyl)phenyl]ethenyl]thiazoliumhydroxid (●)

H Jodid (24840-59-3)

S 66-269, *Pretamaziumjodid***

V Anthelminthicum (gegen Oxyuriasis)

5727 *(4641)* $C_{29}H_{30}N_2O_5$

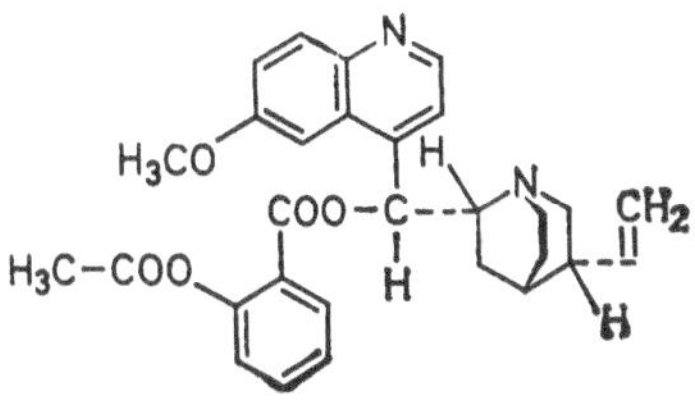

(5-Vinyl-2-chinuclidinyl)-(6-methoxy-4-chinolyl)-methyl-*O*-acetylsalicylat = Acetylsalicylsäurechininester = (8α,9*R*)-6′-Methoxycinchonan-9-ol-2-(acetyloxy)benzoat(ester) (●)

H Acetylsalicylat

S Apochin, Aspochin

V Analgeticum, Spasmolyticum

5728 *(4642)* $C_{29}H_{30}N_2O_6$
16006-74-9

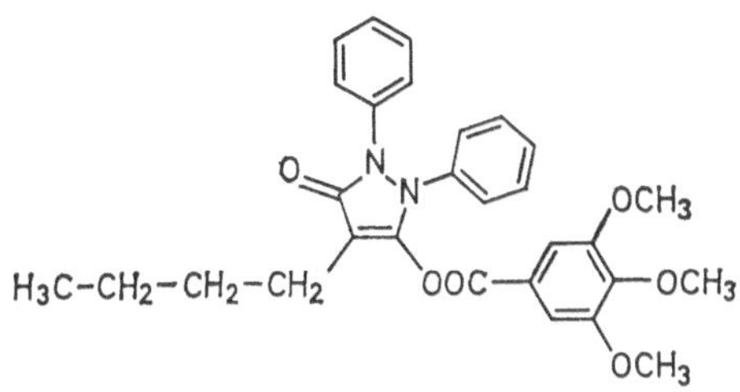

4-Butyl-5-oxo-1,2-diphenyl-3-pyrazolin-3-yl-(3,4,5-trimethoxybenzoat) = 4-Butyl-1,2-diphenyl-3-(3,4,5-trimethoxybenzoyloxy)-3-pyrazolin-5-on = 3,4,5-Trimethoxybenzoesäure-4-butyl-2,5-dihydro-5-oxo-1,2-diphenyl-1*H*-pyrazol-3-ylester (●)

S Ditrobutal, Ditrone, LH-150, Megazone, *Phenylbutazontrimethylgallat*

V Antirheumaticum, Antiphlogisticum

*5729* (4643) $C_{29}H_{30}N_6O_2$
13988-23-3

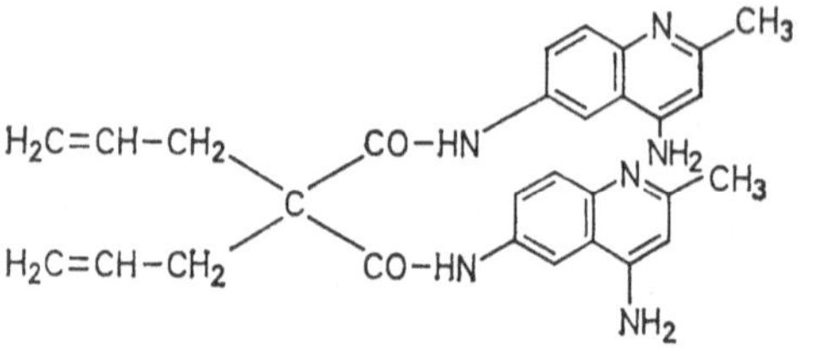

2,2-Diallyl-*N,N'*-bis-(4-amino-2-methyl-6-chinolyl)-malonamid = *N,N'*-Bis(4-amino-2-methyl-6-chinolinyl)-2,2-di-2-propenylpropandiamid (●)

H Acetat (5463-01-4)

S Bayer 7602, Cruzon, ICI 3024

V Chemotherapeuticum (gegen Trypanosomeninfektionen)

*5730* (4644) $C_{29}H_{31}F_2N_3O$
1841-19-6

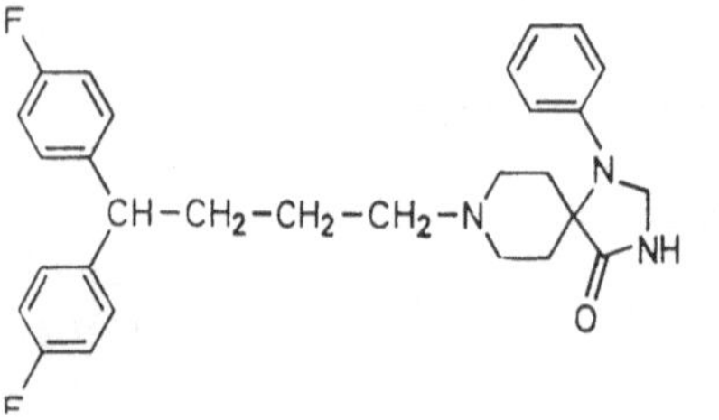

8-[4,4-Bis(4-fluorphenyl)butyl]-1-phenyl-1,3,8-triazaspiro[4.5]decan-4-on (●)

S *Fluspirilen***, Imap, McN-JR 6218, R 6218, Redeptin, *Spirodiflamine*

V Neurolepticum

*5731* (4645) $C_{29}H_{31}NO_2$
1845-11-0

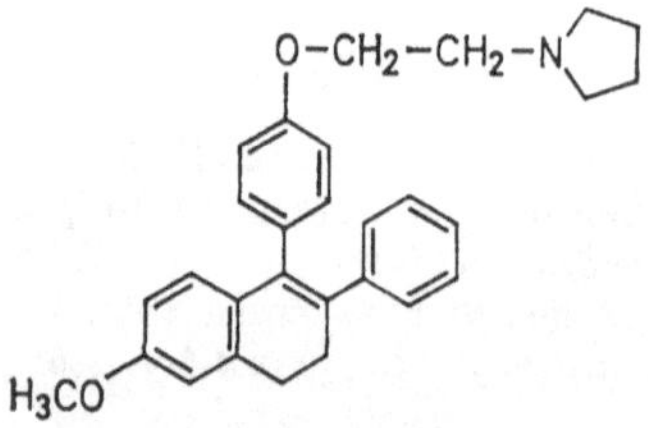

1-{2-[*p*-(3,4-Dihydro-6-methoxy-2-phenyl-1-naphthyl)-phenoxy]-ethyl]-pyrrolidin = 1-[2-[4-(3,4-Dihydro-6-methoxy-2-phenyl-1-naphthalenyl)-phenoxy]ethyl]pyrrolidin (●)

H Hydrochlorid (1847-63-8)

S *Nafoxidinhydrochlorid***, U-11100 A

V Spermatogenesehemmer

*5732* (4646) $C_{29}H_{32}O_6$
2508-47-6

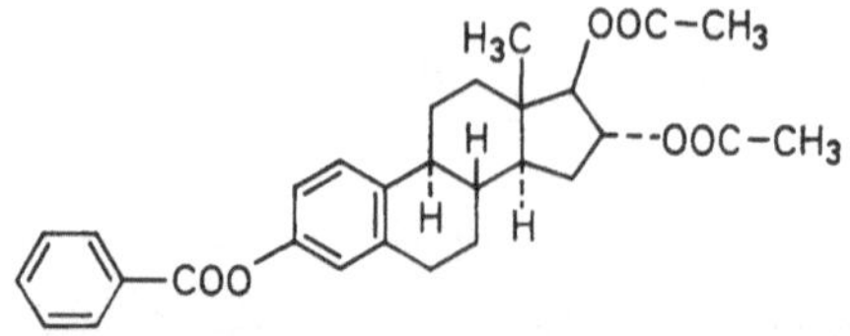

1,3,5(10)-Östratrien-3,16α,17β-triol-16,17-diacetat-3-benzoat = Östriol-3-benzoat-16,17-diacetat = (16α,17β)-Östra-1,3,5(10)-trien-3,16,17-triol-16,17-diacetat-3-benzoat (●)

S Holin-Depot

V Depot-Östrogen

*5733* $C_{29}H_{32}O_{13}$
33419-42-0

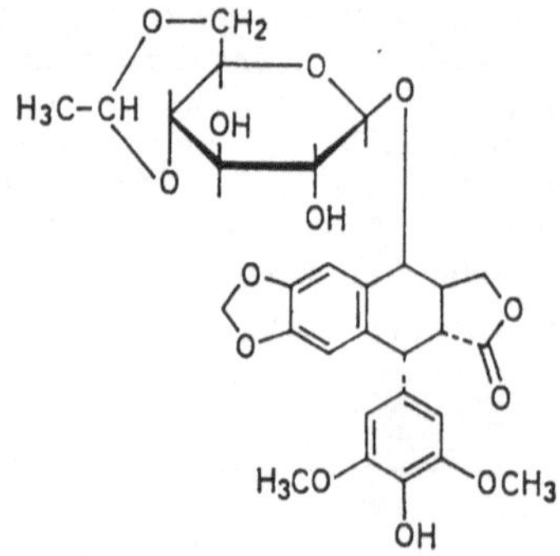

4'-Desmethylepipodophyllotoxinethylidenglucosid = [5*R*-(5α,5aβ,8aα,9β)]-9-[(4,6-*O*-Ethyliden-β-D-glucopyranosyl)oxy]-5,8,8a,9-tetrahydro-5-(4-hydroxy-3,5-dimethoxyphenyl)furo[3',4':6,7]-naphtho[2,3-*d*]-1,3-dioxol-6(5a*H*)-on (●)

S EPE, Epipodophyllotoxin VP 16213, *Etoposid***, NSC-141540, VP 16-213

V Cytostaticum

*5734* $C_{29}H_{32}O_{18}$
19294-90-7

Rutinessigsäure

H Natriumsalz

S *Étharutine*

V Antihämorrhagicum

*5735* $C_{29}H_{33}ClN_2O_2$
53179-11-6

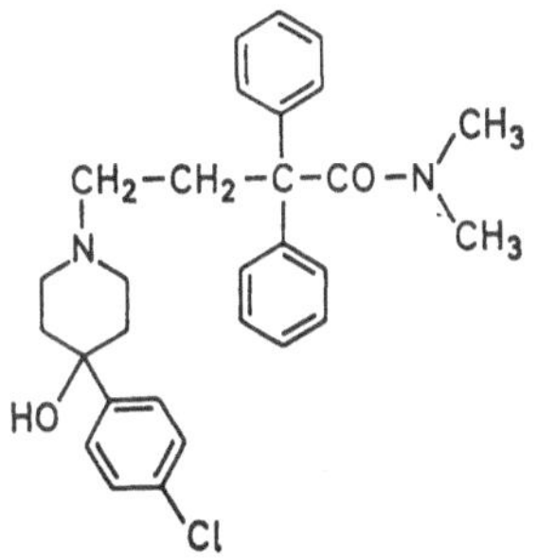

4-(*p*-Chlorphenyl)-4-hydroxy-*N*,*N*-dimethyl-α,α-diphenyl-1-piperidinbutyramid = 4-(4-Chlorphenyl)-4-hydroxy-*N*,*N*-dimethyl-α,α-diphenyl-1-piperidinbutanamid (●)

H Monohydrochlorid (34552-83-5)

S Capent, Elcoman, Fortasec, Imodium, Imosec, *Loperamidhydrochlorid***, PJ 185, R 18553, Regulane, Suprasec

V Antidiarrhoicum

*5736* (4647) $C_{29}H_{33}FO_6$
22298-29-9

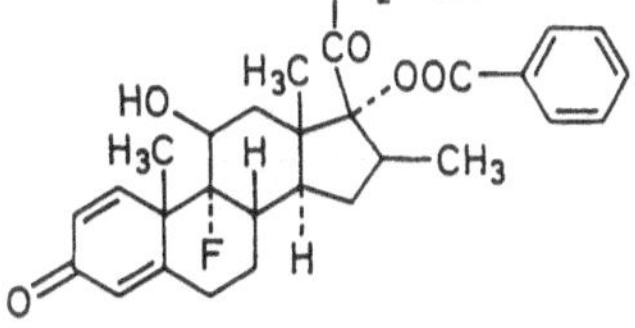

9α-Fluor-11β,17α,21-trihydroxy-16β-methyl-1,4-pregnadien-3,20-dion-17-benzoat = 9α-Fluor-16β-methylprednisolon-17-benzoat = (11β,16β)-17-(Benzoyloxy)-9-fluor-11,21-dihydroxy-16-methyl-pregna-1,4-dien-3,20-dion (●)

S Bebate, Beben, Bebyderm, Benisone, *Betamethasonbenzoat*, Dermizol, Flurobate, MS 1112, Parbetan, Skincort, W 5975

V antiphlogistisch und antiallergisch wirksames Glucocorticoid

*5737* (229 N) $C_{29}H_{33}FO_6$
7332-27-6

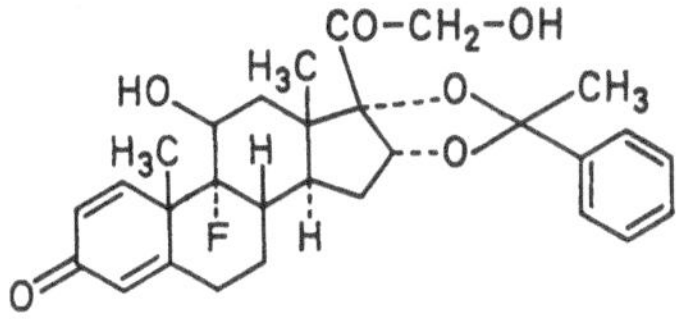

9α-Fluor-11β,21-dihydroxy-16α,17α-(α-methylbenzylidendioxy)-1,4-pregnadien-3,20-dion = (*R*)-9α-Fluor-11β,16α,17α,21-tetrahydroxy-1,4-pregnadien-3,20-dion-16,17-acetophenonacetal = 9α-Fluor-16α-hydroxyprednisolon-16,17-acetophenonid = (11β,16α)-9-Fluor-11,21-dihydroxy-16,17-[(1-phenylethyliden)bis(oxy)]pregna-1,4-dien-3,20-dion (●)

S *Amcinafid***, SQ 15112, *Triamcinolonacetophenid*

V antiphlogistisch und antiallergisch wirksames Glucocorticoid

*5738* (4648) $C_{29}H_{33}FO_9S$
16978-57-7

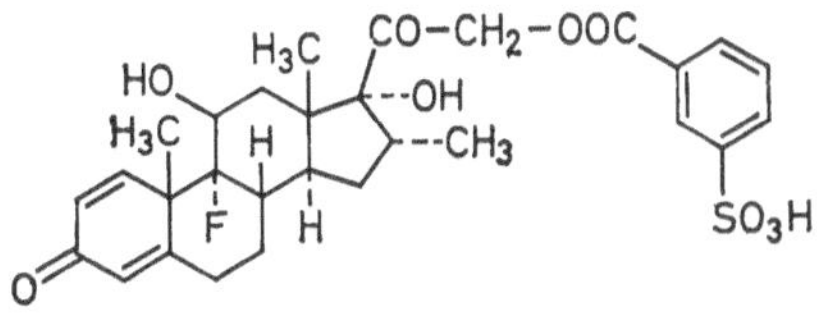

*m*-(9α-Fluor-11β,17α-dihydroxy-16α-methyl-3,20-dioxo-1,4-pregnadien-21-yloxycarbonyl)-benzolsulfonsäure = 9α-Fluor-16α-methylprednisolon-21-*m*-sulfobenzoat = (11β,16α)-9-Fluor-11,17-dihydroxy-16-methyl-21-[(3-sulfobenzoyl)oxy]pregna-1,4-dien-3,20-dion (●)

H Natriumsalz (3936-02-5)

S Carulon-Inj., Corazone-Aerosol, Dexa-Amisolone, Dexacortin-Injektionslösung, *Dexamethason-m-sulfobenzoat-Natrium*, Dexoclin, Falban-inyect., Hubersona (neue Form), Lisodexal. Mephameson-Injektionslösung, Moderix-Amp., Santeson, Selftison, Sisotek-Inj., Spoloven-Ampullen, Teikason

V wasserlösliches Dexamethasonderivat

*5738-01* (4648a)

H Lithiumsalz

S Dexasolut

V wasserlösliches Dexamethasonderivat

*5739* *(4649)* $C_{29}H_{33}N_9O_{12}$

21 919-06-2

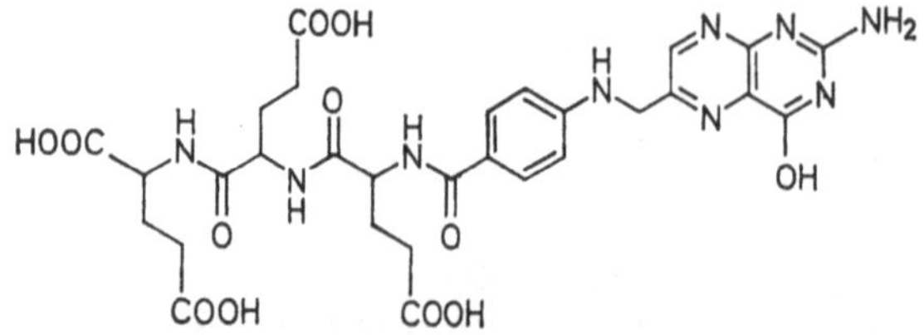

*N*-[*N*-{*N*-[*p*-(2-Amino-6-pteridinylmethylamino)-benzoyl]-α-glutamyl}-α-glutamyl]-glutaminsäure = Pteroyl-α-glutamyl-α-glutamylglutaminsäure = *N*-[*N*-[*N*-[4-[[(2-Amino-1,4-dihydro-4-oxo-6-pteridinyl)methyl]amino]benzoyl]-L-α-glutamyl]-L-α-glutamyl]-L-glutaminsäure (●)

S Teralpherin

V gegen Leukämie wirksames Cytostaticum

---

*5740* *(4650)* $C_{29}H_{33}N_9O_{12}$

89-38-3

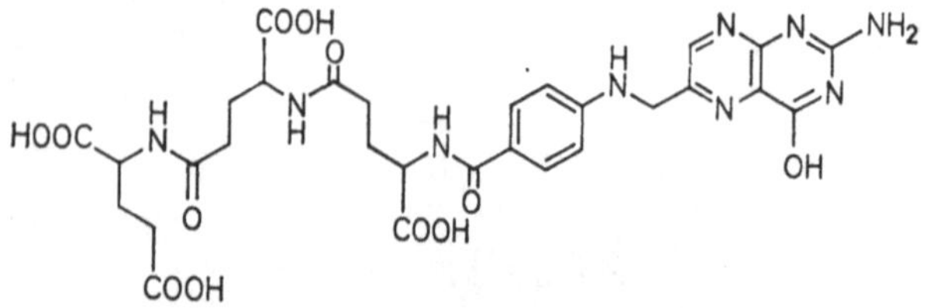

*N*-[*N*-{*N*-[*p*-(2-Amino-4-hydroxy-6-pteridinyl-methylamino)-benzoyl]-γ-glutamyl}-γ-glutamyl]-glutaminsäure = Pteroyl-γ-glutamyl-γ-glutamyl-glutaminsäure = *N*-[*N*-[*N*-[4-[[(2-Amino-1,4-dihydro-4-oxo-6-pteridinyl)methyl]amino]benzoyl]-L-γ-glutamyl]-L-γ-glutamyl]-L-glutaminsäure (●)

H auch Natriumsalz

S Dripterin, *Pteropterin*, PTGA, Teropterin

V gegen Leukämie wirksames Cytostaticum

---

*5741* *(4651)* $C_{29}H_{34}N_{10}O_{11}$

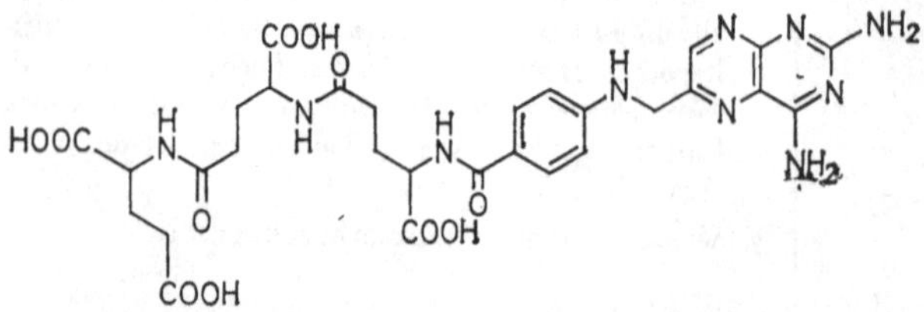

*N*-[*N*-[*N*-[4-[[(2,4-Diamino-6-pteridinyl)methyl]-amino]benzoyl]-L-γ-glutamyl]-L-γ-glutamyl]-L-glutaminsäure (●)

S Aminoteropterin

V gegen Leukämie wirksames Cytostaticum

*5742* (4652) $C_{29}H_{34}O_6$

10310-32-4

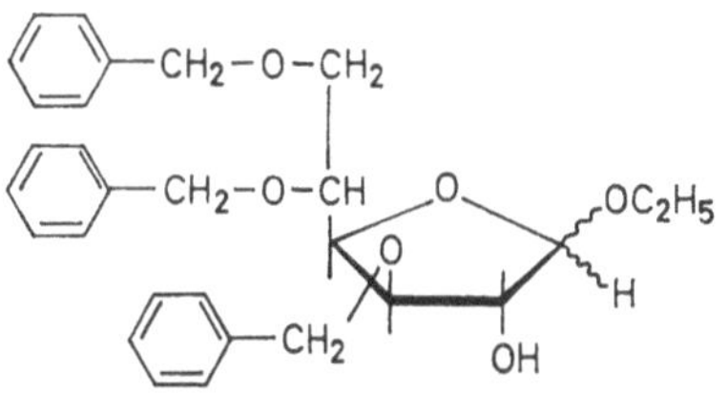

Ethyl-3,5,6-tri-*O*-benzyl-D-glucofuranosid = Ethyl-3,5,6-tris-*O*-(phenylmethyl)-D-glucofuranosid (●)

S Alven, Ba-21401, BS-356, Flebosan, Glivenol, Glucofuran, Glyvenal, Glyvenol, Polfavenol, Spovenol, TBGF, Tribenol, *Tribenosid***, Venalisin, Venex, Venodin

V Venodynamicum

*5743* $C_{29}H_{34}O_{17}$

23869-24-1

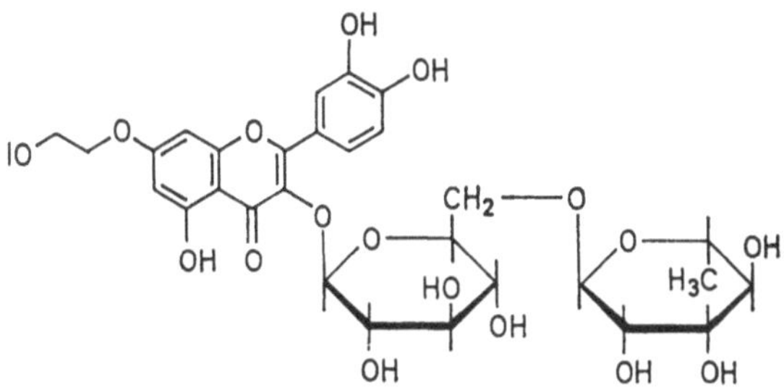

3,3′,4′,5-Tetrahydroxy-7-(2-hydroxyethoxy)-flavon-3-[6-*O*-(6-deoxy-α-L-mannopyranosyl)-β-D-glucopyranosid = 7-(β-Hydroxyethyl)-rutosid = 3-[[6-*O*-(6-Deoxy-α-L-mannopyranosyl)-6-D-glucopyranosyl]oxy]-2-(3,4-dihydroxyphenyl)-5-hydroxy-7-(2-hydroxyethoxy)-4*H*-1-benzopyran-4-on (●)

S *Monoxerutin**, Z. 12007

V Antihämorrhagicum, Antiödematosum

*5744* $C_{29}H_{35}NO_{10}$

26236-75-9

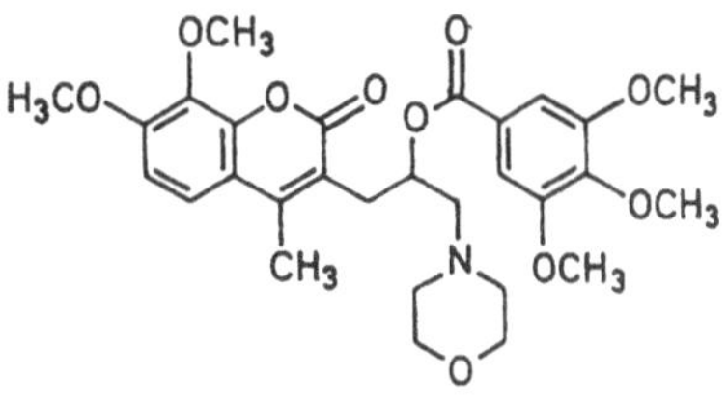

3-[3-Morpholino-2-(3,4,5-trimethoxybenzoyloxy)-propyl]-4-methyl-7,8-dimethoxycumarin = 3,4,5-Trimethoxybenzoesäure-2-(7,8-dimethoxy-4-methyl-2-oxo-2*H*-1-benzopyran-3-yl)-1-(4-morpholinylmethyl)ethylester (●)

H Hydrochlorid (51553-24-3)

S Abbott 37624, Cassella 7657

V Coronarvasodilatans

*5745* (4653) $C_{29}H_{35}N_3O_{10}$

15301-82-3

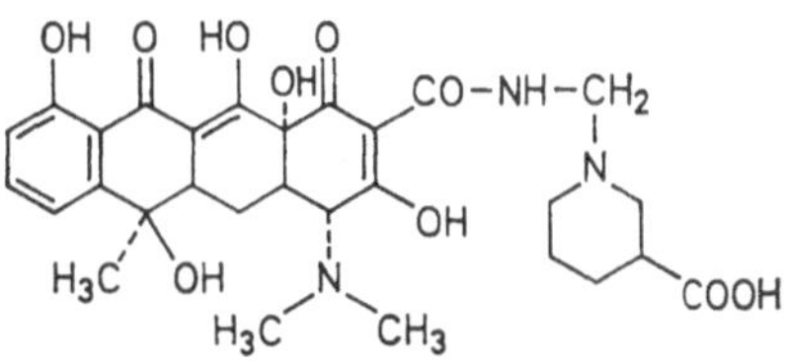

*N*-(4-Dimethylamino-1,4,4a,5,5a,6,11,12-oktahydro-3,6,10,12,12a-pentahydroxy-6-methyl-1,11-dioxo-2-naphthacencarboxamidomethyl)-nipecotinsäure = [4*S*-(4α,4aα,5aα,6β,12aα)]-1-[[[4-(Dimethylamino)-1,4,4a,5,5a,6,11,12a-octahydro-3,6,10,12,12a-pentahydroxy-6-methyl-1,11-dioxo-2-naphthacenyl]carbonyl]amino]methyl]-3-piperidincarbonsäure (●)

S *Pecocyclin**

V Antibioticum

*5746* (4654) $C_{29}H_{36}O_4$

1179-87-9

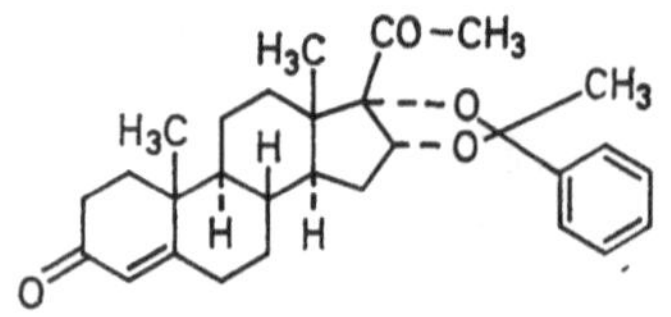

16α,17α-(α-Methylbenzylidendioxy)-4-pregnen-3,20-dion = 16α,17α-Dihydroxy-4-pregnen-3,20-dion-16,17-acetophenonacetal = 16α,17α-(α-Methylbenzylidendioxy)-progesteron = (16α)-16,17-[(1-Phenylethyliden)bis(oxy)]pregn-4-en-3,20-dion (●)

H auch 16α(*R*)-Verbindung (24356-94-3)

S *Algestone acetophenide*, *Alphasonacetophenid*, Bovitrol, Deladroxone, *Dihydroxyprogesteron-acetophenid*, Droxone, Neolutin depositum, SQ 15101

V Progestativum, Spermatogenesehemmer

---

*5747* (4655) $C_{29}H_{36}O_8$

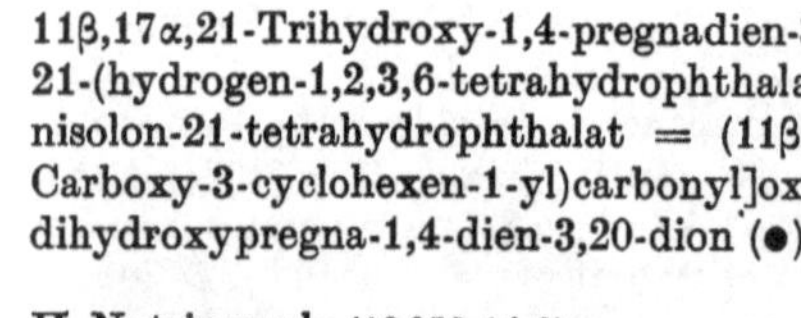

11β,17α,21-Trihydroxy-1,4-pregnadien-3,20-dion-21-(hydrogen-1,2,3,6-tetrahydrophthalat) = Prednisolon-21-tetrahydrophthalat = (11β)-21-[[(6-Carboxy-3-cyclohexen-1-yl)carbonyl]oxy]-11,17-dihydroxypregna-1,4-dien-3,20-dion (●)

H Natriumsalz (10059-14-0)

S Ciba 21851-Ba, Fenicort, *Prednisolonnatriumtetrahydrophthalat*, Ultracorten H „wasserlöslich“

V wasserlösliches Prednisolonderivat

*5748* $C_{29}H_{37}ClFNO_7$

19705-61-4

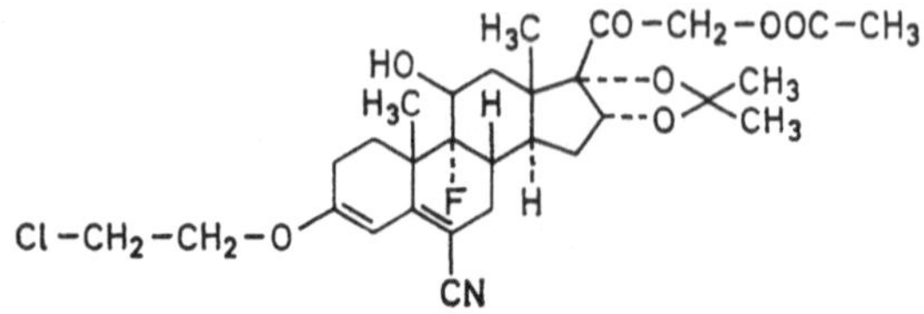

3-(2-Chlorethoxy)-9-fluor-11β,16α,17,21-tetrahydroxy-20-oxopregna-3,5-dien-6-carbonitril-16,17-acetonacetal-21-acetat = 3-(2-Chlorethoxy)-9α-fluor-11β,21-dihydroxy-16α,17α-isopropylidendioxy-20-oxo-3,5-pregnadien-6-carbonitril-21-acetat = (11β,16α)-21-(Acetyloxy)-3-(2-chlorethoxy)-9-fluor-11-hydroxy-16,17-[(1-methylethyliden)bis(oxy)]-20-oxopregna-3,5-dien-6-carbonitril (●)

S *Cicortonid***

V antiphlogistisch und antiallergisch wirksames Glucocorticoid

---

*5749* (4656) $C_{29}H_{37}NO_5$

14930-96-2

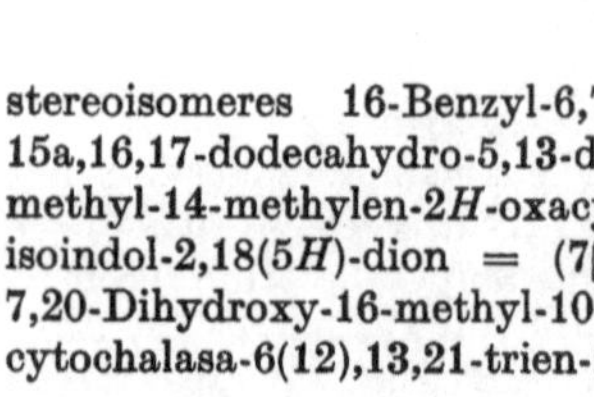

stereoisomeres 16-Benzyl-6,7,8,9,10,12a,13,14,15,15a,16,17-dodecahydro-5,13-dihydroxy-9,15-dimethyl-14-methylen-2*H*-oxacyclotetradec[2,3-*d*]-isoindol-2,18(5*H*)-dion = (7β,13*E*,16*R*,20*R*,21*E*)-7,20-Dihydroxy-16-methyl-10-phenyl-24-oxa[14]-cytochalasa-6(12),13,21-trien-1,23-dion (●)

S *Cytochalasin B*, *Phomin*

V cytostatisch wirksames Antibioticum aus einer Phoma-Art (Fungi imperfecti)

*5750* *(4657)* $C_{29}H_{37}N_3O_{13}$

31 770-79-3

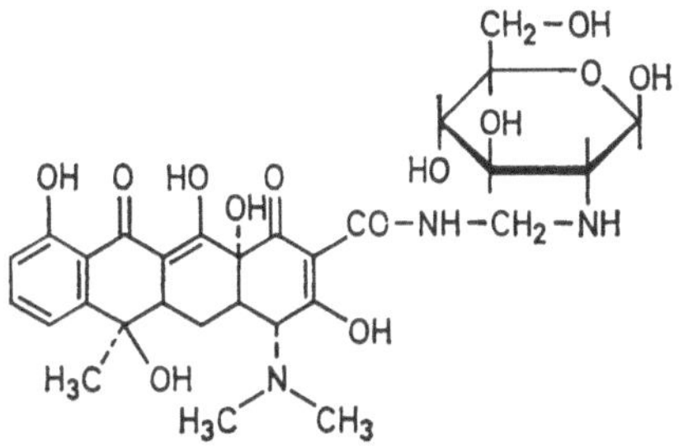

2-Desoxy-2-(4-dimethylamino-1,4,4a,5,5a,6,11, 12a-oktahydro-3,6,10,12,12a-pentahydroxy-6-methyl-1,11-dioxo-2-naphthacencarboxamido-methylamino)-β-D-glucopyranose = [4*S*-(4α,4aα, 5aα,6β,12aα)]-2-Deoxy-2-[[[[[4-(Dimethylamino)-1,4,4a,5,5a,6,11,12a-octahydro-3,6,10,12,12a-pentahydroxy-6-methyl-1,11-dioxo-2-naphthacenyl]carbonyl]amino]methyl]amino]-β-D-glucopyranose (●)

S Bioplan, *Meglucyclin***, Neoprodesciclina

V Antibioticum

*5751* *(4658)* $C_{29}H_{37}N_{13}O_8$

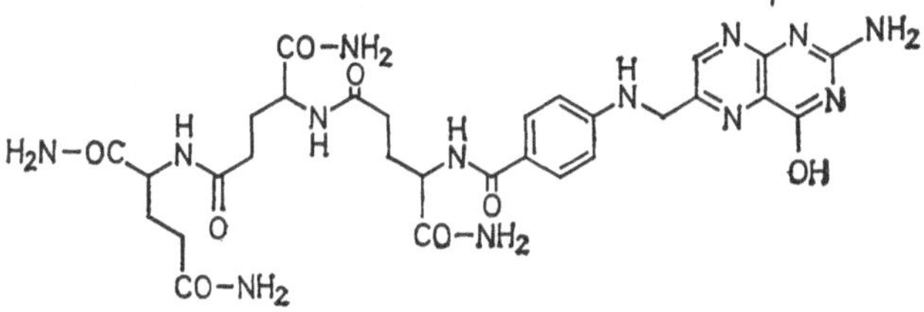

*N*-[*N*-{*N*-[*p*-(2-Amino-4-hydroxy-6-pteridinyl-methylamino)-benzoyl]-γ-glutamyl}-γ-glutamyl]-glutaminsäuretetramid = Tetramid der Pteroyl-γ-glutamyl-γ-glutamylglutaminsäure

S Teropterinamid

V gegen Leukämie wirksames Cytostaticum

*5752* *(4659)* $C_{29}H_{38}ClFO_8$

2825-60-7

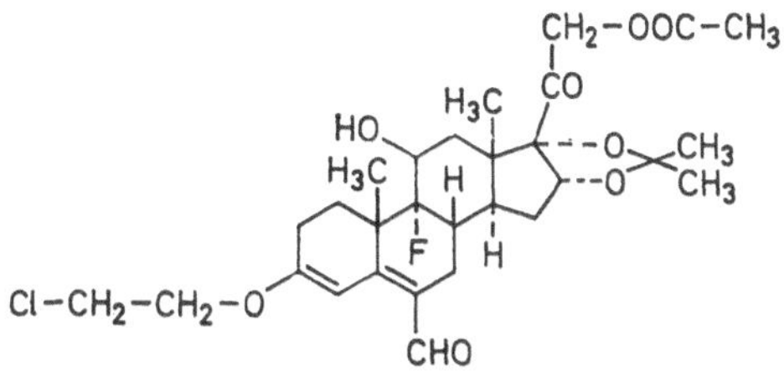

3-(2-Chlorethoxy)-9α-fluor-6-formyl-11β,21-dihydroxy-16α,17α-isopropylidendioxy-3,5-pregnadien-20-on-21-acetat = 3-(2-Chlorethoxy)-6-formyl-9α-fluor-3,5-pregnadien-11β,16α,17α,21-tetrol-20-on-16,17-acetonid-21-acetat=(11β,16α)-21-(Acetyloxy)-3-(2-chlorethoxy)-9-fluor-11-hydroxy-16,17-[(1-methylethyliden)bis(oxy)]-20-oxopregna-3,5-dien-6-carboxaldehyd (●)

S Cortocin F, Cutisterol, Deflamene, Deflamin, Dermacort „Ikapharm", Fluderma, *Fluformilone*, *Fluoroformylon*, F.I. 6341, *Formocortal***, *Formocortol*, Formoftil

V antiphlogistisch und antiallergisch wirksames Glucocorticoid

*5753* (4660) $C_{29}H_{38}F_3N_3O_2S$

2746-81-8

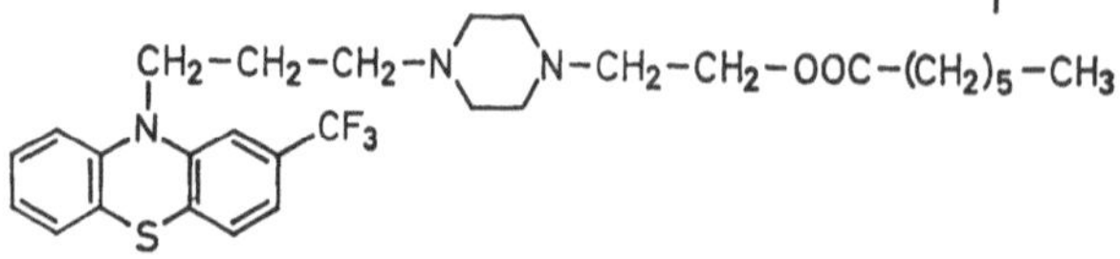

2-{4-[3-(2-Trifluormethyl-10-phenothiazinyl)-propyl]-1-piperazinyl}-ethylheptanoat = Heptansäure-2-[4-[3-[2-(trifluormethyl)-10*H*-phenothiazin-10-yl]propyl]-1-piperazinyl]ethylester (●)

H vgl. auch Nr. 4875

S Anatensol Enanthate, Calmansial inyect., Dapotum, *Fluphenazine enanthate*, *Fluphenazinönanthat*, Moditen Enanthate, Eutimox inyect., OF, Prolixin-Enanthate, Siqualone enantat, SQ 16144, Tensofin inyect.

V Neurolepticum

*5754* (4661) $C_{29}H_{38}N_2O_4$

4914-30-1

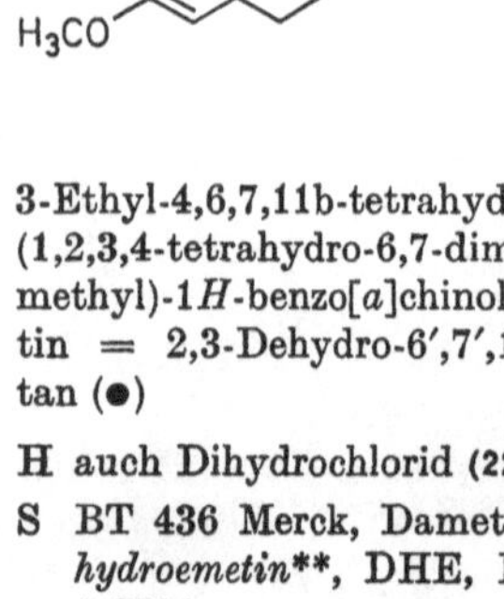

3-Ethyl-4,6,7,11b-tetrahydro-9,10-dimethoxy-2-(1,2,3,4-tetrahydro-6,7-dimethoxy-1-isochinolylmethyl)-1*H*-benzo[*a*]chinolizin = 2,3-Dehydroemetin = 2,3-Dehydro-6′,7′,10,11-tetramethoxyemetan (●)

H auch Dihydrochlorid (2228-39-9)

S BT 436 Merck, Dametin, *Dehidroemetina*, *Dehydroemetin***, DHE, Efemetin, Mebadin, Ro 1-9334

V Chemotherapeuticum gegen Amöbeninfektionen

*5755* (4662) $C_{29}H_{38}N_4O_9$

1110-80-1

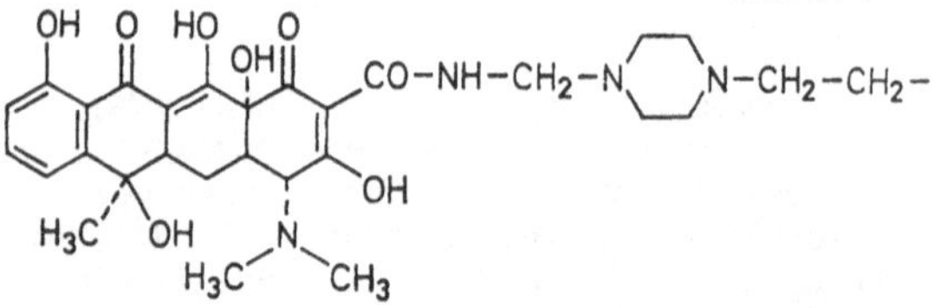

4-Dimethylamino-1,4,4a,5,5a,6,11,12a-oktahydro-3,6,10,12,12a-pentahydroxy-*N*-[4-(β-hydroxy-ethyl)-1-piperazinylmethyl]-6-methyl-1,11-dioxo-2-naphthacencarboxamid = 4′-(β-Hydroxyethyl)-piperazinyltetracyclin = [4*S*-(4α,4aα,5aα,6β,12aα)]-4-(Dimethylamino)-1,4,4a,5,5a,6,11,12a-octahydro-3,6,10,12,12a-pentahydroxy-*N*-[[4-(2-hydroxyethyl)-1-piperazinyl]methyl]-6-methyl-1,11-dioxo-2-naphthacencarboxamid (●)

H vgl. auch Nr. 2779-03

S Ambravein, Ambravena, Bio-Galup, Boniciclina, *Mepiciclina*, *Mepicycline*, Meplion, Ofamicin, *Pipacyclin***, Sieromicin, Tetrasolvina, Valtomicina, Valtomycin

V Antibioticum

*5755-01* (4662a) 4599-60-4

H Phenoxymethylpenicillinat (Nr. 3069)

S Agnotracin, Albatriclina, Aprocain, Cilipenuve, Criseocil, Criseosil, Crisopen-Wirkstoff, Cyclipen, Duamin, Eidonciclina, Empiral, Flavopen-Wirkstoff, Fenobiotic, Geotricyn, Hermeciclina, Hydrocycline, Idrociclin, Lazacelina, Lincocyclin, Lisomicina, Maxitracin, *Mepenicycline*, Mepinova, Nikeciclina, Olimpen, Pénétracyne, Penicidrex, Peniltetra, *Penimepiciclina*, *Penimepicyclin***, Penthixol, Pentrallon, Plegmamycin, Polybiocine, Prestociclina, Pulmobiotic, Sedolumin, Sepsimicina, Simbiopen, Singramicina, Solciclina, Telemicina, Te-Pen,

Tetrabiomar, Tetranormo, Tetrasanciline, Tetrastaph, Tetravu, Tonsil-Caps. „Gap", Tosiciclina, Trafarpen, Ultrabiotic „Latino", Ultratumisan, Vupenciclina

V Antibioticum

*5755-02* *(4662b)*

H Gemisch von Thymolsulfonat und Guajacolglycolat

S Midyciclina

V Antibioticum gegen Infektionen des Respirationstraktes

*5756* *(4663)* $C_{29}H_{38}N_4O_{10}$

992-21-2

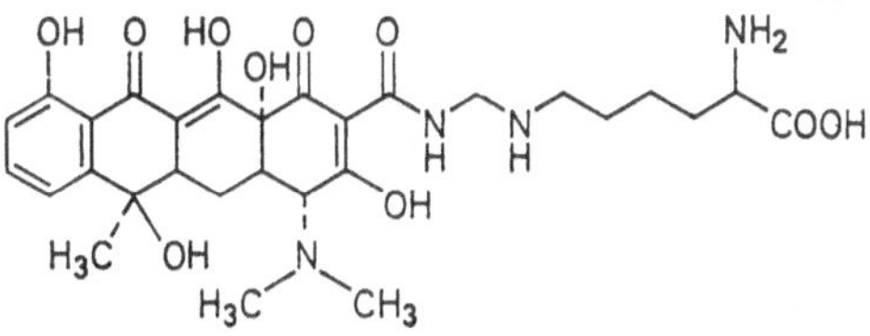

(+)-*N*-(5-Amino-5-carboxypentylaminomethyl)-4-dimethylamino-1,4,4a,5,5a,6,11,12a-oktahydro-3,6,10,12,12a-pentahydroxy-6-methyl-1,11-dioxo-2-naphthacencarboxamid = Tetracyclin-*l*-methylenlysin = [4*S*-(4α,4aα,5aα,6β,12aα)]-*N*[6]-[[[[4-(Dimethylamino)-1,4,4a,5,5a,6,11,12a-octahydro-3,6,10,12,12a-pentahydroxy-6-methyl-1,11-dioxo-2-naphthacenyl]carbonyl]amino]methyl]-L-lysin (●)

S Abiotetra, Aristociclina, Armyl, Bricolan, Ciclisin, Ciclolysal, Ciclolysine, Infaciclina, Libeciclina, Lisinbiotic, Lisinciclina, *Lymecyclin***, Madeciclina, Mucomycin, Rizinomycine, Stiltetra, Tetradin „Granelli", Tetralisal, Tetralissal, Tetralysal, Tetralysine, Tetramyl, Tracylysina, Tralisin, Vebicyclysal, Zetalysine

V Antibioticum

*5757* *(4664)* $C_{29}H_{38}N_8O_8$

16545-11-2

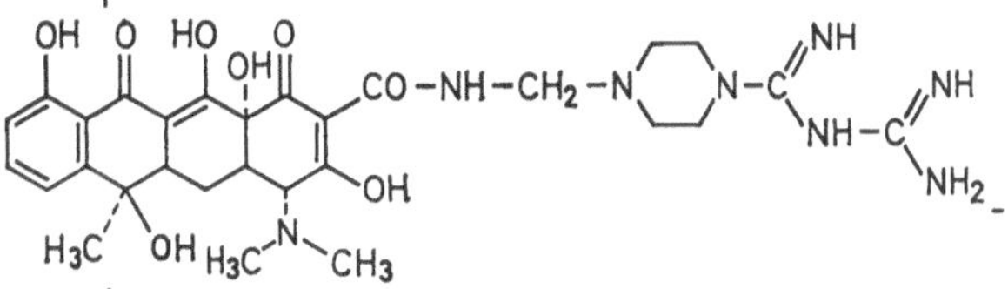

4-Dimethylamino-*N*-[4-(guanidinoformimidoyl)-1-piperazinylmethyl]-1,4,4a,5,5a,6,11,12a-oktahydro-3,6,10,12,12a-pentahydroxy-6-methyl-1,11-dioxo-2-naphthacencarboxamid = [4*S*-(4α,4aα,5aα,6β,12aα]-*N*-[[4-[[(Aminoiminomethyl)amino]-iminomethyl]-1-piperazinyl]methyl]-4-(dimethylamino)-1,4,4a,5,5a,6,11,12a-octahydro-3,6,10,12,12a-pentahydroxy-6-methyl-1,11-dioxo-2-naphthacencarboxamid (●)

H Dihydrochlorid (13040-98-7)

S Bronco-Was, *Guamecyclindihydrochlorid***, Terratrex, *Tetrabiguanide*, Xanthocyclin, Xanthomycin, Xantociclina, Xantomicina

V Antibioticum

*5758* *(4665)* $C_{29}H_{38}O_3$

16915-80-3

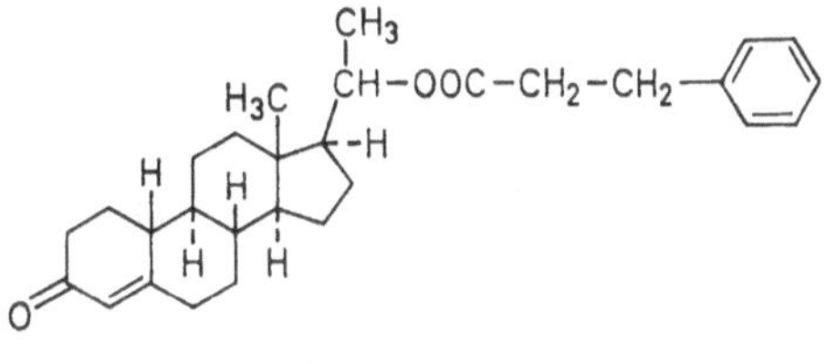

20-Hydroxy-19-nor-4-pregnen-3-on-20-(3-phenylpropionat) = 19-Nor-3-oxo-4-pregnen-20-ylhydrocinnamat = 20-(1-Oxo-3-phenylpropoxy)-19-norpregn-4-en-3-on (●)

S *Oxogestonphenpropionat*

V Progestativum

*5759* (230 N) $C_{29}H_{39}FO_7$
5919-89-1

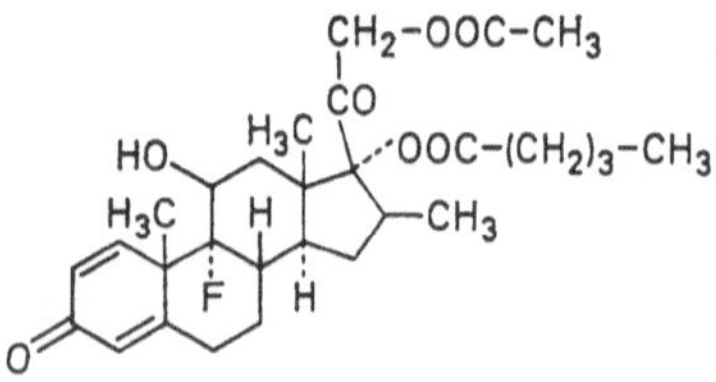

9α-Fluor-11β,17α,21-trihydroxy-16β-methyl-1,4-pregnadien-3,20-dion-17-valerianat-21-acetat = 9α-Fluor-16β-methylprednisolon-17-valerianat-21-acetat = (11β,16β)-21-(Acetyloxy)-9-fluor-11-hydroxy-16-methyl-17-[(1-oxopentyl)oxy]pregna-1,4-dien-3,20-dion (●)

S Beta 21, *Betamethasonvalerianatacetat*

V antiphlogistisch und antiallergisch wirksames Glucocorticoid

---

*5760* (4666) $C_{29}H_{40}N_2O_4$
483-18-1

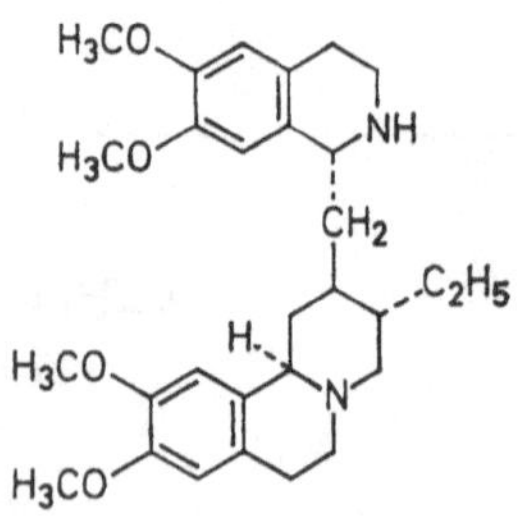

3-Ethyl-2,3,4,6,7,11b-hexahydro-9,10-dimethoxy-2-(1,2,3,4-tetrahydro-6,7-dimethoxy-1-isochinolylmethyl)-1*H*-benzo[*a*]chinolizin = 6′,7′,10,11-Tetramethoxyemetan (●)

H vgl. auch Nr. 775-09

S *Emetin, Ipecine, Methylcephaelin*

V Emeticum, Expectorans, Amoebicid (Ipecacuanha-Alkaloid)

*5760-01* (4666a) 316-42-7

H Dihydrochlorid

S Emetinal, Encol, Erbetin, Hemometina

V Amoebicid

*5760-02* (4666b) 8050-90-6

H Camphersulfonat

S *Canforemetina*, Émétoplix

V Chemotherapeuticum (Amoebicid)

---

*5761* (4667) $C_{29}H_{40}N_4O_6$

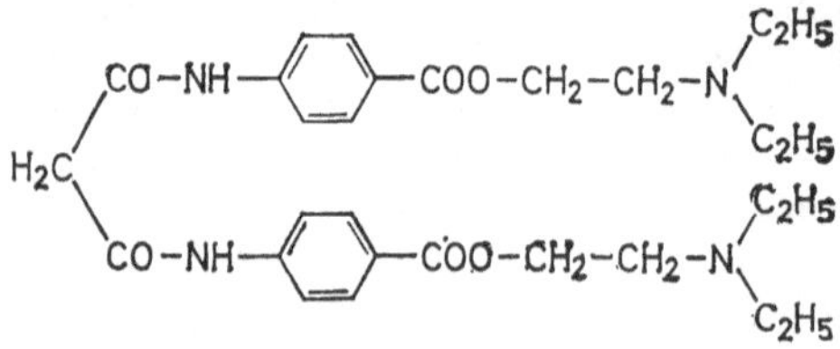

*N,N′*-Malonylbis-(*p*-aminobenzoesäure-2-diethylaminoethylester) = *N,N′*-Malonyl-bis-procain = 4,4′-[(1,3-Dioxo-1,3-propandiyl)diimino]bis[benzoesäure]bis[2-(diethylamino)ethylester] (●)

H Dihydrochlorid (14722-97-5)

S Novdimal

V Antiarrhythmicum

---

*5762* (4668) $C_{29}H_{40}O_3$
1491-81-2

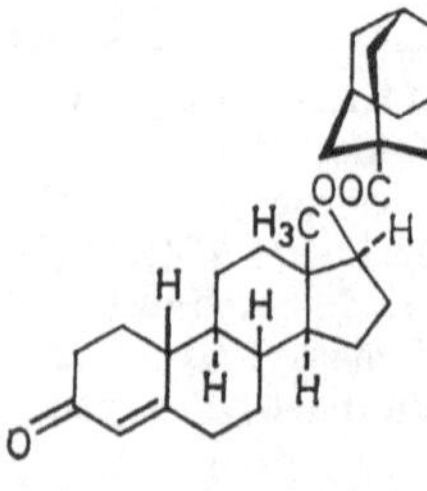

17β-Hydroxy-4-östren-3-on-17-(1-adamantancarboxylat) = 19-Nortestosteron-(1-adamantancarboxylat) = (17β)-17-[(Tricyclo[3.3.1.1$^{3,7}$]dec-1-ylcarbonyl)oxy]östr-4-en-3-on (●)

S *Bolmantalat***, Lilly 38851, *Nortestosteronadamantancarboxylat*

V Anabolicum

*5763* *(4669)* $C_{29}H_{40}O_9$

14729-29-4

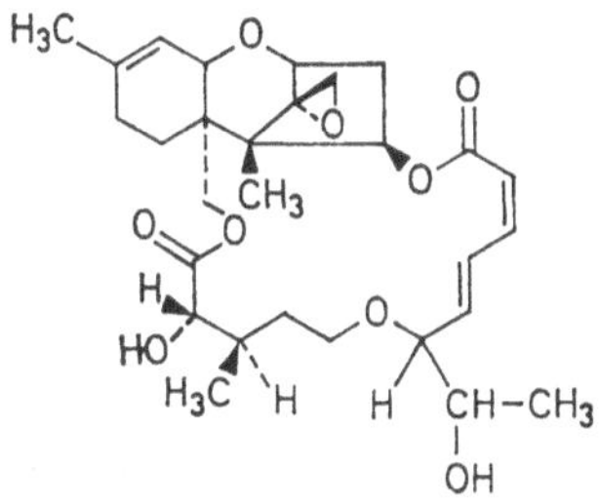

stereoisomeres 4,5,6,7,16,16a,19a,22-Octahydro-4-hydroxy-9-(1-hydroxyethyl)-5,16a,21-trimethyl-spiro[16,18-methano-1*H*,3*H*,23*H*-[1,6,12]trioxa-cyclooctadecino[3,4-*d*][1]benzopyran-17(18*H*),2'-oxiran]-3,14(9*H*)-dion = 7'-Deoxo-7'-(1-hydroxy-ethyl)verrucarin A (●)

S *Roridin A*, 379 X

V cytostatisch wirksames Antibioticum aus Myrothecium roridum, Insekticid

---

*5764* *(4670)* $C_{29}H_{41}ClN_4O$

14594-33-3

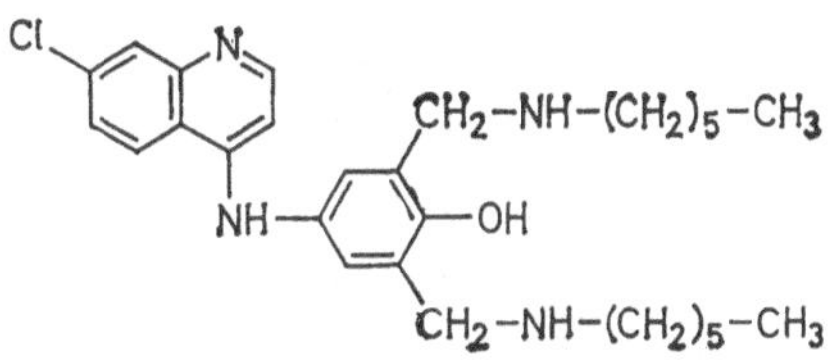

4-(7-Chlor-4-chinolyl)-α,α'-bis-(hexylamino)-2,6-xylenol = 4-[(7-Chlor-4-chinolinyl)amino]-2,6-bis[(hexylamino)methyl]phenol (●)

S Cycloquin, Haloquin

V Malariachemotherapeuticum

*5765* $C_{29}H_{41}NO_4$

52485-79-7

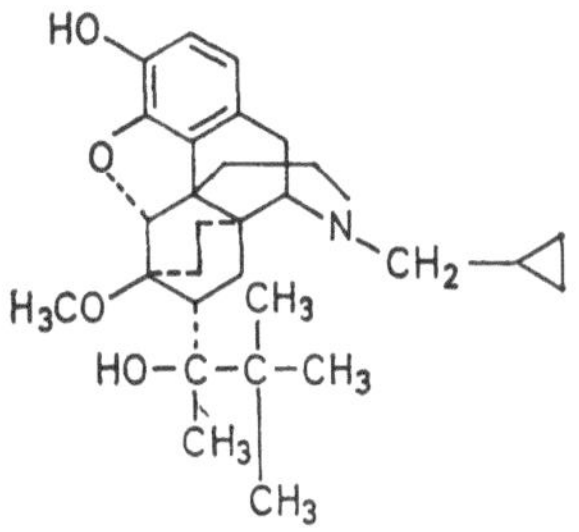

21-Cyclopropyl-6,7,8,14-tetrahydro-7α-[1-(*S*)-hydroxy-1,2,2-trimethylpropyl]-6,14-*endo*-ethano-oripavin = [5α,7α(*S*)]-17-(Cyclopropylmethyl)-α-(1,1-dimethylethyl)-4,5-epoxy-18,19-dihydro-3-hydroxy-6-methoxy-α-methyl-6,14-ethenomorphinan-7-methanol (●)

H auch Hydrochlorid (53152-21-9)

S *Buprenorphin***, CL 112302, M 6029, NIH 8805, RX 6029-M, UM 952

V Analgeticum

---

*5766* *(4671)* $C_{29}H_{42}N_6O_4$

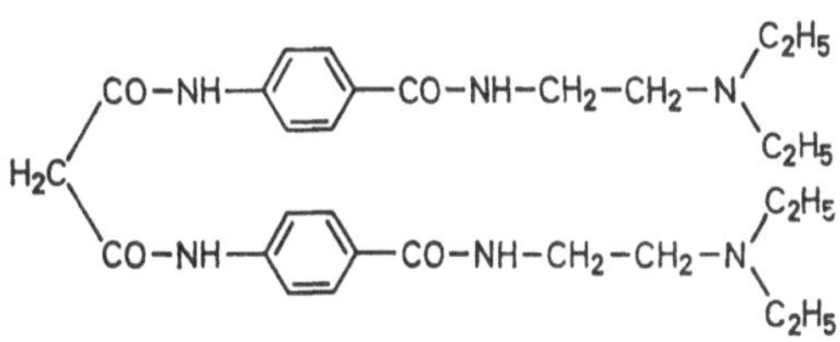

*N*,*N'*-Malonylbis-[*p*-amino-*N*-(2-diethylamino-ethyl)-benzamid] = *N*,*N'*-Malonyl-bis-procain-amid = 4,4'-[(1,3-Dioxo-1,3-propandiyl)diimino-bis[*N*-[2-(diethylamino)ethyl]benzamid] (●)

H Dihydrochlorid (15995-71-8)

S Nobamid

V Antiarrhythmicum

*5767* (4672) $C_{29}H_{42}N_6O_9$ 17 650-86-1

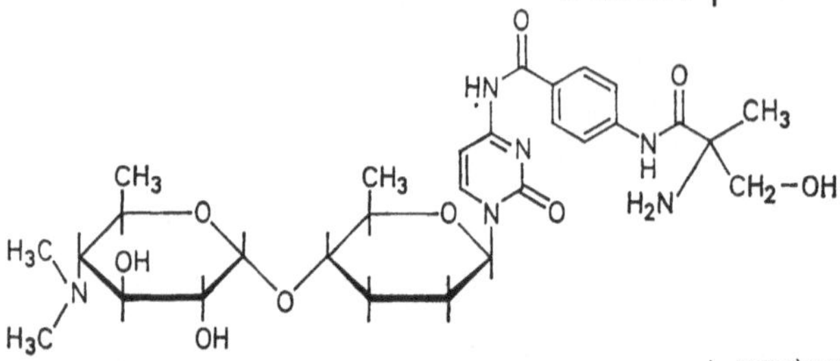

(*S*)-4-[(2-Amino-3-hydroxy-2-methyl-1-oxopropyl)amino]-*N*-[1,2-dihydro-2-oxo-1-[2,3,6-trideoxy-4-*O*-[4,6-dideoxy-4-(dimethylamino)-α-D-glucopyranosyl]-β-D-*erythro*-hexopyranosyl]-4-pyrimidinyl]benzamid (●)

S *Allomycin, Amicetin,* NSC-5340, *Sacromycin,* U-4761

V Antibioticum aus Streptomyces-Arten

*5768* (4673) $C_{29}H_{42}O_4$

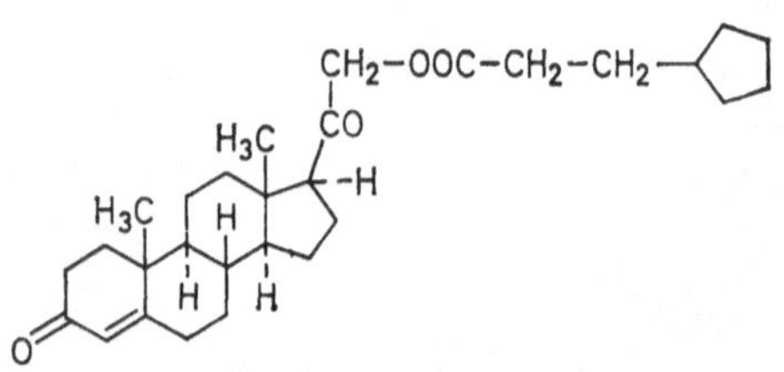

21-Hydroxy-4-pregnen-3,20-dion-21-(3-cyclopentylpropionat) = 11-Desoxycorticosteroncyclopentylpropionat = 21-(3-Cyclopropyl-1-oxopropoxy)-pregn-4-en-3,20-dion (●)

S Cortenil-Depot

V Mineralocorticoid (Elektrolytstoffwechselhormon)

*5769* (4720) $C_{29}H_{42}O_5$ 22 263-79-2

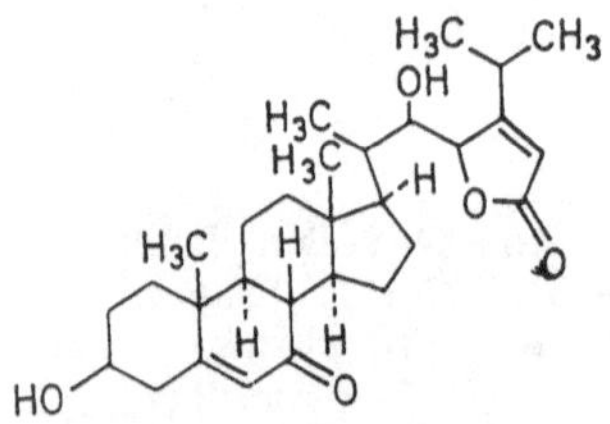

(3β,22*S*,23*R*)-3,22,23-Trihydroxy-7-oxostigmasta-5,24(28)-dien-29-säure-γ-lacton (●)

S *Antheridiol*

V Sexualhormon aus Achlya bisexualis

*5770* (4674) $C_{29}H_{42}O_6$ 508-99-6

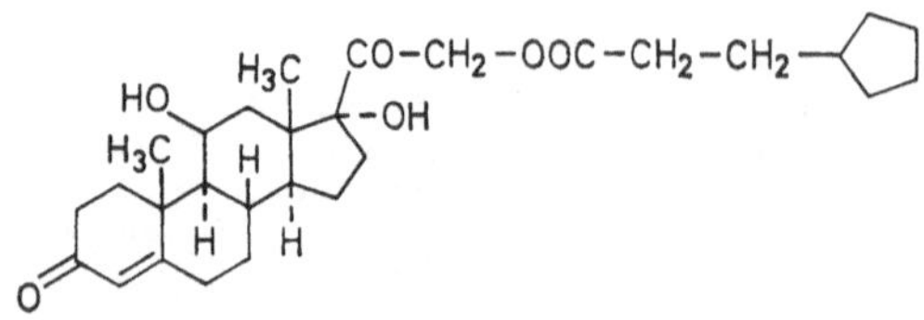

11β,17α,21-Trihydroxy-4-pregnen-3,20-dion-21-(β-cyclopentylpropionat) = 17-Hydroxycorticosteron-21-β-cyclopentylpropionat = (11β)-21-(3-Cyclopentyl-1-oxopropoxy)-11,17-dihydroxy-pregn-4-en-3,20-dion (●)

S Cortef fluid, *Hydrocortisoncipionat, Hydrocortisoncyclopentylpropionat*

V antiphlogistisch und antiallergisch wirksames Glucocorticoid

*5771* (4675) $C_{29}H_{42}O_9$ 630-64-8

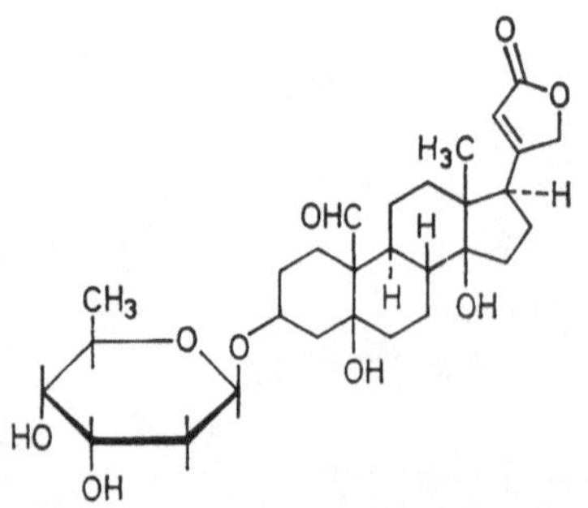

3β,5,14-Trihydroxy-19-oxo-5β-card-20(22)-enolid-3-digitoxosid = k-Strophanthidin-3-digitoxosid = (3β,5β)-3-[(2,6-Dideoxy-β-D-*ribo*-hexopyranosyl)-oxy]-5,14-dihydroxy-19-oxocard-20(22)-enolid (●)

S *Alleosid A, Erysimin, Helveticosid*

V Cardiotonicum (Erysimum-Glykosid)

*5772* *(4676)* $C_{29}H_{42}O_9$

**508-76-9**

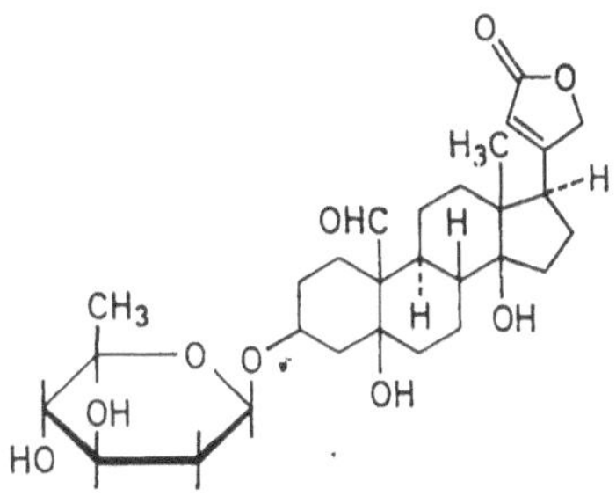

3β,5,14-Trihydroxy-19-oxo-5β-card-20(22)-enolid-3-desoxymethylpentosid = k-Strophanthidindesoxymethylpentosid = (3β,5β)-3-[(2,6-Dideoxy-β-D-*xylo*-hexopyranosyl)oxy]-5,14-dihydroxy-19-oxocard-20(22)-enolid (●)

S *Corchorosid A, Corchorozidum, Korchorozid*

V Cardiotonicum (Corchorus-Glykosid)

*5773* *(4677)* $C_{29}H_{42}O_{10}$

**508-75-8**

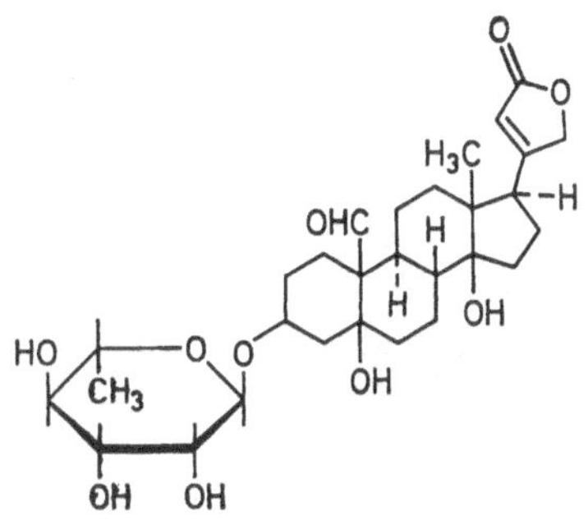

3β,5,14-Trihydroxy-19-oxo-5β-card-20(22)-enolid-3-L-rhamnosid = k-Strophanthidin-3-L-rhamnosid = (3β,5β)-3-[(6-Deoxy-α-L-mannopyranosyl)-oxy]-5,14-dihydroxy-19-oxocard-20(22)-enolid (●)

S Convallaton, *Convallatoxin*, Convallopan, Convalpur, Convapur, Corglykon, Korglykon

V Cardiotonicum (Convallaria majalis-Glykosid)

*5774* *(4678)* $C_{29}H_{42}O_{11}$

**6014-43-3**

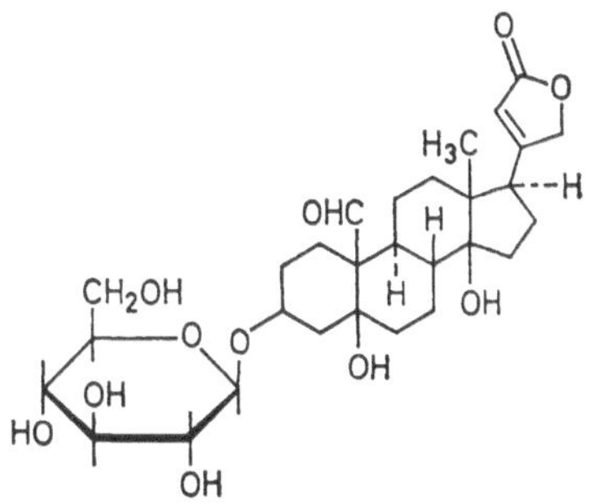

3β,5,14-Trihydroxy-19-oxo-5β-card-20 22)-enolid-3-β-D-glucosid = Strophanthidin-3-β-D-glucosid = (3β,5β)-3-(β-D-Glucopyranosyloxy)-5,14-dihydroxy-19-oxocard-20(22)-enolid (●)

S *Glucostrophantidin*

V Cardiotonicum

*5775* *(4679)* $C_{29}H_{43}N_5O_3$

**1639-79-8**

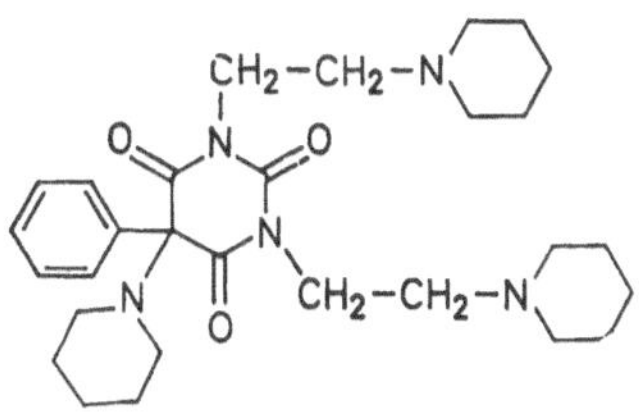

5-Phenyl-5-piperidino-1,3-bis-(β-piperidinoethyl)-barbitursäure = 5-Phenyl-5-(1-piperidinyl)-1,3-bis[2-(1-piperidinyl)ethyl]-2,4,6(1*H*,3*H*,5*H*)-pyrimidintrion (●)

H Citrat

S *Barverinum citricum*, Spasdolsin (spasmolyt. Komponente), Wu 461

V Spasmolyticum, Analgeticum

*5776* *(4680)* $C_{29}H_{44}Cl_2N_2O_8$

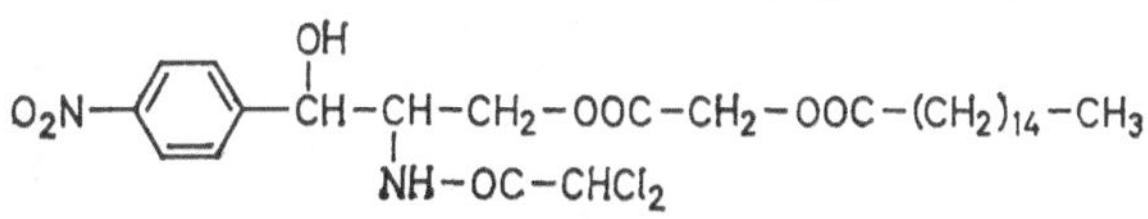

D(—)-*threo*-1-(*p*-Nitrophenyl)-2-dichloracetamido-1,3-propandiol-3-*O*-palmitoylglykolat = Chloramphenicolpalmitoylglykolat = [*R*-(*R**,*R**)]-Hexadecansäure-2-[2-[(dichloracetyl)amino]-3-hydroxy-3-(4-nitrophenyl)propoxy]-2-oxoethylester (●)

S Micodri, Micodry

V Antibioticum

*5777* *(4681)* $C_{29}H_{44}O_3$
**3571-53-7**

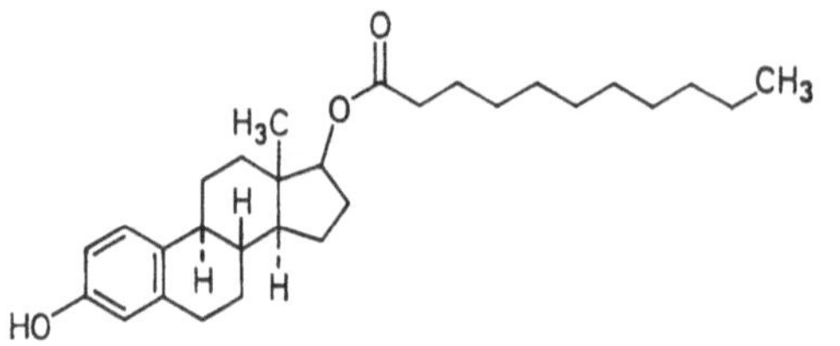

1,3,5(10)-Östratrien-3,17β-diol-17β-undecanoat = Östradiol-17β-undecylat = (17β)-Östra-1,3,5(10)-trien-3,17-diol-17-undecanoat (●)

H vgl. auch Nr. 6017

S Delestrec, Depogin, *Estradiol undecylate***, *Östradiolundecylat*, Progynon-Depot 100 mg, Progynon-retard, SQ 9993

V Depot-Östrogen

---

*5778* *(4682)* $C_{29}H_{44}O_4$
**572-97-4**

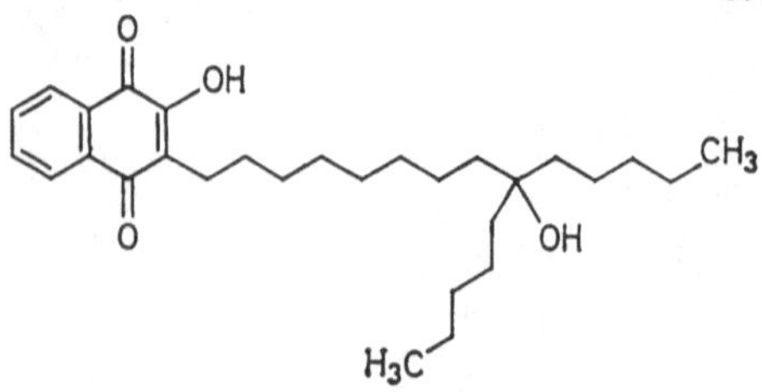

2-Hydroxy-3-(9-hydroxy-9-pentyltetradecyl)-1,4-naphthochinon = 2-Hydroxy-3-(ω,ω-diamyl-ω-hydroxynonyl)-1,4-naphthochinon = 2-Hydroxy-3-(9-hydroxy-9-pentyltetradecyl)-1,4-naphthalendion (●)

S CN 10443, Lapinon(e), M-2350, WR 26041

V Malariachemotherapeuticum

---

*5779* $C_{29}H_{44}O_9$
**36983-69-4**

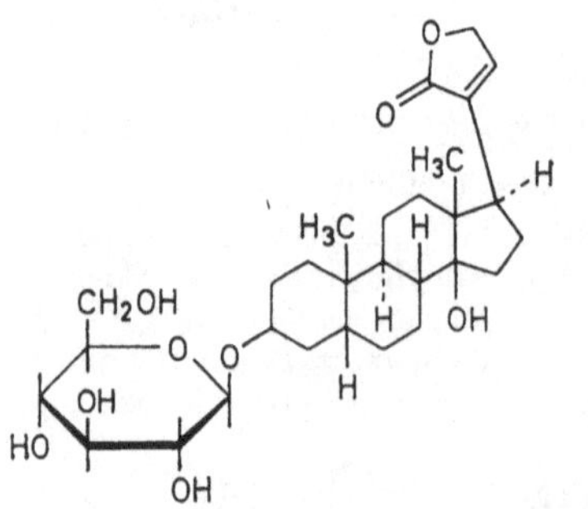

3β-(β-D-Glucopyranosyloxy)-14,23-dihydroxy-24-nor-5β,14β-chol-20(22)-en-21-säure-γ-lacton = (3β,5β,14β)-3-(β-D-Glucopyranosyloxy)-14,23-dihydroxy-24-norchol-20(22)-en-21-säure-γ-lacton (●)

S Actinogen, *Actodigin***, AY-22241

V Cardiotonicum

---

*5780* *(4683)* $C_{29}H_{44}O_{10}$
**6869-51-8**

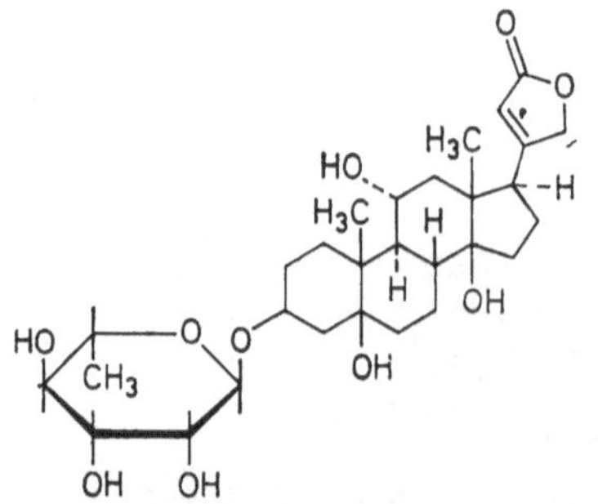

3β,5,11α,14β-Tetrahydroxy-5β-card-20(22)-enolid-3-α-L-rhamnopyranosid = (3β,5β,11α)-3-[(6-Deoxy-α-L-mannopyranosyl)oxy]-5,11,14-trihydroxy-card-20(22)-enolid (●)

S *Locundiesid, Lokundjosid*

V Cardiotonicum (Glykosid aus Convallaria keiskei und Strophanthus sarmenthus)

---

*5781* *(4684)* $C_{29}H_{44}O_{10}$
**3253-62-1**

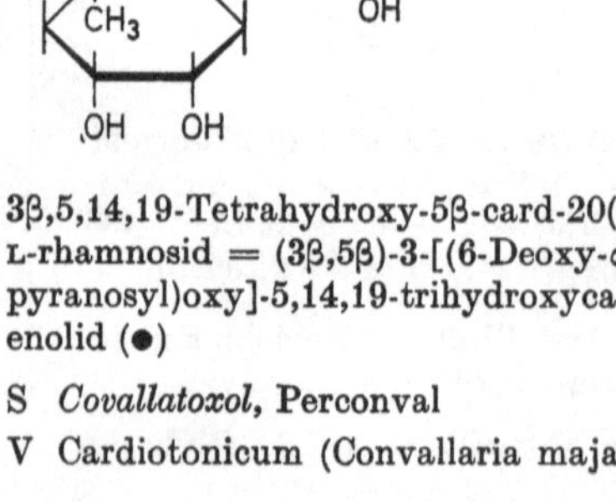

3β,5,14,19-Tetrahydroxy-5β-card-20(22)-enolid-3-L-rhamnosid = (3β,5β)-3-[(6-Deoxy-α-L-mannopyranosyl)oxy]-5,14,19-trihydroxycard-20(22)-enolid (●)

S *Covallatoxol*, Perconval

V Cardiotonicum (Convallaria majalis-Glykosid)

*5782* *(4685)* $C_{29}H_{44}O_{12}$
630-60-4

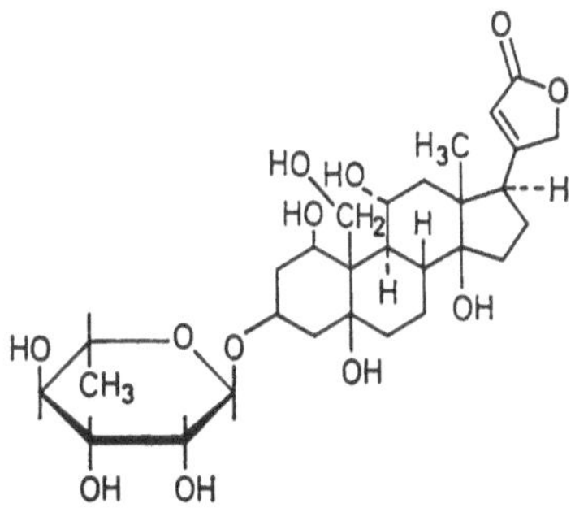

1β,3β,5,11α,14,19-Hexahydroxy-5β-card-20(22)-enolid-3-L-rhamnosid = Ouabagenin-3-L-rhamnosid = (1β,3β,5β,11α)-3-[(6-Deoxy-α-L-mannopyranosyl)oxy]-1,5,11,14,19-pentahydroxycard-20(22)-enolid (●)

H auch Octahydrat (11 018-89-6)

S *Acocantherin,* Astrobain, Cardibaine, Cordisan, Gebaine, Geobaina, Gestrophan, Gestrophin, Gratibain, Gratusbaina, *Gratus-Strophanthin, Ouabain(e), Ouabaiosid,* Ouabaol, Purostrophan, Rectabaine simple, Rectobaina, Solubain, Solufantina, Strodival, *Strofantina,* Strophalen „Tosse", g-Strophan, Strophangit „Chinoin", *g-Strophanthin, g-Strophanthosid,* g-Strophicor, Strophinos, Strophoperm, Strophosan, Synergikon H, *Uabaina,* Uabanin

V Cardiotonicum (Strophanthus gratus-Glykosid)

---

*5783* *(4686)* $C_{29}H_{45}NO_3$
499-92-3

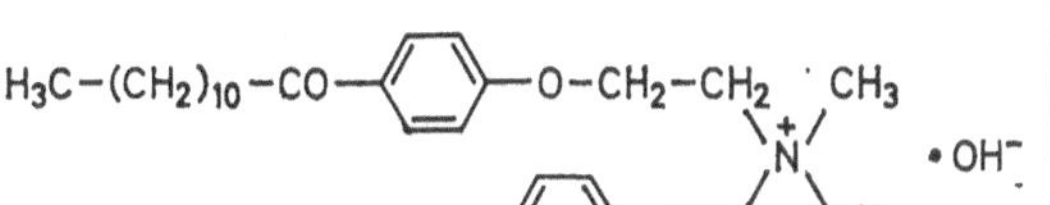

*N*-Benzyl-*N*-[2-(*p*-lauroylphenoxy)-ethyl]-dimethylammoniumhydroxid = *N,N*-Dimethyl-*N*-[2-[4-(1-oxododecyl)phenoxy]ethyl]benzenmethanaminiumhydroxid (●)

H Chlorid (19 486-61-4)

S Fortasept, *Lauralkoniumchlorid**, Laurophenoniumchlorid,* Pyrgasol

V Antisepticum

---

*5784* *(4687)* $C_{29}H_{46}Cl_2N_2O_6$
16 255-48-4

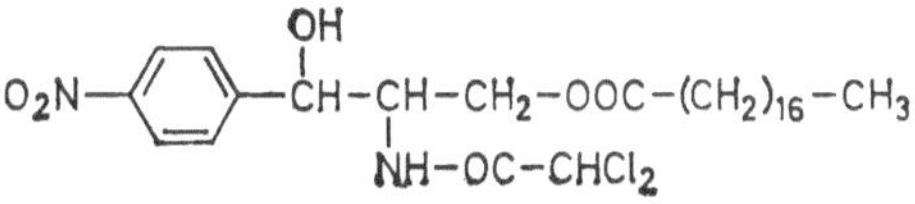

D(—)-*threo*-1-(*p*-Nitrophenyl)-2-dichloracetamido-1,3-propandiol-3-stearat = [*R*-(*R**,*R**)]-Octadecansäure-2-[(dichloracetyl)amino]-3-hydroxy-3-(4-nitrophenyl)propylester (●)

H auch DL-Verbindung

S *Chloramphenicolstearat,* Eulaevomycetinum, Eusynthomycin, Madomicetina

V Antibioticum

---

*5785* *(4688)* $C_{29}H_{46}O_3$
862-89-5

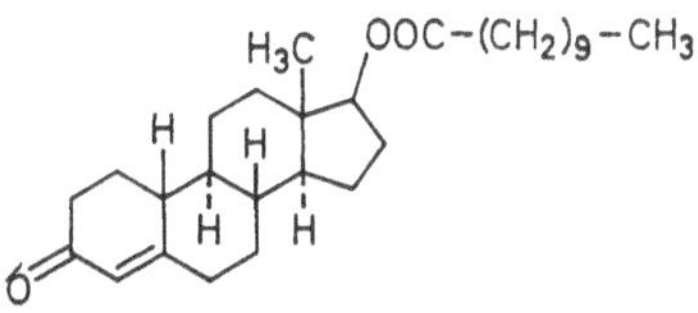

17β-Hydroxy-4-östren-3-on-17-undecanoat = 17β-Hydroxy-19-nor-4-androsten-3-on-17-undecanoat = 19-Nortestosteronundecanoat = (17β)-17-[(1-Oxoundecyl)oxy]östr-4-en-3-on (●)

S Dynabolon, *Nandrolonundecylat, Nortestosteronundecanoat*

V Anabolicum

---

*5786* *(4689)* $C_{29}H_{47}NO_6$
26 241-81-6

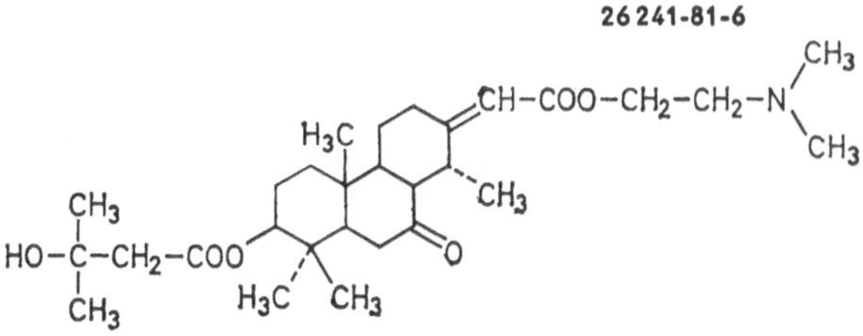

7β-(3-Hydroxy-3-methylbutyroyloxy)-1α,4b,8,8-tetramethyl-10-oxoperhydrophenanthren-2-ylidenessigsäure-β-dimethylaminoethylester = 3-Hydroxy-3-methylbutansäure-7-[2-[2-(dimethylamino)ethoxy]-2-oxoethyliden]tetradecahydro-1,1,4a,8-tetramethyl-9-oxo-2-phenanthrenylester (●)

S *Coumingin*

V Alkaloid aus Erythrophleum couminga mit digitalis-ähnlicher Wirkung

*5787* $C_{29}H_{47}N_3O_2$
18503-71-4

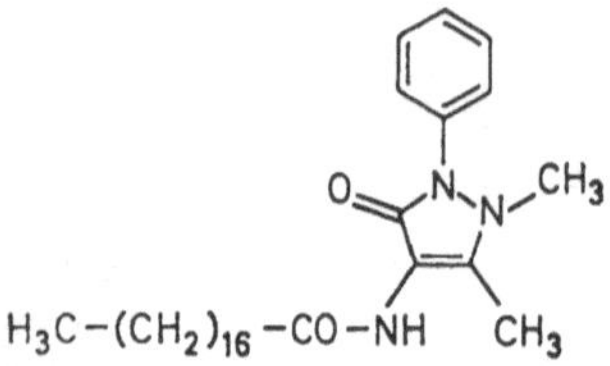


2,3-Dimethoxy-1-phenyl-4-stearinamido-5-pyrazolon = *N*-(2,3-Dihydro-1,5-dimethyl-3-oxo-2-phenyl-1*H*-pyrazol-4-yl)octadecanamid (●)

S Stampirin, Stampyrine

V Antiphlogisticum

---

*5788* *(4690)* $C_{29}H_{48}Br_2O_2$
514-50-1

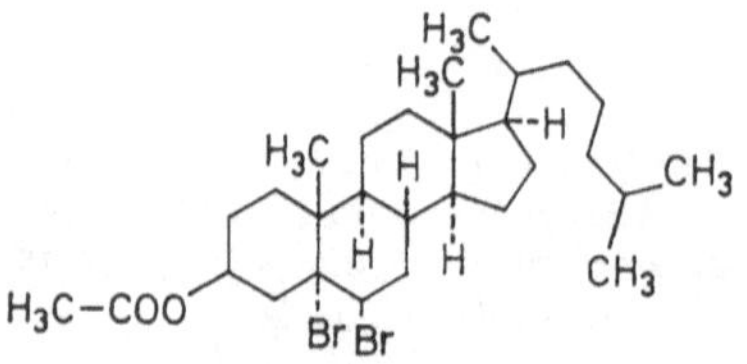


5,6β-Dibrom-5α-cholestan-3β-ol-3-acetat = 5,6-Dibromdihydroacetylcholesterin = (3β,5α,6β)-5,6-Dibromcholestan-3-olacetat (●)

S *Acebrochol***

V Sedativum

---

*5789* *(4691)* $C_{29}H_{48}Cl_2N_2O_3$

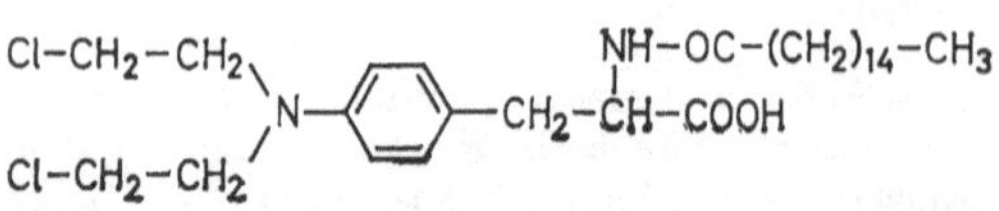


3-{*p*-[Bis-(2-chlorethyl)-amino]-phenyl}-*N*-palmitoylalanin = 4-[Bis(2-chlorethyl)amino]-*N*-(1-oxohexadecyl)-DL-phenylalanin (●)

S Palmitosin, *Palmitoylsarcolysin*

V Antineoplasticum

*5790* $C_{29}H_{48}O$
83-48-7

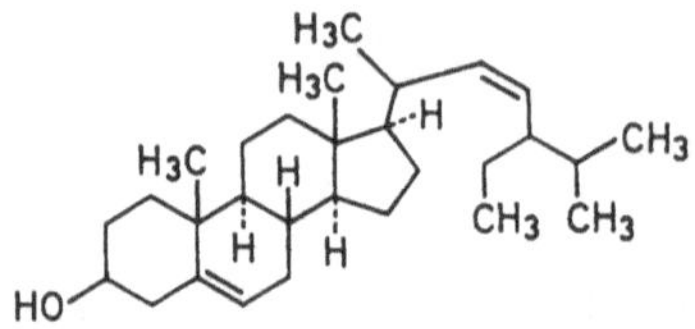


Stigmasta-5,22-dien-3β-ol = 24-Ethyl-5,22-cholestadien-3β-ol = (3β)-Stigmasta-5,22-dien-3-ol (●)

S *Anti-stiffness factor, Stigmasterin, Stigmasterol*

V Therapeuticum gegen Arteriosklerose, Coxitis, Diarrhoe

---

*5791* *(4692)* $C_{29}H_{50}O$
83-46-5

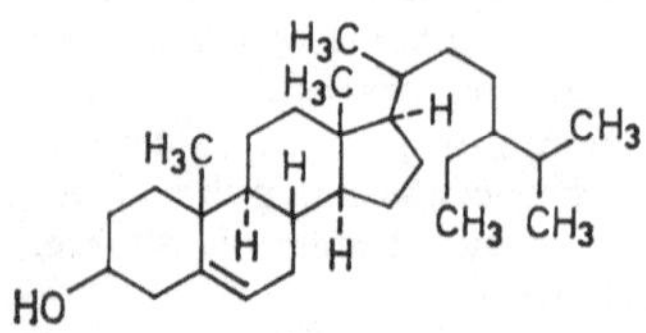


5-Stigmasten-3β-ol = 24-Ethyl-5-cholesten-3β-ol = 22,23-Dihydrostigmasterin = (3β)-Stigmast-5-en-3-ol (●)

H vgl. auch Nr. 6001

S *Beta-sitosterinum*, Cinchol, Harzol, Isorhine, *α-Phytosterol*, Prostata-Kapseln „Hoyer", *β-Sitosterin*, Sitosterin-Delalande, *β-Sitosterol*

V Therapeuticum gegen Hypercholesterinämie (Phytosterin)

*5791-01* *(4692a)*

H mit Gehalt von 10—20% der Dihydroverbindung

S Anticolesterol, Cytellin, Niladyl, Positol, Siston, Sytol

V Therapeuticum gegen Hypercholesterinämie

*5792* *(4693)* $C_{29}H_{50}O_2$
10191-41-0

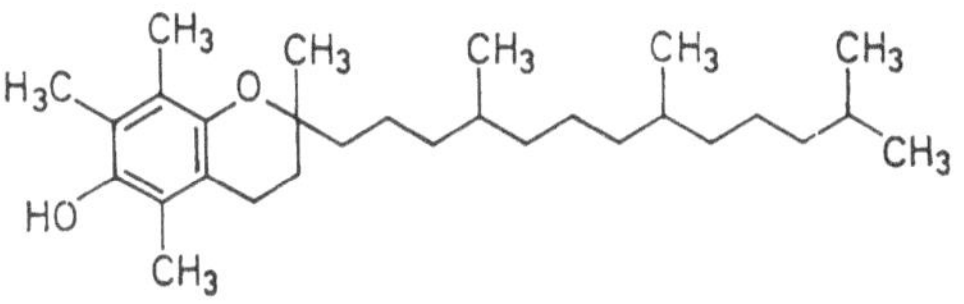

2,5,7,8-Tetramethyl-2-(4,8,12-trimethyltridecyl)-chroman-6-ol = 5,7,8-Trimethyltocol = 3,4-Dihydro-2,5,7,8-tetramethyl-2-(4,8,12-trimethyltridecyl)-2*H*-1-benzopyran-6-ol (●)

H auch D-Verbindung ([2*R*-[2*R**(4*R**,8*R**)]]-Verbindung) (59-02-9)
vgl. auch Nrr. 5864, 5907, 5957, 6002

S Almefrol, Aquasol E, Biovit, Cavecol, Celvim, Chibivit E, Corfavit E, Covitol, Dal-E, Dalfatol, Denamone, Dohyfral-E, Duphafral E, Ecrisina, Egavit E, Egevit, E-Hart, Elogerme, Endo E, Eprolin S, Epsilan, E-Sir, Esol, Etamican, Eta-Monovit, Eta-Vit, E-vatine, E-Vital, Evitaminum, Evitan, Evitil, Evitina, E-Vitum, Farmobion E, Fertiligen, Fertilol, Fravit E, Gonavit, Ilitia, Lan-E, Lethopherol, Med-E, Mephatopherol, Par-E, Phytogermine, Profecundin, Spavit E, Teplin, Tocoergin, Tocoferina E, Tocoferolo Bioglan, *Tocoferolum*, Tocofyn, Tocogèn, Tocomed, *α-Tocopherol*, Tocovit, Tokopharm, Vascuals, Verrol, Vieman, Vita-E, *Vitamin E*, Vitaplex E, Vitasan E, Vitayonon, Viteta, Vitwas E, *Witamina E*

V Antisterilitätsvitamin

*5792-01* *(4693a)* 30999-06-5

H Polyethylenglykol-100-succinat

S *Tocofersolan***, *Tocophersolan*, TPGS

V wasserlösliches α-Tocopherolderivat

*5793* *(4694)* $C_{29}H_{50}O_3$
7559-04-8

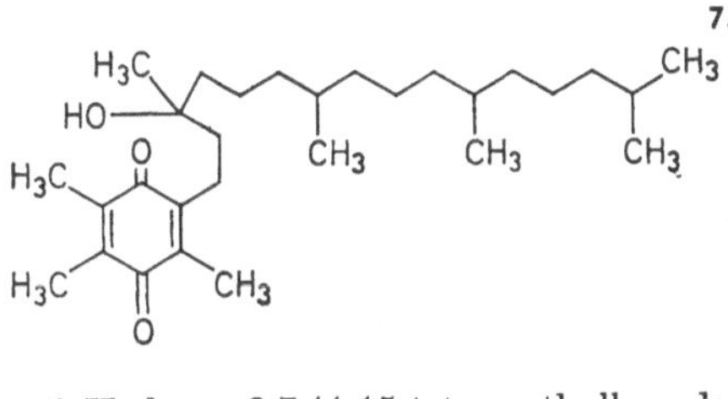

2-(3-Hydroxy-3,7,11,15-tetramethylhexadecyl)-3,5,6-trimethyl-1,4-benzochinon = 2-(3-Hydroxy-3,7,11,15-tetramethylhexadecyl)-3,5,6-trimethyl-2,5-cyclohexadien-1,4-dion (●)

S Eutrophyl, Ipotensil, Ipotensivo Chinonico, Métorène, Tensiopress, *Tocoferylchinonum*, *Tocopherylquinone*, Tocopressina, *Tokopherylchinon*, Trimina, Vitapressina

V Antihypertonicum

*5794* *(4695)* $C_{29}H_{51}N_2O_8$
1393-87-9

S Biofusal, *Fusafungin***, Fusaloyos, Fusarine, Locabiosol, Locabiotal, S 314

V Antibioticum aus Fusarium lateritium zur Behandlung von Infektionen der Atemwege

*5795* *(4696)* $C_{29}H_{54}N_2O_2$

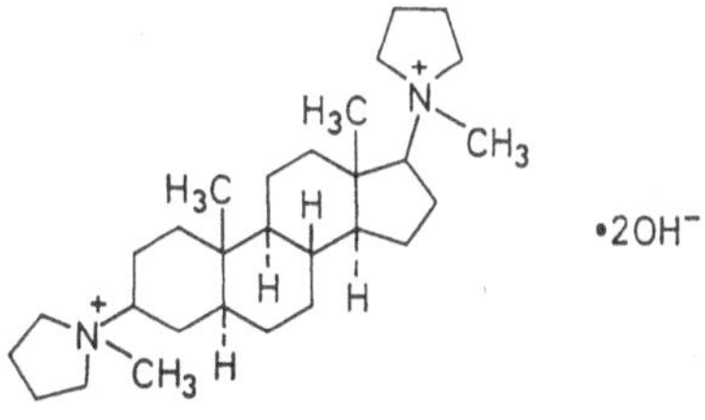

3β,17β-Dipyrrolidin-1′-ylandrostan-bis-methylhydroxid = 1,1′-[(3β,5α,17β)-Androstan-3,17-diyl]-bis[1-methylpyrrolidiniumhydroxid] (●)

H Dichlorid (297-93-8)

S *Dipyrandiumchlorid*, M. & B. 9105 A

V Muskelrelaxans

*5796* $C_{29}H_{55}N_5O_{18}$
36441-41-5

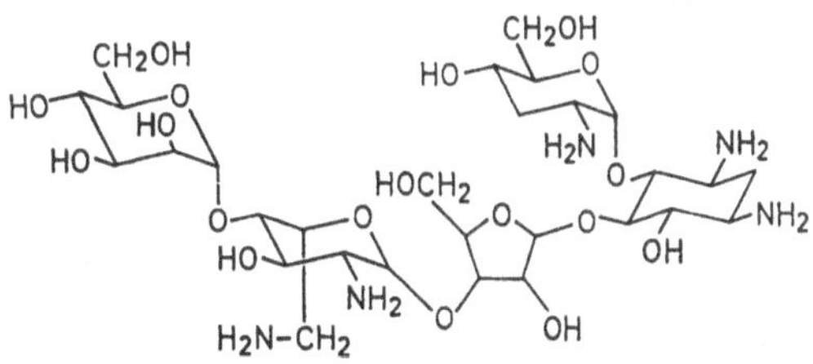

*O*-2-Amino-2,3-dideoxy-α-D-*ribo*-hexopyranosyl-(1→4)-*O*-[α-D-mannopyranosyl-(1→4)-*O*-2,6-diamino-2,6-dideoxy-β-L-idopyranosyl-(1→3)-β-D-ribofuranosyl-(1→5)]-2-deoxy-D-streptamin (●)

S Livaline 500, *Lividomycin***, *Lividomycin A*, LVM, SF-767 A

V Antibioticum aus Streptomyces Lividus No. 2230

---

*5797* *(4697)* $C_{30}H_{16}O_8$

548-04-9

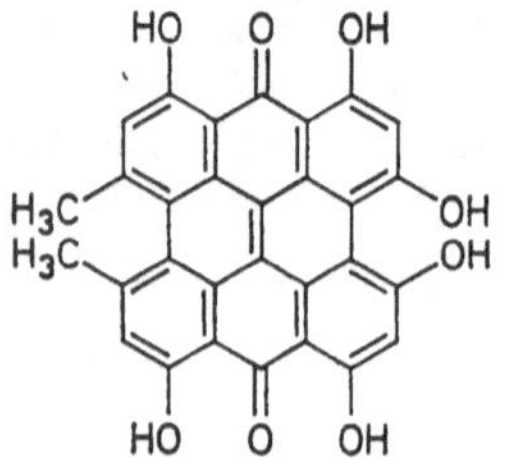


1,3,4,6,8,13-Hexahydroxy-10,11-dimethylphenanthro[1,10,9,8-*opqra*]perylen-7,14-dion (●) = 4,4′,5,5′,7,7′-Hexahydroxy-2,2′-dimethyl-*meso*-naphthodianthron

S Cyclosan, Cyclo-Werol, *Hypericin, Hypericum-rot*

V Hypericum-Pigment, Therapeuticum gegen endogene und exogene Depressionen

---

*5798* *(4698)* $C_{30}H_{21}O_4P$

7657-86-5

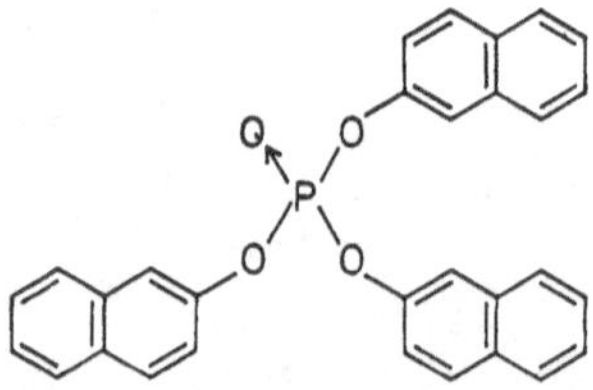


Tris-β-naphthyl-phosphat = Phosphorsäuretris-(2-naphthalenyl)ester (●)

S Entéroseptyl

V Darmantisepticum

*5799* *(4699)* $C_{30}H_{22}O_{10}$

2530-37-2

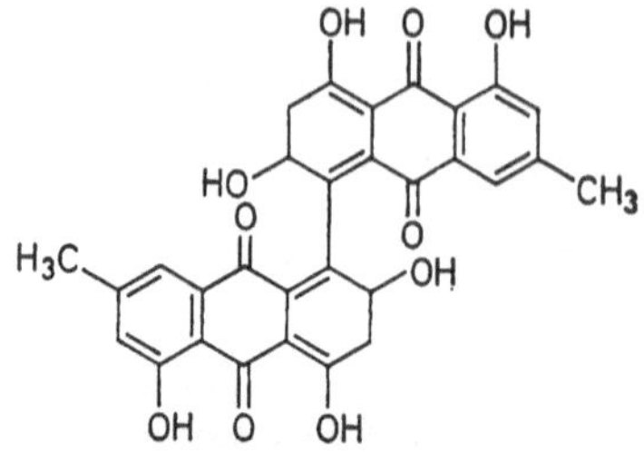


2,2′,3,3′-Tetrahydro-2,2′,4,4′,5,5′-hexahydroxy-7,7′-dimethyl-1,1′-bianthrachinon = 2,2′,3,3′-Tetrahydro-2,2′,4,4′,5,5′-hexahydroxy-7,7′-dimethyl[1,1′-bianthracen]-9,9′,10,10′-tetron (●)

H nach neueren Angaben ein stereoisomeres 1,7,9,15,17,20-Hexahydroxy-3,11-dimethyl-5*H*, 6*H*-6,13a,5a,14-[1,2,3,4]butantetraylcycloocta-[1,2-*b*:5,6-*b*′]dinaphthalen-5,8,13,16(14*H*)-tetron (●) (23537-16-8)

S *Rugulosin*

V Antibioticum aus Sepedonium ampullosporum

---

*5800* $C_{30}H_{22}O_{12}$

21884-44-6

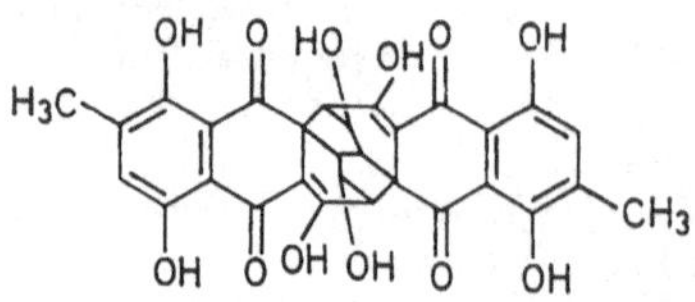


stereoisomeres 1,4,7,9,12,15,17,20-Octahydroxy-3,11-dimethyl-5*H*,6*H*-6,13a,5a,14-[1,2,3,4]butantetraylcycloocta[1,2-*b*:5,6-*b*′]dinaphthalen-5,8,13,16(14*H*)-tetron = (1*S*, 1′*S*, 2*R*, 2′*R*, 3*S*, 3′*S*, 9a*R*, 9′a*R*)-8,8′-Dihydroxyrugulosin

S *Luteoskyrin*

V Antibioticum aus Penecillium islandicum

---

*5801* *(4700)* $C_{30}H_{23}N_3O_6$

2545-24-6

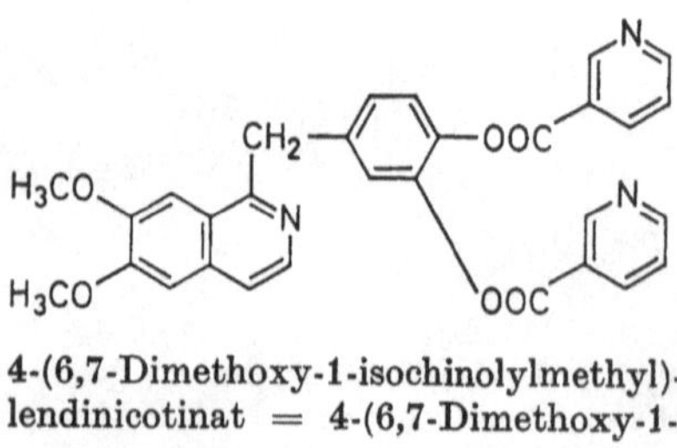


4-(6,7-Dimethoxy-1-isochinolylmethyl)-*o*-phenylendinicotinat = 4-(6,7-Dimethoxy-1-isochinolylmethyl)-brenzcatechindinicotinat = 1-(3,4-Dihydroxybenzyl)-6,7-dimethoxyisochinolindinicotinat = 3-Pyridincarbonsäure-4-[(6,7-dimethoxy-1-isochinolinyl)methyl]-1,2-benzendiylester (●)

S *Niceverin***, RC-167

V Coronarvasodilatans, Spasmolyticum

---

*5802* *(4701)* $C_{30}H_{24}N_4O_{10}$

15 351-13-0

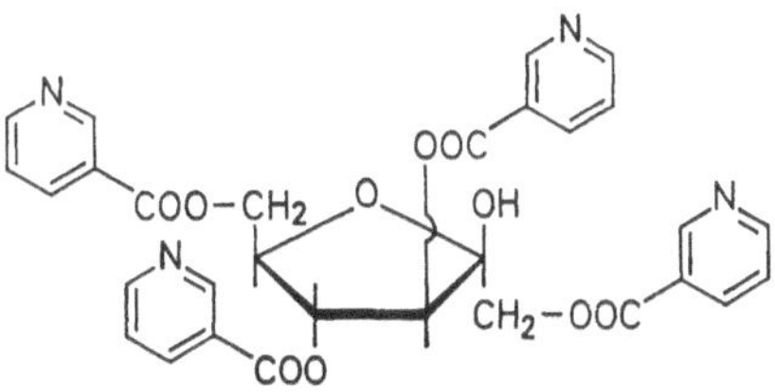

D-Fructofuranose-1,3,4,6-tetranicotinoat = 1,3,4,6-Tetranicotinoyl-D-fructofuranose = β-D-Fructofuranose-1,2,3,4-tetra-3-pyridincarboxylat (●)

H auch mit ca. 10% Gehalt Fructopyranosetetranicotinoat

S Bradilan, Buclidan, Cardilan, ES 304, *Nicofuranose***, Romanil, Vasperdil

V Vasodilatans, Thrombosenprophylakticum

---

*5803* *(4702)* $C_{30}H_{26}O_2$

Dibenzylcinnamylbenzoat

S Cinnabene

V Vasodilatans

---

*5804* *(4703)* * $[C_{30}H_{30}N_4O_2S]_x$

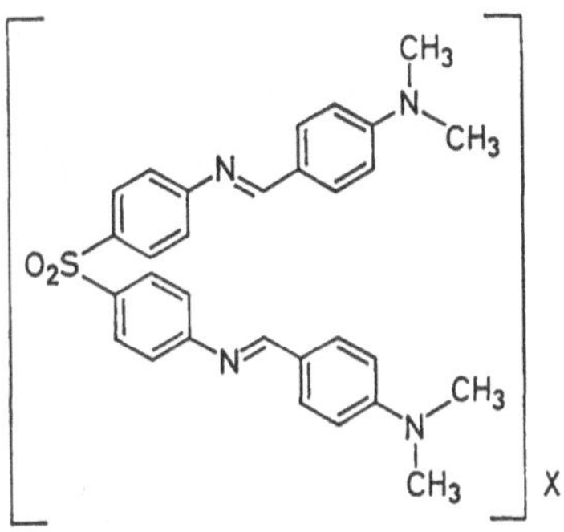

polymeres *p,p'*-Sulfonylbis-[*N*-(*p*-dimethylaminobenzyliden)-anilin] = polymeres 4,4'-Bis-(*p*-dimethylaminobenzylidenamino)-diphenylsulfon

S Sulfamethin, Sulfoninum, Sulphametin

V Tuberkulostaticum

---

*5805* $C_{30}H_{32}ClF_3N_2O_2$

53179-10-5

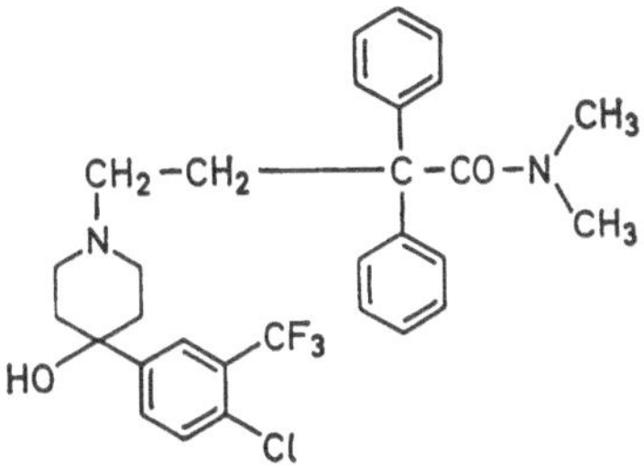

4-(4-Chlor-α,α,α-trifluor-*m*-tolyl)-4-hydroxy-*N*,*N*-dimethyl-α,α-diphenyl-1-piperidinbutyramid = 4-[4-Chlor-3-(trifluormethyl)phenyl]-4-hydroxy-*N*,*N*-dimethyl-α,α-diphenyl-1-piperidinbutanamid (●)

S *Fluperamid***, R 18910

V Antidiarrhoicum

---

*5806* *(4704)* $C_{30}H_{32}N_2O_2$

915-30-0

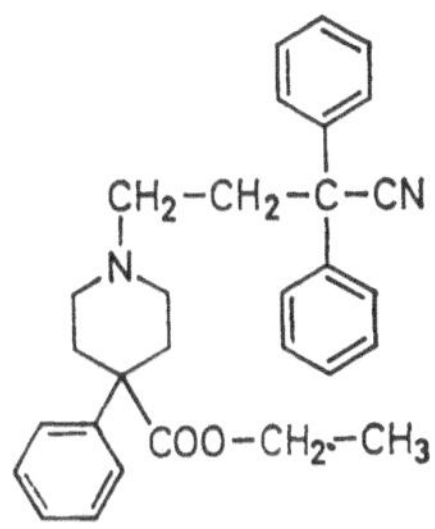

1-(3-Cyan-3,3-diphenylpropyl)-4-phenyl-4-piperidincarbonsäureethylester

H Hydrochlorid (3810-80-8)

S *Difenossilato cloridrato, Diphenoxylathydrochlorid***, R 1132

V Antidiarrhoicum

*5806-01* *(4704a)* 55 840-97-6

H Hydrochlorid mit Zusatz von 1% Atropinsulfat

S Diarsed, Katevan, Lomotil, Protector, Reasec, Retardin, Sedistal, Tropatil, Xilatil

V Antidiarrhoicum

*5807* *(4705)* $C_{30}H_{32}N_2O_{14}S_5$

118-84-3

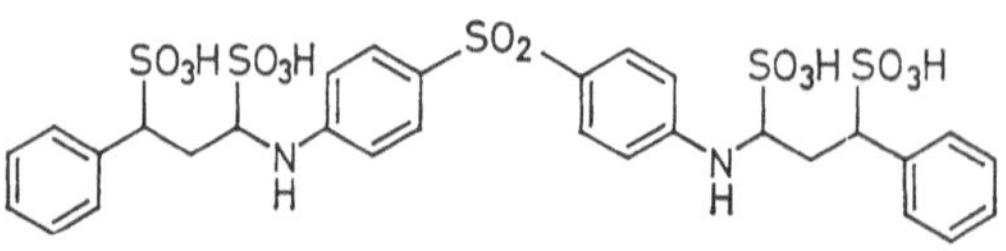

1,1'-[*p,p'*-(Sulfonyl)-dianilino]-bis-(3-phenylpropan-1,3-disulfonsäure) = 4,4'-Bis-(3-phenyl-1,3-disulfopropylamino)-diphenylsulfon = 1,1'-[Sulfonylbis(4,1-phenylenimino)]bis[3-phenyl-1,3-propandisulfonsäure] (●)

H Tetranatriumsalz (133-65-3)

S Cimedon(e), Novotrone „Bengal", *Phénopryldiasulfone sodique*, 3668 R.P., *Solapsone*, *Solasulfon**, *Solusulfon*, Sulfetron, Sulfonazina, Sulphedrone, Sulphetrone, Sulphonazine

V Chemotherapeuticum gegen Lepra

---

*5808* *(4706)* $C_{30}H_{34}O_{13}$

124-87-8

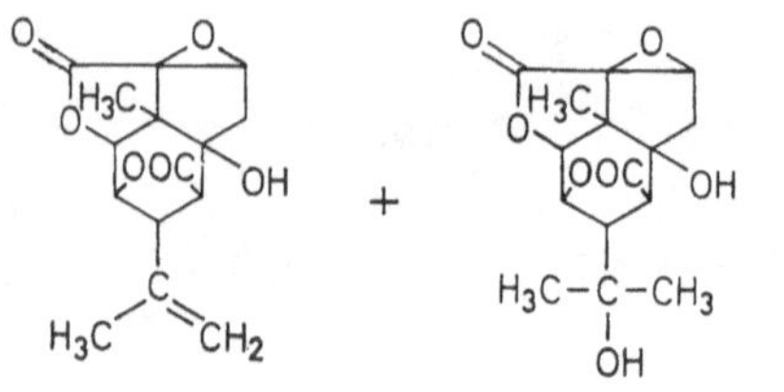

Mischung von Pikrotoxinin ($C_{15}H_{16}O_6$) und Pikrotin ($C_{15}H_{18}O_7$) in molekularem Verhältnis = Verbindung (1:1) von (1aα,2aβ,3β,6β,6aβ,8a*S**,8bβ,9*R**)-Hexahydro-2a-hydroxy-9-(1-hydroxy-1-methylethyl)-8b-methyl-8*H*-1,5,7-trioxa-3,6-methanocyclopenta[*ij*]cycloprop[*a*]azulen-4,8(3*H*)-dion mit (1aα,2aβ,3β,6β,6aβ,8a*S**,8bβ,9*R**)-Hexahydro-2a-hydroxy-8b-methyl-9-(1-methylethenyl)-8*H*-1,5,7-trioxa-3,6-methanocyclopenta[*ij*]cycloprop-[*a*]azulen-4,8(3*H*)-dion (●)

S *Cocculin*, *Picrotoxinum*, *Pikrotoxin*

V Analepticum bei Barbitursäurevergiftungen (Wirkstoff aus den Samen von Anamirta cocculus)

*5809* *(4707)* $C_{30}H_{35}F_2N_3O$

3416-26-0

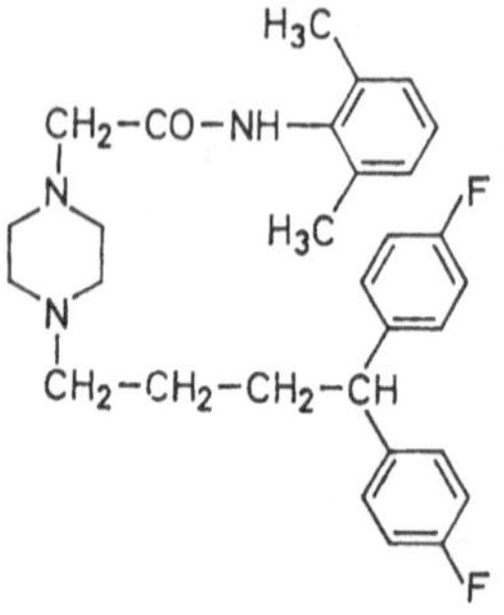

4-[4,4-Bis-(*p*-fluorphenyl)-butyl]-1-piperazinyl-aceto-2',6'-xylidid = 1-[4,4-Di-(4-fluorphenyl)-butyl]-4-[(2,6-dimethylanilinocarbonyl)-methyl]-piperazin = 4-[4,4-Bis(4-fluorphenyl)butyl]-*N*-(2,6-dimethylphenyl)-1-piperazinacetamid (●)

S Clavidene, Clinium, Corflazine, Klinium, Klintab, *Lidoflazin***, McN-JR 7904, *Ordiflazine*, R 7904

V Coronarvasodilatans

---

*5810* $C_{30}H_{35}NO_3$

31 477-60-8

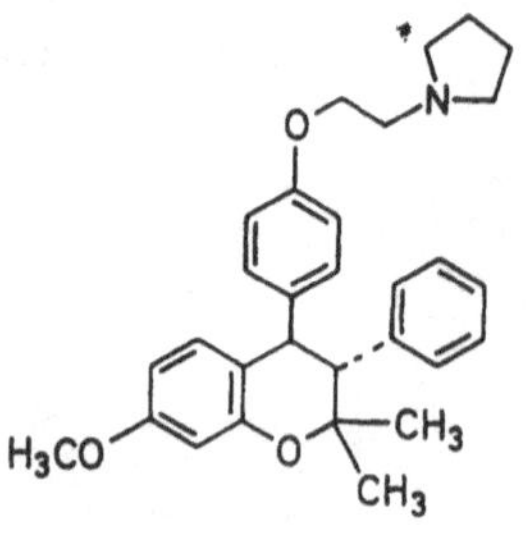

3,4-*trans*-2,2-Dimethyl-3-phenyl-4-[*p*-(β-pyrrolidinoethoxy)-phenyl]-7-methoxychroman = *trans*-1-[2-[4-(3,4-Dihydro-7-methoxy-2,2-dimethyl-3-phenyl-2*H*-1-benzopyran-4-yl)phenoxy]ethyl]-pyrrolidin (●)

S *Centchromane*

V Antiphlogisticum, Analgeticum, Antipyreticum, postcoitales Antikonzipiens

*5811* *(4708)* $C_{30}H_{35}NO_4$

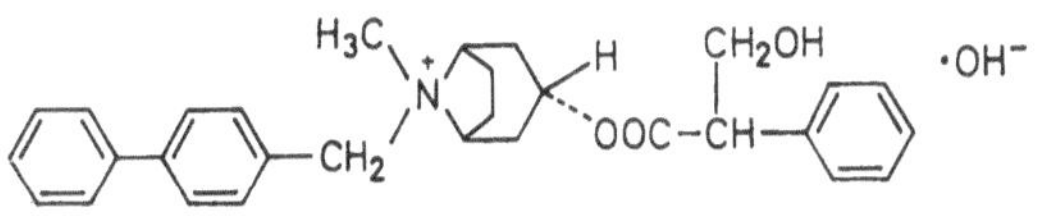

8-(*p*-Biphenylylmethyl)-3-DL-tropoyloxytropaniumhydroxid = 8-(*p*-Phenylbenzyl)-atropiniumhydroxid = *endo*-(±)-8-([1,1′-Biphenyl]-4-ylmethyl)-3-(3-hydroxy-1-oxo-2-phenylpropoxy)-8-methyl-8-azoniabicyclo[3.2.1]octanhydroxid (●)

H Bromid **(511-55-7)**

S BTTB, Dendrepar, *Fentropilium*, Gastripon, Gastropin, N-399, *Phenylbenzylatropiniumbromid*, *Xenytropiumbromid***, *Xenytroponi bromidum*

V Anticholinergicum, Spasmolyticum

*5812* *(4709)* $C_{30}H_{38}N_4$ **19 056-26-9**

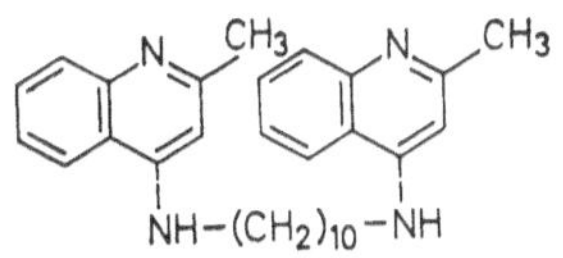

4,4′-(Dekamethylendiamino)-bis-(2-methylchinolin) = 4,4′-(Dekamethylendiimino)-dichinaldin = *N*,*N*′-Bis(2-methyl-4-chinolinyl)-1,10-decandiamin (●)

H Diacetatdihydrat **(5714-05-6)**

S *Chindecamini acetas*, NAT-324, *Quindecaminacetat**

V lokales Bakteriostaticum

*5813* *(4710)* $C_{30}H_{38}N_4O_{11}$ **15 599-51-6**

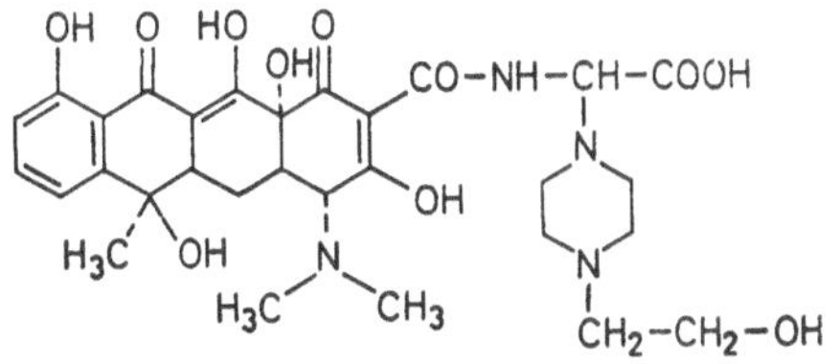

α-(4-Dimethylamino-1,4,4a,5,5a,6,11,12a-oktahydro-3,6,10,12,12a-pentahydroxy-6-methyl-1,11-dioxo-2-naphthacencarboxamido)-4-(2-hydroxyethyl)-1-piperazinylessigsäure = [4*S*-(4α,4aα,5aα,6β,12aα)]-α-[[[4-(Dimethylamino)-1,4,4a,5,5a,6,11,12a-octahydro-3,6,10,12,12a-pentahydroxy-6-methyl-1,11-dioxo-2-naphthacenyl]carbonyl]amino]-4-(2-hydroxyethyl)-1-piperazinessigsäure (●)

S *Apicyclin**, RIT 1140, Traserit

V Antibioticum

*5814* *(4711)* $C_{30}H_{38}O_4$ **7724-88-1**

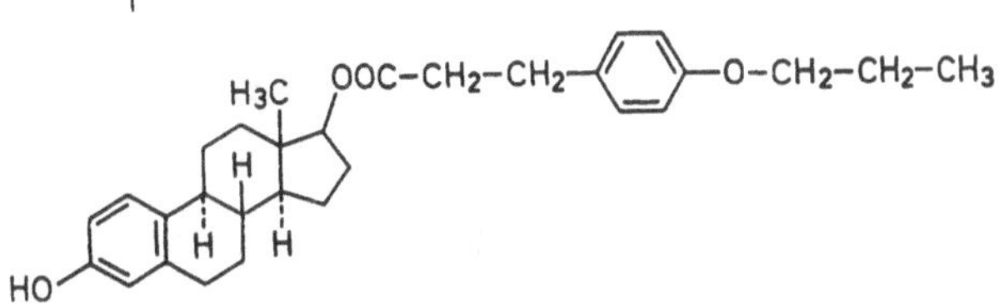

1,3,5(10)-Östratrien-3,17β-diol-17β-[3-(*p*-propoxyphenyl)-propionat] = Östradiol-17-[3-(*p*-propoxyphenyl)-propionat] = (17β)-Östra-1,3,5(10)-trien-3,17-diol-17-(4-propoxybenzenpropanoat) (●)

S Durovex, *Östradiolpropoxyphenylpropionat*

V Depot-Östrogen

*5815* *(4712)* $C_{30}H_{40}O_6$ **1362-42-1**

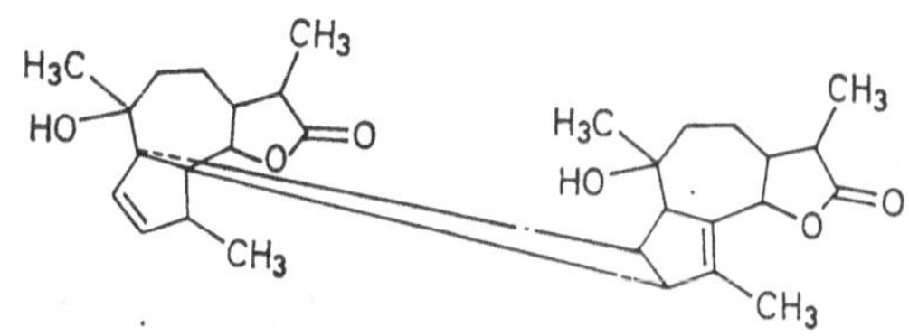

S *Absinthin*, *Absynthin*

V Bitterstoff aus Artemisia absinthium

*5816* $C_{30}H_{41}ClN_2O_2S$

41 931-83-3

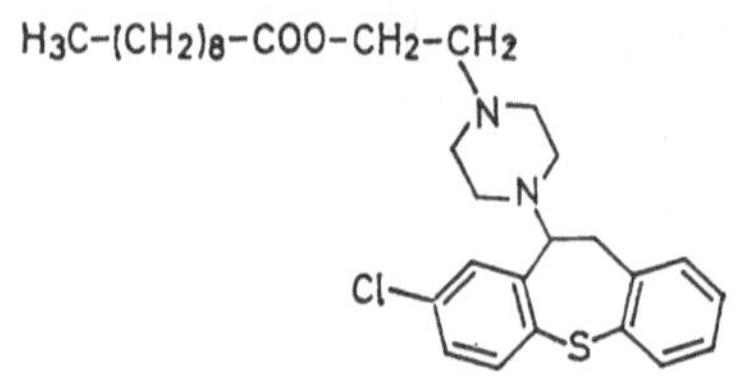

2-[4-(8-Chlor-10,11-dihydrodibenzo[*b,f*]thiepin-10-yl)-1-piperazinyl]-ethyldecanoat = Decansäure-2-[4-[8-chlor-10,11-dihydrodibenzo[*b,f*]thiepin-10-yl]-1-piperazinyl]ethylester (●)

S *Noroxyclothepindecanoat*, VÚFB-9976

V Depot-Neurolepticum

*5817* *(4713)* $C_{30}H_{41}FO_7$

5611-51-8

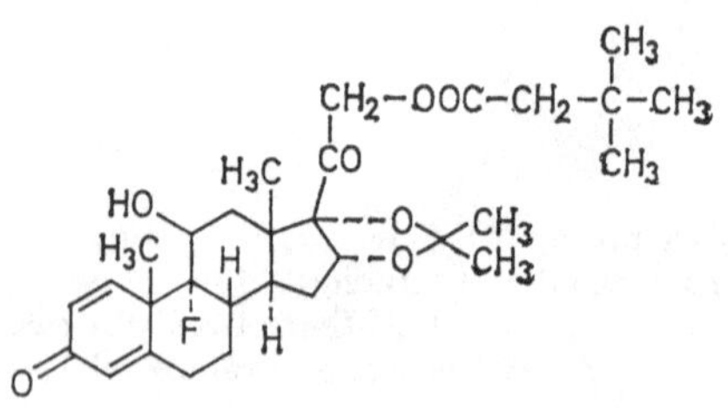

9α-Fluor-11β,21-dihydroxy-16α,17α-isopropylidendioxy-1,4-pregnadien-3,20-dion-21-(3,3-dimethylbutyrat) = 9α-Fluor-11β,16α,17α,21-tetrahydroxy-1,4-pregnadien-3,20-dion-16,17-acetonacetal-21-(3,3-dimethylbutyrat) = (11β,16α)-21-(3,3-Dimethyl-1-oxobutoxy)-9-fluor-11-hydroxy-16,17-[(1-methylethyliden)bis(oxy)]pregna-1,4-dien-3,20-dion (●)

S Aristospan, CL 34433, *Fluoxiprednisolonhexacetonid*, Hexatrione, Lederlon, Lederspan, Polcortolon prolongatum, TATBA, *Triamcinolonhexacetonid***

V injizierbares Triamicinolonderivat

*5818* $C_{30}H_{41}NO_3$

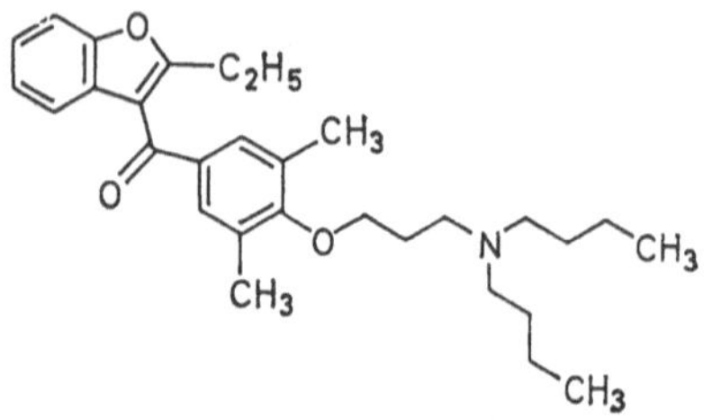

2-Ethyl-3-{3,5-dimethyl-4-[3-(dibutylamino)propoxy]-benzoyl}-benzofuran = [4-[3-(Dibutylamino)-propoxy]-3,5-dimethylphenyl](2-ethyl-3-benzofuranyl)methanon (●)

H Hydrochlorid (50 602-48-7)

S L 8412

V Coronartherapeuticum

*5819* *(4714)* $C_{30}H_{41}OP$

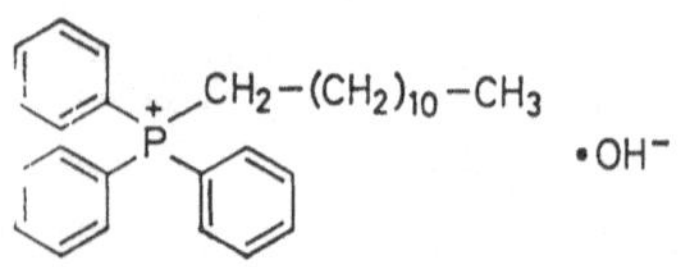

Dodecyltriphenylphosphoniumhydroxid (●)

H Bromid (15 510-55-1)

S D 305, Mycal, Myxal-Lösung

V Dermatomykoticum

*5819-01* 24 360-58-5

H Pentachlorphenolat

S Claraphos, *Pentaphonate*

V Bakteriostaticum

*5820* *(4715)* $C_{30}H_{42}N_2O_4S$

26 545-50-6

S *Nufleine, Nuphlein*

V antimikrobiell wirksames Alkaloid aus Nuphar luteum

*5820-01* *(4715a)* 12 698-70-3

H Gemisch mit einem inaktiven Alkaloid (Thiobinupharidin)

S *Lutenurin*, Situcidine

V Bakterizid (Trichomonacid), Fungicid, Parasiticid

*5821* *(4716)* $C_{30}H_{42}N_4O_2$

572-53-2

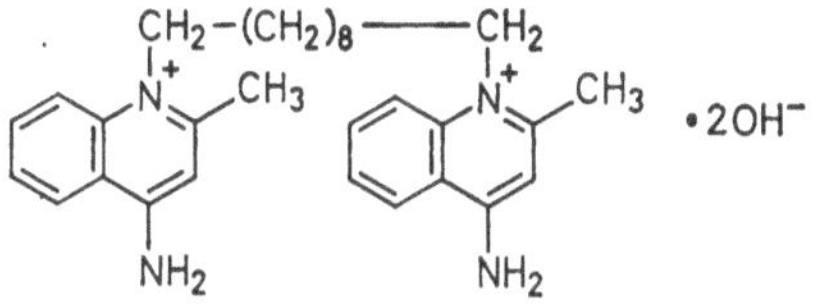

$N^1$,$N^{1'}$-Dekamethylen-bis-(4-aminochinaldinium-hydroxid) = 1,1'-(1,10-Decandiyl)bis[4-amino-2-methylchinoliniumhydroxid] (●)

H Dichlorid (522-51-0)

S Angils, BAQD 10, Biorvisal, Danical, Decabis, Decaderm „Galenica-Bukarest", Decalysin, *Decamin(um)*, *Dechaliniumchlorid*, Decosan, Dekadin, Dekamin, Dekuarin, Dekva, Delica-Gel, De-Menthasin, Dequadin, Dequafungan, *Dequaliniumchlorid***, *Dequalonum*, Dequaspon, Dequavagyn, Dequavet, Dinium, Efisol-Wirkstoff, Eriosept, Evazol, Gargilon, Gorgine, Grocreme, Ivazil, Labosept, Lariquin, Neues-Troch, Nipe-Troche, Novapon-Troche, Oralgol, Osangin, Polycidine, Quoticidine, Rumilet, Ruppit, Sanoral, Sentril, Sorot, SP, Vaster, Voxifral

V Antisepticum, Antimykoticum

*5821-01* *(4716a)* 16022-70-1

H Disalicylat

S Derma-Europuran

V Antimykoticum

*5822* $C_{30}H_{42}N_6O_5S$

36980-34-4

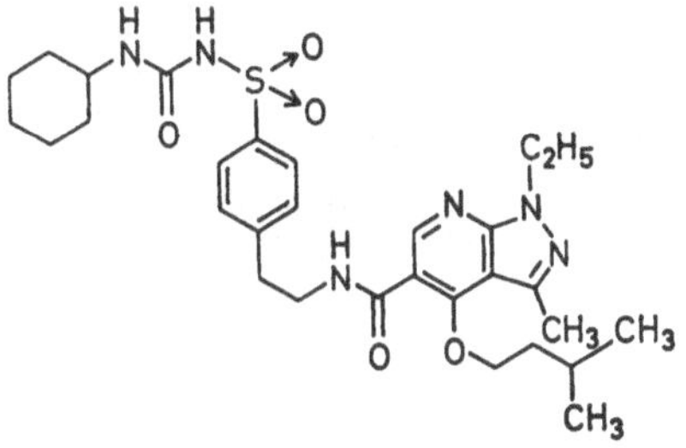

1-Cyclohexyl-3-{*p*-[2-(1-ethyl-4-isopentyloxy-3-methyl-1*H*-pyrazolo[3,4-*b*]pyridin-5-carboxamido)-ethyl]-phenylsulfonyl}harnstoff = *N*-[2-[4-[[[(Cyclohexylamino)carbonyl]amino]sulfonyl]phenyl]-ethyl]-1-ethyl-3-methyl-4-(3-methylbutoxy)-1*H*-pyrazolo[3,4-*b*]pyridin-5-carboxamid (●)

S *Glicaramid***, SQ 65993

V Antidiabeticum

*5823* *(67 E)* $C_{30}H_{42}O_6$

51703-64-1

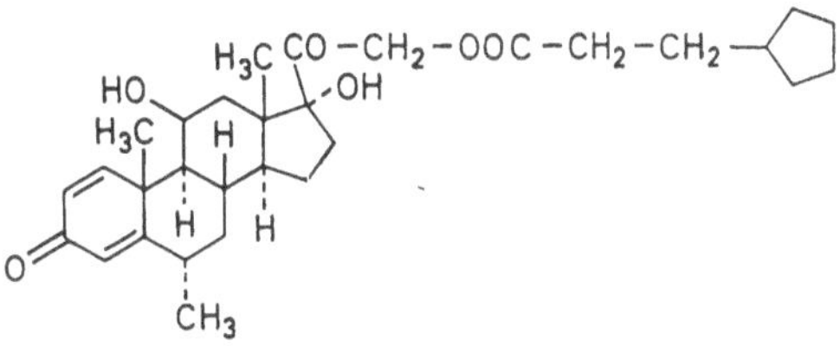

11β,17α,21-Trihydroxy-6α-methyl-1,4-pregnadien-3,20-dion-21-(3-cyclopentylpropionat) = 6α-Methylprednisolon-21-cyclopentylpropionat = (6α,11β)-21-(3-Cyclopentyl-1-oxopropoxy)-11,17-dihydroxy-6-methylpregna-1,4-dien-3,20-dion (●)

S Urbason-Depot

V Depot-Glucocorticoid

*5824* *(4717)* $C_{30}H_{42}O_8$

466-06-8

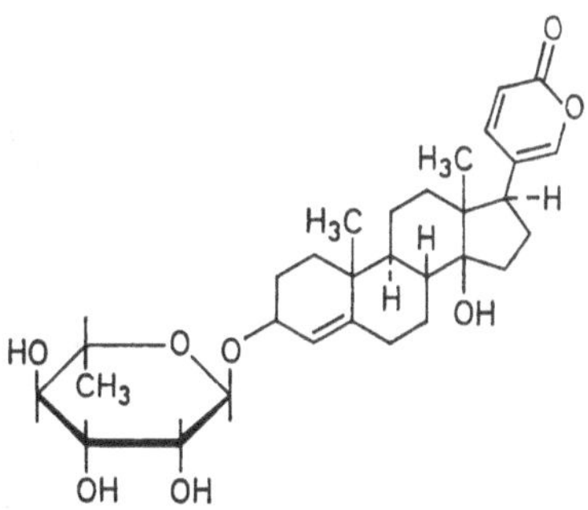

3β,14β-Dihydroxy-4,20,22-bufatrienolid-3β-rhamnosid = (3β)-3-[(6-Deoxy-α-L-mannopyranosyl)-oxy]-14-hydroxybufa-4,20,22-trienolid (●)

S A-32686, Apocerpin, Bunosquin, Caradrin, Caratol, Cardimarin, Cardiolidin, Cardion, Cardiovite, Cardon, Carmazon, Cillaridin, Coratol, Datridin, *Desglucotransvaalin*, Herz-O, Mitocillan-A, Mitredin, Pratoque, Procardin, Procillan, Proherz, Pros, Proscilladin, Proscillan, Proscillar, *Proscillaridin***, *Proscillaridin A*, Proscillid, Prosilazin, Prost, Prostosin, Proszin, Protasin, PSC-801, Purosin-TC, Sandoscil(l), Scillacrist, Scilla-Didier, Scillaridin, Silamarin-A, Simeon, Solestril, Steliarid, Stellarid, Sucblorin, Talucard, Talusin, Tradenal, Urgilan

V Cardiotonicum (Glykosid aus Scilla maritima var. alba)

*5825* $C_{30}H_{43}FO_9$
7743-96-6

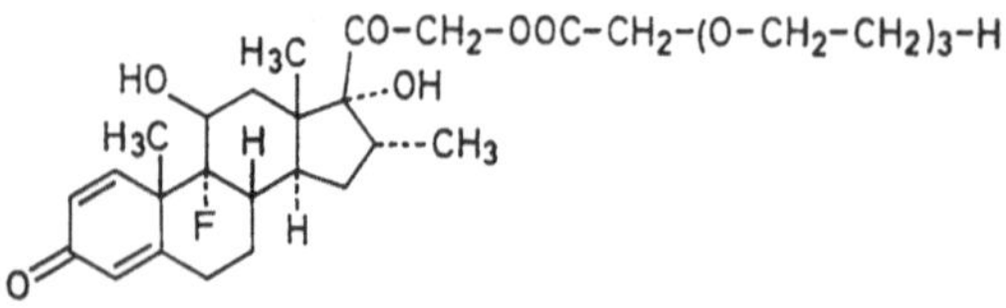

9α-Fluor-11β,17α,21-trihydroxy-16α-methyl-1,4-pregnadien-3,20-dion-21-{2-[2-(2-ethoxyethoxy)-ethoxy]acetat} = 9α-Fluor-16α-methylprednisolon-21-(3,6,9-trioxaundecanoat) = (11β,16α)-21-[[[2-(2-Ethoxyethoxy)ethoxy]acetyl]oxy]-9-fluor-11,17-dihydroxy-16-methylpregna-1,4-dien-3,20-dion (●)

S Dectan, *Dexamethason-21-(3,6,9-trioxaundecanoat)*

V antiphlogistisch und antiallergisch wirksames Glucocorticoid

---

*5826* *(4718)* $C_{30}H_{44}N_2O_{10}$
54-03-5

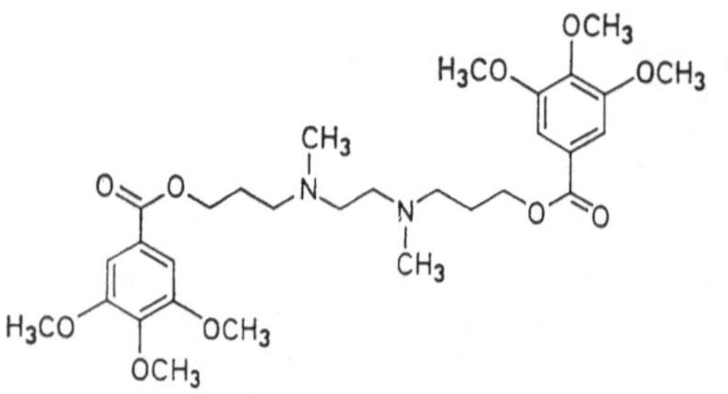

3,3'-(*N*,*N*'-Dimethylethylendiamino)-bis-(propyl-3,4,5-trimethoxybenzoat) = *N*,*N*'-Dimethyl-*N*,*N*'-bis-[3-(3,4,5-trimethoxybenzoyloxy)-propyl]-ethylendiamin = 3,4,5-Trimethoxybenzoesäure-1,2-ethandiylbis[(methylimino)-3,1-propandiyl]-ester (●)

H auch Dihydrochlorid (50-62-4)

S Andiamine, Bendicor, Compuesto, Corilan, Corimon, Cormed „Roemmers", Dilancor, Ditrimin, Ditrymine, Flussicor, *Hexabendin*, *Hexobendin***, Reoxyl, ST 7090, Ustimon

V Coronarvasodilatans

---

*5827* *(4719)* $C_{30}H_{44}O_3$
13103-34-9

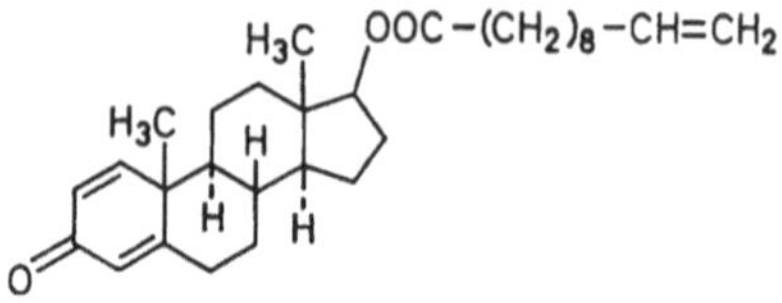

17β-Hydroxy-1,4-androstadien-3-on-17-(10-undecenoat) = (17β)-17-[(1-Oxo-10-undecenyl)oxy]-androsta-1,4-dien-3-on (●)

S Ba-29038, Boldane, *Boldenonundecylenat*, Equipoise, Parenabol, Vebonol

V Anabolicum

---

*5828* $C_{30}H_{44}O_4$
15534-92-6

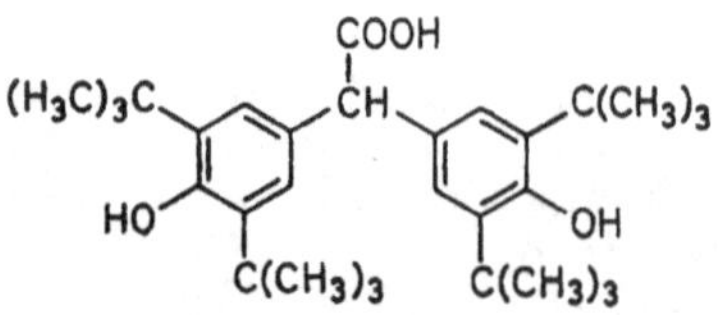

Bis-(3,5-di-*tert.*-butyl-4-hydroxyphenyl)-essigsäure = α-[3,5-Bis(1,1-dimethylethyl)-4-hydroxyphenyl]-3,5-bis(1,1-dimethylethyl)-4-hydroxybenzenessigsäure (●)

S *Terbuficin***

V Hypolipämicum

---

*5829* *(4721)* $C_{30}H_{44}O_9$
1182-87-2

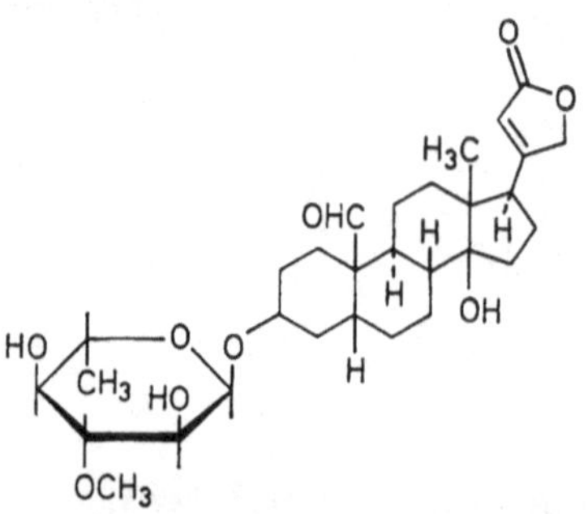

3β,14β-Dihydroxy-19-oxo-5β-card-20(22)-enolid-3-α-L-thevetosid = Cannogenin-3-thevetosid = (3β,5β)-3-[(6-Deoxy-3-*O*-methyl-α-L-glucopyranosyl)oxy]-14-hydroxy-19-oxocard-20(22)-enolid (●)

S Cd. 412, Encordin, Largitor, Nerial, Pericor, Perusid, *Peruvosid*

V Cardiotonicum (Thevetia neriifolia-Glykosid)

*5830* (4722) $C_{30}H_{44}O_9$

508-77-0

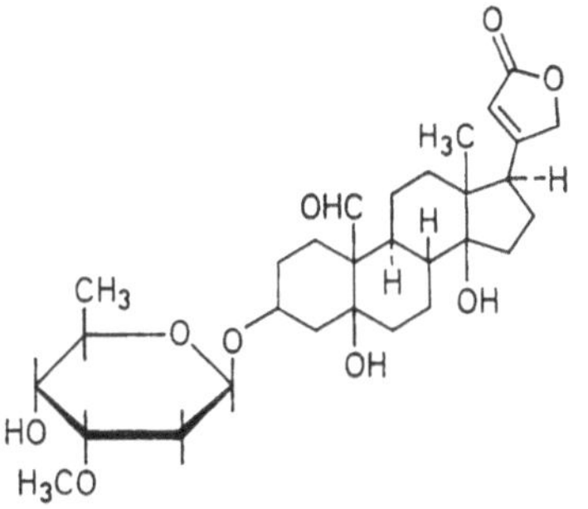

3β,5,14-Trihydroxy-19-oxo-5β-card-20(22)-enolid-3-D-cymarosid = k-Strophanthidin-3-cymarosid = (3β,5β)-3-[(2,6-Dideoxy-3-*O*-methyl-β-D-*ribo*-hexopyranosyl)oxy]-5,14-dihydroxy-19-oxocard-20(22)-enolid (●)

S Alvonal MR, *Cymarin*, *h-Strophanthin*, *k-Strophanthin-α*, *Tsimarin*, WV 90043a

V Cardiotonicum (Herzglykosid)

*5831* (4723) $C_{30}H_{44}O_{10}$

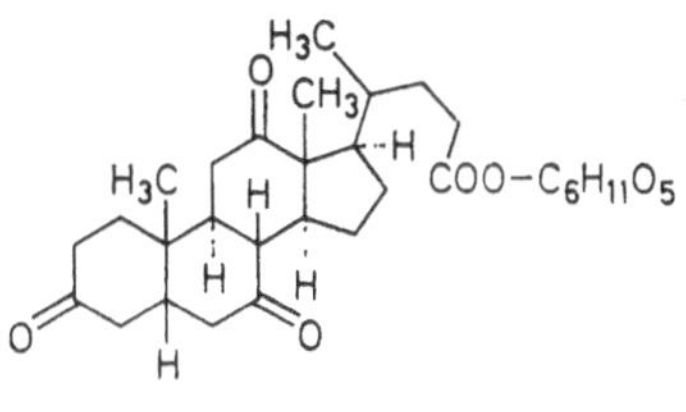

Mesoinositmonodehydrocholat = 3,7,12-Trioxo-5β-cholansäuremesoinositester = (5β)-3,7,12-Trioxocholan-24-säuremono(*myo*-inositol)ester (●)

S Pantocol

V Therapeuticum gegen Dyspepsie und Hepatitis

*5832* (4724) $C_{30}H_{46}O_4$

471-53-4

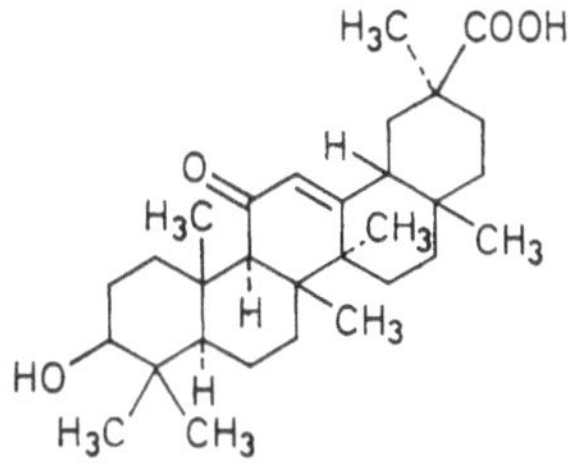

3β-Hydroxy-11-oxo-12-oleanen-30-säure = (3β,20β)-3-Hydroxy-11-oxoolean-12-en-29-säure (●)

H vgl. auch Nrr. 2626-01, 5933, 5988, 5997, 6027, 6044

S *Acide glycyrrhétinique*, *Acidum glycyrrhetinicum*, Biosone „Berk", *Enoxolon***, Glicirretina, Glycor, *Glycyrrhetin(säure)*, Ionopexan, PO 12, Profisone, Resyklin, *Rhetinic acid*, Rhetinol, Ritinsan, *Uralenic acid*

V extern: baktericides und antiallergisches Dermaticum
intern: zur Regelung des Elektrolythaushaltes bei Addisonscher Krankheit

*5832-01* (4724a) 4598-66-7

H Aluminiumsalz

S *Aluminii glycyrrhetas*, Duosustac, Lafer-401, Terpal, Terpalate

V Ulcustherapeuticum

*5832-02* (4724b) 23327-65-3

H Dikaliumsalz

S Rhirhitin-$K_2$

V Ulcustherapeuticum

*5832-03* (4724c) 2508-76-1

H Natriumsalz

S Licorex

V Ulcustherapeuticum

*5833* (4725) $C_{30}H_{46}O_9$
595-21-1

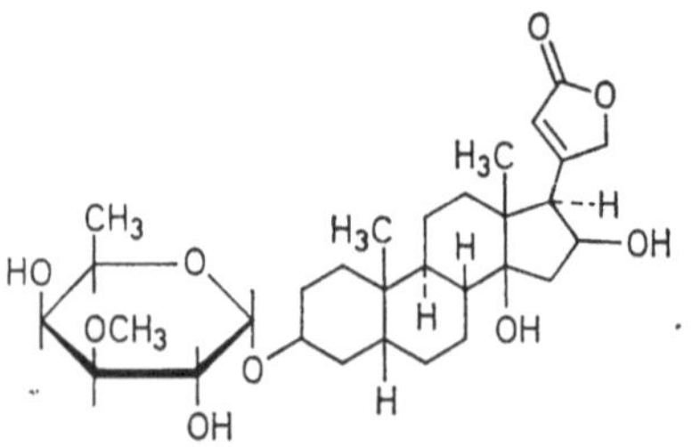

3β,14β,16β-Trihydroxy-5β-card-20(22)-enolid-3-digitalosid = Gitoxigenin-3-digitalosid = (3β,5β,16β)-3-[(6-Deoxy-3-*O*-methyl-D-galactopyranosyl)-oxy]-14,16-dihydroxycard-20(22)-enolid (●)

S Digicoside, *Strospesid*

V Cardiotonicum (Digitalis-Glykosid)

*5834* (4726) $C_{30}H_{47}N_3O_6S$

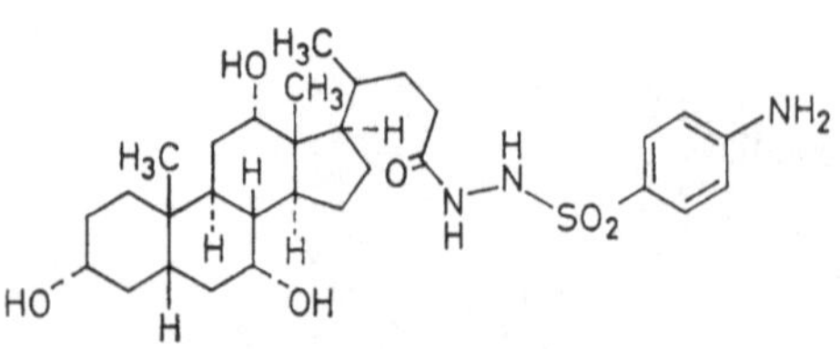

3α,7α,12α-Trihydroxy-$N^2$-sulfanilyl-5β-cholansäurehydrazid = *N*-Sulfanilylcholsäurehydrazid = (3α,5β,7α,12α)-3,7,12-Trihydroxycholan-24-säure-2-[(4-aminophenyl)sulfonyl]hydrazid (●)

S Sulfacholazine

V Chemotherapeuticum

*5835* (4727) $C_{30}H_{48}N_2O_2$
2691-45-4

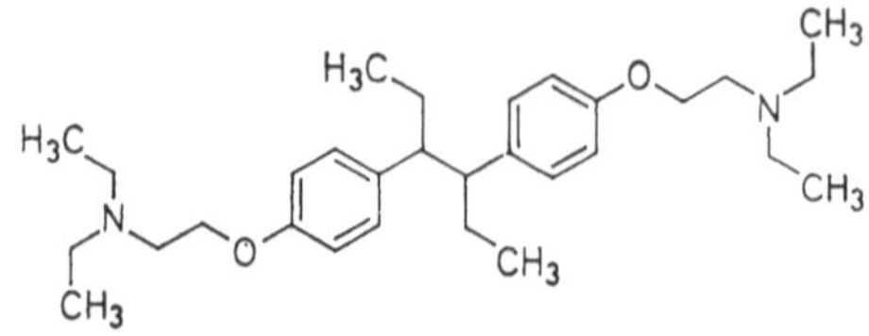

*p,p'*-(1,2-Diethylethylen)-bis-(2-phenoxytriethylamin) = *p,p'*-Bis-(2-diethylaminoethoxy)-α,β-diethyldiphenylethan = Hexöstrolbis-(2-diethylaminoethyläther) = 2,2'-[(1,2-Diethyl-1,2-ethandiyl)bis(4,1-phenylenoxy)]bis[*N,N*-diethylethanamin] (●)

H Dihydrochlorid (69-14-7)

S Artelide, Carifolmin, Coralgil, Coralgina, Coralgyl, Coronastin, Diaethiphenum, Diethyphen, Etaphen, M. G. 345, Trimanyl

V Vasodilatans

*5836* (4728) $C_{30}H_{48}N_2O_2$
15 599-45-8

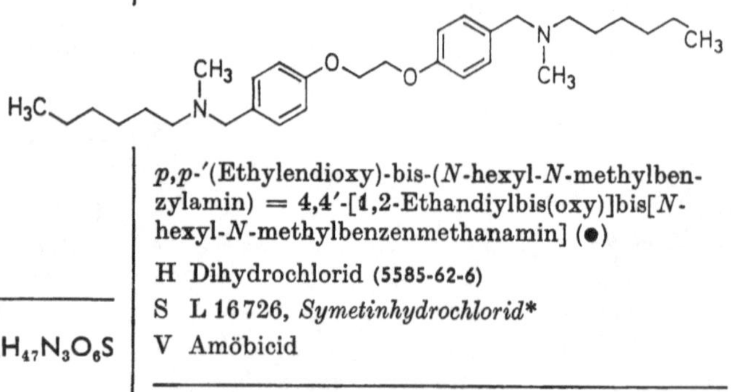

*p,p*-'(Ethylendioxy)-bis-(*N*-hexyl-*N*-methylbenzylamin) = 4,4'-[1,2-Ethandiylbis(oxy)]bis[*N*-hexyl-*N*-methylbenzenmethanamin] (●)

H Dihydrochlorid (5585-62-6)

S L 16 726, *Symetinhydrochlorid**

V Amöbicid

*5837* (4729) $C_{30}H_{48}O_3$
26 490-31-3

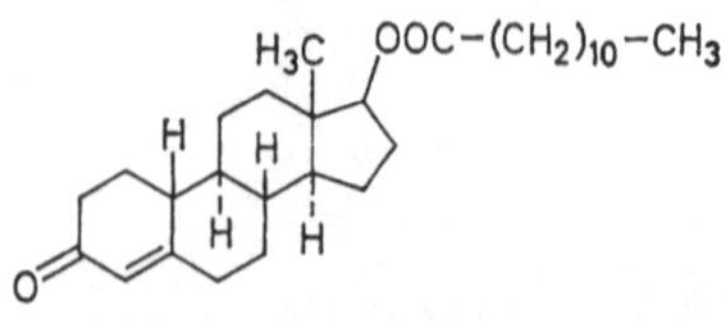

17β-Hydroxy-4-östren-3-on-17-dodecanoat = (17β)-17-[(1-Oxododecyl)oxy]östr-4-en-3-on (●)

S Clinibolin, Laurabolin, *Nandrolonlaurat*, *Nortestosterondodecanoat*

V Depot-Anabolicum

*5838* *(4730)* $C_{30}H_{50}N_2O_{10}$
11 003-24-0

S *Azalomycin F*
V fungicides Antibioticum aus Streptomyces hygroscopius var. azalomyceticus

*5839* *(4731)* $C_{30}H_{52}N_4O_2$

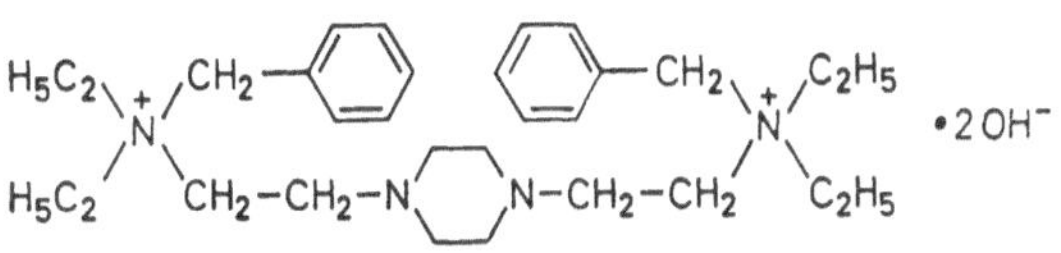

*N,N'*-[2,2'-(1,4-Piperazindiyl)-diethyl]-bis-[*N,N*-diethylbenzylammoniumhydroxid] = Bis-*N,N'*-(β-diethylaminoethyl)-piperazin-bis-benzylhydroxid = *N,N,N',N'*-Tetraethyl-*N,N'*-bis(phenylmethyl)-1,4-piperazinbis[ethanaminiumhydroxid] (●)
H Dibromid (17 172-31-5)
S 343 H.C., Isocurine, 132 LBC
V Ganglienblocker

*5840* *(4732)* $C_{30}H_{53}NO_{11}$
104-31-4

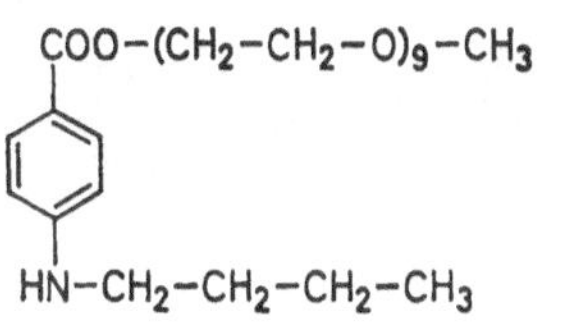

3,6,9,12,15,18,21,24,27-Nonaoxaoctacosyl-*p*-butylaminobenzoat = *p*-Butylaminobenzoesäure-2-(ω-methoxyoktaethylenoxy)-ethylester = *p*-Butylaminobenzoesäure-ω-*O*-methylnonaethylenglykolester = 4-(Butylamino)benzoesäure-3,6,9,12,15,18,21,24,27-nonaoxaoctacos-1-ylester (●)
S *Benzonatat***, *Benzononatine*, Exangit, KM 65, Tesalón, Tessalin, Tessalon, Ventussin
V Antitussivum

*5841* *(4733)* $C_{30}H_{57}BO_3$
635-20-1

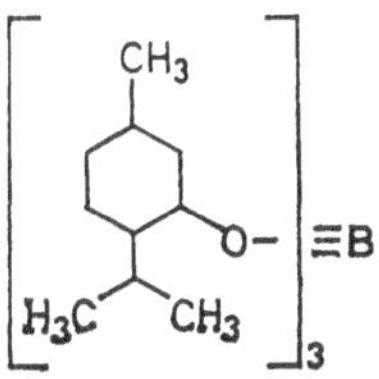

Tri-(3-*p*-menthyl)-borat = Borsäurementholester
S Estoral
V Schnupfenmittel

*5842* ca. $C_{30}H_{62}O_{10}$
3055-99-0

$$H_3C-(CH_2)_{11}-(O-CH_2-CH_2)_{ca\ 9x}-OH$$

Polyethylenglykolmonododecyläther mit etwa neun Ethylenoxidgliedern = 3,6,9,12,15,18,21,24,27-Nonaoxanonatriacontan-1-ol (●)
S AET, Aethoxysklerol, Ætoxisclerol, Atossisclerol, Ethoxysclérol, *Hydroxypolyäthoxydodecan*, Pistocain, *Polidocanol***, Sotravarix, Thesit
V extern: Lokalanästheticum, Antipruriginosum; intern: zur Varizenverödung

*5843* *(4734)* $C_{30}H_{63}N_3O_6$

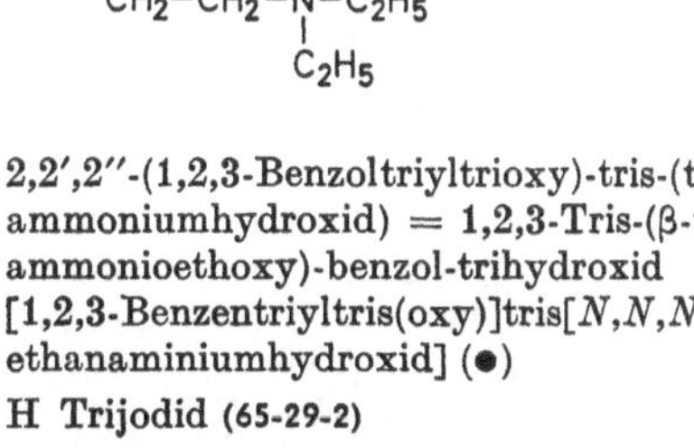

2,2',2''-(1,2,3-Benzoltriyltrioxy)-tris-(tetraethylammoniumhydroxid) = 1,2,3-Tris-(β-triethylammonioethoxy)-benzol-trihydroxid = 2,2',2''-[1,2,3-Benzentriyltris(oxy)]tris[*N,N,N*-triethylethanaminiumhydroxid] (●)
H Trijodid (65-29-2)
S Benzcurine jodide, Benzkurin, F 2559, Flaxedil, Galhamina, Gallaflex, *Gallamin(triethyljodid)*, *Gallamintriethiodid**, *Gallamonium iodide*, *Gallamoni jodidum*, Galliodide, HL 8583,

Miowas G, Parexyl, Pirolakson, Pyrolaxon, Relaxan (BDH bzw. Gea), Remyolan, Retensin, 3697 R. P., Sincurarina, Syncurarine, Syntubin, Tricuran

V Ganglienblocker, Muskelrelaxans

---

*5844* $C_{30}H_{64}N_2O_6$

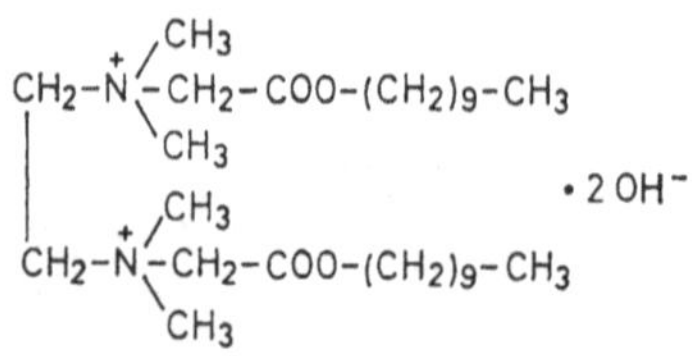

Ethylen-1,2-bis-[*N*,*N*-dimethyl-*N*-(decyloxycarbonylmethyl)-ammoniumhydroxid = *N*,*N'*-Bis[2-(decyloxy)-2-oxoethyl)-*N*,*N*,*N'*,*N'*-tetramethyl-1,2-ethandiaminiumdihydroxid (●)

H Dichlorid (21954-74-5)

S Ethonium, Etonii

V Lokalanästheticum, Baktericid

---

*5845* *(4735)* $C_{31}H_{27}N_3O_5$
3194-25-0

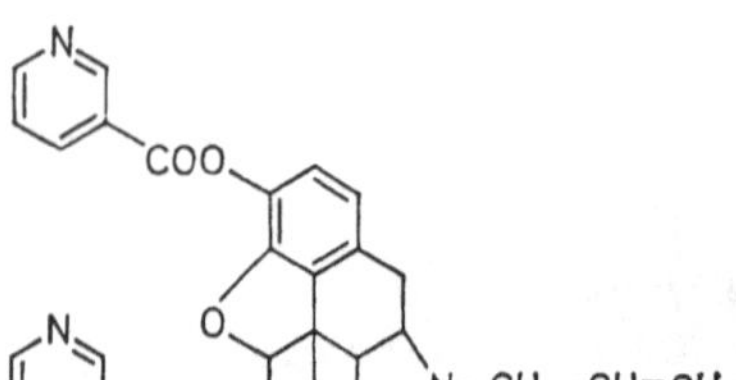

17-Allyl-4,5-epoxymorphin-7-en-3,6-diyldinicotinat = *N*-Allylmorphindinicotinat = (5α,6α)-7,8-Didehydro-4,5-epoxy-17-(2-propenyl)morphinan-3,6-dioldi-3-pyridincarboxylat (●)

H auch Hydrochlorid (3743-66-6)

S *Nalorphindinicotinat*, Nimelan

V Narkoticaantagonist

*5846* *(4736)* $C_{31}H_{32}N_4O_2$
15 301-48-1

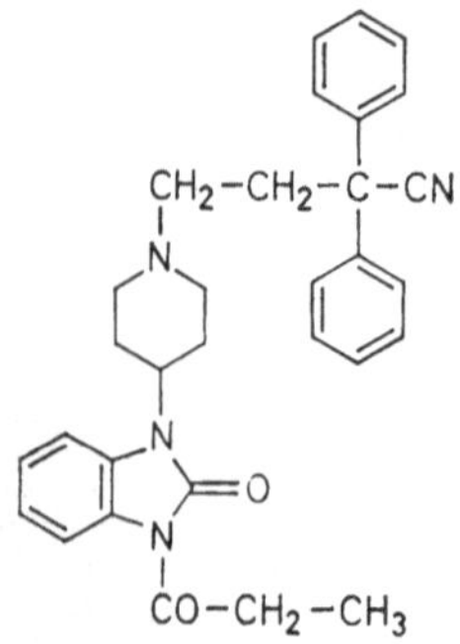

1-[1-(3-Cyan-3,3-diphenylpropyl)-4-piperidyl]-3-propionylbenzimidazolin-2-on = 1-(3-Cyan-3,3-diphenylpropyl)-4-(2-oxo-3-propionyl-1-benzimidazolinyl)-piperidin = 1-[1-(3-Cyan-3,3-diphenylpropyl)-4-piperidinyl]-1,3-dihydro-3-(1-oxopropyl)-2*H*-benzimidazol-2-on (●)

S *Bezitramid***, Burgodin, R 4845

V Analgeticum, Antitussivum

---

*5847* *(4737)* $C_{31}H_{35}NO_5$

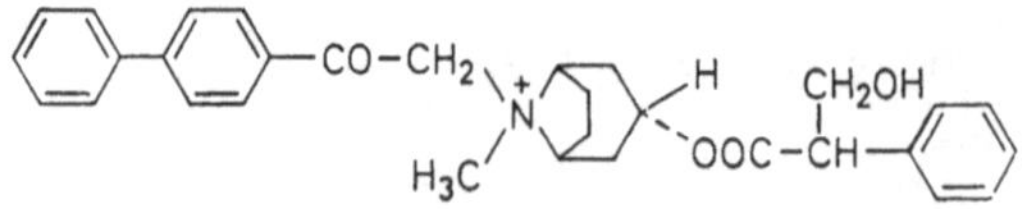

8-(4-Phenylphenacyl)-3-tropoyloxytropaniumhydroxid = *N*-(4'-Phenylphenacyl)-hyoscyamin = [3(*S*)-*endo*]-8-(2-[1,1'-Biphenyl]-4-yl-2-oxoethyl)-3-(3-hydroxy-1-oxo-2-phenylpropoxy)-8-methyl-8-azoniabicyclo[3.2.1]octanhydroxid (●)

H Bromid (5868-06-4)

S Fa 402, Feneketilium, *Fentoniumbromid***, Icifen, Ketcscilium, *Phentonium*, Ulcesium, Z. 326

V Anticholinergicum

*5848* *(4738)* $C_{31}H_{36}ClN_3O_5S$

388-51-2

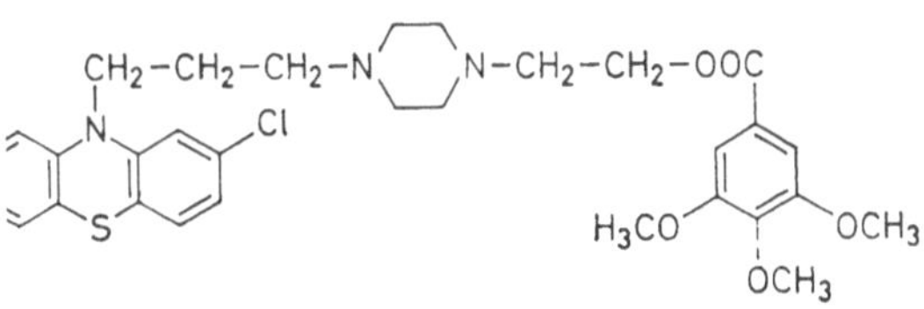

2-{4-[3-(2-Chlor-10-phenothiazinyl)-propyl]-1-piperazinyl}-ethyl-3,4,5-trimethoxybenzoat = *N*-(β-Hydroxyethyl)-*N'*-[γ-(3-chlorphenothiazinyl)-propyl]-piperazin-3,4,5-trimethoxybenzoat = 3.45-Trimethoxybenzoesäure-2-[4-[3-(2-chlor-10*H*-phenothiazin-10-yl)propyl]-1-piperazinyl]ethylester (●)

H auch Difumarat (522-23-6) oder Diethansulfonat (1674-48-2)

S Frenolon(a), *Methophenazin*, *Metofenazat***, *Perphenazintrimethoxybenzoat*, Phrenolon, Sylador

V Neurolepticum

---

*5849* *(4739)* $C_{31}H_{36}N_2O_{11}$

303-81-1

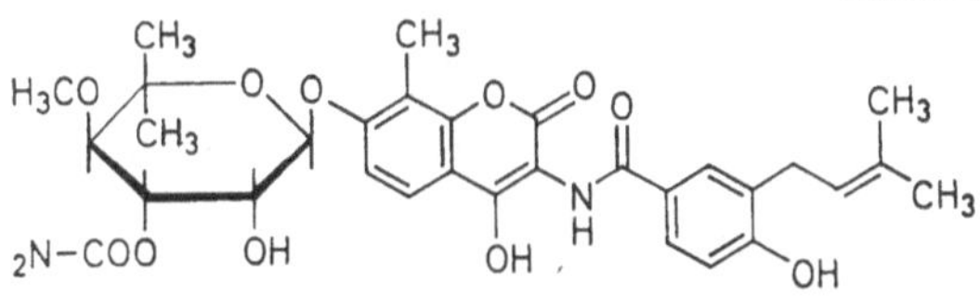

7-[4-(Carbamoyloxy)-3-hydroxy-5-methoxy-6,6-dimethyltetrahydropyran-2-yloxy]-4-hydroxy-3-[4-hydroxy-3-(3-methyl-2-butenyl)-benzamido]-8-methylcumarin = *N*-[7-[[3-*O*-(Aminocarbonyl)-6-deoxy-5-*C*-methyl-4-*O*-α-L-*lyxo*-hexopyranosyl)-oxy]-4-hydroxy-8-methyl-2-oxo-2*H*-1-benzopyran-3-yl]-4-hydroxy-3-(3-methyl-2-butenyl)benzamid (●)

H vgl. auch Nr. 5852
auch Natriumsalz (1476-53-5)

S Albacycline, Albamicina, Albamycin, Albemycin, Albesin, Albiocin, Alfabiocina, Biotexin, Cardelmycin, Cathocin, Cathomycin, Catomicina, *Crystallinic acid*, Eptamicin, Inabiocin, Inamycin, I-Vobiocin, Nivecin, Nivomicin, *Novobiocin***, Novomycin, PA-93, Predmicina, Robiocina, Sirbiocina, Spheromycin, Stilbiocina, Streptonivicin, U-6591, Vulcamicina, Vulcamycine

V Antibioticum aus Streptomyces niveus

---

*5850* *(4740)* $C_{31}H_{37}ClN_2O_6$

18465-25-3

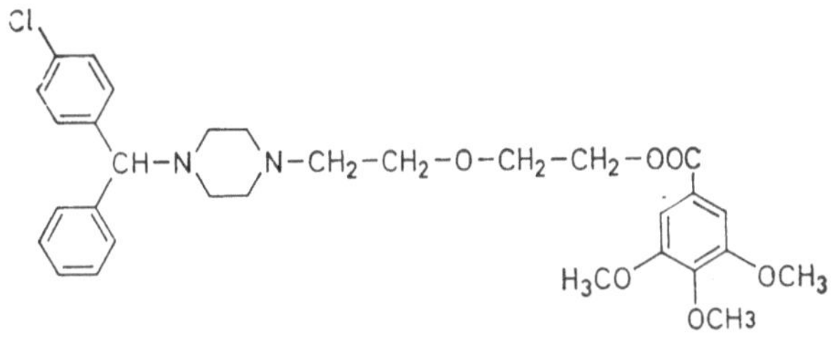

2-{2-[4-(*p*-Chlorbenzhydryl)-1-piperazinyl]-ethoxy}-ethyl-3,4,5-trimethoxybenzoat = 3,4,5-Trimethoxybenzoesäure-2-[2-[4-[(4-chlorphenyl)phenylmethyl]-1-piperazinyl]ethoxy]ethylester (●)

H auch Dihydrochlorid (20541-83-7)

S *Hydroxyzintrimethoxybenzoat*, SAS 521

V Antiarrhythmicum

---

*5851* *(4741)* $C_{31}H_{37}N_3O$

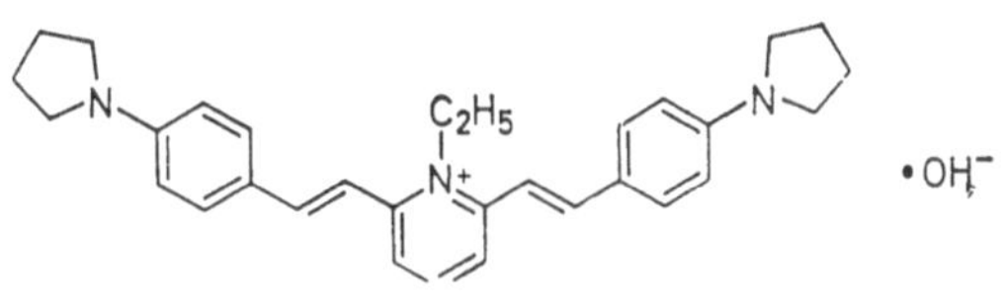

1-Ethyl-2,6-bis-(*p*-pyrrolidinostyryl)-pyridiniumhydroxid = 1-Ethyl-2,6-bis[2-[4-(1-pyrrolidinyl)-phenyl]ethenyl]pyridiniumhydroxid (●)

H Jodid (3784-99-4)

S B.W. 61—32, Monopar, *Stilbazi jodidum*, *Stilbazium iodide***, *Stilbaziumjodid***

V Anthelminthicum

---

*5852* *(4742)* $C_{31}H_{38}N_2O_{11}$

29826-16-2

S *Dihydronovobiocin*, Vulcamicine

V Antibioticum

*5853* $C_{31}H_{40}O_2$
863-61-6

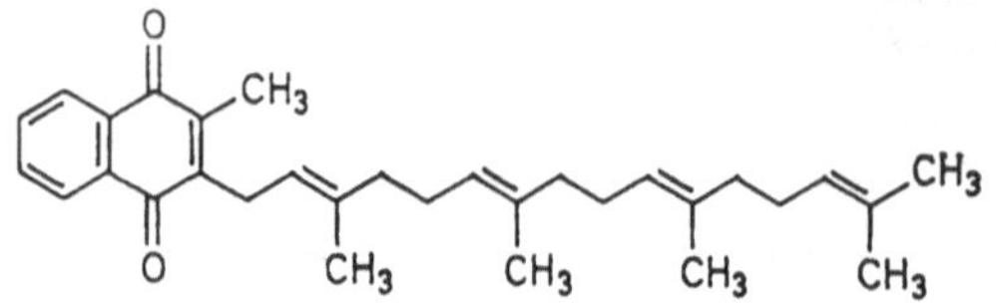

2-Methyl-3-(3,7,11,15-tetramethyl-2,6,10,14-hexadecatetraenyl)-1,4-naphthochinon = 2-Methyl-3-(3,7,11,15-tetramethyl-2,6,10,14-hexadecatetraenyl)-1,4-naphthalendion (●)

S Kaytwo, *Menaquinone-4, Menatetrenon***

V Antihämorrhagicum

*5854* *(4743)* $C_{31}H_{41}N_5O_5$
25 447-65-8

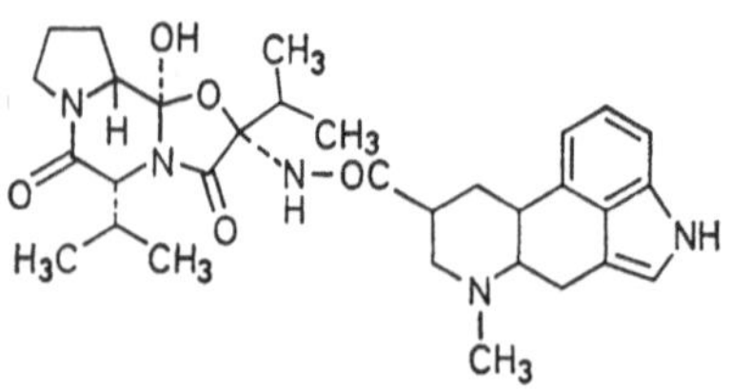

Dihydroergocornin = (5′α)-Dihydro-12′-hydroxy-2′,5′-bis(1-methylethyl)ergotaman-3′,6′,18-trion (●)

S D.H.O. 180, Dihydroergocon

V Therapeuticum gegen Migräne und Hypertonie

*5855* *(4744)* $C_{31}H_{44}N_2O_{10}$
35 898-87-4

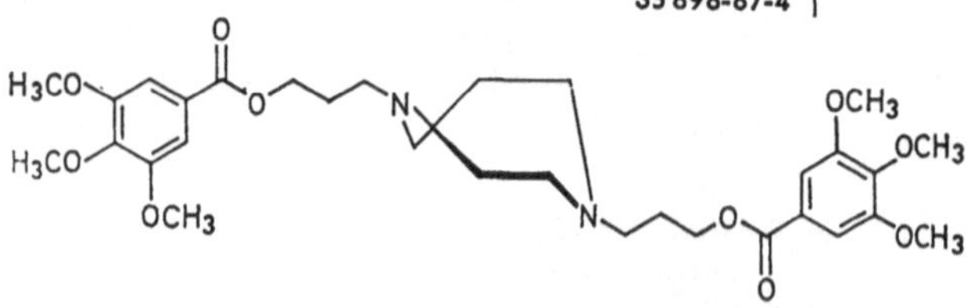

3,3′-(Perhydro-1,4-diazepin-1,4-diyl)-bis-(propyl-3,4,5-trimethoxybenzoat) = 3,4,5-Trimethoxybenzoesäure(tetrahydro-1*H*-1,4-diazepin-1,4(5*H*)-diyl)di-3,1-propandiylester (●)

H Dihydrochlorid (20 153-98-4)

S AS-05, Asta C 4898, *Biopropazepanbis(3,4,5-trimethoxybenzoat)*, C 4898, Cormelian, *Dilazep-dihydrochlorid***

V Coronartherapeuticum

*5856* *(4745)* $C_{31}H_{44}N_4O_8$

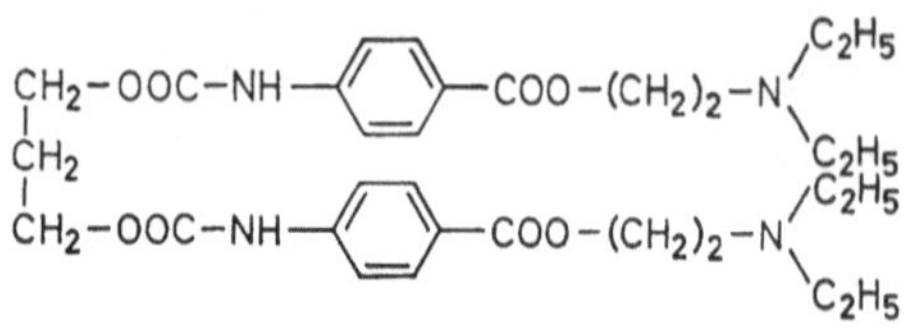

*N,N′*-(Trimethylendioxydicarbonyl)-bis-(*p*-aminobenzoesäure-2-diethylaminoethylester) = Trimethylenglykol-*N,N′*-bis-[*p*-carbo-(β-diethylaminoethoxy)-phenyl]-diurethan = 4,4′-[1,3-Propandiylbis(oxy)bis(carbonylimino)]bis[benzoesäure-2-(diethylamino)ethylester] (●)

S McN-100, Tridiurecain(e)

V Lokalanästheticum

*5857* *(4746)* $C_{31}H_{46}O_2$
84-80-0

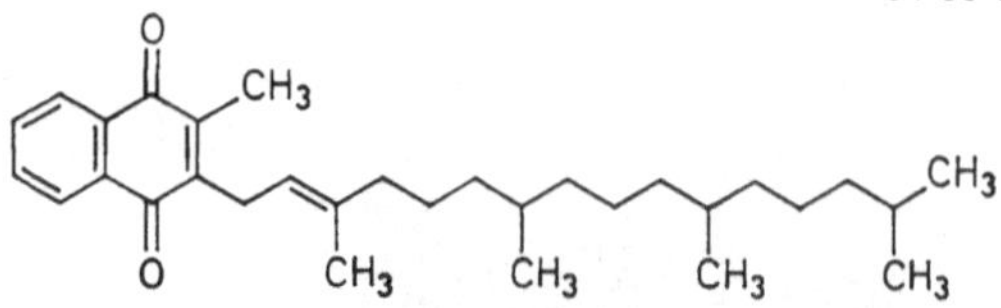

2-Methyl-3-phytyl-1,4-naphthochinon = 2-Methyl-3-(3,7,11,15-tetramethyl-2-hexadecenyl)-1,4-naphthochinon = [*R*-[*R**,*R**-(*E*)]-2-Methyl-3-(3,7,11,15-tetramethyl-2-hexadecenyl)-1,4-naphthalendion (●)

S Aqua-Mephyton, Eleven K, Fimediona, *Fitonadiona*, F-K-1, Hemolica, Hymeron, Kanakion, Kanavit, Kasyn, Kativ-N, Kaywan, K-Eine, Keipole, Kennegin, Kephton, Kinadion, Kisikonon, K-Ject, Konakion, Kphy, Mephyton, Monodion, Mono-Kay, Nichivita $K_1$, Ohproton-K, One-Kay, *a-Phyllochinon, Phylloquinone, Phytomenadion***, *Phytonadione*, Riblanc, Synthex P, *Vitamin $K_1$*, Vitan K

V Antihämorrhagicum

---

*5858* *(4747)* $C_{31}H_{48}Cl_2N_2O_8$
24 292-47-5

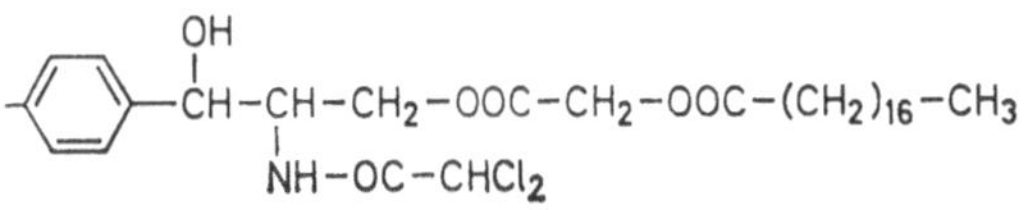

D(—)-*threo*-1-(*p*-Nitrophenyl)-2-dichloracetamido-1,3-propandiol-3-*O*-stearoylglykolat = [*R*-(*R**, *R**)]-Octadecansäure-2-[2-[(dichloracetyl)amino]-3-hydroxy-3.(4-nitrophenyl)propoxy]-2-oxoethylester (●)

S *Chloramphenicolstearoylglycolat*, Edumicina, Eucaf, Paraxin-Trockensaft-Wirkstoff

V Antibioticum

---

*5859* *(231 N)* $C_{31}H_{48}O_2S_2$
23 288-49-5

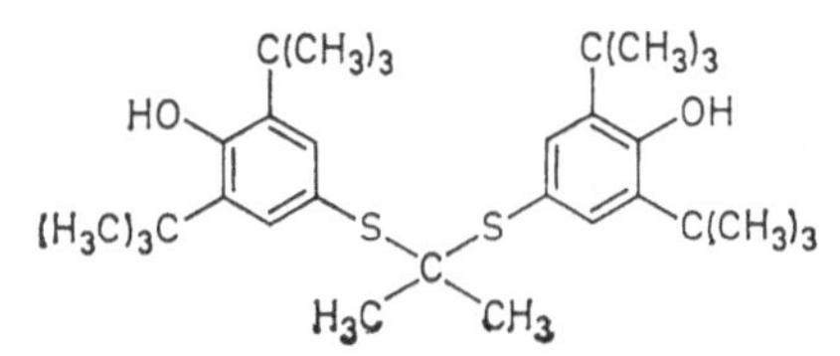

4,4'-(Isopropylidendithio)-bis-(2,6-di-*tert*.-butylphenol) = Aceton-bis-(3,5-di-*tert*.-butyl-4-hydroxyphenyl)-mercaptol = 4,4'-[(1-Methylethyliden)-bis(thio)]bis[2,6-bis(1,1-dimethylethyl)phenol] (●)

S Biphenabid, DH-581, Lorelco, *Probucol***

V Hypocholesterinämicum

*5860* *(4748)* $C_{31}H_{48}O_4$
5874-98-6

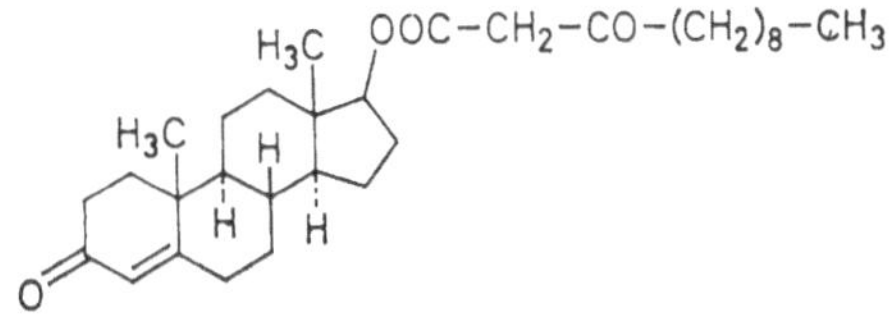

17β-Hydroxy-4-androsten-3-on-17β-(3-oxododecanoat) = Testosteron-17-(3-oxododecanoat) = (17β)-17-[(1,3-Dioxododecyl)oxy]androst-4-en-3-on (●)

S Androdurin, Testosid-Depot, *Testosteroncaprinoylacetat, Testosteronketolaurat***

V Depot-Androgen

---

*5861* *(4749)* $C_{31}H_{48}O_6$
6990-06-3

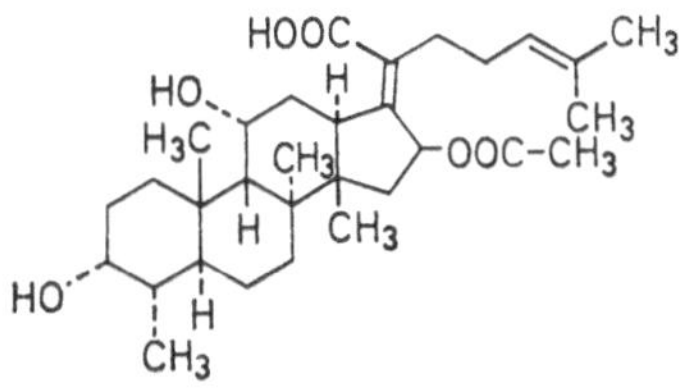

*cis*-3α,11α,16β-Trihydroxy-4α,8,14-trimethyl-18-nor-5α,8α,9β,13α,14β-cholesta-17(20),24-dien-21-säure-16-acetat = 3α,11α,16β-Trihydroxy-29-nor-8α,9β,13α,14β-dammara-17(20),24-dien-21-säure-16-acetat = 3,11,16-Trihydroxy-4,8,10,14-tetramethyl-17-(1-carboxyisohept-4-enyliden)-cyclopentanoperhydrophenanthren-16-acetat = (3α,4α,8α,9β,11α,13α,14β,16β,17*Z*)-16-(Acetyloxy)-3,11-dihydroxy-29-nordammara-17(20),24-dien-21-säure (●)

S *Acide fusidique***, *Acidum fusidicum***, *Fusidic acid***, *Fusidinsäure, Ramycin*, SQ 16603

V oral wirksames Antibioticum von Fusidium coccineum (oder von Mucor ramannianus)

*5861-01* *(4749a)* 751-94-0

H Natriumsalz [oder auch 2,2'-Iminodiethanolsalz (Diethanolaminsalz) (16391-75-6)]

S Fucidin(e), Fucidina, *Fusidate Sodium*, Fusin, SQ 16360, *Troxysteroidnatrium*, ZN 6-Na

V oral wirksames Antibioticum

*5862* (4750) $C_{31}H_{50}O_8P_2$

21 275-77-4

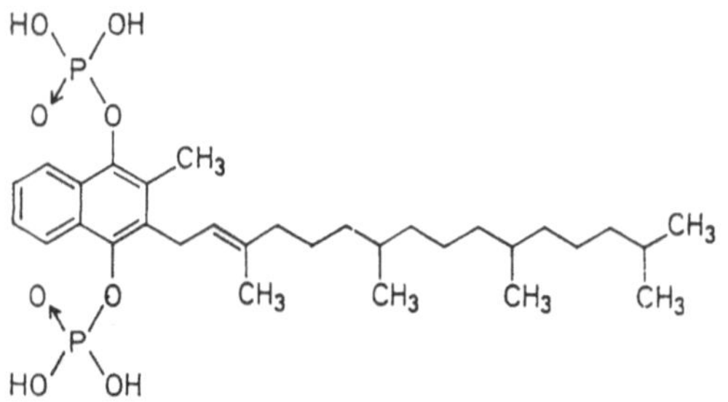

2-Methyl-3-phytyl-1,4-naphthylen-bis-dihydrogenphosphat = 2-Methyl-3-(3,7,11,15-tetramethyl-2-hexadecenyl)-1,4-naphthalendiolbis(dihydrogenphosphat) (●)

H Dinatriumsalz (5988-22-7)

S Kayhydrin, Mephyton-DK, *Phytomenadioli natrii phosphas, Phytonadioli natrii diphosphas***

V Antihämorrhagicum

---

*5863* $C_{31}H_{51}NO_9$

35 834-26-5

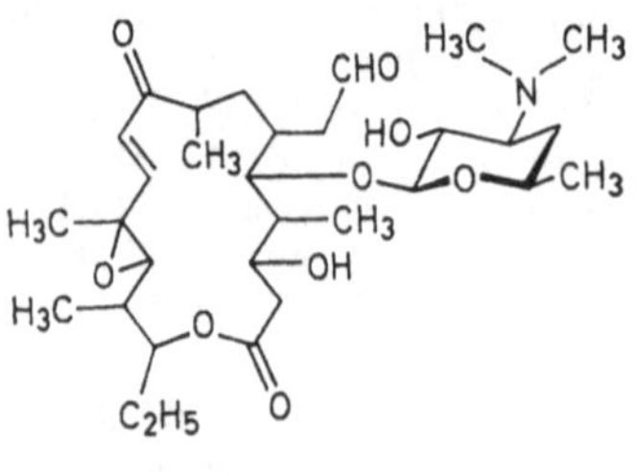

stereoisomerer 3-Ethyl-7-hydroxy-2,8,12,16-tetramethyl-5,13-dioxo-9-[[3,4,6-trideoxy-3-(dimethylamino)-β-D-*xylo*-hexopyranosyl]oxy]-4,17-dioxabicyclo[14.1.0]heptadec-14-en-10-acetaldehyd (●)

H vgl. auch Nr. 5941

S *Rosamicin**, *Rosaramicin*, Sch 14947

V Breitspektrumantibioticum aus Micromonospora rosaria

*5863-01* 51 547-64-9

H Stearat

S *Rosamicinstearat*, Sch 14948-stearate

V Breitspektrumantibioticum

---

*5864* (4751) $C_{31}H_{52}O_3$

7695-91-2

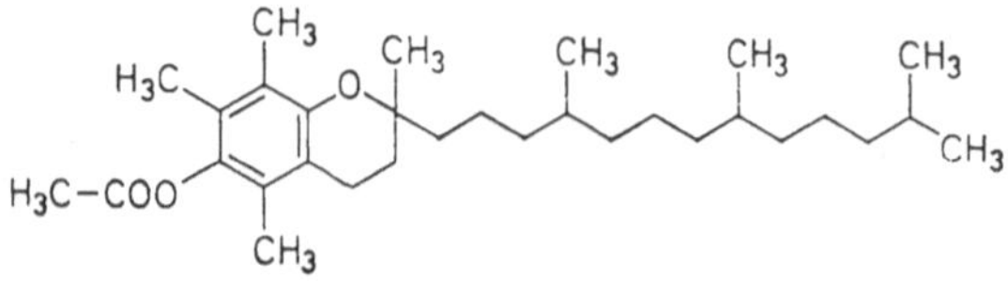

2,5,7,8-Tetramethyl-2-(4,8,12-trimethyltridecyl)-chroman-6-ylacetat = α-Tocopherolacetat = 3,4-Dihydro-2,5,7,8-tetramethyl-2-(4,8,12-trimethyltridecyl)-2*H*-1-benzopyran-6-olacetat (●)

H auch D-Verbindung (58-95-7)

S *Acetyltocopherolum*, AFI-E, Alfacol, *Alpha-Tocopherol(acetat)*, Austrovit E, Auxina E, Contopheron, Cotopherol, Dagravit E, Davitamon E, Dumovit E, Ecoferol, Ecofrol, Econ, Efer, E-Ferol, E-Mulsin, Enoulan forte, E-Perle, Ephelon, Ephynal, Epsilan-M, Erevit, Eseblon, Esol, Esorb, Esuverol, Etafebo, Eterapion, Etivina, E-Toplex, Euvel, E-Veta-vit, Eviabit, E-Vicotrat, Evilin, E-vimin, Eviol, Eviolbial, Evion, Evipherol, E-Vita, E-Viterbin, Evitol, Evrile E, Farevan, Fercaferol, Fertilan, Fertilvit, Germinol, Gevex, Godabion E, Hidrovitamina E, Hightihhi, Hydrosol E, IDO-E, Inazin 50, Injectopherol, Invite-E, Juvela, Juvevitan, Kell-E, Kenton, Mephatopherol, Mulsal E, Natopherol Acetate, Nichivita E, Phytoferol, Pletocol, Semevit, Solucap E, Somavit E, Sunfull S, Synpherol, Syntopherol Acetate, Takaron, Toco E, Tocomine, Tocophal, Tocopher, Tocopherex, Tocopherol „Gumpro", *α-Tocopherolacetat*, Tocophrin, Tocorol, Tocos, Tocoseam, Tocovigor, Tofaxin, Toferol, Tokobera, Tokoferyl ACO, Tokols, Tokos-E, VE, Vi-Dom-E, Vi-Ea, Vi-E-Caps, Vi-Etal, *Vitamin E-acetat*, Vitanavel, Vitanin-E, Viteolin, Wandervit E, Welvin-E

V Antisterilitätsvitamin

*5865* (4752) $C_{32}H_{24}N_6O_6S_2$
14684-01-6

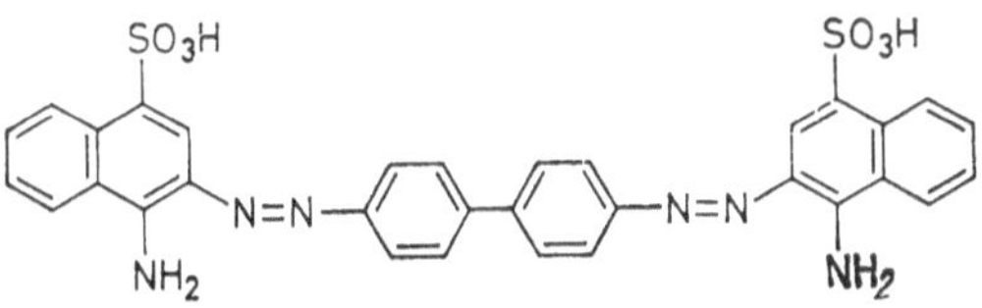

3,3'-(*p*,*p*'-Biphenylylenbisazo)-bis-(4-aminonaphthalin-1-sulfonsäure) = 4,4'-Bis-(1-amino-4-sulfo-2-naphthylazo)-biphenyl = 3,3'-[[1,1'-Biphenyl]-4,4'-diylbis(azo)]bis[4-amino-1-naphthalensulfonsäure] (●)

H Dinatriumsalz (573-58-0)

S C.I. Direct Red 28, *Congazonnatrium, Congo Red, Direct red,* Haemomedical, Haemonorm, Hemorrhagyl, *Kongorot, Rouge Congo, Rubrum Congoensis,* Solucongo

V Antihämorrhagicum, Amyloidosediagnosticum, Antidot, Farbstoff

*5866* (4753) $C_{32}H_{24}N_6O_{15}S_5$

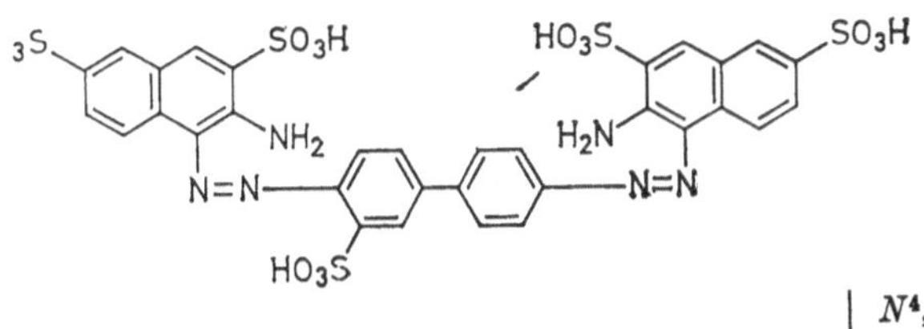

4,4'-(3-Sulfo-4,4'-biphenylylenbisazo)-bis-(3-amino-2,7-naphthalindisulfonsäure) = 4,4'-Bis-(2-amino-3,6-disulfo-1-naphthylazo)-biphenyl-3-sulfonsäure = 4,4'-[(3-Sulfo[1,1'-biphenyl]-4,4'-diyl)-bis(azo)]bis[3-amino-2,7-naphthalendisulfonsäure] (●)

H Pentanatriumsalz (574-64-1)

S C.I. 22850, *Rouge Trypan, Trypan Red, Trypanrot*

V Chemotherapeuticum gegen Trypanosomeninfektionen, Farbstoff

*5867* (4755) $C_{32}H_{28}O_4$
5965-07-1

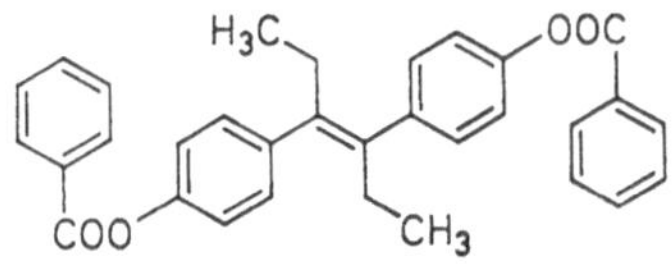

*trans-p,p'*-(1,2-Diethylvinylen)-bis-phenylbenzoat = 4,4'-Dihydroxy-α,β-diethylstilbendibenzoat = (*E*)-4,4'-(1,2-Diethyl-1,2-ethendiyl)bis[phenol]dibenzoat (●)

S *Diäthylstilböstroldibenzoat,* Synfollin „Haupt"

V synthetisches Östrogen

*5868* (4756) $C_{32}H_{30}N_8O_4S_2$
2468-28-2

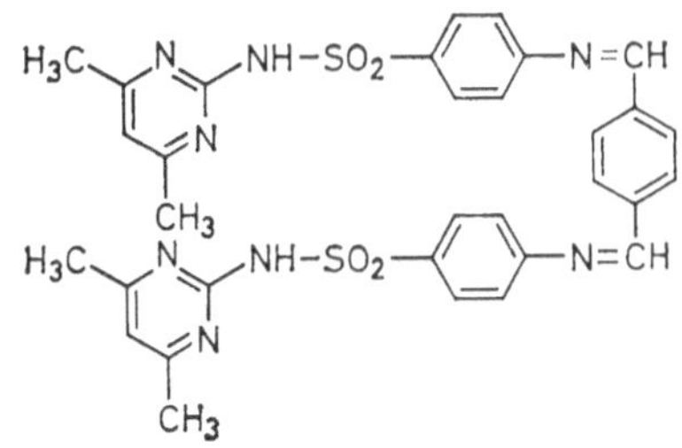

*N*[4],*N*[4']-(*p*-Phenylendimethylen)-bis-[*N*[1]-(4,6-dimethyl-2-pyrimidinyl)-sulfanilamid] = Terephthaliden-bis-[2-(*p*-aminobenzolsulfonamido)-4,6-dimethylpyrimidin] = 4,4'-[1,4-Phenylendimethylidinbis(imino)]bis[*N*-(4,6-dimethyl-2-pyrimidinyl)benzensulfonamid] (●)

S Lasepton, *Terephtyl*

V Chemotherapeuticum (Depot-Sulfonamid)

*5869* $C_{32}H_{31}N_3O_4$
47 806-92-8

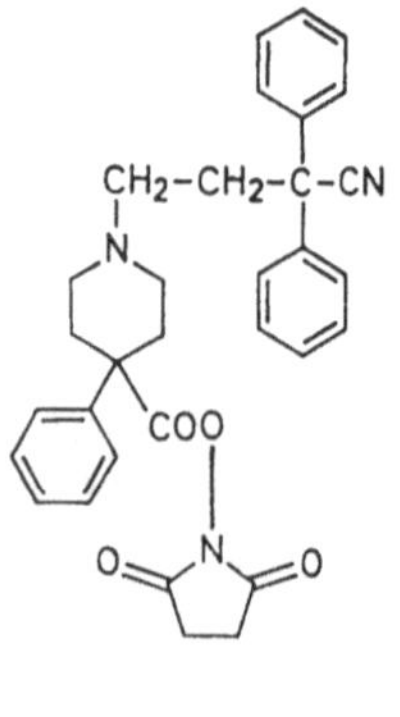

*N*-[[1-(3-Cyan-3,3-diphenylpropyl)-4-phenylisonipecotoyl]-oxy]-succinimid = α-[1-(3-Cyan-3,3-diphenylpropyl)-4-phenyl-4-piperidylcarbonyloxy]-2,5-pyrrolidinon = 4-[[(2,5-Dioxo-1-pyrrolidinyl)-oxy]carbonyl]-α,α,4-triphenyl-1-piperidinbutannitril (●)

H Hydrochlorid (37 800-79-6)

S *Difenoximidhydrochlorid***, SC-26100

V Antidiarrhoicum

*5870* $C_{32}H_{32}O_{13}S$
29 767-20-2

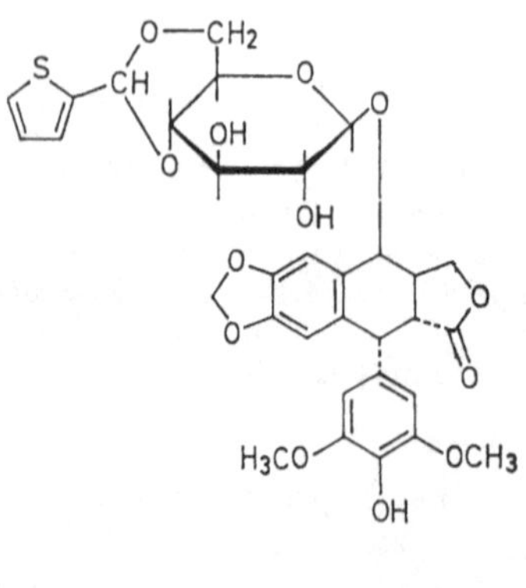

4′-Desmethylepipodophyllotoxin-β-D-4,6-thenylidenglucosid = [5*R*-(5α,5aβ,8aα,9β)]-5,8,8a,9-Tetrahydro-5-(4-hydroxy-3,5-dimethoxyphenyl)-9-[[4,6-*O*-(2-thienylmethylen)-β-D-glucopyranosyl]oxy]furo[3′,4′:6,7]naphtho[2,3-*d*]-1,3-dioxol-6(5a*H*)-on (●)

S „*Epipodophyllotoxin*", EPT, NSC-122819, *Teniposid***, Vehem-Sandoz, VM 26, Vumon

V Cytostaticum

*5871* *(4757)* $C_{32}H_{34}N_4O_4S$
5964-62-5

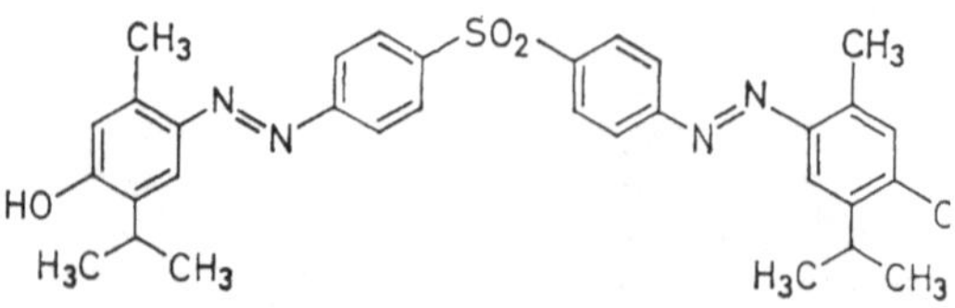

4,4′-[*p,p*′-(Sulfonyl)-bis-phenylazo]-bis-(2-isopropyl-5-methylphenol) = Bis-[4-(4-hydroxy-2-methyl-5-isopropylphenylazo)-phenyl]-sulfon = 4,4′-[Sulfonylbis(4,1-phenylenazo)]bis[5-methyl-2-(1-methylethyl)phenol] (●)

S *Diathymosulfon***, Diatox, Sulfonatox, *Thymolsulfon, Thymosulfone, Timosulfon*

V Chemotherapeuticum

*5871-01* *(4757a)* 5964-63-6

H Disilbersalz (auch im Gemisch mit Diathymosulfon)

S Di-Atox Argentique, Sulfone J. 51., *thymolated silver sulfone*

V Chemotherapeuticum gegen Tuberkulose und Lepra

*5872* *(4758)* $C_{32}H_{36}N_2O_2$
15 302-05-3

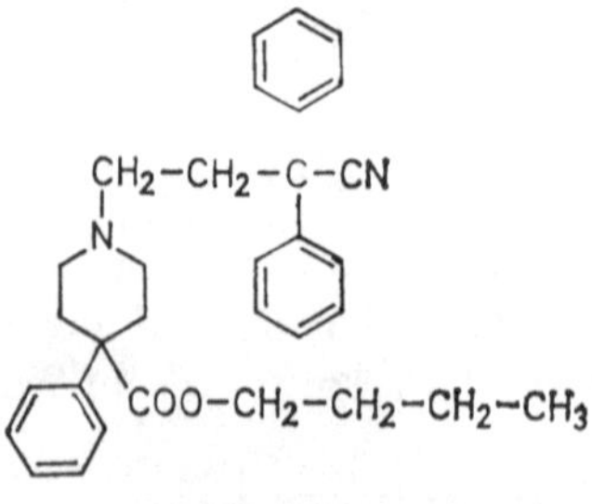

1-(3-Cyan-3,3-diphenylpropyl)-4-phenyl-4-piperidincarbonsäurebutylester (●)

S *Butoxylat***

V Antidiarrhoicum

*5873* *(4759)* $C_{32}H_{37}ClN_2O_8$

7008-24-4

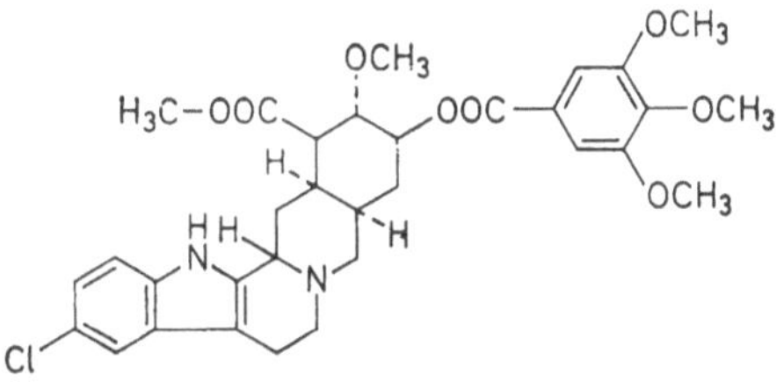

10-Chlor-2-methoxy-3-(3,4,5-trimethoxybenzoyl-oxy)-yohimban-1-carbonsäuremethylester = 10-Chlor-11-desmethoxyreserpin = (3β,16β,17α,18β, 20α)-10-Chlor-17-methoxy-18-[(3,4,5-trimethoxy-benzoyl)oxy]yohimban-16-carbonsäuremethyl-ester (●)

S *Chloroserpidin***, *Chlorserpidinum*, R 616

V Neurolepticum

---

*5874* *(232 N)* $C_{32}H_{38}N_2O_5$

1110-40-3

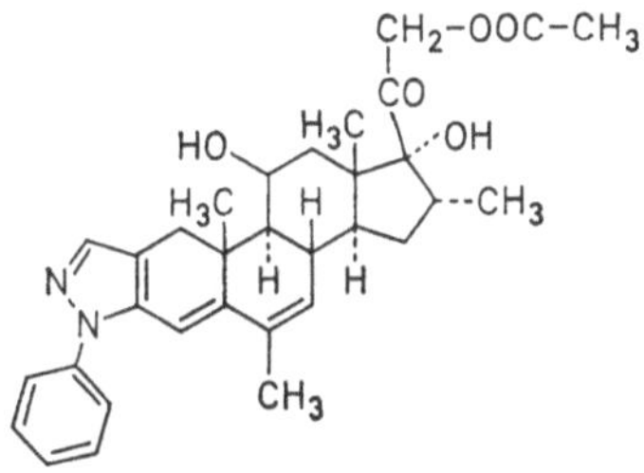

11β,17,21-Trihydroxy-6,16α-dimethyl-2′-phenyl-2′*H*-pregna-2,4,6-trieno[3,2-*c*]pyrazol-20-on-21-acetat = (11β,16α)-21-(Acetyloxy)-11,17-dihy-droxy-6,16-dimethyl-2′-phenyl-2′*H*-pregna-2,4,6-trieno[3,2-*c*]pyrazol-20-on (●)

S Altim, *Cortivazol**, Diaster, Dilaster, H 3625, Idaltim

V antiphlogistisch und antiallergisch wirksames Glucocorticoid

---

*5875* *(4760)* $C_{32}H_{38}N_2O_8$

131-01-1

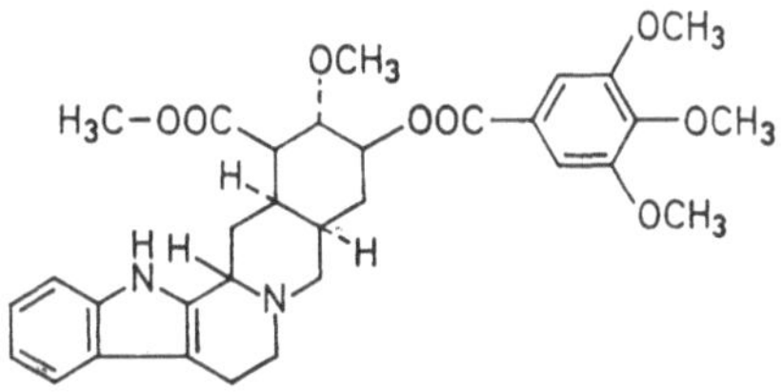

2-Methoxy-3-(3,4,5-trimethoxybenzoyloxy)-yohimban-1-carbonsäuremethylester = 11-Des-methoxyreserpin = (3β,16β,17α,18β,20α)-17-Methoxy-18-[(3,4,5-trimethoxybenzoyl)oxy]yohim-ban-16-carbonsäuremethylester (●)

S Canescin, *Deserpidin***, *Desmethoxyreserpin*, Harmonyl, Raunormine, Recanescin

V Neurolepticum (Rauwolfiaalkaloid)

---

*5876* *(4761)* $C_{32}H_{38}N_2O_8$

3735-85-1

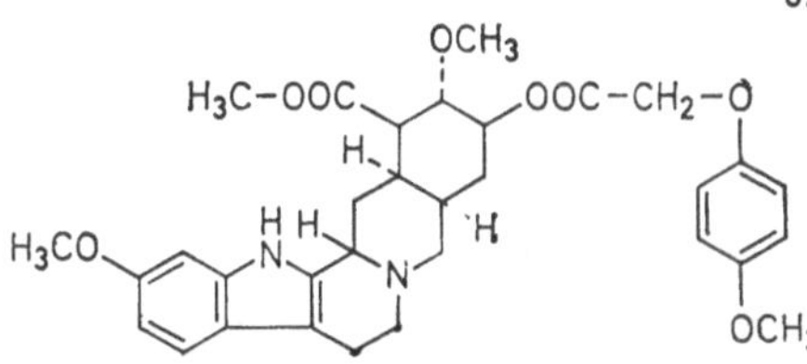

(−)-2,11-Dimethoxy-3-(*p*-methoxyphenoxyacet-oxy)-yohimban-1-carbonsäuremethylester = (−)-Methyl-*O*-(*p*-methoxyphenoxyacetyl)-reserpat = (3β,16β,17α,18β,20α)-11,17-Dimethoxy-18-[[(4-methoxyphenoxy)acetyl]oxy]yohimban-16-carbon-säuremethylester (●)

S *Mefeserpin***, *Methoxyphenoserpin*

V Antihypertonicum

---

*5877* $C_{32}H_{40}BrN_5O_5$

25614-03-3

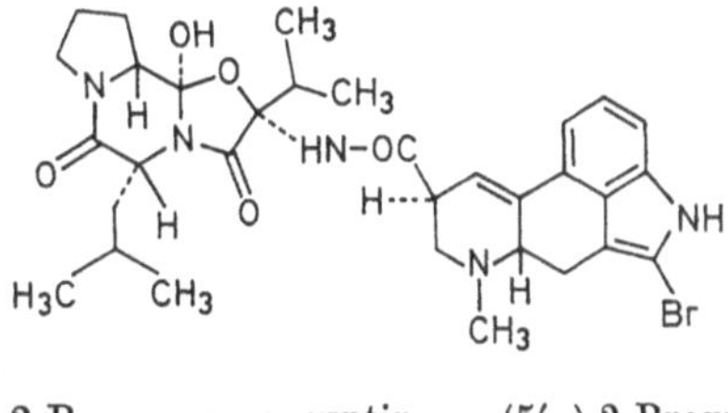

2-Brom-α-ergocryptin = (5′α)-2-Brom-12′-hydro-xy-2′-(1-methyläthyl)-5′-(2-methylpropyl)ergota-man-3′,6′,18-trion (●)

H Monomethansulfonat (22 260-51-1)

S *Bromocriptinmesilat***, CB 154, Parlodel, Pravidel

V Prolactininhibitor, Parkinsontherapeuticum

---

*5878* *(4762)* $C_{32}H_{40}O_{11}$

27 610-08-8

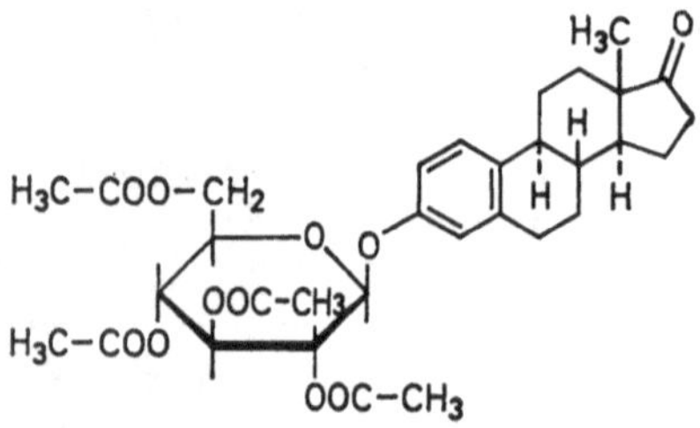

3-(Tetraacetylglucopyranosyloxy)-1,3,5(10)-östratrien-17-on = Östrontetraacetylglucosid = 3-[(2,3,4,6-Tetra-*O*-acetyl-β-D-glucopyranosyl)-oxy]östra-1,3,5(10)-trien-17-on (●)

S Glucovex, Glycovex, *Östrontetraacetylglucosid*

V Depot-Östrogen

---

*5879* $C_{32}H_{41}NO_2$

50 679-08-8

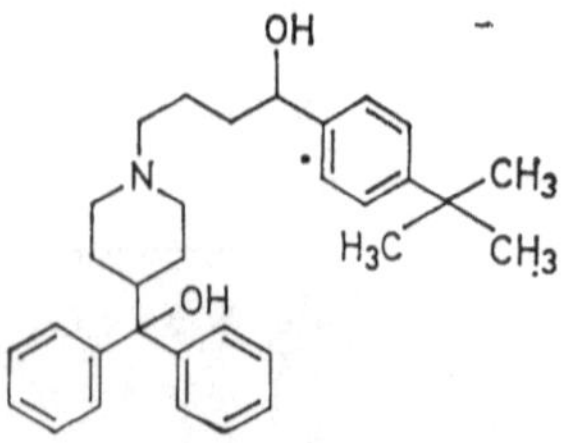

α-(*p-tert.*-Butylphenyl)-4-(hydroxydiphenylmethyl)-1-piperidinbutanol = 1-(*p-tert.*-Butylphenyl)-4-[4-(α-hydroxybenzhydryl)-piperidino]-1-butanol = α-[4-(1,1-Dimethylethyl)phenyl]-4-(hydroxydiphenylmethyl)-1-piperidinbutanol (●)

S RMI 9918, *Terfenadin***

V Antihistaminicum, Bronchodilatans

*5880* *(4763)* $C_{32}H_{41}NO_{16}$

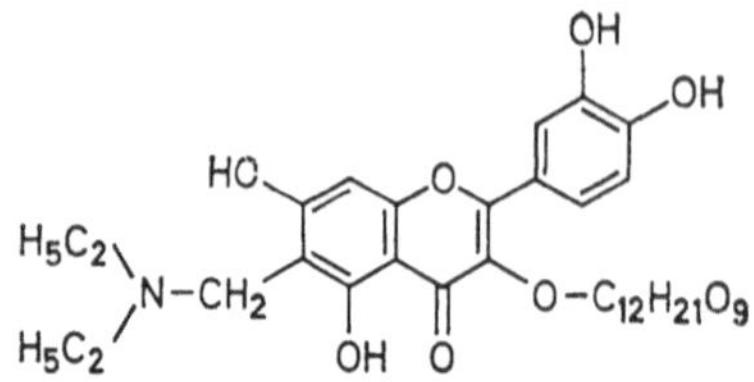

6-(Diethylaminomethyl)-rutin = 3-[[6-*O*-(6-Deoxy-α-L-mannopyranosyl)-β-D-glucopyranosyl]-oxy]-6-[(diethylamino)methyl]-2-(3,4-dihydroxyphenyl)-5,7-dihydroxy-4*H*-1-benzopyran-4-on (●)

S DAM-Rutin

V wasserlösliches Rutinderivat

*5880-01* *(4763a)* 29 465-51-8

H Verbindung mit Hydrochlorothiazid (Nr. 583)

S Diu 25, Ivaugan (neue Form), *Rutinhydrochlorothiazid*

V Salidiureticum

---

*5881* *(4764)* $C_{32}H_{44}F_3N_3O_2S$

5002-47-1

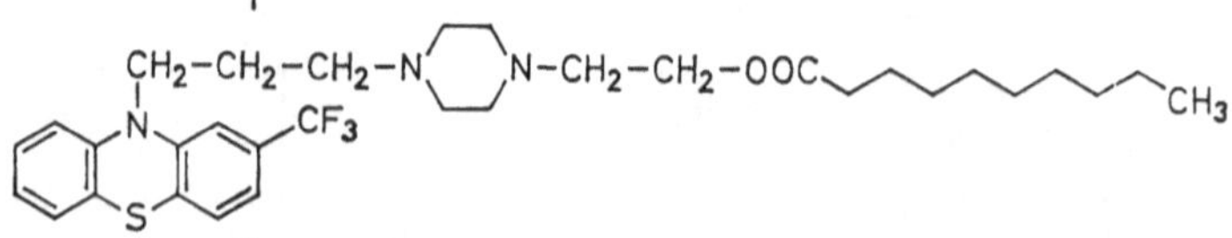

2-{4-[3-(2-Trifluormethyl-10-phenothiazinyl)-propyl]-1-piperazinyl}-ethyldecanoat = 10-{3-[4-(2-Decanoyloxyethyl)-piperazin-1-yl]-propyl}-2-trifluormethylphenothiazin = Decansäure-2-[4-[3-[2-(trifluormethyl)-10*H*-phenothiazin-10-yl]propyl]-1-piperazinyl]ethylester (●)

S Anatensol decanoat, Dapotum D, *Fluphenazindecanoat*, Lyogen-Depot, Modecate, Moditen depot, Prolixin decanoate, Siqualone decanoat

V Neurolepticum

*5882* $C_{32}H_{46}N_2O_2S_2$
41 931-86-6

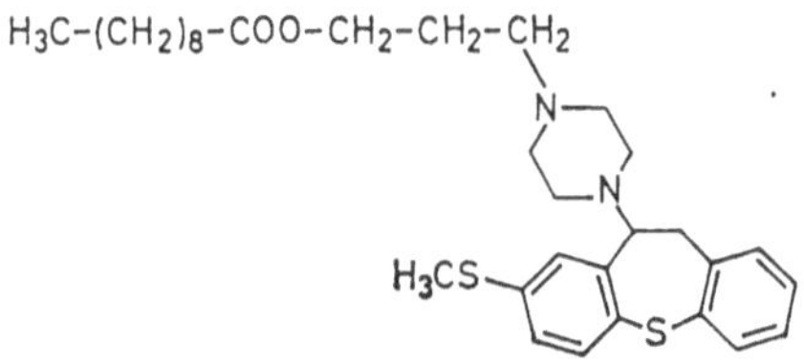

3-[4-(8-Methylthio-10,11-dihydrodibenzo[*b,f*]-thiepin-10-yl)-1-piperazinyl]-propyldecanoat = Decansäure-3-[4-[10,11-dihydro-8-(methylthio)-dibenzo[*b,f*]thiepin-10-yl]-1-piperazinyl]propylester (●)

S *Oxyprothepindecanoat*, VÚFB-9977

V Depot-Neurolepticum

*5885* *(4767)* $C_{32}H_{48}O_4$
7732-97-0

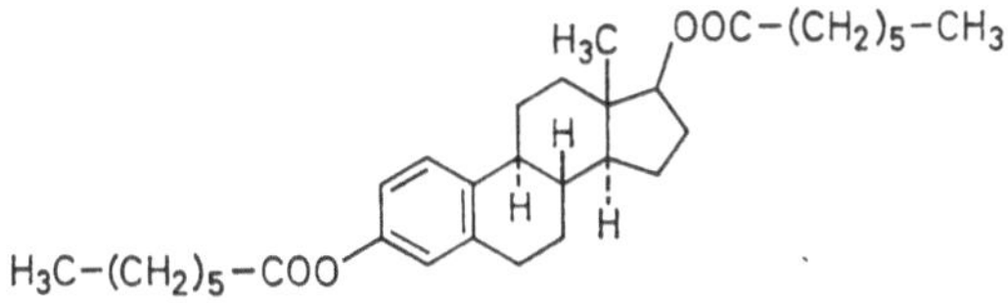

1,3,5(10)-Östratrien-3,17β-dioldiheptanoat = (17β)-Östra-1,3,5(10)-trien-3,17-dioldiheptanoat (●)

S *Östradioldiönanthat*

V Depot-Östrogen

*5883* *(4765)* $C_{32}H_{46}N_8O_6S_2$
3286-45-1

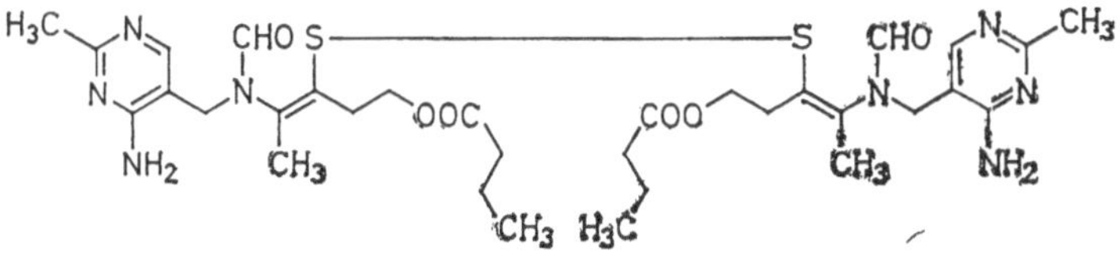

2,2'-Dithiobis-[*N*-(4-hydroxy-1-methyl-1-butenyl)-*N*-(4-amino-2-methyl-5-pyrimidinylmethyl)-formamid]-*O,O'*-dibutyrat = *O*-Butyrylthiamindisulfid = *N,N'*-[Dithiobis[1-methyl-2-[2-(1-oxobutoxy)ethyl]-2,1-ethendiyl]]bis[*N*-[(4-amino-2-methyl-5-pyrimidinyl)methyl]formamid] (●)

S Beston-Inj., *Bisbutiamine*, *Bisbutythiamin*

V neurotropes Analgeticum

*5884* *(4766)* $C_{32}H_{46}N_8O_6S_2$
3286-46-2

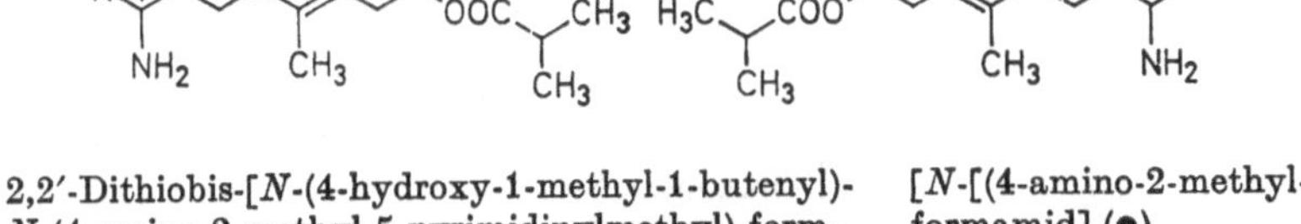

2,2'-Dithiobis-[*N*-(4-hydroxy-1-methyl-1-butenyl)-*N*-(4-amino-2-methyl-5-pyrimidinylmethyl)-formamid]-*O,O'*-diisobutyrat = *O*-Isobutyrylthiamindisulfid = *N,N*-[Dithiobis[1-methyl-2-[2-(2-methyl-1-oxopropoxy)ethyl]-2,1-ethendiyl]]bis-[*N*-[(4-amino-2-methyl-5-pyrimidinyl)methyl]-formamid] (●)

S Arcalion, *Bisibutiamine*, Neodaian, SE 5007, Vitaberin

V neurotropes Analgeticum, Cerebrotonicum

*5886* *(4768)* $C_{32}H_{48}O_9$

53177-88-1

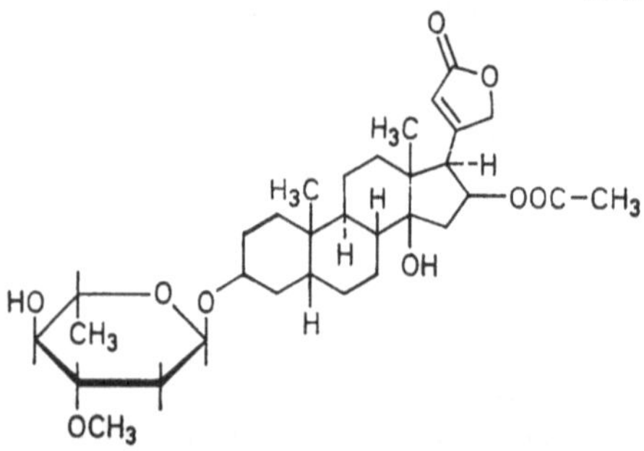

3β,14β,16β-Trihydroxy-5β-card-20(22)-enolid-16β-acetat-3-L-oleandrosid = Oleandrigenin-3-L-oleandrosid = (3β,5β,16β)-16-(Acetyloxy)-3-[(2,6-dideoxy-3-*O*-methyl-α-L-*arabino*-hexopyranosyl)-oxy]-14-hydroxycard-20(22)-enolid (●)

S Foliandrin, Folinerin, Nériol, *Neriolin*, Neriostene, *Oleandrin*, *Oleandrosid*

V Cardiotonicum (Oleander-Glykosid)

---

*5887* *(4769)* $C_{32}H_{54}N_4O_6$

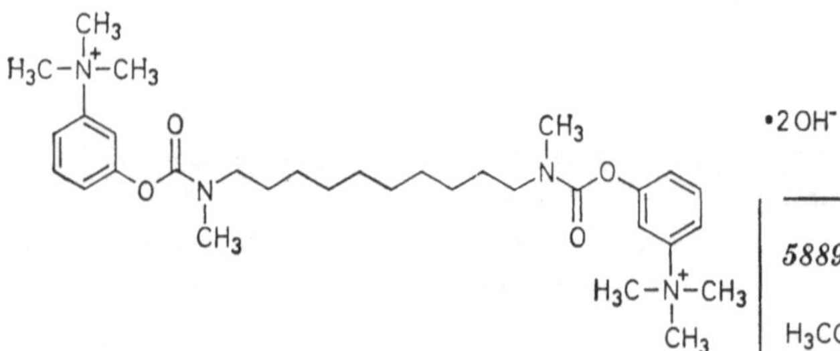

*N*,*N'*-Dekamethylenbis-[*m*-(*N*-methylcarbamoyl-oxy)-phenyltrimethylammoniumhydroxid] = 3,3'-[1,10-Decandiylbis[[(methylimino)carbonyl]-oxy]bis[*N*,*N*,*N*-trimethylbenzenaminiumhydroxid] (●)

H Dibromid (56-94-0)

S BC 48, *Demecariumbromid***, *Demecastigmini bromidum*, Frumtosnil, Humorsol, Tonilen, Tosmicil, Tosmilen, Visumatic, Visumiotic

V Vagotonicum, Cholinesteraseinhibitor

---

*5888* *(233 N)* $C_{32}H_{56}N_2O_6$

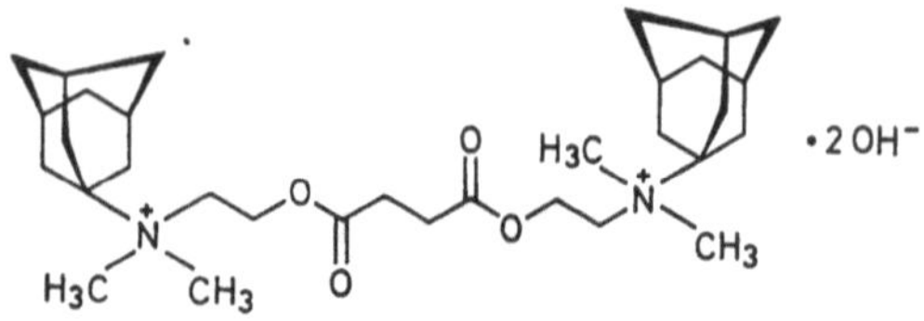

*N*,*N'*-[2,2'-(Succinyldioxy)-diethyl]-bis-[*N*-(1-adamantyl)-dimethylammoniumhydroxid] = Bernsteinsäure-bis-[2-(adamantyldimethylammonio)-ethylester] = *N*,*N'*-[(1,4-Dioxo-1,4-butandiyl)bis(oxy-2,1-ethandiyl)]bis[*N*,*N*-dimethyltricyclo[3.3.1.1$^{3,7}$]decan-1-aminiumhydroxid] (●)

H Dijodid (26660-43-5)

S Diadonium

V Muskelrelaxans

---

*5889* *(4770)* $C_{32}H_{56}N_4O_2$

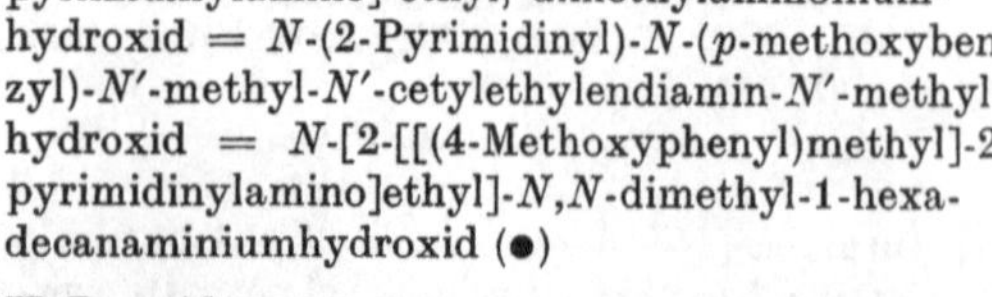

*N*-Hexadecyl-*N*-{2-[*N*-(*p*-methoxybenzyl)-2-pyrimidinylamino]-ethyl}-dimethylammonium-hydroxid = *N*-(2-Pyrimidinyl)-*N*-(*p*-methoxybenzyl)-*N'*-methyl-*N'*-cetylethylendiamin-*N'*-methylhydroxid = *N*-[2-[[(4-Methoxyphenyl)methyl]-2-pyrimidinylamino]ethyl]-*N*,*N*-dimethyl-1-hexadecanaminiumhydroxid (●)

H Bromid (553-08-2)

S NC 1264, NSC-5648, Thonzide, *Thonzoniumbromid*, *Tonzonii bromidum***

V Antisepticum, Detergens

*5890* (4771) $C_{33}H_{35}N_5O_5$
113-15-5

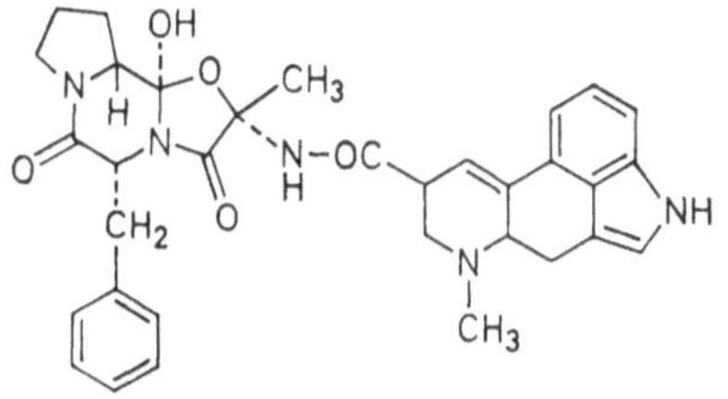

(5′α)-12′-Hydroxy-2′-methyl-5′-(phenylmethyl)-ergotaman-3′,6′,18-trion (●)

S *Ergotamin***

V Hämostaticum, Uterotonicum (Mutterkornalkaloid)

*5890-01* (4771a) 379-79-3

H Tartrat

S Ercal, Ergam (alte Form), Ergane, Ergate, Ergocito, Ergofeina, Ergogene, Ergogyn, Ergomar „Cooper", Ergomigrin, Ergomine-S, Ergostat, Ergostin, Ergota „Kanto", Ergotan, Ergotartrat, Ergotrat AWD, Etin, Exmigra, Exmigrex, Femergin, Fermergin, Gynecorn, Gynergen, Gynofort, Ingagen, Lagen, Lingrän, Lingraine, Lingrene, Masekal, Neo-Ergotin, Neo-Secopan, Rigetamin, Ryegostin, Secagyn, Secanorm, Secotamin, Secupan, Synergan, Vigrame

V Hämostaticum, Uterotonicum, Migränetherapeuticum

*5890-02*

H Succinat

S Ergoton-A

V Uterotonicum

*5891* (4772) $C_{33}H_{36}N_4O_6$
635-65-4

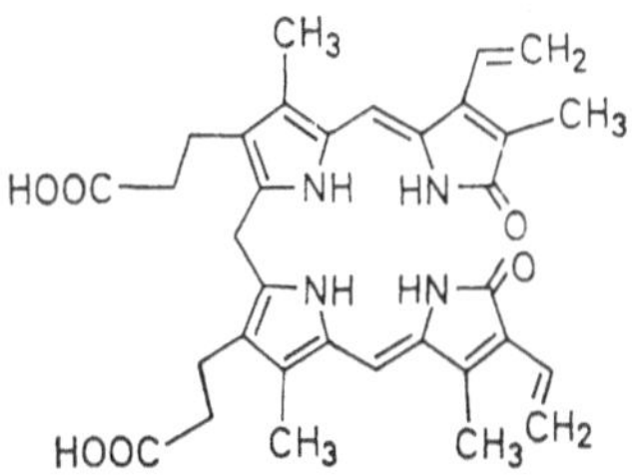

1,3,6,7-Tetramethyl-4,5-bis-(2-carboxyethyl)-2,8-divinyl-(*b*-13)-dihydrobilenon = 2,17-Diethenyl-1,10,19,22,23,24-hexahydro-3,7,13,18-tetramethyl-1,19-dioxo-21*H*-bilin-8,12-dipropansäure (●)

S *Bilirubin*

V Gallenfarbstoff, zur Leberfunktionsprüfung

*5892* (4773) $C_{33}H_{36}N_6O_2$

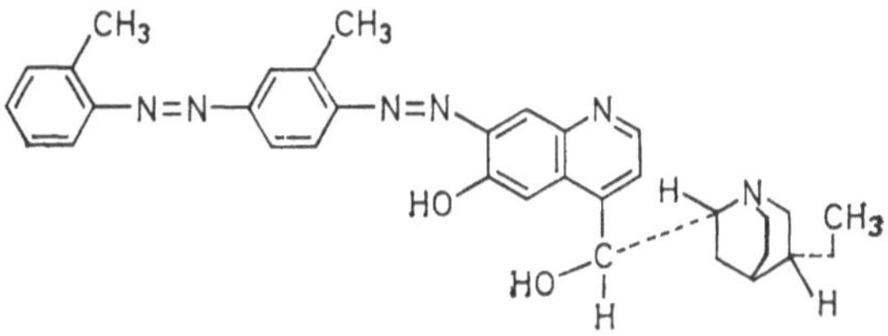

4-[(5-Ethyl-2-chinuclidinyl)-hydroxymethyl]-7-[*p*-(*o*-tolylazo)-*o*-tolylazo]-chinolin-6-ol = Azotoluolazodihydrocuprein = (8α,9*R*)-10,11-Dihydro-7′-[[2-methyl-4-[(2-methylphenyl)azo]phenyl]azo]-cinchonan-6′,9-diol (●)

S Interazin

V Chemotherapeuticum

*5893* (4774) $C_{33}H_{37}N_5O_5$
511-12-6

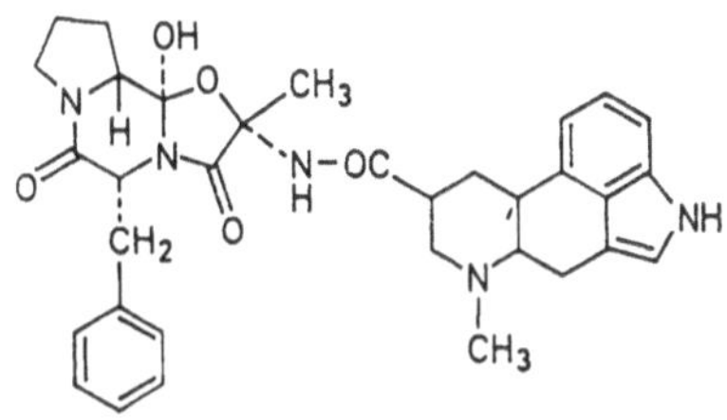

Dihydroergotamin = (5′α)-9,10-Dihydro-12′-hydroxy-2′-methyl-5′-(phenylmethyl)ergotaman-3′,6′,18-trion (●)

H Methansulfonat (6190-39-2)

S DETMS, DHE 45, Diergotan, Di-Got, *Dihydroergotaminmesilat***, Dihydroergotamin-Sandoz, Dihydergot, Dihyergot, Dihytamin, Diidergot, Disecotamin, Ditamin, Ergotonin, Hidrotate, Migrètil, Orstanorm, Ortanorm

V Sympathicolyticum, Migränetherapeuticum

*5893-01* *(4774a)*

H Ethansulfonat
S Ergotex-Nebulogenum
V Sympathicolyticum

*5893-02* *(4774b)* 5989-77-5

H Tartrat
S Eldoral „Dumex“, Ergotex-Tabl.
V Sympathicolyticum

---

*5894* *(4775)* $C_{33}H_{40}N_2O_8S$
2319-94-0

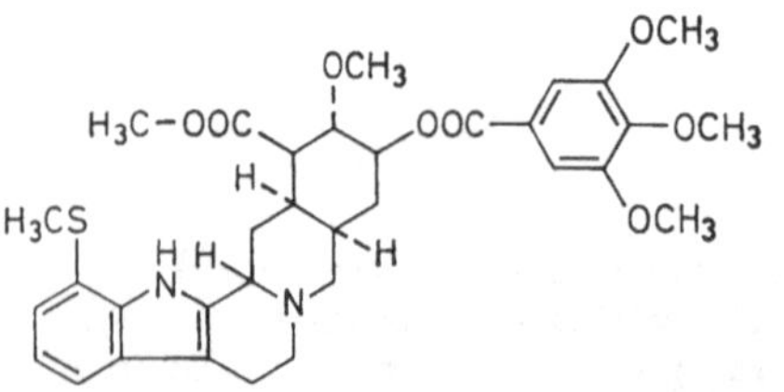


11-Desmethoxy-12-(methylthio)-reserpin = (3β,16β,17α,18β,20α)-17-Methoxy-12-(methylthio)-18-[(3,4,5-trimethoxybenzoyl)oxy]yohimban-16-carbonsäuremethylester (●)

S *Methiopidin*
V Antihypertonicum

---

*5895* *(4776)* $C_{33}H_{40}N_2O_9$
50-55-5

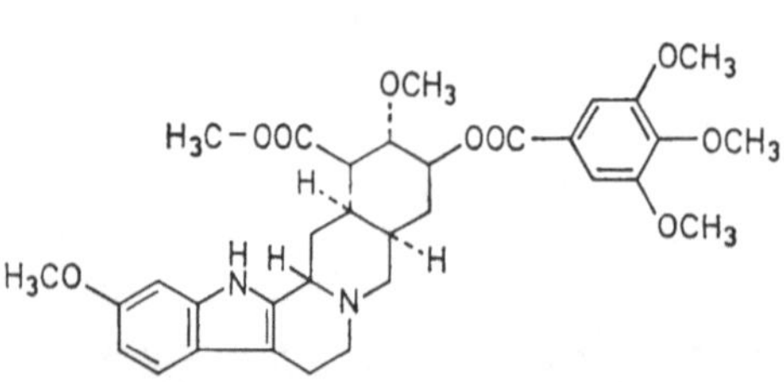


2α,11-Dimethoxy-3-(3,4,5-trimethoxybenzoyloxy)-yohimban-1-carbonsäuremethylester = 3,4,5-Trimethoxybenzoesäureester des Methylreserpats = (3β,16β,17α,18β,20α)-11,17-Dimethoxy-18-[(3,4,5-trimethoxybenzoyl)oxy]yohimban-16-carbonsäuremethylester (●)

S Agmaserp, Alkarau, Alkaserp, Alserin, Anquil „Mallinckrodt“, Apoplon, Apsical, Arcum R-S, Aserpon, Austrapine, Banasil, Bexerpine, Bioserpine, Broserpine, Cardioserpin, Carditivo „L“, Carrserp, Crystoserpine, De-Serpa, Deserpine, Ebserpine, Elserpine, Eroserpin, Eserpine, Eskaserp, Gamaserpin, Grona, H 520, Hexaplin, Hiposerpil, Hiserpia, Hyperine, Hypersil, Hypersine, Hyserpine, Idoserp, Interpina, Ipotalaz, Key-Serpine, Kitine, Lemiserp, Leselupin, Loweserp, Marnitension simple, Maviserpin, Mayserpine, Medeserpina, Mephaserpin, Metz-Serp, Naphaserp, Neo-antitensol, Neoserfin, Neo-Serp, Novoreserpine, NSC-59272, Ohserpin, Orthoserpina, Orticalm, Pansertin-Inj., Pinbin, 3 P-Reserp, Purserpine, Quiescin, Raucap, Raudixoid, Raufil, Raugal, Raulen, Rauloydin, Raunervil, Raunormin „Orzan“, Raupasil, Raupresoid, Raurine, Rausan, Rau-Sed, Rausedan, Rausedyl, Rauserpen-Alk, Rauserpin, Rausingle, Rau-Tab(s), Rautrin, Rauvilid, Rauwipur, Rauwita, Rauwoleaf, Rauwopur „Byk“, Repoid, R-E-S, Resa, Resedrex, Resedril, Rese-Lar, Reser-Ar, Reserbal, Resercaps, Resercen, Resercrine, Reserfia, Reserjen, Reserlor, Reserp „Wander“, Reserpal, Reserpamed, Reserpanca, Reserpaneed, *Reserpene*, Reserpex, Reserpidefe, Reserpil, *Reserpin***, Reserpinol, Reserpka, Reserpoid, Reserpur, Resersana, Reserutin, Resiatric, Resine, Resocalm, Resomine, Respil „Adelco“, Respital, Restran, Resyll, *Rezerpin*, Riserpa, Rivased, Rivasin, Rolserp, Roxel, Roxinoid, Ryser, Sandril, Sarpagan, Sedaraupin, Sedserp, Seralen, Serexal, Serpin, Serolfia, Serp(a), Serp-AFD, Serpalan, Serpaloid, Serpanray, Serpasil, Serpasol, Serpate, Serpatin, Serpatone, Serpax „Verdun“, Serpedin, Serpen, Serpena, Serpentil, Serpentine „Pharbil“, Serpicon, Serpilet, Serpiloid, Serpilum, Serpine, Serpipur, Serpivite, Serpoid, Serpone, Serpresan, Serpyrit, Sertabs, Sertens, Sertensin, Sertina, S.P. Tranquilson, Tempo-Reserpina, Temposerpine, Tendoscen-Compr., Tenserp, Tenserpine „Assia“, Tensional, Tranquilar, Transerpin, Triserpin, T-Serp, Unilord, Vio-Serpine, V-Serp

V Antihypertonicum, Tranquillizer (Rauwolfia-alkaloid)

*5895-01* *(4776a)* 20235-11-4

H Ascorbat
S Ascoserp, Ascoserpina, Helfoserpin C
V Antihypertonicum, Antipsychoticum, Neuroregulans

*5895-02* *(4776b)*

H Nicotinat

S Atensex

V Antihypertonicum

*5895-03* 23 284-27-7

H Salz der Trijodthyroninessigsäure (Nr. 2380)

S Abesta, *Reserpintriacat*

V Normolipämicum, Antihypertonicum

*5896* *(4777)* $C_{33}H_{40}N_2O_9$

865-04-3

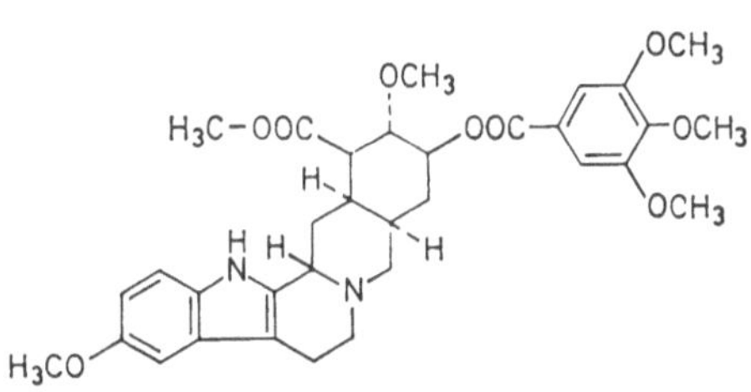

2α,10-Dimethoxy-3-(3,4,5-trimethoxybenzoyl-oxy)-yohimban-1-carbonsäuremethylester = 11-Desmethoxy-10-methoxyreserpin = 10-Methoxy-deserpidin = (3β,16β,17α,18β,20α)-10,17-Dimethoxy-18-[(3,4,5-trimethoxybenzoyl)oxy]yohimban-16-carbonsäuremethylester (●)

S Decaserpil, Decaserpin, Decaserpyl, *Methoserpidin***, Minoran, Neoserpin, Resertene, Tenserpina „Sigmitalia", Vasovan

V Antihypertonicum

*5897* *(4778)* $C_{33}H_{41}NO_{17}$

30 851-76-4

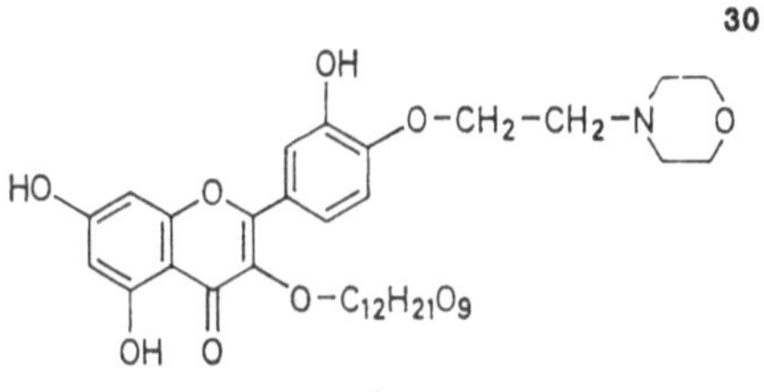

4'-*O*-(β-Morpholinoethyl)-rutosid = 3-[[6-*O*-(6-Desoxy-α-L-mannopyranosyl)-β-D-glucopyranosyl]-oxy]-5,7-dihydroxy-2-[3-hydroxy-4-[2-[4-morpholinyl)ethoxy]phenyl]-4*H*-1-benzopyran-4-on (●)

H auch mit Zusatz von Ascorbinsäure

S *Aethoxazorutosid*, *Ethoxazorutine*, *Ethoxazorutosid***, *Oxarutinum*, Solarutine, Solurutine

V Antihämorrhagicum

*5898* *(4779)* $C_{33}H_{42}O_{19}$

7085-55-4

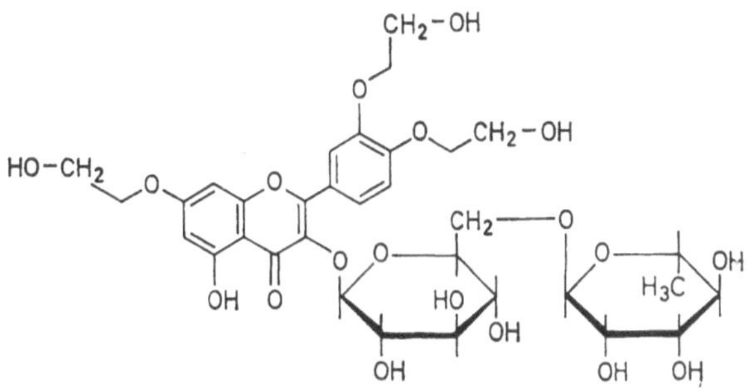

3,5-Dihydroxy-3',4',7-tris-(2-hydroxyethoxy)-flavon-3-rhamnoglucosid = 3',4',7-Tris-(β-hydroxyethyl)-rutosid = 2-[3,4-Bis(2-hydroxyethoxy)-phenyl]-3-[[6-*O*-(6-deoxy-α-L-mannopyranosyl)-β-D-glucopyranosyl]oxy]-5-hydroxy-7-(2-hydroxy-ethoxy)-4*H*-1-benzopyran-4-on (●)

S Capiren, Flebex, Rutilemone, Ruven, Sanaven, THR, Trioxi-R, *Trioxyethylrutine*, *Troxerutin***, Vipê 4

V Therapeuticum gegen venöse Stauungen

*5898-01*

H Wirkstoffkomplex mit ca. 40% Mono-, Di- und Tetrahydroxyethylrutosiden

S Factor P-Zyma, Paroven, Relvène, Venoruton (-$P_4$), Verutil, „*Vitamin $P_4$*"

V Therapeuticum gegen venöse Stauungen

*5899* $C_{33}H_{43}FO_6$

40 242-27-1

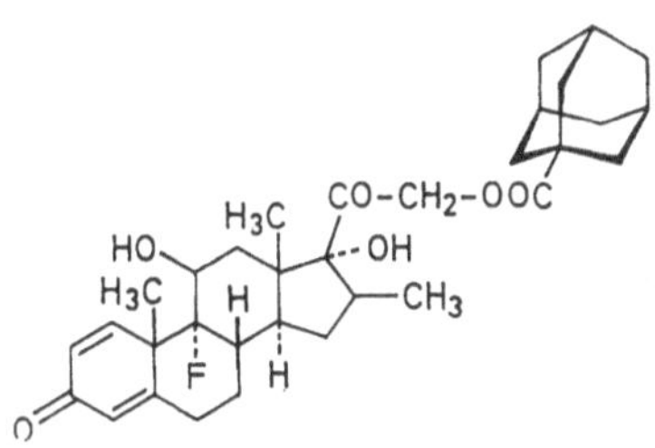

9α-Fluor-11β,17α,21-trihydroxy-16β-methyl-1,4-pregnadien-3,20-dion-21-(1-adamantancarboxylat) = (11β,16α)-9-Fluor-11,17-dihydroxy-16-methyl-21-[(tricyclo[3.3.1.1$^{3,7}$]dec-1-ylcarbonyl)-oxy]pregna-1,4-dien-3,20-dion (●)

S *Betamethasonadamantoat*, Betsovet

V antiallergisch und antiphlogistisch wirksames Glucocorticoid

*5900* (4780) $C_{33}H_{44}N_4O_{10}$
752-56-7

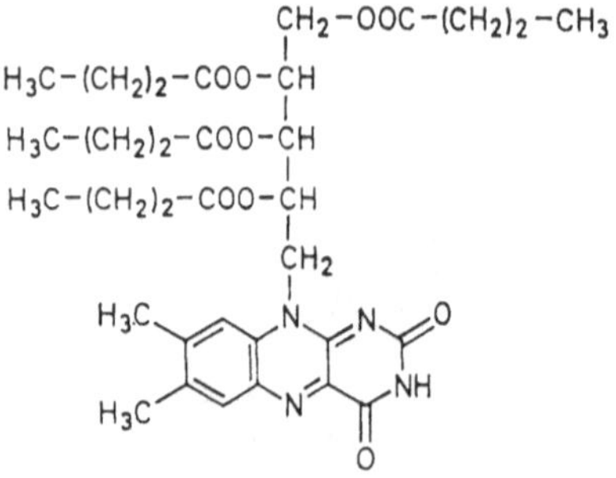

Riboflavin-2′,3′,4′,5′-tetrabutyrat = Riboflavin-2′,3′,4′,5′-tetrabutanoat (●)

S Bonabon $B_2$, Habulcà, Hibon, Liperox, Multiscleran, Ribobutin, *Riboflavinbutyrat*, Two-vita, Viras, *Vitamin-$B_2$-tetrabutyrat*

V Antiarteriosklerоticum

*5901* (234 N) $C_{33}H_{43}F_3N_2O_2S$
30909-51-4

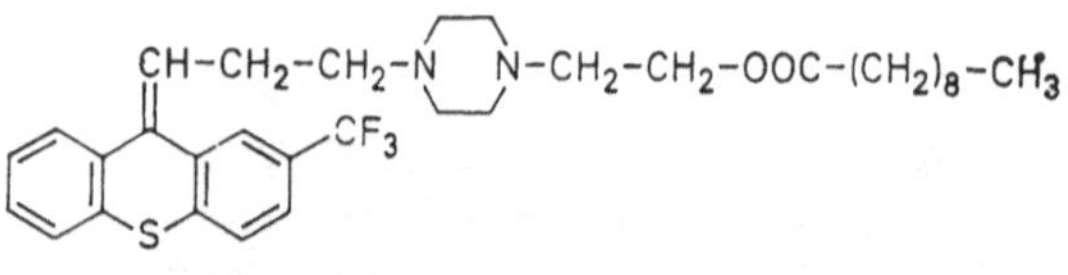

2-{4-[3-(2-Trifluormethyl-9-thioxanthenyliden)-propyl]-1-piperazinyl}-ethyldecanoat = Decansäure-2-[4-[3-[2-(trifluormethyl)-9*H*-thioxanthen-9-yliden]propyl]-1-piperazinyl]ethylester (●)

S Depixol, Fluanxol-Depot, *Flupentixoldecanoat*, Lu 7-105

V Neurolepticum

*5902* (4781) $C_{33}H_{44}O_8$
17169-70-9

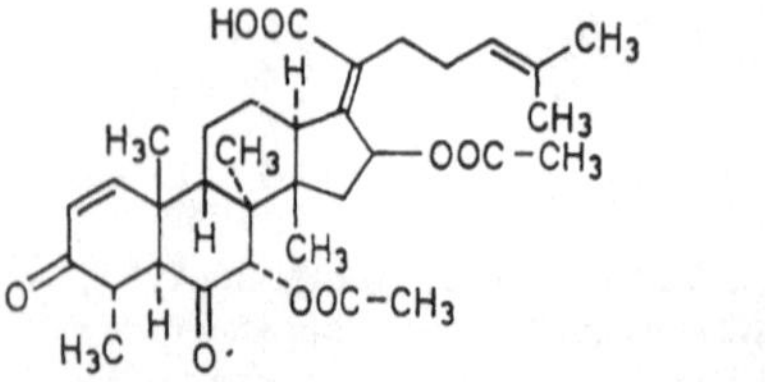

(4α,7α,8α,9β,13α,14β,16β,17*Z*)-7,16-Bis(acetyloxy)-3,6-dioxo-29-nordammara-1,17(20),24-trien-21-säure (●)

S *Fumigacin, Helvolinsäure*

V Antibioticum aus Aspergillus fumigatus

*5903* (4782) $C_{33}H_{46}O_4$
52279-57-9

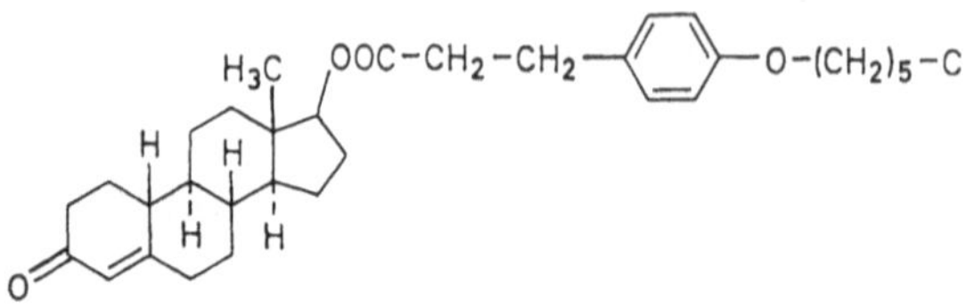

17β-Hydroxy-4-östren-3-on-17β-[3-(*p*-hexyloxyphenyl)-propionat = 19-Nortestosteron-*p*-hexyloxyphenylpropionat = (17β)-17-[3-[4-(Hexyloxy)-phenyl]-1-oxopropoxy]östr-4-en-3-on (●)

S Anador, Anadur, Anadurine „Chropi", *Nandrolonhexyloxyphenylpropionat, Nortestosteronhexyloxyphenylpropionat*

V Anabolicum

*5904* $C_{33}H_{47}NO$
29619-86-1

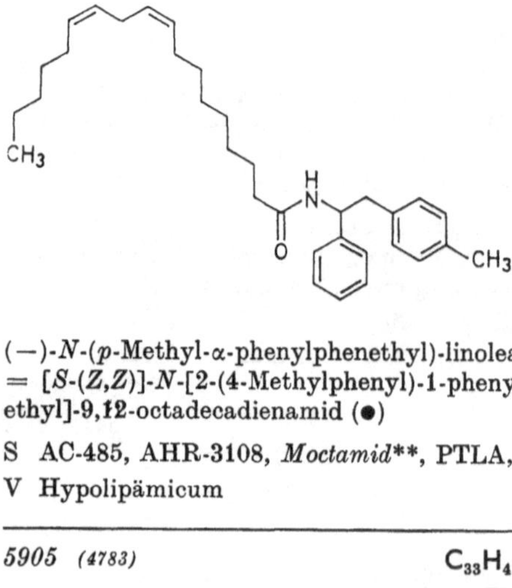

(—)-*N*-(*p*-Methyl-α-phenylphenethyl)-linoleamid = [*S*-(*Z*,*Z*)]-*N*-[2-(4-Methylphenyl)-1-phenylethyl]-9,12-octadecadienamid (●)

S AC-485, AHR-3108, *Moctamid***, PTLA,

V Hypolipämicum

*5905* (4783) $C_{33}H_{47}NO_{13}$
7681-93-8

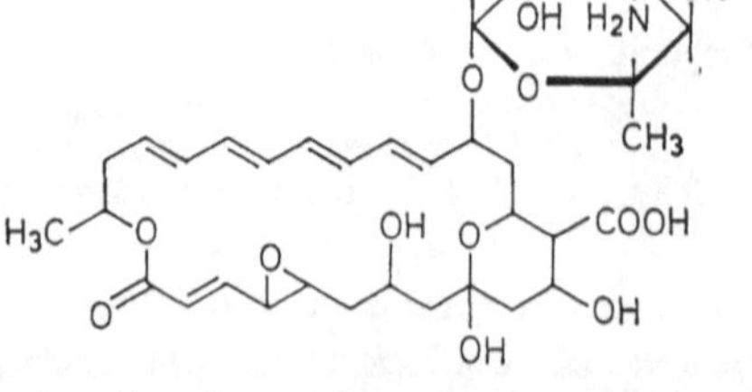

stereoisomere 22-[(3-Amino-3,6-dideoxy-β-D-mannopyranosyl)oxy]-1,3,26-trihydroxy-12-

methyl-10-oxo-6,11,28-trioxatricyclo[22.3.1.0$^{5,7}$]-octacosa-8,14,16,18,20-pentaen-25-carbonsäure (●)

S CL 12625, Myprozine, *Natamycin**, Pimafucin, Pimafugin, *Pimaricin*, *Tennecetin*

V fungicides Antibioticum aus Streptomyces natalensis

---

*5906* *(4784)* $C_{33}H_{51}NO_8S$

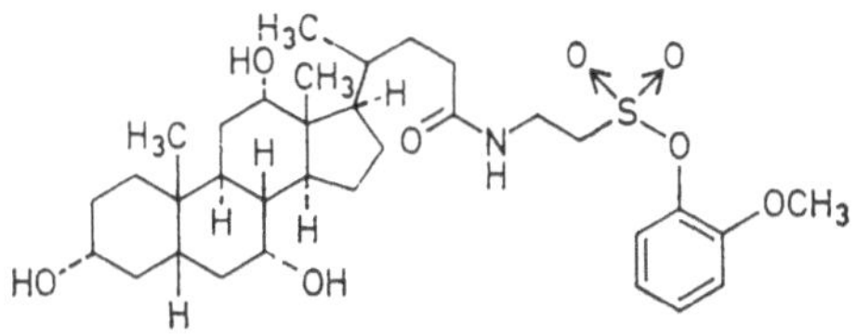

*N*-(3α,7α,12α-Trihydroxy-5β-cholanoyl)-taurin-guajacolester = Guajacoltaurocholat = 2-[[(3α, 5β,7α,12α)-3,7,12-Trihydroxy-24-oxocholan-24-yl]amino]ethansulfonsäure-2-methoxyphenyl-ester (●)

S Taurocolo

V Bronchotherapeuticum

---

*5907* *(4785)* $C_{33}H_{54}O_5$
**17 407-37-3**

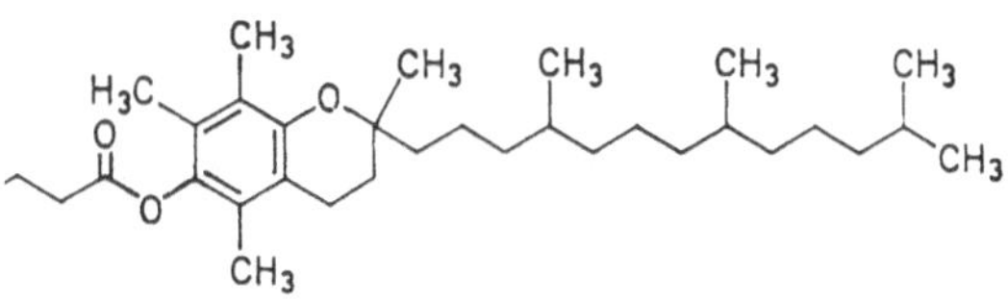

D-2,5,7,8-Tetramethyl-2-(4,8,12-trimethyltri-decyl)-chroman-6-ylhydrogensuccinat = α-Tocopherolsuccinat = Butandisäuremono[(+)-3,4-di-hydro-2,5,7,8-tetramethyl-2-(4,8,12-trimethyltri-decyl)-2*H*-1-benzopyran-6-yl]ester (●)

H meist Calciumsalz **(14 464-85-8)** [auch der DL-Verbindung **(14 638-18-7)**]

S Arcavit E, D-Alpha-E, Dal-Tocol, Daltose, Dextocoferyl, E-Bestomin, E-Ferol succinate, Esta-Tabs, Esuverol-C, Juvela S, Leder-E, Lypron S, Synpherol S, *α-Tocopherolsuccinat*, Tokobera S, Vitan E

V Antisterilitätsvitamin, Therapeuticum gegen cardiovasculäre Störungen

*5908* $C_{33}H_{54}O_{11}$
**34 820-53-6**

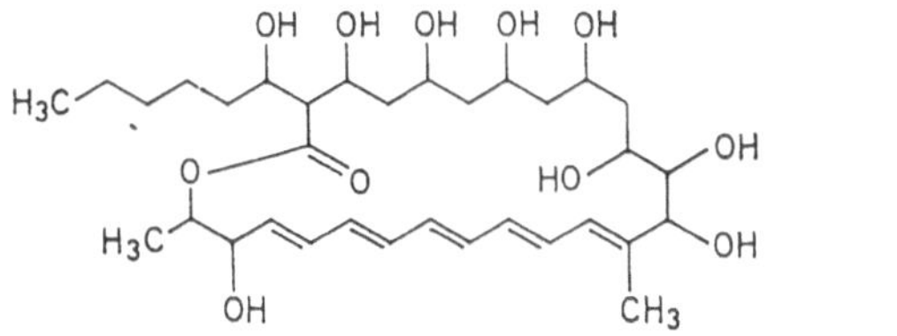

stereoisomeres 4,6,8,10,12,13,14,25-Octahydroxy-3-(1-hydroxyhexyl)-15,26-dimethyl-1-oxacyclo-hexacosa-15,17,19,21,23-pentaen-2-on (●)

S *Aurenin*

V Antibioticum aus Actinomycetes aureorectus

---

*5909* *(4786)* $C_{33}H_{60}N_2O_5$

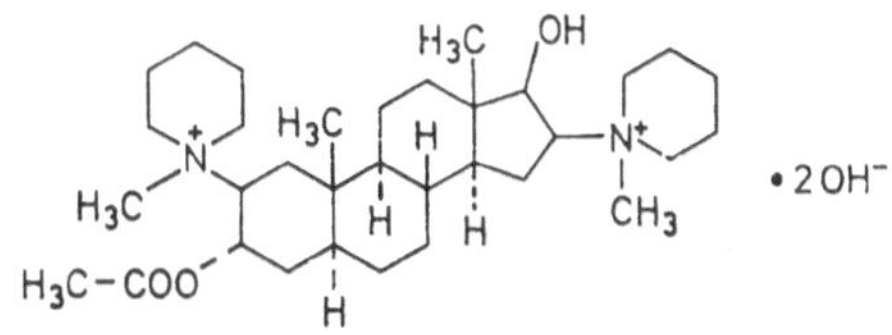

1,1'-(3α-Acetoxy-17β-hydroxy-5α-androstan-2β, 16β-ylen)-bis-(1-methylpiperidiniumhydroxid) = 2β,16β-Dipiperidino-5α-androstan-3α,17β-diol-3-acetat-bismethylhydroxid = 1,1'-[(2β,3α,5α,16β, 17β)-3-(Acetyloxy)-17-hydroxyandrostan-2,16-di-yl]bis[1-methylpiperidiniumhydroxid] (●)

H Dibromid **(27 115-86-2)**

S *Dacuroni bromidum*, *Dacuroniumbromid***, NB 68

V Muskelrelaxans

---

*5910* *(4787)* $C_{33}H_{60}O_{10}$
**14 409-72-4**

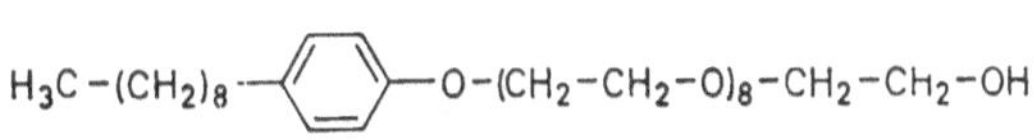

26-(4-Nonylphenoxy)-3,6,9,12,15,18,21,24-octa-oxahexacosan-1-ol (●)

H Mittelwert für ein *p*-Nonylphenoxypolyethoxy-ethanol

S Conceptrol, Delfen, Genexol, Igepal CO-630, Lemco, *Nonoxinol 9***, *Nonoxynol 9*, Orthodel-fen, Vagisec

V Spermatocid

*5911* *(4788)* $C_{34}H_{28}N_6O_{14}S_4$

2538-83-2

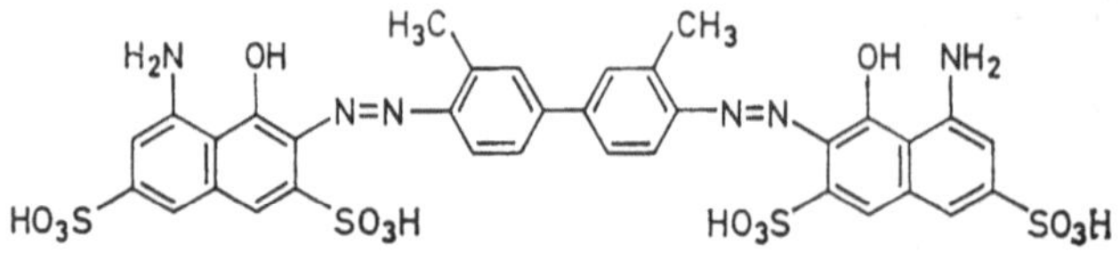

2,2′-(3,3′-Dimethyl-4,4′-biphenylylenbisazo)-bis-(8-amino-1-naphthol-3,6-disulfonsäure) = 3,3′-[(3,3′-Dimethyl[1,1′-biphenyl]-4,4′-diyl)bis(azo)]-bis[5-amino-4-hydroxy-2,7-naphthalendisulfonsäure] (●)

H Tetranatriumsalz (72-57-1)

S Benzamine Blue, *Benzoblau 3B*, C.I. 23850, C.I. Direct Blue 14, *Congo Blue*, *Diaminblau 3 B*, Dianilblau, *Naphthylamin Blue*, Niagara Blue, Parkibleu, Parkipan, *Trypanblau*, *Trypan Blue*

V Chemotherapeuticum, Farbstoff

---

*5912* *(4789)* $C_{34}H_{28}N_6O_{14}S_4$

6968-33-8

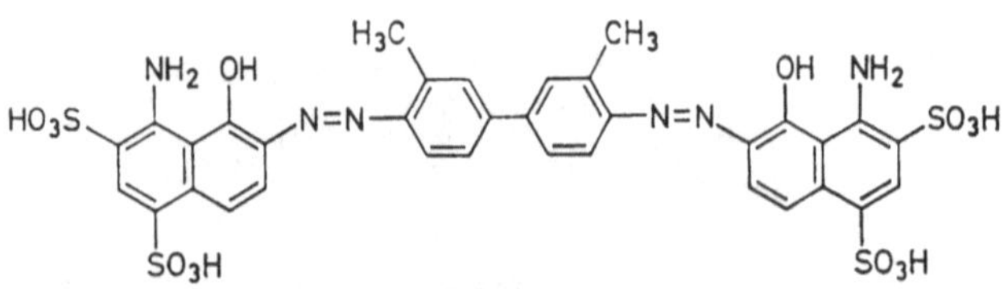

2,2′-(3,3-Dimethyl-4,4′-biphenylylenbisazo)-bis-(8-amino-1-naphthol-5,7-disulfonsäure) = 4,4′-Bis-(1-amino-8-hydroxy-2,4-disulfo-7-naphthylazo)-3,3′-bitolyl = 6,6′-[(3,3′-Dimethyl[1,1′-biphenyl]-4,4′-diyl)bis(azo)]bis[4-amino-5-hydroxy-1,3-naphthalendisulfonsäure] (●)

H Tetranatriumsalz (314-13-6)

S *Azovan Blue*, *Azovannatrium*, *Azovanum coeruleum*, Chlorazol Sky Blue FF, C. I. Direct Blue 53, Diamine Sky Blue FF, *Diazobleu*, Evablin, Evansblau, Evans Blue, Geigy-Blau 536, T-1824

V Farbstoff, zur Bestimmung des Blutvolumens

---

*5913* *(235 N)* $C_{34}H_{32}N_4O_9$

27959-26-8

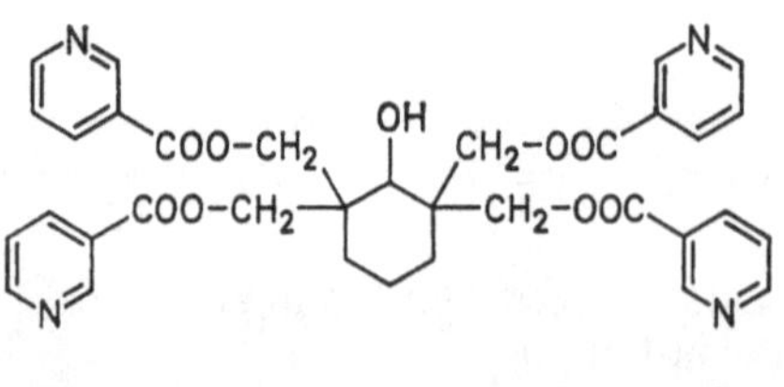

2-Hydroxy-1,1,3,3-cyclohexantetramethanol-1,1,3,3-tetranicotinat = 3-Pyridincarbonsäure(2-hydroxy-1,3-cyclohexandiyliden)tetrakis(methylen)ester (●)

S Cholexamine, K 31, *Nicomol***

V Hypocholesterinämicum

*5914* *(4790)* $C_{34}H_{34}CoN_4O_6$

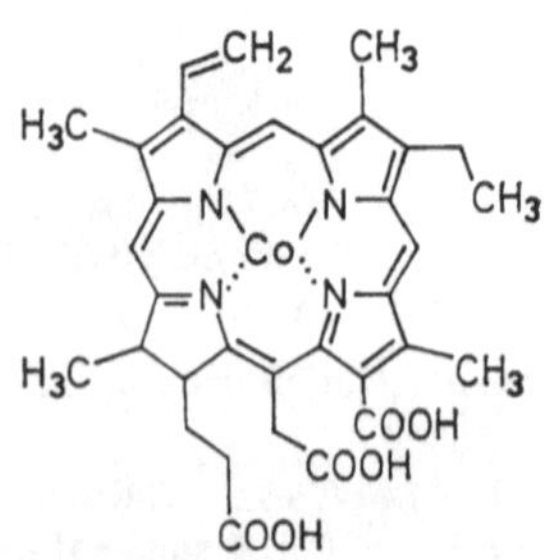

Cobaltchlorophyllin

H Trinatriumsalz (11005-93-9)

S Erythrophyll

V Antineuralgicum, Antianämicum

*5915* *(4791)* $C_{34}H_{34}N_4O_4$
553-12-8

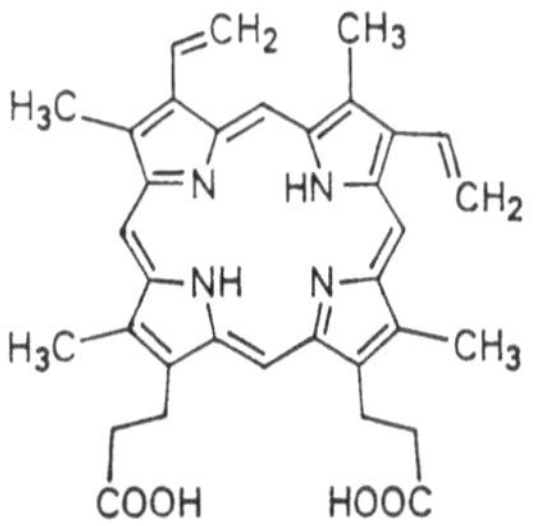

1,3,5,8-Tetramethyl-2,4-divinylporphin-6,7-dipropionsäure = 7,12-Diethenyl-3,8,13,17-tetramethyl-21*H*,23*H*-porphin-2,18-dipropansäure (●)

S Lebersdan, *Ooporphyrin, Protoporphyrin IX*

V Lebertherapeuticum

*5915-01* *(4791a)* 6533-64-8

H Dinatriumsalz

S Chlotomin, Depocolin-S, Etanarie, Leberphon-P, Leverse, Liverlon, Napp, Napropol, Nichilevan, Palepron, Panblen, Panparl, Pepenal, Pinpron, Potoro, Prophyl, Prolmon, Protolium, Prott, Ritantol, Tuyoka

V Lebertherapeuticum

---

*5916* *(4792)* $C_{34}H_{35}CoN_4O_6$

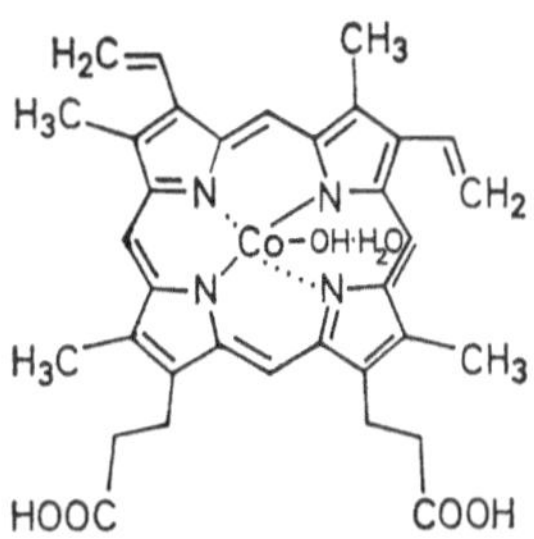

Cobaltiprotoporphyrin

S COPP

V Antineoplasticum

*5917* $C_{34}H_{35}N_3O_{10}$
54083-22-6

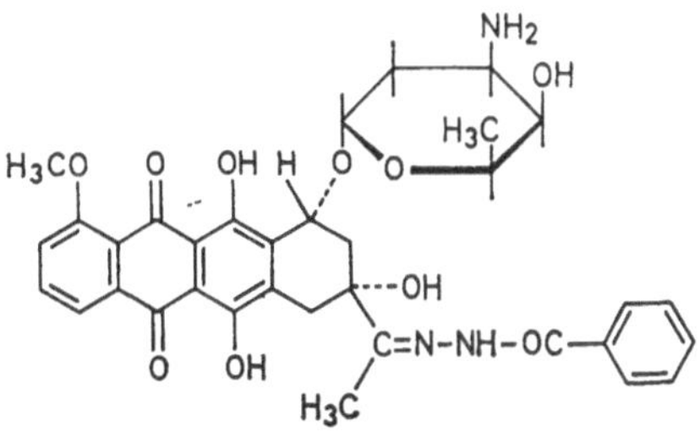

Daunorubicinbenzoylhydrazon = (2*S*-*cis*)-Benzoesäure[1-[4-[(3-amino-2,3,6-trideoxy-α-L-*lyxo*-hexopyranosyl)oxy]-1,2,3,4,6,11-hexahydro-2,5,12-trihydroxy-7-methoxy-6,11-dioxo-2-naphthacenyl]ethyliden]hydrazid (●)

H Hydrochlorid (36508-71-1)

S NSC-164011, 22050 R.P., *Rubidazonhydrochlorid*

V gegen Leukämie wirksames Cytostaticum

---

*5918* *(4793)* $C_{34}H_{36}HgN_4O_6$
18400-73-2

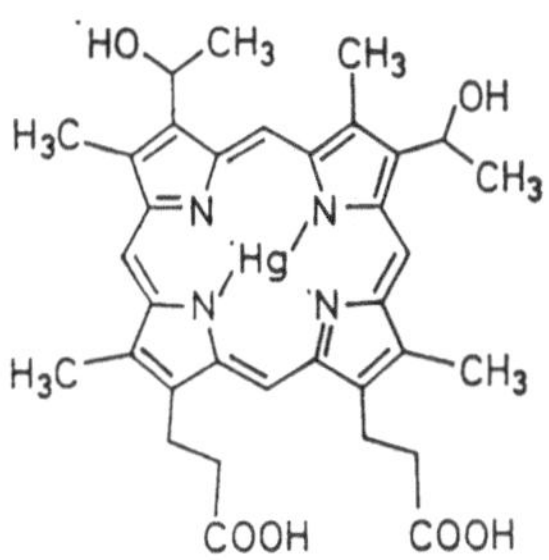

Mercurihaematoporphyrin = [7,12-Bis(1-hydroxyethyl)-3,8,13,17-tetramethyl-21*H*,23*H*-porphin-2,18-dipropanoato(2-)-$N^{21}$,$N^{22}$,$N^{23}$,$N^{24}$]quecksilber (●)

H Dinatriumsalz (15375-94-7)

S Merphillin, Merphyrin

V Cytostaticum

*5919* $C_{34}H_{37}N_5O_5$
22 336-84-1

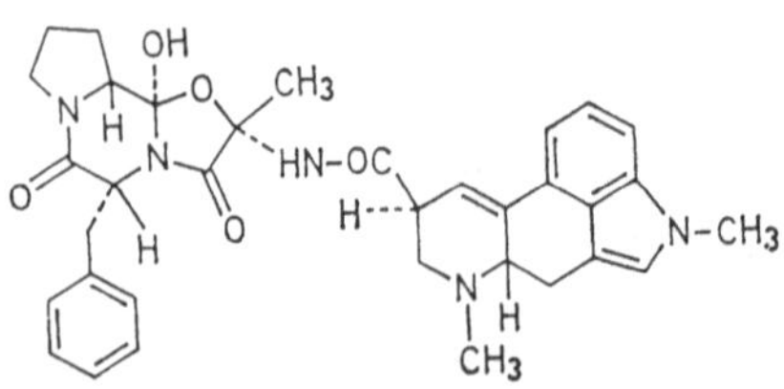

1-Methylergotamin = (5′α)-12′-Hydroxy-1,2′-dimethyl-5′-(phenylmethyl)ergotaman-3′,6′,18-trion (●)

S *Metergotamin**

V Migränetherapeuticum

*5920* *(4794)* $C_{34}H_{38}N_2O_4$
5061-22-3

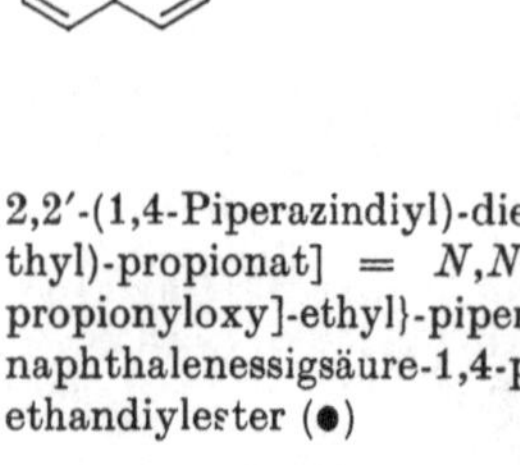

2,2′-(1,4-Piperazindiyl)-diethyl-bis-[2-(1-naphthyl)-propionat] = *N,N′*-Bis-{2-[α-(1-naphthyl)-propionyloxy]-ethyl}-piperazin = α-Methyl-1-naphthalenessigsäure-1,4-piperazindiyldi-2,1-ethandiylester (●)

H Dihydrochlorid

S DA 914, *Nafiverindihydrochlorid***, Naftidan, *Naftimepezin*, *Naphthymepezine*

V Spasmolyticum

*5921* *(4795)* $C_{34}H_{38}N_4O_6$
14 459-29-1

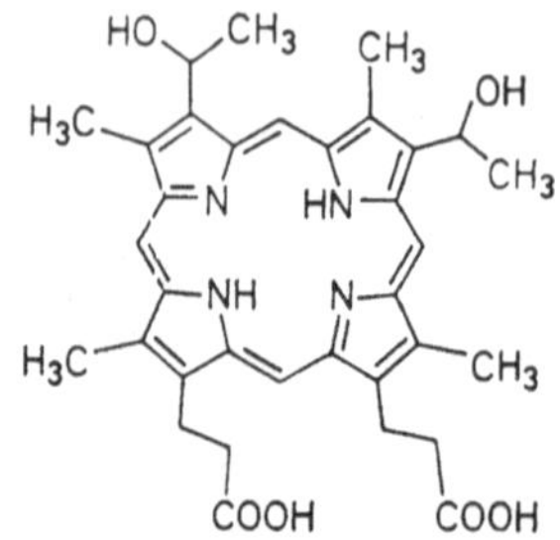

3,3′-[2,4-Bis-(1-hydroxyethyl)-1,3,5,8-tetramethylporphin-6,7-diyl]-dipropionsäure = 7,12-Bis(1-hydroxyethyl)-3,8,13,17-tetramethyl-21*H*,23*H*-porphin-2,18-dipropansäure (●)

H auch Hydrochlorid (17 471-45-3)

S Alophyrin, Biopophin, Ematodyn, Haemaporin, *Haematoporphyrin*, Hämophirin, Hematodin, *Hematoporphyrin*, Hémédonine, Heriodain, Niseral, Photodyn, Porfidyna, Porphyrin „Zilliken“, Pyrocal-Wirkstoff, Sensibion

V Therapeuticum gegen Depressionen und Melancholien endogenen Ursprungs und gegen Alopecia

*5922* *(236 N)* $C_{34}H_{40}J_6N_4O_{12}$
31 598-07-9

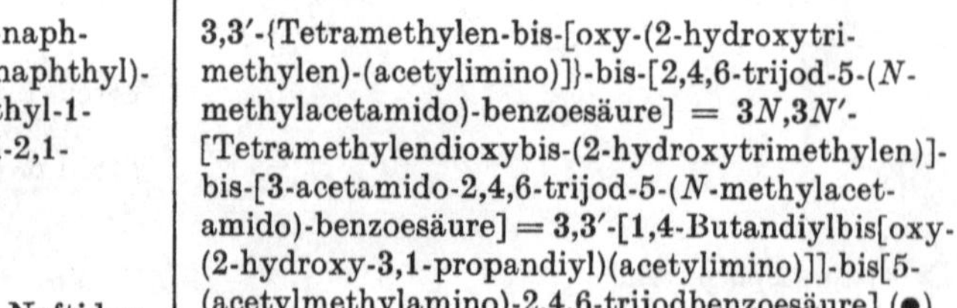

3,3′-{Tetramethylen-bis-[oxy-(2-hydroxytrimethylen)-(acetylimino)]}-bis-[2,4,6-trijod-5-(*N*-methylacetamido)-benzoesäure] = 3*N*,3*N′*-[Tetramethylendioxybis-(2-hydroxytrimethylen)]-bis-[3-acetamido-2,4,6-trijod-5-(*N*-methylacetamido)-benzoesäure] = 3,3′-[1,4-Butandiylbis[oxy-(2-hydroxy-3,1-propandiyl)(acetylimino)]]-bis[5-(acetylmethylamino)-2,4,6-trijodbenzoesäure] (●)

S *Acidum iozomicum***, *Iozomic acid***, Rayodal

V Röntgenkontrastmittel

*5923* (*237 N*) $C_{34}H_{40}O_{16}$ 4207-90-3

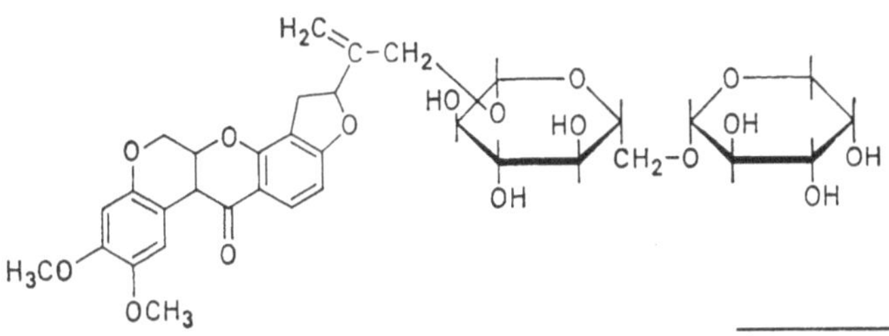

2-[1-(6-*O*-α-L-Arabinopyranosyl)-β-D-glucopyranosyloxymethyl)-vinyl]-1,2,12,12a-tetrahydro-8,9-dimethoxy-[1]-benzopyrano[3,4-*b*]furo[2,3-*h*][1]-benzopyran-6(6a*H*)-on = [2*R*-(2α,6aα,12aα)]-2-[1-[[(6-*O*-α-L-Arabinopyranosyl-β-glucopyranosyl)-oxy]methyl]ethenyl]-1,2,12,12a-tetrahydro-8,9-dimethoxy[1]benzopyrano[3,4-*b*]furo[2,3-*h*][1]-benzopyran-6(6a*H*)-on (●)

S *Amorphin, Frutisin*

V Herzglykosid aus Amorpha fruticosa

---

*5924* (*4796*) $C_{34}H_{40}O_{20}$

Hesperidinascorbat

S Antibortin, Speridin

V Antihämorrhagicum (besonders gegen habituellen Abort)

---

*5925* (*4797*) $C_{34}H_{42}N_2O_4$ 510-25-8

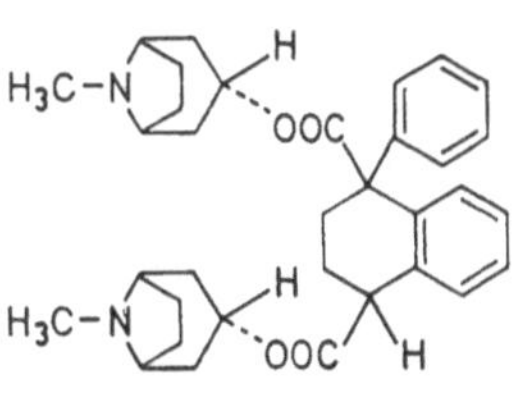

Isatropasäureditropinester = Bis(8-methyl-8-azabicyclo[3.2.1]oct-3-yl)-1,2,3,4-tetrahydro-1-phenyl-1,4-naphthalendicarboxylat (●)

S *Belladonnin*

V Alkaloid aus den Wurzeln von Atropa belladonna

---

*5925-01* (*4797a*) 5908-89-4

H Bisulfathydrat

S Bellacristin

V Antiparkinsonmittel

---

*5926* (*4798*) $C_{34}H_{42}N_2O_8$ 53198-86-0

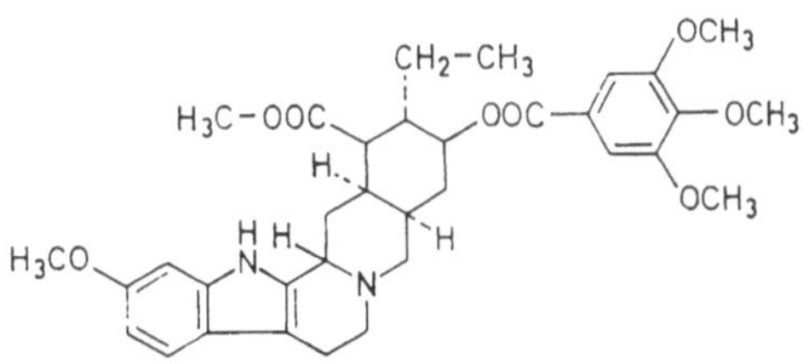

2α-Ethyl-2-desmethoxyreserpin = (3β,16β,17α,18β,20α)-(±)-17-Ethyl-11-methoxy-18-[(3,4,5-trimethoxybenzoyl)oxy]yohimban-16-carbonsäure-methylester (●)

S *Ethyserpine*

V Antihypertonicum

---

*5927* $C_{34}H_{46}ClN_3O_{10}$ 35846-53-8

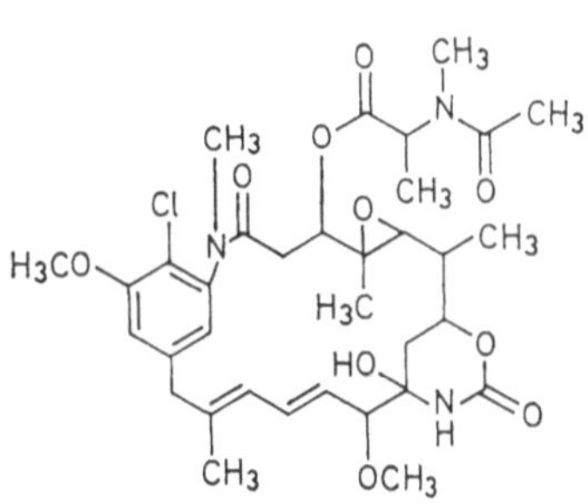

*N*-Acetyl-*N*-methyl-L-alanin-[1*S*-(1*R**,2*S**,3*R**,5*R**,6*R**,16*E*,20*S**,21*R**)]-11-chlor-21-hydroxy-

12,20-dimethoxy-2,5,9,16-tetramethyl-8,23-dioxo-4,24-dioxa-9,22-diazatetracyclo[19.3.1.1$^{10,14}$.0$^{3,5}$]-hexacosa-10,12,14(26),16,18-pentaen-6-ylester (●)

S *Maytansin*, NSC-153858

V Antineoplasticum (Ansamakrolid aus Maytenus ovatus)

---

*5928* *(4799)* $C_{34}H_{47}NO_{11}$

302-27-2

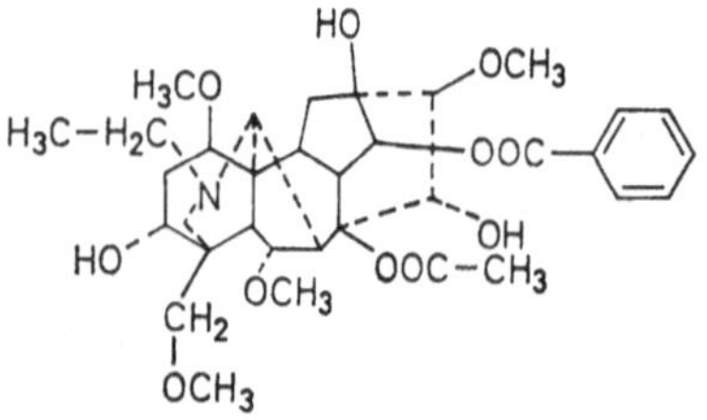

Acetylbenzoylaconin = (1α,3α,6α,10α,18α,19β)-16-Ethyl-1,6,19-trimethoxy-4-(methoxymethyl)-aconitan-3,8,10,11,18-pentol-8-acetat-10-benzoat (●)

S *Aconitin*

V Antineuralgicum, Antipyreticum (Aconitum-Alkaloid)

---

*5929* $C_{34}H_{48}Cl_2O_6S_2$

55837-28-0

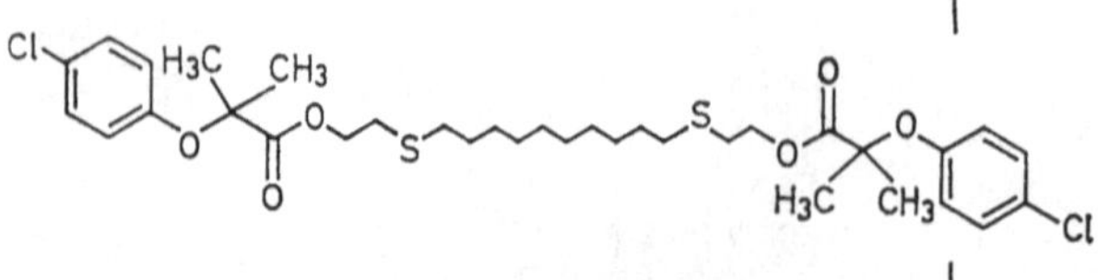

2-(*p*-Chlorphenoxy)-2-methylpropionsäurediester mit 2,2'-(Decamethylendithio)-diethanol = 2-(4-Chlorphenoxy)-2-methylpropansäure[2,2'-[1,10-decandiylbis(thio)]diethyl]ester (●)

S *Tiadenolclofibrat, Tiafibrat***

V Hypolipämicum

*5930* *(4800)* $C_{34}H_{48}N_2O_2$

582-20-7

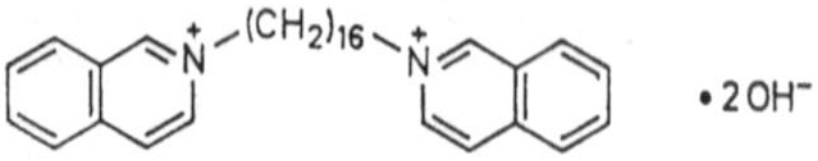

2,2'-Hexadekamethylenbis-(isochinoliniumhydroxid) = 2,2'-(1,16-Hexadecandiyl)bis[isochinoliniumhydroxid] (●)

H Dichlorid (4310-89-8)

S BIQ 16, Duphacid T, Fungifral, *Hedachinum*, *Hedaquiniumchlorid***, *Isoquininoliumchlorid*, Teoquil, Tinevet

V Fungicid, Anthelminthicum

---

*5931* *(4801)* $C_{34}H_{48}O_4$

4838-37-3

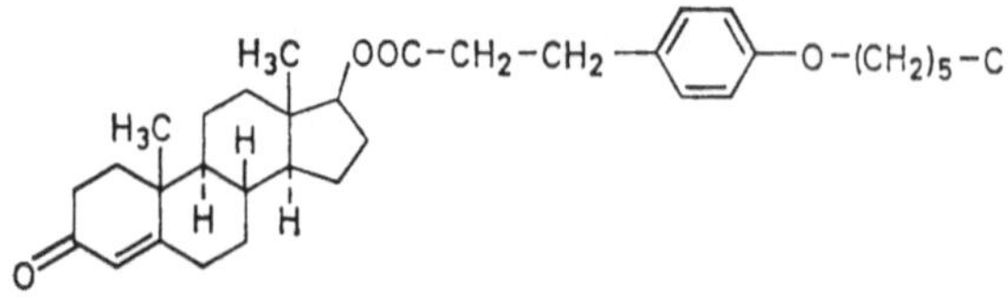

17β-Hydroxy-4-androsten-3-on-17β-[3-(*p*-hexyloxyphenyl)-propionat] = Testosteron-β-(*p*-hexyloxyphenyl)-propionat = (17β)-17-[3-[4-(Hexyloxy)phenyl]-1-oxopropoxy]androst-4-en-3-on (●)

S Andradurin, *Testosteronhexyloxyphenylpropionat*

V Depot-Androgen

---

*5932* *(4802)* $C_{34}H_{50}O_4$

20305-51-5

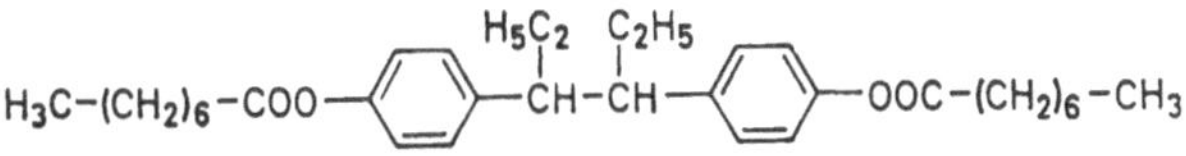

*p,p'*-(1,2-Diethylethylen)-bis-phenyloctanoat = 3,4-Bis-(*p*-octanoyloxyphenyl)-hexan = Octansäure(1,2-diethyl-1,2-ethandiyl)di-4,1-phenylenester (●)

S *Hexöstroldicaprylat*, Taston

V Östrogen

*5933* *(4803)* $C_{34}H_{50}O_7$

5697-56-3

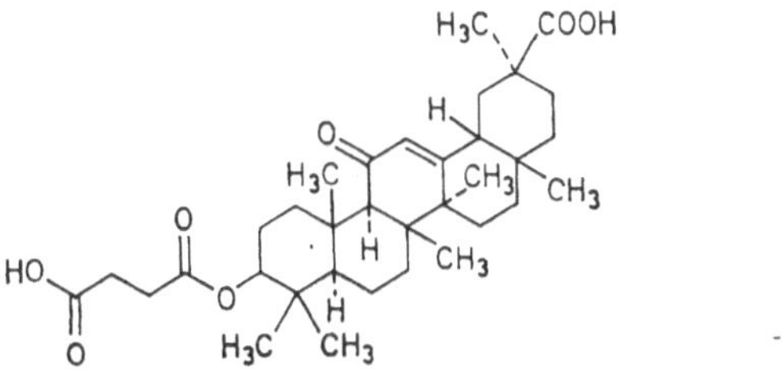

3β-Hydroxy-11-oxoolean-12-en-30-säurehydrogensuccinat = 3β-(3-Carboxypropionyloxy)-11-oxo-18β-olean-12-en-30-säure = (3β,20β)-3-(3-Carboxy-1-oxopropoxy)-11-oxoolean-12-en-29-säure (●)

H auch Dinatriumsalz (7421-40-1)

S Berkobiogastrone, Berkoduogastrone, Biogastrone, Bioral, *Carbenoxolon***, Duogastrone, Gastrausil, Karbenol, Neogel, Sanodin, Sustac „Sintyal", Terulcon, Ulcoter, Ulcus-Tablinen, Ulkon

V Ulcustherapeuticum

*5934* *(4804)* $C_{34}H_{52}N_2O_2$

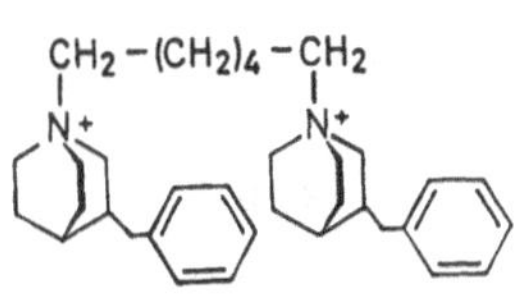

$\cdot 2\,OH^-$

1,1'-Hexamethylenbis-(3-benzylchinuclidiniumhydroxid) = 1,6-Bis-(3-benzyl-1-chinuclidinium)-hexandihydroxid = 1,1'-(1,6-Hexandiyl)bis[3-(phenylmethyl)-1-azoniabicyclo[2.2.2]octanhydroxid] (●)

H Dichlorid (3563-63-1)

S Qualidil

V Curaremimeticum

*5935* *(4805)* $C_{34}H_{52}N_4O_4$

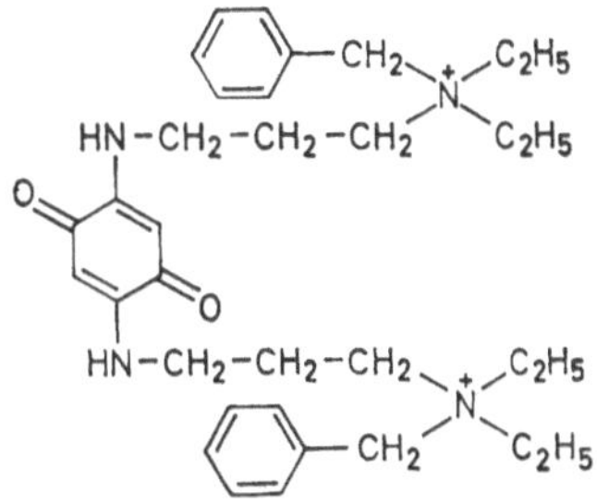

$\cdot 2\,OH^-$

*N,N'*-[3,3'-(3,6-Dioxo-1,4-cyclohexadien-1,4-ylendiamino)-dipropyl]-bis-(*N,N*-diethylbenzylammoniumhydroxid) = 2,5-Bis-(3-diethylaminopropylamino)-benzochinon-bis-benzylhydroxid = *N,N'*-[(3,6-Dioxo-1,4-cyclohexadien-1,4-diyl)bis(imino-3,1-propandiyl)]bis[*N,N*-diethylbenzenmethanaminiumhydroxid] (●)

H Dichlorid (311-09-1)

S Amilyt, *Benzochinoniumchlorid*, *Benzoquinonium Chloride*, Mytolon, Win 2747

V Ganglienblocker, Muskelrelaxans

*5936* *(68 E)* $C_{34}H_{53}NO_{14}$

11076-50-9

S *Tetramycin*

V fungicides Polyenantibioticum aus Streptomyces noursei var. jenensis

*5937* (4806) $C_{34}H_{54}N_2O_6$

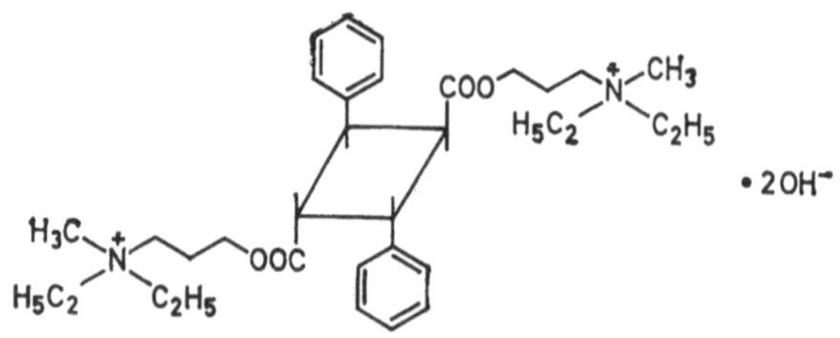

α-Truxillsäure-bis-(3-diethylaminopropylester)-bismethylhydroxid = Bis-[diethyl-(3-hydroxypropyl)-methylammoniumhydroxid]-α-2,4-diphenyl-1,3-cyclobutandicarboxylat = (1α,2α,3β,4β)-3,3'-[(2,4-Diphenyl-1,3-cyclobutandiyl)bis(carbonyloxy)]bis[*N*,*N*-diethyl-*N*-methyl-1-propanaminiumhydroxid] (●)

H Dijodid (4304-01-2)

S Cyclobutonium, *Truxicuriumjodid***, Tsiklobutonii

V Muskelrelaxans

*5938* (4807) $C_{34}H_{54}O_3$ 5776-45-4

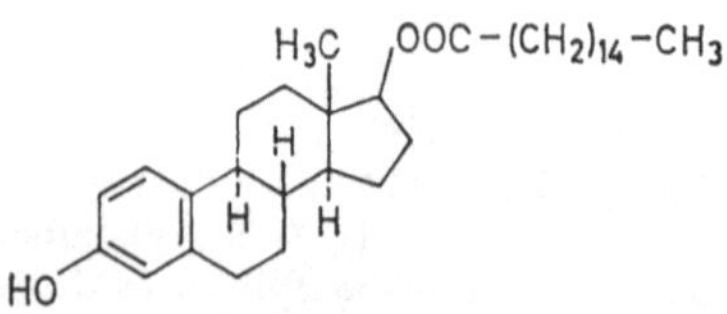

1,3,5(10)-Östratrien-3,17β-diol-17-hexadecanoat = (17β)-Östra-1,3,5(10)-trien-3,17-diol-17-hexadecanoat (●)

S Esmopal, *Östradiolpalmitat*

V Depot-Östrogen

*5939* $C_{34}H_{54}O_8$ 25999-31-9

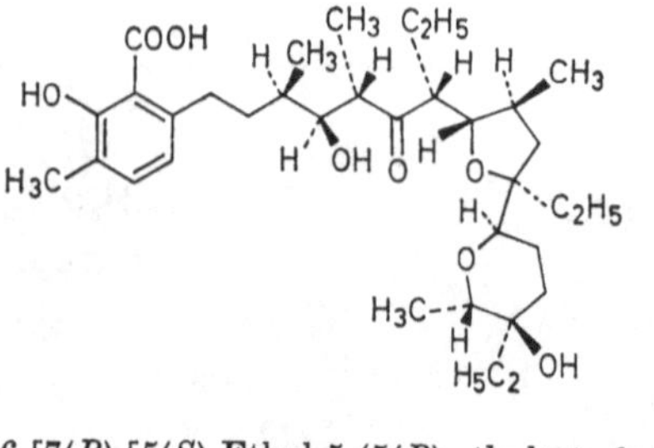

6-[7(*R*)-[5(*S*)-Ethyl-5-(5(*R*)-ethyltetrahydro-5-hydroxy-6(*S*)-methyl-2*H*-pyran-2(*R*)-yl)-tetrahydro-3(*S*)-methyl-2(*S*)-furyl]-4(*S*)-hydroxy-3(*R*), 5(*S*)-dimethyl-6-oxononyl]-2,3-cresotinsäure = [2*R*-[2α[2*S**(3*R**,4*S**,5*S**,7*R**), 3*S**, 5*S**],5α, 6β]]-6-[7-[5-Ethyl-5-(5-ethyltetrahydro-5-hydroxy-6-methyl-2*H*-pyran-2-yl)tetrahydro-3-methyl-2-furanyl]-4-hydroxy-3,5-dimethyl-6-oxononyl]-2-hydroxy-3-methylbenzoesäure (●)

H auch Natriumsalz (25999-20-6)

S Avatec, *Lasalocid***, Ro 2-2985, X-537 A

V Antibioticum, Coccidiostaticum

*5940* (4808) $C_{34}H_{54}O_{14}$ 1404-08-6

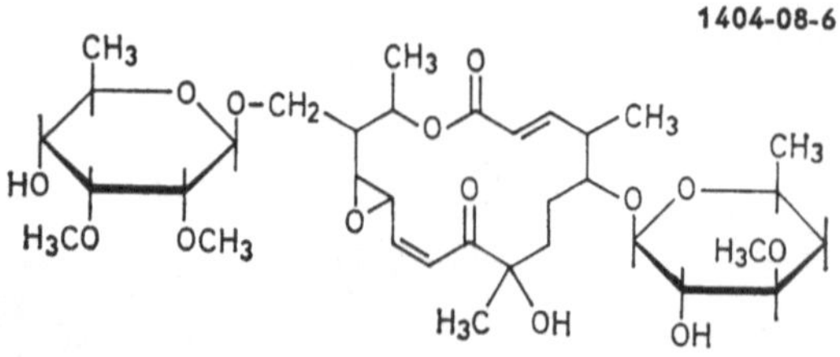

stereoisomeres [9-[(4,6-Dideoxy-3-*O*-methyl-β-D-*xylo*-hexopyranosyl)oxy]-12-hydroxy-3,8,12-trimethyl-5,13-dioxo-4,17-dioxabicyclo[14.1.0]heptadeca-6,14-dien-2-yl]methyl-6-deoxy-2,3-di-*O*-methyl-β-D-allopyranosid (●)

S AE-705, LL-705 W, *Neutramycin***

V Antibioticum aus Streptomyces rimosus

*5941* $C_{34}H_{55}NO_{10}$ 51 481-64-2

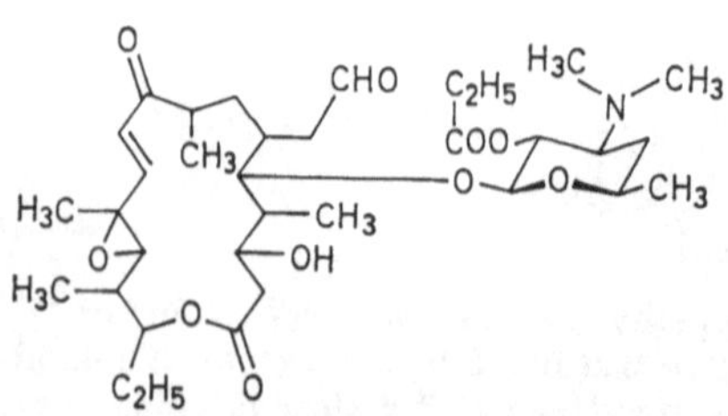

Rosamicin-2'-propanoat (●)

S *Rosamicinpropionat*, Sch 17894

V Breitspektrumantibioticum aus Micromonospora rosaria

*5942* $C_{34}H_{63}ClN_2O_6S$
36 688-78-5

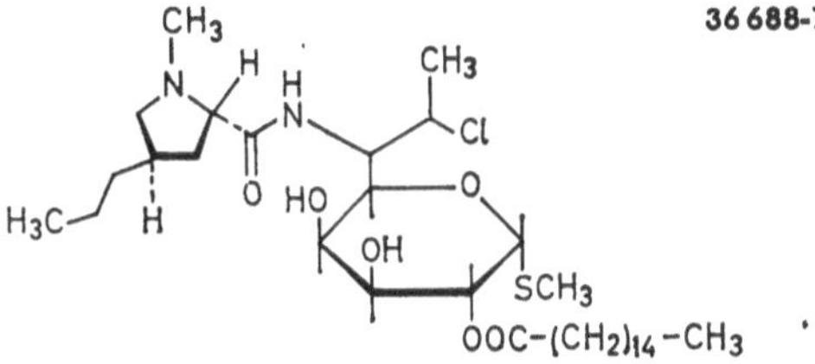

7-Chlor-7-desoxylincomycin-2'-palmitat = (2*S*-*trans*)-Methyl-7-chlor-6,7,8-trideoxy-6-[[(1-methyl-4-propyl-2-pyrrolidinyl)carbonyl]amino]-1-thio-L-*threo*-D-*galacto*-octopyranosid-2-hexadecanoat (●)

H auch Hydrochlorid (25 507-04-4)

S Cleocin Palmitate, *Clindamycinpalmitat*, Dalacin C Palmitate, Sobelin-Granulat, U-25 179 E

V Antibioticum

*5943* *(239 N)* $C_{34}H_{63}N_5O_9$
26 305-03-3

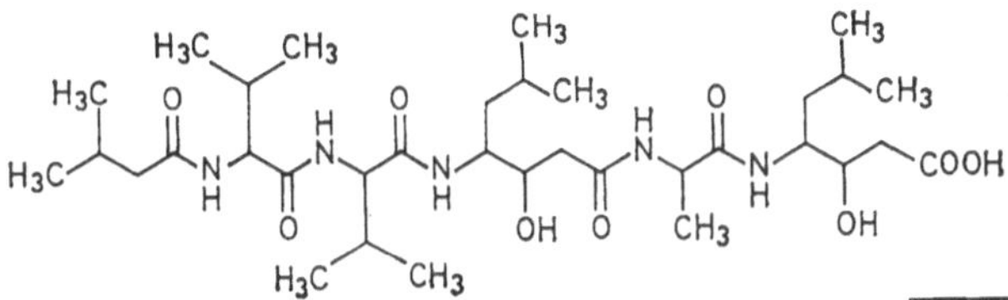

Isovaleryl-L-valyl-L-valyl-4-amino-3-hydroxy-6-methylheptanoyl-L-alanyl-4-amino-3-hydroxy-6-methylheptansäure = *N*-(3-Methyl-1-oxobutyl)-L-valyl-L-valyl-4-amino-3-hydroxy-6-methyl-1-oxoheptyl-L-alanyl-4-amino-3-hydroxy-6-methylheptansäure (●)

S *Pepstatin***, *Pepstatin A*

V Pepsininhibitor, Ulcustherapeuticum (aus Streptomyces-Stämmen isoliertes Peptid)

*5944* *(238 N)* $C_{34}H_{64}N_2O_2$

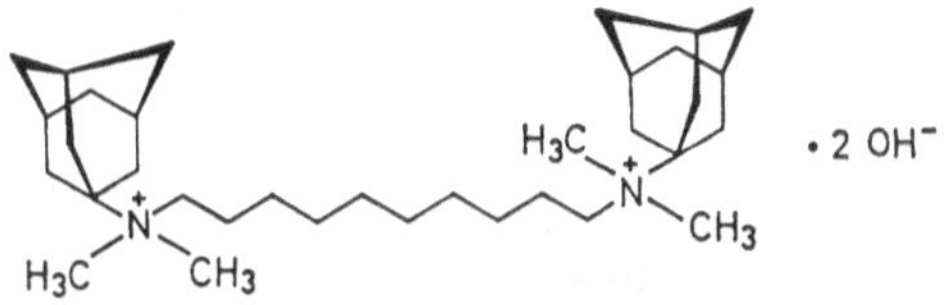

Dekamethylen-bis-[*N*-(1-adamantyl)-dimethylammoniumhydroxid] = *N*,*N*,*N'*,*N'*-Tetramethyl-*N*,*N'*-bis(tricyclo[3.3.1.1$^{3,7}$]dec-1-yl)-1,10-decandiaminiumdihydroxid (●)

H Dijodid (22 892-02-0)

S Decadonium, Dekadonium

V Muskelrelaxans

*5945* $C_{35}H_{28}N_4O_{11}$
4397-91-5

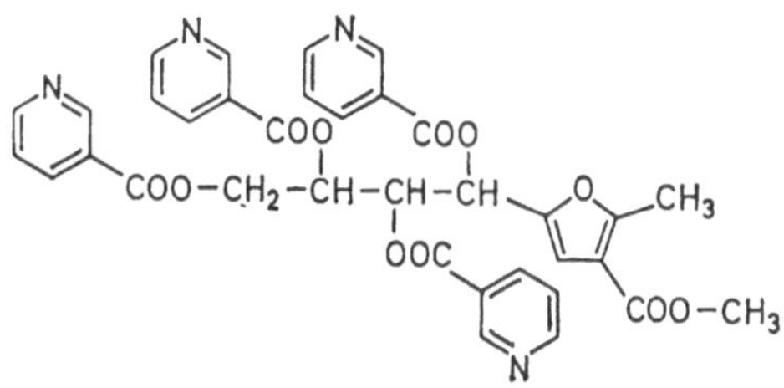

2-Methyl-5-(D-*arabino*-1,2,3,4-tetranicotinoyloxybutyl)-3-furoesäuremethylester = 2-Methyl-3-carbomethoxy-5-(1,2,3,4-tetranicotinoyloxybutyl)-furan = [1*S*-(1*R**,2*S**,3*S**)]-3-Pyridincarbonsäure-1-[4-(methoxycarbonyl)-5-methyl-2-furanyl]-1,2,3,4-butantetraylester (●)

S Arteriolasa, GN-3, *Nicofurat***, *Tetnicoran*

V Vasodilatans, Hypolipämicum

*5946* *(4809)* $C_{35}H_{36}O_{13}$
3268-19-7

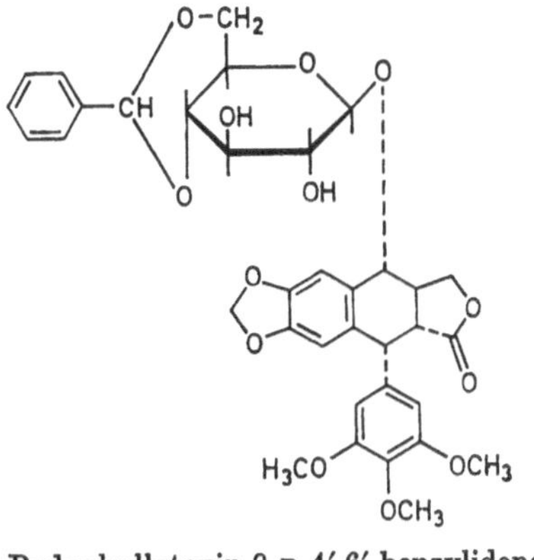

Podophyllotoxin-β-D-4',6'-benzylidenglucosid = [5*R*-(5α,5aβ,8aα,9α)]-5,8,8a,9-Tetrahydro-9-[[4,6-*O*-(phenylmethylen)-β-D-glucopyranosyl]oxy]-5-(3,4,5-trimethoxyphenyl)furo[3',4':6,7]naphtho-[2,3-*d*]-1,3-dioxol-6(5a*H*)-on (●)

S Proresid-Hauptwirkstoff, Proresidor-Hauptwirkstoff, SP-G 827, SP-G Sandoz-Hauptwirkstoff

V Antimitoticum, Cytostaticum

*5947* $C_{35}H_{37}ClN_2O_{11}$
39868-96-7

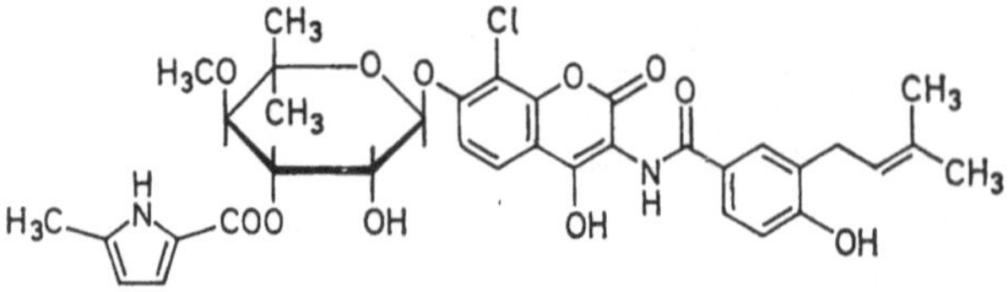

8-Chlor-7-[5,5-di-*C*-methyl-4-*O*-methyl-α-L-lyxo-pyranosyloxy]-4-hydroxy-3-[4-hydroxy-3-(3-methyl-2-butenyl)-benzamido]-cumarin-3′-(5-methylpyrrol-2-carboxylat) = 5-Methyl-1H-pyrrol-2-carbonsäure-3′-ester mit *N*-[8-Chlor-7-[(6-deoxy-5-*C*-methyl-4-*O*-methyl-α-L-*lyxo*-hexo-pyranosyl)oxy]-4-hydroxy-2-oxo-2*H*-1-benzopyran-3-yl]-4-hydroxy-3-(3-methyl-2-butenyl)benzamid (●)

S *Chlorobiocin, Clorobiocin*, 18631 R.P.

V Antibioticum

---

*5948* *(4810)* $C_{35}H_{39}N_5O_5$
511-08-0

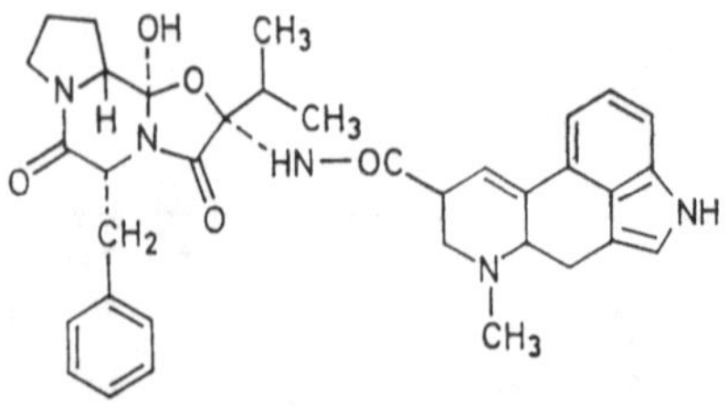

(5′α)-12′-Hydroxy-2′-(1-methylethyl)-5′-(phenylmethyl)ergotaman-3′,6′,18-trion (●)

S *Ergocristin*

V Sympathicolyticum (Mutterkornalkaloid)

---

*5949* *(4811)* $C_{35}H_{41}N_5O_5$
17479-19-5

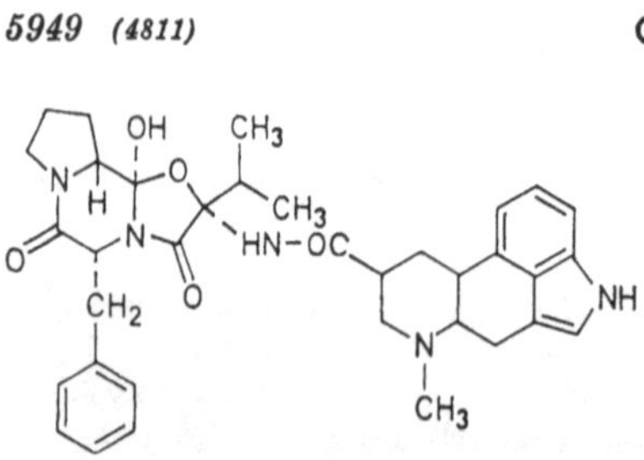

(5′α)-9,10-Dihydro-12′-hydroxy-2′-(1-methylethyl)-5′-(phenylmethyl)ergotaman-3′,6′,18-trion (●)

S *Dihydroergocristin*

V Adrenolyticum, Sympathicolyticum

---

*5949-01* *(4811a)* 24730-10-7

H Methansulfonat

S Decme, Diertina, Diertine, Hydrofungin, Insibrin, Iskemil, Nehydrin

V Adrenolyticum, Sympathicolyticum

---

*5950* *(4812)* $C_{35}H_{42}N_2O_9$
24815-24-5

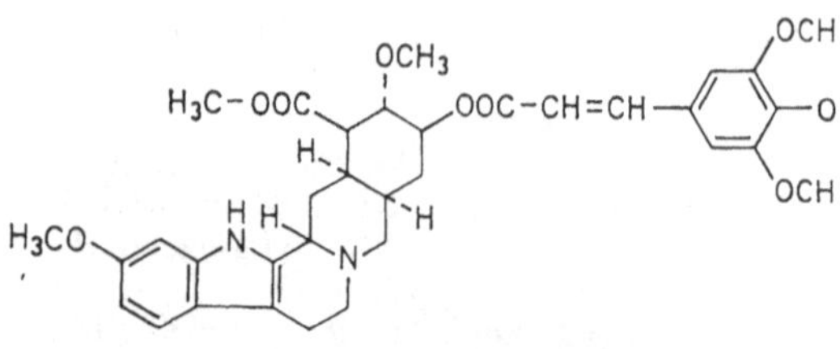

2,11-Dimethoxy-3-(3,4,5-trimethoxycinnamoyl-oxy)-yohimban-1-carbonsäuremethylester = (3β,16β,17α,18β,20α)-11,17-Dimethoxy-18-[[1-oxo-3-(3,4,5-trimethoxyphenyl)-2-propenyl]oxy]-yohimban-16-carbonsäuremethylester (●)

S Anaprel, Apolon, Aporecin, Apoterin, Atension, Caniramin „Hokuriku", Cartric, Cinamine, Cinatabs, Cinnaloid, Cinnasil, Colstamin, Daisaloid, Hypotenamin, Isocalsin, Moderil „Pfizer", Normorescina, Paresinan, Racimida, Raupyrol, Raurescin, Rescaloid, Rescamin, Rescimin, Rescin, Rescinal, Rescinate, *Rescinnamin***, Rescinol, Rescisan, Rescitens, Rescitensina, *Reserpinin*, Resiloid, Resipal, Restene, Rozex, Sciminan, Scinnamina, Sercinamin, Sercinamin-S, Serpinin N, Sinselpin, Tenamine, Tuareg

V Tranquillizer, Antihypertonicum (Rauwolfia-alkaloid)

*5951* *(4813)* $C_{35}H_{42}N_2O_{11}$
84-36-6

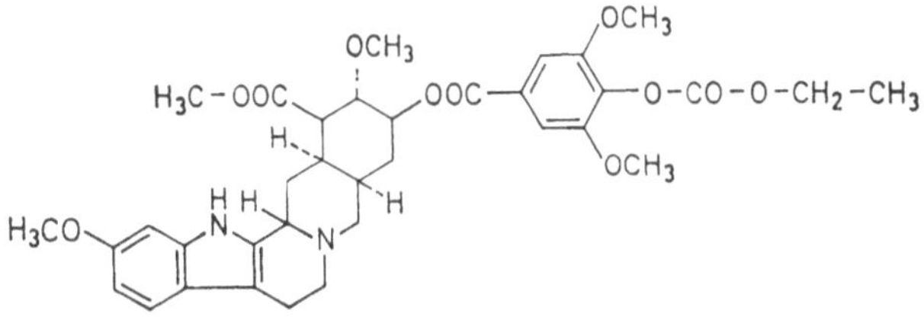

2,11-Dimethoxy-3-[4-(ethoxycarbonyloxy)-3,5-dimethoxybenzoyloxy]-yohimban-1-carbonsäure-methylester = Methyl-carbethoxysyringoyl-reserpat = (3β,16β,17α,18β,20α)-18-[[4-[(Ethoxycarbonyl)oxy]-3,5-dimethoxybenzoyl]oxy]-11,17-dimethoxyyohimban-16-carbonsäuremethylester (●)

S Etropres, HF-41 T, Hipotensor-Zambeletti-Alfa, Ipores, Isotense, Menatensina, Neoreserpan, Novoserpina, Raunova, Serpagon, Singoserp, Siringina, Siringol, Siringone-simple, Siriserpin, Su-3118, Syringina, *Syrosingopin***, Vegaserpina

V Antihypertonicum (Rauwolfiaalkaloid)

---

*5952* $C_{35}H_{45}Cl_2NO_6$
29069-24-7

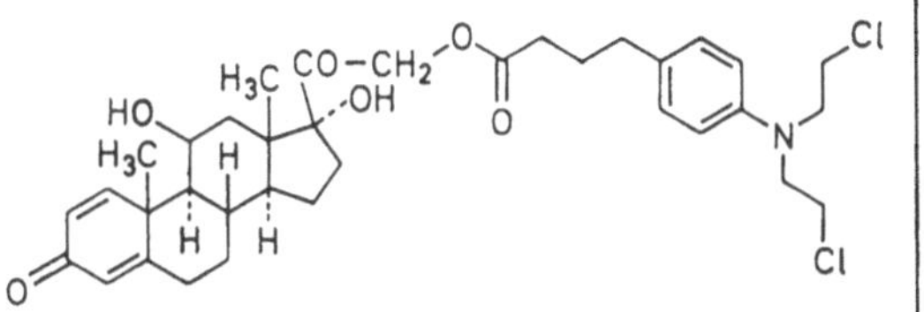

11β,17α,21-Trihydroxypregna-1,4-dien-3,20-dion-21-[4-[*p*-[bis-(2-chlorethyl)-amino]-phenyl]-butyrat] = (11β)-21-[4-[4-[Bis(2-chlorethyl)amino]-phenyl]-1-oxobutoxy]-11,17-dihydroxypregna-1,4-dien-3,20-dion (●)

S Leo 1031, NSC-134087, *Prednimustin***

V Cytostaticum

---

*5953* $C_{35}H_{46}N_6O_8S$
16870-37-4

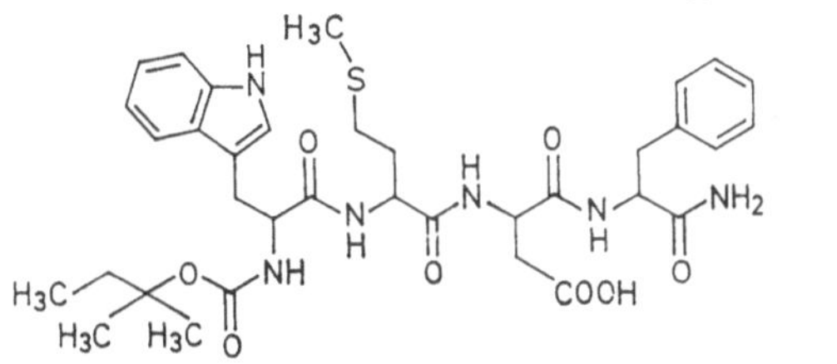

*N*-Carboxy-L-tryptophyl-L-methionyl-L-α-asparaginyl-3-phenyl-L-alaninamid-*N*-*tert.*-pentylester = *N*-[(1,1-Dimethylpropoxy)carbonyl]-L-tryptophyl-L-methionyl-L-α-aspartyl-L-phenylalaninamid (●)

S *Amogastrin***, *tert.-Amyloxycarbonyltetragastrin*, Gastopsin

V Magensekretionsstimulans

---

*5954* *(69 E)* $C_{35}H_{51}N_3O_4S_2$
22178-11-6

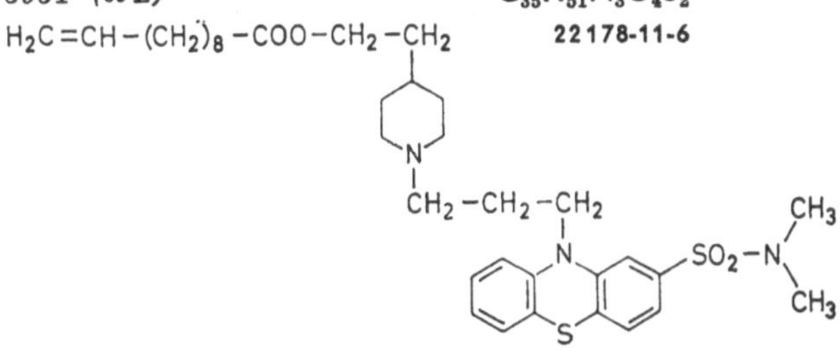

2-{1-[3-(2-Dimethylsulfamoylphenothiazin-10-yl)-propyl]-piperidin-4-yl}-ethylundecenoat = 10-Undecensäure-2-[1-[3-[2-[(dimethylamino)sulfonyl]-10*H*-phenothiazin-10-yl]propyl]-4-piperidinyl]ethylester (●)

S Mi-Lonseren, Piportil M 2, Piportil Medium 2, Piportyl undecylenat, *Pipotiazinundecylenat*, 19551 R.P.

V Neurolepticum

*5955* *(4814)* $C_{35}H_{52}O_{14}$
**7082-34-0**

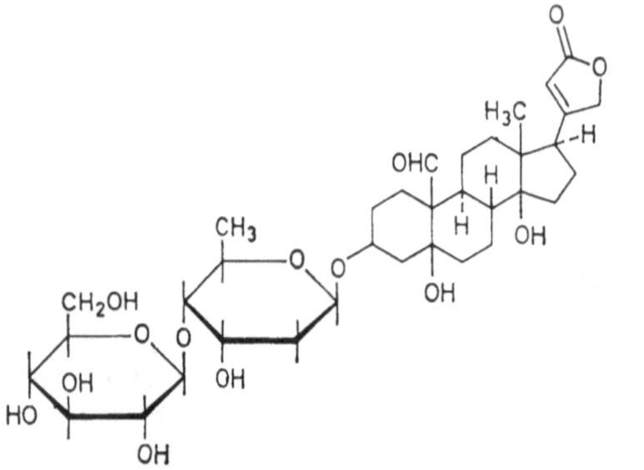

3β,5,14-Trihydroxy-19-oxo-5β-card-20(22)-enolid-3-digitoxo-glucosid = k-Strophanthidin-3-digitoxo-glucosid = (3β,5β)-3-[(2,6-Dideoxy-4-*O*-β-D-glucopyranosyl-β-D-*ribo*-hexopyranosyl)oxy]-5,14-dihydroxy-19-oxocard-20(22)-enolid (●)

S *Erysimosid*

V Cardiotonicum (Glykosid aus Erysimum canescens)

---

*5956* $C_{35}H_{52}O_{14}$
**13289-20-8**

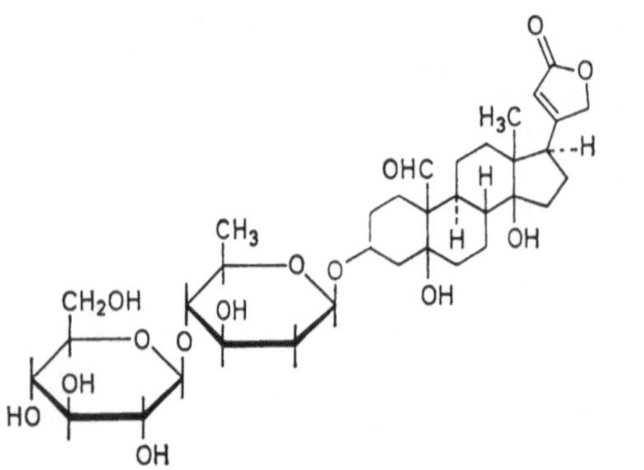

(3β,5β)-3-[(2,6-Dideoxy-4-*O*-β-D-glucopyranosyl-β-D-*xylo*-hexopyranosyl)oxy]-5,14-dihydroxy-19-oxocard-20(22)-enolid (●)

S *Olitorisid*

V Cardiotonicum (Glykosid aus Corchorus olitorius)

---

*5957* *(4815)* $C_{35}H_{53}NO_3$
**16676-75-8**

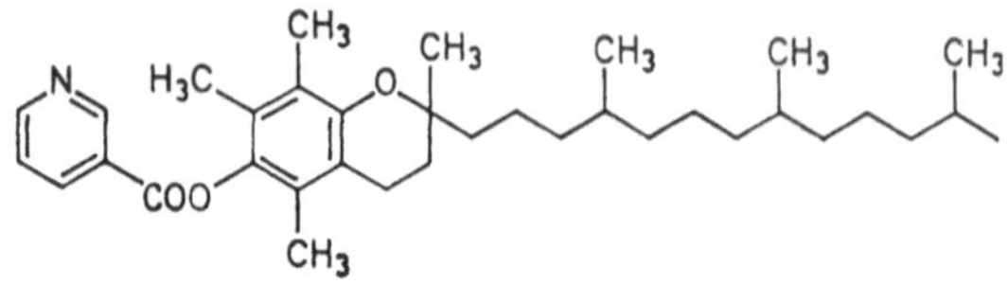

2,5,7,8-Tetramethyl-2-(4,8,12-trimethyltridecyl)-chroman-6-ylnicotinat = 3-Pyridincarbonsäure-3,4-dihydro-2,5,7,8-tetramethyl-2-(4,8,12-trimethyltridecyl)-2*H*-1-benzopyran-6-ylester (●)

S Disclar, Hijuven, Juvela Nicotinate, NE-Kotani, Nicoferol, Renascin, *α-Tocopherolnicotinat*

V Vasodilatans, Geriatricum

---

*5958* *(4816)* $C_{35}H_{54}O_{14}$
**20231-81-6**

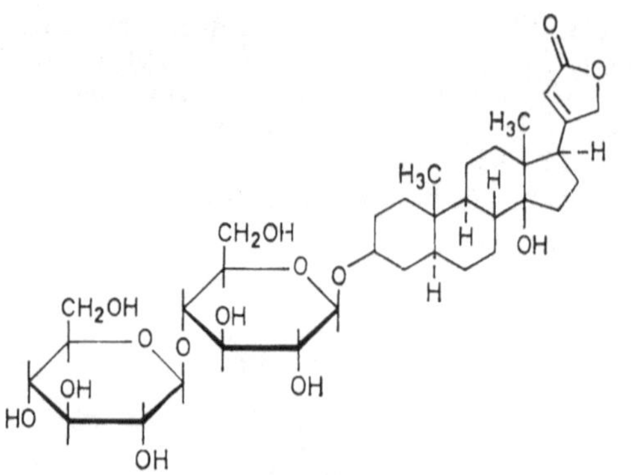

3β,14-Dihydroxy-5α-card-20(22)-enolid-3-gluco-glucosid = Uzarigenin-3-gluco-glucosid = (3β,5α)-3-[(6-*O*-β-D-Glucopyranosyl-β-D-glucopyranosyl)-oxy]-14-hydroxycard-20(22)-enolid (●)

S *Uzarin*

V Antidiarrhoicum (Glykosid aus Gomphocarpus-Arten)

*5959* *(4817)* $C_{35}H_{56}N_8O_6$
11 013-76-6

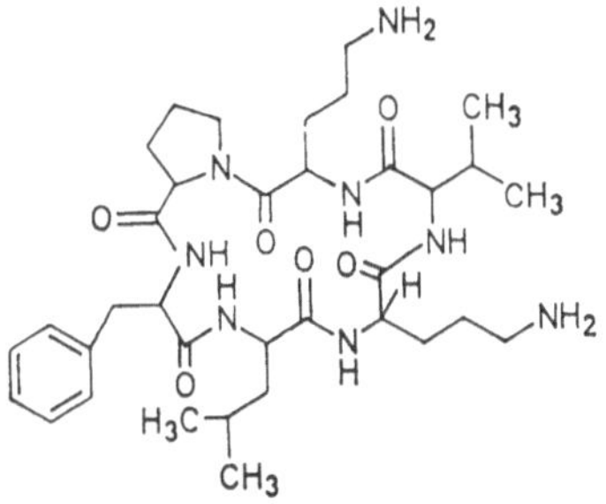

Cyclo-[D-phenylalanyl-D-leucyl-L-ornithyl-L-valyl-D-ornithyl-L-prolyl]

S *Gramicidin $J_2$*

V Antibioticum aus Bacillus brevis

*5960* *(4818)* $C_{35}H_{58}O_{11}$
480-49-9

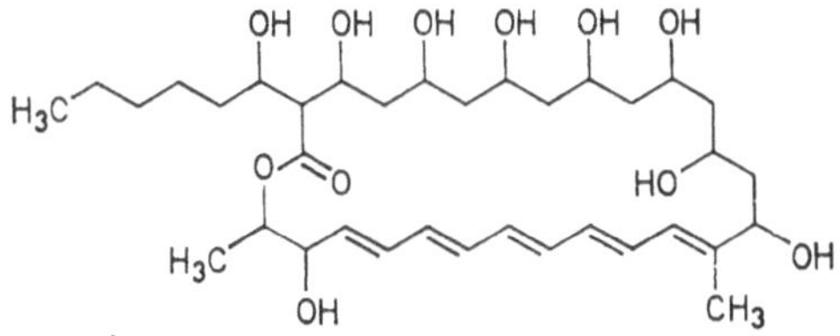

stereoisomeres 4,6,8,10,12,14,16,27-Octahydroxy-3-(1-hydroxyhexyl)-17,28-dimethyloxacyclooctacosa-17,19,21,23,25-pentaen-2-on (●) = Desoxylagosin

S *Filimarisin, Filipin*, Filipin III*, NSC-3364, U-5956

V fungicides Antibioticum aus Streptomyces filipinensis

*5961* *(4819)* $C_{35}H_{58}O_{12}$
6834-98-6

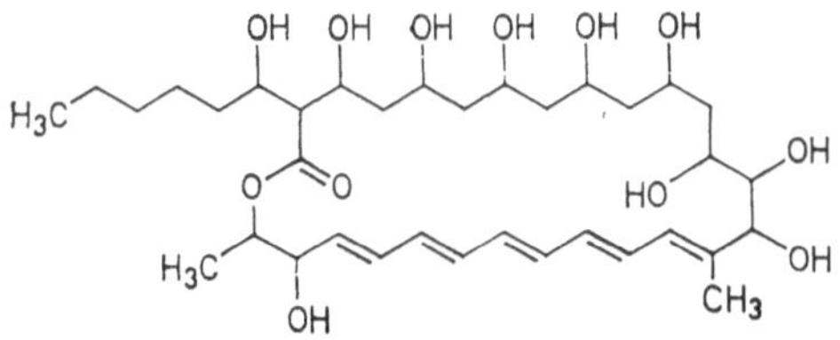

stereoisomeres 4,6,8,10,12,14,15,16,27-Nonahydroxy-3-(1-hydroxyhexyl)-17,28-dimethyloxacyclooctacosa-17,19,21,23,25-pentaen-2-on (●)

S Cogomycin, *Fungichromin, Lagosin, Moldcidin B*, Pentamycin, S-232

V trichomonacides und fungicides Antibioticum aus verschiedenen Streptomyces-Species

*5962* *(4820)* $C_{35}H_{61}NO_{12}$
3922-90-5

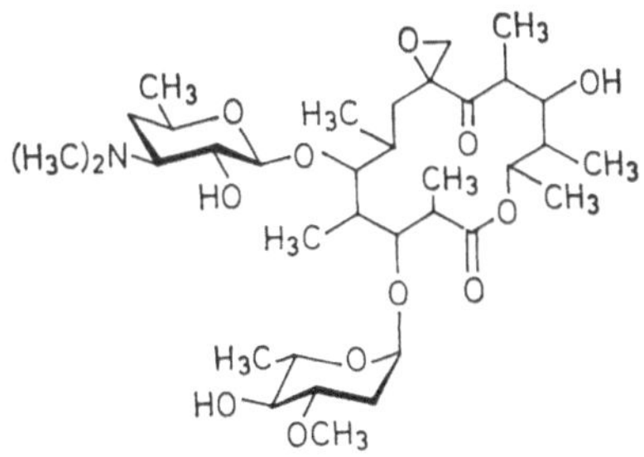

Stereoisomeres von 8,8a-Epoxy-11,13-dihydroxy-2,4,6,8,10,12-hexamethyl-9-oxo-3-(5-hydroxy-4-methoxy-6-methyltetrahydropyran-2-yloxy)-5-(4-dimethylamino-3-hydroxy-6-methyltetrahydropyran-2-yloxy)-tetradecansäure-1,13-lacton = stereoisomeres 12-[(2,6-Dideoxy-3-*O*-methyl-α-L-*arabino*-hexopyranosyl)oxy]-6-hydroxy-5,7,8,11,13,15-hexamethyl-14-[[3,4,6-trideoxy-3-(dimethylamino)-β-D-*xylo*-hexopyranosyl]oxy]-1,9-dioxaspiro[2.13]hexadecan-4,10-dion (●)

H vgl. auch Nrr. 6034, 6037
auch Phosphat (7060-74-4)

S Amimycin, Landomycin, Matrimycin, Matromycin, Miracyl, Oleandocyl, Oleandocyn-parenteral, *Oleandomycin***, Olmicina, OM-5, P.A. 105, Ro 2-7638, Romicil, Romycil, Sinerciclina

V Antibioticum aus Streptomyces antibioticus

*5962-01* *(4820a)* 6832-71-9

H Penicillin-G-Salz (Nr. 3066)

S Oleandopen

V Antibioticum

*5963* (*4821*) $C_{35}H_{62}N_2O_6$

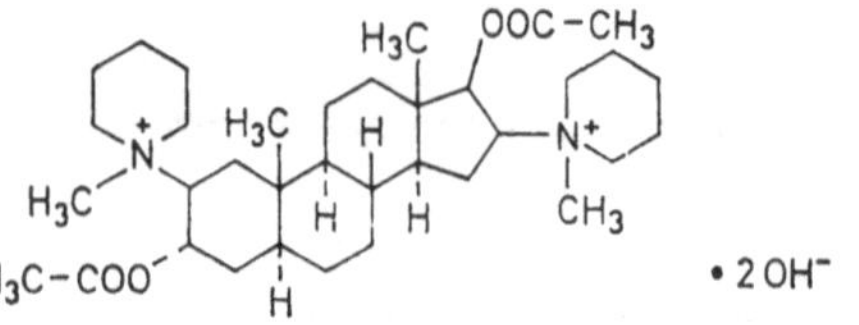

1,1′-(3α,17β-Diacetoxy-5α-androstan-2β,16β-ylen)-bis-(1-methylpiperidiniumhydroxid) = 2β,16β-Dipiperidino-5α-androstan-3α,17β-dioldiacetat-bis-methylhydroxid = 1,1′-[(2β,3α,5α,16β,17β)-3,17-Bis(acetyloxy)androstan-2,16-diyl]bis[1-methyl-piperidiniumhydroxid] (●)

H Dibromid (15 500-66-0)

S Mioblock, Myoblock, NA 97, OrgNA 97, Pancuronium „Organon", *Pancuroniumbromid***, Pavulon, PCM, *Poncuroniumbromid*

V Muskelrelaxans, Ganglienblocker

---

*5964* (*4822*) $C_{35}H_{73}N_3O$

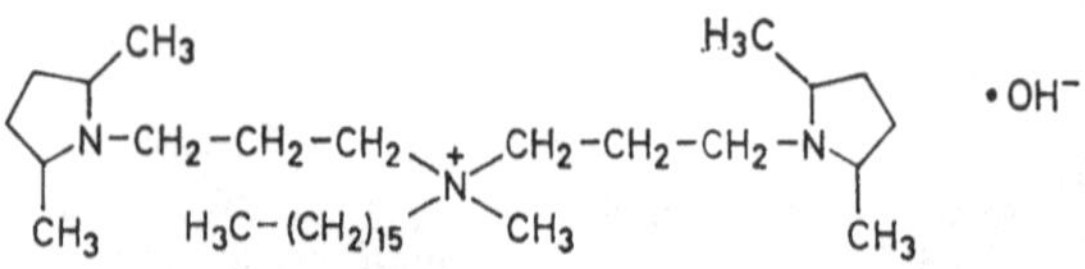

Bis-[3-(2,5-dimethyl-1-pyrrolidinyl)-propyl]-hexadecylmethylammoniumhydroxid = *N*-[3-(2,5-Dimethyl-1-pyrrolidinyl)propyl]-*N*-hexadecyl-*N*,2,5-trimethyl-1-pyrrolidinpropanaminiumhydroxid (●)

H Bromid (17 243-65-1)

S Irsium, *Pirralkoniumbromid***

V Antisepticum

---

*5965* (*4824*) $C_{36}H_{36}N_2O_3$
54 063-45-5

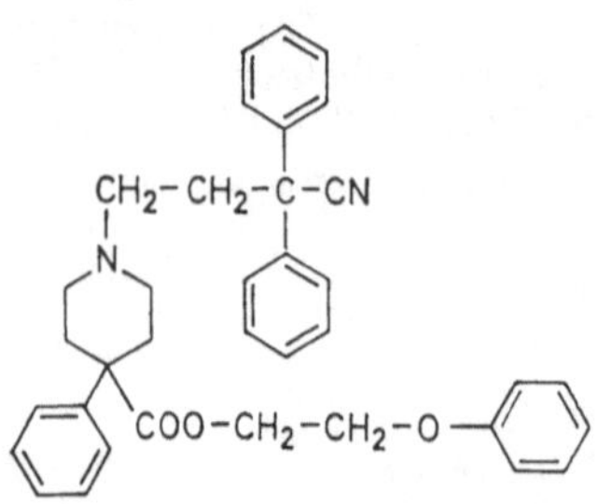

1-(3-Cyan-3,3-diphenylpropyl)-4-phenyl-4-piperidincarbonsäure-2-phenoxyäthylester (●)

H Hydrochlorid (23 607-71-8)

S *Fetoxilathydrochlorid***, *Fetoxylathydrochlorid*, McN-JR 13558-11, R 13558

V Antidiarrhoicum

---

*5966* (*4825*) $C_{36}H_{38}N_2O_6$
477-60-1

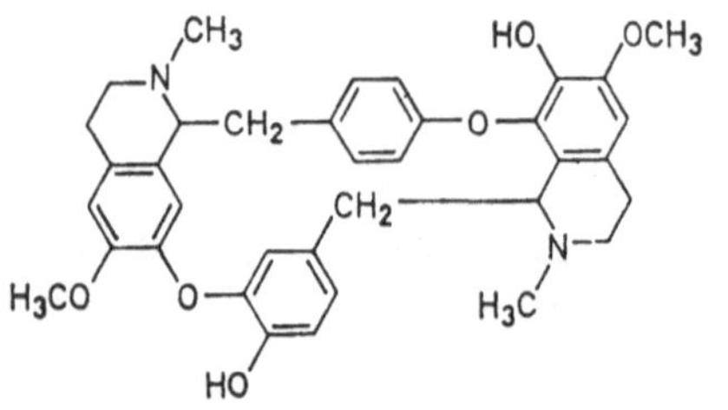

(1′α)-6,6′-Dimethoxy-2,2′-dimethyltubocuraran-7′,12′-diol (●)

S *Bebeerin*, Bebirin, Bibirin, *Chondrodendrin*, *Nectandrin*, *Pelosin*

V Curarealkaloid

---

*5967* (*4826*) $C_{36}H_{38}N_2O_6$
436-05-5

L-Chondrodendrin = (1β)-6,6′-Dimethoxy-2,2′-dimethyltubocuraran-7′,12′-diol (●)

S *l-Bebeerin*, *Curin(e)*

V Curarealkaloid

---

*5968* (*4827*) $C_{36}H_{38}N_2O_6$
477-62-3

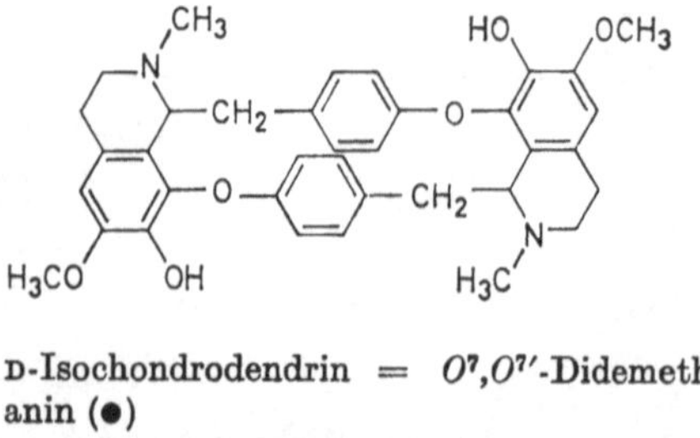

D-Isochondrodendrin = *O*⁷,*O*⁷′-Didemethylcycleanin (●)

H Sulfat (32 434-24-5)

S Isendryl, *Isobebeerinsulfat*, *Isochondrodendrinsulfat*, Isodendril

V Spasmolyticum, zentral dämpfend wirkendes Mittel (Curarealkaloid)

*5969* *(4828)* $C_{36}H_{44}N_2O_2$

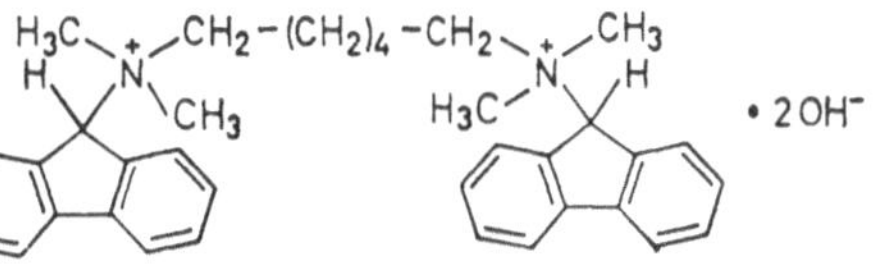


*N,N'*-Hexamethylenbis-(*N*-9-fluorenyldimethyl-ammoniumhydroxid) = *N,N'*-Di-9*H*-fluoren-9-yl-*N,N,N',N'*-tetramethyl-1,6-hexandiaminium-dihydroxid (●)

H Dibromid (317-52-2)

S *Hexafluoreniumbromid, Hexafluroniumbromid***, IN 117, Laxmus, Mylaxen, Myorelax „Neisler", NSC-19477

V Muskelrelaxans

*5970* *(4829)* $C_{36}H_{52}O_{13}$
124-99-2

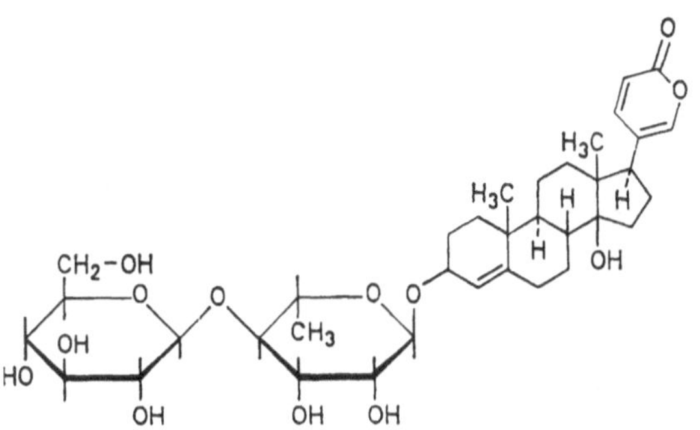


3β,14β-Dihydroxy-4,20,22-bufatrienolid-3-L-rhamno-β-D-glucosid = Scillarenin-3-rhamnoglucosid = (3β)-3-[(6-Deoxy-4-D-β-D-glucopyranosyl-α-L-mannopyranosyl)oxy]-14-hydroxybufa-4,20,22-trienolid (●)

S *Scillaren A, Transvaalin*

V Cardiotonicum (Urginea maritima-Glykosid)

*5971* *(4830)* $C_{36}H_{52}O_{15}$
13289-18-4

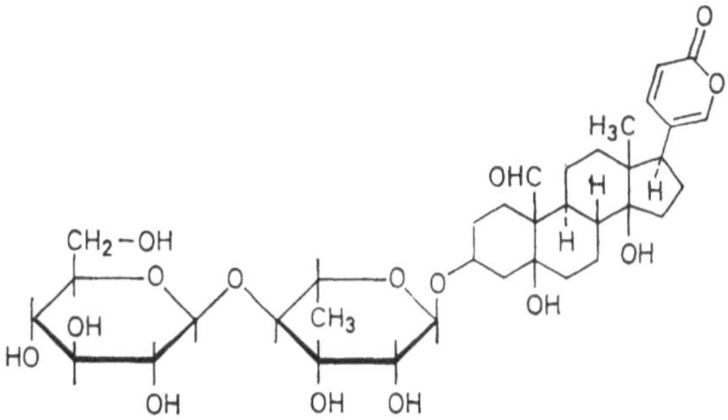


3β,5β,14β-Trihydroxy-19-oxo-5β-bufa-20,22-dienolid-3-L-rhamno-β-D-glucosid = Hellebrigenin-3-rhamnoglucosid = (3β,5β)-3-[(6-Deoxy-4-*O*-β-D-glucopyranosyl-α-L-mannopyranosyl)oxy]-5,14-dihydroxy-19-oxobufa-20,22-dienolid (●)

S *Corelborin*, Helborsid, *Hellebrin*

V Cardiotonicum (Helleborus-Glykosid)

*5972* *(4831)* $C_{36}H_{53}NO_{13}$
13058-67-8

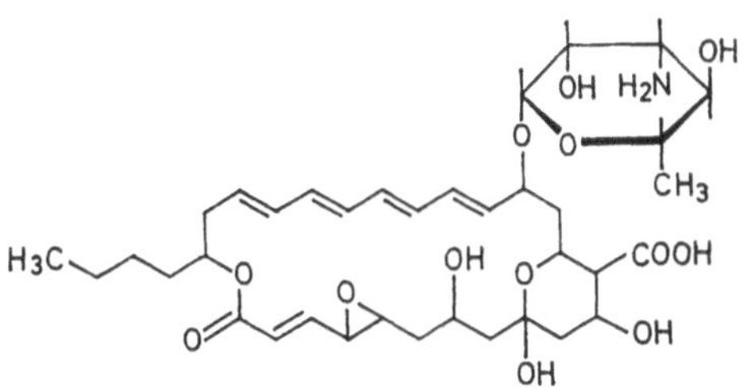


stereoisomere 22-[(3-Amino-3,6-dideoxy-β-D-mannopyranosyl)oxy]-12-butyl-1,3,26-trihydroxy-10-oxo-6,11,28-trioxatricyclo[22.3.1.0$^{5,7}$]octacosa-8,14,16,18,20-pentaen-25-carbonsäure (●)

S Etruscomicina, Etruscomycin, F.I. 1163, *Lucensomicina, Lucensomycin, Lucimycin**

V Antibioticum aus Streptomyces lucensis

*5973* $C_{36}H_{54}N_2O_6$

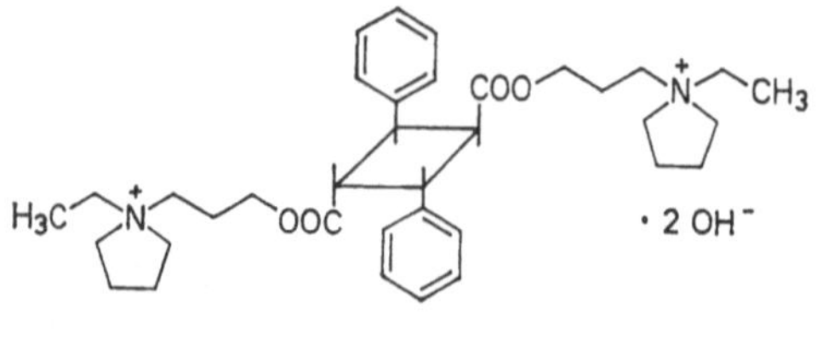

α-Truxillsäure-bis-(3-pyrrolidinopropylester)-bis-ethylhydroxid = (1α,2α,3β,4β)-1,1'-[(2,4-Diphenyl-1,3-cyclobutandiyl)bis(carbonyloxy-3,1-propandiyl)]bis[1-ethylpyrrolidiniumhydroxid] (●)

H Dijodid (4252-08-8)

S Pyrocyclonium

V Curaremimeticum

*5974* (4832) $C_{36}H_{54}O_{14}$
560-53-2

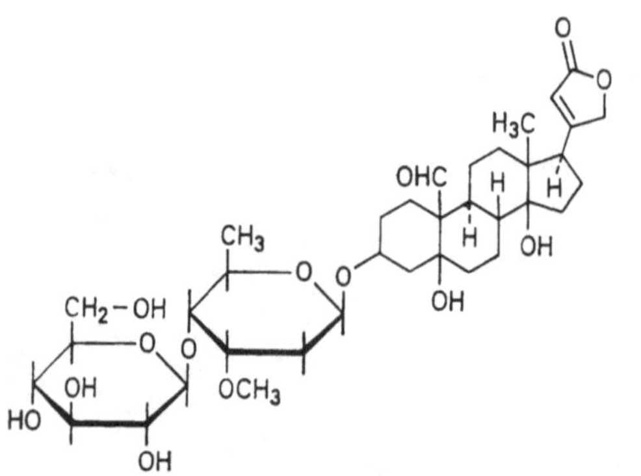

3β,5,14-Trihydroxy-19-oxo-5β-card-20(22)-enolid-3-D-cymaro-β-D-glucosid = k-Strophanthidin-3-cymaroglucosid = (3β,5β)-3-[(2,6-Dideoxy-4-*O*-β-D-glucopyranosyl-3-*O*-methyl-β-D-*ribo*-hexopyranosyl)oxy]-5,14-dihydroxy-19-oxocard-20(22)-enolid (●)

H vgl. auch Nr. 6047

S Cardiovitol, Eustrophinum, Kombecrisan, Kombetin, Kostrophan, Neostrophan, k-Strophan, *k-Strophanthin-β*, Strophanthine Houdé, Strophanthin Leo, Strophanthin „Rieswerke", k-Strophicor

V Cardiotonicum (Strophanthus Kombé-Glykosid)

*5975* (4833) $C_{36}H_{56}O_{13}$
13137-64-9

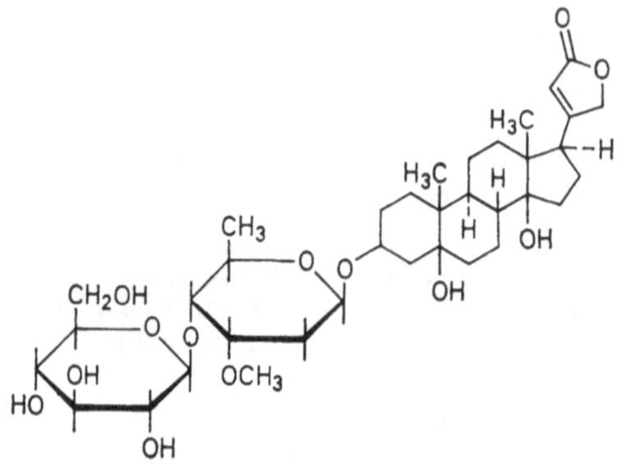

3β,5,14-Trihydroxy-5β-card-20(22)-enolid-3-D-cymaroglucosid = Periplogeninperiplobiosid = (3β,5β)-3-[(2,6-Dideoxy-4-*O*-β-D-glucopyranosyl-3-*O*-methyl-β-D-*ribo*-hexopyranosyl)oxy]-5,14-dihydroxycard-20(22)-enolid (●)

S *Glucoperiplocymarin, Periplocin, Periplocosid*

V Cardiotonicum (Periploca graeca-Glykosid)

*5976* (4834) $C_{36}H_{58}O_3$

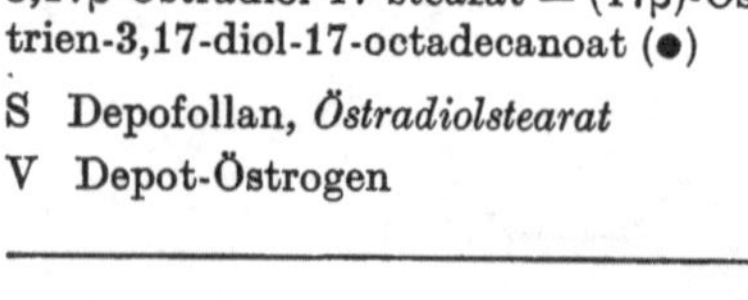

1,3,5(10)-Östratrien-3,17β-diol-17-octadecanoat = 3,17β-Östradiol-17-stearat = (17β)-Östra-1,3,5(10)-trien-3,17-diol-17-octadecanoat (●)

S Depofollan, *Östradiolstearat*

V Depot-Östrogen

*5977* (4835) $C_{36}H_{60}O_2$
79-81-2

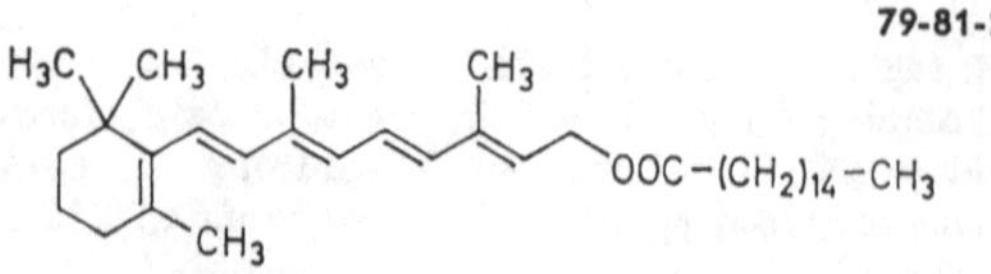

3,7-Dimethyl-9-(2,6,6-trimethyl-1-cyclohexenyl)-2,4,6,8-nonatetraenylhexadecanoat = Vitamin-A-palmitat = Retinolhexadecanoat (●)

S Apostavit, A-Prot, Aquasynth A, Aret-A, Ariovit-Ampuller, Arovit-Ampullen, A-Vicotrat, Avisint, Avitum Capsules, Avogina, Axer Alfa, *Axerophtholpalmitat*, Bellavita, Biominol „A"-Inyect., Dispatabs, Dispatate, Dumovit A, Duphasol, Hydrosol A, Myvax, Neo-Vogan, Oculotect, *Retinolpalmitat*, Ro-A-Vit (Roavit), Testavol-S, Vi-Dom-A, Vio-A, *Vitamin A-palmitat*, Vitamin A „Spofa"-Hydrosol, Vogan-Neu

V Vitamin-A-Präparat

---

*5978* *(4836)* $C_{36}H_{62}O_{11}$

**17090-79-8**

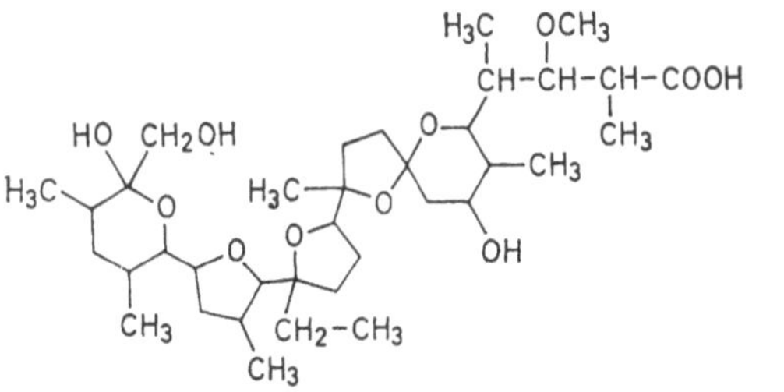

2-{5-[5-(3,5-Dimethyl-6-hydroxy-6-hydroxymethyl-2-tetrahydropyranyl)-3-methyl-2-tetrahydrofuryl]-5-ethyl-2-tetrahydrofuryl}-9-hydroxy-β-methoxy-α,γ,2,8-tetramethyl-1,6-dioxaspiro-[4.5]decan-7-buttersäure = stereoisomeres 2-[2-Ethyloctahydro-3′-methyl-5′-[tetrahydro-6-hydroxy-6-(hydroxymethyl)-3,5-dimethyl-2*H*-pyran-2-yl][2,2′-bifuran-5-yl]]-9-hydroxy-β-methoxy-α,γ,2,8-tetramethyl-1,6-dioxaspiro[4.5]decan-7-butansäure (●)

H auch Natriumsalz **(22373-78-0)**

S A 3823 A, Coban, Elancoban, Lilly 67314, Monelan, *Monensin***, *Monensäure*

V Antibioticum aus Streptomyces cinnamoensis

---

*5979* *(4837)* $C_{36}H_{76}N_2O_2$

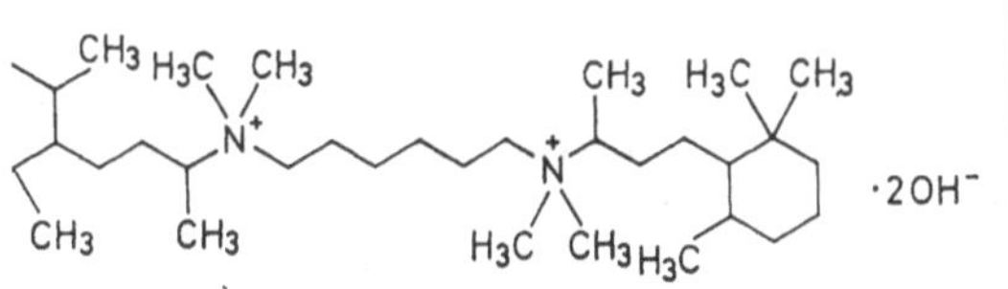

*N,N′*-Hexamethylenbis-{*N,N*-dimethyl-[1-methyl-3-(2,2,6-trimethylcyclohexyl)-propyl]-ammoniumhydroxid} = *N,N′*-Bis-[1-methyl-3-(2,6,6-trimethylcyclohexyl)-propyl]-*N,N′*-dimethyl-1,6-hexandiamin-bis-methylhydroxid = *N,N,N′,N′*-Tetramethyl-*N,N′*-bis[1-methyl-3-(2,2,6-trimethylcyclohexyl)propyl]-1,6-hexandiaminiumdihydroxid (●)

H Dichlorid **(79-90-3)**

S Ro 5-0810/1, TRIB, Trib „Roche", Triburon, *Triclobisoniumchlorid***

V Mikrobicid gegen Hautinfektionen

---

*5980* $C_{37}H_{36}N_2O_9S_3$

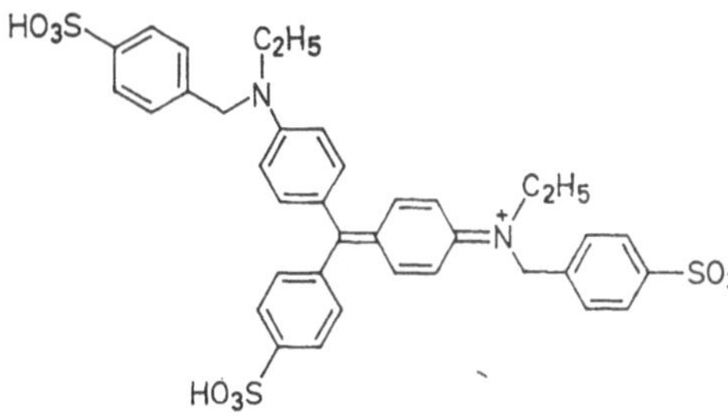

inneres Salz von *N*-Ethyl-*N*-{4-[*p*-(*N*-ethyl-*N*-*p*-sulfobenzylamino)-α-(*p*-sulfophenyl)-benzyliden]-2,5-cyclohexadienyliden}-*N*-(*p*-sulfobenzyl)-ammoniumhydroxid = *N*-Ethyl-*N*-[4-[[4-[ethyl-[(4-sulfophenyl)methyl]amino]phenyl](4-sulfophenyl)methylen]-2,5-cyclohexadien-1-yliden]-4-sulfobenzenmethanaminiumhydroxid (inneres Salz) (●)

H Dinatriumsalz **(519-76-6)**

S C.I. 42095, C.I. Acid Green 5, Light Green SF Yellowish, *Vert Sulfo J.*

V Farbstoff, Antisepticum

---

*5981* *(4838)* $C_{37}H_{38}N_2O_6$

**481-49-2**

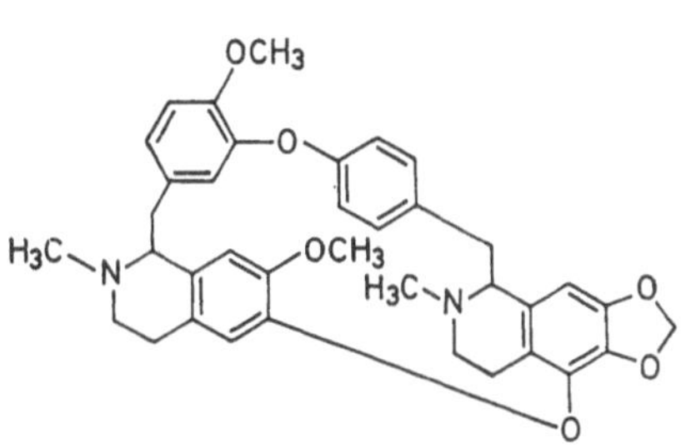

6′,12′-Dimethoxy-2,2′-dimethyl-6,7-[methylenbis-(oxy)]oxyacanthan (●)

S *Cepharanthin*

V Alkaloid aus Stephania-Arten (gegen Alopecia, Leucopenia, Pertussis)

*5982* $C_{37}H_{40}N_2O_8S$
**50 801-44-0**

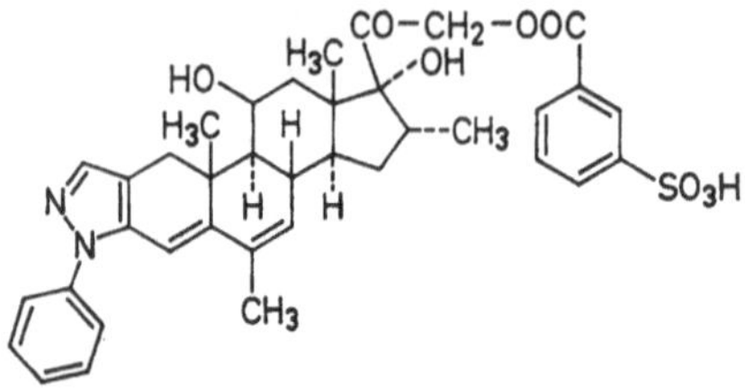

11β,17,21-Trihydroxy-6,16α-dimethyl-2′-phenyl-2′*H*-pregna-2,4,6-trieno[3,2-*c*]pyrazol-20-on-21-(*m*-sulfobenzoat) = 3-(11β,17-Dihydroxy-6,16α-dimethyl-20-oxo-2′-phenyl-2′*H*-pregna-2,4,6-trieno[3,2-*c*]pyrazol-21-yloxycarbonyl)-benzolsulfonsäure = (11β,16α)-11,17-Dihydroxy-6,16-dimethyl-2′-phenyl-21-[(3-sulfobenzoyl)oxy]-2′*H*-pregna-2,4,6-trieno[3,2-*c*]pyrazol-20-on (●)

S *Cortisuzol***

V antiphlogistisch und antiallergisch wirksames Glucocorticoid

---

*5983* (4839) $C_{37}H_{47}NO_{12}$
**6998-60-3**

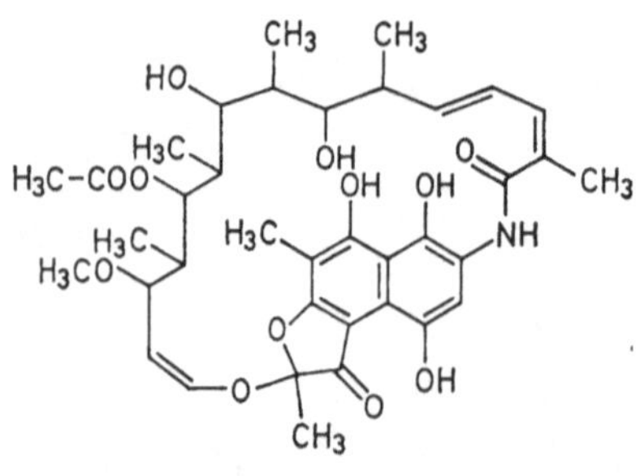

stereoisomeres 21-(Acetyloxy)-5,6,9,17,19-pentahydroxy-23-methoxy-2,4,12,16,18,20,22-heptamethyl-2,7-(epoxypentadeca[1,11,13]trienimino)-naphtho[2,1-*b*]furan-1,11(2*H*)-dion (●)

H auch Natriumsalz (14 897-39-3)

S Chibro-Rifamycin, *Rifamicina*, *Rifamycin***, *Rifamycin SV*, Rifobac, Rifocin(a), Rifocyna, *Rifomycin SV*, Rifosten

V Antibioticum aus Streptomyces mediterranei

---

*5984* (4840) $C_{37}H_{49}N_7O_9S$
**5534-95-2**

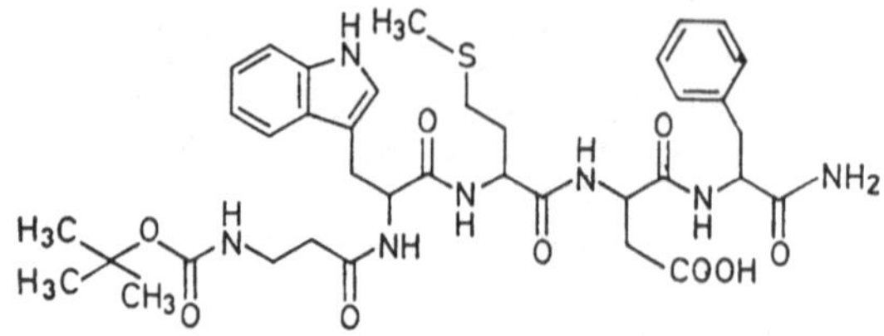

*N-tert.*-Butyloxycarbonyl-β-alanyl-L-tryptophyl-L-methionyl-L-asparaginyl-L-phenylalaninamid = *N*-[(1,1-Dimethylethoxy)carbonyl]-β-alanyl-L-tryptophyl-L-methionyl-L-α-aspartyl-L-phenylalaninamid (●)

S Acignost, AY-6608, Gastrodiagnost, ICI 50123, *Pentagastrin***, Peptavlon

V Polypeptid mit gastrinähnlicher Wirkung zur Stimulierung der Magensäuresekretion (Diagnosticum zur Magenfunktionsprüfung)

---

*5985* (240 N) $C_{37}H_{50}N_2O_{10}$
**21 019-30-7**

S *Mellictin*, *Methyllycaconitin*

V Muskelrelaxans (Alkaloid aus Delphinium dictiocarpum und D. semibarbatum)

---

*5986* (4841) $C_{37}H_{53}N_3O_{10}$
**6887-42-9**

S *Delsemin*

V Muskelrelaxans (Delphinium semibarbatum-Alkaloid)

---

*5987* (4842) $C_{37}H_{58}O_6$
**54 267-10-6**

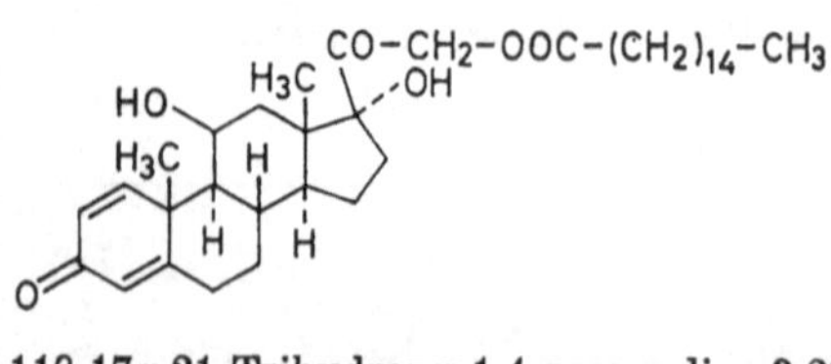

11β,17α,21-Trihydroxy-1,4-pregnadien-3,20-dion-21-palmitat = Prednisolon-21-palmitat = (11β)-11,17-Dihydroxy-21-[(1-oxohexadecyl)oxy]pregna-1,4-dien-3,20-dion (●)

S Cortomas, Deltolio, Itacortone, Lepicortinolo-Gotas, *Prednisolonpalmitat*

V antiphlogistisch und antiallergisch wirksames Glucocorticoid

*5988* $C_{37}H_{61}NO_5$

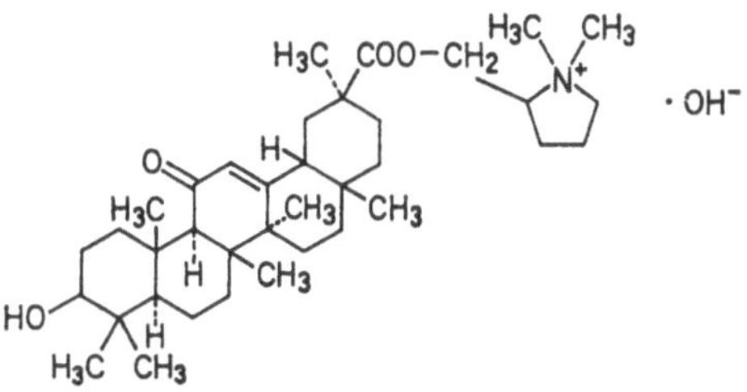

2-(Hydroxymethyl)-1,1-dimethylpyrrolidinium-hydroxid-3β-hydroxy-11-oxoolean-12-en-30-oat = (3β,20β)-2-[[(3-Hydroxy-11,29-dioxoolean-12-en-29-yl)oxy]methyl]-1,1-dimethylpyrrolidinium-hydroxid (●)

H Methylsulfat (53862-80-9)

S Lan-63, *Roxoloniummetilsulfat***

V Ulcustherapeuticum

---

*5989* *(70 E)* $C_{37}H_{67}NO_{12}$

527-75-3

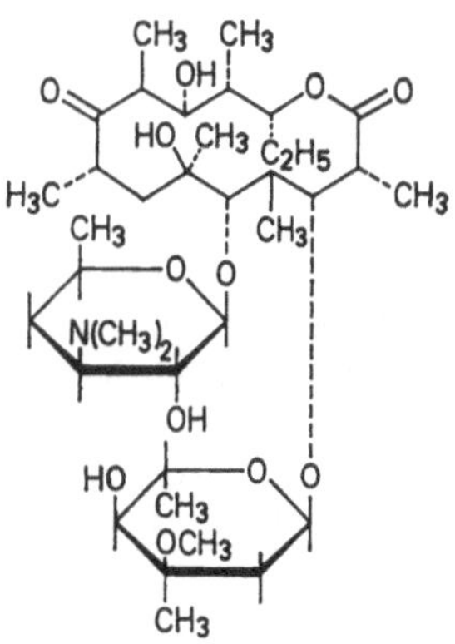

12-Deoxyerythromycin (●)

S Abbott-24091, *Berythromycin**, *12-Desoxyerythromycin*, *Erythromycin B*

V Antibioticum

*5990* *(4843)* $C_{37}H_{67}NO_{13}$

114-07-8

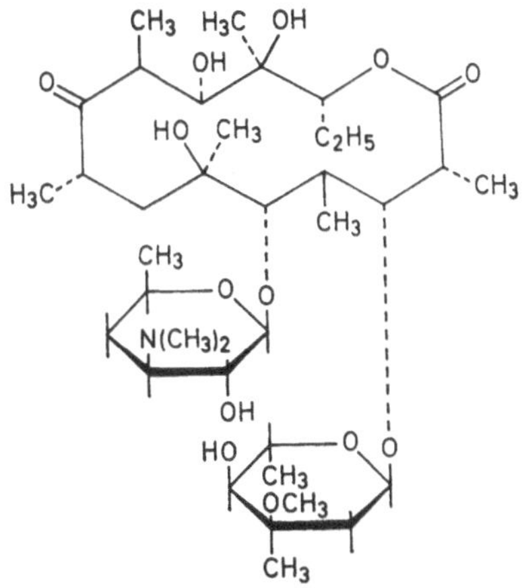

14-Ethyl-7,12,13-trihydroxy-3,5,7,9,11,13-hexamethyl-2,10-dioxo-6-[[3,4,6-trideoxy-3-(dimethylamino)-β-D-*xylo*-hexopyranosyl]oxy]oxacyclotetradec-4-yl-2,6-dideoxy-3-*C*-methyl-3-*O*-methyl-α-L-*ribo*-hexopyranosid (●)

H vgl. auch Nrr. 5586-03, 5989, 6020, 6070

S Abboticine, Abomacetin, Clafanone „Roche", Emisin, EMU, E- Mycin, ERA, Eritran, Eritrax, Eritrocina, *Eritromicin(a)*, Eritro-Wolf, Erostin, Eryc, Erycen, Erycinum, Erythran, Erythrarco, Erythrobiotic, Erythrocin, Erythrogran, Erythroguent, Erythrolaza, Erythromast 36, Erythromid, *Erythromycin***, *Erythromycin A*, Erytrodil, Erytrotil V, Etromycin, Fraxipen, Iloticina, Ilotycin, Kaveryl, Kesso-Mycin, Laurin, Lubomycine, Maocidin, Pantomicina, Pfizerythro, Retcin, Robimycin, RP-Mycin, Terilex

V Antibioticum aus Streptomyces erythreus

*5990-01* *(4843a)* 643-22-1

H Stearat

S Abboticine-Compr., Adamycin „Lederle", Bristamycin, Celtiacina, Dowmycin, Eratrex, Eromel, Erymycin, Erostin, Erybid, Erypar, Erypetrine-Tabl., Erythrocin-Filmtabs., Erythrorem, Erythro-ST, Erytrameb, Ethril, Ethryn, Gallimycin, Ifithrocin, Lorecyn, Meberyt, Novorythro-Tabl., OE-7, Pantocid „Ross", Pediamycin aqueous, Pfizer-E, Qidmycin, Reciomycin, Rossomicina, Rotacin-Caps., Rubromycin-Tabl., SK-Erythromycin, Torlamicina, Trozyman, Unimycin „Proel"

V Antibioticum

*5990-02* *(4843b)* 7704-67-8

H Thiocyanat

S Erythromix V, Gallimycin W, Matachron

V Antibioticum

---

*5991* *(4844)* $C_{38}H_{30}N_8O_2$

523-78-4

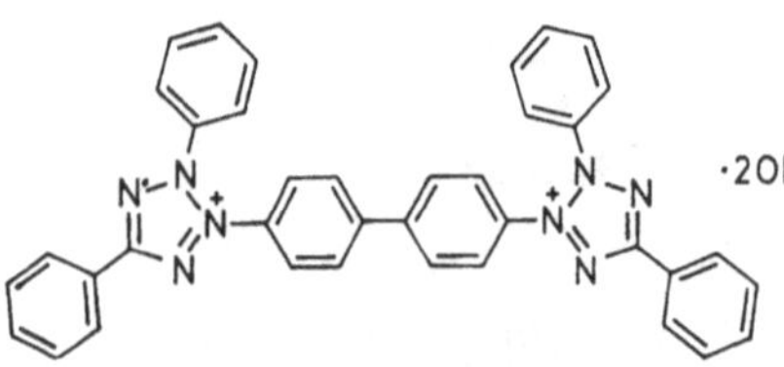


3,3'-(*p,p'*-Biphenylylen)-bis-(2,5-diphenyltetrazolinumhydroxid) = 3,3'-([1,1'-Biphenyl]-4,4'-diyl)bis-[2,5-diphenyl-2*H*-tetrazoliumhydroxid] (●)

H Dichlorid (298-95-3)

S *Neotetrazolium*

V Ganglienblocker, Antihypertonicum

---

*5992* $C_{38}H_{42}N_2O_6$

518-34-3

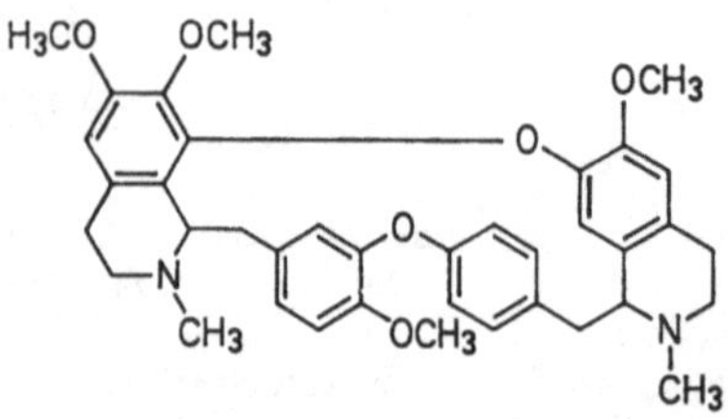


(1β)-6,6',7,12-Tetramethoxy-2,2'-dimethylberbaman (●)

S NSC-77037, *Tetrandrin*

V Tuberkulostaticum (Alkaloid aus Stephania tetrandra)

---

*5993* *(4845)* $C_{38}H_{42}N_8O_6S_2$

2667-89-2

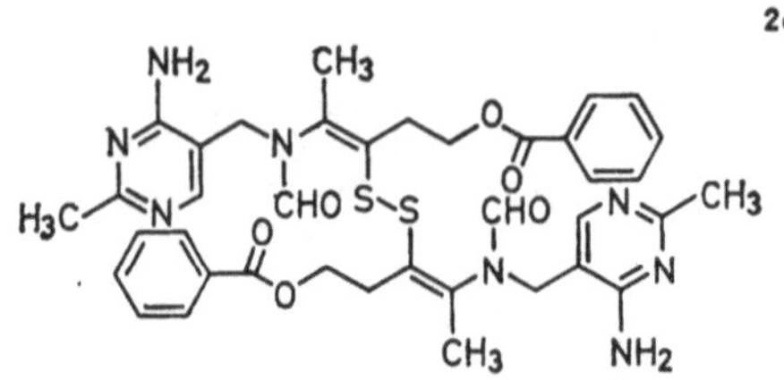


2,2'-Dithiobis-[*N*-(4-hydroxy-1-methyl-1-butenyl)-*N*-(4-amino-2-methyl-5-pyrimidinylmethyl)-formamid]-*O,O'*-dibenzoat = *O*-Benzoylthiamindisulfid = *N,N'*-[Dithiobis[2-[2-(benzoyloxy)-ethyl]-1-methyl-2,1-ethendiyl]]bis[*N*-[(4-amino-2-methyl-5-pyrimidinyl)methyl]formamid] (●)

S *Benzoylthiamindisulfid*, Beprocin, Beston, *Bisbentiamin***, BTDS, Ein $B_1$, Kestoben, Neostal, Neridal, Supra-$B_1$-Esteve, Vit-B-retard „Gerot“

V neurotropes Analgeticum (Vitamin-$B_1$-Derivat)

---

*5994* *(4846)* $C_{38}H_{46}N_2O_8$

477-45-2

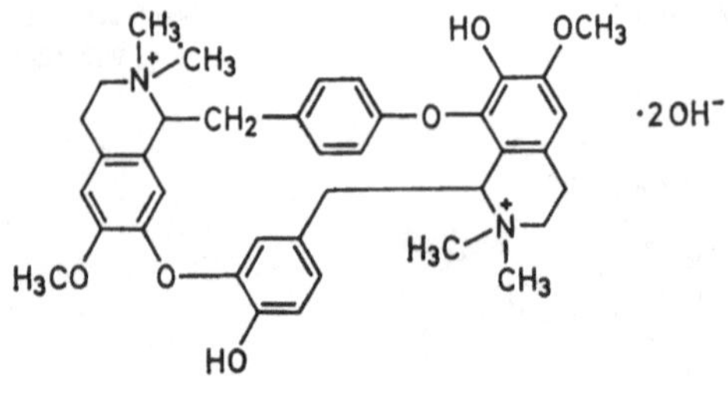


D-Tubocurarin = 7',12'-Dihydroxy-6,6'-dimethoxy-2,2,2',2'-tetramethyltubocuraraniumdihydroxid (●)

H Dichlorid (6533-76-2) [nach manchen Angaben auch Chlorid-Hydrochlorid (57-94-3) der monoquartären Verbindung $C_{37}H_{42}N_2O_7$ bzw. dessen Pentahydrat (41354-45-4)

S Amelizol, Brentubine, Curadetensin, Curalgesina, Curarin „Asta“, Curarin „HAF“, Curarina-Miro, Curarine-Taro, Delacurarine, Intocostrin-T, Myostatine, Myricin, Tubadil, Tubaril, Tubarine, Tuberal, Tubocuran, *Tubocurarinchlorid***, Tubocurin, Tucurin

V Muskelrelaxans (Curarealkaloid)

*5995* *(4847)* $C_{38}H_{50}N_2O_{10}$

**26000-16-8**

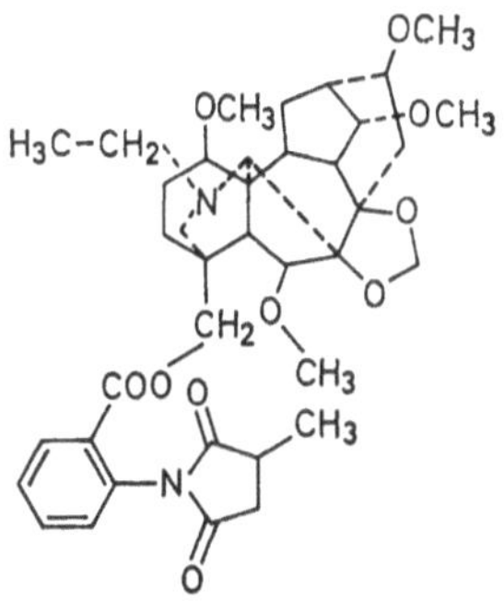

(1β,6β,10α,19β)-16-Ethyl-1,6,10,19-tetramethoxy-7,8-[methylenbis(oxy)]aconitan-4-methanol-2-(3-methyl-2,5-dioxo-1-pyrrolidinyl)benzoat(ester) (●)

S *Elatin*

V Curaremimeticum (Delphinium elatum-Alkaloid)

---

*5996* *(4848)* $C_{38}H_{51}NO_4$

**467-18-5**

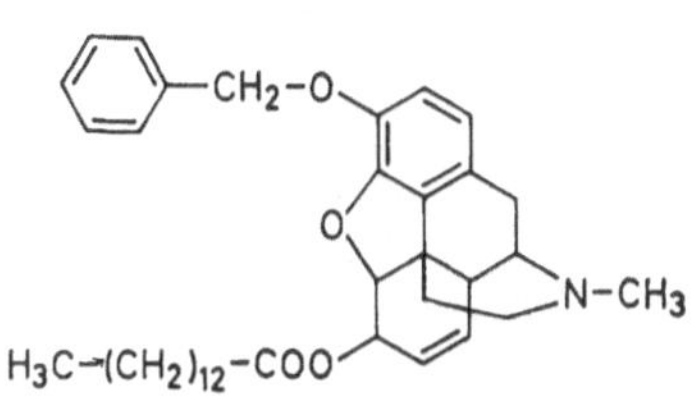

3-Benzyloxy-4,5-epoxy-*N*′-methyl-7-morphinen-6-yltetradecanoat = Myristylester des Benzylmorphins = 7,8-Didehydro-4,5-epoxy-17-methyl-3-(phenylmethoxy)morphinan-3-ol-tetradecanoat-(ester) (●)

S *Benzylmorphinmyristat*, Leucodinine, *Mirofina*, Myricodine, *Myrophin***, NIH 5986 A, Peroninmyristat

V Analgeticum

*5997* $C_{38}H_{56}O_7$

**52247-86-6**

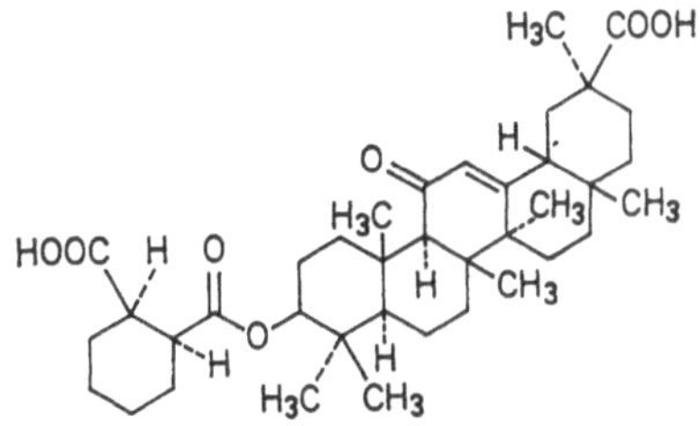

3β-(*cis*-2-Carboxycyclohexylcarbonyloxy)-11-oxo-18β-olean-12-en-30-säure=[3β(*cis*),20β]-3-[[(2-Carboxycyclohexyl)carbonyl]oxy]-11-oxoolean-12-en-29-säure (●)

H Dinatriumsalz **(52048-39-2)**

S BX 363 A, *Cicloxolon-Dinatrium***, *Cicloxolone-Disodium***

V Ulcustherapeuticum

---

*5998* *(241 N)* $C_{38}H_{57}N_9O_{12}$

**57863-88-4**

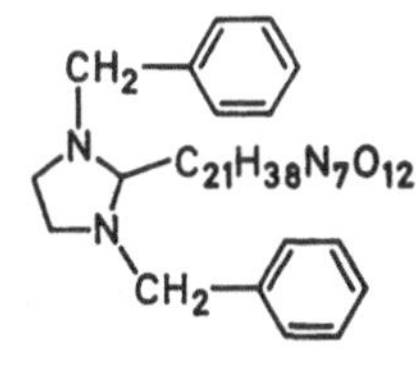

1,2-Dibenzyl-2-streptomycylimidazolidin = *O*-2-Deoxy-2-(methylamino)-α-L-glucopyranosyl-(1→2)-*O*-3-*C*-[[1,3-bis(phenylmethyl)-2-imidazolidinyl]-carbonyl]-5-deoxy-α-L-lyxofuranosyl-(1→4)-*N*,*N*′-bis(aminoiminomethyl)-D-streptamin (●)

H Sulfat

S *Streptoimidazolidin*

V Depot-Streptomycin

*5999* *(4849)* $C_{38}H_{58}N_2O_6$

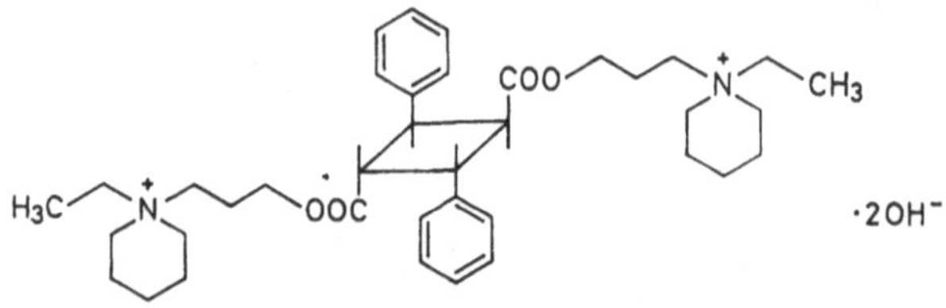

α-Truxillsäure-bis-(3-piperidinopropylester)-bis-äthylhydroxid = Bis-[1-äthyl-1-(3-hydroxypropyl)-piperidiniumhydroxid]-α,2,4-diphenyl-1,3-cyclobutandicarboxylat = (1α,2α,3β,4β)-1,1'-[(2,4-Diphenyl-1,3-cyclobutandiyl)bis(carbonyloxy-3,1-propandiyl)]bis[1-ethylpiperidiniumhydroxid] (●)

H Dijodid (35515-77-6)

S Anatruxonium, *Truxipicuriumjodid***

V Curaremimeticum

---

*6000* *(4850)* $C_{38}H_{58}N_2O_6$

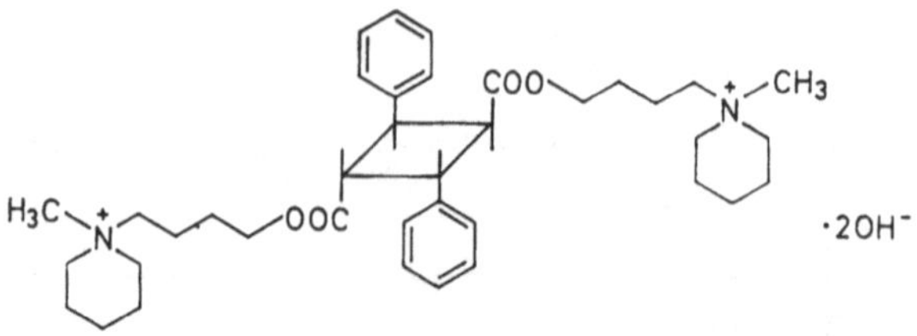

*N*,*N'*-[4,4'-(2,4-Diphenyl-1,3-cyclobutylendicarbonyldioxy)-dibutyl]-bis-(*N*-methylpiperidiniumhydroxid) = α-Truxillsäure-bis-(4-piperidinobutylester)-bis-methylhydroxid = (1α,2α,3β,4β)-1,1'-[(2,4-Diphenyl-1,3-cyclobutandiyl)bis(carbonyloxy-4,1-butandiyl)]bis[1-methylpiperidiniumhydroxid] (●)

H Dijodid (3811-26-5)

S Truxalon, Truxilon, Truxillonium, Truxolonium

V curareartig wirkendes Muskelrelaxans

---

*6001* *(4851)* $C_{38}H_{60}O_6$

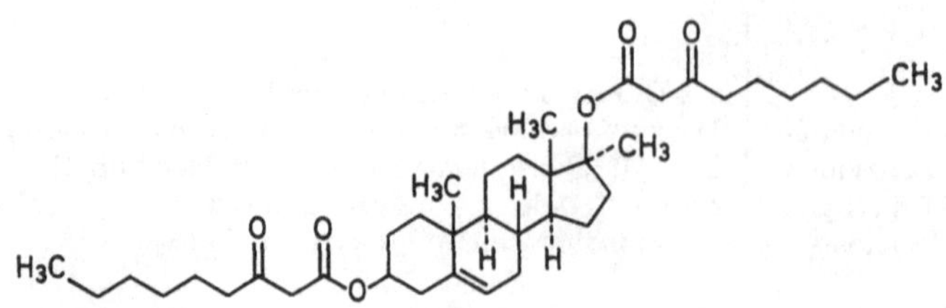

17α-Methyl-5-androsten-3β,17β-diol-3,17-bis-(3-oxononanoat) = Methylandrostendiol-bis-önanthoylacetat = (3β,17β)-17-Methylandrost-5-en-3,17-diolbis(3-oxononanoat) (●)

S *Methandriol-bis-önanthoylacetat*, Notandron-Depot

V Steroidhormon zur anabolen und heterohormonalen Therapie

*6002* *(4852)* $C_{38}H_{68}N_2O_4$

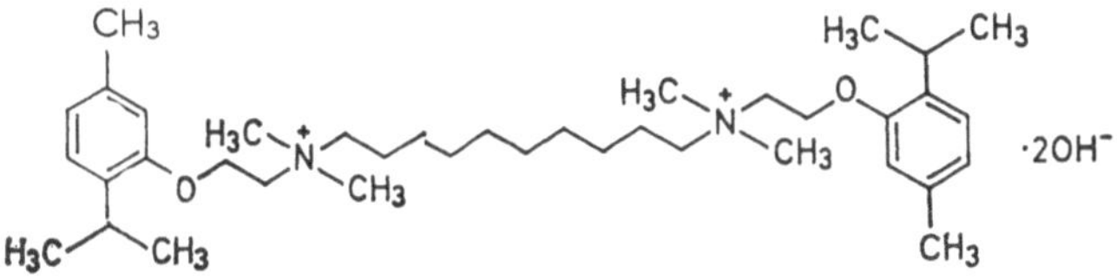

*N,N'*-Dekamethylen-bis-[*N,N*-dimethyl-2-(thymyloxy)-ethylammoniumhydroxid] = *N,N,N',N'*-Tetramethyl-*N,N'*-bis[2-[5-methyl-2-(1-methylethyl)phenoxy]ethyl]-1,10-decandiaminiumdihydroxid (●)

H Dibromid (2401-56-1)
S *Deditoniumbromid***, Diaseptol
V Bakterizid, Fungizid

---

*6003* *(4853)* $C_{39}H_{43}N_5O_{12}S$
16259-34-0

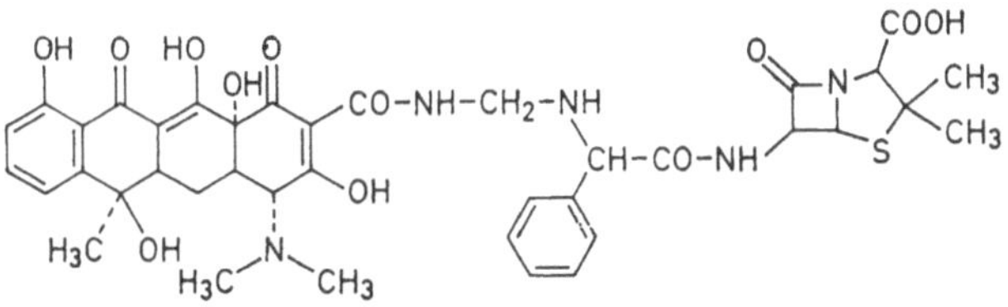

D(−)-6-[2-(4-Dimethylamino-1,4,4a,5,5a,6,11,12a-oktahydro-3,6,10,12,12a-pentahydroxy-6-methyl-1,11-dioxo-2-naphthacencarboxamidomethylamino)-2-phenylacetamido]-3,3-dimethyl-7-oxo-4-thia-1-azabicyclo[3.2.0]heptan-2-carbonsäure = [2*S*-[2α,5α,6β(*S**)]]-6-[[[[[[[[4*S*-(4α,4aα,5aα,6β,12aα)]-4-(Dimethylamino)-1,4,4a,5,5a,6,11,12a-octahydro-3,6,10,12,12a-pentahydroxy-6-methyl-1,11-dioxo-2-naphthacenyl]carbonyl]amino]-methyl]amino]phenylacetyl]amino]-3,3-dimethyl-7-oxo-4-thia-1-azabicyclo[3.2.0]heptan-2-carbonsäure (●)

S BO 725, Intraxium, *Penimocyclin***
V Antibioticum

---

*6004* *(4854)* $C_{39}H_{53}N_3O_9$
53-18-9

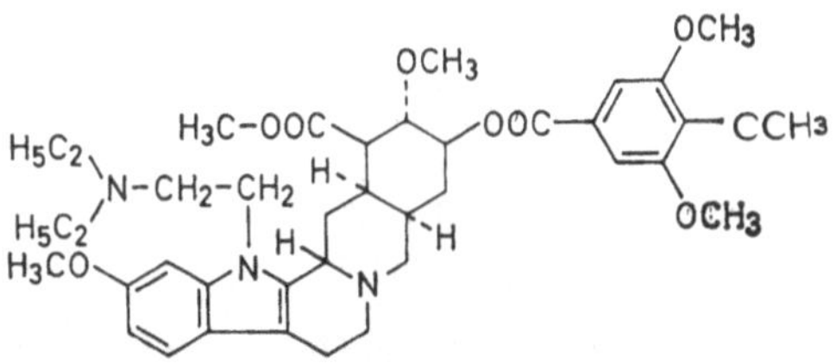

13-(2-Diethylaminoethyl)-2,11-dimethoxy-3-(3,4,5-trimethoxybenzoyloxy)-yohimban-1-carbonsäuremethylester = *N*-(2-Diethylaminoethyl)-reserpin = (3β,16β,17α,18β,20α)-1-[2-(Diethylamino)ethyl]-11,17-dimethoxy-18-[(3,4,5-trimethoxybenzoyl)oxy]yohimban-16-carbonsäuremethylester (●)

H Bitartrat (23618-66-8)
S *Bietaserpinbitartrat**, DL 152, Pleiaserpin, Pleiatensin simplex, S-1210, Tensibar
V Hypotensivum

*6005* $C_{39}H_{59}ClO_3$ 55902-94-8

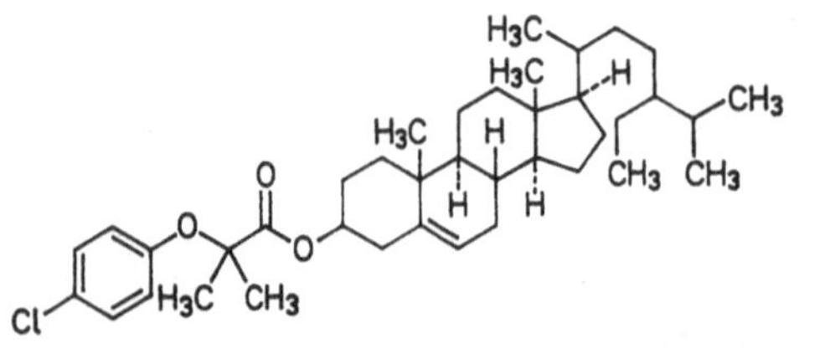

Stigmast-5-en-3β-ol-2-(*p*-chlorphenoxy)-2-methylpropionat = (3β)-3-[2-(4-Chlorphenoxy)-2-methyl-1-oxopropoxy]stigmast-5-en (●)

S Atherol, Longeril, *Sitofibrat***

V Antilipämicum

*6006* $C_{39}H_{59}ClO$ 50465-39-9

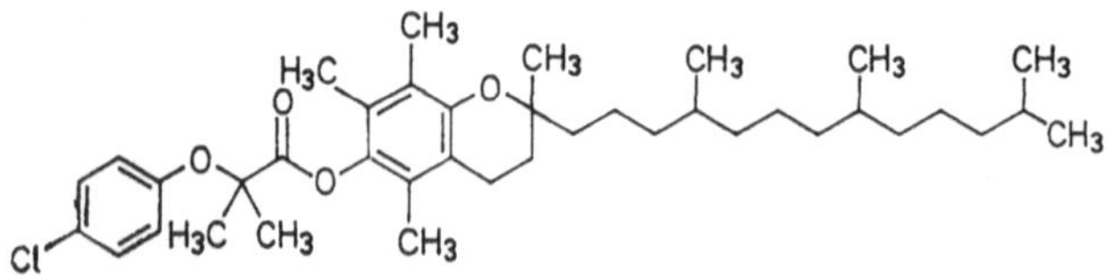

2,5,7,8-Tetramethyl-2-(4,8,12-trimethyltridecyl)-6-chromanyl-2-(*p*-chlorphenoxy)-2-methylpropionat = [2*R**(4*R**,8*R**)]-(±)-2-(4-Chlorphenoxy)-2-methylpropansäure-3,4-dihydro-2,5,7,8-tetramethyl-2-(4,8,12-trimethyltridecyl)-2*H*-1-benzopyran-6-ylester (●)

S Cloferol, *Tocofibrat***

V Hypolipämicum

*6007* *(4855)* $C_{39}H_{59}Cl_2NO_2$ 3546-10-9

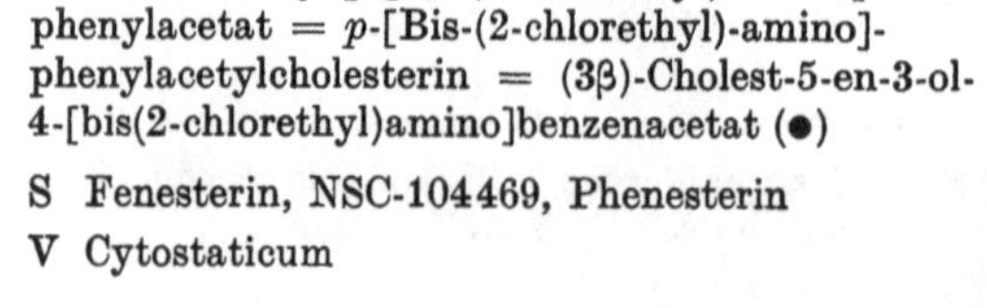

5-Cholesten-3-yl-*p*-[bis-(2-chlorethyl)-amino]-phenylacetat = *p*-[Bis-(2-chlorethyl)-amino]-phenylacetylcholesterin = (3β)-Cholest-5-en-3-ol-4-[bis(2-chlorethyl)amino]benzenacetat (●)

S Fenesterin, NSC-104469, Phenesterin

V Cytostaticum

*6008* *(4869)* $C_{40}H_{46}N_2O_8$ 7072-86-8

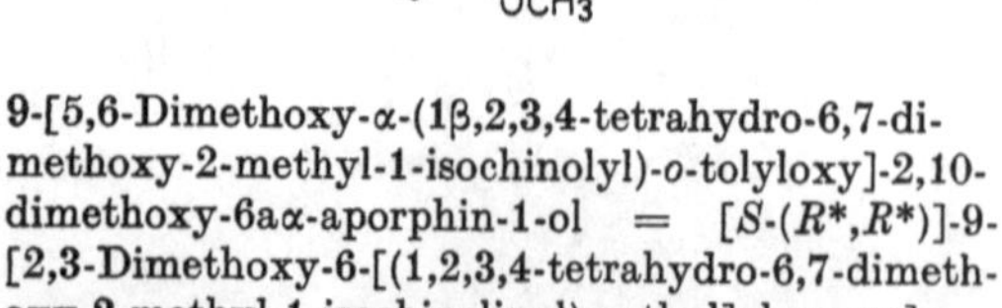

9-[5,6-Dimethoxy-α-(1β,2,3,4-tetrahydro-6,7-dimethoxy-2-methyl-1-isochinolyl)-*o*-tolyloxy]-2,10-dimethoxy-6aα-aporphin-1-ol = [*S*-(*R**,*R**)]-9-[2,3-Dimethoxy-6-[(1,2,3,4-tetrahydro-6,7-dimethoxy-2-methyl-1-isochinolinyl)methyl]phenoxy]-5,6,6a,7-tetrahydro-2,10-dimethoxy-6-methyl-4*H*-dibenzo[*de,g*]chinolin-1-ol (●)

S *Fetidin*

V Adrenolyticum, Antiphlogisticum (Alkaloid aus Thalictrum-Arten)

*6009* (4857) $C_{40}H_{50}N_2O_8$
477-44-1

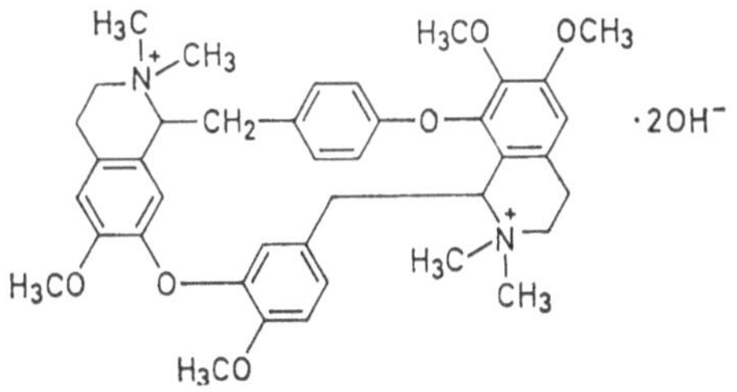

D-*O,O*-Dimethyltubocurarin = Methylbebeerindimethyläther = 6,6′,7′,12′-Tetramethoxy-2,2,2′,2′-tetramethyltubocuraraniumdihydroxid (●)

H Dichlorid (33335-58-9) [oder Dijodid (7601-55-0)]

S Auxoperan, Curare B, Diamethine, *Dimethyltubocurariniumchlorid***, D.M.E., Kondrocurare, Mecostrin, Methyl-Curarin, *Methyltubocurarini chloridum, Metocurine iodide*, Metubin(e), Viocurin

V Muskelrelaxans (Curarealkaloidderivat)

*6010* (4858) $C_{40}H_{52}N_2O_4$

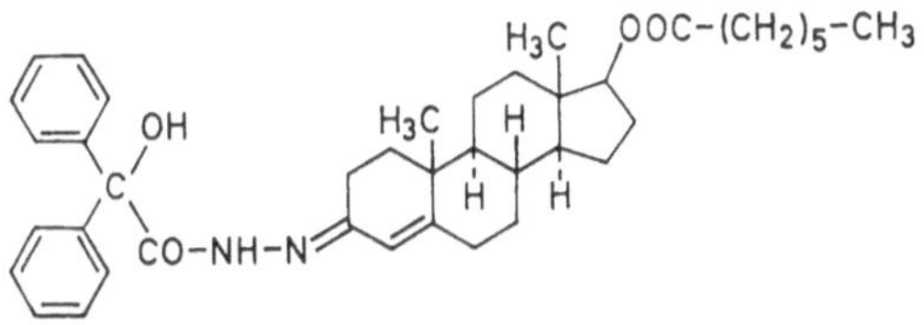

3-Benziloylhydrazono-4-androsten-17β-ylheptanoat = (17β)-17-[(1-Oxoheptyl)oxy]androst-4-en-3-on(2-hydroxy-2,2-diphenylacetyl)hydrazon (●)

S *Testosteronönanthatbenziloylhydrazon*

V Depot-Androgen

*6011* (4859) $C_{40}H_{53}N_6O_{23}Sb_7$

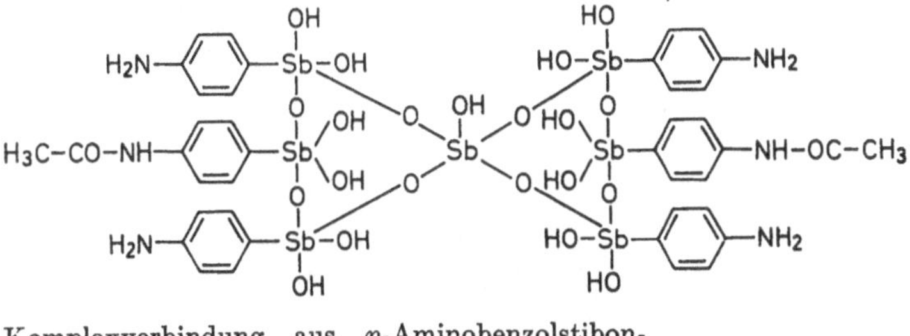

Komplexverbindung aus *p*-Aminobenzolstibonsäure-*p*-acetylaminobenzolstibonsäure-antimonsäure

H Diethylaminsalz
vgl. auch Nr. 382

S Neostibosan

V Chemotherapeuticum gegen Kala-Azar

*6012* $C_{40}H_{56}$
7235-40-7

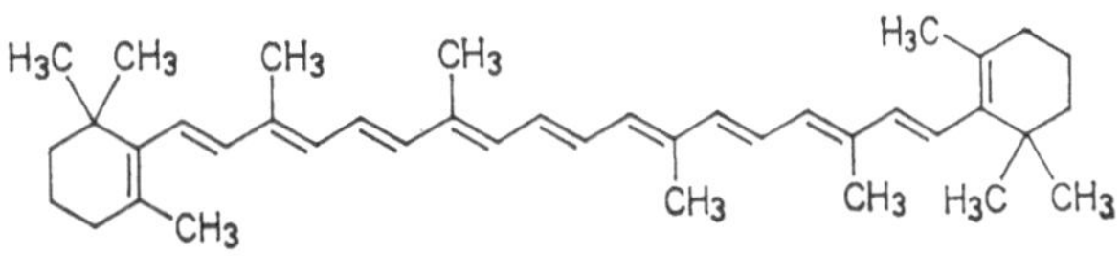

3,7,12,16-Tetramethyl-1,18-bis-(2,6,6-trimethyl-1-cyclohexenyl)-1,3,5,7,9,11,13,15,17-octadecanonaen = (*all-E*)-1,1′-(3,7,12,16-Tetramethyl-1,3,5,7,9,11,13,15,17-octadecanonaen-1,18-diyl)bis[2,6,6-trimethylcyclohexen] (●)

S *Betacaroten**, *β-Carotene, β-Carotin*, Solatene, Vitacarotene Puro

V Provitamin A (Lichtschutzmittel)

*6013* (4860) $C_{40}H_{58}O_4$
11042-64-1

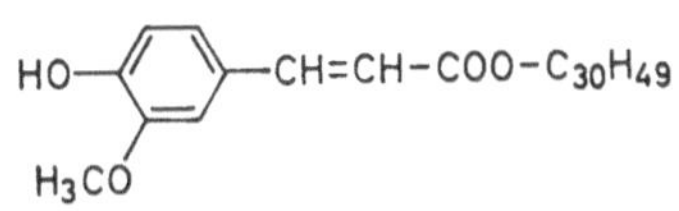

ungesättigter Triacontanester der 3-(4-Hydroxy-3-methoxyphenyl)-2-propensäure

S *Gamma-Oryzanol*, Gammariza, Guntrin, Hi-Z, Maintenan, Maspiron, Oliver, Oryvita, Oryza, *γ-Oryzanol*, γ-OZ, Thiaminogen

V Stoffwechseltherapeuticum zur Regulierung der Funktionen des autonomen Nervensystems (Wirkstoff aus Oryza sativa)

*6014* *(4861)* $C_{40}H_{60}N_4O_2$

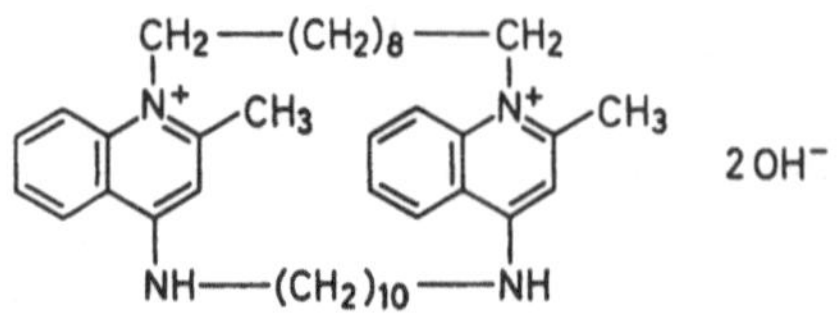

*N*,[1]*N*[1′]-Dekamethylen-*N*[4],*N*[4′]-dekamethylen-bis-(4-aminochinaldiniumhydroxid ) = 6,7,8,9,10,11,12,13,14,15,16,17,24,25,26,27,28,29,30,31,32,33-Docosahydro-35,37-dimethyl-5,34:18,23-dietheno-dibenzo[*b*,*r*][1,5,16,20]tetraazacyclotriacontin-23,24-diiumdihydroxid (●)

H Diacetat

S Alsol „Also“, *Bisdequaliumdiacetat*, Dekamesol, Mykosal, R 199, Salvizol, Tapazol „Star“, Tonsil „Leiras“

V Bakteriostaticum, Fungistaticum

---

*6015* $C_{40}H_{63}N_3O_4S_2$

37 517-26-3

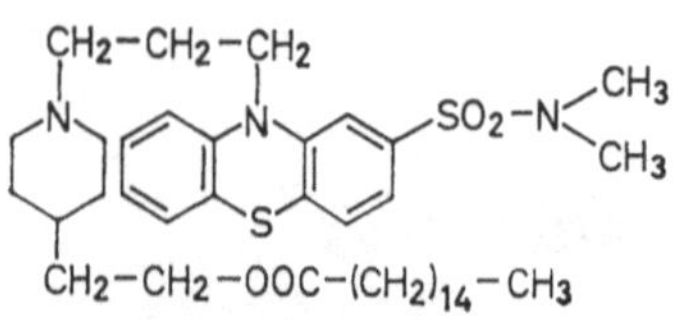

2-{1-[3-(2-Dimethylsulfamoylphenothiazin-10-yl)-propyl]-piperidin-4-yl}-ethylhexadecanoat = 10-{3-[4-(2-Hydroxyethyl)-piperidino]-propyl}-*N*,*N*-dimethylphenothiazin-2-sulfonamid-palmitat = Hexadecansäure-2-[1-[3-[2-[(dimethylamino)sulfonyl]-10*H*-phenothiazin-10-yl]propyl]-4-piperazinyl]ethylester (●)

S IL-19552, Lonseren, Piportil L 4, Piportil Longum 4, Piportyl palmitat, *Pipotiazinpalmitat*, 19552 R.P.

V Depot-Neurolepticum

---

*6016* *(4862)* $C_{40}H_{64}N_2O_2$

4267-81-6

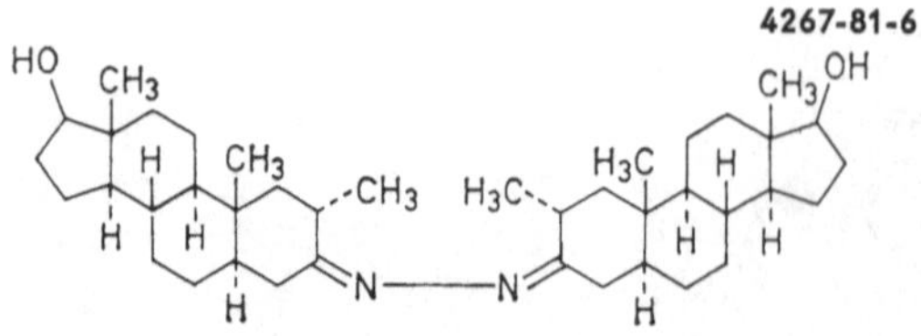

17β-Hydroxy-2α-methyl-5α-androstan-3-on-3,3′-azin = (2α,5α,17β)-17-Hydroxy-2-methylandrostan-3-on[(2α,5α,17β)-17-hydroxy-2-methylandrostan-3-yliden]hydrazon (●)

H vgl. auch Nr. 6122

S *Bolazin**

V Anabolicum

---

*6017* *(4863)* $C_{40}H_{64}O_4$

1263-57-6

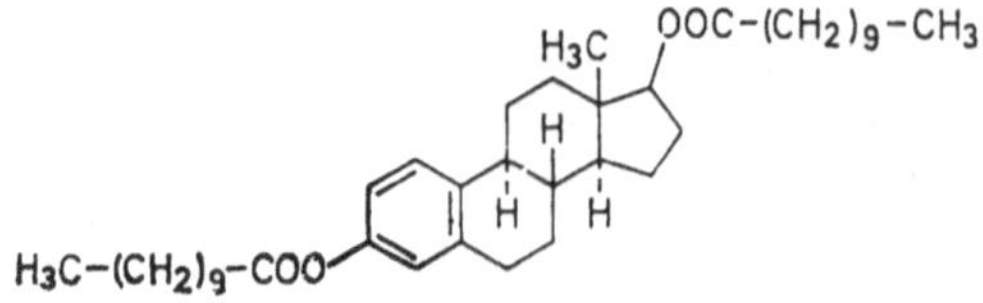

1,3,5(10)-Östratrien-3,17β-diol-3,17-bis-undecanoat = Östradiol-bis-undecylat = (17β)-Östra-1,3,5(10)-trien-3,17-dioldiundecanoat (●)

S Estrolent, *Östradioldiundecylat*, Oestradiol-retard Théramex

V Depot-Östrogen

---

*6018* *(4864)* $C_{40}H_{64}O_{12}$

6833-84-7

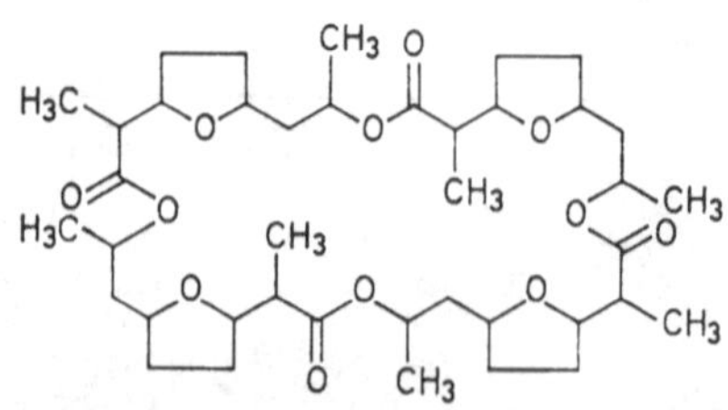

2,5,11,14,20,23,29,32-Octamethyl-4,13,22,31,37,38,39,40-octaoxapentacyclo[32.2.1.1$^{7,10}$.1$^{16,19}$.1$^{25,28}$]-tetracontan-3,12,21,30-tetron (●)

S FH 3582 A, *Nonactin*, Werramycin

V Antibioticum aus Streptomyces-Arten

*6019* *(4865)* $C_{40}H_{67}NO_{14}$
16846-34-7

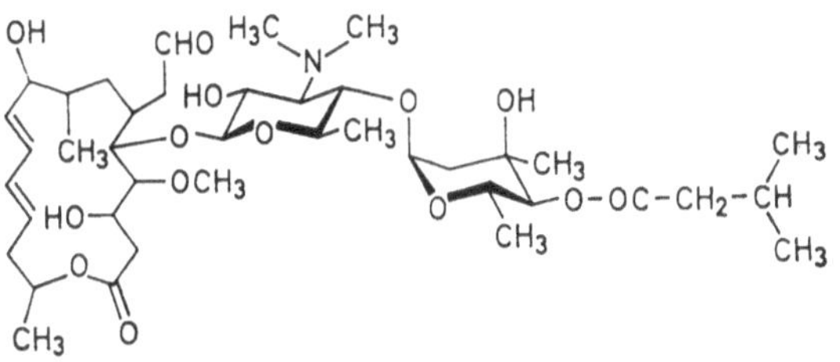

Leucomycin V-4^B-(3-methylbutanoat) (●)

S *Leucomycin* $A_1$

V Antibioticum aus Streptomyces kitasatoensis

*6019-01* *(4865a)* 1392-21-8

H Gemisch mit Leucomycin $A_2$, $B_1$, $B_2$, $B_3$ und $B_4$

S Ayermicina, C 637, Katasamycin, Kitamycin, *Kitasamycin***, *Leucomycin*, Sineptina, Stéréomycine, Syneptine

V Antibioticum aus Streptomyces kitasatoensis

---

*6020* *(4867)* $C_{40}H_{71}NO_{14}$
134-36-1

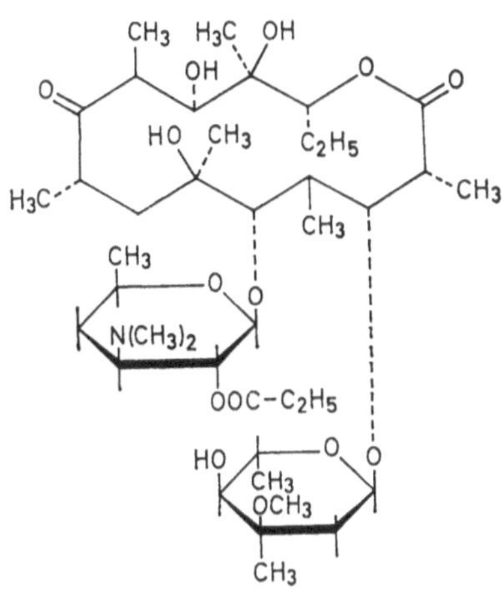

Erythromycin-2′-propionat = Erythromycin-2′-propanoat (●)

H Laurylsulfat (3521-62-8)

S Afditrycin, Agnocyclin, Aldoeritrina, Alimax, Althrocin, Astromix, Athasline, Becromil, Biomicron, Biotril, Calciclin, Chemthromycin, Cimetrin, Dibiosal-Wirkstoff, Dosisbiotico, Dovacyclin, Dreimicina, Duromycin, Dyl, Ecrythrin, Emcinka, Endoeritrin, Enzitrozim, Er-Est, Erestomicina, Eriber, Ericap, Erimec, Erimicina, Erimyc, Erimycin, Eripharma, Erirouge, Eriscel, Erisuspen, Eritina, Eritrazon, Eritrex, Eritril, Eritro-Susp., Eritrobiotic, Eritrocin, Eritrodel, Eritrodex, Eritrolat, Eritrolonga, Eritromix, Eritropan-Wirkstoff, Eritrosan, Eritroveinte, Ermycin, Ermysin, Eromycin, Erybiocin, Erycer, Ery-Dem, Erygreco, Erylan, Erymyk, Erynova, Erypark, Eryseam, Erystamine, Erysticin, Erytetran, Erythrobiocina, Erythrocalmine, Erythrofarm, Erythrolate, *Erythromycinestolat*, Erythromyctine, Erythropen, Erythrosporin, Erythrosuiss, Erytrarco, Erytrodol, Erytro-Prot, Espimina, Estolacina, Estolcina, Estomicina, Estral, Estromicin, Eumicina, Eutamicina, External, Extragal, Famycin, Galentromicina, Ilosone, Klevamycin, Lanomycin, Latotryd, Lauricina, Laurilmicina, Lauritran, Laurobiotic, Laurocin, Lauromicina, Lauromycin, Laurylin, Liferytrin, Loucamycin, Lubomycine B, Luril, Manilin(a), Marcoeritrex, Meclivit, Mistral, Moderil „Norma Hellas", Monomycin „Isafarm", Motolark, Neilmycin, Neo-Erycinum, Neo-Ilotycin, Novoerythren, Novorythro, PELS, Phasmamycin, Promycin, Propiocine, *Propionylerythromycinlaurylsulfat*, Proterytrin, Puntol, Redocin, Restolon, Result, Ritromin, Rosobiotic, Roug-Mycin, Roxochemil, Roxomicina, Rubixyl, Rubracina, Rubrocid, Santamycin, Sitrimin, Sportenol, Stellamicina, Toscamycin, Virustat „Ebers", Vrasco, Zabycine, Zyrantryl

V Antibioticum

*6020-01* *(4867a)* 56934-03-3

H Verbindung mit Sulfamethoxypyridazin (Nr. 1594)

S DAN-352

V Chemotherapeuticum

*6021* $C_{41}H_{32}N_8O_{10}$
14984-66-8

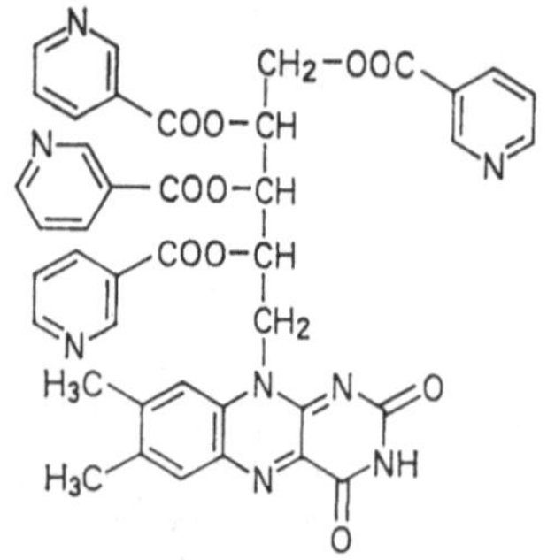

Riboflavin-2′,3′,4′,5′-tetranicotinat = Riboflavin-2′,3′,4′,5′-tetra-3-pyridincarboxylat (●)

S *Riboflavinnicotinat*, RN-4

V Hypolipämicum

---

*6022* *(4868)* $C_{41}H_{46}N_4O_5$
146-06-5

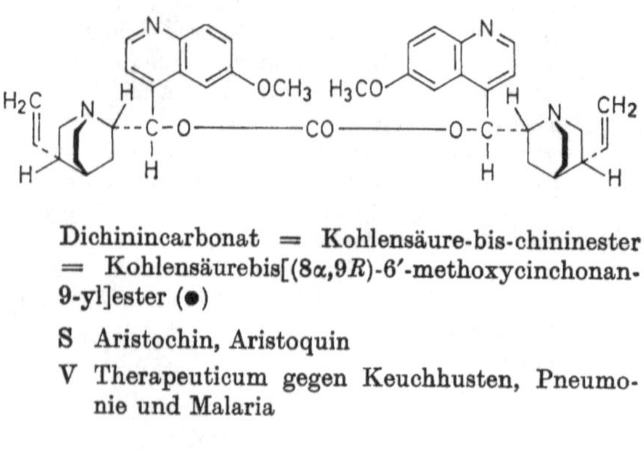

Dichinincarbonat = Kohlensäure-bis-chininester = Kohlensäurebis[(8α,9*R*)-6′-methoxycinchonan-9-yl]ester (●)

S Aristochin, Aristoquin

V Therapeuticum gegen Keuchhusten, Pneumonie und Malaria

---

*6023* $C_{41}H_{47}FN_2O_8$
51 241-99-7

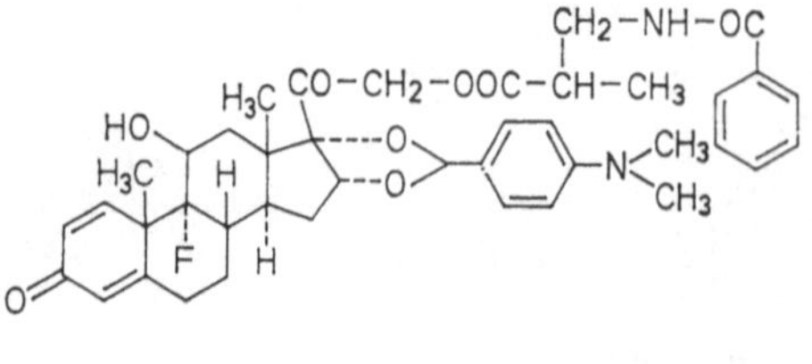

16α,17α-[*p*-(Dimethylamino)-benzylidendioxy]-9α-fluor-11β,21-dihydroxy-1,4-pregnadien-3,20-dion-21-[β-(benzoylamino)-isobutyrat] = 16,17-*p*-Dimethylaminobenzylidentriamcinolon-21-β-benzoylaminoisobutyrat = (11β,16α)-21-[3-(Benzoylamino)-2-methyl-1-oxopropoxy]-16,17-[[[4-(dimethylamino)phenyl]methyliden]bis(oxy)]-9-fluor-11-hydroxypregna-1,4-dien-3,20-dion (●)

S TBI/PAB

V antiphlogistisch und antiallergisch wirksames Glucocorticoid

---

*6024* $C_{41}H_{48}N_2O_8$
5373-42-2

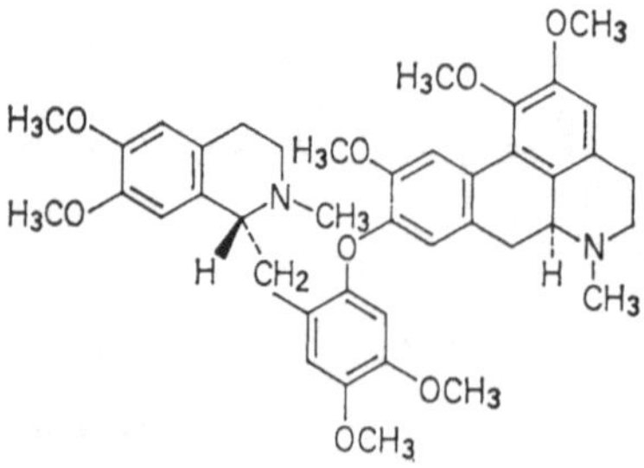

9-[4,5-Dimethoxy-α-(1β,2,3,4-tetrahydro-6,7-dimethoxy-2-methyl-1-isochinolyl)-*o*-tolyloxy]-1,2,10-trimethoxy-6aα-aporphin = [*S*-(*R**,*R**)]-9-[4,5-Dimethoxy-2-[(1,2,3,4-tetrahydro-6,7-dimethoxy-2-methyl-1-isochinolinyl)methyl]phenoxy]-5,6,6a,7-tetrahydro-1,2,10-trimethoxy-6-methyl-4*H*-dibenzo[*de*,*g*]chinolin (●)

S NSC-68075, *Thalicarpin*

V Cytostaticum (Thalictrum dasycarpum-Alkaloid)

---

*6025* *(4904)* $C_{41}H_{50}N_2O_{11}$
11 048-97-8

S Hedamycin, NSC-70929 D

V Cytostaticum (Antibioticum aus Streptomyces griseoruber)

*6026* *(4870)* $C_{41}H_{56}O_2$
**84-81-1**

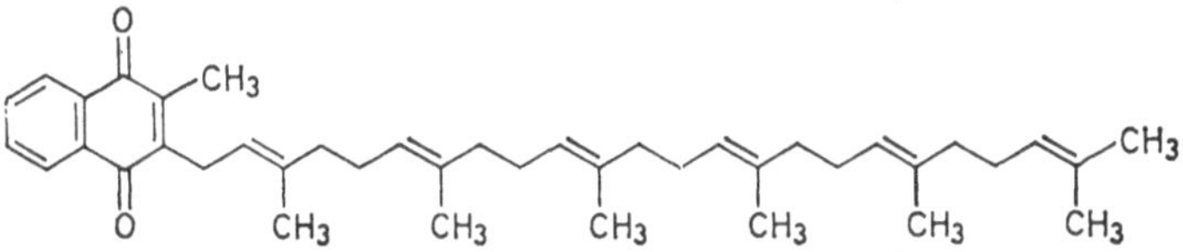

2-Methyl-3-difarnesyl-1,4-naphthochinon = 2-Methyl-3-(3,7,11,15,19,23-hexamethyl-2,6,10,14,18,22-tetracosahexaenyl)-1,4-naphthochinon = (*all-E*)-2-(3,7,11,15,19,23-Hexamethyl-2,6,10,14,18,22-tetracosahexaenyl)-3-methyl-1,4-naphthalendion (●)

S *Farnochinon*, *Farnoquinone*, β-*Phyllochinon*, *Vitamin* $K_{2(30)}$

V Antihämorrhagicum

*6027* $C_{41}H_{56}O_5$
**31 581-02-9**

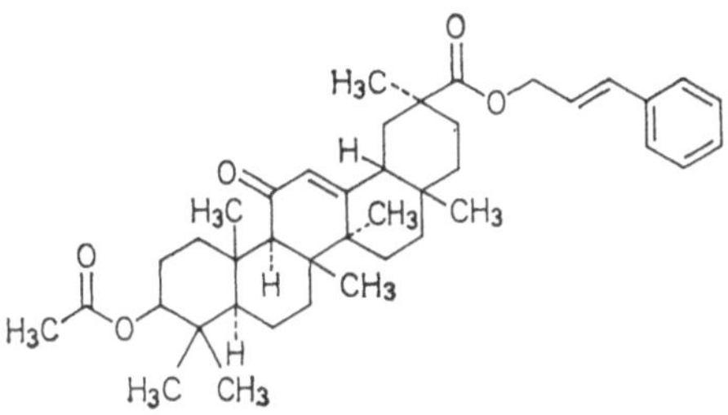

Cinnamyl-3β-acetoxy-11-oxo-18β-olean-12-en-30-oat = (3β,20β)-3-(Acetyloxy)-11-oxoolean-12-en-29-säure-3-phenyl-2-propenylester (●)

S BX 311, *Cinoxolon***

V Ulcustherapeuticum

*6028* *(4871)* $C_{41}H_{63}Cl_2NO_2$

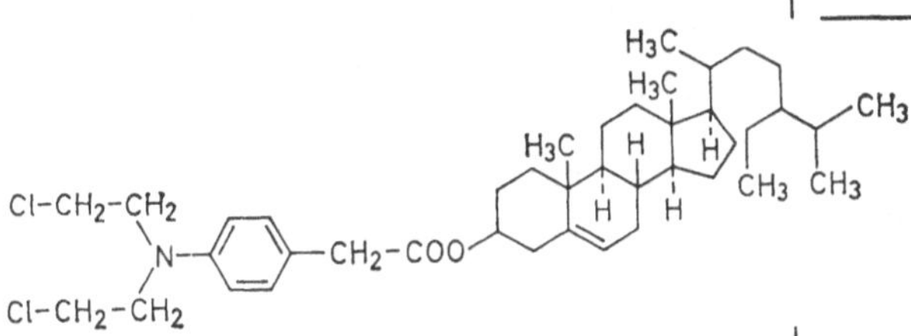

24-Ethyl-5-cholesten-3-yl-*p*-[bis-(2-chlorethyl)-amino]-phenylacetat = *p*-[Bis-(2-chlorethyl)-amino]-phenylacetyl-β-sitosterin = (3β)-Stigmast-5-en-3-ol-4-[bis(2-chlorethyl)amino]benzenacetat (●)

S Phensitol

V Cytostaticum

*6029* *(4872)* $C_{41}H_{63}NO_{14}$
**143-57-7**

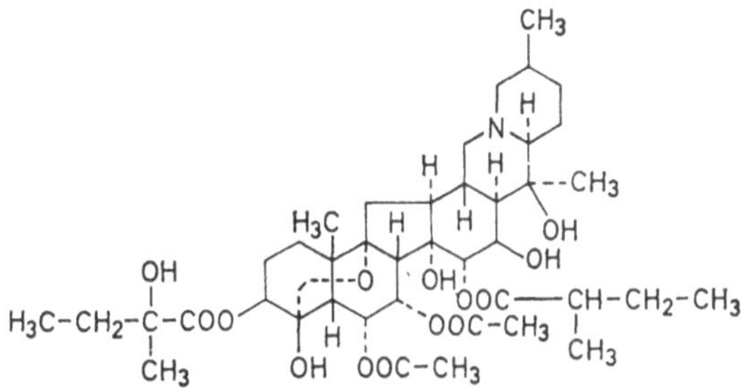

Protoverin-6,7-diacetat-3-[(+)-2-hydroxy-2-methylbutyrat]-15-[(−)-2-methylbutyrat] = [3β(*S*)-4α,6α,7α,15α(*R*),16β]-4,9-Epoxycevan-3,4,6,7,14,15,16,20-octol-6,7-diacetat-3-(2-hydroxy-2-methylbutanoat)-15-(2-methylbutanoat) (●)

S Pro-Amid, Protalba, *Protoveratrin A*, Puroverin

V Antihypertonicum (Veratrum-Alkaloid)

*6029-01* *(4872a)* **8053-18-7**

H Mischung mit Protoveratrin B (Nr. 6030)

S Ebrantan, Provell, PVS 295, Tensatrin, Veralba

V Antihypertonicum

*6030* *(4873)* $C_{41}H_{63}NO_{15}$

127-97-0

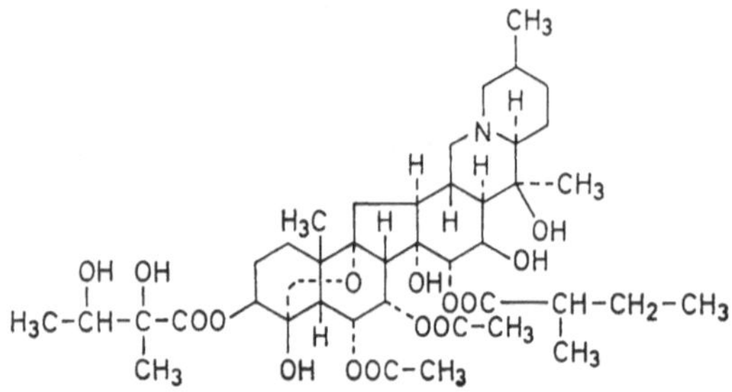

Protoverin-6,7-diacetat-3-[(+)-2,3-dihydroxy-2-methylbutyrat]-15-[(−)-2-methylbutyrat] = [3β,4α,6α,7α,15α(*R*),16β]-4,9-Epoxycevan-3,4,6,7,14,15,16,20-octol-6,7-diacetat-3-(2,3-dihydroxy-2-methylbutanoat)-15-(2-methylbutanoat) (●)

H vgl. auch Nr. 6029-01

S *Neoprotoveratrin, Protoveratrin B,* Veratetrin

V Antihypertonicum (Veratrum-Alkaloid)

---

*6031* *(4874)* $C_{41}H_{64}O_8$

5060-55-9

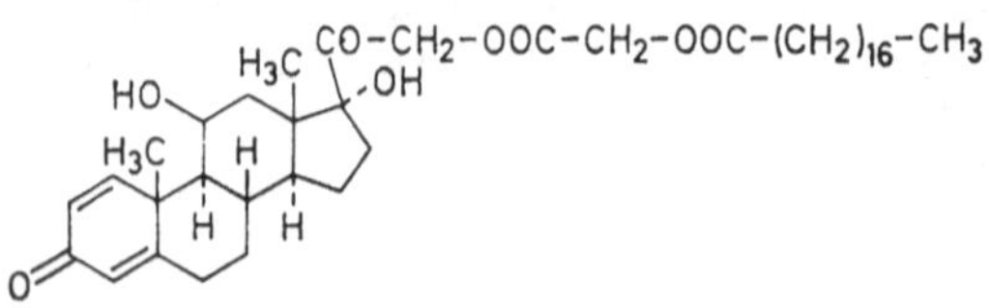

11β,17α,21-Trihydroxy-1,4-pregnadien-3,20-dion-21-(stearoyloxyacetat) = Prednisolon-21-stearoylglycolat = (11β)-11,17-Dihydroxy-21-[[[(1-oxooctadecyl)oxy]acetyl]oxy]pregna-1,4-dien-3,20-dion (●)

S Cortiral, Erbacort, Erbasona, Estilsona, Glistelone, Glitisone, K 1557, Lentosone, *Prednisolonsteaglat***, *Prednisolonstearoylglycolat,* PSG, Rolesone, Rolisone, Sintisone, Verisone

V antiphlogistisch und antiallergisch wirksames Glucocorticoid mit prolongierter Wirkung

*6032* *(4875)* $C_{41}H_{64}O_{13}$

71-63-6

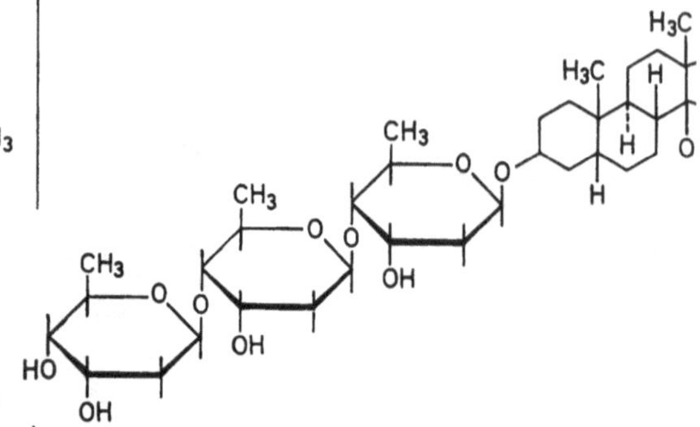

3β,14β-Dihydroxy-5β-card-20(22)-enolid-3-tridigitoxosid = Digitoxigenin-3-tridigitoxosid = (3β,5β)-3-[(*O*-2,6-Dideoxy-β-D-*ribo*-hexopyranosyl-(1 → 4)-*O*-2,6-dideoxy-β-D-*ribo*-hexopyranosyl-(1 → 4)-2,6-dideoxy-β-D-*ribo*-hexopyranosyl)oxy]-14-hydroxycard-20(22)-enolid (●)

H vgl. auch Nr. 6064

S Afdigyl, Cardidigin, Cardigin, Carditalin, Carditoxin, Cardoxin, Cordalen, Cordipurat-Amp., Coriowin, Cristapurat, Crystodigin, De-Tone, Digacin (alte Form), Digaloid „Hadra", Digazon, Digicoid, Digicoryl, Digicrisan, Digicristin, Digi-Flavin, Digi-Flexiole, Digilisa, Digilong, Digimed, Digimerck, Digi-Noxi, Digipan, Digipellets, Digipolar, Digipurin, Digisidin, Digisolan, Digistrat, Digitalettes, *Digitaline cristallisée,* Digitaline Nativelle, Digitaline Rougier, Digitalin Lek, Digitalin Spofa, Digitasid, Digitin, Digitisol, Digitocin, *Digitoksin, Digitossina,* Digitox, *Digitoxin***, Digitoxinol, *Digitoxosid,* Digitrin, Digotin, Ditaven, Dixin „Knoll-Australia", Foxalin, Gladilon, Glucodigin, Infa-Digin, Inomax lento, Lanatoxin, Myodigin, Myopurin, Procardium, Prodigal, Purodigin, Puro-Toxin, Purpuren, Purpurid, Unidigin, Unitoxin, Variplastic

V Cardiotonicum (Digitalis purpurea-Sekundärglykosid), extern: Venotonicum

*6033* *(4876)*

$C_{41}H_{64}O_{14}$
20 830-75-5

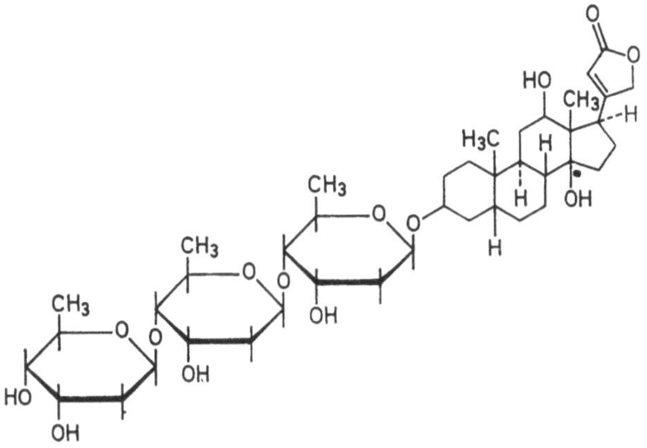


β,12β,14β-Trihydroxy-5β-card-20(22)-enolid-3-ridigitoxosid ≙ Digoxigenin-3-tridigitoxosid = 3β,5β,12β)-3-[(*O*-2,6-Dideoxy-β-D-*ribo*-hexopyranosyl-(1 → 4)-*O*-2,6-dideoxy-β-D-*ribo*-hexopyranosyl-(1 → 4)-2,6-dideoxy-β-D-*ribo*-hexopyranosyl)oxy]-12,14-dihydroxycard-20(22)-enolid (●)

H vgl. auch Nrr. 6051, 6065, 6066

S Cardigox, Cardiogoxin, Cardiox, Cardioxin, Cardoxin „Remek; Vita Elixir", Cedoxin, Chemgoxin, Clondigox, Cogoxin, Coragoxine, Cordioxil, Davoxin, Dialoxin, Digacin, Digazolan, Digitab, Digitacor, Digolan, Digomal, Digosin, *Digossina*, Digostip, *Digoxin***, Dilacor, Dilanacin, Dixina, Erftocor, Eudigox, Fibroxin, *Hydroxydigitoxin*, Lanacordin, Lanacrist, Lanadicor, Lanadix, Lanicol, Lanicor, Lanorale, Lanoxin, Luaxin, Medigoxin „Medica", Natidigoxine, Natigoxin, Novodigal-Amp., Novodigoxin, *Oxydigitoxin*, Prodigox, Prodoxin, Rougoxin, Vanoxin, Winoxin

V Cardiotonicum (Digitalis lanata-Sekundärglykosid)

---

*6034* *(4877)*

$C_{41}H_{67}NO_{15}$
2751-09-9

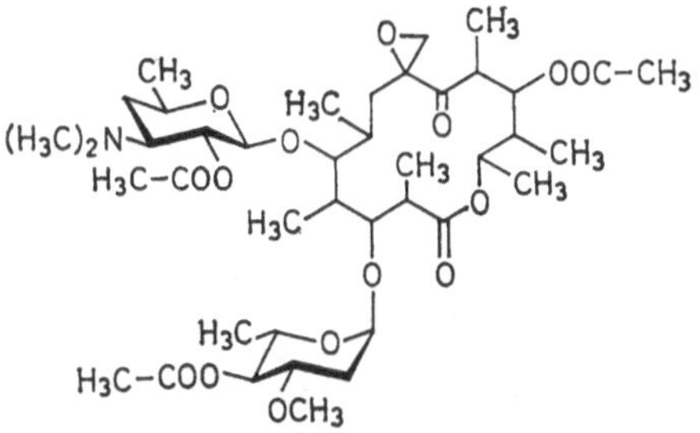


Stereoisomeres von 8,8a-Epoxy-11,13-dihydroxy-2,4,6,8,10,12-hexamethyl-9-oxo-3-(5-hydroxy-4-methoxy-6-methyltetrahydropyran-2-yloxy)-5-(4-dimethylamino-3-hydroxy-6-methyltetrahydropyran-2-yloxy)-tetradecansäure-1,13-lacton-triacetat = Oleandomycintriacetat(ester) (●)

S *Acetyloleandomycin*, Altomicina, Aovine, Benmicina, Cyclamycin, Evramicina, Evramycin, Germilene, Isomycin „Yamanouchi", Isotriacin, Matromicina, Matromycin T, Micotil, Oleanbel, Oleandocetine, Oleandocetyl, Oleandocyn-oral, Oleandom, *Oleandomycintriacetat*, Oleomycin, Olicin, Signemycin, Spectrobact, Tao, Taocin, Tekmisin, Toamina, Tolecid, Tradomicina, Treis-micina, Treolmicina, Triacet, *Triacetyloleandomycin*, Triacil, Trialandima, Triandomycin, Tribiocillina, Trilen „Lafare", Triocetin, Triolan, *Troleandomycin***, Viamicina, Wy 651, Wytrion

V Antibioticum

6035 $C_{41}H_{67}NO_{15}$
35 457-80-8

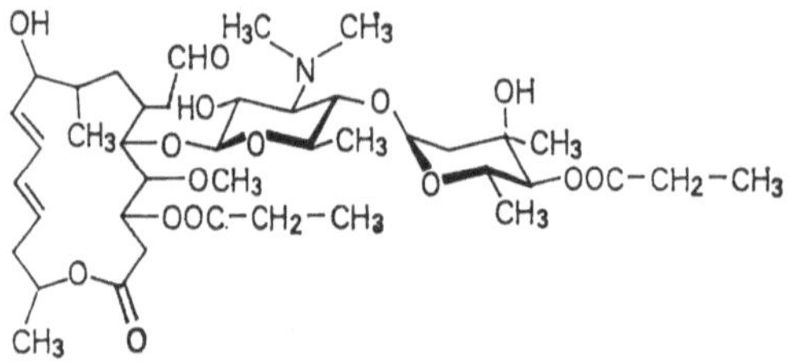

7-(Formylmethyl)-4,10-dihydroxy-5-methoxy-9,16-dimethyl-2-oxooxacyclohexadeca-11,13-trien-6-yl-3,6-dideoxy-4-*O*-(2,6-dideoxy-3-*C*-methyl-α-L-*ribo*-hexapyranosyl)-3-(dimethylamino)-β-D-glucopyranosid-4′,4″-dipropionat = Leucomycin-V-3,4B-dipropanoat (●)

S *Espinomycin* $A_1$, Medemycin, *Midecamycin***, *Mydecamycin*, SF-837, YL 704 $B_1$

V Antibioticum aus Streptomyces micarofaciens ATCC 21454

6036 $C_{41}H_{67}NO_{16}$
35 775-82-7

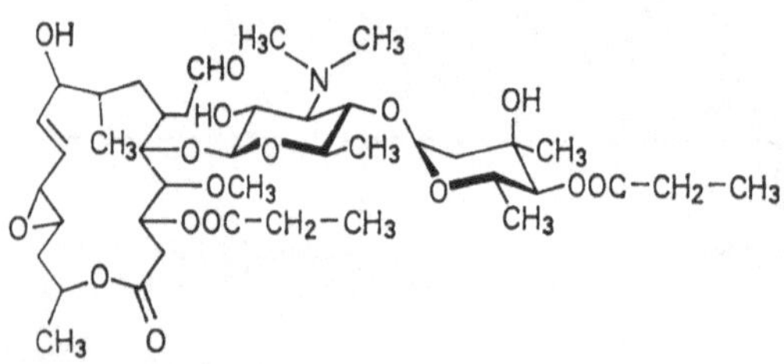

10-(Formylmethyl)-7,13-dihydroxy-8-methoxy-3,12-dimethyl-5-oxo-4-17-dioxabicyclo[14.1.0]heptadeca-14-en-9-yl-3,6-dideoxy-4-*O*-(2,6-dideoxy-3-*C*-methyl-α-L-*ribo*-hexapyranosyl)-3-(dimethylamino)-β-D-glucopyranosid-4″,7′-dipropionat = 12,13-Epoxy-12,13-dihydroleucomycin V-3,4B-dipropanoat (●)

H vgl. auch Nr. 6076

S *Maridomycin***, *Maridomycin III*

V Antibioticum aus Streptomyces hygroscopicus B 5050

6037 $C_{41}H_{69}NO_{14}$
14 289-25-9

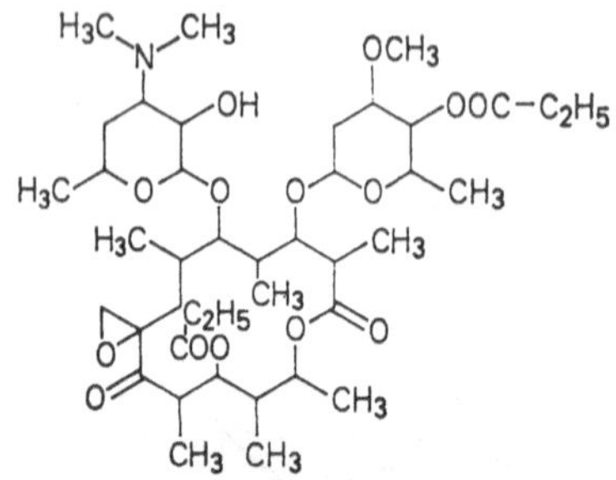

Oleandomycin-4′,11-dipropionat = Oleandomycin-4′,11-dipropanoat (●)

S *Diproleandomycin***

V Antibioticum

6038 (4878) $C_{42}H_{30}N_6O_{12}$
6556-11-2

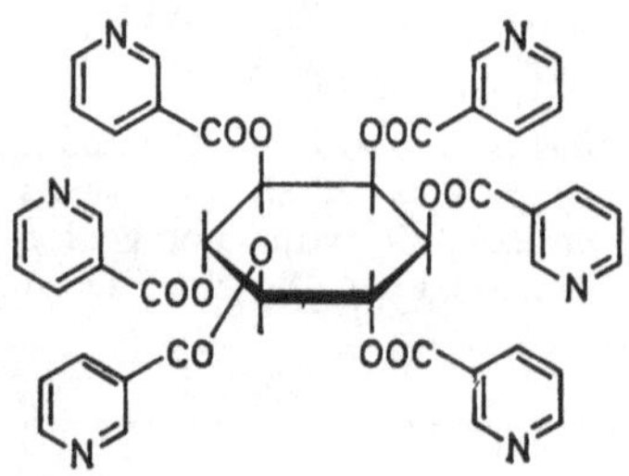

Mesoinosithexanicotinat = *myo*-Inositolhexa-3-pyridincarboxylat (●)

S Chilvinit, Cilfomide, Clevamin, Cyclit, Cycnate, Dilcit, Dilexpal, Ebelin, Esantene, Evicyl, Hexainosineat, Hexalmin, Hexanate, Hexanicit, Hexanicon, Hexanicotol, Hexanin, Hexaniton, Hexate, Hexatin, Hexit „Toho“, Hexopal, Inochinate, Inosinit, *Inositol niacinate*, *Inositolnicotinat***, Kotanisit, Linodil, Mesonex, Mesosit, Mesotal, Nasky, Neonitin, Nicohexan, Nicosamin, Nicosinate, Nicosinit, Nicoster, Nicotol „Maruko“, Nicoxatin, Nic-Ster, NSC-49506, Palohex, Physonit, Polysquall H, Romanit, Salex, Sannecit, Secotinen, Shikicit, Tolanate, Vasodil „Winthrop“, Vasonicit, Vitanicit, Win 9154, Xatolone, Yonomol

V Vasodilatans, Aknetherapeuticum

*6039* $C_{42}H_{32}N_6O_{12}$
6184-06-1

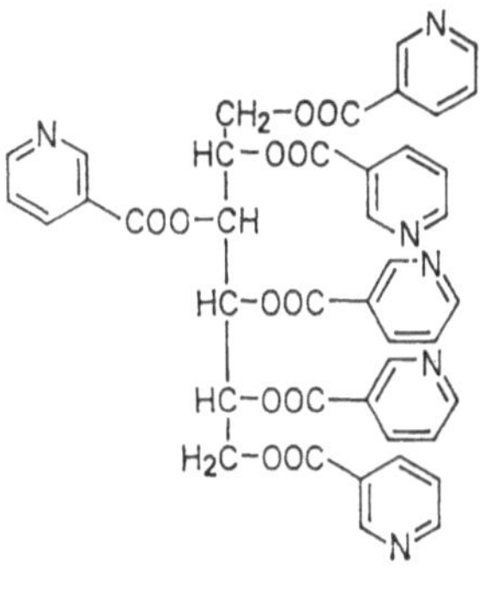

Sorbithexanicotinat = D-Glucitolhexa-3-pyridincarboxylat (●)

S Nicosorbina, Nicosterolo, *Sorbinicat***, *Sorbitoli nicotinas*

V Coronarvasodilatans

*6040* *(4880)* $C_{42}H_{38}O_{20}$
517-43-1

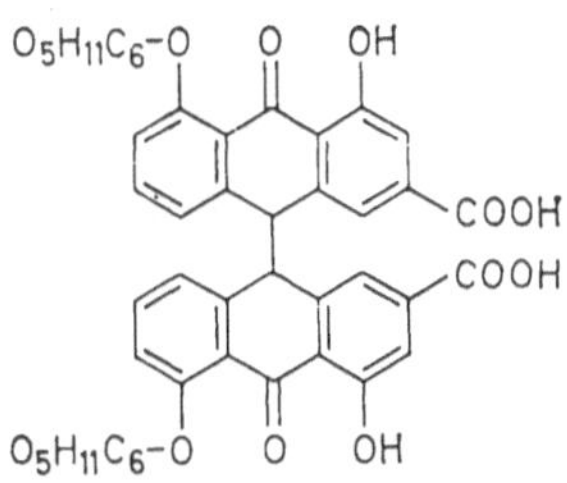

5,5′-Bis(β-D-glucopyranosyloxy)-9,9′,10,10′-tetrahydro-4,4′-dihydroxy-10,10′-dioxo[9,9′-bianthracen]-2,2′-dicarbonsäure (●)

H Gemisch der (+)-Form [Sennosid A (81-27-6)) und der meso-Form [Sennosid B (128-57-4)] [auch als Calciumsalze) (62211-03-4)]

S Amyron, Cathartin, Colonorm, Exprep, Forsenid, Glysennid, Laxenna, Prex, Pursennid, Ritasend, Senacide, Senactin, Senan, Senevacul, Sennaside, Sennatab, *Sennoside A + B*, Senokot, X-Praep, X-Prep

V Laxans (Sennesblätter-Glykoside)

*6041* *(242 N)* $C_{42}H_{48}Cl_4N_2O_4$
19 659-38-2

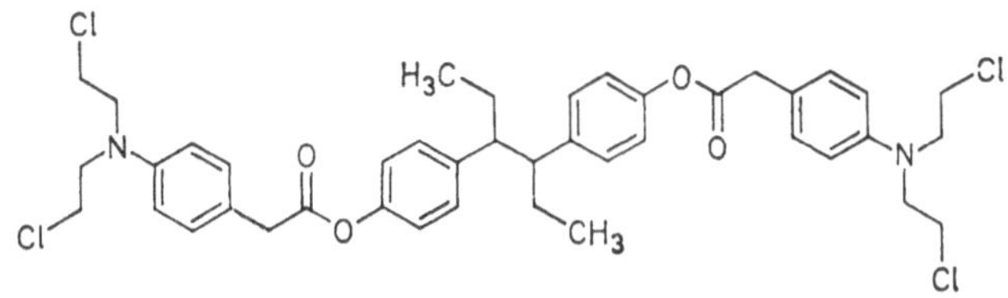

*p,p′*-(1,2-Diethylethyliden)-bis-{phenyl-[*p*-(2,2′-dichlordiethylamino)-phenylacetat]} = 4-[Bis(2-chlorethyl)amino]benzenessigsäure[1,2-diethyl-1,2-ethandiylbis(4,1-phenylen)]ester (●)

S Phenoestrol

V Cytostaticum

*6042* *(4881)* $C_{42}H_{55}O_{12}P$

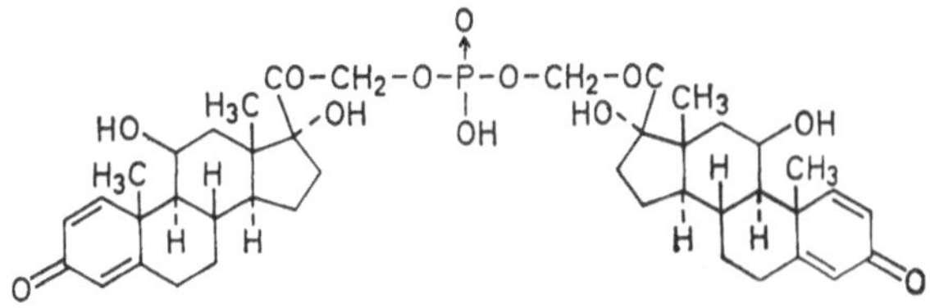

Bis-(11β,17α-dihydroxy-3,20-dioxo-1,4-pregnadien-21-yl)-hydrogenphosphat = Bis-(21-prednisolon)-phosphat = (11β)-21,21′-[Phosphinicobis-(oxy)]bis[11,17-dihydroxypregna-1,4-dien-3,20-dion] (●)

H Natriumsalz (6546-55-0)

S *Diprednisolonnatriumphosphat*, Glucortin-ampuller

V lösliches Prednisolonderivat

*6043* *(4882)* $C_{42}H_{59}O_{12}P$
20 513-23-9

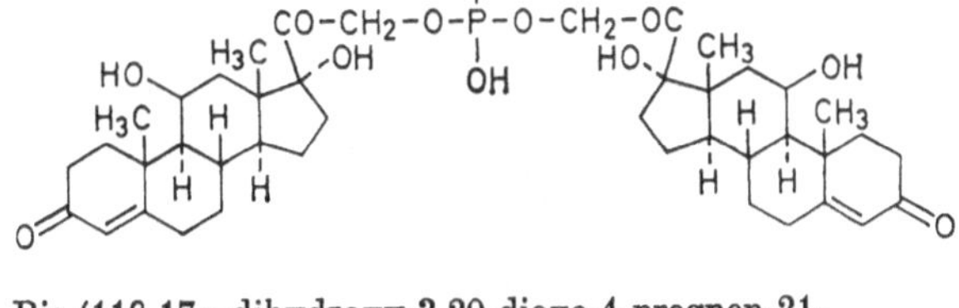

Bis-(11β,17α-dihydroxy-3,20-dioxo-4-pregnen-21-yl)-hydrogenphosphat = Bis-[17-hydroxycorticosteryl-(21)]-phosphat = (11β)-21,21'-[Phosphinico-bis(oxy)]bis[11,17-dihydroxypregn-4-en-3,20-dion] (●)

H Natriumsalz (315-33-3)

S Actocortin, *Di-hydrocortison-natriumphosphat*, Venocortin

V lösliches Hydrocortisonderivat

---

*6044* *(4883)* $C_{42}H_{62}O_{16}$
1405-86-3

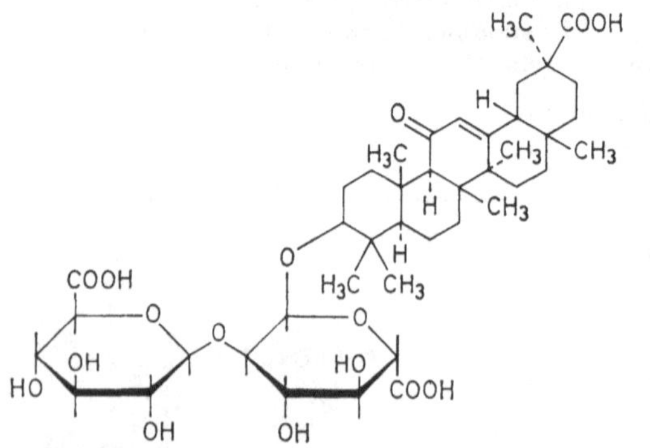

3β-Hydroxy-11-oxo-12-oleanen-30-säurediglucuronat = Glycyrrhetinsäurediglucuronsäureester = (3β,20β)-20-Carboxy-11-oxo-30-norolean-12-en-3-yl-2-*O*-β-D-glucopyranuronosyl-α-D-glucopyranosiduronsäure (●)

S *Acidum glycyrrhizinicum*, Dermacrin, Glycyron-Inj., Glycyrrhitin, *Glycyrrhizin(säure)*

V Expectorans, Antiphlogisticum, Antihämorrhagicum

*6044-01* *(4883a)* 1407-03-0

H Ammoniumsalz

S Chiyorhizin AN, Rizinsan A

V Ulcustherapeuticum, Dermaticum

*6044-02* *(4883b)* 11 052-18-9

H Kaliumsalz

S Chiyorhizin K, Glyrin, Rizinsan K

*6044-03* *(4883c)* 11 006-73-8

H Aluminiumsalz

S Régacid, Rizinsan AL

V Magentherapeuticum, Antidot

---

*6045* *(4884)* $C_{42}H_{64}O_4$

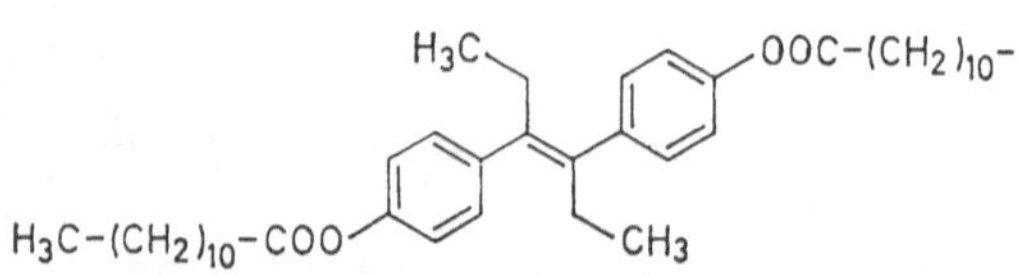

*trans-p,p'*-(1,2-Diethylvinylen)-bis-(phenyldodecanoat) = *trans*-4,4'-Dihydroxy-α,β-diethylstilbendilaurat = (*E*)-4,4'-(1,2-Diethyl-1,2-ethendiyl)-bis[phenol]didodecanoat (●)

S Acnestrol-Lotion, *Diäthylstilböstroldilaurat*

V Östrogen

---

*6046* *(4885)* $C_{42}H_{64}O_{15}$
3261-53-8

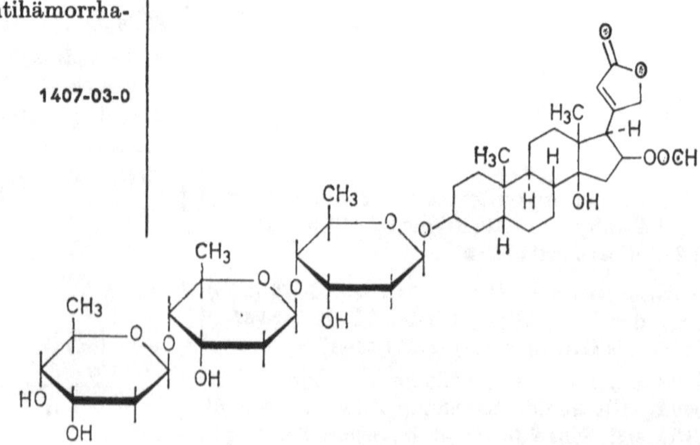

3β,14β-Dihydroxy-16β-formyloxy-5β-card-20(22)-enolid-3-tridigitoxosid = Gitaloxigenin-3-tridigitoxosid = (3β,5β,16β)-3-[(*O*-2,6-Dideoxy-β-D-*ribo*-hexopyranosyl-(1 → 4)-*O*-2,6-dideoxy-β-D-*ribo*-hexopyranosyl-(1 → 4)-2,6-dideoxy-β-D-*ribo*-hexapyranosyl)oxy]-16-(formyloxy)-14-hydroxy-card-20(22)-enolid (●)

S Cristaloxine, Formigital, *16-Formylgitoxin*, *Gitaloxin***

V Cardiotonicum (Lanatosid E-Spaltprodukt)

*6047* *(4886)*

$C_{42}H_{64}O_{19}$

11 005-64-4

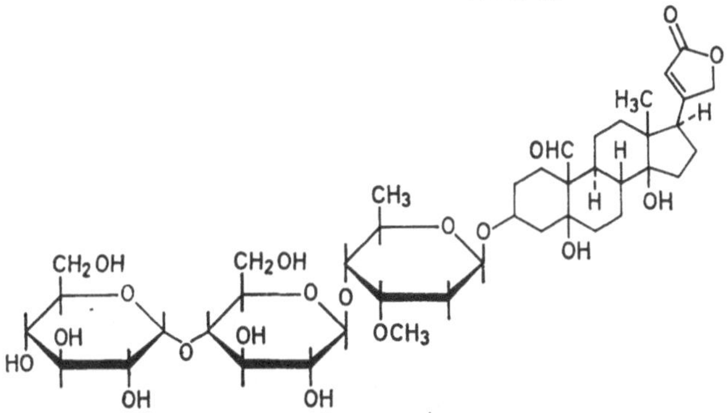


3β,5,14-Trihydroxy-19-oxo-5β-card-20(22)-enolid-3-D-cymaro-β-D-gluco-α-D-glucosid = k-Strophanthidin-3-cymaroglucoglucosid = (3β,5β)-3-[(*O*-α-D-Glucopyranosyl-(1 → 4)-*O*-β-D-glucopyranosyl-(1 → 4)-2,6-dideoxy-3-*O*-methyl-β-D-*ribo*-hexopyranosyl)oxy]-5,14-dihydroxy-19-oxocard-20(22)-enolid (●)

H vgl. auch Nr. 5974

S Castrosid, Estrofosid, Liostrofanto, Strofan-K, Strofopan, Strofosid, *k-Strophanthin-γ*, *k-Strophanthosid*, Strophosid

V Cardiotonicum (Strophanthus Kombé-Glykosid)

*6048*

$C_{42}H_{64}O_{19}$

37 933-66-7

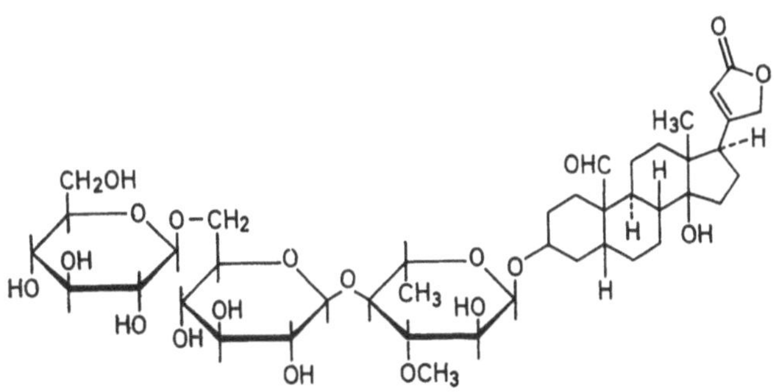


3β,14β-Dihydroxy-19-oxo-5β-card-20(22)-enolid-3-α-L-theveto-β-D-gluco-β-D-glucosid = Cannogenin-3-thevetoglucoglucosid = (3β,5β)-3-[(*O*-β-D-Glucopyranosyl-(1 → 6)-*O*-D-glucopyranosyl-(1 → 4)-6-deoxy-3-*O*-methyl-α-L-glucopyranosyl)-oxy]-14-hydroxy-19-oxocard-20(22)-enolid (●)

S Tevosid, *Thevetin A*

V Cardiotonicum (Glykosid aus Thevetia neriifolia)

*6049* $C_{42}H_{65}N_{11}O_{12}S_2$
26995-91-5

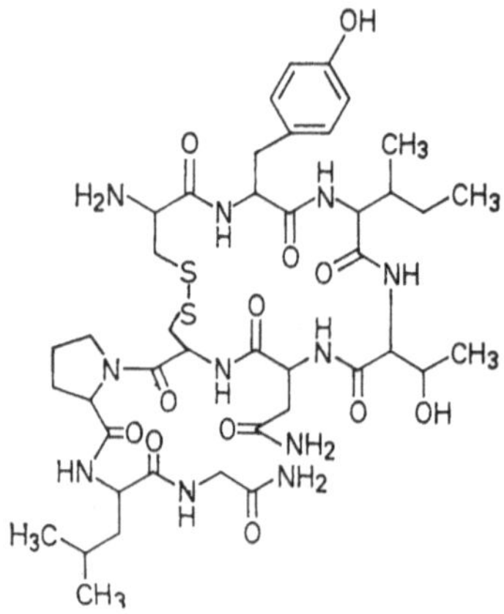

4-L-Threoninoxytocin (●)

S Metrodin, *Treoxytocin*

V Oxytocicum

*6051* (243 N) $C_{42}H_{66}O_{14}$
30685-43-9

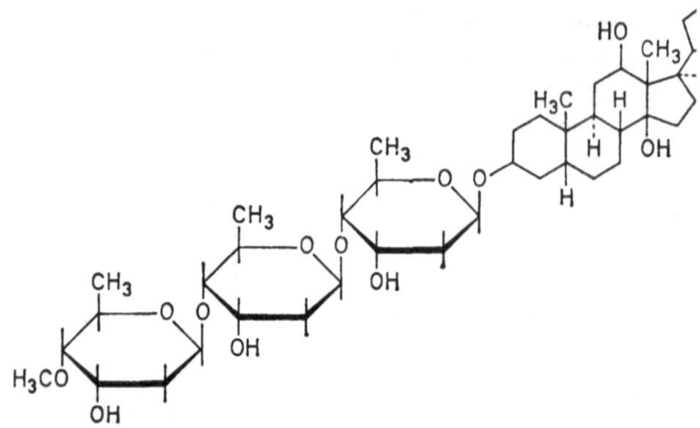

3β,12β,14β-Trihydroxy-5β-card-20(22)-enolid-3-(4‴-*O*-methyltridigitoxosid) = Digoxigenin-3-(4‴-*O*-methyltridigitoxosid) = 4‴-*O*-Methyldigoxin = (3β,5β,12β)-3-[(*O*-2,6-Dideoxy-4-*O*-methyl-β-D-*ribo*-hexopyranosyl-(1 → 4)-*O*-2,6-dideoxy-β-D-*ribo*-hexopyranosyl-(1 → 4)-2,6-dideoxy-β-D-*ribo*-hexopyranosyl)oxy]-12,14-dihydroxy-card-20(22)-enolid (●)

S Lanirapid, Lanitop, *Medigoxin*, *β-Methyldigoxin*, *Metildigoxin***, Metidi

V Cardiotonicum

*6050* $C_{42}H_{65}N_{13}O_{10}$
34273-10-4

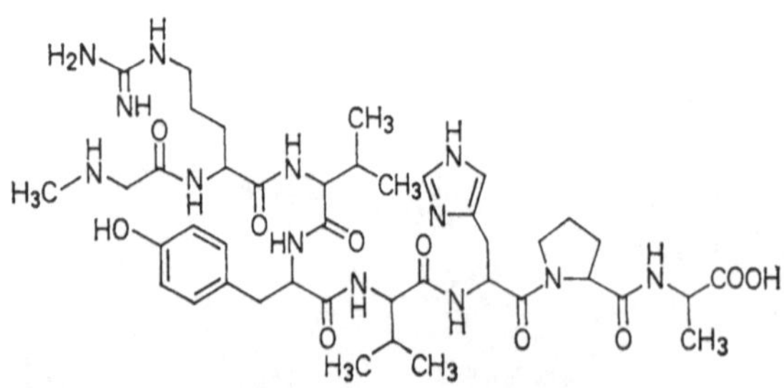

*N*-[1-[*N*-[*N*-[*N*-[*N*-[$N^2$-(*N*-Methylglycyl)-L-arginyl]-L-valyl]-L-tyrosyl]-L-valyl]-L-histidyl]-L-prolyl]-L-alanin = 1-[(*N*-Methylglycin)-5-L-valin-8-L-alaninangiotensin II (●)

H Acetathydrat (39698-78-7)

S P 113, *Saralasinacetat***, Sarenin

V Antihypertonicum

*6052* *(4887)* $C_{42}H_{66}O_{18}$
27127-79-3

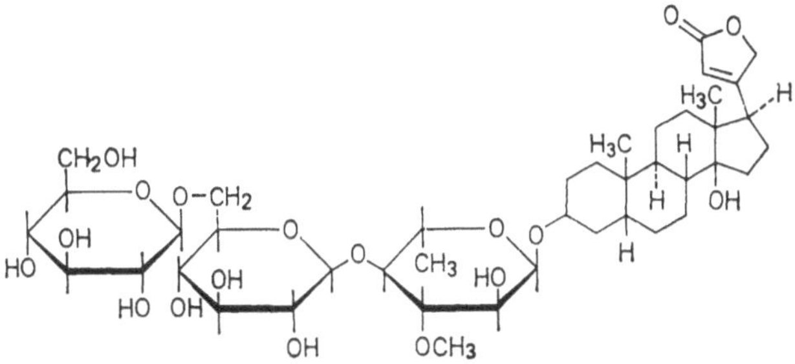

3β,14β-Dihydroxy-5β-card-20(22)-enolid-3-α-L-theveto-β-D-gluco-β-D-glucosid = Digitoxigenin-3-thevetoglucoglucosid = (3β,5β)-3-[(*O*-β-D-Glucopyranosyl-(1 → 6)-*O*-D-glucopyranosyl-(1 → 4)-6-deoxy-3-*O*-methyl-α-L-glucopyranosyl)oxy]-14-hydroxycard-20(22)-enolid (●)

S *Cerberosid*, Tevecrisan, Tevina, Thevanid, Thevanil, *Thevetin (B)*, Theviline, Thévina

V Cardiotonicum (Glykosid aus Thevetia neriifolia und Cerbera odollam)

*6053* *(4888)* $C_{42}H_{67}NO_{16}$
4564-87-8

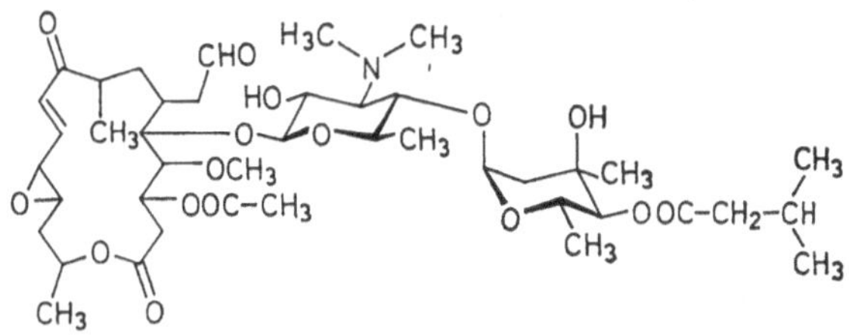

(12 *R*, 13 *S*)-9-Deoxy-12,13-epoxy-12,13-dihydro-9-oxoleucomycin V-3-acetat-4B-(3-methylbutanoat) (●)

S *Carbomycin**, D-Mycin, M-4209, Magnamycin

V Antibioticum aus Streptomyces halstedii

*6054* *(4889)* $C_{42}H_{68}N_2O_2$
3625-07-8

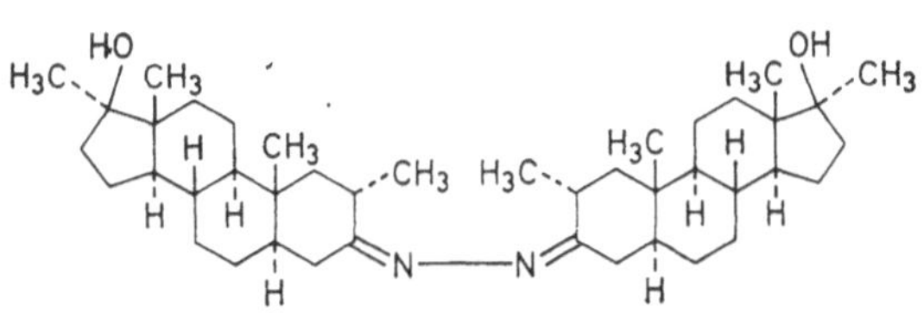

17β-Hydroxy-2α,17α-dimethyl-5α-androstan-3-on-3,3'-azin = 2α,17α-Dimethyl-5α-androstan-17β-ol-3,3'-azin = (2α,5α,17β)-17-Hydroxy-2,17-dimethylandrostan-3-on[(2α,5α,17β)-17-hydroxy-2,17-dimethylandrostan-3-yliden]hydrazon (●)

S *Dimetazin*, *Dimethazine*, Dimetina „Neofarma", Dostalon, *Mebolazin***, Roxilon

V Anabolicum

*6055* (4866) $C_{42}H_{69}NO_{15}$

56689-45-3

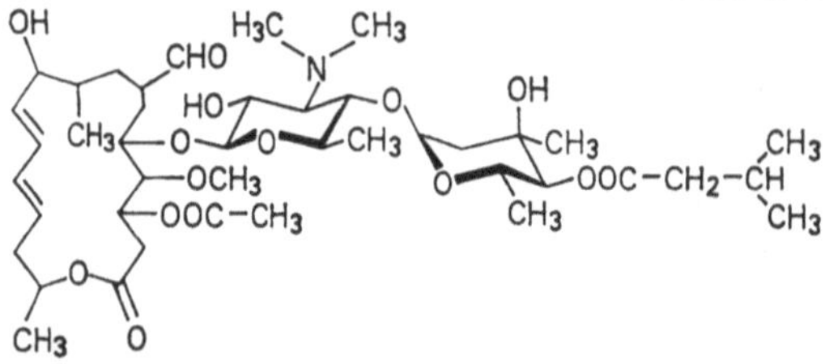

8-Formyl-4,11-dihydroxy-5-methoxy-10,17-dimethyl-2-oxooxacycloheptadeca-12,14-dien-6-yl-3,6-dideoxy-4-*O*-(2,6-dideoxy-3-*C*-methyl-α-L-*ribo*-hexopyranosyl)-3-dimethylamino-β-D-glucopyranosid-4′-acetat-4″-isovalerat = 4-(Acetyloxy)-6-[[3,6-dideoxy-4-*O*-[2,6-dideoxy-3-*C*-methyl-4-*O*-(3-methyl-1-oxobutyl)-α-L-*ribo*-hexopyranosyl]-3-(dimethylamino)-β-D-glucopyranosyl]oxy]-11-hydroxy-5-methoxy-10,17-dimethyl-2-oxooxacycloheptadeca-12,14-dien-8-carboxaldehyd (●)

H nach älteren Angaben Leucomycin V-3-acetat-4B-(3-methylbutanoat) (16846-24-5)

S EN-141, Jomybel, *Josamycin***, Josaxin, Proxacin, *Yosamicina*, Yosaxin

V Antibioticum aus Streptomyces narbonensis var. josamyceticus

*6056* $C_{43}H_{49}N_7O_{10}$

23152-29-6

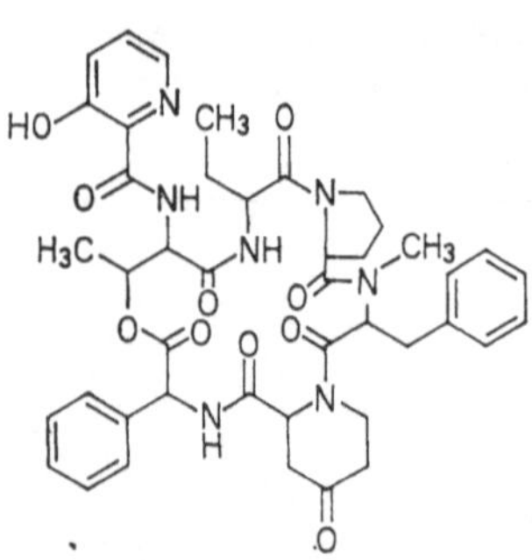

*N*-[(3-Hydroxy-2-pyridinyl)carbonyl]-L-threonyl-D-α-aminobutyryl-L-prolyl-*N*-methyl-L-phenylalanyl-4-oxo-L-pipecoloyl-L-2-phenylglycin-ρ-lacton (●)

H vgl. auch Nr. 5672-01

S Staphylomycin S, *Virginiamycin* $S_1$

V Antibioticum aus Streptomyces virginia

*6057* (4890) $C_{43}H_{50}N_2O_7S_2$

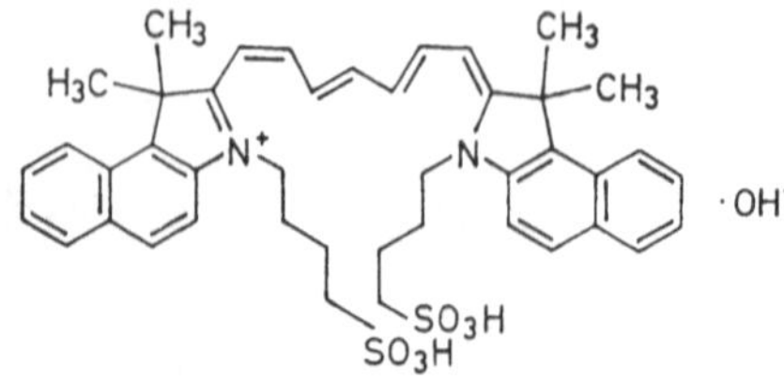

2-{7-[1,1-Dimethyl-3-(4-sulfobutyl)-benz[*e*]indolin-2-yliden]-1,3,5-heptatrienyl}-1,1-dimethyl-3-(4-sulfobutyl)-1*H*-benz[*e*]indoliumhydroxid = 3,3,3′,3′-Tetramethyl-1,1′-bis-(4-sulfobutyl)-4,5,4′,5′-dibenzoindotricarbocyanin = 2-[7-[1,3-Dihydro-1,1-dimethyl-3-(4-sulfobutyl)-2*H*-benz[*e*]-indol-2-yliden]-1,3,5-heptatrienyl]-1,1-dimethyl-3-(4-sulfobutyl)-1*H*-benz[*e*]indoliumhydroxid (●)

H Natriumsalz-Jodid (3599-32-4)

S Cardio-Green, Diagnogreen, Fox green, *Indocyanine green*, *Indozyaningrün*, Ujoviridin, Wofaverdin

V Farbstoff zur Herz- und Kreislaufdiagnostik und Leberfunktionsprüfung

*6058* (4891) $C_{43}H_{54}N_2O_{14}$

23412-26-2

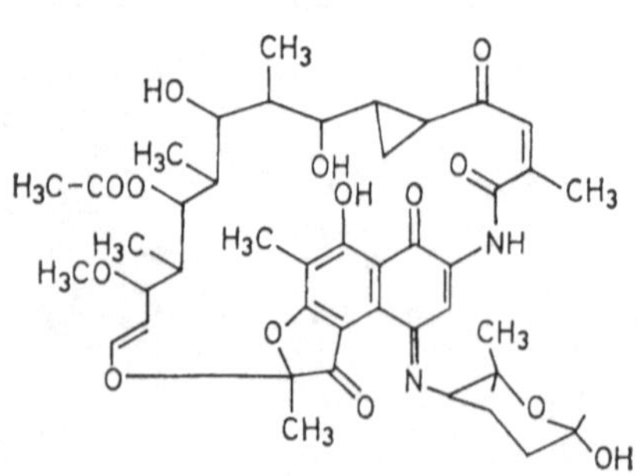

S *Tolypomycin Y*

V Antibioticum aus Streptomyces tolypophorus

*6059* *(4892)* $C_{43}H_{58}N_2O_{13}$
**2750-76-7**

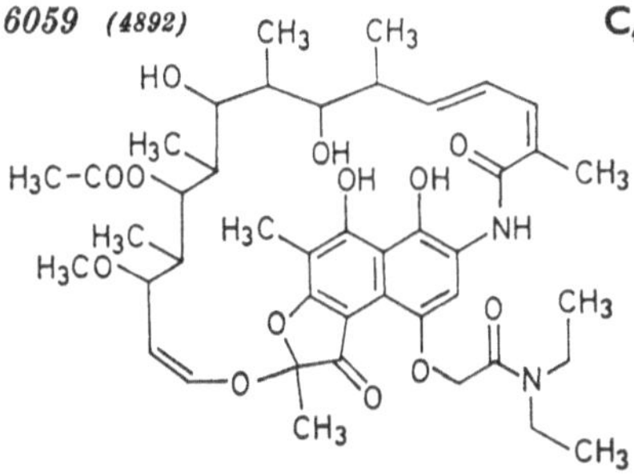

5,6,9,17,19,21-Hexahydroxy-23-methoxy-2,4,12,16,18,20,22-heptamethyl-2,7-(epoxypentadeca-1,11,13-trienimino)-naphtho[2,1-*b*]furan-1,11(2*H*)-dion-21-acetat-9-*O*-essigsäurediethylamid = *N,N*-Diethylrifamycin-B-amid = 4-*O*-[2-(Diethylamino)-2-oxoethyl]rifamycin (●)

S M/14, *Rifamid**, *Rifammide*, *Rifamycin M-14*, Rifocin M

V Antibioticum

*6060* *(4893)* $C_{43}H_{58}N_4O_{12}$
**13292-46-1**

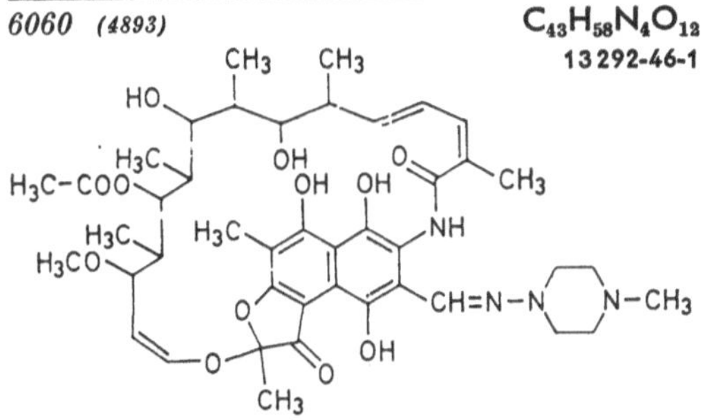

5,6,9,17,19,21-Hexahydroxy-23-methoxy-2,4,12,16,18,20,22-heptamethyl-8-[*N*-(4-methyl-1-piperazinyl)-formimidoyl]-2,7-(epoxypentadeca-1,11,13-trienimino)-naphtho[2,1-*b*]furan-1,11(2*H*)-dion-21-acetat = 3-(4-Methyl-1-piperazinyliminomethyl)-rifamycin SV = 3-[[(4-Methyl-1-piperazinyl)-imino]methyl]rifamycin (●)

S Archidyn, Arficin, Ba-41166, Daral, Eurifam, Fenampicin, Feronia, L-5103 Lepetit, NSC-113926, RAMP, Richtedin, Rifa, Rifadin(e), Rifagen, Rifal, Rifaldazine, Rifaldin, Rifam, *Rifampicin***, *Rifampin*, *Rifamycin AMP*, Rifaprodin, Rifobac, Rifoldin(e), Rifonilo, Riforal, Rimactan, Ripamisin, Tubocin

V Antibioticum

*6061* *(4894)* $C_{43}H_{58}O_{11}$
**12766-32-4**

S *Goniodomin*

V fungicides Antibioticum aus einer Goniodoma-Species (Dinoflagellatae)

*6062* *(4895)* $C_{43}H_{65}N_{11}O_{12}S_2$
**113-78-0**

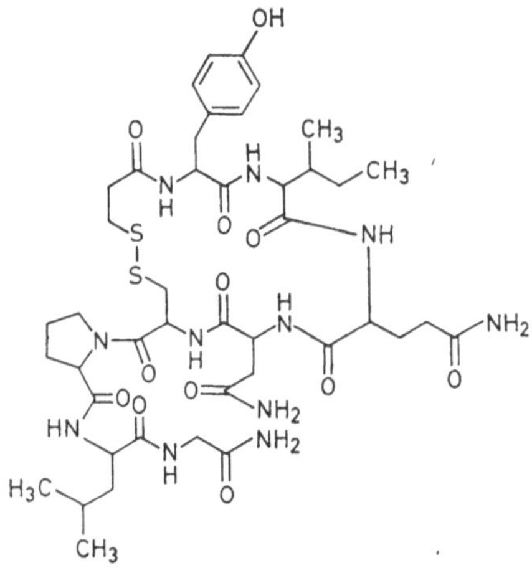

1-(3-Mercaptopropionsäure)-oxytocin = 1-(3-Mercaptopropansäure)oxytocin (●)

S *Demoxytocin***, *Desaminooxytocin*, ODA 914, Sandopart

V Oxytocicum

*6063* *(4896)* $C_{43}H_{66}N_{12}O_{12}S_2$
**50-56-6**

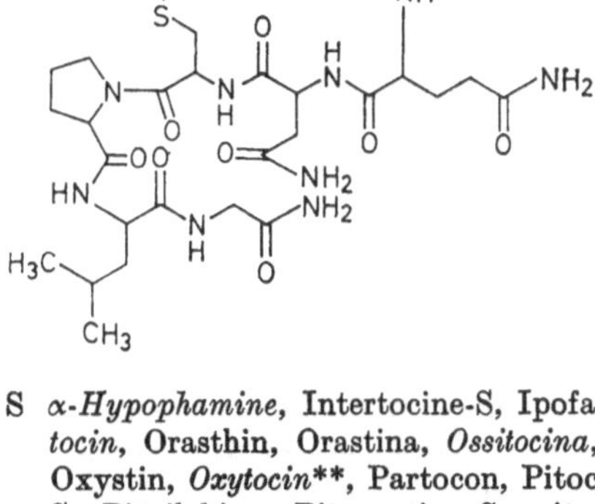

S *α-Hypophamine*, Intertocine-S, Ipofamin, *Ocytocin*, Orasthin, Orastina, *Ossitocina*, OTS 68, Oxystin, *Oxytocin***, Partocon, Pitocin, Piton-S, Pituilobine, Pitupartin, Synpitan, Syntocinon, Utedrin, Uteracon

V Hypophysenhinterlappenhormon (Oxytocicum)

*6064* *(4897)* $C_{43}H_{66}O_{14}$
1111-39-3

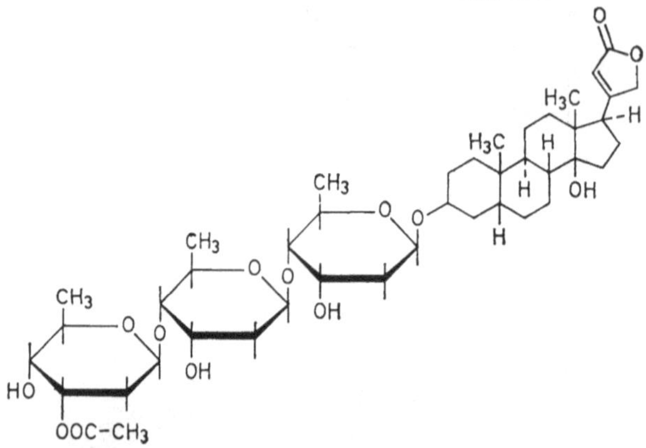


3β,14β-Dihydroxy-5β-card-20(22)-enolid-3-monoacetyltridigitoxosid = Digitoxigenin-3-monoacetyltridigitoxosid = Acetyldigitoxin-α = (3β,5β)-3-[(*O*-3-*O*-Acetyl-2,6-dideoxy-β-D-*ribo*-hexopyranosyl-(1 → 4)-*O*-2,6-dideoxy-β-D-*ribo*-hexopyranosyl-(1 → 4)-2,6-dideoxy-β-D-*ribo*-hexopyranosyl)-oxy]-14-hydroxycard-20(22)-enolid (●)

S Acedigal, Acedoxin, *Acetil-Digitoxina*, *Acetyldigitoxin***, Acigoxin, Acylanid, Acylanil, Digicetyl, Inomax medio, Lanacetyl, Nidacil

V Cardiotonicum (Digitalis lanata-Glykosid)

---

*6065* *(4898)* $C_{43}H_{66}O_{15}$
5511-98-8

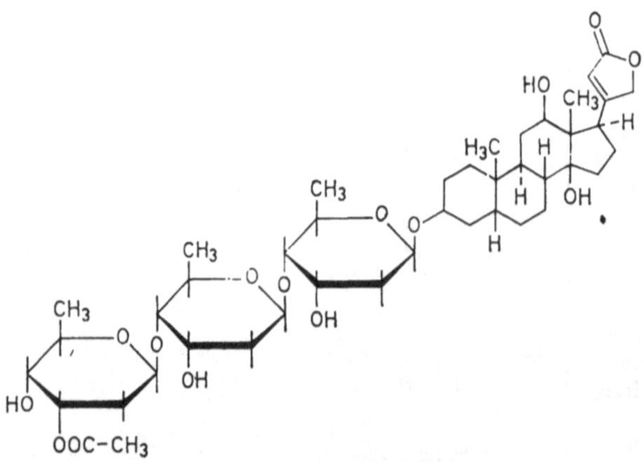


3β,12β,14β-Trihydroxy-5β-card-20(22)-enolid-3-monoacetyltridigitoxosid = Digoxigenin-3-monoacetyltridigitoxosid = α-Acetyldigoxin = (3β,5β,12β)-3-[(*O*-3-*O*-Acetyl-2,6-dideoxy-β-D-*ribo*-hexopyranosyl-(1 → 4)-*O*-2,6-dideoxy-β-D-*ribo*-hexopyranosyl)-(1→4)-2,6-dideoxy-β-D-*ribo*-hexopyranosyl)oxy]-12,14-dihydroxycard-20(22)-enolid (●)

S α-*Acetyldigoxin*, AD 125, Acygoxine, Agolanid, Cedigocin(a), Cedigossina, Decardil, *Desglucolanatosid C*, Dioxanin, Gewacor, Lanadigin, Lanatilin, Sandolanid

V Cardiotonicum (Digitalis lanata-Glykosid)

*6066* *(4899)*

$C_{43}H_{66}O_{15}$
5355-48-6

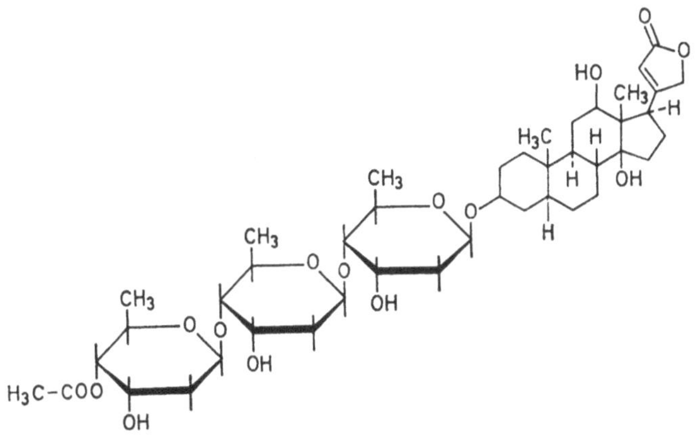

3β,12β,14β-Trihydroxy-5β-card-20(22)-enolid-3-monoacetyltridigitoxosid = Digoxigenin-3-monoacetyltridigitoxosid = β-Acetyldigoxin = (3β,5β,12β)-3-[(*O*-4-*O*-Acetyl-2,6-dideoxy-β-D-*ribo*-hexopyranosyl-(1 → 4)-*O*-2,6-dideoxy-β-D-*ribo*-hexopyranosyl-(1 → 4)-2,6-dideoxy-β-D-*ribo*-hexopyranosyl)oxy]-12,14-dihydroxycard-20(22)-enolid (●)

S *β-Acetyldigoxin*, *Beta-Acetyldigoxin*, Digidesit, Digotab, β-Digoxin-Medice, Novodigal

V Cardiotonicum (Digitalis lanata-Glykosid)

*6067* *(71 E)*

$C_{43}H_{66}O_{15}$
7242-07-1

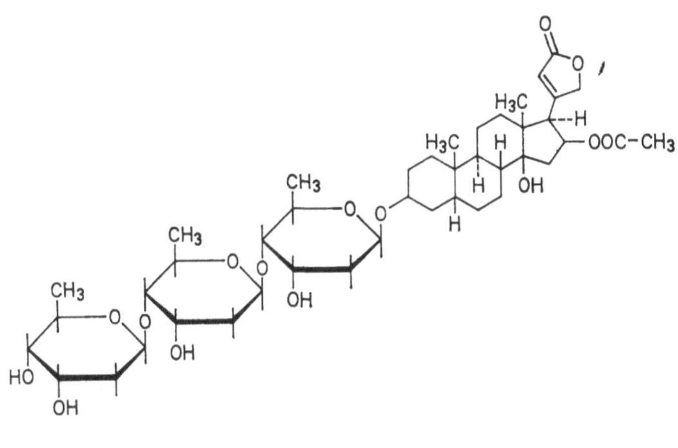

16β-Acetoxy-3β,14β-dihydroxy-5β-card-20(22)-enolid-3-tridigitoxosid = Gitoxigenin-16-acetat-3-tridigitoxosid = (3β,5β,16β)-16-(Acetyloxy)-3-[(*O*-2,6-dideoxy-β-D-*ribo*-hexopyranosyl-(1 → 4)-*O*-2,6-dideoxy-β-D-*ribo*-hexopyranosyl)-(1→4)-2,6-dideoxy-*β*-D-*ribo*-hexopyranosyl)oxy]-14-hydroxy-card-20(22)-enolid (●)

S *16-Acetylgitoxin*, *Acetylgitoxinum*, 16-AG, Resorptol

V Cardiotonicum

*6068* (4900) $C_{43}H_{67}N_{15}O_{12}S_2$
113-80-4

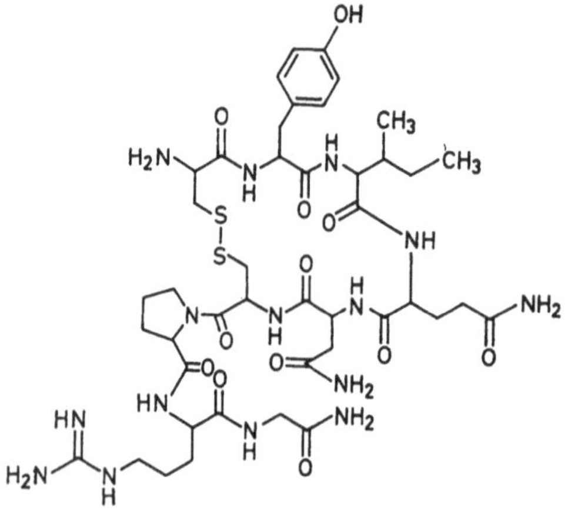


8-L-Argininoxytocin (●)

S *Argiprestocin***

V Antidiureticum, Oxytocicum (Peptidhormon)

*6069* (4901) $C_{43}H_{74}N_2O_{14}$
24916-50-5

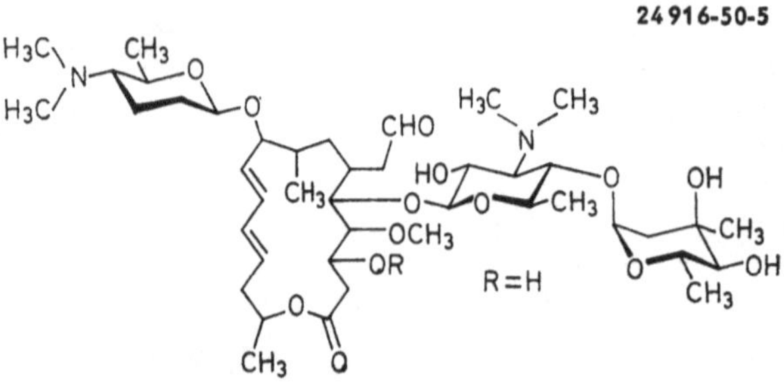


9-*O*-[2,3,4,6-Tetradeoxy-4-(dimethylamino)-D-*erythro*-hexopyranosyl]leucomycin V (●)

S *Spiramycin I, Spiramycin A*

V Antibioticum aus Streptomyces ambofaciens

*6069-01* (4901a) 8025-81-8

H Gemisch mit Spiramycin II (B) (R = —CO—$CH_3$) und Spiramycin III (C) (R = —CO—$CH_2$—$CH_3$)

S Amplomycin, Entero-Pork, *Espiramicina*, Foromacidin, IL 5902, NSC-64393, Provamicina, Provamycin, Rovamicina, Rovamycine, 5337 R.P., Selectomycin, Sequamycin, *Spiramycin***, Suanovil

V Antibioticum aus Streptomyces ambofaciens

*6070* (4902) $C_{43}H_{75}NO_{16}$
41342-53-4

Erythromycinethylsuccinat = Erythromycin-2′-(ethylbutandioat) (●)

S Abboject, Abboticine-Amp., Ambamida, E.E.S. 400, Eromerzin-Granulat, Erypetrine-Susp., Erythrocin-I.M., Erythroforte, Erythroped, Gallimycin-Inject., Nolamit, Paediathrocin, Pediamycin, Rotacin-Syr., Rubromycin-Syr., Rythrocaps, Troxilin

V Antibioticum

*6071* $C_{43}H_{90}N_2O_2$
35607-20-6

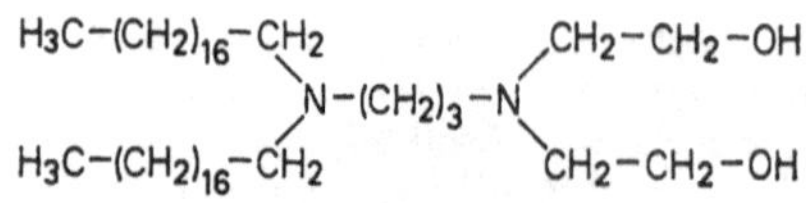


2,2′-[3-(Dioctadecylamino)-propylimino]-diethanol = 2,2′-[[3-(Dioctadecylamino)propyl]imino]-bis[ethanol] (●)

S CP-20961

V Virustaticum

*6072* (4903) $C_{44}H_{52}N_4O_4$

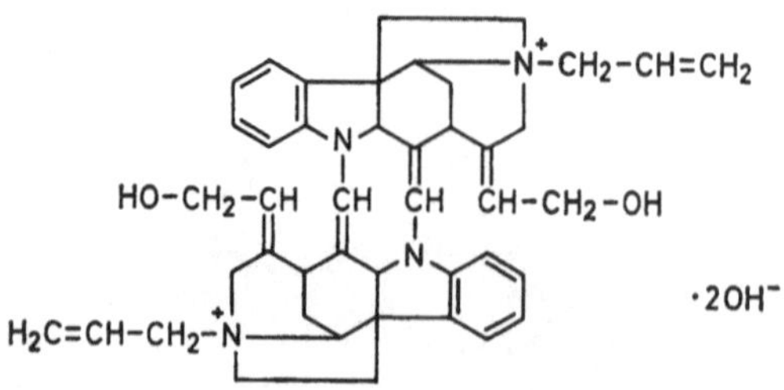


Diallyl-bis-nor-toxiferin = 4,4′-Didemethyl-4,4′-di-2-propenyltoxiferin I-dihydroxid (●)

H Dichlorid (15180-03-7)

S *Alcuroniumchlorid***, Alloferin, Alloférine, *Alnortoxiferin*, Aloferin, DANT, Dialferin, Dialloferin, Nortoxiferina „Lux“, Ro 4-3816, Toxiferine „Roche“

V curareartig wirkendes Muskelrelaxans

*6073* *(4905)* $C_{44}H_{62}N_8O_{11}$

299-20-7

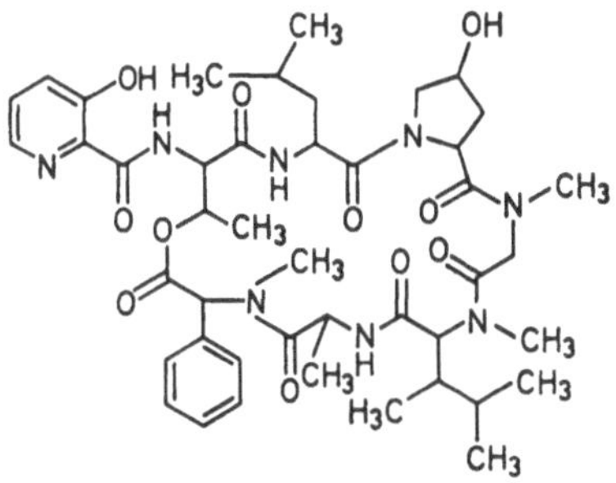

3-Hydroxypicoloyl-threonyl-D-leucyl-D-allohydroxyprolyl-sarkosyl-$\beta$,*N*-dimethyl-L-leucyl-L-alanyl-$\alpha$-phenylsarkosinlacton = *N*-[*N*-[*N*-[*N*-[4-*allo*-Hydroxy-1-[*N*-[*N*-[(3-hydroxy-2-pyridinyl)carbonyl]-L-threonyl]-D-leucyl]-D-prolyl]-*N*-methylglycyl]-*N*,3-dimethyl-L-leucyl]-L-alanyl]-*N*-methyl-L-2-phenylglycin-$v$-lacton (●)

S *Antibioticum 6613,* Etamycin, *Viridogrisein*

V Antibioticum aus Streptomyces griseus

*6074* $C_{44}H_{64}N_2O_4S$

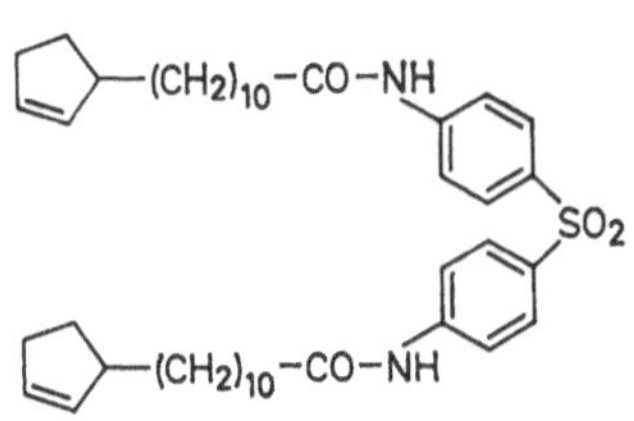

*p,p'*-Sulfonyl-bis-hydnocarpussäureanilid = 4,4'-Bis-(hydnocarpoylamino)-diphenylsulfon = *N,N'*-[Sulfonylbis(4,1-phenylen)]bis[2-cyclopenten-1-undecanamid] (●)

S Hydnosulphone

V Lepra-Chemotherapeuticum

*6075* *(4906)* $C_{44}H_{68}N_{12}O_{12}S_2$

2706-70-9

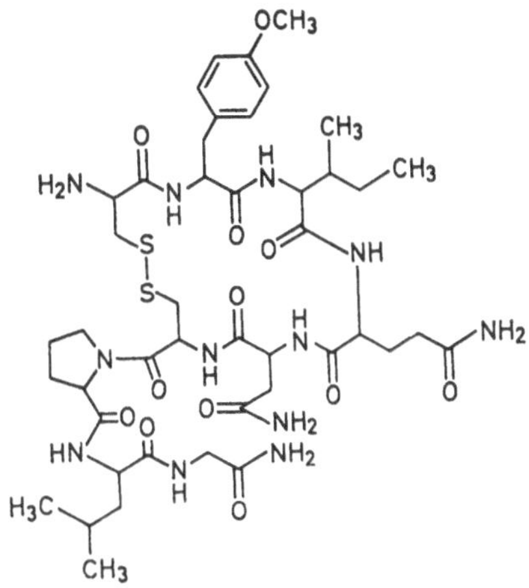

2-(*O*-Methyl-L-tyrosin)oxytocin (●)

S *Mesotocin,* Methyloxytocin „Spofa“, OMO

V Uterotonicum

*6076* $C_{44}H_{71}NO_{17}$

35775-84-9

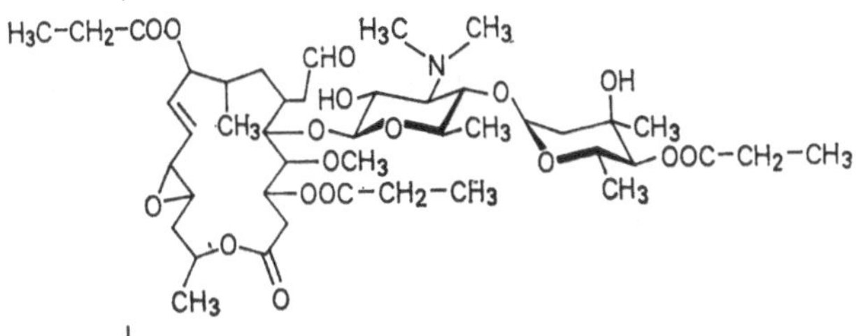

12,13-Epoxy-12,13-dihydroleucomycin V-3,4$^{B}$,9-tripropanoat (●)

S *Maridomycinpropionat, 9-Propionylmaridomycin,* Remimycin

V Antibioticum

*6077* *(4907)* $C_{45}H_{32}N_6O_6$
6148-08-9

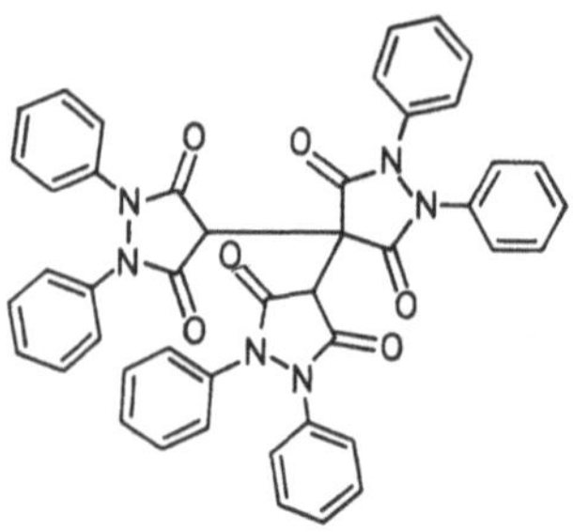

4,4-Bis(3,5-dioxo-1,2-diphenyl-4-pyrazolidinyl)-1,2-diphenyl-3,5-pyrazolidindion (●) = 1,1′,1″,2,2′,2″-Hexaphenyl-4,4′:4′,4″-terpyrazolidin-3,3′,3″,5,5′,5″-hexon

S DA 369, *Tripirafene, Tripyraphene, Tripyrazolidinyl*

V Antipyreticum, Antirheumaticum

---

*6078* *(4908)* $C_{45}H_{52}O_8$
15 301-67-4

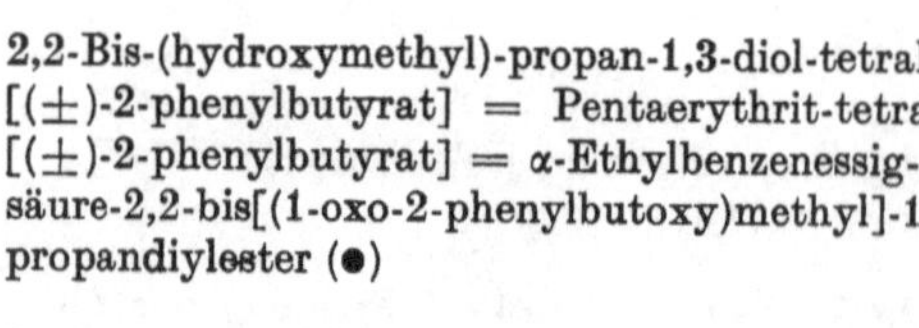

2,2-Bis-(hydroxymethyl)-propan-1,3-diol-tetrakis-[(±)-2-phenylbutyrat] = Pentaerythrit-tetrakis-[(±)-2-phenylbutyrat] = α-Ethylbenzenessigsäure-2,2-bis[(1-oxo-2-phenylbutoxy)methyl]-1,3-propandiylester (●)

S *Feneritrol***, SD 149-01

V Hypercholesterinämicum

*6079* *(4909)* $C_{45}H_{54}N_8O_{10}$
3131-03-1

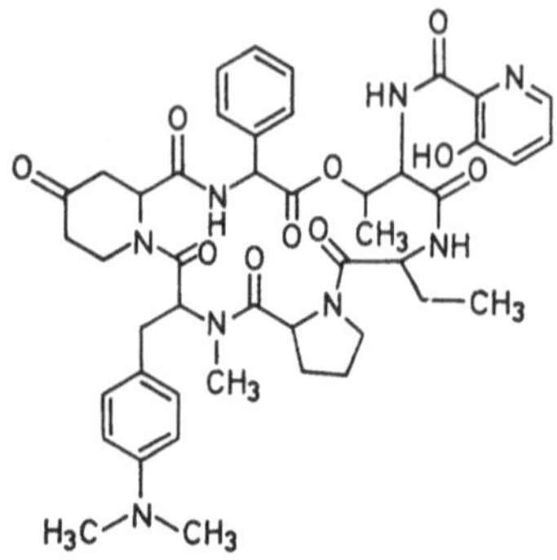

4-[4-(Dimethylamino)-*N*-methyl-L-phenylalanin]-virginiamycin $S_1$ (●)

S *Mikamycin B, Ostreogrycin B*, PA 114 B, *Pristinamycin-Komponente IA, Vernamycin* $B_\alpha$

V Antibioticum aus Streptomyces mitakaensis bzw. loidensis bzw. ostreogriseus

*6079-01* *(4909a)* 11 006-49-8

H Gemisch mit Nr. 5672 und geringen Mengen weiterer Komponenten

S Piostacin(a), *Pristinamycin***, Pyostacine, 7293 R.P., Stapyocine

V Antibioticum aus Streptomyces pristinaespiralis

---

*6080* *(4910)* $C_{45}H_{57}N_3O_9$
26048-05-5

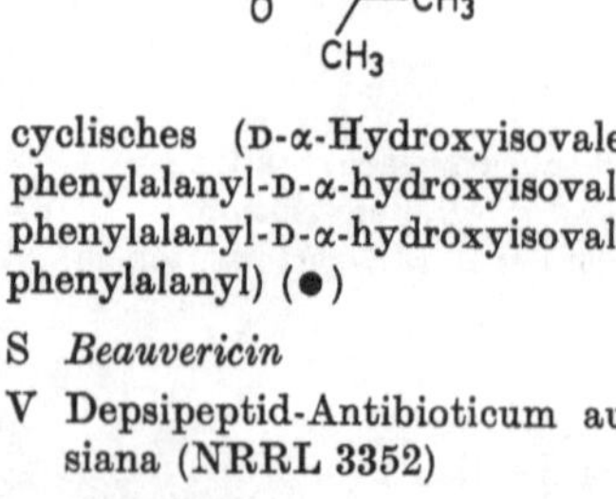

cyclisches (D-α-Hydroxyisovaleryl-*N*-methyl-L-phenylalanyl-D-α-hydroxyisovaleryl-*N*-methyl-L-phenylalanyl-D-α-hydroxyisovaleryl-*N*-methyl-L-phenylalanyl) (●)

S *Beauvericin*

V Depsipeptid-Antibioticum aus Beauveria bassiana (NRRL 3352)

*6081* $C_{45}H_{61}N_{13}O_{13}S_2$
34044-11-6

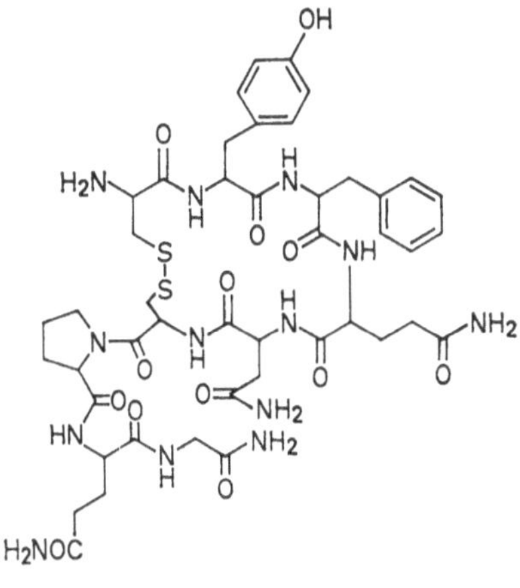

8-L-Glutaminvasopressin (●)

S Glumipressin

V Vasokonstriktor (Peptidhormon)

---

*6082* *(4911)* $C_{45}H_{63}N_{13}O_{12}S_2$
3397-23-7

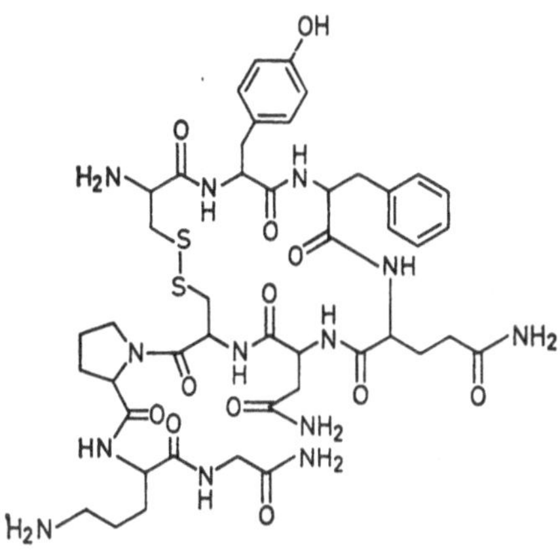

L-Halbcystinyl-L-tyrosyl-L-phenylalanyl-L-glutaminyl-L-asparaginyl-L-halbcystinyl-L-propyl-L-ornithyl-glycinamid = 8-L-Ornithinvasopressin (●)

S Haesandon, *Ornipresina*, *Ornipressin***, *Orpressin*, POR-8

V Vasokonstriktor

---

*6083* *(4912)* $C_{45}H_{75}NO_{17}$
1401-69-0

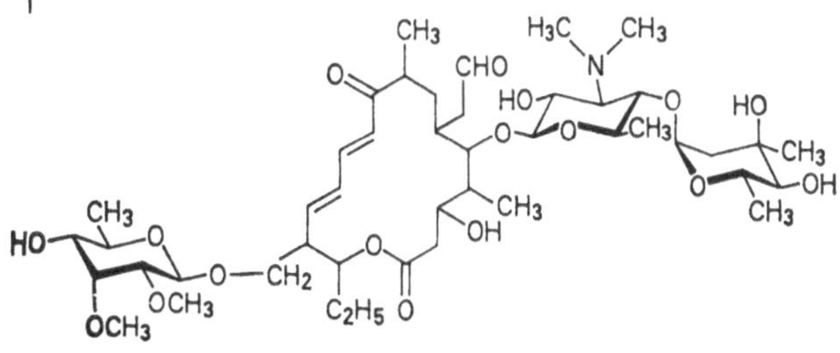

stereoisomeres 15-[[(6-Deoxy-2,3-di-*O*-methyl-β-D-allopyranosyl)oxy]methyl]-6-[[3,6-dideoxy-4-*O*-(2,6-dideoxy-3-*C*-methyl-α-L-*ribo*-hexopyranosyl)-3-(dimethylamino)-β-D-glucopyranosyl]oxy]-16-ethyl-4-hydroxy-5,9-dimethyl-2,10-dioxooxacyclohexadeca-11,13-dien-7-acetaldehyd

H nach neuen Angaben die 5,9,13-Trimethylverbindung $C_{46}H_{77}NO_{17}$

S Corvel-Tylocine, *Dehydrorelomycin*, Elanco-M, T-10, Tylan, Tylon, *Tylosin***

V Veterinär-Antibioticum aus Streptomyces fradiae

---

*6084* *(4913)* $C_{45}H_{77}NO_{17}$
1404-48-4

H vgl. Hinweis bei Nr. 6083

S AM 684 β, *Dihydrotylosin*, LL-AM 684 β, *Relomycin***

V Makrolid-Antibioticum aus Streptomyces hygroscopicus

---

*6085* *(4914)* $C_{45}H_{84}O_{16}$
17692-59-0

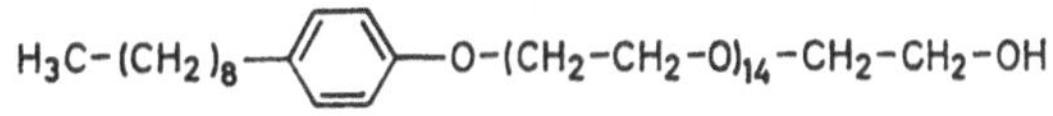

44-(4-Nonylphenoxy)-3,6,9,12,15,18,21,24,27,30,33,36,39,42-tetradecaoxatetratetracontan-1-ol (●)

H Mittelwert für ein *p*-Nonylphenoxypolyethoxyethanol

S Igepal CO-730, *Nonoxinol 15***, *Nonoxynol 15*

V oberflächenaktives Antisepticum

*6086* *(4916)* $C_{46}H_{54}Br_2N_2O_4$

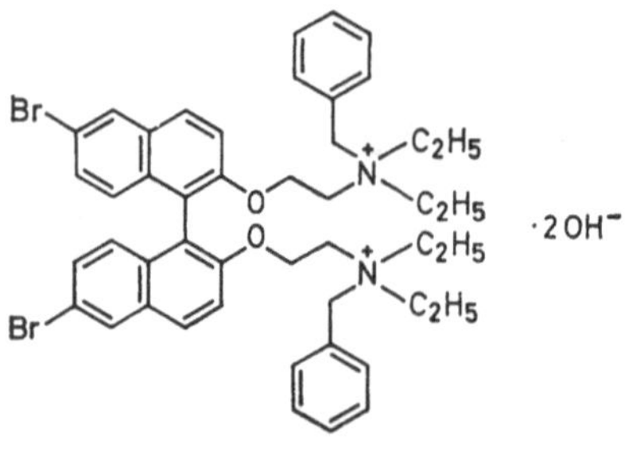

$N,N'$-[2,2-'(6,6'-Dibrom-1,1'-binaphthyl-2,2'-ylendioxy)-diethyl]-bis-($N,N$-diethylbenzylammoniumhydroxid) = 6,6'-Dibrom-2,2'-bis-(2-diethylaminoethoxy)-1,1'-binaphthyl-$N,N'$-bis-benzylhydroxid = $N,N'$-[(6,6'-Dibrom[1,1'-binaphthalen]-2,2'-diyl)bis(oxy-2,1-ethandiyl)]bis[$N,N$-diethylbenzenmethanaminiumhydroxid] (●)

H Dichlorid

S Bactocidyn

V Bakteriostaticum

---

*6087* *(4917)* $C_{46}H_{56}N_4O_{10}$
57-22-7

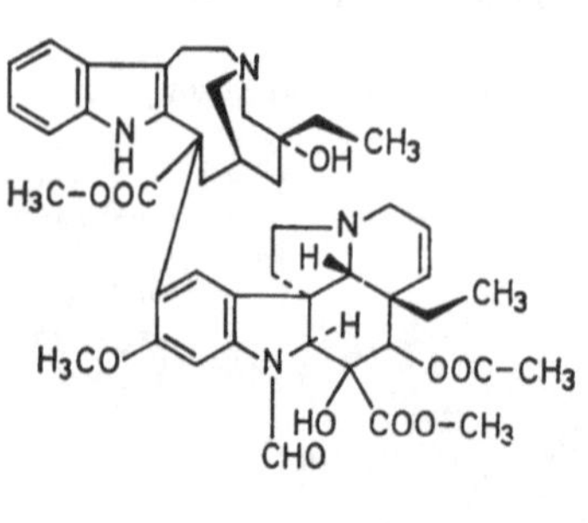

22-Oxovincaleukoblastin (●)

H auch Sulfat (2068-78-2)

S L 37231, *Leurocristine*, NSC-67574, Oncovin, *Vincristin***, Vincrisul

V Antineoplasticum (Vinca rosea-Alkaloid)

*6088* *(4918)* $C_{46}H_{58}N_4O_9$
865-21-4

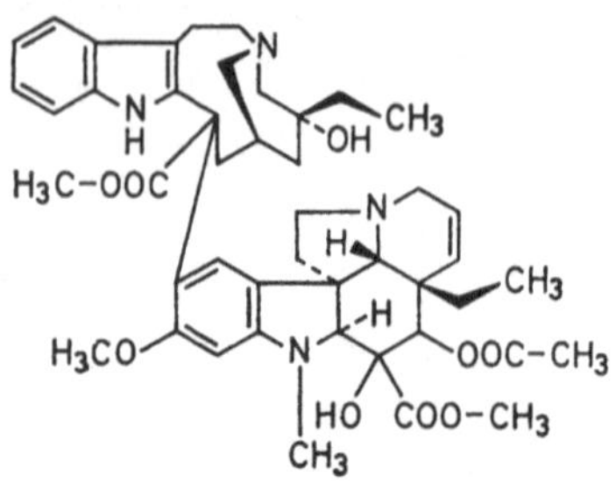

[3a*R*-[3aα,4β,5β,5aβ,9(3*R**,5*S**,7*R**,9*S**),10b*R**,13aα]]-Methyl-4-(acetyloxy)-9-[5-ethyl-1,4,5,6,7,8,9,10-octahydro-5-hydroxy-9-(methoxy-carbonyl)-2*H*-3,7-methanoazacycloundecino-[5,4-*b*]indol-9-yl]-3a-ethyl-3a,4,5,5a,6,11,12,13a-octahydro-5-hydroxy-8-methoxy-6-methyl-1*H*-indolizino[8,1-*cd*]-carbazol-5-carboxylat (●)

H auch Sulfat (143-67-9)

S Exal, LE-29060, NSC-49842, Velban, Velbe, *Vinblastin***, *Vincaleukoblastine*, VLB

V Antineoplasticum (Vinca rosea-Alkaloid)

---

*6089* $C_{46}H_{64}N_{14}O_{12}S_2$
16679-58-6

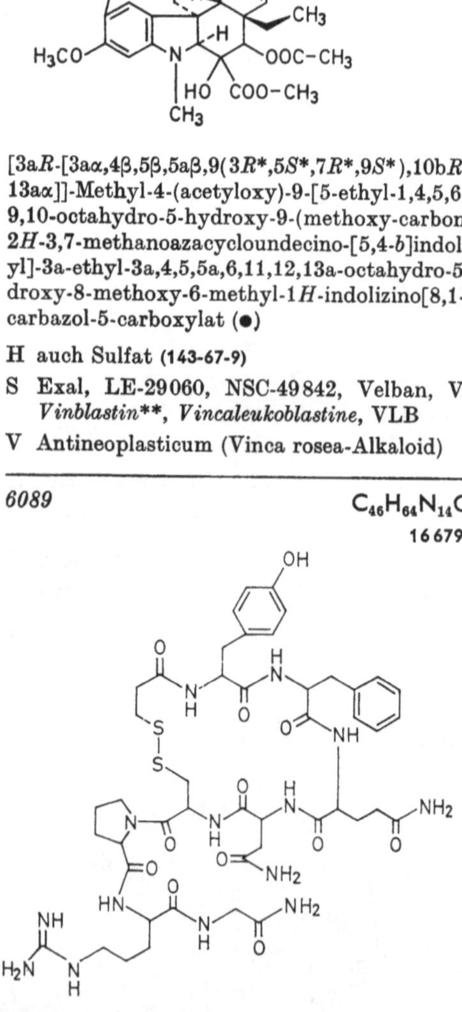

1-Desamino-8-D-argininvasopressin = 8-D-Arginin-1-(3-mercaptopropansäure)vasopressin (●)

H auch Diacetat (16789-98-3)

S Adiuretin SD, Dav-Sigma-Lösung, DDAVP, *Desapressinum*, *Desmopressin***, Desurin, Minirin, Minrin

V Antidiureticum (Peptidhormon)

*6090* *(4919)* $C_{46}H_{64}O_{19}$
7685-23-6

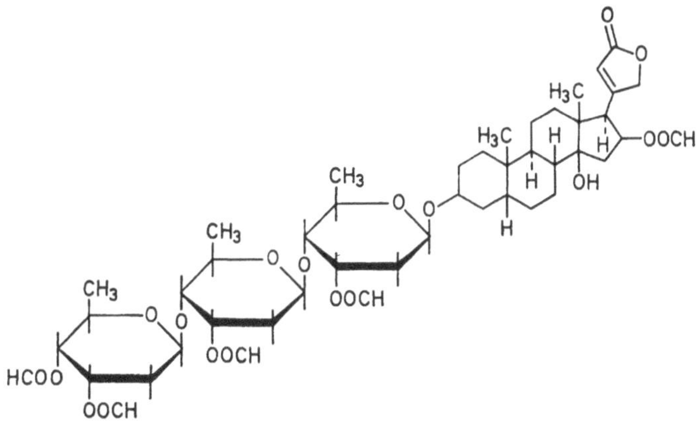

3β,14β-Dihydroxy-16β-formyloxy-5β-card-20(22)-enolid-3-tetraformyltridigitoxosid = Gitaloxigenin-3-tetraformyltridigitoxosid = (3β,5β,16β)-3-[(*O*-2,6-Dideoxy-3,4-di-*O*-formyl-β-D-*ribo*-hexopyranosyl-(1 → 4)-*O*-2,6-dideoxy-3-*O*-formyl-β-D-*ribo*-hexopyranosyl-(1 → 4)-2,6-dideoxy-3-*O*-formyl-β-D-*ribo*-hexopyranosyl)oxy]-16-(formyloxy)-14-hydroxycard-20(22)-enolid (•)

S AC 2770, Dynocard, Formiloxin(a), *Gitoformat***, *Pentaformylgitoxin*

V Cardiotonicum

*6091* *(4920)* $C_{46}H_{65}N_{13}O_{11}S_2$
56-59-7

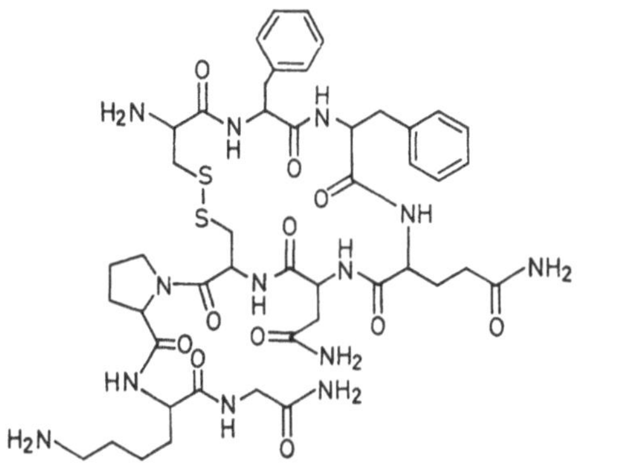

2-L-Phenylalanin-8-L-lysinvasopressin (•)

S *Felypressin***, Octapressin, Octopressin, *Phelypressin*, PLV-2

V vasokonstriktorisch wirksames Peptidhormon

*6092* *(4921)* $C_{46}H_{65}N_{13}O_{12}S_2$
50-57-7

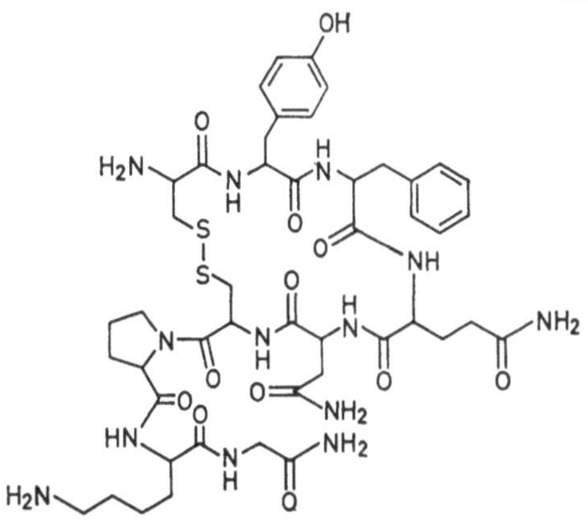

8-L-Lysinvasopressin (•)

S Diapid, Insipidin „Spofa" (neue Form), L-8, LVP, *Lypressin***, *Lysin-Vasopressin*, Postacton, Syntopressin, Vasopresina „Sandoz", Vasopressin „Sandoz", Vasopressin „Spofa"

V antidiuretisch wirksames Peptidhormon

*6093* *(4922)* $C_{46}H_{65}N_{15}O_{12}S_2$
113-79-1

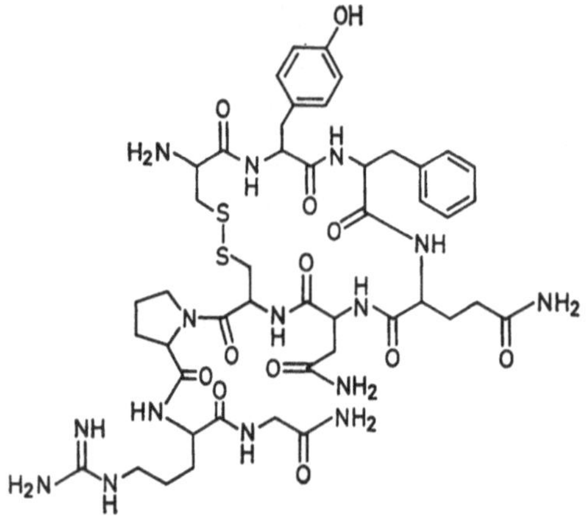

8-L-Argininvasopressin (●)

S *Argipressin**, Arg-Vasopressin, *Rinder-Vasopressin*

V antidiuretisch wirksames Peptidhormon

*6094* *(4923)* $C_{46}H_{76}O_{14}$
1404-20-2

S NSC-76455, *Peliomycin***

V cytotoxisch wirksames Antibioticum aus Streptomyces luteogriseus

*6095* $C_{47}H_{51}NO_{14}$
33069-62-4

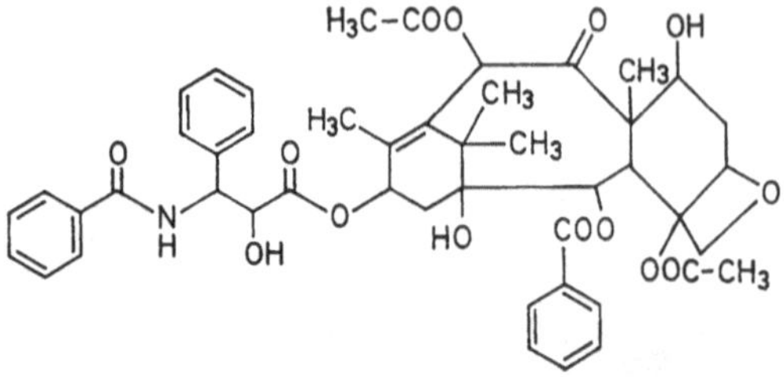

[2a*R*-[2aα,4β,4aβ,6β,9α(α*R**,β*S**),11β,12α,12bα]]-β-(Benzoylamino)-α-hydroxybenzenpropansäure-6,12b-bis(acetyloxy)-12-(benzoyloxy)-1,2a,3,4,4a,6,9,10,11,12,12a,12b-dodecahydro-4,11-dihydroxy-4a,8,13,13-tetramethyl-5-oxo-7,11-methano-5*H*-cyclodeca[3,4]benz[1,2-*b*]oxet-9-ylester (●)

S NSC-125973, *Taxol*

V Cytostaticum aus Taxus brevifolia

*6096* *(4924)* $C_{47}H_{73}NO_{17}$
1397-89-3

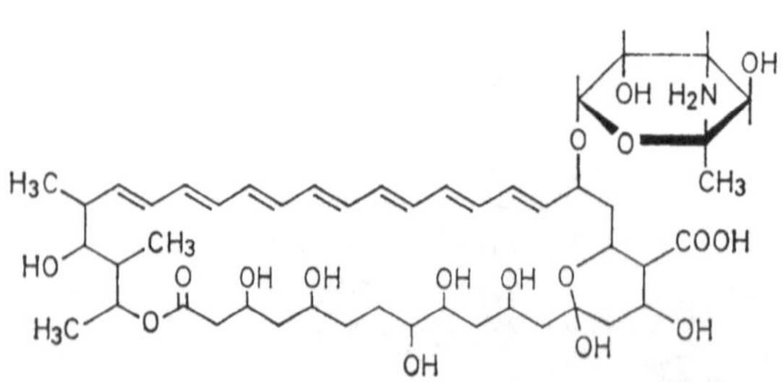

[1*R*-(1*R**,3*S**,5*R**,6*R**,9*R**,11*R**,15*S**,16*R**,17*R**,18*S**,19*E*,21*E*,23*E*,25*E*,27*E*,29*E*,31*E*,33*R**,35*S**,36*R**,37*S**)]-33-[(3-Amino-3,6-dideoxy-β-D-mannopyranosyl)oxy]-1,3,5,6,9,11,17,37-octahydroxy-15,16,18-trimethyl-13-oxo-14,39-dioxabicyclo-[33.3.1]nonatriaconta-19,21,23,25,27,29,31-heptaen-36-carbonsäure (●)

S AmB, Amfostat, Ampho-Moronal, *Amphotericin B***, Amphozone, Anfostat, *Anfotericina B*, Funganiline, Fungilin, Fungizone, Fungzona, Saramycetin, Vencidin

V fungicides Antibioticum aus Streptomyces nodosus

*6097* *(4925)* $C_{47}H_{74}O_{19}$
17598-65-1

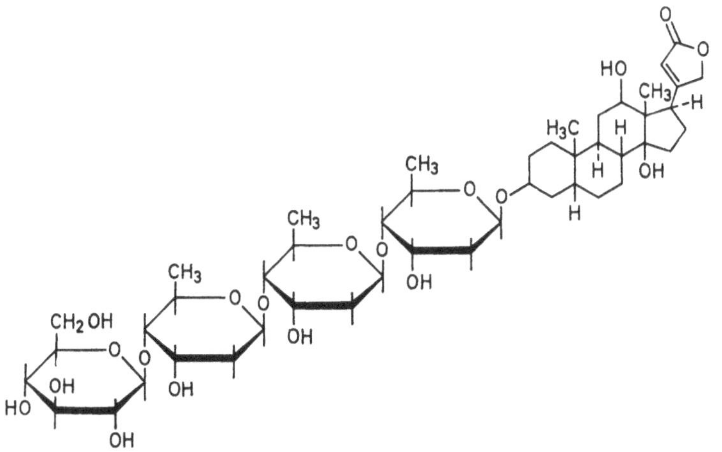

3β,12β,14β-Trihydroxy-5β-card-20(22)-enolid-3-tridigitoxoglucosid = Digoxigenin-3-tridigitoxoglucosid = (3β,5β,12β)-3-[(*O*-β-D-Glucopyranosyl-(1 → 4)-*O*-2,6-dideoxy-β-D-*ribo*-hexopyranosyl-(1 → 4)-*O*-2,6-dideoxy-β-D-*ribo*-hexopyranosyl)-(1→4)-2,6-dideoxy-β-D-*ribo*-hexopyranosyl)oxy]-12,14-dihydroxycard-20(22)-enolid (●)

S Carison, Cedilanid-Ampullen, Cedilanid-D, Cedilanid-desacetyl, Ceglunat-Ampullen, Celanata-inject., Delanate, Désacé, *Desacetyllanatosid C*, Desacetyldigilanid C, Desaci, Desacil, Deslanocide, ***Deslanoside(C)***, ***Deslanosid*****, Deslanosin, Digicardiol, Digilanogen C-Inj., Digysid-Inj., Inomax rapido fiale, Isolanid-Ampullen, Lanacard C-Amp., Lanasid, Lanimerck-Ampullen, Lano-C-Ampullen, Verdiana

V Cardiotonicum (Digitalis lanata-Glykosid)

---

*6098* *(4926)* $C_{47}H_{75}NO_{17}$
34786-70-4

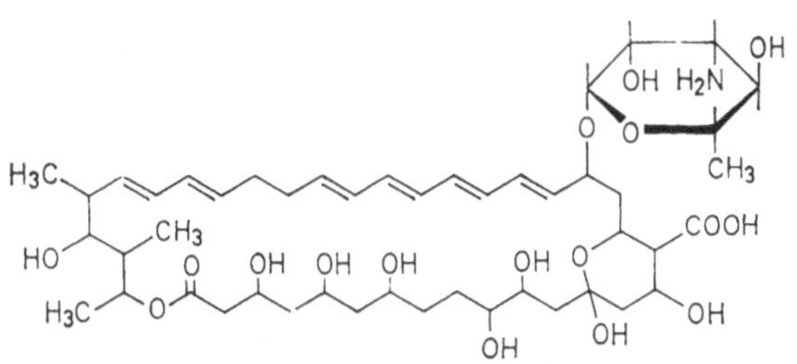

stereoisomere 33-[(3-Amino-3,6-dideoxy-β-D-mannopyranosyl)oxy]-1,3,4,7,9,11,17,37-octahydroxy-15,16,18-trimethyl-13-oxo-14,39-dioxabicyclo-[33.3.1]nonatriaconta-19,21,25,27,29,31-hexaen-36-carbonsäure (●)

S *Nystatin $A_1$*

V fungicides Antibioticum aus Streptomyces noursei und anderen Streptomyces-Arten

*6098-01* *(4926)* 1400-61-9

H Gemisch mit Nystatin $A_2$ und anderen Nystatinen

S Anticandine, Biofanal, Candio-Hermal, Canstat, Candistatin, Diastatin, Fungicidin, Herniocid, Korostatin, Micostatin, Mikostatin, Moronal, Mycostatin, Nadostine, Nilstat, Nistafugin, Nistaquim, *Nistatin*, Nystacid, Nysta-Dome, Nystafungin, Nystan, *Nystatin***, *Nystatyna*, Nystil-V, O-V Statin, Stamicin, Stereomycin

V fungicides Antibioticum aus Streptomyces noursei und anderen Streptomyces-Arten

*6099* *(4927)* $C_{48}H_{63}N_5O_9$ 865-24-7

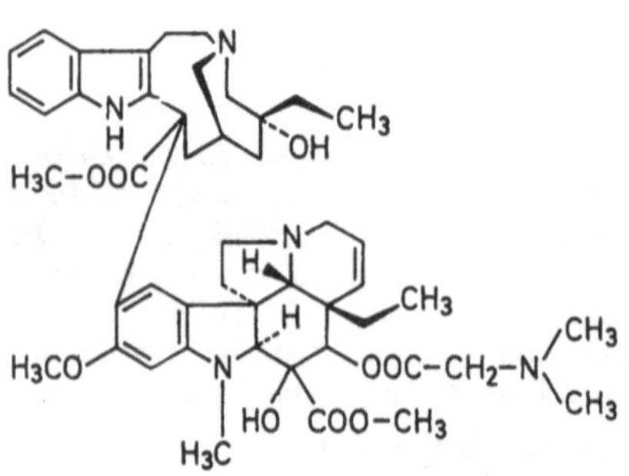

Desacetylvincaleukoblastin-4-(*N*,*N*-dimethylglycinat) = 26-(Dimethylamino)vincaleukoblastin (●)

S *Vinglycinat***

V Antineoplasticum

*6100* *(4928)* $C_{48}H_{76}N_2O_4S$ 473-32-5

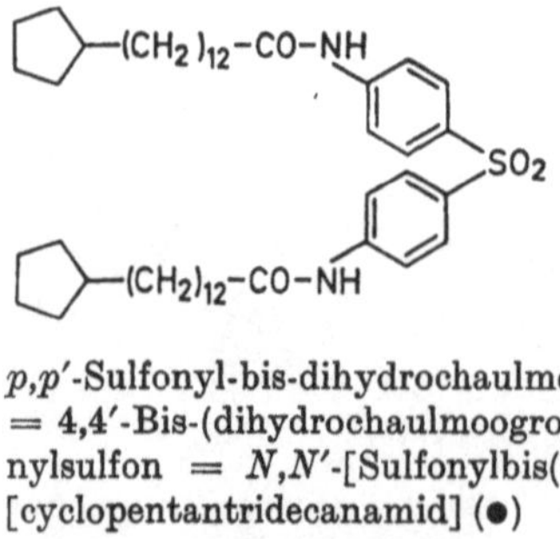

*p*,*p*′-Sulfonyl-bis-dihydrochaulmoograsäureanilid = 4,4′-Bis-(dihydrochaulmoogroylamino)-diphenylsulfon = *N*,*N*′-[Sulfonylbis(4,1-phenylen)]bis-[cyclopentantridecanamid] (●)

S Chaulfone, *Chaulmosulfon***

V Chemotherapeuticum gegen Lepra

*6101* *(4929)* $C_{48}H_{78}O_{19}$ 16830-15-2

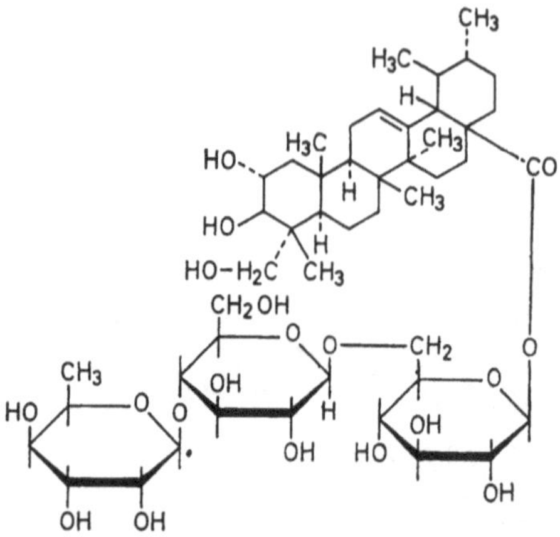

*O*-α-L-Rhamnopyranosyl-*O*-β-D-glucopyranosyl-*O*-β-D-glucopyranosyl-2α,3β,23-trihydroxy-12-ursen-28-carboxylat = (2α,3β)-2,3,23-Trihydroxy-urs-12-en-28-säure-*O*-6-deoxy-α-L-mannopyranosyl-(1 → 4)-*O*-β-D-glucopyranosyl-(1 → 6)-*O*-β-D-glucopyranosylester (●)

S *Asiaticosid*, Blastoestimulina, Madecassol-Wirkstoff, Marticassol

V die Vernarbung förderndes Wundheilmittel (Centella asiatica-Glykosid)

*6102* *(4930)* $C_{49}H_{36}N_6O_{19}S_4$

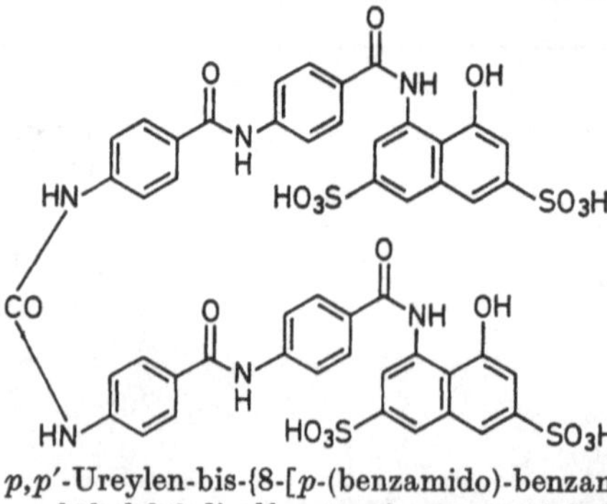

*p*,*p*′-Ureylen-bis-{8-[*p*-(benzamido)-benzamido]-1-naphthol-3,6-disulfonsäure} = symmetrische Harnstoffverbindung der *p*-Benzoyl-*p*-aminobenzoyl-1-amino-8-hydroxynaphthalin-3,6-disulfonsäure = 4,4′-[Carbonylbis(imino-4,1-phenylencarbonylimino-4,1-phenylencarbonylimino)]bis[5-hydroxy-2,7-naphthalendisulfonsäure] (●)

H Tetranatriumsalz

S S.U.P. 36

V Chemotherapeuticum

*6103* $C_{49}H_{62}N_{10}O_{16}S_3$
**25126-32-3**

SO3H
H-L-Asp-L-Tyr-L-Met-Gly-L-Trp-L-Met-L-Asp-L-Phe-NH2

L-Aspartyl-L-tyrosyl-L-methionylglycyl-L-tryptophyl-L-methionyl-L-aspartylphenyl-L-alaninamid-hydrogensulfat(ester) = 1-De(5-oxo-L-prolin)-2-de-L-glutamin-5-L-methionincaerulein (●)

S CCK-8, *Cholecystokininoctapeptid*, Kinevac, *Sincalid***, SQ 19844

V Choleretieum, Cholecystokineticum

*6104* (4931) $C_{49}H_{70}N_{14}O_{11}$
**53-73-6**

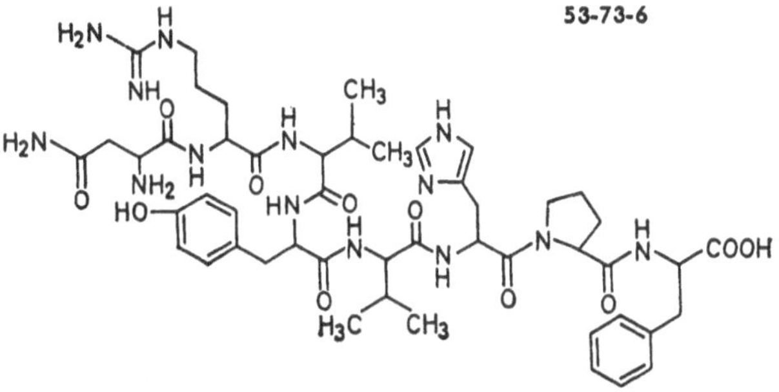

L-Asparaginyl-L-arginyl-L-valyl-L-tyrosyl-L-valyl-L-histidyl-L-prolyl-L-phenylalanin = *N*-[1-{*N*-[*N*-{*N*-[*N*-($N^2$-Asparaginylarginyl)-valyl]-tyrosyl}-valyl]-histidyl}-prolyl]-3-phenylalanin = 1-L-Asparagin-5-L-valinangiotensin II (●)

S *Angiotensin*, *Angiotensinamid***, Hipertensina, Hypertensin „Ciba", Ipertensina

V Hypertensivum

*6105* (4932) $C_{49}H_{76}O_{19}$
**17575-20-1**

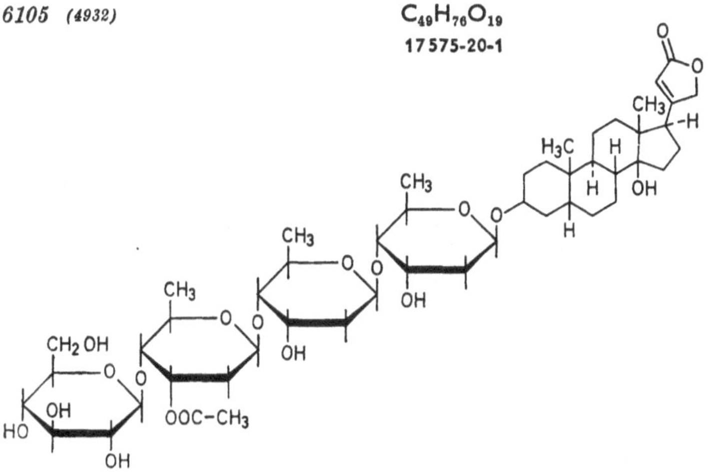

3β,14β-Dihydroxy-5β-card-20(22)-enolid-3-monoacetyltridigitoxoglucosid = Digitoxigenin-3-monoacetyltridigitoxoglucosid = (3β,5β)-3-[(*O*-β-D-Glucopyranosyl-(1 → 4)-*O*-3-*O*-acetyl-2,6-dideoxy-β-D-*ribo*-hexopyranosyl-(1 → 4)-*O*-2,6-dideoxy-β-D-*ribo*-hexopyranosyl-(1 → 4)-2,6-dideoxy-β-D-*ribo*-hexopyranosyl)oxy]-14-hydroxycard-20(22)-enolid (●)

S Adigal, Aglunat, Cordilanat A, Digilanid A, *Lanatosid A*

V Cardiotonicum (Digitalis lanata-Glykosid)

*6106* *(4933)*

$C_{49}H_{76}O_{20}$
17575-21-2

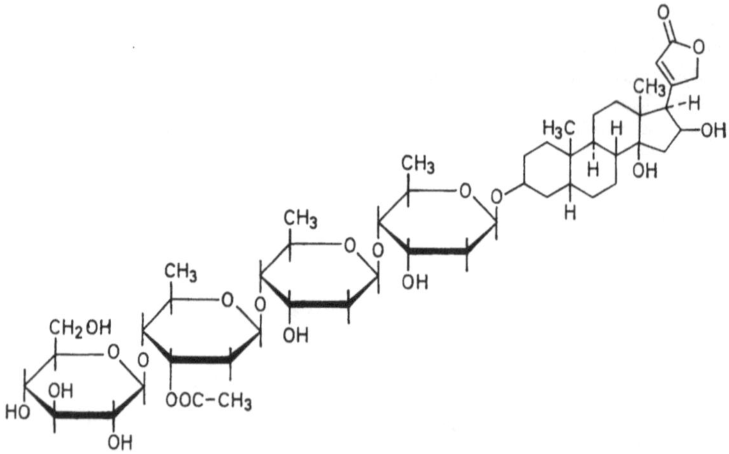

3β,14β,16β-Trihydroxy-5β-card-20(22)-enolid-3-monoacetyltridigitoxoglucosid = Gitoxigenin-3-monoacetyltridigitoxoglucosid = (3β,5β,16β)-3-[(*O*-β-D-Glucopyranosyl-(1 → 4)-*O*-3-*O*-acetyl-2,6-dideoxy-β-D-*ribo*-hexopyranosyl-(1 → 4)-*O*-2,6-dideoxy-β-D-*ribo*-hexopyranosyl-(1 → 4)-2,6-dideoxy-β-D-*ribo*-hexopyranosyl)oxy]-14,16-dihydroxycard-20(22)-enolid (●)

S Digilanid B, *Lanatosid B*

V Cardiotonicum (Digitalis lanata-Glykosid)

*6107* *(4934)*

$C_{49}H_{76}O_{20}$
17575-22-3

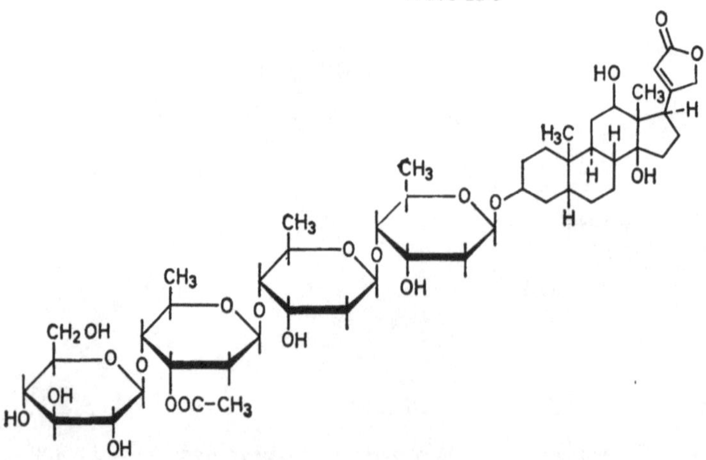

3β,12β,14β-Trihydroxy-5β-card-20(22)-enolid-3-monoacetyltridigitoxoglucosid = Digoxigenin-3-monoacetyltridigitoxoglucosid = (3β,5β,12β)-3-[(*O*-β-D-Glucopyranosyl-(1 → 4)-*O*-3-*O*-acetyl-2,6-dideoxy-β-D-*ribo*-hexopyranosyl-(1→4)-*O*-2,6-dideoxy-*β*-D-*ribo*-hexopyranosyl-(1→4)-2,6-dideoxy-*β*-D-*ribo*-hexopyranosyl)oxy]-12,14-dihydroxycard-20(22)-enolid (●)

H vgl. auch Nrr. 6065, 6097

S Allocor, Cedigalan, Cedilanid, Cedisanol, Cedistabil, Ceglunat, Celadigal, Celanat, Celanata, *Celanidum*, Ceto-sanol, Cordilanat C, Corlanata, Cristalanat C, Cristalanid, Digilanid C, Digilanogen C, Digysid, Dilanosid-C, Erpasin, Farmakozid, *Glycosid C aus Digitalis lanata*, Inomax rapido, Isolanid, Lanacard C, Lanasid C, Lanaside „Toyo S.-Ono", Lanatigen C, Lanatos, *Lanatosid C***, Lanatosid-Hameln, Lanimerck, Lano-C, Lanocide-C, Lekozid, Neolanid, Ranato C, Simes-Lanide C

V Cardiotonicum (Digitalis lanata-Glykosid)

---

*6108* *(4935)* $C_{49}H_{76}O_{21}$
11 030-31-2

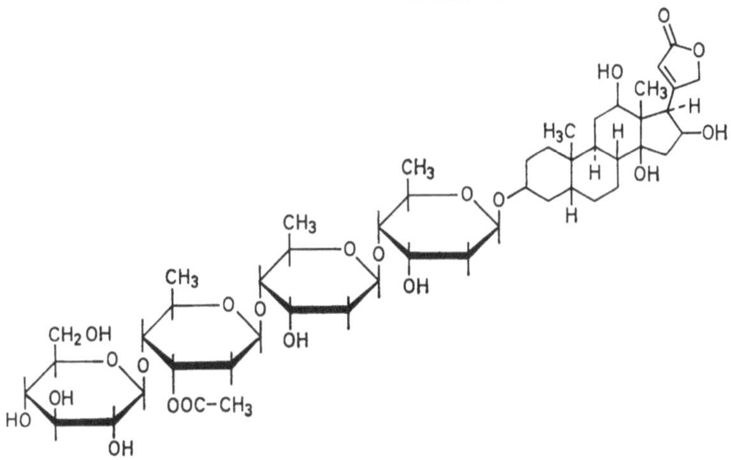

3β,12β,14β,16β-Tetrahydroxy-5β-card-20(22)-enolid-3-monoacetyltridigitoxoglucosid = Diginatigenin-3-monoacetyltridigitoxoglucosid = (3β,5β,12β,16β)-3-[(*O*-β-D-Glucopyranosyl-(1 → 4)-*O*-3-*O*-acetyl-2,6-dideoxy-β-D-*ribo*-hexopyranosyl-(1→4)-*O*-2,6-dideoxy-β-D-*ribo*-hexopyranosyl-(1 → 4)-2,6-dideoxy-β-D-*ribo*-hexopyranosyl)oxy]-12,14,16-trihydroxycard-20(22)-enolid (●)

S Digilanid D, *Lanatosid D*

V Cardiotonicum (Digitalis lanata-Glykosid)

---

*6109* $C_{50}H_{40}O_7$
13157-90-9

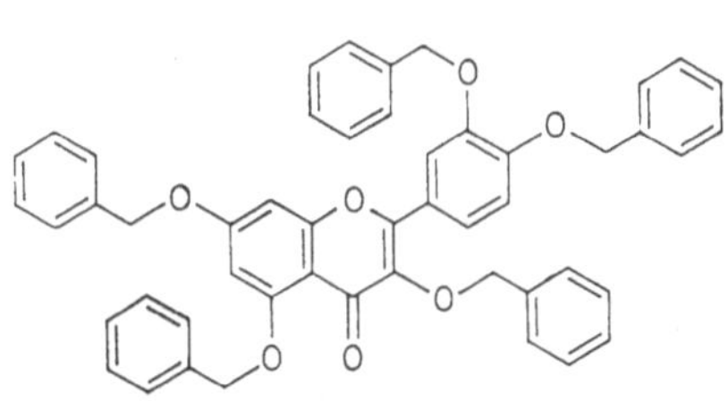

3,3′,4′,5,7-Pentakis-(benzyloxy)-2-phenylbenzo-4-pyron = 3,3′,4′,5,7-Penta-*O*-benzylquercetin = 2-[3,4-Bis(phenylmethoxy)phenyl]-3,5,7-tris-(phenylmethoxy)-4*H*-1-benzopyran-4-on (●)

S *Benzquercinum*, Parietrope

V Venotonicum, Kapillartherapeuticum

*6110* *(4937)*

$C_{50}H_{60}N_6O_{16}$
15 590-00-8

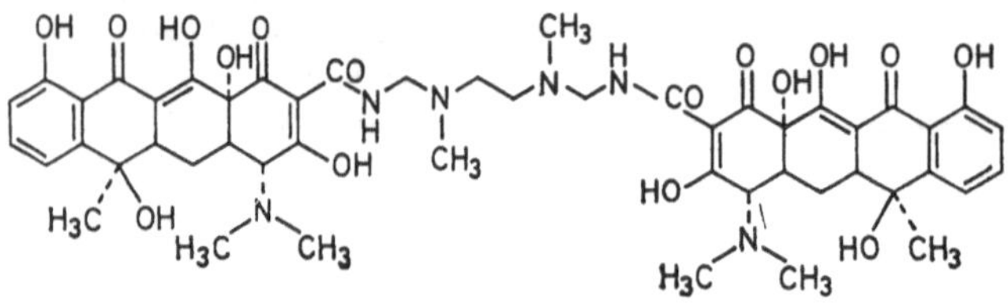

*N,N'*-[*N,N'*-Ethylenbis-(methylaminomethyl)]-bis-[4-dimethylamino-1,4,4a,5,5a,6,11,12a-okta-hydro-3,6,10,12,12a-pentahydroxy-6-methyl-1,11-dioxo-2-naphthacencarboxamid] = *N,N'*-Dimethyl-*N,N'*-bis-(4-dimethylamino-3,6,10,12,12a-pentahydroxy-6-methyl-1,11-dioxo-1,4,4a,5,5a,6,11,12a-oktahydronaphthacen-2-carboxamidomethyl)-ethylendiamin = *N,N'*-[1,2-Ethandiylbis-[(methylimino)methylen]]bis[[4*S*-(4α,4aα,5aα,6β,12aα)]-4-(dimethylamino)-1,4,4a,5,5a,6,11,12a-octahydro-3,6,10,12,12a-pentahydroxy-6-methyl-1,11-dioxo-2-naphthacencarboxamid] (●)

S *Etamicycline, Etamocyclin***, Tetroid

V Antibioticum

*6111*

$C_{50}H_{70}N_{16}O_{21}S_2$
41 138-54-9

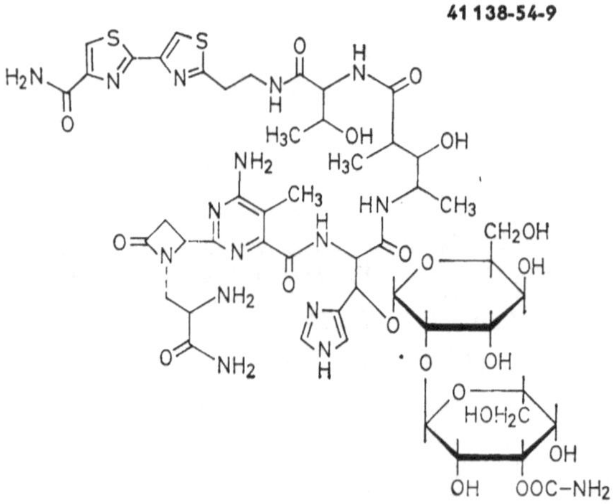

stereoisomeres 6-Amino-*N*-[2-[[4-[[1-[[[2-[4-(aminocarbonyl)[2,4'-bithiazol]-2'-yl]ethyl]amino]-carbonyl]-2-hydroxypropyl]amino]-2-hydroxy-1,3-dimethyl-4-oxobutyl]amino]-1-[[[2-*O*-[3-*O*-(aminocarbonyl)-α-D-mannopyranosyl]-α-L-gulopyranosyl]oxy]-1*H*-imidazol-4-ylmethyl]-2-oxo-ethyl]-2-[1-(2,3-diamino-3-oxopropyl)-4-oxo-2-azetidinyl]-5-methyl-4-pyrimidincarboxamid (●)

S *Bleomycinamid*

V Bleomycin-Grundsubstanz

*6111-01*

11 056-06-7

H Gemisch zahlreicher Derivate, die sich besonders durch endständige Substitution (am N[4] des 2,4'-Bithiazol-4-carboxamids) mit verschiedensten Aminen unterscheiden [Anwendung auch als Hydrochlorid, Phosphat oder Sulfat (9041-93-4)]

S Blanoxan, Blenoxane, Bleo, Bleocin, *Bleomycin**, Blocamicina, NSC-125066

V cytostatisch wirksames Antibioticum aus Streptomyces verticillus

*6112* *(4938)* $C_{50}H_{73}N_{15}O_{11}$
58-82-2

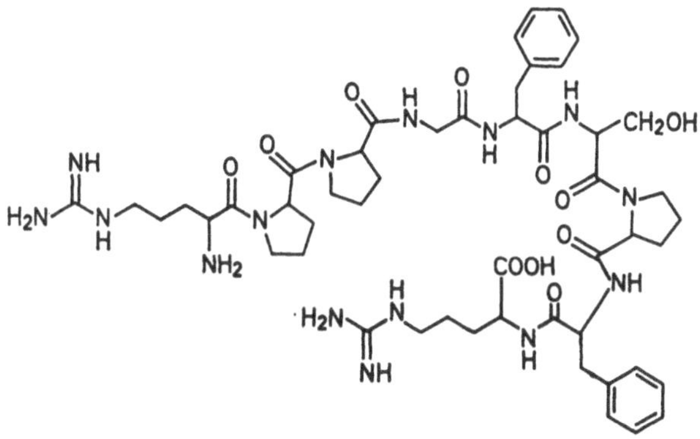

L-Arginyl-L-prolyl-L-prolyl-glycyl-L-phenylalanyl-L-seryl-L-prolyl-L-phenylalanyl-L-arginin = $N^2$-[*N*-[1-[*N*-[*N*-[*N*-[1-(1-L-Arginyl-L-prolyl)-L-prolyl]glycyl]-L-phenylalanyl]-L-seryl]-L-prolyl]-L-phenylalanyl]-L-arginin (●)

S *Bradykinin*, BRS 640, *Kallidin I*
V Hypotensivum, Vasodilatans

*6113* *(4939)* $C_{50}H_{76}O_{21}$
20 460-30-4

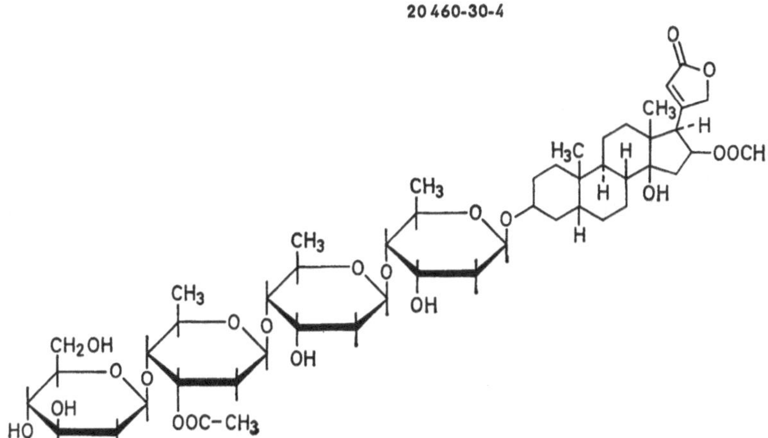

3β,14β,16β-Trihydroxy-5β-card-20(22)-enolid-16-formiat-3-monoacetyltridigitoxoglucosid = 16-Formyllanatosid B = (3β,5β,16β)-3-[(*O*-β-D-Glucopyranosyl-(1 → 4)-*O*-3-*O*-acetyl-2,6-dideoxy-β-D-*ribo*-hexopyranosyl-(1 → 4)-*O*-2,6-dideoxy-β-D-*ribo*-hexopyranosyl-(1 → 4)-2,6-dideoxy-β-D-*ribo*-hexopyranosyl)oxy]-16-(formyloxy)-14-hydroxy-card-20(22)-enolid (●)

S Digilanid E, *Lanatosid E*
V Cardiotonicum (Digitalis lanata-Glykosid)

*6114* *(4940)* $C_{50}H_{80}O_4$
6533-53-5

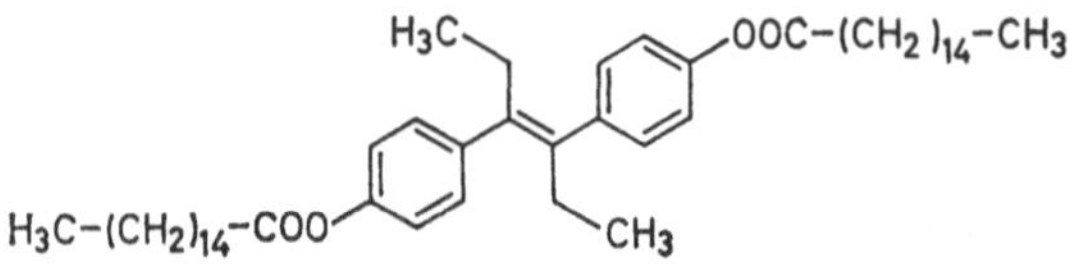


*trans-p,p'*-(1,2-Diethylvinylen)-bis-(phenylhexadecanoat) = *trans*-4,4'-Dihydroxy-α,β-diethylstilbendipalmitat = (*E*)-4,4'-(1,2-Diethyl-1,2-ethendiyl)bis[phenol]dihexadecanoat (●)

S *Diäthylstilböstroldipalmitat*, Palmestril, *Stilböstroldipalmitat*, Stilpalmitate

V synthetisches Östrogen

*6115* *(4941)* $C_{50}H_{83}NO_{21}$
17406-45-0

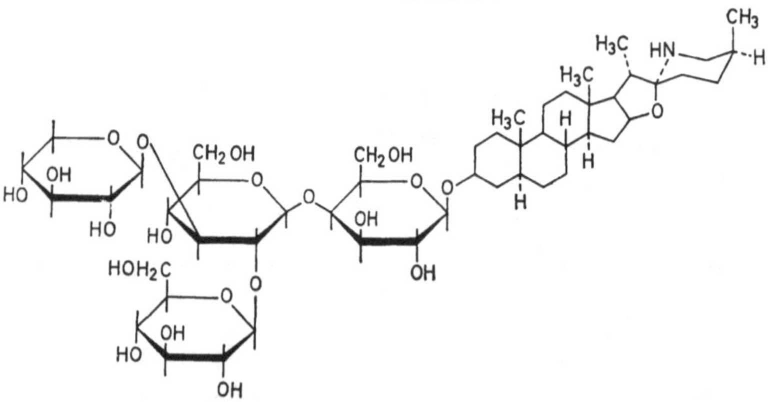


(3β,5α,22*S*,25*S*)-Spirosolan-3-yl-*O*-β-D-glucopyranosyl-(1 → 2)-[*O*-β-D-xylopyranosyl-(1 → 3)]-*O*-β-D-glucopyranosyl-(1 → 4)-β-D-galactopyranosid (●)

S *Lycopersicin*, *Tomatin*

V fungicid, baktericid und antiphlogistisch wirksames Steroidalkaloid aus Solanum lycopersicum

*6116* *(4943)* $C_{51}H_{40}N_6O_{23}S_6$
145-63-1

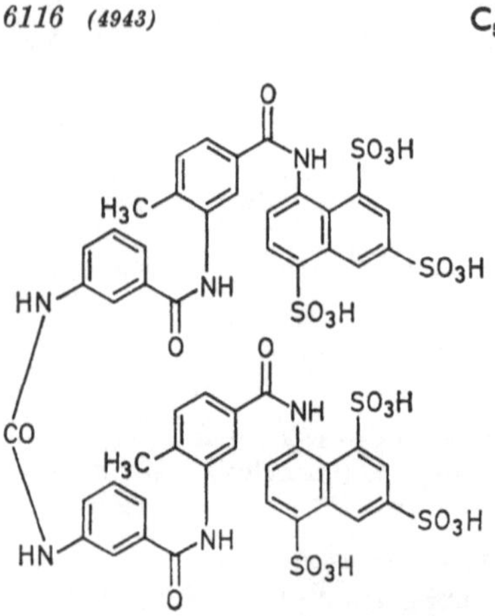


*m,m'*-Ureylen-bis-{8-[*m*-(benzamido)-*p*-toluamido]-naphthalin-1,3,5-trisulfonsäure} = symmetrische Harnstoffverbindung der *m*-Aminobenzoyl-*m*-amino-*p*-methylbenzoyl-1-naphthylamin-4,6,8-trisulfonsäure = 8,8'-[Carbonylbis[imino-3,1-phenylencarbonylimino(4-methyl-3,1-phenylen)carbonylimino]]bis[1,3,5-naphthalentrisulfonsäure] (●)

H vgl. auch Nr. 4036-02
Hexanatriumsalz (129-46-4)

S Antrypol, Bayer 205, Belganyl, Farma „939", Fourneau 309, Germanin, Moranyl, *Naganin(um)*, Naganol, Naphuride, *Suramin-Natrium***

V Chemotherapeuticum gegen Trypanosomiasis

*6117* *(4944)* $C_{51}H_{74}O_{19}$

7242-04-8

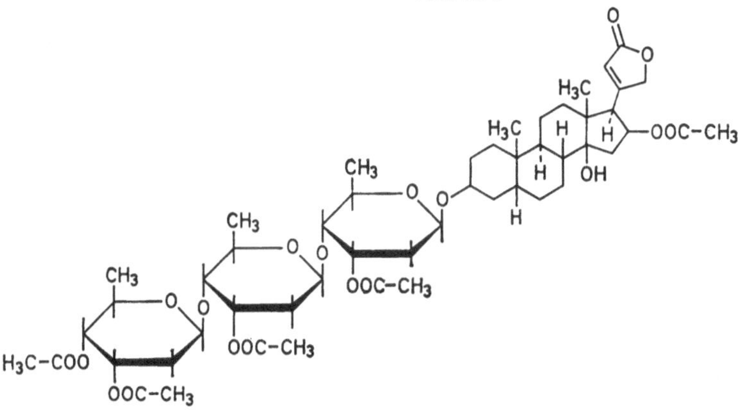

3β,14β,16β-Trihydroxy-5β-card-20(22)-enolid-16-acetat-3-tetraacetyltridigitoxosid = Gitoxigenin-16-acetat-3-tetraacetyltridigitoxosid = (3β,5β,16β)-16-(Acetyloxy)-3-[(*O*-3,4-di-*O*-acetyl-2,6-dideoxy-β-D-*ribo*-hexopyranosyl-(1 → 4)-*O*-3-*O*-aceayl-2,6-dideoxy-β-D-*ribo*-hexopyranosyl-(1→4)-3-*O*-acetyl-2,6-dideoxy-*β*-D-*ribo*-hexopyranosyl)oxy]-14-hydroxycard-20(22)-enolid (●)

S Acegit, Carnacid-Cor, Cordoval, *Pengitoxin***, *Pentaacetylgitoxin*, Pentagit

V Cardiotonicum (Digitalis-Glykosid)

*6118* *(4945)* $C_{52}H_{76}N_2O_{10}$

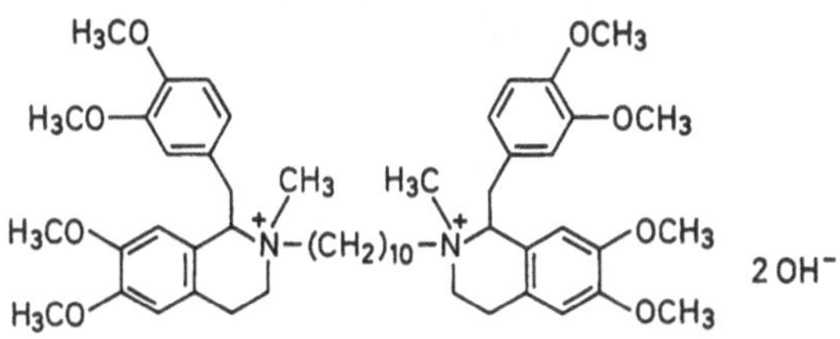

2,2′-Dekamethylenbis-[6,7-dimethoxy-1-(3,4-dimethoxybenzyl)-2-methyl-1,2,3,4-tetrahydro-isochinolinhydroxid] = 2,2′-(1,10-Decandiyl)bis-[1-[(3,4-dimethoxyphenyl)methyl]-1,2,3,4-tetrahydro-6,7-dimethoxy-2-methylisochinolinium-hydroxid] (●)

H Bis-methylsulfat (3253-60-9)

S Compound 20, *Curarexium methylsulfate*, *Laudexiummetilsulfat***, *Laudexoni methylsulfas*, Laudissine, Laudolissin

V Muskelrelaxans

*6119* *(244 N)* $C_{52}H_{76}O_{24}$

18378-89-7

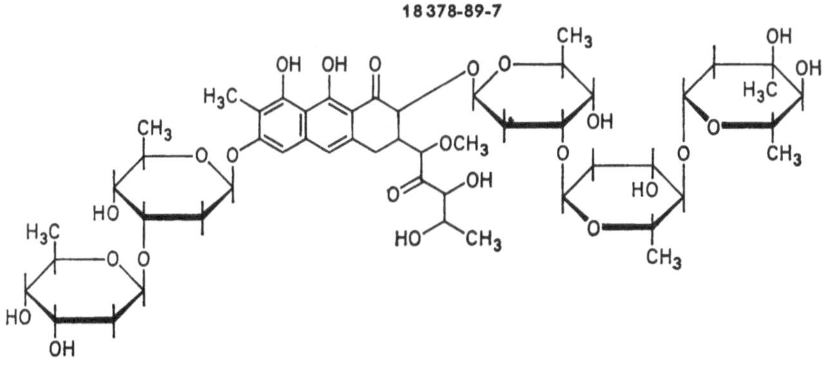

[2*S*-[2α,3β(1*R**,3*R**,4*S**)]]-6-[[2,6-Dideoxy-3-*O*-(2,6-dideoxy-β-D-*arabino*-hexopyranosyl)-β-D-*arabino*-hexopyranosyl]oxy]-2-[(*O*-2,6-dideoxy-3-*C*-methyl-β-D-*ribo*-hexopyranosyl-(1 → 4)-*O*-2,6-

dideoxy-α-D-*lyxo*-hexopyranosyl-(1 → 3)-2,6-dideoxy-β-D-*arabino*-hexopyranosyl)oxy]-3-(3,4-dihydroxy-1-methoxy-2-oxopentyl)-3,4-dihydro-8,9-dihydroxy-7-methyl-1(2*H*)-anthracenon (●)

S A-2371, *Aureolic acid*, Mithracin, *Mithramycin***, Mitracina, *Mitramicina*, *Mitramycinum*, NSC-24559, PA-144

V cytostatisch wirksames Antibioticum aus Streptomyces tanashiensis bzw. Str. plicatus

---

*6120* *(245 N)* $C_{52}H_{84}N_2O_4$

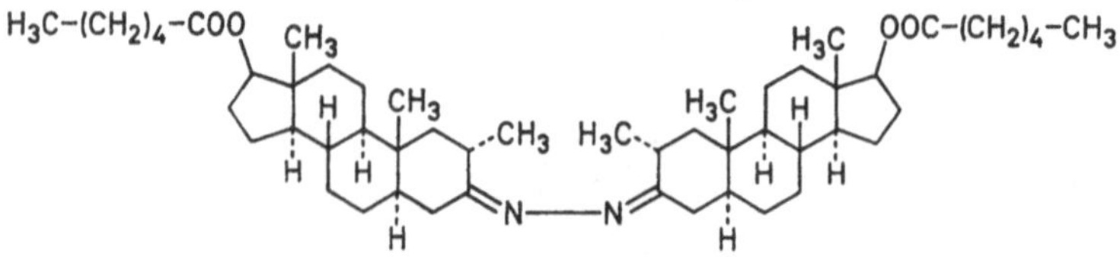

17β-Hydroxy-2α-methyl-5α-androstan-3-on-3,3'-azin-17-capronat = (2α,5α,17β)-2-Methyl-17-[(1-oxohexyl)oxy]androstan-3-on-[(2α,5α,17β)-2-methyl-17-[(1-oxohexyl)oxy]androstan-3-yliden]-hydrazon (●)

S *Bolazincapronat**, *Metazina capronato*, Roxilon inyect.

V Anabolicum

---

*6121* $C_{53}H_{93}N_7O_{13}$

24730-31-2

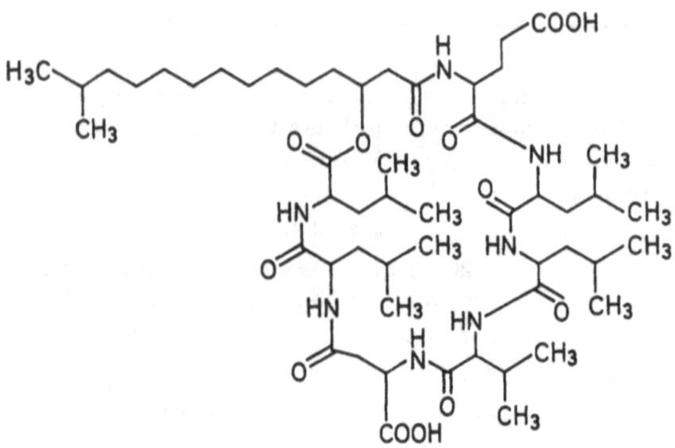

S *Surfactin*

V hypolipämisch wirksames Peptid-Antibioticum aus einem Bacillus subtilis-Stamm

---

*6122* *(4915)* $C_{53}H_{100}N_{16}O_{13}$

7722-44-3

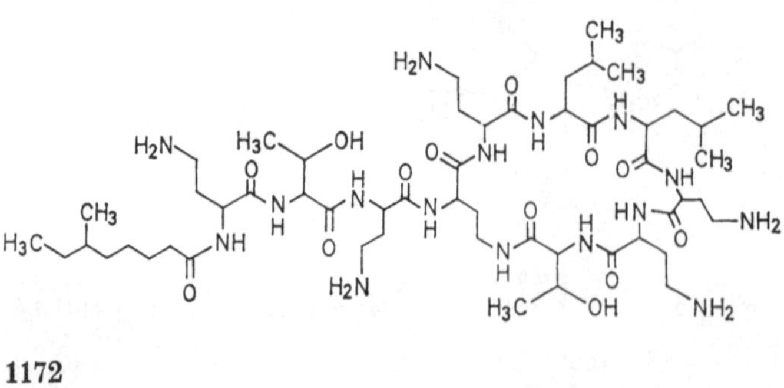

*N*-[3-Amino-1-[[1-[[3-amino-1-[[6,9,18-tris-(2-aminoethyl)-3-(1-hydroxyethyl)-12,15-diisobutyl-2,5,8,11,14,17,20-heptaoxo-1,4,7,10,13,16,19-heptaazacyclotricos-21-yl]-carbamoyl]-propyl]-carbamoyl]-2-hydroxypropyl]-carbamoyl]-propyl]-6-methyloctanamid = $N^{\alpha}$-(6-Methyl-1-oxooctyl)-L-α,γ-diaminobutyryl-L-threonyl-L-α,γ-diaminobutyryl-L-α,γ-diaminobutyryl-L-α,γ-diaminobutyryl-D-leucyl-L-leucyl-L-α,γ-diaminobutyryl-L-α,γ-diaminobutyryl-L-threonin-cycl.-(10 → 4)peptid (●)

H vgl. auch Nrr. 6130, 6158

S *Colistin A*, *Polymyxin $E_1$*

V Antibioticum aus Bacillus colistinus oder Bacillus polymyxa

*6122-01* **1066-17-7**

H Gemisch mit Colistin B (Polymyxin $E_2$) ($C_{52}H_{98}N_{16}O_{13}$) [analoges Heptanamid (1-Oxo-heptyl-Verbindung)] (und Colistin C) auch Sulfat **(1264-72-8)**

S Belcomycine, Colimicina-oral, Colimycine, Colisticina, *Colistin**, Colomycin, Coly-Mycin S, Farmicin, Multimycine, *Polymyxin E*, Unimicina, Visucolistin

V gegen gramnegative Bakterien wirksames Antibioticum

---

*6123* *(4946)* $C_{54}H_{84}O_{23}$
**6805-41-0**

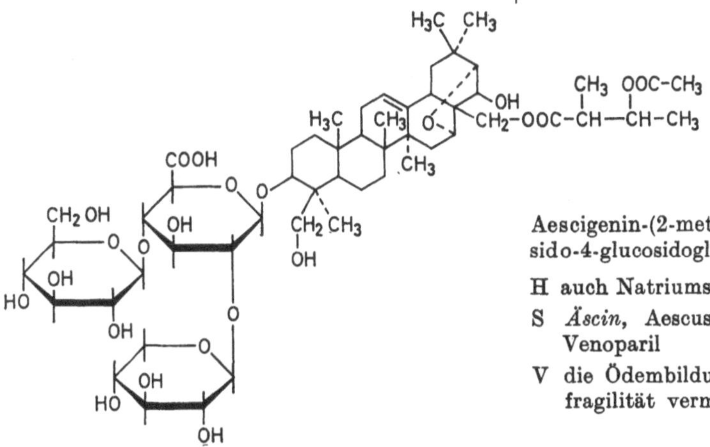

Aescigenin-(2-methyl-3-acetoxybutyrat)-(2-xylosido-4-glucosidoglucuronosid)

H auch Natriumsalz **(20977-05-3)**

S *Äscin*, Aescusan, *Escin(a)*, Feparil, Reparil, Venoparil

V die Ödembildung hemmendes und die Gefäßfragilität verminderndes Roßkastaniensaponin

---

*6124* $C_{54}H_{85}N_{13}O_{15}S$
**69-25-0**

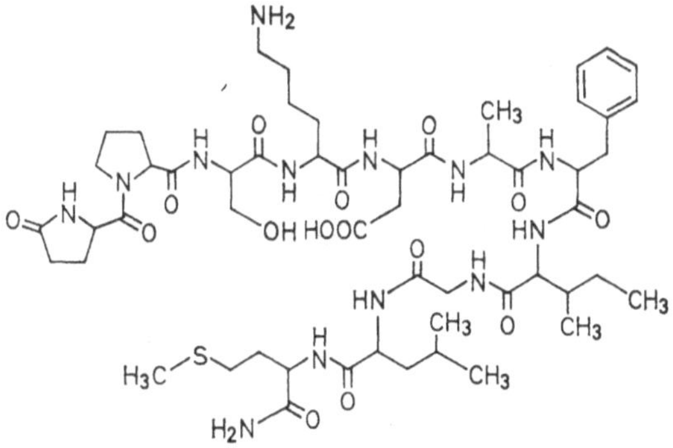

5-Oxo-L-prolyl-L-prolyl-L-seryl-L-lysyl-L-asparaginyl-L-alanyl-L-phenylalanyl-L-isoleucylglycyl-L-leucyl-L-methioninamid

S ELD 950, *Eledoisin**

V Vasodilatans, Hypotensivum

*6125* *(4947)* $C_{55}H_{59}N_5O_{20}$
4434-05-3

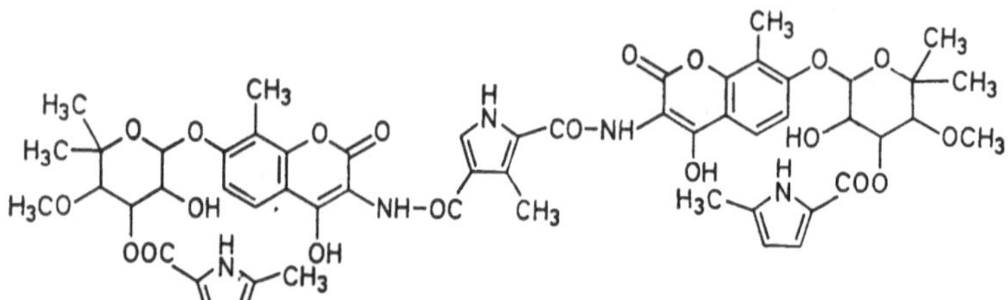

Diester der 5-Methylpyrrol-2-carbonsäure mit 3,3'-[(3-Methylpyrrol-2,4-diyl)-bis-(carbonylimino)]-bis-[4-hydroxy-8-methyl-7-(tetrahydro-3,4-dihydroxy-5-methoxy-6,6-dimethylpyran-2-yloxy)-cumarin] = 5-Methyl-1*H*-pyrrol-2-carbonsäure-Diester mit *N*,*N'*-Bis[7-[(6-deoxy-5-*C*-methyl-4-*O*-methyl-α-L-*lyxo*-hexopyranosyl)oxy]-4-hydroxy-8-methyl-2-oxo-2*H*-1-benzopyran-3-yl]-3-methyl-1*H*-pyrrol-2,4-dicarboxamid (●)

S *Coumamycin**, *Coumermycin (A₁)*, *Cumamycinum*, Notomycin, Sugordomycin D-1a

V Antibioticum aus Streptomyces rishiriensis

---

*6126* $C_{55}H_{75}N_{17}O_{13}$
33515-09-2

H–5-Oxo-L-Pro-L-His-L-Trp-L-Ser-L-Tyr
H₂N–Gly–Pro–L–Arg–L–Leu–L–Gly

5-Oxo-L-prolyl-L-histidyl-L-tryptophyl-L-seryl-L-tyrosylglycyl-L-leucyl-L-arginyl-L-prolylglycin-amid

S *Gonadorelin***, Hoechst 471, HRF, LH-RH, Lutal, Relefact LH-RH, Relisorm L, Stimu-LH

V Freigabefaktor (vom Schwein) für das luteinisierende Hormon

*6126-01* 52699-48-6

H Diacetattetrahydrat

S Abbott-41070, *Gonadorelinacetat***

V luteinisierendes Hormon, follikelstimulierendes Hormon, releasing Hormon

*6126-02* 51952-41-1

H Dihydrochlorid

S AY-24031, *Gonadorelinhydrochlorid***

V luteinisierendes Hormon, follikelstimulierendes Hormon, releasing Hormon

---

*6127* *(4948)* $C_{56}H_{85}N_{17}O_{12}$
342-10-9

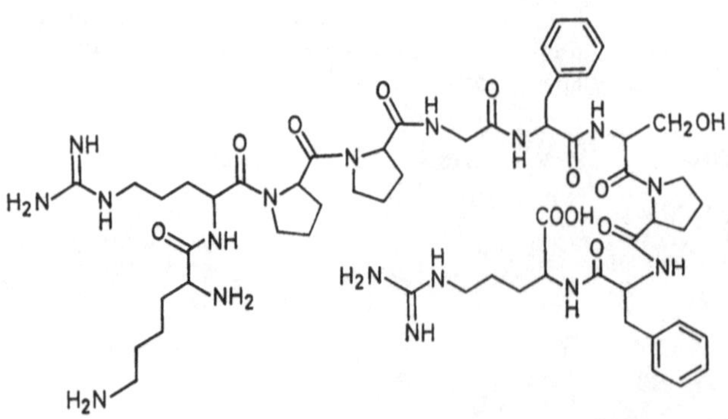

L-Lysyl-L-arginyl-L-prolyl-L-prolyl-glycyl-L-phenylalanyl-L-seryl-L-prolyl-L-phenylalanyl-L-arginin = $N^2$-L-Lysyl-bradykinin (●)

S *Kallidin, Kallidin II*

V Hypotensivum, Vasodilatans

*6128* *(4949)* $C_{56}H_{98}N_{16}O_{13}$
4135-11-9

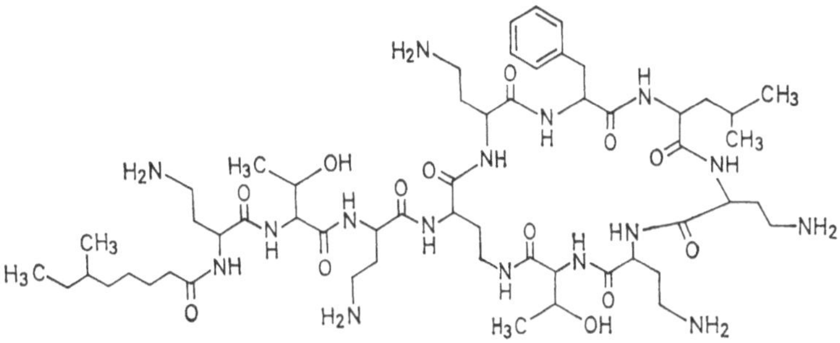


*N*-[3-Amino-1-[[1-[[3-amino-1-[[6,9,18-tris-(2-aminoethyl)-15-benzyl-3-(1-hydroxyethyl)-12-isobutyl-2,5,8,11,14,17,20-heptaoxo-1,4,7,10,13,16,19-heptaazacyclotricos-21-yl]-carbamoyl]-propyl]-carbamoyl]-2-hydroxypropyl]-carbamoyl]-propyl]-6-methyloctanamid = $N^{\alpha}$-(6-Methyl-1-oxooctyl)-L-α,γ-diaminobutyryl-L-threonyl-L-α,γ-diaminobutyryl-L-α,γ-diaminobutyryl-L-α,γ-diaminobutyryl-D-phenylalanyl-L-leucyl-L-α,γ-diaminobutyryl-L-α,γ-diaminobutyryl-L-threonin-cycl.-(10 → 4)-peptid (●)

H vgl. auch Nr. 6139

S *Polymyxin* $B_1$

V Antibioticum aus Bacillus polymyxa

*6128-01* 1404-26-8

H Gemisch mit Polymyxin $B_2$ ($C_{55}H_{96}N_{16}O_{13}$) [analoges Heptanamid (1-Oxoheptyl-Verbindung)]
auch Sulfat (1405-20-5)

S Aerosporin, Bacillosporin, *Polimixina B*, Polmix, *Polymyxin B***

V Antibioticum aus Bacillus polymyxa

---

*6129* *(246 N)* $C_{57}H_{82}O_{26}$
7059-24-7

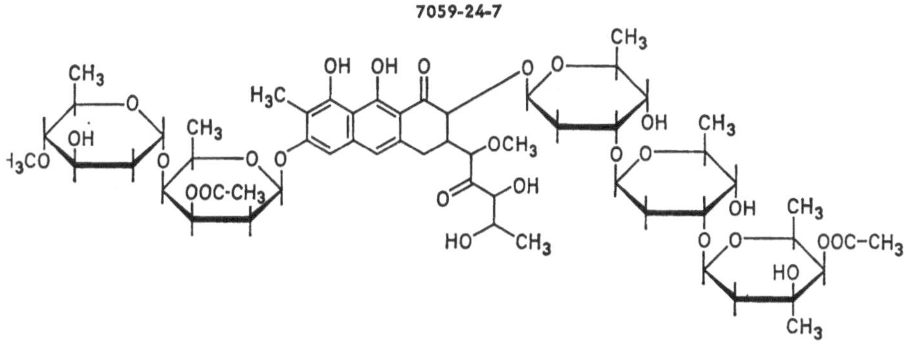


6-[3-*O*-Acetyl-2,6-dideoxy-4-*O*-(2,6-dideoxy-4-*O*-methyl-α-D-*lyxo*-hexopyranosyl)-β-D-*lyxo*-hexopyranosyloxy]-2-[*O*-4-*O*-acetyl-3-*C*-methyl-α-L-*arabino*-hexopyranosyl-(1 → 3)-*O*-2,6-dideoxy-β-D-*arabino*-hexopyranosyl-(1→3)-2,6-dideoxy-*β*-D-*arabino*-hexopyranosyloxy]-3-[3,4-dihydroxy-1-methoxy-2-oxopentyl]-3,4-dihydro-8,9-dihydroxy-7-methylanthracen-1(2*H*)-on = $3^B$-*O*-(4-*O*-Acetyl-2,6-dideoxy-3-*C*-methyl-α-L-*arabino*-hexopyranosyl)-7-methylolivomycin D (●)

S *Aburamycin B*, *Chromomycin* $A_3$, NSC-58514, Toyomycin

V cytostatisch wirksames Antibioticum aus Streptomyces griseus bzw. Str. aburaviensis

*6130* *(4936)* $C_{57}H_{108}N_{16}O_{25}S_4$

**30 387-39-4**

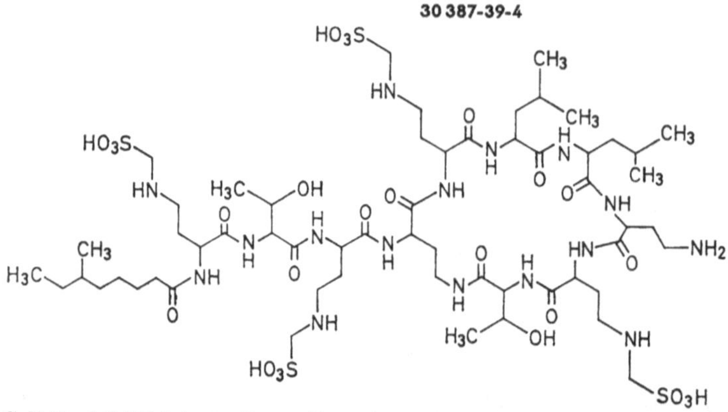

Colistin-1,3,5,9-tetramethansulfon A-säure = 1-[L-2-[(6-Methyl-1-oxooctyl)amino]-4-[(sulfomethyl)amino]butansäure]-3-[L-2-amino-4-[(sulfomethyl)amino]butansäure]-5-[L-2-amino-4-[(sulfomethyl)amino]butansäure]-9-[L-2-amino-4-[(sulfomethyl)amino]butansäure]polymyxin $E_1$ (●)

H Tetranatriumsalz (8068-28-8) des Gemischs mit den analogen Colistin B (Polymyxin $E_2$)- und Colistin C-derivaten

S Belcomycine-Amp., Colibiotic, Colimicina, *Colistimethate Sodium*, Colistinat, *Colistin mesilate sodium*, *Colistinmethansulfonat-Natrium*, *Colistin Sulphomethate*, Coly-Mycin M, Metha-Colimycin, W 1929

V gegen gramnegative Bakterien wirksames Antibioticum

---

*6131* $C_{58}H_{73}N_{13}O_{21}S_2$

**17 650-98-5**

```
            NH2              SO3H
             |                 |
H-5-Oxo-L-Pro-L-Glu-L-Asp-L-Tyr-L-Tyr
                                   |
     H2N-Phe-L-Asp-L-Met-L-Trp-L-Gly
```

5-Oxo-L-Prolyl-L-glutaminyl-L-asparaginyl-L-tyrosyl-L-threonylglycyl-L-tryptophyl-L-methionyl-L-asparaginyl-L-phenylalaninamid-4-hydrogensulfat

H auch Diethylaminsalz

S *Caerulein*, Ceosumin, *Ceruletid***, F.I. 6934, Takus

V Diagnosticum, Cholecystokineticum

---

*6132* *(4950)* $C_{58}H_{84}N_{14}O_{16}S$

**2507-24-6**

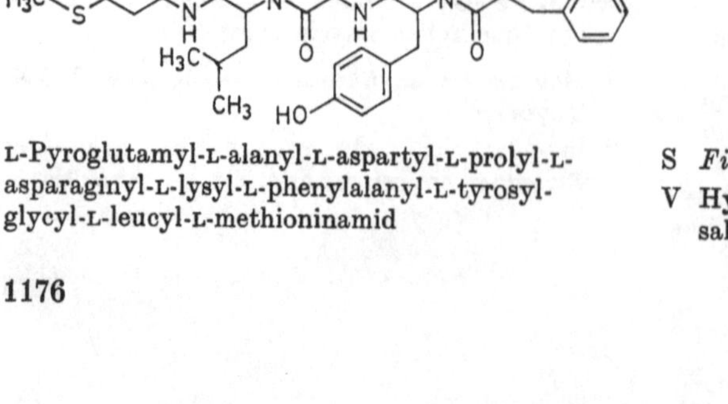

L-Pyroglutamyl-L-alanyl-L-aspartyl-L-prolyl-L-asparaginyl-L-lysyl-L-phenylalanyl-L-tyrosylglycyl-L-leucyl-L-methioninamid

S *Fisalemina, Physalaemin*

V Hypotensivum, Vasodilatans (Peptid aus Physalaemus fuscumaculatus)

*6133* *(4951)* $C_{58}H_{84}O_{25}$
11 006-70-5

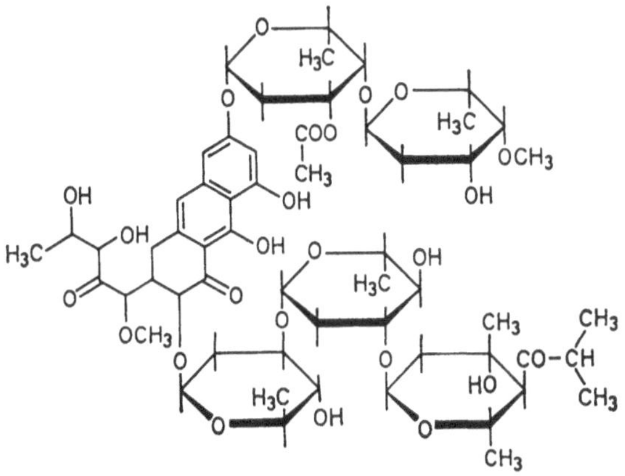

S *Olivomycin***

V cytostatisch wirksames Antibioticum aus Streptomyces olivoreticuli var. olivomycini

---

*6134* $C_{59}H_{90}O_4$
303-98-0

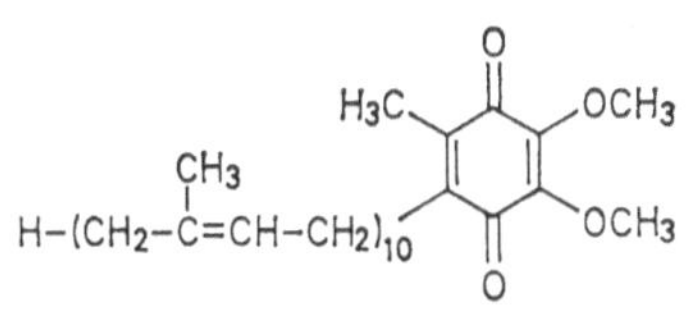

2,3-Dimethoxy-5-methyl-6-decaprenyl-1,4-benzochinon = 2-(3,7,11,15,19,23,27,31,35,39-Decamethyl-2,6,10,14,18,22,26,30,34,38-tetracontadecaenyl)-5,6-dimethoxy-3-methyl-2,5-cyclohexadien-1,4-dion (●)

S *Coenzym Q*, Neuquinone, NSC-140865, Q 199, *Ubidecarenone*, *Ubiquinone-10*

V Cardiacum

---

*6135* *(4952)* $C_{60}H_{60}N_6O_{21}$
11 002-20-3

S *Carzinophilin*

V cytostatisch wirksames Antibioticum aus Streptomyces Sahachiroi

*6136* *(4953)* $C_{60}H_{92}N_{12}O_{10}$
113-73-5

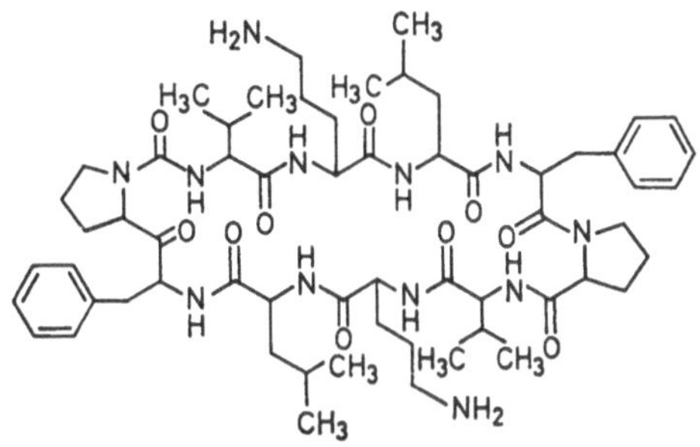

Cyclo-[L-valyl-L-ornithyl-L-leucyl-D-phenylalanyl-L-prolyl-L-valyl-L-ornithyl-L-leucyl-D-phenylalanyl-L-prolyl] = cycl. (L-Leucyl-D-phenylalanyl-L-prolyl-L-valyl-L-ornithyl-L-leucyl-D-phenylalanyl-L-prolyl-L-valyl-L-ornithyl) (●)

S *Gramicidin C*, *Gramicidin S***

V Antibioticum aus Bacillus brevis

---

*6137* *(4954)* $C_{61}H_{84}CoN_{14}O_{15}P$
14 708-95-3

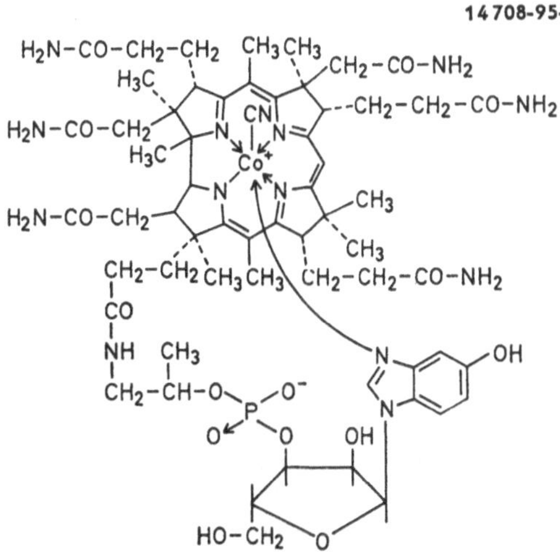

α-(5-Hydroxybenzimidazolyl)-cobamidcyanid = Cobinamidcyanidhydroxid-dihydrogenphosphat-(ester) (inneres Salz)-3′-Ester mit 1-α-D-Ribofuranosyl-1*H*-benzimidazol-5-ol (●)

S *Faktor I*, *Faktor III*, Trifavit, *Vitamin* $B_{12III}$

V antiperniziöses Vitamin

*6138* *(4955)* $C_{61}H_{84}N_2O_{20}$ 12 698-99-6

S Trichomycin A

V Heptaen-Antibioticum aus Streptomyces hachijoensis

*6138-01* *(4955a)* 1394-02-1

H Gemisch mit anderen Trichomycinen

S Cabimicina, *Hachimycin**, Trichomycin, *Trichomycinum*, Trichonat, Trichosept, Tricomicina, Vegex

V Heptaen-Antibioticum aus Streptomyces hachijoensis

---

*6139* *(4956)* $C_{61}H_{108}N_{16}O_{28}S_5$ 1405-52-3

Pentakis-(*N*-sulfomethyl)-polymyxin B

H auch Pentanatriumsalz (11 006-58-9)

S Apesporine, Aremyxine, Dynamyxin, GS-6742, *Sulfomyxin***, *Sulphomyxin*, Thiosporin

V Antibioticum

---

*6140* *(4957)* $C_{62}H_{68}N_6O_{16}$ 2950-70-1

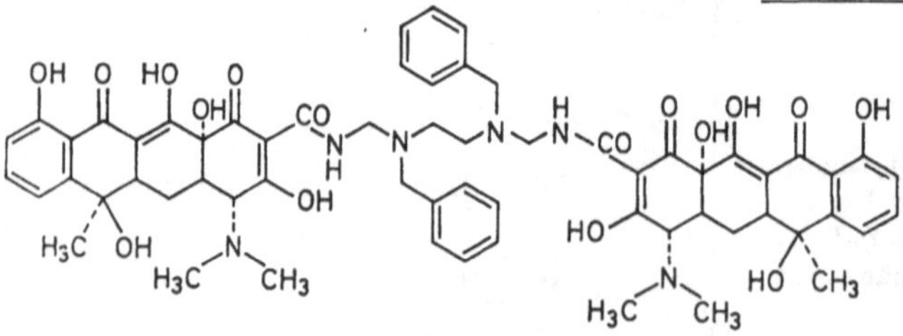


*N*,*N'*-[*N*,*N'*-Ethylenbis-(benzylaminomethyl)]-bis-[4-dimethylamino-1,4,4a,5,5a,6,11,12a-oktahydro-3,6,10,12,12a-pentahydroxy-6-methyl-1,11-dioxo-2-naphthacencarboxamid] = *N*,*N'*-Dibenzylethylendiamindimethylditetracyclin = *N*,*N'*-[1,2-Ethandiylbis[[(phenylmethyl)imino]methylen]]bis[[4*S*-(4α,4aα,5aα,6β,12aα)]-4-(dimethylamino)-1,4,4a,5,5a,6,11,12a-octahydro-3,6,10,12,12a-pentahydroxy-6-methyl-1,11-dioxo-2-naphthacencarboxamid] (●)

S *Ditetracyclin*

V Antibioticum

*6141* *(4958)* $C_{62}H_{86}N_{12}O_{16}$ 50-76-0

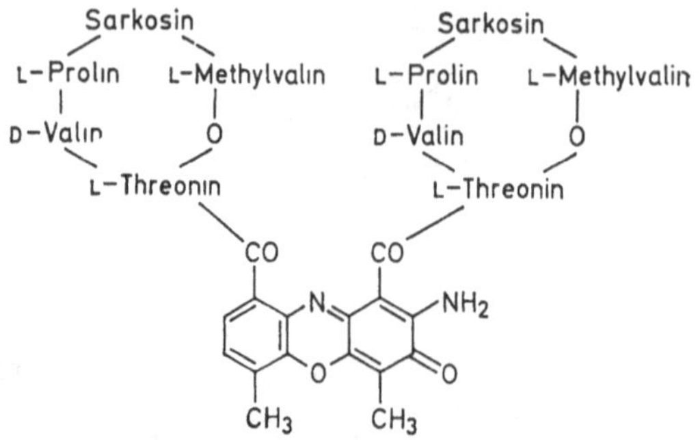


2-Amino-1,9-bis-(2,9-diisopropyl-6 10,13-trimethyl-1,4,8,11,14-pentaoxo-7-oxa-3,10,13,17a-tetraaza-5-bicyclo[14.3.0]nonadecylcarbamoyl)-4,6-dimethyl-3*H*-phenoxazin-3-on = stereoisomeres *N*,*N'*-[(2-Amino-4,6-dimethyl-3-oxo-3*H*-phenoxazin-1,9-diyl)bis[carbonylimino[2-(1-hydroxyethyl)-1-oxo-2,1-ethandiyl]imino[2-(1-methylethyl)-1-oxo-2,1-ethandiyl]-1,2-pyrrolidindiylcarbonyl(methylimino)(1-oxo-2,1-ethandiyl)]]bis[*N*-methyl-L-valin]bis(ξ-lacton) (●)

S *Actinomycin* $C_1$, *Actinomycin D*, AD, Cosmegen, Cosmogen, *Dactinomycin***, Lyovac-Cosmegen, *Meractinomycin*, NSC-3053

V Antibioticum, Antineoplasticum

---

*6142* *(4959)* $C_{62}H_{89}CoN_{13}O_{15}P$

13422-51-0

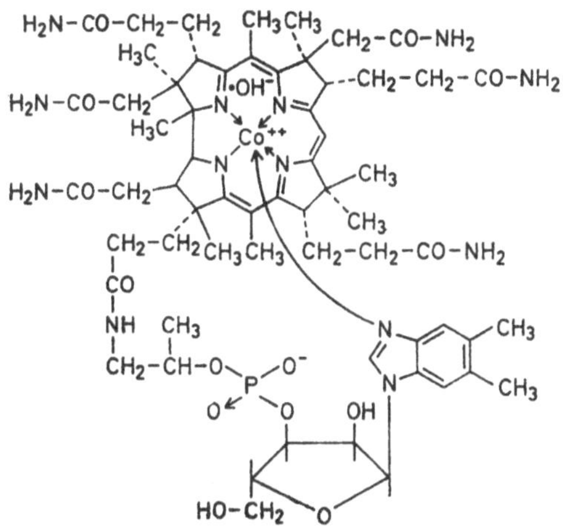

α-(5,6-Dimethylbenzimidazolyl)-hydroxocobamid = Cobinamiddihydroxid-dihydrogenphosphat-(ester)(mono-inneres Salz)-3'-Ester mit 5,6-Dimethyl-1-α-D-ribofuranosyl-1*H*-benzimidazol (●)

H auch Hydrat (Aquocobalamin) (13422-52-1)

S Actobe 12, Alfaredisol, Alpha-Cobione, Alphamin, alpha-Redisol, Alpha-Ruvite, Alpha Vee-12, Amacran, *Aquocobalamin*, Aquodavur, Axlon, Axofor, Axonvit, Bamilen, $B_{12}$-Depot-Siegfried, $B_{12}$-Depot „Wander", $B_{12}$-Depot-Vicotrat, Bedotin, Bedoxyl-AP, Bedozil, Bédumil-Depo, Behepan novum, Belvedrox, Bemulton, Berubi long, Berusol-L.A., Besubdoce, Bi-Nevril, Biocobal, Bituel, $B_{12}$-Pharmabit, Bradirubra, B Red S, Britafor, B-Valet $B_{12}$, $B_{12}$-Vitadurin, $B_{12}$-vitamin retard, Byladoce L.D., Cien Bedoce Depot, Ciplamin H, Cobalex, Cobalidrina, Cobalphamead, Cobaltinex $B_{12}$, Cobaltron-retard, Cobalvit, Cobamide, Cobavite L.A., Cobexan, Cobidrossi, Cobilid, Codroxomin, Conformin, Cycobal-H, Dafalgan, Dasvit H, Decadue, Depodoce, Depot-Favi-zwölf, Docélan, Docevit, Docevita, Dodemina, Dodilan, Dolivern, Dozetrat depot, Drocobal, Droxodoce, Droxofor, Droxomin, Droxovite, Ducobee-HY, Duradoce, Dura-Gram, Duralta-12, Duravit-12, Erycytol-Depot, Fravit $B_{12}$, Fresmin S, Funacomin-F, Geamin, Hemogen „Geva", Hicobalamin, Hicobalan, Hidro-$B_{12}$, Hidrodce, Hidrogris, Hidrovin, *Hidroxicobalamina*, Hidroxil-$B_{12}$, Hidroxo-Catavin, Hidroxodoce, Hidroxuber, Hozofor, Hy-12, Hybalamin, Hy-Cobalagen, Hydocobamin, Hydro-12, Hydrobedouze, Hydrocobamine, Hydrogrisevit, Hydronevrine, Hydrovit, Hydroxo 5000, Hydroxo B-12, Hydroxobase, *Hydroxocobalamin***, *Hydroxocobeminum*, *Hydroxokobemin*, *Hydroxycobalamin*, *Hyxobamine*, Ibedox, Icovit $B_{12}$, Idro-Apavit, Idrobamina, Idrobetina, *Idrocobalamin*, Idrocobina, Idrofarm $B_{12}$, Idrogrisevit, Idrorubina, Idrospes $B_{12}$, Idrossi $B_{12}$, Idrossicobal, Idrossirubrin, Idrossivit $B_{12}$, Idrozima, Imphacobin-H, Iperdodici, Kab-H, Kobalong, Lencobal, Lentadoce, Lento $B_{12}$, Lentoelve, Longicobal, Longirubrin, Macrabin-H, Medinil, Mepharubin-Depot, Milbedoce-depot, Natur $B_{12}$, Neo-Alavit, Neo-Benol, Neo-Betalin-12, Neo-Cobalan, Neo-Cytamen, Neo-Hepatex, Neo-Macrabin, Neo-Rojamin, Neo-Rubentin, Neorubra, Neovit, Neo-Vitadom, Neo-Vitwel, Novabidodici, Novo $B_{12}$, Novobedouze, OH $B_{12}$, *OH-Cobalamin*, OH-Duphar, Omega-P.A., Oxobemin, Oxolamine „Arcum", Primabalt R.P., Rasedon, Red, Redisol-H, Retar-$B_{12}$, Retavin $B_{12}$, Ritardovit $B_{12}$, Rossobivit, Rubesol-LA, Rubitard $B_{12}$, Rubramin OH, Rubranova, Rubrovit 1000 Depot, Runova, Sigamine L.A., Siocobin-H, Solco H, Span-12, Super $B_{12}$, Sustwelve, Sytobex-H, Theravite-H, Twelomin S, V-12, Vibeden, Vibedosan, Vidodex, Vitadurin, Vitafebo, *Vitamin* $B_{12a}$, *Vitamin* $B_{12b}$

V antiperniziöses Vitamin

*6142-01* *(4959a)* 22465-48-1

H Acetat

S Acimexan, Acuo-Godabion $B_{12}$, Anemisol H, Aquo B, Aquo-Cytobion, B 12-Depot „Hormosan", Bistin, Citobion, Cobala, Cobalamin-12, Cobalparen-Depot, Cohemin depot, Colsamine, Depogamma, Docivit Depot, Doleven, Droxusvit, Forta $B_{12}$, Hepagon novum, Hepavit-Depot-fortissimum, Hicomin Hycomin, Hydocomin, Hydromin, Hydroxomin, Hydroxy-Hepavit, Idoxo-$B_{12}$, Liodozal, Masblon H, Mega-Milbedoce, Nichicoba, Novidroxin, Novocobalamin, Red-B, Tsuerumin S, Vigolatin, Vitarubin-Depot

V antiperniziöses Vitamin

*6143* (4960) $C_{63}H_{88}CoN_{14}O_{14}P$

68-19-9

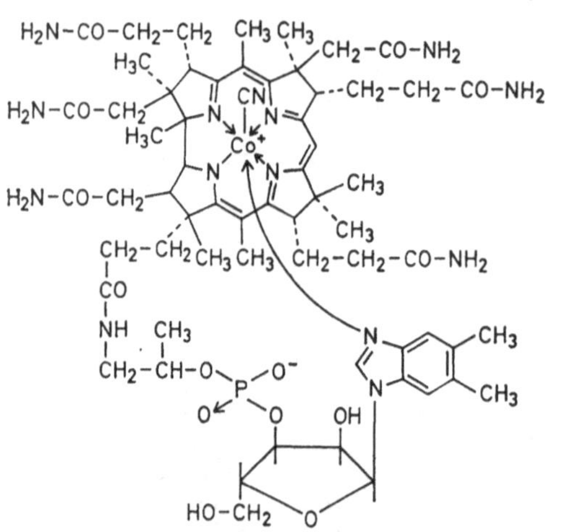

α-(5,6-Dimethylbenzimidazolyl)-cobamidcyanid = Cobinamidcyanidhydroxid-dihydrogenphosphat-(ester) (inneres Salz)-3'-Ester mit 5,6-Dimethyl-1-α-D-ribofuranosyl-1*H*-benzimidazol (●)

S Acro $B_{12}$, Actamin $B_{12}$, Almeret, Anacobin, Andro-B 12, Anemiol-$B_{12}$, Aneper $B_{12}$, Anfadoc, Antinem, Antipernicin, Anti-perniciosa, Apavit $B_{12}$, Arcavit $B_{12}$, Arcored, Bagovit $B_{12}$, Balamin, Baltovit, $B_{12}$ „Ankermann", $B_{12}$-Delagrange, B-docin, Bedocatines $B_{12}$, Bedoc B12, Bedoce, Bedodec, Bedodeka, Bedomican, Bedoxyl, Bedoz, Bedozane, Bedoze, Bedozin, Bedumil, Bee-12-Gel, Beglan-12, Begoncal-$B_{12}$, Behepan, Belixir-12, Belvetin, Bendogen, Beniform, Benol, Bentavit $B_{12}$, Berubi, Berubigen, Berubin, Berusol, Betalily-12, Betalin-12, Betamine $B_{12}$, Beterapion-12, Betolvex, Betwelve, Bevatine, Bevidoral, Bevidox, Bevite, Bexii, Bexil, Bexitab, $B_{12}$-Flavin, B12-Framan, $B_{12}$-Galter, $B_{12}$-Horfervit, B12 „Hormosan", $B_{12}$-Ifmy, Bihexin, Bimil, Biobin, Biocobalamine, Biocres, Biolamin, Biopar, Bipibi-12, Bitevan, $B_{12}$-Kairon, $B_{12}$-Kattwiga, $B_{12}$-Lasa, $B_{12}$-Level, Blootamin, $B_{12}$-Mille, $B_{12}$-Monovit, $B_{12}$-Pierrel, $B_{12}$-Siegfried, $B_{12}$-Steigerwald, B-Twel, B-Twelv, B-Twelvora, $B_{12}$-Vicotrat, *$B_{12}$-Vitamin*, $B_{12}$-Weber, Byladoce, Cabadon-M, Calton-becien, Catavin, Centauro, Cetimil $B_{12}$, Chibro B12, Chocola $B_{12}$, *Cianocobalamina*, Cianovit R, Cinabase, Cipalmin, Claretin-12, *CN-Cobalamin*, Coba, Cobadoce, Cobal 12, Cobalamed, *Cobalamin*, Cobalin, Coballamine, Cobaloral, Cobalparen, Cobaltron, Cobamac, Cobamine, Copharvit 5000, Cobastab, Cobastan, Cobavite, Cobegel, *Cobeminum*, Cobione, Cobrumin, Cocavitan $B_{12}$, Cohemin, Corubeen, Corubin, Corubrin, Cosmo-Rey, Cotel, Covit, Co-Vitamin $B_{12}$, Cresiro(l), Crystamin, Crystimin, Crysto-Gel, Crysto-Vim, Crystwel, Cy-1000, Cyanabin, Cyanocobal, *Cyanocobalamin***, Cyano-Gel, Cyano-Hepavit, Cyanomin, Cyanoton, Cyanovit, Cycobal, *Cycobemin*, Cycogel, Cycolamin, Cycomin, Cycoplex, Cykobeminet, Cynobal, Cynoplon, Cyredin, Cytacon, Cytamen, Cytaton, Cytobex, Cytobion, Dancavit $B_{12}$, Dapoten, Darovitam $B_{12}$, Dasvit, Davitamon $B_{12}$, DBH-B-12, Depinar, Devit 1000, Dinevit $B_{12}$, Distivit, Dobetin, Docecol, Docecrisina, Docedep, Docémine, Doce-Oral, Docergona, Docetasan, Docibin, Docigado 15, Docigram, Docivit, Dodamine, Dodec, Dodecabee, Dodecavite, Dodemina, Dodevitina, Dodex, Douzoral $B_{12}$, Dozelin, Dozetrat, Dozevitan, Dozibel, Ducobee, Dumovit $B_{12}$, Duo $B_{12}$, Duodebex, Duodecibin, Dura-12-M, Embiol, Emobione, Endo $B_{12}$, Eocill, Erftamin 12, Eritro-B 12, Eritrone, Eritrosir, Eritrovit $B_{12}$, Erycytol, Erythrotin, Euhaemon, Examen, Exoral, *extrinsic factor*, Fanrubina, Fardoc, Fermin, Fiviton $B_{12}$, Fortbeol-12, Fresmin, Gel-12, Gevedoce, Godabion $B_{12}$, Griseovit, Grisevit, Grisovit, Helbradoze, Hematolamin, Hemo-B-Doze, Hemoergene, Hemolin, Hemomin, Hemosalus $B_{12}$, Hepagon, Hepatex-T, Hepavis, Hepavit, Hepcovite, Heptenyl-12, Hydoxamin, Hylugel, IDO-$B_{12}$, Imphacobin, Intrinase, Intrinolon, Juvabe 12, Kab-12, Kaybovite, Kee-B-12, *Lactobacillus lactis Dorner factor*, Larmavita $B_{12}$, Lentobedoze, Lentovit, Lifaton $B_{12}$, Liofhem, Liorubrina, *LLD-Factor*, Lubedoce, Macrabin, Macrocyclin, Macrocyte, Made $B_{12}$, Magna B12, Masblon, Megabion „Sigma", Megalovel, Mepharubin, Mico-12, Milbedoce, Millevit, Miluyvit $B_{12}$, Nagravon, Neododamine, Neurobaltina, Neuro-Liser, Ni-Vit-12, Normocytin, Nova-Rubi, Noventabedoce, Novivit, Optovite $B_{12}$, 12-Oral, Osfavit $B_{12}$, Palvite, Pam-B-12, Panalamine, Parentosol $B_{12}$, Pasing $B_{12}$, Pernaemon, Pernaevit, Pernajek, Pernapar, Pernavit, Pernical, Pernicipur, Pernipuron, Pernoral, Perviol-Doce, Pharmatovit $B_{12}$, Pinkamin, Plecyamin, Plentasal, Poyamin, Primabalt, Quantin-100 (—1000), Quinienbedoce, Rametin, Rectocenga, Recytomin, Redamin, Redavit $B_{12}$, Redisol, Repocobe, Reticulogen, Retidex $B_{12}$, Rhodacryst, Rhodavin, Rhodavite, Ritamine, Robelvit, Rojamin, Rolo-12, Rotamin, Ru-$B_{12}$,

Rubavit, Rubentin, Rubesol, Rubicrest, Rubion, Rubitrate, Rubivitan, Rubivite, Rubraluy, Rubramin, Rubraroc-500, Rubrine, Rubripca, Rubrocitol, Rubron, Rubrovit, Rubyvit, Rulivan, Ruvite, Sancoba, Sani-12, Savex inyect., Serravit $B_{12}$, Sigamine, Siocobin, Solco $B_{12}$, Sorbevit $B_{12}$, Spavit $B_{12}$, S.P. Cycolamin, Supervit $B_{12}$, Surgevit, Sytobex, Tempo $B_{12}$, Themisol, Tuelve B, Twel-Be, Tweltone, Twelve-Oral, Ucemine $B_{12}$, Vibalt, Vibecon, Vibedoz, Vibicon, Vibisone, Vibrumin, Vicapan $B_{12}$, Vidox „Scan.", Viemin 12, Virubra, Vitabee 12, Vitadom, Vitadouze, *Vitamin $B_{12}$*, Vitapur $B_{12}$, Vitarubin, Vita-Rubra, Vitral, Vi-Twel, Willcotrin, Winbex, Wyocobin, *Zyanokobalamin*

V antiperniziöses Vitamin

---

*6144* *(4961)* $C_{63}H_{88}{}^{57}CoN_{14}O_{14}P$

13115-03-2

$^{57}$Co-Cyanocobalamin

S *Cyanocobalamin ($^{57}$Co)***, *Racobalamin-57*, *Radiocyanocobalamin ($^{57}$Co)*, Rubratope Co 57

V Diagnosticum (der perniziösen Anaemie)

---

*6145* *(247 N)* $C_{63}H_{88}{}^{58}CoN_{14}O_{14}P$

18195-32-9

$^{58}$Co-Cyanocobalamin

S *Cyanocobalamin ($^{58}$Co)***

V radioisotopes Diagnosticum

---

*6146* *(4962)* $C_{63}H_{88}{}^{60}CoN_{14}O_{14}P$

13422-53-2

$^{60}$Co-Cyanocobalamin

S *Cyanocobalamin ($^{60}$Co)***, *Racobalamin-60*, *Radiocyanocobalamin ($^{60}$Co)*, *Radiocycobeminum ($^{60}$Co)*, Rubratope

V Diagnosticum (der perniziösen Anaemie)

---

*6147* *(72 E)* $C_{63}H_{91}CoN_{13}O_{14}P$

13422-55-4

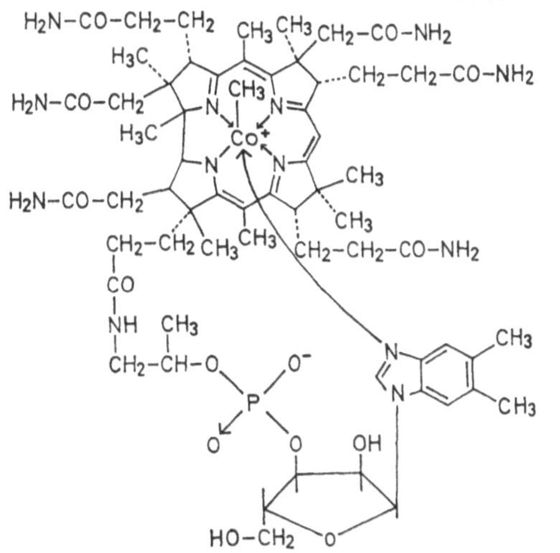

Cobinamid-*Co*-methylderivat-hydroxid-dihydrogenphosphat(ester)(inneres Salz)-3'-Ester mit 5,6-Dimethyl-1-α-D-ribofuranosyl-1*H*-benzimidazol (●) = α-(5,6-Dimethylbenzimidazol-2-yl)-cobamid-methyl

S Algobaz, Asimil $B_{12}$, Calomide-ME, Cobaldocemetil, Cobamain, Cobametin, Liversanol, *Mecobalamin**, Methycoba(l), *Methylcobalamin*, Méthylcobaz, Metil-Vitelix, Vancomin

V Vitamin-$B_{12}$-Therapeuticum

---

*6148* *(4963)* $C_{64}H_{90}N_{12}O_{16}$

6156-47-4

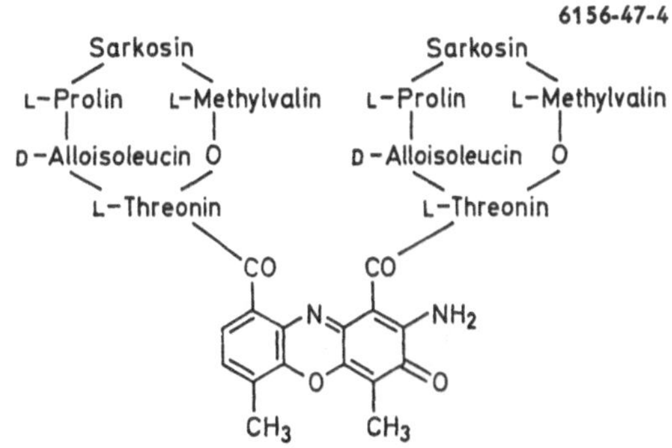

$2^{A}$-D-Alloisoleucin-$2^{B}$-D-alloisoleucinactinomycin D (●)

S *Actinomycin VII*, *Actinomycin $C_3$*

V cytostatisch wirksames Antibioticum aus Streptomyces chrysomallus

*6148-01* *(4963a)* **8052-16-2**

H Mischung aus 45% Actinomycin $C_3$, 45% Actinomycin $C_2$ und 10% Dactinomycin

S *Actinomycin C*, *Cactinomycin***, HBF 386, NSC-18268, Sanamicina, Sanamycin

V cytostatisch wirksames Antibioticum aus Streptomyces chrysomallus

---

*6149* *(4964)* $C_{66}H_{103}N_{17}O_{16}S$

**21 373-17-1**

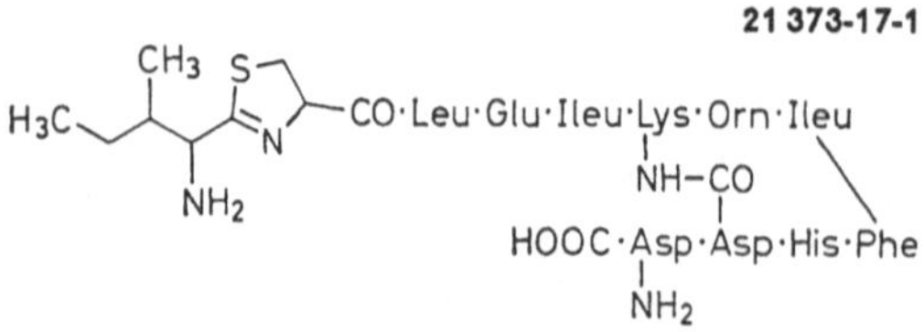


*N*-[[2-(1-Amino-2-methylbutyl)-4,5-dihydro-4-thiazolyl]carbonyl]bacitracin F (●)

S *Bacitracin A*

V Polypeptidantibioticum aus Bacillus subtilis

*6149-01* *(4964a)* **1405-87-4**

H Gemisch mit gewissen Mengen anderer Bacitracine

S Ayfivin, Baci-Jel, Bacidrin, Baciguent, Bacilone, Baci-Max, Bacitek, *Bacitracin***, Bacitrin, Baci-Troches, Batrogyn, Batroral, Fortracin, Ginebatin, Parentracin, Penitracin, Sarbatracine, Topitracin, Zutracin

V Polypeptidantibioticum aus Bacillus subtilis (besonders zur lokalen Anwendung)

---

*6150* *(4965)* $C_{68}H_{79}NO_{11}$

**54063-34-2**

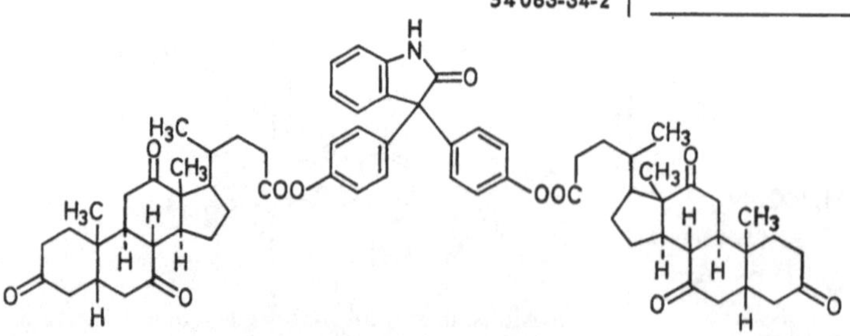


3,3-Bis-(*p*-hydroxyphenyl)-2-indolinon-(3,7,12-trioxo-5β-cholansäure)-diester = (5β)-(5′β)-3,7,12-Trioxocholansäure(1,2-dihydro-2-oxo-3*H*-indol-3-yliden)di-4,1-phenylenester (●)

S *Cofisatin***, Mucilax-Wirkstoff

V Laxativum

---

*6151* *(4966)* $C_{72}H_{100}CoN_{18}O_{17}P$

**13870-90-1**

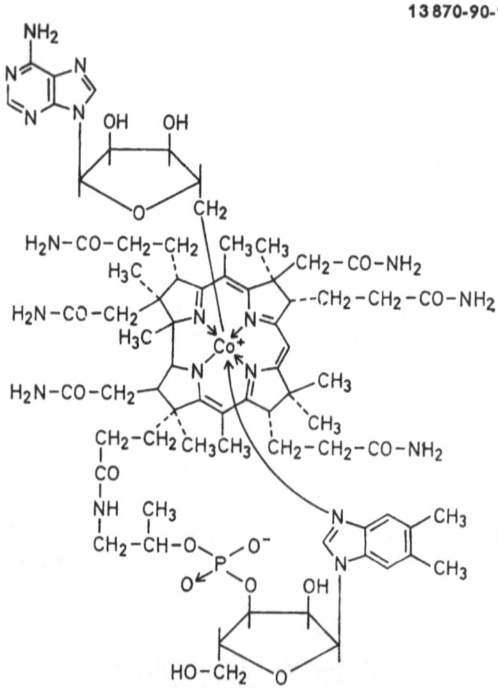


5,6-Dimethylbenzimidazolcobamid-coenzym = Inneres Salz des *Co*-(5′-Desoxyadenosin-5′)-derivates des 3′-Esters von Cobinamidphosphat mit 5,6-Dimethyl-1-α-D-ribofuranosylbenzimidazol = Cobinamid-*Co*-(5′-deoxyadenosin-5′)derivat-hydroxid-dihydrogenphosphat(ester)(inneres Salz)-3′-Ester mit 5,6-Dimethyl-1-α-D-ribofuranosyl-1*H*-benzimidazol (●)

S Actavix, Actimide, Activanat, Adecomide, Ademide, *Adenosylcobalamin*, Aima, Aktibol,

Ambritan, Amplixal, Anabasi, Anabolizante Hermes, Anabozima, Anadin, Anadinibi, Anazym, Appevit, Benydiol, Benzimarr, Betarin, Calomide, Cebetan, Ciclozim, Cobafor, Cobaforte, Cobagen, Cobalan, Cobalin „San Carlo", Cobalion, Cobaltamin S, *Cobamamid**, Cobamyde, Cobanzyme, Cobarol, Cobaxid, Cobazina, Cobazymase, Coben $B_{12}$, Cobenzim, Coenbi, *Coenzima $B_{12}$*, Coenzyl, *Coenzym $B_{12}$*, Coezim-$B_{12}$, Colusamide, Contaren, Conzibi 12, Corrinozide, Corubrin „Ellea", Cotrefon, Co-Vibedoze, Crinozim, Cromazim, DBCC, Decab, Dibencozan, *Dibencozide*, *Dibenzcozamide*, Dimazin, *Dimébenzcozamide*, Dodecozim B12, Enductol, Enzicoba, Enzim, B12, Extrabolin, Fisiocobal, Fortezim, Frazim, Funacomide, Glade, Gradilin Co B12, Héraclène, Hi-Fresmin, Hi-Nichicoba, Hokuramide, Hycobal, Hyrasedon, Indusil, Lewis, LM 176, Marvizim, Maxibol „Roussel", Maximal, Medozim, Metamide, Milbedoce anabolico, Neocobal, Neoenzim $B_{12}$, Neomide, Névrizide, Nutricon, Obalamin-S, Paidozim, Panhor, Pantidia, Percoa, Peromide, Protemi, Radiozima, Ripresil, Rubenzim, Rubolan, Sabalamin, Sarbol, Sartoenzim, Satomid, Taitan, Thencel, Torrezim, Trefarist, Trillovit, Trofamide $B_{12}$, Trofogal, Trofozim, Unifort, Vector, Viconzim, Vitosit, Xobaline, Zervital, Zim $B_{12}$, Zinabol

V Anabolicum

*6152* *(4967)* $C_{72}H_{116}O_4$

547-17-1

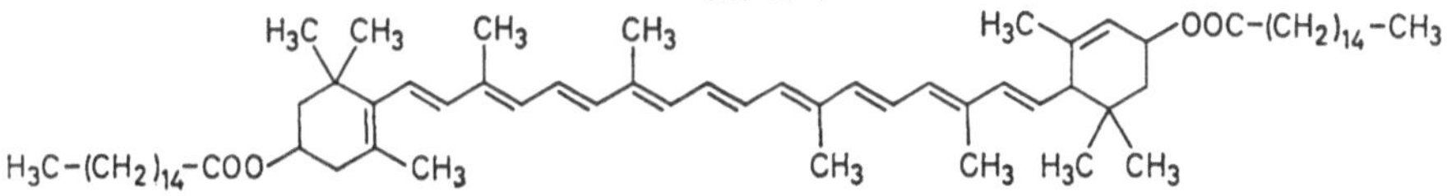


α-Carotin-3,3'-dioldipalmitat = Luteindipalmitat = β,ε-Caroten-3,3'-dioldihexadecanoat (●)

H nach anderen Angaben das γ-Carotin-3,3'-dioldipalmitat[β,ψ-Caroten-3,3'-diolhexadecanoat (●)] (30508-47-5)

S Adaptinol, Aptinol, *Helenien*, Heligal, *Xantofyli palmitas***

V Blendschutzmittel (Carotinoid aus Helenium autumnale)

*6153* $C_{73}H_{78}F_2O_{16}$

55461-42-2

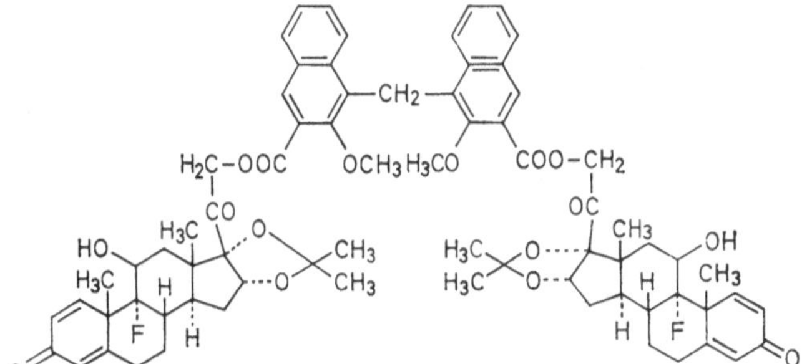


4,4'-Methylenbis-(3-methoxy-2-naphthoat) von 9α-Fluor-11β,21-dihydroxy-16α,17α-isopropylidendioxy-1,4-pregnadien-3,20-dion = (9α,11β,16α)-21,21'-[Methylenbis[(2-methoxy-1,3-naphthalendiyl)carbonyloxy]]bis[9-fluor-11-hydroxy-16,17-[(1-methylethyliden)bis(oxy)]pregna-1,4-dien-3,20-dion] (●)

S *Flupamesone*, Flutenal, *Triamcinolonacetonidmetembonat*, UR-105

V antiphlogistisch und antiallergisch wirksames Glucocorticoid

*6154* *(4968)* $C_{75}H_{144}O_{31}$
2073-51-0

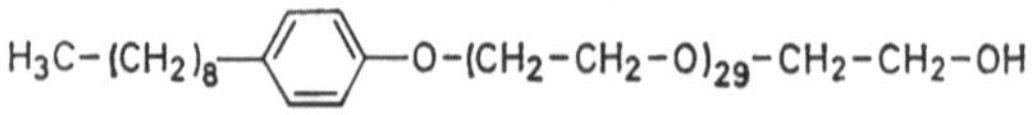

89-(4-Nonylphenoxy)-3,6,9,12,15,18,21,24,27,30,33,36,39,42,45,48,51,54,57,60,63,66,69,72,75,78,81,84,87-nonacosaoxanonaoctacontan-1-ol (●)

H Mittelwert für ein *p*-Nonylphenoxypolyethoxyethanol

S Igepal CO-880, *Nonoxinol 30***, *Nonoxynol 30*

V oberflächenaktives Antisepticum

---

*6155* *(4969)* $C_{85}H_{154}N_{32}O_{27}$

S *Triculamin*

V Tuberkulostaticum (Peptid-Antibioticum aus Streptomyces triculaminicus)

---

*6156* $C_{100}H_{156}N_{34}O_{22}S$
24 870-04-0

Glycyl-L-tyrosyl-L-seryl-L-methionyl-L-glutamyl-L-histidyl-L-phenylalanyl-L-arginyl-L-tryptophyl-glycyl-L-lysyl-L-prolyl-L-valylglycyl-L-lysyl-L-lysyl-L-arginyl-L-argininamid = 1-Glycin-18-L-argininamid-α$^{1-18}$-corticotropin (●)

H auch Acetat (37 998-27-9)

S Acthormon, *Giractid***, Renactid

V synthetisches ACTH-Präparat

---

*6157* *(248 N)* $C_{101}H_{158}N_{30}O_{23}S$
22 572-04-9

D-Seryl-L-tyrosyl-L-seryl-L-methionyl-L-glutamyl-L-histidyl-L-phenylalanyl-L-arginyl-L-tryptophyl-glycyl-L-lysyl-L-prolyl-L-valyl-glycyl-L-lysyl-L-lysyl-L-lysyl-L-lysinamid = 1-D-Serin-17-L-lysin-18-L-lysinamid-α$^{1-18}$-corticotropin (●)

S Ba-41 795, C 41 795, *Codactid* Octodécactide*

V synthetisches ACTH-Präparat

---

*6158* ca. $C_{122}H_{172}N_{22}O_{40}$
58 298-92-3

Reaktionsprodukt von 1 Mol. Colistin (Nr. 6122-01) mit 3 Mol. Oxytetracyclin (Nr. 4849) in Gegenwart von Formaldehyd

S *Colimecyclin***

V Antibioticum

---

*6159* *(4970)* $C_{131}H_{229}H_{39}O_{31}$
20 449-79-0

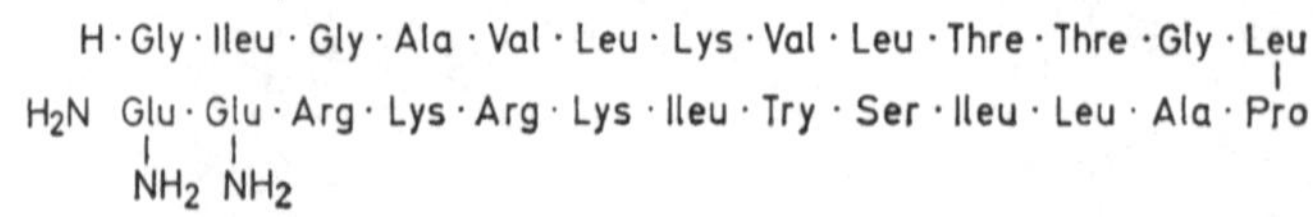


S *Melittin*

V Gift der Honigbiene (Apis mellifica)

*6160* (4972) $C_{136}H_{210}N_{40}O_{31}S$
16960-16-0

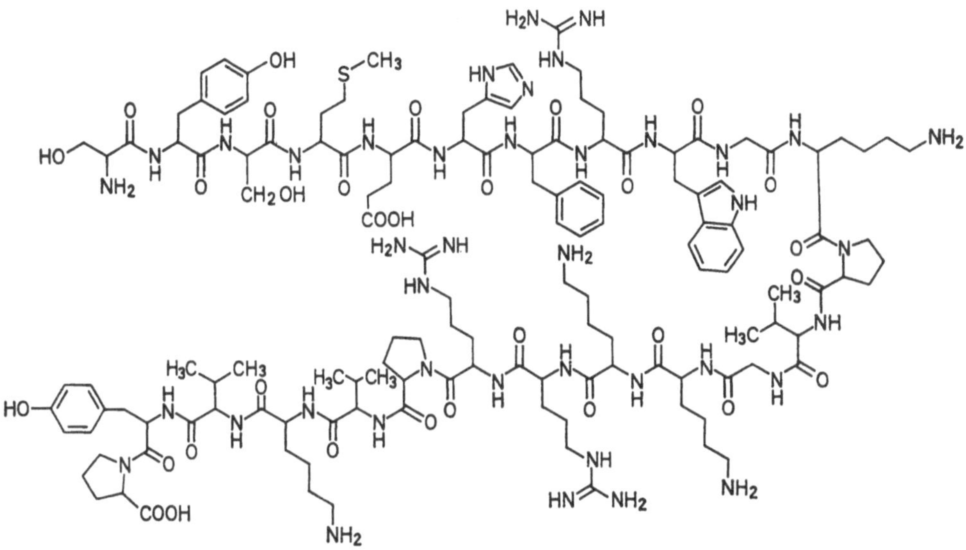

L-Seryl-L-tyrosyl-L-seryl-L-methionyl-L-α-glutamyl-L-histidyl-L-phenylalanyl-L-arginyl-L-tryptophyl-glycyl-L-lysyl-L-prolyl-L-valyl-glycyl-L-lysyl-L-lysyl-L-arginyl-L-arginyl-L-prolyl-L-valyl-L-lysyl-L-valyl-L-tyrosyl-L-prolin = $\alpha^{1-24}$-Corticotropin (●)

S Actholain, Ciba 30920-Ba, *$\beta^{1-24}$-Corticotropin*, *Corticotropintetracosapeptid*, Cortrophin-S, Cortrosina, Cortrosinta, Cortrosyn, *Cosyntropin*, Nuvacthen, S-Cortrophin, Synacthen, *Tetracosactid***, *Tetracosactrin*

V synthetisches ACTH-Präparat

*6161* (4973) $C_{142}H_{222}N_{42}O_{31}$
17692-62-5

D-Seryl-L-tyrosyl-L-seryl-L-norleucyl-L-glutamyl-L-histidyl-L-phenylalanyl-L-arginyl-L-tryptophyl-glycyl-L-lysyl-L-prolyl-L-valyl-glycyl-L-lysyl-L-lysyl-L-arginyl-L-arginyl-L-prolyl-L-valyl-L-lysyl-L-valyl-L-tyrosyl-L-prolyl-L-valinamid = D-Ser$^{1}$-NLe$^{4}$-(Val-$NH_2$)$^{25}$-$\beta^{1-25}$-corticotropin = 1-D-Serin-4-L-norleucin-25-L-valinamid-$\alpha^{1-25}$-corticotropin (●)

S DW-75, *Norleusactid**, *Pentacosactid*, *Pentacosactride*

V synthetisches ACTH-Präparat

*6162* (4974) $C_{148}H_{185}Cl_4N_{21}O_{56}$
1404-90-6

H auch Hydrochlorid (1404-93-9)

S Cicovina, Diatracin, *Vancomycin***, Vancocin(a)

V Antibioticum aus Streptomyces orientalis

*6163* *(4975)* $C_{150}H_{230}N_{44}O_{39}S$
47 931-80-6

L-Seryl-L-tyrosyl-L-seryl-L-methionyl-L-α-glutamyl-L-histidyl-L-phenylalanyl-L-arginyl-L-tryptophyl-glycyl-L-lysyl-L-prolyl-L-valyl-glycyl-L-lysyl-L-lysyl-L-arginyl-L-arginyl-L-prolyl-L-valyl-L-lysyl-L-valyl-L-tyrosyl-L-prolyl-L-asparaginyl-L-alanyl-glycyl-L-glutaminsäure = 25-L-Asparaginsäure-26-L-alanin-27-glycin-$\alpha^{1-28}$-corticotropin (vom Schwein) (•)

S Actid 1-28, *h-Corticotropin 1-28*, Homactid, Humacthid, *Octacosactid*, *Octacosactrin*, *Tosactid***

V synthetisches Human-ACTH-Präparat

---

*6164* *(4976)* $C_{153}H_{225}N_{43}O_{49}S$
16 941-32-5

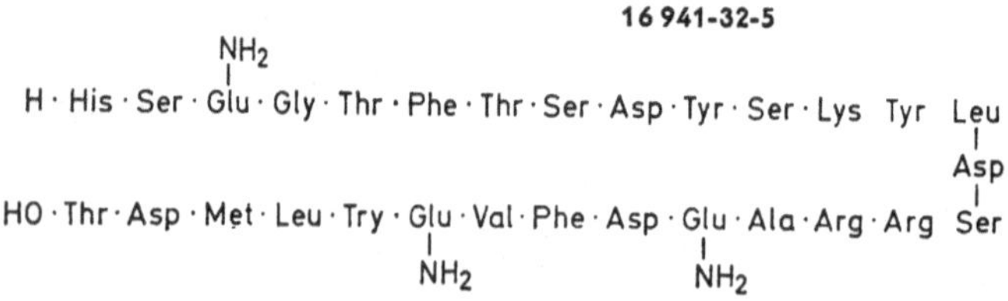


S *Glucagon**, *Glukagon*, *HG-factor*, *Hyperglykämisch-glykogenolytischer Faktor*

V Pankreaspolypeptid zur Anwendung in der Insulintherapie

---

*6165* $C_{159}H_{232}N_{46}O_{45}S_3$
12 321-44-7

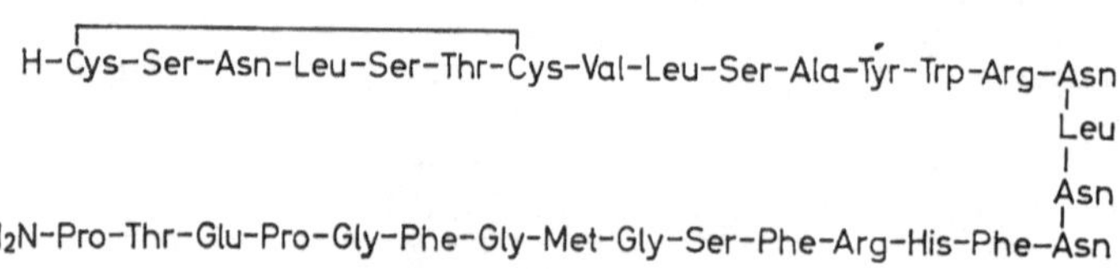


L-Cysteinyl-L-seryl-L-asparaginyl-L-leucyl-L-seryl-L-threonyl-L-cysteinyl-L-valyl-L-leucyl-L-seryl-L-alanyl-L-tyrosyl-L-tryptophyl-L-arginyl-L-asparaginyl-L-leucyl-L-asparaginyl-L-asparaginyl-L-phenylalanyl-L-histidyl-L-arginyl-L-phenylalanyl-L-serylglycyl-L-methionylglycyl-L-phenylalanylglycyl-L-prolyl-L-glutamyl-L-threonyl-L-prolinamid-cyclisches-(1 → 7)-disulfid

H auch Produkte ohne genaue chemische Definition (9007-12-9)

S Calcimar, Calcitar(e), *Calcitonin***, *Calcitonine naturelle de porc*, Staropos, TCA, *Thyrocalcitonin (vom Schwein)*

V den Calcium-Blutspiegel senkendes Hormon aus Schilddrüsen (vom Schwein)

---

*6166* $C_{207}H_{308}N_{56}O_{58}S$
12 279-41-3

L-Seryl-L-tyrosyl-L-seryl-L-methionyl-L-α-glutamyl-L-histidyl-L-phenylalanyl-L-arginyl-L-tryptophylglycyl-L-lysyl-L-prolyl-L-valylglycyl-L-lysyl-L-lysyl-L-arginyl-L-arginyl-L-prolyl-L-valyl-L-lysyl-L-valyl-L-tyrosyl-L-prolyl-L-asparaginyl-L-alanylglycyl-L-glutamyl-L-asparaginyl-L-glutaminyl-L-seryl-L-alanyl-L-glutamyl-L-alanyl-L-phenylalanyl-L-prolyl-L-leucyl-L-glutamyl-L-phenylalanin = 25-L-Asparaginsäure-26-L-alanin-27-glycin-30-L-glutamin-31-L-serin-$\alpha^{1-39}$-corticotropin (vom Schwein) (•)

H Acetathydrat (39 295-97-1)

S *Seractidacetat***

V synthetisches ACTH-Präparat

*6167* *(4977)* $C_{210}H_{314}N_{56}O_{57}S$
9061-27-2

L-Seryl-L-tyrosyl-L-seryl-L-methionyl-L-α-glutamyl-L-histidyl-L-phenylalanyl-L-arginyl-L-tryptophyl-glycyl-L-lysyl-L-prolyl-L-valyl-glycyl-L-lysyl-L-lysyl-L-arginyl-L-arginyl-L-prolyl-L-valyl-L-lysyl-L-valyl-L-tyrosyl-L-prolyl-L-asparaginyl-glycyl-L-alanyl-L-glutamyl-L-asparaginyl-L-glutaminyl-L-eucyl-L-alanyl-L-glutamyl-L-alanyl-L-phenylalanyl-L-prolyl-L-leucyl-L-glutamyl-L-phenylalanin = $\alpha^{1-39}$-Corticotropin (vom Schwein) (●)

S *ACTH$^{1-39}$-Peptid, β-Corticotropin (vom Schwein)*, Isactid, *Schweine-ACTH, Swine ACTH*

V natürliches adrenocorticotropes Hormon vom Schwein

---

*6168* *(4978)* $C_{254}H_{377}N_{65}O_{75}S_6$
11070-73-8

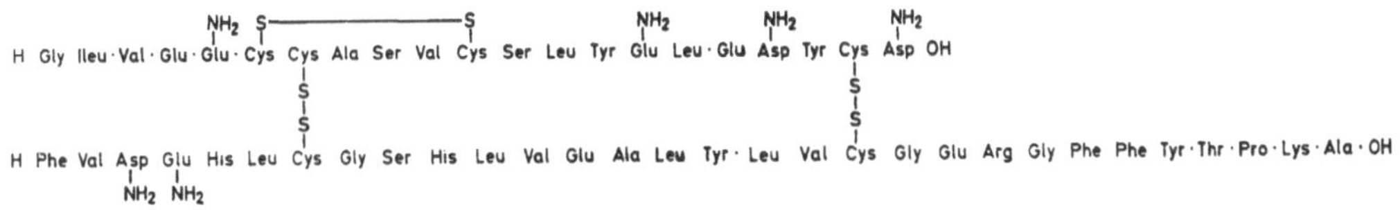


S Insulin

V Pankreashormon

---

*6169* *(4979)* $C_{284}H_{440}N_{86}O_{77}S_7$
9004-04-0

S Antagosan, Antikrein, Antilysin, *Aprotinin**, Bayer A-128, Contrykal, Gordox, Iniprol, Kir, Onquinin, Repulson, Riker 52 G, 9921 R.P., Traskolan, Trasylol, Trazinin, Trykalex, Tzalol, Zymofren

V Proteinasen-Inhibitor

*6170* *(4980)* $C_{587}H_{909}N_{171}O_{197}S_{12}$
9001-99-4

Polypeptid aus 124 Molekeln 19 verschiedener Aminosäuren

S Ribalgilase, *Ribonuclease*

V externes Antiphlogisticum und Analgeticum (Ribonucleinsäure spaltendes Enzym)

# ORGANISCH-CHEMISCHE ARZNEIMITTEL UND IHRE SYNONYMA

(Nachtrag)

*6171* $CH_4Cl_2O_6P_2$
10596-23-3

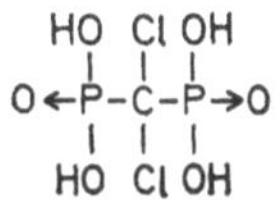

(Dichlormethylen)bis(phosphonsäure) (●)

S *Acidum clodronicum***, $Cl_2MDP$, *Clodronic acid***

V Calciumregulator (der Knochen)

---

*6172* $C_2H_5O_5P$
4408-78-0

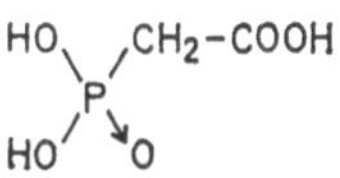

Phosphonoessigsäure (●)

H Dinatriumsalzmonohydrat (54870-27-8)

S Abbott-38642, *Fosfonet-Natrium***

V Virustaticum, Komplexbildner

---

*6173* $C_3H_5DFNO_2$
35523-45-6

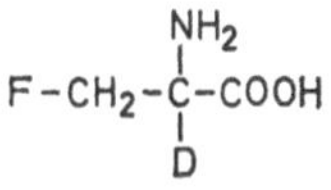

2-Deutero-3-fluor-D-alanin = 3-Fluor-D-alanin-*2-d* (●)

S DFA, *Fludalanin**, MK-641

V Antibioticum

---

*6174* $C_4H_3ClF_4O$
56689-41-9

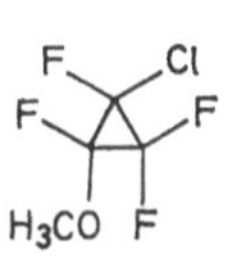

1-Chlor-1,2,2,3-tetrafluor-3-methoxycyclopropan (●) = 2-Chlor-1,2,3,3-tetrafluorcyclopropylmethyläther

S *Alifluran***, 26-P

V Inhalationsanästheticum

---

*6175* $C_4H_5NO_4S$
33665-90-6

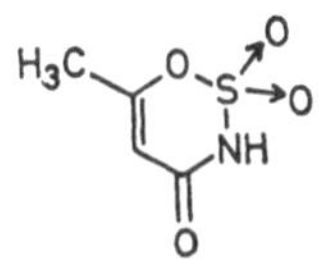

6-Methyl-1,2,3-oxathiazin-4(3*H*)-on-2,2-dioxid (●)

S *Acesulfam***

V Süßstoff

---

*6176* $C_4H_5N_3O$
56368-59-3

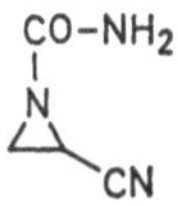

2-Cyano-1-aziridincarboxamid (●) = *N*-(2-Cyanethylen)-harnstoff

S BA 1

V Cytostaticum

---

*6177* $C_4H_5N_3O$
59643-91-3

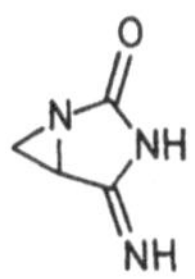

4-Imino-1,3-diazabicyclo[3.1.0]hexan-2-on

S *Imexon***

V Immunostimulans

---

*6178* $C_4H_6N_4$
4023-00-1

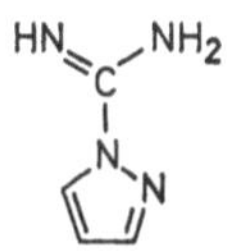

Pyrazol-1-carboxamidin = 1*H*-Pyrazol-1-carboximidamid (●)

S *Praxadin***

V Antiphlogisticum, Analgeticum

*6179* $C_5H_7NO_4S$
30 097-06-4

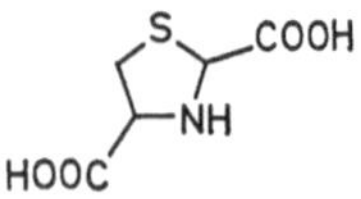

2,4-Thiazolidindicarbonsäure (●)

S *Tidiacic***

V Lebertherapeuticum

*6179-01* 30 986-62-0

H Argininsalz (1:1)

S *Arginintidiacicat*, Tiadilon

V Lebertherapeuticum

*6180* $C_5H_7N_3$
6714-29-0

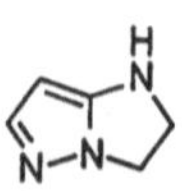

2,3-Dihydro-1*H*-imidazo[1,2-*b*]pyrazol (●)

S Ba 21381, IMPY

V Virustaticum

*6181* $C_5H_8BrNO_4$
53 983-00-9

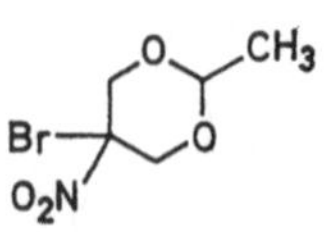

5-Brom-2-methyl-5-nitro-1,3-dioxan (●)

S Lilly 85287, *Nibroxan***

V Bakterici d, Fungicid

*6182* $C_5H_{12}NO_4P$
35 597-44-5

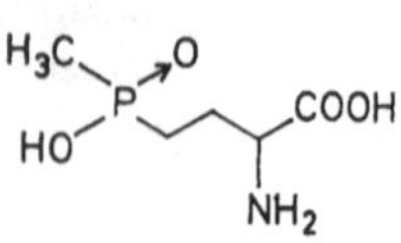

L-2-Amino-4-(methylphosphino)-buttersäure = (*S*)-2-Amino-4-(hydroxymethylphosphinyl)butansäure (●)

S *Phosphinothricin*

V Antibioticum aus Streptomyces viridochromogenes

*6183* $C_6H_2N_4O_4$
5714-12-5

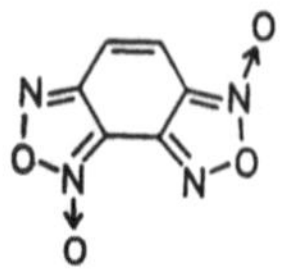

Benzo[1,2-*c*:3,4-*c'*]bis[1,2,5]oxadiazol-1,6-dioxid (●)

S FBF, *Furoxanobenzofuroxan*

V Monoaminooxydaseinhibitor

*6184* $C_6H_6N_2O_3$
51 037-30-0

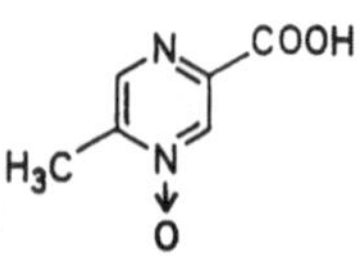

5-Methylpyrazincarbonsäure-4-oxid (●)

S *Acipimox***

V Hypolipämicum

*6185* $C_6H_6N_4O_2S_2$
40 016-42-0

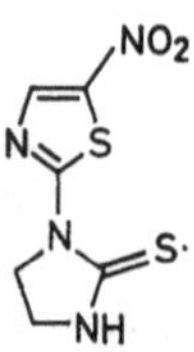

1-(5-Nitro-2-thiazolyl)-2-imidazolidinthion (●)

S 26354 R.P.

V Schistosomicid

*6186* $C_6H_6O_8S_2$
4444-23-9

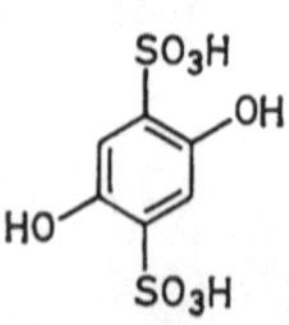

2,5-Dihydroxybenzol-1,4-disulfonsäure = 2,5-Dihydroxy-1,4-benzendisulfonsäure (●)

S *Acidum persilicum***, *Persilic acid***

V Kapillartherapeuticum

*6186-01* 57775-25-4

H Bis-Diethylaminsalz
S Dietilan
V Kapillartherapeuticum

*6186-02*

H Calciumsalz (1:1)
S Fencadium
V Kapillartherapeuticum

*6187* $C_6H_8O_4$
2459-05-4

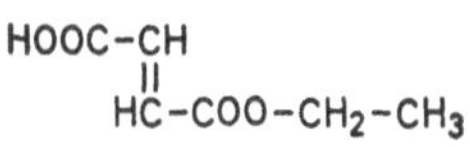

Fumarsäuremonoethylester = (*E*)-2-Butensäuremonoethylester (●)

S Anti-Psoriaticum „Koronis“
V internes Antipsoriaticum

*6188* $C_7H_6ClNO_4S$

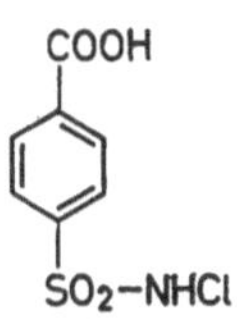

4-(*N*-Chlorsulfamoyl)-benzoesäure = 4-[(Chloramino)sulfonyl]benzoesäure (●)

H Dinatriumsalz (61477-95-0)
S *Monalazon-Dinatrium**, *Naclobenz-Natrium*
V Antisepticum

*6189* $C_7H_6N_4O_2$
53131-74-1

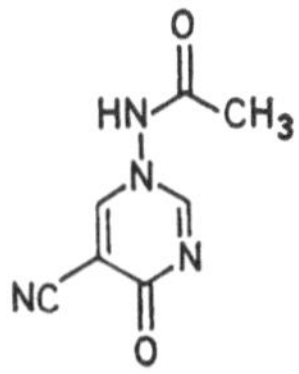

*N*-(5-Cyano-4-oxo-1(4*H*)-pyrimidinyl)acetamid (●)

S *Ciapilom***
V Xanthinoxydaseinhibitor

*6190* $C_7H_7O_6P$
6064-83-1

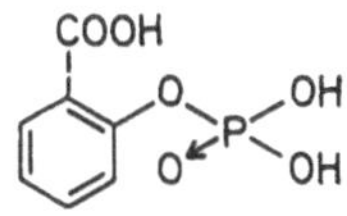

2-(Phosphonooxy)benzoesäure (●) = Salicylsäuredihydrogenphosphat

S *Fosfosal***, Menir
V Analgeticum, Antipyreticum

*6191* $C_7H_8N_4OS$
37497-00-0

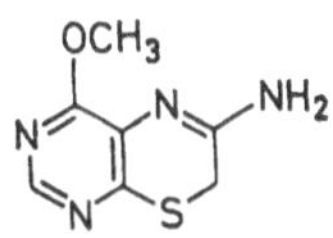

6-Amino-4-methoxy-7*H*-pyrimido[4,5-*b*][1,4]thiazin = 4-Methoxy-7*H*-pyrimido[4,5-*b*][1,4]thiazin-6-amin (●)

H Monohydrochlorid (50602-44-3)
S Thomizine, Tomizin
V Cytostaticum

*6192* $C_7H_9NO_2S$
30709-69-4

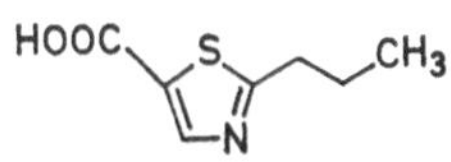

2-Propyl-5-thiazolcarbonsäure (●)

S *Acide tizoprolique***, *Acidum tizoprolicum***, RU 15350, *Tizoprolic acid***
V Hypolipämicum, Vasodilatans, Antiphlogisticum

*6193* $C_7H_{10}N_4O_4$
31478-45-2

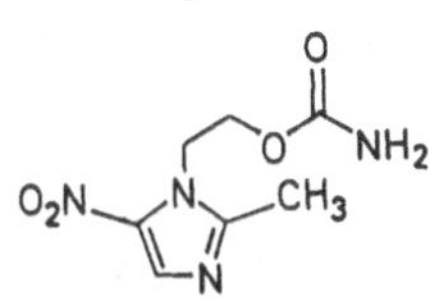

2-(2-Methyl-5-nitroimidazol-1-yl)-ethylcarbamat = 2-Methyl-5-nitro-1*H*-imidazol-1-ethanolcarbamat(ester) (●)

S *Bamnidazol***, 20578 R.P.
V Chemotherapeuticum (Trichomonacid)

*6194* $C_7H_{11}N_3O_3$
1077-93-6

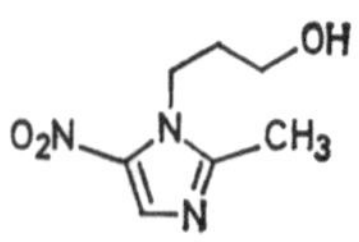

3-(2-Methyl-5-nitroimidazol-1-yl)-1-propanol = 2-Methyl-5-nitro-1*H*-imidazol-1-propanol (●)

S *Ternidazol***

V Therapeuticum zur Behandlung des chronischen Alkoholismus

---

*6195* $C_7H_{12}N_2O_2$

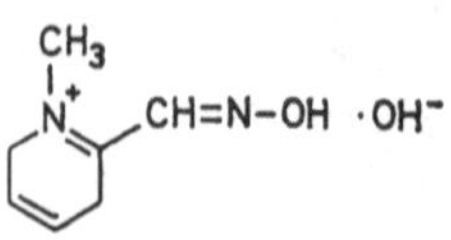

3,6-Dihydro-*N*-methylpyridiniumhydroxid-2-aldoxim = 2,5-Dihydro-6-[(hydroxyimino)methyl]-1-methylpyridiniumhydroxid (●)

H Chlorid (57 244-95-8)

S Pro-2-PAM

V Antidot gegen Anticholinesterase-Alkylphosphate

---

*6196* $C_7H_{12}N_4O$
18 329-77-6

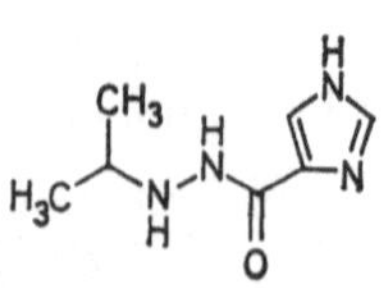

Imidazol-4(5)-carbonsäure-2-isopropylhydrazid = 1*H*-Imidazol-4-carbonsäure-2-(1-methylethyl)hydrazid (●)

S SOG-18

V Antikonvulsivum, Hypothermicum, Monoaminooxydaseinhibitor

---

*6197* $C_7H_{13}Cl_2NO_2$

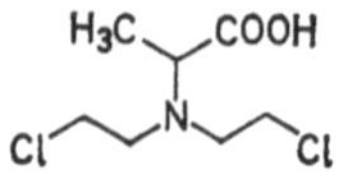

*N*,*N*-Bis-(2-chlorethyl)-DL-alanin (●)

H Hydrochlorid (3374-04-7)

S *Alanine Mustard*, NSC-17 663

V Cytostaticum

---

*6198* $C_7H_{14}N_2O_6S$
56 488-60-9

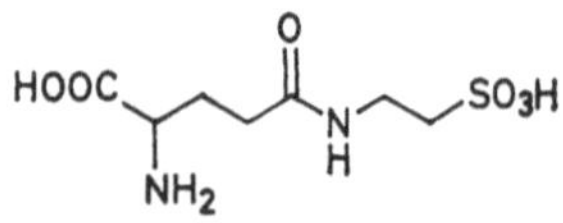

*N*-(2-Sulfoethyl)-L-glutamin (●) = γ-L-Glutamyltaurin

S *Glutaurin**, Litoralon

V Strahlenschutzmittel, Wundheilmittel, zur Erhöhung der körpereigenen Infektionsabwehr

---

*6199* $C_8H_{11}NO$
619-60-3

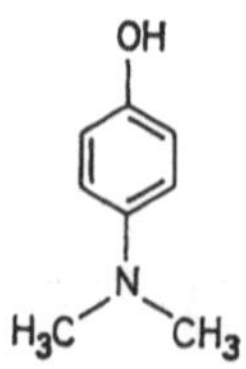

4-(Dimethylamino)phenol (●)

H Hydrochlorid (5882-48-4)

S Dimethylaminophenol-Amp., 4-DMAP

V Antidot bei Cyanidvergiftungen

---

*6200* $C_8H_{11}NO_3$
1199-18-4

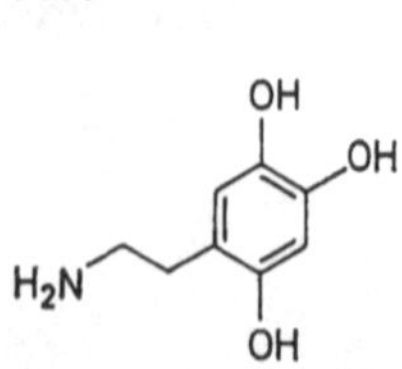

5-(2-Aminoethyl)-1,2,4-trihydroxybenzol = 5-(2-Aminoethyl)-1,2,4-benzentr ol (●)

S 6-HD, *Hydroxydopamin*, *Oxidopamin***

V Sympathicomimeticum (Mioticum)

*6201* $C_8H_{12}N_2O_3$
55 694-83-2

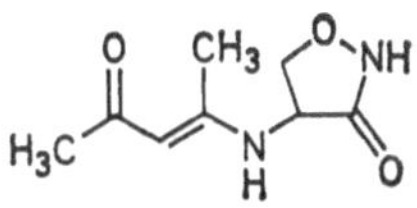

D-4-[(2-Oxo-3-penten-4-yl)-amino]-3-isoxazolidinon = (*R*)-4-[(1-Methyl-3-oxo-1-butenyl)amino]-3-isoxazolidinon (●)

H Natriumsalzhemihydrat (59831-62-8)

S MK-642, PCS, *Pentizidon-Natrium***

V Antibioticum

*6202* $C_8H_{13}N_5O$
54 881-33-3

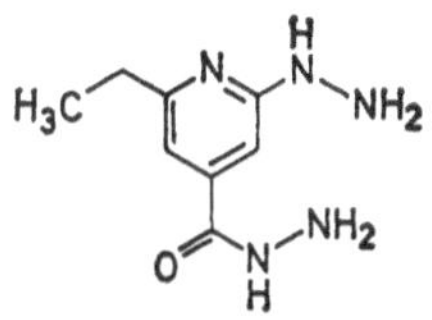

2-Hydrazino-6-ethylisonicotinsäurehydrazid = 2-Ethyl-6-hydrazino-4-pyridincarbonsäurehydrazid (●)

S $T_{28}$

V Tuberkulostaticum

*6203* $C_8H_{19}NO_6S_2$
13 425-98-4

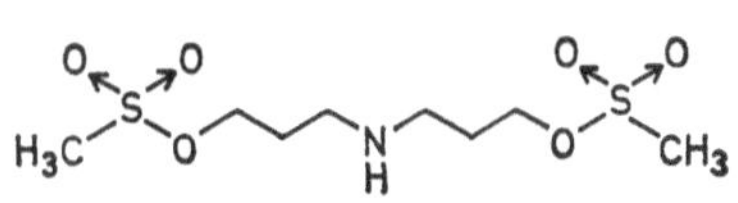

3,3′-Iminodi-1-propanol-dimethansulfonat(ester) = 3,3′-Iminobis-1-propanoldimethansulfonat-(ester) (●)

H Hydrochlorid (3458-22-8)

S 864, *Improsulfanhydrochlorid***, NSC-102627, Protecton, Yoshi

V Cytostaticum

*6204* $C_8H_{19}N_5$
45 086-03-1

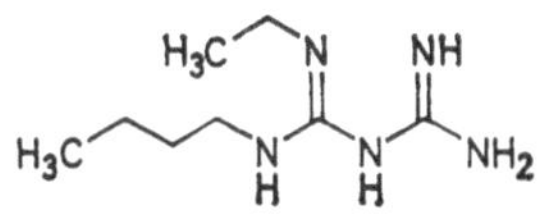

2-Ethyl-1-butylbiguanid = *N*-Butyl-*N*″-ethyl-imidodicarbonimiddiamid (●)

H Hydrochlorid (53597-26-5)

S *Etoforminhydrochlorid***, SHE 199

V Antidiabeticum

*6205* $C_9H_8ClNS_2$
50 435-25-1

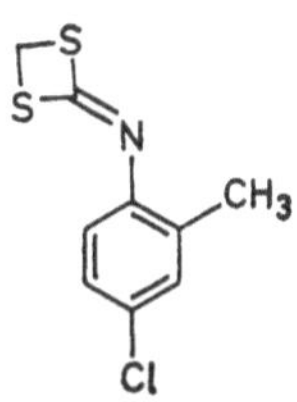

cyclisches Methylen-(4-chlor-*o*-tolyl)-dithioimidocarbonat = 4-Chlor-*N*-1,3-dithietan-2-yliden-2-methylbenzenamin (●) = 4-Chlor-*N*-(1,3-dithietan-2-yliden)-2-methylanilin

S Abequito, CL 84633, ENT 29106, *Nimidan***

V Tickicid (gegen Boophilus microplus bei Katzen)

*6206* $C_9H_8Cl_2N_6$
55 248-23-2

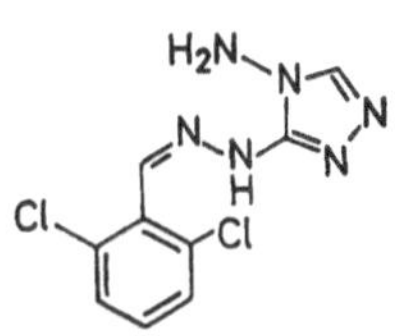

1-(1-Amino-1,3,4-triazol-2-yl)-2-(2,6-dichlorbenzyliden)-hydrazin = 2,6-Dichlorbenzaldehyd(4-amino-4*H*-1,2,4-triazol-3-yl)hydrazon (●)

S FLA 136, H 113/75, *Nebidrazin**

V Antihypertonicum

*6207* $C_9H_9ClN_2O_3S$
56524-75-5

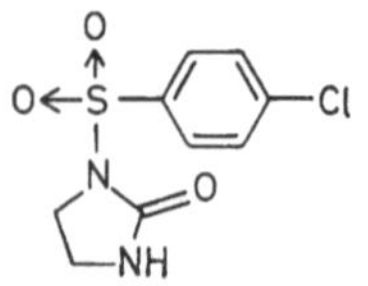

1-(*p*-Chlorphenylsulfonyl)-2-imidazolidinon = 1-[(4-Chlorphenyl)sulfonyl]-2-imidazolidinon (●)

S CPSI

V Antidiabeticum

---

*6208* $C_9H_9Cl_2N_3$

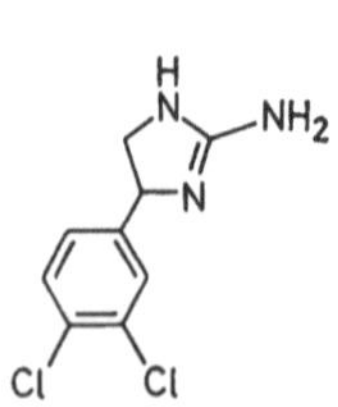

2-Amino-4-(3,4-dichlorphenyl)-2-imidazolin = 4-(3,4-Dichlorphenyl)-4,5-dihydro-1*H*-imidazol-2-amin (●)

H Hydrobromid (40659-00-5)

S MJ 10459-2

V Antihypertonicum

---

*6209* $C_9H_9Cl_2N_3O$
29110-47-2

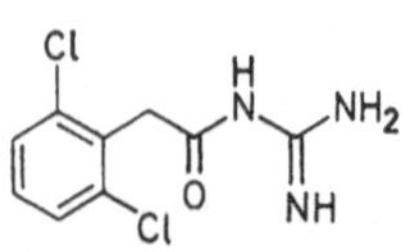

*N*-Amidino-2-(2,6-dichlorphenyl)-acetamid = (2,6-Dichlorphenylacetyl)-guanidin = *N*-(Amino-iminomethyl)-2,6-dichlorbenzenacetamid (●)

H Monohydrochlorid (29110-48-3)

S BS 100-141, *Guanfacinhydrochlorid***, LON-798

V Antihypertonicum

*6210* $C_9H_9N_3O_2$
10605-21-7

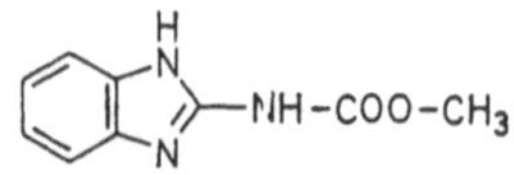

Methyl-2-benzimidazolcarbamat = 1*H*-Benzimidazol-2-ylcarbamidsäuremethylester (●)

S *Carbendazim*, G-665, MBC

V Anthelminthicum, Antimitoticum, Fungicid

---

*6211* $C_9H_{11}Cl_3NO_3PS$
2921-88-2

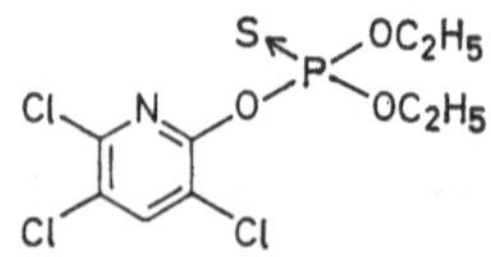

*O,O*-Diethyl-*O*-3,5,6-trichlor-2-pyridylphosphorothioat = Phosphorothiosäure-*O,O*-diethyl-*O*-(3,5,6-trichlor-2-pyridinyl)ester (●)

S *Chlorpyrifos*, Dowco 179, Dursban, Lorsban

V Insekticid

---

*6212* $C_9H_{12}Cl_2N_4$
55926-23-3

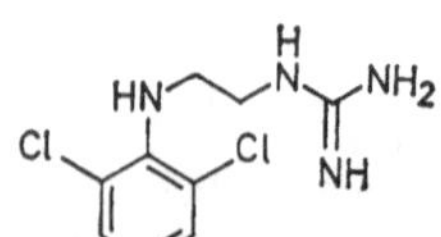

[2-(2,6-Dichloranilino)-ethyl]-guanidin = [2-[(2,6 Dichlorphenyl)amino]ethyl]guanidin (●)

S *Guanclofin***, Vopressal

V Antihypertonicum

---

*6213* $C_9H_{12}JN_3O_4$
611-53-0

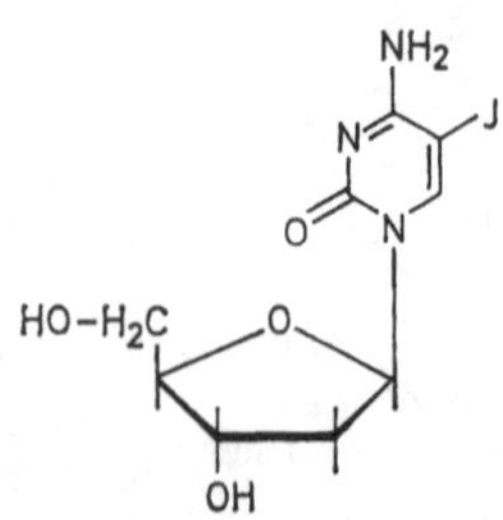

4-Amino-5-jod-1-(2-deoxyribofuranosyl)-pyrimidin-2(1*H*)-on = 2′-Deoxy-5-jodcytidin (●)

S Cébé-Viran, Cuterpes, I.D.C., *Iododesoxycytidin*

V Virustaticum (gegen Herpes-Infektionen)

*6214* $C_9H_{12}NO_5PS$
122-14-5

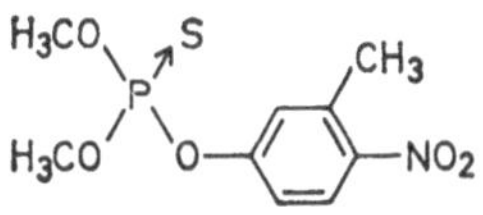

*O,O*-Dimethyl-*O*-(4-nitro-*m*-tolyl)-phosphorothioat = Phosphorothiosäure-*O,O*-dimethyl-*O*-(3-methyl-4-nitrophenyl)ester (●)

S Bayer 41831, EC-50, *Fenitrothion*, HC-8057, *Metathion*, *Methylnitrophos*, OMS-43, Sumithion

V Ectoparasiticid, Insekticid

*6215* $C_9H_{13}ClN_6O_2$
42471-28-3

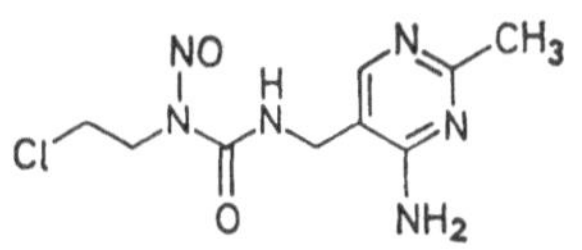

1-(4-Amino-2-methyl-5-pyrimidinylmethyl)-3-(2-chlorethyl)-3-nitrosoharnstoff = *N'*-[(4-Amino-2-methyl-5-pyrimidinyl)methyl]-*N*-(2-chlorethyl)-*N*-nitrosoharnstoff (●)

S *Nimustin***, NSC-245382, *Pimustine*

V Antineoplasticum

*6216* $C_9H_{13}N_3O_6$
50924-49-7

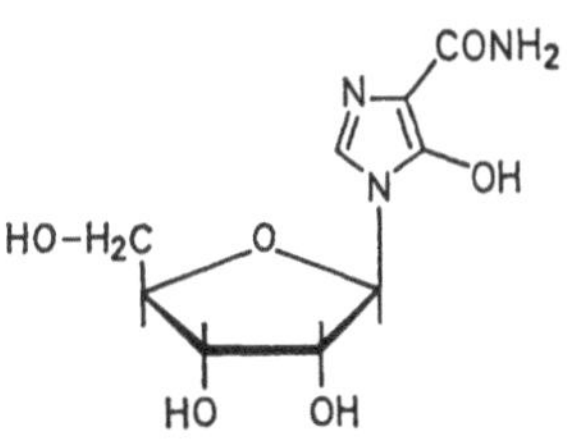

5-Hydroxy-1-β-D-ribofuranosyl-1*H*-imidazol-4-carboxamid (●)

S *Bredinin*

V Antibioticum aus Penicillium brefeldianum Stamm M-2166 (Immunosuppressivum)

*6217* $C_9H_{14}NO_8SSb$

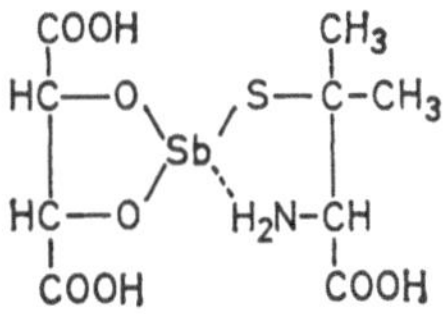

stereoisomeres (2,3-Dihydroxybutandioato-$O^2$,$O^3$)-(3-mercaptovalinato-*N*,*S*)antimon (●)

H Mononatriumsalz (34755-53-8)

S NaP, *Sodium Antimony Dimethylcysteine Tartrate*

V Schistosomicid

*6218* $C_9H_{14}N_4O_3S$
51022-76-5

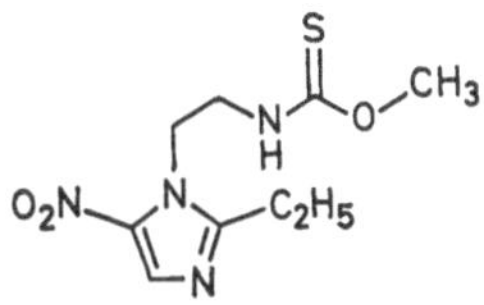

*O*-Methyl-[2-(2-ethyl-5-nitroimidazol-1-yl)-ethyl]-thiocarbamat = 2-(2-Ethyl-5-nitro-1*H*-imidazol-1-yl)ethylcarbamothiosäure-*O*-methylester (●)

S R 26412, *Sulnidazol***

V Trichomonacid

*6219* $C_9H_{16}ClN_3O_7$
54749-90-5

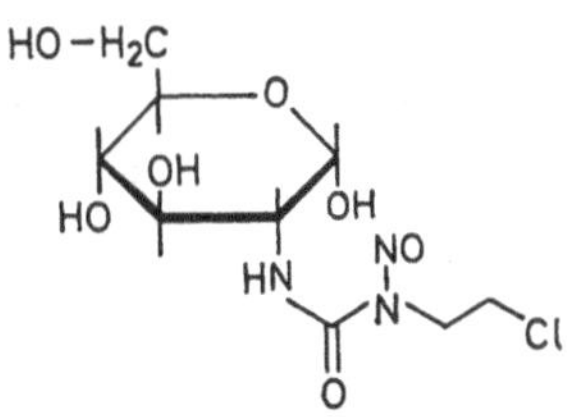

*N*-(2-Chlorethyl)-*N'*-(D-2-glucosyl)-*N*-nitrosoharnstoff = 2-[[[(2-Chlorethyl)nitrosoamino]carbonyl]-amino]-2-deoxy-D-glucose (●)

S *Chlorozotocin*, DCNU, NSC-178248

V cytostatisch wirksames Antibioticum

*6220* $C_9H_{16}N_2O_4$
39 825-23-5

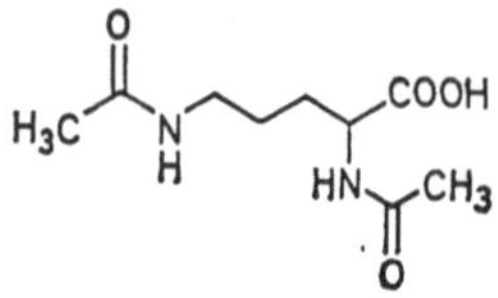

$N^2$,$N^5$-Diacetyl-L-ornithin (●)

S *Bisorcic***

V Psychostimulans

*6221* $C_{10}H_5BrO_2$
6954-48-9

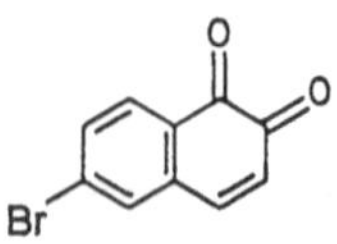

6-Brom-1,2-naphthochinon = 6-Brom-1,2-naphthalendion (●)

S Bonafton, Bonaphthon

V Virustaticum (Grippeprophylacticum)

*6222* $C_{10}H_8ClJOS$

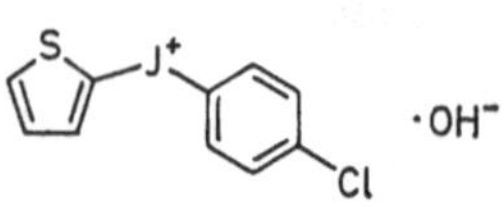

(4-Chlorphenyl)-2-thienyljodoniumhydroxid (●)

H Chlorid (38 070-41-6)

S DL 164, *Tiodoniumchlorid***

V baktericides Chemotherapeuticum

*6223* $C_{10}H_9NO$
53 394-92-6

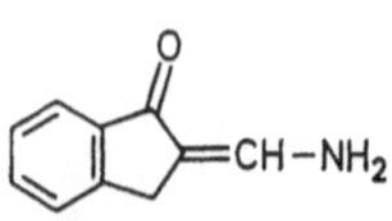

2-(Aminomethylen)-1-indanon = 2-(Aminomethylen)-2,3-dihydro-1*H*-inden-1-on (●)

S CL-24 877, *Driniden***

V Analgeticum

*6224* $C_{10}H_{10}Cl_2N_2O_2$
51 230-28-5

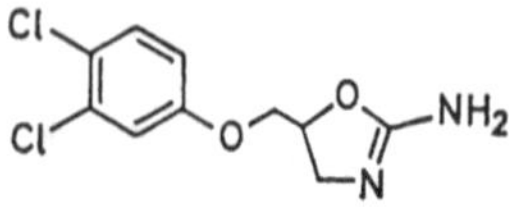

2-Amino-5-(3,4-dichlorphenoxymethyl)-2-oxazolin = 5-[(3,4-Dichlorphenoxy)methyl]-4,5-dihydro-2-oxazolamin (●)

H Monohydrochlorid (35 576-08-0)

S APMO

V Appetitzügler

*6225* $C_{10}H_{10}N_2O_2$
23 249-97-0

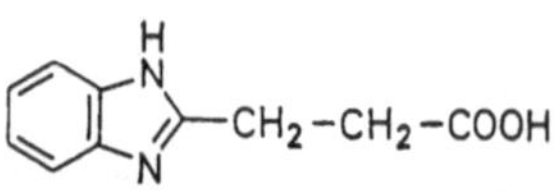

3-(2-Benzimidazolyl)-propionsäure = 1*H*-Benzimidazol-2-propansäure (●)

S *Procodazol***, *Propazol*

V Immunosuppressivum

*6226* $C_{10}H_{10}O_4$
1135-24-6

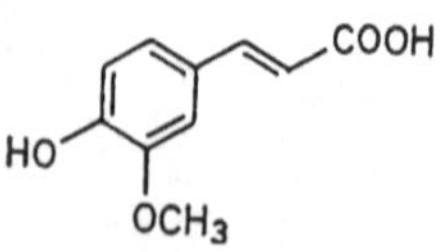

4-Hydroxy-3-methoxyzimtsäure = 3-(4-Hydroxy-3-methoxyphenyl)-2-propensäure (●) = Ferulasäure

H Magnesiumsalz (2 : 1) (32 179-46-7)

S Fruchol, *Magnesiumferulat*

V Choleretikum

*6227* $C_{10}H_{11}F_3N_2O_5$
70-00-8

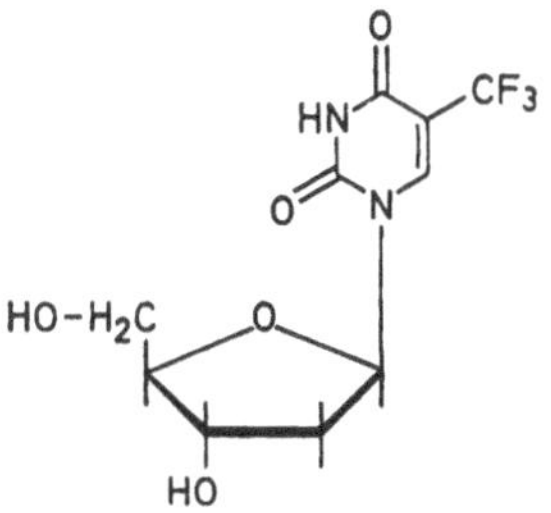

1-(2-Deoxy-β-D-ribofuranosyl)-5-trifluormethyl-pyrimidin-2,4(1*H*,3*H*)-dion = 2′-Deoxy-5-(trifluormethyl)-uridin = α,α,α-Trifluorthymidin (●)

S $F_3T$, *Trifluorthymidin*, *Trifluridin***, Viroptic

V Virustaticum

*6228* $C_{10}H_{12}O_6S$
58703-77-8

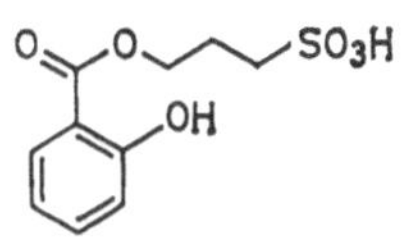

3-(2-Hydroxybenzoyloxy)-propan-1-sulfonsäure = 3-Salicyloyloxypropylsulfonsäure = 3-[(2-Hydroxybenzoyl)oxy]-1-propansulfonsäure (●) = Salicylsäureester mit 3-Hydroxy-1-propansulfonsäure

H Natriumsalz

S *Sulprosal-Natrium**

V Analgeticum, Antipyreticum, Antiphlogisticum

*6229* $C_{10}H_{13}Cl_2O_3PS$
97-17-6

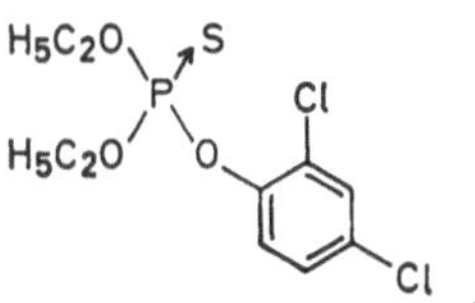

*O*-2,4-Dichlorphenyl-*O,O*-diethylphosphorothioat = Phosphorothiosäure-*O*-(2,4-dichlorphenyl)-*O,O*-diethylester (●)

S Bromex, *Dichlofenthion*, Nemacide VC-13, V-C 13

V Insekticid, Nematocid

*6230* $C_{10}H_{13}NO_3$
672-87-7

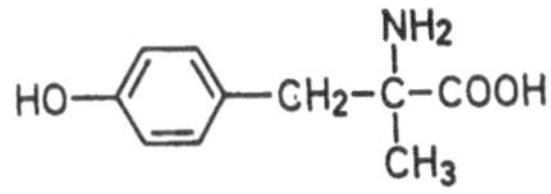

α-Methyl-L-tyrosin (●)

S L-588357-0, *Metirosin***, *Metyrosine*, MK-781

V Antihypertonicum (Tyrosinhydroxylaseinhibitor)

*6231* $C_{10}H_{13}NO_3$
620-30-4

(±)-α-Methyl-DL-tyrosin (●)

S *Racemetirosin**

V Antihypertonicum

*6232* $C_{10}H_{14}N_2O_3S$
10118-85-1

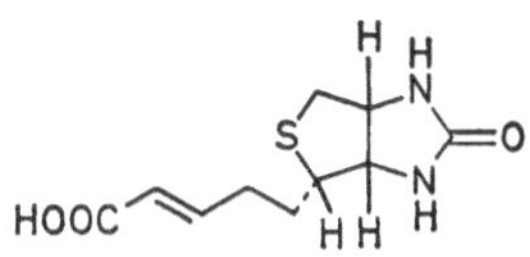

[3a*S*-(3aα,4β,6aα)]-5-(Hexahydro-2-oxo-1*H*-thieno[3,4-*d*]imidazol-4-yl)-2-pentensäure (●)

S *Lidimycin***, *Lydimycin*, U-15965

V fungicides Antibioticum aus Streptomyces lydicus

*6233* $C_{10}H_{14}N_2O_4$
3258-51-3

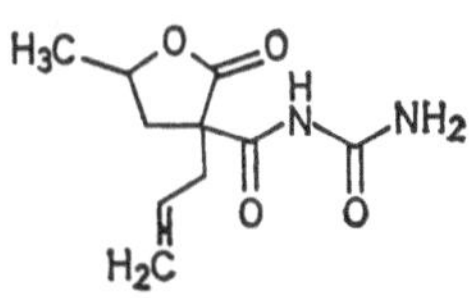

2-Allophanyl-2-allyl-4-valerolacton = (3-Allyl-tetrahydro-5-methyl-2-oxo-3-furoyl)-harnstoff = *N*-(Aminocarbonyl)tetrahydro-5-methyl-2-oxo-3-(2-propenyl)-3-furancarboxamid (●)

S Cephatac-Hauptwirkstoff, *Valofan***

V Migränetherapeuticum

*6234* $C_{10}H_{14}N_4O_2S$
3736-05-8

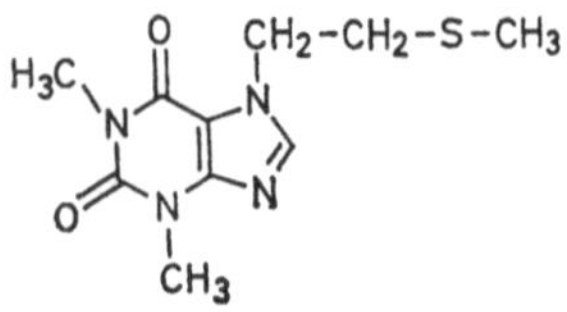

7-[2-(Methylthio)-ethyl]-theophyllin = 3,7-Dihydro-1,3-dimethyl-7-[2-(methylthio)ethyl]-1*H*-purin-2,6-dion (●)

S Metet

V Theophyllinpräparat

---

*6235* $C_{10}H_{14}O_3S$
38 452-29-8

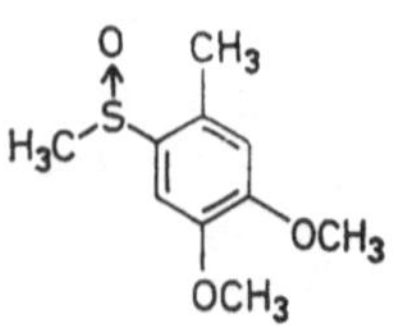

4,5-Dimethoxy-*o*-tolylmethylsulfoxid = 4,5-Dimethoxy-2-(methylsulfinyl)-toluol = 1,2-Dimethoxy-4-methyl-5-(methylsulfinyl)benzen (●)

S RX 71107, *Tolmesoxid***

V Antihypertonicum

---

*6236* $C_{10}H_{15}Cl_2NOS$
38 450-46-3

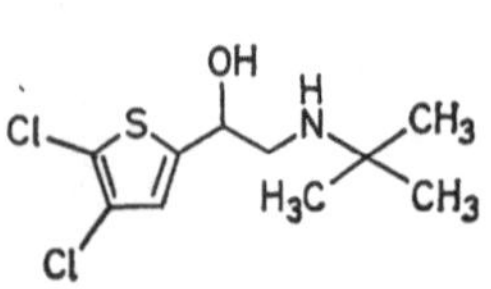

1-(4,5-Dichlor-2-thienyl)-2-(*tert.*-butylamino)-ethanol = 4,5-Dichlor-α-[[(1,1-dimethylethyl)-amino]methyl]-2-thiophenmethanol (●)

S QM-5119

V adrenergischer β-Rezeptorenblocker

*6237* $C_{10}H_{16}N_6S$
51 481-61-9

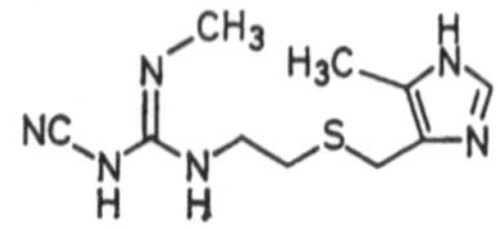

1-Cyano-2-methyl-3-[2-[[(5-methylimidazol-4-yl)-methyl]-thio]-ethyl]-guanidin = *N*-Cyano-*N''*-methyl-*N'*-[2-[[(5-methyl-1*H*-imidazol-4-yl)-methyl]thio]ethyl]guanidin (●)

H auch Hydrochlorid

S *Cimetidin***, SKF 92334, Tagamet

V Antihistaminicum, Ulcustherapeuticum ($H_2$-Rezeptorantagonist)

---

*6238* $C_{10}H_{20}N_3OP$
18144-64-4

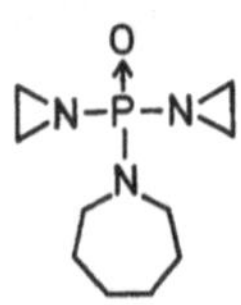

Bis-(1-aziridinyl)-(hexahydro-1*H*-azepin-1-yl)-phosphinoxid = 1-[Bis(1-aziridinyl)phosphinyl]-hexahydro-1*H*-azepin (●)

S *Hexadepa*

V Cytostaticum

---

*6239* $C_{11}H_9J_3N_2O_5$
19 863-06-0

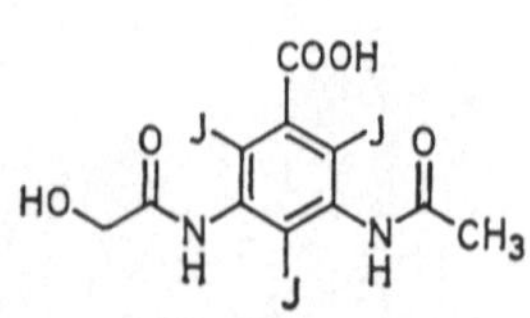

3-Acetamido-5-glycolamido-2,4,6-trijodbenzoesäure = 3-(Acetylamino)-5-[(hydroxyacetyl)-amino]-2,4,6-trijodbenzoesäure (●)

S *Acidum ioxotrizoicum***, *Ioxotrizoic acid***, SHH 248 AB

V Röntgenkontrastmittel

*6240* $C_{11}H_9NO_4$
49561-92-4

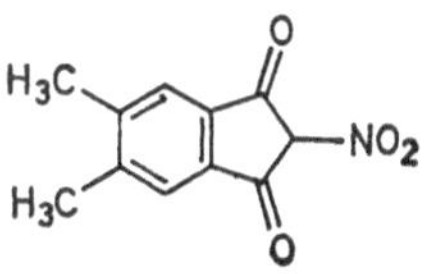

5,6-Dimethyl-2-nitroindan-1,3-dion = 5,6-Dimethyl-2-nitro-1*H*-inden-1,3(2*H*)-dion (●)

H Natriumsalz (57441-90-4)

S BRL 10833, *Nivimedon-Natrium***

V Antiallergicum

---

*6241* $C_{11}H_{10}O_4$
37770-79-9

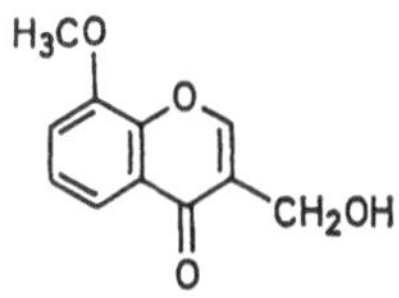

3-(Hydroxymethyl)-8-methoxychromon = 3-(Hydroxymethyl)-8-methoxy-4*H*-1-benzopyran-4-on (●)

S W 8011

V Antiallergicum

---

*6242* $C_{11}H_{11}ClN_4O_2$
57653-26-6

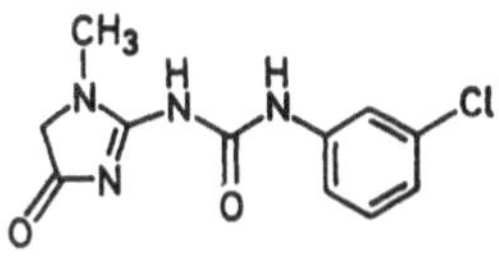

1-(*m*-Chlorphenyl)-3-(1-methyl-4-oxo-2-imidazolin-2-yl)-harnstoff = *N*-(3-Chlorphenyl)-*N'*-(4,5-dihydro-1-methyl-4-oxo-1*H*-imidazol-2-yl)harnstoff (●)

S *Fenobam**, McN-3377

V Anxiolyticum

---

*6243* $C_{11}H_{11}Cl_2N_3O$
55294-15-0

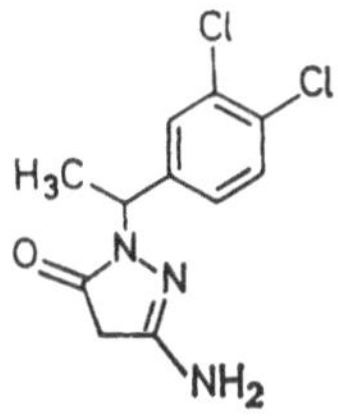

3-Amino-1-(3,4-dichlor-α-methylbenzyl)-2-pyrazolin-5-on = 5-Amino-2-[1-(3,4-dichlorphenyl)-ethyl]-2,4-dihydro-3*H*-pyrazol-3-on (●)

S Bay g 2821, *Muzolimin***

V Diureticum, Antihypertonicum

---

*6244* $C_{11}H_{11}N_3O$

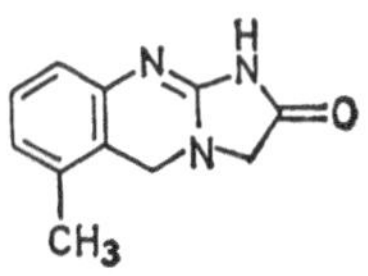

6-Methyl-1,2,3,5-tetrahydroimidazo[2,1-*b*]chinazolin-2-on = 1,5-Dihydro-6-methylimidazo[2,1-*b*]chinazolin-2(3*H*)-on (●)

H Monohydrochlorid (50608-63-4)

S BL-3459

V Antithromboticum

---

*6245* $C_{11}H_{11}N_3O_2S$
6363-02-6

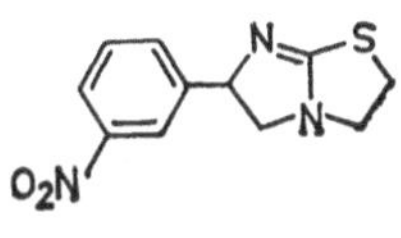

(±)-2,3,5,6-Tetrahydro-6-(3-nitrophenyl)imidazo[2,1-*b*]thiazol (●)

H Hydrochlorid (56689-44-2)

S *Nitramisolhydrochlorid***, R 29860

V Anthelminthicum

*6246* $C_{11}H_{12}BrNO$
58 473-74-8

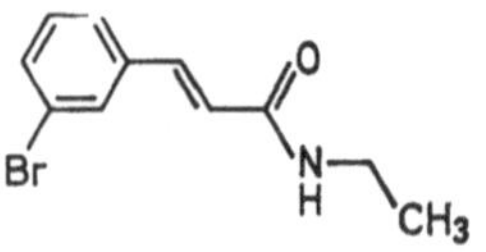

(*E*)-*m*-Brom-*N*-ethylcinnamamid = (*E*)-3-(3-Bromphenyl)-*N*-ethyl-2-propenamid (●)

S *Cinromid***

V Antikonvulsivum

*6247* $C_{11}H_{12}Cl_2N_2O$
31 036-80-3

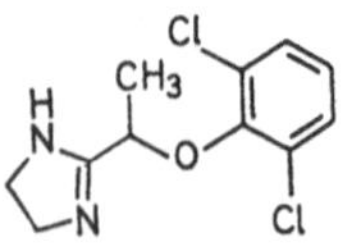

2-[1-(2,6-Dichlorphenoxy)-ethyl]-2-imidazolin = 2-[1-(2,6-Dichlorphenoxy)ethyl]-4,5-dihydro-1*H*-imidazol (●)

S *Lofexidin***

V Antihypertonicum

*6248* $C_{11}H_{12}F_3NO$
30 914-89-7

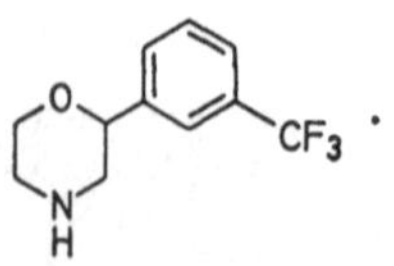

2-[3-(Trifluormethyl)phenyl]morpholin (●) = 2-(α,α,α-Trifluor-*m*-tolyl)-morpholin = 2-(3-Trifluormethylphenyl)-tetrahydro-1,4-oxazin

S CERM 1841, *Flumexadol***

V Analgeticum

*6249* $C_{11}H_{12}N_2O_3$
114-03-4

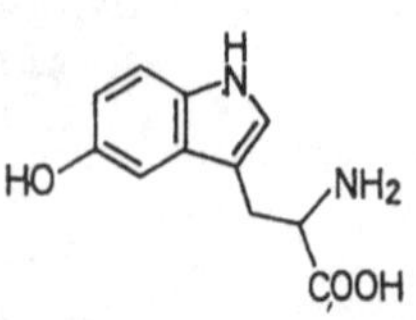

(±)-2-Amino-3-(5-hydroxyindol-3-yl)-propionsäure = DL-5-Hydroxytryptophan (●)

S 5-HTP, *5-Hydroxytryptophan*, *Oxytriptanum*, Prétonine, Quietim

V Serotoninpräcursor (Antidepressivum, Antiepilepticum)

*6250* $C_{11}H_{13}NO_2S$
39 754-64-8

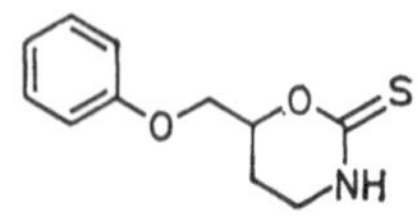

Tetrahydro-6-(phenoxymethyl)-2*H*-1,3-oxazin-2-thion (●)

S *Tifemoxon***

V Analgeticum, Spasmolyticum, Antidepressivum, Vasodilatans

*6251* $C_{11}H_{13}N_3$
60 719-86-0

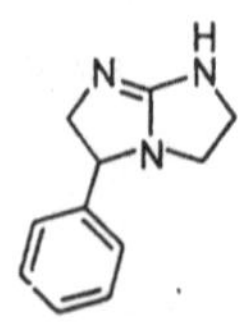

2,3,5,6-Tetrahydro-5-phenyl-1*H*-imidazo[1,2-*a*]-imidazol (●)

H auch Hydrochlorid

S *Imafen***, R 25 540

V Antidepressivum

*6252* $C_{11}H_{13}N_3O_2$

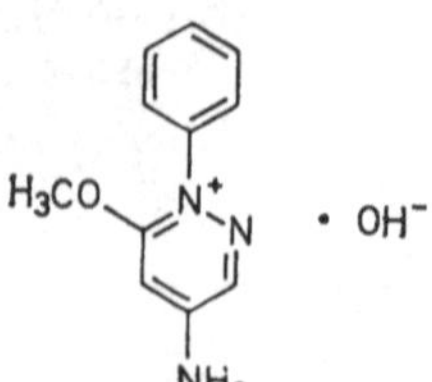

4-Amino-6-methoxy-1-phenylpyridazinium-hydroxid (●)

H Methylsulfat (30 578-37-1)

S *Ameziniummetilsulfat***

V Sympathicomimeticum

*6253* $C_{11}H_{14}ClN_3O_3S_2$

56488-58-5

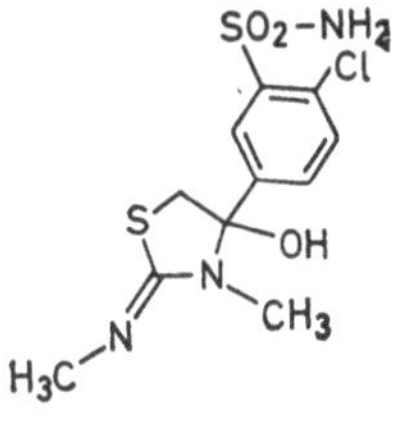

2-Chlor-5-[4-hydroxy-3-methyl-2-(methylimino)-4-thiazolidinyl]-benzolsulfonamid = 2-Chlor-5-[4-hydroxy-3-methyl-2-(methylimino)-4-thiazolidinyl]benzensulfonamid (●)

S *Tizolemid***

V Diureticum

---

*6254* $C_{11}H_{14}N_2S$

53400-67-2

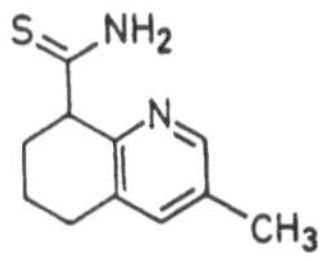

5,6,7,8-Tetrahydro-3-methyl-8-chinolincarbothioamid (●) = 5,6,7,8-Tetrahydro-3-methylthio-8-chinolincarboxamid

H Monohydrochlorid (53400-68-3)

S *Tiquinamidhydrochlorid***, Wy-24081

V Ulcustherapeuticum

---

*6255* $C_{11}H_{15}ClN_2O_2$

20938-38-9

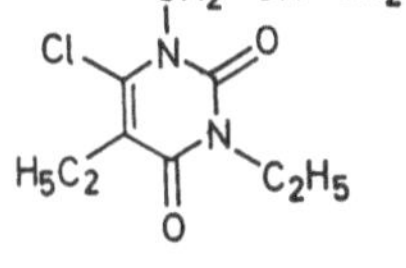

3,5-Diethyl-1-allyl-6-chloruracil = 6-Chlor-3,5-diethyl-1-(2-propenyl)-2,4(1*H*,3*H*)-pyrimidindion (●)

S *Aclu*, Acluracil

V Virustaticum

*6256* $C_{11}H_{16}N_2O$

41708-72-9

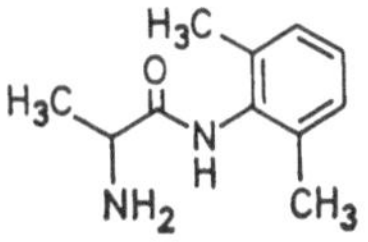

2-Amino-2′,6′-propionoxylidid = 2-Amino-*N*-(2,6-dimethylphenyl)propanamid (●)

H Hydrochlorid (35891-93-1)

S APX, Astra W 36095, *Tocainidhydrochlorid***, W-36095

V Antiarrhythmicum

---

*6257* $C_{11}H_{16}N_2O_3S$

56784-39-5

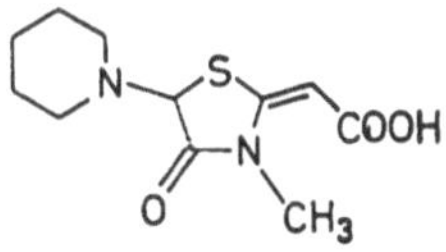

(*Z*)-3-Methyl-4-oxo-5-piperidino-$\Delta^{2,\alpha}$-thiazolidinessigsäure = (*Z*)-[3-Methyl-4-oxo-5-(1-piperidinyl)-2-thiazolidinyliden]essigsäure (●)

S W 3282

V Diureticum

---

*6258* $C_{11}H_{18}ClN_5S$

50335-55-2

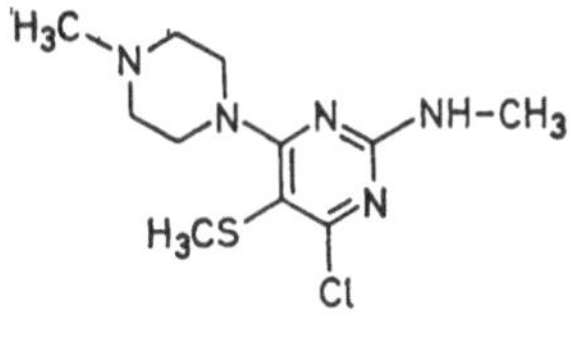

4-Chlor-2-methylamino-6-(4-methyl-1-piperazinyl)-5-methylthiopyrimidin = 4-Chlor-*N*-methyl-6-(4-methyl-1-piperazinyl)-5-(methylthio)-2-pyrimidinamin (●)

H Hydrochlorid (50295-40-4)

S *Mezilaminhydrochlorid***, O 6553

V Antiemeticum, Muskelrelaxans, Neurolepticum

*6259* $C_{11}H_{20}N_2O$
26070-52-0

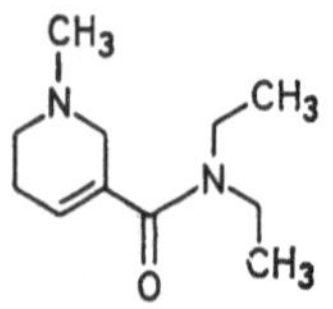

*N,N*-Diethyl-1,2,5,6-tetrahydro-1-methyl-3-pyridincarboxamid (●) = 1-Methyl-1,2,5,6-tetrahydronicotinsäurediethylamid

S THPC

V LSD-Antagonist

---

*6260* $C_{11}H_{22}N_4$

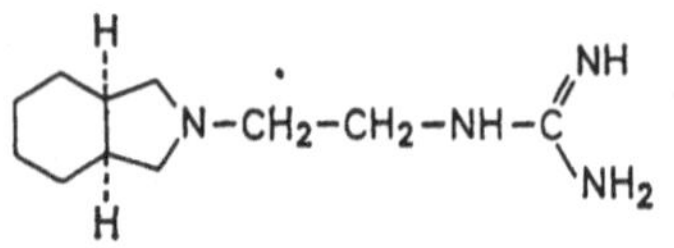

*cis*-2-(Hexahydro-2-isoindolinyl)-ethylguanidin = *cis*-[2-(Octahydro-2*H*-isoindol-2-yl)ethyl]guanidin (●)

H Sulfat (2:1) (59084-03-6)

S *Guanisoline*

V Antihypertonicum

---

*6261* $C_{12}H_8N_4O_6S$
39978-42-2

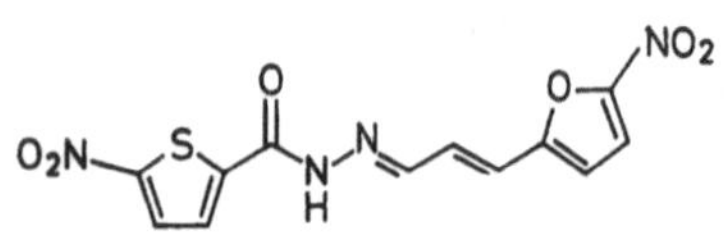

5-Nitro-2-thiophencarbonsäure[3-(5-nitro-2-furanyl)-2-propenyliden]hydrazid (●) = *N*[1]-(5-Nitro-2-furylacryliden)-*N*[2]-(5-nitro-2-thenoyl)-hydrazin = 5-Nitro-2-thiophencarbonsäure-[3-(5-nitro-2-furyl)-allyliden]-hydrazid

S *Nifurzid***, Ricridène

V Darmantisepticum

---

*6262* $C_{12}H_{11}ClN_6O_2S_2$
27589-33-9

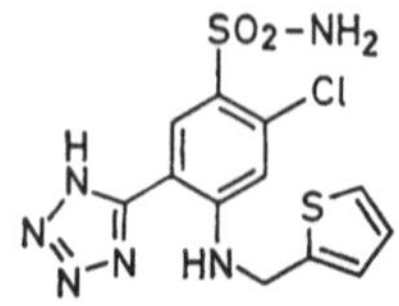

2-Chlor-5-(1*H*-tetrazol-5-yl)-*N*[4]-2-thenylsulfanilamid = 2-Chlor-5-(1*H*-tetrazol-5-yl)-4-[(2-thienylmethyl)amino]benzensulfonamid (●)

S *Azosemid***

V Diureticum, Salureticum

---

*6263* $C_{12}H_{11}NO$
53179-13-8

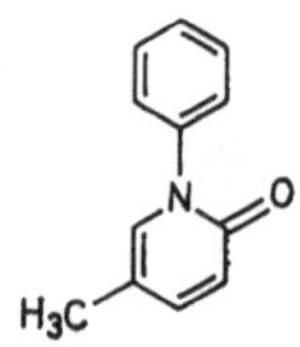

5-Methyl-1-phenyl-2(1*H*)-pyridon = 5-Methyl-1-phenyl-2(1*H*)-pyridinon (●)

S AMR-69, *Pirfenidon***

V Analgeticum, Antiphlogisticum, Antipyreticum

---

*6264* $C_{12}H_{12}Cl_2N_4$
18588-57-3

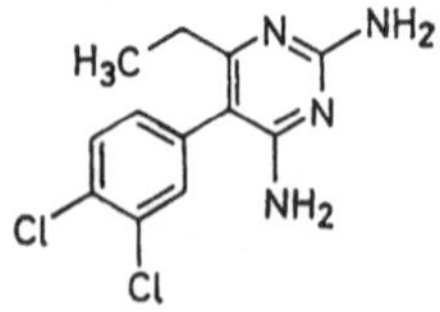

2,4-Diamino-5-(3,4-dichlorphenyl)-6-ethylpyrimidin = 5-(3,4-Dichlorphenyl)-6-ethyl-2,4-pyrimidindiamin (●)

S DDEP, *Etoprine*

V Cytostaticum (Antileukämicum)

6265 — $C_{12}H_{12}N_2O_3$
57 687-92-0

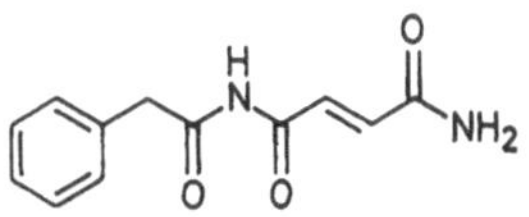


*N*-(Phenylacetyl)-fumaramid = (*E*)-*N*-(Phenylacetyl)-2-butendiamid (●)

S C 9154, *Fumaramidmycin*, Ro 09-0049
V Breitspektrumantibioticum

6266 — $C_{12}H_{12}N_2O_4S$
49 785-74-2

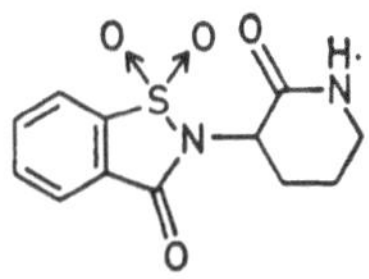


2-(2-Oxo-3-piperidyl)-1,2-benzisothiazolin-3-on-1,1-dioxid = 2-(2-Oxo-3-piperidinyl)-1,2-benzisothiazol-3(2*H*)-on-1,1-dioxid (●)

S Dotan, *Supidimid***
V Sedativum, Hypnoticum

6267 — $C_{12}H_{12}O_3$
35 981-68-1

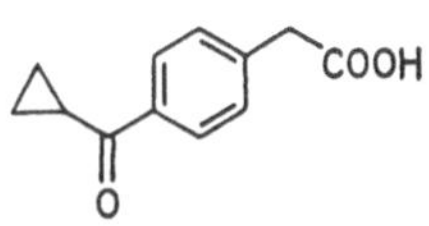


*p*-(Cyclopropylcarbonyl)-phenylessigsäure = 4-(Cyclopropylcarbonyl)benzenessigsäure (●)

S SQ 20650
V Antiphlogisticum, Analgeticum

6268 — $C_{12}H_{12}O_3$
37 664-95-2

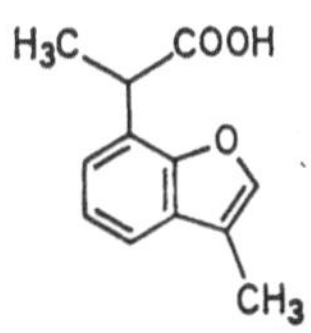


α-Methyl-3-phenyl-7-benzofuranessigsäure (●) = 2-(3-Phenylbenzofuran-7-yl)-propionsäure

S R 803
V Antiphlogisticum

6269 — $C_{12}H_{13}NO_2S$
5234-68-4

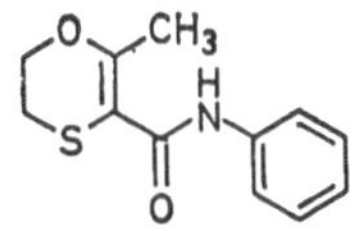


5,6-Dihydro-2-methyl-1,4-oxathiin-3-carboxanilid = 5,6-Dihydro-2-methyl-*N*-phenyl-1,4-oxathiin-3-carboxamid (●)

S *Carboxin*
V Fungicid

6270 — $C_{12}H_{13}N_3O_3S$
59 729-37-2

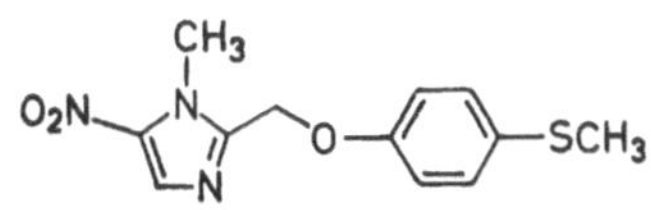


1-Methyl-2-[[4-(methylthio)phenoxy]methyl]-5-nitro-1*H*-imidazol (●)

S *Fexinidazol***
V Trichomonacid

6271 — $C_{12}H_{14}ClNO_4$
52 042-24-7

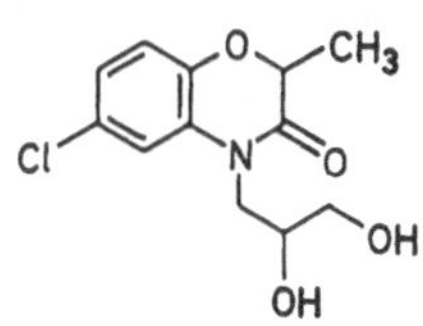


6-Chlor-4-(2,3-dihydroxypropyl)-2-methyl-2*H*-1,4-benzoxazin-3(4*H*)-on (●)

S *Diproxadol***
V Analgeticum

6272 — $C_{12}H_{14}N_2$
26 304-61-0

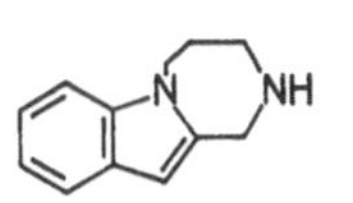


2,3,4,5-Tetrahydro-1*H*-[1,4]diazepino[1,2-*a*]indol (●)

S *Azepindol***, McN-2453
V Antidepressivum

*6273* $C_{12}H_{14}N_4O$
22587-11-7

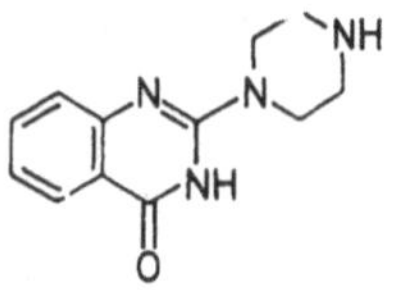

2-(1-Piperazinyl)-4(3*H*)-chinazolinon (●)

H Monoacetat (22587-29-7)

S *Centpiperalone*

V Antidiabeticum

---

*6274* $C_{12}H_{15}ClN_2O_2$
28482-91-9

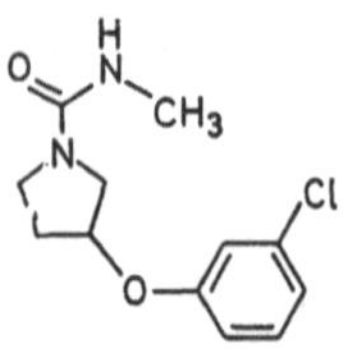

3-(*m*-Chlorphenoxy)-1-(methylcarbamoyl)-pyrrolidin = 3-(3-Chlorphenoxy)-*N*-methyl-1-pyrrolidincarboxamid (●)

S AHR-2666

V Skelettmuskelrelaxans

---

*6275* $C_{12}H_{15}N_3O_2S$
54965-21-8

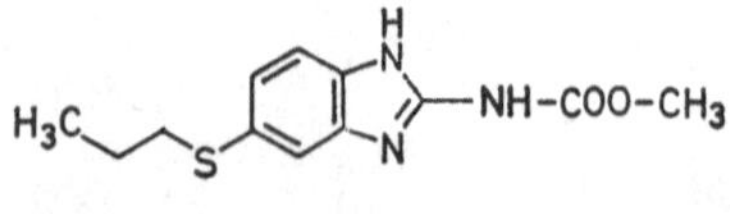

Methyl-5-(propylthio)-2-benzimidazolcarbamat = [5-(Propylthio)-1*H*-benzimidazol-2-yl]carbamidsäuremethylester

S *Albendazol***, SKF 62979

V Anthelminthicum

*6276* $C_{12}H_{15}N_3O_3S$
37598-94-0

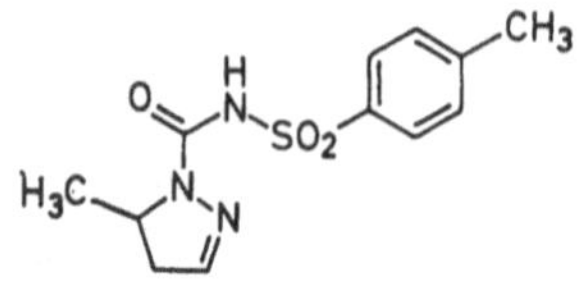

*N*-(*p*-Toluolsulfonyl)-5-methyl-2-pyrazolin-1-carboxamid = 4,5-Dihydro-5-methyl-*N*-[(4-methylphenyl)sulfonyl]-1*H*-pyrazol-1-carboxamid (●)

S SPC-703

V Antidiabeticum

---

*6277* $C_{12}H_{16}ClN_3O$
22790-84-7

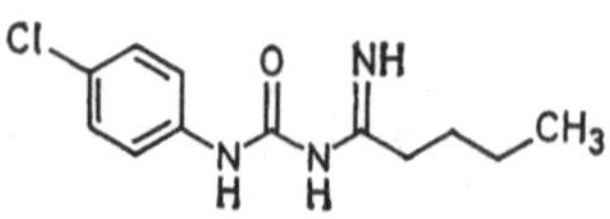

1-(*p*-Chlorphenyl)-3-valerimidoylharnstoff = *N*-(4-Chlorphenyl)-*N'*-(1-iminopentyl)harnstoff (●)

S *Carbantel**, Win 29194

V Anthelminthicum

*6277-01* 54644-15-4

H Verbindung (1:1) mit Dodecylhydrogensulfat

S *Carbantel Lauryl Sulfate*, Win 29194-6

V Anthelminthicum

---

*6278* $C_{12}H_{16}F_3NS$
53993-67-2

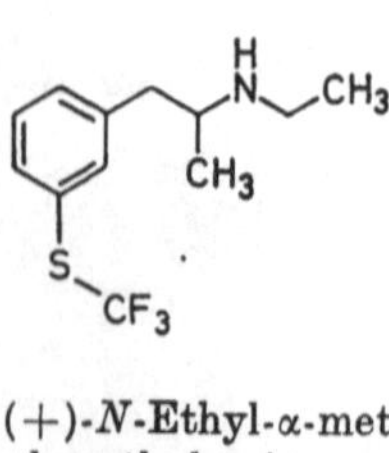

(+)-*N*-Ethyl-α-methyl-*m*-[(trifluormethyl)-thio]-phenethylamin = (+)-*N*-Ethyl-α-methyl-3-[(trifluormethyl)thio]benzenethanamin (●)

S *Tiflorex***

V Appetitzügler

*6279* $C_{12}H_{16}F_3NS$
59173-25-0

(±)-*N*-Ethyl-α-methyl-*m*-[(trifluormethyl)-thio]-phenethylamin = (±)-*N*-Ethyl-α-methyl-3-[(trifluormethyl)thio]benzenethanamin (●)

S *Flutiorex*, SL 72340

V Appetitzügler

---

*6280* $C_{12}H_{16}N_2O_3$
25956-47-2

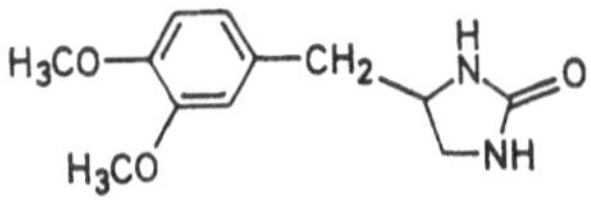


4-(3,4-Dimethoxybenzyl)-2-imidazolidinon = 4-Veratrylimidazolidin-2-on = 4-[(3,4-Dimethoxyphenyl)methyl]-2-imidazolidinon (●)

S Ro 7-2956

V Hypotensivum, Lipolyticum, Cardiotonicum

---

*6281* $C_{12}H_{16}N_4O_3$
7248-21-7

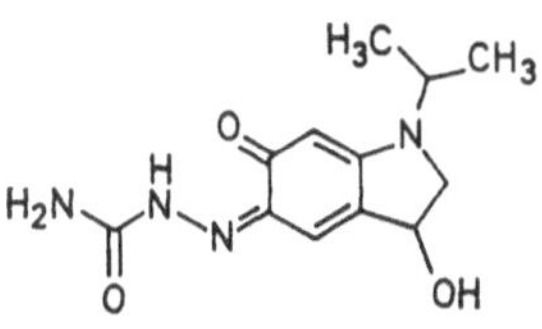


3-Hydroxy-1-isopropyl-5,6-indolindion-5-semicarbazon = *N*-Isopropylnoradrenochrommonosemicarbazon = 2-[1,2,3,6-Tetrahydro-3-hydroxy-1-(1-methylethyl)-6-oxo-5*H*-indol-5-yliden]hydrazincarboxamid (●)

S Divascan

V Migränetherapeuticum, Hämostypticum

---

*6282* $C_{12}H_{17}NO$
23915-73-3

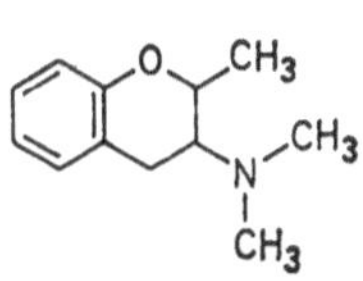


(±)-*N*,*N*,2-Trimethyl-3-chromanamin, Razemat I = (±)-3,4-Dihydro-*N*,*N*,2-trimethyl-2*H*-1-benzopyran-3-amin (●)

H Hydrochlorid (23915-74-4)

S CI-686 HCl, *Trebenzominhydrochlorid***

V Antidepressivum

---

*6283* $C_{12}H_{18}ClNO$
41570-61-0

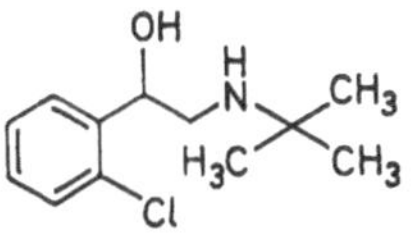


1-(*o*-Chlorphenyl)-2-*tert.*-butylaminoethanol = 2-Chlor-α-[[(1,1-dimethylethyl)amino]methyl]benzenmethanol (●)

H Hydrochlorid (56776-01-3)

S C-78

V Bronchodilatans

---

*6284* $C_{12}H_{18}O_7$
18467-77-1

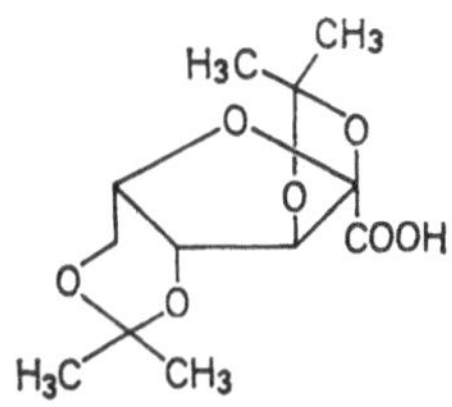


2,3:4,6-Di-*O*-isopropyliden-α-L-*xylo*-hexulofuranosonsäure = 2,3:4,6-Bis-*O*-(1-methylethyliden)-α-L-*xylo*-2-hexulofuranosonsäure (●)

S *Acide diprogulique***, *Acidum diprogulicum***, Dikegulac, *Diprogulic acid***, Lipostem

V Antilipidaemicum, Wachstumsregulator für Bäume

---

*6285* $C_{12}H_{19}NO_3$
18866-78-9

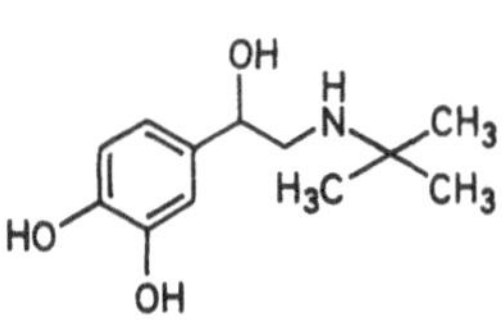


(±)-α-[(*tert.*-Butylamino)-methyl]-3,4-dihydroxybenzylalkohol = (±)-2-(*tert.*-Butylamino)-1-(3,4-dihydroxyphenyl)-ethanol = (±)-4-[2-[(1,1-Dimethylethyl)amino]-1-hydroxyethyl]-1,2-benzendiol (●)

H Methansulfonat (Mesilat) (17605-73-1)

S *Colterolmesilat***, Win 5563-3

V Bronchodilatans

*6286* $C_{12}H_{20}N_2O_2$
57067-46-6

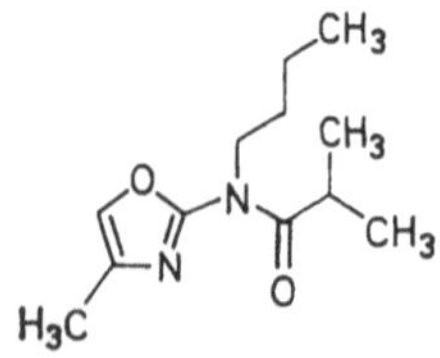

*N*-Butyl-2-methyl-*N*-(4-methyloxazol-2-yl)-propionamid = *N*-Butyl-2-methyl-*N*-(4-methyl-2-oxazolyl)propanamid (●)

S *Isamoxol***, Lilly 90606, LRCL 3950

V Bronchotherapeuticum

---

*6287* $C_{12}H_{21}N$
19982-08-2

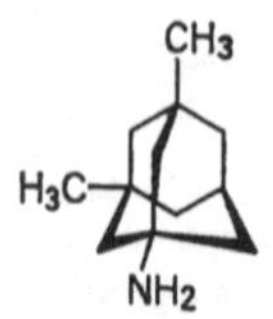

3,5-Dimethyl-1-adamantanamin = 3,5-Dimethyl-tricyclo[3.3.1.1$^{3,7}$]decan-1-amin (●)

S D-145, *Memantin***

V Parkinsontherapeuticum (Dopaminantagonist)

---

*6288* $C_{12}H_{25}NO_2$
32838-26-9

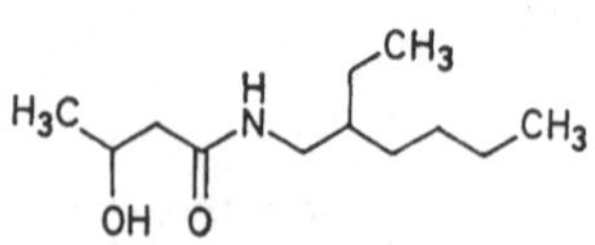

*N*-(2-Ethylhexyl)-3-hydroxybutyramid = *N*-(2-Ethylhexyl)-3-hydroxybutanamid (●)

H vgl. auch Nr. 6430

S *Butoctamid***, *Hexobutyramide*

V Hypnoticum

*6289* $C_{13}H_6Br_3NO_2$
32564-58-2

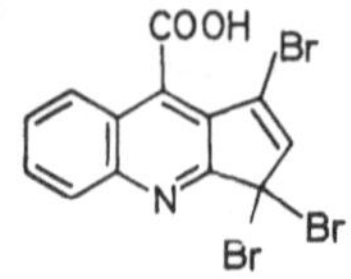

1,3,3-Tribrom-3*H*-cyclopenta[*b*]chinolin-9-carbonsäure (●)

S Pentaliquine

V Virustaticum

---

*6290* $C_{13}H_8F_2O_3$
22494-42-4

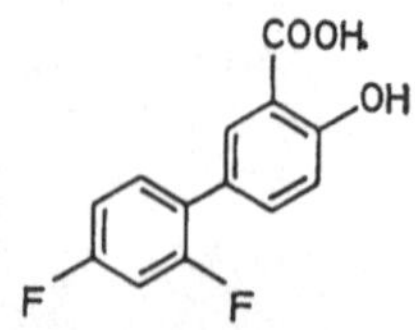

2',4'-Difluor-4-hydroxy-3-biphenylcarbonsäure = 5-(2,4-Difluorphenyl)-salicylsäure = 2',4'-Difluor-4-hydroxy[1,1'-biphenyl]-3-carbonsäure (●)

S *Diflunisal***, MK-647

V Antiphlogisticum, Antipyreticum, Analgeticum

---

*6291* $C_{13}H_8N_2O_3S$
19881-18-6

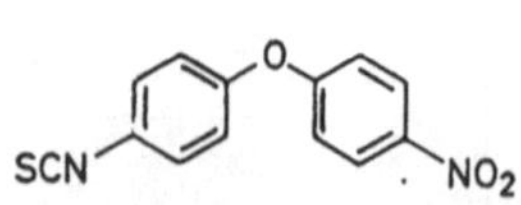

*p*-(*p*-Nitrophenoxy)-phenylisothiocyanat = 1-Isothiocyanato-4-(4-nitrophenoxy)benzen (●)

S *Cantrodifene*, CGA-23654, GS 23654, Lopatol, *Nitroscanat***

V Veterinär-Anthelminthicum

*6292* $C_{13}H_9N_3O_2S$

26328-53-0

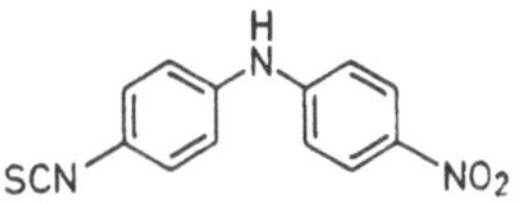


4-Isothiocyanato-4'-nitrodiphenylamin = Isothiocyansäure-*p*-(*p*-nitroanilino)-phenylester = 4-Isothiocyanato-*N*-(4-nitrophenyl)benzenamin (●) = *p*-(*p*-Nitroanilino)-phenylisothiocyanat

S *Amoscanat***, C 9333-Go/CGP 4540, Go 9333

V Anthelminthicum (gegen Ancylostomiasis)

*6293* $C_{13}H_{11}NO_3$

56153-30-1

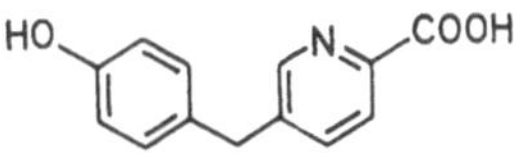


5-(4-Hydroxybenzyl)-picolinsäure = 5-[(4-Hydroxyphenyl)methyl]-2-pyridincarbonsäure (●)

S ***Phenopicolinic acid***

V Hypotensivum (aus Paecilomyces sp. AF 2562)

*6294* $C_{13}H_{11}N_3OS$

57237-97-5

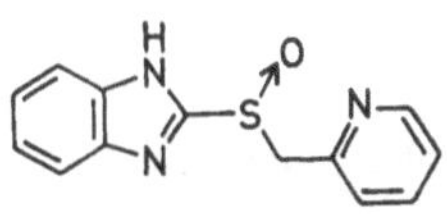


2-[(2-Pyridylmethyl)-sulfinyl]-benzimidazol = 2-[(2-Pyridinylmethyl)sulfinyl]-1*H*-benzimidazol (●)

S H 83/69, *Timoprazol***

V Ulcustherapeuticum

*6295* $C_{13}H_{12}J_3N_3O_5$

49755-67-1

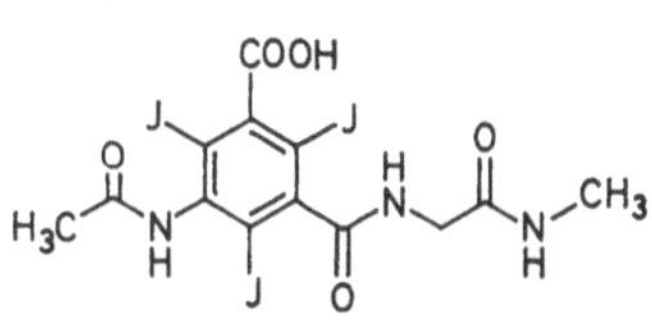


5-Acetamido-2,4,6-trijod-*N*-[(methylcarbamoyl)-methyl]-isophthalamidsäure = 3-(Acetylamino)-2,4,6-trijod-5-[[[2-(methylamino)-2-oxoethyl]-amino]carbonyl]benzoesäure (●)

S *Acidum ioglicicum***, *Ioglicic acid***, SHH 200 AB

V Röntgenkontrastmittel

*6296* $C_{13}H_{12}N_2O_5S$

51803-78-2

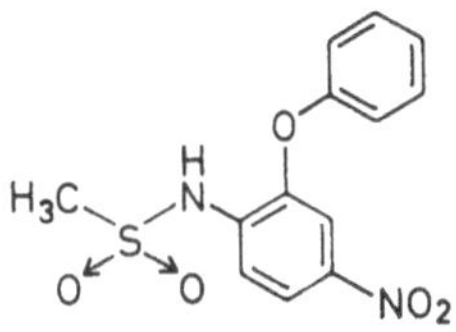


4-Nitro-2-phenoxymethansulfonanilid = *N*-(4-Nitro-2-phenoxyphenyl)methansulfonamid (●)

S R-805

V Antiphlogisticum

*6297* $C_{13}H_{12}N_4O_6S$

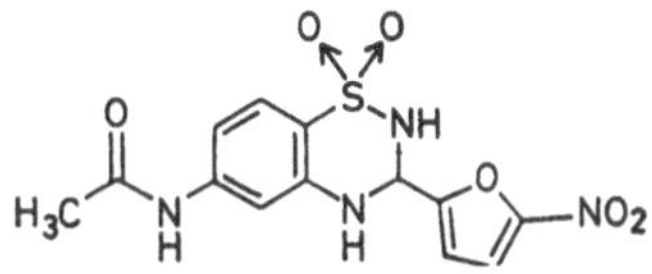


6-Acetamido-3,4-dihydro-3-(5-nitro-2-furyl)-2*H*-1,2,4-benzothiadiazin-1,1-dioxid = *N*-[3,4-Dihydro-3-(5-nitro-2-furanyl)-2*H*-1,2,4-benzothiadiazin-6-yl]acetamid-1,1-dioxid (●)

S *Nitrofurathiazid*, Rosat, Utonex

V Veterinär-Chemotherapeuticum

*6298* $C_{13}H_{12}N_8O_4S_3$

26973-24-0

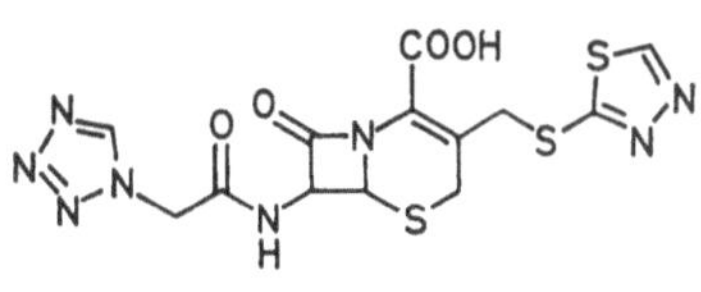


(6*R*,7*R*)-8-Oxo-7-[2-(1*H*-tetrazol-1-yl)-acetamido]-3-[(1,3,4-thiadiazol-2-ylthio)-methyl]-5-thia-1-azabicyclo[4.2.0]oct-2-en-2-carbonsäure = (6*R-trans*)-8-Oxo-7-[(1*H*-tetrazol-1-ylacetyl)-amino]-3-[(1,3,4-thiadiazol-2-ylthio)methyl]-5-thia-1-azabicyclo[4.2.0]oct-2-en-2-carbonsäure (●)

S *Ceftezol***, CG-B 3 Q, *Demethylcefazolin*

V Antibioticum

*6299* $C_{13}H_{12}O_7S_2$
57775-26-5

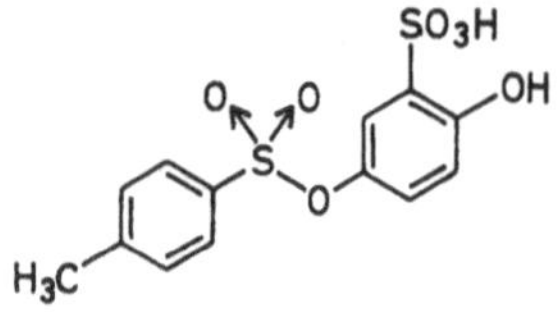


2,5-Dihydroxybenzolsulfonsäure-5-*p*-toluolsulfonat = 2,5-Dihydroxybenzolsulfonsäure-5-monotosilat = 2-Hydroxy-5-[[(4-methylphenyl)sulfonyl]oxy]benzensulfonsäure (●)

S *Acidum sultosilicum***, *Sultosilic acid***

V Hypolipämicum

*6299-01* 57775-27-6

H Piperazinsalz

S Mimedran

V Hypolipämicum

*6300* $C_{13}H_{13}F_3N_6O_4S_3$
58665-96-6

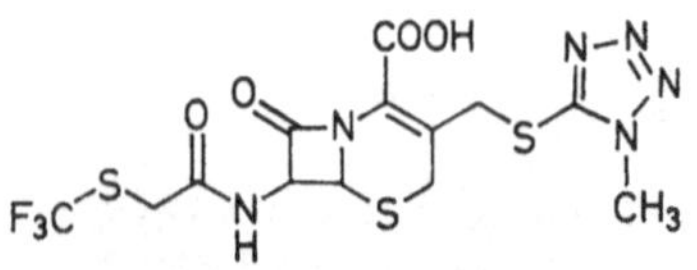


(6*R*,7*R*)-3-[[(1-Methyl-1*H*-tetrazol-5-yl)thio]methyl]-8-oxo-7-[2-[(trifluormethyl)thio]acetamido]-5-thia-1-azabicyclo[4.2.0]oct-2-en-2-carbonsäure = (6*R-trans*)-3-[[(1-Methyl-1*H*-tetrazol-5-yl)thio]methyl]-8-oxo-7-[[[(trifluormethyl)thio]acetyl]amino]-5-thia-1-azabicyclo[4.2.0]oct-2-en-2-carbonsäure (●)

H Natriumsalz (52123-49-6)

S *Cefazaflur-Natrium**, SKF 59962

V Antibioticum

*6301* $C_{13}H_{13}N_5O_2$
37762-06-4

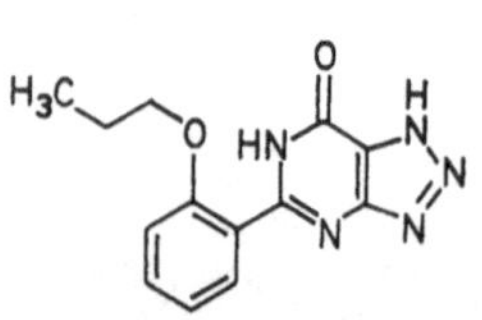


2-(*o*-Propoxyphenyl)-8-azapurin-6-on = 1,4-Dihydro-5-(2-propoxyphenyl)-7*H*-1,2,3-triazolo-[4,5-*d*]pyrimidin-7-on (●)

S M. & B. 22948

V Antiasthmaticum

*6302* $C_{13}H_{14}ClN_3O_2$
54708-51-9

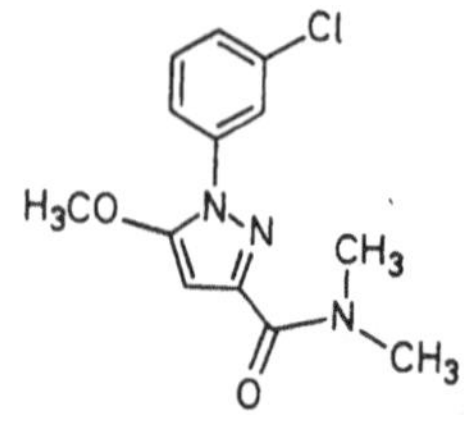


1-(*m*-Chlorphenyl)-5-methoxy-*N*,*N*-dimethyl-3-pyrazolcarboxamid = 1-(*m*-Chlorphenyl)-3-*N*,*N*-dimethylcarbamoyl-5-methoxypyrazol = 1-(3-Chlorphenyl)-5-methoxy-*N*,*N*-dimethyl-1*H*-pyrazol-3-carboxamid (●)

S PZ-177

V Analgeticum, Antiphlogisticum

*6303* $C_{13}H_{14}Cl_2O_3$
52214-84-3

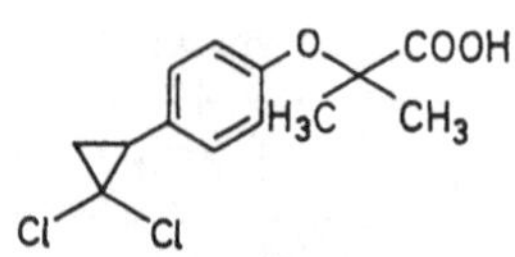


2-[*p*-(2,2-Dichlorcyclopropyl)-phenoxy]-2-methylpropionsäure = 2-[4-(2,2-Dichlorcyclopropyl)phenoxy]-2-methylpropansäure (●)

S *Ciprofibrat***, Win 35833

V Hypolipämicum

*6304* $C_{13}H_{15}J_3N_2O_3$
37863-70-0

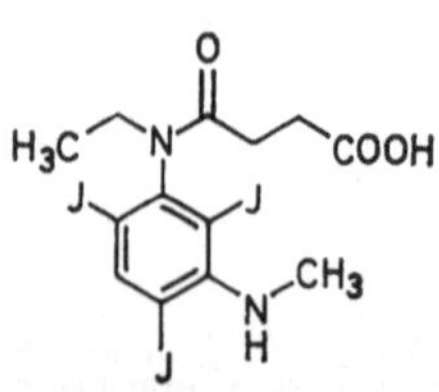


*N*-Ethyl-2′,4′,6′-trijod-3′-(methylamino)-succinanilsäure = 4-[Ethyl[2,4,6-trijod-3-(methylamino)phenyl]amino]-4-oxobutansäure (●)

S *Acidum iosumeticum***, *Iosumetic acid***

V Röntgenkontrastmittel

*6305* $C_{13}H_{15}NO_3$
56391-55-0

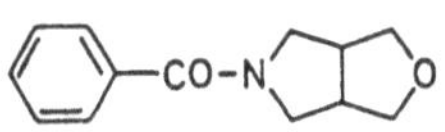

5-Benzoylhexahydro-1*H*-furo[3,4-*c*]pyrrol (●)

S ICI 45457, ICI-U.S. 457, *Octazamid***

V Analgeticum

---

*6306* $C_{13}H_{18}Cl_2N_2O_2$
1088-80-8

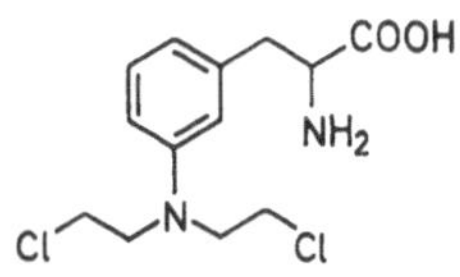

3-[Bis-(2-chlorethyl)amino]-L-phenylalanin (●)

H Peptidkomplex (9076-25-9)

S Peptichemio, Peptiquemio

V Antineoplasticum

---

*6307* $C_{13}H_{18}N_4O_3$
10226-54-7

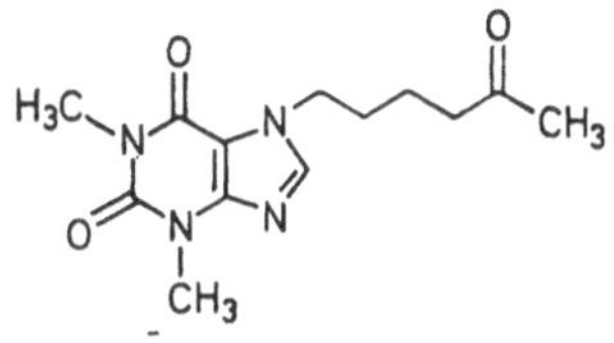

1,3-Dimethyl-7-(5-oxohexyl)-xanthin = 7-(5-Oxohexyl)-theophyllin = 3,7-Dihydro-1,3-dimethyl-7-(5-oxohexyl)-1*H*-purin-2,6-dion (●)

S *Lomifyllin***

V peripheres Vasodilatans

---

*6308* $C_{13}H_{18}N_6O_5$
52279-59-1

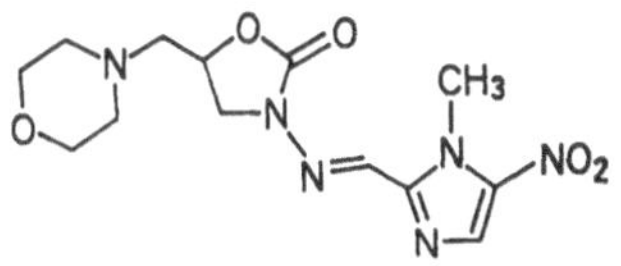

3-[[(1-Methyl-5-nitroimidazol-2-yl)-methylen]-amino]-5-(morpholinomethyl)-2-oxazolidinon = 3-[[(1-Methyl-5-nitro-1*H*-imidazol-2-yl)methylen]-amino]-5-(4-morpholinylmethyl)-2-oxazolidinon (●)

H Monohydrochlorid (30826-72-3)

S *Moxnidazolhydrochlorid***, SH 240, ZK 25095

V Trichomonacid

---

*6309* $C_{13}H_{19}BrN_2OS$
41542-51-2

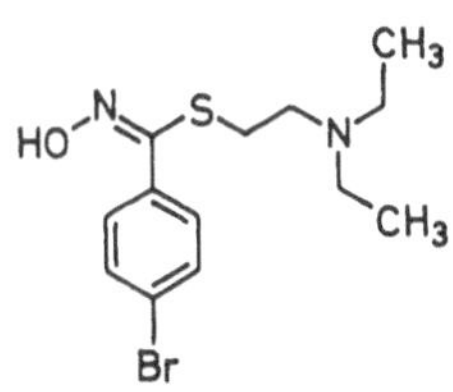

*p*-Brombenzthiohydroximsäure-*S*-2-(diethylamino)-ethylester = 4-Brom-*N*-hydroxybenzencarboximidothiosäure-2-(diethylamino)ethylester (●)

S Diethyxime, Dietiksim

V Antidot (Cholinesterasereaktivator)

---

*6310* $C_{13}H_{19}Cl_2NO_2$
39563-28-5

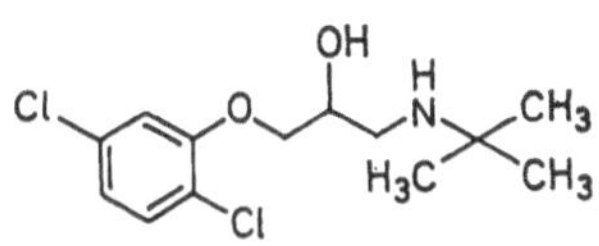

1-(2,5-Dichlorphenoxy)-3-*tert.*-butylamino-2-propanol = 1-(2,5-Dichlorphenoxy)-3-[(1,1-dimethylethyl)amino]-2-propanol (●)

H Hydrochlorid (54247-25-5)

S GYKI 41099

V adrenergischer β-Rezeptorenblocker

*6311* $C_{13}H_{19}NO_2$
53370-90-4

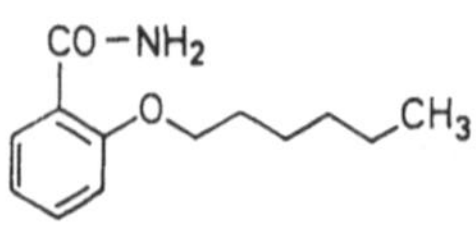


2-(Hexyloxy)benzamid (●) = *O*-Hexylsalicylamid

S *Exalamid***, Hyperan, *Xenamide*

V Fungicid

*6312* $C_{13}H_{19}NO_2$
53648-05-8

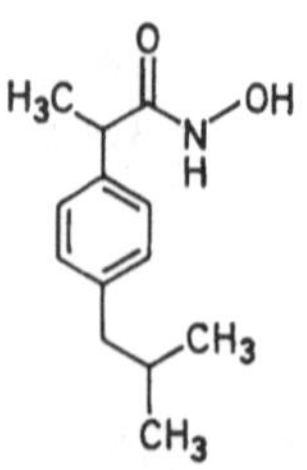


*p*-Isobutylhydratropohydroxamsäure = 2-(4-Isobutylphenyl)-propionohydroxamsäure = *N*-Hydroxy-α-methyl-4-(2-methylpropyl)benzenacetamid (●)

S Ibudros, *Ibuproxam***

V Analgeticum, Antipyreticum, Antiphlogisticum

*6313* $C_{13}H_{19}NO_4$
1149-23-1

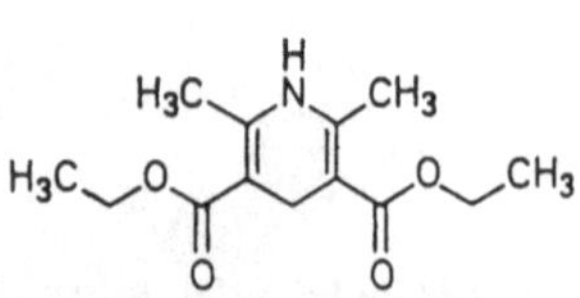


1,4-Dihydro-2,6-dimethyl-3,5-pyridindicarbonsäurediethylester (●)

S Diludine, Ethidin

V Lebertherapeuticum, Antioxydans

*6314* $C_{13}H_{19}N_3O_2$
58489-32-0

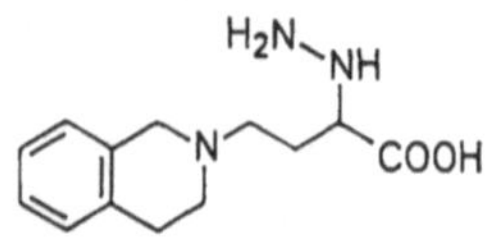


DL-γ-(1,2,3,4-Tetrahydroisochinolin-2-yl)-α-hydrazinobuttersäure = (±)-α-Hydrazino-3,4-dihydro-2(1*H*)-isochinolinbutansäure (●)

S AIS 48

V Magensekretionsinhibitor (Histidindecarboxylaseinhibitor)

*6315* $C_{13}H_{21}NO_2$
52842-59-8

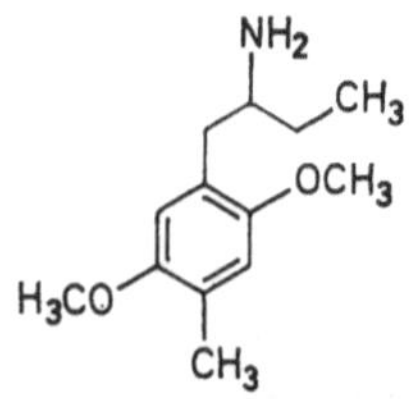


(−)-α-Ethyl-2,5-dimethoxy-4-methylphenethylamin = (−)-2-Amino-1-(2,5-dimethoxy-4-methylphenyl)-butan = (*R*)-α-Ethyl-2,5-dimethoxy-4-methylbenzenethanamin (●)

H Hydrochlorid (52663-86-2)

S BL-3912 A

V Psychotonicum

*6316* $C_{13}H_{21}NO_3$
5741-22-0

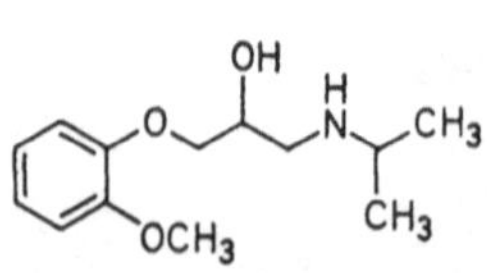


1-Isopropylamino-3-(*o*-methoxyphenoxy)-2-propanol = 1-(2-Methoxyphenoxy)-3-[(1-methylethyl)amino]-2-propanol (●)

H Hydrochlorid (27058-84-0)

S *Moprololhydrochlorid***, Omeral, S-D/1601

V adrenergischer β-Rezeptorenblocker

*6317* $C_{13}H_{22}ClN_5S$
55 477-19-5

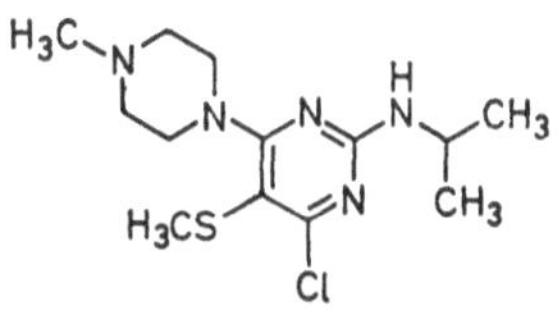

4-Chlor-2-isopropylamino-6-(4-methyl-1-piperazinyl)-5-methylthiopyrimidin = 4-Chlor-*N*-(1-methylethyl)-6-(4-methyl-1-piperazinyl)-5-(methylthio)-2-pyrimidinamin (●)

S *Iprozilamin***

V Antiemeticum, Muskelrelaxans, Neurolepticum

*6318* $C_{14}H_8N_2O_6$
57 474-29-0

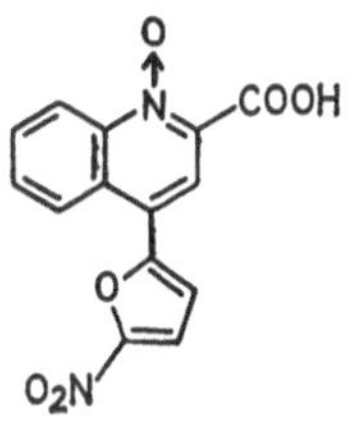

4-(5-Nitro-2-furyl)-chinaldinsäure-1-oxid = 4-(5-Nitro-2-furanyl)-2-chinolincarbonsäure-1-oxid (●)

S Abimasten, *Nifuroquin***, *Quinaldofur*

V Veterinär-Chemotherapeuticum (gegen Mastitis)

*6319* $C_{14}H_8N_4O_3S$
51 762-95-9

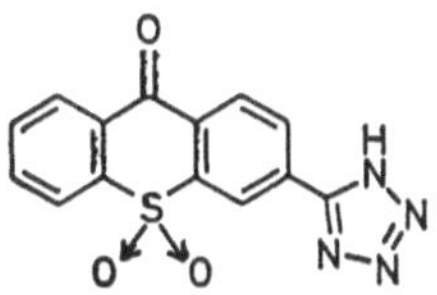

3-(5-Tetrazolyl)-thioxanthen-9-on-10,10-dioxid = 3-(1*H*-Tetrazol-5-yl)-9*H*-thioxanthen-9-on-10,10-dioxid (●)

S *Doxantrazole*

V Antiasthmaticum, Antihistaminicum

*6320* $C_{14}H_9Cl_2N_3O_2$
42 863-81-0

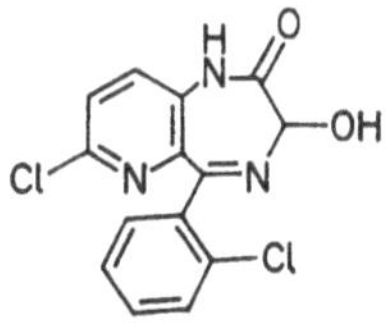

7-Chlor-5-(2-chlorphenyl)-1,3-dihydro-3-hydroxy-2*H*-pyrido[3,2-*e*]-1,4-diazepin-2-on (●)

S *Lopirazepam***

V Tranquillizer

*6321* $C_{14}H_9Cl_2N_3O_3$
14 796-28-2

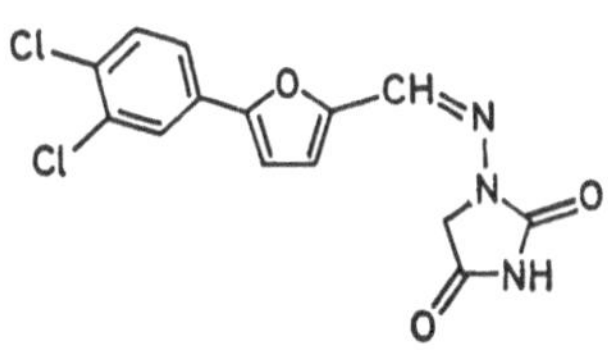

1-[5-(3,4-Dichlorphenyl)-furfurylidenamino]-hydantoin = 1-[[[5-(3,4-Dichlorphenyl)-2-furanyl]methylen]amino]-2,4-imidazolidindion (●)

S *Clodanolen***, F-413

V Skelettmuskelrelaxans

*6322* $C_{14}H_9NO_4$
51 411-04-2

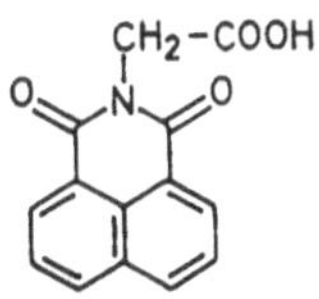

1,3-Dioxo-1*H*-benz[*de*]isochinolin-2(3*H*)-essigsäure (●)

H Natriumsalz (51 876-97-2)

S *Alrestatin-Natrium***, AY-22 284

V Aldosereduktaseinhibitor

*6323* $C_{14}H_{10}O_2$
134-81-6

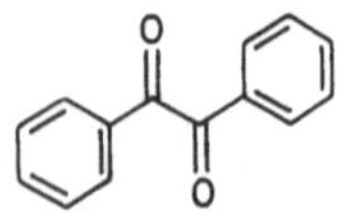

Diphenylethandion (●) = Diphenylglyoxal = 1,2-Diphenyl-α,β-diketon = Dibenzoyl = Benzil

H Gemisch mit den analogen Peroxid

S RaSaVé, RSV

V Virustaticum

---

*6324* $C_{14}H_{11}ClN_4S$
51 124-29-9

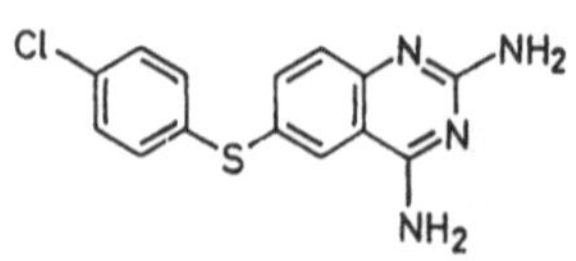

2,4-Diamino-6-(*p*-chlorphenylthio)-chinazolin = 6-[(4-Chlorphenyl)thio]-2,4-chinazolindiamin (●)

S WR 135403

V Malariachemotherapeuticum

---

*6325* $C_{14}H_{11}N_3O_3S$
31 430-18-9

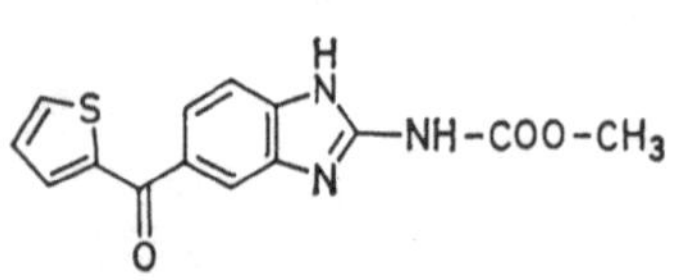

Methyl-5-(2-thenoyl)-2-benzimidazolcarbamat = [5-(2-Thienylcarbonyl)-1*H*-benzimidazol-2-yl]-carbamidsäuremethylester (●)

S *Nocodazol***, NSC-238159, Oncodazole, R 17934

V Cytostaticum, Anthelminthicum

---

*6326* $C_{14}H_{12}FNO_3$
42 835-25-6

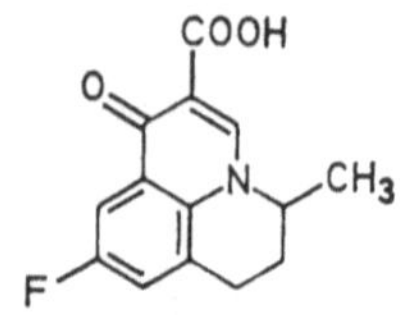

9-Fluor-6,7-dihydro-5-methyl-1-oxo-1*H*,5*H*-benzo[*ij*]chinolizin-2-carbonsäure (●)

S *Flumequin***

V bakterizides Chemotherapeuticum

---

*6327* $C_{14}H_{12}N_2O_4S$
34 976-39-1

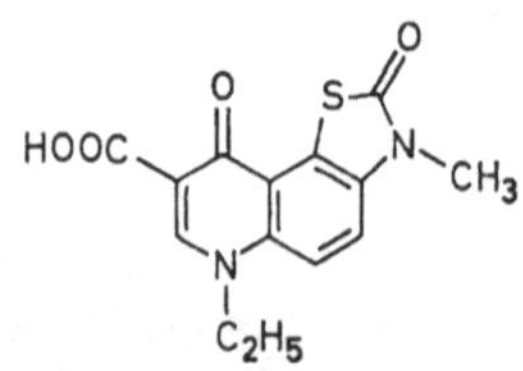

6-Ethyl-2,3,6,9-tetrahydro-3-methyl-2,9-dioxo-thiazolo[5,4-*f*]chinolin-8-carbonsäure (●)

S TA, *Tioxacin***

V bakterizides Chemotherapeuticum

---

*6328* $C_{14}H_{13}NO_4$
35 067-47-1

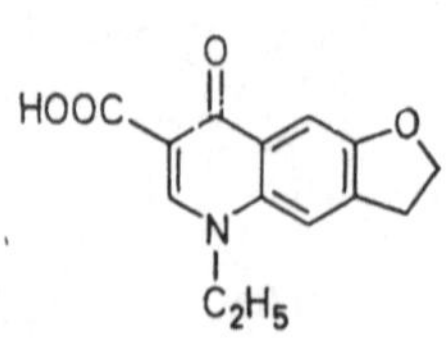

5-Ethyl-2,3,5,8-tetrahydro-8-oxofuro[2,3-*g*]chinolin-2-carbonsäure (●)

H Natriumsalz (57 363-13-0)

S *Droxacin-Natrium**, SH 263

V bakterizides Chemotherapeuticum

6329 $C_{14}H_{13}N_5O_4S$
54657-96-4

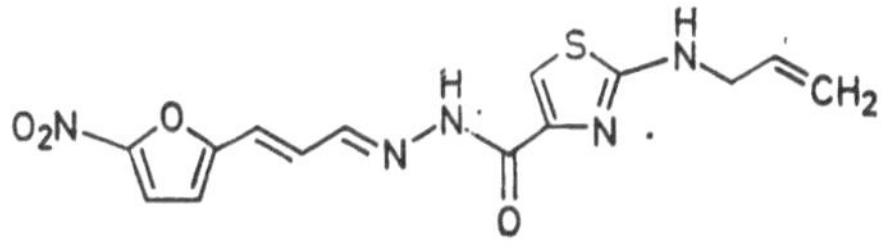

2-(Allylamino)-4-thiazolcarbonsäure-[3-(5-nitro-2-furyl)-allyliden]-hydrazid = 2-(2-Propenylamino)-4-thiazolcarbonsäure[3-(5-nitro-2-furanyl)-2-propenyliden]hydrazid (●)

S *Nifuralid***

V Baktericid, Fungicid

6330 $C_{14}H_{14}ClNS$
55142-85-3

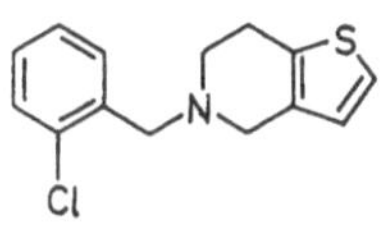

5-(*o*-Chlorbenzyl)-4,5,6,7-tetrahydrothieno[3,2-*c*]-pyridin = 5-[(2-Chlorphenyl)methyl]-4,5,6,7-tetrahydrothieno[3,2-*c*]pyridin (●)

H Hydrochlorid (53885-35-1)

S 53-32 C, Ticlid, Ticlodix, Ticlodone, *Ticlopidinhydrochlorid***

V Antiphlogisticum, Thrombocyten-Aggregationsinhibitor

6331 $C_{14}H_{14}ClN_3O_2S$
50892-23-4

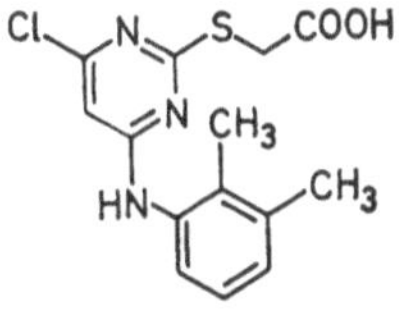

[4-Chlor-6-(2,3-xylidino)-2-pyrimidinylthio]-essigsäure = [[4-Chlor-6-[(2,3-dimethylphenyl)-amino]-2-pyrimidinyl]thio]essigsäure (●)

S Wy-14643

V Hypocholesterinämicum

6332 $C_{14}H_{14}N_2O_2$
57021-61-1

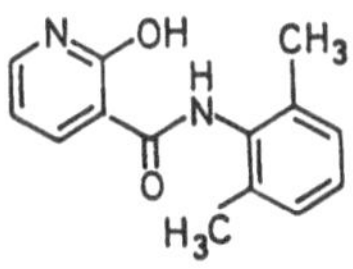

2-Hydroxy-2′,6′-nicotinoxylidid = *N*-(2,6-Dimethylphenyl)-2-hydroxy-3-pyridincarboxamid (●)

S IBH-194, *Isonixin***, Nixyn-Caps.

V Antiphlogisticum

6333 $C_{14}H_{14}N_2O_3$
55812-46-9

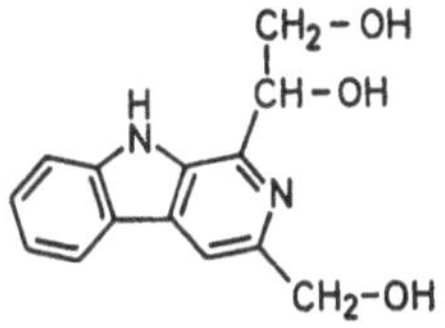

1-[1(*R*),2-Dihydroxyethyl]-3-hydroxymethyl-9*H*-pyrid[3,4-*b*]indol = (*R*)-α¹-(Hydroxymethyl)-9*H*-pyrido[3,4-*b*]indol-1,3-dimethanol (●)

S *Pyridindolol*

V β-Galactosidaseinhibitor

6334 $C_{14}H_{15}JO$

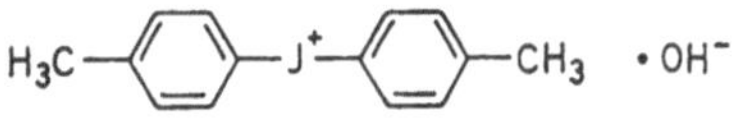

Bis-(*p*-tolyl)-jodoniumhydroxid = Bis(4-methylphenyl)jodoniumhydroxid (●)

H Chlorid (19028-28-5)

S SKF 15601-A, *Toliodiumchlorid***

V baktericides Chemotherapeuticum (veter. Futterzusatz)

*6335* $C_{14}H_{16}N_2O_4$
14166-26-8

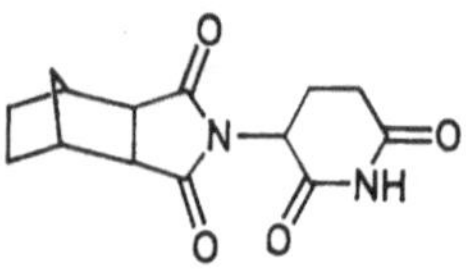

2-(Bicyclo[2.2.1]heptan-2-*endo*,3-*endo*-dicarboximido)-glutarimid = (3aα,4α,7α,7aα)-2-(2,6-Dioxo-3-piperidinyl)hexahydro-4,7-methano-1*H*-isoindol-1,3(2*H*)-dion (●)

S *Biglumid*, K-2004, Synval

V Sedativum, Hypnoticum

*6336* $C_{14}H_{16}N_4$
36798-79-5

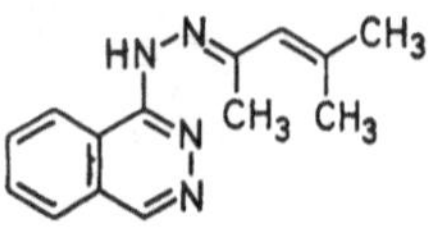

4-Methyl-3-penten-2-on-1-phthalazinylhydrazon (●) = 1-[2-(1,3-Dimethyl-2-butenyliden)-hydrazino]-phthalazin

S *Budralazin***, DJ-1461

V Hypotensivum

*6337* $C_{14}H_{16}N_4O_3$
2101-44-2

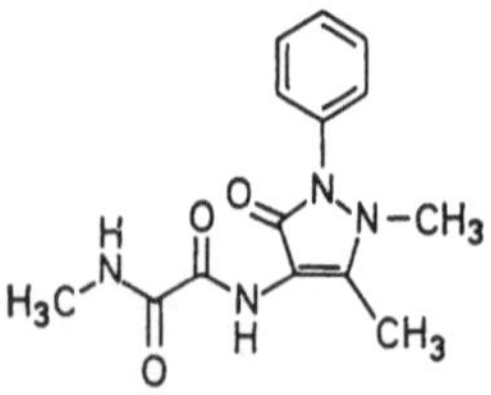

*N*-(2,3-Dimethoxy-5-oxo-1-phenyl-3-pyrazolin-4-yl)-*N'*-methyloxalsäurediamid = *N*-(2,3-Dihydro-1,5-dimethyl-3-oxo-1*H*-pyrazol-4-yl)-*N'*-methylethandiamid (●)

S Oxapyrin

V Analgeticum, Antipyreticum

*6338* $C_{14}H_{16}N_6O$
10597-58-7

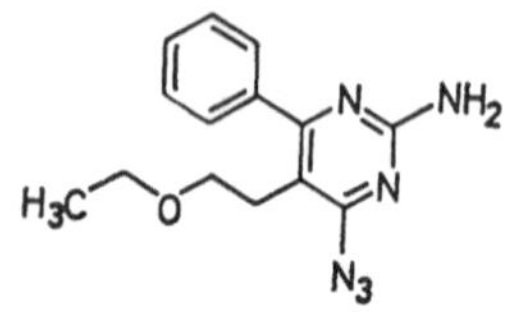

2-Amino-4-azido-5-(2-ethoxyethyl)-6-phenylpyrimidin = 4-Azido-5-(2-ethoxyethyl)-6-phenyl-2-pyrimidinamin (●)

S SC-16102

V Diureticum

*6339* $C_{14}H_{18}N_2$
32211-97-5

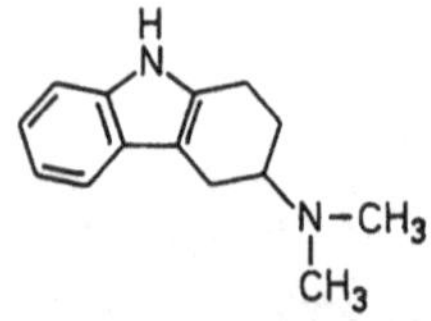

3-Dimethylamino-1,2,3,4-tetrahydrocarbazol = 2,3,4,9-Tetrahydro-*N*,*N*-dimethyl-1*H*-carbazol-3-amin (●)

S *Ciclindol***, *Cyclindole*, Win 27147-2

V Antidepressivum

*6340* $C_{14}H_{18}N_2O_4$
29936-79-6

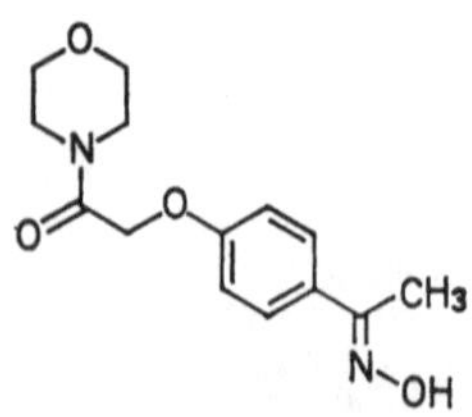

4-[(*p*-Acetylphenoxy)-acetyl]-morpholin-*p*-oxim = 4-[[4-[1-(Hydroxyimino)ethyl]phenoxy]acetyl]-morpholin (●) = 4'-(4-Morpholinylcarbonylmethoxy)-acetophenonoxim

S *Mofoxim***

V Hustensedativum

*6341* $C_{14}H_{18}O_3$
49763-96-4

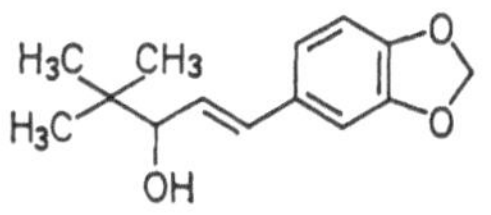

4,4-Dimethyl-1-(3,4-methylendioxyphenyl)-1-penten-3-ol = 1-(1,3-Benzodioxol-5-yl)-4,4-dimethyl-1-penten-3-ol (●)

S *Stiripentol***

V Anxiolyticum, Muskelrelaxans

---

*6342* $C_{14}H_{19}ClN_2O_3$
58832-68-1

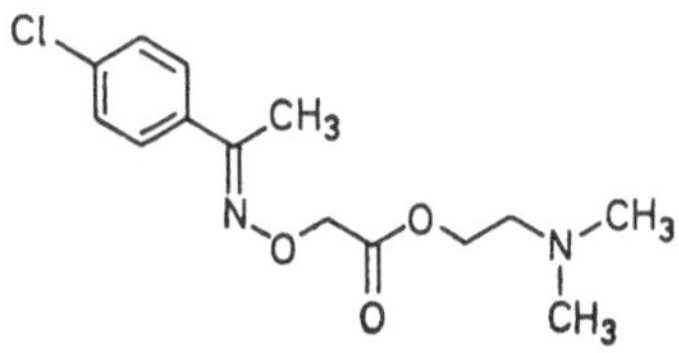

(*E*)-[[(*p*-Chlor-α-methylbenzyliden)amino]oxy]-essigsäure-2-(dimethylamino)ethylester = (*E*)-[[[1-(4-Chlorphenyl)ethyliden]amino]oxy]essigsäure-2-(dimethylamino)ethylester (●)

H Hydrochlorid

S *Cloximathydrochlorid***, DU 22599

V Antiphlogisticum, Analgeticum

---

*6343* $C_{14}H_{19}Cl_2N_3O_4$
54940-95-3

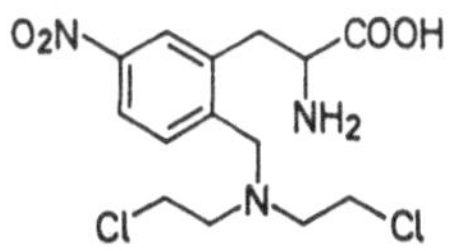

2-[[Bis(2-chlorethyl)amino]methyl]-5-nitrophenylalanin (●)

S AT-1258, *Nitrocafan, Nitrocaphane*

V Cytostaticum

*6344* $C_{14}H_{19}N_3O$
50528-97-7

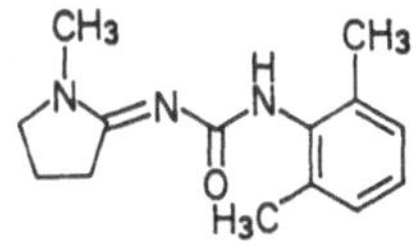

1-(1-Methyl-2-pyrrolidinyliden)-2-(2,6-xylyl)-harnstoff = (2,6-Dimethylphenyl)(1-methyl-2-pyrrolidinyliden)harnstoff (●)

S McN-3113, *Xilobam***

V Muskelrelaxans

---

*6345* $C_{14}H_{19}N_5O_2$
51022-77-6

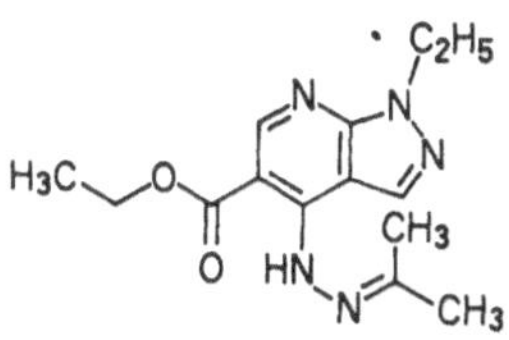

1-Ethyl-4-(isopropylidenhydrazino)-1*H*-pyrazolo-[3,4-*b*]pyridin-5-carbonsäureethylester = 1-Ethyl-4-[(1-methylethyliden)hydrazino]-1*H*-pyrazolo-[3,4-*b*]pyridin-5-carbonsäureethylester (●)

H Monohydrochlorid (35838-58-5)

S *Etazolathydrochlorid***, *Etazole hydrochloride*, SQ 20009

V Tranquillizer

---

*6346* $C_{14}H_{19}O_6P$
7700-17-6

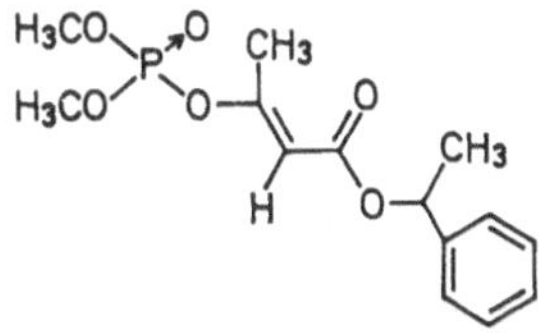

α-Methylbenzyl-3-(dimethoxyphosphinyloxy)-isocrotonat = (*E*)-3-[(Dimethoxyphosphinyl)oxy]-2-butensäure-1-phenylethylester (●)

S Ciodrin, *Crotoxyfos*

V Insekticid, Ectoparasiticid

6347 $C_{14}H_{21}ClN_2O_2$
54739-19-4

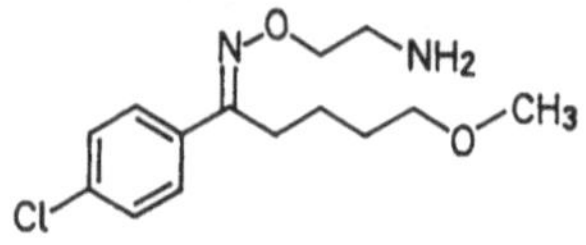

4′-Chlor-5-methoxyvalerophenon-(*E*)-*O*-(2-amino-ethyl)-oxim = (*E*)-1-(4-Chlorphenyl)-5-methoxy-1-pentanon-*O*-(2-aminoethyl)oxim (●)

S *Clovoxamin***, DU 23811

V Antidepressivum

---

6348 $C_{14}H_{21}N_5O_5$

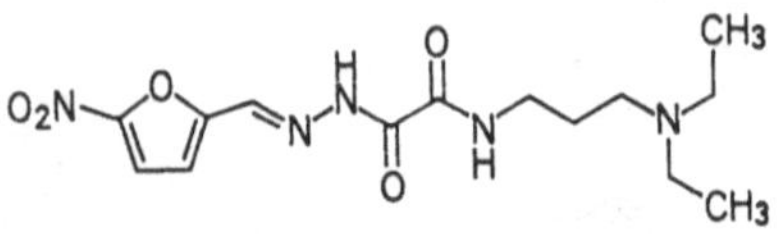

5-Nitro-2-furaldehyd-5-[3-(diethylamino)-propyl]-semioxamazon = [[3-(Diethylamino)propyl]-amino]oxoessigsäure[(5-nitro-2-furanyl)methy-len]hydrazid (●)

H Hydrochlorid (51415-04-4)

S NF 167

V Chemotherapeuticum

---

6349 $C_{14}H_{22}N_2O_3$
29122-68-7

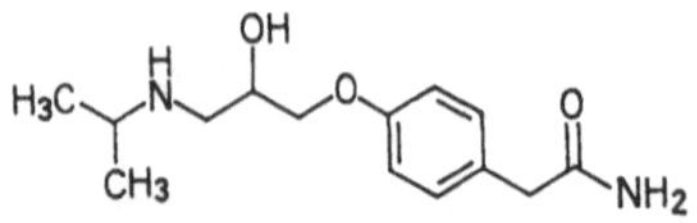

4-(2-Hydroxy-3-isopropylaminopropoxy)-phenyl-acetamid = 4-[2-Hydroxy-3-[(1 methylethyl)-amino]propoxy]benzenacetamid (●)

H auch Hydrochlorid (51706-40-2)

S *Atenolol**, ICI 66082, Tenormin

V adrenergischer β-Rezeptorenblocker, Antihy-pertonicum

---

6350 $C_{14}H_{28}N_9OP_3$
37132-72-2

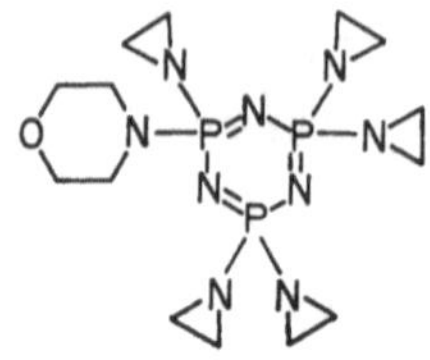

2,2,4,4,6-Pentakis(1-aziridinyl)-2,2,4,4,6,6-hexa-hydro-6-(4-morpholinyl)-1,3,5,2,4,6-triazatriphos-phorin (●)

S Fotrin

V Antineoplasticum

---

6351 $C_{14}H_{30}O_2$
36449-36-6

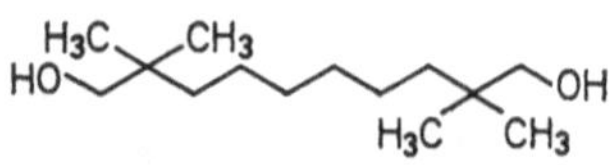

2,2,9,9-Tetramethyl-1,10-decandiol (●)

S CI-720, *Gemcadiol***

V Hypolipämicum

---

6352 $C_{15}H_{10}Cl_2N_2O_5$
32060-33-6

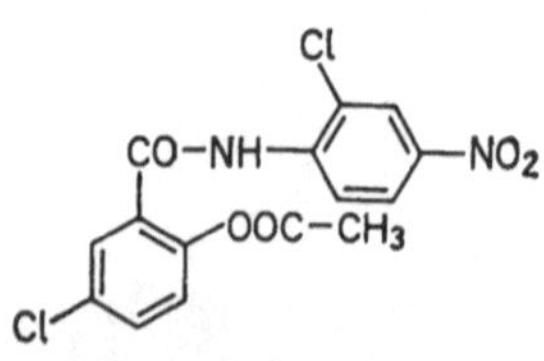

2′,5-Dichlor-4′-nitrosalicylanilidacetat(ester) = *O*-Acetyl-5-chlor-*N*-(2-chlor-4-nitrophenyl)-salicyl-amid = 2-(Acetyloxy)-5-chlor-*N*-(2-chlor-4-nitro-phenyl)benzamid (●)

S Afesal, Aphesal

V Anthelminthicum

*6353* $C_{15}H_{10}O_5S$
40691-50-7

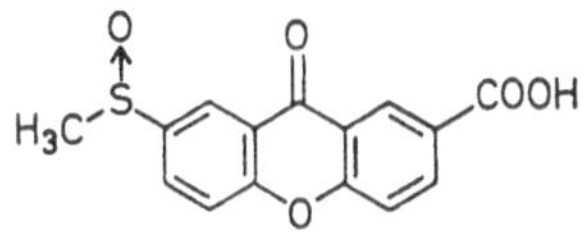

7-(Methylsulfinyl)-9-oxo-9*H*-xanthen-2-carbonsäure (●)

S RS-7337, *Tixanox***

V Antiallergicum

*6354* $C_{15}H_{11}ClN_2O$
1788-93-8

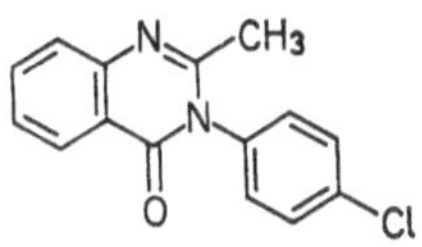

3-(4-Chlorphenyl)-2-methyl-4(3*H*)-chinazolinon (●)

S Menilon

V Tranquillizer

*6355* $C_{15}H_{11}N_3O_2$
56119-96-1

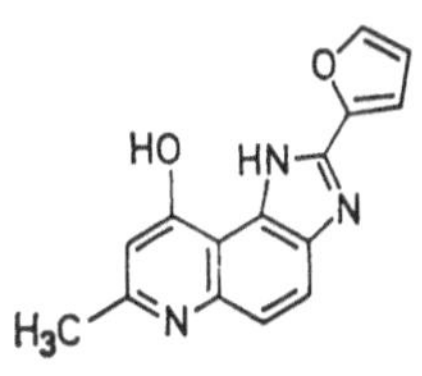

2-(2-Furyl)-7-methyl-1*H*-imidazo[4,5-*f*]chinolin-9-ol = 2-(2-Furanyl)-7-methyl-1*H*-imidazo[4,5-*f*]-chinolin-9-ol (●)

H auch Hydrat (58503-80-3)

S F-691, *Furodazol***

V Anthelminthicum

*6356* $C_{15}H_{12}ClNO_2$
53716-49-7

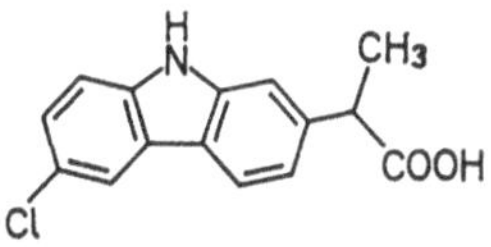

(±)-6-Chlor-α-methylcarbazol-2-essigsäure = (±)-2-(6-Chlor-2-carbazolyl)-propionsäure = (±)-6-Chlor-α-methyl-9*H*-carbazol-2-essigsäure (●)

S C-5720, *Carprofen***, Ro 20-5720/000

V Antiphlogisticum, Antipyreticum, Analgeticum

*6357* $C_{15}H_{12}Cl_2N_2O$

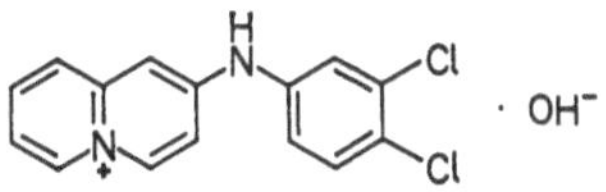

2-(3,4-Dichloranilino)-chinoliziniumhydroxid = 2-[(3,4-Dichlorphenyl)amino]chinoliziniumhydroxid (●)

H Bromid (40759-33-9)

S *Dicloniumbromid*, EU-2972, *Noliniumbromid***

V Anticholinergicum, Spasmolyticum

*6358* $C_{15}H_{13}ClN_2O$
29176-29-2

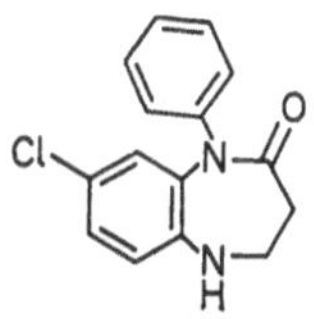

8-Chlor-1,3,4,5-tetrahydro-1-phenyl-2*H*-1,5-benzodiazepin-2-on (●)

S Bu 1014, *Lofendazam***

V Tranquillizer

*6359* $C_{15}H_{13}NO_3$
52549-17-4

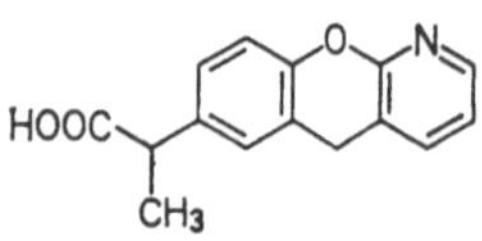

2-(5*H*-[1]Benzopyrano[2,3-*b*]pyridin-7-yl)-propionsäure = α-Methyl-5*H*-[1]benzopyrano[2,3-*b*]pyridin-7-essigsäure (●)

S *Piranoprofen, Pranoprofen**, Y-8004

V Antiphlogisticum, Analgeticum

*6360* $C_{15}H_{13}N_3O_2S$
26130-02-9

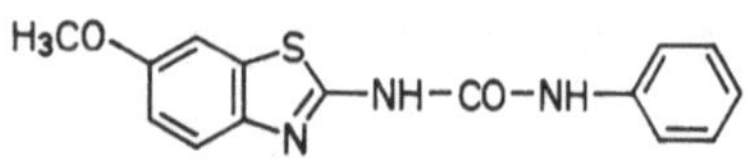

*N*-(6-Methoxy-2-benzothiazolyl)-*N'*-phenylharnstoff (●)

S *Frenazole, Frentizol***, Lilly 53616

V Immunosuppressivum, Virustaticum

*6361* $C_{15}H_{13}N_3O_3S$
53716-50-0

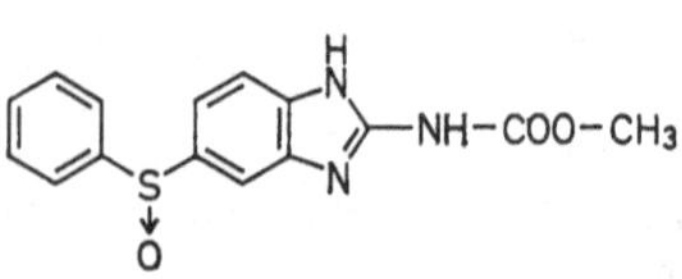

Methyl-5-(phenylsulfinyl)-2-benzimidazolcarbamat = [5-(Phenylsulfinyl)-1*H*-benzimidazol-2-yl]-carbamidsäuremethylester (●)

S *Oxfendazol***, RS-8858

V Anthelminthicum

*6362* $C_{15}H_{14}ClNO_3$
33369-31-2

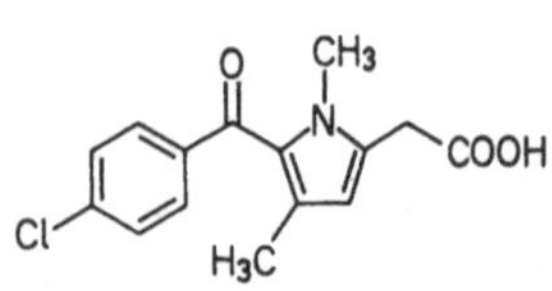

5-(4-Chlorbenzoyl)-1,4-dimethyl-1*H*-pyrrol-2-essigsäure (●)

S McN-2783, *Zomepirac***

V Analgeticum, Antiphlogisticum

*6363* $C_{15}H_{14}ClN_3O_4S$
53994-73-3

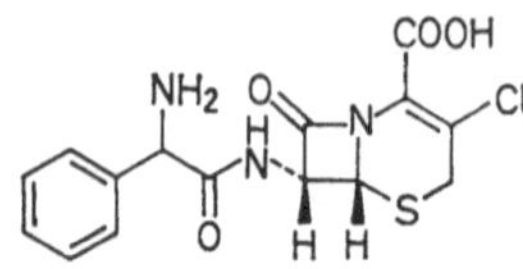

(6*R*,7*R*)-7-[(*R*)-2-Amino-2-phenylacetamido]-3-chlor-8-oxo-5-thia-1-azabicyclo[4.2.0]oct-2-en-2-carbonsäure = [6*R*-[6α,7β(*R**)]]-7-[(Aminophenylacetyl)amino]-3-chlor-8-oxo-5-thia-1-azabicyclo-[4.2.0]oct-2-en-2-carbonsäure (●) = 3-Chlor-7-D-(2-phenylglycinamido)-3-cephem-4-carbonsäure

S *Cefaclor**, Lilly 99638

V Antibioticum

*6364* *(2135)* $C_{15}H_{14}O_4$
20079-30-5

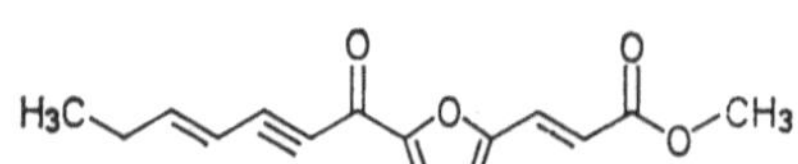

(*E*,*Z*)-5-(4-Hepten-2-inoyl)-2-furanacrylsäuremethylester = (*E*,*Z*)-3-[5-(1-Oxo-4-hepten-2-inyl)-2-furanyl]-2-propensäuremethylester (●)

S *Wyerone*

V Fungicid aus Vicia faba

*6365* $C_{15}H_{14}O_5$
51089-21-5

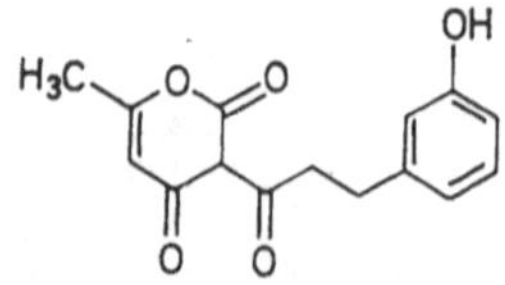

3-[3-(3-Hydroxyphenyl)-1-oxopropyl]-6-methyl-2*H*-pyran-2,4(3*H*)-dion (●)

S *Pyratrione*

V Antihypertonicum (Tyrosinhydroxylaseinhibitor)

*6366* $C_{15}H_{16}ClNO$
56481-43-7

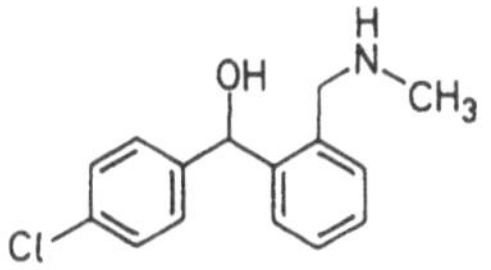

4'-Chlor-2-(methylaminomethyl)-benzhydrol = 4-Chlor-α-[2-[(methylamino)methyl]phenyl]benzenmethanol (●)

S PR-F 36, *Setazindol***

V Appetitzügler

*6367* $C_{15}H_{16}J_3N_3O_7$
51876-99-4

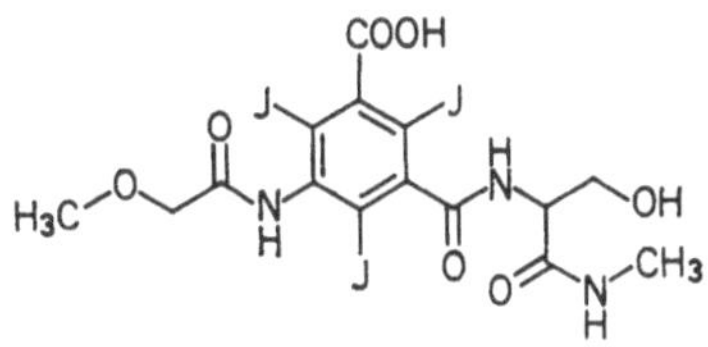

*N*-[2-Hydroxy-1-(methylcarbamoyl)-ethyl]-2,4,6-trijod-5-(2-methoxyacetamido)-isophthalamidsäure = 3-[[[1-(Hydroxymethyl)-2-(methylamino)-2-oxoethyl]amino]carbonyl]-2,4,6-trijod-5-[(methoxyacetyl)amino]benzoesäure (●)

S *Acidum iosericum***, *Ioseric acid***, SH H 239 AB

V Röntgenkontrastmitte'

*6368* $C_{15}H_{17}FN_4O_2$
56995-20-1

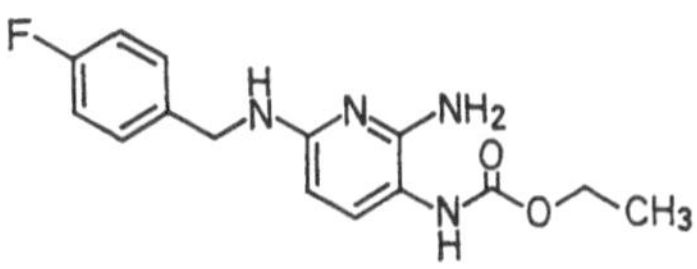

2-Amino-6-[(*p*-fluorbenzyl)-amino]-3-pyridincarbamidsäureethylester = [2-Amino-6-[[(4-fluorphenyl)methyl]amino]-3-pyridinyl]carbamidsäureethylester (●)

S *Flupirtin***

V Analgeticum

*6369* $C_{15}H_{17}N_3O$
54188-45-3

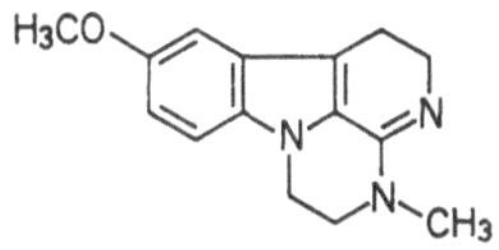

2,4,5,6-Tetrahydro-9-methoxy-4-methyl-1*H*-3,4,6a-triazafluoranthen (●)

H Hydrochlorid (54188-46-4)

S Inkasan

V Antidepressivum

*6370* *(2472)* $C_{15}H_{18}Cl_2O_7$
20585-97-1

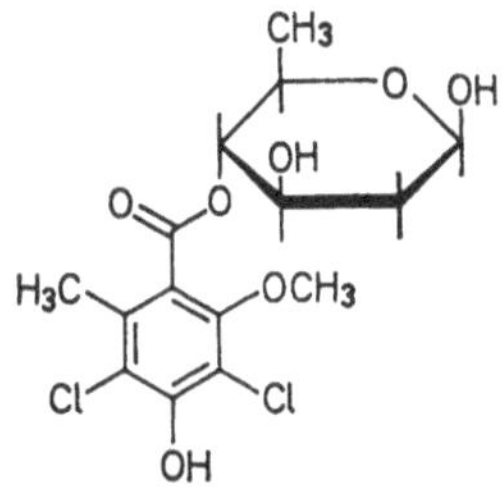

4-*O*-(3,5-Dichlorisoverninyl)-2,6-didesoxy-D-arabinohexose = 2,6-Dideoxy-D-*arabino*-hexose-4-(3,5-dichlor-4-hydroxy-2-methoxy-6-methylbenzoat) (●)

S Curacin, *Everninocin*

V Antibioticum

*6371* $C_{15}H_{19}NO_3$
56187-89-4

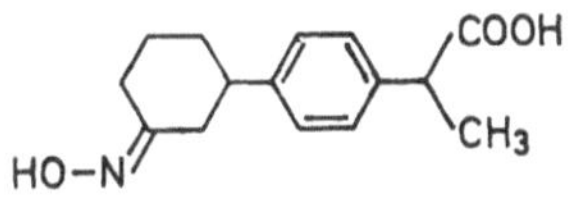

2-[4-[3-(Hydroxyimino)-cyclohexyl]-phenyl]-propionsäure = 4-[3-(Hydroxyimino)cyclohexyl]-α-methylbenzenessigsäure (●) = *p*-(3-Oxocyclohexyl)-hydratropsäure-oxim

S *Ximoprofen***

V Antiphlogisticum, Antirheumaticum

*6372* $C_{15}H_{19}N_3OS$
54400-59-8

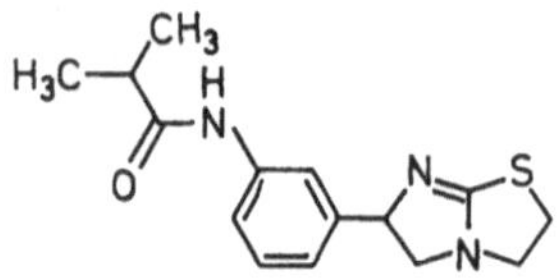

(–)-2-Methyl-3′-(2,3,5,6-tetrahydroimidazo[2,1-*b*]-thiazol-6-yl)-propionanilid = (–)-2-Methyl-*N*-[3-(2,3,5,6-tetrahydroimidazo[2,1-*b*]thiazol-6-yl)phenyl]propanamid (●)

H Monohydrochlorid (54400-62-3)

S *Butamisolhydrochlorid***, CL 206214

V Anthelminthicum

*6373* $C_{15}H_{20}N_2O_3$
31224-92-7

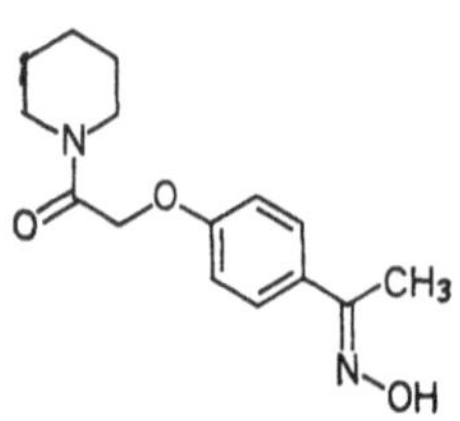

1-[(*p*-Acetylphenoxy)-acetyl]-piperidin-*p*-oxim = 1-[[4-[1-(Hydroxyimino)ethyl]phenoxy]acetyl]-piperidin (●) = 4′-(1-Piperidylcarbonylmethoxy)-acetophenonoxim = 2-[4-(1-Hydroxyiminoethyl)-phenoxy]-1-piperidinoethanon

S Flamanil, *Pifoxim***, *Pixifenidum*, SW 77

V Antiphlogisticum

*6374* $C_{15}H_{21}Cl_2N_3O$
55485 20-6

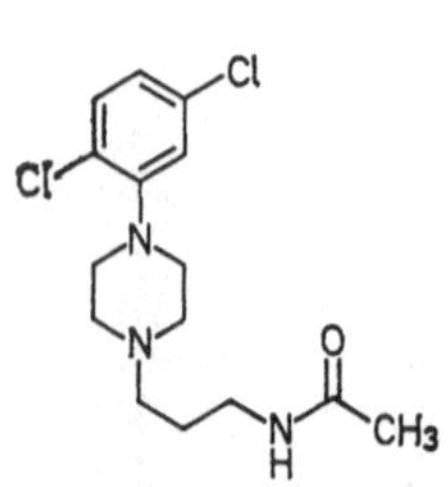

*N*-[3-[4-(2,5-Dichlorphenyl)-1-piperazinyl]propyl]-acetamid (●) = 1-(3-Acetamidopropyl)-4-(2,5-dichlorphenyl)-piperazin

S *Acaprazin**

V Adrenolyticum, Tranquillizer

*6375* $C_{15}H_{21}F_3N_2O_2$
54739-18-3

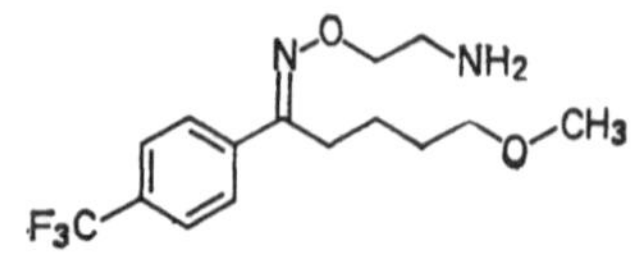

5-Methoxy-4′-(trifluormethyl)-valerophenon-(*E*)-*O*-(2-aminoethyl)-oxim = (*E*)-5-Methoxy-1-[4-(trifluormethyl)phenyl]-1-pentanon-*O*-(2-aminoethyl)-oxim (●)

S DU 23000, *Fluvoxamin***

V Antidepressivum

*6376* $C_{15}H_{21}NO$
40173-75-9

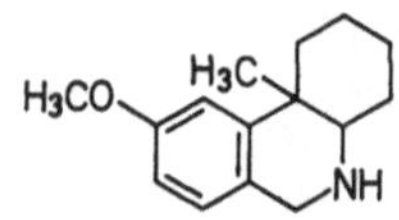

(–)-1,2,3,4,4a,5,6,10b-Octahydro-9-methoxy-10b-methylphenanthridin (●)

S *Tofetridin***

V Analgeticum

*6377* $C_{15}H_{21}NO_2$
53449-58-4

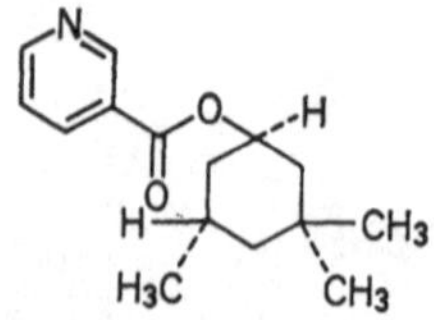

*trans*-3,3,5-Trimethylcyclohexylnicotinat = *trans*-3-Pyridincarbonsäure-3,3,5-trimethylcyclohexylester (●)

S *Ciclonicat***, Vasargil

V peripheres Vasodilatans, Spasmolyticum

*6378* $C_{15}H_{21}NO_2$
55 694-98-9

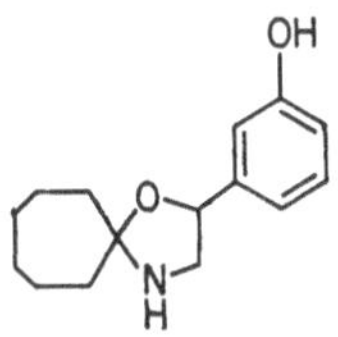

3-(1-Oxa-4-azaspiro[4.6]undec-2-yl)phenol (●)

H Hydrochlorid (51 222-36-7)

S *Ciclafrinhydrochlorid***, Gö 3026 A, W 43026 A

V Antihypertonicum

---

*6379* $C_{15}H_{21}NO_2$

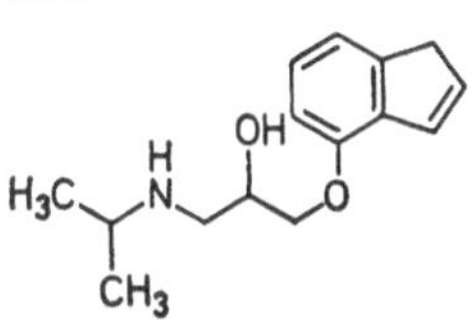

1-(4-Indenyloxy)-3-isopropylaminopropan-2-ol = 1-(1*H*-Inden-4-yloxy)-3-[(1-methylethyl)amino]-2-propanol (●)

H tautomeres Gemisch mit der 1-(7-Indenyloxy)-Verbindung (Nr. 2853) (60 607-68-3)

S *Indenolol***, Pulsan

V adrenergischer β-Rezeptorenblocker, Antiarrhythmicum

---

*6380* $C_{15}H_{21}NO_5$
55 719-97-6

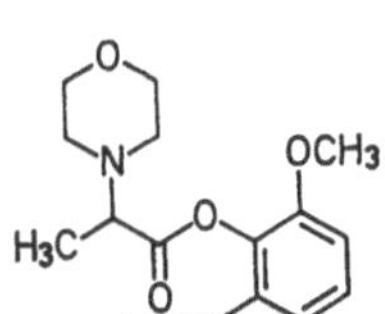

2,6-Dimethoxyphenyl-2-morpholinopropionat = α-Methyl-4-morpholinessigsäure-2,6-dimethoxyphenylester (●)

S M. & B. 16573

V Anästheticum

---

*6381* $C_{15}H_{22}N_2O_2$
58 503-83-6

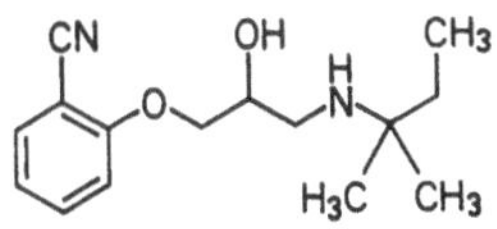

*o*-[2-Hydroxy-3-(*tert.*-pentylamino)-propoxy]-benzonitril = 2-[3-[(1,1-Dimethylpropyl)amino]-2-hydroxypropoxy]benzonitril (●)

H Monohydrochlorid (28 243-76-7)

S Kö 1393, *Penirololhydrochlorid***

V adrenergischer β-Rezeptorenblocker

---

*6382* $C_{15}H_{22}N_2O_2$
23 694-81-7

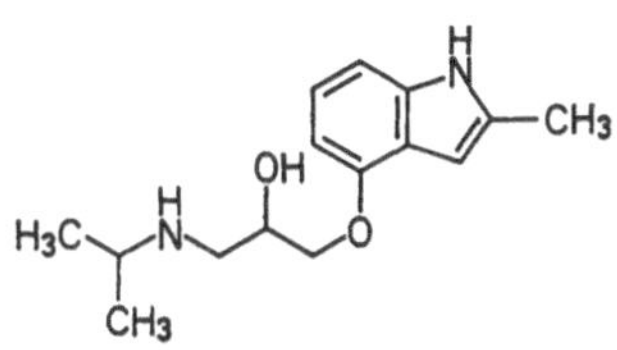

1-Isopropylamino-3-(2-methylindol-4-yloxy)-2-propanol = 1-[(1-Methylethyl)amino]-3-[(2-methyl-1*H*-indol-4-yl)oxy]-2-propanol (●)

S LF 17895, *Mepindolol***

V adrenergischer β-Rezeptorenblocker

---

*6383* $C_{15}H_{22}N_4O_2$
34 966-41-1

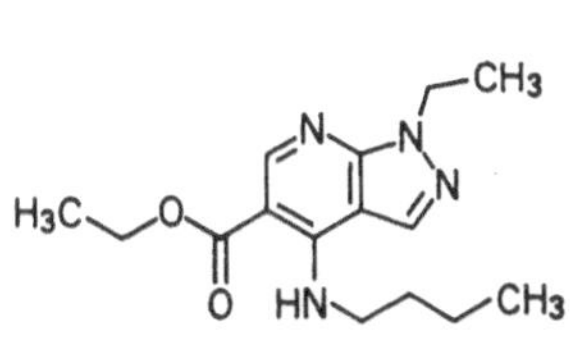

4-(Butylamino)-1-ethyl-1*H*-pyrazolo[3,4-*b*]pyridin-5-carbonsäureethylester (●)

S *Cartazolat***, SQ 65396

V Antidepressivum

*6384* $C_{15}H_{22}N_6O_5S$
29908-03-0

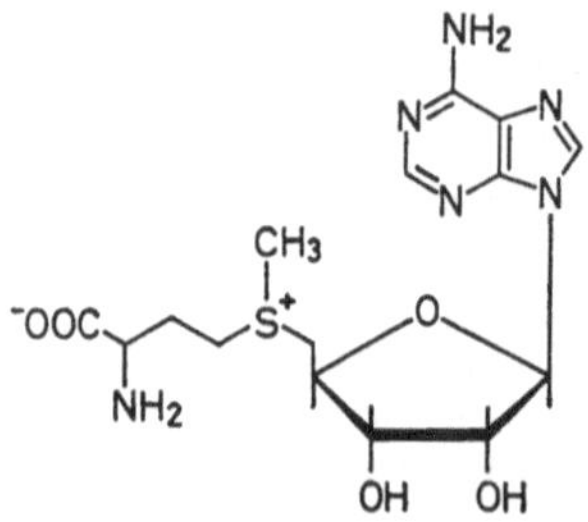


(*S*)-5′-[(3-Amino-3-carboxypropyl)methylsulfonio]-5′-deoxyadenosinhydroxid (inneres Salz) (●) = *S*-Adenosyl-L-methionin

H auch Disulfat-di-*p*-toluolsulfonat (58994-55-1)

S *Ademethioninum, Adenosylmethionin, Methioninyladenylat*, SAMe, Samyr

V Metabolicum

---

*6385* $C_{15}H_{22}OS$
10489-23-3

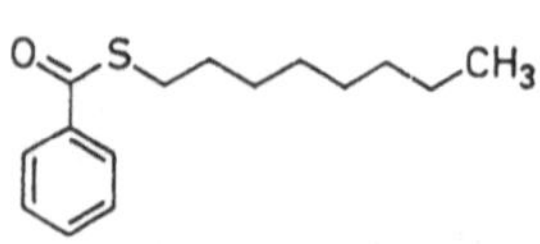


*S*-Octylthiobenzoat = Benzencarbothiosäure-*S*-octylester (●)

S Scabexol, *Tioctilat***

V Acaricid

---

*6386* $C_{15}H_{22}O_3$
25812-30-0

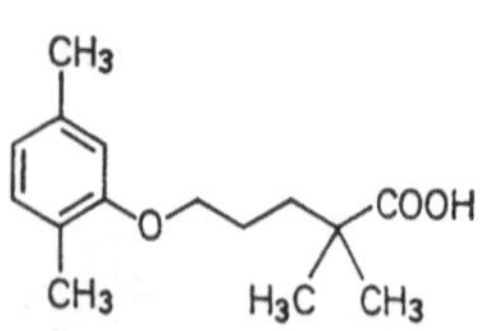


2,2-Dimethyl-5-(2,5-xylyloxy)-valeriansäure = 5-(2,5-Dimethylphenoxy)-2,2-dimethylpentansäure (●)

S CI-719, *Gemfibrozil***

V Antihypercholesterinämicum

---

*6387* $C_{15}H_{23}N_3$
55299-11-1

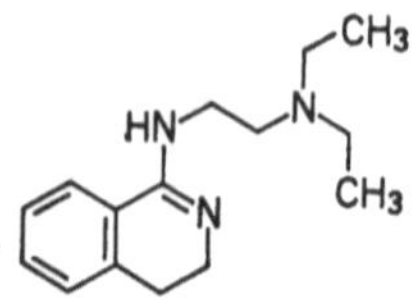


1-[[2-(Diethylamino)-ethyl]-amino]-3,4-dihydroisochinolin = *N*′-(3,4-Dihydro-1-isochinolinyl)-*N*,*N*-diethyl-1,2-ethandiamin (●)

S *Iquindamin***, 20517 R.P.

V Antitussivum

---

*6388* $C_{15}H_{23}N_3O_2$
32795-44-1

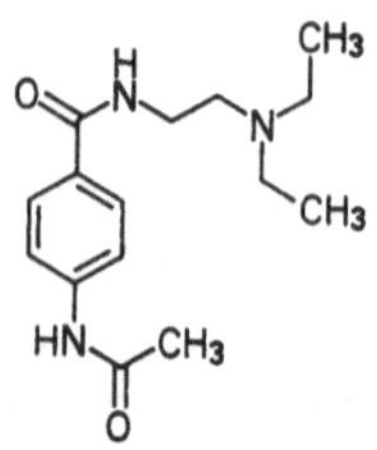


4-(Acetylamino)-*N*-[2-(diethylamino)ethyl]benzamid (●) = *N*-Acetylprocainamid

H auch Monohydrochlorid (34118-92-8)

S ASL-601, NAPA

V Antiarrhythmicum

---

*6389* $C_{15}H_{23}N_3O_4S$
42792-26-7

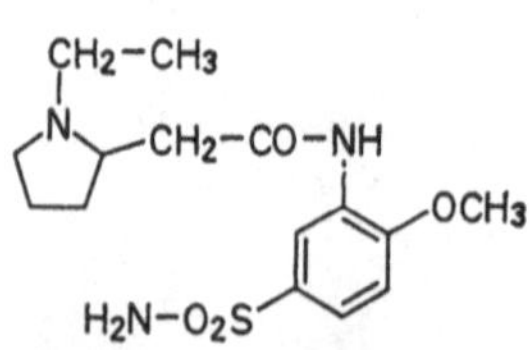


2-(1-Ethyl-2-pyrrolidinyl)-*N*-(2-methoxy-5-sulfamoylphenyl)-acetamid = *N*-[5-(Aminosulfonyl)-2-methoxyphenyl]-1-ethyl-2-pyrrolidinacetamid (●) = 1-Ethyl-5′-sulfamoyl-2-pyrrolidinacet-*o*-anisidid

S *Isosulprid***

V Antiemeticum

*6390* $C_{15}H_{25}NO_2$
30187-90-7

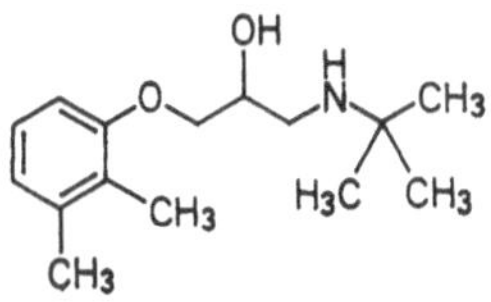

1-*tert.*-Butylamino-3-(2,3-dimethylphenoxy)-2-propanol = 1-[(1,1-Dimethylethyl)amino]-3-(2,3-dimethylphenoxy)-2-propanol (•)

H Hydrochlorid (15263-30-6)

S D 32

V adrenergischer β-Rezeptorenblocker

*6391* $C_{15}H_{26}O$
1891-45-8

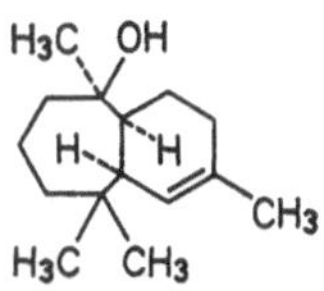

(4aα,9α,9aα)-(+)-2,4a,5,6,7,8,9,9a-Octahydro-3,5,5,9-tetramethyl-1*H*-benzocyclohepten-9-ol (•)

S *Himachalol*

V Spasmolyticum (aus dem Holz von Cedrus deodora)

*6392* $C_{16}H_9Cl_2N_3O_3$
38571-19-6

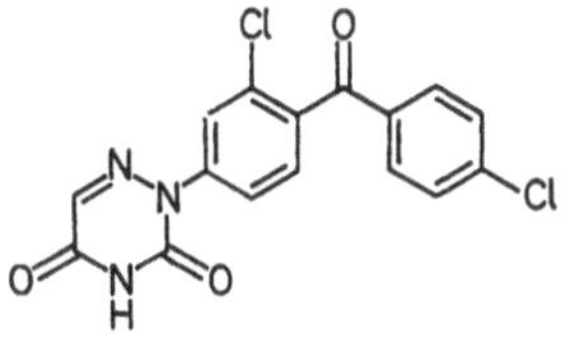

2-[3-Chlor-4-(4-chlorbenzoyl)phenyl]-1,2,4-triazin-3,5(2*H*,4*H*)-dion (•)

S CP-25415

V Coccidiostaticum

*6393* $C_{16}H_{10}ClF_3N_2O$
37554-40-8

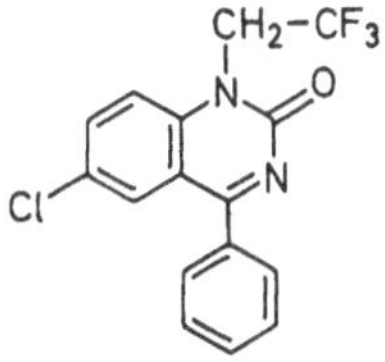

6-Chlor-4-phenyl-1-(2,2,2-trifluorethyl)-2(1*H*)-chinazolinon (•)

S EN-970, *Fluquazon**

V Antiphlogisticum

*6394* $C_{16}H_{11}ClN_2O_3$

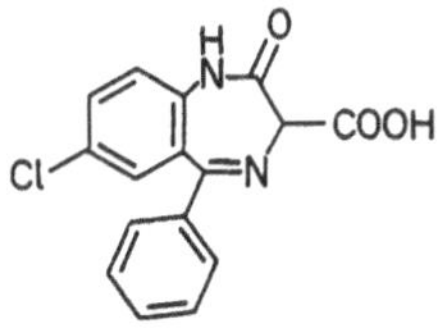

7-Chlor-2,3-dihydro-2-oxo-5-phenyl-1*H*-1,4-benzodiazepin-3-carbonsäure (•)

H Monokaliumsalz (5991-71-9)

S Mendon

V Tranquillizer

*6395* $C_{16}H_{12}ClFN_2O$
3900-31-0

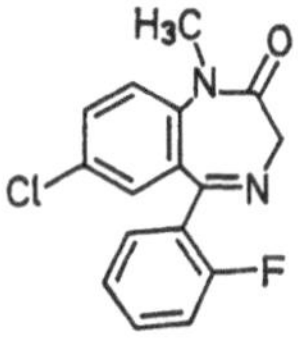

7-Chlor-5-(2-fluorphenyl)-1,3-dihydro-1-methyl-2*H*-1,4-benzodiazepin-2-on (•)

S Erispan, *Fludiazepam***, ID-540

V Tranquillizer

*6396* $C_{16}H_{12}ClNO_3$
51 234-28-7

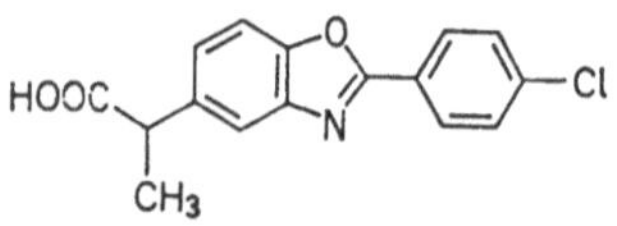

2-(4-Chlorphenyl)-α-methyl-5-benzoxazolessigsäure (●) = 2-[2-(*p*-Chlorphenyl)-5-benzoxazolyl]-propionsäure

S *Benoxaprofen***, Lilly 90459, LRCL 3794
V Antiphlogisticum, Analgeticum

*6397* $C_{16}H_{12}FN_3O_3$
31 430-15-6

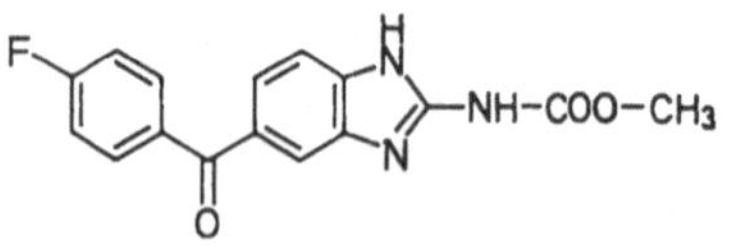

Methyl-5-(*p*-fluorbenzoyl)-2-benzimidazolcarbamat = [5-(4-Fluorbenzoyl)-1*H*-benzimidazol-2-yl]-carbamidsäuremethylester (●)

S *Flubendazol***, R 17889
V Anthelminthicum

*6398* $C_{16}H_{12}O_4$
55 453-87-7

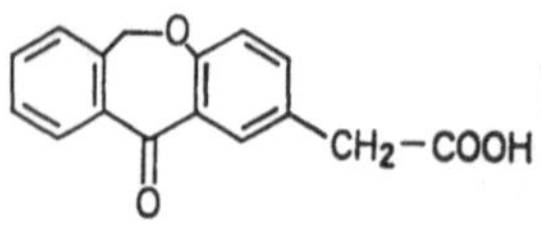

6,11-Dihydro-11-oxodibenz[*b,e*]oxepin-2-essigsäure (●)

S HP 549, *Isoxepac***
V Antiphlogisticum, Analgeticum

*6399* $C_{16}H_{12}O_4$
55 689-65-1

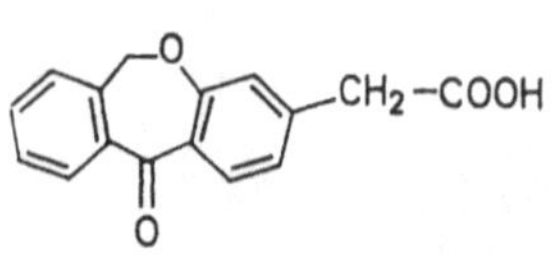

6,11-Dihydro-11-oxodibenz[*b,e*]oxepin-3-essigsäure (●)

S *Oxepinac***
V Antiphlogisticum, Analgeticum, Antipyreticum

*6400* $C_{16}H_{12}O_6$
11 048-15-0

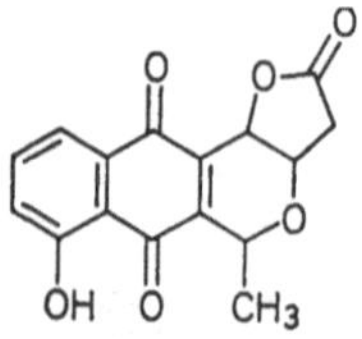

3,3a,5,11b-Tetrahydro-7-hydroxy-5-methyl-2*H*-furo[3,2-*b*]naphtho[2,3-*d*]pyran-2,6,11-trion (●)

S *Kalafungin**, *Kalamycin*, NSC-137443, U-19718
V Antibioticum aus Streptomyces tanashiensis Stamm kala

*6401* $C_{16}H_{12}O_7$
56 365-38-9

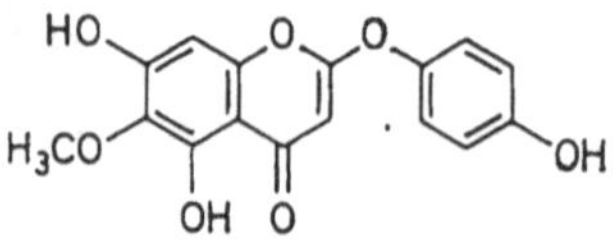

5,7-Dihydroxy-2-(4-hydroxyphenoxy)-6-methoxychromon = 5,7-Dihydroxy-2-(4-hydroxyphenoxy)-6-methoxy-4*H*-1-benzopyran-4-on (●)

S *Capillarisin*
V Cholagogum (Wirkstoff aus Artemisia capillaris)

*6402* $C_{16}H_{13}ClN_2O_4S$
30 279-49-3

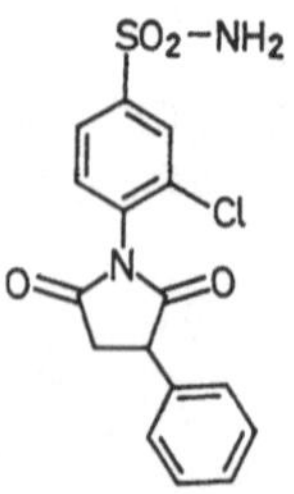

*N*-(2-Chlor-4-sulfamoylphenyl)-2-phenylsuccinimid = 3-Chlor-4-(phenylsuccinimido)-benzolsulfonamid = 3-Chlor-4-(2,5-dioxo-3-phenyl-1-pyrrolidinyl)benzensulfonamid (●)

S *Suclofenid***, Sulfalepsine
V Antikonvulsivum

*6403* $C_{16}H_{13}FO_3$
34682-15-0

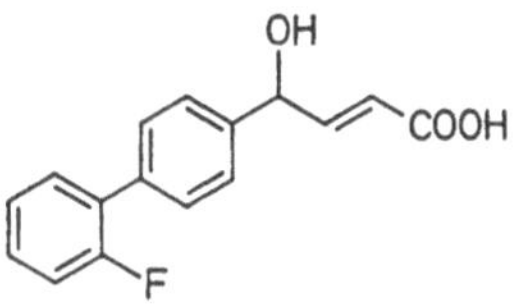


4-[4-(2'-Fluorbiphenylyl)]-4-hydroxycrotonsäure = 4-(2'-Fluor[1,1'-biphenyl]-4-yl)-4-hydroxy-2-butensäure (●)

S S-H 766

V Antiphlogisticum

*6404* $C_{16}H_{14}N_2O_2$
37585-38-9

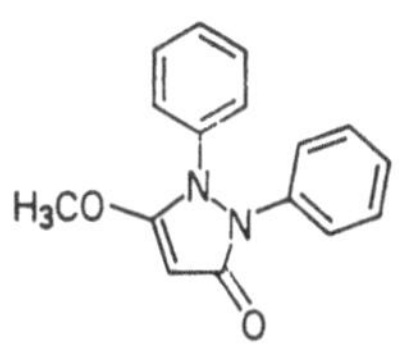


1,2-Dihydro-5-methoxy-1,2-diphenyl-3*H*-pyrazol-3-on (●)

S *Phenylmethoxazone*

V Antiphlogisticum

*6405* $C_{16}H_{14}O_3$
13164-03-9

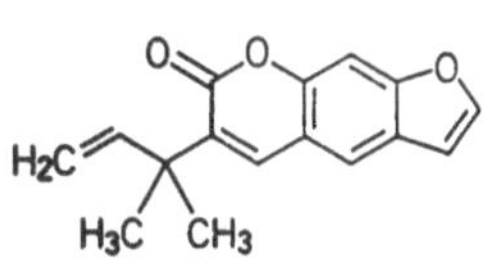


6-(1,1-Dimethyl-2-propenyl)-7*H*-furo[3,2-*g*][1]-benzopyran-7-on (●) = 3-(1,1-Dimethylallyl)-furo[3',2' : 6,7]cumarin

S *Chalepensin*

V Furocumarin aus Ruta chalepensis mit hypnoticaverstärkender Wirkung

*6406* $C_{16}H_{15}NO_3$
37398-31-5

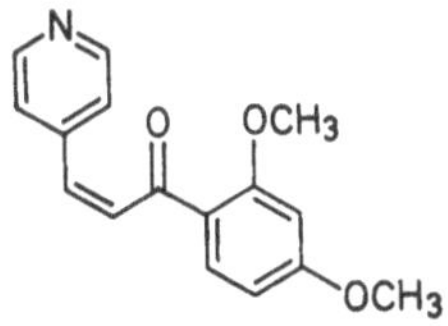


2',4'-Dimethoxy-3-(4-pyridyl)-acrylophenon = 1-(2,4-Dimethoxyphenyl)-3-(4-pyridinyl)-2-propen-1-on (●)

S *Dilmefon***

V Coronarvasodilatans

*6407* $C_{16}H_{16}N_4O_8S$
55268-75-2

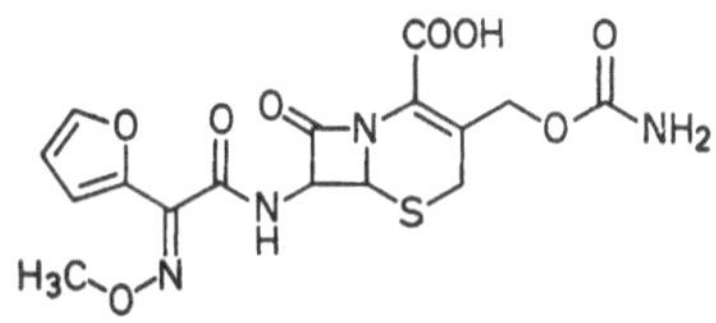


(6*R*,7*R*)-2-[2-(2-Furyl)-glyoxylamido]-3-(hydroxymethyl)-8-oxo-5-thia-1-azabicyclo[4.2.0]oct-2-en-2-carbonsäure-(*Z*)-mono-(*O*-methyloxim)-carbamat(ester) = (6*R*,7*R*)-3-Carbamoyloxymethyl-7-[(2*Z*)-2-(2-furyl)-2-methoxyiminoacetamido]ceph-3-em-4-carbonsäure = [6*R*-[6α,7β(*Z*)]]-3-[[(Aminocarbonyl)oxy]methyl]-7-[[2-furanyl(methoxyimino)-acetyl]amino]-8-oxo-5-thia-1-azabicyclo[4.2.0]oct-2-en-2-carbonsäure (●)

S *Cefuroxim***

V Antibioticum

*6408* $C_{16}H_{17}BrN_2$
56775-88-3

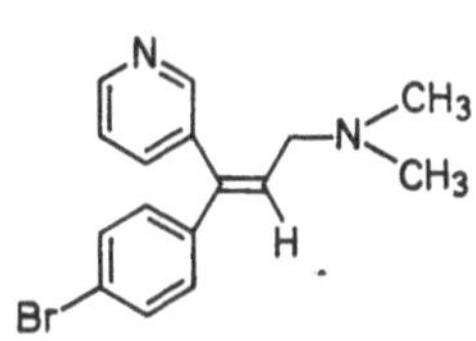


(*Z*)-3-[1-(*p*-Bromphenyl)-3-(dimethylamino)-1-propenyl]-pyridin = (*Z*)-3-(4-Bromphenyl)-*N*,*N*-dimethyl-3-(3-pyridyl)-allylamin = (*Z*)-3-(4-Bromphenyl)-*N*,*N*-dimethyl-3-(3-pyridinyl)-2-propen-1-amin (●)

H auch Dihydrochloridmonohydrat (61129-30-4)

S H 102/09, *Zimelidin***

V Antidepressivum

*6409* $C_{16}H_{17}NO_4$

10139-29-4

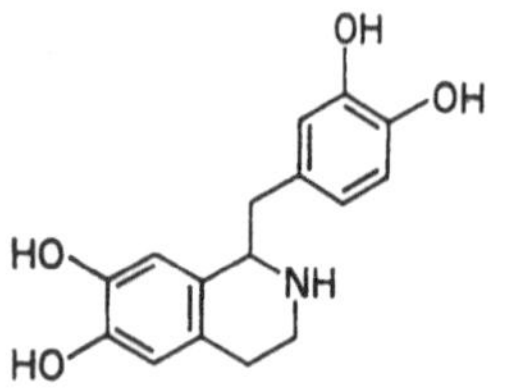

1-(3,4-Dihydroxybenzyl)-1,2,3,4-tetrahydroisochinolin-6,7-diol = 1-[(3,4-Dihydroxyphenyl)methyl]-1,2,3,4-tetrahydro-6,7-isochinolindiol (●)

S RU 17000, *Tetrahydropapaverolin*, THPV

V Parkinsontherapeuticum

*6410* $C_{16}H_{17}N_3O_5S$

50370-12-2

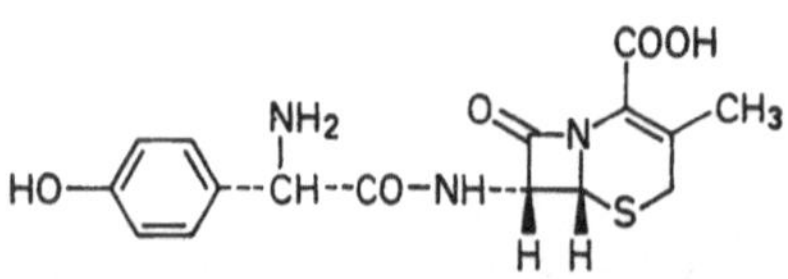

(6*R*,7*R*)-7-[(*R*)-2-Amino-2-(*p*-hydroxyphenyl)-acetamido]-3-methyl-8-oxo-5-thia-1-azabicyclo-[4.2.0]oct-2-en-2-carbonsäure = [6*R*-[6α,7β(*R**)]]-7-[[Amino(4-hydroxyphenyl)acetyl]amino]-3-methyl-8-oxo-5-thia-1-azabicyclo[4.2.0]oct-2-en-2-carbonsäure (●)

S BL-S 578, *Cefadroxil**, Duracef, Oracéfal

V Antibioticum

*6411* $C_{16}H_{17}N_5O_6S_2$

12656-40-5

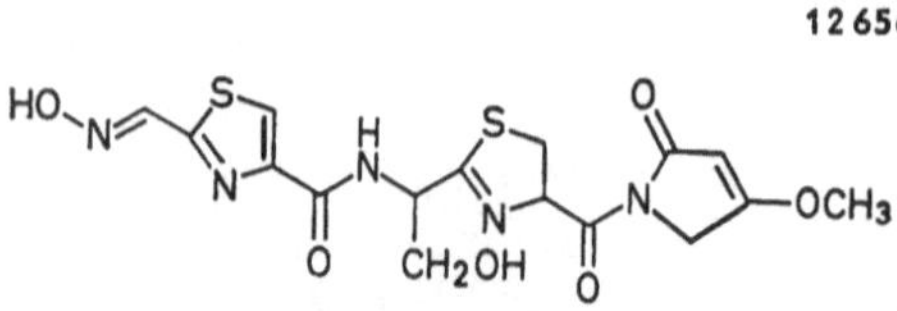

*N*-[1-[4-[(2,5-Dihydro-4-methoxy-2-oxo-1*H*-pyrrol-1-yl)carbonyl]-4,5-dihydro-2-thiazolyl]-2-hydroxyethyl]-2-[(hydroxyimino)methyl]-4-thiazolcarboxamid (●)

S *Althiomycin, Matamycin*

V Antibioticum aus Streptomyces althioticus und Str. matensis

*6412* $C_{16}H_{18}N_2$

21730-16-5

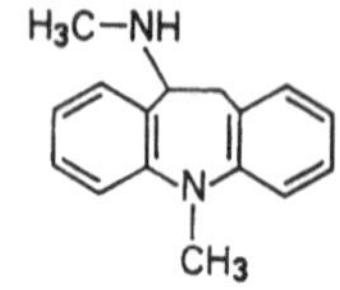

10,11-Dihydro-5-methyl-10-(methylamino)-5*H*-dibenz[*b,f*]azepin = 10,11-Dihydro-*N*,5-dimethyl-5*H*-dibenz[*b,f*]azepin-10-amin (●)

S *Metapramin***, 19560 R.P.

V Antidepressivum

*6413* $C_{16}H_{19}N_3OS$

55745-35-2

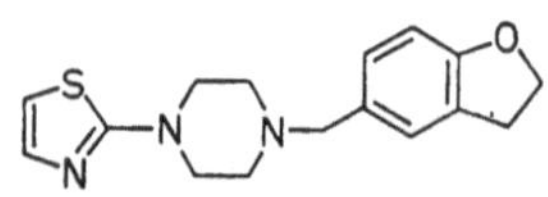

1-(Cumaran-5-ylmethyl)-4-(2-thiazolyl)-piperazin = 1-[(2,3-Dihydro-5-benzofuranyl)methyl]-4-(2-thiazolyl)piperazin (●)

H Hydrochlorid (57359-17-8)

S S 3608

V Antihypertonicum, peripheres Vasodilatans

*6414* $C_{16}H_{20}ClNO_5S$

54657-98-6

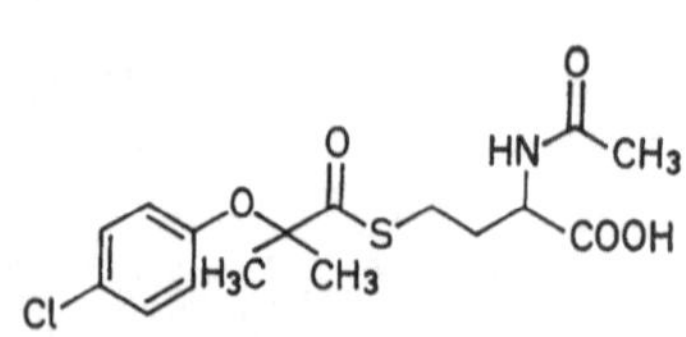

2-Acetamido-4-mercaptobuttersäure-2-(*p*-chlorphenoxy)-2-methylpropionat(ester) = *N*-Acetyl-*S*-[2-(4-chlorphenoxy)-2-methyl-1-oxopropyl]-homocystein (●)

S *Serfibrat***

V Hypolipämicum

*6415* $C_{16}H_{20}N_4O_3S$
56211-40-6

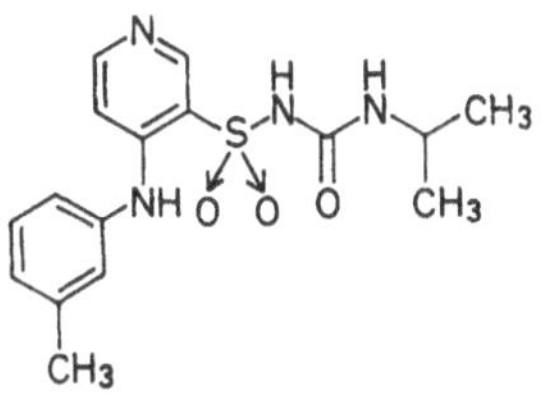

1-Isopropyl-3-[(4-*m*-toluidino-3-pyridyl)-sulfonyl]-harnstoff = *N*-[[(1-Methylethyl)amino]carbonyl]-4-[(3-methylphenyl)amino]-3-pyridinsulfonamid (●)

S *Torasemid***

V Diureticum

*6416* $C_{16}H_{21}NO_4$
39552-01-7

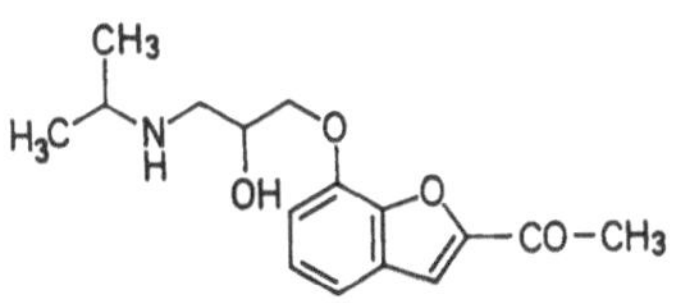

2-Acetyl-7-(2-hydroxy-3-isopropylaminopropoxy)-benzofuran = 1-[7-[2-Hydroxy-3-[(1-methylethyl)-amino]propoxy]-2-benzofuranyl]ethanon (●)

H Hydrochlorid (39543-79-8)

S Benfuran, BFE-60

V adrenergischer β-Rezeptorenblocker

*6417* $C_{16}H_{22}ClN_3$
15386-51-3

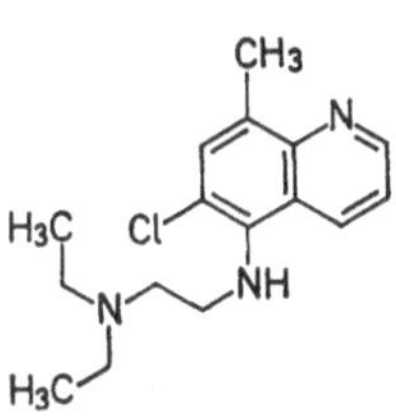

6-Chlor-5-(2-diethylaminoethylamino)-8-methoxy-chinolin = *N'*-(6-Chlor-8-methyl-5-chinolinyl)-*N*,*N*-diethyl-1,2-ethandiamin (●)

S RD 12869

V Schistosomicid

*6418* $C_{16}H_{22}N_2O_3$
60443-17-6

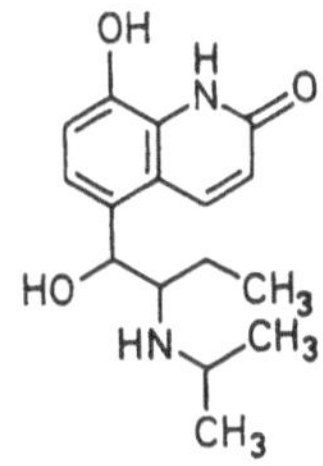

8-Hydroxy-5-(1-hydroxy-2-isopropylaminobutyl)-2(1*H*)-chinolinon = 5-(1-Hydroxy-2-isopropyl-aminobutyl)-8-hydroxycarbostyril = 8-Hydroxy-5-[1-hydroxy-2-[(1-methylethyl)amino]butyl]-2(1*H*)-chinolinon (●)

H Hydrochlorid (59828-07-8)

S OPC 2009, *Procaterolhydrochlorid***

V β-adrenergisches Stimulans

*6419* $C_{16}H_{22}N_4O_4$
53808-87-0

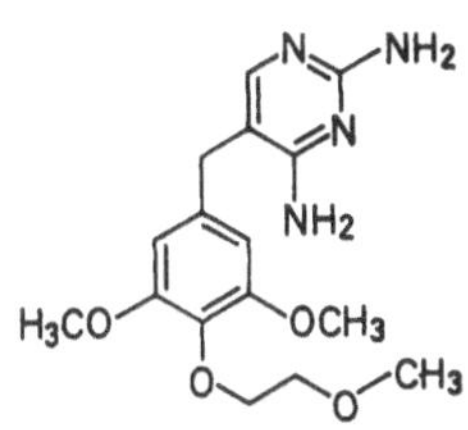

2,4-Diamino-5-[3,5-dimethoxy-4-(2-methoxyeth-oxy)-benzyl]-pyrimidin = 5-[[3,5-Dimethoxy-4-(2-methoxyethoxy)phenyl]methyl]-2,4-pyrimidin-diamin (●)

S *Tetroxoprim***

V baktericides Chemotherapeuticum

*6420* $C_{16}H_{22}O_2$
37529-08-1

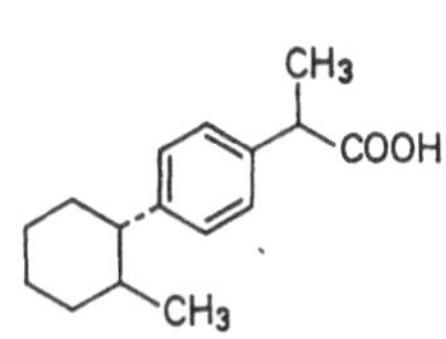

2-[4-(*trans*-2-Methylcyclohexyl)-phenyl]-propion-säure = *p*-(*trans*-2-Methylcyclohexyl)-hydratrop-säure = *trans*-α-Methyl-4-(2-methylcyclohexyl)-benzenessigsäure (●)

S *Mexoprofen***

V Antiphlogisticum

*6421* $C_{16}H_{23}NO$
53 648-55-8

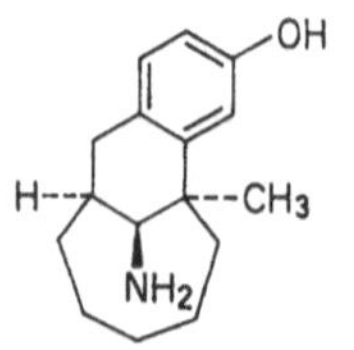

(—)-13β-Amino-5,6,7,8,9,10,11α,12-octahydro-5α-methyl-5,11-methanobenzocyclodecen-3-ol = (5α,11α,13*S**)-(—)-13-Amino-5,6,7,8,9,10,11,12-octahydro-5-methyl-5,11-methanobenzocyclodecen-3-ol (●)

H Hydrobromid (57 236-36-9)

S *Dezocinhydrobromid***, Wy-16 225

V Analgeticum

---

*6422* $C_{16}H_{23}NO_3$
47 082-97-3

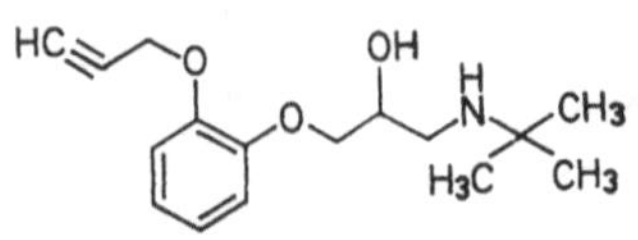

1-(*tert.*-Butylamino)-3-[2-(2-propinyloxy)-phenoxy]-2-propanol = 1-[(1,1-Dimethylethyl)amino]-3-[2-(2-propinyloxy)phenoxy]-2-propanol (●)

H Monohydrochlorid

S Kö 1400, *Pargololhydrochlorid***

V adrenergischer β-Rezeptorenblocker

---

*6423* $C_{16}H_{23}N_3O_4$
39 492-01-8

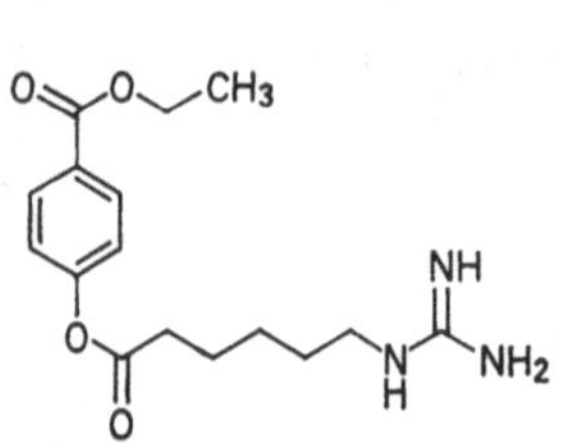

*p*-(6-Guanidinohexanoyloxy)-benzoesäureethylester = Ethyl-*p*-hydroxybenzoat-6-guanidinohexanoat = 4-[[6-[(Aminoiminomethyl)amino]-1-oxohexyl]oxy]benzoesäureethylester (●)

H auch Methansulfonat (56 974-61-9)

S FOY, *Gabexat***

V Enzyminhibitor (Antikallikrein),

*6424* $C_{16}H_{24}ClNO_2$
25 947-99-3

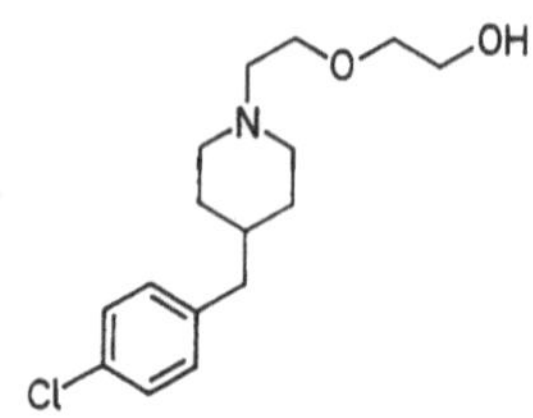

2-[2-[4-(*p*-Chlorbenzyl)-piperidino]-ethoxy]-ethanol = 2-[2-[4-[(4-Chlorphenyl)methyl]-1-piperidinyl]ethoxy]ethanol (●)

H Hydrochlorid (25 948-00-9)

S *Piclobetol*

V Antitussivum

---

*6425* $C_{16}H_{24}ClN_3O_3$
5608-13-9

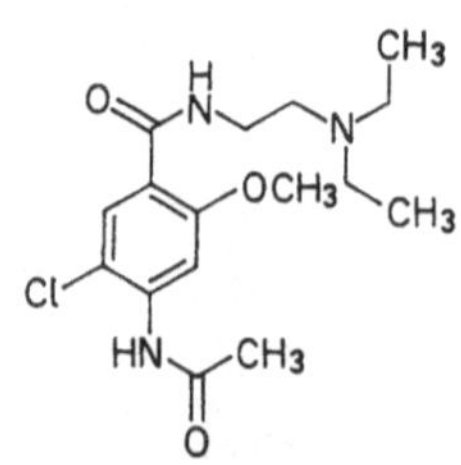

4-(Acetylamino)-5-chlor-*N*-[2-(diethylamino)-ethyl]-2-methoxybenzamid (●)

S *Amo*

V Analgeticum, Spasmolyticum

---

*6426* $C_{16}H_{24}N_2O_3$
51 781-06-7

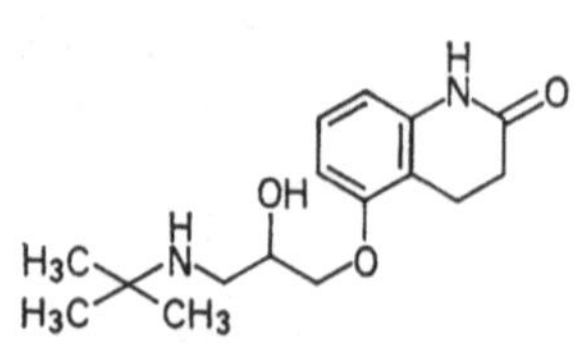

5-(3-*tert.*-Butylamino-2-hydroxypropoxy)-3,4-dihydrocarbostyril = 5-[3-[(1,1-Dimethylethyl)-amino]-2-hydroxypropoxy]-3,4-dihydro-2(1*H*)-chinolinon (●)

H Monohydrochlorid (51 781-21-6)

S Abbott-43 326, *Carbonololhydrochlorid*, *Carteololhydrochlorid**, OPC-1085

V adrenergischer β-Rezeptorenblocker

*6427* $C_{16}H_{25}NO_6$
12707-95-8

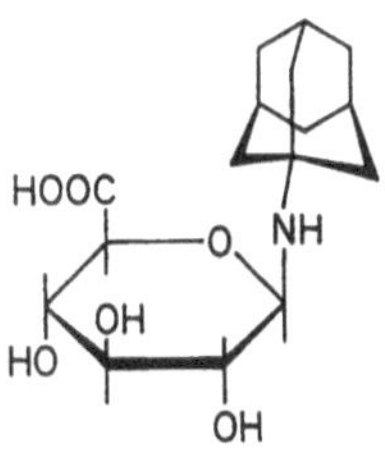

1-Deoxy-1-(tricyclo[3.3.1.1^{3,7}]dec-1-ylamino)-β-D-glucopyranuronsäure (●)

S Gludantan

V Virustaticum

*6428* $C_{16}H_{25}N_3O_2$
55126-17-5

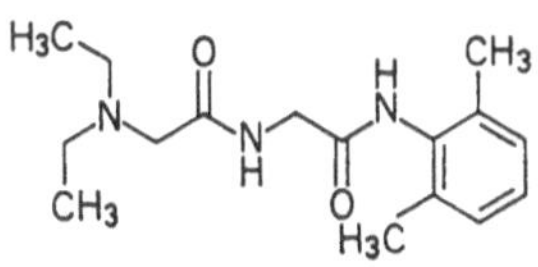

2-(Diethylaminoacetamido)-2′,6′-dimethylacetanilid = 2-[[(Diethylamino)acetyl]amino]-*N*-(2,6-dimethylphenyl)acetamid (●)

S GEA 968

V Lokalanästheticum

*6429* $C_{16}H_{26}N_2O_4$
59110-35-9

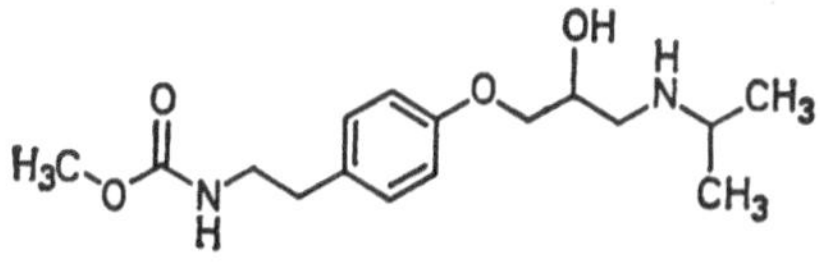

Methyl-(±)-*p*-[2-hydroxy-3-(isopropylamino)-propoxy]-phenethylcarbamat = (±)-[2-[4-[2-Hydroxy-3-[(1-methylethyl)amino]propoxy]phenyl]ethyl]carbamidsäureethylester (●)

H Sulfat (2 : 1) (59954-01-7)

S H 104/08, *Pamatololsulfat***

V Antihypertonicum

*6430* $C_{16}H_{29}NO_5$
32838-28-1

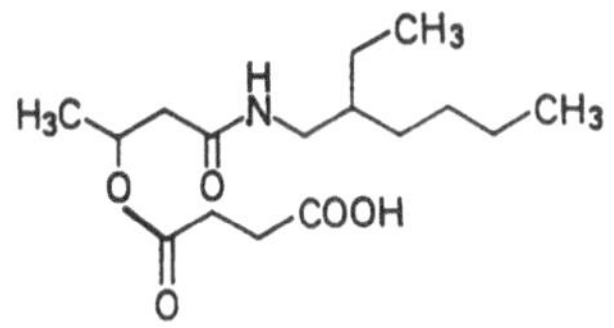

*N*-(2-Ethylhexyl)-3-hydroxybutyramidhydrogensuccinat = Butandisäuremono[3-[(2-ethylhexyl)-amino]-1-methyl-3-oxopropylester (●)

S *Butoctamidsuccinat***, M-2 H

V Hypnoticum

*6431* $C_{17}H_{11}ClF_4N_2S$
36735-22-5

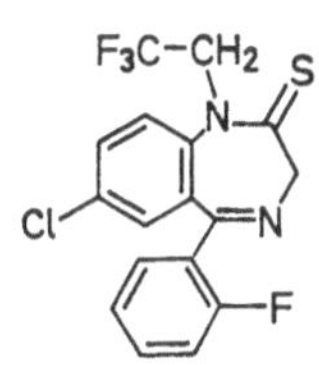

7-Chlor-5-(2-fluorphenyl)-1,3-dihydro-1-(2,2,2-trifluorethyl)-2*H*-1,4-benzodiazepin-2-thion (●)

S *Quazepam***, Sch 16134

V Sedativum, Hypnoticum

*6432* $C_{17}H_{13}ClN_2O_2$
53808-88-1

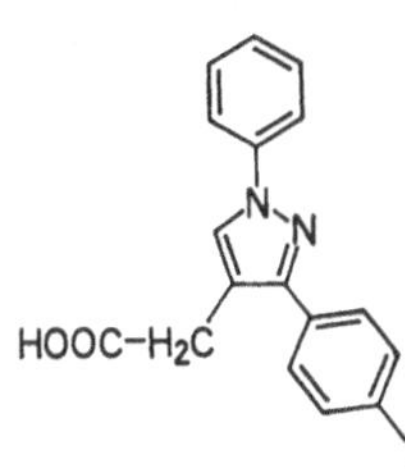

3-(*p*-Chlorphenyl)-1-phenylpyrazol-4-essigsäure = 3-(4-Chlorphenyl)-1-phenyl-1*H*-pyrazol-4-essigsäure (●)

S *Lonazolac***

V Analgeticum

*6433* $C_{17}H_{14}BrFN_2O_2$

59 128-97-1

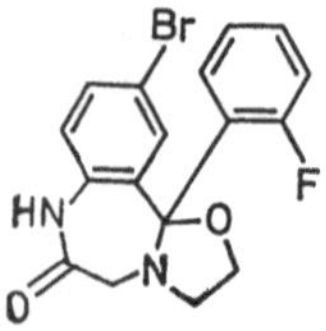

10-Brom-11b-(2-fluorphenyl)-2,3,7,11b-tetrahydro-oxazolo[3,2-*d*][1,4]benzodiazepin-6(5*H*)-on (●)

S *Haloxazolam**

V Hypnoticum

---

*6434* $C_{17}H_{14}N_2O_3$

40 034-42-2

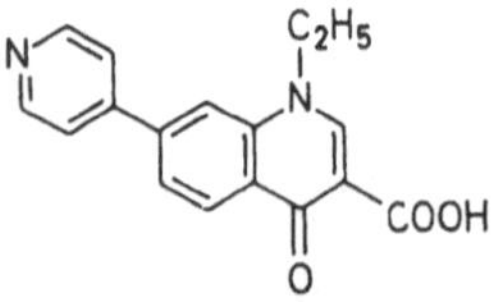

1-Ethyl-1,4-dihydro-4-oxo-7-(4-pyridinyl)-3-chinolincarbonsäure (●)

S *Rosoxacin***, Win 35213

V baktericides Chemotherapeuticum

---

*6435* $C_{17}H_{15}ClN_2O$

37 751-39-6

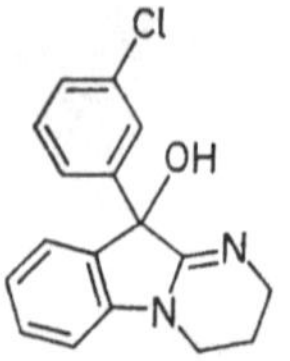

10-(3-Chlorphenyl)-2,3,4,10-tetrahydropyrimido-[1,2-*a*]indol-10-ol (●)

H Hydrochlorid (37 647-52-2)

S *Ciclazindolhydrochlorid***, Wy-23409

V Antidepressivum

---

*6436* $C_{17}H_{16}ClNO_4$

54 870-28-9

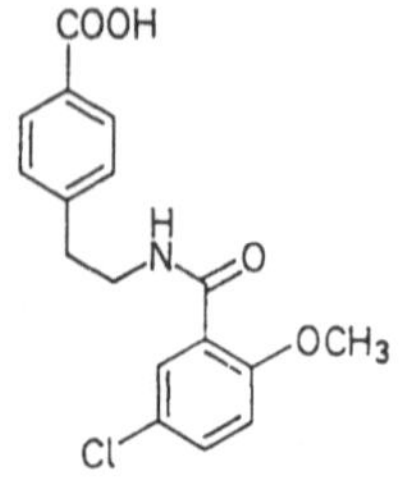

*p*-[2-(5-Chlor-*o*-anisamido)-ethyl]-benzoesäure = 4-[2-[(5-Chlor-2-methoxybenzoyl)amino]ethyl]-benzoesäure (●)

S *Meglitinid***

V Antidiabeticum

---

*6437* $C_{17}H_{16}F_6N_2O$

53 230-10-7

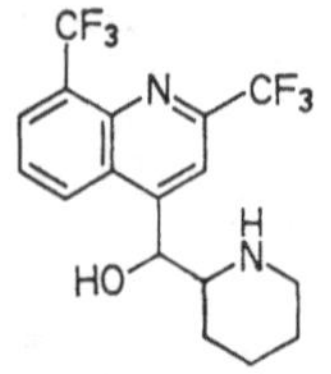

DL-*erythro*-α-2-Piperidyl-2,8-bis-(trifluormethyl)-4-chinolinmethanol = (*R**,*S**)-(±)-α-2-Piperidinyl-2,8-bis(trifluormethyl)-4-chinolinmethanol (●)

H auch Hydrochlorid (51 773-92-3)

S *Mefloquin***, WR 142490

V Malariachemotherapeuticum

---

*6438* $C_{17}H_{16}N_2OS$

29 462-18-8

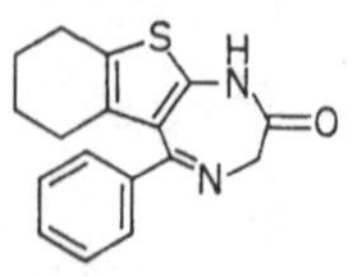

1,3,6,7,8,9-Hexahydro-5-phenyl-2*H*-[1]benzothieno[2,3-*e*]-1,4-diazepin-2-on (●) = 6,7-Tetramethylen-5-phenyl-1,2-dihydro-3*H*-thieno[2,3-*e*]-[1,4]diazepin-2-on

S *Bentazepam***, CI-718, Liberan, QM-6008, Thiadipone, Tiadipona

V Antikonvulsivum, Tranquillizer

*6439* $C_{17}H_{17}ClN_4S$
57 567-93-8

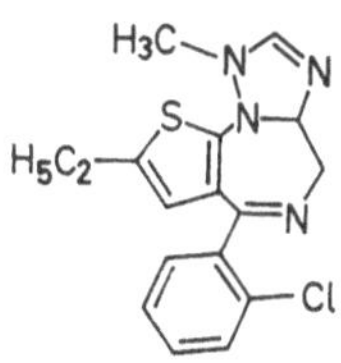

6-(*o*-Chlorphenyl)-8-ethyl-1-methyl-4*H*-1,2,4-triazolo[3,2-*c*]thieno[2,3-*e*][1,4]diazepin = 6-(2-Chlorphenyl)-8-ethyl-3a,4-dihydro-1-methyl-1*H*-thieno[3,2-*f*][1,2,4]triazolo[1,5-*a*][1,4]diazepin (●)

S Y-7131

V Tranquillizer, Hypnoticum

---

*6440* $C_{17}H_{18}ClN_3O$
28 907-44-0

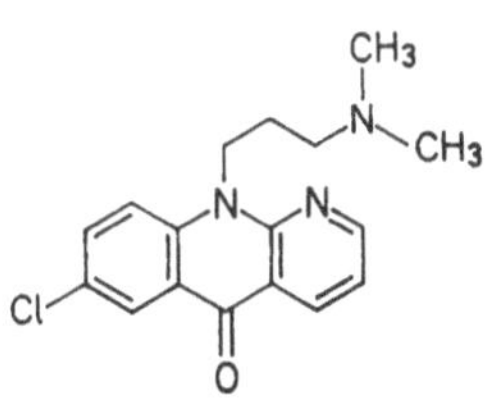

7-Chlor-10-[3-(dimethylamino)propyl]benzo[*b*]-[1,8]naphthyridin-5(10*H*)-on (●)

H Monohydrochlorid (28 907-45-1)

S IF-C-45

V Antidepressivum

---

*6441* $C_{17}H_{18}F_2O_2$
34 633-34-6

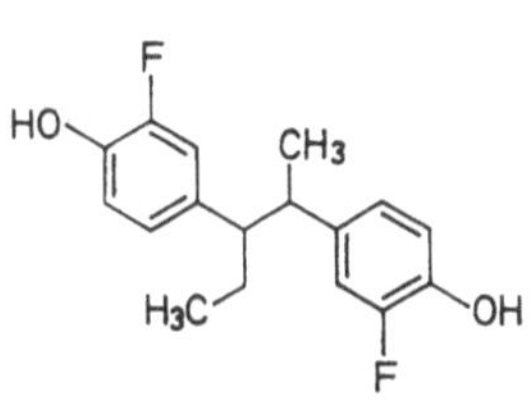

(2*R*,3*S*)-4,4′-Pentan-2,3-diyldi-(2-fluorphenol) = (*R**,*S**)-4,4′-(1-Ethyl-2-methyl-1,2-ethandiyl)bis-[2-fluorphenol] (●) = *erythro*-4,4′-(1-Ethyl-2-methylethylen)-bis-(2-fluorphenol)

S *Bifluranol***, BX 341

V Therapeuticum gegen gutartige Prostatahypertrophie

---

*6442* $C_{17}H_{18}F_3NO$
54 910-89-3

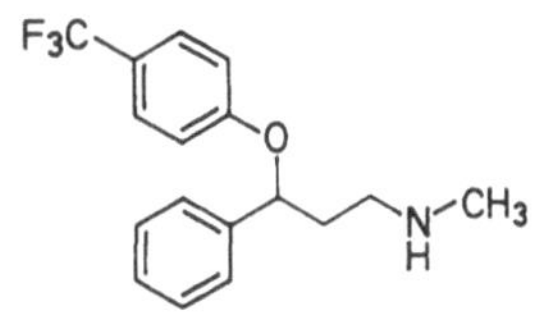

(±)-3-[*p*-(Trifluormethyl)-phenoxy]-*N*-methyl-3-phenylpropylamin = (±)-*N*-Methyl-γ-[4-(trifluormethyl)phenoxy]benzenpropanamin (●) = (±)-*N*-Methyl-3-phenyl-3-[(α,α,α-trifluor-*p*-tolyl)-oxy]-propylamin

S *Fluoxetin***, Lilly 103472

V Antidepressivum (Serotonininhibitor)

---

*6443* $C_{17}H_{18}N_2O_3$
41 400-85-5

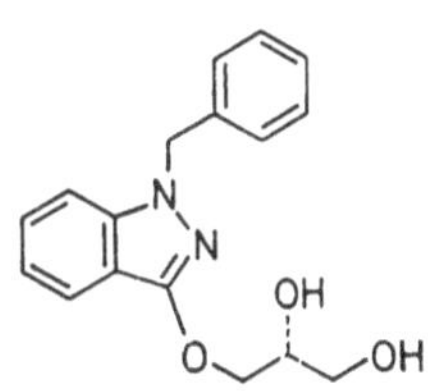

3-(1-Benzylindazol-3-yloxy)-1,2-propandiol = 1-Benzyl-3-(2,3-dihydroxypropoxy)-indazol = 3-[[1-(Phenylmethyl)-1*H*-indazol-3-yl]oxy]-1,2-propandiol (●)

S *Benzidol*

V Antiphlogisticum, Antipyreticum, Analgeticum

---

*6444* $C_{17}H_{18}N_2O_5S$
55 837-27-9

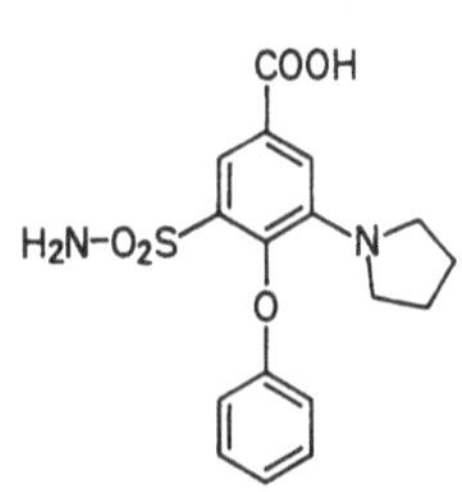

4-Phenoxy-3-(1-pyrrolidinyl)-5-sulfamoylbenzoesäure = 3-(Aminosulfonyl)-4-phenoxy-5-(1-pyrrolidinyl)benzoesäure (●)

S Hoechst 118, *Piretanid***

V Diureticum

*6445* $C_{17}H_{20}F_6N_2O_3$
54143-55-4

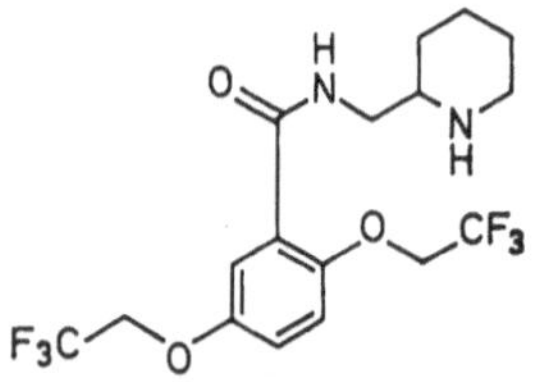

*N*-(2-Piperidinylmethyl)-2,5-bis(2,2,2-trifluorethoxy)benzamid (●)

H Monoacetat (54143-56-5)

S *Flecainidacetat***

V Antiarrhythmicum

---

*6446* $C_{17}H_{20}J_3N_3O_4$
51934-76-0

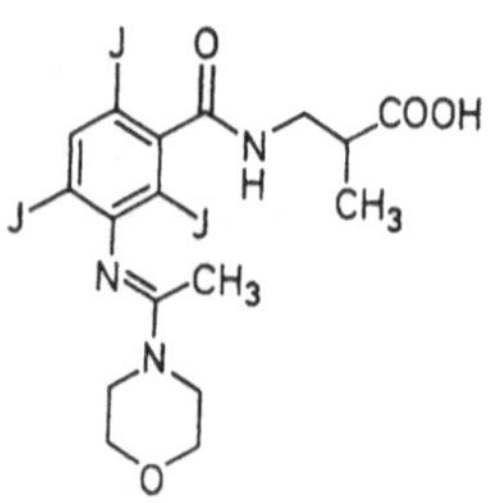

2-Methyl-*N*-[2,4,6-trijod-3-[(1-morpholinoethyliden)-amino]-benzoyl]-β-alanin = 2 Methyl-3-[3-(α-morpholinoethylidenamino)-2,4,6-trijodbenzoylamino]-propionsäure = 2-Methyl-3-[[2,4,6-trijod-3-[[1-(4-morpholinyl)ethyliden]amino]benzoyl]amino]propansäure (●)

H auch Natriumsalz

S *Acidum iomorinicum***, *Iomorinic acid***, Oravesin

V Röntgenkontrastmittel (zur peroralen Cholecystographie)

---

*6447* $C_{17}H_{20}N_2O_3S$
32295-18-4

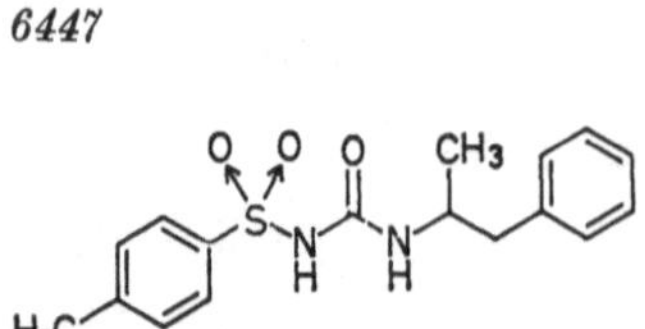

(—)-1-(α-Methylphenethyl)-3-(*p*-tolylsulfonyl)-harnstoff = (*R*)-4-Methyl-*N*-[[(1-methyl-2-phenylethyl)amino]carbonyl]benzensulfonamid (●)

S Sch 11973, *Tosifen***

V Antiarrhythmicum

---

*6448* $C_{17}H_{21}NO_2$
53179-07-0

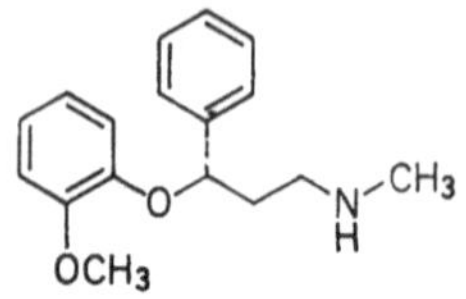

(±)-3-(*o*-Methoxyphenoxy)-*N*-methyl-3-phenylpropylamin = (±)-γ-(2-Methoxyphenoxy)-*N*-methylbenzenpropanamin (●)

S Lilly 89218, *Nisoxetin***

V Antidepressivum

---

*6449* $C_{17}H_{21}NO_3$
41340-25-4

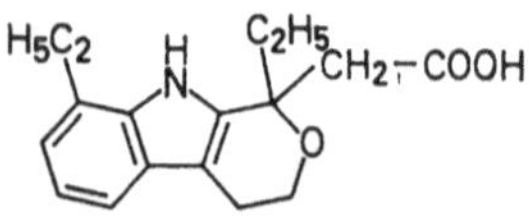

1,8-Diethyl-1,3,4,9-tetrahydropyrano[3,4-*b*]indol-1-essigsäure (●)

S *Acidum etodolicum***, AY-24236, *Etodolic acid***

V Antiphlogisticum

---

*6450* $C_{17}H_{22}N_2$
38349-38-1

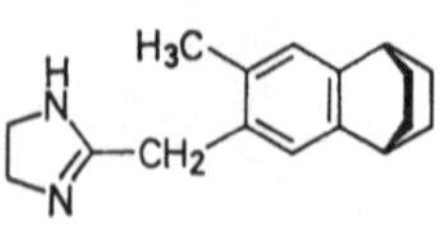

2-[(1,2,3,4-Tetrahydro-7-methyl-1,4-ethanonaphth-6-yl)-methyl]-2-imidazolin = 4,5-Dihydro-2-[(1,2,3,4-tetrahydro-7-methyl-1,4-ethanonaphthalen-6-yl)methyl]-1*H*-imidazol (●)

S *Metrafazolin***

V Vasokonstriktor

*6451* $C_{17}H_{23}FN_2O$
2856-81-

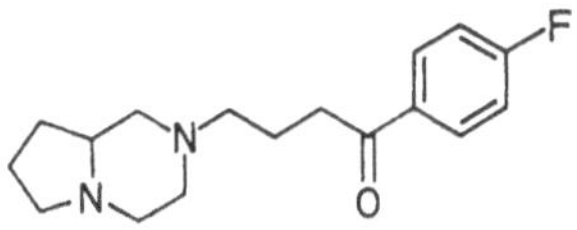

4'-Fluor-4-(hexahydropyrrolo[1,2-*a*]pyrazin-2(1*H*)-yl)-butyrophenon = 1-(4-Fluorphenyl)-4-(hexahydropyrrolo[1,2-*a*]pyrazin-2(1*H*)-yl)-1-butanon (●) = *p*-Fluorphenyl-3-(1,4-diazabicyclo[4.3.0]non-4-yl)-propylketon

H auch Dihydrochlorid (3162-75-2)

S *Azabuperon***, *Azabutyrone*, Orfilon

V Neurolepticum

*6452* $C_{17}H_{23}NO_2$
32 066-26-5

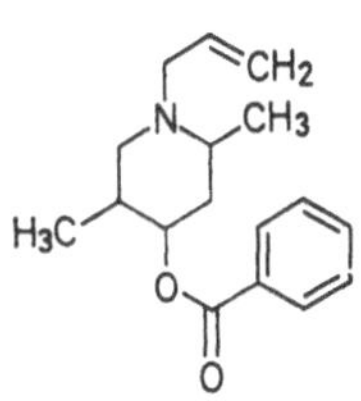

1-Allyl-2,5-dimethyl-4-piperidylbenzoat = 2,5-Dimethyl-1-(2-propenyl)-4-piperidinolbenzoat(ester) (●)

H Hydrochlorid (54 336-41-3)

S Rhinocain

V Lokalanästheticum

*6453* $C_{17}H_{23}NO_4$
34 675-84-8

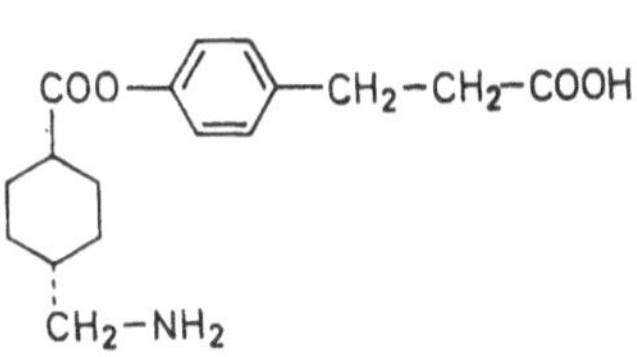

*p*-Hydroxyzimtsäure-*trans*-(4-aminomethyl)-cyclohexancarboxylat = *trans*-3-[4-[4-(Aminomethyl)-cyclohexylcarbonyloxy]-phenyl]-propionsäure = 4-(2-Carboxyethyl)-phenyl-*trans*-4-(aminomethyl)-cyclohexancarboxylat = *trans*-4-[[[4-(Aminomethyl)cyclohexyl]carbonyl]oxy]benzenpropansäure (●)

S *Cetraxat***, DV 1006

V Antifibrinolyticum, Ulcustherapeuticum

*6454* $C_{17}H_{23}NO_4$
52 646-91-0

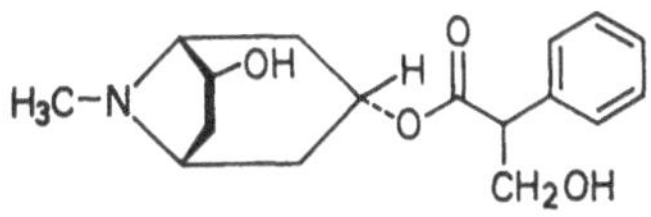

Tropasäure-6-hydroxytropinester = *endo*-α-(Hydroxymethyl)benzenessigsäure-6-hydroxy-8-methyl-8-azabicyclo[3.2.1]oct-3-ylester (●)

S *Anisodamine*

V Anticholinergicum, Spasmolyticum (Alkaloid aus Anisodus tanguticus)

*6455* $C_{17}H_{25}NO_4$
55 837-25-7

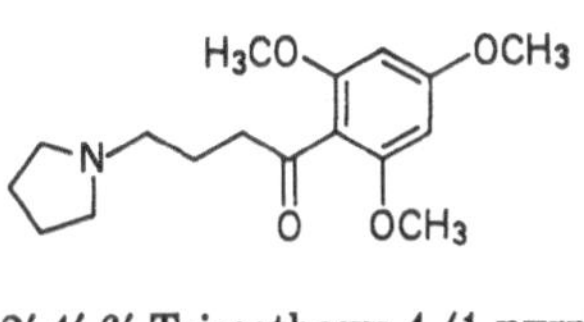

2',4',6'-Trimethoxy-4-(1-pyrrolidinyl)-butyrophenon = 4-(1-Pyrrolidinyl)-1-(2,4,6-trimethoxyphenyl)-1-butanon (●)

H Hydrochlorid (35 543-24-9)

S *Buflomedilhydrochlorid***, Fonzylane, LL 1656

V Vasodilatans, Spasmolyticum

*6456* $C_{17}H_{27}NO_4$
42 200-33-9

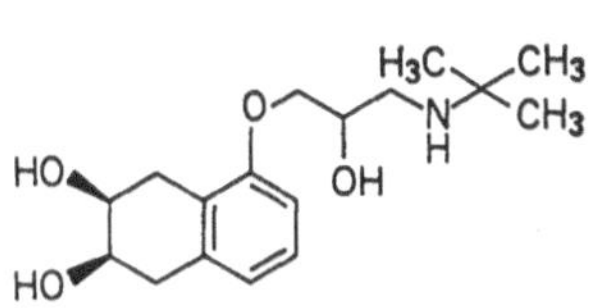

1-(*tert.*-Butylamino-3-[(5,6,7,8-tetrahydro-*cis*-6,7-dihydroxy-1-naphthyl)-oxy]-2-propanol = *cis*-5-[3-[(1,1-Dimethylethyl)amino]-2-hydroxypropoxy]-1,2,3,4-tetrahydro-2,3-naphthalendiol (●) = (2*R*,3*S*)-5-(3-*tert.*-Butylamino-2-hydroxypropoxy)-1,2,3,4-tetrahydronaphthalin-2,3-diol

S Corgard, *Nadolol**, SQ 11725

V adrenergischer β-Rezeptorenblocker, Antiarrhythmicum

*6457* $C_{17}H_{27}N_3O_3S$
59840-71-0

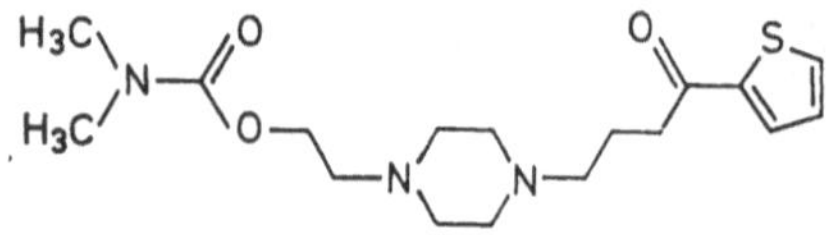

2-[4-[3-(2-Thenoyl)-propyl]-1-piperazinyl]-ethyl-dimethylcarbamat = Dimethylcarbamidsäure-2-[4-[4-oxo-4-(2-thienyl)butyl]-1-piperazinyl]ethyl-ester (●) = *N*-[γ-2-Thenoylpropyl]-*N'*-[2-(dimethylcarbamoyloxy)-ethyl]-piperazin

S *Pitenodil***

V Vasodilatans, Antihypertonicum

*6458* $C_{18}H_{15}Cl_2N_5O_5S_3$
56187-47-4

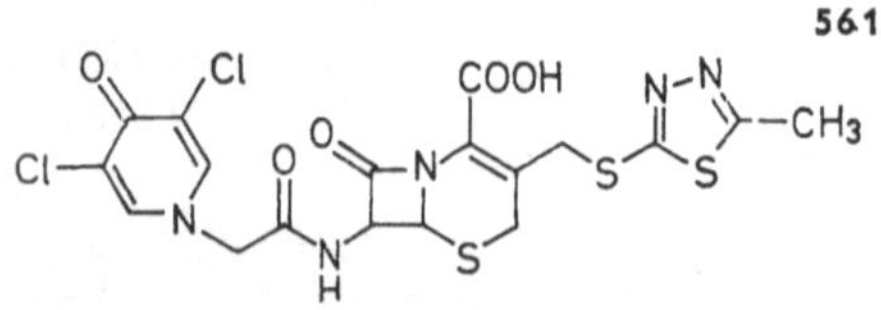

(6*R*,7*R*)-7-[2-(3,5-Dichlor-4-oxo-4(1*H*)-pyridyl)-acetamido]-3-[[(5-methyl-1,3,4-thiadiazol-2-yl)-thio]-methyl]-8-oxo-5-thia-1-azabicyclo[4.2.0]oct-2-en-2-carbonsäure = 7-[2-(3,5-Dichlor-4-oxo-1(4*H*)-pyridyl)-acetamido]-3-(5-methyl-1,3,4-thiadiazol-2-ylthiomethyl)-cephem-4-carbonsäure = (6*R-trans*)-7-[[(3,5-Dichlor-4-oxo-1(4*H*)-pyridinyl)-acetyl]amino]-3-[[(5-methyl-1,3,4-thiadiazol-2-yl)thio]methyl]-8-oxo-5-thia-1-azabicyclo[4.2.0]-oct-2-en-2-carbonsäure (●)

H Natriumsalz

S *Cefazedon-Natrium**, EMD 30087

V Antibioticum

*6459* $C_{18}H_{16}N_2O_4$
16426-83-8

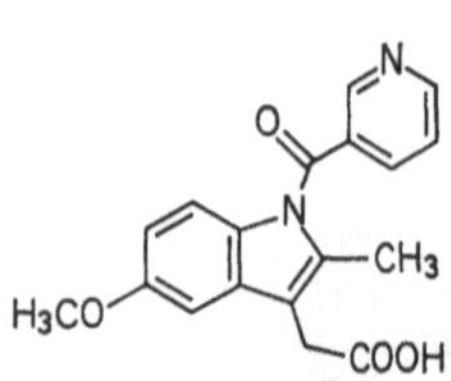

5-Methoxy-2-methyl-1-nicotinoylindol-3-essigsäure = 5-Methoxy-2-methyl-1-(3-pyridinylcarbonyl)-1*H*-indol-3-essigsäure (●)

S *Niometacin***

V Antiphlogisticum, Antipyreticum, Analgeticum

*6460* $C_{18}H_{16}N_2O_6$
54867-56-0

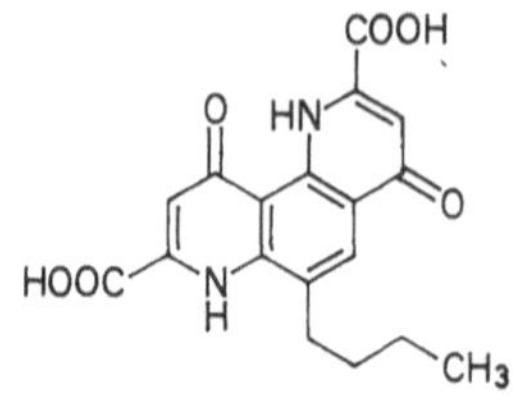

6-Butyl-1,4,7,10-tetrahydro-4,10-dioxo-1,7-phenanthrolin-2,8-dicarbonsäure (●)

H Dinatriumsalz (54545-84-5)

S *Bufrolin-Natrium**, ICI 74917

V Antiallergicum, Antiasthmaticum

*6461* $C_{18}H_{17}NO_8P_2$
36175-06-1

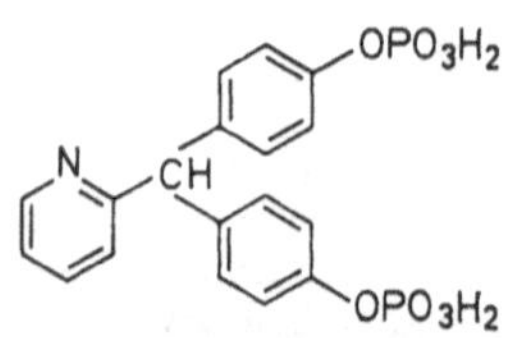

4,4'-(2-Picolyliden)-bis-(phenyldihydrogenphosphat) = 4,4'-(2-Pyridinylmethylen)bis(phenol)bis(dihydrogenphosphat)(ester) (●)

H Tetranatriumsalz (36175-05-0)

S *Natrii picofosfas***, *Sodium picofosfate***

V Laxativum

*6462* $C_{18}H_{18}ClNOS$
26615-21-4

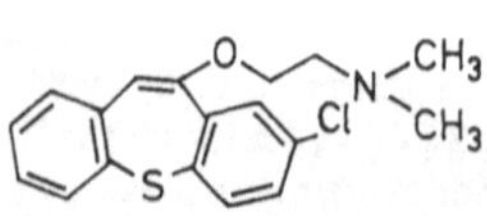

2-Chlor-11-(2-dimethylaminoethoxy)-dibenzo[*b,f*]-thiepin = 2-[(8-Chlordibenzo[*b,f*]thiepin-10-yl)-oxy]-*N,N*-dimethylethanamin (●)

S *Zotepin***

V Neurolepticum

*6463* $C_{18}H_{18}N_6O_5S_2$
51627-14-6

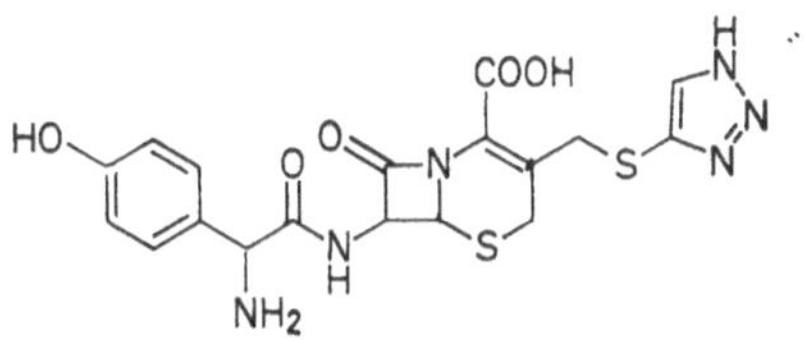

(6*R*,7*R*)-7-[(*R*)-2-Amino-2-(*p*-hydroxyphenyl)-acetamido]-8-oxo-3-[(1,2,3-triazol-4-ylthio)-methyl]-5-thia-1-azabicyclo[4.2.0]oct-2-en-2-carbonsäure = [6*R*-[6α,7β(*R**)]]-7-[[Amino(4-hydroxyphenyl)acetyl]amino]-8-oxo-3-[(1*H*-1,2,3-triazol-4-ylthio)methyl]-5-thia-1-azabicyclo[4.2.0]oct-2-en-2-carbonsäure (●)

S BL-S 640, *Cefatrizin**, S 640 P, SKF 60771

V Antibioticum

---

*6464* $C_{18}H_{19}ClN_2O_4$
57548-79-5

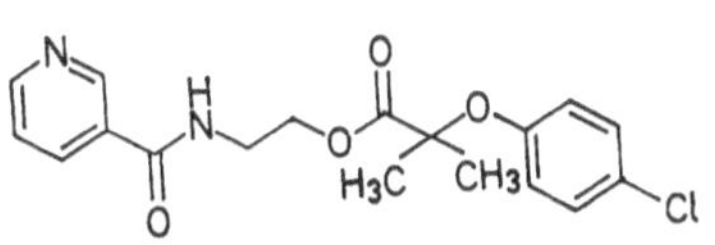

2-(*p*-Chlorphenoxy)-2-methylpropionsäureester mit *N*-(2-Hydroxyethyl)-nicotinamid = 2-(4-Chlorphenoxy)-2-methylpropansäure-2-[(3-pyridinylcarbonyl)amino]ethylester (●)

S *Picafibrat***

V Hypolipämicum

---

*6465* $C_{18}H_{19}N_3O_4$
47439-36-1

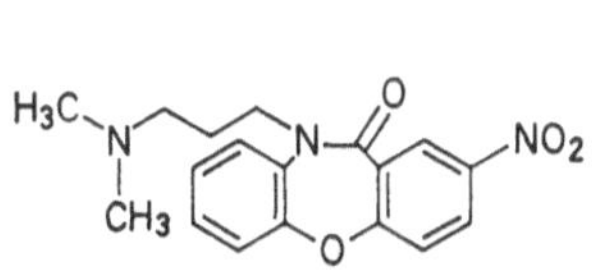

10-[3-(Dimethylamino)propyl]-2-nitrodibenz[*b*,*f*]-[1,4]oxazepin-11(10*H*)-on (●)

H Hydrochlorid (16398-39-3)

S Go 2330, Sintamil

V Antidepressivum

---

*6466* $C_{18}H_{19}N_3O_5$
10329-96-1

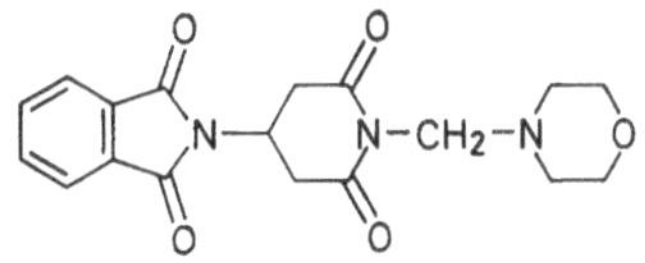

1-Morpholinomethyl-4-phthalimidopiperidin-2,6-dion = 2-[1-(4-Morpholinylmethyl)-2,6-dioxo-4-piperidinyl]-1*H*-isoindol-1,3(2*H*)-dion (●)

S CG 603

V Adjuvans in der Tumortherapie mit Drostanolonpropionat (Nr. 5206)

---

*6467* $C_{18}H_{20}N_4O_2$
4533-39-5

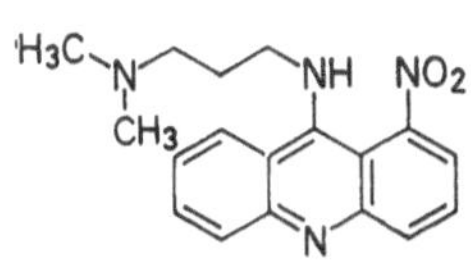

9-[3-(Dimethylamino)-propylamino]-1-nitroacridin = *N*,*N*-Dimethyl-*N'*-(1-nitro-9-acridinyl)-1,3-propandiamin (●)

H Dihydrochlorid (6514-85-8)

S C 283, Ledakrin, *Nitracrindihydrochlorid***

V Cytostaticum

---

*6468* $C_{18}H_{22}Cl_2N_2O_3$
56776-24-0

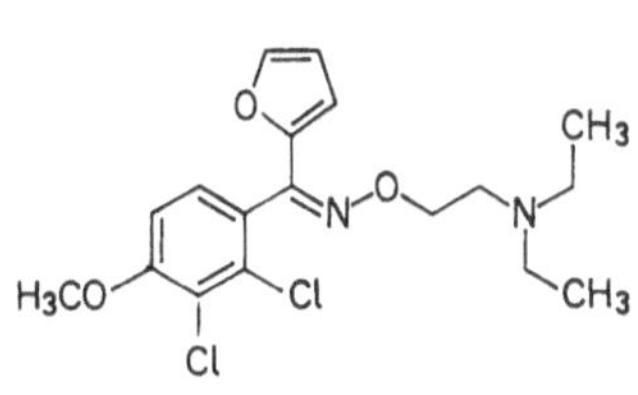

4-Methoxy-2,3-dichlorphenyl-2-furyl-*O*-2-(diethylamino)-ethylketonoxim = (2,3-Dichlor-4-methoxyphenyl)-(2-furanyl)methanon-*O*-[2-(diethylamino)ethyl]oxim (●)

H Monomethansulfonat (56776-25-1)

S ANP 4364

V Cardiotropicum

*6469* $C_{18}H_{22}N_2O_2$
57775-29-8

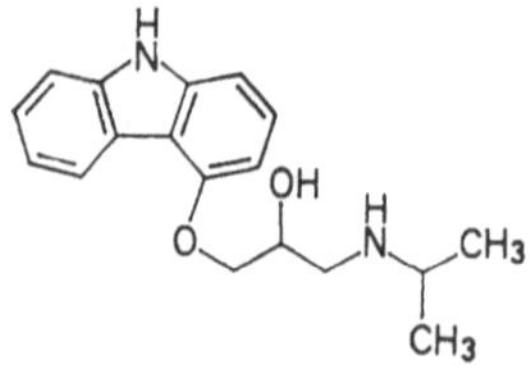

1-(4-Carbazolyloxy)-3-isopropylamino-2-propanol = 4-(3-Isopropylamino-2-hydroxypropoxy)-carbazol = 1-(9*H*-Carbazol-4-yloxy)-3-[(1-methylethyl)-amino]-2-propanol (●)

S BM 51052, *Carazolol**

V adrenergischer β-Rezeptorenblocker

---

*6470* $C_{18}H_{23}Cl_2N_3O_3$
39113-89-8

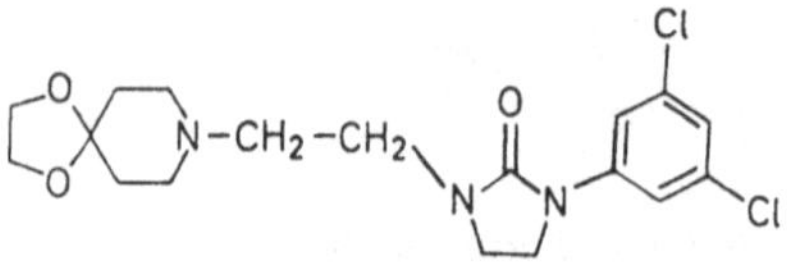

1-(3,5-Dichlorphenyl)-3-[2-(1,4-dioxa-8-azaspiro[4.5]dec-8-yl)ethyl]-2-imidazolidinon (●)

S AL-1965

V Neurolepticum (Antipsychoticum)

---

*6471* $C_{18}H_{23}NO_2$
36292-69-0

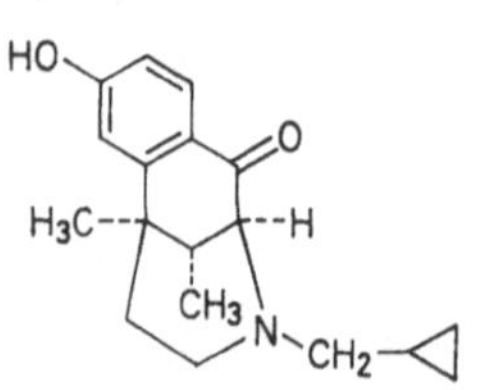

(2*R**,6*S**,11*S**)-3-(Cyclopropylmethyl)-3,4,5,6-tetrahydro-8-hydroxy-6,11-dimethyl-2,6-methano-3-benzazocin-1(2*H*)-on = 2*S*-(2α,6α,11*S**)-3-(Cyclopropylmethyl)-3,4,5,6-tetrahydro-8-hydroxy-6,11-dimethyl-2,6-methano-3-benzazocin-1(2*H*)-on (●)

S *Ketazocin***, *Ketocyclazocin*, Win 34276

V Analgeticum, Narkoticaantagonist

*6472* $C_{18}H_{23}N_3O_3$

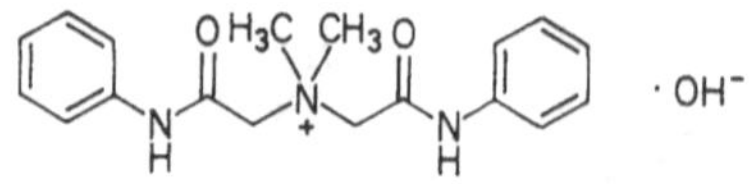

Dimethylbis-(phenylcarbamoylmethyl)-ammoniumhydroxid = *N*,*N*-Dimethyl-2-oxo-*N*-[2-oxo-2-(phenylamino)ethyl]-2-(phenylamino)ethanaminiumhydroxid (●)

H Chlorid (1042-42-8)

S *Carcainiumchlorid***, QX-572

V Antiarrhythmicum

---

*6473* $C_{18}H_{24}O$
10309-37-2

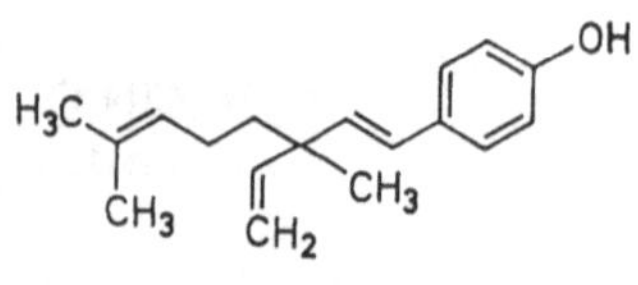

(*E*)-*p*-(3,7-Dimethyl-3-vinyl-2,6-octadienyl)-phenol = (*E*)-4-(3-Ethenyl-3,7-dimethyl-2,6-octadienyl)phenol (●)

S *Bakuchiol*

V antibakterieller Wirkstoff aus Psoralea coryfolia

---

*6474* $C_{18}H_{29}NO_4$
52403-19-7

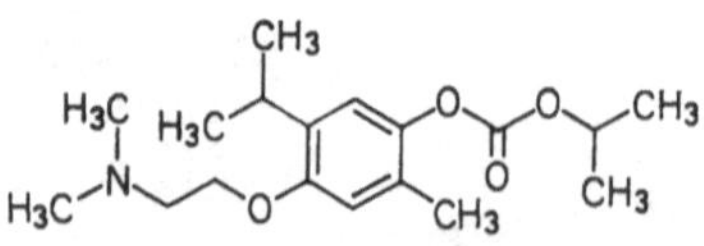

5-[2-(Dimethylamino)-ethoxy]-carvacryl-isopropylcarbonat = Kohlensäure-4-[2-(dimethylamino)-ethoxy]-2-methyl-5-(1-methylethyl)phenyl-1-methylethylester (●)

H Hydrochlorid (51222-37-8)

S Gö 2782, *Iproxaminhydrochlorid***, W 42782

V Sympathicolyticum, peripheres Vasodilatans

*6475* $C_{19}H_{17}ClN_2O_4$
27 035-30-9

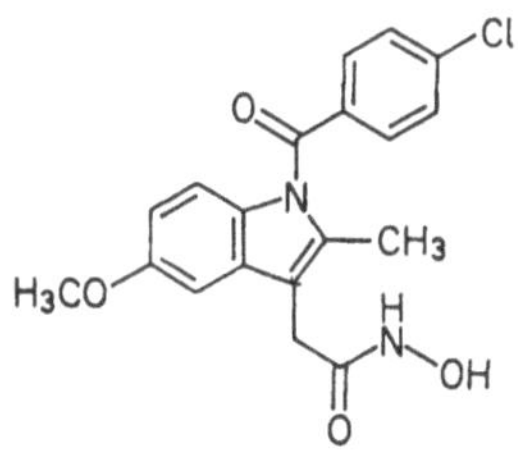

1-(*p*-Chlorbenzoyl)-5-methoxy-2-methylindol-3-ylacethydroxamsäure = 1-(4-Chlorbenzoyl)-*N*-hydroxy-5-methoxy-2-methyl-1*H*-indol-3-acetamid (●)

S ABC 8/3, Flogar, *Indoxamic acid*, *Oxametacin***

V Antiphlogisticum

*6476* $C_{19}H_{17}N_5O_7S$
40 016-88-4

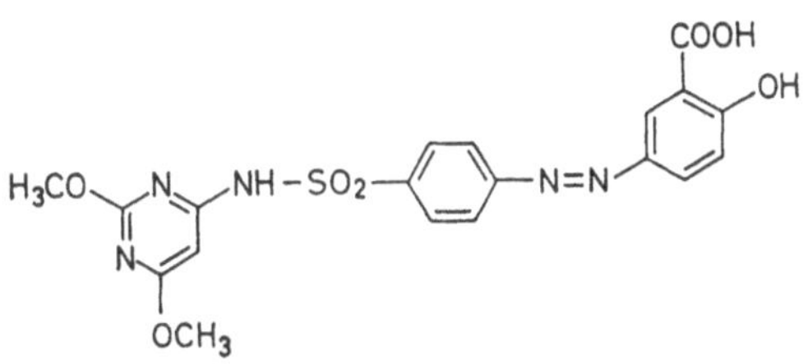

5-[*p*-(2,4-Dimethoxy-6-pyrimidinylsulfamoyl)-phenylazo]-salicylsäure = 5-[[4-[[(2,6-Dimethoxy-4-pyrimidinyl)amino]sulfonyl]phenyl]azo]-2-hydroxybenzoesäure (●)

S *Salazodimethoxin*

V Chemotherapeuticum

*6477* $C_{19}H_{18}ClFN_2O_3S$
52 042-01-0

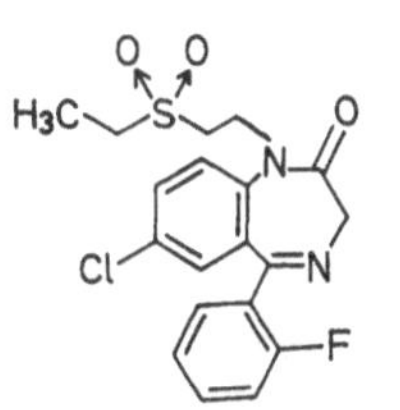

7-Chlor-1-[2-(ethylsulfonyl)ethyl]-5-(2-fluorphenyl)-1,3-dihydro-2*H*-1,4-benzodiazepin-2-on (●)

S *Elfazepam**, SKF 72517

V Appetitstimulans

*6478* $C_{19}H_{18}F_3NO_2$
57 775-28-7

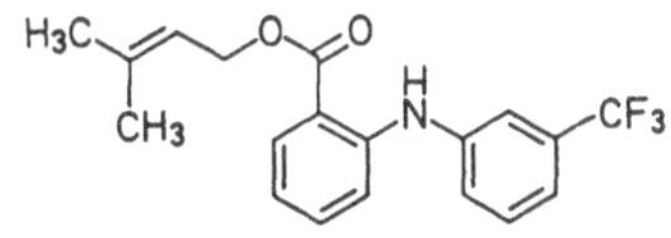

*N*-(α,α,α-Trifluor-*m*-tolyl)-anthranilsäure-3-methyl-2-butenylester = 2-(3-Trifluormethylanilino)-benzoesäure-2-isopentenylester = 2-[[3-(Trifluormethyl)phenyl]amino]benzoesäure-3-methyl-2-butenylester (●)

S *Prefenamat***

V Antiphlogisticum, Analgeticum

*6479* $C_{19}H_{18}N_6O_6S_2$
57 268-80-1

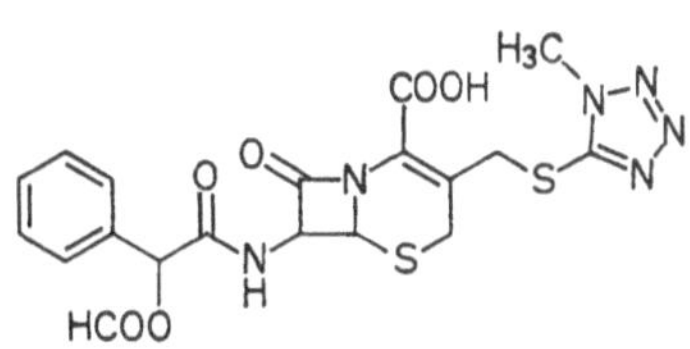

7-[D-*O*-Formylmandelamido)-3-(1-methyl-1*H*-tetrazol-5-ylthiomethyl)-8-oxo-5-thia-1-azabicyclo[4.2.0]oct-2-en-2-carbonsäure = [6*R*-[6α,7β(*R**)]]-7-[[(Formyloxy)phenylacetyl]amino]-3-[[(1-methyl-1*H*-tetrazol-5-yl)thio]methyl]-8-oxo-5-thia-1-azabicyclo[4.2.0]oct-2-en-2-carbonsäure (●)

H Natriumsalz (42540-40-9)

S *Cefamandole nafate*, Lilly 106223, Mandol

V Antibioticum

*6480* $C_{19}H_{19}NOS$
34 580-13-7

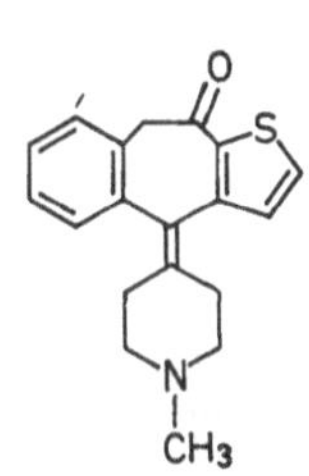

4,9-Dihydro-4-(1-methyl-4-piperidinyliden)-10*H*-benzo[4,5]cyclohepta[1,2-*b*]thiophen-10-on (●)

S HC 20-511, *Ketotifen***

V Antihistaminicum

*6481* $C_{19}H_{20}ClNO_4$
41 859-67-0

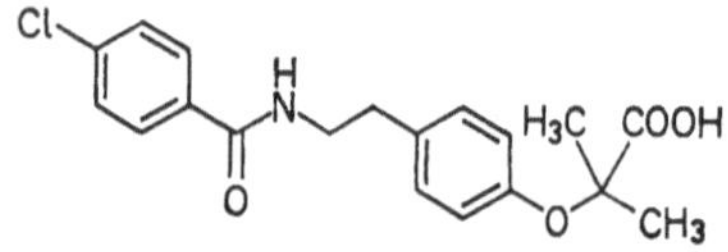


2-[*p*-[2-(*p*-Chlorbenzamido)-ethyl]-phenoxy]-2-methylpropionsäure = 2-[4-[2-[(4-Chlorbenzoyl)-amino]ethyl]phenoxy]-2-methylpropansäure (●)

S *Bezafibrat***

V Hypolipämicum

---

*6482* $C_{19}H_{20}N_2O$
6880-54-2

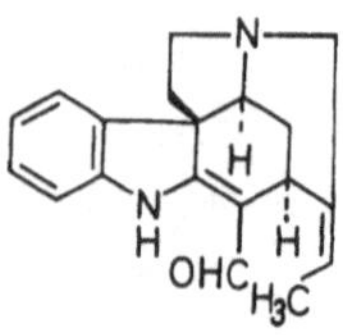


(19*E*)-2,16,19,20-Tetradehydrocuran-17-al (●)

H auch Hydrochlorid (17 682-63-2)

S *Barvincan, Vincanin*

V Analepticum (Alkaloid aus Vinca erecta)

---

*6483* $C_{19}H_{21}ClN_2$
6196-08-3

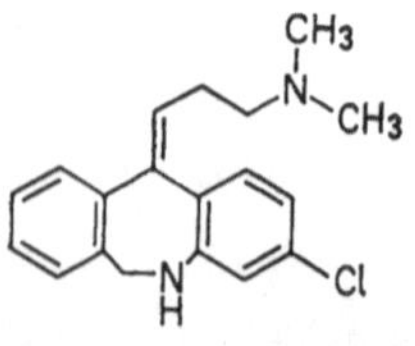


3-Chlor-11-(3-dimethylaminopropyliden)-5,6-dihydro-11*H*-dibenz[*b,e*]azepin = 3-Chlor-11-(3-dimethylaminopropyliden)-5,6-dihydromorphanthridin = 3-(3-Chlor-5,6-dihydro-11*H*-dibenz[*b,e*]azepin-11-yliden)-*N,N*-dimethyl-1-propanamin (●)

S *Elanzepin**, W-A 363

V Antidepressivum

*6484* $C_{19}H_{21}ClN_4O_5$
54 504-70-0

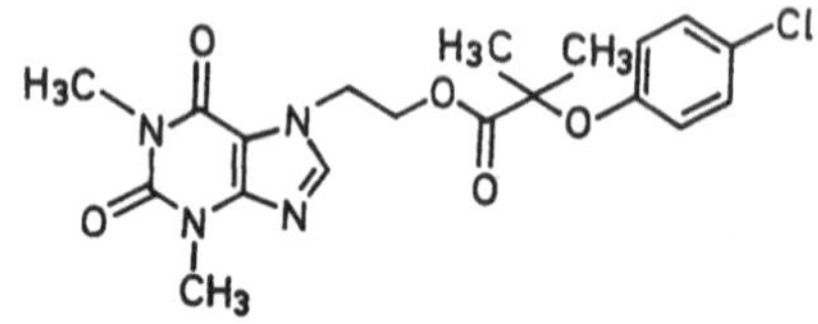


β-(7-Theophyllinyl)-ethyl-2-(*p*-chlorphenoxy)-2-methylpropionat = 2-(4-Chlorphenoxy)-2-methylpropansäure-2-(1,2,3,6-tetrahydro-1,3-dimethyl-2,6-dioxo-7*H*-purin-7-yl)ethylester (●)

S *Etofyllinclofibrat**, ML 1024

V Hypolipämicum

---

*6485* $C_{19}H_{21}FN_2S$
19 905-05-6

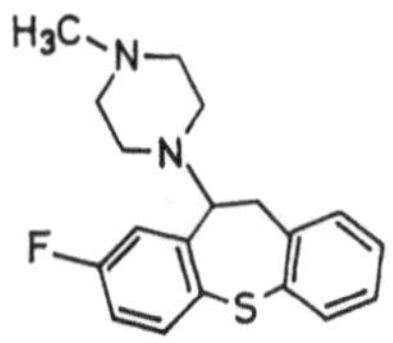


1-(8-Fluor-10,11-dihydrodibenzo[*b,f*]thiepin-10-yl)-4-methylpiperazin (●)

S *Fluothepin*

V Neurolepticum

---

*6486* $C_{19}H_{23}N_3$
33 089-61-1

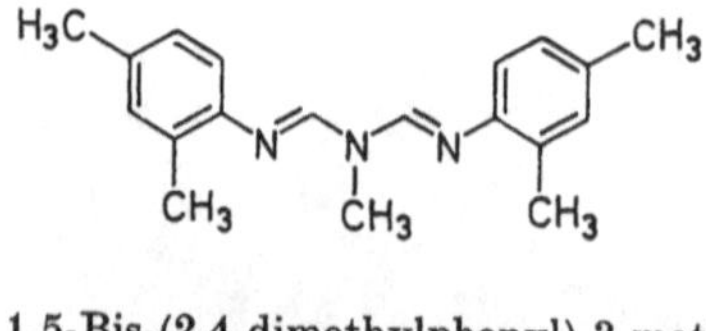


1,5-Bis-(2,4-dimethylphenyl)-3-methyl-1,3,5-triazapenta-1,4-dien = *N*-Methylbis-(2,4-xylyliminomethyl)-amin = *N*-Methyl-*N'*-2,4-xylyl-*N*-(*N*-2,4-xylylformimidoyl)-formamidin = *N'*-(2,4-Dimethylphenyl)-*N*-[[(2,4-dimethylphenyl)-imino]methyl]-*N*-methylmethanimidamid (●)

S *Amitraz*, Taktic, Triatix, Triatox, U-36059

V Acaricid, Appetitstimulans

*6487* $C_{19}H_{24}ClNO_3$

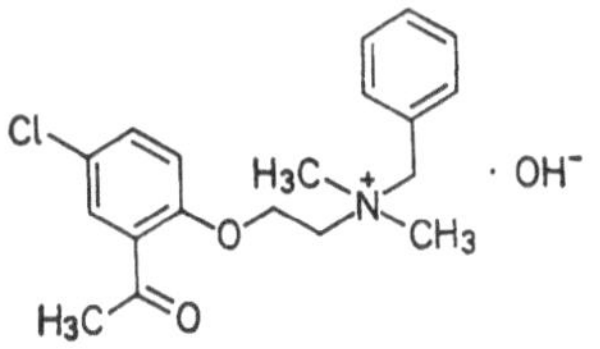

*N*-[2-(2-Acetyl-4-chlorphenoxy)-ethyl]-*N*-benzyl-*N*,*N*-dimethylammoniumhydroxid = *N*-[2-(2-Acetyl-4-chlorphenoxy)ethyl]-*N*,*N*-dimethylbenzenmethanaminiumhydroxid (●)

H *p*-Chlorbenzolsulfonat (Closilat) **(51489-69-1)**

S Bemosat, G 526

V Anthelminthicum

*6488* $C_{19}H_{24}N_2O$
**19877-89-5**

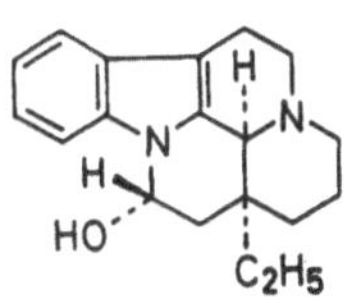

(3α,14α,16α)-14,15-Dihydroeburnamenin-14-ol (●)

S RGH-4406, Torondel, *Vincanol**

V Cerebrotonicum

*6489* $C_{19}H_{24}N_2O_2$
**55268-74-1**

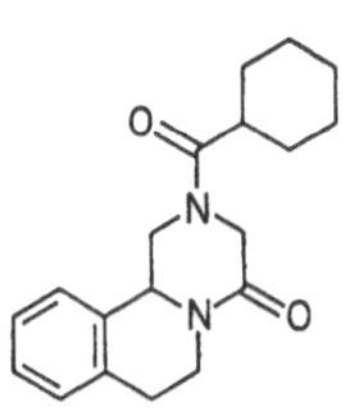

2-(Cyclohexylcarbonyl)-1,2,3,6,7,11b-hexahydro-4*H*-pyrazino[2,1-*a*]isochinolin-4-on (●)

S Droncit, EMBAY 8440, *Praziquantel***

V Vet.-Anthelminthicum (Taenicid)

*6490* $C_{19}H_{25}NO$
**58473-73-7**

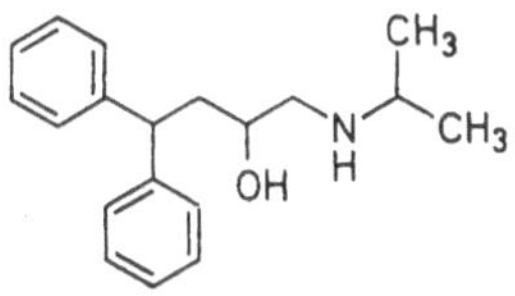

(±)-1-Isopropylamino-4,4-diphenyl-2-butanol = (±)-α-[[(1-Methylethyl)amino]methyl]-γ-phenylbenzenpropanol (●)

S *Drobulin***, Lilly 122587

V Antiarrhythmicum

*6491* $C_{19}H_{25}N_4O_6PS_2$
**52406-01-6**

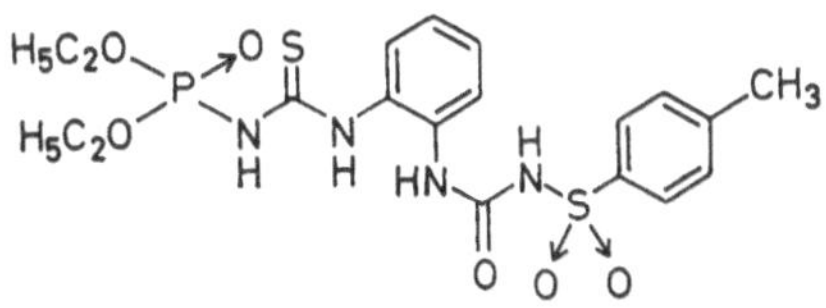

Diethyl-[thio-[*o*-[3-(*p*-tolylsulfonyl)-ureido]-phenyl]-carbamoyl]-phosphoramidat = [[[2-[[[[(4-Methylphenyl)sulfonyl]amino]carbonyl]amino]-phenyl]amino]thioxomethyl]phosphoramidsäurediethylester (●)

S RH-565, RH-32565, Sansalid, *Uredofos***

V Vet.-Anthelminthicum

*6492* $C_{19}H_{27}NO_5$

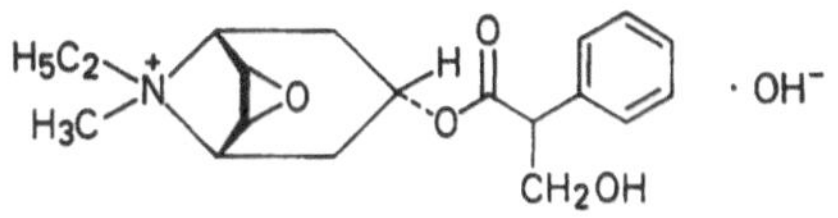

(8*r*)-6β,7β-Epoxy-8-ethyl-3α-hydroxy-1α*H*,5α*H*-tropaniumhydroxid-(−)-tropat = *N*-Ethyl-*O*-tropoylscopiniumhydroxid = [7(*S*)-[1α,2β,4β,5α,7β)]-9-Ethyl-7-(3-hydroxy-1-oxo-2-phenylpropoxy)-9-methyl-3-oxa-9-azoniatricyclo[3.3.1.0^{2,4}]nonanhydroxid (●)

H Bromid **(30286-75-0)**

S *Äthylhyoscinbromid*, Ba 253-BR, *Ethylhyoscine bromide*, *Oxitropiumbromid***, *Scopolaminäthobromid*

V Bronchospasmolyticum, Anticholinergicum

*6493* $C_{19}H_{28}ClN_5O$
52 942-31-1

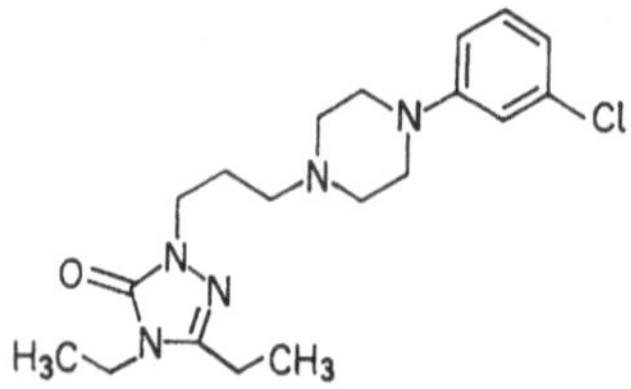

3,4-Diethyl-1-[3-[4-(*m*-chlorphenyl)-1-piperazinyl]-propyl]-$\Delta^2$-1,2,4-triazolin-5-on = 2-[3-[4-(3-Chlorphenyl)-1-piperazinyl]propyl]-4,5-diethyl-2,4-dihydro-3*H*-1,2,4-triazol-3-on (●)

S *Etoperidon***

V Antidepressivum, Anxiolyticum

---

*6494* $C_{19}H_{29}NO_2$
53 716-48-6

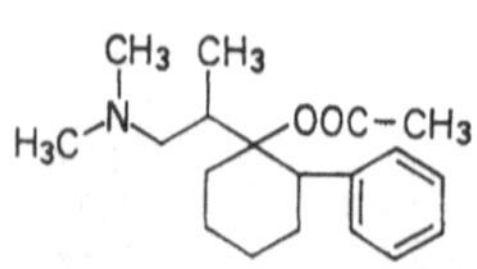

1-[2-(Dimethylamino)-1-methylethyl]-2-phenylcyclohexanolacetat(ester) (●)

H Hydrochlorid (53 716-47-5)

S Compound 673-082, *Nexeridinhydrochlorid***

V Analgeticum

---

*6495* $C_{19}H_{31}NO_2$
50588-47-1

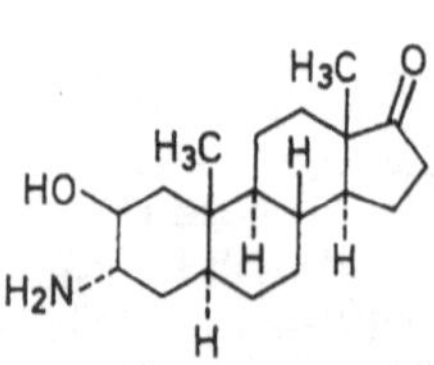

3α-Amino-2β-hydroxy-5α-androstan-17-on = (2β,3α,5α)-3-Amino-2-hydroxyandrostan-17-on (●)

H Hydrochlorid (51 740-76-2)

S Org 6001

V Antiarrhythmicum

---

*6496* $C_{20}H_{13}ClF_3NO_3$
53 966-34-0

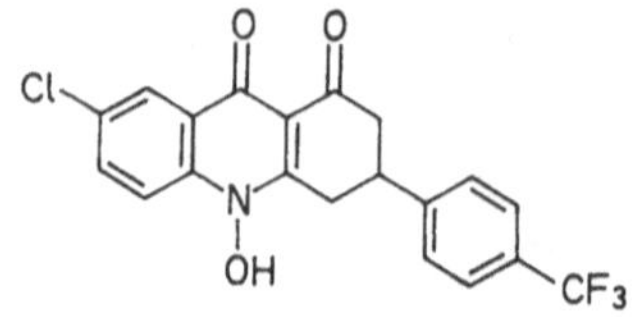

7-Chlor-3,4-dihydro-10-hydroxy-3-(α,α,α-trifluor-*p*-tolyl)-1,9(2*H*)-acridandion = 7-Chlor-3,4-dihydro-10-hydroxy-3-[4-(trifluormethyl)phenyl]-1,9(2*H*,10*H*)-acridindion (●)

S *Floxacrin***

V Malariachemotherapeuticum

---

*6497* $C_{20}H_{18}Cl_2N_2O_3$
57 773-81-6

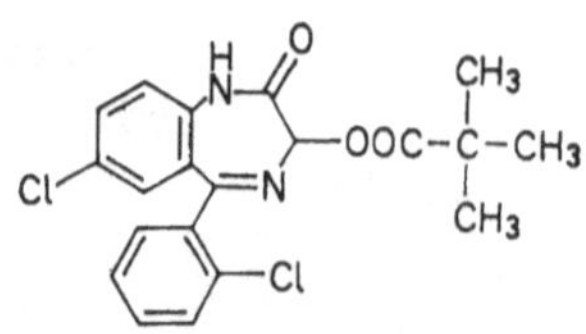

7-Chlor-5-(*o*-chlorphenyl)-1,3-dihydro-3-pivaloyloxy-2*H*-1,4-benzodiazepin-2-on = 2,2-Dimethylpropansäure-7-chlor-5-(2-chlorphenyl)-2,3-dihydro-2-oxo-1*H*-1,4-benzodiazepin-3-ylester (●)

S *Lorazepampivalat*

V Tranquillizer

---

*6498* $C_{20}H_{19}ClN_2O_3$
55 299-10-0

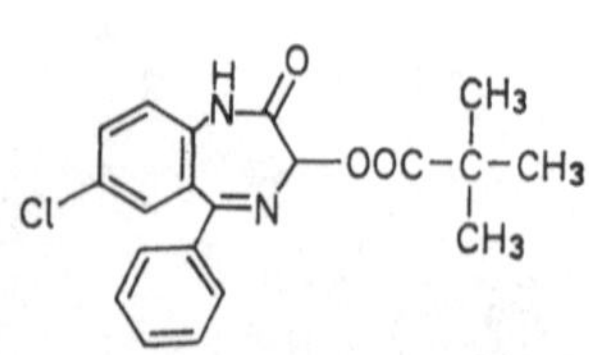

7-Chlor-1,3-dihydro-3-hydroxy-5-phenyl-2*H*-1,4-benzodiazepin-2-on-pivalat(ester) = 2,2-Dimethylpropansäure-7-chlor-2,3-dihydro-2-oxo-5-phenyl-1*H*-1,4-benzodiazepin-3-ylester (●)

S *Pivoxazepam***

V Tranquillizer

*6499* $C_{20}H_{19}FN_6O_5$

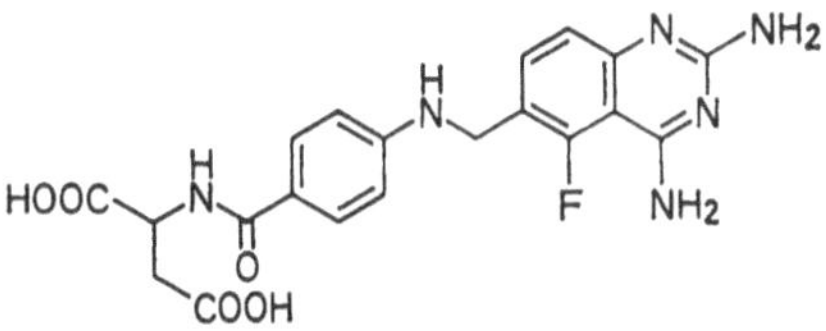

*N*-[*p*-(2,4-Diamino-5-fluor-6-chinazolinylmethyl-amino)-benzoyl]-L-asparaginsäure = *N*-[4-[[(2,4-Diamino-5-fluor-6-chinazolinyl)methyl]amino]-benzoyl]-L-asparaginsäure (●)

S *Fluorasquin*

V Antineoplasticum

*6500* $C_{20}H_{20}N_2O_2$
41 717-30-0

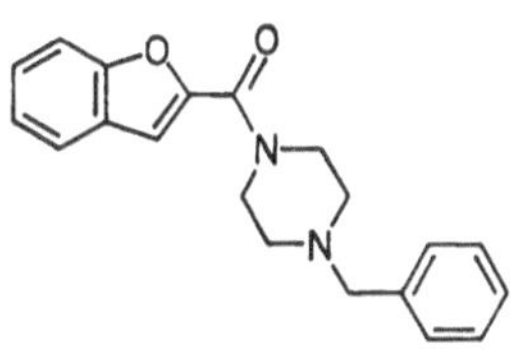

1-(2-Benzofuranylcarbonyl)-4-benzylpiperazin = 1-(2-Benzofuranylcarbonyl)-4-(phenylmethyl)piperazin (●)

S *Befuralin***, DIV 154

V Antidepressivum (Phosphodiesteraseinhibitor)

*6501* $C_{20}H_{21}ClO_4$
49 562-28-9

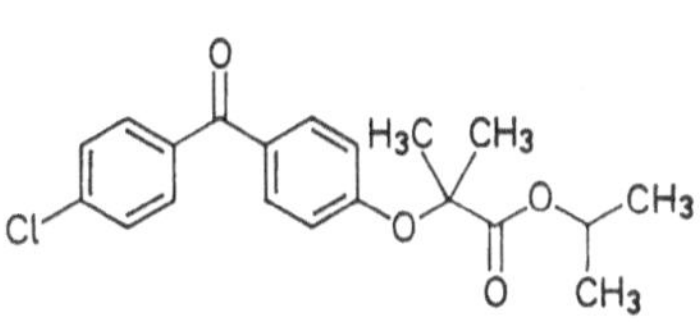

2-Methyl-2-[4-(4-chlorbenzoyl)-phenoxy]-propionsäureisopropylester = 2-[4-(4-Chlorbenzoyl)-phenoxy]-2-methylpropansäure-1-methylethyl-ester (●)

S *Benprofibratum, Fenofibrat**, Lipanthyl, LF 178, *Procetofene*, W 13635

V Normolipämicum

*6502* $C_{20}H_{21}FN_2O$
59 729-33-8

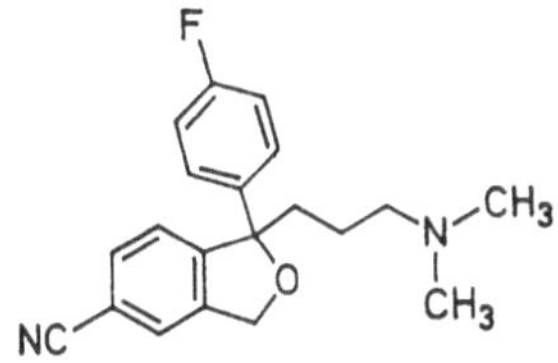

1-(3-Dimethylaminopropyl)-1-(*p*-fluorphenyl)-5-phthalancarbonitril = 1-[3-(Dimethylamino)propyl]-1-(4-fluorphenyl)-1,3-dihydro-5-isobenzofurancarbonitril (●)

S *Citalopram***, Lu 10-171, *Nitalapram*

V Antidepressivum

*6503* $C_{20}H_{21}NO_3$
17 854-59-0

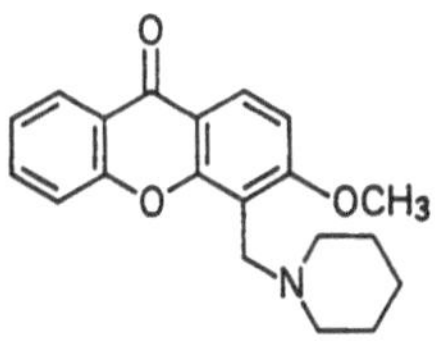

3-Methoxy-4-piperidinomethylxanthon = 3-Methoxy-4-(1-piperidinylmethyl)-9*H*-xanthen-9-on (●)

S *Mepixantonum*, Pimexone

V Respirationsanalepticum

*6504* $C_{20}H_{22}N_4O_4S$
52 231-20-6

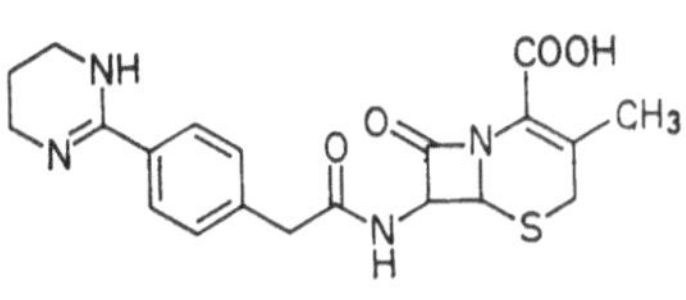

(6*R*,7*R*)-3-Methyl-8-oxo-7-[2-[*p*-(1,4,5,6-tetrahydro-2-pyrimidinyl)-phenyl]-acetamido]-5-thia-1-azabicyclo[4.2.0]oct-2-en-2-carbonsäure = (6*R*-*trans*)-3-Methyl-8-oxo-7-[[[4-(1,4,5,6-tetrahydro-2-pyrimidinyl)phenyl]acetyl]amino]-5-thia-1-aza-bicyclo[4.2.0]oct-2-en-2-carbonsäure (●)

S *Cefrotil***, HR 580

V Antibioticum

*6505* $C_{20}H_{23}ClO_3$
55 937-99-0

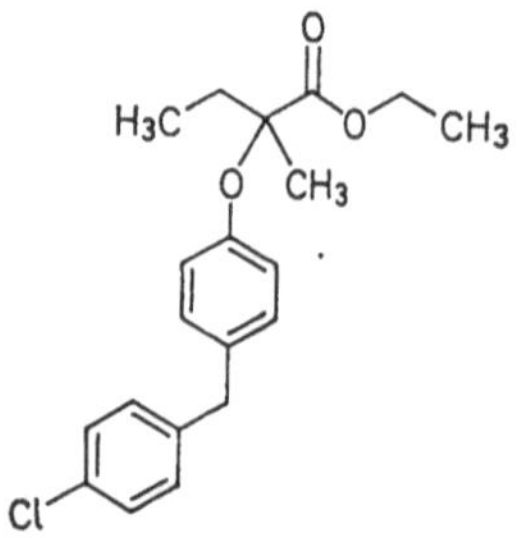

Ethyl-(±)-2-[[α-(*p*-chlorphenyl)-*p*-tolyl)-oxy]-2-methylbutyrat = (±)-2-[4-[(4-Chlorphenyl)methyl]phenoxy]-2-methylbutansäureethylester (●)

S *Beclobrat***

V Hypolipämicum

---

*6506* $C_{20}H_{23}NO$
4317-14-0

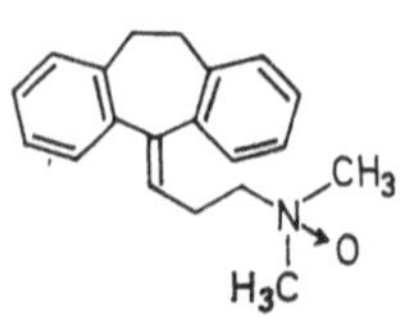

10,11-Dihydro-*N*,*N*-dimethyl-5*H*-dibenz[*a*,*d*]-cyclohepten-$\Delta^{5,\gamma}$-propylamin-*N*-oxid = 3-(10,11-Dihydro-5*H*-dibenzo[*a*,*d*]cyclohepten-5-yliden)-*N*,*N*-dimethyl-1-propanamin-*N*-oxid (●)

S *Amitriptylinoxid***

V Antidepressivum

---

*6507* $C_{20}H_{23}N_5O_6S$
37 091-66-0

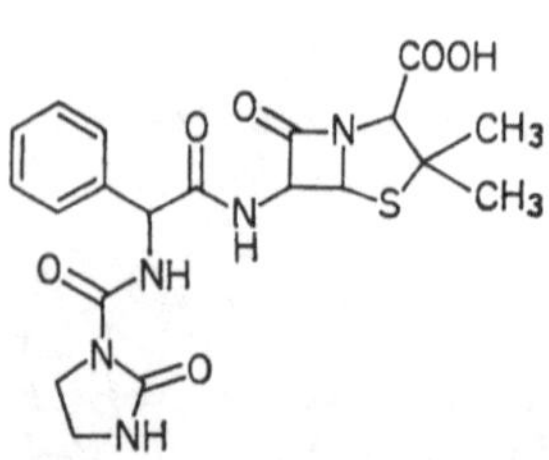

(2*S*,5*R*,6*R*)-3,3-Dimethyl-7-oxo-6-[(*R*)-2-(2-oxo-imidazolidin-1-carboxamido)-2-phenylacetamido]-4-thia-1-azabicyclo[3.2.0]heptan-2-carbonsäure = 6-[D-2-(2-Oxoimidazolidin-1-carboxamido)-2-phenylacetamido]-penicillansäure = [2*S*-[2α,5α,6β(*S**)]]-3,3-Dimethyl-7-oxo-6-[[[[(2-oxo-1-imidazolidinyl)-carbonyl]amino]phenylacetyl]amino]-4-thia-1-azabicyclo[3.2.0]heptan-2-carbonsäure (●)

H Natriumsalz (37 091-65-9)

S *Azlocillin-Natrium***, Bay e 6905, Securopen

V Antibioticum

---

*6508* $C_{20}H_{24}FN_3O_4S$
56 488-61-0

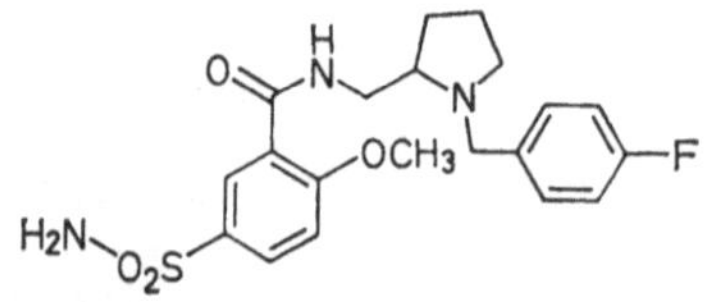

*N*-[[1-(*p*-Fluorbenzyl)-2-pyrrolidinyl]-methyl]-5-sulfamoyl-*o*-anisamid = 5-(Aminosulfonyl)-*N*-[[1[(4-fluorphenyl)methyl]-2-pyrrolidinyl]methyl]-2-methoxybenzamid (●)

S *Flubeprid***

V Psychotropicum, Antiemeticum

---

*6509* $C_{20}H_{24}N_2O_2$

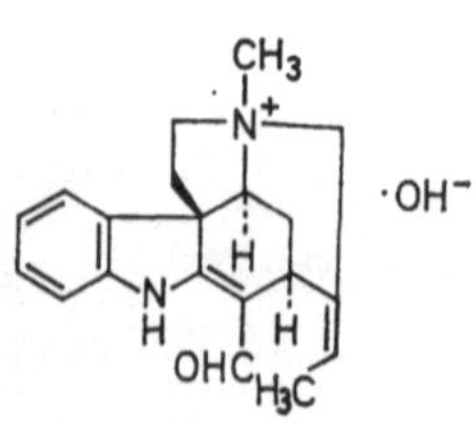

(19*E*)-2,16,19,20-Tetradehydro-4-methyl-17-oxo-curaniumhydroxid (●)

H Chlorid (22 273-09-2)

S Metvin, *Vincaninmethylchlorid*

V Ganglienblocker

*6510* $C_{20}H_{24}O_5$
56 488-59-6

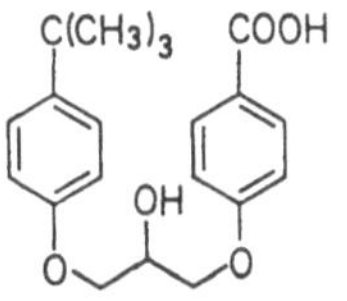

*p*-[3-(*p-tert.*-Butylphenoxy)-2-hydroxypropoxy]-benzoesäure = 4-[3-[4-(1,1-Dimethylethyl)phenoxy]-2-hydroxypropoxy]benzoesäure (●)

S *Terbufibrol***

V Antilipidaemicum

*6511* $C_{20}H_{25}NO_2$
59 859-58-4

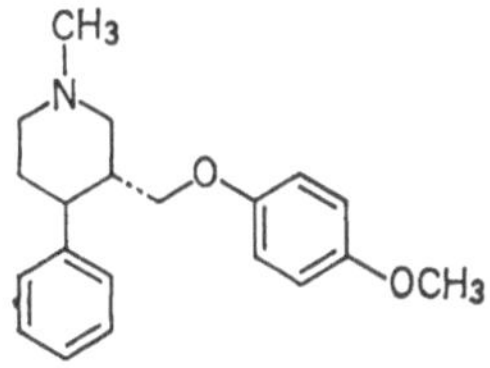

*trans*-(+)-3-[(4-Methoxyphenoxy)methyl]-1-methyl-4-phenylpiperidin (●)

H Hydrochlorid (56 222-04-9)

S *Femoxetinhydrochlorid***, FG 4963

V Antidepressivum

*6512* $C_{20}H_{25}N_3O_2$
5793-04-4

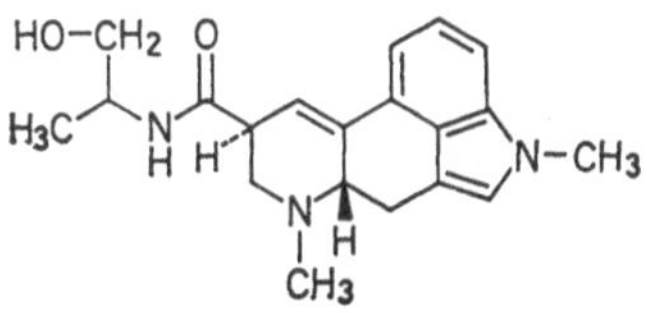

[8β(*S*)]-9,10-Didehydro-*N*-(2-hydroxy-1-methylethyl)-1,6-dimethylergolin-8-carboxamid (●)

S *Propisergid***

V Migränetherapeuticum

*6513* $C_{20}H_{26}Br_2N_2O$
54 785-02-3

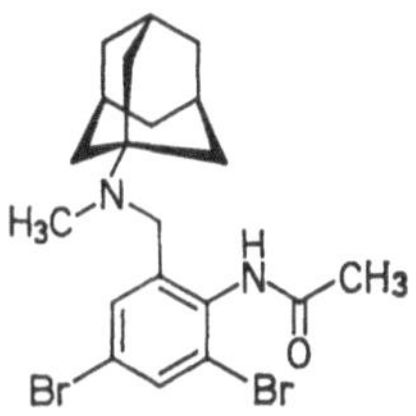

α-(1-Adamantylmethylamino)-4′,6′-dibrom-*o*-acetotoluidid = 2′-[(*N*-1-Adamantyl-*N*-methylamino)-methyl]-4′,6′-dibromacetanilid = *N*-(2-Acetamido-3,5-dibrombenzyl)-*N*-methyl-1-adamantanamin = *N*-[2,4-Dibrom-6-[(methyltricyclo[3.3.1.1$^{3,7}$]dec-1-ylamino)methyl]phenyl]-acetamid (●)

S *Adamexin***

V Mucolyticum

*6514* $C_{20}H_{26}N_2O$
53 716-46-4

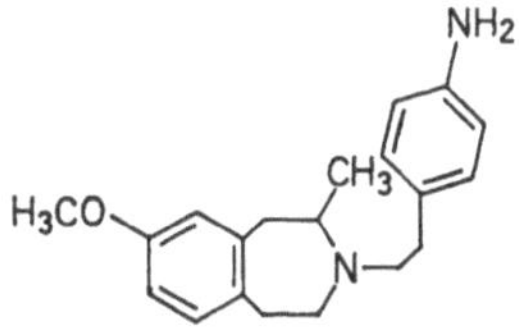

(−)-3-(*p*-Aminophenethyl)-2,3,4,5-tetrahydro-8-methoxy-2-methyl-1*H*-3-benzazepin = (−)-4-[2-(1,2,4,5-Tetrahydro-8-methoxy-2-methyl-3*H*-3-benzazepin-3-yl)ethyl]benzenamin (●)

H Hydrochlorid (53 716-45-3)

S *Anilopamhydrochlorid***, PR 786-723

V Analgeticum

*6515* $C_{20}H_{27}NO$
58 313-74-9

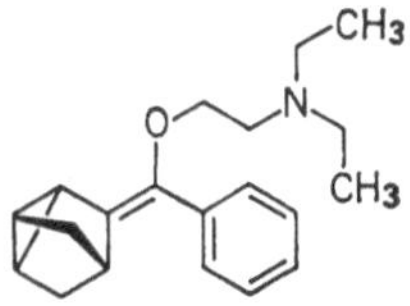

2-(α-Tricyclo[2.2.1.0$^{2,6}$]hept-3-ylidenbenzyloxy)-triethylamin = *N*,*N*-Diethyl-2-(phenyltricyclo-[2.2.1.0$^{2,6}$]hept-3-ylidenmethoxy)ethanamin (●)

S *Treptilamin***

V Spasmolyticum

*6516* $C_{20}H_{27}NO_3$
13 647-35-3

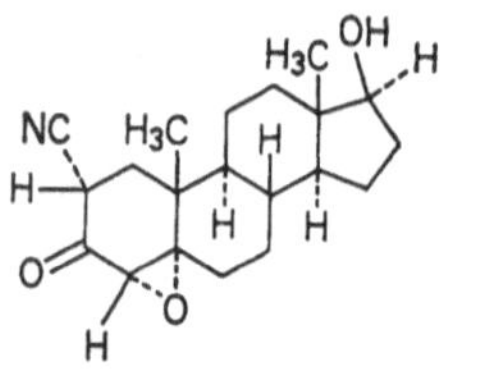


4α,5-Epoxy-17β-hydroxy-3-oxo-5α-androstan-2α-carbonitril = (2α,4α,5α,17β)-4,5-Epoxy-17-hydroxy-3-oxoandrostan-2-carbonitril (●)

S *Trilostan**, Win 24540

V Inhibitor der Nebennierenrindenfunktion

*6517* $C_{20}H_{27}NO_4$
59170-23-9

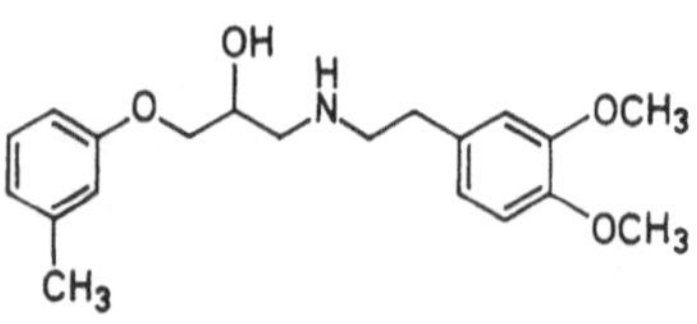


1-(3,4-Dimethoxyphenethylamino)-3-*m*-tolyloxy-propan-2-ol = 1-[[2-(3,4-Dimethoxyphenyl)ethyl]-amino]-3-(3-methylphenoxy)propan-2-ol (●)

H Hydrochlorid (42 864-78-8)

S *Bevantololhydrochlorid***, CI-775

V adrenergischer β-Rezeptorenblocker, Antiarrhythmicum

*6518* $C_{20}H_{29}NO$
57653-28-8

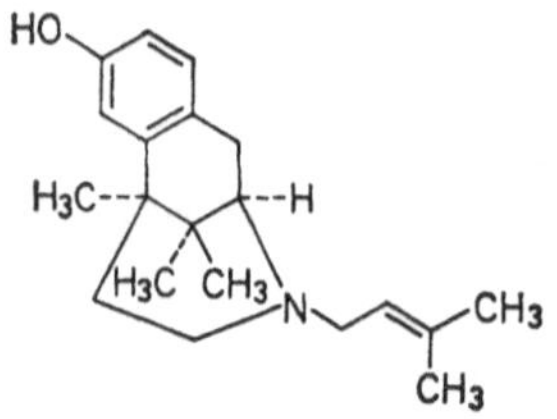


3-(3-Methyl-2-butenyl)-1,2,3,4,5,6-hexahydro-6,11,11-trimethyl-2,6-methano-3-benzazocin-8-ol = 1,2,3,4,5,6-Hexahydro-6,11,11-trimethyl-3-(3-methyl-2-butenyl)-2,6-methano-3-benzazocin-8-ol (●)

S *Ibazocin**

V Analgeticum

*6519* $C_{20}H_{29}NO_3$
22150-28-3

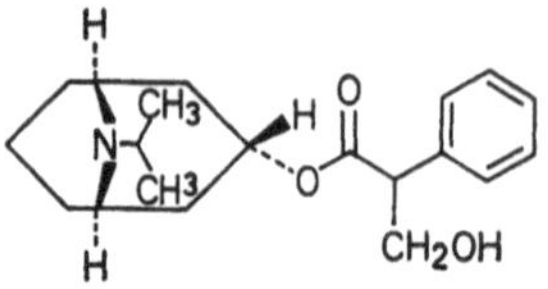


9-Isopropylgranatolin-(±)-tropat(ester) = *endo*-(±)-α-(Hydroxymethyl)benzenessigsäure-9-(1-methylethyl)-9-azabicyclo[3.3.1]non-3-ylester (●)

S *Ipragratin***, Kor 12-CL

V Anticholinergicum, Spasmolyticum

*6520* $C_{20}H_{29}N_5O_3$
59184-78-0

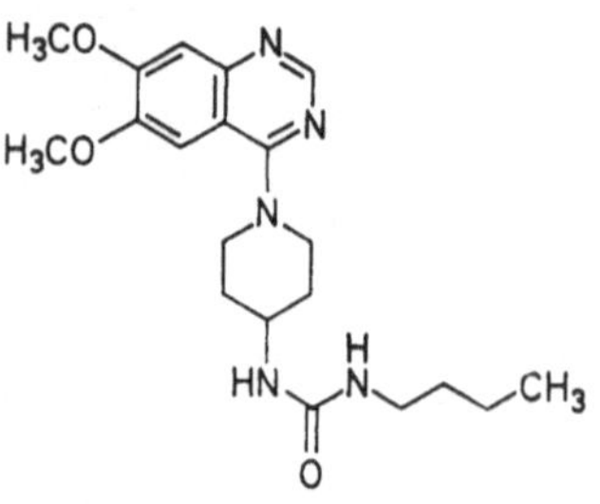


1-Butyl-3-[1-(6,7-dimethoxychinazolin-4-yl)-4-piperidyl]-harnstoff = *N*-Butyl-*N'*-[1-(6,7-dimethoxy-4-chinazolinyl)-4-piperidinyl]harnstoff (●)

S BDPU, UK-14275

V Coronarvasodilatans

*6521* $C_{20}H_{31}N_3O_6S$
50846-45-2

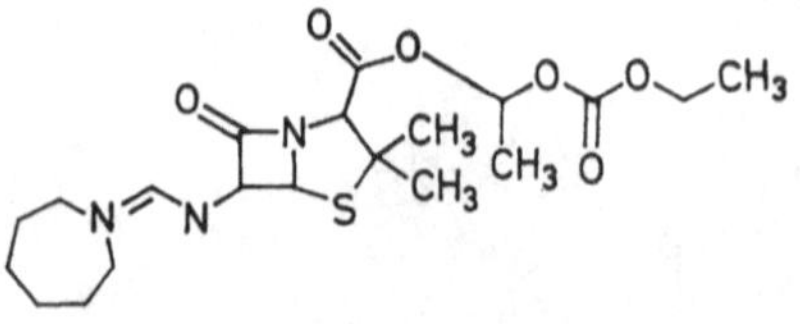


(2*S*,5*R*,6*R*)-6β-[[(Hexahydro-1*H*-azepin-1-yl)-methylen]-amino]-3,3-dimethyl-7-oxo-4-thia-1-azabicyclo[3.2.0]heptan-2-carbonsäure-1-(ethoxy-carbonyloxy)-ethylester = 1'-(Ethoxycarbonyl-oxy)-ethyl-6β-[(hexahydro-1*H*-azepin-1-yl)-

methylenamino]-penicillinat = [2*S*-(2α,5α,6β)]-6-[[(Hexahydro-1*H*-azepin-1-yl)methylen]amino]-3,3-dimethyl-7-oxo-4-thia-1-azabicyclo[3.2.0]-heptan-2-carbonsäure-1-[(ethoxycarbonyl)oxy]-ethylester (●)

S *Bacmecillinam**

V Antibioticum

*6522* $C_{20}H_{32}O_3S$

53 602-61-2

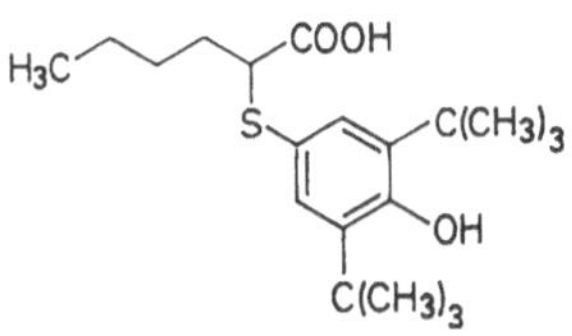


2-(3,5-Di-*tert.*-butyl-4-hydroxyphenylthio)-capronsäure = 2-[[3,5-Bis(1,1-dimethylethyl)-4-hydroxyphenyl]thio]hexansäure (●)

S DH 990, DL 990

V Hypocholesterinämicum

*6523* $C_{20}H_{33}N_3O_4$

56 980-93-9

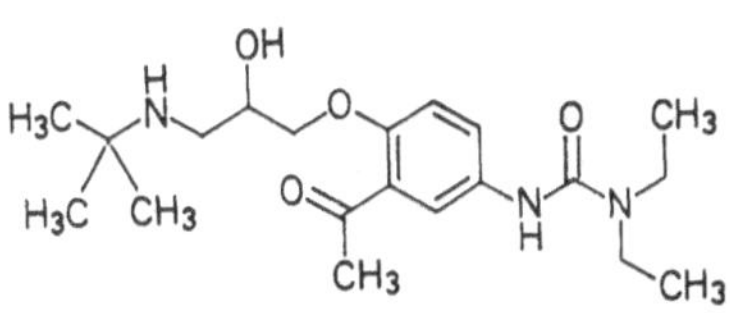


3-[3-Acetyl-4-(3-*tert.*-butylamino-2-hydroxy-propoxy)-phenyl]-1,1-diethylharnstoff = *N'*-[3-Acetyl-4-[3-[(1,1-dimethylethyl)amino]-2-hydroxypropoxy]phenyl]-*N*,*N*-diethylharnstoff (●)

S *Celiprolol***

V adrenergischer β-Rezeptorenblocker

*6524* $C_{20}H_{34}AuO_9PS$

34 031-32-8

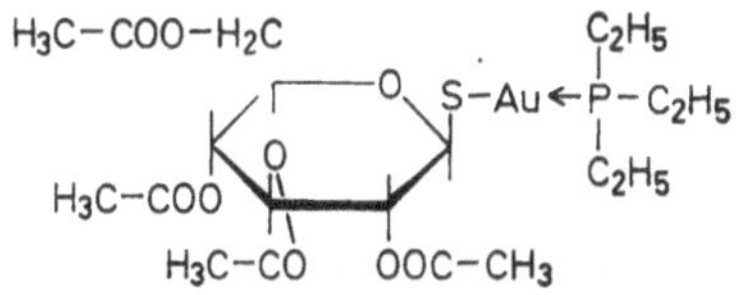


(1-Thio-β-D-glucopyranosato)(triethylphosphin)-gold-2,3,4,6-tetraacetat = (2,3,4,6-Tetra-*O*-acetyl-1-thio-β-D-glucopyranosato-*S*)(triethylphosphin)-gold (●)

S *Auranofin***, SKF 39 162

V Antiarthriticum, Antirheumaticum

*6525* $C_{20}H_{37}N_3O_{13}$

1403-76-5

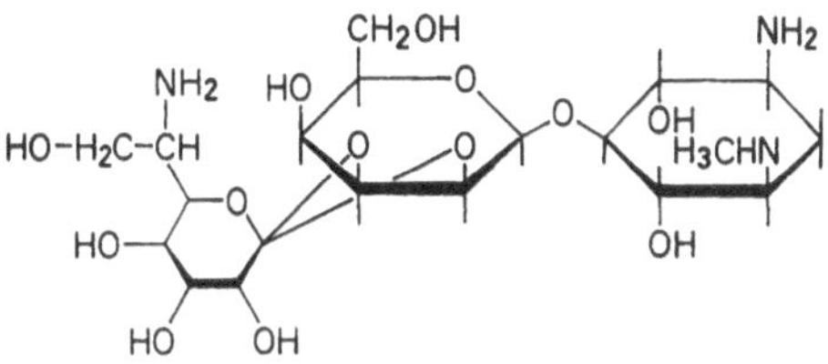


5-*O*-[2,3-*O*-(6-Amino-6-deoxyheptapyranosyliden)-β-D-talopyranosyl]-2-deoxy-$N^1$-methyl-D-streptamin (●)

S *Hygromycin B*, Hygrovetine

V Antibioticum aus Streptomyces hygroscopicus (Veterinär-Anthelminthicum)

*6526* $C_{20}H_{38}O_2$

54 460-46-7

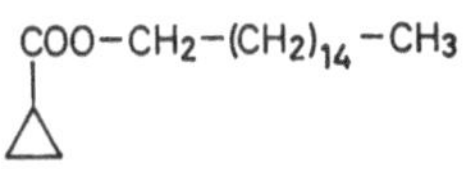


Hexadecylcyclopropancarboxylat = Cyclopropancarbonsäurehexadecylester (●)

S *Cycloprate*, Zardex, ZR-856

V Miticid

*6527* $C_{20}H_{41}N_5O_7$

52 093-21-7

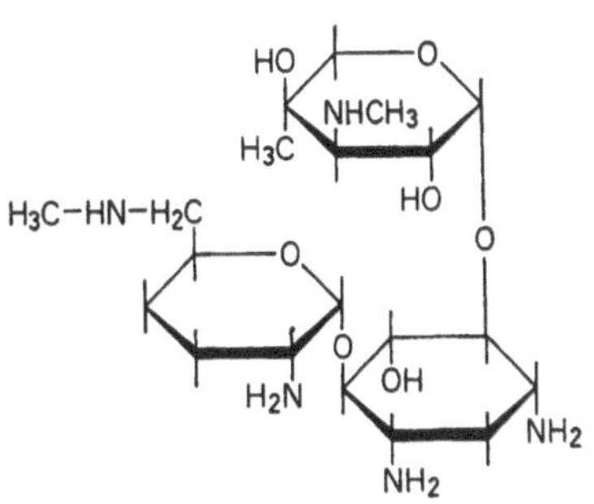


*O*-2-Amino-2,3,4,6-tetradeoxy-6-(methylamino)-α-D-*erythro*-hexopyranosyl-(1 → 4)-*O*-[3-deoxy-4-*C*-methyl-3-(methylamino)-β-L-arabinopyranosyl-(1 → 6)]-2-deoxy-D-streptamin (●) = *N*-Methyl-gentamicin $C_{1A}$

S *Sagamicin*, XK-62-2

V Antibioticum aus Micromonospora sagamiensis var. nonreducans nov. sp. MM 62

*6528* $C_{21}H_{17}NO_9S_2$
54935-03-4

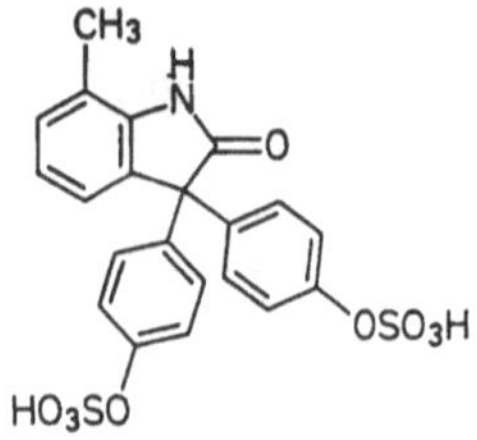


3,3-Bis-(*p*-hydroxyphenyl)-7-methyl-2-indolinon-bis-(hydrogensulfat)(ester) = 1,3-Dihydro-7-methyl-3,3-bis[4-(sulfooxy)phenyl]-2*H*-indol-2-on (●)

H Dinatriumsalz (54935-04-5)

S DAN-603, *Sulisatin-Natrium**

V Laxativum

---

*6529* $C_{21}H_{20}ClNS$
36471-39-3

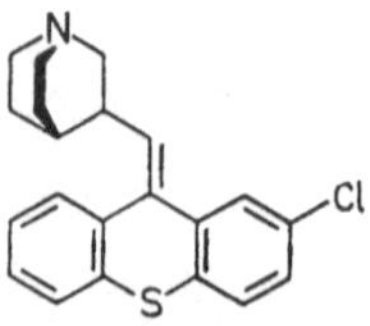


3-[(2-Chlorthioxanthen-9-yliden)-methyl]-chinuclidin = 3-[(2-Chlor-9*H*-thioxanthen-9-yliden)-methyl]-1-azabicyclo[2.2.2]octan (●)

S LM 21005, *Nuclotixen***

V Antidepressivum

---

*6530* $C_{21}H_{21}ClN_2O_2$
57916-70-8

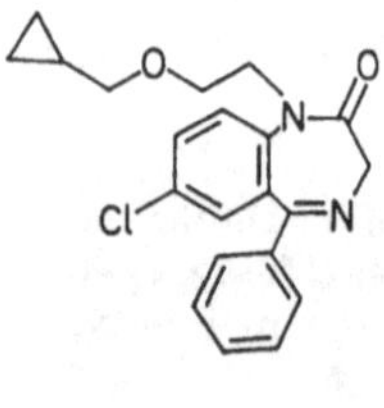


7-Chlor-1-[2-(cyclopropylmethoxy)ethyl]-1,3-dihydro-5-phenyl-2*H*-1,4-benzodiazepin-2-on (●)

S *Iclazepam***

V Tranquillizer

---

*6531* $C_{21}H_{22}ClFN_4O_2$
59831-65-1

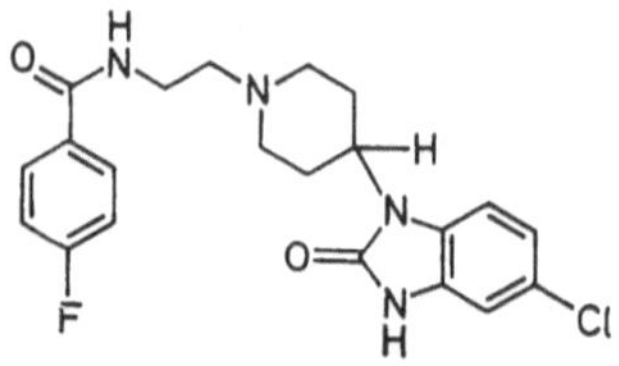


*N*-[2-[4-(5-Chlor-2-oxo-1-benzimidazolinyl)-piperidino]-ethyl]-*p*-fluorbenzamid = *N*-[2-[4-(5-Chlor-2,3-dihydro-2-oxo-1*H*-benzimidazol-1-yl)-1-piperidinyl]ethyl]-4-fluorbenzamid (●)

S *Halopemid**, R 34301

V Neurolepticum

---

*6532* $C_{21}H_{23}NO_5$
3246-21-7

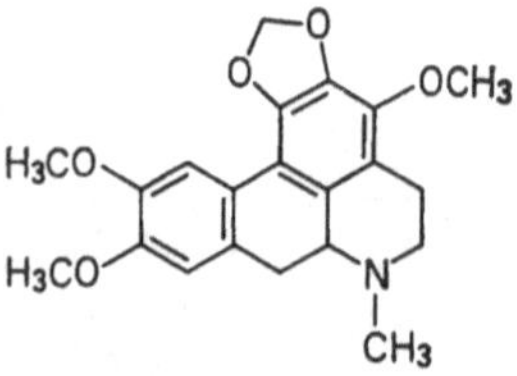


1,2-Methylendioxy-3,9,10-trimethoxyaporphin = (*S*)-6,7,7a,8-Tetrahydro-4,10,11-trimethoxy-7-methyl-5*H*-benzo[*g*]-1,3-benzodioxolo[6,5,4-*de*]-chinolin (●)

S *Ocotein, Thalicmin*

V Hustensedativum (Alkaloid aus Thalictrum minus, Nectandra saligna oder Phoebe porfiria)

---

*6533* $C_{21}H_{24}F_3N$
35764-73-9

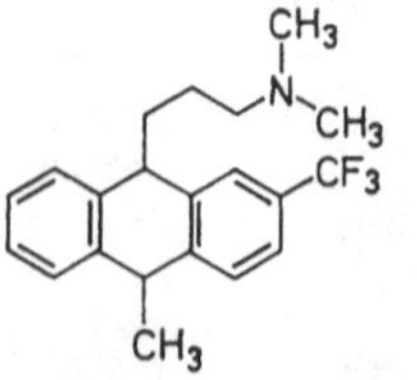


*cis*-(±)-9,10-Dihydro-*N*,*N*,10-trimethyl-2-(trifluormethyl)-9-anthracenpropylamin = *cis*-(±)-9,10-Dihydro-*N*,*N*,10-trimethyl-2-(trifluormethyl)-9-anthracenpropanamin (●)

H Hydrochlorid (57363-14-1)

S *Fluotracenhydrochlorid***, SKF 28175

V Antidepressivum, Tranquillizer

*6534* $C_{21}H_{24}N_2O$
35 452-73-4

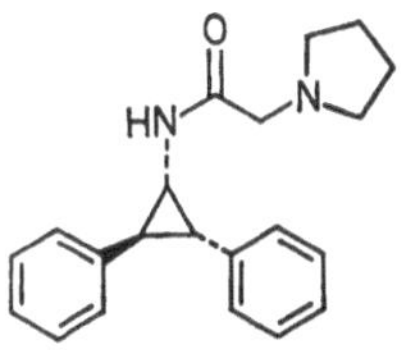

*N*-(2,3-*cis,trans*-Diphenylcyclopropyl)-1-pyrrolidinacetamid = *N*-Pyrrolidinoacetyl-2,3-*cis,trans*-diphenylcyclopropylamin = (1α,2α,3β)-*N*-(2,3-Diphenylcyclopropyl)-1-pyrrolidinacetamid (●)

S *Ciprafamid***, Z 839

V Antiarrhythmicum

*6535* $C_{21}H_{24}O_2$
40 542-65-2

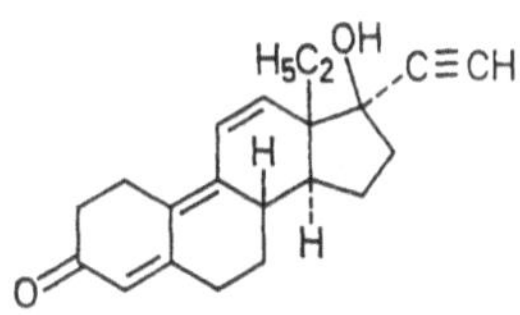

13-Ethyl-17β-hydroxy-18,19-dinor-17α-pregna-4,9,11-trien-20-in-3-on = (17α)-13-Ethyl-17-hydroxy-18,19-dinorpregna-4,9,11-trien-20-in-3-on (●) = 13-Ethyl-17α-ethinyl-17β-hydroxygona-4,9,11-trien-3-on

S A 46 745, *Äthylnorgestrienon*, *Ethylnorgestrienone*, R 2323, RU 2323

V Antiprogesteron

*6536* $C_{21}H_{25}BrF_2O_5$
57 781-15-4

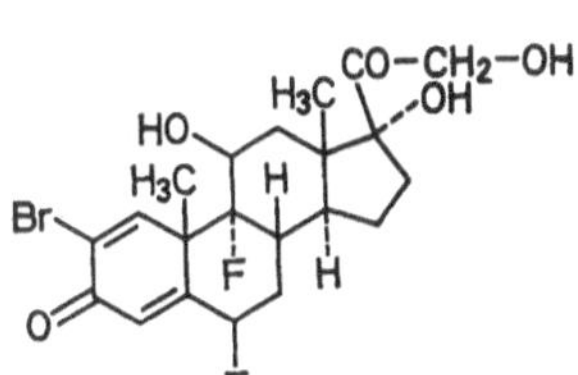

2-Brom-6β,9α-difluor-11β,17α,21-trihydroxy-pregna-1,4-dien-3,20-dion = (6β,11β)-2-Brom-6,9-difluor-11,17,21-trihydroxypregna-1,4-dien-3,20-dion (●)

H auch 17,21-Diacetat (57 781-14-3)

S *Halopredon***, Topicon

V antiphlogistisch und antiallergisch wirksames Glucocorticoid

*6537* $C_{21}H_{26}Cl_2O$
37 693-01-9

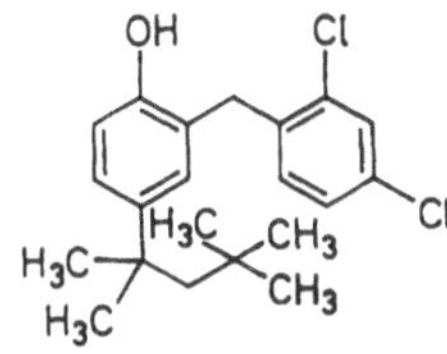

*o*-(2,4-Dichlorbenzyl)-*p*-(1,1,3,3-tetramethylbutyl)-phenol = 2-[(2,4-Dichlorphenyl)methyl]-4-(1,1,3,3-tetramethylbutyl)phenol (●) = α-(2,4-Dichlorphenyl)-4-(1,1,3,3-tetramethylbutyl)-*o*-cresol

S *Clofoctol***, Octofène

V antibakterielles Bronchotherapeuticum

*6538* $C_{21}H_{26}N_2O$
48 203-83-4

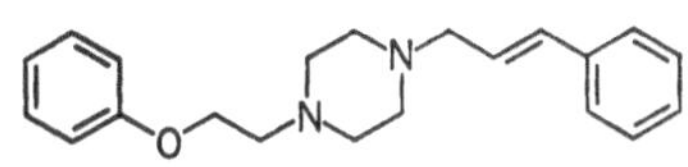

1-(2-Phenoxyethyl)-4-cinnamylpiperazin = 1-(2-Phenoxyethyl)-4-(3-phenyl-2-propenyl)piperazin (●)

H Dihydrochlorid (41 331-77-5)

S AS 34

V Coronarvasodilatans, Spasmolyticum

*6539* $C_{21}H_{26}N_2O_3$
25 552-59-4

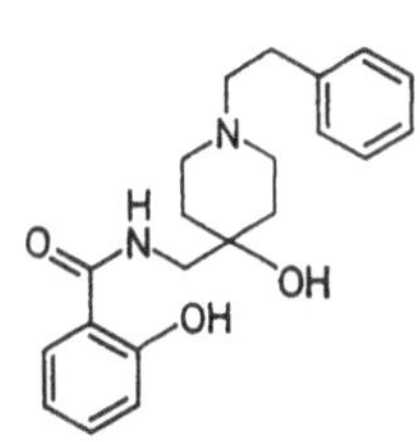

*N*-(4-Hydroxy-1-phenethyl-4-piperidylmethyl)-salicylamid = *N*-[[4-Hydroxy-1-(2-phenylethyl)-4-piperidinyl]methyl]-2-hydroxybenzamid (●)

H Hydrochlorid (25 552-58-3)

S S 1592

V Antitussivum

*6540* $C_{21}H_{26}O_2$
60282-87-3

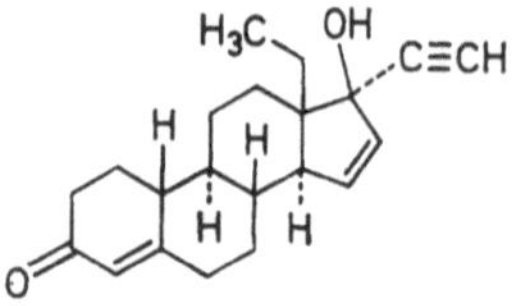

17α-Ethinyl-17β-hydroxy-18-methyl-4,15-östra-dien-3-on = 17-Hydroxy-18-methyl-19-nor-17α-pregna-4,15-dien-20-in-3-on = (17α)-13-Ethyl-17-hydroxy-18,19-dinorpregna-4,15-dien-20-in-3-on (●)

S *Gestoden***, SHB 331

V Progestogen

*6541* $C_{21}H_{27}N$
57 982-78-2

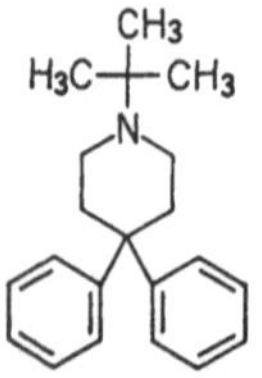

1-*tert*.-Butyl-4,4-diphenylpiperidin = 1-(1,1-Dimethylethyl)-4,4-diphenylpiperidin (●)

S *Budipin***

V Parkinsontherapeuticum, Antidepressivum

*6542* $C_{21}H_{27}N_3O_5S$
40 966-79-8

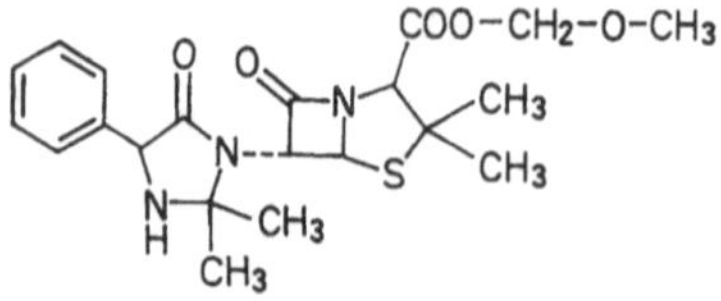

(2*S*,5*R*,6*R*)-6-(2,2-Dimethyl-5-oxo-4-phenyl-1-imidazolidinyl)-3,3-dimethyl-7-oxo-4-thia-1-azabicyclo[3.2.0]heptan-2-carbonsäuremethoxymethylester = [2*S*-(2α,5α,6β)]-6-(2,2-Dimethyl-5-oxo-4-phenyl-1-imidazolidinyl)-3,3-dimethyl-7-oxo-4-thia-1-azabicyclo[3.2.0]heptan-2-carbonsäuremethoxymethylester (●)

H auch [2*S*-[2α,5α,6β(*S**)]]-Verbindung (60 252-40-6)

S BL-P 1761, *Hetacillinmethoxymethylester*, *Sarpicillin**

V Antibioticum

*6543* $C_{21}H_{28}O_2$
23 983-19-9

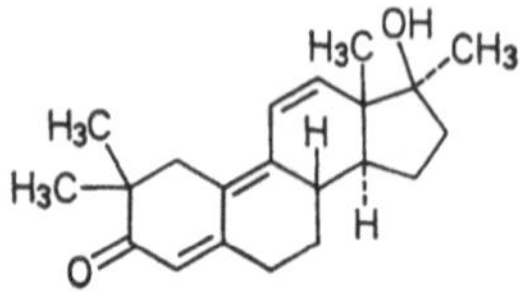

17β-Hydroxy-2,2,17-trimethyl-4,9,11-östratrien-3-on = (17β)-17-Hydroxy-2,2,17-trimethylöstra-4,9,11-trien-3-on (●)

S R 2956

V Antiandrogen

*6544* $C_{21}H_{30}O_4S$
61 951-99-3

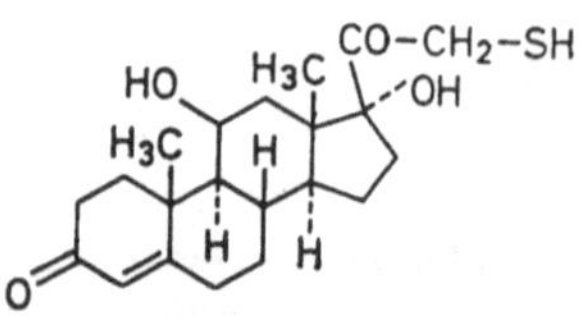

11β,17-Dihydroxy-21-mercapto-4-pregnen-3,20-dion = (11β)-11,17-Dihydroxy-21-mercaptopregn-4-en-3,20-dion (●)

S *Tiocortisol*, *Tixocortol**

V antiphlogistisch und antiallergisch wirksames Glucocorticoid

*6545* $C_{21}H_{31}NO$
57 653-29-9

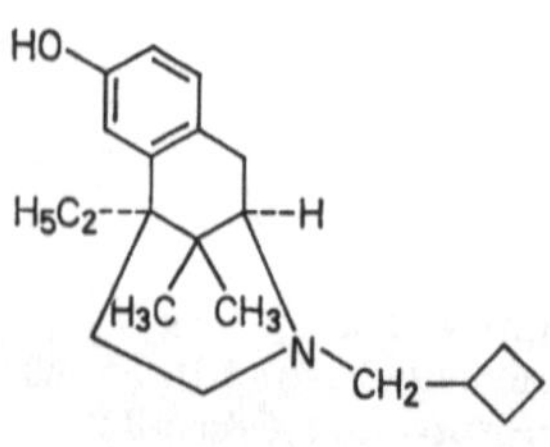

3-(Cyclobutylmethyl)-6-ethyl-1,2,3,4,5,6-hexahydro-11,11-dimethyl-2,6-methano-3-benzazocin-8-ol (●)

S *Cogazocin***

V Analgeticum

*6546* $C_{21}H_{31}NO_2$
20 448-86-6

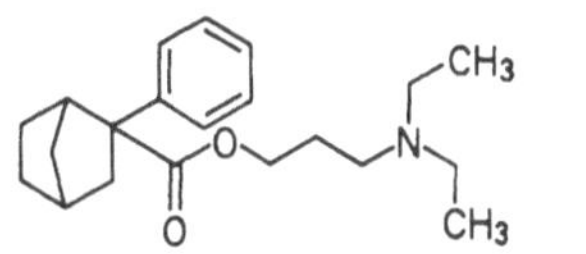

2-Phenyl-2-norbornancarbonsäure-3-(diethylamino)-propylester = 2-Phenylbicyclo[2.2.1]heptan-2-carbonsäure-3-(diethylamino)propylester (●)

H Hydrochlorid (26 908-91-3)

S *Bornaprinhydrochlorid***, Kr 339, Sormodren

V Parkinsontherapeuticum

---

*6547* $C_{21}H_{32}O_5$
61 557-12-8

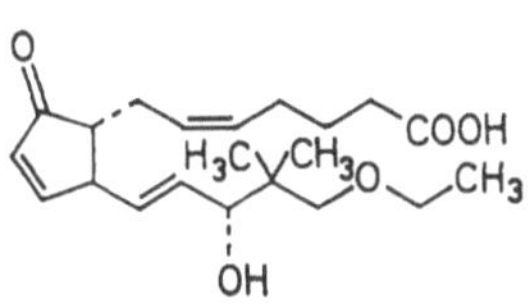

(±)-(*Z*)-7-[(1*R**,2*S**)-2-[(*E*)-3*R**-5-Ethoxy-3-hydroxy-4,4-dimethyl-1-pentenyl]-5-oxo-3-cyclopenten-1-yl]-5-heptensäure = [1α(*Z*),2β(1*E*,3*R**)]-7-[2-(5-Ethoxy-3-hydroxy-4,4-dimethyl-1-pentenyl)-5-oxo-3-cyclopenten-1-yl]-5-heptensäure (●)

S *Penprosten***

V Antihypertonicum

---

*6548* $C_{21}H_{34}O_5$
55 028-70-1

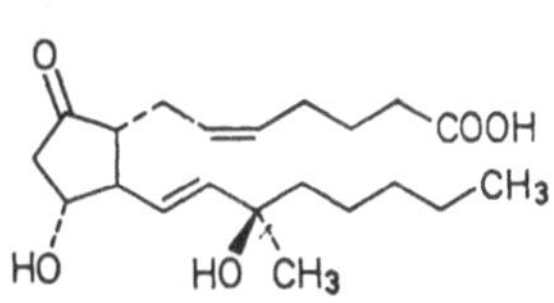

(*E*,*Z*)-(1*R*,2*R*,3*R*)-7-[3-Hydroxy-2-[(3*R*)-3-hydroxy-3-methyl-1-octenyl]-5-oxocyclopentyl]-5-heptensäure = (5*Z*,11α,13*E*,15*R*)-11,15-Dihydroxy-15-methyl-9-oxoprosta-5,13-dien-1-säure (●) = (15*R*)-15-Methylprostaglandin $E_2$

S *Arbaprostil***, U-42 842

V Ulcustherapeuticum

---

*6549* $C_{21}H_{35}NO_2$
18 668-43-4

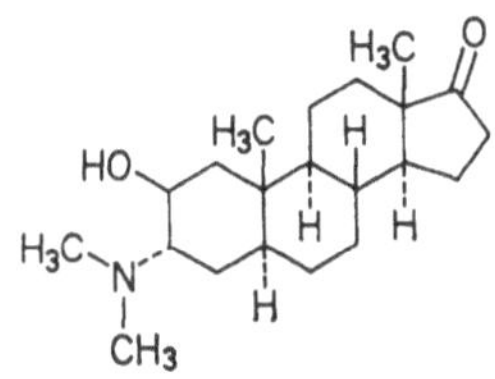

3α-Dimethylamino-2β-hydroxy-5α-androstan-17-on = (2β,3α,5α)-3-(Dimethylamino)-2-hydroxyandrostan-17-on (●)

S Org NA 13

V Anästheticum, Antiarrhythmicum

---

*6550* $C_{21}H_{35}N_3$
51 481-62-0

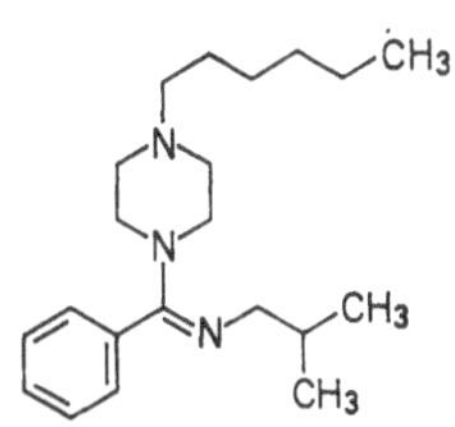

1-Hexyl-4-(*N*-isobutylbenzimidoyl)-piperazin = *N*-[(4-Hexyl-1-piperazinyl)phenylmethylen]-2-methyl-1-propanamin (●)

Maleinat (1:2) (51 481-63-1)

S *Bucainidmaleat***

V Antiarrhythmicum

---

*6551* $C_{21}H_{36}O_4$
51 953-95-8

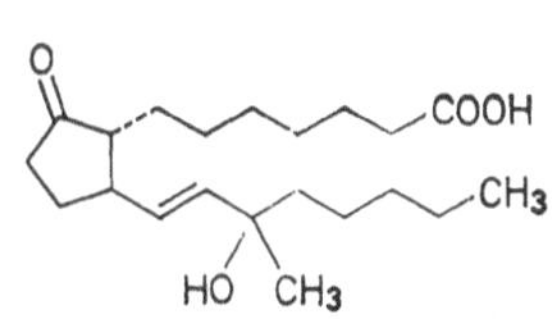

(1*R**,2*R**)-2-[(*E*)-3-Hydroxy-3-methyl-1-octenyl]-5-oxocyclopentanheptansäure = (13*E*)-15-Hydroxy-15-methyl-9-oxoprost-13-en-1-säure (●)

S AY-24 559, *Doxaprost***

V Bronchodilatans

*6552* $C_{21}H_{36}O_5$
35 700-23-3

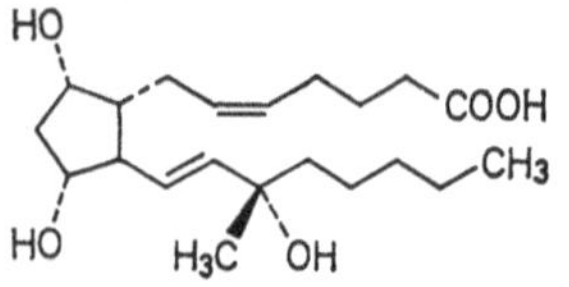


(*E*,*Z*)-(1*R*,2*R*,3*R*,5*S*)-7-[3,5-Dihydroxy-2-[(3*S*)-3-hydroxy-3-methyl-1-octenyl]-cyclopentyl]-5-heptensäure = (5*Z*,9α,11α,13*E*,15*S*)-9,11,15-Trihydroxy-15-methylprosta-5,13-dien-1-säure (●)

S *Carboprost***, *15-Methyl-PGF*$_{2\alpha}$, *15(S)-15-Methylprostaglandin F*$_{2\alpha}$, 15M-PG, U-32921

V Oxytocicum

*6552-01* 58 551-69-2

H Tromethamolsalz (1:1) (Nr. 212)

S *Carboprost-Tromethamin*, U-32921 E

V Oxytocicum

*6553* $C_{21}H_{41}N_5O_7$
56 391-56-1

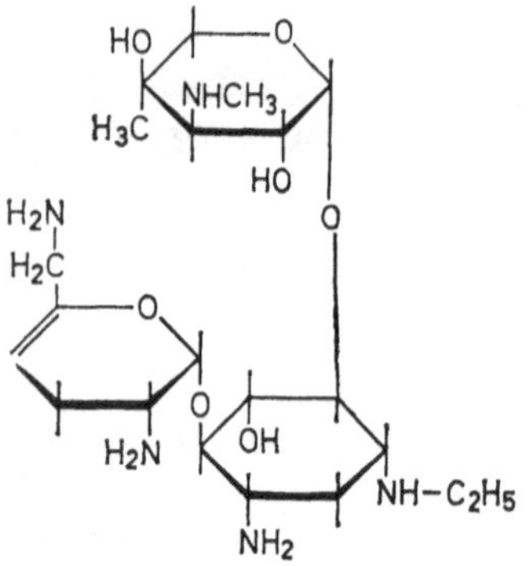


*O*-3-Deoxy-4-*C*-methyl-3-(methylamino)-β-L-arabinopyranosyl-(1 → 4)-*O*-[2,6-diamino-2,3,4,6-tetradeoxy-α-D-*glycero*-hex-4-enopyranosyl-(1 → 6)-2-deoxy-$N^3$-ethyl-L-streptamin = (2*S*-*cis*)-4-*O*-[3-Amino-6-(aminomethyl)-3,4-dihydro-2*H*-pyran-2-yl]-2-deoxy-6-*O*-[3-deoxy-4-*C*-methyl-3-(methylamino)-β-L-arabinopyranosyl]-$N^1$-ethyl-D-streptamin (●)

H Sulfat (2:5) (56 391-57-2)

S *Netilmicinsulfat***, Sch 20569

V Antibioticum

*6554* $C_{22}H_{14}Cl_2J_2N_2O_2$
57 808-65-8

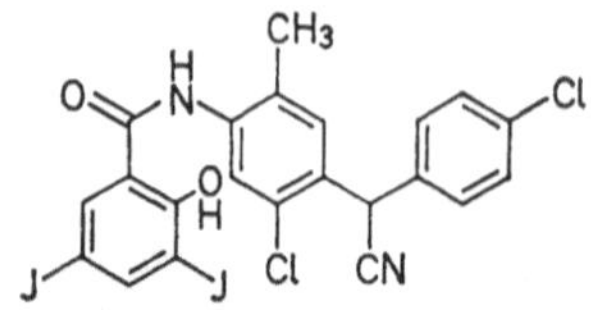


5′-Chlor-4′-(*p*-chlor-α-cyanobenzyl)-3,5-dijod-2′-methylsalicylanilid = 5′-Chlor-α$^{4'}$-(*p*-chlorphenyl)-α$^{4'}$-cyano-3,5-dijod-2′,4′-salicyloxylidid = *N*-[5-Chlor-4-[(4-chlorphenyl)cyanomethyl]-2-methylphenyl]-2-hydroxy-3,5-dijodbenzamid (●)

S *Closantel***, R 31520

V Anthelminthicum

*6555* $C_{22}H_{14}O_9$
4431-00-9

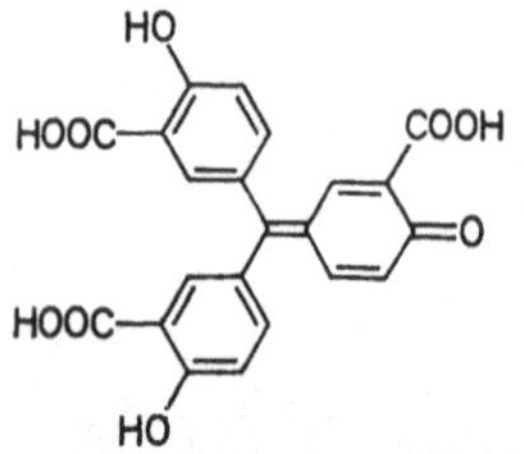


3-[Bis-(3-carboxy-4-hydroxyphenyl)-methylen]-6-oxo-1,4-cyclohexadien-1-carbonsäure = 5-[(3-Carboxy-4-hydroxyphenyl)(3-carboxy-4-oxo-2,5-cyclohexadien-1-yliden)methyl]-2-hydroxybenzoesäure (●) = Aurintricarbonsäure

H Triammoniumsalz (569-58-4)

S Aluminon, *Ammoniumaurintricarboxylat*, Lysofon, *Tricarbaurinium*

V Hyaluronidaseinhibitor, Reagenz

*6556* $C_{22}H_{18}O_4$
17 667-23-1

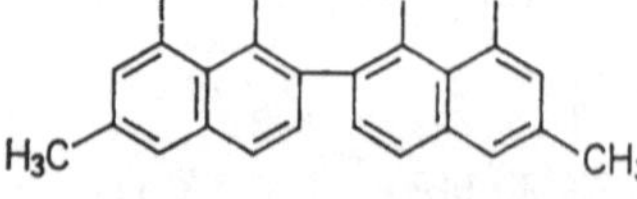


6,6′-Dimethyl-2,2′-binaphthyl-1,1′,8,8′-tetrol = 6,6′-Dimethyl[2,2′-binaphthalen]-1,1′,8,8′-tetrol (●)

S *Diospyrol*

V Anthelminthicum aus den Früchten von Diospyros mollis

*6557* $C_{22}H_{21}ClN_2O_6$
57 645-05-3

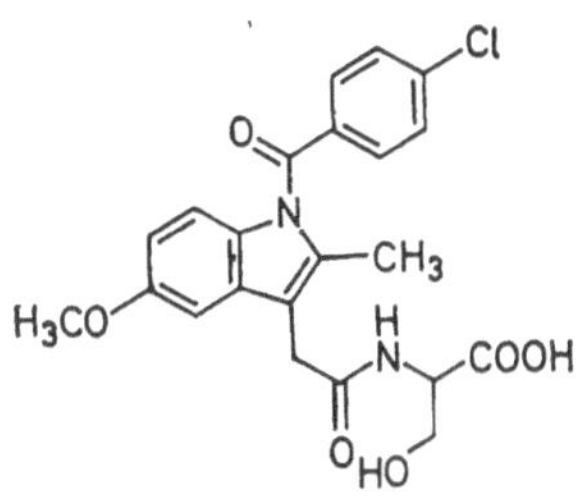

*N*-[[1-(4-Chlorbenzoyl)-5-methoxy-2-methyl-3-indolyl]acetyl]-L-serin = *N*-[[1-(4-Chlorbenzoyl)-5-methoxy-2-methyl-1*H*-indol-3-yl]acetyl]-L-serin (●)

S *Sermetacin***, SHG 318 AB

V Antiphlogisticum

*6558* $C_{22}H_{22}N_2O_6S_2$
59 070-07-4

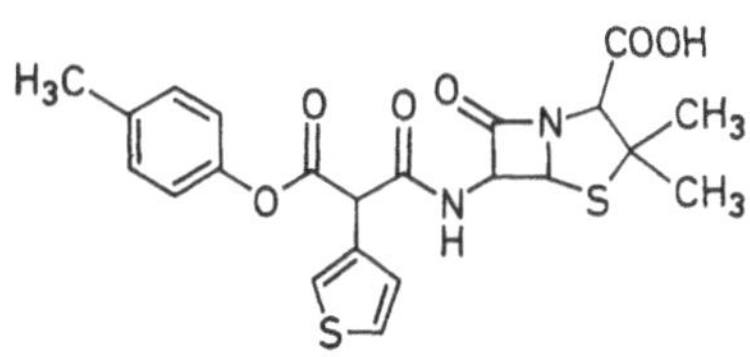

*p*-Tolyl-(*R*)-*N*-[(2*S*,5*R*,6*R*)-(2-carboxy-3,3-dimethyl-7-oxo-4-thia-1-azabicyclo[3.2.0]hept-6-yl)]-3-thiophenmalonamat = [2*S*-[2α,5α,6β(*S**)]]-3,3-Dimethyl-6-[[3-(4-methylphenoxy)-1,3-dioxo-2-(3-thienyl)propyl]amino]-7-oxo-4-thia-1-azabicyclo[3.2.0]heptan-2-carbonsäure (●)

H Natriumsalz (59 070-06-3)

S BRL 12 594, *Ticarcillin-cresyl-Sodium*

V Antibioticum

*6559* $C_{22}H_{23}NO_5$
571-95-9

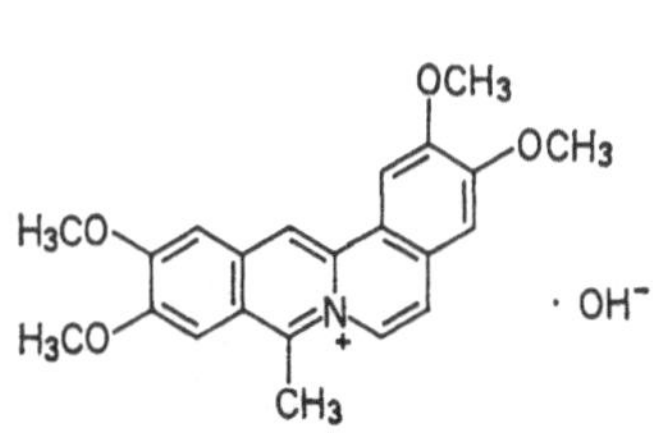

2,3,10,11-Tetramethoxy-8-methyldibenzo[*a*,*g*]-chinoliziniumhydroxid (●) = 5,6,7,8,13,13a-Hexadehydro-2,3,10,11-tetramethoxy-8-methylberbiniumhydroxid

H Chlorid (38 989-38-7)

S *Coralynchlorid*, NSC-96 349

V Cytostaticum (Antileukämicum)

*6560* $C_{22}H_{24}ClN_3O$
58 581-89-8

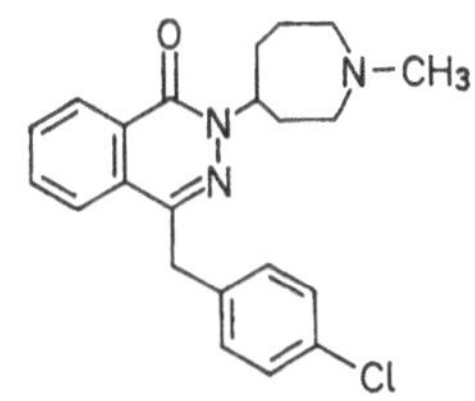

4-(*p*-Chlorbenzyl)-2-(hexahydro-1-methyl-1*H*-azepin-4-yl)-phthalazin-1(2*H*)-on = 4-[(4-Chlorphenyl)methyl]-2-(hexahydro-1-methyl-1*H*-azepin-4-yl)-1(2*H*)-phthalazinon (●)

S *Azelastin***

V Antihistaminicum

*6561* $C_{22}H_{24}ClN_5O_2$
57 808-66-9

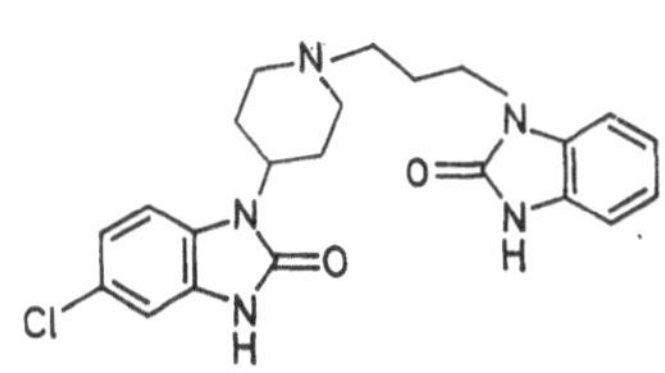

5-Chlor-1-[1-[3-(2-oxo-1-benzimidazolinyl)-propyl]-4-piperidyl]-2-benzimidazolinon = 5-Chlor-1-[1-[3-(2,3-dihydro-2-oxo-1*H*-benzimidazol-1-yl)-propyl]-4-piperidinyl]-1,3-dihydro-2*H*-benzimidazol-2-on (●)

S *Domperidon***, R 33 812

V Antiemeticum

*6562* $C_{22}H_{26}N_2O_2$
42 971-09-5

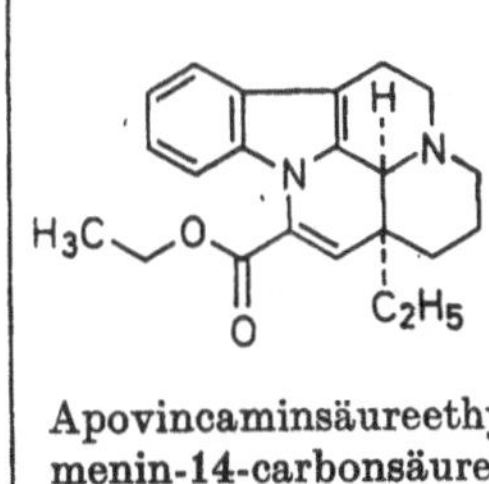

Apovincaminsäureethylester = (3α,16α)-Eburnamenin-14-carbonsäureethylester (●) = Ethylapovincamin-22-oat

S Cavinton, RGH-4405, *Vinpocetin***

V Cerebrotonicum

*6563* $C_{22}H_{27}ClN_2O$
59729-31-6

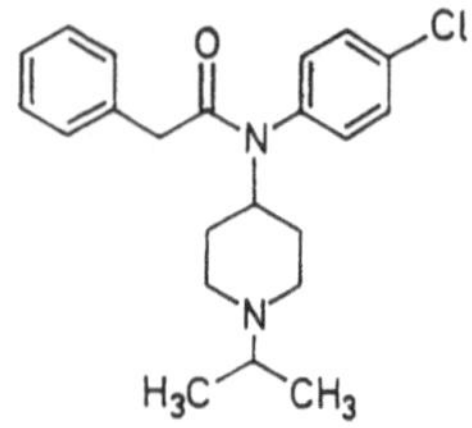

4'-Chlor-*N*-(1-isopropyl-4-piperidyl)-2-phenyl-acetanilid = *N*-(4-Chlorphenyl)-*N*-[1-(1-methyl-ethyl)-4-piperidinyl]benzenacetamid (●)

H Monohydrochlorid (58934-46-6)

S *Lorcainidhydrochlorid**, R 15889

V Antiarrhythmicum

*6564* $C_{22}H_{27}NO_2$
57574-09-1

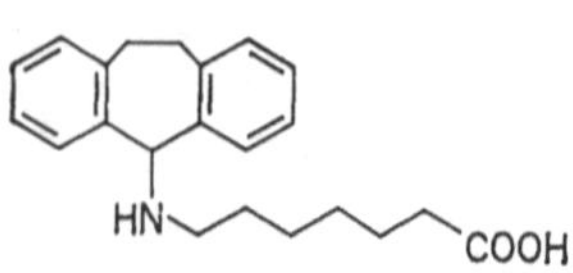

7-[(10,11-Dihydro-5*H*-dibenzo[*a*,*d*]cyclohepten-5-yl)amino]heptansäure (●)

H Hydrochlorid (30272-08-3)

S *Amineptinhydrochlorid***, S 1694, Survector 100

V Psychoanalepticum

*6565* $C_{22}H_{28}ClNO_3$

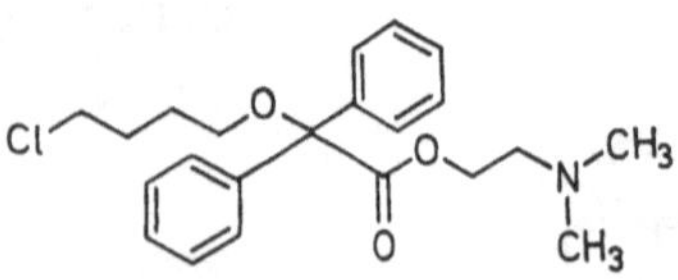

2-(4-Chlorbutoxy)-2,2-diphenylessigsäure-2-dimethylaminoethylester = α-(4-Chlorbutoxy)-α-phenylbenzenessigsäure-2-(dimethylamino)ethylester (●)

H Hydrochlorid (1446-44-2)

S Satal

V Hypolipämicum

*6566* $C_{22}H_{30}F_2N_{10}$
53416-52-7

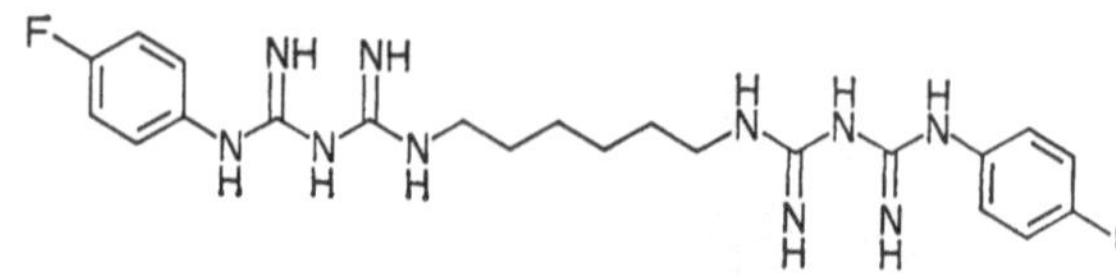

1,1'-Hexamethylen-bis-[5-(*p*-fluorphenyl)-biguanid = 1,6-Bis-[5-(*p*-fluorphenyl)-diguanido]-hexan = *N*,*N*''-Bis(4-fluorphenyl)-3,12-diimino-2,4,11,13-tetraazatetradecandiimidamid (●)

S *Fluorhexidin*

V Kariesprophylacticum

*6567* $C_{22}H_{30}N_2O_2S$
56030-54-7

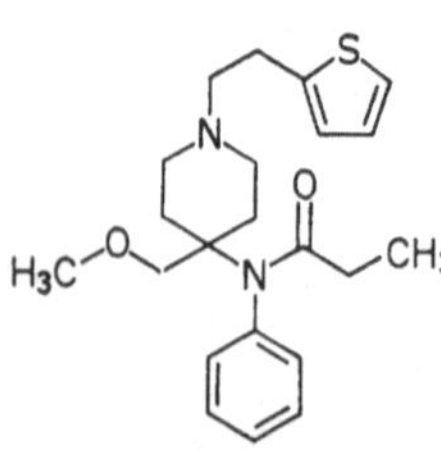

*N*-[4-(Methoxymethyl)-1-[2-(2-thienyl)ethyl]-4-piperidyl]-propionanilid = *N*-[4-(Methoxymethyl)-1-[2-(2-thienyl)ethyl]-4-piperidinyl]-*N*-phenylpropanamid (●)

H auch Citrat (60561-17-3)

S R 30730, *Sufentanil***

V Analgeticum

*6568* $C_{22}H_{34}N_2O_3$

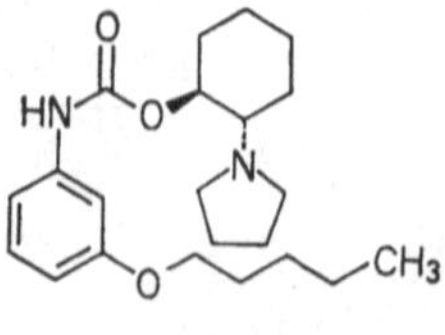

*trans*-[3-(Pentyloxy)phenyl]carbamidsäure-2-(1-pyrrolidinyl)cyclohexylester (●) = *trans*-*m*-Pentyloxycarbanilsäure-2-(1-pyrrolidinyl)-cyclohexylester

H Monohydrochlorid (38198-35-5)

S K 1902, *Pentacaine*

V Lokalanästheticum

*6569* $C_{22}H_{34}O_5$
125-65-5

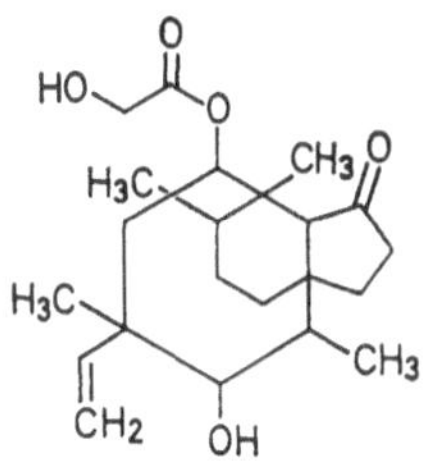

Glykolsäure-8-ester mit Octahydro-5,8-dihydroxy-4,6,9,10-tetramethyl-6-vinyl-3a,9-propano-3a*H*-cyclopentacycloocten-1(4*H*)-on = Hydroxyessigsäure-6-ethenyldecahydro-5-hydroxy-4,6,9,10-tetramethyl-1-oxo-3a,9-propano-3a*H*-cyclopentacycloocten-8-ylester (●)

S *Drosophilin B, Pleuromulin**, Pleuromutilin*

V Antibioticum aus Pleurotus mutilis und anderen Pleurotus-Arten

*6570* $C_{22}H_{36}O_5$
54120-61-5

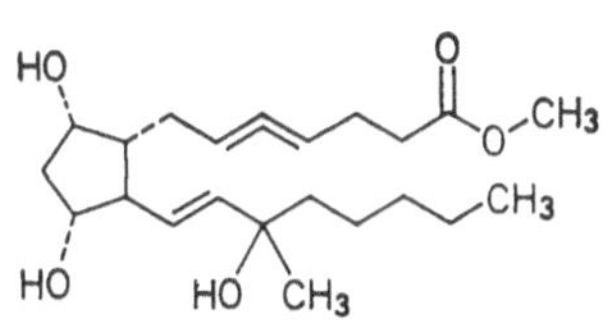

(±)-7-[(1*R**,2*R**,3*R**,5*S**)-3,5-Dihydroxy-2-[(*E*)-3-hydroxy-3-methyl-1-octenyl]-cyclopentyl]-4,5-heptadiensäuremethylester = (±)-(9α,11α,13*E*)-9,11,15-Trihydroxy-15-methylprosta-4,5,13-trien-1-säuremethylester (●)

S *Prostalen**, RS-9390, Synchrocept

V Luteolyticum

*6571* $C_{23}H_{18}N_2O_2$
32710-91-1

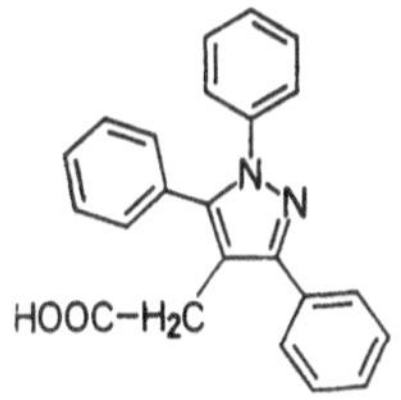

1,3,5-Triphenyl-1*H*-pyrazol-4-essigsäure (●)

S *Trifezolac***

V Analgeticum, Antiphlogisticum

*6572* $C_{23}H_{25}F_2N_3O_2$
54965-22-9

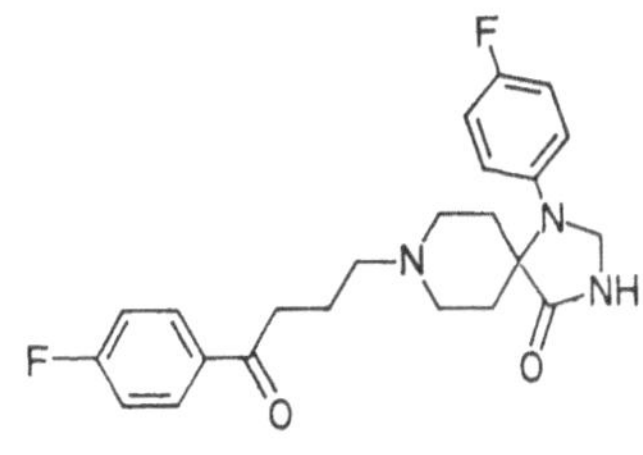

8-[3-(4-Fluorbenzoyl)-propyl]-1-(4-fluorphenyl)-1,3,8-triazaspiro[4.5]decan-4-on = 8-[4-(4-Fluorphenyl)-4-oxobutyl]-1-(4-fluorphenyl)-1,3,8-triazaspiro[4.5]decan-4-on (●)

S *Fluspiperon***, R 28930

V Neurolepticum

*6573* $C_{23}H_{27}F_3N_2O_2S$
47682-41-7

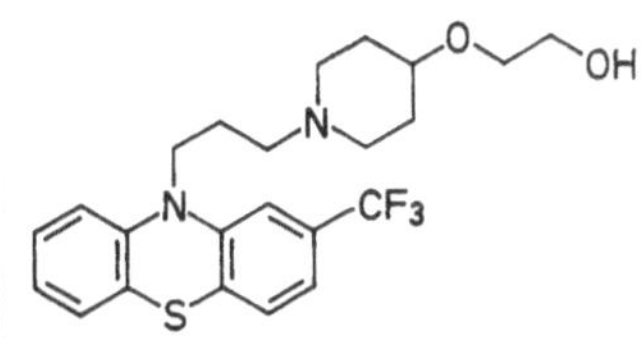

2-[[1-[3-[2-(Trifluormethyl)-phenothiazin-10-yl]-propyl]-4-piperidyl]-oxy]-ethanol = 2-[[1-[3-[2-(Trifluormethyl)-10*H*-phenothiazin-10-yl]propyl]-4-piperidinyl]oxy]ethanol (●)

S *Flupimazin***, RU 17033

V Neurolepticum

*6574* $C_{23}H_{27}N_5O_7S$
61477-96-1

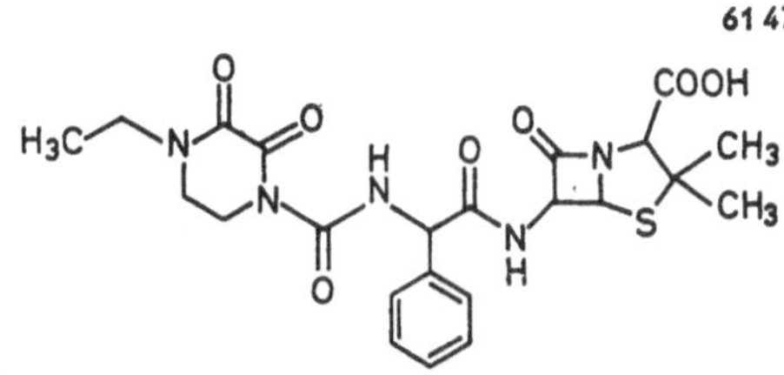

(2*S*,5*R*,6*R*)-6-[(2*R*)-2-[(4-Ethyl-2,3-dioxo-1-piperazinyl)-formamido]-2-phenylacetamido]-3,3-dimethyl-7-oxo-4-thia-1-azabicyclo[3.2.0]heptan-2-carbonsäure = [2*S*-[2α,5α,6β(*S**)]]-6-[[[[(4-Ethyl-2,3-dioxo-1-piperazinyl)carbonyl]amino]-phenylacetyl]amino]-3,3-dimethyl-7-oxo-4-thia-1-azabicyclo[3.2.0]heptan-2-carbonsäure (●)

S *Piperacillin**

V Antibioticum

*6575* $C_{23}H_{29}ClO_5$
38462-04-3

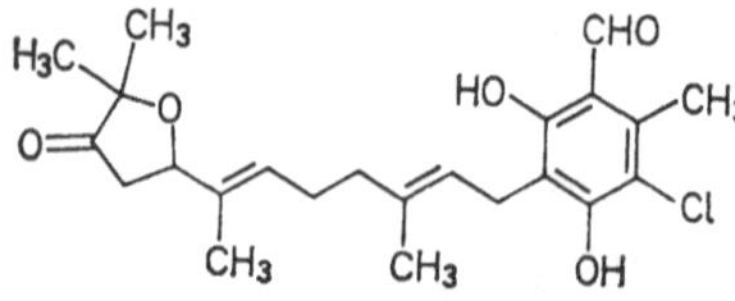

[*S*-(*E*,*E*)]-3-Chlor-4,6-dihydroxy-2-methyl-5-[3-methyl-7-(tetrahydro-5,5-dimethyl-4-oxo-2-furanyl)-2,6-octadienyl]benzaldehyd (●)

S *Ascofuranone*

V Hypolipämicum (Antibioticum aus Ascochyta viciae)

---

*6576* $C_{23}H_{29}NO_3$
60569-19-9

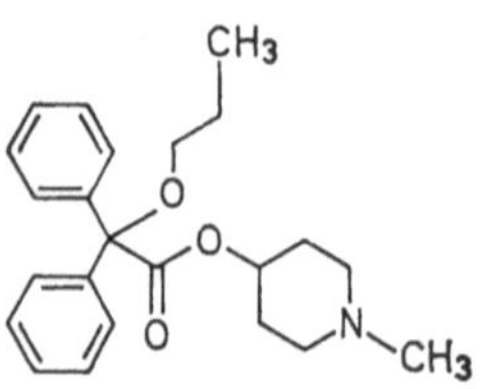

α,α-Diphenylpropoxyessigsäure-1-methyl-4-piperidylester = α-Phenyl-α-propoxybenzenessigsäure-1-methyl-4-piperidinylester (●) = *O*-Propylbenzilsäure-1-methyl-4-piperidylester

S P 4

V Parkinsontherapeuticum

---

*6577* $C_{23}H_{30}BrN_3O_2$
60019-20-7

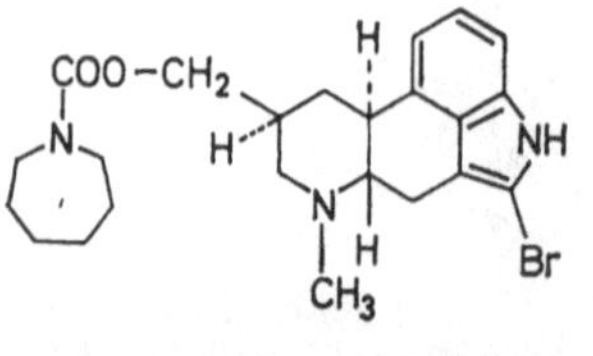

2-Brom-6-methylergolin-8β-methanol-1*H*-hexahydroazepin-1-carboxylat = (8β)-2-Brom-6-methylergolin-8-methanolhexahydro-1*H*-azepin-1-carboxylat(ester) (●)

H Methansulfonat (60019-21-8)

S *Brazergolinmesilat***, Luvion

V Vasodilatans

---

*6578* $C_{23}H_{30}N_2O_3$
57694-27-6

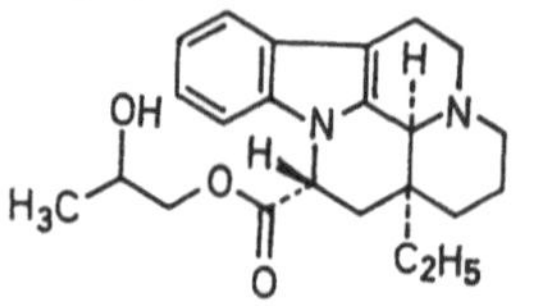

14-Deoxyvincaminsäure-2-hydroxypropylester = (3α,14α,16α)-14,15-Dihydroeburnamenin-14-carbonsäure-2-hydroxypropylester (●)

S *Vinpolin***

V Cerebrotonicum

---

*6579* $C_{23}H_{30}O_4S$
28913-23-7

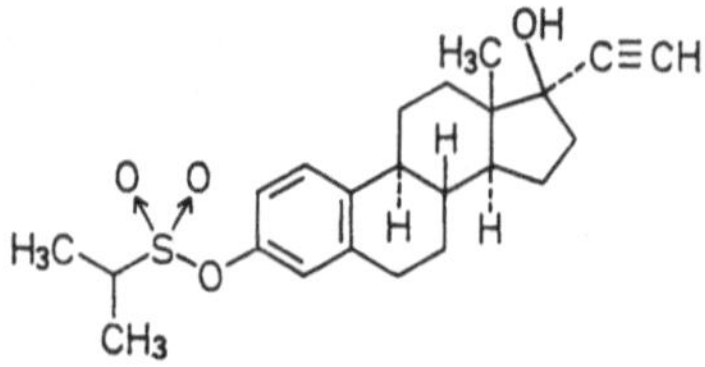

17α-Ethinyl-3-isopropylsulfonyloxyöstradiol = (17α)-19-Norpregna-1,3,5(10)-trien-20-in-3,17-diol-3-(2-propansulfonat) (●)

S *Äthinylöstradiol-3-isopropylsulfonat*, Depositon-Östrogen, J 96

V Depot-Östrogen

---

*6580* $C_{23}H_{31}NO_2$
56281-36-8

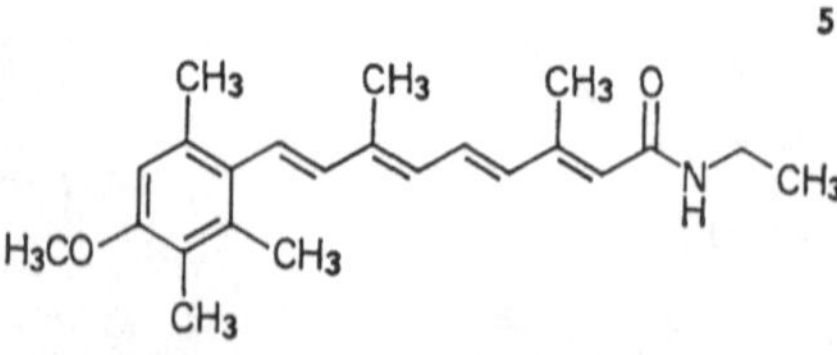

(*all-E*)-*N*-Ethyl-9-(4-methoxy-2,3,6-trimethylphenyl)-3,7-dimethyl-2,4,6,8-nonatetraenamid (●)

S *Motretinid**, Ro 11-1430

V Dermatologicum (gegen Epitheltumoren)

*6581* $C_{23}H_{31}NO_7S$

60 325-46-4

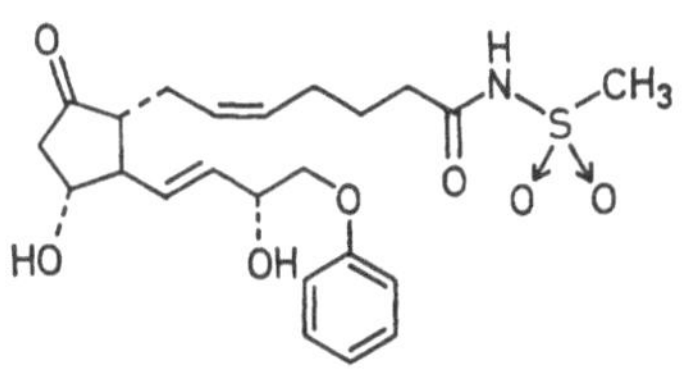

($Z$)-7-[(1$R$,2$R$,3$R$)-3-Hydroxy-2-[($E$)-(3$R$)-3-hydroxy-4-phenoxy-1-butenyl]-5-oxocyclopentyl]-$N$-(methylsulfonyl)-5-heptenamid = [1$R$-[1α($Z$),2β(1$E$,3$R$*),3α]]-7-[3-Hydroxy-2-(3-hydroxy-4-phenoxy-1-butenyl)-5-oxocyclopentyl]-$N$-(methylsulfonyl)-5-heptenamid( ●) = (5$Z$,13$E$)-(8$R$,11$R$,12$R$,15$R$)-11,15-Dihydroxy-$N$-(methylsulfonyl)-9-oxo-16-phenoxy-17,18,19,20-tetranor-5,13-prostadiensäureamid

S CP-34089, *Sulproston***, ZK 57671

V Prostaglandin

*6582* $C_{23}H_{33}N_3O_6S$

56 211-43-9

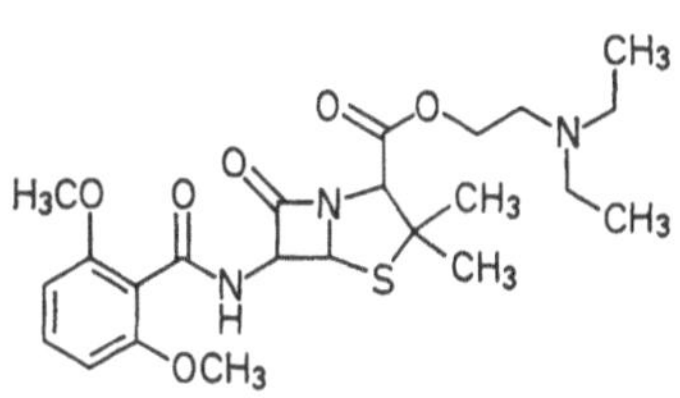

(2$S$,5$R$,6$R$)-6-(2,6-Dimethoxybenzamido)-3,3-dimethyl-7-oxo-4-thia-1-azabicyclo[3.2.0]heptan-2-carbonsäure-2-(diethylamino)-ethylester = [2$S$-(2α,5α,6β)]-6-[(2,6-Dimethoxybenzoyl)amino]-3,3-dimethyl-7-oxo-4-thia-1-azabicyclo[3.2.0]heptan-2-carbonsäure-2-(diethylamino)ethylester (●)

S *Tameticillin***

V Antibioticum

*6583* $C_{24}H_{21}J_6N_5O_8$

59 017-64-0

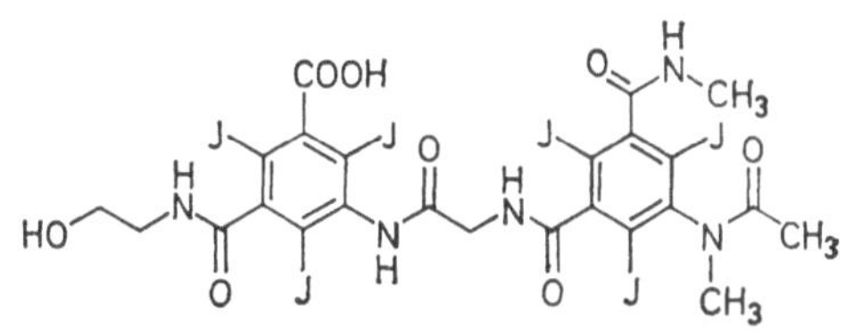

3-[(2-Hydroxyethyl)-carbamoyl]-5-[[3-($N$-methylacetamido)-5-(methylcarbamoyl)-2,4,6-trijodbenzoyl]-glycinamido]-2,4,6-trijodbenzoesäure = 3-[[[[3-(Acetylmethylamino)-2,4,6-trijod-5-[(methylamino)carbonyl]benzoyl]amino]acetyl]-amino]-5-[[(2-hydroxyethyl)amino]carbonyl]-2,4,6-trijodbenzoesäure (●) = $N$-(2-Hydroxyethyl)-2,4,6-trijod-5-[2-[2,4,6-trijod-3-($N$-methylacetamido)-5-(methylcarbonyl)-benzamido]-acetamido]-isophthalamidsäure

S *Acidum ioxaglicum***, Hexabrix, *Ioxaglic acid***

V Röntgenkontrastmittel (für die Angiographie und Urographie)

*6584* $C_{24}H_{22}J_6N_2O_{10}$

60 019-19-4

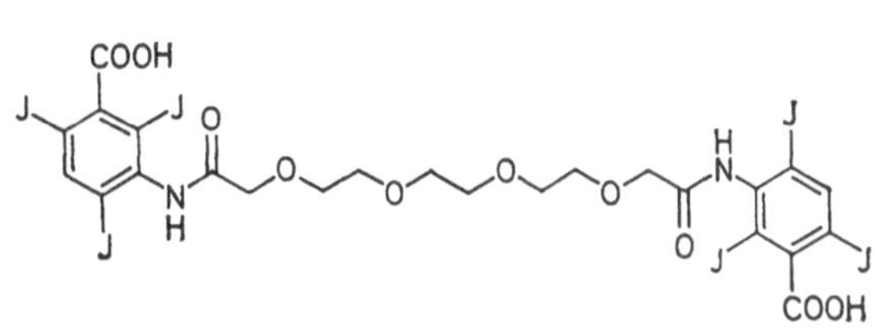

3,3′-(3,6,9,12-Tetraoxatetradecandioyldiamino)-bis-(2,4,6-trijodbenzoesäure) = 3,3′-[Ethylenbis-(oxyethylenoxymethylencarbonylimino)]-bis-[2,4,6-trijodbenzoesäure] = 3,3′-[(1,4-Dioxo-3,6,9,12-tetraoxatetradecan-1,14-diyl)diimino]bis-[2,4,6-trijodbenzoesäure] (●)

S *Acidum iotetricum***, *Iotetric acid***, ZK 71630

V Röntgenkontrastmittel

*6585* $C_{24}H_{25}F_4NOS$
54 341-02-5

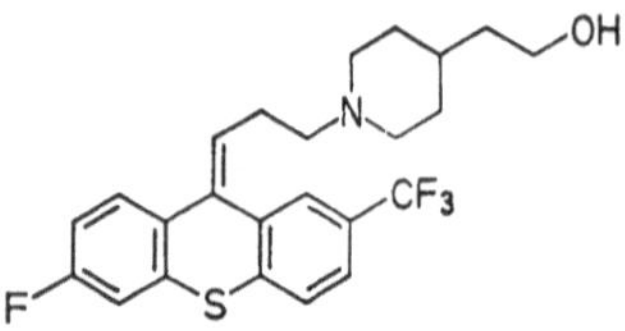


1-[3-[6-Fluor-2-(trifluormethyl)-9*H*-thioxanthen-9-yliden]propyl]-4-piperidinethanol (●)

S *Piflutixol***

V Neurolepticum

*6586* $C_{24}H_{26}N_2O$
52 395-99-0

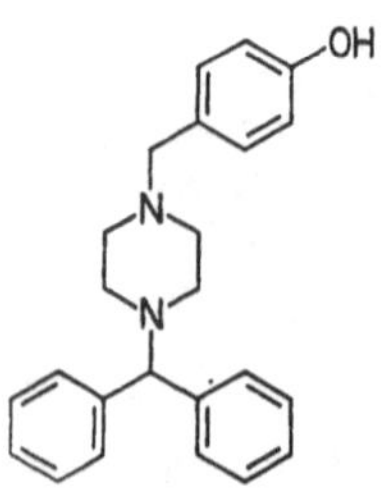


α-[4-(Diphenylmethyl)-1-piperazinyl]-*p*-cresol = *N*-Benzhydryl-*N'*-(*p*-hydroxybenzyl)-piperazin = 4-[[4-(Diphenylmethyl)-1-piperazinyl]methyl]-phenol (●)

S *Belarizin***

V Vasodilatans

*6587* $C_{24}H_{26}N_6O_5S$
55 975-92-3

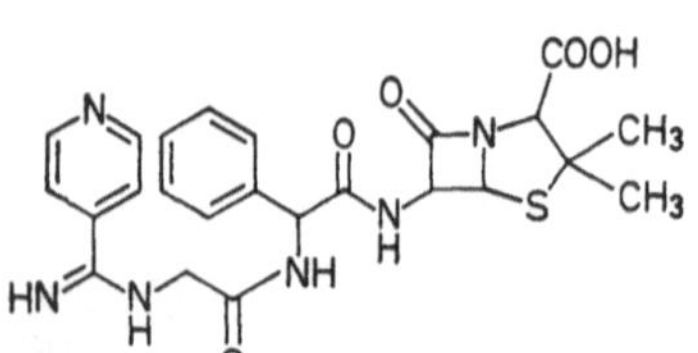


(2*S*,5*R*,6*R*)-6-[(*R*)-2-[2-(Isonicotinimidoylamino)-acetamido]-2-phenylacetamido]-3,3-dimethyl-7-oxo-4-thia-1-azabicyclo[3.2.0]heptan-2-carbonsäure = [2*S*-[2α,5α,6β(*S**)]-6-[[[[[(Imino-4-pyridinylmethyl)amino]acetyl]amino]phenylacetyl]-amino]-3,3-dimethyl-7-oxo-4-thia-1-azabicyclo-[3.2.0]heptan-2-carbonsäure (●)

H Natriumsalz (55 162-26-0)

S CP-33 994-2, *Pirbenicillin-Natrium***

V Antibioticum

*6588* $C_{24}H_{27}NS$
39 516-21-7

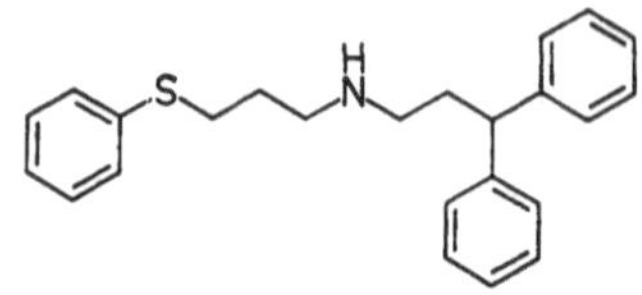


3,3-Diphenyl-3'-(phenylthio)-dipropylamin = 1-[(3,3-Diphenylpropyl)-amino]-3-(phenylthio)-propan = γ-Phenyl-*N*-[3-(phenylthio)propyl]-benzenpropanamin (●)

S Redden, *Tiopropamin***

V Ulcustherapeuticum

*6589* $C_{24}H_{28}FNO_2$
34 608-77-0

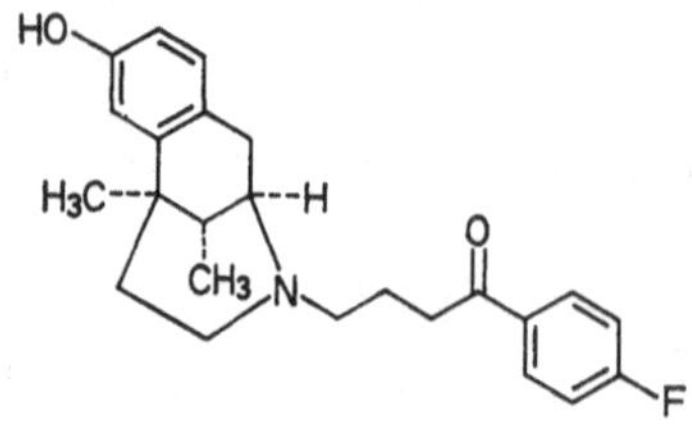


3-[4-(4-Fluorphenyl)-4-oxobutyl]-1,2,3,4,5,6-hexahydro-6α,11α-dimethyl-2,6-methano-3-benzazocin-8-ol = (2α,6α,11*R**)-1-(4-Fluorphenyl)-4-(1,4,5,6-tetrahydro-8-hydroxy-6,11-dimethyl-2,6-methano-3-benzazocin-3(2*H*)-yl)-1-butanon (●) = 2-[3-(*p*-Fluorbenzoyl)-propyl]-5α,9α-dimethyl-2'-hydroxy-6,7-benzomorphan

S ID-1229

V Analgeticum

*6590* $C_{24}H_{31}NO_3$
55 837-21-3

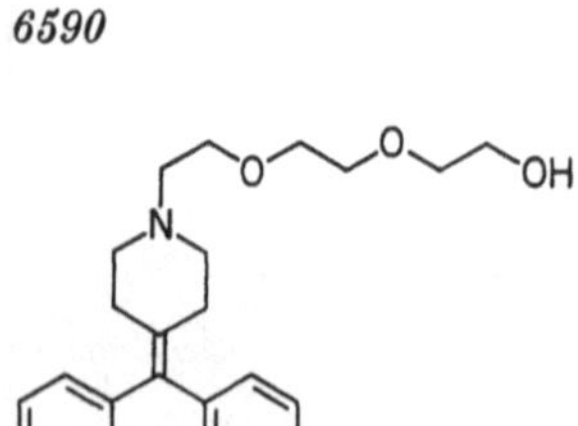


2-[2-[2-[4-(Diphenylmethylen)-piperidino]-ethoxy]-ethoxy]-ethanol = 2-[2-[2-[4-(Diphenylmethylen)-1-piperidinyl]ethoxy]ethoxy]ethanol (●)

H Hydrochlorid (29 958-58-5)

S *Pipoxizinhydrochlorid***, Respacal

V Bronchodilatans, Antihistaminicum, Antiserotonin

*6591* $C_{24}H_{33}N$
57653-27-7

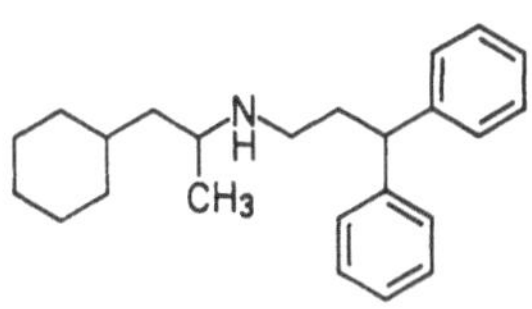

*N*-(2-Cyclohexyl-1-methylethyl)-3,3-diphenylpropylamin = *N*-(3,3-Diphenylpropyl)-α-methylcyclohexanethylamin = *N*-(2-Cyclohexyl-1-methylethyl)-γ-phenylbenzenpropanamin (●)

H Hydrochlorid (59182-63-7)

S *Droprenilaminhydrochlorid***, M.G. 8926

V Coronarvasodilatans

*6592* $C_{24}H_{36}N_2O_6$
58774-82-6

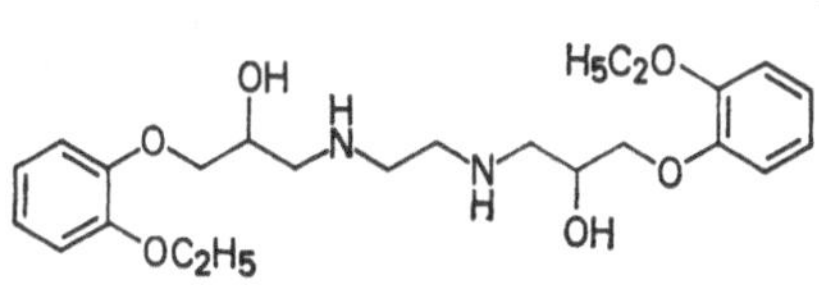

1,1'-(Ethylendiimino)-bis-[3-(*o*-ethoxyphenoxy)-2-propanol] = *N,N'*-Bis-[3-(2-ethoxyphenoxy)-2-hydroxypropyl]-ethylendiamin = 1,1'-(1,2-Ethandiyldiimino)bis[3-(2-ethoxyphenoxy)-2-propanol] (●)

H Dihydrochlorid (26958-05-4)

S Falirytmin, I 092

V Antiarrhythmicum

*6593* $C_{24}H_{36}O_3$
51022-71-0

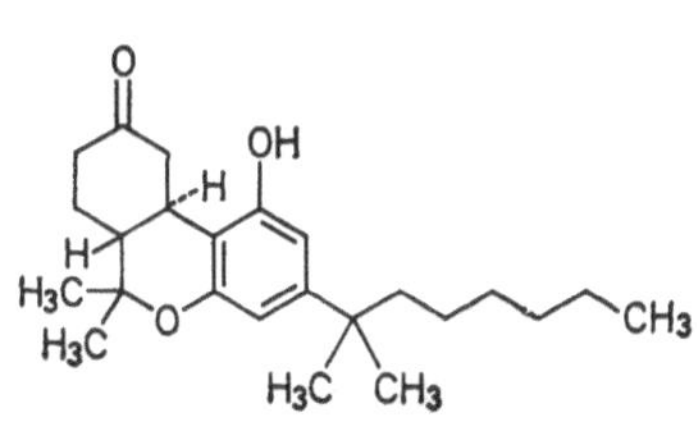

DL-3-(1,1-Dimethylheptyl)-6,6aβ,7,8,10,10aα-hexahydro-1-hydroxy-6,6-dimethyl-9*H*-dibenzo-[*b,d*]pyran-9-on = *trans*-(±)-3-(1,1-Dimethylheptyl)-6,6a,7,8,10,10a-hexahydro-1-hydroxy-6,6-dimethyl-9*H*-dibenzo[*b,d*]pyran-9-on (●)

S Lilly 109514, *Nabilone*

V Muskelrelaxans, Tranquillizer

*6594* $C_{24}H_{38}O_3$
56689-43-1

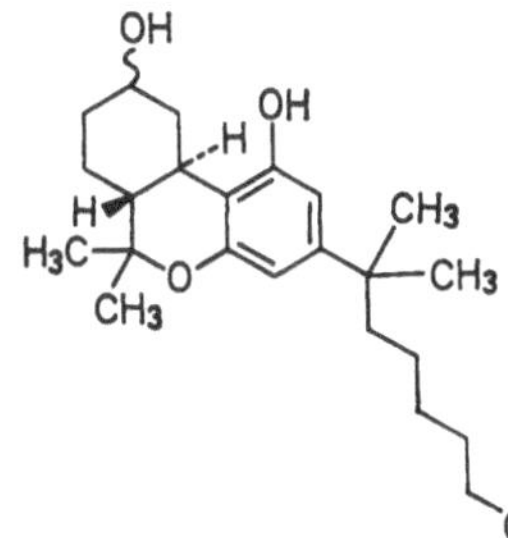

(±)-3-(1,1-Dimethylheptyl)-6aβ,7,8,9,10,10aα-hexahydro-6,6-dimethyl-6*H*-dibenzo[*b,d*]pyran-1,9-diol = (±)-(6aα,10aβ)-3-(1,1-Dimethylheptyl)-6a,7,8,9,10,10a-hexahydro-6,6-dimethyl-6*H*-dibenzo[*b,d*]pyran-1,9-diol (●)

S *Canbisol**, Lilly 106990, *Nabidrox*

V Antihypertonicum

*6595* $C_{25}H_{19}NO_3$
53597-27-6

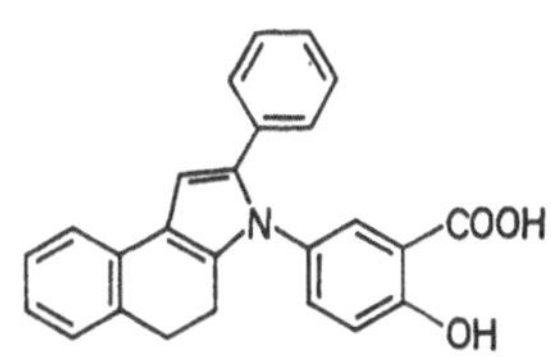

5-(4,5-Dihydro-2-phenyl-3*H*-benz[*e*]indol-3-yl)-salicylsäure = 5-(4,5-Dihydro-2-phenyl-3*H*-benz[*e*]indol-3-yl)-2-hydroxybenzoesäure (●)

S *Fendosal***, HP-129, P 710129

V Analgeticum, Antiphlogisticum, Antipyreticum

*6596* $C_{25}H_{22}O_{10}$
33889-69-9

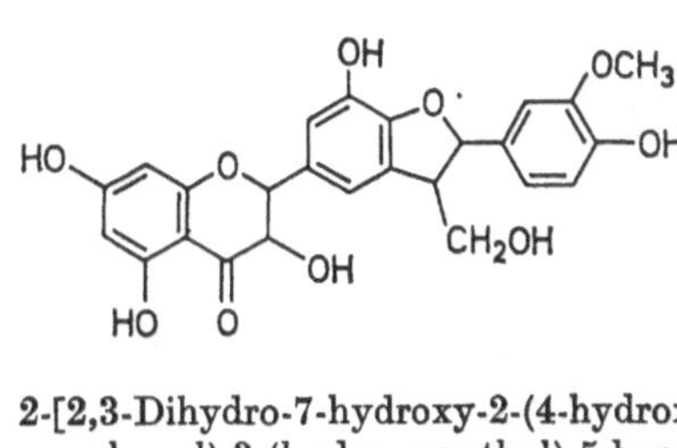

2-[2,3-Dihydro-7-hydroxy-2-(4-hydroxy-3-methoxyphenyl)-3-(hydroxymethyl)-5-benzofuranyl]-3,5,7-trihydroxy-4-chromanon = 2-[2,3-Dihydro-7-hydroxy-2-(4-hydroxy-3-methoxyphenyl)-3-

(hydroxymethyl)-5-benzofuranyl]-2,3-dihydro-3,5,7-trihydroxy-4*H*-1-benzopyran-4-on (●)

S *Silicristin***, *Silychristin*

V Lebertherapeuticum

*6597* $C_{25}H_{22}O_{10}$
29782-68-1

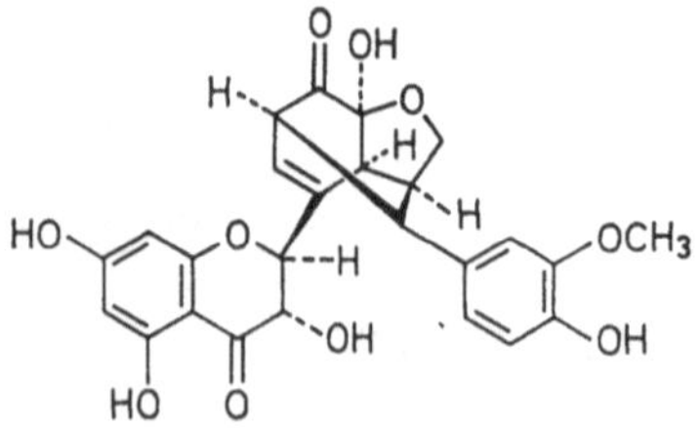

(+)-2,3α,3aα,7a-Tetrahydro-7aα-hydroxy-8-(4-hydroxy-3-methoxyphenyl)-4-(3α,5,7-trihydroxy-4-oxo-2β-chromanyl)-3,6-methanobenzofuran-7(6α*H*)-on = [3*R*-[3α,3aβ,4(2*R**,3*R**),6α,7aβ,8*R**]]-4-(3,4-Dihydro-3,5,7-trihydroxy-4-oxo-2*H*-1-benzopyran-2-yl)-2,3,3a,7a-tetrahydroxy-7a-hydroxy-8-(4-hydroxy-3-methoxyphenyl)-3,6-methanobenzofuran-7(6*H*)-on (●)

S *Silidianin***, *Silydianin*

V Lebertherapeuticum

*6598* $C_{25}H_{29}N_3O$
57726-65-5

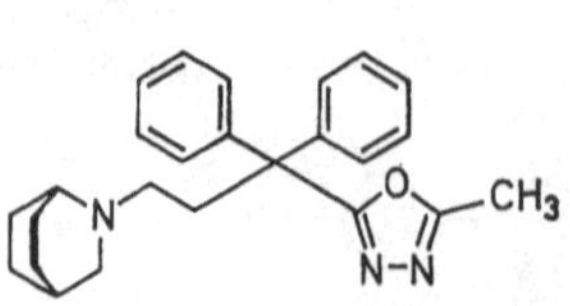

2-[3-(5-Methyl-1,3,4-oxadiazol-2-yl)-3,3-diphenylpropyl]-2-azabicyclo[2.2.2]octan (●)

S SC-27166

V Antidiarrhoicum

*6599* $C_{25}H_{31}NO_4$
40190-75-8

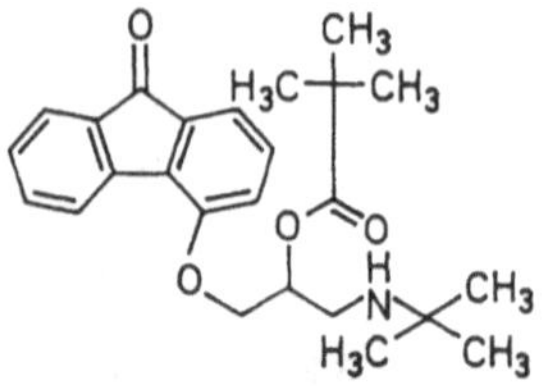

4-(3-*tert.*-Butylamino-2-pivaloyloxypropoxy)-9-fluorenon = 2,2-Dimethylpropansäure-1-[[(1,1-dimethylethyl)amino]methyl]-2-[(9-oxo-9*H*-fluoren-4-yl)oxy]ethylester (●)

S LL 21-945

V adrenergischer β-Rezeptorenblocker

*6600* $C_{25}H_{31}N_3O_4$
27076-46-6

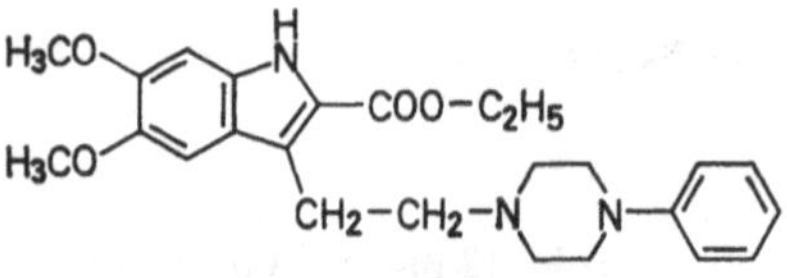

Ethyl-5,6-dimethoxy-3-[2-(4-phenyl-1-piperazinyl)-ethyl]-indol-2-carboxylat = 5,6-Dimethoxy-3-[2-(4-phenyl-1-piperazinyl)ethyl]-1*H*-indol-2-carbonsäureethylester (●)

S *Alpertin***, Win 31665

V Tranquillizer

*6601* $C_{25}H_{34}O_6$
51333-22-3

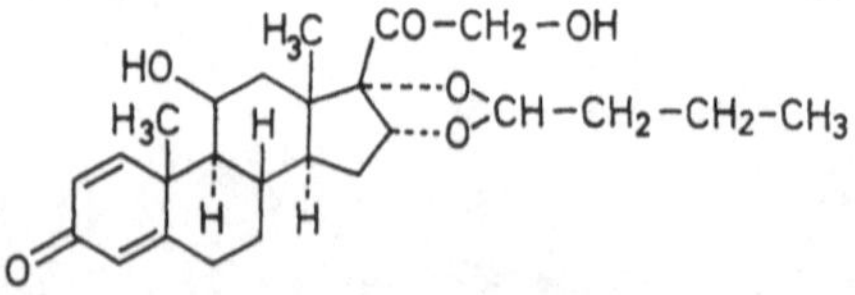

16α,17α-Butylidendioxy-11β,21-dihydroxy-1,4-pregnadien-3,20-dion = (11β,16α)-16,17-[Butylidenbis(oxy)]-11,21-dihydroxypregna-1,4-dien-3,20-dion (●) = 11β,16α,17,21-Tetrahydroxypregna-1,4-dien-3,20-dion-16,17-butyraldehydacetal

S *Budesonid***, Nohalon, Pulmicort

V antiphlogistisch und antiallergisch wirksames Glucocorticoid

*6602* $C_{25}H_{42}O_6$
1404-59-7

S A-272, *Oligomycin D*, RR No. 32705, *Rutamycin***
V fungicides Antibioticum aus Streptomyces rutgersensis

*6603* $C_{26}H_{22}Cl_2N_2O_3$
59 831-63-9

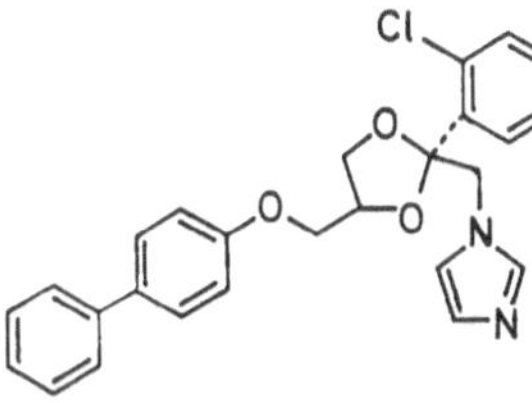


*cis*-1-[[4-[(4-Biphenylyloxy)-methyl]-2-(2,4-dichlorphenyl)-1,3-dioxolan-2-yl]-methyl]-imidazol = *cis*-1-[[4-[([1,1′-Biphenyl]-4-yloxy)methyl]-2-(2,4-dichlorphenyl)-1,3-dioxolan-2-yl]methyl]imidazol (●)

S *Doconazol***, R 34000
V Fungicid

*6604* $C_{26}H_{24}Cl_4N_2O_2$

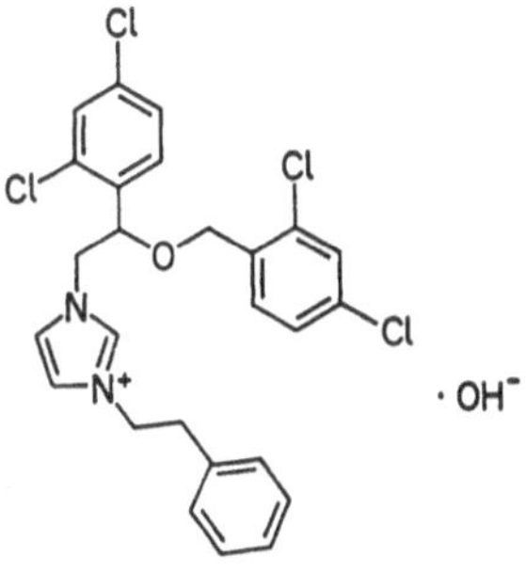


1-[2,4-Dichlor-β-[(2,4-dichlorbenzyl)-oxy]-phenethyl]-3-phenethylimidazoliumhydroxid = 1-[2-(2,4-Dichlorphenyl)-2-[(2,4-dichlorphenyl)methoxy]ethyl]-3-(2-phenylethyl)-1*H*-imidazoliumhydroxid (●)

H Chlorid (54 143-54-3)
S R 27500, *Sepazoniumchlorid***
V Antisepticum

*6605* $C_{26}H_{26}N_2$
58 503-82-5

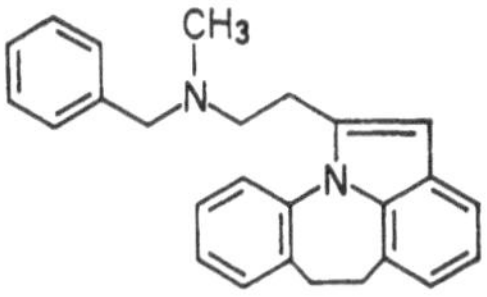


1-[2-(Benzylmethylamino)-ethyl]-6,7-dihydroindolo[1,7-*ab*][1]benzazepin = 6,7-Dihydro-*N*-methyl-*N*-(phenylmethyl)indolo[1,7-*ab*][1]benzazepin-1-ethanamin (●)

H Monohydrochlorid (57 529-83-6)
S *Azipraminhydrochlorid***, TQ 86
V Antidepressivum

*6606* $C_{26}H_{32}ClFO_5$
25 122-57-0

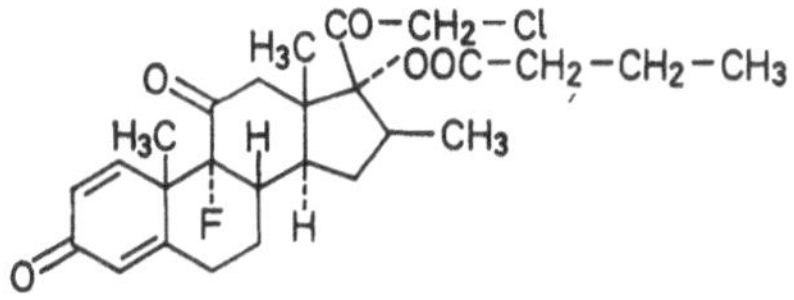


21-Chlor-9α-fluor-17α-hydroxy-16-methyl-1,4-pregnadien-3,11,20-trion-17-butyrat = (16β)-21-Chlor-9-fluor-16-methyl-17-(1-oxobutoxy)pregna-1,4-dien-3,11,20-trion (●)

S *Clobetasonbutyrat*, GR 2/1214, Molivate
V antiphlogistisch und antiallergisch wirksames Glucocorticoid

*6607* $C_{26}H_{36}N_2O_4S_2$
41 891-94-5

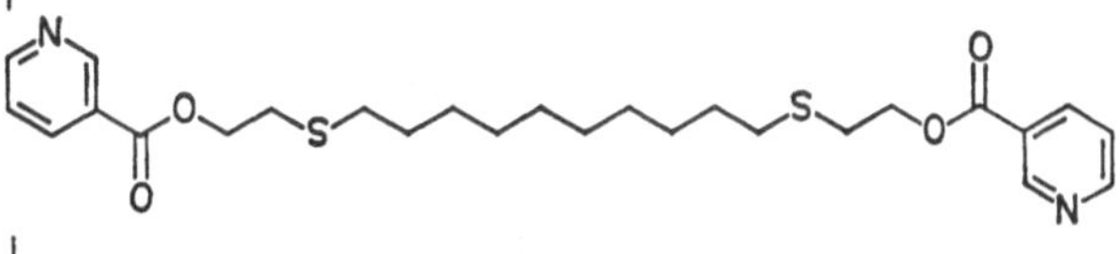


Nicotinsäurediester mit 2,2′-(Decamethylendithio)-diethanol = 1,10-Bis-(2-nicotinoyloxyethylthio)-decan = 3-Pyridincarbonsäure-1,10-decandiylbis(thio-2,1-ethandiyl)ester (●)

S *Tiadenolnicotinat*
V Hypolipämicum

*6608* $C_{26}H_{48}N_2O_2$

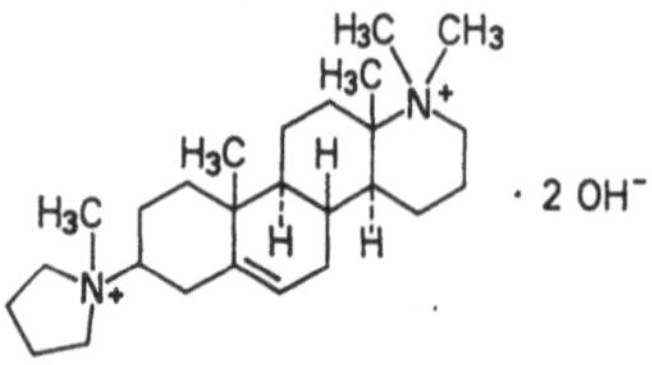


17a-Methyl-β-pyrrolidino-17a-aza-D-homoandrost-5-en-dimethylhydroxid = (3β)-17a,17a-Dimethyl-3-(1-methylpyrrolidinio)-17a-azonia-D-homoandrost-5-endihydroxid (●)

H Dijodid (54278-85-2)

S *Chandoniumjodid*, HS-310

V Muskelrelaxans

---

*6609* $C_{27}H_{31}NO_4$

4140-20-9

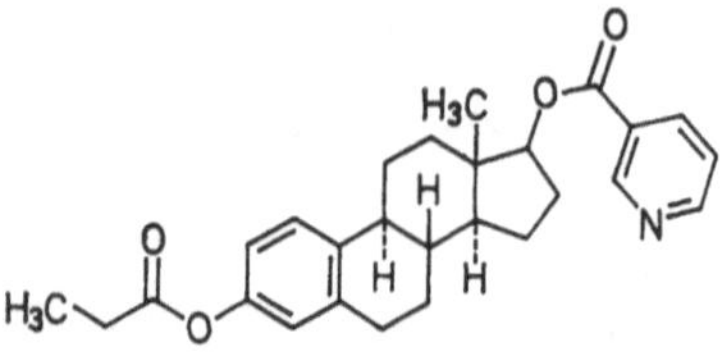


Östradiol-17-nicotinat-3-propionat = (17β)-Östra-1,3,5(10)-trien-3,17-diol-3-propanoat-17-(3-pyridincarboxylat) (●)

S *Estrapronicat***

V Östrogen

---

*6610* $C_{27}H_{34}N_4O$

24679-20-7

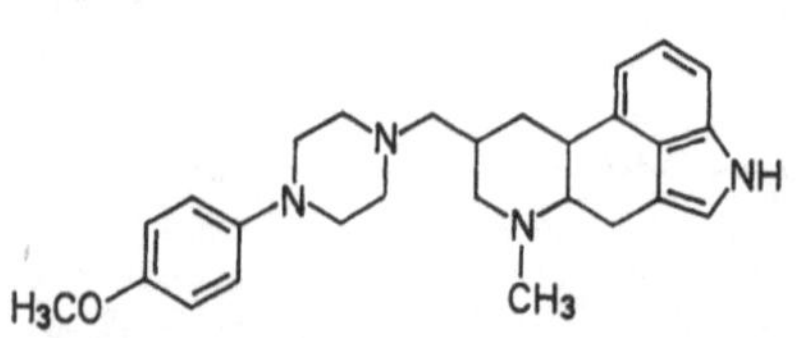


(5*R*,8*R*)-8-(4-*p*-Methoxyphenyl-1-piperazinyl-methyl)-6-methylergolen = (8β)-8-[[4-(4-Methoxyphenyl)-1-piperazinyl]methyl]-6-methylergolin (●)

S MPME, PTR 17402

V Antidepressivum

*6611* $C_{27}H_{35}ClN_2O_5$

51354-31-5

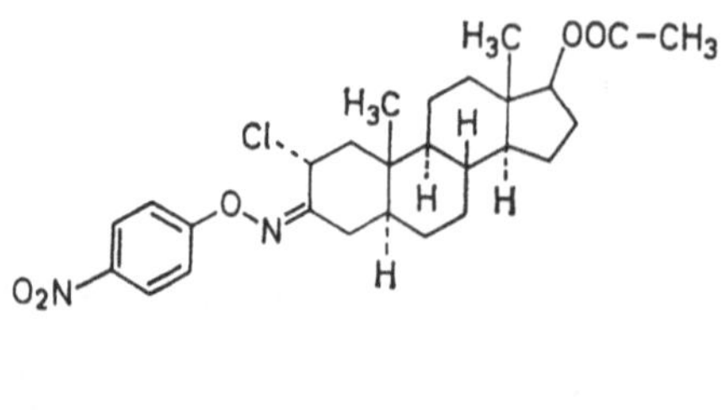


17β-(Acetyloxy)-2α-chlor-5α-androstan-3-on-3-[*O*-(4-nitrophenyl)-oxim] = 2α-Chlor-17β-hydroxy-5α-androstan-3-on-*O*-(*p*-nitrophenyl)-oxim-acetat(ester) = (2α,5α,17β)-17-(Acetyloxy)-2-chlorandrostan-3-on-3-[*O*-(4-nitrophenyl)oxim] (●)

S *Nisterimacetat**, ORF 9326

V Antigestagen

---

*6612* $C_{27}H_{36}F_2O_5$

59198-70-8

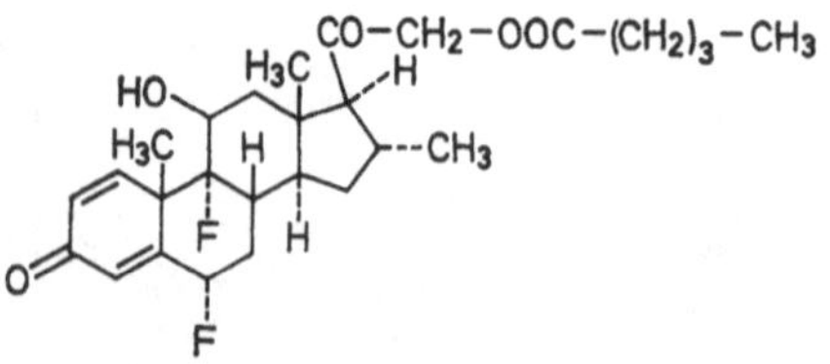


6α,9α-Difluor-11β,21-dihydroxy-16α-methyl-1,4-pregnadien-3,20-dion-21-valerianat = 6α,9-Difluor-11β-hydroxy-16α-methyl-21-valerianyloxy-1,4-pregnadien-3,20-dion = (6α,11β,16α)-6,9-Difluor-11-hydroxy-16-methyl-21-[(1-oxopentyl)-oxy]pregna-1,4-dien-3,20-dion (●)

S Demetex, DFV, *Diflucortolonvalerianat*, Nerisona, Nerisone, SHK 183, Temetex

V antiphlogistisch und antiallergisch wirksames Glucocorticoid

*6613* $C_{27}H_{40}N_2O_2$
56 208-01-6

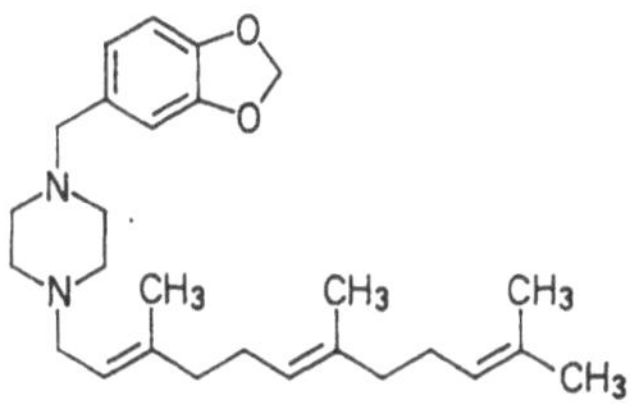

1-Piperonyl-4-(3,7,11-trimethyl-2,6,10-dodecatrienyl)-piperazin = 1-(1,3-Benzodioxol-5-yl-methyl)-4-(3,7,11-trimethyl-2,6,10-dodecatrienyl)-piperazin (●)

S *Pifarnin***, U-27

V Ulcustherapeuticum, Magensekretionsinhibitor

*6614* $C_{27}H_{43}N_3O_4$

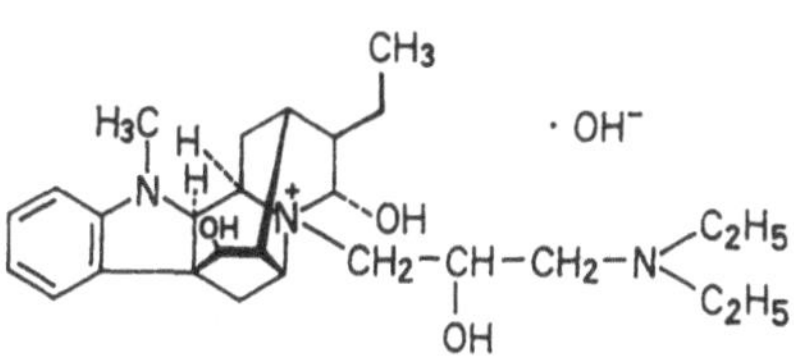

4-[3-(Diethylamino)-2-hydroxypropyl]-ajmaliniumhydroxid = (17*R*,21α)-4-[3-(Diethylamino)-2-hydroxypropyl]-17,21-dihydroxyajmalanium-hydroxid (●)

H Hydrogentartratmonohydrat (53 862-81-0)

S *Detajmiumbitartrat***, Tachmalcor

V Antiarrhythmicum

*6615* $C_{27}H_{45}NO_4$
6535-03-1

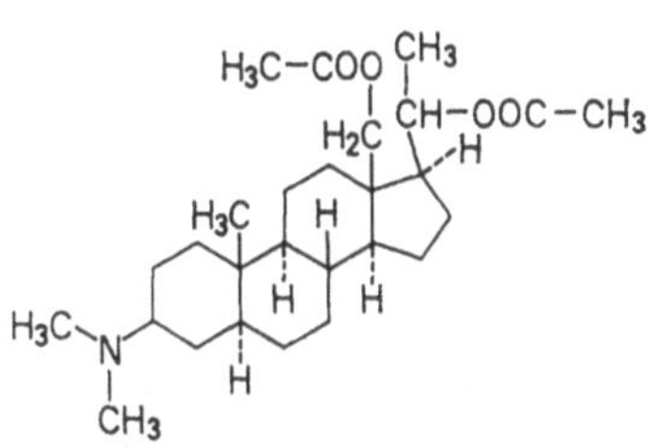

3β-(Dimethylamino)-5α-pregnan-18,20α-diol-diacetat(ester) = (3β,5α,20*S*)-3-(Dimethylamino)-pregnan-18,20-dioldiacetat(ester) (●)

S *Stevaladil***

V Amöbicid, Trichomonacid

*6616* $C_{28}H_{30}O_{13}$
11 033-34-4

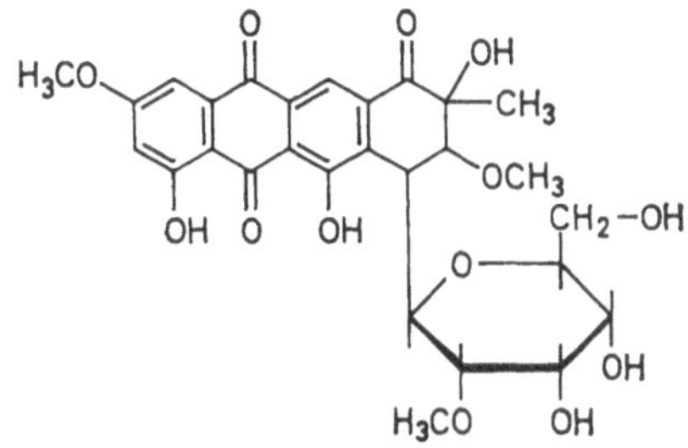

4-[(6-Deoxy-2-*O*-methylhexopyranosyl)oxy]-3,4-dihydro-2,5,7-trihydroxy-3,9-dimethoxy-2-methyl-1,6,11(2*H*)-naphthacentrion (●)

S *Steffimycin***, U-20661

V Antibioticum aus Streptomyces steffiburgensis var. steffiburgensis n. sp.

*6617* $C_{28}H_{31}NO_5$
30 392-40-6

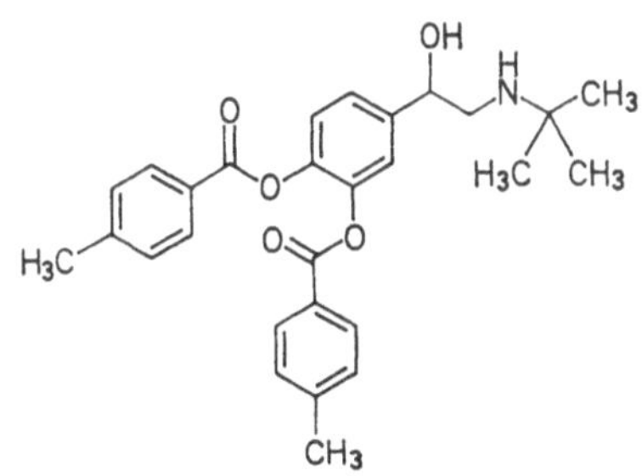

4-[2-(*tert.*-Butylamino)-1-hydroxyethyl]-*O*-phenylen-di-*p*-toluat = 4-Methylbenzoesäure-4-[2-[(1,1-dimethylethyl)amino]-1-hydroxyethyl]-1,2-phenylenester (●)

S *Bitolterol***, S 1540, Win 32784

V Bronchodilatans

*6618* $C_{28}H_{31}N_5O_5S$
55 530-41-1

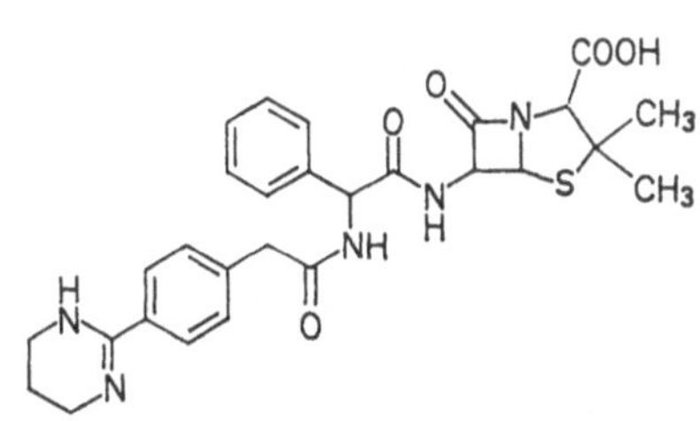

(2*S*,5*R*,6*R*)-3,3-Dimethyl-7-oxo-6-[(*R*)-2-phenyl-2-

[2-[*p*-(1,4,5,6-tetrahydro-2-pyrimidinyl)-phenyl]-acetamido]-acetamido]-4-thia-1-azabicyclo-[3.2.0]heptan-2-carbonsäure = [2*S*-[2α,5α,6β(*S**)]]-3,3-Dimethyl-7-oxo-6-[[phenyl[[[4-(1,4,5,6-tetrahydro-2-pyrimidinyl)phenyl]acetyl]amino]acetyl]-amino]-4-thia-1-azabicyclo[3.2.0]heptan-2-carbonsäure (•)

S *Rotamicillin***

V Antibioticum

---

*6619* $C_{28}H_{38}N_4O_8$

23 668-11-3

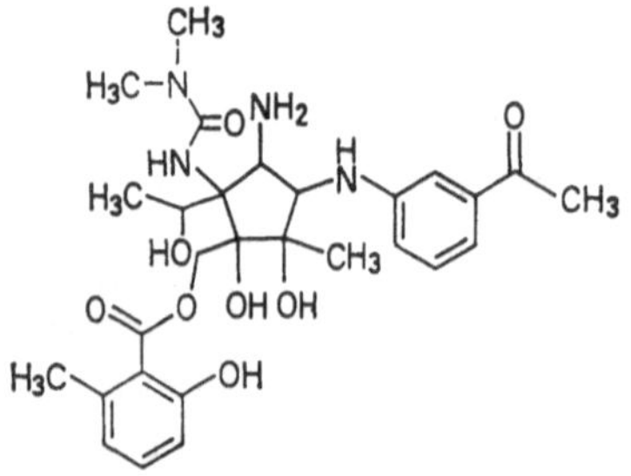

2-Hydroxy-6-methylbenzoesäure[3-[(3-acetyl-phenyl)amino]-4-amino-5-[[(dimethylamino)carbonyl]amino]-1,2-dihydroxy-5-(1-hydroxyethyl)-2-methylcyclopentyl]methylester (•)

S NSC-52947, *Pactamycin*, U-15800

V cytostatisch wirksames Antibioticum aus Streptomyces pactum

---

*6620* $C_{28}H_{38}O_4$

56 470-64-5

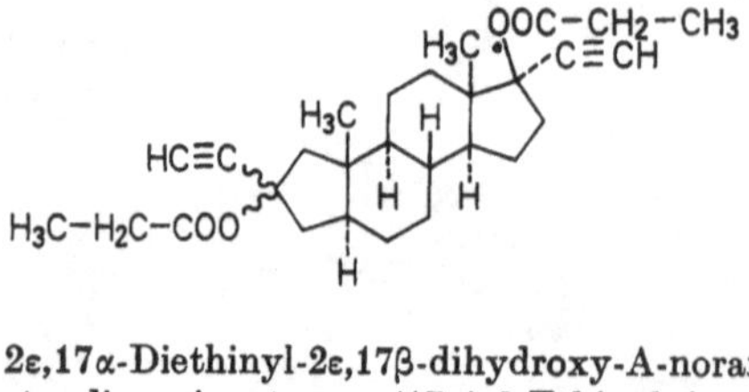

2ε,17α-Diethinyl-2ε,17β-dihydroxy-A-norandro-standipropionat = (17α)-2-Ethinyl-A-norpregn-20-in-2,17-dioldipropanoat (•)

S AF 53, Anordrin

V Progestativum

---

*6621* $C_{28}H_{47}NO_4S$

56 142-71-3

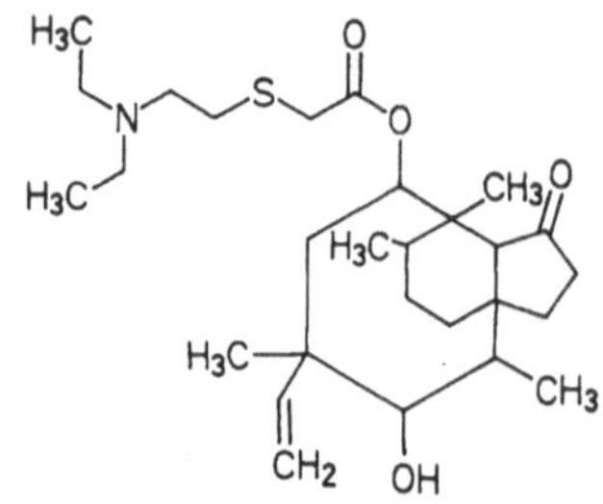

[2-(Diethylamino)-ethylthio]-essigsäure-8-ester mit Octahydro-5,8-dihydroxy-4,6,9,10-tetramethyl-6-vinyl-3a,9-propano-3a*H*-cyclopentacycloocten-1(4*H*)-on = [[2-(Diethylamino)ethyl]-thio]essigsäure-6-ethenyldecahydro-5-hydroxy-4,6,9,10-tetramethyl-1-oxo-3a,9-propano-3a*H*-cyclopentacycloocten-8-ylester (•) = 11-Hydroxy-6,7,10,12-tetramethyl-1-oxo-10-vinylperhydro-3a,7-pentanoinden-8-yl-(2-diethylaminoethylthio)-acetat

H Hydrogenfumarat (56 193-13-6)

S 81 723 hfu, SQ 22947, *Tiamulinfumarat***

V Veterinär-Antibioticum

---

*6622* $C_{28}H_{55}N_5O_2$

41 340-39-0

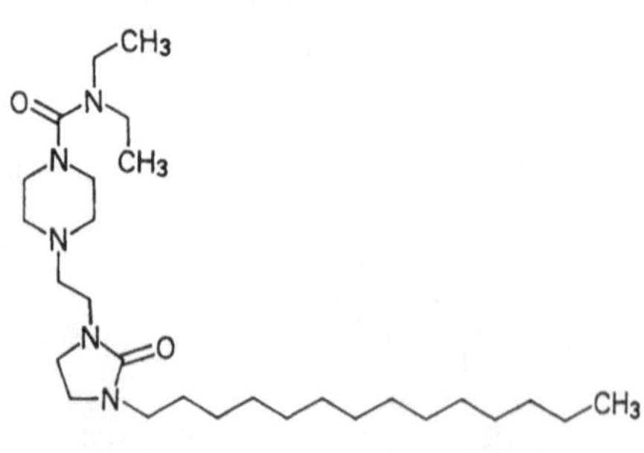

*N*,*N*-Diethyl-4-[2-(2-oxo-3-tetradecyl-1-imidazolidinyl)ethyl]-1-piperazincarboxamid (•) = 1-[2-(1-Diethylcarbamoyl-4-piperazinyl)-äthyl]-3-tetradecyl-2-imidazolidinon

H Hydrochlorid (41 340-42-5)

S Asta 5531, DPTI, *Impacarzinhydrochlorid***

V Virustaticum

*6623* $C_{30}H_{26}F_6N_4O_2$

55 300-29-3

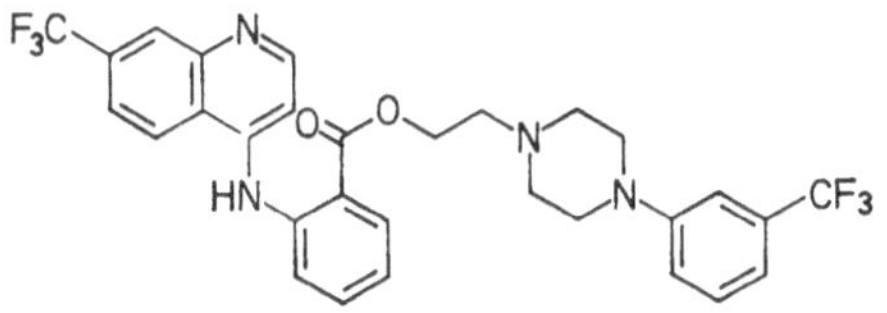

2-[4-(α,α,α-Trifluor-*m*-tolyl)-1-piperazinyl]-ethyl-*N*-[7-(trifluormethyl)-4-chinolyl]-anthranilat = 2-[[7-(Trifluormethyl)-4-chinolinyl]amino]benzoesäure-2-[4-[3-(trifluormethyl)phenyl]-1-piperazinyl]ethylester (●)

S *Antrafenin***, SL 73003

V Analgeticum, Antiphlogisticum

*6624* $C_{30}H_{32}N_4O$

51 493-19-7

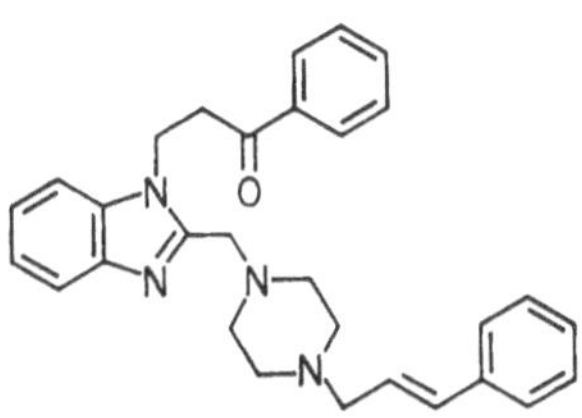

3-[2-[(4-Cinnamyl-1-piperazinyl)-methyl]-benzimidazol-1-yl]-propiophenon = 1-Phenyl-3-[2-[[4-(3-phenyl-2-propenyl)-1-piperazinyl]methyl]-1*H*-benzimidazol-1-yl]-1-propanon (●)

S *Cinprazol***

V Ulcustherapeuticum

*6625* $C_{31}H_{44}O_8$

33 396-37-1

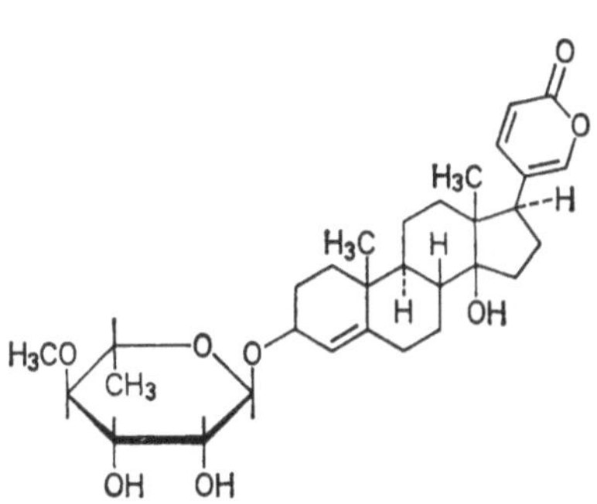

14-Hydroxy-3-(4-*O*-methyl-α-L-rhamnopyranosyloxy)-14β-bufa-4,20,22-trienolid = (3β)-3-[(6-Deoxy-4-*O*-methyl-α-L-mannopyranosyl)oxy]-14-hydroxybufa-4,20,22-trienolid (●) = 4′-*O*-Methylproscillaridin

S Clift, *Meproscillarin**, *Methylproscillaridin*, *Rambufaside*

V Cardiotonicum

*6626* $C_{31}H_{46}O_{10}$

6875-10-1

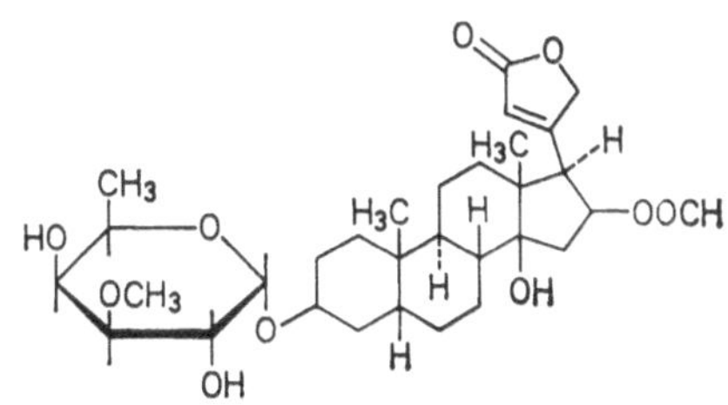

3β,14β-Dihydroxy-16β-formyloxy-5β-card-20(22)-enolid-3-digitalosid = Gitaloxigenin-3-digitalosid = (3β,5β,16β)-3-[(6-Deoxy-3-*O*-methyl-D-galactopyranosyl)oxy]-16-(formyloxy)-14-hydroxycard-20(22)-enolid (●)

S *Formylstrospesid*, *Verodoxin*

V Cardiotonicum (Digitalis-Glykosid)

*6627* $C_{31}H_{51}NO_8$

56 689-42-0

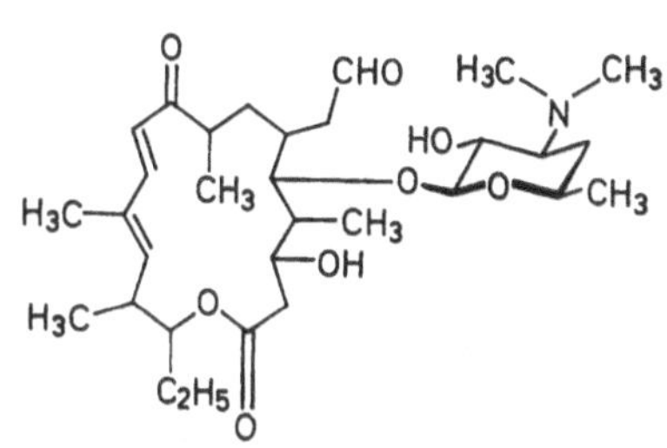

16-Ethyl-4-hydroxy-5,9,13,15-tetramethyl-2,10-dioxo-6-[[3,4,6-trideoxy-3-(dimethylamino)-β-D-*xylo*-hexopyranosyl]oxy]oxacyclohexadeca-11,13-dien-7-acetaldehyd = 12,13-Deepoxy-12,13-didehydro-4′-deoxycirramycin $A_1$ (●)

S *Repromicin***, Sch 16524

V Antibioticum

*6628* $C_{32}H_{58}O_{10}$
2315-65-3

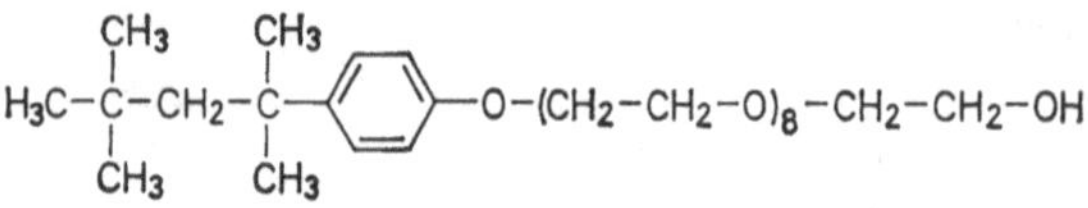

26-[4-(1,1,3,3-Tetramethylbutyl)phenoxy-3,6,9,12,15,18,21,24-octaoxahexacosan-1-ol (●)

H Mittelwert für ein α-[4-(1,1,3,3-Tetramethylbutyl)phenyl]-ω-hydroxypoly(oxy-1,2-ethandiyl) (●)

S Igepal CA-630, *Octoxinol 9***, *Octoxynol 9*

V Spermatocid

---

*6629* $C_{33}H_{31}N_3O_4$
19854-90-1

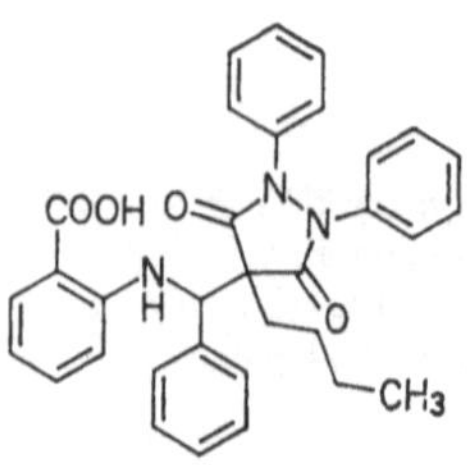

*N*-[α-(4-Butyl-3,4-dioxo-1,2-diphenyl-4-pyrazolidinyl)-benzyl]-anthranilsäure = 2-[[(4-Butyl-3,5-dioxo-1,2-diphenyl-4-pyrazolidinyl)phenylmethyl]-amino]benzoesäure (●)

S Anthradion

V Antiphlogisticum

---

*6630* $C_{33}H_{35}FO_8$
4989-94-0

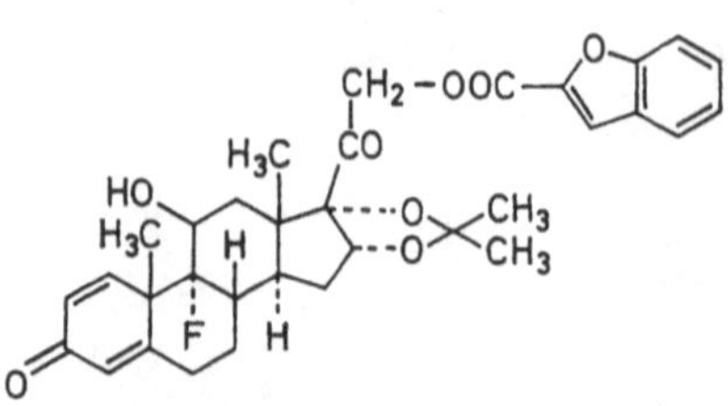

9-Fluor-11β,16α,17,21-tetrahydroxypregna-1,4-dien-3,20-dion-16,17-acetonacetal-21-(2-benzofurancarboxylat) = (11β,16α)-21-[(2-Benzofuranylcarbonyl)oxy]-9-fluor-11-hydroxy-16,17-[(1-methylethyliden)bis(oxy)]pregna-1,4-dien-3,20-dion (●) = 9α-Fluor-16α-hydroxyprednisolon-16,17-acetonid-21-(2-benzofurancarboxylat)

S H-E 192, *Triamcinolonfuretonid***

V antiphlogistisch und antiallergisch wirksames Glucocorticoid

---

*6631* $C_{33}H_{37}NO$

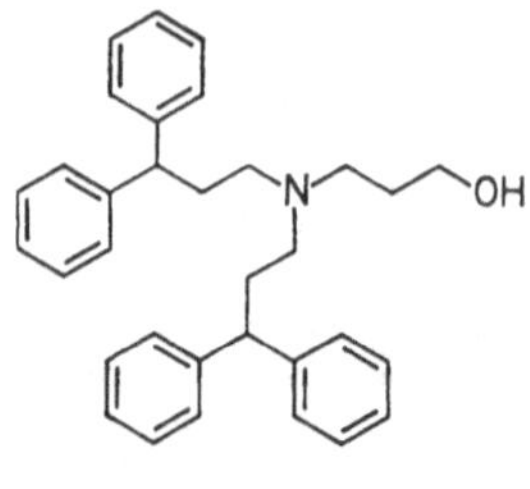

3-[Bis(3,3-diphenylpropyl)amino]-1-propanol (●)

H Hydrochlorid (33979-27-0)

S PF-244

V cerebrales Vasodilatans

---

*6632* $C_{34}H_{42}Cl_2N_8$
53658-96-1

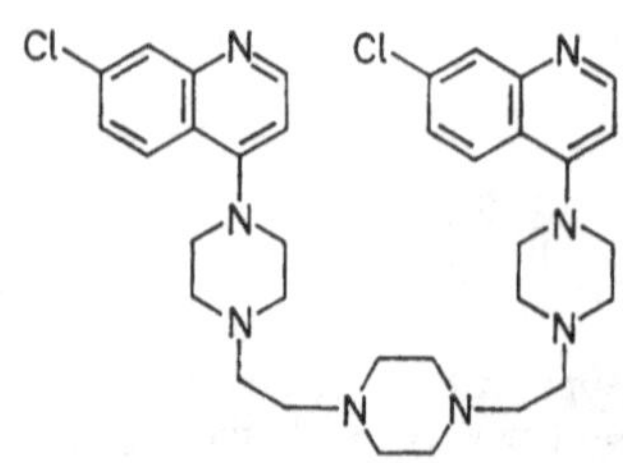

1,4-Bis-[2-[4-(7-chlor-4-chinolinyl)-1-piperazinyl]-ethyl]-piperazin = 4,4′-[1,4-Piperazindiylbis(2,1-ethandiyl-4,1-piperazindiyl)]bis[7-chlorchinolin] (●)

S M 1020, *Tripiperakin, Tripiperaquine*

V Malariachemotherapeuticum

---

*6633* $C_{35}H_{42}FNO_8$
31002-79-6

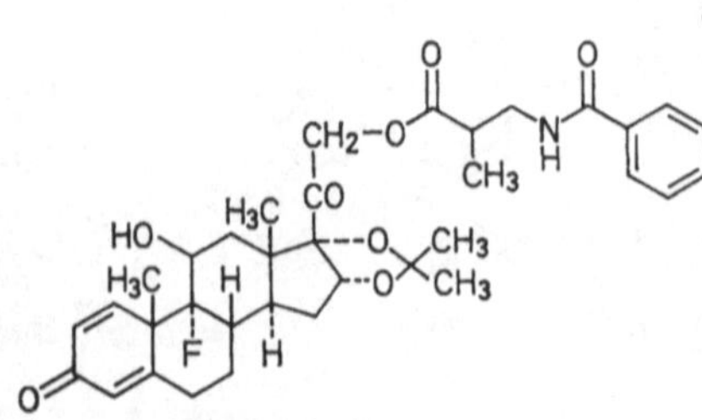

9α-Fluor-11β,21-dihydroxy-16α,17α-isopropylidendioxy-1,4-pregnadien-3,20-dion-21-[3-(benzoylamino-2-methylpropionat] = 9-Fluor-11β,16α,17,21-tetrahydroxypregna-1,4-dien-3,20-dion-16,17-acetonacetal-21-ester mit *N*-Benzoyl-2-methyl-β-alanin = 9α-Fluor-16α-hydroxyprednisolon-16,17-acetonid-21-[β-(benzoylamino)-isobutyrat] = (11β,16α)-21-[3-(Benzoylamino)-2-methyl-1-oxopropoxy]-9-fluor-11-hydroxy-16,17-[(1-methylethyliden)bis(oxy)]pregna-1,4-dien-3,20-dion (●)

S TBI, Tibicorten, *Triamcinolonacetonidbenzamidoisobutyrat*, *Triamcinolonbenetonid***

V antiphlogistisch und antiallergisch wirksames Glucocorticoid

*6634* $C_{35}H_{57}NO_{10}$
55103-30-5

Rosamicin-2'-butanoat

S *Rosamicinbutyrat*, Sch 18667

V Antibioticum

*6635* $C_{36}H_{30}N_4O_6S_2$
13010-27-0

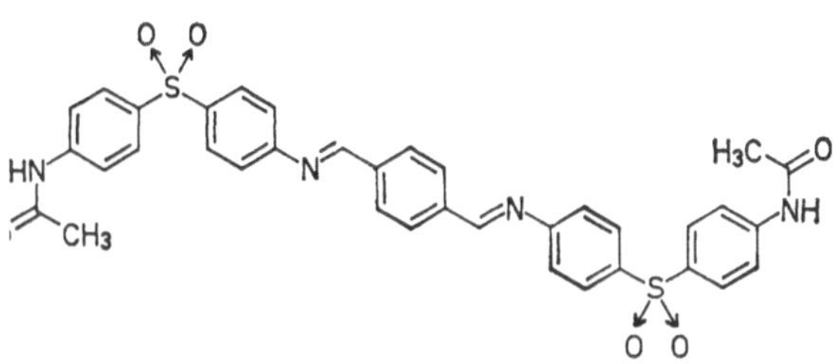

4',4''''-[*p*-Phenylenbis-(methylidinimino-*p*-phenylensulfonyl)]-bis-acetanilid = *N*,*N'*-[1,4-Phenylenbis(methylidinnitrilo-4,1-phenylensulfonyl-4,1-phenylen)]bis[acetamid] (●)

S CI-608, PSBA

V Leprostaticum, Malariachemotherapeuticum

*6636* $C_{36}H_{46}O_6$
55566-22-8

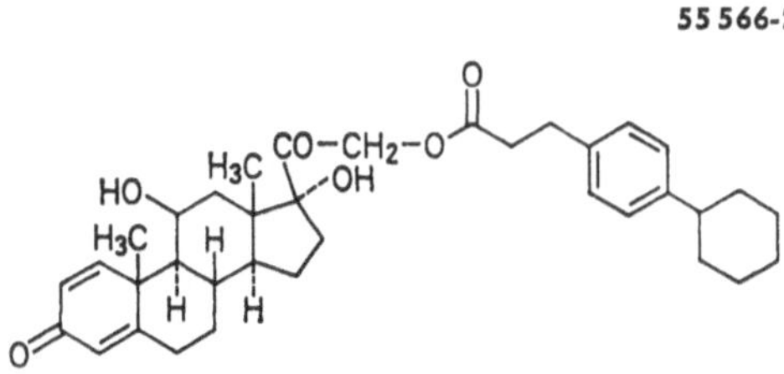

11β,17α,21-Trihydroxy-1,4-pregnadien-3,20-dion-21-[3-(*p*-cyclohexylphenyl)-propionat] = (11β)-21-[3-(4-Cyclohexylphenyl)-1-oxopropoxy]-11,17-dihydroxypregna-1,4-dien-3,20-dion (●)

S M. G. 5997, *Prednisolon-21-(p-cyclohexylphenylpropionat)*

V antiphlogistisch und antiallergisch wirksames Glucocorticoid

*6637* $C_{37}H_{42}N_2O_7$
53716-43-1

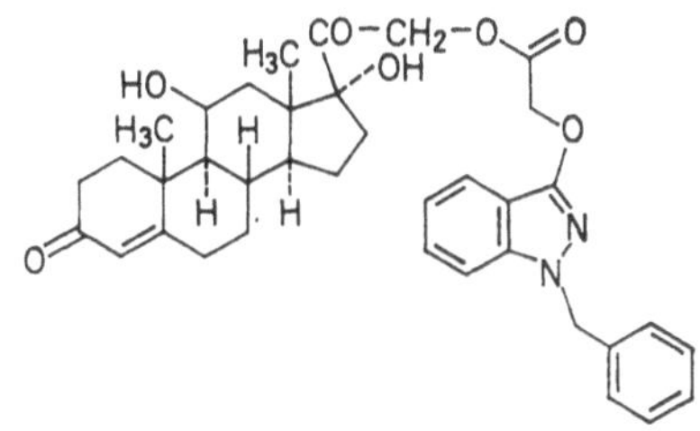

Hydrocortison-21-ester mit 1-Benzyl-1*H*-indazol-3-yloxyessigsäure (Nr. 2994) = (11β)-11,17-Dihydroxy-21-[[[[1-(phenylmethyl)-1*H*-indazol-3-yl]-oxy]acetyl]oxy]pregn-4-en-3,20-dion (●)

S AF 2071, Bendacort

V lokal anwendbares Antiphlogisticum

*6638* $C_{39}H_{49}NO_{17}$
1404-15-5

S *Nogalamycin***, NSC-70845, U-15167

V Antibioticum aus Streptomyces nogalater

*6639* $C_{42}H_{64}N_{12}O_{12}S_2$
4117-65-1

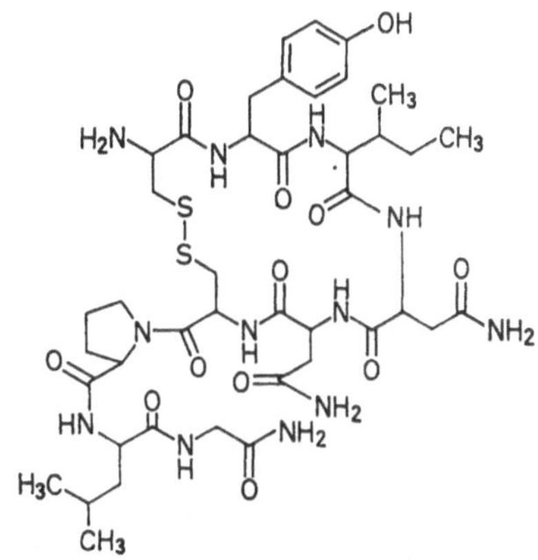

4-L-Asparaginoxytocin (●)

S A 8999, *Aspartocin**

V Antibioticum aus Streptomyces griseus var. spiralis

*6640* $C_{42}H_{65}N_{11}O_{12}$
33 605-67-3

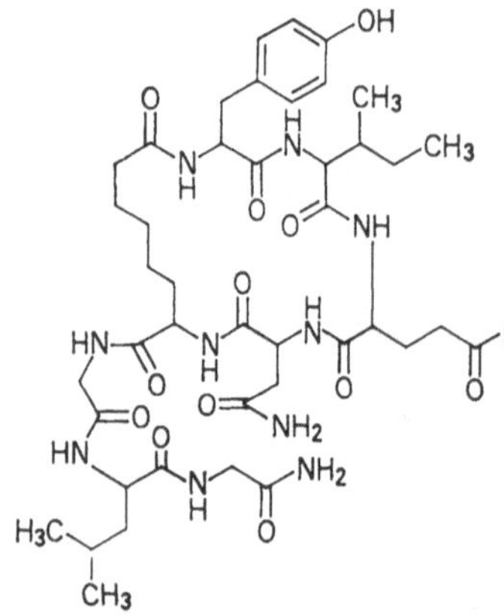

1-Buttersäure-6-(L-2-aminobuttersäure)-7-glycin-oxytocin = 1-Butansäure-7-glycin-1,6-dicarba-oxytocin (●)

S *Cargutocin***, Statocin, Y-5330

V Oxytocicum

*6641* $C_{42}H_{70}O_{11}$
53 003-10-4

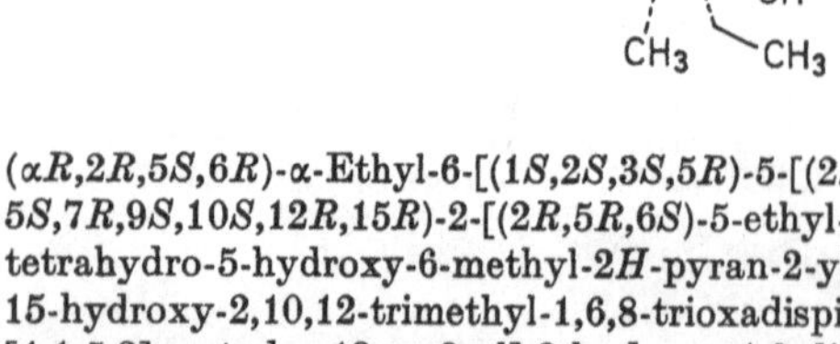

(α*R*,2*R*,5*S*,6*R*)-α-Ethyl-6-[(1*S*,2*S*,3*S*,5*R*)-5-[(2*S*,5*S*,7*R*,9*S*,10*S*,12*R*,15*R*)-2-[(2*R*,5*R*,6*S*)-5-ethyl-tetrahydro-5-hydroxy-6-methyl-2*H*-pyran-2-yl]-15-hydroxy-2,10,12-trimethyl-1,6,8-trioxadispiro-[4.1.5.3]pentadec-13-en-9-yl]-2-hydroxy-1,3-dimethyl-4-oxoheptyl]tetrahydro-5-methyl-2*H*-pyran-2-essigsäure

S Eustin, *Salinomycin***

V Coccidiostaticum (Antibioticum aus Streptomyces albus)

*6642* $C_{43}H_{55}N_5O_7$
53 643-48-4

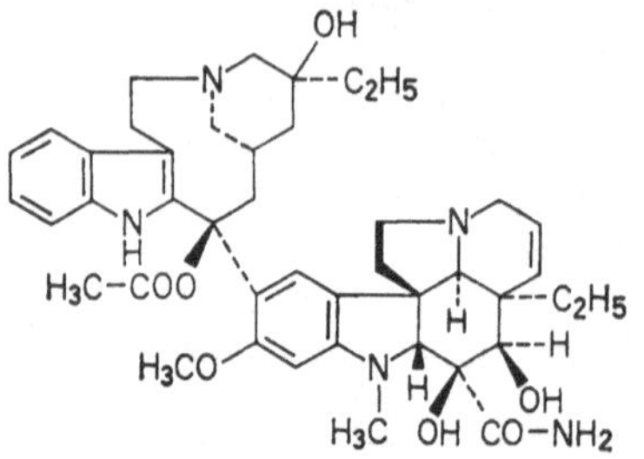

3-Carbamoyl-4-desacetyl-3-des-(methoxycarbonyl)-vincaleukoblastin = 3-(Aminocarbonyl)-$O^4$-deacetyl-3-de(methoxycarbonyl)vincaleukoblastin (●)

S Lilly 112531, *Vindesin***

V Antineoplasticum

*6643* $C_{43}H_{60}N_2O_{12}$
50 935-71-2

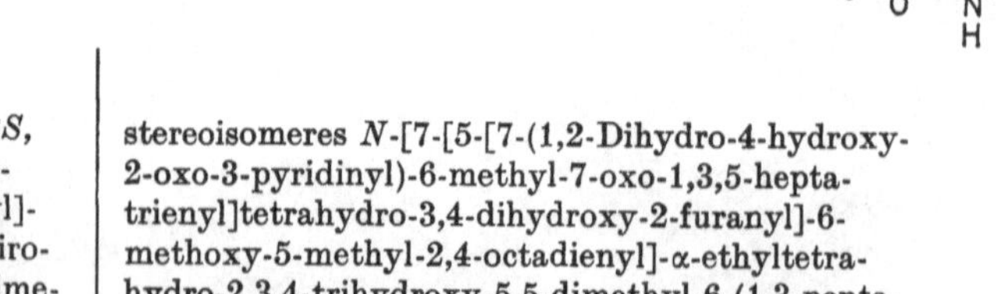

stereoisomeres *N*-[7-[5-[7-(1,2-Dihydro-4-hydroxy-2-oxo-3-pyridinyl)-6-methyl-7-oxo-1,3,5-heptatrienyl]tetrahydro-3,4-dihydroxy-2-furanyl]-6-methoxy-5-methyl-2,4-octadienyl]-α-ethyltetrahydro-2,3,4-trihydroxy-5,5-dimethyl-6-(1,3-pentadienyl)-2*H*-pyran-2-acetamid (●)

S *Delvomycin*, *Kirromycin*, *Mocimycin***, MYC 8003

V Antibioticum aus Streptomyces ramocissimus und anderen Streptomyces-Arten

*6644* $C_{43}H_{72}O_{11}$
**55134-13-9**

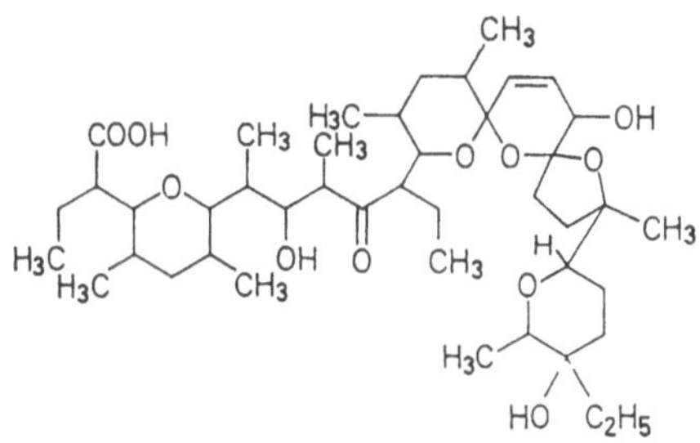

α-Ethyl-6-[5-[2-(5-ethyltetrahydro-5-hydroxy-6-methyl-2*H*-pyran-2-yl)-15-hydroxy-2,10,12-trimethyl-1,6,8-trioxadispiro[4.1.5.3]pentadec-13-en-9-yl]-2-hydroxy-1,3-dimethyl-4-oxoheptyl]-tetrahydro-3,5-dimethyl-2*H*-pyran-2-essigsäure (●)

S Lilly 79891, *Narasin***

V Coccidiostaticum, veter. Wachstumsstimulans

---

*6645* $C_{44}H_{76}O_{14}$
**58785-63-0**

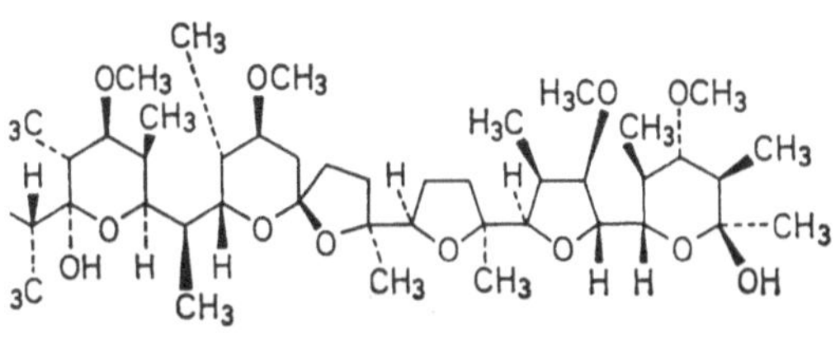

S DE 3936, *Emericid*, *Lonomycin*, 31559 R.P., TM 481

V Antibioticum aus Streptomyces ribosidificus

---

*6646* $C_{44}H_{80}N_2O_{15}$
**28022-11-9**

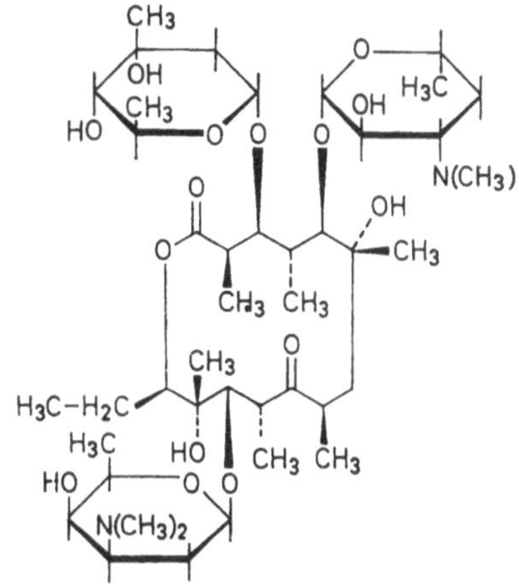

[3*R*-(3*R**,4*S**,5*S**,6*R**,7*R**,9*R**,11*R**,12*R**,13*R**,14*R**)]-4-[(2,6-Dideoxy-3-*C*-methyl-α-L-*ribo*-hexopyranosyl)oxy]-14-ethyl-7,13-dihydroxy-3,5,7,9,11,13-hexamethyl-12-[[2,3,6-trideoxy-3-(dimethylamino)-β-D-*lyxo*-hexopyranosyl]oxy]-6-[[3,4,6-trideoxy-3-(dimethylamino)-β-D-*xylo*-hexopyranosyl]oxy]oxacyclotetradecan-2,10-dion (●)

H Verbindung (1 : 1) mit Kaliumdihydrogenphosphat (**51481-68-6**)

S *Megalomicinphosphat**, *Megalomicin Potassium Phosphate*, *Megalomycin-A-Kaliumdihydrogenphosphat*, Sch 13430

V Antibioticum aus Micromonospora megalomicea

---

*6647* $C_{45}H_{74}BNO_{15}$
**34524-20-4**

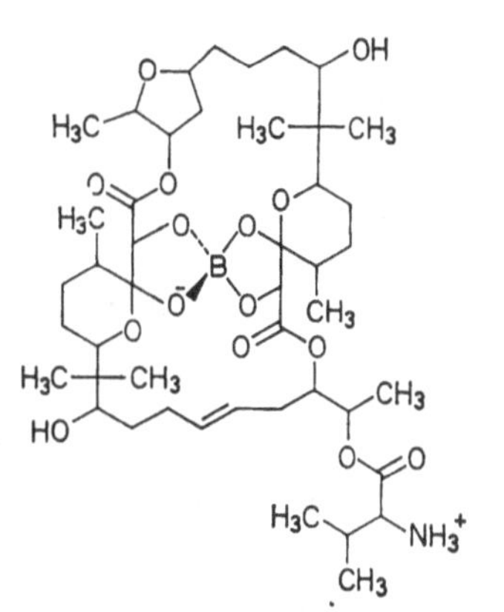

stereoisomerer [1,2,12,18,19,28-Hexahydroxy-22-(1-hydroxyethyl)-6,13,13,17,29,29,33-heptamethyl-4,7,21,34,35-pentaoxatetracyclo[28.3.1.$1^{5,8}$.$1^{14,18}$]hexatriacont-24-en-3,20-dionato(4⁻)-$O^1$,$O^2$,$O^{18}$,$O^{19}$]borat(1⁻)-22-D-valinester (●)

S *Boromycin*

V Antibioticum aus Streptomyces antibioticum (Coccidiostaticum)

6648 $C_{46}H_{56}N_4O_9$
23 360-92-1

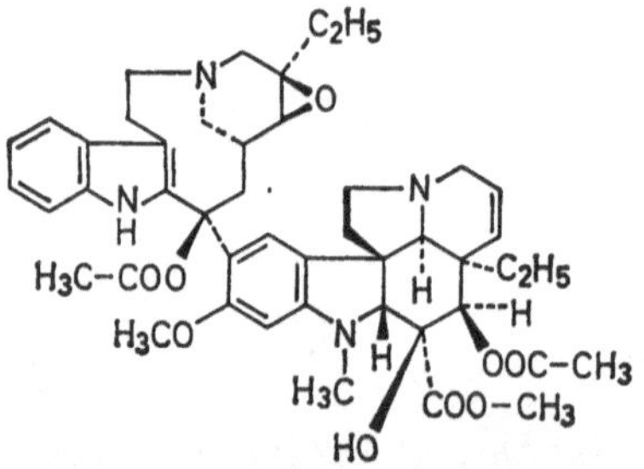

(3'β)-4'-Deoxy-3',4'-epoxyvincaleukoblastin (●)

S *Leurosin, Vinleurosin***

V Antineoplasticum (Vinca rosea-Alkaloid)

6650 $C_{46}H_{58}N_4O_9$
15 228-71-4

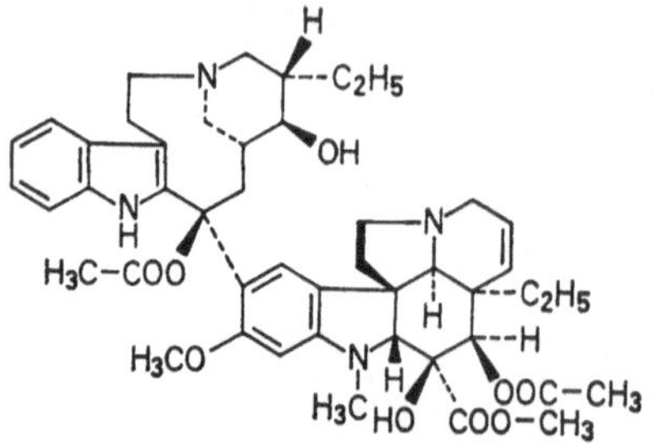

4'-Deoxy-3'-hydroxyvincaleukoblastin (●)

S *Leurosidin, Vinrosidin***

V Antineoplasticum (Vinca rosea-Alkaloid)

6649 $C_{46}H_{58}ClN_5O_8$
57 132-53-3

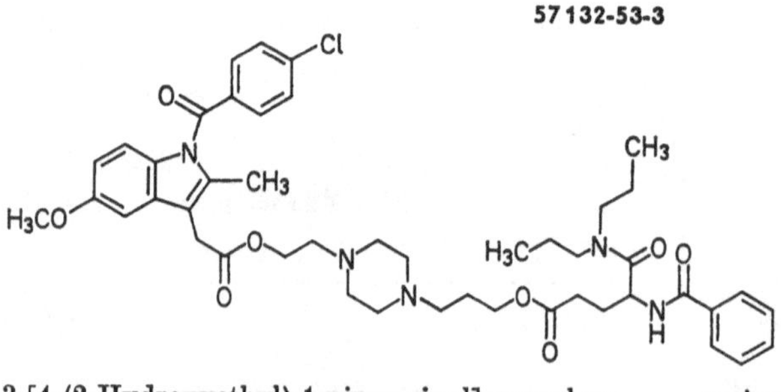

3-[4-(2-Hydroxyethyl)-1-piperazinyl]-propyl-DL-4-benzamido-*N*,*N*-dipropylglutaramat-1-(*p*-chlorbenzoyl)-5-methoxy-2-methylindol-3-acetat-(ester) = (±)-1-(4-Chlorbenzoyl)-5-methoxy-2-methyl-1*H*-indol-3-essigsäure-2-[4-[3-[[4-(benzoylamino)-5-(dipropylamino)-1,5-dioxopentyl]oxy]-propyl]-1-piperazinyl]ethylester (●)

S *Proglumetacin***

V Analgeticum, Antiphlogisticum

6651 $C_{47}H_{71}NO_{17}$
12 609-89-1

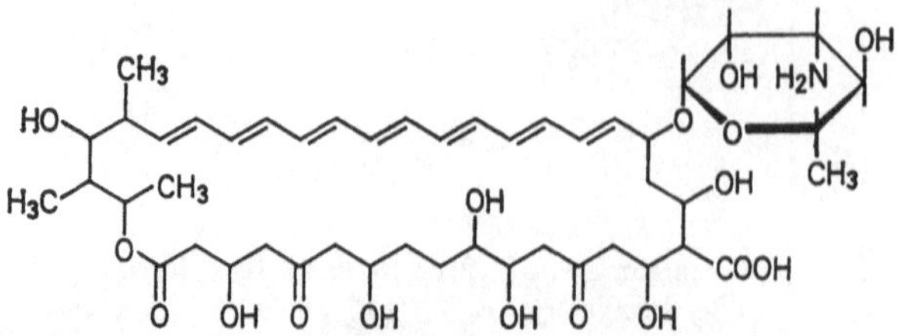

S *Mycoheptin*

V fungicides Antibioticum aus Streptomyces mycoheptinicum

*6652* $C_{48}H_{82}O_{16}$

**54927-63-8**

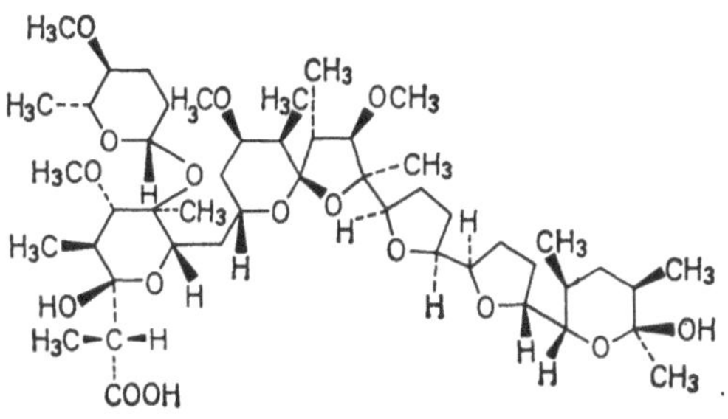

S A 28695 A, *Septamycin*

V Breitspektrum-Antibioticum aus Streptomyces hygroscopicus NRRL 5678

*6654* $C_{53}H_{76}N_{14}O_{12}$

**35115-60-7**

5-Oxo-L-prolyl-L-tryptophyl-L-prolyl-L-arginyl-L-prolyl-L-glutaminyl-L-isoleucyl-L-prolyl-L-prolin = 2-L-Tryptophan-3-de-L-leucin-4-de-L-prolin-8-L-glutaminbradykininpotentiator B (●)

S BPP$_{9\alpha}$, SQ 20881, *Teprotid***

V Antihypertonicum (Angiotensinconversions-inhibitor aus dem Gift von Botrops jararaca)

*6655* $C_{54}H_{43}N_{13}O_{13}S_6$

**56377-79-8**

H nach neuesten Angaben: $C_{51}H_{43}N_{13}O_{12}S_6$

S *Nosiheptid***, Primofax, 9671 R.P.

V Peptid-Antibioticum aus Streptomyces actuosus 40037

*6653* $C_{52}H_{74}N_{16}O_{15}S_2$

**14636-12-5**

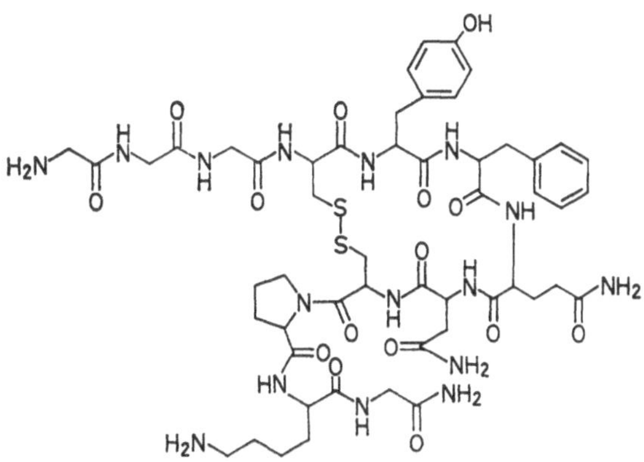

*N*-[*N*-(*N*-Glycylglycyl)glycyl]-8-L-lysinvasopressin (●) = $N^{\alpha}$-Triglycyl-(8-lysin)-vasopressin

S Glypressin, Remestyp, *Triglycyllypressin*

V vasokonstriktorisch wirksames Peptidhormon

*6656* $C_{55}H_{103}N_3O_{17}$

**47917-41-9**

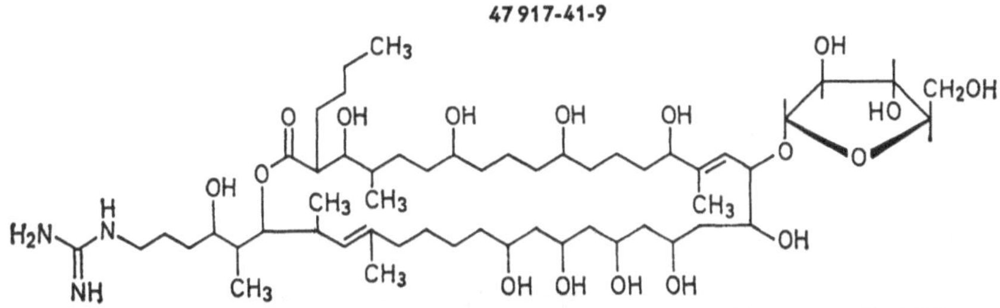

18-Arabinosyl-2-butyl-3,7,11,15,19,21,23,25,27,37-decahydroxy-4,16,32,34,36-pentamethyltetraconta-16,32-dien-35-*O*-lacton-40-guanidin = stereoisomeres [5-[19-(α-D-Arabinofuranosyloxy)-35-butyl-10,12,14,16,18,22,26,30,34-nonahydroxy-3,5,21,33-tetramethyl-36-oxooxacyclohexatriaconta-4,20-dien-2-yl]-4-hydroxyhexyl]guanidin (●)

H Sulfat (2 : 1) **(30003-49-7)**

S *Primycin**

V Antibioticum

*6657* $C_{56}H_{100}CuN_{18}O_{24}P_2$

**11 056-20-5**

S U-30640, YA-56 X, *Zorbamycin*

V Antibioticum aus Streptomyces bikinensis

*6658* $C_{60}H_{86}N_{16}O_{13}$

**57 982-77-1**

5-Oxo-L-prolyl-L-histidyl-L-tryptophyl-L-seryl-L-tyrosyl-*O-tert.*-butyl-D-seryl-L-leucyl-L-arginyl-*N*-ethyl-L-prolinamid = [D-Ser(Bu$^t$)$^6$]LH-RH-(1-9)-nonapeptidethylamid = 6-[*O*-(1,1-Dimethylethyl)-D-serin]-9-(*N*-ethyl-L-prolinamid)-10-deglycinamid-luteinisierendes Hormon-releasing-Faktor (vom Schwein) (●)

S *Buserelin***

V LH-RH-wirksames Peptid

*6659* $C_{62}H_{111}N_{11}O_{12}$

**56 645-58-0**

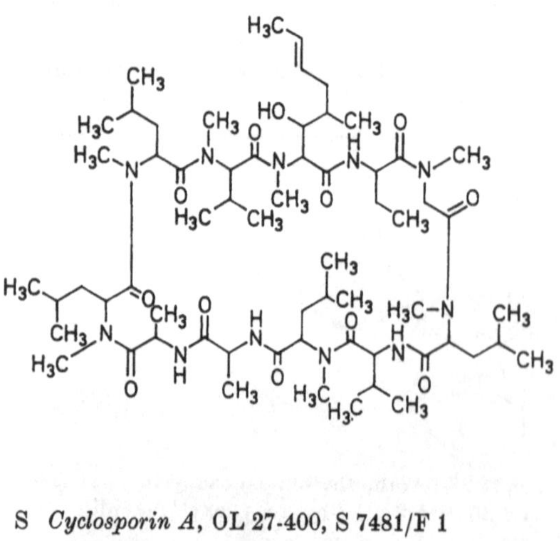

S *Cyclosporin A*, OL 27-400, S 7481/F 1

V Immunosuppressivum (Antibioticum aus Cylindocarpon lucidum und Trichoderma polysporum)

*6660* $C_{71}H_{110}N_{24}O_{18}S$

**31 326-50-2**

$$\begin{array}{l} \qquad\qquad\qquad\quad NH_2 \qquad\qquad\qquad\quad NH_2 \quad NH_2 \\ H{-}Oxo{-}L{-}Pro{-}L{-}Glu{-}L{-}Arg{-}Gly{-}L{-}Asp{-}L{-}Glu \\ H_2N{-}Met{-}L{-}Leu{-}L{-}His{-}L{-}Gly{-}Val{-}L{-}Ala{-}L{-}Trp{-}L \end{array}$$

S *Bombesin*

V Pankreassekretions- und Magensekretionsstimulans (Tetradekapeptid aus der Haut von europäischen Discoglossis-Arten)

*6661* $C_{76}H_{94}N_4O_{24}$

**37 281-41-7**

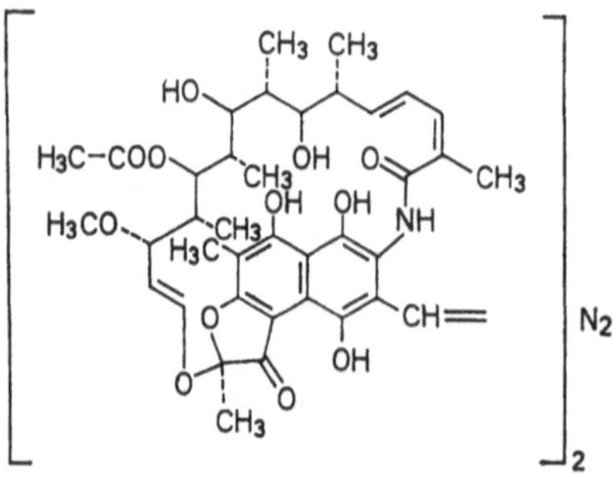

3,3′-(Azinodimethylidin)bis[rifamycin] (●)

S AF/RP, *Rifamazin*

V Antibioticum

*6662* $C_{76}H_{104}N_{18}O_{19}S_2$

**38 916-34-6**

Ala–Gly–Cys–Lys–Asn–Phe–Phe–Trp
Cys–Ser–Thr–Phe–Thr–Lys

S GH-RIF, *Somatostatin*, SRIF

V Wachstumshormoninhibitor

*6663* $C_{145}H_{240}N_{44}O_{48}S_2$

47931-85-1

L-Cysteinyl-L-seryl-L-asparaginyl-L-leucyl-L-seryl-L-threonyl-L-cysteinyl-L-valyl-L-leucylglycyl-L-lysyl-L-leucyl-L-seryl-L-glutaminyl-L-α-glutamyl-L-leucyl-L-histidyl-L-lysyl-L-leucyl-L-glutaminyl-L-threonyl-L-tyrosyl-L-prolyl-L-arginyl-L-threonyl-L-asparaginyl-L-threonylglycyl-L-serylglycyl-L-threonyl-L-prolinamid-cyclisches-(1 → 7)-disulfid

S *Calcitonine synthétique de saumon, Calcitonin (Salmon),* Miacalcic, *Salcatonin,* SCT 1

V den Calcium-Blutspiegel senkendes Hormon

*6664* $C_{264}H_{362}N_{48}O_{61}S_{12}$

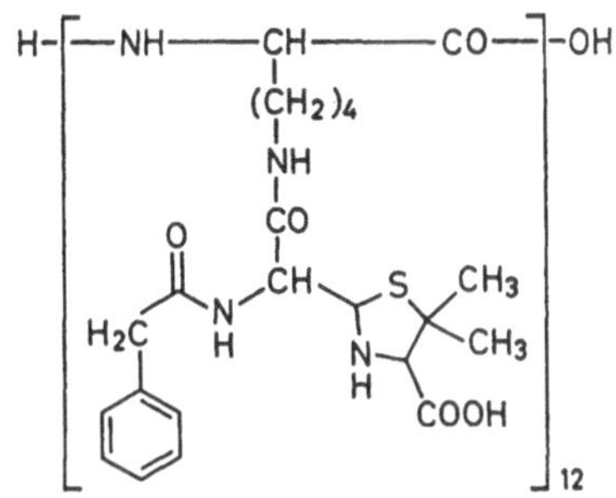


Dodekakis-(benzyl-α-penicilloyl)-dodeka-L-lysin = $N^6$-[D-2-[(2*R*,4*S*)-4-Carboxy-5,5-dimethyl-2-thiazolidinyl]-*N*-(phenylacetyl)-glycyl]-L-lysin-dodekapeptid

H Dodekakaliumsalz (61990-92-9)

S *Benpenolisin***

V Diagnosticum zur Testung auf Penicillinallergie

Kolibri 360 GmbH
Ferdinand-Jühlke-Straße 7
99095 Erfurt, Deutschland
produktsicherheit@kolibri360.de